全国临床护理“三基”训练指南

顾问 吴欣娟 么 莉 | 主编 王爱平 丁炎明

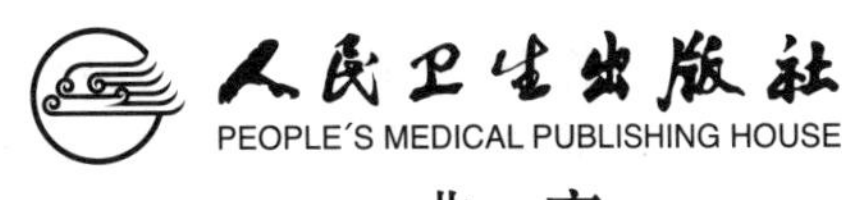

·北 京·

图书在版编目（CIP）数据

全国临床护理“三基”训练指南 / 王爱平，丁炎明主编 . —北京：人民卫生出版社，2021.4（2024.12 重印）

ISBN 978-7-117-31430-5

Ⅰ. ①全… Ⅱ. ①王…②丁… Ⅲ. ①护理学－指南
Ⅳ. ①R47-62

中国版本图书馆 CIP 数据核字（2021）第 056511 号

人卫智网 www.ipmph.com 医学教育、学术、考试、健康，购书智慧智能综合服务平台
人卫官网 www.pmph.com 人卫官方资讯发布平台

全国临床护理“三基”训练指南
Quanguo Linchuang Huli “Sanji” Xunlian Zhinan

主　　编：王爱平　丁炎明
出版发行：人民卫生出版社（中继线 010-59780011）
地　　址：北京市朝阳区潘家园南里 19 号
邮　　编：100021
E - mail：pmph @ pmph.com
购书热线：010-59787592　010-59787584　010-65264830
印　　刷：三河市宏达印刷有限公司
经　　销：新华书店
开　　本：787 × 1092　1/16　印张：70　插页：8
字　　数：1791 千字
版　　次：2021 年 4 月第 1 版
印　　次：2024 年 12 月第 8 次印刷
标准书号：ISBN 978-7-117-31430-5
定　　价：99.00 元

全国临床护理“三基”训练指南

顾　问

吴欣娟（北京协和医院）

么　莉（国家卫生健康委医院管理研究所）

主　编

王爱平（中国医科大学附属第一医院）

丁炎明（北京大学第一医院）

副主编

成守珍（中山大学附属第一医院）

李　红（福建省立医院）

李虹彦（吉林大学第一医院）

编　者（以姓氏笔画为序）

丁炎明（北京大学第一医院）
王　泠（北京大学人民医院）
王华芬（浙江大学医学院附属第一医院）
王建宁（南昌大学第一附属医院）
王爱平（中国医科大学附属第一医院）
田　丽（天津市第三中心医院）
成守珍（中山大学附属第一医院）
朱唯一（上海交通大学医学院附属瑞金医院）
刘义兰（华中科技大学同济医学院附属协和医院）
刘延锦（郑州大学第一附属医院）
江智霞（遵义医科大学附属医院）
许璧瑜（中山大学附属第一医院）
孙惠杰（吉林大学第一医院）
李　红（福建省立医院）
李亚敏（中南大学湘雅二医院）
李秀娥（北京大学口腔医院）
李虹彦（吉林大学第一医院）
李葆华（北京大学第三医院）
杨　丽（广西医科大学第一附属医院）
余梦清（北京协和医院）
辛　霞（西安交通大学第一附属医院）
汪　晖（华中科技大学同济医学院附属同济医院）
张　军（中国医科大学附属第一医院）
张文光（山西医科大学第一医院）
张玲娟（长海医院）
张晓春（中国医科大学附属第一医院）
张琳琪（首都医科大学附属北京儿童医院）
陈　梅（北京大学第一医院）
陈美榕（福建省立医院）
罗　蓟（中国医科大学附属第一医院）
岳丽青（中南大学湘雅医院）
金静芬（浙江大学医学院附属第二医院）
周春兰（南方医科大学南方医院）
郑　瑾（中国医科大学附属第一医院）
赵　菁（中日友好医院）
赵庆华（重庆医科大学附属第一医院）
胡少华（安徽医科大学第一附属医院）
施　雁（同济大学附属第十人民医院）
姜　梅（首都医科大学附属北京妇产医院）
骆金铠（首都医科大学附属北京友谊医院）
顾则娟（南京医科大学第一附属医院）
栾晓嵘（山东大学齐鲁医院）
高凤莉（首都医科大学附属北京朝阳医院）
高学琴（哈尔滨医科大学附属第二医院）
郭　莹（哈尔滨医科大学附属第四医院）
席淑新（复旦大学附属眼耳鼻喉科医院）
常　红（首都医科大学宣武医院）
蒋　红（复旦大学附属华山医院）
蒋　艳（四川大学华西医院）
蒙莉萍（海南医学院第一附属医院）
魏丽丽（青岛大学附属医院）

序

护理工作是卫生健康事业的重要组成部分，与人民群众的健康福祉息息相关。自2010年优质护理服务工作启动以来，在党和国家的高度重视以及护理人员的不懈努力下，我国护理工作取得了突飞猛进的发展。2021年是“十四五”开局之年，立足新发展阶段、贯彻新发展理念、构建新发展格局，奋力推进“护理工作高质量发展”是我们“十四五”乃至更长时期的重要任务。

当前，我国护理人员数量已接近500万，同时还有很大一部分在校在读的护生，都将在推动护理工作高质量发展中发挥核心作用。习近平总书记曾指出“把加强护士队伍建设作为卫生健康事业发展重要的基础工作来抓”，可见持续提升护理人员和护生的专业能力，培养一支专业水准过硬的护理队伍是实现护理工作高质量发展的重中之重。其中，护理的基本理论、基本知识和基本技能应该是每一名护士的必修课和必备的基本功，因此，持续强化护理人员和护生的“三基”训练是护理人才培养的重要组成部分。

随着护理理念的转变以及专业内涵的丰富，护理专业“三基”训练的内容和方式也发生了新的变化。《全国临床护理“三基”训练指南》一书是由来自全国40余家医院的50余位临床专家精心编写的，包含了临床各学科基础护理和专科护理的理论知识和操作技术，旨在帮助临床护士和护理院校师生不断提升为患者服务的本领，促进临床护理质量迈上新台阶，让护理人员、护理工作在健康中国建设中作出新的、更大贡献。

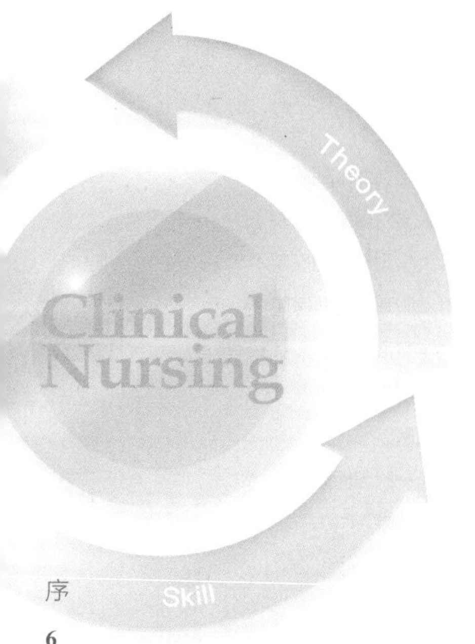

中华护理学会理事长

吴欣娟 **教授**

2021年4月18日

前言

护理工作与人民群众的健康和生命安全息息相关。护理工作在改善患者健康、促进疾病康复、保障医疗质量和安全、改善患者就医体验等方面起着至关重要的作用。

基本理论、基本知识和基本技能（简称“三基”）是护士为患者服务的基本功，是保证护理质量的基本要素。熟练掌握和运用护理基本理论、基础知识、基本技能对提高护理质量，保证患者安全起着非常重要的作用。《全国护理事业发展规划（2016—2020 年）》提出要加强护教协同工作，提高护理人才培养质量。以岗位胜任力为核心，逐步建立院校教育、毕业后教育和继续教育相互衔接的护理人才培养体系，全面提高护理人才培养质量。

目前尚缺乏全国统一的“三基”培训教材。由 50 余位全国知名护理专家及医疗专家共同编写的《全国临床护理“三基”训练指南》分为理论篇（共 21 章）和技能篇（共 14 章），涵盖了临床各学科的基础护理和专科护理内容。理论篇包括基本理论与知识要点，后附本章节测试题和答案；技能篇包括临床常用护理技术的适应证、禁忌证及操作步骤，并附主要技术操作的视频，读者可以通过扫描书中二维码学习全部视频。本书将学习、训练、测试、考核等多功能集于一体，旨在对临床护士、护生学习和自测基本理论、基本知识、基本技能提供帮助，对临床护士、护生各类考试的考前准备提供借鉴。

衷心感谢本书的顾问吴欣娟理事长和么莉主任，感谢参与本书编写的所有编者和审阅人员。希望临床护理工作者、院校师生在使用本书的过程中提出宝贵意见，以臻完善。

王爱平　丁炎明

2021 年 1 月

主编简介

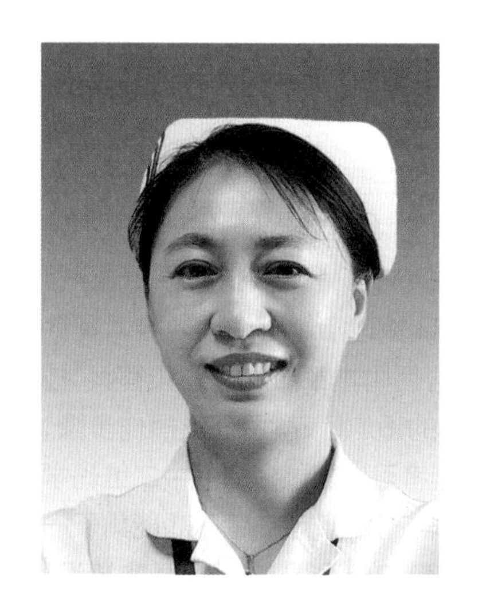

王爱平，教授，主任护师，博士研究生导师。现任中国医科大学护理学院副院长、中国医科大学附属第一医院护理部主任。近年发表论文100余篇，其中SCI收录15篇；主编和参与编写教材及书籍28部；承担国家自然科学基金、科技部重点研发课题及省级课题20余项。获第十一届中国青年科技奖、全国“五一”标兵称号、中华护理学会科技奖二等奖、三等奖、第七届辽宁省青年科技奖、辽宁省优秀护士称号。

主要社会兼职：中华护理学会常务理事、中华护理学会老年护理专业委员会副主任委员、国家卫生健康标准委员会护理标准委员会委员、中华护理学会标准工作委员会委员、中国研究型医院学会护理分会副会长、中国医院协会护理管理专业委员会委员、辽宁省护理学会副理事长。

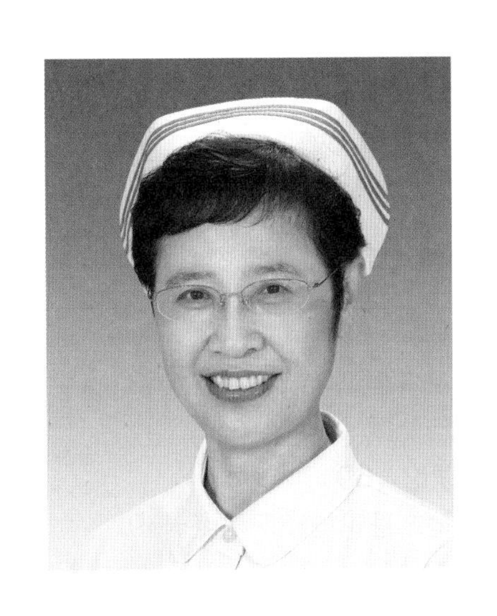

丁炎明，主任护师，硕士研究生导师。现任北京大学第一医院院长助理、护理部主任。近年在核心期刊发表论文60余篇，SCI收录10余篇；主编护理专业书籍60余部；承担省部级课题多项；带领腹膜透析护理团队荣获中华护理学会第二届科技奖一等奖。曾获“首届全国优秀护理部主任”、首届“中华护理学会全国杰出护理工作者”及敬佑生命·荣耀医者“美丽天使奖”。

主要社会兼职：国家卫生健康标准委员会护理标准专业委员会秘书长、中华护理学会副理事长、中华护理学会继续教育工作委员会主任委员、中华护理学会伤口造口失禁护理专业委员会顾问、中华护理学会外科护理专业委员会副主任委员、全国护理学专业临床学术专家指导委员会副主任委员、《中国护理管理》杂志副主编、北京护理学会副会长、北京护理学会护理管理专业委员会主任委员、北京大学医学部循证护理研究中心副主任。

目录

第一篇 理论篇

第二篇 技能篇

模拟试卷

第一篇
理论篇

第一章　基础医学

第一节　解剖学

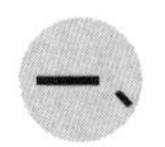

一、基本理论与知识要点

1. 胸椎有哪些解剖学特征？

（1）椎体两侧和横突均有关节面：上肋凹、下肋凹、横突肋凹。

（2）棘突细长，向后下倾斜。

（3）椎体似心形，椎孔较小。

2. 护士进行三角肌注射时应注意了解哪些解剖结构？

（1）应格外注意不要损伤桡神经。

（2）桡神经走行于三角肌后外下方，邻近腋窝结构。

（3）因此，三角肌注射时应选择在三角肌中上 1/3 处进针。

3. 简述脑脊液的产生部位及循环途径。

（1）侧脑室、第三脑室、第四脑室脉络丛均可产生脑脊液。

（2）侧脑室的脑脊液经室间孔流入第三脑室。

（3）再经中脑导水管流入第四脑室。

（4）经外侧孔和正中孔流入蛛网膜下腔。

（5）最后经蛛网膜粒渗入上矢状窦流入静脉。

4. 腹侧壁有哪些肌肉？

（1）腹直肌。

（2）腹外斜肌。

（3）腹内斜肌。

（4）腹横肌。

5. 简述胃的位置和分部。

（1）胃大部分位于左季肋区，小部分位于腹上区。

（2）贲门位于第 11 胸椎体左侧，幽门位于第 1 腰椎体右侧。

（3）胃分为四部分：贲门部、胃底、胃体和幽门部。

6. 纵隔可以分为哪些部分？

（1）通常以胸骨角平面将纵隔分为上纵隔和下纵隔。

（2）下纵隔再以心包为界分为前纵隔、中纵隔和后纵隔。

7. 简述膀胱的位置及毗邻。

（1）成人的膀胱位于盆腔的前部，其前方为耻骨联合。

（2）其后方在男性为精囊、输精管壶腹和直肠。
（3）在女性膀胱的后方为子宫和阴道。
（4）在膀胱的下方，男性紧邻前列腺，女性毗邻尿生殖膈。

8. 简述子宫的正常位置及固定装置。

（1）子宫位于盆腔的中央。
（2）在膀胱和直肠之间，下端突入阴道。
（3）两侧连有输卵管和子宫阔韧带。
（4）子宫的固定装置有子宫阔韧带、子宫圆韧带、子宫主韧带、子宫骶韧带。

9. 简述心脏的位置。

（1）心脏位于胸腔中纵隔内。
（2）2/3 居身体正中矢状面的左侧。
（3）1/3 位于其右侧。

10. 护士由足背静脉弓注入抗生素，药物经哪些途径到达阑尾？

（1）由足背静脉弓注入抗生素，药物经大隐静脉至股静脉，经小隐静脉、腘静脉至股静脉。
（2）再经髂外静脉、髂总静脉、下腔静脉、右心房、右心室、肺动脉、肺毛细血管、肺静脉、左心房、左心室、升主动脉、主动脉弓、胸主动脉、腹主动脉、肠系膜上动脉、回结肠动脉、阑尾动脉最后到达阑尾。

11. 简述甲状腺的形态分部。

（1）甲状腺呈 H 形。
（2）分为左、右两个侧叶和中间的峡部。

12. 简述房水的产生部位及循环途径。

（1）房水由睫状体上皮细胞产生。
（2）从后房经瞳孔流到前房，再由前房角进入巩膜静脉窦，最后汇入眼静脉。
（3）房水循环与眼压的维持和青光眼的发生密切相关。

13. 脑干包括哪几部分？与其相连的脑神经有哪些？

（1）脑干包括中脑、脑桥和延髓。
（2）相连的脑神经有动眼神经、滑车神经、三叉神经、展神经、面神经、前庭窝神经、迷走神经、舌咽神经、副神经和舌下神经。

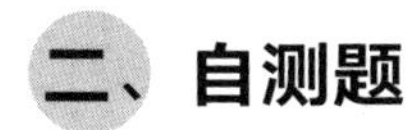

二、自测题

【选择题】

（一）A1 型题

1. 以下有关胸骨的说法，正确的是

A. 胸骨上最有定位意义的骨性标志是胸骨体　B. 胸骨前凹后凸
C. 胸骨角向后平对第 2 胸椎体下缘　D. 胸骨包括胸骨柄、胸骨体和剑突 3 部分
E. 胸骨角位于胸骨体上，且向前突出

2. 肝蒂**不包含**以下哪些解剖结构

A. 肝左、右管　B. 肝固有动脉左、右支　C. 胆囊管
D. 肝门静脉左、右支　E. 神经、淋巴管

3. 以下有关肾脏的说法，正确的是

A. 肾是空腔性器官　B. 左肾门平第 1 腰椎
C. 肾是腹膜间位器官　D. 第 12 肋斜过左肾后面的上部
E. 肾实质的表面紧贴肾筋膜

4. 以下有关子宫的描述，**错误**的是

A. 子宫壁厚、腔小　B. 成人未孕子宫前后稍扁、呈倒置的梨形
C. 子宫长 7~9cm，厚 2~3cm　D. 宫颈下端接阴道前庭
E. 卵巢和输卵管位于子宫两侧

5. 关于男性尿道的叙述正确的是

A. 尿道长 9~16cm　B. 兼有排尿和排精功能
C. 前列腺部长约 1cm　D. 膜部长约 3cm
E. 有一个狭窄、一个膨大和一个生理弯曲

6. 护士在进行肌内注射时，若因操作失误，不慎使坐骨神经在梨状肌下孔处损伤，将表现为伤侧的

A. 髋关节不能屈　B. 髋关节不能伸　C. 双下肢痛温觉丧失
D. 小腿皮肤感觉丧失　E. 膝关节以下运动丧失

7. 输卵管结扎术是一种常用的避孕手段，该手术常在以下什么部位进行

A. 子宫部　B. 峡部　C. 漏斗部
D. 输卵管壶腹部　E. 根据患者的解剖情况决定

8. 腰椎间盘突出症是骨科的常见病，以下关于椎间盘的描述，**错误**的是

A. 椎间盘是连结相邻两个锥体的纤维软骨盘
B. 是纤维软骨构成的关节盘
C. 椎间盘既坚韧又富弹性，承受压力时被压缩，除去压力后又复原
D. 最厚的椎间盘位于腰部
E. 髓核是柔软而富有弹性的胶状物质，为胚胎时脊索的残留物，容易膨出

9. 营养肝脏的动脉是

A. 肝固有动脉　B. 肠系膜上动脉　C. 脾动脉
D. 胆囊动脉　E. 胰十二指肠上动脉

10. 瞳孔对光反射的中枢位于

A. 黑质纹状体　B. 皮质感觉区　C. 外侧膝状体
D. 中脑顶盖前区　E. 丘脑

（二）B 型题

（1~3 题共用备选答案）

A. 灰质　B. 皮质　C. 白质　D. 髓质　E. 神经节

1. 在中枢神经系统内，神经元胞体及其树突聚集的部位称为
2. 在中枢神经系统内，神经纤维聚集的部位称为
3. 在周围神经系统内，神经元胞体聚集的部位称为

（4~6 题共用备选答案）

A. 锁骨下动脉　B. 颈总动脉　C. 面动脉　D. 颞浅动脉　E. 肱动脉

4. **体表搏动点位于胸锁乳突肌前缘深面的是**

5. **可在下颌骨下缘与咬肌前缘相交处扪及的动脉是**

6. **其体表搏动点位于肘部肱二头肌肌腱内侧的是**

【填空题】

1. **子宫位于（　　）的中央，在（　　）与（　　）之间。**
2. **心血管系统包括（　　）、（　　）、（　　）和（　　）。**
3. **（　　）和（　　）能产生自动节律性。**
4. **膝关节囊内的辅助结构有（　　）和（　　）及（　　）和（　　）。**

【名词解释】

1. **腹股沟管**
2. **Hesselbach 三角（Hesselbach triangle）**
3. **齿状线**
4. **Calot 三角（Calot triangle）**

参考答案

【选择题】

（一）A1 型题

1. D　2. C　3. B　4. D　5. B　6. E　7. B　8. B　9. A　10. D

（二）B 型题

1. A　2. C　3. E　4. B　5. C　6. E

【填空题】

1. 小骨盆、膀胱、直肠
2. 心脏、动脉、静脉、毛细血管
3. 心脏、胃肠道
4. 前交叉韧带、后交叉韧带、内侧半月板、外侧半月板

【名词解释】

1. **腹股沟管**：位于腹前外侧壁的下部，是由腹前外侧肌构成的一条从外上向内下贯穿的裂隙，长约 4.5cm，内有男性的精索和女性的子宫圆韧带通过，其结构包括两个口（内口和外口）和四个壁（上壁、下壁、内壁和外壁）。

2. **Hesselbach 三角（Hesselbach triangle）**：位于腹前壁下部，由腹直肌外侧缘、腹股沟韧带和腹壁下动脉共同围成的三角形区域。它是腹壁下部的薄弱区，腹腔内容物由此区膨出形成腹股沟直疝。

3. **齿状线**：在肛管内面，由肛瓣与肛柱下端连成的锯齿状环形线称齿状线，此线以上为黏膜，以下为皮肤。

4. **Calot 三角（Calot triangle）**：由胆囊管、肝总管和肝的脏面围成的三角形区域称为胆囊三角。因为胆囊动脉一般在此三角内经过，所以此三角是胆囊手术中寻找胆囊动脉的标志。

第二节　生理学

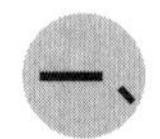一、基本理论与知识要点

1. 神经调节和体液调节有何区别?

(1) 神经调节由中枢神经系统参与,经由反射弧途径发挥作用。

(2) 神经调节以反射方式控制效应器的活动。

(3) 神经调节的特点是迅速、精确。

(4) 体液调节通过某些细胞产生某些特殊的化学物质,经血液循环或体液运输到达各自的靶组织或靶器官,影响其功能活动。

(5) 体液调节特点是比较缓慢、持久,作用广泛。

(6) 两种调节方式相互配合,共同完成机体生理功能的调节。

2. 血小板是如何参与生理性止血的?

(1) 血小板被激活后通过黏附、聚集、释放等步骤参与生理性止血。

(2) 在释放 ADP 的基础上形成血小板止血栓(初步止血)。

(3) 参与启动凝血过程以促进血凝块形成(有效止血)。

(4) 同时释放 5-羟色胺、血栓素 A_2 使血管收缩以协助止血。

3. 简述心室肌细胞动作电位的产生机制。

(1) 0 期(去极化):由 Na^+ 快速内流所致。

(2) 复极 1 期:由 K^+ 一过性快速外流所致。

(3) 复极 2 期(平台期):是 Ca^{2+} 和 Na^+ 的内向离子流与 K^+ 的外向离子流处于平衡状态的结果。

(4) 复极 3 期:由 K^+ 外向离子流进一步增强所致。

(5) 复极 4 期:此期膜的离子主动转运作用增强,排出 Na^+ 和 Ca^{2+},摄回 K^+,使膜内外离子分布恢复到静息时的状态。

4. 简述房室延搁及其生理意义。

(1) 房室交界是正常兴奋由心房传入心室的唯一通路。

(2) 房室交界传导速度缓慢,尤以结区最慢,因而占时较长,约需 0.1s,这种现象称为房室延搁。

(3) 其生理意义是使心房与心室的收缩不在同一时间进行。

(4) 只有当心房兴奋和收缩完毕后才引起心室兴奋和收缩,使心室得以充分充盈血液,有利于射血。

5. 何谓肺表面活性物质? 有何作用?

(1) 肺泡表面活性物质是由肺泡Ⅱ型细胞分泌的复杂的脂蛋白混合物,其主要成分是二软脂酰卵磷脂。

(2) 具有较强的降低肺泡表面张力的作用,能维持肺泡的稳定性、防止肺泡塌陷。

(3) 减少肺间质和肺泡内的组织液的生成。

(4) 降低吸气阻力,减少吸气做功。

6. 胸膜腔内负压是如何形成的？有何意义？

（1）肺内压，使肺泡扩张。

（2）肺的弹性回缩力，使肺泡缩小。

（3）胸膜腔内压 = 肺内压 − 肺弹性回缩力。

（4）在呼气末或吸气末，肺内压等于大气压。

（5）胸膜腔负压实际上是由肺的回缩力造成的。

（6）胸膜腔负压有助于肺的扩张、静脉血和淋巴液的回流。

7. 简述消化系统的功能。

（1）消化系统的主要功能是对食物进行消化和吸收。

（2）食物在消化管内经机械性消化和化学性消化变成小分子可吸收成分。

（3）然后透过消化管黏膜进入血液和淋巴循环。

（4）不能被消化和吸收的残渣最终成为粪便被排出体外。

8. 简述细菌所致发热的原理。

（1）由于在致热原的作用下，视前区 - 下丘脑前部的热敏神经元的阈值升高，而冷敏神经元的阈值则下降，因而调定点上移（如从 37℃上移到 39℃）。

（2）产热和散热过程在新的体温水平上保持平衡。

（3）因此，发热前先出现恶寒、战栗等产热反应，直到体温升高到调定点（39℃）以上时才出现散热反应。

9. 尿液是如何生成的？

（1）肾小球的滤过：肾小球的滤过是尿生成的第一步。

（2）当血液流经肾小球毛细血管时，除血细胞、蛋白质等大分子物质外，血浆中的水分、小分子溶质、少许分子量小的蛋白质都可以经过滤过膜滤入肾小囊成为原尿。原尿与去蛋白质的血浆相似。

（3）肾小管与集合管的重吸收：原尿进入肾小管后，许多物质又被肾小管上皮细胞重新吸收返回血液。如全部葡萄糖、氨基酸、维生素、大部分水和电解质与少量尿素。

（4）肾小管与集合管的分泌：分泌 H^+、K^+、NH_3，排泄肌酐、尿酸和外来有机物。

10. 视网膜上有哪些感光细胞？各有什么功能？

（1）视锥细胞：主要分布在视网膜中央部位，对光的敏感性较差，只能感受较亮的光线，但能产生色觉，而且分辨力高，可产生精确视觉。

（2）视杆细胞：主要分布于视网膜的周边部位，对光的敏感性高，能感受弱光，不能辨别颜色，分辨力低，主要在暗光下起作用。

11. 大脑皮质语言代表区损伤时有哪些表现？

（1）中央前回下部的前方（语言运动区）损伤会引起运动性失语症（不会说话）。

（2）颞上回的后部（语言听觉区）损伤会引起感觉性失语症（听不懂讲话）。

（3）额中回的后部（语言书写区）损伤会引起失写症（丧失写字能力）。

（4）顶下叶的角回附近（语言视觉区）损伤会引起失读症（不懂文字含义）。

12. 激素的传递方式有哪几种？

（1）远距离分泌（血液运送）。

（2）旁分泌（组织液扩散）。

(3) 自分泌(内分泌细胞分泌的激素局部扩散又返回作用于自身)。

(4) 神经分泌(具有内分泌功能的神经细胞产生的激素沿轴浆流动运送至末梢释放)。

二、自测题

【选择题】

(一) A1 型题

1. 肝素抗凝的主要机制是

A. 抑制凝血酶原的激活　B. 抑制因子 X 酶复合物的激活　C. 抗血小板聚集
D. 增强抗凝血酶Ⅲ活性　E. 促进纤维蛋白吸附凝血酶

2. 机体依靠复杂的神经体液因素维持水电解质稳态，其中保钠的主要激素是

A. 醛固酮　B. 血管紧张素　C. ACTH　D. 生长激素　E. ADH

3. 甘露醇在临床应用十分广泛，如脱水降颅内压，其利尿的基本原理是

A. 肾小球滤过率增加　B. 肾小管分泌减少、重吸收增加　C. 渗透性利尿
D. 水利尿　E. 增加清除率

4. 下列属于主动转运过程的是

A. CO_2 排出　B. 钙离子由细胞内流动至细胞外
C. K^+ 由细胞内流动至细胞外　D. Na^+ 进入细胞
E. O_2 进入细胞内

5. 静息电位大小接近于

A. 氯离子平衡电位　B. 钠离子平衡电位　C. 钾离子平衡电位
D. 钙离子平衡电位　E. 钠平衡电位与钾平衡电位之和

6. 在机体防御化脓性细菌入侵时，起主要作用的细胞是

A. 中性粒细胞　B. 嗜酸性粒细胞　C. T 淋巴细胞
D. NK 细胞　E. B 淋巴细胞

7. 对胃酸分泌有抑制作用的是

A. 迷走神经　B. 组胺　C. 促胃液素　D. 生长抑素　E. 肠泌酸素

8. 半规管壶腹嵴的适宜刺激是

A. 直线加速运动　B. 直线减速运动　C. 直线变速运动
D. 旋转变速运动　E. 旋转匀速运动

9. 与单纯扩散的特点比较，易化扩散不同的是

A. 顺浓度差转运　B. 不消耗生物能
C. 需要载体蛋白或通道蛋白的协助　D. 是水溶性物质跨膜转运的唯一方式
E. 是离子跨膜转运的唯一方式

10. 对静息电位的叙述，错误的是

A. 主要与 K^+ 外流有关，其数值接近于 K^+ 的平衡电位
B. 钠泵通过主动转运，为 Na^+、K^+ 跨膜扩散形成静息电位奠定基础

C. 其数值相对稳定不变

D. 各种细胞的静息电位是相等的

E. 静息电位形成的基本原因是带电离子的跨膜转运

(二) B 型题

(1~3 题共用备选答案)

A. 紧张性收缩　B. 容受性舒张　C. 蠕动　D. 分节运动　E. 集团蠕动

1. 胃的特有运动形式是

2. 小肠特有的运动形式是

3. 大肠特有的运动形式是

(4~7 题共用备选答案)

A. 生长激素　B. 催乳素　C. 甲状腺激素

D. 促肾上腺皮质激素　E. 促性腺激素

4. 使糖皮质激素合成分泌增加的是

5. 能促进并维持泌乳的是

6. 缺少哪种激素会导致侏儒症

7. 缺少哪种激素会导致呆小症

【填空题】

1. 血液凝固的本质是(　　)转变为(　　)。

2. 经载体易化扩散有三个特点,即(　　)、(　　)、(　　)。

3. 心脏的前负荷取决于(　　),后负荷是指(　　)。

4. 心脏正常活动的起搏点在(　　)。

【名词解释】

1. 允许作用　2. 易化扩散　3. 动作电位　4. 通气 / 血流比值

参考答案

【选择题】

(一) A1 型题

1. D　2. A　3. C　4. B　5. C　6. A　7. D　8. D　9. C　10. D

(二) B 型题

1. B　2. D　3. E　4. D　5. B　6. A　7. C

【填空题】

1. 纤维蛋白原、纤维蛋白

2. 高度特异性、饱和现象、竞争抑制性

3. 心室舒张末期的血液充盈量、心肌开始收缩后遇到的负荷

4. 窦房结

【名词解释】

1. **允许作用**：某种激素本身对某器官或细胞不发生直接作用，但它的存在却是另一种激素产生生物效应或作用加强的必要条件。

2. **易化扩散**：水、无机盐、葡萄糖等一些非脂溶性小分子物质，在膜中通道蛋白或载体蛋白的协助下，由膜的高浓度一侧向低浓度一侧移动的过程。

3. **动作电位**：细胞在静息电位基础上接受有效刺激后产生的一个迅速的可向远处传播的膜电位波动。

4. **通气/血流比值**：指每分钟肺泡通气量（V）和每分钟肺血流量（Q）的比值。正常成年人安静时，V/Q 约为 0.84，意味着两者比例适宜，气体交换率高。

第三节　病原生物学

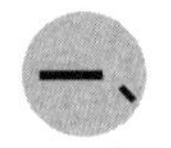

一、基本理论与知识要点

1. 简述革兰氏染色法的结果和意义。

（1）染色结果：染成紫色者为革兰氏阳性菌，染成红色者为革兰氏阴性菌。

（2）染色意义：用于鉴别细菌的方法之一，并可作为初步选择治疗药物的参考。

2. 试述病毒和细菌人工培养的主要不同点。

（1）病毒在活细胞中方可增殖，对抗生素不敏感。

（2）细菌大多可在人工培养基上生长，对抗生素敏感。

3. 简述抗酸染色法的原理和用途。

（1）抗酸菌所含的脂质较多，用苯酚复红染色后能抵抗盐酸酒精的脱色保持红色。

（2）其他菌被盐酸酒精脱色，被亚甲蓝复染成蓝色。

（3）主要用于结核分枝杆菌的染色鉴定。

4. 简述细菌荚膜的定义和临床意义。

（1）某些细菌能合成大量细胞外多聚物，当这些细菌细胞壁外紧紧围绕一层浓缩的、界限明显的黏液性多聚物，厚度在 200nm 以上时，称为荚膜。

（2）细菌荚膜对细菌在外界的存活起一定保护作用。

（3）能增加细菌的侵袭力，是构成细菌致病性的重要因素。

（4）荚膜物质具有抗原性，可作为鉴别细菌和细菌分型的基础。

5. 试述紫外线杀菌机制和适用范围。

（1）紫外线损伤细菌的 DNA 构型（使 DNA 链上相邻的胸腺嘧啶形成双聚体），干扰 DNA 的正常复制，导致细菌死亡。

（2）用于手术室、烧伤病房、传染病房、微生物学无菌室等的空气消毒或一些不耐热物品的表面消毒。

6. **药敏试验时报告的“敏感”结果有何临床意义？**

表明该菌株所致感染可用被测药物常用剂量在体内达到的浓度抑制或杀灭。

7. **细菌检验的室内质量控制主要包括哪几个方面？**

（1）人员水平的培训考核。

（2）各种操作手册。

（3）仪器设备的功能监测。

（4）培养基质量控制。

（5）试剂、染色液及抗血清的质量控制。

（6）标本检验的质量控制。

（7）标准菌株的来源和保存。

（8）药敏试验质量控制等。

8. **简述临床上常见的厌氧菌名称及所致疾病。**

（1）破伤风梭菌：破伤风。

（2）产气荚膜梭菌：气性坏疽。

（3）肉毒梭菌：食物中毒。

（4）脆弱类杆菌：肠道感染、生殖道感染、颅内感染。

（5）艰难梭菌：假膜性肠炎。

（6）黑色消化链球菌：人体各部组织器官的感染。

9. **真菌的基本结构是什么？为什么直接镜检对真菌病诊断很重要？**

（1）基本结构是菌丝和孢子。

（2）菌丝的形态和结构可鉴别真菌。

（3）孢子的形状、大小、色泽也是鉴别真菌的重要依据。

二、自测题

【选择题】

（一）A1 型题

1. **有关抗毒素的说法正确的是**

A. 是革兰氏阳性菌繁殖过程中释放到菌体外的蛋白质

B. 可中和游离外毒素的毒性作用

C. 是革兰氏阴性菌细胞壁的脂多糖，当菌体死亡崩解后游离出来

D. 细菌内毒素可刺激机体产生抗毒素

E. 大多数由放线菌和真菌产生

2. **原核细胞型微生物和真核细胞型微生物的不同主要是**

A. 单细胞

B. 原始核、细胞器不完善

C. 在人工培养基上生长

D. 注入人体，能引起发热反应

E. 对抗微生物药物敏感

3. **细菌突变常导致临床上的抗生素耐药，细菌突变的发生是由于**

A. 局限性转导　B. 基因交换　C. 质粒丢失
D. 溶原性转换　E. 核 DNA 碱基的改变

4. **细菌内毒素的主要成分是**

A. H 抗原　B. 鞭毛　C. 质粒
D. 脂多糖　E. 荚膜多糖

5. **关于病毒核酸的叙述正确的是**

A. 是主导病毒感染、增殖、遗传和变异的物质基础
B. 由细菌的染色体为多倍体
C. RNA 不能携带遗传信息
D. 病毒核酸无感染性
E. DNA 皆为单链

6. **对外界抵抗力最强的细菌结构是**

A. 细胞壁　B. 荚膜　C. 芽孢
D. 鞭毛　E. 细胞膜

7. **关于内毒素的特性，下列说法正确的是**

A. 是某些微生物代谢过程中产生的一类能抑制或杀死其他微生物的物质
B. 由脂质 A、核心多糖两部分组成
C. 细菌的细胞壁裂解后才能游离出来
D. 经甲醛处理可脱毒为类毒素
E. 是某些菌株产生的一类具有抗菌作用的蛋白质

8. **可引起毒性休克综合征的病原体是**

A. 金黄色葡萄球菌　B. 霍乱弧菌　C. 军团菌
D. 肉毒杆菌　E. 大肠埃希氏菌

9. **诊断细菌性痢疾最可靠的方法是**

A. 血培养　B. 粪便培养　C. 肠镜检查
D. 血清抗体检查　E. 便常规白细胞计数

10. **脑膜炎奈瑟菌的唯一宿主是**

A. 猫　B. 猪　C. 黑猩猩
D. 豚鼠　E. 人

（二）B 型题

（1~3 题共用备选答案）

A. 毒血症　B. 菌血症　C. 败血症
D. 脓毒血症　E. 病毒血症

1. **病原菌在侵入的局部组织中生长繁殖后，其产生的外毒素进入血液循环，到达易感的组织和细胞，引起特殊的毒性症状，例如白喉、破伤风**
2. **毒力强的细菌进入血中不仅未被清除而且还大量繁殖，并产生毒素，引起全身中毒症状和病理变化**
3. **全身性恶性炎症反应状态，是一系列反复的刺激导致产生大量的促炎性介质，紧跟着促炎性介**

质浓度高峰的是 IL-10 等抗炎性因子的迅速大量释放，导致血液循环中促炎性介质和抗炎性介质的峰值浓度交替出现

(4~6 题共用备选答案)

A. 致热原　　B. 侵袭性酶　　C. 色素　　D. 抗生素　　E. 细菌素

4. 某些微生物代谢过程中产生的一类能抑制或杀死某些微生物或肿瘤细胞的物质

5. 某些细菌菌株产生的一类具有抗菌作用的蛋白质，作用范围较窄，仅对有近缘关系的细菌才有抗菌作用

6. 许多细菌都可以合成脂多糖，能引起人体或动物的发热反应

【填空题】

1. 类毒素是由细菌(　　)经(　　)处理后制成的。

2. A 群溶血性链球菌除引起化脓性感染外还可引起(　　)和(　　)。

3. 终宿主是指寄生虫(　　)或(　　)所寄生的宿主。

4. 脂多糖包括(　　)、(　　)、(　　)三个组成部分。

【名词解释】

1. 水平传播　　2. 消毒　　3. 芽孢　　4. 脓毒血症

参考答案

【选择题】

(一) A1 型题

1. B　2. B　3. E　4. D　5. A　6. C　7. C　8. A　9. B　10. E

(二) B 型题

1. A　2. C　3. D　4. D　5. E　6. A

【填空题】

1. 外毒素、甲醛
2. 毒素性疾病、超敏反应性疾病
3. 成虫、有性生殖阶段
4. 脂质 A、核心多糖、特异多糖

【名词解释】

1. 水平传播：指病毒在人群中不同个体之间的传播，也包括从动物到动物再到人的传播，此种方式的传播导致的感染称为水平感染，水平传播是大多数传染病的传播方式。

2. 消毒：杀死物体上病原微生物的方法。不一定能杀死含芽孢的细菌和非病原微生物。

3. 芽孢：使细菌抵抗力增强，有些芽孢成为繁殖体后可致病，作为灭菌是否彻底的指标。芽孢不能繁殖，为细菌的休眠状态，是细菌保持生命的一种形式。

4. 脓毒血症：化脓性细菌侵入血流后，在其中大量繁殖，并通过血循环扩散至机体其他组织和器官，引起新的化脓性病灶。

第四节　免疫学

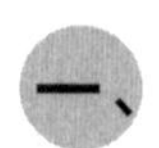

一、基本理论与知识要点

1. 简述5种免疫球蛋白的功能。

（1）IgG：是机体再次免疫应答的主要抗体，具有高亲和力，是主要的抗感染抗体，具有抗菌、抗病毒、中和毒素和免疫调节作用。

（2）IgM：是个体发育中最早合成的免疫球蛋白，不能通过胎盘，IgM升高提示有近期感染，有助于感染性疾病的早期诊断。

（3）IgA：分泌型IgA广泛存在于唾液、泪液、初乳、呼吸道黏膜、胃肠道及泌尿生殖道分泌液中，黏膜表面的SIgA具有局部抗感染作用，IgA也参与Ⅲ型超敏反应。

（4）IgE：参与Ⅰ型超敏反应，与抗寄生虫感染有关。

（5）IgD：主要作为膜表面Ig存在于B细胞表面，与膜表面IgM共同构成抗原受体，是B细胞发育分化成熟的标志。

2. 简述HLA分子在临床医学上的意义。

（1）HLA与疾病的关系：携带某一HLA型别的个体对特定疾病表现为易感性或抗性的现象，如携带HLA-B27者易患强直性脊柱炎。

（2）HLA抗原表达异常与疾病有关：多种肿瘤细胞HLA-Ⅰ类抗原表达减少或缺如，而自身免疫病的靶细胞异常表达HLA-Ⅱ类抗原。

（3）器官移植时，供者与受者间组织相容性即HLA型别吻合程度，决定移植排斥反应的发生与否或发生强度。

（4）HLA型别分析应用于个体识别和亲子鉴定。

（5）对于需要多次接受输血者应注意选择HLA相同和不含抗HLA抗体的血液，以免发生非溶血性输血反应。

3. 简述再次免疫应答和初次应答的异同点。

（1）相同点：①都是B细胞对TD（胸腺依赖）抗原应答所产生的抗体经淋巴液和血液流向全身。②所产生的抗体参与机体的抗感染免疫机制，清除胞外微生物，防止胞内感染的播散。

（2）不同点：初次应答指抗原第一次进入机体时引起的应答，再次应答是机体再次接触相同抗原时的应答，与初次应答比较再次应答有如下不同：①潜伏期短，大约为初次应答的一半。②抗体合成快速达平台期，平台高，持续时间长。③下降期持久，机体可长期合成抗体。④诱导再次应答所需的抗原剂量小，主要产生高亲和力的IgG类抗体，较均一，而初次应答主要产生低亲和力的IgM类抗体。

4. 试述抗原抗体反应的基本原理。

抗原抗体反应是抗原和相应抗体之间的特异性结合反应，这种特异性结合是基于抗原决定簇表位与抗体超变区分子间的结构互补性与亲和性，即两者分子构型高度互补，而且抗原表位与抗体超变区必须紧密接触，才可能有足够的结合力。

5. 简述单克隆抗体制备的原理。

（1）淋巴细胞产生抗体的克隆选择，即一个克隆产生一种抗体。

（2）将 B 细胞与骨髓瘤细胞杂交，产生杂交瘤细胞，保持双方亲代细胞产生抗体与无限繁殖的特性。

（3）利用代谢缺陷补救机制筛选出杂交瘤细胞，经有限稀释法，并进行克隆，然后大量培养增殖，制备所需的各种单克隆抗体。

6. 简述酶联免疫吸附试验（ELISA）的原理。

（1）基本原理是把抗原或抗体在不损坏其免疫活性的条件下预先结合到某种固相载体表面。

（2）测定时，将受检样品（含待测抗体或抗原）和酶标抗原或抗体按一定程序与固相载体上的抗原、抗体起反应，形成抗原或抗体复合物。

（3）反应终止时，固相载体上酶标抗原或抗体被结合量（免疫复合物）即与标本中待检抗体或抗原的量成一定比例，经洗涤去除反应中的其他物质。

（4）加入酶反应底物后，底物即被固相载体上的酶催化成为有色产物，最后通过定性或定量分析有色产物量即可确定样品中待测物质含量。

7. 简述免疫标记技术的分类。

（1）放射免疫技术。

（2）免疫荧光技术。

（3）酶免疫技术。

（4）化学发光技术。

（5）电化学发光技术。

8. 简述超敏反应的类型，并各举一个代表性疾病。

（1）Ⅰ型为速发型超敏反应，如支气管哮喘。

（2）Ⅱ型为细胞毒型，如新生儿溶血症。

（3）Ⅲ型为免疫复合物型，如系统性红斑狼疮。

（4）Ⅳ型为迟发型，如接触性皮炎。

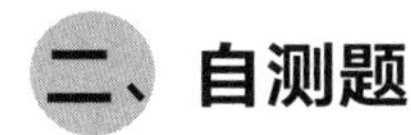

二、自测题

【选择题】

（一）A1 型题

1. 有 IgE Fc 段受体的细胞是

A. 红细胞　B. 中性粒细胞　C. 血小板
D. 肥大细胞和嗜碱性粒细胞　E. 中性粒细胞和嗜碱性粒细胞

2. 下列哪一类细胞产生 IgG

A. T 淋巴细胞　B. B 淋巴细胞　C. 巨噬细胞
D. 血小板　E. NK 细胞

3. **下列属于肿瘤相关抗原的是**

A. 黑色素瘤抗原　B. 结肠癌表面抗原　C. 甲胎蛋白、癌胚抗原
D. 乳腺癌表面抗原　E. 乙肝病毒表面抗原

4. **抗原的免疫反应性是指**

A. 刺激机体免疫系统，产生抗体的性能
B. 刺激机体免疫系统，产生效应淋巴细胞的性能
C. 与相应抗体在体内外特异性结合的性能
D. 与相应抗体或淋巴细胞在体内外特异结合的性能
E. 抗原与其所诱导产生的免疫应答效应物质（活化的 T/B 细胞或抗体）特异性结合的能力

5. **关于 TD-Ag 的叙述正确的是**

A. 是指在胸腺中加工处理的抗原　B. 是指非胸腺依赖性抗原
C. 不能诱导产生免疫记忆　D. 只能诱导产生 IgM 类抗体
E. 能引起细胞免疫应答和体液免疫应答

6. **对人体没有免疫原性的物质是**

A. 自身移植的皮肤　B. 异体移植的皮肤　C. 自释放的晶体蛋白
D. 动物的免疫血清　E. 眼外伤后暴露的眼内结构

7. **SIgA 不存在于**

A. 胃肠道　B. 初乳　C. 泪液
D. 呼吸道　E. 脑脊液

8. **免疫细胞不包括**

A. 单核 / 巨噬细胞　B. B 细胞和 NK 细胞　C. 淋巴细胞
D. 树突状细胞　E. 干细胞

9. **补体活化的经典途径的激活物质是**

A. 抗原抗体复合物　B. 凝集的 IgA
C. 炎症期产生的蛋白与病原体结合　D. 外源性异物或微生物直接激活 C3
E. 以上都不是

10. **参与补体系统的三条激活途径的成分是**

A. C2　B. B 因子　C. C1　D. C3　E. C4

（二）B 型题

（1~2 题共用备选答案）

A. 免疫监视　B. 免疫自稳　C. 免疫耐受　D. 免疫防御　E. 免疫识别

1. **机体免疫系统杀伤和清除突变的细胞的功能称为**
2. **机体抵抗病原微生物感染的功能称为**

（3~5 题共用备选答案）

A. 免疫佐剂　B. 胸腺依赖性抗原　C. 外源性抗原
D. 内源性抗原　E. 半抗原

3. **与抗原一起或先于抗原进入人体，可增强抗原的免疫原性的物质是**
4. **由抗原提呈细胞在其胞质内合成的抗原是**
5. **刺激机体产生抗体需依赖 T 细胞辅助的抗原是**

【填空题】

1. 补体的生物学作用有溶菌、杀菌与细胞毒作用、(　　)、(　　)、(　　)。
2. 周围免疫器官包括(　　)、(　　)、(　　)。
3. 免疫细胞包括(　　)、(　　)、(　　)、(　　)。
4. (　　)、(　　)具有特异性杀伤靶细胞的作用。

【名词解释】

1. 佐剂
2. 补体
3. 表位
4. 抗体依赖细胞介导的细胞毒作用(ADCC)

参考答案

【选择题】

(一) A1 型题

1. D　2. B　3. C　4. E　5. E　6. A　7. E　8. E　9. A　10. D

(二) B 型题

1. A　2. D　3. A　4. D　5. B

【填空题】

1. 促炎症作用、免疫调理作用、免疫黏附作用
2. 脾、淋巴结、黏膜相关淋巴组织
3. 单核 - 巨噬细胞、中性粒细胞、淋巴细胞、树突状细胞
4. 细胞毒性 T 淋巴细胞 CTL、辅助性 Th 细胞

【名词解释】

1. **佐剂**:指预先或与抗原同时注入体内,可增强机体对抗原的免疫应答或改变免疫应答类型的非特异性免疫增强性物质。

2. **补体**:是一种血清蛋白质,存在于人和脊椎动物血清与组织液中,不耐热,活化后具有酶活性,可介导免疫应答和炎症反应。可被抗原 - 抗体复合物或微生物所激活,导致病原微生物裂解或被吞噬。可通过三条既独立又交叉的途径被激活,即经典途径、旁路途径和凝集素途径。

3. **表位**:是存在于抗原表面的,决定抗原特异性的特殊性结构的化学基团,称为抗原决定簇,又称表位。抗原通过表位与相应淋巴细胞表面抗原受体结合,从而激活淋巴细胞,引起免疫应答;抗原也借此与相应抗体或致敏淋巴细胞发生特异性结合。单个抗原分子可具有一种或多种不同的表位,其大小相当于相应抗体的抗原结合部位,每种表位只有一种抗原特异性。

4. **抗体依赖细胞介导的细胞毒作用(ADCC)**:指具有杀伤性的细胞,如 NK 细胞通过其表达的 Fc 受体识别包被于靶抗原上的抗体 Fc 段,直接杀死靶细胞。NK 细胞是介导 ADCC 的主要细胞。

第五节　药理学

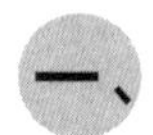

一、基本理论与知识要点

1. 生物利用度有何意义？

（1）生物利用度是指经任何给药途径给予一定剂量的药物后到达全身血液循环内药物的百分率。

（2）用于评价同一药物不同剂型或不同给药途径时机体的吸收情况。

（3）不同厂家生产的同一药物生物利用度可能存在差异，临床用药时应注意。

2. 有机磷农药中毒的机制是什么？急性中毒常用哪些药物解救？

（1）有机磷农药可与胆碱酯酶牢固结合，使其失去水解乙酰胆碱的能力，造成体内乙酰胆碱大量积聚而产生中毒症状。

（2）有机磷农药急性中毒常用阿托品和胆碱酯酶复活药解救。阿托品可迅速对抗乙酰胆碱M受体激动引起的一系列症状。

（3）胆碱酯酶复活药如碘解磷定、氯解磷定可以解救被抑制的胆碱酯酶，恢复其水解乙酰胆碱的能力。

（4）两类药物合用才能使严重中毒患者得到解救，而且显著缩短中毒病程。

3. 治疗癫痫应怎样选择药物？

（1）治疗癫痫应依据癫痫发作的类型和药物的特点合理选择药物。

（2）大发作首选卡马西平或苯妥英钠，也可用苯巴比妥、丙戊酸钠、扑米酮。

（3）精神运动性发作常选用卡马西平、苯妥英钠、苯巴比妥、丙戊酸钠。

（4）小发作首选乙琥胺，也可用丙戊酸钠或氯硝西泮。

（5）治疗癫痫持续状态首选地西泮静脉注射。

4. 为什么β受体拮抗药成为治疗慢性心力衰竭的常规用药？

（1）心力衰竭时，交感神经的激活促进心衰的恶化与发展。

（2）β受体拮抗药具有抗交感神经作用，可防止过量儿茶酚胺对心脏的损害。

（3）并可上调β受体，恢复其信号转导能力。

（4）还能抗心肌缺血与抗心律失常。

（5）大量临床试验已经证实，长期使用β受体拮抗药能降低心衰患者病死率，改善预后。

5. 为什么呋塞米（速尿）具有强大的利尿作用？其临床用途有哪些？

（1）呋塞米可特异性抑制髓袢升支粗段管腔膜侧的 Na^+-K^+-$2Cl^-$ 共转运子，从而抑制NaCl的重吸收，降低肾的稀释与浓缩功能，因而利尿作用强大。

（2）临床主要用于治疗急性肺水肿、脑水肿和其他严重水肿、急、慢性肾衰竭、高钙血症，也可加速某些毒物的排泄。

6. 甲状腺术前准备为什么要用硫脲类和大剂量碘？

（1）甲状腺手术可致大量甲状腺激素突然释放入血，引起甲状腺危象。

（2）术前先用硫脲类抑制过氧化物酶，减少甲状腺激素的合成，而使甲状腺功能控制到正常或接近正常，可减少麻醉意外、手术合并症和甲状腺危象的发生。

（3）由于用硫脲类药物后促甲状腺激素（TSH）分泌增加，甲状腺增生充血，不利于手术进行，须在术前 2 周左右加服大剂量碘剂。

（4）大剂量碘能对抗 TSH 促进腺体增生的作用，使腺体缩小，血管增生减轻，质地变韧，有利于甲状腺手术的进行。

7. 胰岛素可用于治疗哪些疾病？

（1）胰岛素依赖性糖尿病（IDDM）。

（2）非胰岛素依赖性糖尿病（NIDDM）经饮食控制或用口服降血糖药未能控制者。

（3）发生各种急性或严重并发症的糖尿病，如酮症酸中毒和非酮症高渗性昏迷。

（4）糖尿病合并严重感染、消耗性疾病、高热、妊娠、创伤以及手术前后等。

（5）细胞内缺钾者。

8. 哪些药物可抑制细菌细胞壁的合成？

（1）细菌的外面有一层坚韧而富有弹性的细胞壁，主要由肽聚糖构成，决定细菌的形状，保护细菌不被菌体内的高渗透压破坏。

（2）β- 内酰胺类药物能与细菌胞质膜上的青霉素结合蛋白结合，使转肽酶失活，阻止肽聚糖形成，造成细胞壁缺损，使细菌死亡。

（3）磷霉素、杆菌肽、万古霉素和环丝氨酸也可分别作用于细胞壁合成的不同阶段，抑制细菌细胞壁的合成而杀菌。

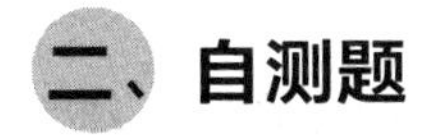

二、自测题

【选择题】

（一）A1 型题

1. 新斯的明的药理作用特点是

A. 兴奋骨骼肌作用最强，因此可用于治疗重症肌无力

B. 兴奋胃肠平滑肌作用最强

C. 促进腺体分泌作用最强

D. 兴奋中枢作用最强

E. 减慢心率作用最强

2. 长期用药易引起牙龈增生的药物是

A. 苯巴比妥　B. 苯妥英钠　C. 氯硝西泮　D. 卡马西平　E. 氟桂利嗪

3. 非甾体抗炎药引起胃肠道反应的主要原因是

A. 直接抑制胃黏液分泌　B. 刺激延髓催吐化学感受区　C. 促使胃酸分泌增加

D. 促使胃蛋白酶分泌增加　E. 抑制胃黏膜合成前列腺素

4. 治疗蛛网膜下腔出血患者，常用的扩张脑血管作用较强的钙通道阻滞药是

A. 维拉帕米　B. 尼莫地平　C. 地尔硫䓬　D. 氨氯地平　E. 硝苯地平

5. 糖皮质激素的禁忌证是

A. 中毒性菌痢　B. 感染性休克　C. 结核活动期　D. 重症伤寒　E. 类风湿关节炎

6. **关于第三代头孢菌素的特点，叙述错误的是**

A. 体内分布较广，一般从肾脏排泄

B. 对β-内酰胺酶有较高的稳定性

C. 对G^-菌作用效果不如第一、二代

D. 能有效控制严重的铜绿假单胞菌感染

E. 可用于危及生命的败血症、脑膜炎、肺炎、骨髓炎和严重尿路感染

7. **有关对乙酰氨基酚的叙述，错误的是**

A. 有较强的解热镇痛作用

B. 抗炎抗风湿作用较弱

C. 主要用于感冒发热

D. 通过抑制体内COX的生物合成来发挥抗炎作用

E. 不会造成肝脏损害

8. **呋塞米的利尿作用特点是**

A. 迅速、强大而短暂　B. 迅速、强大而持久　C. 迅速、微弱而短暂

D. 缓慢、强大而持久　E. 缓慢、微弱而短暂

9. **有关糖皮质激素药理作用的叙述，错误的是**

A. 常用于严重休克，特别是感染中毒性休克的治疗

B. 免疫增强作用

C. 加速组织蛋白质分解代谢，造成负氮平衡

D. 对儿茶酚胺的血管收缩作用和胰高血糖素的血糖升高作用具有允许作用

E. 具有强大的抗炎作用，能抑制物理性、化学性、免疫性、病原生物性等多种原因所引起的炎症反应

10. **下列受体与其激动剂搭配正确的是**

A. α受体——肾上腺素　B. β受体——可乐定　C. M受体——烟碱

D. N受体——毛果芸香碱　E. α_1受体——异丙肾上腺素

（二）B型题

（1~2题共用备选答案）

A. 血管紧张素转换酶抑制药——卡托普利　B. β受体拮抗药——普萘洛尔

C. 利尿药——氢氯噻嗪　D. 钙通道阻滞药——硝苯地平

E. 中枢性降压药

1. **轻度高血压患者可首选**

2. **可逆转心肌肥厚的是**

（3~4题共用备选答案）

A. 青霉素　B. 氯霉素　C. 红霉素　D. 灰黄霉素　E. 土霉素

3. **可产生“灰婴综合征”的是**

4. **可用于治疗梅毒的是**

【填空题】

1. **药物的体内过程包括（　　）、（　　）、（　　）和（　　）。**

2. **传出神经按递质分为（　　）能神经和（　　）能神经。**

3. 两种或两种以上药物合用，如果使作用增强，称为（　　）；如果使作用减弱称（　　）。

4. 吗啡中毒的三大特征是（　　）、（　　）、（　　）。

【名词解释】

1. 肝肠循环　2. 半衰期　3. 生物利用度　4. 竞争性拮抗药

参考答案

【选择题】

（一）A1 型题

1. A　2. B　3. E　4. B　5. C　6. C　7. E　8. A　9. B　10. A

（二）B 型题

1. D　2. A　3. B　4. A

【填空题】

1. 吸收、分布、代谢、排泄
2. 去甲肾上腺素、胆碱
3. 协同作用、拮抗作用
4. 昏迷、呼吸深度抑制、瞳孔极度缩小成针尖状

【名词解释】

1. **肝肠循环**：被分泌到胆汁内的药物及其代谢产物经由胆道及胆总管进入肠腔，然后随粪便排泄出去，经胆汁排入肠腔的药物部分可再经小肠上皮细胞吸收经肝脏进入血液循环，这种肝脏、胆汁、小肠间的循环称肝肠循环。

2. **半衰期**：药物消除时，血浆药物浓度下降一半所需要的时间。其长短可反映体内药物消除速度。

3. **生物利用度**：经任何给药途径给予一定剂量的药物后到达全身血液循环内药物的百分率称生物利用度，即生物利用度 $=A/D\times100\%$（A 为体内药物总量，D 为用药剂量）。

4. **竞争性拮抗药**：竞争性拮抗药能与激动药竞争相同的受体，其结合是可逆的。通过增加激动药的剂量与拮抗药竞争结合部位，可使量效曲线平行右移，但最大效能不变。

第六节　病理学

一、基本理论与知识要点

1. 玻璃样变性主要发生于哪些组织？

（1）细胞内玻璃样变性，见于肾小管上皮、浆细胞、肝细胞等胞质内。

（2）纤维结缔组织玻璃样变性，见于萎缩的子宫和乳腺间质，瘢痕组织，动脉粥样硬化纤维斑

块等。

（3）细动脉壁玻璃样变性，见于缓慢进行性高血压和糖尿病的肾、脑、脾等脏器的细动脉壁。

2. 坏死可分为哪几种类型？

（1）基本类型：凝固性坏死、纤维素样坏死、液化性坏死。

（2）特殊类型：干酪样坏死、脂肪坏死、坏疽等。

3. 坏疽可分为哪几种类型？

（1）干性坏疽：发生于体表及四肢末端。坏死区干燥皱缩，呈黑色，与正常组织分界清楚，全身中毒不明显。

（2）湿性坏疽：多发生于与外界相通的内脏，如肺、子宫、阑尾、胆囊等；也发生于动脉阻塞、静脉回流受阻的肢体。其特点为坏死区水分较多，腐败菌易于繁殖，故肿胀呈绿色且与正常组织界限不清。

（3）气性坏疽：是深部组织的开放性创口，创口内含大量的腐败菌，导致感染，使局部肿胀，有捻发感。

4. 肉芽组织在组织的损伤修复过程中的作用是什么？

（1）抗感染，保护创面，填补创口和其他组织缺损。

（2）机化或包裹坏死、血栓、炎症渗出物等异物。

（3）肉芽组织生长过度则形成瘢痕疙瘩，可影响组织的功能，或因血供缺乏产生的迟缓性肉芽，影响创口愈合。

5. 简述血栓形成条件及其对机体的影响。

（1）形成条件：心血管内膜损伤、血流状态改变、血液凝固性增加。

（2）有利方面：外伤止血作用、防止出血、防止感染扩散。

（3）有害方面：阻塞血管、栓塞、心瓣膜变形、广泛性出血。

6. 简述梗死的形成和类型。

（1）梗死形成原因：血栓形成、动脉栓塞、动脉痉挛、血管受压闭塞。

（2）类型：贫血性梗死、出血性梗死、败血性梗死。

7. 炎症局部有哪些临床表现，其病理学基础是什么？

（1）红：炎性充血所致。

（2）肿：渗出和增生所致。

（3）热：动脉性出血。

（4）痛：神经和体液因素（渗出物的压迫和炎症介质的作用所致）。

（5）功能障碍：炎症病灶内实质细胞变性、坏死。

8. 化脓性炎症可分为哪几种类型？

（1）表面化脓和积脓。

（2）蜂窝织炎。

（3）脓肿。

9. 肿瘤性增生的特点与炎症性或修复性增生有何区别？

（1）肿瘤性增生与机体不协调，对机体有害。

（2）肿瘤性增殖一般是克隆性的。

（3）肿瘤细胞的形态、代谢和功能均有异常，不同程度地失去了分化成熟的能力。

（4）肿瘤细胞生长旺盛，失去控制，具有相对自主性。

10. 肿瘤细胞的异型性表现在瘤细胞的哪几方面？

（1）肿瘤细胞通常比相应的细胞大。

（2）肿瘤细胞的大小和形态很不一致，可出现瘤巨细胞。

（3）肿瘤细胞核的体积增大，胞核与胞质的比例增大。

（4）核的大小、形状和染色体差别很大。

（5）核仁明显，体积大，数目也可增多。

（6）核分裂象常增多，出现异常的核分裂象。

二、自测题

【选择题】

（一）A1 型题

1. 气球样变性的细胞最常见于

A. 心脏　B. 肝脏　C. 脾脏　D. 肺　E. 脑

2. 槟榔肝的典型病变是

A. 肝小叶结构破坏　B. 肝细胞萎缩
C. 肝细胞坏死　D. 门静脉分支扩张淤血
E. 肝血窦扩张淤血，肝细胞脂肪变性

3. 易发生贫血性梗死的器官是

A. 心、脑、肠　B. 肾、肠、脑　C. 心、脾、肾　D. 脾、心、肺　E. 肾、心、肺

4. 下列不属于渗出性炎症的是

A. 出血性炎　B. 卡他性炎　C. 肉芽肿性炎　D. 化脓性炎　E. 浆液性炎

5. 恶性肿瘤的主要特征是

A. 核不规则，大小不一　B. 核分裂象多见　C. 胞质嗜碱性
D. 血管丰富　E. 浸润性生长和转移

6. 黑色素瘤是

A. 原位癌　B. 良性肿瘤　C. 恶性肿瘤　D. 交界性肿瘤　E. 瘤样病变

7. 原位癌与浸润癌的主要区别是

A. 肿瘤大小　B. 边界清晰程度　C. 基膜是否受侵犯
D. 淋巴管有无瘤栓　E. 是否浸润血管

8. 高血压病时，细动脉硬化的病理改变是细动脉壁

A. 纤维化　B. 水肿　C. 玻璃样变性
D. 纤维素样坏死　E. 脂质沉着

9. 疣性风湿性心内膜炎时，赘生物的常见部位是

A. 二尖瓣的心室面　B. 二尖瓣的闭锁缘　C. 二尖瓣的游离缘
D. 二尖瓣的腱索处　E. 左心室乳头肌腱索附着处

10. 阿绍夫小体见于

A. 风湿性心肌炎　　B. 高血压　　C. 亚急性感染性心内膜炎

D. 动脉粥样硬化　　E. 系统性红斑狼疮

（二）B 型题

（1~3 题共用备选答案）

A. 大红肾　　B. 颗粒性固缩肾　　C. 大白肾

D. 正常肾　　E. 大瘢痕性固缩肾

1. 弥漫性硬化性肾小球肾炎的肾脏表现为
2. 急性弥漫性增生性肾小球肾炎肉眼观为
3. 膜性肾病的肉眼观为

（4~6 题共用备选答案）

A. 肥大　　B. 萎缩　　C. 增生　　D. 化生　　E. 机化

4. 一种分化成熟的组织被另一种分化成熟的组织取代的过程称为
5. 细胞有丝分裂活跃而致组织或器官内细胞数目增多的现象称为
6. 坏死组织、血栓、脓液或异物不能完全溶解吸收或分离排出，由新生的肉芽组织取代的过程称为

【填空题】

1. 心肌细胞常见的适应与损伤包括（　　）、（　　）、（　　）、（　　）。
2. 早期胃癌肉眼上分为（　　）、（　　）、（　　）、（　　）。
3. 细胞坏死的主要形态标志是：（　　）、（　　）、（　　）。
4. 恶性高血压的病变特征是（　　）、（　　）。

【名词解释】

1. 槟榔肝　　2. 虎斑心　　3. 马洛里小体　　4. 风湿细胞

参考答案

【选择题】

（一）A1 型题

1. B　2. E　3. C　4. C　5. E　6. C　7. C　8. C　9. B　10. A

（二）B 型题

1. B　2. D　3. C　4. D　5. C　6.E

【填空题】

1. 肥大、萎缩、变性、坏死
2. 隆起型、表浅隆起型、表浅平坦型、表浅凹陷型
3. 核固缩、核溶解、核碎裂
4. 增生性小动脉硬化、坏死性细动脉炎

【名词解释】

1. **槟榔肝**：慢性肝淤血时，肝小叶中央区除淤血外，肝细胞因为缺氧、受压而萎缩，小叶外周肝细胞出现脂肪样变，这种淤血和脂肪变，在大体标本上构成网状结构，形似槟榔而称为槟榔肝。

2. **虎斑心**：由于机体慢性酒精中毒或缺氧等原因，导致心肌细胞发生脂肪变性，肌纤维弹性降低，心室扩展，肥大，呈局灶性或弥漫性黄褐色，切面混浊，结构不清。在左心室内膜下和乳头肌周围，在红褐色（心肌纤维）的背景上出现灰黄色（心肌脂肪变性）条纹或斑块，状似虎斑，故称虎斑心。

3. **马洛里小体**：是指肝细胞玻璃样变时，胞质中细胞中间丝前角蛋白变性，多见于酒精性肝病，也可见于一些其他疾病，包括原发性胆汁性硬化、Wilson 病、印度儿童肝硬化、酒精性肝炎和肝外胆管阻塞。

4. **风湿细胞**：在纤维素样坏死的基础上，出现巨噬细胞增生和聚集，吞噬纤维素样坏死物质后演化为风湿细胞。

（罗　蓟）

第二章　预防医学与医院内感染控制

第一节　预防医学

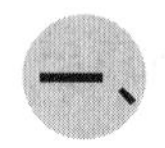

一、基本理论与知识要点

1. 简述健康的概念及组成。

健康是身体、心理和社会幸福的完好状态，而不仅是没有疾病和虚弱。健康包括身体健康、心理健康和社会健康。

2. 简述第一级预防、第二级预防和第三级预防的概念。

（1）第一级预防：是指通过采取措施促进健康，或消除致病因素对机体危害的影响，以及提高机体的抵抗力来预防疾病的发生。

（2）第二级预防：在疾病的前期，通过采取早期发现、早期诊断、早期治疗的预防措施，控制疾病的发展和恶化。

（3）第三级预防：对已患某些疾病者，采取及时的、有效的治疗措施，终止疾病的发展、防止病情恶化、预防并发症和伤残；对已丧失劳动力或残疾者，主要促使功能恢复和心理康复，进行家庭护理指导，使患者尽量恢复生活和劳动能力，能参加社会活动并延长寿命。

3. 发病率和患病率的概念及计算公式有什么不同？

（1）发病率（incidence rate，morbidity）指在一定时间内（一般为 1 年）、特定人群中某病新发病例出现的频率。发病率等于在研究期间新发病例数除以研究期中处于风险的人口数。发病率一般表示为每千、每万、每十万人口下的值。

$$发病率=\frac{某期间（年）某人群中某病新病例数}{同时期暴露人口数}\times k$$

k=100%、1 000‰或 10 000/ 万……

（2）患病率（prevalence rate）：又称为现患率，一般用来表示被研究人口中患某疾病或处于某种状态的人口比例。患病率可以用来描述风险因素、疾病或其他情况。

$$患病率=\frac{某特定时间内一定人群中现患某病的新旧病例数}{同期的平均人口数（被观察人口数）}\times k$$

k=100%、1 000‰或 10 000/ 万……

4. 何为疾病流行强度，常用什么术语来表示？

疾病的流行强度是指某疾病在某地区、某人群中，一定时期内发病数量的变化及各病例间联系的程度。常用散发、流行、大流行和暴发等术语来表示。

5. 常用的抽样方法有哪几种？

单纯随机抽样、系统抽样、分层抽样、整群抽样和多级抽样。

6. 何为医院内感染?

医院内感染(nosocomial infection)又称为医院获得性感染,是指住院患者、医院职工、就诊患者、探视者或陪住者在医院内获得的一切感染性疾病。

7. 简述慢性病健康管理的概念。

慢性病健康管理是指以生物 - 心理 - 社会医学模式为指导,组织慢性病专业医生和护理人员,通过为健康人、慢性病风险人群、慢性病患者提供全面、连续、主动的管理,以达到促进健康、延缓慢性病进程、减少并发症、降低伤残率、延长寿命、提高生活质量、降低医药费用为目的的一种科学健康管理模式。

8. WHO 关于慢性病预防和控制的总原则是什么?

WHO 关于慢性病预防和控制的总原则是强调生命全过程干预、提升个人和社区能力、全民健康覆盖、控制利益冲突、寻找循证策略、尊重人权和公平公正、采取国家行动和国际多部门合作行动。

9. 简述食源性疾病的定义及特征。

食源性疾病(foodborne disease)是指通过摄入食物而进入人体的各种致病因子引起的、具有感染或中毒性质的一类疾病。基本特征:

(1)经口途径:食物(水)是传播病原物质的媒介,经口摄入后导致患病。

(2)致病因子多样性:其致病因子既可以是生物性毒素、化学性毒素和放射性污染,也可以是食物本身所含的毒素。

(3)临床特征:主要是引起感染性或中毒性一类的疾病。

10. 标准预防的原则和具体措施有哪些?

(1)标准预防的原则:医院内所有区域都应采取标准预防,即认定患者的血液、体液、分泌物、排泄物均具有传染性,无论是否有明显的血迹污染,是否接触非完整的皮肤与黏膜,接触者必须采取防护措施;还应根据疾病的主要传播途径,采取相应的隔离措施,包括接触隔离、空气隔离和微粒隔离。通过标准预防既要防止血源性疾病的传播,也要防止非血源性疾病的传播;既要防止疾病从患者传给医务人员,又要防止疾病从医务人员传给患者。

(2)标准预防的具体措施:①接触血液、体液、分泌物、排泄物和被其污染的物品时应戴手套;②脱去手套后应立即洗手;③一旦接触了血液、体液、分泌物、排泄物和被其污染的物品后应立即洗手;④医务人员的工作服、脸部及眼睛有可能被血液、体液、分泌物等物质喷溅到时,应戴一次性外科口罩或医用防护口罩、防护眼镜或者面罩,穿隔离衣或围裙;⑤处理所有的锐器时应当特别注意,防止被刺伤;⑥患者用后的医疗器械、器具等应当采取正确的消毒措施;⑦发生泼溅事故后应立即采取措施保护易污染物质;如果怀疑有严重事故,应按较严重情况处理,同时疏散人员,防止污染扩散;控制污染,防止人员再进入;通知实验室主管领导和安全负责人查清情况,确定消毒的程序。

11. 什么是突发公共卫生事件?其特点是什么?

突发公共卫生事件是指突然发生,造成或者可能造成社会公众健康严重损害的重大传染病疫情、群体性不明原因疾病、重大食物中毒和职业中毒以及其他严重影响公众健康的事件,具有突发性、普遍性、严重性和复杂性的特点。

12. 健康促进的 5 大行动领域是什么?

(1)制定健康的公共政策(build healthy public policy)。

(2)营造支持性环境(create supportive environment)。

(3) 强化社区行动(strengthen community action)。

(4) 发展个人技能(develop personal skill)。

(5) 调整卫生服务方向(reorient health service)。

13. 为了使患者尽可能从运动中获益,个体化运动处方的制订应该遵循什么原则?

(1) 制订运动处方要个体化,具有针对性。

(2) 制订运动处方要循序渐进。

(3) 制订运动处方要具有有效性和安全性。

(4) 制订运动处方要具有全面性和长期性。

14. 医院内感染的危险因素有哪些?

住院时间、手术时间、先前感染的存在、侵袭性操作、应用类固醇或其他免疫抑制剂、手术部位、备皮方法、其他因素(年龄、机体状况、患者行为)。

15. 慢性病患者三大自我管理任务和五种基本自我管理技能是什么?

(1) 三大自我管理任务:①医疗和行为管理,即照顾自己的健康问题,如按时服药、加强锻炼、就诊、改变不良饮食习惯;②角色管理,即建立和维持日常角色,如做家务、工作、社会交往;③情绪管理,即应对和处理疾病所带来的各种情绪及其变化,如抑郁、焦虑、恐惧、挫折感。

(2) 五种基本自我管理技能:解决问题的技能、制订决策的技能、寻找和利用社会资源的能力、建立良好医患关系的技能以及目标设定与采取行动的技能。

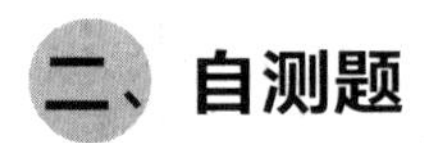

二、自测题

【选择题】

(一) A1 型题

1. 流行病学的基本原则不包括

A. 群体原则　B. 现场原则　C. 对比原则　D. 代表性原则　E. 随机原则

2. 在调查性病患者的性接触史中,因种种顾虑故意歪曲或隐瞒实情而导致的误差,属于哪一种偏倚

A. 回忆偏倚　B. 报告偏倚　C. 暴露怀疑偏倚

D. 诊断怀疑偏倚　E. 测量偏倚

3. 临床预防服务的内容不包括

A. 健康咨询　B. 免疫接种　C. 物理预防　D. 预防性治疗　E. 筛检

4. 健康教育的五个主要环节不包括

A. 评估　B. 教学者　C. 健康相关的信息

D. 教学活动　E. 学习者

5. 中国居民膳食指南推荐成人每天食盐量不超过

A. 5g　B. 6g　C. 7g　D. 8g　E. 9g

6. 基本膳食不包括

A. 普通膳食　B. 软食　C. 半流质膳食　D. 流质膳食　E. 低脂饮食

7. 低蛋白膳食一般每日蛋白质总量为

A. 10~20g　B. 20~30g　C. 20~40g　D. 30~40g　E. 40~50g

8. 下列哪项为无氧运动形式

A. 长跑　B. 步行　C. 骑车　D. 游泳　E. 举重

（二）B 型题

（1~2 题共用备选答案）

A. 预防接种　B. 定期体检

C. 高血压患者服用降压药控制血压　D. 公共场所禁止吸烟

E. 禁止近亲结婚

1. 属于第二级预防的是

2. 属于第三级预防的是

（3~4 题共用备选答案）

A. 病例对照研究　B. 病例报告　C. 临床试验

D. 现况研究　E. 个案研究

3. 属于分析性研究的是

4. 属于实验性研究的是

（5~9 题共用备选答案）

A. 夜盲症　B. 儿童佝偻病　C. 维生素 C 缺乏病

D. 脚气病　E. 口角炎

5. 维生素 A 缺乏可导致

6. 维生素 B_1 缺乏可导致

7. 维生素 B_2 缺乏可导致

8. 维生素 C 缺乏可导致

9. 维生素 D 缺乏可导致

【填空题】

1. 健康促进的 3 项基本策略是（　　）、（　　）和（　　）。

2. 当人体剧烈运动时，人体耗氧量和心率可达到极限水平，此时的心率为最大心率。最大心率可以用公式进行简单的估计，最大心率 =（　　）− 年龄。

【名词解释】

1. 合理膳食　2. 有氧运动　3. 职业病　4. 患者安全　5. 危急值

参考答案

【选择题】

（一）A1 型题

1. E　2. B　3. C　4. A　5. B　6. E　7. C　8. E

（二）B 型题

1. B　2. C　3. A　4. C　5. A　6. D　7. E　8. C　9. B

【填空题】

1. 倡导、增强能力、协调

2. 220

【名词解释】

1. **合理膳食**：合理膳食（rational diet）又称为平衡膳食（balanced diet），是指提供给机体种类齐全、数量充足、比例合适的能量和各种营养素，并与机体的需要保持平衡。

2. **有氧运动**：有氧运动(aerobic activity)是指躯干、四肢等大肌肉群参与的、有节律、时间较长、能够维持在一个稳定状态的身体活动（如长跑、步行、骑车、游泳等）。

3. **职业病**：职业有害因素作用于人体的强度与时间超过机体的代偿功能，导致机体发生功能性或器质性改变，出现相应的临床症状与体征，并影响劳动者工作能力，这一类疾病统称为职业病（occupational disease）。

4. **患者安全**：患者安全（patient safety）是指采取一系列的措施，避免、预防、改善医疗服务过程中所导致的危害和损伤，将不良事件的发生率和影响最小化，并最大化地从不良事件中汲取经验。

5. **危急值**：危急值（critical value）是指患者的某个危及生命、须及时救治的检测结果或标志。

第二节　无菌技术

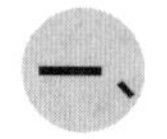

一、基本理论与知识要点

1. 无菌技术的概念是什么？

无菌技术（aseptic technique）指在医疗、护理操作过程中，防止一切微生物侵入人体和防止无菌物品、无菌区域被污染的技术。

2. 无菌区、非无菌区的概念是什么？

（1）无菌区（aseptic area）指经灭菌处理且未被污染的区域。

（2）非无菌区（non-aseptic area）指未经灭菌处理或虽经灭菌处理但又被污染的区域。

3. 使用无菌包的注意事项有哪些？

（1）严格遵循无菌操作原则。

（2）包布通常选用质厚、致密、未脱脂的双层棉布制成。

（3）打开无菌包时手只能接触包布四角的外面，不可触及包布内面，不可跨越无菌区。

（4）包内物品未用完，应按原折痕包好，注明开包日期和时间，限 24h 内使用。

（5）无菌包应定期消毒灭菌，有效期 7~14d（纺织品材料包装的无菌物品有效期 14d）；若包内物品超过有效期、被污染或包布受潮，则须重新灭菌。

4. 铺无菌盘的注意事项有哪些？

（1）严格遵循无菌操作原则。

（2）铺无菌盘区域须清洁干燥、无菌巾避免潮湿、污染。

（3）铺盘时非无菌物品和身体应与无菌盘保持适当距离，手不可触及无菌巾内面，不可跨越无菌区。

（4）铺好的无菌盘尽早使用，有效期不超过4h。

5. 外科手消毒目的是什么？

（1）清除或者杀灭手表面暂驻菌，减少常驻菌。

（2）抑制手术过程中手表面微生物的生长。

（3）减少手部皮肤细菌的释放。

（4）防止病原微生物在医务人员和患者之间传播。

（5）有效预防手术部位发生感染。

6. 外科手消毒的方法包括哪几种？

（1）外科冲洗手消毒法。

（2）外科免冲洗手消毒法。

（3）外科刷手法。

7. 外科手消毒的原则是什么？

（1）先洗手，后消毒。

（2）不同手术之间或手术过程中手被污染时，应重新进行外科手消毒。

8. 外科手消毒的注意事项有哪些？

（1）不得戴人工指甲，不得涂抹指甲油或装饰指甲。

（2）手部皮肤应无破损。

（3）注意勿遗漏指间、腕部尺侧和肘窝部。

（4）冲洗双手时避免溅湿衣裤；不可在水中来回移动手臂。

（5）在外科手消毒过程中应保持双手位于胸前并高于肘部，使水由手部流向肘部。

（6）可使用海绵、其他揉搓用品或双手相互揉搓。

（7）无菌巾不可回擦，拿无菌巾的手不要触碰已擦过皮肤的巾面，无菌巾不要擦拭未经消毒的皮肤。

（8）戴无菌手套前，避免污染双手；术后摘除手套后，应用洗手液清洁双手。

（9）用后的清洁指甲用品、揉搓用品如海绵、手刷等，放到指定的容器中；揉搓用品、清洁指甲用品应一人一用一消毒或者一次性使用。

（10）外科手消毒剂开启后应标明日期、时间，不同类型的手消毒产品参照使用说明书，保证在有效期内。

9. 穿无菌手术衣的注意事项有哪些？

（1）穿无菌手术衣必须在相应手术间进行。

（2）无菌手术衣不可触及非无菌区域，若有质疑应立即更换。

（3）有破损的无菌衣或可疑污染时应立即更换。

（4）巡回护士向后拉衣领时，不可触及手术衣外面。

（5）穿无菌手术衣人员必须戴好手套，方可解开腰间活结或接取腰带，未戴手套的手不可拉衣袖或触及其他部位。

（6）无菌手术衣的无菌区范围为肩以下、腰以上、双手、双臂、两侧腋前线之间。

10. 无菌操作过程中应遵循的无菌原则有哪些？

（1）明确无菌区、非无菌区、无菌物品、非无菌物品，非无菌物品应远离无菌区。

（2）操作者身体应与无菌区保持一定距离。

（3）取放无菌物品时，应面向无菌区。

（4）取用无菌物品时应使用无菌持物钳。

（5）无菌物品一经取出，即使未用，也不可放回无菌容器内。

（6）手臂应保持在腰部或治疗台面以上，不可跨越无菌区，手不可接触无菌物品。

（7）避免面对无菌区谈笑、咳嗽、打喷嚏。

（8）如无菌物品疑有污染或已被污染，不可使用，应予以更换。

（9）一套无菌物品只能给一位患者使用。

11. 使用无菌溶液的注意事项有哪些？

（1）严格遵循无菌操作原则。

（2）不可将物品伸入无菌溶液瓶内蘸取溶液；倾倒液体时应先冲洗瓶口，容器不可直接接触无菌溶液瓶口；已倒出的溶液不可再倒回瓶内以免污染剩余溶液。

（3）已开启的无菌溶液瓶内的溶液，24h 内有效，余液只作清洁操作用。

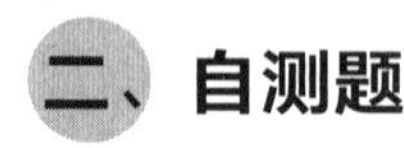

自测题

【选择题】

（一）A1 型题

1. 下列操作违背了无菌技术原则的是

A. 外科手消毒时应保持指尖朝上避免水倒流

B. 摘除外科手套后不用清洁洗手

C. 倒取无菌溶液时，应先冲洗瓶口

D. 戴手套的手不可触及另一手套的内面

E. 无菌持物钳的前端始终保持向下

2. 下列哪项不是外科手消毒原则

A. 先洗手，后消毒

B. 手被污染时应重新进行外科手消毒

C. 指甲长度不应超过指尖，不应戴人工指甲

D. 不同手术之间直接使用消毒剂揉搓即可

E. 流动水冲洗时不要在水中来回移动手臂

3. 下列哪项不是打开无菌包前需要核查的内容

A. 无菌包的名称

B. 无菌包灭菌日期及包外的化学指示卡

C. 无菌包的大小、重量

D. 无菌包有无潮湿

E. 包装是否完整、有无破损

4. 下列关于皮肤消毒正确的是

A. 平行或迭瓦形消毒：用于小手术野的消毒

B. 向心形消毒：以原切口为中心，自上而下，自外而内进行消毒

C. 环形或螺旋形消毒：用于大手术野的消毒
D. 消毒时只使用一把消毒钳
E. 消毒剂的使用量越多越好

5. 戴口罩时要让口罩紧贴面部和完全覆盖

A. 口腔和鼻　B. 口腔和下巴　C. 口鼻和下巴　D. 口腔　E. 鼻

6. 手术区域的皮肤消毒可使用 0.5%~1% 碘伏，一般需涂擦

A. 1 遍　B. 2 遍　C. 3 遍　D. 4 遍　E. 5 遍

7. 进行无菌操作时，无菌手套不慎破损时应

A. 立即消毒破口
B. 立即更换一副无菌手套
C. 再加戴一副无菌手套
D. 小心操作，不让破口碰及无菌物品
E. 立即停止操作

8. 脱手套时的操作正确的是

A. 先脱手套后脱手术衣
B. 用戴手套的手抓取另一手的手套内面翻转摘除
C. 先将手指部分拉下
D. 将脱下的手套放在黑色垃圾袋内
E. 已脱手套的手不能直接接触另一手套的外面

9. 下列哪项<u>不是</u>皮肤、黏膜消毒剂

A. 0.5%~1% 碘伏　B. 3% 过氧化氢　C. 0.2%~2% 碘酊
D. 75% 医用酒精　E. 0.1%~0.5% 氯己定

10. 关于手术野皮肤消毒范围正确的是

A. 颈椎手术：上至颈部上缘，下至两腋窝连线
B. 上腹部手术：自乳头至耻骨联合平面，两侧到腋中线
C. 四肢手术：手术区域周围消毒、上下各超过一个关节
D. 会阴手术：耻骨联合、肛门周围及臀、大腿下 1/3 内侧
E. 腰椎手术：上至两腋窝连线，下过臀部，两侧至腋后线

11. 腹部手术铺巾的原则是

A. 先上后下，先近后远　B. 先下后上，先近后远　C. 先下后上，先远后近
D. 先上后下，先远后近　E. 视患者具体情况而定

12. 含醇类速干手消毒剂开瓶后使用后的有效期是

A. 7d　B. 14d　C. 1 个月　D. 2 个月　E. 3 个月

13. 无菌容器打开后有效时间是

A. 4h　B. 8h　C. 12h　D. 24h　E. 48h

14. 铺好的无菌盘有效期为

A. 4h　B. 8h　C. 12h　D. 24h　E. 48h

15. 下述符合无菌技术操作原则的是

A. 无菌操作前 30min 清扫地面
B. 无菌包潮湿须待干后使用
C. 取出的无菌物品未用立即放回原无菌包内
D. 治疗室每周用紫外线照射 1 次
E. 操作时手臂保持在腰部水平以上

16. 下列操作违背了无菌技术原则的是

A. 打开无菌容器盖时，盖的内面向上放置　　B. 手持无菌容器时，应托住边缘部分
C. 倒取无菌溶液时，手不可触及瓶塞的内面　　D. 戴手套的手不可触及另一手套的内面
E. 揭开无菌盘时，双手捏住盖巾外面双角

17. 下列<u>不符合</u>无菌物品的管理原则的是

A. 无菌物品与非无菌物品分别放置　　B. 无菌包上必须注明灭菌日期
C. 已打开过的无菌包 48h 后必须重新灭菌　　D. 取出的无菌敷料不得放回原容器内
E. 无菌包的有效期为 7~14d

18. 无菌盘于 2pm 铺好后，在下列什么时间前可以使用

A. 当日 6pm　　B. 当日 7pm　　C. 当日 8pm
D. 当日 11pm　　E. 次日 2am

19. 无菌包内物品未用完，下列处理<u>错误</u>的是

A. 按原痕回包扎好，带端不打结
B. 注明开包日期、时间
C. 包内物品被污染或无菌包被浸湿，须重新灭菌
D. 24h 后失效
E. 4h 后失效

20. 干式无菌持物筒开启后其有效时间为

A. 8h　　B. 6h　　C. 4h　　D. 2h　　E. 1h

21. 下列无菌技术操作，正确的是

A. 操作环境要清洁，操作前 1h 减少人员走动
B. 操作者要面向无菌区，身体应尽量靠近无菌区
C. 无菌物品取出后抓紧使用，若没有用完应及时放回原无菌容器中
D. 定期检查无菌物品保存情况，若疑有污染，应抓紧使用
E. 为防止交叉感染，一套无菌物品只供一位患者使用

22. 无菌持物钳可以夹取下列哪些物品

A. 凡士林纱布　　B. 待消毒的治疗碗　　C. 无菌导尿管导尿
D. 碘伏棉球消毒　　E. 无菌治疗巾

23. 取用无菌溶液时，先倒出少许溶液是为了

A. 冲洗瓶口　　B. 检查溶液的颜色　　C. 冲洗无菌容器
D. 检查溶液有无污染　　E. 检查溶液有无混浊

24. 戴无菌手套，下列描述正确的是

A. 戴手套前，先检查手套的号码　　B. 戴手套前，可不必洗手，但一定要修剪指甲
C. 未戴手套的手可触及手套的外面　　D. 已戴手套的手可触及另一手套的内面
E. 戴好手套后两手应置于胸部以上水平

（二）A2 型题

1. 护士给患者吸痰时，需要从无菌包内取出一只无菌治疗碗放无菌盘内，用于盛无菌生理盐水，正确的取用方法是

A. 先检查无菌包的名称和灭菌日期　　B. 将无菌包放在宽敞的无菌区域打开

C. 解开系带卷放于包布一角上方　　D. 用手托住无菌治疗碗的底部，放入无菌盘

E. 包内物品 1 次未用完剩余物品不可再用

2. 护士倒无菌生理盐水时，不慎将放在旁边的无菌包弄湿，应该

A. 把无菌包烘干后使用　　B. 无菌包内物品 4h 内用完

C. 无菌包重新灭菌　　D. 在最短时间内用完无菌包内物品

E. 除去无菌包的外层包布，继续使用

3. 护士打开无菌包，取出 1 块治疗巾，包内还有 3 块无菌治疗巾，护士处理错误的是

A. 按原折痕折好无菌包　　B. 用"一"字法扎好系带　　C. 注明开包日期、时间

D. 注明 24h 后失效　　E. 注明 4h 后失效

（三）B 型题

（1~6 题共用备选答案）

A. 空气≤10CFU/m^3；物体表面≤5CFU/cm^2；医护人员手≤5CFU/cm^2

B. 空气≤200CFU/m^3；物体表面≤5CFU/cm^2；医护人员手≤5CFU/cm^2

C. 空气≤500CFU/m^3；物体表面≤10CFU/cm^2；医护人员手≤10CFU/cm^2

D. 物体表面≤15CFU/cm^2；医护人员手≤15CFU/cm^2

1. 层流洁净病房

2. 烧伤病房

3. 重症监护病房

4. 儿科病房

5. 传染科门诊

6. 婴儿室

【填空题】

1. 铺好的无菌盘应尽早使用，有效期不超过（　　）h。

2. 外科手消毒目的是清除或者杀灭手表面（　　），减少（　　），抑制手术过程中手表面微生物的生长，减少手部皮肤细菌的释放，防止病原微生物在医务人员和患者之间的传播。

3. 外科手消毒剂开启后应标明日期、时间，易挥发的醇类产品开瓶后的使用期不得超过（　　）d，不易挥发的产品开瓶后使用期不得超过（　　）d。

4. 已开启的无菌溶液瓶内的溶液，（　　）h 内有效，余液只作清洁操作用。

5. 外科手消毒的原则是先（　　），后（　　）。

6. 不同手术之间或手术过程中手被污染时，应（　　）。

7. 戴无菌手套前，避免污染双手；术后摘除手套后，应（　　）。

【名词解释】

1. 无菌技术　　2. 无菌区　　3. 非无菌区

4. 无菌物品　　5. 无接触式戴无菌手套

【案例分析题】

实习护士小张今天跟老师一起换药，她手持无菌镊从远处来回夹取无菌棉球、纱布，从桌面拿

起一瓶无菌溶液开启，并直接倒入无菌盘的治疗碗内，无菌溶液瓶的瓶口碰到了治疗碗，操作时老师戴的无菌手套碰到了小张的手。

请问：

1. 小张在上述过程中哪些地方违反了无菌操作原则？

2. 她应该怎样做？

参考答案

【选择题】

（一）A1 型题

1. B　2. D　3. C　4. B　5. A　6. B　7. B　8. E　9. B　10. B
11. C　12. C　13. D　14. A　15. E　16. B　17. C　18. A　19. E　20. C
21. E　22. E　23. A　24. A

（二）A2 型题

1. A　2. C　3. E

（三）B 型题

1. A　2. B　3. B　4. C　5. D　6. B

【填空题】

1. 4
2. 暂驻菌、常驻菌
3. 30、60
4. 24
5. 洗手、消毒
6. 重新进行外科手消毒
7. 清洁双手

【名词解释】

1. **无菌技术**：指在医疗、护理操作过程中，防止一切微生物侵入人体和防止无菌物品、无菌区域被污染的技术。

2. **无菌区**：指经灭菌处理且未被污染的区域。

3. **非无菌区**：指未经灭菌处理，或虽经灭菌处理但又被污染的区域。

4. **无菌物品**：是指经过物理或化学方法灭菌后，未被污染的物品。

5. **无接触式戴无菌手套**：是指手术人员在穿无菌手术衣时手不露出袖口独自完成或由他人协助完成戴手套的方法。

【案例分析题】

1. 小张在上述过程中哪些地方违反了无菌操作原则？

实习护士有 5 个地方违反了无菌操作原则：

（1）她手持无菌镊从远处来回地夹取无菌棉球、纱布，有可能污染无菌镊、无菌棉球和纱布。

（2）拿取无菌溶液后没有检查溶液质量、生产日期和有效期。

(3) 倒无菌溶液时没有冲洗瓶口。

(4) 无菌溶液瓶的瓶口碰到了治疗碗。

(5) 老师戴的无菌手套碰到了小张的手。

2. 她应该怎样做?

正确的做法是:

(1) 无菌物品连同容器一起搬移至离操作最近的地方,就近夹取无菌物品。

(2) 检查溶液质量、生产日期、有效期后再开启。

(3) 倒无菌溶液入无菌盘内的治疗碗前先冲洗瓶口。

(4) 无菌操作时无菌物品不能触及其他任何物品,倒无菌溶液时溶液瓶口距治疗碗 10cm 为宜。

(5) 老师所戴的手套应立即更换。

第三节　清洗、消毒、灭菌

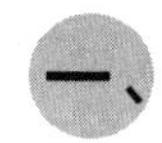

一、基本理论与知识要点

1. 简述什么是清洁、清洗、消毒和灭菌。

(1) 清洁(cleaning):去除物体表面有机物、无机物和可见污染物的过程。

(2) 清洗(washing):去除诊疗器械、器具和物品上污物的全过程,流程包括冲洗、洗涤、漂洗和终末漂洗。

(3) 消毒(disinfection):是指杀灭或清除传播媒介上病原微生物,使其达到无害化的处理。

(4) 灭菌(sterilization):是指清除或杀灭医疗器械、器具和物品上一切微生物的处理。

2. 什么是灭菌水平?

灭菌水平(sterilization level)指杀灭一切微生物包括细菌芽孢,达到无菌水平。达到灭菌水平常用的方法包括热力灭菌、辐射灭菌等物理灭菌方法,以及采用环氧乙烷、过氧化氢、甲醛、戊二醛、过氧乙酸等化学灭菌剂在规定条件下,以合适的浓度和有效的作用时间进行灭菌的方法。

3. 什么是高水平消毒?

高水平消毒(high level disinfection)指杀灭一切细菌繁殖体包括分枝杆菌、病毒、真菌及其孢子和绝大多数细菌芽孢的方法。高水平消毒的方法包括臭氧消毒法、紫外线消毒法和化学消毒法。常用的化学制剂包括含氯制剂、二氧化氯、邻苯二甲醛、过氧乙酸、过氧化氢、臭氧和碘酊。

4. 什么是中水平消毒?

中水平消毒(middle level disinfection)指杀灭除细菌芽孢以外的各种病原微生物包括分枝杆菌的方法。达到中水平消毒常用的方法包括煮沸消毒法和化学消毒法,常用的化学制剂包括碘类消毒剂(碘伏、氯己定碘等)、醇类和复方氯己定、醇类和季铵盐类化合物的复方、酚类等消毒剂。

5. 什么是低水平消毒?

低水平消毒(low level disinfection)指能杀灭细菌繁殖体(分枝杆菌除外)和亲脂病毒的消毒

方法，包括通风换气、冲洗等机械除菌法；还包括化学消毒法，常用的化学制剂有季铵盐类消毒剂（苯扎溴铵）、双胍类消毒剂（氯己定）。

6. 高度危险性物品包括哪些？

进入人体无菌组织、器官、脉管系统，或无菌体液从中流过的物品或接触破损皮肤、破损黏膜的物品，一旦被微生物污染，具有极高感染风险，如手术器械、穿刺针、腹腔镜、活检钳、心脏导管、植入物等。

7. 中度危险性物品包括哪些？

与完整黏膜接触，而不进入人体无菌组织、器官和血流，也不接触破损皮肤、破损黏膜的物品，如胃肠道内镜、气管镜、喉镜、肛表、口表、呼吸机管道、麻醉机管道、压舌板、肛门直肠压力测量导管等。

8. 低度危险性物品包括哪些？

与完整皮肤接触而不与黏膜接触的器材，如听诊器、血压计袖带、病床围栏、床面、床头柜、被褥、墙面、地面、痰盂（杯）和便器。

9. 如何根据物品导致感染风险的高低选择相应的消毒或灭菌方法？

（1）高度危险性物品，应采用灭菌方法处理。

（2）中度危险性物品，应达到中水平以上消毒效果。

（3）低度危险性物品，可采用低水平消毒方法，或做清洁处理；遇有病原微生物污染时，可针对污染病原微生物的种类选择有效的消毒方法。

10. 如何根据物品污染微生物的种类、数量选择消毒或灭菌方法？

（1）对受到致病菌芽孢、真菌孢子、分枝杆菌和经血传播病原体（乙型肝炎病毒、丙型肝炎病毒、艾滋病病毒等）污染的物品，应采用高水平消毒或灭菌。

（2）对受到真菌、亲水病毒、螺旋体、支原体、衣原体等病原微生物污染的物品，应采用中水平以上的消毒方法。

（3）对受到一般细菌和亲脂病毒等污染的物品，应采用中水平或低水平消毒方法。

（4）杀灭被有机物保护的微生物时，应加大消毒药剂的使用剂量和／或延长消毒时间。

（5）物品微生物污染特别严重时，应加大消毒药剂的使用剂量和／或延长消毒时间。

11. 常用的化学消毒剂以及其使用中的注意事项有哪些？

（1）戊二醛：属于灭菌剂。适用于不耐热的诊疗器械、器具与物品的浸泡消毒与灭菌。消毒时间60min，灭菌时间10h。使用注意事项：①室温下保存，应置于阴凉、避光、通风处，密闭保存；②盛装消毒剂的容器应先消毒，并加盖；③使用前可以加入pH调节剂（碳酸氢钠）和防锈剂（亚硝酸钠），使溶液的pH调节至7.5~8，浓度为2%~2.5%；④待消毒的物品彻底清洗、干燥后，完全浸没在消毒液中；⑤使用中的消毒液需要进行浓度监测，最多可连续使用14d；⑥消毒或灭菌后的物品以无菌方式取出，用无菌水冲洗干净。

（2）环氧乙烷：属于灭菌剂。适用于不耐热、不耐湿的诊疗器械、器具和物品的灭菌。使用注意事项：①按照环氧乙烷灭菌生产厂家的操作说明或指导手册确定灭菌参数，环氧乙烷易燃易爆，且具有一定的毒性，工作人员要严格遵守操作程序，做好防护；②存放在阴凉通风、远离火源、静电处，储存温度不可超过40℃，以防爆炸；③物品灭菌前须彻底清洗干净，但不可用生理盐水清洗，不可用于食品类、液体、油脂类的灭菌。

（3）过氧乙酸：属于灭菌剂。适用于耐腐蚀物品和环境的消毒与灭菌。使用注意事项：①根据消毒对象和要求选择浓度、确定时间；②稳定性差，应贮存于通风阴凉避光处，防高温引起爆炸，定期检测其浓度；③对金属有腐蚀性，对织物有漂白作用，消毒后应立即用清水冲洗干净；④易氧化分解而降低杀菌力，浓溶液有刺激性和腐蚀性；⑤现用现配，配制时忌与碱或有机物混合。

（4）二溴海因：属于高效消毒剂。适用于诊疗用品、环境、餐具、瓜果蔬菜、水的消毒。使用注意事项：①根据消毒对象及要求选择浓度、确定时间；②消毒剂应于干燥、阴凉处密闭保存；③现用现配；④用于金属制品消毒，应加入0.5%亚硝酸钠防锈；⑤餐具、瓜果蔬菜消毒后用清水冲净。

（5）含氯消毒剂（液氯、漂白粉、漂白粉精、次氯酸钠、酸性氧化电位水）：高浓度属于高效消毒剂、低浓度属于中效消毒剂。适用于餐（茶）具、环境、水、疫源地的消毒。使用注意事项：①消毒剂保存在密闭容器内，置于阴凉、干燥、通风处；②现用现配；③有腐蚀和漂白作用，不宜用于金属制品、有色织物及油漆家具的消毒；④消毒时若存在大量有机物，应延长作用时间或提高消毒液浓度。

（6）酒精：属于中效消毒剂，适用于皮肤、物品表面和医疗器械的消毒。应注意使用浓度；消毒后的物品应及时用清水冲净。使用注意事项：①使用浓度勿超过80%，因酒精杀菌需要一定量的水分，浓度过高或过低均影响杀菌效果；②因不能杀灭芽孢，故不宜用于手术器械灭菌；③酒精易挥发，易燃，须加盖保存，保存区域严禁烟火；④有刺激性，不宜用于黏膜和创面消毒。

（7）碘伏：属于中效消毒剂。主要用于手、皮肤黏膜和伤口消毒。使用注意事项：①根据不同消毒部位选择合适浓度的碘伏溶液，手和皮肤消毒浓度是2~10g/L，黏膜消毒浓度是250~500mg/L；②避光密闭保存，放阴凉处；③皮肤消毒后无需酒精脱碘；④对二价金属制品有腐蚀性。

12. 临床上常用的热力消毒灭菌法有哪些？试述各种方法的注意事项。

临床上常用的热力消毒灭菌法有煮沸消毒法和高压蒸汽灭菌法。

（1）煮沸消毒法的注意事项

1）清洗：煮沸消毒前，先将物品刷洗干净。

2）注意物品放置的时机与方法。

3）水的沸点影响消毒时间。

4）增强杀菌作用的方法：将碳酸氢钠加入水中，配成1%~2%的浓度，沸点可达到105℃，除增强杀菌作用外，还有去污防锈的作用。

5）消毒后应将物品及时取出，置于无菌容器内。

（2）高压蒸汽灭菌法主要分为下排气式和预真空式两种。高压蒸汽灭菌法的注意事项：①物品先清洗、干燥；②物品包装合适，不宜过大、过紧；③灭菌包放置合理；④尽量排出灭菌器内的冷空气；⑤控制加热速度，随时观察压力和温度，当温度达到要求时开始计算灭菌时间；⑥灭菌后处理；⑦注意安全操作；⑧定期监测灭菌效果。

13. 如何根据消毒物品的性质选择消毒或灭菌方法？

（1）耐热、耐湿的诊疗器械、器具和物品，应首选高压蒸汽灭菌法；耐热的油剂类和干粉类应采用干热灭菌法。

（2）不耐热、不耐湿的物品，宜采用低温灭菌方法如环氧乙烷灭菌、过氧化氢低温等离子体灭菌或低温甲醛蒸气灭菌。

（3）物体表面消毒，应考虑表面性质，光滑表面宜选择合适的消毒剂擦拭或紫外线消毒器近距离照射；多孔材料表面宜采用浸泡或喷雾消毒法。

14. 什么是预防性消毒？

预防性消毒（preventive disinfection）指在未发现明确感染源的情况下，为预防感染的发生对可能受到病原微生物污染的物品和场所进行的消毒。例如医院的医疗器械灭菌、诊疗用品的消毒、餐具的消毒和一般患者住院期间和出院后进行的消毒等。

15. 什么是疫源性消毒？疫源性消毒包括哪些内容？

疫源性消毒（disinfection of epidemic focus）指对疫源地内污染的环境和物品的消毒，包括随时消毒和终末消毒。

（1）随时消毒（concurrent disinfection）：指疫源地内有传染源存在时进行的消毒。目的是及时杀灭或清除由感染源排出的病原微生物。应根据现场情况随时进行消毒，合格标志为自然菌的消亡率≥90%。

（2）终末消毒（terminal disinfection）：指传染源离开疫源地后进行的彻底的消毒。可以是传染病患者住院、转移后，对其住所和污染物品进行的消毒，也可以是传染病患者出院、转院或死亡后，对病室进行的最后一次消毒。应根据消毒对象及其污染情况选择适宜的消毒方法，要求空气或物体表面消毒后自然菌的消亡率≥90%，排泄物、分泌物或被污染的血液等消毒后不应检出病原微生物或目标微生物。

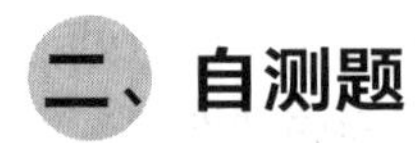

二、自测题

【选择题】

（一）A1 型题

1. 能杀灭所有微生物以及细菌芽孢的方法是

A. 清洁　B. 消毒　C. 抑菌　D. 灭菌　E. 抗菌

2. 与湿热消毒灭菌法相比，干热法

A. 主要通过水蒸气及空气传导热力　B. 导热较快
C. 穿透力较强　D. 灭菌所需时间较短
E. 灭菌所需温度较高

3. 下列不适合使用干热法灭菌的是

A. 玻璃制品　B. 陶瓷类　C. 油剂　D. 粉剂　E. 橡胶制品

4. 煮沸消毒时，海拔每增加 300m，需要延长消毒时间

A. 2min　B. 3min　C. 4min　D. 5min　E. 6min

5. 在煮沸消毒血管钳、镊子时，为增强杀菌作用并能去污防锈，可加入

A. 氯化钠　B. 硫酸镁　C. 亚硝酸钠
D. 碳酸氢钠　E. 稀盐酸

6. 临床应用最广、效果最可靠的物理消毒灭菌法是

A. 燃烧法　B. 高压蒸汽灭菌法　C. 干烤法
D. 煮沸法　E. 电离辐射灭菌法

7. 不适合使用高压蒸汽灭菌的物品是

A. 油剂　B. 搪瓷物品　C. 玻璃器皿　D. 金属制品　E. 纤维织物

8. 杀菌作用最强的紫外线波段是

A. 210~230nm　B. 230~250nm　C. 250~270nm
D. 270~300nm　E. 300~320nm

9. **不适用**于燃烧法灭菌的是
A. 污染的纸张　B. 手术刀片　C. 破伤风患者用过的敷料
D. 治疗碗　E. 血管钳

10. 适合微波消毒的物品是
A. 弯盘　B. 体温计　C. 血压计　D. 血管钳　E. 塑料奶瓶

11. **不适宜**用作空气消毒的化学消毒剂是
A. 过氧乙酸　B. 甲醛　C. 纯乳酸　D. 食醋　E. 过氧化氢

12. 属于易燃易爆的气体灭菌剂是
A. 甲醛　B. 环氧乙烷　C. 过氧乙酸　D. 戊二醛　E. 过氧化氢

13. 化学消毒剂使用方法**不包括**
A. 擦拭法　B. 煮沸法　C. 浸泡法　D. 熏蒸法　E. 喷雾法

14. 能够杀灭芽孢的化学消毒剂是
A. 过氧化氢　B. 酒精　C. 碘酊　D. 碘伏　E. 氯己定

15. **不适合**电离辐射灭菌的物品是
A. 输血器　B. 注射器　C. 治疗碗　D. 羊肠线　E. 白蛋白

16. 适用于内镜消毒的是
A. 二溴海因　B. 邻苯二甲醛　C. 碘伏
D. 酒精　E. 葡萄糖醛酸氯己定

17. 以下哪项是中效消毒剂
A. 酒精　B. 戊二醛　C. 环氧乙烷　D. 二溴海因　E. 过氧乙酸

18. 消毒与灭菌的区别主要在于能否杀灭
A. 病原微生物　B. 非致病微生物　C. 繁殖体　D. 芽孢　E. 鞭毛

19. 热力消毒灭菌法的原理是
A. 干扰细菌酶的活性　B. 使菌体蛋白发生光解变性
C. 使菌体蛋白及酶变性凝固　D. 抑制细菌代谢和生长
E. 破坏细菌膜的结构

20. 煮沸消毒时为提高沸点，可加入
A. 氯化铵　B. 亚硝酸钠　C. 碳酸钠
D. 碳酸氢钠　E. 碳酸铵

21. **不宜**用燃烧灭菌的物品是
A. 坐浴盆　B. 手术刀　C. 换药碗
D. 特殊感染伤口敷料　E. 避污纸

22. **不属于**物理消毒灭菌的方法是
A. 燃烧法　B. 臭氧灭菌灯消毒法　C. 微波消毒灭菌法
D. 浸泡法　E. 生物净化法

23. 煮沸消毒时，**错误**的操作是
A. 物品完全浸没在水中　B. 大小相同的盆应叠放
C. 有轴节的器械应打开　D. 玻璃类物品应在冷水或温水时放入
E. 橡胶类物品待水沸后放入

24. 对高压蒸汽灭菌效果的监测，最可靠的办法是

A. 留点温度计法　B. 化学指示管法　C. 化学指示胶带法
D. 化学指示卡法　E. 生物监测法

25. 为检验高压蒸汽灭菌的效果，目前常用的方法是

A. 温度计监测　B. 灭菌包中试纸变色
C. 灭菌包中明矾熔化　D. 术后患者是否有切口感染
E. 灭菌后物品细菌培养

26. 下列处理中能达到灭菌目的的是

A. 将水煮沸（达 100℃）后 5~10min
B. 床垫、毛毯衣服书籍暴晒 6h
C. 用 2% 碘酊在皮肤上涂擦 20s 后用 70% 酒精脱碘
D. 用 0.2% 的过氧乙酸溶液浸泡手
E. 2% 溶液戊二醛浸泡金属器械和内镜 10h

27. 光照消毒最易杀死的细菌是

A. 杆菌　B. 链球菌　C. 球菌　D. 真菌　E. 芽孢

28. 一间 5m × 4m × 3m 的病房，在使用 2% 的过氧乙酸进行空气消毒时，应使用过氧乙酸

A. 240ml　B. 300ml　C. 360ml　D. 480ml　E. 600ml

29. 苯扎溴铵与肥皂同用，影响其消毒效果的原因是

A. 降低浓度　B. 拮抗失效　C. 引起分解
D. 引起污染　E. 吸附作用

30. 使用化学消毒剂的注意事项中，下列错误的是

A. 严格掌握药物的有效时间和浓度　B. 使用前用 3% 盐水冲净，以免药液刺激组织
C. 物品应全部浸没在消毒液中　D. 消毒液容器要盖严
E. 浸泡前要打开器械的轴节

（二）A2 型题

1. 女，45 岁。诊断为“霍乱”。对其排泄物消毒适宜选择的方法是

A. 浸泡法　B. 擦拭法　C. 喷雾法　D. 熏蒸法　E. 干粉搅拌法

2. 男，48 岁。诊断为“肺结核”。消毒其床头柜应用

A. 日光暴晒 4h　B. 臭氧灭菌灯照射 20min
C. 含有效氯 0.2% 的消毒液喷洒 60min　D. 含有效氯 0.2% 的消毒液擦拭 15min
E. 84 消毒液擦拭 5min

3. 男，70 岁。因“支气管哮喘”入院。患者出院后，其床垫消毒宜采用

A. 燃烧法　B. 紫外线灯照射法　C. 流通蒸汽消毒法
D. 含氯消毒剂喷洒法　E. 微波消毒法

4. 女，45 岁。上腹部不适，医嘱胃镜检查，胃镜消毒宜选用的消毒方法是

A. 浸泡法　B. 擦拭法　C. 喷雾法　D. 熏蒸法　E. 干粉搅拌法

5. 男，22 岁。建筑工人。工作时被铁钉扎伤，为预防破伤风，清创时伤口使用哪种溶液冲洗最好

A. 0.1% 苯扎溴铵液　B. 0.9% 氯化钠　C. 蒸馏水
D. 0.05% 呋喃西林液　E. 3% 过氧化氢

6. **实习护士小杨在配制 0.2% 的过氧乙酸溶液 100ml，应取 5% 的过氧乙酸溶液的量是**

A. 2ml　B. 4ml　C. 8ml　D. 20ml　E. 40ml

7. **某骨科护士对本科室使用的油纱条进行灭菌，宜选择的灭菌方法是**

A. 燃烧法　B. 干烤法　C. 高压蒸汽灭菌法
D. 光照法　E. 蒸法

8. **男，58 岁。因患“直肠癌”于 2 周前行手术治疗。目前医生拟行化疗，护士选择经外周静脉的中心静脉导管（PICC）作为输液通路，一次性 PICC 穿刺包的消毒灭菌宜选择**

A. 紫外线消毒法　B. 煮沸消毒法
C. 微波消毒法　D. 环氧乙烷气体密闭消灭菌法
E. 高效化学消毒剂浸泡法

9. **女，52 岁。宫颈癌根治术后 2 周。患者拟行化疗，护士选择经外周静脉的中心静脉导管（PICC）作为输液通路，穿刺部位皮肤消毒时应选择**

A. 0.2% 过氧乙酸　B. 0.1% 氯己定　C. 95% 酒精
D. 0.5% 碘伏　E. 2% 碘酊

（三）A3/A4 型题

（1~2 题共用题干）

急性阑尾炎患者需急诊行“阑尾切除术”，现采用预真空快速高压蒸汽灭菌法对手术器械（不带孔物品）进行灭菌。

1. **其灭菌时间是**

A. 3min　B. 4min　C. 5min　D. 10min　E. 20min

2. **灭菌时的正确做法是**

A. 由于时间紧急，物品可不必清洗
B. 灭菌物品体积不可超过 30cm × 30cm × 25cm
C. 灭菌器的装载重量不小于柜室容量的 10%，但不得超过 90%
D. 灭菌后迅速取出使用
E. 从灭菌器达到要求温度 5min 后开始计算灭菌时间

（四）B 型题

（1~2 题共用备选答案）

A. 福尔马林　B. 酒精　C. 戊二醛　D. 漂白粉　E. 过氧乙酸

1. **对芽孢无杀灭作用的消毒剂是**
2. **用于固定病理标本的溶剂是**

【填空题】

1. 耐热、耐湿的诊疗器械、器具和物品，应首选（　　）灭菌。

2. 耐热的（　　）和（　　）等应采用干热灭菌。

3. 不耐热、不耐湿的物品，宜采用低温灭菌方法，如（　　）灭菌、（　　）灭菌或低温甲醛蒸气灭菌。

4. 物体表面消毒，应考虑表面性质，光滑表面宜选择合适的消毒剂（　　）或（　　）消毒器近距离照射。

5. 多孔材料表面宜采用(　　)或(　　)消毒法。

6. 中度危险性物品是指与(　　)相接触,而不进入人体无菌组织、器官和血流,也不接触(　　)、(　　)的物品。

7. 达到中水平消毒常用的制剂包括碘类消毒剂、醇类和(　　)的复方、醇类和(　　)的复方、酚类等消毒剂。

8. 高压蒸汽灭菌包重量要求:器械包重量不宜超过(　　),敷料包重量不宜超过(　　)。

9. 预真空高压蒸汽灭菌器的体积不宜超过(　　)。

【名词解释】

1. 消毒　2. 灭菌　3. 预防性消毒　4. 终末消毒　5. 灭菌水平

【案例分析题】

男,25岁。以发热7d为主诉入院,入院后痰涂片查到结核杆菌,结核菌素试验为阳性。诊断:肺结核。

请问:

1. 护士对病室进行空气消毒时,正确的方法是什么?
2. 患者使用的体温计应每日消毒,正确的方法是什么?
3. 病区的清洁区是哪里?

参考答案

【选择题】

(一)A1型题

1. D　2. E　3. E　4. A　5. D　6. B　7. A　8. C　9. B　10. E
11. B　12. B　13. B　14. A　15. C　16. B　17. A　18. D　19. C　20. D
21. B　22. D　23. B　24. E　25. B　26. E　27. A　28. D　29. B　30. B

(二)A2型题

1. E　2. C　3. B　4. A　5. E　6. B　7. B　8. D　9. D

(三)A3/A4型题

1. A　2. C

(四)B型题

1. B　2. A

【填空题】

1. 高压蒸汽
2. 油剂类、干粉类
3. 环氧乙烷、过氧化氢低温等离子
4. 擦拭、紫外线
5. 浸泡、喷雾

6. 完整黏膜、破损皮肤、破损黏膜

7. 氯己定、季铵盐类化合物

8. 7kg、5kg

9. 30cm × 30cm × 50cm

【名词解释】

1. **消毒**：清除或杀灭传播媒介上病原微生物，使其达到无害化的处理。

2. **灭菌**：杀灭或清除医疗器械、器具和物品上一切微生物的处理。

3. **预防性消毒**：指在未发现明确感染源的情况下，为预防感染的发生对可能受到病原微生物污染的物品和场所进行的消毒。例如医院的医疗器械灭菌、诊疗用品的消毒、餐具的消毒和一般患者住院期间与出院后进行的消毒。

4. **终末消毒**：指传染源离开疫源地后进行的彻底的消毒。可以是传染病患者住院、转移后，对其住所及污染物品进行的消毒，也可以是传染病患者出院、转院或死亡后，对病室进行的最后一次消毒。应根据消毒对象及其污染情况选择适宜的消毒方法，要求空气或物体表面消毒后自然菌的消亡率≥90%，排泄物、分泌物或被污染的血液等消毒后不应检出病原微生物或目标微生物。

5. **灭菌水平**：指杀灭一切微生物包括细菌芽孢，达到无菌水平。达到灭菌水平常用的方法包括热力灭菌、辐射灭菌等物理灭菌方法，以及采用环氧乙烷、过氧化氢、甲醛、戊二醛、过氧乙酸等化学灭菌剂在规定条件下，以合适的浓度和有效的作用时间进行灭菌的方法。

【案例分析题】

1. 护士对病室进行空气消毒时，正确的方法是什么？

臭氧灭菌灯主要用于空气、医院污水等的消毒。所以，护士对病室进行空气消毒时，正确的方法是使用臭氧灭菌灯。

2. 患者使用的体温计应每日消毒，正确的方法是什么？

患者使用的体温计应专人专用，正确的消毒方法是用含氯消毒剂消毒。

3. 病区的清洁区是哪里？

凡未被病原微生物污染的区域称为清洁区，如更衣室、配膳室、值班室等，所以入院指导时告知患者，病区的清洁区是配膳室。

第四节 隔离技术

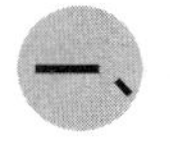

一、基本理论与知识要点

1. 标准预防的基本概念是什么？

标准预防（standard precaution）是指患者的血液、体液、分泌物（不包括汗液）、非完整皮肤和黏膜均可能具有传染性，接触上述物质者，必须采取防护措施，称为标准预防。

2. 标准预防的措施有哪些？

（1）进行有可能接触患者血液、体液的诊疗、护理、清洁等工作时应戴清洁手套，操作完毕，脱去手套后应立即洗手或进行卫生手消毒。

（2）在诊疗、护理操作过程中，血液和体液有可能飞溅到面部，应戴医用外科口罩、防护眼镜或防护面罩；有可能发生血液、体液大面积飞溅或污染身体时，应穿戴具有防渗透性能的隔离衣或围裙。

（3）在进行侵袭性诊疗、护理操作过程中，如置入导管、经椎管穿刺时，应戴医用外科口罩等医用防护用品，并保证光线充足。

（4）针头使用后不应回套针帽，确需回帽时，应单手操作或使用器械辅助；不应用手直接接触污染的针头、刀片等锐器。废弃的锐器应直接放入耐刺、防渗漏的专用锐器盒中；重复使用的锐器，应放在防刺的容器内密闭运输和处理。

（5）接触患者黏膜或破损的皮肤时应戴无菌手套。

（6）应密封运送被血液、体液、分泌物或排泄物污染的被服。

（7）有呼吸道症状（咳嗽、鼻塞、流涕）的患者、探视者、医务人员应采取呼吸道卫生相关感染控制措施。

3. 简述隔离的类型。

2009 年国家卫生部发布的《医院隔离技术规范》规定了不同传播途径疾病的隔离和预防。在标准预防的基础上，将疾病分类隔离系统改为 3 种类型，即接触隔离、飞沫隔离和空气隔离。

（1）接触隔离：适用于经接触传播的疾病，如肠道感染、多重耐药菌感染、皮肤感染等，在标准预防的基础上，还应采用接触隔离与预防。

（2）飞沫隔离：适用于经飞沫传播的疾病，如百日咳、白喉、流行性感冒、病毒性腮腺炎、流行性脑脊髓膜炎等，在标准预防的基础上，还应采用飞沫隔离与预防。

（3）空气隔离：适用于经空气传播的疾病，如肺结核、水痘等，在标准预防的基础上，还应采用空气隔离与预防。

4. 空气隔离的措施有哪些？

（1）隔离病室使用黄色隔离标志。

（2）相同病原体引起感染的患者可同居一室，通向走廊的门窗须关闭。隔离病室尽量远离其他病室，有条件时应使用负压病室。无条件收治时，应尽快转送至有条件收治呼吸道传染病的医疗机构进行治疗，转运过程中医务人员要做好自我防护。

（3）当患者病情容许时，应戴医用外科口罩，并定期更换，限制其活动范围。需要为患者准备专用的痰杯，口鼻分泌物需经消毒处理后方可丢弃。被患者污染的敷料应装袋标记后焚烧，可重复使用的物品做消毒—清洁—消毒处理。

（4）严格空气消毒。

（5）医务人员严格按照区域流程在不同的区域，穿戴不同的防护用品，离开时按要求摘脱，并正确处理使用后物品。

（6）进入确诊或可疑传染病患者的房间时，应戴帽子、医用防护口罩；进行可能产生喷溅的诊疗操作时，应戴护目镜或防护面罩，穿防护服；当接触患者及其血液、体液、分泌物、排泄物等物质时应戴手套。

5. 飞沫传播疾病有哪些隔离措施？

（1）隔离病室使用粉色隔离标志。

（2）相同病原体引起感染的患者可同居一室，通向走廊的门窗须关闭。隔离病室尽量远离其他病室，有条件时应使用负压病室。无条件收治时，应尽快转送至有条件收治呼吸道传染病的医疗机构进行治疗，转运过程中医务人员要做好自我防护。

(3) 当患者病情容许时，应戴医用外科口罩，定期更换，并限制其活动范围。同时为患者准备专用的痰杯，口鼻分泌物需经消毒处理后方可丢弃。被患者污染的敷料应装袋标记后焚烧或做消毒—清洁—消毒处理。患者之间，患者与探视者之间相隔距离在 1m 以上，探视者应戴医用外科口罩。

(4) 加强通风或进行空气消毒。

(5) 医务人员严格按照区域流程，在不同的区域，穿戴不同的防护用品，离开时按要求摘脱，并正确处理使用后物品。

(6) 与患者近距离(1m 以内)接触时，应戴帽子、医用防护口罩；进行可能产生喷溅的诊疗操作时，应戴护目镜或防护面罩，穿防护服；当接触患者及其血液、体液、分泌物、排泄物等物质时应戴手套。

6. 接触隔离的措施有哪些？

(1) 隔离病室使用蓝色隔离标志。

(2) 限制患者的活动范围，根据感染疾病类型确定入住单人隔离室，同病种感染者同室隔离。原则上禁止陪护和探视，探视者需要进入隔离室时，应采取相应的隔离措施。

(3) 减少患者的转运，需要转运时，应采取有效措施，减少对其他患者、医务人员和环境的污染。

(4) 进入隔离室前必须戴好口罩、帽子，从事可能污染工作服的操作时，应穿隔离衣；离开病室前，脱下隔离衣，按要求悬挂，每天更换清洗与消毒；或使用一次性隔离衣，用后按医疗废物管理要求进行处置。接触甲类传染病应按要求穿脱、处置防护服。

(5) 接触隔离患者的血液、体液、分泌物、排泄物等物质时，应戴手套；离开隔离病室前、接触污染物品后，应脱下手套洗手和 / 或手消毒。手上有伤口时应戴双层手套。

(6) 患者接触过的一切物品，如被单、衣物、换药器械均应先灭菌，然后再进行清洁、消毒、灭菌。被患者污染的敷料应装袋标记后送焚烧处理。

7. 不同种类的口罩应如何选择？

应根据不同的操作要求选用不同种类的口罩：①一般诊疗活动，可佩戴纱布口罩或医用外科口罩；②手术室工作或护理免疫功能低下患者、进行体腔穿刺等操作时应戴医用外科口罩；③接触经空气传播或近距离接触经飞沫传播的呼吸道传染病患者时，应戴医用防护口罩。

8. 医务人员在何种情况下应穿着防护服？

临床医务人员在接触甲类或按甲类传染病管理的传染病患者时以及接触经空气传播或飞沫传播的传染病患者，可能受到患者血液、体液分泌物、排泄物喷溅时应该穿着防护服。

9. 护目镜、防护面罩的作用是什么？在什么情况下应使用护目镜 / 防护面罩？

(1) 护目镜能防止患者的血液、体液等传染性物质溅入人体眼部；防护面罩能防止患者的血液、体液等传染性物质溅到人体面部。

(2) 下列情况应使用护目镜或防护面罩：①进行诊疗、护理操作，可能发生患者血液、体液、分泌物等喷溅时；②近距离接触经飞沫传播的传染病患者时；③为呼吸道传染病患者进行气管切开、气管插管等近距离操作，可能发生患者血液、体液、分泌物喷溅时，应使用全面型防护面罩。

10. 戴口罩的注意事项有哪些？

(1) 应根据不同的操作要求选用不同种类的口罩。

(2) 一般诊疗活动，可戴纱布口罩或医用外科口罩；手术室工作或护理免疫功能低下患者、进行体腔穿刺等操作时应戴医用外科口罩；接触经空气传播或近距离接触经飞沫传播的呼吸道传染病患者时，应戴医用防护口罩。

(3) 始终保持口罩的清洁、干燥；受到患者血液、体液污染导致口罩潮湿后，应及时更换。

(4) 纱布口罩应每天更换、清洁与消毒，遇污染时应及时更换；医用外科口罩只能一次性使用；正确戴口罩，不应只用一只手捏鼻夹；戴上口罩后，不可用污染的手触摸口罩；每次进入工作区域前，应检查医用防护口罩的密合性。

(5) 脱口罩前后应洗手，使用后的一次性口罩应放入医疗垃圾袋内，以便集中处理。

11. 保护性隔离的概念及其主要措施有哪些？

保护性隔离（protective isolation）为保护易感人群而采取的隔离措施，又称为反向隔离。适用于免疫力低下或极易感染的患者，如严重烧伤、早产儿、白血病、脏器移植和免疫缺陷等患者。其隔离的主要措施包括：

(1) 设专用隔离室：患者应在单间病室隔离，室外悬挂明显的隔离标志。病室内空气应保持正压通风，定时换气；地面、家具均应每天严格消毒。

(2) 进出隔离室要求：进入病室内应穿戴灭菌后的隔离衣、帽子、口罩、手套和拖鞋；未经消毒处理的物品不可带入隔离区域；护士接触患者前、后及护理另一位患者前均应洗手。

(3) 污物处理：患者的引流物、排泄物、被其血液和体液污染的物品，应及时分装密闭，标记后送指定地点处理。

(4) 探视、陪护要求：凡患呼吸道疾病者或咽部带菌者，包括工作人员均应避免接触患者；原则上不允许探视，探视者需要进入隔离室时应采取相应的隔离措施。

12. 简述清洁区、潜在污染区、污染区的概念和区域范围。

(1) 清洁区（cleaning area）：指不易受到患者血液、体液和病原微生物等物质污染及传染病患者不应进入的区域，包括医务人员的值班室、卫生间、男女更衣室、浴室、储物间和配膳室。

(2) 潜在污染区（potentially contaminated area）：又称为半污染区，指进行传染病诊治的病区中位于清洁区与污染区之间，有可能被患者血液、体液和病原微生物等物质污染的区域，包括医务人员的办公室、治疗室、护士站、患者用后的物品、医疗器械处理室、内走廊等。

(3) 污染区（contaminated area）：指传染病患者和疑似传染病患者接受诊疗的区域，包括被其血液、体液、分泌物、排泄物污染的物品暂存和处理的场所，如病室、处置室、污物间以及患者入院、出院处理室等。

13. 隔离原则有哪些？

(1) 隔离区域标志明确，卫生设施齐全。

(2) 工作人员进出隔离室应按规定戴口罩、帽子、穿隔离衣，一切操作要严格遵守隔离规程，只能在规定范围内活动。

(3) 隔离室内所有物品严格分类处理。

(4) 隔离室内环境定期（每日）消毒。

(5) 加强隔离患者心理护理。

(6) 解除隔离的标准是传染性分泌物三次培养结果均为阴性或已度过隔离期，医生开出医嘱后，方可解除隔离。

(7) 终末消毒处理是指对出院、转科或死亡患者及其所住病室、用物、医疗器械等进行的消毒处理。

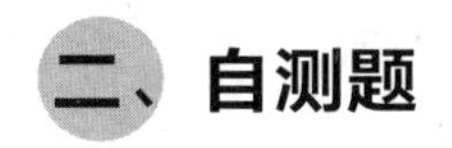

二、自测题

【选择题】

(一) A1 型题

1. 属于高度危险性的医用物品是

A. 肠镜 B. 体温计 C. 手术刀片 D. 血压计袖带 E. 压舌板

2. 烧伤病区属于Ⅱ类环境，要求空气中菌落总数不超过

A. 10CFU/m^3 B. 50CFU/m^3 C. 100CFU/m^3 D. 200CFU/m^3 E. 500CFU/m^3

3. 处理肺结核患者的痰液最简便、最有效的方法是

A. 煮沸 B. 深埋 C. 酒精消毒
D. 焚烧 E. 等量 1% 消毒灵浸泡

4. 对传染病患者出院时的终末消毒处理，错误的是

A. 患者洗澡换清洁衣裤 B. 个人用物经消毒方可带出病区 C. 被服及时送洗衣房清洗
D. 室内空气可用喷洒消毒 E. 病床、桌椅可用喷洒消毒

5. 执行隔离技术，错误的做法是

A. 取下口罩，将污染面向内折叠 B. 从指甲至前臂顺序刷手
C. 隔离衣挂在走廊里，清洁面在外 D. 从页面抓取避污纸
E. 隔离衣应每天更换消毒

6. 近距离接触经空气传播或飞沫传播的呼吸道传染病患者时应戴

A. 纱布口罩 B. 一次性医用口罩 C. 外科口罩
D. 医用防护口罩 E. 布质口罩

7. 进行诊疗护理操作时，可能发生血液、分泌物喷溅时，执行标准预防措施应使用的防护用品是

A. 口罩、帽子 B. 口罩、帽子、手套
C. 口罩、帽子、手套、防护面罩 D. 口罩、帽子、手套、防护面罩、隔离衣
E. 口罩、帽子、手套、护目镜、隔离衣

8. 口罩更换的时机是

A. 2h B. 潮湿或污染时 C. 24h D. 1 周 2 次 E. 1 周 1 次

9. 耐甲氧西林金黄色葡萄球菌肺部感染者若不能单间放置，最好与下列哪种类型的患者同室安置

A. 昏迷患者 B. 气管切开患者 C. 开放性创口患者
D. MRSA 尿路感染患者 E. 其他类型肺部感染患者

10. 飞沫传播是一种近距离传播，近距离是指

A. 1m 以内 B. 1.2m 以内 C. 1.5m 以内 D. 2m 以内 E. 3m 以内

11. 空气传播是指带有病原微生物的微粒子通过空气流动导致的疾病传播，微粒子直径

A. ≤5μm B. ≥10μm C. ≥5μm D. ≤10μm E. ≤15μm

12. 传染病区内属于潜在污染区的是

A. 库房 B. 病区走廊 C. 值班室 D. 病室 E. 病区浴室

13. 各种治疗、护理及换药操作次序应为

A. 清洁伤口→感染伤口→隔离伤口 B. 感染伤口→隔离伤口→清洁伤口

C. 清洁伤口→隔离伤口→感染伤口　　D. 隔离伤口→感染伤口→清洁伤口
E. 感染伤口→清洁伤口→隔离伤口

14. 属于半污染区域的是

A. 病房　B. 值班室　C. 医护办公室　D. 治疗室　E. 库房

15. 下列疾病需采取严密隔离的是

A. 疟疾　B. 破伤风　C. 新生儿脓疱疮
D. 霍乱　E. 肺结核

(二) A2 型题

1. 女，30 岁。高热，腹泻，诊断为细菌性痢疾。对其应采取

A. 严密隔离　B. 消化道隔离　C. 昆虫隔离　D. 接触隔离　E. 保护性隔离

2. 男，23 岁，建筑工人。脚被锈钉扎伤，继而发热、抽搐、牙关紧闭，呈苦笑脸，诊断为破伤风。应实行

A. 接触隔离　B. 昆虫隔离　C. 呼吸道隔离　D. 肠道隔离　E. 保护性隔离

3. 女，43 岁。因"反复呕吐、腹泻 2d"拟诊断为"细菌性痢疾"收入院。患者病室使用的隔离标志是

A. 粉色　B. 黄色　C. 红色　D. 蓝色　E. 灰色

4. 患儿，8 岁。诊断为脊髓灰质炎，应采取的隔离种类是

A. 严密隔离　B. 呼吸道隔离　C. 血液体液隔离
D. 接触隔离　E. 肠道隔离

5. 某学校校医发现近日学生由于发热、流涕、咳嗽等症状来就诊的人数增多，为避免流感在校园内流行。护士指导学生勤洗手可有效预防流感流行，采用最简单有效的洗手方法是

A. 流动水，七步洗手法　B. 外科刷手法　C. 隔离技术刷手法
D. 消毒液浸泡法　E. 快速手消毒液涂擦法

6. 男，42 岁。因剧烈腹泻来诊。根据临床症状和查体结果，高度怀疑为霍乱。正在等待实验室检查结果时，患者发生心跳呼吸骤停，抢救无效而死亡。应将其尸体立即进行卫生处理并

A. 由患者家属自行处理　B. 送回患者家乡火化　C. 按规定深埋
D. 石灰池掩埋　E. 就近火化

7. 男，26 岁。诊断为病毒性肝炎。住院期间家属每天从家里给患者送餐，护士指导家属对该患者的餐具进行正确处理的方法是

A. 煮沸消毒法　B. 高压蒸汽灭菌法　C. 紫外线照射消毒法
D. 含氯消毒剂浸泡法　E. 2% 过氧乙酸熏蒸法

(三) A3/A4 型题

(1~2 题共用题干)

女，27 岁。孕 24 周后早产一名男婴，重 1 350g，出生后住在隔离病室。

1. 对患儿应采取的隔离是

A. 接触隔离　B. 严密隔离　C. 保护性隔离　D. 呼吸道隔离　E. 血液体液隔离

2. 隔离措施中错误的是

A. 患儿应住单间病室隔离　B. 隔离室内空气保持正压通风
C. 接触患儿前、后均应洗手　D. 带入隔离区的物品保持清洁
E. 如产妇无呼吸道感染，允许探视

(3~4 题共用题干)

男,67 岁。无自主呼吸,需要使用呼吸机辅助通气。

3. 呼吸机管道属于

A. 高度危险性物品　B. 中度危险性物品　C. 低度危险性物品

D. 无任何危险性物品　E. 无菌物品

4. 医务人员接触患者前,应确保手的菌落总数不超过

A. 5CFU/cm^2　B. 10CFU/cm^2　C. 15CFU/cm^2

D. 20CFU/cm^2　E. 25CFU/cm^2

(5~7 题共用题干)

女,43 岁。诊断为“细菌性痢疾”,住院治疗。

5. 该患者应采取的隔离是

A. 严密隔离　B. 接触隔离　C. 呼吸道隔离　D. 肠道隔离　E. 保护性隔离

6. 护士为其发药时,用避污纸接取药杯。使用避污纸的正确方法是

A. 应从页面抓取　B. 随意撕取　C. 污染的手可以掀开撕取

D. 第二页取起　E. 清洁的手不可以接触避污纸

7. 消毒患者的餐具、便器常用的方法是

A. 高压蒸汽灭菌　B. 消毒剂擦拭　C. 紫外线消毒

D. 消毒液浸泡　E. 消毒液喷洒

(四) B 型题

(1~2 题共用备选答案)

A. 严密隔离　B. 接触隔离　C. 呼吸道隔离

D. 消化道隔离　E. 保护性隔离

1. 百日咳采用的隔离是

2. 霍乱采用的隔离是

(3~4 题共用备选答案)

A. 治疗室　B. 病区走廊　C. 配膳室　D. 药房　E. 患者浴室

3. 属于感染病区半污染区的是

4. 属于感染病区污染区的是

(5~6 题共用备选答案)

A. 鼠疫　B. 艾滋病　C. 肺结核　D. 伤寒　E. 新生儿脓疱病

5. 采用肠道隔离的是

6. 采用血液体液隔离的是

【填空题】

1. 空气传播疾病的隔离病室使用(　　)隔离标志。

2. 应根据不同的操作要求选用不同种类的口罩。一般诊疗活动,可戴(　　)或外科口罩;手术室工作或护理免疫功能低下患者、进行体腔穿刺等操作时应戴(　　);接触经空气传播或近距离接触经飞沫传播的呼吸道传染病患者时,应戴(　　)。

3. 飞沫传播疾病隔离病室使用(　　)隔离标志。

4. 接触传播的隔离病室使用(   )隔离标志。

5. 为呼吸道传染病患者进行气管切开、气管插管等近距离操作,可能发生患者血液体液、分泌物喷溅时,应使用(   )。

6. 每次进入工作区域前,应检查医用防护口罩的(   )。

7. 脱口罩前后应(   ),使用后的一次性口罩应放入(   ),以便集中处理。

【名词解释】

1. 保护性隔离　　2. 清洁区　　3. 潜在污染区
4. 污染区　　5. 标准预防

【案例分析题】

男,28岁。以"发热10d"为主诉入院。患者发热10d。近3d体温最高达40℃。须服用退热药才能降温。病末腹胀、食欲差。拟诊断为"伤寒"。

请问:

1. 此患者应采用何种方式隔离?
2. 护理操作中应遵守哪些隔离原则?
3. 隔离措施有哪些?

参考答案

【选择题】

(一) A1型题

1. C　2. D　3. D　4. C　5. C　6. D　7. D　8. B　9. D　10. A
11. A　12. B　13. A　14. C　15. D

(二) A2型题

1. B　2. A　3. D　4. E　5. A　6. E　7. D

(三) A3/A4型题

1. C　2. D　3. B　4. B　5. D　6. A　7. D

(四) B型题

1. C　2. A　3. B　4. E　5. D　6. B

【填空题】

1. 黄色
2. 纱布口罩、外科口罩、医用防护口罩
3. 粉色
4. 蓝色
5. 全面型防护面罩
6. 密合性
7. 洗手、医疗垃圾袋内

【名词解释】

1. **保护性隔离**：以保护易感人群作为目标采取的隔离称为保护性隔离，又称为反向隔离。适用于免疫力低下或极易感染的患者，如严重烧伤、早产儿、白血病患者、器官移植和免疫缺陷等患者。

2. **清洁区**：指病区中不易受到患者血液、体液和病原微生物等物质污染及传染病患者不应进入的区域，包括医务人员的值班室、卫生间、男女更衣室、浴室、储物间、配餐间等。

3. **潜在污染区**：又称为半污染区，指病区中位于清洁区与污染区之间、有可能被患者血液、体液和病原微生物等物质污染的区域，包括医务人员的办公室、治疗室、护士站、患者用后的物品、医疗器械处理室、内走廊等。

4. **污染区**：指病区中传染病患者和疑似传染病患者接受诊疗的区域，包括被其血液、体液、分泌物、排泄物污染的物品暂存和处理的场所，如病室、处置室、污物间以及患者入院、出院处理室等。

5. **标准预防**：是指患者的血液、体液、分泌物（不包括汗液）、非完整皮肤和黏膜均可能具有传染性，针对医院所有患者和医务人员采取的一组预防感染措施。

【案例分析题】

1. **此患者应采用何种方式隔离？**

此患者应采用肠道隔离。

2. **护理操作中应遵守哪些隔离原则？**

护理操作中应遵守以下隔离原则：

（1）病床和病室门前悬挂隔离标志。门口设置擦鞋垫（用消毒液浸湿，出入时消毒鞋底）及速干手消毒液。

（2）工作人员进入隔离室要按规定戴工作帽、口罩，穿隔离衣，并且只能在规定的范围内活动。一切操作要严格遵守隔离规程，接触患者或污染物品后必须消毒双手。

（3）穿隔离衣前，必须将所需的物品备齐，各种护理操作按计划集中执行。

（4）患者用过的物品经消毒后方可给他人使用；排泄物须消毒后排放；需要送出处理的物品、污物袋应有明显的标志。

（5）严格执行陪护和探视制度。必须陪护或探视时，应向患者、陪护和探视者宣传、解释，遵守隔离要求。

（6）满足患者的心理需要，尽力解除患者的恐惧感和因被隔离而产生的孤独、悲观等不良心理反应。

（7）经医生下达医嘱后，方可解除隔离。

3. **隔离措施有哪些？**

隔离措施包括：

（1）与不同病种患者最好分室居住，条件不允许时，也可同住一室，但必须做好床边隔离，每一病床应加隔离标志。患者之间禁止交换书报、用物及互赠食品。

（2）接触不同病种的患者时，应更换隔离衣，消毒双手。

（3）病室应无蝇、无蟑螂。

（4）患者的餐具、便器应专人专用，使用后严格消毒。剩下的食物或排泄物均应消毒处理后再排放。

（高凤莉）

第三章 全科医学

一、基本理论与知识要点

1. 简述全科医疗的特点。

（1）强调连续性、综合性、个体化的照顾。

（2）强调早期发现并处理病患。

（3）强调预防疾病和维持促进健康。

（4）强调在社区场所对患者提供服务，并在必要时协调利用社区内外的其他资源。

（5）最大特点是强调对当事人的“长期负责式照顾”。

2. 简述全科医学的基本原则。

（1）以人为中心照顾。

（2）以家庭为单位照顾。

（3）以社区为基础照顾。

（4）以预防为导向照顾。

（5）连续性照顾。

（6）综合性照顾。

（7）可及性照顾。

（8）协调性照顾。

（9）以团队合作为基础。

3. 简述全科医生应诊中的四项主要任务。

（1）确认和处理现患问题。

（2）连续性问题的管理。

（3）预防性照顾。

（4）改善就医、遵医行为。

4. 简述社区卫生服务的特点。

（1）符合社会效益、成本效益和经济效益。

（2）社区人人参与。

（3）形成卫生服务网络。

（4）防、治、保、康一体化，政府、医疗机构、居委会共同参与。

（5）重视发掘利用社区资源。

5. 简述社区诊断的主要步骤。

（1）收集整理资料。

（2）确定社区主要健康问题及优先解决问题的顺序。

（3）实施社区计划。

（4）计划效果评估。

6. 简述临床预防医学的基本原则。

（1）选择适宜技术降低人群发病率、伤残率及病死率。

（2）选择适合干预的危险因素。

（3）选择适当的疾病开展临床预防工作。

（4）遵循个体化的原则。

（5）健康咨询与健康教育优先的原则。

（6）医患双方共同决策的原则。

（7）效果与效益兼顾的原则。

7. 全科医生如何引导社区居民开展自我保健？

（1）推进社区卫生队伍建设，加强监督和指导。

（2）有针对性地开展自我保健知识宣传。

（3）多渠道综合开展。

（4）循序渐进，持之以恒。

8. 健康管理策略包括哪些方面？

（1）生活方式管理。

（2）需求管理。

（3）疾病管理。

（4）灾难性病伤管理。

（5）残疾管理。

（6）综合的人群健康管理。

9. 简述健康管理的基本步骤。

（1）了解个体健康。

（2）开展健康及疾病风险评估。

（3）开展健康干预。

（4）评价干预效果。

10. 简述全科医学临床思维特征。

（1）以患者为中心、以问题为导向、以证据为基础的临床思维。

（2）体现生物 - 心理 - 社会医学模式。

（3）遵循辩证思维、逻辑思维的基本认识规律。

（4）坚持科学的批判性思维。

11. 简述社区常见健康问题的诊断策略。

（1）病因的初步诊断。

（2）掌握基本的临床诊断思维方法。

（3）实施临床推理的基本方法。

（4）学会运用疾病概率的方法来进行推理和判断。

（5）掌握对诊断假设进行验证的基本方法。

12. 简述社区诊断的概念和主要目的。

社区诊断是围绕社区疾病和疾病隐患而服务于临床，其基本的目标与传统的公共卫生相似，即预防、控制和消除疾病。其目的是：

（1）发现社区的健康问题，辨明社区的需要与需求。

（2）判断造成社区健康问题的原因，了解解决问题的程度和能力。

（3）提供符合社区需求的卫生计划资料。

13. 简述什么是一、二、三级预防。

（1）一级预防：亦称病因预防、发病前期预防，即采取各种措施以控制或消除致病因素对健康人群的危害。

（2）二级预防：亦称临床前期预防、发病期预防，即在疾病的临床前期做到早期发现、早期诊断、早期治疗，从而使疾病能够得到早治愈而不致加重和发展。

（3）三级预防：亦称临床期预防、发病后期预防，即对患者采取及时的治疗措施，防止疾病恶化，预防并发症和病残。

14. 在社区应该对哪些人群进行慢性阻塞性肺疾病的筛查？

任何有呼吸困难、慢性咳嗽或咳痰和／或慢性阻塞性肺疾病危险因素暴露史的患者。

15. 常见的社区急症有哪些？

（1）创伤：单纯软组织损伤、四肢骨折、关节脱位、多发性创伤等。

（2）意外伤害：淹溺、烧伤、冻伤、电击伤、急性中毒、异物吸入、自杀、跌倒等。

（3）急性未分化疾病：心搏骤停、急性腹痛、上消化道出血、晕厥、中暑等。

（4）其他：药物过敏反应、低血糖症、毒蛇咬伤和蜇伤等。

16. 在全科医疗中，老年人的预防保健服务包含哪些方面？

（1）疾病预防。

（2）自我保健。

（3）健康教育。

（4）周期性健康检查。

（5）营养与膳食指导。

17. 老年人社区保健的主要措施有哪些？

（1）建立健全老年社区保健网。

（2）建立健全老年人健康档案。

（3）开展社区老年人的系统管理工作。

（4）建立社区非政府支持组织。

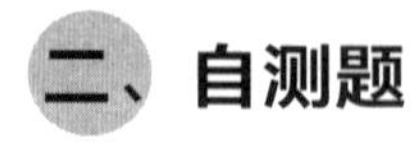

二、自测题

【选择题】

（一）A1 型题

1. 国家基本卫生服务应逐步实现

A. 平等化　　B. 平均化　　C. 均等化

D. 公平化　　E. 公正化

2. **全科医学的理论基础是**

A. 生物 - 心理 - 社会医学模式
B. 传统医学和现代医学基本理论
C. 预防医学与临床医学
D. 社区卫生服务
E. 全科医生的发展

3. **医生根据就诊患者的年龄、性别、职业等健康危险因素，为个体设计的健康检查计划称为**

A. 定期体格检查
B. 健康体格检查
C. 个体化健康检查
D. 周期性健康检查
E. 筛查试验

4. **社区诊断与临床诊断的最主要区别是**

A. 针对健康与针对疾病
B. 全人群参加与只有患者参加
C. 在医院里与在社区中
D. 事前诊断与事后诊断
E. 通过调查与不需要调查

5. **关于家庭功能描述不正确的是**

A. 感情需求
B. 抚养和赡养
C. 社会化功能
D. 经济功能
E. 传播健康知识

6. **全科医疗的最大特点是强调**

A. 持续性、综合性、个体化的照顾
B. 预防疾病和维持健康
C. 早期发现并处理疾病
D. 对当事人的长期（贯穿生命周期）负责式照顾
E. 全面给予医疗服务

7. **家庭访视的种类包括**

A. 评估性家庭访视
B. 连续性家庭访视
C. 急诊性家庭访视
D. 随机性家庭访视
E. 以上都是

8. **慢性病的三级预防工作主要由谁来承担**

A. 专科医生
B. 全科医生
C. 亲友
D. 临床医生
E. 自己

9. **全科医生从事社区卫生服务工作，首要任务是**

A. 找出社区主要卫生问题
B. 设定工作目标
C. 判定社区卫生计划
D. 运用社区卫生资源
E. 协调社区卫生资源

10. **下列选项不属于社区诊断意义的是**

A. 提升健康水平
B. 适宜于社区
C. 适宜于慢性病
D. 早期作出诊断
E. 便捷经济、适宜技术

11. **下列属于社区居民自我保健方法的是**

A. 生理、心理调节
B. 自我诊断
C. 自我治疗
D. 自我预防
E. 以上都是

12. **下列不属于高血压高危人群的是**

A. 高血压肾病
B. 超重和 / 或腹型肥胖
C. 病毒感染
D. 高血压家族史
E. 长期过量饮酒

13. **下列不属于糖尿病高危人群的是**

A. 有糖尿病家族史者
B. 有过敏家族史者
C. 以往有妊娠血糖升高或巨大儿生育史者
D. 年龄≥45 岁
E. 高血压、高血脂及心脑血管疾病患者

14. **健康管理的对象有**

A. 健康状态的人群 B. 亚健康状态的人群 C. 亚临床状态的人群
D. 疾病状态的人群 E. 以上都是

15. **下列不符合健康危险因素特点的是**

A. 潜伏期长 B. 敏感性弱 C. 联合作用 D. 广泛存在 E. 特异性弱

16. **糖尿病健康促进规划的结局评价应评估糖尿病患者的**

A. 有关糖尿病知识的变化 B. 有关糖尿病态度的变化 C. 自测血糖技能的变化
D. 饮食行为的变化 E. 血糖控制率的变化

17. **我国医疗卫生体系建设中充当卫生体系网底的是**

A. 医院 B. 社区卫生服务 C. 乡镇卫生院
D. 村卫生室 E. 疾病预防控制中心

18. **健康教育的核心问题是改变个体和群体的**

A. 知识 B. 态度 C. 价值观 D. 信念 E. 行为

19. **循证全科医学中 PICO 原则的基本部分包括**

A. 患者群或健康问题 B. 干预措施或暴露因素 C. 比较干预或暴露措施
D. 临床结局 E. 以上都是

20. **全科医生的思维要素是**

A. 真实性、系统性、完整性 B. 敏感性 C. 特异性
D. 专业性 E. 准确性

21. **对患者及人群健康照顾的目标是**

A. 作出正确诊断 B. 解决健康问题 C. 早日康复
D. 用药正确 E. 提高生命质量

（二）A2 型题

1. **男，55 岁。咳喘反复发作 10 余年，昨晚一阵剧烈咳嗽后突感左侧胸痛，呼吸困难，可能出现了**

A. 心肌梗死 B. 自发性气胸 C. 肺气肿 D. 左心衰竭 E. 肺栓塞

2. **男，51 岁。高血压病史 15 年，2018 年 11 月因脑血管意外而致偏瘫，已接受家庭病床服务。社区护士对该患者的家访属于**

A. 连续照顾性家访 B. 评估性家访 C. 治疗性家访
D. 急诊性家访 E. 护理随访

3. **男，70 岁。今晨出现腹泻 5~6 次，大便稀薄，少许黏液，无发热、腹痛，精神尚可。你认为目前对陈老伯最重要的初步处理是**

A. 卧床休息 B. 禁食 C. 输液
D. 立即送检大便标本 E. 清洁肛门周围

4. **女，29 岁。自觉胸口不适，历年体检均正常，多家医院就诊反复检查均未提示异常，却总怀疑自己患有心脏病，这属于**

A. 不良生活方式与习惯 B. 治病行为模式 C. 不良疾病行为
D. 预警行为 E. 患者角色行为

5. **男，45 岁，企业高管。工作紧张，体力活动少，喜食油炸食品，身高 170cm，体重 75kg，血压 144/88mmHg，空腹血糖 7mmol/L，健康干预计划为**

A. 低脂、低热量饮食、快走每天 30~60min，健康管理师跟踪服务，参加健康讲座

B. 低盐、低热量饮食、快走每天 30~60min，健康管理师跟踪服务，参加健康讲座

C. 低盐、低脂、低热量饮食，健康管理师跟踪服务，参加健康讲座

D. 低盐、低脂、低热量饮食、快走每天 30~60min，健康管理师跟踪服务，参加健康讲座

E. 低脂、低脂、快走每天 30~60min，健康管理师跟踪服务，参加健康讲座

6. 某医生在为患者施行左侧乳房肿物摘除术时，发现右侧乳房也有肿物，活检诊断为乳腺病。该医生认为将来可能癌变，在未征求患者意见的情况下，同时切除了右侧乳房。医生的这种做法，违背了患者的

A. 平等的医疗权　B. 知情同意权　C. 隐私权

D. 保密权　E. 疾病认知权

7. 老年人健康管理率指的是

A. 建档老年人数 / 年内辖区 65 岁及以上常住居民数 ×100%

B. 建档老年人数 / 中心总建档数 ×100%

C. 建档老年人数 / 辖区 65 岁及以上常住居民建档数 ×100%

D. 接受健康管理人数 / 年内辖区 65 岁及以上常住居民数 ×100%

E. 接受健康管理人数 / 年内辖区 65 岁及以上常住居民建档数 ×100%

8. 男，20 岁。家人诉其近 3 年来逐渐变得少语少动，不与人交往，孤僻离群，对亲人冷淡，不讲究个人卫生。患者自述“无情感体验，脑子空白”。该患者最可能的诊断是

A. 偏执性精神病　B. 抑郁症　C. 神经症

D. 精神分裂症（单纯型）　E. 人格障碍

（三）A3/A4 型题

（1~3 题共用题干）

女，78 岁。早晨摔倒（臀部着地）后不能站立和行走，神志清，自觉局部剧痛，救护车送往医院。患者既往视力不佳，患类风湿关节炎 10 余年，曾跌倒 2 次，最近无用药史。

1. 该患者最可能发生了

A. 髌骨骨折　B. 股骨颈骨折　C. 上肢前臂骨折　D. 头部外伤　E. 髋关节脱位

2. 导致该患者跌倒的因素中最不可能的是

A. 既往跌倒史　B. 地面不平坦　C. 颈椎病　D. 用药不当　E. 视力差

3. 为明确跌倒造成的损伤首选的检查是

A. X 线　B. 头颅 CT　C. 血糖　D. 血常规　E. B 超

（4~6 题共用题干）

女孩，6 岁，反复咳嗽 2 个月，查体：体温正常，浅表淋巴结（-），咽（-），两肺多哮鸣音，无水泡音，反复使用抗生素治疗不佳，既往无呛咳病史，有过敏性鼻炎。

4. 患儿的可能诊断是

A. 气管异物　B. 咳嗽变异性哮喘　C. 肺炎

D. 喘息性支气管炎　E. 喉炎

5. 首选的检查是

A. 胸片　B. 气管镜　C. 血培养

D. 气道分泌物病毒分离　E. 肺功能检查

6. **治疗急性发作首选的药物是**

A. 沙丁胺醇 B. 利巴韦林 C. 抗生素 D. 骨化三醇 E. 多巴酚丁胺

(7~8 题共用题干)

男，65 岁。高血压 22 年，近年来血压有时高达 210/110mmHg。在药物治疗的同时，还应对患者的健康生活加以指导。

7. **对患者的健康指导，以下选项错误的是**

A. 生活规律 B. 戒烟 C. 冬季加强晨练
D. 合理膳食 E. 按时服药

8. **患者选择的运动项目，正确的是**

A. 跑步，每天 0.5~1h B. 散步，每天 0.5~1h C. 游泳，每天 0.5~1h
D. 举重，每天 0.5~1h E. 仰卧起坐，每天 50 次

(四) B 型题

(1~3 题共用备选答案)

A. 大众传播为主
B. 健康教育 + 社会动员 + 营造环境
C. 全社会参与、多部门合作、对影响健康的危险因素实施综合干预
D. 以行为改变为核心
E. 知识 + 信念 + 行为改变

1. **卫生宣传的方法是**
2. **健康促进的特点是**
3. **健康教育的内涵是**

(4~5 题共用备选答案)

A. 和谐性 B. 适宜性 C. 有利性 D. 一致性 E. 规律性

4. **个体行为表现出个性，又能根据环境调整自身行为使之与其所处的环境和谐，体现了促进健康行为的**
5. **行为的强度能理性地控制，体现了促进健康行为的**

(6~7 题共用备选答案)

A. 一级预防 B. 二级预防 C. 三级预防 D. 社区预防 E. 医疗干预

6. **对患者采取及时的治疗措施，防止疾病恶化，预防并发症和病残，属于**
7. **在疾病的临床前期做到早期发现、早期诊断、早期治疗，从而使疾病能够得到早治愈而不致加重和发展，属于**

【填空题】

1. 全科医生在临床服务中心应遵循：以(　　)为中心照顾、以(　　)为单位照顾、以(　　)为基础照顾、以(　　)为导向照顾。

2. 以社区为导向的基础医疗是对社区医学和家庭医学在社区实践中的优化组合，以(　　)为指导，(　　)为基地，以(　　)的形式实施照顾。

3. 健康管理的基础和核心内容之一是对个人或人群的(　　)进行全面评价并实施管理。

4. 健康讲座是全科医疗中常见的沟通方式，它的优点是容易实现居民(　　)的宣教和普及，

缺点是(　　),难以解决个性化的健康问题。

【名词解释】

1. **全科医学**　2. **健康信念模式**　3. **健康社会决定因素**
4. **健康咨询**　5. **健康管理**

【案例分析题】

女,72岁。患者自述近1周偶有清晨或午睡后突发左侧肢体无力,发病期间无法独立站起和行走,神志清醒,无大小便失禁、抽搐、头晕、头痛、恶心、呕吐,每次发病后20~30min左侧肢体肌力可恢复。为求进一步治疗,到社区卫生服务中心就诊。既往史:高血压病史10年,近3年服药不规律,血压控制较差。高脂血症10年,间断服药,近3年未复查。吸烟20年,每天5支,未戒。有脑卒中家族史。无其他病史。查体:体温36.6℃,脉搏80次/min,呼吸20次/min,血压165/98mmHg。心肺听诊无异常,神志清,言语流利,略显焦虑,四肢肌张力正常,生理反射存在,病理反射未引出。

请问:

1. 患者的初步诊断是什么(2个以上)?

2. 列举5个以上需要进一步完善的相关检查。

3. 社区医护人员应该对患者进行哪些健康宣教?

参考答案

【选择题】

(一) A1型题

1. C　2. A　3. C　4. C　5. E　6. D　7. E　8. B　9. A　10. D
11. E　12. C　13. B　14. E　15. B　16. E　17. B　18. E　19. E　20. A
21. E

(二) A2型题

1. B　2. A　3. D　4. C　5. D　6. B　7. D　8. D

(三) A3/A4型题

1. B　2. D　3. A　4. B　5. E　6. A　7. C　8. B

(四) B型题

1. A　2. C　3. E　4. A　5. B　6. C　7. B

【填空题】

1. 人、家庭、社区、预防
2. 社区医学、基础医疗、家庭/全科医疗
3. 健康危险因素
4. 健康知识、居民反馈少

【名词解释】

1. **全科医学**:全科医学是一门整合了生物医学、行为科学及社会科学的综合性医学学科。全

科医学的服务涵盖了预防、医疗、保健、康复、健康教育以及计划生育等方面的职能，体现了“医学以促进人类健康为目标”的理念。

2. **健康信念模式**：是运用社会心理学方法解释健康相关行为的理论模式。主要用于预测人的预防性健康行为和实施健康教育。

3. **健康社会决定因素**：是指除直接致病因素之外，由人们的社会地位和所拥有的资源决定的生活环境和工作环境以及其他对健康产生影响的因素。

4. **健康咨询**：是对咨询对象就健康和疾病相关问题提供的医学服务指导。

5. **健康管理**：以不同健康状态下人们的健康需要为导向，通过对个人和人群健康状况以及各种影响健康的危险因素进行全面的检测、分析、评估及预测，向人们提供有针对性的健康咨询和指导服务，并制订健康管理计划，协调社会、组织和个人的行为，针对所有健康危险因素进行系统干预和管理的全过程。

【案例分析题】

1. 患者的初步诊断是什么(2 个以上)？

短暂性脑缺血发作、高血压病、高脂血症。

2. 列举 5 个以上需要进一步完善的相关检查。

(1) 血常规、尿常规、凝血常规、心肌酶。

(2) 心电图、心脏彩色超声、颈动脉彩色超声。

(3) 头颅 CT、MRI、MRA 检查。

3. 社区医护人员应该对患者进行哪些健康宣教？

(1) 告知患者短暂性脑缺血发作或缺血性脑卒中的危险因素包括高血压、高血脂、糖尿病、吸烟、饮酒、肥胖等。

(2) 血压的控制对脑卒中的预防和治疗有重要意义，告知患者应规律服药，教会患者自我监测血压并记录，建立个人的血压档案并定期随访。

(3) 有效控制高血脂，遵医嘱规律服药，不可自行停药，应定期复查。

(4) 建立良好的生活方式，日常应注意低盐、低脂饮食，戒烟限酒。

(5) 适当运动，多参与社会活动，保持乐观情绪。

(6) 一旦出现头晕、头痛、肢体麻木无力、复视或突然跌倒，应及时就诊。

(孙惠杰)

第四章 护理学导论

第一节 护理程序

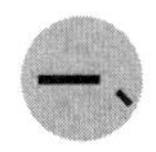

一、基本理论与知识要点

1. 护理程序的概念与特征是什么？

（1）护理程序：护理程序是一种有计划、系统而科学的护理工作方法，目的是确认和解决护理对象对现存潜在健康问题的反应，是一个综合性、动态性、决策性和反馈性的思维及实践过程。

（2）护理程序的特征：目标性、个体性、科学性、系统性、动态性、互动性、普遍性。

2. 护理程序包括哪几个步骤？

（1）护理评估：指有目的、有计划、系统地收集照护对象生理、心理、社会、精神及文化方面的健康资料并进行整理与分析，以发现和确认其健康问题的过程。

（2）护理诊断：指在评估的基础上对所收集的资料进行分析，从而判断照护对象现存的或潜在的健康问题及引起健康问题的原因。

（3）护理计划：针对护理诊断所涉及的健康问题制订出一系列预防、减轻或消除这些问题的护理措施及方法，包括排列护理诊断顺序、确定预防目标、制订护理措施及书写护理计划。

（4）护理实施：指护士和照护对象按照护理计划共同参与实践护理活动。

（5）护理评价：将照护对象对护理活动的反应、护理效果与预期的护理目标进行比较，以评价目标完成情况。必要时应重新评估照护对象的健康状态，引入下一个护理程序的循环。

3. 护理程序的主要理论基础是什么？

（1）系统论：系统论是护理程序的主要支持理论。核心内容是将机体当作一个整体或系统考虑，系统由若干要素相互联系、相互作用，组成具有特定结构和功能的整体，广泛存在于自然界、人类社会及人类思维中。

（2）控制论：主要研究系统行为的操纵控制和反馈调节，即研究系统在何种条件下处于稳定状态，采取何种措施可使系统从一种稳定状态向另一种期望的稳定状态过渡。

4. 护理评估的内容、方法及步骤有哪些？

（1）护理评估的内容：一般资料、生活状况及自理程度、健康评估、心理社会评估等。

（2）护理评估的方法：①会谈；②观察；③健康评估；④查阅文献等。

（3）护理评估的步骤：①资料收集；②核实资料；③整理资料；④分析资料；⑤记录资料。

5. 护理诊断的类型与组成是什么？

（1）护理诊断的类型：分为现存的、潜在的、健康的、综合的护理诊断四种类型。

（2）护理诊断组成：由名称、定义、诊断依据和相关因素四部分组成，其中相关因素主要包括病理生理、心理、治疗、情境与年龄等方面。

6. 护理计划的目的、种类与过程是什么?

(1) 护理计划的目的:①指导护理活动;②实现个体化护理;③有利于护士之间的沟通;④提供护理评价的标准;⑤增进护患关系;⑥提高护士的业务水平和能力。

(2) 护理计划的种类:可分为住院护理计划和出院护理计划。

(3) 护理计划的过程:①排列护理诊断的优先顺序;②确定预期目标;③制订护理措施;④护理计划成文。

7. 护理措施的分类及制订的注意事项有哪些?

(1) 护理措施:①独立性护理措施;②合作性护理措施;③依赖性护理措施。

(2) 制订护理措施的注意事项:①具有科学依据;②内容有针对性;③切实可行,因人而异;④保证照护对象的安全;⑤内容具体细致;⑥鼓励照护对象参与制订护理措施。

8. 护理计划实施的过程是什么?

(1) 实施前思考:①做什么;②谁去做;③怎么做;④何时做;⑤何地做。

(2) 实施前准备:①重新评估;②审阅和修改护理计划;③分析所需知识和技能;④预测可能的并发症及预防措施;⑤组织资源。

(3) 实施过程:①将计划的护理活动加以组织落实;②执行医嘱,保持医疗和护理有机结合;③提供咨询;④及时评价实施的效果及护理质量,观察病情,处理突发急症;⑤收集资料完成护理记录,不断补充和修正护理计划;⑥与其他医务人员保持良好关系,做好交接班。

9. 实施护理计划的常用方法有哪些?

(1) 操作。

(2) 管理。

(3) 教育。

(4) 咨询。

(5) 记录与报告。

10. 护理评价的目的与过程有哪些?

(1) 护理评价的目的:①了解照护对象对健康问题的反应;②验证护理效果;③监控护理质量;④为科学制订护理计划提供依据。

(2) 护理评价的过程:①建立评价标准;②收集资料;③评价预期目标是否实现;④重审护理计划。

二、自测题

【选择题】

(一) A1 型题

1. 护理程序的第一个步骤是

A. 护理诊断　B. 护理计划　C. 护理评估　D. 护理实施　E. 护理评价

2. 第一位提出护理程序概念的护理理论学家是

A. 赫尔　B. 约翰逊　C. 奥兰多　D. 威登贝克　E. 尤拉

3. **护理评估收集照护对象的哪些信息**

A. 体温、脉搏、呼吸、血压、体重的信息

B. 身体、心理、社会、文化及经济方面的健康资料

C. 血型、身高、体格检查、实验室化验的资料

D. 家庭成员、工作单位、性格爱好、既往病史等信息

E. 生理指标、社会关系、教育背景、宗教信仰等信息

4. **护理程序的特征不包括**

A. 目标性 B. 个体性 C. 系统性 D. 互动性 E. 针对性

5. **护理程序的主要理论基础包括**

A. 系统论、控制论 B. 系统论、双重论 C. 控制论、弥散论

D. 和谐论、契约论 E. 矛盾论、统一论

6. **护理程序的主要支持理论是**

A. 控制论 B. 系统论 C. 矛盾论 D. 双重论 E. 统一论

7. **系统的分类包括**

A. 开放系统、闭合系统 B. 全自动系统、半自动系统 C. 主动系统、被动系统

D. 内部系统、外部系统 E. 生理系统、心理系统

8. **护理评估的内容包括**

A. 生命体征、心理状态、认知反应

B. 基本信息、生活状态、自理能力、治疗效果的预期

C. 一般资料、生活状况及自理程度、健康评估、心理社会评估

D. 生理状态、心理状态、家庭状况、社会支持

E. 专业知识水平、专科技术能力、医疗设施水平

9. **护理评估的一般资料不包括**

A. 照护对象的文化程度 B. 住院方式 C. 家族史

D. 对健康的预期 E. 工作能力

10. **护理评估的方法不包括**

A. 会谈 B. 观察 C. 健康评估

D. 化验检查 E. 查阅文献

11. **护理评估的资料根据来源可划分为**

A. 1类 B. 2类 C. 3类 D. 4类 E. 5类

12. **护理评估的资料根据时间可划分为**

A. 2类 B. 3类 C. 4类 D. 5类 E. 6类

13. **以下哪项不是护理评估资料的来源**

A. 照护对象 B. 家属及重要影响人 C. 其他医务人员

D. 病历和记录 E. 专业书籍及文献

14. **以下哪项不是护理评估的步骤**

A. 收集资料 B. 查阅文献 C. 整理资料 D. 记录资料 E. 核实资料

15. **护理诊断的概念是哪一年提出的**

A. 1950年 B. 1953年 C. 1963年 D. 1965年 E. 1971年

16. **以下哪种不是护理诊断的分类方法**

A. 现存的护理诊断　B. 疾病的护理诊断　C. 潜在的护理诊断
D. 综合的护理诊断　E. 健康的护理诊断

17. **下列不是护理诊断组成部分的是**

A. 名称　B. 诊断依据　C. 心理状态　D. 定义　E. 相关因素

18. **护理诊断的相关因素是**

A. 病理生理方面　B. 心理方面　C. 情境方面
D. 治疗方面　E. 以上都是

19. **护理诊断的形成过程不包括**

A. 感知问题　B. 排除过程　C. 综合数据　D. 咨询确认　E. 验证假设

20. **护理计划的过程不包括**

A. 排列护理诊断的优先顺序　B. 确定预期目标
C. 论证护理结局　D. 制订护理措施
E. 护理计划成文

21. **护理评价的意义不包括**

A. 了解照护对象对健康问题的反应　B. 验证护理效果
C. 监控护理质量　D. 为科学制订护理计划提供依据
E. 建立评价标准

22. **提出护理程序分5个步骤的科学家是**

A. 盖比　B. 贝塔朗菲　C. 赫尔　D. 奥兰多　E. 维纳

（二）A2型题

1. **护士小李在准备为8床患者实施护理计划前应思考的问题不包括**

A. 做什么　B. 谁去做　C. 怎么做　D. 结局怎样　E. 何时做

2. **护士小程给阑尾炎手术后的患者实施护理计划，她常常会采取的方法不包括**

A. 评价　B. 操作　C. 管理　D. 教育　E. 咨询

3. **护士小赵为胆囊炎术后患者实施了护理计划，护士长要求她对护理计划的实施效果进行评价，以下哪一项不是评价的意义**

A. 了解患者对健康问题的反应　B. 验证护理效果
C. 监控护理质量　D. 为科学制订护理计划提供依据
E. 获得医生对护理计划的评价

4. **按照护理程序，小王需要对自己负责的6床患者护理计划的实施效果进行护理评价，以下哪个工作环节是她可以不需要进行的**

A. 建立评价标准　B. 收集资料
C. 评价预期目标是否实现　D. 对实施过程中的质量进行评价
E. 重审护理计划

5. **护士小黄对1床患者护理计划的实施情况进行重新评估后可能做出的决定不包括**

A. 继续　B. 修订　C. 取消　D. 停止　E. 更新

6. **护士小张准备将为5床患者制订好的护理计划付诸实践前，需要完成的准备工作不包括**

A. 重新评估　B. 核对检查与化验报告

C. 审阅和修改护理计划　　D. 分析所需知识和技能

E. 预测可能的并发症及预防措施

（三）A3/A4 型题

（1~3 题共用题干）

女，28 岁。因胃溃疡行毕Ⅱ式胃大部切除术后第 7d，突发右上腹剧痛，全腹有压痛、反跳痛和腹肌紧张，以上腹明显。

1. 对该患者进行护理评估的一般资料内容包括

A. 饮食型态　　B. 对健康的预期

C. 健康感知与健康管理型态　　D. 生命体征

E. 自我感知

2. 对患者的评估方法包括

A. 心理评估　　B. 澄清　　C. 感知　　D. 观察　　E. 排除

3. 该患者的护理诊断形成过程包括

A. 感知问题　　B. 核实主观资料　　C. 心理评估　　D. 访谈　　E. 观察

（4~7 题共用题干）

男，56 岁。无明显诱因反复出现无痛性血尿 2 个月，他很焦虑，被收入医院接受治疗。

4. 患者护理评估的资料来源包括

A. 查阅文献　　B. 一般资料　　C. 主观资料

D. 潜在的护理诊断　　E. 住院计划

5. 护理诊断的组成应包括

A. 诊断依据　　B. 一般资料　　C. 健康评估

D. 心理社会评估　　E. 查阅文献

6. 该患者的护理计划种类应包括

A. 住院计划　　B. 康复计划　　C. 健康教育计划

D. 用药计划　　E. 心理护理计划

7. 该患者的护理措施包括

A. 主观性护理措施　　B. 心理护理措施　　C. 康复性护理措施

D. 独立性护理措施　　E. 潜在性护理措施

（四）B 型题

（1~2 题共用备选答案）

A. 盖比　　B. 贝塔朗菲　　C. 赫尔　　D. 奥兰多　　E. 维纳

1. 提出系统论的科学家是

2. 提出控制论的科学家是

（3~4 题共用备选答案）

A. 综合数据　　B. 生活状况及自理能力　　C. 病历和记录

D. 健康的护理诊断　　E. 合作性护理措施

3. 护理评估的内容是

4. 评估资料的来源是

【填空题】

1. 护理程序由(　　)、(　　)、计划、实施和(　　)五个相互联系、相互影响的步骤组成。

2. 护理评估是护理程序的第一步,是(　　)、(　　)、(　　)地收集照护对象(　　)、(　　)、(　　)、(　　)方面的健康资料并进行整理,以发现和确认其健康问题。

3. 护理评估的方法包括(　　)、(　　)、(　　)、(　　)。

【名词解释】

1. 护理程序　　2. 护理评估　　3. 护理诊断
4. 护理计划　　5. 护理评价

【案例分析题】

男,50岁。高血压病史7年,不规则应用降压药治疗,平日血压波动在160~180mmHg。1h前在与朋友饮酒过程中,因情绪激动突然出现剧烈头痛、头晕、烦躁、胸闷、心悸、恶心、呕吐伴视物模糊,急诊入院就诊。主诉因生活不规律经常失眠,每日吸烟6~8支,饮酒300~500g。身体评估:查体合作,体温36.3℃,脉搏140次/min,呼吸22次/min,血压200/130mmHg。

请根据以上病例:

1. 确定患者的评估内容。
2. 给予护理诊断并根据问题的轻重缓急进行排序。
3. 制订护理计划的过程应包含哪些方面?
4. 阐述护理评价的路径。

参考答案

【选择题】

(一) A1型题

1. C　2. A　3. B　4. E　5. A　6. B　7. A　8. C　9. E　10. D
11. B　12. A　13. E　14. B　15. A　16. B　17. C　18. E　19. D　20. C
21. E　22. A

(二) A2型题

1. D　2. A　3. E　4. D　5. E　6. B

(三) A3/A4型题

1. B　2. D　3. A　4. C　5. A　6. A　7. D

(四) B型题

1. B　2. E　3. B　4. C

【填空题】

1. 评估、诊断、评价
2. 有目的、有计划、系统、生理、心理、社会、精神及文化

3. 会谈、观察、健康评估、查阅文献

【名词解释】

1. **护理程序**：是一种有计划、系统而科学的护理工作方法，目的是确认和解决照护对象对现存或潜在健康问题的反应。

2. **护理评估**：有目的、有计划、系统地收集照护对象生理、心理、社会、精神及文化方面的健康资料并进行整理，以发现和确认其健康问题。

3. **护理诊断**：是关于个人、家庭、社区对现存或潜在的健康问题及生命过程的反应的一种临床判断。

4. **护理计划**：针对护理诊断所涉及的健康问题制订一系列预防、减轻或消除这些问题的护理措施和方法。

5. **护理评价**：按照预期目标所规定的时间，将护理后照护对象的健康状况与预期目标进行比较并做出评定和修改，是一种有计划、有目的和持续进行的护理活动。

【案例分析题】

1. 确定患者的评估内容。

评估的主要内容：一般资料、生活状况及自理程度、健康评估、心理社会评估。

2. 给予护理诊断并根据问题的轻重缓急进行排序。

该患者的护理诊断：

（1）疼痛：头痛与血压升高有关。

（2）有受伤的危险：与头晕、视物模糊有关。

（3）潜在并发症：高血压急症。

（4）知识缺乏：缺乏疾病预防、保健知识和高血压用药知识。按照问题的轻重缓急，护理诊断依次排序：疼痛、有受伤的危险、潜在并发症、知识缺乏。

3. 制订护理计划的过程应包含哪些方面？

制订护理计划的过程应包括排列护理诊断的优先顺序、确定预期目标、制订护理措施和护理计划。

4. 阐述护理评价的路径。

确定护理评价的路径应首先建立评价标准、收集资料、评价预期目标是否实现、重审并修订护理计划，实现最佳护理结局。

第二节　护理理论

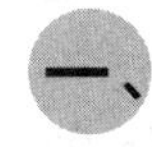

一、基本理论与知识要点

1. 护理理论的结构能级是如何分类的？

（1）根据护理学知识的抽象水平，护理理论的结构能级可分为元范式、哲学、概念模式和理论。

（2）这些特定的概念和命题构成了护理学独特的学科知识体系。

2. 护理理论评价的目的和步骤是什么?

（1）评价的目的:运用批判性思维更好地突出理论的优势,暴露理论的劣势,以期进一步完善该理论。

（2）评价的步骤:①理论的重要性;②理论的内部一致性;③理论的简洁性;④理论的可测试性;⑤理论的经验性;⑥理论的务实性。

3. 南丁格尔的环境学说基本内容是什么?

（1）关于环境的假说:环境是患者康复的基本条件,不良环境因素包括物理环境、精神心理环境和社会环境,物理环境的优劣直接影响患者,也影响患者的心理和社会环境,三者相互关联并对患者产生影响。

（2）关于疾病与健康的假说:个体在一个适当的环境中具有自我修复与完善的能力。

（3）关于护理的假说:护理是一门科学也是一门艺术,必须将二者结合起来;护理知识不同于医疗知识;满足患者的需要,帮助其保持和恢复生命力是护理的主要目的。

（4）关于护士的假说:护士是专业人士,应由品德优良有爱心的人担任,是敏捷的思维者,有责任为患者创造最佳康复环境并提供精细管理。

（5）护理学的核心概念是护理、人、健康和环境。

4. 进阶学说的主要概念有哪些?

进阶学说的主要概念有新手、进阶新手、胜任者、精通者和专家。

5. 常用的护理模式有哪些?

（1）行为系统模式:假说分为外显假设和内隐假设。该模式强调了两个主要成分:患者和护理。患者是由 7 个相互联系的行为子系统组成的整体,只有行为系统达到平衡和稳定,人才能维持健康状态。行为系统的失衡状态导致其需要护理的干预。护理应被看成是外部调节力量,目的是恢复行为系统的平衡。

（2）概念系统模式:描述了护士与患者之间通过相互作用确立共同目标、最终通过双方的努力实现目标的过程。概念系统中的唯一核心就是人,将人视为一个整体,定义为个体系统,是一个开放系统,具有开放性和动态变化的特点。转变在个体系统、人际间系统与社会系统三个系统动态互动过程中发生。根据该模式发展出了达标理论。

（3）守恒模式:有适应、整体性和守恒三个核心概念,其中适应是实现守恒的过程,守恒是适应的结果,守恒目的是维持整体性、获得健康。包含四条守恒原则:能量守恒原则、结构完整性守恒原则、个人完整性守恒原则和社会完整性守恒原则。

（4）系统模式:纽曼的系统模式以整体论、系统论为指导,探讨环境应激源与个体之间的相互影响以及个体的调节反应和重建系统平衡能力的护理模式。个体系统是一个由生理、心理、社会文化、生长、精神 5 个变量组成的复合体。应激源可对个体系统产生威胁,逐层穿透个体系统的弹性防御线、正常防御线、抵抗线,甚至突破基本结构,破坏个体系统的稳定状态,影响个体健康。护理的任务是通过一级、二级、三级预防来维持个体系统的平衡。系统模式是一种预防性的护理模式。

（5）自护模式:奥瑞姆的自护模式认为个人应对其健康负责,自我护理是人类个体为保证生存、维持和增进健康而采取的行为,护理的最终目标是恢复和增强个体乃至整个社会的自护能力。主要由自护理论、自护缺陷理论和护理系统理论组成,其中自护缺陷理论是该理论的核心。

（6）整体人科学模式:整体人科学模式是以一种抽象的方式来审视整体人,探讨整体人与环境的关系的理论。护理关注的核心现象是对不可分割的人和他们各自环境的研究，护理的目标是通过参与变化过程来促进人体能量场与环境能量场的和谐互动，实现个体可能达到的最佳健康状态。

（7）适应模式：罗伊的适应模式从整体观出发，着重探讨了人作为一个适应系统，面对内外环境中各种刺激的应对机制、适应方式与适应过程。人作为一个整体性适应系统，其结构上包括输入、控制、效应器、输出和反馈五部分。适应系统的内在控制过程就是应对机制，含调节者/认知者、稳定者/变革者两个亚系统，作用于效应器形成生理/物理方式、自我概念/群体身份方式、角色功能方式、相互依存方式四种适应方式。所受刺激以这四个方面的适应反应和/或无效反应表现出来，又称为有效/无效行为。

6. 常用的护理理论有哪些？

（1）人际关系理论：重点探讨了护患间动态的互动关系，阐释了人际交往过程的4个阶段：认识期、确认期、进展期和解决期。护患关系中护士应承担的角色有陌生人、教育者、资源提供者、顾问、代言人、领导者等，护患应朝着共同目标努力，在互动中双方都得到学习而逐步成熟。

（2）健康意识扩展理论：认为健康与疾病是一个整体，都是意识扩展过程，人的生命向着更高层次的意识进化。个人在任何环境里，都是意识扩展整体过程中的一部分，当人经历疾病时，原有的平衡进入混乱状态，这时护士与患者确认旧模式-进行选择-找到新模式-进入新的平衡，护士的任务是帮助患者发现潜能，从而进化到更高的意识层次。

（3）护理程序理论：关注的是护士与患者的互动关系，强调在护理程序中患者参与的重要意义。护理的功能是通过观察患者的行为、发现并满足患者的即时需要。护士对患者行为的即时反应要及时和患者分享，以确认反应是否正确或需要纠正，通过这个审慎的护理程序才能满足患者的即时需要。

（4）跨文化护理理论：又称为文化照护的差异性和一致性理论。认为不同文化背景下的人们是用不同的方式来感知、认识和实施照护的，但又有共同之处。跨文化护理的实质是对于护理和健康-疾病照护方面的信念、价值观及与实践有关的文化所进行的比较性研究和分析。

（5）转变理论：认为护理学的核心概念是促进转变。护士的职责是帮助人们度过健康向疾病的转变和各类生活转折。转变理论产生的前提是角色不足和角色补充导致的角色转变。

（6）舒适理论：关注的是患者的生理、心理、社会、精神的和谐统一，将舒适护理与整体护理联系起来，强调护理实践与护理研究应更加注重患者的舒适感受和满意度。舒适护理是整体化护理内涵的延伸。

二、自测题

【选择题】

（一）A1型题

1. 护理程序的理论框架是

A. 人类基本需要层次理论　B. 成长与发展理论　C. 应激与适应理论
D. 一般系统理论　E. 人际沟通理论

2. **有关一般系统论的描述，不正确的是**

A. 系统是具有整体功能和综合行为的统一体

B. 系统是由各组成部分罗列和相加构成的整体

C. 一个系统的基本目标是维持内部的稳定和平衡

D. 系统整体的功能大于并且不等于各组成部分之和

E. 系统具有边界，使每个系统与其他系统和周围环境分开

3. **按照一般系统论的观点，对护理实践的认识欠妥的是**

A. 人是由许多次系统组成的一个整体

B. 人健康的基础是系统能保持平衡状态

C. 整体护理就是把人看作一个整体系统

D. 每个次系统的变化可影响整个系统的运作

E. 护理的目的就是维持机体内各系统的平衡

4. **将“个人”作为一个系统，属于“个人”超系统的是**

A. 组织器官 B. 家庭成员 C. 家庭 D. 社区 E. 社会

5. **下列关于系统理论在护理程序应用过程中，错误的是**

A. 护理过程建立在开放的过程中

B. 把护理活动纳入有计划、有顺序、有目的的系统活动

C. 输入部分为护理对象原来的健康状况

D. 通过评估、计划、实施的转换

E. 输出部分为“患者获得最佳健康状况”

6. **关于发展的概念，正确的描述是**

A. 是机体在量方面的增加

B. 是可测量和可观察到的

C. 是生命中可预期的功能改变

D. 表现为机体整体和各器官的长大

E. 身高、体重均为发展的客观指标

7. **“急性失血比慢性失血更易引起休克”，这种临床特点体现了**

A. 适应是有一定限度的 B. 适应能力有个体差异 C. 适应与时间密切相关

D. 适应本身可有应激性 E. 适应可过度或不当

8. **系统论的最基本原则是**

A. 整体性 B. 连续性 C. 相关性 D. 动态性 E. 层次性

9. **全补偿系统不适用于**

A. 昏迷患者 B. 活动不完全受限者 C. 严重精神障碍患者

D. 婴儿 E. 术后麻醉未醒者

10. **下列符合奥瑞姆对自理概念的阐述的是**

A. 自理能力是人天生就具备的

B. 自理是有目的、有意识的行动

C. 自理能力具有稳定性，不易受其他因素的影响

D. 能够自理是值得尊敬的，而无法自理则难以被社会接受

E. 自理就是指进食、沐浴卫生、如厕、更衣、修饰等日常生活活动

11. **奥瑞姆自理理论的核心是**

A. 自理 B. 自理力量 C. 自理理论

D. 自理缺陷理论 E. 护理系统理论

12. **不符合奥瑞姆自理理论的叙述是**

A. 自理是有目的、有意义的行为　　B. 人常通过本能达到自我照顾
C. 自理力量是个体执行自理活动的能力　　D. 在不同时期，人的自理力量是不同的
E. 在不同发展时期，人有不同的自理需求

13. **按照奥瑞姆自理理论，属于"发展的自理需求"的是**

A. 维持活动与休息的平衡　　B. 摄入足够的食物和水　　C. 接受自己患病的事实
D. 适应退休后的生活　　E. 有效地执行医嘱

14. **奥瑞姆在自理缺陷理论中阐明了**

A. 什么是自理　　B. 个体何时需要护理
C. 人存在哪些自理需求　　D. 如何评价个体的自理能力
E. 如何护理存在自理缺陷的个体

15. **应用罗伊适应模式，对护理学基本概念的阐述欠妥的是**

A. 人作为护理的对象，具有生物属性和社会属性
B. 人是一个开放的、有生命的、复杂的适应系统
C. 环境是适应系统的输入部分，指来自外部的所有刺激
D. 当人能够不断地适应时就能保持健康，即适应性反应
E. 护理的目的是控制环境中的刺激和提高人的适应水平

16. **按照罗伊适应模式，一级评估是指**

A. 行为评估　　B. 刺激评估　　C. 环境评估
D. 护理干预评估　　E. 预期目标评估

17. **罗伊适应模式的重点在于**

A. 输入　　B. 反馈　　C. 适应性　　D. 效应者　　E. 控制过程

18. **罗伊的适应模式主要概念不包括**

A. 刺激　　B. 主要刺激　　C. 次要刺激　　D. 固有刺激　　E. 相关刺激

19. **"日出模式"用来表达和解释**

A. 人际关系理论　　B. 健康意识扩展理论　　C. 跨文化护理理论
D. 转变理论　　E. 舒适理论

20. **系统模式中，护理对象系统的第三道防御机制是**

A. 抵抗线　　B. 干扰线　　C. 弹性防御线　　D. 静态防御线　　E. 正常防御线

21. **系统模式中，护理对象系统的第二道防御机制是**

A. 抵抗线　　B. 干扰线　　C. 弹性防御线
D. 静态防御线　　E. 正常防御线

22. **系统模式中，护理对象系统最外围的是**

A. 抵抗线　　B. 干扰线　　C. 弹性防御线
D. 静态防御线　　E. 正常防御线

23. **人际关系理论中护患关系的分期不包括**

A. 认识期　　B. 确认期　　C. 进展期　　D. 加速期　　E. 解决期

24. **跨文化护理理论的提出者是**

A. 纽曼　　B. 奥瑞姆　　C. 莱宁格　　D. 佩普劳　　E. 罗伊

25. 人际关系理论的提出者是

A. 纽曼　B. 奥瑞姆　C. 莱宁格　D. 佩普劳　E. 罗伊

26. 罗杰斯提出的护理模式是

A. 系统模式　B. 行为系统模式　C. 概念系统模式
D. 守恒模式　E. 整体人科学模式

27. 纽曼提出的护理模式是

A. 系统模式　B. 行为系统模式　C. 概念系统模式
D. 守恒模式　E. 整体人科学模式

（二）A2 型题

男，24 岁。因右下肢骨折入院，护士小王对其评估后按部分补偿系统原则进行护理，护士小王运用的是

A. 人际间关系模式　B. 保健系统模式　C. 生命过程模式
D. 适应模式　E. 自理模式

（三）A3/A4 型题

（1~4 题共用题干）

男，43 岁。因“左股骨颈骨折”入院。

1. 按照自理模式对患者进行评估，现阶段应采用哪种护理系统

A. 全补偿系统　B. 部分补偿系统　C. 零补偿系统
D. 辅助 - 教育系统　E. 整体补偿系统

2. 对患者进行评估时，评估的主要内容不包括

A. 基本条件因素　B. 自护需要　C. 自护力量
D. 自护缺陷　E. 自护补偿

3. 对患者进行基本条件评估时，不包括

A. 年龄　B. 性别　C. 发展状态
D. 社会文化背景　E. 护理力量

4. 在自护模式中，对护理系统的观点不正确的是

A. 目的是满足患者的治疗性自护需要
B. 分为全补偿系统、部分补偿系统以及辅助 - 教育系统
C. 护士的职责在三个系统中分别是替他做、帮他做和教育、支持他做
D. 护理系统是静态的、彼此孤立的
E. 患者在住院的不同阶段，其护理系统可以根据具体情况调整

（5~8 题共用题干）

女，45 岁。以“月经频多 18 个月，自觉下腹部包块半年，乏力”为主诉就诊。患者贫血貌，腹部超声提示子宫前壁和后壁多发肌瘤。血红蛋白 68g/L。活动后心悸、气短。现入院行子宫全切除术，每日服用铁剂治疗贫血。

5. 根据系统模式对患者进行评估，针对其因贫血导致疲乏这一护理问题，以下属于三级预防措施的是

A. 解释疲劳的原因
B. 解释并做好术前输血护理，输血时按要求巡视
C. 指导患者如何从饮食中补充铁元素

D. 嘱患者休息

E. 指导患者进行适当锻炼

6. 系统模式中，个体系统的5个变量不包括

A. 生理　B. 心理　C. 社会文化　D. 家庭　E. 生长

7. 应用系统模式对患者进行评估时，评估内容应包括

A. 一般资料　B. 个体所感知到的应激源

C. 照料者所感知到的应激源　D. 个体内部/外部因素

E. 以上都是

8. 关于系统模式，说法错误的是

A. 是一种预防性的护理模式

B. 护理行为以三级预防措施作为干预手段

C. 三级预防是在个体系统对应激源产生反应之前，通过识别该应激源，减少个体系统遭遇应激源的概率

D. 应激源分为个体内应激源、人际间应激源、个体外应激源三种类别

E. 个体系统的防御机制，既有先天的，也有后天习得的

(四) B型题

(1~4题共用备选答案)

A. 约翰逊　B. 莱温　C. 罗杰斯　D. 佩普劳　E. 奥兰多

1. 提出护理程序理论的是

2. 提出人际关系理论的是

3. 提出行为系统模式的是

4. 提出整体人科学模式的是

【填空题】

1. 人际关系理论重点探讨了护患间动态的互动关系，护患关系中护士应承担的角色有(　　)、(　　)、(　　)、(　　)、(　　)、(　　)等。

2. 适应模式认为，人作为一个整体性适应系统，其结构上包括(　　)、(　　)、(　　)、(　　)和(　　)五部分。

【名词解释】

1. 弹性防御线　2. 全补偿系统　3. 适应方式

4. 应激源　5. 主要刺激

【案例分析题】

男，45岁。以"左髋部术后3周余，伤口流脓2周"之主诉入院。患者3周前因车祸致"左股骨颈骨折"，手术后伤口拆线引流，创面不愈合，伤口内有脓性分泌物。患者近期焦虑明显，夜间睡眠质量差。患者左髋关节外侧可见长约20cm手术切口瘢痕，其中有10cm×20cm大小创面，局部肌肉外露，周围皮肤红肿，髋前压痛，左髋关节主动活动障碍，被动活动疼痛。

请根据自护模式，确定患者的护理诊断，并列出护理计划及措施。

参考答案

【选择题】

(一) A1 型题

1. D　2. B　3. B　4. C　5. E　6. C　7. C　8. A　9. B　10. B
11. D　12. B　13. D　14. B　15. C　16. A　17. C　18. C　19. C　20. A
21. E　22. C　23. D　24. C　25. D　26. E　27. A

(二) A2 型题

E

(三) A3/A4 型题

1. B　2. E　3. E　4. D　5. C　6. D　7. E　8. C

(四) B 型题

1. E　2. D　3. A　4. C

【填空题】

1. 陌生人、教育者、资源提供者、顾问、代言人、领导者
2. 输入、控制、效应器、输出、反馈

【名词解释】

1. **弹性防御线**：又称动态防御线，是位于正常防御线外围的虚线，构成了个体系统的最外层边界。个体系统的弹性防御线可作为一个保护性、滤过性的缓冲系统，以防止外界应激源的直接入侵，保护正常防御线，使个体系统免受应激源的干扰，防止个体系统发生应激反应或产生症状，是个体系统抵御应激源的最初防线。

2. **全补偿系统**：适用于没有能力进行自护活动，需要给予全面护理帮助的患者，即由护士负责照顾患者以满足其全部需要。护士必须“替”这类患者做所有的事，方能满足其治疗性自护需要、代偿患者在自护上的无能为力，并支持和保护患者。

3. **适应方式**：指应对机制的具体适应活动与表现形式，包括生理/物理方式、自我概念/群体身份、角色功能、相互依存四种方式。

4. **应激源**：在纽曼的系统模式中应激源是来自环境中的，威胁个体的弹性防御线和正常防御线，引发紧张并影响个体稳定和平衡状态的所有刺激或力量。应激源可独立存在，也可多种应激源同时存在。应激源可对个体系统产生正性或负性的影响。

5. **主要刺激**：是个体/群体当前面临的、必须对其做出反应的刺激，也是促使行为发生、引起个体/群体最大限度变化的刺激。

【案例分析题】

1. **护理诊断**

(1) 活动受限　与患肢无法自行移动有关。
(2) 皮肤完整性受损　与手术卧床有关。
(3) 感染　与手术伤口、术后引流管、导尿管的留置有关。
(4) 髋关节脱位的危险　与术后体位有关。
(5) 知识缺乏：缺乏功能锻炼的相关知识。

2. 护理计划及措施 根据护理诊断，选择部分补偿护理系统，设计相应的护理计划，重点考虑：自护缺陷为主要护理内容；选择既能有效地补偿自护，又能克服自护缺陷的方法。具体措施如下：

（1）一般护理：鼓励并协助患者在床上使用便器；给患者充足用餐时间和个人清洁时间，需要时给予帮助；不提出超出其能力的要求；观察家属照顾患者的能力，指导患者自我照顾，给予鼓励。

（2）预防压力性损伤：协助翻身，协助维持患肢外展中立位；每班评估皮肤完整性；教会家属观察；保持皮肤干燥，床单平整干净，避免受压过久；保证营养及水分摄入。

（3）预防感染：保持切口干燥，及时更换敷料，严格无菌操作，防止交叉感染；保持引流通畅，观察有无炎症表现，记录体温；指导患者和家属观察感染症状和征象；指导患者和家属留置导尿管期间的注意事项，鼓励患者多饮水。

（4）预防髋关节脱位：协助患者保持患肢外展中立位，向健侧翻身，在床上排便时使用扁身便盆；告知预防脱位的重要性，强调注意事项，加强防范意识，给予精神支持。指导患者：避免下蹲拾物、穿鞋，不坐低矮的沙发或椅子，且不前倾身体，不坐在床上屈膝，不交叉双腿。

（5）促进功能康复：康复与全身护理、伤口处理同时进行，应鼓励患者进行功能锻炼，并告知活动时的注意事项。

第三节 循证护理

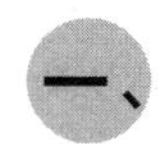

一、基本理论与知识要点

1. 循证护理的概念、基本要素及临床意义是什么？

（1）循证护理的概念：护理人员在计划其护理活动过程中，审慎地、明确地、明智地将科研结论与其临床经验及患者愿望相结合，获取证据，作为临床护理的决策依据。

（2）循证护理的基本要素：①获得最新、最佳护理研究证据；②充分运用护理人员丰富的临床经验和实践技能；③充分考虑患者的需求。

（3）循证护理的意义：循证护理对促进护理学科发展、促进临床护理实践的科学性、有效性、节约卫生资源具有重要的意义：①帮助护理人员更新专业观，改进工作方法，促进学科发展；②顺应了医疗卫生领域有效利用卫生资源的趋势；③保证临床护理实践的科学性和有效性；④有利于制订科学有效的临床护理决策。

2. 循证卫生保健资源的分布及检索方法是什么？

（1）循证卫生保健资源的分布主要内容：系统评价和临床实践指南；概述性循证资源；综合性生物医学文献数据库；正在进行的科学研究。原始研究论文是信息资源的基础，综合原始研究论文的系统评价是最可靠的循证资源，由专家评估撰写的概述性循证资源则提纲挈领地给出了解决临床问题的要素。

（2）文献检索的主要步骤：分析检索课题，明确检索目的；确定特定主题的检索资源；选择检索途径，确定检索标识；查找文献线索；获取原始文献。

3. 什么是系统评价？Cochrane 系统评价的基本步骤有哪些？

（1）系统评价又称为系统综述，是对某一特定的临床问题系统而全面地收集全世界所有已发表或未发表的相关研究文献，根据研究目的和临床流行病学原则，对文献进行评阅，并筛选出符合质量标准的文章，进行定量或定性的综合，得出综合可靠的结论。

（2）进行 Cochrane 系统评价的基本步骤：①构建进行系统评价的问题；②确定资料来源和收集有关资料；③对收集的文献资料按临床流行病学的原理和方法进行评价；④提取需要分析的数据，并应用描述性方法将资料进行数量上的合并；⑤应用 Meta 分析方法将资料进行定量综合；⑥小结和分析综合结果；⑦提出应用指南。

4. 什么是 Meta 分析？目的是什么？基本步骤有哪些？

（1）Meta 分析：广义上指的是一个科学的临床研究活动，指全面收集所有相关研究并逐个进行严格评价和分析，再用定量合成的方法对资料进行统计学处理得出综合结论的整个过程；狭义上指的是一种单纯的定量合成的统计学方法。

（2）Meta 分析的主要目的是将以往的研究结果更为客观地综合反映出来。研究者并不进行原始的研究，而是将研究已获得的结果进行综合分析。

（3）Meta 分析计划书的基本步骤：①提出问题及假设；②检索相关文献；③筛选出符合纳入标准的研究并进行文献评阅；④收集和提取文献中的数据信息；⑤制订定量分析的内容和方法；⑥制作森林图；⑦进行齐性检验；⑧合并效应量的估计及统计推断；⑨进行敏感性分析。

5. 护理证据的基本特征及评价内容是什么？

（1）基本特征：①护理学科证据的主要特点是证据的多元性；②质性研究提供的证据在护理领域具有重要的价值；③在护理领域，随机对照试验（RCT）是评估干预效果最好的研究方法，但不是提供所有证据的最好方法；④护理学科领域研究设计具有多元性。

（2）护理证据质量的评价内容：①研究设计是否严谨；②研究对象是否具有代表性；③观察结果是否真实；④资料的收集和整理是否真实；⑤量性研究的统计分析方法是否正确；⑥质性研究的资料分析是否具有逻辑性。

6. 护理实践指南的概念与制订方法是什么？

（1）概念：临床实践指南指针对特定临床情境，由国内外相关领域的专家系统制订、帮助医护人员和患者做出恰当处理的指导意见。临床护理实践指南特指护理领域内的临床实践指南。

（2）制订方法和过程：从确立临床问题到最终形成临床护理实践指南，一般需要经过确立主题、成立工作组、收集评价证据、形成指南、传播与实施、周期性地回顾更新等步骤。

7. 临床护理指南的特征及评价方法是什么？

（1）特征：科学有效的临床护理实践指南应具备 8 个特征：有效性、良好的信度（可重复性）、代表性、临床适用性、灵活性、清晰、定期回顾和成文严谨。

（2）评价方法：目前指南评价领域比较公认的指南评价标准是 AGREE 体系。评价内容包括制订指南的方法学、推荐意见的内容和相关影响因素。

8. 循证护理的实施步骤有哪些？

（1）循证护理的实践过程是发现问题—寻找证据—解决问题的过程，基本步骤：①提出问题；②检索相关文献；③对收集的证据进行严格评价；④应用证据；⑤评价证据实施结果，不断更新。

（2）成功实施循证护理的要素包括证据、实施某项护理干预方案时所处的具体情形和促进因素。能否正确理解证据的内涵、掌握所处环境的特征、采用适当的促进措施，决定了循证护理实践能否成功实施。

二、自测题

【选择题】

（一）A1 型题

1. 下面选项中，属于循证护理基本要素的是

A. 证据　B. 护理诊断　C. 患者的躯体症状
D. 护士的主观愿望　E. 患者的诊断

2. JBI 循证护理Ⅰ级证据的内涵是

A. 对研究的系统评价，结果可信　B. 对研究的系统评价，结果清晰明确可信
C. 专家的意见　D. 专家的经验、观点
E. 对研究的系统评价，结果尚可信

3. 全球第一个循证护理中心成立于

A. 澳大利亚　B. 英国　C. 美国　D. 德国　E. 法国

4. 循证医学中研究证据的方法论是

A. 医学统计学　B. 医学伦理学　C. 临床流行病学
D. 流行病学　E. 社会科学

5. 系统评价中定量系统评价应用最多的分析是

A. Pooled 分析　B. 前瞻性的 Pooled 分析　C. Meta 分析
D. 单因素分析　E. 多因素分析

6. 哪一年正式提出了循证医学的概念

A. 1991 年　B. 1996 年　C. 1992 年　D. 1993 年　E. 1994 年

7. 中国 Cochrane 中心 1999 年正式成立于

A. 成都　B. 北京　C. 上海　D. 广州　E. 武汉

8. Meta 分析在合并各个独立研究结果前应进行

A. 相关性检验　B. 异质性检验　C. 回归分析　D. 图示研究　E. 标准化

9. 循证护理临床实践要求遵循的基本步骤，首先

A. 全面收集有关研究证据　B. 严格评价研究证据
C. 针对具体患者提出临床问题　D. 将研究结果用于指导具体患者的护理
E. 对实践结果进行评价

10. 循证护理要求在使用证据时的做法错误的是

A. 多分析思考，评价其质量
B. 证据就是至高无上的
C. 不断更新理念

D. 不断改进护理行为

E. 尊重患者的意愿，结合患者的具体情况使用证据

11. **在循证护理实践过程中，常根据 PICO 原则来构建一个可以回答的临床问题，其中 I 指的是**

A. 研究对象 / 问题　B. 干预措施　C. 对照措施

D. 结局指标　E. 有效信息

12. **在循证护理实践过程中，常根据 PICO 原则来构建一个可以回答的临床问题，其中 P 指的是**

A. 研究对象 / 问题　B. 干预措施　C. 对照措施

D. 结局指标　E. 有效信息

13. **下列关于循证护理的叙述中，错误的是**

A. 系统评价本身就是一项科学研究的过程

B. 循证护理不同于开展原始研究

C. 只有应用随机对照试验结果作为护理决策的依据，才可以称为循证护理

D. 循证护理实践包括提出问题、查找证据、评价证据、应用证据、评价效果五个环节

E. 循证护理的基本要素包括获得最新、最佳护理研究证据；充分运用护理人员丰富的临床经验和实践技能；充分考虑患者的需求

14. **下列关于循证护理的叙述，错误的是**

A. 循证护理就是将文献综述后的结果应用于临床实践

B. 系统评价与一般的传统评价不同

C. 系统评价包括定性的系统评价和定量的系统评价

D. 循证护理的证据并不仅限于随机对照试验的结果

E. 循证护理不同于开展原始研究

15. **循证护理学的核心是**

A. 最佳的证据研究　B. 随机对照试验　C. 患者的意愿与合作

D. 医生的专业经验　E. 护士的专业经验

16. **Meta 分析中敏感性分析主要用于**

A. 控制偏倚　B. 检查偏倚　C. 评价偏倚的大小

D. 计算偏倚的大小　E. 纠正偏倚

17. **如果漏斗图呈明显的不对称，说明**

A. Meta 分析统计学检验效能不够　B. Meta 分析的各个独立研究的同质性差

C. Meta 分析的合并效应值没有统计学意义　D. Meta 分析可能存在偏倚

E. Meta 分析一定存在偏倚

18. **Meta 分析最常采用什么来展示其统计分析的结果**

A. 漏斗图　B. 森林图　C. 点状图　D. 曲线图　E. 锥形图

19. **失效安全数主要用来估计**

A. 文献库偏倚　B. 发表偏倚　C. 纳入标准偏倚

D. 筛选者偏倚　E. 英语偏倚

20. **失效安全数越大，说明**

A. Meta 分析的各个独立研究的同质性越好

B. Meta 分析的各个独立研究的同质性越差

C. Meta 分析的结果越稳定,结论被推翻的可能性越小

D. Meta 分析的结果越不稳定,结论被推翻的可能性越大

E. Meta 分析的结果可靠性越差

21. 循证护理中的 D 表示

A. 研究设计　B. 数据选取　C. 设计评价　D. 数据研究　E. 数据分析

22. 中国生物医学数据库的特点是

A. 兼容性、全文获取　B. 检索入口多　C. 检索功能完备

D. 词表辅助检索功能　E. 以上全都是

23. 失访率应尽量控制在

A. 10% 以内　B. 20% 以内　C. 25% 以内　D. 30% 以内　E. 35% 以内

24. 当相对危险度 RR<1 时,表示

A. 两组无差异

B. 暴露因素或干预措施增加结局的风险性

C. 暴露因素或干预措施降低结局的风险性

D. 暴露因素或干预措施不影响结局的风险性

E. 此次随机对照研究结果无临床意义

25. 文献质量评价的基本要素包括

A. 内部真实性、外部真实性、临床适用性　B. 内部真实性、临床重要性、临床适用性

C. 外部真实性、临床重要性、临床适用性　D. 内部真实性、外部真实性、临床重要性

E. 准确性、临床重要性、临床适用性

26. 文献质量评价的基本要素包括

A. 准确性　B. 内部真实性　C. 外部真实性　D. 差异性　E. 可靠性

27. 系统评价和传统文献综述的不同点在于

A. 两者的研究目的相同　B. 两者都属于回顾性,观察性研究和评价

C. 两者不可避免都存在偏倚和随机错误　D. 前者常集中于某一临床问题

E. 两者研究方法相同

28. 评价研究结果的质量,不包括评价研究成果的

A. 可靠性　B. 整体性　C. 适用性　D. 可审查性　E. 以上都包括

29. 所有医疗卫生领域的决策都受到 3 个因素的影响:资源、资源分配中的价值取向和

A. 经验　B. 数据　C. 证据　D. 效果　E. 利益

30. 文献质量评价基本要素的内部真实性不包括

A. 选择偏倚　B. 实施偏倚　C. 测量偏倚

D. 计算偏倚　E. 以上都包括

31. 异质性检验的目的是

A. 评价研究结果的不一致性

B. 检查各个独立研究的结果是否具有一致性(可合并性)

C. 评价一定假设条件下所获效应合并值

D. 增加统计学检验效能

E. 计算假如能使研究结论逆转所需的阴性结果的报告数

32. 发表偏倚是指

A. 有“统计学意义”的研究结果较“无统计学意义”和无效的研究结果被报告和发表的可能性更大

B. 世界上几个主要的医学文献检索库绝大部分来自发达国家，发展中国家比例很小

C. 研究者往往根据需要自定一个纳入标准来决定某些研究的纳入与否

D. 研究结果的筛选过程中筛选者主观意愿的影响而引入的偏倚

E. 只检索了某种语言的文献资料

33. Meta 分析过程中，主要的统计内容包括

A. 对各独立研究结果进行异质性检验，并根据检验结果选择适当的模型加权合并各研究的统计量

B. 对各独立研究结果进行异质性检验和计算失效安全数

C. 计算各独立研究的效应大小后按 Mental-Haenszel 法进行合并分析

D. 计算各独立研究的效应大小与合并后的综合效应

E. 对各独立研究结果进行异质性检验和 Mental-Haenszel 分层分析

34. Meta 分析的目的不包括

A. 增加检验效能　　B. 定量估计研究效应的平均水平

C. 评价研究结果的不一致性　　D. 寻找新的假说和研究思路

E. 估计偏倚大小

35. 循证护理实践主要包括 4 个阶段，即

A. 证据生成、证据综合、证据传播、证据应用

B. 提出问题、确定问题、解决问题、评价结果

C. 明确问题、系统的文献检索、汇总证据、传播证据

D. 明确护理服务范围、建立评价框架、有效沟通，解决护理问题

E. 文献检索、证据应用、结果评价、证据传播

（二）A2 型题

男，79 岁。全身麻醉术后转入 ICU，带气管插管，呼吸机辅助呼吸，夜间患者出现谵妄状态。护士小张在做出是否需要对患者进行身体约束的护理决策之前，制订科学的检索策略进行相关文献的检索，属于循证护理实践的哪一步骤

A. 全面收集有关研究证据　　B. 严格评价研究证据

C. 针对具体患者提出临床问题　　D. 将研究结果用于指导具体患者的护理

E. 对实践结果进行评价

（三）A3/A4 型题

（1~4 题共用题干）

女，78 岁。68 岁时确诊为老年痴呆症，病情进展迅速，确诊 2 年以后完全丧失自理能力和沟通交流能力。由于其子女工作繁忙，于 3 年前将李某送到老年护理院居住。近来患者食欲不佳，体重下降显著，口腔异味明显。查体：口腔干燥，左侧颊黏膜口角处有 3 个 1mm × 1mm 溃疡，溃疡表面有黄色液体，溃疡周围颊黏膜红肿明显，有义齿性口腔炎。

1. 按照循证护理实践的步骤，护士首先需要做的是

A. 检索文献　　B. 明确需要解决的问题　　C. 对文献进行评价

D. 制订干预方案　　E. 评价干预方案

2. 患者的口腔健康问题可能产生的原因有

A. 老年人常服用的药物的影响
B. 痴呆患者唾液分泌较少
C. 义齿的影响
D. 可能存在吞咽和营养问题
E. 以上都是

3. 在老年护理院痴呆老年人口腔护理的护理实践指南中，“有规律地接受口腔检查和专业的口腔清洁”为A级推荐，表示

A. 证据的有效性未建立
B. 证据在有限程度上有效
C. 证据在一定程度上有效，可考虑应用其结果
D. 证据在一定程度上有效，建议应用
E. 证据有效，可行性强

4. 在老年护理院痴呆老年人口腔护理的护理实践指南中，“增进口腔专业人员和其他住院医务人员之间的关系，以保证能形成一个为住院患者口腔健康服务的团队”为C级推荐，表示

A. 证据的有效性未建立
B. 证据在有限程度上有效
C. 证据在一定程度上有效，可考虑应用其结果
D. 证据在一定程度上有效，建议应用
E. 证据有效，可行性强

（5~7题共用题干）

女，56岁。1个月前因乳腺癌行“乳腺癌改良根治术”，术后进行化疗，拟定经外周静脉留置导管输注化疗药物。

5. 确定了“应如何选择静脉插管部位”这一护理问题后，开展循证护理实践的下一步骤是

A. 全面收集有关研究证据
B. 严格评价研究证据
C. 针对具体患者提出临床问题
D. 将研究结果用于指导具体患者的护理
E. 对实践结果进行评价

6. 在对收集到的研究证据进行评价时，证据的质量等级最高的是

A. 对随机对照试验研究的系统评价和Meta分析
B. 高质量的单项随机对照试验
C. 有对照的实验性研究
D. 观察性研究
E. 非实验性研究

7. 关于循证护理实践，下列说法错误的是

A. 最佳证据在用于具体患者的时候具有特殊性，必须因人而异
B. 循证护理实践将为临床护理决策提供依据，因此唯一强调的是证据
C. 循证医学不等于Meta分析
D. 循证护理实践不一定会降低医疗费用
E. 循证护理实践得到的证据并非一成不变

（8~10 题共用题干）

护生小李拟研究缺血性脑卒中患者采用静脉溶栓疗法是否比常规非溶栓疗法的治疗效果更好这一问题。

8. 按照 PICO 格式，“静脉溶栓疗法”属于

A. 研究对象 / 问题　　B. 干预措施　　C. 对照措施

D. 结局指标　　E. 有效信息

9. 按照 PICO 格式，“常规非溶栓疗法”属于

A. 研究对象 / 问题　　B. 干预措施　　C. 对照措施

D. 结局指标　　E. 有效信息

10. 小李在对证据进行评价时，下列证据等级最强的是

A. 证据总结　　B. 单项随机对照研究　　C. 临床经验

D. 临床实践指南　　E. 专家意见、专业共识

（四）B 型题

（1~4 题共用备选答案）

A. Ⅰ级证据　　B. Ⅱ级证据　　C. Ⅲa 级证据　　D. Ⅲb 级证据　　E. Ⅳ级证据

1. 根据 JBI 的证据分级，对多项 RCT 的系统评价，结果清晰明确可信，属于

2. 根据 JBI 的证据分级，对多项类实验性研究的系统评价，结果可信，属于

3. 根据 JBI 的证据分级，同质性实验性研究的系统评价，属于

4. 根据 JBI 的证据分级，对单项前瞻性有对照组的类实验性研究的系统评价，结果可信，属于

【填空题】

1. 循证护理是指护理人员在计划其护理活动过程中，（　　）、（　　）、（　　）将科研结论与其临床经验和患者愿望相结合，获取（　　），作为临床护理决策依据的过程。

2. 循证护理的基本要素包括获得最新、最佳的（　　）、充分运用护理人员丰富的临床经验和实践技能、充分考虑（　　）。

3. 成功实施循证护理的要素包括（　　）、（　　）、（　　）。

4. 在循证护理实践过程中，常根据 PICO 原则来构建一个可以回答的临床问题，其中 O 指的是（　　）。

【名词解释】

1. 循证护理　　2. 系统评价　　3. Meta 分析　　4. 偏倚　　5. 证据传播

参考答案

【选择题】

（一）A1 型题

1. A　2. B　3. B　4. C　5. C　6. C　7. A　8. B　9. C　10. B

11. B　12. A　13. C　14. A　15. A　16. B　17. D　18. B　19. B　20. C

21. A　22. E　23. B　24. C　25. B　26. B　27. D　28. B　29. C　30. D
31. B　32. A　33. A　34. E　35. A

（二）A2 型题

A

（三）A3/A4 型题

1. B　2. E　3. E　4. C　5. A　6. A　7. B　8. B　9. C　10. D

（四）B 型题

1. A　2. B　3. A　4. B

【填空题】

1. 审慎地、明确地、明智地、证据
2. 护理研究证据、患者的需求
3. 证据、实施某项护理干预方案时所处的具体情形、促进因素
4. 结局指标

【名词解释】

1. 循证护理：可定义为护理人员在计划其护理活动过程中，审慎地、明确地、明智地将科研结论与其临床经验和患者愿望相结合，获取证据，作为临床护理决策的依据的过程。

2. 系统评价：又称系统综述，是对某一特定的临床问题系统而全面地收集全世界所有已发表或未发表的相关研究文献，根据研究目的和临床流行病学原则，对文献进行评阅，并筛选出符合质量标准的文章，进行定量或定性的综合，得出综合可靠的结论。

3. Meta 分析：广义上指的是一个科学的临床研究活动，指全面收集所有相关研究并逐个进行严格评价和分析，再用定量合成的方法对资料进行统计学处理得出综合结论的整个过程；狭义上指的是一种单纯的定量合成的统计学方法。

4. 偏倚：从研究设计、到实施、到数据处理和分析的各个环节中产生的系统误差，以及结果解释、推论中的片面性，导致研究结果与真实情况之间出现倾向性的差异，从而错误地描述暴露与疾病之间的联系。

5. 证据传播：是指将知识或证据通过期刊、电子媒介、教育和培训等方式传递到卫生保健人员、卫生保健机构及卫生保健系统中。证据的传播不仅是简单的证据和信息发布，而是通过周密的规划，明确目标人群，设计专门的途径、组织证据和信息，以容易理解的方式将证据和信息传递给对方，使之应用于决策过程中。

第四节　护理伦理

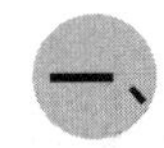

一、基本理论与知识要点

1. 什么是护理伦理学，主要研究对象是什么？

（1）护理伦理学是研究护理职业道德的科学，是运用一般伦理学原理去解决护理科学发展中，特

别是护理实践中护理人员与他人、护理人员之间、护理人员与社会之间关系的护理道德意识、规范和行为的科学。

(2) 护理伦理学以护理道德现象、护理道德关系及其发展规律为其研究对象。其中护理道德现象主要包括护理道德意识现象、护理道德规范现象和护理道德活动现象;护理道德关系主要包括护理人员与患者之间的关系、护理人员与其他医护人员之间的关系、护理人员与社会的关系以及护理人员与护理科学发展之间的关系。

2. 护理伦理学的基本伦理理论基础主要有哪些?

(1) 生命论:主要理论有生命神圣论、生命质量论以及生命价值论等。

(2) 义务论:亦称道义论,是指人的行为必须按照某种道德原则或某种正当性去行动的伦理理论。义务论是最典型的规范伦理学理论,又可称为准则论。义务论的意义:培养了具有优良护理道德的护士,促进了护士为维护和促进人类的健康和护理科学的发展做出贡献;局限性:忽视了行为动机与效果的统一,忽视了对患者尽义务与对他人、社会应尽义务的统一,忽视了护患关系的双向性。

(3) 功利论:是以功效或利益作为道德标准的学说,是典型的效果论,是一种以行为的效果作为判断人的行为善恶依据的伦理理论,分为行为功利主义和规则功利主义。①意义:有助于护士树立正确的功利观,将患者的健康和社会大多数人的健康结局放在首位,将有限的资源放到最需要的患者身上;肯定了护士的正当个人利益,调动积极性。②局限性:使人的选择根据某一具体情境下的利弊,从而使道德选择失去了客观标准。

(4) 美德论:美德论是关于应该成为具有何种美德之人以及如何成为具有这种美德之人的伦理理论。

(5) 人道论:是关于人的本质、使命、地位、价值和个性发展等的思潮和理论。不是固定不变的,而是一个发展变化的范畴,不同时代有不同的理论总结。医学人道主义是指在医患关系中体现出的医务人员以患者为本、同情和关心患者、重视患者的生命质量和价值、人格和权利,维护其利益的伦理观念和理论。

3. 护理伦理学的基本原则有哪些?

(1) 尊重与自主:患者享有人格权是尊重原则具有道德合理性的前提和基础,广义的尊重原则,除尊重患者人格外,还包括尊重患者自主等。自主原则是指护理人员尊重患者的自主性,保证患者自己做主、理性地选择诊治决策的伦理原则。尊重原则对护士的要求:①尊重患者的知情同意和选择的权利,对于缺乏或丧失能力的患者由其家属或监护人行使;②要履行帮助、劝导甚至限制患者选择的责任。

(2) 有利与不伤害:有利是指把有利于患者健康放在第一位并切实为患者谋利益的伦理原则。不伤害是指不使患者受到不应有的伤害的伦理原则,是一系列具体原则中的底线原则,是西方四大生命伦理原则之一。不伤害原则的真正意义不在于消除护理伤害,而在于强调培养为患者高度负责、保护患者健康和生命的护理伦理理念,正确对待护理伤害现象,在实践中努力使患者免受不应有的护理伤害。对护士的要求:①护士的行为要与解除患者的痛苦有关;②有可能解除患者的痛苦;③对患者的利害共存时,要使行为对患者产生最大的益处和最小的伤害;④护士的行为使患者受益而不会给他人带来太大的伤害。

(3) 知情同意和保密:在医疗护理实践中,患者享有知情同意权并要求医护方遵循知情同意伦理准则。保护隐私权是患者享有的私人信息和私人生活受到保护,不被他人非法侵犯、利用和公开的一种人格权。

(4) 公正与互助：公正原则是在医疗护理服务中公平、正直地对待每一位患者的伦理原则。对护士的要求：①公正地分配卫生资源；②不仅在卫生资源分配上，而且态度上能够公正地对待患者；③在护理纠纷、护理差错事故的处理中，要坚持实事求是，站在公正的立场上。互助原则是指在医疗护理服务中互相合作、互助的伦理原则，互助是医学道德关系本质的反映。

4. 根据护患关系的伦理要求，当遇到护患冲突时的协调原则有哪些？

(1) 相互尊重。

(2) 相互信任。

(3) 理解互谅。

(4) 求同存异。

(5) 诚实守信。

(6) 依法调试。

5. 临终护理的伦理原则及要求有哪些？

(1) 原则：以舒缓照护为主；适度治疗；全方位照护。

(2) 要求：以患者为中心；尊重临终患者权利；不浪费有限的医疗资源。

6. 与患者有关的护理研究其伦理原则有哪些？

(1) 利益的原则：维护研究参与者利益，包括以下几个层面：避免伤害、免于被剥削、从研究中获益和风险 / 受益比合理。

(2) 维护尊严的原则：研究中应当充分尊重人的生命、健康、隐私与人格等固有的尊严、人权，维护参与者的利益高于科学及社会利益。该原则包含了自主的权利与完全了解研究、知情同意的权利。

(3) 公正的原则：是指在人人平等的原则指导下，确保所有人得到公正与公平的对待，以及将利益与风险做出公平的分配。该原则包含了参与者有接受同等待遇以及保护隐私的权利。

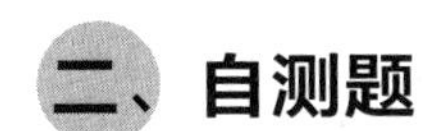

二、自测题

【选择题】

(一) A1 型题

1. 标志着现代护理伦理确立的是

A. 南丁格尔誓言
B. 胡弗兰德医德十二箴
C. 国际护理学会护士伦理法典
D. 护士伦理学国际法
E. 国际护士守则

2. 主张尊重患者的生命及平等的医疗权利，是哪个伦理理论的基本主张和主要目标

A. 生命论 B. 医学人道论 C. 功利论 D. 义务论 E. 美德论

3. 以下哪项不属于患者的义务

A. 配合诊治和护理
B. 遵守医院规章制度
C. 支持医学科学发展
D. 诉讼和赔偿
E. 支付医疗费用和其他服务费用

4. **医护人员在特殊情况下限制患者的自主权利的目的是**

A. 维护医护人员的形象　B. 正当行使医护人员的权利

C. 确保患者自身、他人和社会的权益　D. 代替患者做出行为选择

E. 减轻道德责任

5. **伦理学中“平等与公正原则”运用的基本事实前提是**

A. 卫生资源的稀缺性　B. 医护人员的道德良心

C. 医患双方医学信息的不对等　D. 患者享有平等公正的医疗权利

E. 医患双方权利和义务的对等

6. **以下关于不伤害原则的描述，错误的是**

A. 是相对的不伤害

B. 所指的对象不包括患者的家属

C. 伤害包括身、心或精神方面

D. 在护理实践中的任何环节都不要造成主观伤害

E. 是西方四大生命伦理原则之一

7. **关于知情同意，说法错误的是**

A. 患者和家属有权接受或拒绝某项治疗方案及措施

B. 可由家属或代理人代行此权

C. 包括知情权和同意权两个方面

D. 使患者知情的方式必须是书面的

E. 理想状态是完全知情并有效同意

8. **从伦理关系上说，护患关系是一种**

A. 主从关系　B. 商品关系　C. 并列关系　D. 信托关系　E. 契约关系

9. **从法律角度上说，护患关系是一种**

A. 主从关系　B. 商品关系　C. 并列关系　D. 信托关系　E. 契约关系

10. **人工生殖技术最突出的伦理难题是**

A. 成功率较低的问题　B. 费用昂贵的问题　C. 家庭道德问题

D. 医务人员态度问题　E. 社会认知问题

11. **护理道德评价的构成要素不包括**

A. 评价主体　B. 评价对象　C. 评价标准

D. 评价结果　E. 以上都是

12. **对有急、险病情的患者，医生未到达之前，护士最应当采取的措施是**

A. 密切观察　B. 催促医生　C. 主动做出适当的处理

D. 做好抢救准备　E. 安慰患者

13. **狭义的医疗护理方面的患者利益至上原则是指**

A. 对护理事业和护理科学的发展有利　B. 对患者有利

C. 对医疗机构有利　D. 对社会人群和健康有利

E. 对改善环境和生态有利

14. **对不可逆转并且濒临死亡的重危患者，医护人员应该**

A. 不惜一切代价治疗和抢救　B. 尊重患者家属的意愿

C. 实施安宁疗护　　D. 放弃救治

E. 以上都不对

15. 关于安宁疗护，正确的描述是

A. 适当治疗和护理为主　B. 重治疗，轻护理　C. 重护理，轻治疗

D. 重患者，轻家属　E. 重结局，轻过程

16. 一般而言，道德的最基本评价标准是

A. 好与不好　B. 有利与无利　C. 善与恶　D. 美与丑　E. 有效与无效

17. 道德的基本问题是

A. 物质和意识的关系问题

B. 主观和客观的关系问题

C. 个人利益与他人、集体、社会利益的关系问题

D. 主体和客体的关系问题

E. 人际关系问题

18. 精神科护理道德要求的思想基础来源于

A. 东京宣言　B. 日内瓦宣言　C. 夏威夷宣言　D. 悉尼宣言　E. 赫尔辛基宣言

19. 关于人类受试者医学研究的伦理学原则来源于

A. 东京宣言　B. 日内瓦宣言　C. 夏威夷宣言　D. 悉尼宣言　E. 赫尔辛基宣言

20. 尊重生命首先是要尊重患者的

A. 精神生命　B. 生物学生命　C. 社会学生命　D. 人格性生命　E. 心理生命

21. 不伤害原则具有

A. 绝对性　B. 相对性　C. 可避免性　D. 可逆转性　E. 可选择性

22. 儿科护理工作的特点不包括

A. 护理与保健并举　B. 特殊的护患关系　C. 护理内容繁多

D. 护理工作紧迫　E. 家属不可替代

23. 精神科患者的护理道德要求不包括

A. 尊重患者　B. 保护隐私　C. 心理支持　D. 恪守慎独　E. 维护权利

24. 安宁疗护的护理道德原则不包括

A. 照护为主的原则　B. 满足心理需要的原则　C. 整体服务的原则

D. 尊重生活的原则　E. 尊重患者权利的原则

25. 我国卫生部颁布的《精子库管理办法》的时间是

A. 2001 年　B. 2002 年　C. 2003 年　D. 2004 年　E. 2005 年

26. 中国第一家临终关怀研究机构所在地是

A. 天津　B. 北京　C. 上海　D. 重庆　E. 广州

27. 关于护理伦理难题，说法错误的是

A. 有时可能是多难选择

B. 伦理难题就是道德难题

C. 决策的困难不是在善与恶之间选择

D. 是护理伦理行为中的特殊情况

E. 一般情况下护理人员与患者之间的利益关系是一致的

（二）A2 型题

男，11 岁。因小叶性肺炎入院，入院后第 3d 夜间，患儿趁家长短暂离开病房时，将病房内设施损坏。关于儿科护理伦理观点中错误的是

A. 家属具有不可替代性

B. 儿科患者的监护权转移至了医院

C. 对儿科患者的破坏性行为，其法定监护人需要承担监护责任

D. 对儿科患者的破坏性行为，医院可以进行管理和约束

E. 护士有对患儿指导教育的责任

（三）A3/A4 型题

（1~4 题共用题干）

女，70 岁。卵巢癌术后复发。患者住院期间疼痛难忍，提出了安乐死的要求。

1. 患者所提的要求体现了患者的

A. 自主权　B. 知情同意权　C. 隐私权　D. 尊重权　E. 健康权

2. 患者的自主权，在一定情况下需要受到限制，不包括

A. 患者可以自主知情、自主同意、自主选择

B. 医护人员在任何情况下都要尊重患者的自主权，医护人员可以运用医疗干涉权

C. 医护方做主的合理性依据在于患者或其家属行使自主权受到条件限制

D. 当患者或其家属错误地行使自主权，做出的错误决定明显对患者的健康和生命有严重危害时，医护方有权行使干涉权

E. 当家属的决定明显违背患者自己本来的意愿时，医护方有权行使干涉权

3. 对该类患者，护士应

A. 不惜一切代价治疗和抢救　B. 尊重患者家属的意愿　C. 实施安宁疗护

D. 完全尊重患者的意愿　E. 以上都不对

4. 安宁疗护的主要伦理原则不包括

A. 舒缓照护为主　B. 适度治疗　C. 尊重患者权利

D. 不浪费有限医疗资源　E. 满足患者的一切要求

（5~8 题共用题干）

男，25 岁。入院诊断为精神分裂症。实习护士小张入科后发现患者是其姐姐的同学，小张回家后将患者的病情告知其姐姐。

5. 实习护士小张的做法违反了什么原则

A. 知情同意　B. 公正原则　C. 有利原则　D. 自主原则　E. 保密原则

6. 体现尊重精神科患者权益、对精神科患者实行人道待遇的是

A. 东京宣言　B. 日内瓦宣言　C. 夏威夷宣言　D. 悉尼宣言　E. 赫尔辛基宣言

7. 该宣言的主要内容不包括

A. 只要有可能，治疗就要取得患者的知情同意而不是一般的同意

B. 除非对自己或他人构成严重威胁，可以强迫治疗；但只要这个条件不存在，就必须释放患者

C. 道德是医疗技术的绝对必要的组成部分，在精神科中尤为重要的是良心和慎独

D. 由于公共的价值，可以透露患者的秘密，但要告诉患者秘密已泄露

E. 任何情况下，不可以泄露患者的秘密

8. 精神科护理工作的伦理要求包括

A. 尊重人格　　B. 维护权利　　C. 恪守慎独

D. 保证安全　　E. 以上都是

(四) B 型题

(1~2 题共用备选答案)

A. 生命论　　B. 医学人道论　　C. 功利论

D. 义务论　　E. 美德论

1. "持续性植物状态是否应该积极救治"这一伦理问题的探讨属于哪一伦理理论的范畴

2. "智商 20 的青年和 80 岁的院士,谁将优先获得移植的器官"这一伦理问题的探讨属于哪一伦理理论的范畴

【填空题】

1. 护理伦理学是研究护理职业道德的科学,是运用一般伦理学原理去解决护理实践中(　　)、(　　)、(　　)关系的护理道德意识、规范和行为的科学。

2. 护理伦理学的基本伦理理论基础有生命论、(　　)、(　　)、(　　)以及美德论。

3. 护理伦理学的基本原则有(　　)、(　　)、(　　)、(　　)。

【名词解释】

1. 护理道德　　2. 医学人道主义　　3. 自主原则

4. 知情同意原则　　5. 护理伦理难题

【案例分析题】

女,60 岁。卵巢癌术后复发。患者住院期间疼痛难忍,彻夜不眠,多次双手作揖哀求医生帮助结束生命,医生开始不同意。患者无奈,亲自写下了要求安乐死的申请,并且丈夫和孩子们都签字表示同意。

请问:此时医务人员应如何决策,并说明理由。

参考答案

【选择题】

(一) A1 型题

1. C　2. B　3. D　4. C　5. D　6. B　7. D　8. D　9. E　10. C

11. D　12. C　13. B　14. C　15. A　16. C　17. C　18. C　19. E　20. B

21. B　22. D　23. C　24. D　25. A　26. A　27. B

(二) A2 型题

B

(三) A3/A4 型题

1. A　2. B　3. C　4. E　5. E　6. C　7. E　8. E

（四）B 型题

1. A　　2. C

【填空题】

1. 护理人员与他人、护理人员之间、护理人员与社会之间

2. 义务论、功利论、人道论

3. 尊重与自主、有利与不伤害、知情同意和保密、公正与互助

【名词解释】

1. **护理道德**：是社会一般道德在护理实践领域中的特殊体现，是护理人员在护理领域内处理各种道德关系的职业意识和行为规范。其本质是一种特殊的职业道德，是一种特殊的社会意识形态。

2. **医学人道主义**：亦称医学人道论、医学人本论，是指在医学领域内，特别是在医患关系中体现出的医务人员以患者为本、同情和关心患者、重视患者的生命质量、价值、人格和权利，维护其利益的伦理观念。其最基本的思想是尊重患者的生命。

3. **自主原则**：护理人员尊重患者的自主性，保证患者自己做主、理性地选择诊治决策的伦理原则。自主原则的实质是对患者（自主知情、自主同意、自主选择等）权利的尊重和维护。

4. **知情同意原则**：在医疗护理实践中，患者享有知情同意权并要求医护方遵循知情同意伦理准则，即医方在制订医疗和护理方案后，必须向患者或其家属提供真实、充分的病情及治疗、护理信息，使患者或其家属自主地做出选择并以相应的方式表达其接受此种诊疗方案的意愿和承诺，在得到患方明确承诺后，才可最终确定和实施诊治护理方案。

5. **护理伦理难题**：护士在进行伦理决策时，出现两种相互矛盾的行为方案（或在多种行为方案中有一对或多对行为方案相互矛盾），而每种行为方案都有其合理的医学伦理理由，致使医务人员行为决策出现困难，遂形成护理伦理难题（两难或多难）。

【案例分析题】

此时医务人员应如何决策，并说明理由。

患者的要求是其自主权的体现，但是作为护理人员在进行伦理决策时，必须处理好患者自主与医方做主之间的关系，尤其要正确运用医疗干涉权。因为，患者自主与医方做主既相容，又矛盾；医护干涉既必要，又不可滥用。医护方做主是指医护人员代替患者做主，医护方做主的合理性在于患者或其家属行使自主权可能会受到某些条件的限制，甚至有时会做出极其错误的决定。因此，当遇到下列情况时，医护方做主既是合理的，又是必需的：①患者病情十分危急，需要立即进行处置和抢救，因而来不及知情同意；②患者患不治之症，本人或其家属将治疗权全权授予医生和护士；③“无主”（身边没有任何人代行其自主权）患者需要急诊急救，而本人不能行使自主权；④患者患有对他人、社会有危害的疾病而又有不合理要求和做法。

另外，当患者或其家属错误地行使自主权，做出的错误决定明显对患者的健康和生命有严重危害，或者家属的代理决定明显违背患者自己本来的意愿时，医护方都有权加以抵制、纠正，即可行使干涉权。实施时，可以根据患方错误决策可能导致的严重后果的不同情况，适当劝导。医护方尊重患者自主权，绝不意味着放弃或者减轻自己的道德责任，绝不意味着完全听命于患者的任何意愿和要求。

第五节　护患沟通与心理护理

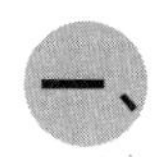基本理论与知识要点

1. 人际沟通的意义与基本要素是什么？

（1）人际沟通的意义：①信息沟通的功能；②心理保健的功能；③自我认识的功能；④建立和协调人际关系的功能；⑤改变认识结构、态度及能力的功能。

（2）人际沟通的基本要素：①沟通的触发体；②信息发出者和信息接收者；③信息；④传递途径；⑤反馈；⑥人际变量；⑦环境。

2. 沟通交流的层次有哪些？

（1）一般性沟通。

（2）事务性沟通。

（3）分享性沟通。

（4）情感性沟通。

（5）共鸣性沟通。

3. 沟通交流的基本方式是什么？

（1）语言性沟通：书面语言、口头语言、类语言。

（2）非语言性沟通：环境安排、空间距离及空间位置、仪表、面部表情、目光接触、身体姿势、触摸。

4. 人际沟通有哪些主要障碍？

（1）信息发出者：缺乏沟通动机和沟通技能。

（2）信息接收者：对信息不感兴趣，缺乏处理信息的能力。

（3）传递途径：途径或方法选择错误影响沟通效果。

（4）环境：沟通双方所处的环境不佳，对沟通效果产生影响。

5. 护患沟通的概念及目的是什么？

（1）护患沟通的概念：是指护士与患者之间的信息交流及相互作用的过程，所交流的信息与患者的护理及康复直接或间接相关，同时也包括双方的思想、感情、愿望和要求等多方面的沟通。

（2）护患沟通的目的：有助于建立良好的护患关系，有助于患者的健康，有助于实现护理目标，有助于提高护理质量。

6. 护患沟通的特征与技巧有哪些？

（1）护患沟通的特征：内容特定性、患者中心性、过程复杂性、信息隐私性。

（2）护患沟通的技巧：合适的词语、合适的语速、合适的语调和声调、语言的清晰和简洁、适时使用幽默、时间的选择及话题的相关性。

7. 护患沟通中常见的错误有哪些？

突然改变话题、虚假的或不恰当的保证、主观判断或说教、快速下结论或提供解决问题的方法、调查式或过度提问、表示不赞同、言行不一致。

8. 患者的心理需要及心理反应有哪些？

（1）患者的心理需要：接纳的需要、安全的需要、爱与归属的需要、尊重的需要、自我实现的需要。

（2）患者的心理反应：患者的认知反应（感知觉异常、记忆异常、思维异常）、患者的情绪反应（焦虑、恐惧、抑郁、愤怒）、患者的意志行为反应（意志变化依赖行为、退化行为）、患者的人格特征变化。

9. 心理护理的概念与目标是什么？

（1）心理护理的概念：指在护理实践中，护士以心理学知识和理论为指导，以良好的人际关系为基础，按一定的程序，运用各种心理学方法和技术消除或缓解患者不良心理状态和行为，从而促进疾病转归和康复的方法和手段。

（2）心理护理的目标：提供良好的心理氛围，满足患者的合理需要，消除患者的不良情绪，提高患者的适应能力。

10. 心理护理的原则是什么？

服务原则、平等原则、尊重原则、自我护理原则、保密原则、针对性原则、治疗性原则、交往原则。

11. 心理护理的实施形式有哪些？

（1）个性化与共性化心理护理：个性化心理护理目标明确，针对患者具体情况，解决个性化心理问题。共性化心理护理解决患者的共性心理问题。

（2）有意识与无意识心理护理：有意识心理护理指护士自觉地运用心理学理论和技术，实现对患者的心理支持、心理调控或心理健康教育目标。无意识心理护理客观存在于护理程序的每一个环节中，随时可能影响患者的一切操作和言谈举止。

12. 心理护理的基本程序及主要工作内容是什么？

（1）心理护理评估：是根据心理学的理论和方法对患者的心理状态进行全面、系统和深入的客观描述。主要工作内容：建立和谐的护患关系、收集资料（一般资料、生理因素、心理功能、社会功能、心理社会因素）、整理资料和分析资料。

（2）心理护理诊断：是在心理评估的基础上对所收集的心理健康资料进行分析，从而确定患者心理健康问题及引起心理健康问题的原因。主要工作内容：①整理分析资料；②确认健康问题、危险因素和患者需求；③形成心理护理诊断。

（3）心理护理计划：是以护理诊断为依据，制订个性化护理计划，尽量改善患者消极情绪和行为问题，达到心理护理预期目标。主要工作内容：排列心理护理诊断的顺序、确定心理护理的预期目标、制订心理护理措施。

（4）心理护理实施：指为实现心理护理目标，将心理护理计划付诸行动，解决患者心理问题的过程。主要工作内容：继续收集资料，实施心理护理措施，做好心理护理记录，继续书写心理护理计划。

（5）心理护理评价：是指护士在实施心理护理计划的过程中和实施计划结束后，对患者认知和行为的改变以及健康状态的恢复情况进行连续、系统的鉴定和判断。主要工作内容：建立评价标准，收集资料，评价目标是否实现，分析问题的原因。

二、自测题

【选择题】

(一) A1 型题

1. **人际关系不包括**

A. 经济关系　B. 政治关系　C. 物质关系　D. 法律关系　E. 心理关系

2. **人际关系的互动性不体现在**

A. 个人性　B. 间接性　C. 直接性　D. 情感性　E. 分离情感

3. **以下哪种不是人际关系的特征**

A. 互动性　B. 明确性　C. 渐进性　D. 稳定性　E. 动态性

4. **以下哪种是根据人际关系的控制程度分类的**

A. 竞争性　B. 创新性　C. 规律性　D. 稳定性　E. 对称性

5. **下列哪种是根据人的需求分类的**

A. 情感的需求　B. 竞争的需求　C. 学习的需求
D. 依赖的需求　E. 倾听的需求

6. **护患关系的特征不包括**

A. 工作关系　B. 对立关系　C. 以患者为中心的关系
D. 多方位的关系　E. 短暂的关系

7. **非技术关系包括**

A. 道德关系　B. 利益关系　C. 法律关系　D. 文化关系　E. 以上都包括

8. **护患关系的基本模式包括**

A. 监督 - 指导型　B. 引领 - 服从型　C. 指导 - 合作型
D. 制约 - 协同型　E. 对抗 - 限制型

9. **护患关系的分期包括**

A. 合作信任期　B. 对抗竞争期　C. 协同共进期　D. 分散转移期　E. 理解合作期

10. **下列促进护患关系的方法正确的是**

A. 提高业务水平,维护双方权益　B. 强调安全文化,避免责任冲突
C. 主动沟通交流,鼓励共同决策　D. 注重人文关怀,尊重患者意愿
E. 以上都是

11. **不属于人际沟通的意义的是**

A. 自我排斥的功能　B. 信息沟通的功能　C. 心理保健的功能
D. 自我认识的功能　E. 建立及协调人际关系的功能

12. **沟通交流的基本要素包括**

A. 沟通的触发体　B. 信息发出者　C. 信息接收者
D. 信息　E. 以上都包括

13. **关于沟通交流的层次,不正确的是**

A. 一般性沟通　B. 事务性沟通　C. 分享性沟通
D. 控制性沟通　E. 情感性沟通

14. **非语言性交流不包括**

A. 环境安排 B. 沟通安排 C. 仪表

D. 空间距离及空间位置 E. 面部表情

15. **护患沟通的常用技巧不包括**

A. 合适的词语 B. 合适的语速 C. 合适的语调和声调

D. 语言的清晰和简洁 E. 换位思考能力

16. **护患沟通的特征包括**

A. 内容特定性 B. 患者中心性 C. 过程复杂性 D. 信息隐私性 E. 以上都是

17. **心理护理的实施形式不包括**

A. 个性化心理护理 B. 共性化心理护理 C. 有意识心理护理

D. 渐进性心理护理 E. 无意识心理护理

18. **心理评估时需要收集的资料不包括**

A. 自我功能 B. 一般资料 C. 生理因素 D. 心理功能 E. 社会功能

19. **心理护理诊断不包括**

A. 无效性否认 B. 调节障碍 C. 情感障碍

D. 语言沟通障碍 E. 自我形象紊乱

20. **心理护理计划中排列心理护理诊断顺序正确的是**

A. 次优问题 - 中优问题 - 首优问题 B. 次优问题 - 首优问题 - 中优问题

C. 首优问题 - 次优问题 - 中优问题 D. 中优问题 - 首优问题 - 次优问题

E. 首优问题 - 中优问题 - 次优问题

（二）A2 型题

1. **男，43 岁。汉族，体检时发现血压 185/100mmHg，心率 100 次 /min。体型肥胖，有烟酒嗜好。心理护理的原则不包括**

A. 服务原则 B. 平等原则 C. 尊重原则 D. 监督原则 E. 自我护理原则

2. **住院患者因便秘要求使用通便药。医生答应患者晚上给予患者口服通便药，但未开临时医嘱。第 2d 早晨，护士因患者晚间未服通便药物受到埋怨，护士为此对该医生产生极大不满。导致医护关系冲突的主要原因为角色**

A. 心理差位 B. 压力过重 C. 理解欠缺 D. 权利争议 E. 期望冲突

3. **男，75 岁。双眼晚期白内障待手术，在护理过程中，哪种沟通方式是无效的**

A. 让患者用点头或摇头回答问题 B. 用手势或面部表情来加强信息传递

C. 让患者用“是”或“不是”来回答问题 D. 及时对患者听到的声响做出解释

E. 必要时用文字进行交流

4. **护士小张看到某急性胰腺炎患者的病床旁围着几位家属时，便走过去主动与家属们打招呼，并耐心解答他们的疑问，然后恳请他们尽快离开病房让患者安静休息，几位家属欣然接受了护士的劝告。此护士较好地运用了认知效应中的**

A. 首因效应 B. 近因效应 C. 晕轮效应 D. 先礼效应 E. 免疫效应

（三）A3/A4 型题

（1~3 题共用题干）

男，69 岁，农民。文化水平较低，胃癌术后。护士在探视时间与其进行交谈。交谈过程中，护士手机来电，护士立刻将手机关闭；患者感到伤口阵阵疼痛，并很烦躁，患者的女儿轻轻地安慰，最终交谈无法再进行下去，不得不终止。

1. 影响此次护患沟通的隐秘性因素是

A. 患者伤口疼痛　　B. 患者为文盲　　C. 护士未关闭手机
D. 患者女儿在场　　E. 患者年龄较大

2. 导致此次交谈失败的个人生理因素是患者

A. 文化水平较低　　B. 情绪烦躁　　C. 年龄较大
D. 伤口疼痛　　E. 女儿在场

3. 针对此患者的特点，最佳的护患关系模式为

A. 指导型　　B. 被动型　　C. 共同参与型
D. 指导 - 合作型　　E. 主动 - 被动型

（4~6 题共用题干）

女，81 岁，退休干部。冠心病住院治疗，住院前 3d 与护士们关系融洽。第 4d，年轻护士张某在为其进行静脉输液时，静脉穿刺 3 次均失败，更换李护士后方成功。患者非常不满，其女儿向护士长抱怨。从此，患者拒绝张护士为其护理。

4. 针对此患者的特点，最佳的护患关系模式为

A. 指导型　　B. 被动型　　C. 共同参与型
D. 指导 - 合作型　　E. 主动 - 被动型

5. 护患关系发生冲突的主要因素是

A. 角色压力　　B. 责任不明　　C. 角色模糊
D. 信任危机　　E. 理解差异

6. 护患关系冲突的主要责任人是

A. 患者　　B. 张护士　　C. 李护士
D. 护士长　　E. 患者女儿

（7~9 题共用题干）

男，76 岁。平时脾气比较火爆，遇事容易急躁，不善克制，喜欢竞争、好斗，对人常存戒心。最近深感不适，到医院接受诊疗。

7. 根据患者的人格特点，最可能的医疗诊断是

A. 冠心病　　B. 恶性肿瘤　　C. 消化性溃疡
D. 糖尿病　　E. 支气管哮喘

8. 医护人员采用的临床心理干预措施错误的是

A. 心理支持　　B. 认知疗法　　C. 放松训练
D. 音乐治疗　　E. 口服药物

9. 对患者进行心理评估时，属于患者心理反应的是

A. 患者的认知反应　　B. 患者的情绪反应　　C. 患者的意志行为反应
D. 患者的人格特征变化　　E. 以上都是

（10~12 题共用题干）

女，34 岁，家住郊区。入院后，晚上不易入睡、烦躁不安，有时起来踱步，有时莫名其妙地在医护人员值班室门口站着，有时多次按呼叫器借故与值班人员说几句话。

10. 患者的表现反映了其心理活动状态是

A. 孤独　B. 没有信心　C. 抑郁　D. 烦躁　E. 焦虑

11. 对于该患者应采取的心理护理措施是

A. 警告患者不要无故按呼叫器　B. 给其适量药物帮助睡眠
C. 情感支持，多陪伴患者　D. 不予理睬
E. 示范脱敏疗法

12. 护士与该患者沟通时，重要的交流层次在于

A. 一般性沟通　B. 事务性沟通　C. 分享性沟通　D. 情感性沟通　E. 共鸣性沟通

（四）B 型题

（1~4 题共用备选答案）

A. 思维混乱，语无伦次　B. 患者的需求不能得到满足
C. 存在痛苦、郁闷、悲伤等消极情绪　D. 缺乏解决问题的实际行动
E. 反常的行为、情绪

1. 调节障碍表现为

2. 语言沟通障碍表现为

3. 自我形象紊乱表现为

4. 照料者角色障碍表现为

【填空题】

1. 护患沟通的特征包括（　　）、患者中心性、（　　）、（　　）、（　　）。

2. 护患沟通的常用技巧包括合适的词语、（　　）、（　　）、（　　）、适时地使用幽默、（　　）。

3. 倾听过程的元素包括（　　）、（　　）、（　　）、（　　）、（　　）。

【名词解释】

1. 人际沟通　2. 心理护理　3. 情感性沟通　4. 护患沟通　5. 心理护理程序

【案例分析题】

男，35 岁。教师，诊断为肺炎。由于职业习惯以及对医院环境的不熟悉，该患者入院后对周围的一切都持怀疑态度，不愿配合护士工作。

请问：

1. 本案例中的护患关系处于什么阶段？

2. 如果你是责任护士，要与其建立良好的护患关系，此阶段的主要任务和方法是什么？

参考答案

【选择题】

（一）A1 型题

1. C　2. B　3. D　4. E　5. A　6. B　7. E　8. C　9. A　10. E

11. A　12. E　13. D　14. B　15. E　16. E　17. D　18. A　19. C　20. E

（二）A2 型题

1. D　2. C　3. E　4. D

（三）A3/A4 型题

1. D　2. D　3. D　4. C　5. D　6. B　7. A　8. E　9. E　10. A
11. C　12. D

（四）B 型题

1. D　2. A　3. C　4. B

【填空题】

1. 内容特定性、渠道多样性、过程复杂性、信息隐私性
2. 合适的语速、合适的语调和声调、语言的清晰和简洁、时间的选择及话题的相关性
3. 听到、专注、理解、回应、记忆

【名词解释】

1. **人际沟通**：是人与人之间借助语言和非语言行为传递信息、思想和感情的过程。

2. **心理护理**：指在护理实践中，护士以心理学知识和理论为指导，以良好的人际关系为基础，按一定的程序，运用各种心理学方法和技术消除或缓解患者不良心理状态和行为，从而促进疾病转归和康复的方法和手段。

3. **情感性沟通**：指沟通的双方除了分享对某一问题的观点和判断外，还会表达并分享彼此的感觉、情感及愿望。

4. **护患沟通**：指护士与患者之间的信息交流和相互作用的过程。所交流的信息与患者的护理及康复直接或间接相关，同时也包括双方的思想、情感、愿望及要求等多方面的沟通。

5. **心理护理程序**：是以增进和恢复患者心理健康，确认和解决患者心理问题为目标所进行的一系列连贯的、有目的、有计划、有评价的系统活动，是一个综合的、连续的、动态的、具有决策和反馈功能的过程。

【案例分析题】

1. 本案例中的护患关系处于什么阶段？

处于观察熟悉期。

2. 如果你是责任护士，要与其建立良好的护患关系，此阶段的主要任务和方法是什么？

主要任务是建立信任关系。此期护士需要向患者介绍治疗环境及设施、医疗场所的各项规章制度、参与治疗的医护人员，并初步收集患者信息，为进一步沟通奠定基础。在此阶段，护士与患者接触时展现的良好仪表、言行和态度都有利于建立护患间的信任关系。主动与患者进行沟通交流，提供关于疾病的信息，展现出良好的专业性，可以增强患者对护理工作的认识，有助于消除患者的怀疑和不配合情绪。

（赵　菁）

第六节　健康教育

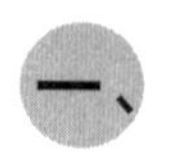

一、基本理论与知识要点

1. 简述健康教育的概念。

健康教育是借助多学科的理论和方法，通过信息传播和行为干预，帮助个人和群体掌握卫生保健知识，树立健康观念，自愿采纳有利于健康的行为和生活方式的教育活动与过程。

2. 简述健康教育的意义。

（1）实现初级卫生保健的需要。

（2）提高人群自我保健意识和能力的需要。

（3）降低医疗费用和提高效益的需要。

3. 简述护士在健康教育中的作用。

（1）为服务对象提供有关健康的信息。

（2）帮助服务对象认识影响健康的因素。

（3）帮助服务对象确定存在的健康问题。

（4）指导服务对象采纳健康的行为。

（5）开展健康教育的研究。

4. 简述健康教育的相关理论与模式。

（1）健康信念模式。

（2）知 - 信 - 行模式。

（3）健康促进模式。

（4）保健过程模式。

5. 简述健康教育的程序。

（1）评估：①评估学习者的需求和能力；②评估学习资源；③评估准备情况。

（2）设立目标：①目标应具有针对性和可行性；②目标应具体、明确、可测；③目标应以学习者为中心。

（3）制订计划：①明确实施计划的前提条件；②将计划书面化、具体化；③完善和修订计划。

（4）实施计划。

（5）效果评价。

6. 简述健康教育的内容。

（1）一般性的健康教育。

（2）特殊健康教育。

（3）卫生法规的教育。

（4）患者的健康教育。

7. 简述健康教育的方法。

（1）专题讲座法。

（2）讨论法。

（3）角色扮演法。
（4）实地参观法。
（5）示范法。
（6）个别会谈法。
（7）展示与视听法。
（8）计算机辅助教学。
（9）基于互联网的新型健康教育方法。
（10）其他健康教育方式，如报纸、书刊。

8. 简述健康教育的注意事项。

（1）注意沟通技巧。
（2）健康教育的个性化。
（3）健康教育的方式宜多样化。
（4）健康教育应注重理论与实践相结合。
（5）创造良好的学习环境和氛围。

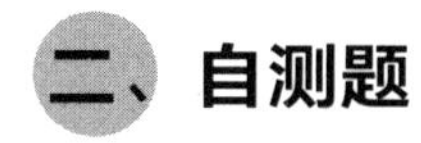

二、自测题

【选择题】

（一）A1 型题

1. 健康教育学

A. 以人类社会发展为中心
B. 以健康教育发展为中心
C. 以提高人类健康水平为中心
D. 以提高健康保健水平为中心
E. 以人类健康发展为中心

2. 实现 2000 年人人享有健康保健的基本途径是

A. 卫生宣传 B. 健康教育 C. 健康促进 D. 保健服务 E. 信念干预

3. 用于指导卫生保健人员鉴别影响人们健康决策和行为的因素，帮助制订适宜的规划、计划和行为干预措施的健康教育模式是

A. 健康信念模式 B. 保健教育过程模式 C. 健康促进模式
D. 保健系统模式 E. “知 - 信 - 行”模式

4. 提出健康促进模式的学者是

A. 霍克巴姆 B. 贝克 C. 伦斯格林 D. 诺拉·潘德 E. 恩格尔

5. 以教育、组织、法律和经济等手段干预那些对健康有害的生活方式、行为和环境，以促进健康，这一概念属于

A. 健康教育 B. 健康促进 C. 卫生宣传 D. 健康保健 E. 健康宣传

6. 从结果入手是下列哪一种健康教育模式的特点

A. 健康信念模式 B. 健康促进模式 C. 保健教育过程模式
D. 自我调节模式 E. 保健系统模式

7. **医院健康教育的目的是**

A. 宣传国家的卫生工作方针与政策

B. 提高人们的自我保健能力，保护和促进人群健康

C. 确立医务人员的权威性，以利于患者配合治疗

D. 使医院成为实施健康教育的重要阵地

E. 有利于医院职工的继续教育

8. **解决全球健康问题的新策略是**

A. 健康教育　B. 健康促进　C. 健康保健

D. 三级预防　E. 爱国卫生运动

9. **医院健康教育的主体是**

A. 医护人员教育　B. 社区健康教育　C. 患者教育

D. 专职人员教育　E. 社会性宣传教育

10. **最常用的医院健康教育方法是**

A. 讲授法　B. 角色扮演法　C. 个别会谈式教育

D. 实地参观法　E. 示教法

11. **下列哪一项<u>不符合</u>医院健康教育的原则**

A. 要保证教育内容科学、准确、翔实

B. 应在全面评估教育对象的基础上，制订具有针对性的健康教育计划

C. 要由浅入深，由简到繁，从具体到抽象，循序渐进地开展健康教育

D. 为了落实健康教育计划，必要时可采取强制手段

E. 可以运用现代技术手段，如照片、影像、动画等生动地表现教学内容

12. **专、兼职健康教育人员的健康教育培训内容<u>不包括</u>**

A. 健康教育的基本理论　B. 健康教育的基本方法

C. 促进自身健康的方法　D. 健康教育中常用的沟通技巧

E. 健康教育的传播手段

13. **住院健康教育的重点是**

A. 候诊教育　B. 健康教育处方　C. 门诊咨询教育

D. 随诊教育　E. 在院教育

14. **实施健康教育是一个连续不断的过程，下列<u>不属于</u>健康教育步骤的是**

A. 设立教育目标　B. 创建结果指标　C. 拟定教育计划

D. 实施教育计划　E. 评价教育效果

15. **影响患者学习的内在因素<u>不包括</u>**

A. 护士的沟通能力　B. 学习动机

C. 学习能力　D. 既往学习经历

E. 学习的准备程度及支持系统

16. **护士在健康教育中的作用<u>不包括</u>**

A. 为服务对象提供有关健康的信息　B. 帮助服务对象认识影响健康的因素

C. 帮助服务对象确定潜在的疾病　D. 指导服务对象采纳健康行为

E. 开展健康教育的研究

17. **护士应帮助患者提高学习的准备程度，以下错误的是**

A. 帮助减轻患者的重度焦虑情绪

B. 在制订健康教育计划时应充分考虑到患者的体能配合能力

C. 帮助患者找到绝对正确的学习方式

D. 尽量消除或减少来自患者健康状况的干扰因素

E. 综合学习对象的年龄、智力发育和认识问题的能力制订健康教育计划

18. **以下关于健康教育的目的和意义，错误的是**

A. 满足初级卫生保健的需要

B. 满足人群自我保健的需要

C. 降低医疗费用

D. 是直接治疗疾病的重要方法

E. 在预防和控制传染病及慢性病等方面起着重要的作用

19. **关于健康教育的科学性原则，说法正确的是**

A. 内容不一定要有科学依据

B. 内容应注意应用新的科学研究结果

C. 引用的数据无需考证即可使用

D. 可采用夸张手法介绍一些药品、食品和锻炼方法的效果

E. 可直接采纳网上经过多人转发的健康知识

20. **以下不属于健康教育原则的是**

A. 科学性　B. 通俗性　C. 针对性　D. 启发性　E. 先进性

21. **关于健康教育针对性原则，说法错误的是**

A. 学习者对卫生保健知识的需求大同小异

B. 在实施健康教育计划之前应全面评估学习者的学习需要

C. 在评估的基础上制订有效可行的健康教育计划

D. 根据教育目标选定不同的教育策略

E. 根据不同人群的特点采用不同的教育方法

22. **以下哪种认知不会影响人的健康信念**

A. 对疾病易感性的认知　B. 对疾病严重程度的认知

C. 对采取健康行为获益程度的认知　D. 对采取健康行为障碍的认知

E. 对疾病经济负担的认知

23. **以下不属于健康教育模式的是**

A. 健康信念模式　B. "知 - 信 - 行"模式　C. 干预认知模式

D. 健康促进模式　E. 保健过程模式

24. **关于健康教育程序，说法错误的是**

A. 在健康教育前需要评估学习者的需求和能力

B. 健康教育的目标应具有针对性和可行性

C. 计划最好书面化、具体化

D. 健康教育的程序是一个非连续的过程

E. 健康教育的评价可以是阶段性、过程性和结果性的

25. **以下不属于健康教育内容的是**

A. 一般健康内容的教育　B. 特殊健康内容的教育　C. 疾病研究的最新进展

D. 卫生法规的教育　E. 患者的健康教育

26. **以下不属于健康教育选择原则的是**

A. 目的性　B. 经济性　C. 实用性　D. 配合性　E. 稳定性

（二）A2 型题

1. **某社区医院护士计划针对育龄妇女开展乳腺自查知识与技能的健康教育活动，以健康信念模式为指导，以下哪项不属于影响育龄妇女参与此次活动的因素**

A. 主观上认为可能患病的概率　B. 对疾病严重程度的认知

C. 对于个人时间安排的计划性　D. 对采取健康行为获益程度的认知

E. 对采取健康行为障碍的认知

2. **刘某，吸烟史 10 年，近几个月来咳嗽加重，其妻子劝其戒烟，但效果甚微，求助于社区护士。以下关于护士遵循的健康教育原则说法错误的是**

A. 启发性原则：通过启发教育使刘某理解不健康行为的危害性，形成自觉的健康意识和习惯

B. 专业性原则：注意健康教育的专业化，尽量多使用专业术语

C. 针对性原则：在实施健康教育计划之前全面评估刘某的学习需要

D. 可行性原则：结合刘某的社会习俗、文化背景、经济条件进行健康教育

E. 科学性原则：实事求是，不随意夸大药品、食品和锻炼方法的效果

（三）A3/A4 型题

（1~4 题共用题干）

男，60 岁，退休在家。诊断高血压 8 年，平日不喜欢外出活动，口味较重，喜吃咸食，抽烟，不能规律服药，有头晕症状时自服药物，感觉良好时便停药。针对张某的状况，社区护士拟对其进行健康教育。

1. **为该患者进行健康教育，程序第一步应是**

A. 设立教育目标　B. 拟定教育计划　C. 实施教育计划

D. 评估学习者的学习需要　E. 评价教育效果

2. **应用健康信念模式对该患者进行健康教育，以下说法错误的是**

A. 改变患者对疾病严重程度的认知：高血压会给自己、家庭带来不良的影响

B. 改变患者对健康行为获益程度的认知：低盐、低脂饮食对降低心血管病的发生率是有用的

C. 健康信念模式由 3 个阶段、9 个基本步骤组成

D. 提高患者的自我效能：使患者相信自己有能力通过正确的方法控制高血压病情发展

E. 护士可以利用手册、计算机辅助法等方式进行健康宣教

3. **为该患者进行健康教育，以下内容错误的是**

A. 规律服药，勿自行停药　B. 戒烟　C. 限制摄入食盐量≤10g/d

D. 进行适当的体育锻炼　E. 头晕时注意防止跌倒

4. **关于高血压健康教育内容，以下正确的是**

A. 预防高血压，不与高血压患者接触

B. 合理膳食，适量运动，戒烟限酒，建议多摄入钠盐

C. 多食补品

D. 不愉快的事情闷在心里，个人自行消化

E. 保持心情稳定、乐观

（5~8 题共用题干）

男，8 个月。病史：发热 5d，体温 37.5~40℃，偶有咳嗽，患病初期精神尚好，近日嗜睡，惊厥 4 次，表现为头后仰，双目上翻，双手握拳，四肢抖动，每次 1~3min，惊厥后吃奶差，大便稀，每日 3~4 次。

5. 护士对于该患儿的家长进行健康教育时，遵循的原则不包括

A. 科学性　B. 可行性　C. 针对性　D. 启发性　E. 经济性

6. 护士进行健康教育时的注意事项，以下说法错误的是

A. 注意沟通技巧

B. 健康教育的个性化

C. 采取多样化的方式进行健康教育

D. 注重理论和实践相结合

E. 制订标准化健康教育内容，所有患者一视同仁

7. 护士对于该患儿的家长进行健康教育时，以下说法不正确的是

A. 指导家长掌握控制惊厥的措施

B. 告知家长及时控制体温是预防高热惊厥的关键

C. 为保证宣教效果，可采用夸张手法描述疾病后果

D. 教会家长物理与药物降温的方法

E. 与家长进行有效沟通，解除其焦虑和恐惧心理

8. 护士进行健康教育时，发挥的作用不包括

A. 为服务对象提供有关健康的信息

B. 帮助服务对象认识影响健康的因素

C. 帮助服务对象确定潜在的疾病

D. 指导服务对象采纳健康行为

E. 开展健康教育的研究

（四）B 型题

（1~2 题共用备选答案）

A. 在新的医学模式指导下开展针对不良生活方式的健康教育

B. 对疾病重治轻防，主要内容及手段是一般的卫生知识宣传

C. 从宏观的角度认识健康与疾病，健康教育从单纯改变个体的生活方式逐渐扩大到重视生态环境及社会文化因素对健康的影响

1. 医学阶段健康教育的特征是

2. 行为阶段健康教育的特征是

（3~4 题共用备选答案）

A. 测试不同人群的健康行为，指导实施个体及家庭的健康促进活动

B. 指导健康教育和健康促进计划或规划的制订、实施及评估

C. 指导护士宣传预防疾病的知识及方法，帮助公众形成正确的健康认知，增强其健康信念

3. 应用健康信念模式的作用是

4. 应用保健教育过程模式的作用是

【填空题】

1. 知-信-行即（　　）、态度/信念和（　　）的简称，是用来解释个体知识和信念如何影响健康行为改变的常用模式。

2. 健康教育程序是一个连续不断的过程，包括评估学习者的学习需要、（　　）、拟定教育计划、（　　）及（　　）5个步骤。

3. 在护理工作中的健康教育主要包括一般健康内容的教育、（　　）、（　　）及（　　）等方面。

4. 健康教育的中心是（　　）问题。

5. 健康教育的核心是促使个体和群体改变（　　）。

【名词解释】

1. 健康教育　　2. 自我效能　　3. 健康信念模式
4. 角色扮演法　　5. 健康教育程序

【案例分析题】

女，55岁。以2型糖尿病为诊断首次收入院，经胰岛素治疗后血糖控制平稳，医嘱带口服降糖药出院，并注意监测血糖。

出院前护士对其进行健康教育，应包括哪些内容？

参考答案

【选择题】

（一）A1型题

1. E　2. B　3. B　4. D　5. B　6. C　7. B　8. B　9. C　10. A
11. D　12. C　13. E　14. B　15. A　16. C　17. C　18. D　19. B　20. E
21. A　22. E　23. C　24. D　25. C　26. B

（二）A2型题

1. C　2. B

（三）A3/A4型题

1. D　2. C　3. C　4. E　5. E　6. E　7. C　8. C

（四）B型题

1. B　2. A　3. C　4. B

【填空题】

1. 知识、行为
2. 设立教育目标、实施教育计划、评价教育效果
3. 特殊健康内容的教育、卫生法规的教育、患者的健康教育
4. 行为
5. 不健康的生活方式

【名词解释】

1. **健康教育**：是借助多学科的理论和方法，通过信息传播和行为干预，帮助个人和群体掌握卫生保健知识，树立健康观念，自愿采纳有利于健康的行为和生活方式的教育活动与过程。

2. **自我效能**：指一个人在特定情境中从事某种行为并取得预期结果的能力，是个体自己对自我有关能力的感觉。

3. **健康信念模式**：是解释或预测个人信念如何影响行为改变的常用模式，尤其适用于分析依从性行为的影响因素和健康教育的实施。

4. **角色扮演法**：是一种通过行为模仿或行为替代来影响个体心理过程的方法。

5. **健康教育程序**：健康教育是一项系统工程，是一个连续不断的过程，包括评估学习者的学习需要，设立教育目标，拟定教育计划，实施教育计划及评价教育效果五个步骤。

【案例分析题】

出院前护士对其进行健康教育，应包括哪些内容？

1. 一般性健康教育：个人卫生、合理营养与平衡膳食、疾病防治知识及精神心理卫生知识。

2. 特殊健康教育：中老年预防保健知识。

3. 延续及居家自我护理健康教育：出院前向患者和家属指导如何继续巩固治疗、预防复发和定期检查。

第七节　护理科研

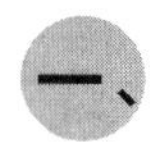

一、基本理论与知识要点

1. 简述护理研究的概念。

护理研究是通过系统的科学探究，解释护理现象的本质，探索护理活动的规律，产生新的护理思想和知识，以直接或间接地指导护理实践，为护理决策提供有价值的证据，提升护理学科重要性的系统过程。

2. 简述护理研究的特殊性。

研究对象的复杂性、测量指标的不稳定、伦理要求：不增加患者的任何痛苦，也不能因为研究延误患者的治疗或增加患者的医疗开支。

3. 简述护理研究的重要性。

护理研究是专业化和学科发展的需要，是持续提高护理工作质量的需要，可以为管理决策提供依据，也是培养护理人才的需要。

4. 如何识别不同性质的研究变量？

（1）变量的概念：指研究对象所具备的特征或属性，是研究所要解释、探讨、描述或检验的因素。

（2）变量的种类：按变量在研究中的作用分为自变量、因变量、外变量；按变量的性质分为数值变量、分类变量。

5. 简述科研设计的类型。

（1）按研究性质：分为量性研究、质性研究和混合性研究。

（2）按研究设计：分为描述性研究、相关性研究、类实验性研究和实验性研究。

（3）按研究时间：分为回顾性研究和前瞻性研究。

6. 简述量性研究的基本步骤。

（1）形成问题阶段。

（2）设计计划阶段。

（3）实施阶段。

（4）分析阶段。

（5）传播阶段。

7. 简述质性研究的基本步骤。

（1）概念化和计划阶段。

（2）研究执行阶段。

（3）研究发现传播阶段。

8. 简述研究中的伦理原则。

（1）有益的原则。

（2）尊重人的尊严的原则：自主决定权、隐私权、匿名权和保密权。

（3）公正的原则：①公平选择研究对象；②公平对待研究对象。

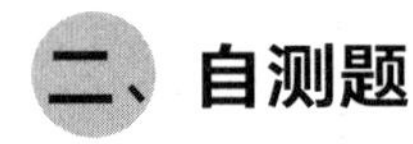

自测题

【选择题】

（一）A1 型题

1. 以下对护理研究的描述不正确的是

A. 从实践中发现需要研究的护理问题

B. 通过科学方法系统地研究或评价该护理问题

C. 直接或间接地用以指导护理实践的过程

D. 通过研究改进护理工作，提高对患者的护理水平

E. 对医疗新技术的开展有直接的指导作用

2. 关于科研选题错误的是

A. 选择对临床有指导意义和创新内容的问题进行研究

B. 选题范围不可太大，涉及面过大则不易深

C. 研究问题的可行性

D. 研究内容尽量完全重复别人的工作

E. 最好结合自己熟悉的专业选题

3. **护理研究中设立对照的类型很多，以下不正确的是**

A. 组间对照　B. 自身对照　C. 历史性对照
D. 交叉设计对照　E. 远程控制对照

4. **某护士对本科室的患者进行调查，即选择最容易找到的人作为研究对象，请问她用的是什么抽样方法**

A. 配额抽样　B. 滚雪球抽样　C. 方便抽样　D. 分层抽样　E. 系统抽样

5. **血压、体重、身高、肺活量等属于**

A. 计量资料　B. 等级资料　C. 计数资料　D. 随机资料　E. 抽样资料

6. **护理科研论文的摘要书写不包括**

A. 目的　B. 病例介绍　C. 结果　D. 结论　E. 方法

7. **对个案研究描述不正确的是**

A. 针对事先设计的护理的资料进行研究　B. 了解资料的内涵
C. 探讨未知领域　D. 对新措施、新理论进行深入分析
E. 写出论文的过程

8. **选题确立后，问题陈述的内容除叙述研究问题背景外，还应包括**

A. 问题来源　B. 预期目的　C. 科研设计　D. 观察指标　E. 参考文献

9. **研究问题的陈述内容可用以指导**

A. 收集资料　B. 科研设计　C. 统计学分析　D. 撰写论文　E. 文献查询

10. **研究结果的价值关键在于立题要**

A. 有吸引力　B. 有深度　C. 有新意　D. 有实践　E. 有结果

11. **试验性研究和非试验性研究是按下列哪项分类的**

A. 研究设计内容　B. 研究性质　C. 研究目的
D. 研究对象　E. 研究结果

12. **类试验性研究必须具备的内容是**

A. 随机分组　B. 随机取样　C. 干预　D. 设对照组　E. 结局指标

13. **在观察法中，研究者的哪一类观察者的角色最易触犯伦理问题**

A. 完全的参与者　B. 完全的观察者　C. 观察的参与者
D. 参与的观察者　E. 均不易触犯

14. **评价研究方法和结果时，主要是评价其**

A. 先进性　B. 实用性　C. 科学性　D. 可行性　E. 合理性

15. **科研论文题目书写的基本要求不包括**

A. 文题与内容相符　B. 文题要醒目准确　C. 艺术夸张使其富吸引力
D. 一般不超过 20 字为宜　E. 文题尽量不加标点符号

16. **书写摘要的内容不包括下列哪项**

A. 目的　B. 方法　C. 引文　D. 结果　E. 结论

17. **护理论文正文按四段式书写的内容不包括**

A. 前言　B. 摘要　C. 材料与方法　D. 结果　E. 讨论与分析

18. **随自变量改变的影响而改变的因素为**

A. 外变量　B. 混杂变量　C. 干扰变量　D. 控制变量　E. 因变量

19. **下列属于零次文献的是**

A. 书信 B. 年鉴 C. 期刊论文 D. 进展 E. 图书

20. **下列统计学指标<u>不是</u>描述计数资料的是**

A. 构成比 B. 百分率 C. 均数 D. 率 E. 比例

21. **下列哪一种分组方法属于数量分组**

A. 按婚姻状况分组 B. 按疾病类别分组 C. 按年龄大小分组
D. 按工作满意度分组 E. 按疼痛程度分组

22. **下列可列入参考文献的资料是**

A. 会议资料 B. 内部资料 C. 文摘 D. 期刊论文 E. 刊物

23. **<u>不属于</u>概率抽样的方法是**

A. 单纯随机抽样 B. 系统抽样 C. 整群抽样
D. 分层抽样 E. 目的抽样

24. **利用总数文献后面附有的参考文献进行文献查找的方法称为**

A. 倒查法 B. 分段 C. 抽查法 D. 追溯法 E. 顺差法

25. **问卷调查法的缺点是**

A. 受主观因素干扰 B. 样本弹性大
C. 因侵犯隐私而引起伦理问题 D. 方便
E. 省时

（二）A2 型题

1. **研究糖尿病患者的自我护理能力，组成该总体的糖尿病患者为**

A. 有限总体 B. 无限总体 C. 个体 D. 层 E. 样本

2. **护士对本科室的糖尿病患者进行调查，即选择最容易找到的人作为研究对象，请问她用的是什么抽样方法**

A. 配额抽样 B. 滚雪球抽样 C. 方便抽样 D. 分层抽样 E. 系统抽样

3. **某医院护理部拟从该院内、外、妇、儿病房中随机抽取出 100 份已完成的护理病历进行分析，以发现病历书写中的问题，为更好地完善护理病历的书写提供依据。此科研设计的类型为**

A. 前瞻性研究 B. 实验性研究 C. 量性研究 D. 回顾性研究 E. 评价性研究

（三）A3/A4 型题

（1~3 题共用题干）

对 120 例原发高血压患者进行健康教育。采用随机分组法，将高血压患者分为实验组、对照组各 60 例。教育前后对两组患者采用高血压知识问卷调查患者的知识水平。

1. **本研究采用的科研设计类型是**

A. 前瞻性研究 B. 实验性研究 C. 量性研究 D. 回顾性研究 E. 评价性研究

2. **采用的资料收集方法是**

A. 自陈式法中的问卷调查法 B. 自陈式法中的量表调研法 C. 观察法
D. 生物医学测量法 E. 实验测量法

3. **为推断健康教育项目对提高患者有关高血压知识是否有效适合的统计方法是**

A. 配对 t 检验 B. 均数与标准差 C. 相关性分析
D. 方差分析 E. 秩和检验

（4~8 题共用题干）

为了探讨社会支持和应对方式对维持性血液透析患者生存质量的影响，采用生存质量测定量表简表、领悟社会支持量表及医学应对问卷对 60 例维持性血液透析患者进行问卷调查。

4. 本研究采用的科研设计类型是

A. 前瞻性研究　B. 非实验性研究　C. 量性研究
D. 回顾性研究　E. 评价性研究

5. 主要研究变量最准确的是

A. 社会支持与生存质量　B. 生理与心理　C. 心理与社会
D. 应对方式与社会支持　E. 透析患者

6. 采用的资料收集方法是

A. 自陈式法中的问卷调查法　B. 自陈式法中的量表调研法
C. 观察法　D. 生物医学测量法
E. 实验测量法

7. 本研究推断社会支持与生存质量关系的统计方法是

A. 均数与标准差　B. 标准差　C. 相关性分析
D. t 检验　E. 秩和检验

8. 该研究中的自变量最准确的是

A. 社会支持　B. 生存质量　C. 心理因素
D. 生理因素　E. 环境因素

（四）B 型题

（1~4 题共用备选答案）

A. 类实验性研究　B. 实验性研究　C. 质性研究
D. 队列研究　E. 相关性研究

1. 个案研究属于

2. 解释研究变量因果关系最强的是

3. “糖尿病自理能力与生活质量相关性”研究设计属于

4. 选取 1 个班级，比较实施 PBL 前后教学成绩的变化属于

【填空题】

1. 科研设计的主要内容包括（　　）、设立对照组、（　　）、观察指标、（　　）。

2. 对已确立的研究问题，提出一个预期结果或暂时的答案，称为（　　）。

3. 研究者依据自己的专业知识、经验以及对调查总体的了解，有意识地选择某些研究对象的方法称为（　　）抽样。

4. 量性研究具有一定的（　　）和代表性。

5. 外变量是指某些能干扰（　　）的因素。

6. 设对照组的目的是排除与研究无关的干扰因素的影响，使结果具有（　　）。

7. 样本指标与总体指标的相差称为（　　）。

8. 信度的三个主要特征是稳定性、（　　）和等同性。

【名词解释】

1. 实验性研究　　2. 样本　　3. 资料收集
4. 护理研究　　5. 科学不端行为

【案例分析题】

某课题的名称为“颈前冰敷预防甲状腺术后颈部肿胀的临床观察”。**请根据所给题目，指出研究应如何选择研究对象及为达到研究目的应采用的分组方法并解释。**

参考答案

【选择题】

（一）A1 型题

1. E　2. D　3. E　4. C　5. A　6. B　7. A　8. B　9. B　10. C
11. A　12. C　13. B　14. C　15. C　16. C　17. B　18. E　19. A　20. C
21. C　22. D　23. E　24. D　25. A

（二）A2 型题

1. B　2. C　3. D

（三）A3/A4 型题

1. B　2. A　3. A　4. B　5. A　6. A　7. C　8. A

（四）B 型题

1. C　2. B　3. E　4. A

【填空题】

1. 确定研究对象、随机分组、确认变量
2. 假设
3. 目的
4. 客观性
5. 研究结果
6. 可比性
7. 抽样误差
8. 内在一致性

【名词解释】

1. **实验性研究**：是人们根据科学认识的目的，运用实验仪器和设备等物质手段，主动干预或控制研究对象，在典型环境中或特定条件下对它加以考察的一种研究方法。

2. **样本**：按一定的方法从总体中随机抽取的部分观察单位。选择样本的过程称为抽样。

3. **资料收集**：是研究步骤中最具挑战的环节之一，是通过周密设计后通过不同方法从研究对象处获得资料的过程。

4. **护理研究**：通过系统的科学探究，解释护理现象的本质，探索护理活动的规律，产生新的护理思想和知识，以直接或间接地指导护理实践为护理决策提供有价值的证据，提升护理学科重要性的系统过程。

5. **科学不端行为**：是指研究和学术领域内的各种编造、作假、剽窃和其他违背科学共同体公认道德的行为。

【案例分析题】

请根据所给题目，指出研究应如何选择研究对象及为达到研究目的应采用的分组方法并解释。

选取甲状腺单纯切除术患者随机分为两组，观察组术后颈部冰敷，对照组不进行冰敷，然后观察两组患者术后颈部肿胀发生的情况。选择甲状腺单纯切除术患者，可以排除其他疾病对试验效果的影响。采取随机分组，可以排除干扰因素，减少偏差，使两组患者具有可比性。

第八节　安宁疗护

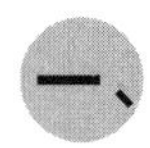

一、基本理论与知识要点

1. 简述安宁疗护的概念。

安宁疗护是以临终患者和家属为中心，以多学科协作模式进行的实践，主要内容包括疼痛及其他症状控制、舒适照护、心理和精神及社会支持。

2. 简述希望的特征。

情感性、认知性、行为性、依附性、时空性、情景性。

3. 简述安宁疗护的内容。

安宁疗护指由服务人员为临终患者和家属提供包括姑息治疗、临终护理、心理咨询、死亡教育、精神和社会支持、居丧照护等多学科、多方面的综合性照顾。

4. 患者临终期症状有哪些？

疼痛、呼吸困难、咯血、水肿、发热、畏食/食欲缺乏、谵妄。

5. 临终患者家属常见的心理问题有哪些？

焦虑、愤怒、恐惧和悲伤。

6. 对临终患者家属的心理护理措施有哪些？

（1）重视需求，鼓励表达。

（2）适时提供与病情及照护的相关信息。

（3）允许家属主动参与临终患者的照护工作。

（4）营造家庭温暖。

（5）进行死亡教育。

7. 什么是生前预嘱？

生前预嘱是指人们事先，也就是在健康或意识清楚时签署的，说明在不可治愈的伤病末期或临终时要或不要哪种医疗护理的指示文件。

二、自测题

【选择题】

(一) A1 型题

1. 目前医学界逐渐开始以哪一项作为死亡的标准

A. 脑死亡　B. 心脏停搏　C. 呼吸停止
D. 各种反射消失　E. 瞳孔散大

2. 濒死期的表现下列哪一项是错误的

A. 意识模糊或丧失　B. 各种反射消失　C. 肌张力减弱或消失
D. 心搏减弱　E. 血压下降

3. 关于濒死期的陈述错误的是

A. 此期的主要特点是中枢神经系统脑干以上部位功能处于深度抑制状态
B. 机体各系统功能严重障碍
C. 此期持续时间长短与机体状况及死因有关
D. 此期不可逆
E. 是死亡的开始阶段

4. 关于临床死亡期的陈述不正确的是

A. 心脏停搏　B. 呼吸停止　C. 瞳孔散大
D. 各种反射消失　E. 此期整个机体已不可能复苏

5. 关于生物学死亡期的陈述不正确的是

A. 机体各器官的代谢活动相继停止　B. 是死亡的最后阶段
C. 心搏、呼吸完全停止　D. 可出现尸体现象
E. 此期仍有复苏的可能

6. 临床死亡期的特征为

A. 血压、脉搏测不到　B. 心脏停搏、血压测不到
C. 呼吸停止、心脏停搏、反射性反应消失　D. 呼吸停止、反射性反应消失
E. 呼吸停止、瞳孔散大

7. 我国第一所安宁疗护研究中心成立于

A. 1987 年 7 月　B. 1987 年 10 月　C. 1988 年 7 月
D. 1988 年 10 月　E. 1990 年 7 月

8. 关于安宁疗护的原则，错误的是

A. 照护为主的原则　B. 减轻痛苦的原则　C. 满足心理需要的原则
D. 人道主义原则　E. 延长生存时间原则

9. 关于安宁疗护的理念正确的是

A. 以治愈为主　B. 延长生存时间
C. 允许患者保留原有的生活方式　D. 允许患者参与医护方案的制订
E. 注重临终患者家属的心理支持

10. **临终患者最后消失的感觉是**

A. 视觉　B. 听觉　C. 触觉　D. 嗅觉　E. 味觉

11. **患者疾病至临终时，最早可能出现的心理反应是**

A. 否认　B. 愤怒　C. 抑郁　D. 接受　E. 协议

12. **自杀想法易产生在临终阶段的**

A. 否认期　B. 愤怒期　C. 抑郁期　D. 接受期　E. 协议期

13. **下列不符合协议期临终患者表现的是**

A. 患者的愤怒逐渐消退
B. 患者很和善、合作
C. 患者有侥幸心理，希望是误诊
D. 患者认为做善事可以逃避死亡
E. 患者开始接受自己患不治之症的事实

14. **临终患者心理反应的 5 个阶段，依次顺序为**

A. 否认期、忧郁期、协议期、愤怒期、接受期
B. 否认期、协议期、愤怒期、忧郁期、接受期
C. 否认期、愤怒期、协议期、忧郁期、接受期
D. 协议期、否认期、愤怒期、忧郁期、接受期
E. 忧郁期、愤怒期、否认期、协议期、接受期

15. **濒死期患者主要护理措施是**

A. 结束一切处理
B. 通知住院处结账
C. 准备尸体料理
D. 争分夺秒地抢救
E. 安慰患者与家属

16. **安宁疗护的内容不包括**

A. 控制疼痛
B. 健康教育
C. 给临终患者和家属提供心理支持
D. 为死者家属提供帮助
E. 维护临终者尊严

17. **有关安宁疗护的论述，不正确的是**

A. 安宁疗护的对象是临终患者和家属
B. 重点是尊重生命的尊严及临终者的权利
C. 帮助临终者家属有效地应对失落反应
D. 使患者感到舒适并获得支持
E. 安宁疗护的所有措施均需要考虑其经济利益和社会利益

18. **临终患者的护理原则，不包括**

A. 治疗一般以解除或减少患者的痛苦为主
B. 以保证生命质量为主
C. 至死保持其尊严
D. 尽量满足患者的饮食习惯及嗜好
E. 在应用镇痛药时应考虑其成瘾性和依赖性

19. **对临终患者的护理措施，不正确的是**

A. 尽量满足患者的意愿
B. 理解患者，倾听其诉说
C. 对患者的攻击性行为应能理解接受
D. 注意语言交流和非语言交流并用
E. 对患者否认期的行为应耐心纠正

20. 对临终患者进行安宁疗护，下列说法不正确的是

A. 疼痛的控制　B. 情绪的支持　C. 家属的心理指导
D. 应用化疗药物治疗　E. 全方位照护

21. 关于安宁疗护的目的，下列说法不正确的是

A. 认识死亡是一种自然过程　B. 处于舒适、安宁状态
C. 提高生命质量　D. 延长生命
E. 接受死亡

22. 属于生物学死亡期的特征是

A. 呼吸停止　B. 心脏停搏　C. 瞳孔缩小
D. 出现尸冷　E. 各种反射消失

23. 脑死亡的判断标准，下列说法错误的是

A. 无感受性和反应性　B. 无运动、无呼吸　C. 无反射
D. 脑电波平直　E. 无心搏

（二）A2 型题

1. 张某，患晚期肝癌，表现正常，情绪、活动与常人无异，此期患者的心理反应可能属于

A. 否认　B. 愤怒　C. 忧郁　D. 接受　E. 协议

2. 患者张某，向医生提出“要让我再多活 1 年，我就可以看到我的女儿上大学了”，这种心理处于临终阶段的

A. 否认期　B. 愤怒期　C. 忧郁期　D. 接受期　E. 协议期

3. 患者李某，女性，患乳腺癌晚期，患者常独自一人坐在床上哭泣，不愿与医护人员、家属交谈。该患者的心理反应处于

A. 否认期　B. 愤怒期　C. 忧郁期　D. 接受期　E. 协议期

4. 男，79 岁。晚期肝癌，治疗效果不佳，肝区疼痛剧烈、腹水、呼吸困难，患者感到痛苦、悲哀，有轻生念头。患者心理反应处于

A. 否认期　B. 愤怒期　C. 忧郁期
D. 接受期　E. 协议期

5. 患者魏某，昏迷 3d，眼睑不能闭合，眼部护理首选措施

A. 按摩双眼睑　B. 热敷眼部　C. 消毒纱布遮盖
D. 滴眼药水　E. 盖凡士林纱布

（三）A3/A4 型题

（1~3 题共用题干）

患者林某，医生诊断是肺癌，但患者极力否认，拒绝接受此事实，认为是医生诊断错误，要求到其他医院重新检查。

1. 此期患者的心理反应属于

A. 否认期　B. 愤怒期　C. 抑郁期　D. 接受期　E. 协议期

2. 给患者采取的护理措施，正确的是

A. 直接告诉患者诊断是正确的　B. 告诉患者明确诊断不是肺癌，一定能治愈
C. 注意医护人员对患者病情的言行一致性　D. 可让患者独处，给患者思考的机会
E. 在患者面前绝对不要讨论死亡

3. **安宁疗护的原则不包括**

A. 以照护为主：提供全面照护，提高患者的生命质量

B. 全方位照护：包括对临终患者（不包括家属）生理、心理、社会等方面的全面照护与关心

C. 人道主义原则：对临终患者提供更多的爱心、关怀、同情与理解

D. 适度治疗原则：保存生命、解除痛苦及无痛苦的死亡

E. 社会化原则：动员全社会关心、了解、参与和建设安宁疗护事业

（4~6 题共用题干）

死者家属李某，其儿子因一氧化碳中毒突然死亡，家属不承认已死亡的事实，要求医生进一步进行高压氧治疗。

4. **此家属的心理反应属于**

A. 震惊与不相信　B. 觉察　C. 恢复期

D. 释怀　E. 以上均不对

5. **影响家属调适的因素不包括**

A. 对死者的依赖程度　B. 病程的长短

C. 死者的年龄与家人的年龄　D. 死者的性别

E. 失去亲人后的生活改变

6. **对家属采取的护理措施不包括**

A. 做好尸体护理　B. 允许家属一直否认下去

C. 给予心理疏导，提供精神支持　D. 尽量提供生活指导和建议

E. 对家属进行随访

（7~8 题共用题干）

男，75 岁。因脑出血处于昏迷状态，无反应，肌张力丧失，心搏减弱，血压降低，呼吸微弱。

7. **此时患者属于**

A. 濒死期　B. 愤怒期　C. 临床死亡期

D. 接受期　E. 生物学死亡期

8. **此时，以下护理措施不恰当的是**

A. 安排舒适的环境　B. 满足生理需要，解除生理病痛

C. 运用治疗性沟通技巧　D. 积极动员其社会支持系统

E. 支持患者的家属

（四）B 型题

（1~4 题共用备选答案）

A. 否认期　B. 愤怒期　C. 协议期　D. 忧郁期　E. 接受期

1. **患者极力否认、拒绝接受事实，认为是医生诊断有误，属于**
2. **患者表现为生气、愤怒，以发泄内心的不满、苦闷与无奈，属于**
3. **患者变得和善，对自己的病情抱有希望，努力配合治疗和护理，属于**
4. **患者出现消极、沮丧、失落、抑郁等心理反应，属于**

【填空题】

1. **安宁疗护是以（　　）和（　　）为中心，以多学科协作模式进行的实践，主要内容包括**

(　　)和其他症状控制、舒适照护、心理和精神及社会支持。

2. 希望的特征:情感性、(　　)、(　　)、依附性、时空性、情景性。

3. 按照丧失的心理类型可划分为以下 3 类:(　　)、(　　)、(　　)。

4. 安宁疗护是由安宁疗护服务人员为临终患者和家属提供包括(　　)、(　　)、心理咨询、死亡教育、精神和社会支持、居丧照护等多学科、多方面的综合性照顾。

【名词解释】

1. 失望　　**2. 丧失**　　**3. 悲哀**

4. 安宁疗护　　**5. 姑息护理**

【案例分析题】

男,77 岁,农民。因肺癌入院治疗。入院进一步检查发现已扩散至身体其他部位,医生告诉患者和家属采取放疗和化疗相结合的方法也只能延长几个月生命,要家属随时做好准备,王某为了不想拖累家人,几次企图拔管自杀。**针对患者的心理特点,医务人员应采取哪些护理措施?**

参考答案

【选择题】

(一) A1 型题

1. A　2. B　3. D　4. E　5. E　6. C　7. C　8. E　9. E　10. B
11. A　12. C　13. C　14. C　15. D　16. B　17. E　18. E　19. E　20. D
21. D　22. D　23. E

(二) A2 型题

1. D　2. E　3. C　4. C　5. E

(三) A3/A4 型题

1. A　2. C　3. B　4. A　5. D　6. B　7. A　8. C

(四) B 型题

1. A　2. B　3. C　4. D

【填空题】

1. 临终患者、家属、疼痛
2. 认知性、行为性
3. 存在性丧失、感知性丧失、预期性丧失
4. 姑息治疗、临终护理

【名词解释】

1. 失望:是希望的负向极端,是指个体内心对想要达到的某种目的失去信心,感到没有希望或因为希望未实现而感到不愉快的一种心理体验。

2. 丧失:是指个体曾经所拥有的有价值的或重要的人、物或其他事物被剥夺、丢失或改变。

3. 悲哀:是指个体面对丧失所产生的情感反应。这种反应通常表现为个体行为上难以抑制的

哭泣、极度焦虑、不安、不思饮食、失眠等。

4. **安宁疗护**：又称为善终服务、安宁服务，是一种为临终患者在生命的最后阶段所提供的特殊服务，包括医疗、护理和其他健康服务。

5. **姑息护理**：是患者和家属面对死亡威胁时提高生活质量的方法，通过早期识别、评估和处理疼痛与其他症状来预防和缓解其带来的生理、心理和精神问题。

【案例分析题】

针对患者的心理特点，医务人员应该采取哪些护理措施？

（1）为其安排舒适的环境。

（2）满足患者生理需要，解除生理病痛。

（3）关注心理社会需要，提供情感支持。

（4）决定是否需要临终的抢救措施。

（5）支持患者的家属。

第九节　护理工作中的法律问题

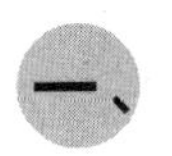

一、基本理论与知识要点

1. 试述法律的概念。

法律是由国家制定，靠国家强制力保证实施，对全体社会成员具有普遍约束力的一种特殊行为规范。

2. 简述医疗事故的概念。

医疗事故是指医疗机构及其医务人员在医疗活动中，违反医疗卫生管理法律、行政法规、部门规章和诊疗护理规范、常规，过失造成患者人身损害的事故。

3. 试述护理法的概念。

护理法是国家通过立法程序制定的有关护士从业资格、权利义务、执业责任和行为规范的法律，对护理工作有约束、监督和指导的作用。

4. 试述护理工作中的法律责任。

（1）及时、正确处理及执行医嘱。

（2）实施护理措施。

（3）书写护理记录。

（4）麻醉药品及物品管理。

（5）患者入院与出院管理。

（6）患者死亡及有关问题的处理。遗嘱是患者死亡前的最后嘱托。如果护士作为遗嘱的见证人，应注意以下几点：①应有 2~3 个人见证；②见证人必须听到或看到，并记录患者遗嘱的内容；③见证人必须当场签字，证明遗嘱是该患者的；④遗嘱的形式包括公证遗嘱、自书遗嘱、代书遗嘱、录音遗嘱、口头遗嘱等；⑤注意患者立遗嘱时意识完全清醒，有良好的判断和决策能力；⑥护士是遗嘱的受益人时，患者立遗嘱时应回避，不能作为见证人，否则易产生道德和法律上的争端。

5. 试述护理工作中法律问题的防范措施。

（1）强化法制观念。

（2）加强护理管理。

（3）规范护理行为。

（4）建立良好护患关系。

（5）促进信息沟通。

（6）做好护理记录。

（7）参加职业保险。

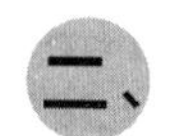

二、自测题

【选择题】

（一）A1 型题

1. 法的本质是

A. 全社会的意志　B. 统治者的意志　C. 统治阶级的意志　D. 上升为国家意志的统治阶级的意志　E. 管理者的意志

2. 我国第一个全国性的关于医疗事故处理问题的行政法规颁布于

A. 1987 年　B. 1980 年　C. 1989 年　D. 1992 年　E. 1994 年

3. 下列选项中不属于行政处分的有

A. 记过　B. 警告　C. 撤职　D. 开除留用　E. 拘留

4. 1919 年率先颁布护理法的是

A. 英国　B. 荷兰　C. 美国　D. 波兰　E. 日本

5.《中华人民共和国护士管理办法》开始实施的时间是

A. 1992 年　B. 1993 年　C. 1994 年　D. 1990 年　E. 1991 年

6. 护士对患者提出安乐死的要求应采取的做法是

A. 有医嘱时可以执行　B. 不应该实施　C. 患者要求时可以实施　D. 家属要求时可以实施　E. 护士认为对患者有帮助时可以执行

7. 行政法律关系属于

A. 绝对法律关系　B. 相对法律关系　C. 调整型法律关系　D. 平权型法律关系　E. 隶属型法律关系

8. 根据法律的效力、内容和制定程序的不同而划分，法律可分为

A. 国内法与国际法　B. 根本法与普通法　C. 一般法与特别法　D. 实体法与程序法　E. 成文法与不成文法

9. **根据适用范围，法律可分为**

A. 国内法与国际法　B. 根本法与普通法　C. 一般法与特别法

D. 实体法与程序法　E. 成文法与不成文法

10. **法律制裁<u>不包括</u>**

A. 刑事制裁　B. 民事制裁　C. 行政制裁　D. 违宪制裁　E. 社会制裁

11. **根据违法行为的性质、情节、动机和社会危害程度的不同，卫生法律责任可分为**

A. 行政责任、民事责任、刑事责任

B. 民事责任、刑事责任

C. 行政责任、民事责任

D. 行政责任、刑事责任

E. 行政责任、民事责任、刑事责任、社会责任

12. **卫生法的基本原则，<u>不包括</u>**

A. 卫生保护原则　B. 预防为主原则　C. 保护社会健康原则

D. 开放原则　E. 患者权利自主原则

13. **发生重大过失行为的，导致患者死亡或可能二级以上的医疗事故或导致 3 人以上人身损害后果等情形，医疗机构应当在多长时间内向所在地卫生行政部门报告**

A. 2h　B. 6h　C. 12h　D. 24h　E. 48h

14. **医疗卫生机构及其工作人员或从事与卫生事业有关的企事业单位工作人员或公民，违反卫生法中有关卫生行政管理方面的规范，尚未构成犯罪所应承担的法律后果是**

A. 刑事责任　B. 行政责任　C. 民事责任　D. 社会责任　E. 刑事犯罪

15. **我国刑法对违反卫生法的行为所应承担的刑事责任<u>不包括</u>**

A. 侵害公民财产　B. 医疗事故罪　C. 妨害传染病防治罪

D. 非法组织卖血罪　E. 非法行医罪

16. **造成患者死亡、重度残疾的，属于哪一级医疗事故**

A. 非医疗事故　B. 一级医疗事故　C. 二级医疗事故

D. 三级医疗事故　E. 四级医疗事故

17. **造成患者中度残疾、器官组织损伤导致严重功能障碍，属于**

A. 非医疗事故　B. 一级医疗事故　C. 二级医疗事故

D. 三级医疗事故　E. 四级医疗事故

18. **造成患者双足缺失或部分肌肉瘫痪，属于**

A. 非医疗事故　B. 一级医疗事故　C. 二级医疗事故

D. 三级医疗事故　E. 四级医疗事故

19. **拔除健康恒牙，属于**

A. 非医疗事故　B. 一级医疗事故　C. 二级医疗事故

D. 三级医疗事故　E. 四级医疗事故

20. **疑似输液、输血、注射、药物等引起不良后果的，由谁对现场实物进行封存和启封，由谁保存封存现场实物**

A. 医患双方；医疗机构　B. 医护双方；患者　C. 医患双方；患者

D. 医患双方；法律部门　E. 医护双方；法律部门

21. 以下关于护理记录的说法，错误的是

A. 是护士针对患者所进行的一系列护理活动的真实反映

B. 是医生观察诊疗效果、调整治疗方案的重要依据

C. 是衡量护理质量高低的重要资料

D. 在出现医疗纠纷时，原始记录将成为法律证据

E. 医院可根据需要涂改或销毁护理记录

22. 因抢救患者，未能及时书写病历的，在抢救结束后及时补记，正确的时间是

A. 2h 内　B. 4h 内　C. 6h 内　D. 12h 内　E. 24h 内

23. 护士执业应取得

A. 护士执业证书　B. 医生执业证书　C. 护理执业证书

D. 护士资格证书　E. 护士职业证书

24. 护士发现医生医嘱可能存在错误，但仍然执行医嘱，对患者造成严重后果，该后果的法律责任承担者是

A. 开医嘱的医生　B. 执行医嘱的护士

C. 医生和护士共同承担　D. 医生和护士无需承担责任

E. 医院承担

25. 医疗事故的违法性是指行为人在诊疗护理中违反了

A. 法律　B. 行政法规　C. 技术操作流程

D. 和院方的约定　E. 和患者的约定

（二）A2 型题

1. 患者病情危重，但患者和家属执意要求出院，护士应

A. 本着救死扶伤的原则强制留住患者继续治疗

B. 按患者和家属意愿同意其出院

C. 让患者或其法定监护人在自动出院一栏上签字

D. 报告司法部门

E. 报告卫生部门

2. 某护士由于经验不足，误将一名患者的青霉素皮试阳性结果判断为阴性，造成患者出现过敏性休克，属于

A. 医疗意外　B. 责任事故　C. 医疗差错

D. 技术事故　E. 该护士没有责任

3. 某护士在执行医嘱时，对医嘱内容有怀疑时，正确的做法是

A. 拒绝执行

B. 自行改为正确后再执行

C. 向开医嘱的医生询问，证实医嘱的准确性后再执行

D. 遵医嘱执行

E. 明知医嘱有错不提出质疑，也不执行

（三）A3/A4 型题

（1~3 题共用题干）

梁女士到某医院做无痛人工流产手术。手术中，医院组织了八九名医学院的实习生进行教学

观摩。这些实习生进出手术室时，在门口等待的家属初某就此向值班医生提出质疑，医生说已经征得梁女士的同意。手术结束后，初某向梁女士核实，梁女士当即表示没有同意安排实习医生观摩手术过程。

1. 此事件中医院的行为侵害了患者的什么权利

A. 知情同意权　B. 生命健康权　C. 名誉权
D. 医疗自主权　E. 保密权

2. 以下关于避免这些错误发生的措施，<u>错误</u>的是

A. 强化法治观念　B. 规范护理操作行为　C. 与患者良好沟通
D. 隐瞒行为　E. 建立良好行医环境

3. 上述情况属于

A. 无意侵权　B. 欺骗　C. 侵犯患者身体或隐私
D. 诽谤　E. 威胁

（4~5 题共用题干）

值班护士错把 10 床李某的餐前胰岛素给 11 床张某注射了，发现错误后护士立即报告值班医生，并向护士长、科主任汇报了这件事。同时严密观察病情，做好善后的解释工作。经过几小时的严密观察和处理，患者的病情稳定，未造成不良影响，也未引起医疗纠纷。

4. 该护士存在什么过失

A. 诊疗行为存在过失并造成损害结果　B. 虽有诊疗过失但未造成损害结果
C. 不存在诊疗过失但确有损害结果　D. 与诊疗行为本身无关的其他损害
E. 无法预料的不良后果

5. 当事护士为避免这场医疗纠纷发生采取了以下措施，<u>不包括</u>

A. 立即报告　B. 沟通解释　C. 隐瞒未报　D. 积极处理　E. 病情观察

（6~7 题共用题干）

女，83 岁。8 月 1 日，嗜睡 1d 入院，入院诊断类风湿关节炎，嗜睡原因待查。入院后给予一级护理、预防压力性损伤护理等。但入院后近 23h 内，医院未执行一级护理和预防压力性损伤护理。8 月 4 日，张某骶尾部出现压力性损伤，医院仍未对此采取正确的治疗护理措施，张某病情不断加重。8 月 15 日，在患者压力性损伤病情没有好转的情况下医院为患者办理了出院手续。回家后患者骶尾部溃疡面加大、有脓性液体渗出，于 9 月 6 日再次入住该医院骨科，入院诊断：腰骶部压力性损伤并感染。9 月 25 日，患者出院。出院诊断：腰骶部压力性损伤并感染、尿路感染、低蛋白血症。

6. 该医院对张某的护理工作存在哪些过错

A. 患者入院后 23h 无翻身护理
B. 住院期间基础护理不当
C. 多天未给予预防及护理压力性损伤的措施，导致压力性损伤的发生
D. 未按规定巡视
E. 以上都有

7. 造成此后果，是哪一方的责任

A. 医院要承担全部责任　B. 医院承担部分责任　C. 患者承担部分责任
D. 患者承担全部责任　E. 双方责任

(四)B 型题

(1~5 题共用备选答案)

A. 财产责任和非财产责任　　B. 有限责任和无限责任

C. 个人责任和集体责任　　D. 过错责任和严格责任

E. 刑事责任、民事责任、行政责任、违宪责任

1. 根据责任的程度不同,法律责任可分为
2. 根据责任的内容不同,法律责任可分为
3. 根据责任的人数不同,法律责任可分为
4. 根据引起责任的行为性质不同,法律责任可分为
5. 根据行为人是否有过错,法律责任可分为

【填空题】

1. 法律意义上的护士指(　　)的卫生技术人员。
2. 有意侵权行为包括(　　)、诽谤、威胁、侵犯患者身体、(　　)。
3. 无意侵权行为包括(　　)、(　　)。
4. 护理法应包括总纲、(　　)、(　　)、护理服务四大部分。
5. 卫生法的基本原则包括(　　)、(　　)、保护社会健康、依靠科技进步、(　　)原则。

【名词解释】

1. 医疗纠纷　　2. 护理法　　3. 举证责任倒置　　4. 法律

【案例分析题】

某日,实习护士小朱根据医嘱执行加药操作时,由于不熟悉胰岛素剂量,未认真核算,误将胰岛素 1 瓶(400U)当成 4U 全部抽吸。正准备加入药瓶内,被带教老师及时发现并立即制止了操作,从而避免一起事故的发生。如果上述事故没有被及时发现,造成患者死亡。

请问:

1. 按医疗事故分级原则,可以将该医疗事故确定为几级?
2. 带教老师和实习生应该各自承担什么责任?

参考答案

【选择题】

(一)A1 型题

1. D　2. A　3. E　4. A　5. C　6. B　7. E　8. B　9. C　10. E
11. A　12. D　13. C　14. B　15. A　16. B　17. C　18. D　19. E　20. A
21. E　22. C　23. A　24. C　25. C

(二)A2 型题

1. C　2. D　3. C

（三）A3/A4 型题

1. A　2. D　3. C　4. B　5. C　6. E　7. A

（四）B 型题

1. B　2. A　3. C　4. E　5. D

【填空题】

1. 经过执业注册取得护士执业证书
2. 欺骗、侵犯患者隐私
3. 疏忽大意、渎职
4. 护理教育、护士注册
5. 卫生保护、预防为主、患者权利自主

【名词解释】

1. **医疗纠纷**：泛指医患双方对诊疗护理过程中发生的不良后果及产生原因认识不一致而引起的纠纷。

2. **护理法**：是国家通过立法程序制定的有关护士从业资格、权利义务、执业责任和行为规范的法律，对护理工作有约束、监督和指导的作用。

3. **举证责任倒置**：是举证责任分配原则的例外，是指当事人提出的主张，由对方当事人否定其主张的一种举证分配形式。

4. **法律**：法律是国家制定或认可的，由国家强制力保证实施的，以规定当事人权利和义务为内容的具有普遍约束力的社会规范。

【案例分析题】

1. 按医疗事故分级原则，可以将该医疗事故确定为几级？

一级医疗事故。

2. 带教老师和实习生应该各自承担什么责任？

脱离专业护士和教师的监督指导，擅自行事并对服务对象造成损害时，护生应对自己的行为负法律责任；带教老师对护生负有指导和监督的责任。若由于给护生指派的工作超出其能力，而发生护理差错或事故，带教护士应负有主要的法律责任，护生自己及其所在医院也要负法律责任。

（骆金铠）

第五章　护理风险管理

第一节　压力性损伤

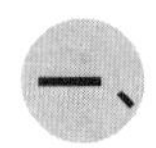

一、基本理论与知识要点

1. 什么是压力性损伤？

压力性损伤是指由压力或压力联合剪切力所致的皮肤和/或皮下组织的局限性损伤，通常发生在骨隆突处。

2. 压力性损伤如何分期？

（1）1期：皮肤完整，局部区域出现压之不变白的红斑，在深色皮肤上的表现可能不同。对肤色深的患者，应根据皮肤温度、表皮下湿度、组织一致性变化和皮肤疼痛的存在进行判别，而不是依靠红斑识别。

（2）2期：部分皮层缺失，伴有真皮层暴露。伤口床是有活力的，呈粉红色或红色，湿润，也可表现为完整或破损的浆液性水疱。

（3）3期：全层皮肤缺失，溃疡处可见脂肪，常见肉芽组织和伤口卷边，可能存在腐肉和/或焦痂、窦道和潜行。

（4）4期：全层皮肤和组织缺失，溃疡处可见筋膜、肌肉、肌腱、韧带、软骨或骨骼。可见腐肉和/或焦痂，常出现卷边、潜行和/或窦道。

（5）不可分期：全层皮肤和组织缺失，由于被腐肉或焦痂覆盖，无法确定溃疡处组织损伤的程度。如果清除腐肉或焦痂，就会显示出3期或4期压力性损伤。

（6）深部组织损伤期：皮肤表现为完整或部分缺失，局部区域有持续压之不褪色的深红色、褐红色、紫色改变，或表皮分离后暴露伤口床或充血性水疱。深色皮肤者的颜色改变可能会有不同。

3. 压力性损伤的好发部位有哪些？

压力性损伤好发于骨隆突处。不同体位导致压力性损伤好发部位不同：①仰卧位时患者枕部、骶尾部、足跟部是压力性损伤的好发部位；②侧卧位时耳郭、肩部、肋骨、膝部、足踝是好发部位；③俯卧位时额头、下颌、肩部、胸部、男性患者生殖器、女性耻骨联合、髂嵴、膝部、足踝是好发部位；④坐位时坐骨结节处是压力性损伤的好发部位。

4. 造成压力性损伤的因素有哪些？

压力性损伤是由多种因素综合作用的病理过程，外源性因素包括压力、剪切力、摩擦力和潮湿的环境；内源性因素包括年龄、活动能力、营养状况、组织灌注、体温等。压力被认为是造成压力性损伤的最主要因素。

5. 如何区分压力性损伤与失禁相关性皮炎？

压力性损伤与失禁相关性皮炎的鉴别点见表1-5-1。

表 1-5-1　失禁相关性皮炎与压力性损伤的鉴别点

	失禁相关性皮炎	压力性损伤
致病因素	大便和/或小便失禁	存在压力和/或剪切力
症状	痒、疼痛	疼痛
部位	位于会阴、臀部、臀裂、大腿内侧和后侧、背部下方，可能覆盖骨隆突处	通常位于骨隆突处，或与医疗器械或其他物品相关
形状/边缘	弥漫性损伤，边界不清	局限性损伤，边界清楚
临床表现/深度	皮肤完整伴有红斑（压之褪色或不褪色），伴或不伴表浅的部分皮层缺失	从压之不褪色的完整皮肤到全层皮肤缺失，伤口基底可能有失活组织
其他	可能存在继发性浅层皮肤感染（如白念珠菌感染）	可能存在继发性软组织感染

6. 预防压力性损伤的措施包括哪些？

（1）患者入院后尽快进行压力性损伤风险筛查，并定期识别存在发生压力性损伤风险的人群。

（2）对于所有存在压力性损伤风险的患者，进行全面的皮肤和组织评估。

（3）保持皮肤的清洁及适度湿润，根据患者皮肤特点制订符合个体特征的皮肤护理计划，包括检查皮肤、保持皮肤清洁、使用保护性敷料等，避免使用碱性肥皂水清洁皮肤。

（4）监测患者的全身状况，关注患者营养状况及原发病治疗情况。

（5）根据患者皮肤和组织耐受度、总体医疗状况、总体治疗目标等制订个性化体位变换时刻表；变换体位时，尽可能减轻骨隆突处受压并使压力再分布，避免按摩局部发红的皮肤。患者侧卧位时身体倾斜 30°；除非有禁忌证，否则对于卧床患者，将床头抬高角度限制于 30°内。

（6）根据患者的移动和活动受限的程度、体型和体重、现有压力性损伤的数量和位置等选择符合患者压力再分布需求的支撑面。

（7）对患者和/或家属进行预防压力性损伤的健康教育，教会患者和/或家属正确改变体位的方法，并利用反示教来评定健康教育的效果。

（8）关注患者与压力性损伤相关的疼痛评估，若有条件，增加疼痛控制计划。

7. 预防医疗器械相关压力性损伤的预防措施包括哪些？

（1）评估医疗器械的使用目的及其作用，结合机构现有器械和患者病情、体型以及经济情况等因素，选择合适类型、材质与型号的医疗器械，尽可能避免压力和/或剪切力所致的损伤。

（2）结合医疗器械产品说明书和患者自身情况，正确使用和固定医疗器械，松紧适宜，避免过度受压。

（3）定时对患者持续使用医疗器械的必要性进行评估，只要临床治疗允许，应尽早停用医疗器械。

（4）为患者调整体位和/或定期重置医疗器械时，使压力再分布，并减少剪切力。

（5）对使用医疗器械的患者及其医疗服务提供者进行教育，使用医疗器械时，器械接触部位的皮肤每天至少评估 2 次，查看与医疗器械接触处及周围皮肤组织有无压力性损伤的迹象。

（6）使用预防性敷料可有效降低医疗器械相关压力性损伤的发生，但需继续采取其他常规预防措施。使用时，避免层叠过多，若敷料破损、移位、松动或饱和，则予以更换。

8. 压力性损伤的处理原则是什么？

（1）动态评估：包括全身状况及局部创面评估。

（2）局部创面处理：根据创面所处的分期进行处理。

（3）改善患者全身状况：对患者原发疾病、压力性损伤的危险因素进行纠正与处理，观察血糖、白蛋白、凝血功能等指标变化，有异常情况及时上报医生。

（4）避免患者其他身体部位发生压力性损伤，建议使用预防压力性损伤的床垫及敷料。

（5）保持患者皮肤清洁及适宜的湿润，保持床单位整洁，无碎屑。

（6）及时、准确、客观记录换药过程及创面情况，若压力性损伤未按照预期出现愈合迹象，应对患者的换药方案及护理计划的落实情况进行再次评估。

（7）对患者及其照料者进行健康教育，指导患者正确的翻身技巧、皮肤清洁技巧及注意事项。

9. 伤口记录主要包括哪些内容？

（1）伤口的部位。

（2）伤口的大小：用厘米制的尺或同心圆的尺测量，沿人体长轴测量伤口最长处为伤口的长度，横轴测量伤口最宽处为伤口的宽度，用无菌棉棒或探针垂直放入伤口最深处，在棉棒或探针与皮肤表面齐平处标识，测量棉棒或探针顶头处到标识点的长度为伤口的深度，描述为长 × 宽 × 深。

（3）潜行的测量：潜行指伤口皮肤边缘与伤口床之间的袋状空穴，无法用肉眼见到的深部被破坏的组织；用棉棒或探针沿伤口四周触及伤口最深处，在棉棒或探针与伤口边缘处标识，测量棉棒或探针顶头处到标识点的长度，以顺时针方向逐一测量，记录时描述伤口时针各位点的长度。

（4）窦道的测量：窦道是指由体表通向深部组织的病理性盲管，仅有一个开口通向体表。测量时使用探针沿窦道方向伸入直到盲端，在棉棒或探针与伤口边缘处标识，测量棉棒或探针顶头处到标识点的长度。

（5）伤口床的颜色：采用组织颜色分类的方法分为红、黄、黑及混合型。

（6）伤口床渗液：包括性状、量、颜色及气味。

（7）伤口床周围皮肤情况：有无红斑、瘀斑、色素沉着、糜烂、浸渍、水肿等。

（8）疼痛：可使用视觉模拟评分法进行评估。

10. 临床中可在床旁进行的常用清创方法有哪些？

（1）机械清创：又称为物理清创。通过冲洗、湿 - 干敷料更换、器械搔刮等方法去除伤口中的腐肉、组织碎片、异物和杂质等，使伤口床洁净。

（2）自溶性清创：是指利用封闭性或半封闭性敷料，维持伤口处于湿润的环境，激活伤口自身渗液中的多种酶及酶的活化因子来溶解坏死组织，从而达到清创的目的。

（3）保守性锐器清创：是指在不引起疼痛和出血的情况下，利用手术器械分次清除坏死组织，促进肉芽生长和伤口愈合的清创技术。对于患有免疫缺陷、供血障碍、全身败血症、抗凝治疗和出血性疾病的患者慎用。

二、自测题

【选择题】

（一）A1 型题

1. 压力性损伤好发部位是

A. 足底部　　B. 肛周　　C. 骶尾部　　D. 腹股沟　　E. 大腿内侧

2. 局部皮肤因受压而出现浆液性水疱，属于压力性损伤的哪一期

A. 1 期　B. 2 期　C. 3 期　D. 4 期　E. 不可分期

3. 局部皮肤因受压而出现血疱，属于压力性损伤哪一期

A. 2 期　B. 3 期　C. 4 期
D. 深部组织损伤　E. 不可分期

4. 利用封闭性或半封闭性敷料，维持伤口处于湿润环境，通过激活伤口渗液中的酶来进行清创的方法是

A. 生物清创　B. 机械性清创　C. 保守性锐器清创
D. 超声波清创　E. 自溶性清创

5. 压力性损伤处理原则错误的是

A. 动态评估创面及全身状况　B. 一旦制订治疗方案则不再更改
C. 准确、客观记录处理情况　D. 避免其他部位发生压力性损伤
E. 充分评估后选用适宜敷料

6. 为预防压力性损伤常规的翻身频次是

A. 患者自己想翻身时　B. 每次交接班时　C. 每 2h 1 次
D. 每 3h 1 次　E. 每 4h 1 次

7. 以下不属于 1 期压力性损伤表现的是

A. 局部皮肤发红，指压 3s 后可褪色　B. 局部皮肤发红，指压 3s 后不可褪色
C. 局部皮肤发红，触之皮温较高　D. 局部皮肤发红，患者主诉局部疼痛
E. 局部皮肤发红，触之肿胀

8. 局部因受压而出现肌腱外露，属于压力性损伤哪一期

A. 2 期　B. 3 期　C. 4 期
D. 深部组织损伤　E. 不可分期

9. 预防压力性损伤措施中不正确的是

A. 按摩受压部位发红的皮肤　B. 保持皮肤清洁及适宜湿润度
C. 骨隆突处使用减压用品保护　D. 翻身及改变体位
E. 选择质地柔软的病号服

10. 预防压力性损伤，患者侧卧时适宜的倾斜角度为

A. 90°　B. 75°　C. 60°　D. 45°　E. 30°

11. 对于压力性损伤风险因素评估的叙述，不正确的是

A. 对于低风险患者仍需关注其皮肤情况
B. 风险因素评分量表的填写者之前存在个体差异
C. 应及时与患者和家属沟通风险因素评分量表的结果
D. 在患者入院时填写风险因素评分量表即可
E. 风险因素评分量表的意义在于指导评分后采取的护理措施

12. 对于压力性损伤的预防措施，描述错误的是

A. 动态评估患者全身状况　B. 动态评估患者皮肤情况
C. 患者入院时未发生压力性损伤者无需评估　D. 建立体位变换时刻表
E. 保持患者皮肤适宜的湿润度

13. **对于患者皮肤清洁的措施，不正确的是**

A. 保持床单位平整，无碎屑
B. 使用碱性肥皂清洗皮肤
C. 根据患者皮肤情况确定清洗频率
D. 清洗后适量涂抹润肤剂
E. 洗浴时间控制在 10min 左右

14. **临床中对于已经发生压力性损伤的患者，不正确的是**

A. 每次换药前均要给予评估
B. 对患者局部及全身状况进行评估
C. 评估后及时填写相应记录表单
D. 仅评估患者局部皮肤情况即可
E. 创面有异常变化时及时进行再评估

15. **在医疗器械接触皮肤处使用预防性敷料不正确的做法是**

A. 接触器械的皮肤处层叠使用预防性敷料
B. 根据接触面的大小选择适宜规格的敷料
C. 使用敷料后也应检查敷料下皮肤状况
D. 使用可以剪裁的敷料时，应根据身体的不同部位适当剪裁，以适合不同解剖部位的外形
E. 可反复粘贴的敷料更利于观察局部皮肤情况

16. **以下器械引起压力性损伤的部位错误的是**

A. 血氧饱和度指夹——手指末端
B. 血压袖带——上臂
C. 心电监测——电极片接触皮肤
D. 矫正鞋——足背
E. 储氧面罩——面颊

17. **以下哪项不是引起患者压力性损伤的内源性因素**

A. 年龄　B. 活动能力　C. 营养状况　D. 体重　E. 剪切力

（二）A2 型题

患者使用无创呼吸机辅助通气，戴口鼻面罩，给予心电图、血氧饱和度监测，为防止下肢静脉血栓，遵医嘱给予患者穿抗血栓弹力梯度袜，患者发生医疗器械相关压力性损伤的高危部位包括

A. 面部、足底
B. 膝部、手指末梢
C. 额头、上臂、手指、足跟
D. 上臂、大腿内侧、足踝
E. 面部、上臂、手指、双下肢、足跟

（三）A3/A4 型题

（1~5 题共用题干）

男，75 岁。主诉 1 周前自楼梯跌落，右下肢无法活动，卧床休息 1 周后未见好转，遂于门诊就诊，因“右侧股骨颈骨折”收入院。入院时护士查体发现患者左侧髋部有一处 3cm × 5cm 大小的皮肤呈紫褐色，散在小血疱，周边皮肤红肿，触之有压痛，疼痛评分 2 分。左侧足跟外侧有 3cm × 4cm 大小的黑痂，无渗液，无波动感，皮温未见升高。

1. **住院期间为防止患者新发压力性损伤采取的措施中，不正确的是**

A. 协助患者翻身及改变体位
B. 每天检查皮肤情况，特别是受压部位，做好交接班
C. 保持床单位整洁，无皱褶，无碎屑
D. 给予患者使用防压力性损伤气垫床
E. 患者侧卧位时采取 90°，以最大限度避免皮肤受压

2. **患者的左髋部压力性损伤处于**

A. 2期　　B. 3期　　C. 4期

D. 深部组织损伤　　E. 不可分期

3. **处理该患者左髋部压力性损伤时不正确的措施是**

A. 床旁交接，每班次评估创面变化　　B. 创面使用泡沫敷料以减轻局部压力

C. 告知患者尽量避免活动　　D. 建立翻身卡，记录翻身频次及间隔

E. 准确测量创面大小并记录

4. **该患者足跟部压力性损伤处于**

A. 2期　　B. 3期　　C. 4期

D. 深部组织损伤　　E. 不可分期

5. **处理该患者足跟部压力性损伤时不正确的措施是**

A. 使用软枕等长将患者小腿垫起，防止足跟部受压

B. 积极清创，及时将黑痂去除

C. 足跟部使用泡沫敷料，以减轻局部压力

D. 床旁交接，密切观察足跟部皮肤变化

E. 关注患者相关化验指标

（6~10题共用题干）

女，56岁，体重48kg，身高160cm。以"肝功能衰竭"为诊断收入院。行肝移植手术时长18h，术毕带气管插管转入ICU，患者留置导尿管，无漏尿。入ICU后护士发现患者骶尾部有5cm×7cm浆液性水疱，且有少量浆液渗出；周围皮肤大面积发红，肿胀，皮温高，指压不褪色。

6. **患者目前骶尾部出现了哪种皮肤损伤**

A. 失禁相关性皮炎　　B. 压力性损伤　　C. 擦伤

D. 烫伤　　E. 挤压伤

7. **患者的体重指数（BMI）是**

A. $16.75kg/m^2$　　B. $18.75kg/m^2$　　C. $20kg/m^2$　　D. $30kg/m^2$　　E. $33.33kg/m^2$

8. **导致患者骶尾部皮肤损伤的最主要原因是**

A. 手术室温度过低　　B. 局部皮肤受压时间长　　C. 使用血管收缩药物

D. 组织灌注不足　　E. 患者消瘦

9. **骶尾部水疱的处理方法是**

A. 不做特殊处理，密切观察　　B. 尽快将疱皮揭除

C. 低位抽吸疱液，保护疱皮　　D. 直接使用纱布垫于水疱处

E. 使用抗感染敷料覆盖于水疱处

10. **［假设信息］患者在ICU治疗期间，骶尾部疱皮脱落，并有大量浆液渗出，下列皮肤护理错误的是**

A. 保证患者安全前提下及时给予患者翻身，改变体位，避免局部再度受压

B. 处理创面，同时关注患者其他部位皮肤情况

C. 破损处皮肤使用0.9%氯化钠溶液清洁

D. 为有效吸收渗液，局部同时使用多片泡沫敷料以增加吸收渗液效果

E. 将皮肤问题列入床旁交接内容

（四）B 型题

（1~2 题共用备选答案）

A. 水胶体敷料　B. 藻酸盐敷料　C. 泡沫敷料　D. 水凝胶敷料　E. 半透膜敷料

1. 含有羧甲基纤维素钠成分，能够吸收少量渗液，促进伤口愈合的是

2. 能够有效减轻局部压力，吸收渗液能力较强的是

（3~4 题共用备选答案）

A. 高龄　B. 患者自理能力下降　C. 压力与剪切力

D. 患者大 / 小便失禁　E. 患者使用升压药物

3. 导致失禁相关性皮炎最主要因素的是

4. 导致压力性损伤最主要因素的是

（5~6 题共用备选答案）

A. 局部减压，改变体位　B. 控制血糖　C. 补充营养

D. 有效收集患者排泄物　E. 给予照料者健康指导

5. 预防压力性损伤最重要的措施是

6. 预防失禁相关性皮炎最重要的措施是

（7~8 题共用备选答案）

A. 创面被黑色焦痂所覆盖，无法确认损伤深度

B. 局部皮肤呈褐色或有充血性血疱

C. 暴露骨骼与肌肉

D. 浅表破溃，基底成粉色或红色，少量渗液

E. 局部创面存在腐肉，但未遮挡组织缺损的深度

7. 属于深部组织压力性损伤的表现是

8. 属于不可分期压力性损伤的表现是

【填空题】

1. 压力性损伤分期包括 1 期、2 期、3 期、4 期、（　　）、（　　）。

2. 导致患者发生压力性损伤的外源性因素包括（　　）、（　　）、摩擦力、潮湿的环境。

3. 为已发生压力性损伤的患者进行换药前，应充分（　　）创面，以便于重新评估创面。

4. 由于足踝部缺乏（　　），对稳定的干痂不建议清创。

5. 深部组织坏死后，形成开口于皮肤或黏膜的盲性管道，只有一个开口，称为（　　）。

6. 压力性损伤创面渗液的评估包括（　　）、（　　）、（　　）、（　　）。

【名词解释】

1. 压力性损伤　2. 潜行　3. 机械清创

4. 自溶清创　5. 保守性锐器清创

【案例分析题】

女，85 岁。以“老年痴呆，肺部感染”经急诊以平车收入院。查体：患者可自主睁眼，但不可遵嘱活动。体温 38.5℃，脉搏 100 次 /min，呼吸 30 次 /min，血氧饱和度 90%。血压 115/65mmHg。

身高 158cm，体重 45kg。听诊双肺有明显哮鸣音，双侧肺部呼吸音弱。大小便失禁。遵医嘱拟行无创正压通气。患者骶尾部皮肤有约 5cm × 5cm 皮肤发红，压之可褪色。

请问：

1. 作为责任护士，你认为该患者皮肤易出现何种情况？可能导致患者发生类似情况的因素及原因是什么？

2. 针对此种情况护理人员如何进行护理？

参考答案

【选择题】

（一）A1 型题

1. C　2. B　3. D　4. E　5. B　6. C　7. A　8. C　9. A　10. E

11. D　12. C　13. B　14. D　15. A　16. D　17. E

（二）A2 型题

E

（三）A3/A4 型题

1. E　2. D　3. C　4. E　5. B　6. B　7. B　8. B　9. C　10. D

（四）B 型题

1. A　2. C　3. D　4. C　5. A　6. D　7. B　8. A

【填空题】

1. 不可分期、深部组织损伤期
2. 压力、剪切力
3. 清洁
4. 皮下组织
5. 窦道
6. 颜色、性质、量、气味

【名词解释】

1. **压力性损伤**：是指由压力或压力联合剪切力所致的皮肤和 / 或皮下组织的局限性损伤。经常位于骨隆突处，但也可能与医疗器械或其他物品相关。

2. **潜行**：是指伤口皮肤边缘与伤口床之间的袋状空穴，无法用肉眼见到的深部被破坏的组织。

3. **机械清创**：又称为物理清创。通过冲洗、湿 - 干敷料更换、器械搔刮等方法去除伤口中的腐肉、组织碎片、异物和杂质等，使伤口床洁净。

4. **自溶清创**：是指利用封闭性或半封闭性敷料，维持伤口处于湿润的环境，激活伤口自身渗液中的多种酶及酶的活化因子来溶解坏死组织，从而达到清创的目的。

5. **保守性锐器清创**：是指在不引起疼痛和出血的情况下，利用手术器械分次清除坏死组织，促进肉芽生长和伤口愈合的清创技术。

【案例分析题】

1. 作为责任护士，你认为该患者皮肤易出现何种情况？可能导致患者发生类似情况的因素及

原因是什么？

患者目前极易发生压力性损伤。原因如下：

（1）患者高龄、体型偏瘦、生活无法自理易使局部皮肤长时间受压，且患者骶尾部已表现出受压迹象。

（2）患者病情危重、高热，血氧饱和度偏低，显示机体处于缺氧状态、组织灌注不足导致皮肤及皮下组织缺血缺氧，发生压力性损伤的危险性增加。

（3）患者大小便失禁，局部潮湿的环境导致皮肤屏障功能减弱，导致皮肤容易受外力所伤。

（4）患者目前使用的医疗器械较多，增加了接触器械处皮肤受压的风险，易造成器械相关压力性损伤。

2. 针对此种情况护理人员如何进行护理？

制订完善的皮肤护理计划并实施。

（1）填写压力性损伤风险因素评分量表并筛选出目前导致患者发生压力性损伤的危险因素，尽力予以排除，并向家属说明患者发生压力性损伤的风险。

（2）给予患者建立翻身卡，至少每 2h 改变体位 1 次。指导并教会患者家属正确的体位转换方法。

（3）受压部位可使用预防性敷料保护，使用期间保持敷料的完好性，每天至少 2 次评估所覆盖的皮肤，以确保没有皮肤损伤的征象。

（4）遵医嘱给予患者留置导尿管，有大便时及时处理，保持皮肤的清洁及适度湿润，便后评估会阴部位有无失禁相关性皮炎的征象。

（5）保持床单位平整，无碎屑。

（6）每日给予患者使用温水清洁皮肤，擦干后涂抹润肤霜。

（7）选择大小合适的无创通气面罩，在佩戴前使用预防性敷料保护头面部皮肤，面罩固定适度，可以停止无创正压通气时及时遵医嘱摘除口鼻面罩。

（8）关注患者全身及皮肤情况，床旁交接并记录。

第二节　跌倒 / 坠床

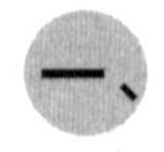

一、基本理论与知识要点

1. 什么是跌倒？

跌倒是指住院患者在医疗机构任何场所，未预见性地倒于地面或倒于比初始位置更低的地方，可伴或不伴外伤。

2. 如何对患者跌倒伤害严重程度进行分级？

跌倒伤害是指住院患者跌倒后造成不同程度的伤害甚至死亡，根据严重程度分级如下：

（1）无伤害（严重程度 0 级）。

（2）轻度（严重程度 1 级）：指住院患者跌倒导致青肿、擦伤、疼痛、需要冰敷、包扎、伤口清洁、肢体抬高、局部用药等。

（3）中度（严重程度 2 级）：指住院患者跌倒导致肌肉或关节损伤，需要缝合、使用皮肤胶、夹板固定等。

（4）重度（严重程度 3 级）：指住院患者跌倒导致骨折、神经或内部损伤，需要手术、石膏、牵引等。

（5）跌倒死亡：指住院患者因跌倒受伤而死亡，而不是由于引起跌倒的生理事件本身而致死。

3. 何为住院患者跌倒发生率？

是指单位时间内，住院患者发生跌倒例次数（包括造成或未造成伤害）与住院患者实际占用床日数的千分比。统计住院患者在医疗机构任何场所发生的跌倒次数，同一患者多次跌倒按实际发生例次计算。包含坠床。

$$住院患者跌倒发生率=\frac{住院患者跌倒例次数}{同期住院患者实际占用床日数}\times 1\,000‰$$

4. 何为住院患者跌倒伤害占比？

是指单位时间内，住院患者跌倒伤害例次数占住院患者发生的跌倒例次数的比例。跌倒伤害例次数为轻度、中度、重度例次数和跌倒死亡例数四项之和（不包括无伤害的跌倒），应小于或等于跌倒发生总例次数。

$$住院患者跌倒伤害占比=\frac{住院患者跌倒伤害总例次数}{同期住院患者跌倒例次数}\times 100\%$$

5. 计算住院患者跌倒发生率及伤害占比的意义是什么？

患者发生跌倒可能造成伤害，导致严重甚至危及生命的后果。通过对住院患者跌倒发生率指标的监测，了解所在医疗机构或部门的跌倒发生率和伤害占比。通过根本原因分析和有效的对策实施，可以降低患者跌倒的风险及跌倒发生率，保障患者安全。

6. 与住院患者跌倒相关的环境因素有哪些？

昏暗的灯光，湿滑、不平坦的地面，在步行途中的障碍物，不合适的家具高度和摆放位置，楼梯台阶，卫生间没有扶手，不合适的鞋子和行走辅助工具等。

7. 与住院患者跌倒相关的生理因素有哪些？

平衡和活动度、认知功能、前庭功能、视力、骨骼肌肉、排泄情况等。

8. 与住院患者跌倒相关的社会因素有哪些？

患者的教育水平、收入水平、卫生保健水平、享受社会服务和卫生服务的途径、室外环境的安全设计，以及患者是否独居、与社会的交往和联系程度等。

9. 服用哪些药物易致患者跌倒？

镇静药、安眠药、抗高血压药、泻药、利尿药、降血糖药、肌肉松弛药、扩血管药、抗组胺药、麻醉药、抗抑郁/抗精神病/抗焦虑药物。

10. 发生跌倒的主要场所有哪些？

病床旁、洗手间（浴室）和走廊是跌倒发生的主要场所。

（1）病床旁是改变体位最多的地方，改变体位过快易引起直立性低血压而跌倒；输入特殊药物如血管扩张药硝普钠，在输注过程中，患者下床排便易引起血压改变而跌倒；无独立行走能力的患者通常在自行下床时易发生跌倒；活动床脚刹未固定或失灵，患者下床时使床移位而跌倒。

（2）洗手间地面潮湿、杂物过多易引起跌倒；排大小便时由蹲坐位站立时动作过快，导致直立性低血压而跌倒；站立排尿导致循环血容量改变，引发头晕而跌倒；热水沐浴时间过长导致血管扩张，若同时站立沐浴，易引起血压改变而跌倒。

（3）具有一定的活动能力的患者（如处于康复期或精神病房的患者）易在走廊上发生跌倒。

11. 临床常用的预测住院患者跌倒风险评分量表有哪几个？

托马斯老年住院患者跌倒风险评估工具；亨德里奇Ⅱ跌倒风险模型；摩尔斯跌倒评分量表；约翰霍普金斯跌倒评估工具。

12. 试述托马斯老年住院患者跌倒风险评估工具中的跌倒风险因素条目、分值意义及其适用人群。

托马斯老年住院患者跌倒风险评估工具跌倒风险因素条目包括意识模糊 / 无定向感 / 躁动不安、步态不稳、曾发生过跌倒、常需上厕所、视觉不佳且造成日常生活功能障碍，共 5 个条目。评估总分≥2 分表明跌倒高风险。该量表的适用人群是老年人。

13. 试述亨德里奇Ⅱ跌倒风险模型中的跌倒风险因素条目、分值意义及其适用人群。

亨德里奇Ⅱ跌倒风险模型跌倒风险因素条目包括意识模糊、定向力障碍、行为冲动、排泄状态、抑郁状态、头晕、眩晕、男性、服用抗癫痫类药物、服用苯二氮䓬类药物、起立 - 行走测试，共 8 个条目。评估总分≥5 分被认为是跌倒高风险。该量表的适用人群是成年住院患者。

14. 试述摩尔斯跌倒评分量表中的跌倒风险因素条目、分值意义及其适用人群。

摩尔斯跌倒评分量表跌倒风险因素条目包括精神状态、步态、跌倒史、是否使用助行器具、医学诊断个数、有无静脉输液等，共 6 个条目。评估总分 0~24 分为跌倒低风险，25~45 分为跌倒中风险，45 分以上为跌倒高风险。该量表的适用人群是社区、护理院及医院的成年患者。

15. 约翰霍普金斯跌倒评分量表中的跌倒风险因素条目、分值意义及其适用人群。

约翰霍普金斯跌倒评分量表跌倒风险因素分两部分 11 个条目：第一部分用于直接确定风险等级，共 4 个条目，包括昏迷或完全瘫痪为低风险；入院前半年内发生 >1 次跌倒、住院期间发生过跌倒、住院制度规定为高风险状况为高风险。第二部分共 7 个条目，根据分值确定跌倒风险等级，包括年龄、跌倒史、排泄（大小便）、使用高风险跌倒的药物、携带的导管、活动能力、认知，得分 0~5 分为低风险，6~13 分为中风险，13 分以上为高风险。该量表的适用人群是老年人。

16. 什么时间点使用跌倒风险评分量表对患者进行评估？

（1）患者入院时。

（2）患者的健康和功能状态发生改变时。

（3）患者的住院环境发生变化（如转入其他病房）。

（4）患者发生跌倒后。

17. 如何对有跌倒 / 坠床风险的住院患者进行健康宣教？

（1）告知患者跌倒 / 坠床的风险。

（2）告知患者床栏、呼叫器、卫生间及走廊扶手的使用等。

（3）告知患者将呼叫器、常用物品放置于易于取用之处。

（4）告知患者保持床单位处于最低位置并固定、收起摇把的重要性。

（5）告知患者下床时按照三步起床法（睡醒后平卧 30s、由平卧位变为坐位保持 30s、由坐位变为站位保持 30s），并穿合适的防滑鞋。

（6）告知患者如厕时最好有人陪同。

（7）告知患者活动时应小心，若有不适应及时告知医护人员。

18. 如何加强住院患者环境因素方面的安全？

（1）保证病室和走廊足够的照明度，尤其是晚上。

（2）保持可移动床、桌、椅的脚轮处于制动状态。
（3）走廊安装扶手且畅通，无障碍物。
（4）仪器的各种线路安置妥当，以防绊倒患者。
（5）卫生间安装扶手、护栏、呼叫器；淋浴开关方便开启，设在患者坐在椅上易触及处。
（6）地板防滑，保持干燥，清洁后的潮湿地面处放置“小心地滑”提示牌。

19. 伤害预防策略包括哪几个方面？

（1）教育预防策略：包括在一般人群中开展改变态度、信念和行为的项目，同时还针对引起或受到伤害的高危个体。
（2）环境改善策略：通过减少环境危险因素降低个体受伤的可能性。
（3）工程策略：包括制造对人们更安全的产品。
（4）强化执行策略：包括制定和强制实施相关法律、规范，以创造安全环境和确保生产安全的产品。
（5）评估策略：涉及判断哪些干预措施、项目和政策对预防伤害最有效。通过评估使研究者和政策制定者知道什么是预防和控制伤害的最佳方法。

20. 患者发生跌倒后如何进行现场处理？

患者发生跌倒后，立刻评估其各项生命体征，协助医生检查（病情允许时，才能将患者移至病床上），必要时进行 X 线和 CT 检查，以便对患者的损伤及时采取相应的处理和补救措施；同时，对患者跌倒事发现场的环境进行评估。

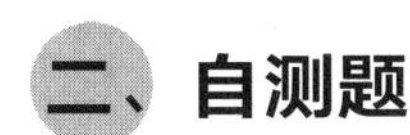

二、自测题

【选择题】

（一）A1 型题

1. 住院患者跌倒发生率的计算公式为

A. 住院患者跌倒例次数 / 同期住院患者实际占用床日数 ×100%
B. 住院患者跌倒例次数 / 同期住院患者实际占用床日数 ×1 000‰
C. 住院患者跌倒例次数 / 同期住院患者跌倒伤害总例次数 ×100%
D. 住院患者跌倒例次数 / 同期住院患者跌倒伤害总例次数 ×1 000‰
E. 住院患者跌倒伤害总例次数 / 同期住院患者跌倒例次数 ×100%

2. 住院患者跌倒伤害严重程度<u>不包括</u>

A. 无伤害　B. 轻度（严重程度 1 级）　C. 中度（严重程度 2 级）
D. 重度（严重程度 3 级）　E. 肢体残疾

3. 以下哪些药物<u>不是</u>引起老年人发生跌倒的高危药物

A. 非甾体抗炎药　B. 抗惊厥药　C. 抗凝药
D. 降压药　E. 降糖药

4. 为了预防患者跌倒伤害应尽量保持床单位处于

A. 最高位置　B. 最低位置　C. 随患者喜好
D. 方便家属陪住的位置　E. 医护人员方便操作的位置

5. 住院患者跌倒相关的社会因素不包括

A. 患者的教育水平　B. 患者的收入水平　C. 患者的工作能力
D. 患者卫生保健水平　E. 患者与社会的交往和联系程度

6. 以下哪项是患者跌倒的环境因素

A. 昏暗的灯光，湿滑、不平坦的路面　B. 不合适的家具高度和摆放位置
C. 卫生间没有扶栏、把手　D. 台阶和人行道缺乏修缮
E. 以上都是

7. 以下哪一项不是托马斯跌倒风险评估工具中的跌倒危险因素

A. 降压药　B. 步态不稳
C. 常上厕所的需求　D. 曾发生过跌倒
E. 视觉不佳且造成日常生活功能障碍

8. 亨德里奇跌倒风险评分量表专用于

A. 社区老年人　B. 成年男性患者　C. 所有住院患者
D. 成年住院患者　E. 所有人群

9. 关于三步起床法的内容及使用时机错误的是

A. 睡醒后平卧 30s　B. 由平卧位变为坐位保持 30s
C. 由坐位变为站位保持 30s　D. 服用易引起直立性低血压的药物后
E. 睡醒后可立即起床

10. 在临床护理实践中应充分给予关注的患者包括

A. 80 岁以上老年
B. 使用高跌倒风险药物、携带护理导管
C. 有跌倒史、排泄改变
D. 活动能力改变、视力障碍、肢体活动障碍的患者
E. 以上都是

11. 对患者进行跌倒安全教育和相关干预错误的是

A. 向患者宣传病房环境，包括卫生间的位置、辅助设施使用
B. 无需向家属宣教有关跌倒风险及干预措施
C. 鼓励患者若有不适应及时告知医护人员
D. 讲解床单位（床栏的使用）和紧急情况呼叫器的使用方法
E. 高危患者如厕时需有人陪同

12. 评估跌倒风险量的时间点不包括

A. 当患者入院时
B. 当患者的健康和功能状态发生改变
C. 患者更改护理级别后
D. 当患者的住院环境发生变化（如转入其他病房）
E. 当患者发生跌倒后

13. 为了预防跌倒可以让患者选择

A. 合适的防滑鞋　B. 宽松的运动鞋　C. 皮鞋
D. 有跟棉拖鞋　E. 轻便塑料凉鞋

14. **护理工作者如何建立患者分类管理的职业思维**

A. 对患者跌倒风险的评估　B. 学习跌倒伤害对患者影响

C. 计算所在医院跌倒发生率　D. 改善医院物理环境

E. 给予患者家属健康教育

15. **某医院病房为体重秤前安装了扶手，避免患者称重时跌倒，此行为属于**

A. 教育预防策略　B. 环境改善策略　C. 信息策略

D. 强化执行策略　E. 评估策略

16. **下列哪项不是伤害预防综合策略中的条目**

A. 教育预防策略　B. 环境改善策略　C. 信息策略

D. 强化执行策略　E. 评估策略

17. **下列哪项属于亨德里奇跌倒风险评分量表的内容**

A. 起立 - 行走测试　B. 步态不稳

C. 视觉不佳且造成日常生活功能障碍　D. 常上厕所的需求

E. 携带的导管

18. **住院患者发生跌倒的生理因素不包括**

A. 听力　B. 平衡和活动度　C. 认知功能

D. 前庭功能　E. 排泄

19. **洗手间易发生跌倒的原因不包括**

A. 地面潮湿、杂物过多

B. 排大小便时由蹲坐位站立时动作过快，导致直立性低血压而跌倒

C. 热水沐浴时间过长导致血管扩张，易引起血压改变而跌倒

D. 站立排尿导致循环血容量改变，引发头晕而跌倒

E. 洗手间空间过于宽敞

20. **护理不良事件上报系统的正确顺序是**

A. 上报 - 责任确认 - 分析 - 系统整改 - 落实反馈

B. 上报 - 分析 - 责任确认 - 系统整改 - 落实反馈

C. 责任确认 - 上报 - 分析 - 系统整改 - 落实反馈

D. 责任确认 - 分析 - 上报 - 系统整改 - 落实反馈

E. 上报 - 系统整改 - 分析 - 责任确认 - 落实反馈

21. **“涉及判断哪些干预措施、项目和政策对预防伤害最有效”是伤害预防综合策略中的哪一个策略**

A. 教育预防策略　B. 环境改善策略　C. 信息策略

D. 强化执行策略　E. 评估策略

（二）A2 型题

1. **男，86 岁。既往慢性心衰病史，突然出现端坐位，呼吸急促，烦躁不安，遵医嘱给予对症治疗，该患者目前存在最可能发生的安全问题是**

A. 活动受限　B. 跌倒 / 坠床　C. 肺水肿　D. 心脏停搏　E. 休克

2. **某三甲医院目前有床位 2 000 张，2018 年 1 月至 2019 年 12 月收治住院患者 523 000 例，急诊观察室患者 275 000 例，住院患者发生跌倒 48 例，急诊观察室患者发生跌倒 19 例，该医院跌倒率是**

A. 0.084/ 千床日　B. 0.092/ 千床日　C. 0.060/ 千床日
D. 0.092/ 床日　E. 0.035/ 床日

3. 男，66 岁。患冠心病 10 余年、前列腺增生症 22 年，夜间频繁如厕，因胸闷气短收入院，查体血压 135/80mmHg，面部擦伤系入院前 1d 跌倒所致，护士使用托马斯跌倒评分量表给予患者进行跌倒评估，结果为 2 分，属于跌倒高风险患者，通过题干您认为以下哪些是患者跌倒的风险因素

A. 曾发生过跌倒、血压高　B. 曾发生过跌倒、夜间频繁如厕
C. 夜间频繁如厕、血压高　D. 夜间频繁如厕、胸闷气短
E. 胸闷气短、血压高

4. 男，66 岁。因胆囊炎收入院，第 2d 拟行胆囊摘除术，睡前服用安眠药物后不慎坠床，造成小腿擦伤，患者属于跌倒伤害分级中的

A. 无：没有伤害　B. 严重程度 1 级　C. 严重程度 2 级
D. 严重程度 3 级　E. 严重程度 4 级

（三）A3/A4 型题

（1~4 题共用题干）

男，85 岁。高血压伴下肢水肿 30 余年，前列腺增生 20 余年，因“近 1 周乏力、血压控制不佳，夜间血压偏高”收入院，入院查体血压最高达 180/110mmHg，听诊心律不齐，心电图示房颤，心率 125 次 /min。降压药物为硝苯地平缓释片 30mg，qd，呋塞米 20mg，qd，甲磺酸多沙唑嗪缓释片 4mg，qn 口服，患者拒绝留陪住。

1. 该患者最可能发生的安全问题为

A. 压力性损伤　B. 跌倒 / 坠床　C. 脑出血　D. 高血压急症　E. 肺栓塞

2. 护士使用摩尔斯跌倒评分量表进行评估最有可能的得分为

A. 0~24 分　B. 25~44 分　C. ≥2 分　D. ≥5 分　E. 45 分以上

3. 综合各种跌倒评分量表考虑患者跌倒 / 坠床的危险因素<u>不包括</u>

A. 近 1 周乏力
B. 血压控制不佳，夜间血压偏高
C. 前列腺增生 20 余年
D. 听诊心律不齐，心电图示房颤，心率 125 次 /min
E. 患者拒绝留陪住，认为自己一个人能行

4. 根据患者情况为患者制订预防跌倒的措施中，重要的一项是

A. 向患者介绍病房环境，包括卫生间的位置、辅助设施使用
B. 妥善放置呼叫器，将常用物品放在患者易取部位
C. 鼓励患者和家属需要时可寻求帮助
D. 讲解床单位（床栏的使用），紧急情况呼叫器的使用方法
E. 提高家属和患者对跌倒 / 坠床带来严重后果的认识

（5~9 题共用题干）

女，73 岁。确诊风湿性关节炎 25 年，2 型糖尿病 16 年，胆结石、胆囊炎 12 年，2019 年 11 月 26 日 17:56 收入风湿免疫科，入院查体心率 65 次 /min，偶发室性期前收缩，血压 135/70mmHg，于 20:20 如厕后跌倒在卫生间。

5. 最可能导致患者跌倒的原因是

A. 患者新入院环境陌生　B. 护士安全健康教育欠缺　C. 患者无陪住人员

D. 患者可能未进食　E. 以上均是

6. 导致患者跌倒的病理因素包括

A. 风湿性关节炎　B. 高血压　C. 胆结石

D. 胆囊炎　E. 室性期前收缩

7. 患者发生跌倒后护士的哪个做法是错误的

A. 立即通知医生　B. 立即扶起患者，检查有无受伤

C. 报告护士长　D. 给予患者重新评估跌倒评分

E. 上报跌倒不良事件

8. 患者主诉右髋部疼痛，不能站立，应考虑可能发生最严重的后果是

A. 扭伤　B. 撕裂伤　C. 股骨颈骨折

D. 脱臼　E. 小挫伤

9. 患者发生了上题中的最严重后果，属于跌倒伤害的哪个级别

A. 无：没有伤害　B. 严重程度 1 级　C. 严重程度 2 级

D. 严重程度 3 级　E. 严重程度 4 级

（四）B 型题

（1~2 题共用备选答案）

A. 摩尔斯跌倒评分量表得分 15 分　B. 摩尔斯跌倒评分量表得分 60 分

C. 托马斯跌倒风险评估总分 1 分　D. 约翰霍普金斯跌倒评分量表得分 5 分

E. 亨德里奇跌倒风险模型得分 3 分

1. 属于跌倒高风险的是

2. 专为老年人设计的跌倒评分量表是

（3~4 题共用备选答案）

A. 住院患者跌倒例次数 / 同期住院患者实际占用床日数 ×100%

B. 住院患者跌倒例次数 / 同期住院患者实际占用床日数 ×1 000‰

C. 住院患者跌倒例次数 / 同期住院患者跌倒伤害总例次数 ×100%

D. 住院患者跌倒例次数 / 同期住院患者跌倒伤害总例次数 ×1 000‰

E. 住院患者跌倒伤害总例次数 / 同期住院患者跌倒例次数 ×100%

3. 计算跌倒伤害占比的公式是

4. 评估某风险等级患者跌倒发生比率的公式是

【填空题】

1. 摩尔斯跌倒评分量表得分（　　）分为跌倒低危人群，（　　）分为跌倒中危人群，（　　）分以上为跌倒高危人群。适用于社区、护理院及（　　）的所有患者。

2. 住院患者跌倒导致（　　）、擦伤、疼痛、（　　）、（　　）、伤口清洁、肢体抬高、（　　）等为跌倒伤害严重程度轻度。

3. 具有一定活动能力的患者，如处于（　　）或（　　）的患者易在走廊上发生跌倒。

【名词解释】

1. 跌倒　　2. 强化执行策略　　3. 教育预防策略

4. 跌倒伤害　　5. 跌倒死亡

【案例分析题】

男，73 岁。以“脑出血”入院，第 2d 计划出院，当日 23:30 穿拖鞋自行如厕，不慎跌倒在卫生间，护士闻声立即赶到病房，并通知医生，叫醒家属，医生检查后并无跌倒伤害，护士与家属一起搀扶患者躺回床上。家属埋怨地面有水导致患者跌倒。

请问：

1. 患者发生跌倒的主要原因是什么？

2. 护士在患者跌倒后应如何处理？

3. 如何加强患者住院期间环境方面的安全？

参考答案

【选择题】

（一）A1 型题

1. B　2. E　3. C　4. B　5. C　6. E　7. A　8. D　9. E　10. E
11. B　12. C　13. A　14. A　15. B　16. C　17. A　18. A　19. E　20. B
21. E

（二）A2 型题

1. B　2. A　3. B　4. B

（三）A3/A4 型题

1. B　2. E　3. D　4. E　5. E　6. A　7. B　8. C　9. D

（四）B 型题

1. B　2. C　3. E　4. D

【填空题】

1. 0~24、25~44、45、医院
2. 青肿、需要冰敷、包扎、局部用药
3. 康复期、精神病房

【名词解释】

1. 跌倒：跌倒指住院患者在医疗机构任何场所，未预见性地倒于地面或倒于比初始位置更低的地方，可伴或不伴外伤。

2. 强化执行策略：包括制定和强制实施相关法律、规范，以创造安全环境和确保生产安全的产品。

3. 教育预防策略：包括在一般人群中开展改变态度、信念和行为的项目，同时还针对引起或受到伤害的高危个体。

4. **跌倒伤害**:指患者跌倒后造成不同程度的伤害甚至死亡。

5. **跌倒死亡**:指住院患者因跌倒受伤而死亡,而不是由于引起跌倒的生理事件本身而致死。

【案例分析题】

1. 患者发生跌倒的主要原因是什么?

患者高估自己的能力,穿拖鞋,地面湿滑,夜间照明条件差,护士巡视不到位且安全意识差,家属未尽责看护。

2. 护士在患者跌倒后应如何处理?

患者发生跌倒后,立刻评估其各项生命体征,协助医生检查(病情允许时,才能将患者移至病床上),必要时进行 X 线和 CT 检查,以便对患者的损伤及时采取相应的处理和补救措施;同时,对患者跌倒事发现场的环境进行评估。

3. 如何加强患者住院期间环境方面的安全?

(1)保证病室和走廊足够的照明度,尤其是晚上。

(2)保持可移动床、桌、椅的脚轮处于制动状态。

(3)走廊安装扶手且畅通,无障碍物。

(4)仪器的各种线路安置妥当,以防绊倒患者。

(5)卫生间安装扶手、护栏、呼叫器;淋浴开关方便开启,设在患者坐在椅上易触及处。

(6)地板防滑,保持干燥,清洁后的潮湿地面处放置“小心地滑”提示牌。

第三节 深静脉血栓

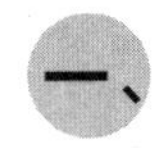

一、基本理论与知识要点

1. 什么是深静脉血栓?

深静脉血栓形成(deep venous thrombosis,DVT),即深静脉内有血栓形成,是指血液在深静脉腔内不正常凝结,阻塞静脉腔,导致静脉回流障碍,常发生于下肢。

2. 深静脉血栓与肺栓塞有什么异同?

肺栓塞是以各种栓子阻塞肺动脉或其分支为其发病原因的一组疾病或临床综合征的总称,包括肺血栓栓塞症(pulmonary thromboembolism,PTE)、脂肪栓塞综合征、羊水栓塞、空气栓塞、肿瘤栓塞等,其中 PTE 是肺栓塞最常见的类型,典型的临床表现是不明原因的呼吸急促、胸痛、心动过速、情绪不安、晕厥、血氧饱和度下降。深静脉血栓和肺血栓栓塞症合称为静脉血栓栓塞症(venous thromboembolism,VTE),两者相互关联,是静脉血栓栓塞症在不同部位和不同阶段的两种临床表现形式。引起肺血栓栓塞症的血栓主要来源于下肢深静脉血栓,肺血栓栓塞症是深静脉血栓的并发症。

3. 深静脉血栓常发生在哪些部位?

深静脉血栓可发生于全身各部位静脉,以下肢深静脉最常见,如髂静脉、股静脉、腘静脉、胫静脉、腓静脉。由于左髂总静脉较长,解剖位置位于右髂总静脉下方,有时会受到压迫,因此左下肢深静脉血栓发生率较右下肢更高；上肢深静脉血栓较少见，可继发于静脉炎和导管留置术后。

4. 深静脉血栓形成的原因是什么？

深静脉血栓形成包括三个主要因素：静脉壁损伤、静脉血流淤滞以及血液高凝状态，凡涉及以上因素的临床情况均可增加深静脉血栓形成的风险。

(1) 静脉壁损伤因素：包括创伤、手术、化学性损伤、感染性损伤。

(2) 静脉血流淤滞因素：包括既往静脉血栓栓塞症病史、术中应用止血带、昏迷、长期卧床、制动。

(3) 高凝状态：包括高龄、肥胖、全身麻醉、中心静脉插管、红细胞增多症、巨球蛋白血症、骨髓增生异常综合征、人工血管或血管腔内移植物。

5. 深静脉血栓的临床表现有哪些？

根据发病时间，深静脉血栓分为急性期（发病 14d 内）、亚急性期（发病 15~30d）、慢性期（发病 30d 以后）。

(1) 急性期：主要表现为患肢突然肿胀，沿静脉走行部位疼痛或伴有浅静脉曲张，体检时患肢凹陷性水肿、软组织张力增加、皮温升高。严重的下肢深静脉血栓，患肢可出现股青肿，提示髂股静脉及其属支血栓阻塞，静脉回流严重受阻，组织张力极高，导致下肢动脉受压和痉挛，肢体缺血。临床表现为下肢极度肿胀、疼痛、皮肤发亮呈青紫色、皮温低伴有水疱，足背动脉搏动消失，全身反应剧烈，体温升高，又称股青肿。若不及时处理，可发生休克和静脉性坏疽。

(2) 亚急性期：主要表现为严重肿胀和沿静脉走行部位疼痛，伴有广泛的静脉曲张；严重者可出现下肢高度肿胀、脂性硬皮病、经久不愈的溃疡。

(3) 慢性期：随着深静脉大部分再通，下肢肿胀减轻，但有再次发生急性深静脉血栓的可能。慢性期可发展为血栓后综合征（post-thrombotic syndrome，PTS），在急性下肢深静脉血栓 6 个月后，出现慢性下肢静脉功能不全的临床表现，包括患肢沉重、肿胀、静脉曲张、皮肤瘙痒、色素沉着、湿疹，严重者出现下肢高度肿胀、脂性硬皮病、经久不愈的溃疡。

6. 深静脉血栓的常用检测手段有哪些？

深静脉血栓常用的检测手段包括 B 超检查、D- 二聚体检测和静脉造影检查。

(1) B 超检查：是深静脉血栓诊断的首选方法，可发现 90% 的股、腘静脉血栓，而对于较深部位的静脉血栓诊断欠佳；采用加压超声探查法可使诊断准确率提高至 97%。

(2) D- 二聚体检测：特异性较差，阳性不能确诊深静脉血栓，但 D- 二聚体 <0.5mg/L 基本可排除深静脉血栓。

(3) 静脉造影检查：准确率高，是深静脉血栓诊断的金标准，但属于有创检查，费用高。

7. 有哪些常用的深静脉血栓风险评分量表？

常用的深静脉血栓风险评分量表有 Wells 评分量表、Padua 评分量表、Caprini 血栓风险评分量表和 Autar 评分量表。

(1) Wells 评分量表：对深静脉血栓形成的可能性进行初步评估，根据患者的症状、体征和危险因素，评估罹患深静脉血栓的可能性。Wells 评分≤2 分提示临床低度可能，Wells 评分 >2 分提示深静脉血栓临床高度可能。Wells 评分量表条目简单，在临床中的应用主要为联合 D- 二聚体排除下肢深静脉血栓。

(2) Padua 评分量表：用于对内科住院患者进行深静脉血栓风险评估。评分累计≥4 分为静脉血栓栓塞症高危患者。

(3) Caprini 血栓风险评分量表：可用于骨科大手术及 ICU 患者。总分 0~1 分，风险等级为低危；

总分 2 分，风险等级为中危；总分 3~4 分，风险等级为高危；总分≥5 分，风险等级为极高危。

（4）Autar 评分量表：应用于骨科、妇科、肿瘤外科等患者效果较佳。根据总分将患者分为低危（≤10 分）、中危（11~14 分）、高危（≥15 分）3 个层级。

8. 如何预防深静脉血栓？

根据深静脉血栓发生风险等级选择合适的预防措施，预防措施包括基本预防、机械预防和药物预防。

（1）基本预防：改善生活方式，如戒烟、戒酒；规范手术操作，减少静脉壁损伤；减少术中止血带的使用时间，根据手术部位、手术类别和患者的特殊情况减少术中止血带的压力；规范静脉穿刺技术，尽量减少下肢静脉穿刺；术后抬高患肢，早期活动包括深呼吸、踝泵运动、主／被动活动；在患者心肺功能允许的情况下，鼓励患者多饮水，围手术期适度补液，除非有临床指征，否则不要让患者处于脱水状态。基础预防适用于所有血栓风险等级的患者。

（2）机械预防：包括神经肌肉刺激器、足底静脉泵、间歇充气加压装置和梯度压力弹力袜。机械预防措施的选择应根据风险评估等级；机械预防实施前应排除相关禁忌证，明确注意事项；患肢无法或不宜应用机械预防措施者，可在对侧肢体实施预防；单独使用机械预防仅适用于合并凝血异常疾病、有高危出血风险的患者，待出血风险降低后，建议与药物预防联合应用。

（3）药物预防：药物预防前，要评估患者的出血风险，对于出血风险高的患者，只有当预防血栓的获益大于出血风险时，才考虑使用抗凝药物。常用的抗凝药物包括普通肝素、低分子肝素、Xa 因子抑制药、维生素 K 拮抗药、抗血小板药物，应根据患者静脉血栓栓塞症的风险等级、出血风险、病因、体重、肾功能选择药物和剂量。

9. 常用的机械预防深静脉血栓方法有哪些？

常用的机械预防方法为足底静脉泵、间歇充气加压装置和抗血栓梯度压力袜。

（1）足底静脉泵：模仿人体的“生理性足泵”，使脉冲气体在极短时间内快速冲击足底，提高血流速度，预防发生深静脉血栓。

（2）间歇充气加压装置：与足底静脉泵的工作原理相似，通过从肢体远端向近端进行间歇性充气 - 放气，促进下肢血液流动，减少血液淤滞，达到预防血栓形成的目的。

（3）抗血栓梯度压力袜：分为膝长型与腿长型两种。前者适用于一般患者，预防住院期间血栓形成；后者主要适用于逐渐过渡到能下地行走的患者，可用于预防出院后的血栓形成。

10. 机械预防深静脉血栓的禁忌证是什么？

机械预防的禁忌证包括下肢深静脉血栓形成、血栓性静脉炎或肺栓塞、腿部局部情况异常（皮炎、坏疽、近期接受皮肤移植手术）、下肢血管严重的动脉硬化或其他缺血性血管疾病、腿部严重畸形、患肢大的开放或引流伤口、心力衰竭、安装心脏起搏器、肺水肿、腿部严重水肿等。

11. 对于静脉血栓栓塞症中高风险人群，应进行哪些观察和护理？

（1）根据患者风险等级，在入院 24h、手术前后 24h 及病情变化时，评估血栓发生风险，在使用药物预防前及病情变化时评估患者出血风险。

（2）加强患者健康教育，建立以患者为中心的教育材料，包括疾病发生风险、危害及基于危险分层的饮食、药物、机械等重点和长期预防措施等，另外还需要注意健康教育效果，及时进行依从性评估，允许患者和家属提出自己的疑问，形成主动 - 动态 - 连续的健康教育过程。

（3）密切观察：观察患肢血运、皮温、水肿和压痛情况。定时测量肢体周径，测量部位为髌骨上缘以上 10~15cm、髌骨下缘以下 10cm、踝以上 5cm，并与健肢进行比较。关注患者疼痛强度，及时与医生沟通并配合处理。

（4）应急处理：发现患者突然出现下肢疼痛加剧、肿胀明显、足背动脉搏动消失、胸闷、大汗、心慌、憋喘等症状时，应立即通知医生，遵医嘱进行处理。

（5）心理护理：注意观察患者和家属的心理活动，积极与患者和家属交流，了解其不良情绪的原因，鼓励患者将内心的不安与恐惧表达出来，及时有效地解答患者的疑问，获得其信任。

12. 深静脉血栓形成后的治疗方法包括哪些？

深静脉血栓形成后的治疗方法包括抗凝治疗、溶栓治疗、介入治疗和手术取栓。

（1）抗凝治疗：抗凝治疗是深静脉血栓治疗的基础，可抑制血栓蔓延，有利于血栓自溶和管腔再通，降低肺血栓栓塞症的发生率和病死率。患者若无抗凝禁忌证，应在确诊深静脉血栓后立即启动抗凝治疗。常用抗凝药物包括普通肝素、低分子肝素、磺达肝癸钠、华法林和口服 Xa 因子抑制药（利伐沙班）。抗凝药物具有抗凝效果稳定、药效不受食物影响、药物之间相互作用很小、半衰期短、用药剂量固定、服药期间无需定期监测凝血功能等特点。但是，单纯抗凝不能有效消除血栓、降低血栓后综合征发生率。

（2）溶栓治疗：使用溶栓药物可促进血栓溶解，有助于减少长期并发症，如栓塞后综合征。可用的溶栓药物包括尿激酶、链激酶，以及新型重组组织型纤溶酶原激活物，如阿替普酶、瑞替普酶和替奈普酶。需要注意的是，溶栓药物有增加出血的可能性。

溶栓治疗的适应证：①急性近端深静脉血栓；②全身状况好；③预期生命 >1 年和低出血并发症的危险。

溶栓治疗的禁忌证：①溶栓药物过敏；②近期（2~4 周）有活动性出血，包括严重的颅内、胃肠、泌尿道出血；③近期接受过大手术、活检、心肺复苏；④近期有严重的外伤；⑤难以控制的高血压（血压 >160/110mmHg）；⑥严重的肝功能、肾功能不全；⑦细菌性心内膜炎；⑧出血性或缺血性脑卒中病史；⑨动脉瘤、主动脉夹层、动静脉畸形患者；⑩年龄 >75 岁和妊娠者。

（3）介入治疗：对于接受单纯抗凝治疗的深静脉血栓或肺栓塞患者，不推荐常规应用下腔静脉（inferior vena cava，IVC）滤器；对于有抗凝治疗绝对禁忌证的急性近端下肢深静脉血栓或肺血栓栓塞症患者，应考虑放置下腔静脉滤器。长期放置滤器可导致下腔静脉阻塞和深静脉血栓复发等并发症，为减少这些远期并发症，建议首选可回收或临时滤器，待发生肺血栓栓塞症的风险解除后取出滤器。

（4）手术取栓：手术取栓是清除血栓的有效方法，可迅速解除静脉梗阻。常用 Fogarty 导管经股静脉取出髂静脉血栓，用挤压取栓或顺行取栓清除股静脉、腘静脉血栓。

13. 深静脉血栓形成后的护理应注意哪些内容？

在深静脉血栓急性期，为防止血栓脱落，一般要求绝对卧床休息 2 周，但最新研究表明，在给予抗凝药物的基础上，早期下地活动不会增加患者肺栓塞的风险；疼痛者可遵医嘱使用可待因、哌替啶或吗啡缓解疼痛；不可按摩或剧烈活动，避免栓子脱落；严密观察皮温变化，测量患肢腿围并与健肢进行对比，腿围测量必须使用统一的软尺，腿围及皮温的记录要清晰完整，以便及时发现肢体异常情况。

二、自测题

【选择题】

(一) A1 型题

1. **下列哪一项不是深静脉血栓形成的危险因素**

   A. 女性　B. 妊娠 / 产后　C. 手术与制动

   D. 恶性肿瘤 / 化疗患者　E. 慢性心功能 / 呼吸功能衰竭

2. **下肢深静脉血栓形成的三个因素为**

   A. 恶性肿瘤、静脉血流淤滞、静脉壁损伤　B. 手术与创伤、静脉血流淤、血液高凝状态

   C. 静脉壁损伤、血液高凝状态、制动　D. 高脂血症、手术与创伤、恶性肿瘤

   E. 血液高凝状态、静脉血流淤滞、静脉壁损伤

3. **不属于下肢深静脉系统的是**

   A. 股静脉　B. 腘静脉　C. 胫静脉　D. 腓静脉　E. 大隐静脉

4. **深静脉血栓最常发生于**

   A. 左上肢　B. 左下肢　C. 右上肢　D. 右下肢　E. 双上肢

5. **下列关于深静脉血栓的叙述，错误的是**

   A. 大部分深静脉血栓患者没有症状

   B. 很多患者出院后仍会发生深静脉血栓

   C. 下肢深静脉血栓形成后，早期表现为患肢肿胀、疼痛或压痛、皮温升高

   D. 严重的下肢深静脉血栓形成后，可出现股青肿，皮肤发亮呈青紫色，皮温低伴有水疱，足背动脉搏动消失，体温升高

   E. 下肢深静脉血栓形成后，若未及时治疗，可发展为急性深静脉功能不全

6. **深静脉血栓并发肺栓塞时不会出现**

   A. 胸痛　B. 呼吸困难　C. 血压升高　D. 咯血　E. 晕厥

7. **以下说法错误的是**

   A. 内科患者发生深静脉血栓的可能性小，因此内科患者不需要预防

   B. 因手术体位的特殊性，术中仍需要预防深静脉血栓

   C. 对于深静脉血栓低危者只需基础预防即可

   D. 对于深静脉血栓中危者，建议使用基础预防 + 机械预防

   E. 对于深静脉血栓高危患者，应联合应用基本预防、物理预防、药物预防，但要动态评估出血风险

8. **对于深静脉血栓风险评估为低风险的患者，下列做法正确的是**

   A. 术后常规超声检查进行深静脉血栓的筛查

   B. 可应用基本预防措施进行深静脉血栓预防

   C. 建议使用机械预防措施进行深静脉血栓预防

   D. 建议使用药物预防措施进行深静脉血栓预防

   E. 入院深静脉血栓低风险患者，住院期间不需要再次进行血栓风险评估

9. **深静脉血栓基本预防不包括**

   A. 手术操作规范，减少静脉壁损伤

B. 正确使用抗血栓梯度压力袜

C. 术后抬高患肢，促进静脉回流

D. 注重预防静脉血栓知识宣教，指导早期康复锻炼

E. 围手术期适度补液，避免血液浓缩

10. 深静脉血栓机械预防措施不包括

A. 早期活动　B. 神经肌肉刺激器　C. 间歇充气加压装置

D. 足底静脉泵　E. 抗血栓梯度压力袜

11. 以下关于抗血栓梯度压力袜说法正确的是

A. 可在夜间取下，放松肌肉，对预防静脉血栓栓塞无影响

B. 需要经常在阳光下暴晒

C. 可用碱性洗涤剂清洁

D. 如果抗血栓梯度压力袜太长，可以在大腿上方折叠

E. 应至少每日脱下 2 次，评估患者皮肤状况

12. 关于间歇充气加压装置，下列说法错误的是

A. 实施前应排除相关禁忌证，明确注意事项

B. 对于血栓药物预防禁忌证患者，建议使用间歇充气加压装置进行机械预防

C. 建议每天使用 2 次，每次 30min

D. 条件允许时，建议术中使用间歇充气加压装置进行静脉血栓栓塞症预防

E. 患肢无法或不宜应用机械预防措施者，可在对侧肢体实施预防

13. 使用抗凝药物预防深静脉血栓最常见的不良反应是

A. 出血　B. 深静脉功能不全　C. 静脉曲张

D. 感染　E. 肾功能不全

14. 使用低分子肝素进行药物预防时，以下错误的是

A. 皮下注射低分子肝素的首选部位为上臂三角肌

B. 两次注射间距应大于 2cm

C. 临床中应用的多为预灌针剂，注射时无需排气

D. 注射时采用垂直进针法

E. 注射过程中应缓慢推药，持续至少 10s

15. 关于实施药物预防说法正确的是

A. 没必要认真阅读药物说明书

B. 患者肝功能、肾功能不会受到影响，无需监测

C. 对于有高风险出血患者，可直接用药物预防措施

D. 对于血栓发生高风险患者，只需进行药物预防即可

E. 应用抗凝药后，应密切观察患者的穿刺点、鼻腔、牙龈、皮肤有无出血，有无黑便、咖啡样或血性呕吐物，有无意识模糊、偏瘫、失语

16. 关于出血的护理，错误的是

A. 定期巡视，观察有无出血征象

B. 各项护理动作应轻柔，避免加重出血

C. 牙龈出血者可用冷水漱口

D. 鼻出血者可局部冷敷或用0.1%盐酸肾上腺素棉球填塞鼻腔

E. 一旦发现任何部位出血，应立即停止抗凝治疗

17. 下肢深静脉血栓最严重的并发症是

A. 急性深静脉功能不全　B. 慢性深静脉功能不全　C. 肺栓塞

D. 慢性动脉栓塞　E. 静脉曲张

18. 严重下肢缺血所致的肢体冰冷，下列哪项处理不应采用

A. 给予扩血管药物

B. 低分子肝素抗凝

C. 穿棉袜保暖

D. 足部使用热水袋保暖

E. 可采用动脉造影明确动脉病变的程度和范围

19. 深静脉血栓急性期应绝对卧床休息，床上活动时避免动作幅度过大，禁止按摩的目的是

A. 防止血栓脱落　B. 预防出血　C. 促进静脉回流

D. 缓解疼痛　E. 减少体力消耗

20. 深静脉血栓高风险患者，出院指导不正确的是

A. 告知患者和家属如果出现胸痛、呼吸困难、咳血痰等应注意静脉血栓栓塞症的可能性，及时就医

B. 如果没有症状，可以不用口服抗凝药

C. 定期监测血常规、凝血功能，根据监测结果，遵医嘱调整用药，注意用药安全

D. 指导患者劳逸结合，循序渐进地进行功能锻炼，避免短时间内运动量过大

E. 均衡营养，保持大便通畅

21. 关于深静脉血栓的抗凝治疗，以下说法正确的是

A. 抗凝药物能够有效减少血栓后综合征的发生

B. 抗凝药物能够有效消除血栓

C. 链激酶、尿激酶是常用的抗凝药物

D. 若无抗凝禁忌证，应在确诊深静脉血栓后立即启动抗凝治疗

E. 抗凝药物半衰期长，服药期间需要定期监测凝血功能

22. 关于深静脉血栓的溶栓治疗，以下说法正确的是

A. 近期大手术患者可以进行溶栓治疗

B. 溶栓治疗不会增加出血风险

C. 溶栓治疗不利于减少长期并发症的发生

D. 近期有活动性出血的患者不宜进行溶栓治疗

E. 常用的溶栓药物包括链激酶、尿激酶，但不包括阿替普酶、瑞替普酶

（二）A2型题

1. 男，78岁。因腰椎管狭窄行腰椎后路手术，术后3d，护士观察患者左下肢皮肤发红，软组织张力增加，皮温升高，测量腿围，较右侧增加3cm，该患者最有可能发生的情况是

A. 骨-筋膜室综合征　B. 深静脉血栓形成　C. 肺栓塞

D. 水肿　E. 感染

2. 女，37 岁。急诊以“右肱骨近端粉碎性骨折”收入院，既往服用避孕药。入院后在全身麻醉下和臂丛阻滞麻醉下行右肱骨近端粉碎性骨折切开复位内固定、取髂骨植骨术，术中留置颈静脉导管，术后第 3d，患肢前臂中下 1/3 和手部肿胀，第 4d 疼痛明显，皮温升高，呈紫色。超声提示腋静脉、肱静脉血栓形成，考虑为右上肢深静脉血栓。该患者发生上肢血栓的危险因素不包括

A. 年龄　　B. 口服避孕药　　C. 术中留置颈静脉导管

D. 手术时间较长　　E. 术后患肢制动

3. 男，67 岁。主诉：右膝关节疼痛伴活动受限 4 年，加重半年。X 线显示：右膝关节退变。门诊以“右膝关节骨性关节炎”收住院，入院后第 2d 行右全膝关节置换术，术后第 3d，D- 二聚体及纤维蛋白指标升高，下肢血管 B 超显示：右下肢腘静脉血栓形成，以下做法错误的是

A. 嘱患者加强膝关节功能锻炼，促进静脉回流

B. 指导患者卧床、患肢抬高

C. 保持大便通畅，多饮水，多吃含粗纤维的食物

D. 停用间歇充气加压装置

E. 评估出血风险，使用抗凝药物进行治疗

4. 男，58 岁。3 个月前无明显诱因出现右髋部疼痛，伴右下肢麻木，活动无力，步行困难，且症状进行性加重。门诊以“胸椎、骶骨、髂骨转移瘤”收入院。入院后行肿瘤切除术、神经探查术、椎体骨水泥固定术，术后采用抗感染、补液、镇痛治疗。术后 14d，右下肢肿胀明显，两侧大腿腿围相差 3cm，B 超显示右下肢深静脉血栓形成。该患者的护理措施中错误的是

A. 进食低脂、粗纤维饮食，保持大便通畅

B. 患肢抬高、制动，禁止按摩

C. 疼痛剧烈时，可用热敷缓解

D. 遵医嘱给予抗凝治疗

E. 观察患者有无心率加快、呼吸困难等异常情况

5. 女，31 岁。子宫内膜源性腺癌直肠转移术后 1 年余，行直肠前切除 + 阴道后壁切除修补 + 保护性回肠造口术，术后出现双下肢疼痛、肿胀，下肢血管彩色超声显示双小腿比目鱼肌静脉血栓形成，下列措施中，错误的是

A. 评估患者疼痛部位、动脉搏动、皮肤温度

B. 遵医嘱使用低分子肝素进行治疗

C. 观察有无出血或出血倾向，包括牙龈、伤口、泌尿道、消化道

D. 观察有无呼吸困难、胸痛、咯血、发绀等肺栓塞表现

E. 出院后若无症状，可不再继续使用抗凝药物

（三）A3/A4 型题

（1~7 题共用题干）

男，55 岁，身高 172cm，体重 80kg。以“右股骨干骨折”平车收入院。诊断为右股骨干粉碎性骨折，患者入院后右下肢肿胀明显，活动受限。D- 二聚体为 1 232ng/ml，血红蛋白为 78g/L。

1. 此时宜选择哪个量表为患者进行深静脉血栓风险评估

A. Wells 评分量表　　B. Padua 评分量表

C. Caprini 血栓风险评分量表　　D. Autar 风险评分量表

E. RAPT 评分量表

2. **通过评估，患者处于哪个等级**

A. 无风险　B. 低危风险　C. 中危风险　D. 高危风险　E. 极高危风险

3. **针对该患者，若无出血禁忌证，应采取哪些预防措施**

A. 基本预防　B. 机械预防

C. 药物预防　D. 基本预防 + 机械预防

E. 基本预防 + 机械预防 + 药物预防

4. **以下护理措施错误的是**

A. 将血栓风险的评估持续在整个住院过程中

B. 将静脉血栓栓塞症预防知识列为住院 - 出院全程宣教内容

C. 介绍药物预防静脉血栓栓塞症的相关知识

D. 在进行药物预防前，不需要进行出血风险评估

E. 加强肢体观察，重视患者主诉，定期测量肿胀肢体周径，随时记录

5. **确诊最有价值且最常用的辅助检查是**

A. B 超检查　B. D- 二聚体检测　C. 静脉造影检查

D. 血管内镜检查　E. 血管内超声检查

6. **患者出现下列哪个症状最应警惕肺栓塞的发生**

A. 患肢疼痛　B. 患肢皮肤呈青紫色　C. 患肢水肿加剧

D. 患肢皮温升高　E. 呼吸困难

7. **[假设信息] 静脉彩色超声提示：右小腿腓静脉增宽，宽约 5.7mm，内有低回声充填，探头加压管腔不能压闭。此时以下做法错误的是**

A. 遵医嘱给予患者镇痛药缓解疼痛

B. 为促进循环，按摩患肢

C. 严密观察皮温变化，测量患肢腿围并与健肢进行对比

D. 遵医嘱，规范使用药物进行抗凝

E. 加强患者健康教育，若出现呼吸困难、胸痛、咯血等不适，及时告知医护人员

（8~12 题共用题干）

男，54 岁。高处坠落致下腹部、左髋部疼痛、肿胀伴左下肢活动受限 20h，骨盆 X 线显示“骨盆骨折、左髋臼骨折”。左髋部散在瘀斑、肿胀，骨盆分离试验阳性，左髋部压痛、叩击痛阳性，伴左下肢活动受限。入院后查血浆 D- 二聚体为 4 190ng/ml。

8. **该患者入院后用 Caprini 血栓风险评分量表评估，风险等级为**

A. 无风险　B. 低危风险　C. 中危风险

D. 高危风险　E. 极高危风险

9. **针对该患者的血栓基本预防措施不包括**

A. 早期活动　B. 多饮水　C. 戒烟酒

D. 减少下肢静脉穿刺　E. 穿弹力袜

10. **[假设信息] 患者入院后第 3d，主诉胸闷、呼吸困难，胸部 CT 显示肺栓塞，下列处理错误的是**

A. 开放静脉　B. 启动应急流程，多学科救治

C. 吸氧　D. 密切观察

E. 功能锻炼

11. [假设信息]患者出现肺栓塞的栓子来源最可能为

A. 下肢深静脉血栓　B. 空气栓塞　C. 癌栓

D. 感染性栓塞　E. 脂肪栓塞

12. 该患者给我们的启示是

A. 无论如何预防,血栓也难以避免

B. 血栓风险评估入院后只需评估一次即可

C. 物理预防效果不明显,可以不完全按要求执行

D. 创伤患者D-二聚体高于正常值数倍很正常,不必大惊小怪

E. 应进行血栓形成的动态评估,一旦出现肺栓塞症状,尽早启用静脉血栓栓塞症应急程序,进行多学科协作、规范化治疗

(四)B型题

(1~3题共用备选答案)

A. Wells评分量表　B. Padua评分量表

C. Caprini血栓风险评分量表　D. Autar风险评分量表

E. RAPT评分量表

1. 条目简单,在临床中主要联合D-二聚体排除下肢深静脉血栓

2. 主要在内科患者中应用,用于评估静脉血栓栓塞症发生风险

3. 主要在外科患者中应用,用于评估静脉血栓栓塞症发生风险

【填空题】

1. 静脉血栓栓塞症包括(　　)和(　　),二者是静脉血栓栓塞症在不同部位和不同阶段的两种临床表现形式。

2. 深静脉血栓形成的三个主要因素为(　　)、(　　)和(　　)。

3. 内科患者常用的静脉血栓栓塞症风险评分量表为(　　),外科患者常用的风险评分量表为(　　)。

4. 根据深静脉血栓发生风险的等级选择适合的预防措施,预防措施包括(　　)、(　　)和(　　)。

【名词解释】

1. 深静脉血栓形成　2. 股青肿　3. 足底静脉泵

4. 间歇充气加压装置　5. 抗血栓梯度压力袜

【案例分析题】

女,78岁。主诉"外伤后左髋部疼痛伴活动受限12h",X线提示"左股骨颈骨折",急诊以"左股骨颈骨折"收入院。体格检查:体温36.8℃,脉搏76次/min,呼吸18次/min,血压132/78mmHg。患高血压,最高收缩压为165mmHg,规律口服贝那普利。既往存在颈动脉斑块、脑缺血,口服阿司匹林、他汀类药物治疗。4年前因乳腺癌行右侧乳腺癌根治术,术后行化疗、放疗。2016年出现腰椎、胸椎、胃多处转移,目前口服化疗药。左髋部略肿胀、淤血,压痛明显,轴向叩击痛阳性。左髋部活动明显受限,左足背动脉搏动良好。入院后完善相关检查,拟在腰麻下行"左髋

关节置换术”。

请问：

1. 患者有哪些血栓形成的高危因素？

2. 如何进行血栓的早期动态筛查？

3. 髋关节置换的患者，进行血栓预防的注意事项有哪些？

4. 对于此类患者，出院后如何进行延续性指导？

参考答案

【选择题】

（一）A1 型题

1. A　2. E　3. E　4. B　5. E　6. C　7. A　8. B　9. B　10. A
11. E　12. C　13. A　14. A　15. E　16. E　17. C　18. D　19. A　20. B
21. D　22. D

（二）A2 型题

1. B　2. A　3. A　4. C　5. E

（三）A3/A4 型题

1. C　2. E　3. E　4. D　5. A　6. E　7. B　8. E　9. E　10. E
11. A　12. E

（四）B 型题

1. A　2. B　3. C

【填空题】

1. 深静脉血栓形成、肺血栓栓塞症
2. 静脉壁损伤、静脉血流淤滞、高凝状态
3. Padua 评分量表、Caprini 血栓风险评分量表
4. 基本预防、机械预防、药物预防

【名词解释】

1. **深静脉血栓形成**：血液在深静脉腔内不正常凝结，阻塞静脉腔，导致静脉回流障碍。

2. **股青肿**：髂股静脉及其属支血栓阻塞时，静脉回流严重受阻，组织张力极高，导致下肢动脉受压和痉挛，肢体缺血。临床表现为下肢极度肿胀、疼痛，皮肤发亮呈青紫色、皮温低伴有水疱，足背动脉搏动消失，全身反应剧烈，体温升高，又称股青肿。

3. **足底静脉泵**：模仿人体的“生理性足泵”，使脉冲气体在极短时间内快速冲击足底，提高血流速度，预防发生深静脉血栓。

4. **间歇充气加压装置**：通过从肢体远端向近端进行间歇性充气 - 放气，促进下肢血液流动，减少血液淤滞，达到预防血栓形成的目的。

5. **抗血栓梯度压力袜**：主要利用递减压力的原理，在使用者下肢体表形成弹性的压力支撑，自下至上产生压力递减的梯度效果，促进静脉血液回流，由此预防静脉曲张和水肿。

【案例分析题】

1. 患者有哪些血栓形成的高危因素？

高龄、恶性肿瘤、化疗、下肢股骨颈骨折、下肢关节置换大手术、制动。

2. 如何进行血栓的早期动态筛查？

D-二聚体检测、下肢动静脉超声及静脉造影检查是最常见的筛查方式，但因为后者费用较高，使用受到限制。在密切观察实验室指标和超声指标的同时，护理人员可应用Caprini血栓风险评分量表，在患者入院后24h内、手术前后24h或病情变化时进行动态评估。

3. 髋关节置换的患者，进行血栓预防的注意事项有哪些？

（1）该患者Caprini血栓风险评分量表显示血栓发生风险为极高危。应采取基本预防、机械预防联合药物预防，基础预防应贯穿全程。

（2）由于此患者长期服用阿司匹林和他汀类药物，使用药物预防前要评估患者的出血风险。若大出血风险不高，建议在药物预防的基础上联合使用机械预防；若同时存在较高大出血风险或出血并发症，推荐应用机械预防，出血风险降低后改药物预防或与机械预防联用。

（3）实施机械预防前应排除相关禁忌证，明确注意事项；患肢无法或不宜应用机械预防时，可在对侧肢体实施预防；条件允许时，建议术中仍进行机械预防。

4. 对于此类患者，出院后如何进行延续性指导？

护理人员应向患者和家属提供以下口头和书面信息：正确预防静脉血栓栓塞症的重要性（药物预防的时间、口服或皮下注射药物的重要性、机械预防频率和重要性）；与静脉血栓栓塞症预防相关的不良事件症状和体征；寻求帮助的重要性以及不适随诊，确保接受药物或机械性静脉血栓栓塞症预防的出院患者能够正确运用这些措施。必要时出院后对患者进行电话随访、家庭访视或通过网络系统进行延续性护理服务，提高患者的自我保健能力。

第四节　自杀

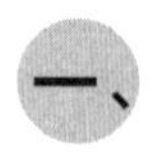

一、基本理论与知识要点

1. 什么是自杀？

自杀是自发完成的、故意的行为后果，行为者本人完全了解或期望这一行为的致死性后果。根据自杀的客观后果和主体的客观行动可以将自杀分为以下4种：

（1）自杀死亡：采取了伤害自己生命的行为，该行为直接导致了死亡结局。

（2）自杀未遂：采取了伤害自己生命的行为，但该行为没有直接导致死亡结局。

（3）自杀意念：有明确的伤害自己的意愿，但没有形成自杀计划，没有行为准备，更没有实际的伤害自己的行为。

（4）蓄意自伤：在没有死亡愿望的情况下出现的故意自伤行为。

2. 自杀的危险因素有哪些？

（1）精神障碍：大部分的自杀者都患有精神疾病，其中自杀率较高的精神疾病包括抑郁症、精神分裂症、人格障碍、酒精和药物依赖。

（2）躯体疾病：主要包括恶性肿瘤、迁延不愈的慢性疾病、严重外伤导致身体残疾等严重影响患者生活质量的疾病。

（3）遗传因素：自杀有一定的遗传学基础，尤其是家庭成员间可能会形成对自杀的认同和模仿。

（4）心理社会因素：不良的心理素质和个性特征与自杀有一定关系，如偏执、心胸狭隘、嫉妒、自卑或自尊心过强、孤僻、回避社交。这些人很难建立良好的人际关系，缺少社会支持，往往由于感情、事业受挫而绝望，极度懊悔、自责，使患者产生强烈的难以摆脱的精神痛苦。

（5）医院环境因素：是指医院环境中存在的安全隐患，如玻璃窗不能抗冲撞或高层玻璃窗未封闭。

（6）工作人员因素：对于有自杀风险的患者未严格执行交接班制度，医护人员未发现问题。

3. 自杀行为发生的征兆评估包括哪些内容？

约 80% 的有自杀倾向的患者在实施自杀行为前都曾表现出一定的自杀先兆，患者会自觉或不自觉地发出语言或非语言信息，护士可从以下几个方面进行评估：

（1）有企图自杀的病史。

（2）语言信息：患者可能会说“我不想活了”“这是你最后一次见到我”“这个世界没什么可留恋的了”；问一些可疑的问题，如“这阳台距地面多高？”“这种药吃多少会死？”。

（3）行为信息：将自己反锁在室内或关在隐蔽的地方。清理物品信件，嘱托未了事宜或分发自己的财产。收集或储藏绳子、刀具、玻璃碎片或药品等可以用来自杀的物品。

（4）情感信息：情感低落，表现为紧张、经常哭泣、无助、无望；显得非常冲动，易激惹；在抑郁了很长一段时间后，突然表现无原因的开心，对亲人过分关心或疏远、冷淡均有可能是自杀行为的信号。

4. 如何评估自杀风险？

（1）自杀意向：有自杀意念者尚不一定采取自杀行动，有自杀企图者很有可能采取自杀行为，有自杀计划者则可能一有机会就采取自杀行动。

（2）自杀动机：个人内心动机（出现绝望，以自杀求得解脱）危险性大于人际动机（企图通过自杀去影响、报复他人）

（3）进行中的自杀计划：准备刀或绳索，悄悄积存安眠药物，均是十分危险的征象。

（4）自杀方法：枪击、跳楼、自缢、服毒、撞车，其中自缢比服毒和撞车自杀更容易实施，更容易致命，更危险。

（5）遗嘱：留有遗嘱者很可能立即采取自杀行动。

（6）隐蔽场所或独处：隐蔽者危险性大，单独一人时更可能采取自杀行动。

（7）自杀时间：趁家人外出或上班时自杀；夜深人静时及工作人员交接班时危险性大，住院患者自杀的高峰期为住院后刚接受治疗的早期。

（8）自杀意志坚决者，危险性大。自杀未遂者为没有死而感到遗憾，表明患者想死的坚决意志。

5. 评估自杀危险性的辅助工具有哪些？

在临床实际工作中，护理人员可以借助一些量表来评估患者的自杀风险和预测自杀的危险性。如自杀危险因素评分量表、自杀观念量表、自杀意向量表、抑郁自评量表，帮助护士发现患者自杀意向和风险，采取护理干预对策。

6. 自杀行为的三级预防内容是什么？

（1）一级预防：针对一般人群和潜在人群，普及心理健康知识，矫正不良的认知和行为，增强环境适应能力。

(2) 二级预防:对有自杀风险的人进行早期发现、早期诊断、早期治疗。

(3) 三级预防:降低自杀行为的死亡率。建立自杀急诊救治系统,提高自杀救治水平。

7. 简述对存在自杀风险患者的护理措施。

(1) 心理护理:多与患者沟通,与患者建立信任关系;尽量安排患者与家属和朋友多接触。

(2) 安全护理:①将患者安置在重症病室,在护理人员视线范围内,病室应安静,设施安全,光线明亮,空气流通,整洁舒适;②密切观察患者自杀的先兆症状,避免意外事件的发生;③严格执行护理巡视制度,对有危险倾向的患者要做到心中有数,重点巡视;④加强对病房设施的安全检查,有问题及时维修,严格做好药品和危险物品的保管工作,杜绝不安全因素;⑤密切观察患者的睡眠情况,对于入睡困难和早醒者应了解原因,帮助患者入睡。

(3) 生活护理:要保证患者适当的营养,观察患者的排泄,保证睡眠,适当休息,在生活上给予关心照顾。

(4) 健康教育:①向患者讲解心境恶劣、悲观绝望是由于抑郁发作所致,指导患者正确表达内心体验和感受;介绍患同种疾病已痊愈的患者,现身说法消除患者的悲观情绪,树立战胜疾病的信心;教会患者减少焦虑、悲哀、抑郁情绪的方法。②指导患者运用沟通交流技巧,获取家属的理解或请求专业帮助。③讲解疾病的发病因素、临床表现及治疗用药。④讲解患者健康的心理防御机制,掌握心理健康的标准。⑤与患者一起分析压力源,评估患者对压力的承受能力和应对能力,协助患者找出不合现实的理念,改变其对压力的片面认识与感受,寻求有效的调适方法。⑥向家属宣教如何早期确认自杀意图的征兆,针对患者个体分析早期征象,指出患者的自杀危险因素。如果家属早期干预无效的话,要尽快寻求专业帮助。

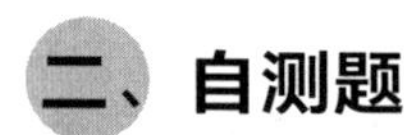

二、自测题

【选择题】

(一) A1 型题

1. 发生自杀行为但未导致死亡后果称为

A. 自杀意念 B. 自杀未遂 C. 自杀威胁 D. 蓄意自伤 E. 自杀死亡

2. 自杀意念是指

A. 有寻死的想法,但没有采取任何实际行动

B. 有毁灭自我的行为,但并未导致死亡

C. 采取有意毁灭自我的行为,并导致了死亡

D. 有意或故意伤害自己生命的行为

E. 反映死亡愿望并不强烈的一种行为

3. 下列哪项不是自杀行为发生的高危特点

A. 有企图自杀的历史 B. 情绪低落,经常紧张、无助、无望、哭泣

C. 失眠,害怕夜晚的来临 D. 无明确原因的体重减轻

E. 经过治疗后,情绪逐渐好转

4. **下列患者中导致自杀，最常见的是**

A. 受幻觉支配者 B. 精神分裂症患者 C. 抑郁症患者 D. 部分精神疾病康复期患者 E. 被害妄想严重者

5. **下列不属于自杀征兆的是**

A. 开始寻求别人的帮助
B. 谈论死亡与自杀，表示想死的意愿
C. 开始分发自己的财产
D. 将自己与他人隔离，特别是将自己关在隐蔽的地方或反锁于屋内
E. 在抑郁了较长一段时间后，无任何理由突然很开心

6. **下列关于自杀危险因素的叙述不正确的是**

A. 自杀不仅是个人决定的行为，也受社会环境影响
B. 独身、离婚、丧偶者自杀率高于婚姻稳定者
C. 高社会阶层者的自杀率最低
D. 我国自杀死亡者中，女性多于男性
E. 社会文化对自杀率也有影响

7. **对自杀及其预防的叙述正确的是**

A. 自杀的人真的想死 B. 谈论自杀的人不会真的去死
C. 不能与有自杀念头的人谈自杀 D. 有自杀行为者需要精神医学干预
E. 危机过去也就意味着自杀危险性结束

8. **以下关于自杀危险评估的叙述不正确的是**

A. 通过各种途径流露出消极悲观情绪，表达过自杀意愿者，存在自杀风险
B. 近期遭受了难以弥补的严重丧失性事件者，存在自杀风险
C. 近期内有过自伤或自杀未遂行动，其再发生自杀的可能性不大
D. 近期出现人格改变如冷漠、孤僻、抑郁、绝望，存在自杀风险
E. 近期出现准备刀或绳索，积存安眠药物，均是危险征象

9. **自杀的三级预防，错误的是**

A. 建立自杀的急诊救治系统，提高对自杀者的救治水平，降低死亡率
B. 同情和理解有自杀行为者，帮助自杀未遂者重新树立生活的勇气和信心
C. 适当解决环境不良因素的影响，避免不断受到影响而再度自杀
D. 发现和解决自杀未遂者自杀的原因
E. 避免寻找自杀未遂者导致自杀的原因，以免触及其伤心处而导致再次自杀

10. **下列自杀方法中最危险的是**

A. 枪击 B. 跳楼 C. 自缢 D. 服毒 E. 撞车

11. **根据自杀的客观后果和主体的客观行动，可以将自杀分为**

A. 2 种 B. 3 种 C. 4 种 D. 5 种 E. 6 种

12. **下列不属于自杀预兆的是**

A. 反复向亲友、同事或医务人员打听或谈论自杀方法
B. 情绪稳定，愿意主动和别人交谈
C. 出现自我憎恨、负疚感

D. 突然整理个人物品

E. 抑郁症患者突然出现情绪“好转”

13. **以下关于自杀的流行病学阐述错误的是**

A. 现代社会中,自杀已成为人类的十大死因之一

B. 自杀死亡者远远高于自杀未遂者

C. 在自杀死亡者中,男性采用暴力手段自杀者多于女性

D. 自杀是一个重要的公共卫生和社会问题

E. 自杀对社会和家庭均带来深远的影响

14. **自杀的二级预防,是指**

A. 病因学预防,针对一般人群与高危人群

B. 对有自杀危险的人进行早期发现、早期诊断、早期治疗

C. 降低死亡率和善后处理

D. 对自杀死亡者的亲属进行心理干预,预防连锁反应

E. 建立自杀的急诊救治系统,提高自杀救治水平

15. **有关自杀的预防措施,以下错误的是**

A. 普及心理卫生常识,提高人群的心理素质　B. 宣传有关自杀的知识,让更多的人了解自杀

C. 减少自杀工具的易获得性　D. 建立预防自杀的专门机构

E. 对高危人群进行适当的保护性监控

16. **研究表明,50%~90% 的自杀死亡者可以建立精神疾病诊断,其中最多的是**

A. 精神活性物质滥用　B. 心境障碍　C. 人格障碍

D. 精神分裂症　E. 神经症

17. **下列关于患躯体疾病者导致自杀的原因,正确的是**

A. 因疾病导致的功能受限　B. 疾病导致的难以耐受的慢性疼痛

C. 毁形带来的痛苦　D. 因不治之症导致的悲观情绪

E. 以上均正确

18. **下列关于自杀及其预防的描述不正确的是**

A. 大多数自杀是可以预防的

B. 自杀者在自杀前曾流露出相当多的征象

C. 自杀的人是真的想去死

D. 大多数自杀者是矛盾的

E. 大多数自杀者曾用他们自己的方式表达过自杀的意愿

19. **下列哪个时期是精神疾病患者住院期间自杀的高峰期**

A. 住院后刚接受治疗的早期　B. 住院期间治疗较频繁的时期

C. 住院期间治疗相对较少的时期　D. 住院期间疾病的恢复期

E. 即将出院的时期

20. **自杀危险因素评分量表评估的是受试者在过去哪个时期内自杀的风险程度**

A. 3d 内　B. 1 周内　C. 2 周内　D. 1 个月内　E. 2 个月内

21. **下列不属于自杀的心理学危险因素的是**

A. 负性的精神应激,如重大的负性生活事件　B. 不良的认知模式

C. 痛苦、焦虑、抑郁等情绪特征　　D. 冲动和盲目的意志行为

E. 相信问题所带来的痛苦是可以忍受的

（二）A2 型题

1. 当患者发生自杀行为时，当班护士首先应采取的措施是

A. 立即通知医生　　B. 立即通知护士长　　C. 及时准备抢救用物

D. 及时进行应急处理　　E. 立即通知保卫处

2. 对准备绝食自杀的抑郁症患者，首先应采取的措施是

A. 饮食护理　　B. 睡眠护理　　C. 日常生活护理

D. 安全护理　　E. 心理护理

3. 如果你在护理一名有自杀风险的患者，当患者出现下列哪种情况时提示其自杀风险提高

A. 想要摆脱痛苦，逃避现实

B. 表达人死后进入天堂以获得人世间得不到的东西

C. 想要为了某种目的或信仰牺牲自己

D. 想要惩罚自己的罪恶行为（现实的或者想象的）

E. 以上都是

4. 当你和一名患者正在交谈时，患者出现下列哪项表达，提示你要高度注意其有自杀风险

A. 活着是一种痛苦，是家人的累赘，不想再坚持了

B. 天天提心吊胆地担心被他们追杀，不如死了算了

C. 现在得了这个病，我妻子肯定会和我离婚。孩子怎么办，我连家都养不了，活着有什么价值

D. 我爸昨天告诉我，我妈妈自杀了，现在不知道能不能活，她要是死了，我也不活了

E. 以上都是

5. 如果你是一名护士，当你正在对一个存在自杀风险的患者进行入院评估时，下列<u>不恰当</u>的是

A. 进行问诊评估时，要保持专业、自然、冷静

B. 对于新入院患者，先评估其他内容，再评估自杀风险

C. 对于新入院患者，先评估自杀风险，再评估其他内容

D. 在评估患者自杀风险时，尝试将自杀的想法正常化，再具体询问

E. 如果患者表示有自杀想法，要保持冷静

（三）A3/A4 型题

（1~3 题共用题干）

女，34 岁。自幼性格内向，婚后存在长期的失眠、头痛等症状，但得不到丈夫的理解与关心。近半年来，逐渐出现情绪压抑，工作无精打采，对生活厌烦，觉得生活没意思，常有想死的念头，但顾及孩子一直没有行动。

1. 目前患者处于

A. 自杀死亡　　B. 自杀未遂　　C. 自杀意念　　D. 蓄意自伤　　E. 以上均不是

2. 该患者目前自杀的预防措施<u>不包括</u>

A. 心理支持　　B. 认知治疗

C. 告知家属对自杀的防范　　D. 住院治疗

E. 避免跟她探讨自杀的相关问题，导致不良诱导

3. 如果此时对该患者进行自杀预防，应采取的是

A. 一级预防　B. 二级预防　C. 三级预防　D. 四级预防　E. 心理干预

（4~7 题共用题干）

男，55 岁。有多年的糖尿病和高血压病史，父亲患抑郁症自杀身亡。患者最近常感觉疲乏无力，总担心自己的病治不好了，花了家里很多钱。近 1 个月来，患者情绪很差，食欲不佳，没胃口，高兴不起来，晚上睡眠差，觉得自己拖累了整个家庭。1d 前，患者服用了大量安眠药企图自杀，后被家属发现送往医院。

4. 以下不是该患者自杀的危险因素的是

A. 躯体疾病　B. 心理社会因素　C. 医院环境因素
D. 精神障碍　E. 遗传因素

5. 对该患者的一级预防不包括

A. 矫正不良的认知及行为
B. 提高相关医务人员对自杀危险信号的识别和正确处理的能力
C. 提高精神疾病的识别与防治水平
D. 加强心理健康维护，提高心理健康水平
E. 对媒体报道进行规范和必要的限制

6. 对该患者自杀认识正确的是

A. 不需要精神医学干预
B. 该患者自杀是为了引起家人对他的注意
C. 不能与该患者讨论自杀
D. 该患者需要进行相应的心理干预和适当的精神药物治疗
E. 危机过去也意味着自杀风险的解除

7. [假设信息]由于医院抢救及时，该患者得到了成功救治。此时该患者的自杀行为属于

A. 自杀死亡　B. 自杀未遂　C. 自杀意念　D. 蓄意自伤　E. 以上均不是

（8~10 题共用题干）

男，45 岁，农民。打电话给家人，称自己喝了农药，家人发现时已经口吐白沫，意识模糊，被紧急送到医院抢救，脱离危险。家属述其近 3 个月来，变得孤僻，有时说自己不想活了，有时无故发笑。患者清醒后自述，当时似乎有个声音让他去喝农药，所以他就拿着农药喝了，喝后感到后悔，所以给家人打了电话。

8. 导致其自杀行为最可能的精神疾病是

A. 抑郁症　B. 人格障碍　C. 焦虑症　D. 精神分裂症　E. 应激障碍

9. 对该患者的三级预防包括

A. 普及心理健康知识　B. 减少获得自杀工具的机会
C. 提醒和教育照料者提高对自杀的防范意识　D. 再次评估患者自杀的危险性
E. 发现和解决其导致自杀的原因

10. 下列关于自杀认识的描述，符合此病例特点的是

A. 丧失性事件常常诱发自杀　B. 大多数自杀者的心理活动是矛盾的
C. 自杀的人是真的想去死　D. 自杀的发生是没有预兆的
E. 以上都不符合

（四）B 型题

（1~4 题共用备选答案）

A. 采取了伤害自己生命的行为，但该行为没有直接导致死亡结局

B. 有明确的伤害自己的意愿，但没有形成自杀的计划，没有行为准备，更没有实际的伤害自己的行为

C. 采取了伤害自己生命的行为，该行为直接导致了死亡结局

D. 自发完成的、故意的行为后果，行为者本人完全了解或期望这一行为的致死性后果

E. 在没有死亡愿望的情况下出现的故意自伤行为

1. 符合自杀未遂特点的是

2. 符合自杀死亡特点的是

3. 符合自杀意愿特点的是

4. 符合蓄意自伤特点的是

【填空题】

1. 自杀的危险因素包括（　　）、（　　）、（　　）、（　　）、（　　）、（　　）6 个方面。

2. 在临床实际工作中，常用的评估患者自杀风险的量表主要有（　　）、（　　）、（　　）、（　　）。

【名词解释】

1. 自杀　　2. 自杀死亡　　3. 自杀未遂　　4. 自杀意念　　5. 蓄意自伤

【案例分析题】

女，34 岁，有自杀史。近几天来，常独处一隅，明显表现出言语减少，闷闷不乐，唉声叹气，有时说活在世上无意义，生不如死，食欲锐减，入睡困难。

请问：

1. 护士应围绕哪些内容进行自杀风险评估？

2. 对该患者应重点采取哪些护理措施？

参考答案

【选择题】

（一）A1 型题

1. B　2. A　3. E　4. C　5. A　6. C　7. D　8. C　9. E　10. C

11. C　12. B　13. B　14. B　15. B　16. B　17. E　18. C　19. A　20. B

21. E

（二）A2 型题

1. D　2. E　3. E　4. E　5. B

（三）A3/A4 型题

1. C　2. B　3. B　4. C　5. C　6. D　7. B　8. D　9. E　10. B

（四）B 型题

1. A　　2. C　　3. B　　4. E

【填空题】

1. 精神障碍、躯体疾病、遗传因素、心理社会因素、医院环境因素、工作人员因素

2. 自杀危险因素评分量表、自杀观念量表、自杀意向量表、抑郁自评量表

【名词解释】

1. **自杀**：自杀是自发完成的、故意的行为后果，行为者本人完全了解这一行为的致死性后果。

2. **自杀死亡**：采取了伤害自己生命的行为，该行为直接导致了死亡结局。

3. **自杀未遂**：采取了伤害自己生命的行为，但该行为没有直接导致死亡结局。

4. **自杀意念**：有明确的伤害自己的意愿，但没有形成自杀计划，没有行为准备，更没有实际的伤害自己的行为。

5. **蓄意自伤**：在没有死亡愿望的情况下出现的故意自伤行为。

【案例分析题】

1. 护士应围绕哪些内容进行自杀风险评估？

（1）评估患者自杀意向：患者有自杀史，再次评估患者的自杀意向。

（2）评估患者自杀动机：尝试与患者沟通，了解患者有无个人内心自杀动机（如出现绝望，以自杀求得解脱）和人际自杀动机（如企图通过自杀去影响、报复他人）。

（3）评估患者有无进行中的自杀计划，如准备刀或绳索，悄悄积存安眠药物。

（4）评估患者可能采取的自杀方法，如跳楼、自缢、服毒等。

（5）评估患者有无留有遗嘱或有无对后事的安排。

（6）评估患者有无隐蔽场所或独处的机会，避免患者独处。

（7）评估患者有无充分的自杀时间，如趁着家属不在时自杀。

（8）评估患者的自杀意志是否坚决，如果自杀意志坚决，则自杀危险性大。

2. 对该患者应重点采取哪些护理措施？

（1）将患者安置在重症病室，进行一对一的守护，患者活动应在护士视线范围内。清查各种危险物品，并经常检查患者身上及床单位有无危险物品或遗书和字条等。

（2）连续评估自杀的危险性，加强患者风险动态评估，做到心中有数。对存在风险隐患的患者，制订相应的护理措施，并做到人人知晓，落实到位。对有计划的患者，要详细询问地点、方法、时间，如何获得自杀工具和发生自杀行为可能性的大小。

（3）评估患者的自杀风险，了解患者在院外自杀的方式，评估患者自杀的程度。有自杀风险患者，床头卡等位置做好防自杀特殊标识，做到心中有数。

（4）保证患者按时服药，确保各种治疗的顺利进行。

（5）向探视患者的家属交代注意事项，避免发生意外。

（6）患者一旦发生自伤自杀，应立即进行抢救。对自伤自杀后的患者应做好心理疏导，了解患者的心理变化，制订进一步的防范措施。

（王　泠）

第六章　基础护理学

第一节　环境

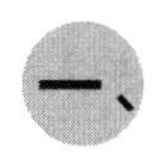

一、基本理论与知识要点

1. 简述环境的含义。

(1) 环境是人类进行生产和生活活动的场所，是人类生存和发展的基础。环境对支持人类生命、生存及其活动十分重要。人与环境之间是辩证统一的关系，表现在机体的新陈代谢上，即机体与环境不断进行着物质、能量和信息的交换和转移，使机体与周围环境之间始终保持着动态平衡。

(2) 环境是护理学的四个基本概念之一，护理学研究的环境中心是人类，主要是患者。环境是影响人类生存和发展的所有机体内部因素和外界条件的总和，环境因素能对人类产生积极或消极作用，人也可以影响环境，人与环境间相互作用，相互影响。

2. 简述人类的环境分类。

人类的环境分为内环境和外环境。

(1) 内环境：包括生理环境和心理环境。

1) 生理环境：为了维持健康状态，机体各系统之间不断地相互作用，并与外环境进行物质、能量和信息交换。

2) 心理环境：疾病一般会对人的心理活动产生负面影响，同时一些心理因素如急性或慢性应激事件，也是多种疾病（溃疡病、高血压）的致病和诱发因素，可导致人体某些器官发生一系列病理生理变化。此外心理因素对患者疾病的进程、配合治疗的程度和疗效、疾病的预后以及患者和亲属的生活质量均会产生不同程度的影响。

(2) 外环境：外环境是指对生物体有影响的所有外界事物，包括自然环境和社会环境。

1) 自然环境：指人类周围的外环境，是人类赖以生存和发展的基础，包括生活环境和生态环境。生活环境是指与人类社会生活相距较近、关系最密切的各种自然条件和人工条件，有人工环境特征。生态环境是指与人类社会生活相距较远，由生物群落及其非生物环境组成的不同类型、不同层次的生态系统所构成的自然环境。

2) 社会环境：指人类生存及活动范围内的社会物质和精神条件的总和，包括社会交往、风俗习惯、政治、经济、文化、法律、教育和宗教。社会环境对人的成长和发展具有重要作用，同时人类活动对社会环境产生深刻影响，而人类本身在适应和改造社会环境的过程中也在不断变化。

3. 哪些自然环境会对人体健康造成影响？

(1) 气候的影响：台风、干旱、洪水等不仅可直接威胁人类健康，还与流行病的产生密切相关。风寒、燥热、暑湿等气候与某些疾病的产生和发展有密切关系。

（2）地质地形的影响：常因不同地质条件下地壳物质成分不同，引起各种地方性疾病，如地方性甲状腺肿。

（3）自然环境因素失衡的影响：大气、水、土壤、噪声、吸烟和辐射均可能对人体健康造成严重影响。

4. 简述医院环境的特点。

（1）服务专业性：在医院环境中，医务人员的服务对象是患者，患者是具有生物学和社会学双重属性的复杂生命有机体，医务人员须提供高质量的医学综合服务。

（2）安全舒适性：医院是患者治疗疾病、恢复健康的场所，首先应满足患者安全的需要。治疗过程中要确保治疗安全，加强对医院环境的管理，保证医院生物环境的安全性；医护、护患关系的和谐性，也有助于提高治疗效果并加速疾病的康复进程。

（3）管理统一性：在“一切以患者为中心”的思想指导下，医院应统一管理，提高工作效率和质量。

（4）文化特殊性：适宜的医院文化是构建和谐医患关系的必要条件，将“一切以患者为中心”的服务理念融入到医院管理中是医院组织文化建设的关键。

5. 简述医院环境的分类。

（1）按环境性质划分

1）物理环境：指医院的建筑设计、基础设施以及院容院貌等为主的物质环境，是医院存在和发展的基础。

2）社会文化环境：包括医疗服务环境和医院管理环境，是医院文化建设的重要载体和表现形式。

（2）按环境地点划分

1）门诊环境：是医院重要的窗口之一，是医院直接对患者进行诊断、治疗和开展预防保健的场所，具有患者数量多、人群流动性强、人群病种多、就诊时间短、病情观察受限、诊疗环节错综复杂等特点。

2）急诊环境：是抢救急、危、重症患者的重要场所，急诊环境的管理应达到标准化、程序化、制度化。

3）病区环境：是医务人员为患者提供医疗服务的主要功能区，是住院患者在医院接受治疗、护理及休养的主要场所，是医护人员全面开展医疗、预防、教学、科研活动的重要基地。

6. 医院工作人员在工作中，应做到哪“四轻”？

（1）说话轻：说话声音不可过大，也不可耳语，以免让患者产生误会。

（2）走路轻：应穿软底鞋，走路时脚步轻巧。

（3）操作轻：操作时动作要轻稳，处理物品与器械时应避免相互碰撞，推车轮轴应定时滴注润滑油，尽量避免制造不必要的噪声。

（4）关门轻：病室的门窗应定期检查维修；开关门窗时，注意轻开、轻关。

7. 简述医院物理环境调控应考虑的因素有哪些？

（1）空间：每个病区设 30~40 张病床，每间病室设 2~4 张病床，病床之间的距离不得少于 1m。

（2）温度：普通病室适宜温度是 18~22℃。新生儿及老年患者、产房、手术室室温保持在 22~24℃为宜。

(3) 湿度：适宜湿度以 50%~60% 为宜。

(4) 通风：一般通风 30min 即可达到置换室内空气的目的。

(5) 噪声：白天病区较理想的噪声强度在 35~40dB。噪声强度在 50~60dB 时，即能产生相当的干扰。当其高达 120dB 以上，可造成高频率听力损失，甚至永久性失聪。所以工作人员应做到"四轻"：说话轻、走路轻、操作轻、关门轻。

(6) 光线：日光是维持人类健康的要素之一，病房内经常开启门窗，对辅助治疗有一定意义。为满足病室夜间照明及保证特殊检查和治疗、护理的需要，病室必须有人工光源。

(7) 装饰：医院环境的颜色搭配得当，不仅可促进患者身心舒适，还可以产生积极的医疗效果。医院对地材等在内的建材安全性能提出了更高的要求，通常医院的防滑等级不应低于 1 级。

8. 简述医院门诊环境的调控内容。

(1) 门诊设置和布局：门诊设有与医院各科室相对应的诊室，并设有挂号室、收费室、治疗室、药房。门诊的候诊、就诊环境以方便患者为目的，备有醒目的标志和指示路牌。门诊环境应做到安静、舒适、整洁，体现医院对患者的人文关怀。

(2) 门诊环境的管理

1) 预检分诊：门诊护士根据丰富的临床经验初步判断病情的轻重缓急和隶属科室，给予合理的分诊，先分诊，再挂号诊疗。

2) 组织候诊与就诊：准备好诊疗过程中所需物品、整理就诊病案、维持良好的诊疗环境和候诊环境；观察候诊患者病情变化，遇到病情急剧变化的患者，应安排提前就诊或送急诊处理；必要时协助医生进行诊查工作；就诊结束及时整理物品，关闭门窗和电源。

3) 治疗：根据医嘱执行注射、导尿等护理操作，严格执行操作规程，确保治疗安全、有效。

4) 消毒隔离：门诊人群流量大，容易发生交叉感染，应认真做好消毒隔离工作。发现传染病患者或疑似传染病患者时，应将其分诊到隔离门诊就诊，并做好疫情报告工作。

5) 健康教育：护士可采用口头、图片、视频等多种形式利用候诊时间进行健康宣传。

6) 保健门诊：经过培训的护士可直接参与各类保健门诊的咨询或诊疗工作。

9. 简述发热门诊的布局及岗位分类。

(1) 布局要求：发热门诊是设在医疗机构内的独立区域，并有明显指引标识，内设专用候诊区、诊室、治疗室、抢救室、放射检查室、药房、收费处、卫生间、处置室、污物间。发热门诊应合理分区，划分污染区、潜在污染区和清洁区，并设有医务人员通道（出入口设在清洁区一端）和患者通道（出入口设在污染区一端），并做好三区两通道的管理。各区域张贴醒目标识，防止误入。

(2) 岗位分类

1) 预检分诊岗：负责接诊工作，测量生命体征，询问病史，巡视候诊患者，维持就诊秩序，进行健康宣教，负责相关记录及日报表的填写。

2) 留院观察护理岗：为留院观察患者提供责任制整体护理，配合医生实施抢救。

3) 消毒隔离岗：负责诊室、治疗室、护士站所有用物的消毒，污物的处理，监督检查工作人员正确摘脱防护用品。

4) 治疗护理岗：协助预检分诊岗和留院观察护理岗的各种工作。

5) 监督管理岗：现场监督和指导所有工作人员规范穿脱防护用品，做好安全防护宣教工作。

二、自测题

【选择题】

(一) A1 型题

1. 下列**不属于**对医务人员的“四轻”要求的是

A. 说话轻　B. 走路轻　C. 开窗轻　D. 操作轻　E. 关门轻

2. 手术室的室内温度应控制在

A. 16~18℃　B. 18~22℃　C. 22~24℃　D. 24~26℃　E. 26~28℃

3. 为达到置换病室内空气的目的，一般每次通风的时间是

A. 10min　B. 20min　C. 30min　D. 60min　E. 90min

4. 以下哪一项**不是**接到急诊患者将要入院的通知后，首要应完成的工作

A. 通知医生　B. 安置患者　C. 配合抢救
D. 健康教育　E. 准备急救器材及药物

5. 应首先安排急诊处理的患者是

A. 急性胃肠炎　B. 白血病　C. 急性肾小球肾炎
D. 肾绞痛　E. 严重颅脑损伤

6. 急救物品应做到“五定”，**不包括**

A. 定品种数量　B. 定点安置　C. 定人保管
D. 定时更换　E. 定期消毒、灭菌

7. 急诊护士在配合抢救过程中，**错误**的是

A. 医生到达前，开放静脉通道
B. 做好抢救记录
C. 口头医嘱复述一遍即可执行
D. 各种急救药品空安瓿经双人查对记录后再丢弃
E. 输液瓶用后统一放置，便于查对

8. 抢救时间的记录**不包括**

A. 患者到达的时间　B. 医生到达的时间　C. 抢救措施落实的时间
D. 病情变化的时间　E. 家属到达的时间

9. 护士可以执行医生口头医嘱的情况是医生在

A. 抢救患者时　B. 电话告知时　C. 外出会诊时　D. 值夜班时　E. 换药期间

10. 急救物品的合格率应保持在

A. 100%　B. 99% 以上　C. 98% 以上　D. 95% 以上　E. 90% 以上

11. 医院病床之间的距离**不得**少于

A. 0.4m　B. 0.6m　C. 0.8m　D. 1.0m　E. 1.2m

12. 根据 WHO 的规定，白天病区较理想的声音强度应维持在

A. 25~30dB　B. 30~35dB　C. 35~40dB　D. 40~45dB　E. 45~50dB

13. 需考虑舒适和安全两个主要因素的环境是

A. 人文环境　B. 社会环境　C. 外环境　D. 治疗性环境　E. 医院的物理环境

14. **下列属于内环境的是**

A. 生理环境　B. 物理环境　C. 自然环境　D. 生物环境　E. 风俗习惯

15. **关于病室温度的说法不正确的是**

A. 室温过高不利于体热散发
B. 室温过高干扰消化功能
C. 室温过高干扰呼吸功能
D. 环境温度舒适感因人而异
E. 室温过低使肌肉松弛

16. **对病室空气相对湿度要求较高的患者是**

A. 气管切开　B. 急性胃炎　C. 急性阑尾炎
D. 心绞痛　E. 风湿性心脏病

17. **关于患者休养的病室环境叙述正确的是**

A. 一般病室保持在16℃为宜
B. 新生儿室的温度为22~24℃
C. 产房应保暖，不宜开窗
D. 破伤风病室内光线应明亮
E. 急性喉炎患者的病室湿度为40%

18. **新型冠状病毒肺炎等特殊急性呼吸道传染性疾病，隔离病区的布局与要求应做好“三区两通道”的管理，具体是指**

A. 三区：非限制区、半限制区、限制区；两通道：人员出入通道、污物出口通道
B. 三区：清洁区、消毒区、污染区；两通道：人员通道、绿色通道
C. 三区：清洁区、潜在污染区、污染区；两通道：医务人员通道和患者通道
D. 三区：清洁区、污染区、隔离区；两通道：患者通道、医生通道
E. 三区：清洁区、潜在污染区、污染区；两通道：患者通道、医生通道

（二）A2型题

1. **产妇顺产一名女婴，产后第2d门窗紧闭，不让护士为其病室通风。护士向其宣教通风的目的，不恰当的是**

A. 减少感染的发生　B. 减少细菌数量　C. 增加氧含量
D. 抑制细菌生长　E. 净化空气

2. **男，24岁。诊断为“大叶性肺炎”入院。目前病室的湿度为30%，这种环境可能使患者出现**

A. 寒冷不适　B. 闷热难受、肾脏负担加重　C. 疲惫、焦躁、头痛、耳鸣
D. 失眠、血压升高　E. 口干舌燥、咽痛、烦渴

3. **男，55岁。因“食欲不佳，胃部不适”来门诊就诊。候诊时患者突然腹痛难忍，头冒冷汗，四肢冰冷，呼吸急促。门诊护士应**

A. 协助患者平卧候诊
B. 安抚患者，劝其耐心等候
C. 安排患者提前就诊
D. 给予患者镇痛药缓解疼痛
E. 请医生加速诊治前面患者

4. **男，40岁。右上腹肝区隐痛，伴恶心、呕吐。门诊查血清谷氨酸氨基转移酶升高。护士应立即采取的措施是**

A. 详细询问病史　B. 告知门诊医生提前接诊　C. 进行心理护理
D. 转入隔离门诊诊治　E. 测量患者生命体征

5. **CCU护士发现新入院的大面积急性心肌梗死患者血压下降，为抢救患者生命实施必要的紧急救护时，护士的做法不妥的是**

A. 依照诊疗和护理技术规范展开急救

B. 等待医生，必须有医生在场指导

C. 根据患者的病情变化和自身能力立即展开急救

D. 避免对患者身体、心理造成伤害

E. 立即通知医生

6. 男，45 岁。因右上腹慢性疼痛来医院就诊，门诊护士首先应

A. 查阅病历资料　　B. 预检分诊　　C. 卫生指导

D. 心理安慰　　E. 用药指导

7. 男，78 岁。患下肢动脉硬化性闭塞症，护士促使患者适应医院环境的护理措施不包括

A. 增加患者的信任感　　B. 热情接待并介绍医院规定

C. 关心患者并主动询问其需要　　D. 协调处理病友关系

E. 帮助患者解决一切困难

8. 男，65 岁。护士在巡视候诊大厅时发现该患者独自就诊，持续咳嗽，呼吸急促，面色潮红，经询问患者主诉发热 2d，护士应

A. 立即扶患者坐下　　B. 将患者带至发热门诊　　C. 详细询问患者病史

D. 向医务处（科）汇报　　E. 通知患者家属来院

9. 某急诊科护士负责预检分诊工作，某日突然接诊 20 名食物中毒患者，急诊人手不够，此时应首先

A. 通知护士长和医务处（科）　　B. 安排向邻近医院转院

C. 参与抢救　　D. 通知卫生行政部门

E. 报告保卫部门

10. 男，55 岁。因脑外伤昏迷，抢救过程中，护士做法不正确的是

A. 口头医嘱复述确认后再执行

B. 抢救后应及时请医生补写医嘱

C. 用完的空安瓿应及时丢弃

D. 抢救记录字迹清晰，及时准确

E. 医生未到时，可测量生命体征、吸氧、开放静脉通道

（三）A3/A4 型题

（1~2 题共用题干）

女，65 岁。自感全身不适来医院就诊，门诊护士巡视时发现其面色苍白，出冷汗，呼吸急促，主诉腹部疼痛难忍。

1. 门诊护士应首先采取的措施是

A. 为患者测量脉搏血压　　B. 安慰患者，仔细观察　　C. 安排该患者提前就诊

D. 让患者就地平卧休息　　E. 让医生加快诊治速度

2. 急诊医生处理后，患者留住急诊观察室，下列属于患者客观资料的是

A. 心慌不适　　B. 感到恶心　　C. 睡眠不佳　　D. 腹痛难忍　　E. 面色苍白

（3~5 题共用题干）

男，70 岁。因喉癌术后，行气管切开术。

3. 病室温度应保持在

A. 13~14℃　　B. 15~16℃　　C. 18~20℃　　D. 22~24℃　　E. 25~27℃

4. **病室湿度应保持在**

A. 50%~60%　　B. 45%~50%　　C. 35%~40%

D. 30%~40%　　E. 20%~30%

5. **病室白天噪声应保持在**

A. 120dB　　B. 100dB　　C. 90dB　　D. 70dB　　E. 40dB

（6~7 题共用题干）

男，45 岁。因外伤来院，现等待就诊中。

6. **患者突然面色苍白，四肢抽搐，门诊护士应**

A. 给予患者平卧位，等待候诊　　B. 安排患者提前就诊

C. 请医生加速诊治前面的患者　　D. 给予患者吸氧，以缓解症状

E. 安抚患者耐心等候

7. **[假设信息] 经检查确诊为破伤风，入病房继续治疗。护士为其准备病室时，不妥的是**

A. 保持病室光线充足　　B. 维持相对湿度为 50%~60%　　C. 开关门动作轻

D. 保持室温在 18~22℃　　E. 门、椅脚钉橡皮垫

（四）B 型题

（1~2 题共用备选答案）

A. 植物　　B. 心理　　C. 经济　　D. 空气　　E. 土壤

1. **属于内环境的是**
2. **属于社会环境的是**

（3~4 题共用备选答案）

A. 13~14℃　　B. 15~16℃　　C. 18~22℃　　D. 22~24℃　　E. 25~27℃

3. **新生儿室的适宜温度是**
4. **普通病室的适宜温度是**

【填空题】

1. **辐射的污染源包括日光、（　　）、（　　）和（　　）等。**

2. **在医院物理环境的调控中，每张病床之间的距离不得少于（　　）。病室温度一般应控制在（　　）较为适宜。病室的湿度应控制在（　　）。**

3. **噪声的单位是（　　），根据世界卫生组织规定的噪声标准，白天病室较理想的噪声强度是（　　）。**

4. **人体环境包括（　　）和（　　）。**

【名词解释】

1. **环境**　　2. **治疗性环境**　　3. **内环境**

4. **噪声**　　5. **医院性损伤**

【案例分析题】

男，75 岁。因“间断胸闷 1 年，加重 3h”急诊入院，经诊断为急性心肌梗死，转入 CCU。患者情绪紧张，各种监护仪器报警声此起彼伏，导致其无法入睡。

请问：

1. 安置此患者的病室适宜湿度是多少？

2. 病室湿度过高或过低对患者各有什么影响？

3. 为患者创造安静的休息环境，医护人员应如何做？

参考答案

【选择题】

（一）A1 型题

1. C　2. C　3. C　4. D　5. E　6. D　7. C　8. E　9. A　10. A
11. D　12. C　13. D　14. A　15. E　16. A　17. B　18. C

（二）A2 型题

1. D　2. E　3. C　4. D　5. B　6. B　7. E　8. B　9. A　10. C

（三）A3/A4 型题

1. C　2. E　3. D　4. A　5. E　6. B　7. A

（四）B 型题

1. B　2. C　3. D　4. C

【填空题】

1. 诊断用 X 线、工业辐射、治疗的辐射
2. 1m、18~22℃、50%~60%
3. 分贝、35~40 分贝
4. 内环境、外环境

【名词解释】

1. **环境**：是人类生存或生活的空间，指与人一切生命活动有密切关系的各种内、外环境。

2. **治疗性环境**：是专业人员在以治疗为目的的前提下创造的一个适合患者恢复身心健康的环境，主要考虑舒适和安全两个主要因素。

3. **内环境**：是指机体各器官功能与调节机制的运转状态。

4. **噪声**：指能引起人们生理和心理不适的一切声音。

5. **医院性损伤**：①由于医务人员言谈或行为的不慎而造成的患者心理或生理损伤；②各种医疗、护理差错事故给患者造成的损伤；③医院内感染对患者造成的伤害。

【案例分析题】

1. 安置此患者的病室适宜湿度是多少？

病室的适宜湿度是 50%~60%。

2. 病室湿度过高或过低对患者各有什么影响？

湿度过高，蒸发作用减弱，抑制排汗，患者感到潮湿、气闷，尿液排出量增加，肾脏负担加重；湿度过低，空气干燥，人体蒸发大量水分，可引起口干舌燥、咽痛、烦渴。

3. 为患者创造安静的休息环境，医护人员应如何做？

针对患者病情调整适宜的报警线，适当调小报警音。若患者仍难以入睡，可通知医生，遵医嘱

给予改善睡眠的药物。

第二节　入院和出院护理

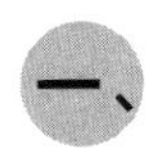一、基本理论与知识要点

1. 简述入院护理的目的。

（1）帮助患者了解和熟悉环境，使患者尽快熟悉和适应医院生活，消除紧张、焦虑等不良情绪。

（2）满足患者的各种合理需求，调动患者配合治疗和护理的积极性。

（3）做好健康教育，满足患者对疾病知识的需求。

2. 简述一般患者的入院护理内容。

（1）迎接新患者：护理人员应以热情的态度迎接新患者至指定的病室床位，并妥善安置患者。

（2）通知负责医生诊查患者；必要时，协助医生为患者进行体检和治疗。

（3）协助患者戴腕带标识，进行入院护理评估。

（4）通知营养室为患者准备膳食。

（5）填写住院病历和有关护理表格。

（6）介绍与指导：介绍病区环境、规章制度、床单位及相关设备的使用方法，指导常规标本的留取方法、时间及注意事项。

（7）执行入院医嘱，给予紧急护理措施。

3. 简述急诊患者的入院护理内容。

（1）通知医生：接到急诊患者入院通知后，立即通知有关医生做好抢救准备。

（2）准备急救药物和急救设备：急救车、氧气、吸引器、输液器具。

（3）安置患者：将患者安置在已经备好床单位的危重病室或抢救室，为患者戴腕带标识。

（4）入院护理评估：对于不能正确叙述病情和需求的患者、意识模糊的患者、婴幼儿患者等，需暂留陪送人员，以便询问患者病史。

（5）配合救治：密切观察患者病情变化，积极配合医生进行救治，并做好护理记录。

4. 简述患者床单位的定义及设备的构成。

患者床单位（patient unit）是指医疗机构提供给患者使用的家具与设备，它是患者住院时用以休息、睡眠、饮食、排泄、活动与治疗的最基本生活单位。患者床单位的固定设备包括床、床垫、床褥、枕芯、棉胎或毛毯、大单、被套、枕套、橡胶单和中单（需要时）、床旁桌、床旁椅、过床桌（需要时），墙上有照明灯、呼叫装置、供氧和负压吸引管道等设施。

5. 简述分级护理的适用对象及护理要点。

分级护理是指患者在住院期间，医护人员根据患者病情和自理能力进行评定而确定的护理级别，应根据患者的病情变化进行动态的调整。分为四个级别：特级护理、一级护理、二级护理及三级护理。各护理级别的适用对象及相应的护理内容见表1-6-1。

表 1-6-1 各护理级别的适用对象及相应的护理内容

护理级别	适用对象	护理要点
特级护理	(1) 维持生命、实施抢救性治疗的重症监护患者; (2) 病情危重，随时可能发生病情变化需要进行监护、抢救的患者; (3) 各种复杂或者大手术后、严重外伤和大面积烧伤的患者	(1) 专人 24h 护理，严密观察病情及生命体征变化; (2) 制订护理计划，严格执行各项诊疗及护理措施，及时准确、逐项填写特别护理记录单; (3) 备好急救所需药品和用物; (4) 做好基础护理，严防并发症，确保患者安全
一级护理	(1) 病情趋向稳定的重症患者; (2) 病情不稳定或随时可能发生变化的患者; (3) 手术后或治疗时期需要严格卧床的患者; (4) 自理能力重度依赖的患者	(1) 每 1h 巡视患者 1 次，观察病情及生命体征变化; (2) 制订护理计划，严格执行各项诊疗及护理措施，及时准确、逐项填写特别护理记录单; (3) 做好基础护理，严防并发症，满足患者身心需要
二级护理	(1) 病情趋于稳定或未明确诊断前，仍需观察，且自理能力轻度依赖的患者; (2) 病情稳定，仍需卧床，且自理能力轻度依赖的患者; (3) 病情稳定或处于康复期，且自理能力重度依赖的患者	(1) 每 1~2h 巡视患者 1 次，观察病情; (2) 按护理常规护理; (3) 给予必要的生活协助及心理护理，满足患者身心需要
三级护理	病情稳定或处于康复期，且自理能力轻度依赖或无需依赖的患者	(1) 每日巡视患者 2 次，观察病情; (2) 按护理常规护理; (3) 给予卫生保健指导，督促患者遵守医院规章制度，满足患者身心需要

6. 简述重大呼吸道传播疾病患者的接诊和入院宣教。

(1) 护士到指定地点等候患者，经专用通道将患者安全接至病区，核对患者信息，填写新冠患者入院核查表。

(2) 清点患者随身携带用物，必要时标注患者姓名。

(3) 向清醒患者介绍病区环境、预防跌倒措施、戴口罩的目的与方法、个人卫生要求、隔离病区患者管理规定及如何配合落实消毒措施等。

(4) 告知患者病室房门需保持关闭状态，有传递窗口的房间只可单向开放，并严格执行消毒隔离制度。

(5) 向患者和家属做好解释工作，谢绝探视，留下家属或联系人电话。

7. 简述患者出院当天的护理工作内容。

(1) 执行出院医嘱：①停止一切医嘱；②撤去“患者一览表”上的诊断卡及床头(尾)卡；③填写出院患者登记表；④遵医嘱处方到药房领取药物，交与患者或家属，给予用药指导；⑤在体温单相应出院日期和时间栏内填写出院时间。

(2) 填写患者出院护理记录。

(3) 按要求整理病历，交病案室保存。

(4) 协助患者解除腕带，清理用物，归还寄存的物品，收回患者住院期间所借物品，并消毒处理。

(5) 协助患者或家属办理出院手续，根据病情，步行护送或用平车、轮椅推送患者出院。

(6) 病室开窗通风。

(7) 处理出院患者床单位：①撤去病床上的污被服，根据患者疾病决定清洗、消毒方法；②用消毒液擦拭床旁桌、床旁椅及床；③非一次性使用的痰杯、脸盆，须用消毒液浸泡；④床垫、床褥、棉胎、枕芯等置于日光下暴晒，紫外线灯照射或使用臭氧机消毒；⑤病室开窗通风；⑥传染性疾病患者出院后，须按传染病终末消毒法进行处理。

(8) 铺好备用床，准备迎接新患者。

二、自测题

【选择题】

(一) A1 型题

1. 入院时可酌情免洗浴的患者是

A. 急性甲型肝炎患者　B. 高血压患者　C. 糖尿病患者
D. 急性心肌梗死患者　E. 慢性扁桃体炎择期手术者

2. 特级护理适用于

A. 肝移植患者　B. 肾衰竭患者　C. 昏迷患者　D. 择期手术者　E. 年老体弱者

3. 护士整理出院病历，排列在最前和最后的内容分别是

A. 体温单、入院记录　B. 病历首页、体温单　C. 病历首页、病程记录
D. 入院记录、病历首页　E. 体温单、护理记录单

4. 不符合特级护理内容的是

A. 24h 专人护理　B. 严密观察病情及生命体征变化
C. 做好基础护理，严防并发症　D. 给予卫生保健指导
E. 填写危重患者护理记录单

5. 急性心肌梗死患者急需住院治疗，住院处的工作人员首先应

A. 办理入院手续，进行卫生处置　B. 进行护理诊断
C. 介绍医院规章制度　D. 氧气吸入，立即用平车送患者入病区
E. 留尿、便标本进行检验

6. 患者入院后的初步护理不应包括

A. 准备床单位　B. 介绍入院须知　C. 准备急救药品
D. 测量生命体征　E. 通知医生

7. 患者刚出院，对病床单元的处理不妥的是

A. 撤下被服送洗　B. 床垫、棉被置于日光下暴晒 6h
C. 痰杯、便盆浸泡于消毒液中　D. 病床单元用消毒液擦拭
E. 立即铺好暂空床

8. 病区护士在接到住院处通知有新患者入院后，首先应

A. 安排床位，将备用床改为暂空床　B. 到门口迎接新患者
C. 向患者做入院指导　D. 填写有关表格
E. 收集病情资料

9. 关于危重患者的入院护理，下列可在最后进行的是

A. 测量生命体征　B. 准备抢救用物　C. 报告医生
D. 介绍常规标本的留取方法　E. 配合抢救后做好记录

10. 一级护理适用于

A. 肾衰竭患者　B. 脏器移植手术患者　C. 年老体弱患者
D. 发热患者　E. 大面积烧伤患者

11. 下列不属于一级护理的是

A. 高热患者　B. 早产儿
C. 呼吸衰竭　D. 休克患者
E. 病情稳定，生活能部分自理的患者

12. 下列关于出院护理的描述，错误的是

A. 办理出院手续　B. 进行出院指导　C. 征求患者意见
D. 护送患者出院　E. 铺好暂空床，迎接新患者

13. 护士为乙型肝炎患者消毒家具、地面和墙面通常选择

A. 紫外线照射　B. 消毒液熏蒸　C. 消毒液擦拭
D. 日光暴晒　E. 消毒液喷洒

14. 两人搬运患者时，操作正确的是

A. 两位护士分别站立在床两侧　B. 甲托起患者头、颈、背部和臀部
C. 甲托起患者头、颈、肩部和腰部　D. 乙托患者下肢和足部
E. 乙托患者臀部和足部

15. 护士采用挪动法协助患者从床上向平车移动的顺序是

A. 上身、臀部、下肢　B. 上身、下肢、臀部　C. 下肢、臀部、上肢
D. 臀部、上身、下肢　E. 臀部、下肢、上身

（二）A2 型题

1. 女，22 岁。发热待查收入院，体格检查：体温 39.8℃，脉搏 122 次 /min，呼吸 28 次 /min，血压 108/70mmHg，神志清楚，急性病容，患者诉头痛剧烈。入院护理的首要步骤是

A. 做好入院护理评估　B. 向患者介绍病室环境
C. 备好急救药品及物品　D. 填写住院病历和有关护理表格
E. 立即通知医生诊治患者，及时执行医嘱

2. 女，18 岁。因失血性休克给予特级护理，不符合特级护理要求的是

A. 严密观察病情变化　B. 实施床旁交接班
C. 每 2h 监测生命体征 1 次　D. 基础护理由护理人员完成
E. 保持患者的舒适和功能体位

3. 男，62 岁。因胃癌行根治性胃大部切除术，术后安全返回病房。责任护士遵医嘱给予患者

A. 特级护理　B. 重症监护　C. 一级护理　D. 二级护理　E. 三级护理

4. 女，48 岁。腹外疝修补术后 2d，患者主诉伤口疼痛，无其他不适，应给予患者的护理级别是

A. 重症护理　B. 特级护理　C. 三级护理　D. 二级护理　E. 一级护理

5. 男，56 岁。Ⅲ度烧伤面积大于 60%，入院后的护理级别是

A. 重症护理　B. 特级护理　C. 一级护理　D. 二级护理　E. 三级护理

6. 男，75岁。诊断为“慢性肺源性心脏病”入院，经积极治疗后，患者康复出院，下列不属于出院时护士应做的工作是

A. 注销一切医嘱　　B. 填写出院通知单　　C. 撤去床头（尾）卡
D. 填写出院患者登记本　　E. 指导患者用药常识

7. 女，53岁。因哮喘急性发作，急诊护士在入院护理中，不妥的是

A. 护士自我介绍，消除陌生感　　B. 立即给患者氧气吸入
C. 安慰患者，减轻焦虑　　D. 详细介绍环境及规章制度
E. 通知医生，给予诊治

8. 男，45岁。上呼吸道感染未痊愈，自动要求出院，护士需做好的工作不包括

A. 在出院医嘱上注明“自动出院”
B. 根据出院医嘱，通知患者和家属
C. 征求患者和家属对医院的工作意见
D. 教会家属静脉输液技术，以便后续治疗
E. 指导患者出院后在饮食、服药等方面的注意事项

9. 男，18岁。因大叶性肺炎入院，咳嗽，测体温40.5℃，护理人员巡视患者的时间为

A. 24h专人护理　　B. 每30min巡视1次　　C. 每1h巡视1次
D. 每2h巡视1次　　E. 每日巡视2次

10. 男，37岁。因车祸昏迷送来急诊，初步诊断为颅骨骨折、骨盆骨折。医嘱：开放静脉，急行X线检查。护士护送患者时，不妥的是

A. 选用平车运送　　B. 护士站在患者头侧
C. 护送时注意保暖　　D. 检查时护士暂时离开X线摄片室
E. 运送期间暂停输液

11. 女，36岁。以“发热待查”住院，护士为其准备床单位应

A. 按其要求准备床位　　B. 根据病情准备　　C. 将其安排在危重病房
D. 将其安排在隔离病房　　E. 将其安排在办公室旁

12. 男，因右下肢开放性骨折于上午9时进入手术室，病区护士为其准备麻醉床，以下操作不符合要求的是

A. 更换清洁被单　　B. 床头和床中部各铺中单及橡胶单
C. 盖被纵向三折于门对侧床边　　D. 枕头横立于床头，开口背对门
E. 椅子放于折叠被的同侧

（三）A3/A4型题

（1~3题共用题干）

男，65岁。因排脓血便伴腹痛2个月入院，入院后诊断为大肠癌行大肠癌根治术，术后回病房。

1. 病房护士应为该患者准备

A. 备用床　　B. 暂空床　　C. 麻醉床
D. 加铺橡胶单的麻醉床　　E. 加铺橡胶单的暂空床

2. 该患者的护理级别为

A. 特级护理　　B. 一级护理　　C. 二级护理
D. 三级护理　　E. 重症护理

3. 护士巡视该患者的时间宜为

A. 24h 专人护理　　B. 每 30min 巡视 1 次　　C. 每 1h 巡视 1 次
D. 每 2h 巡视 1 次　　E. 每日巡视 2 次

（4~5 题共用题干）

男，38 岁。从高空坠落后导致肝破裂，入院后须立即进行手术治疗。

4. 住院处护理人员首先应

A. 给予卫生处置　　B. 通知科室医生　　C. 办理住院手续
D. 护送患者入院　　E. 收集病情资料

5. 病房护士接到手术通知后首先应

A. 准备床单位，铺麻醉床　　B. 测量生命体征
C. 填写住院病历　　D. 通知医生
E. 收集病情资料，确立护理问题

（6~8 题共用题干）

男，27 岁。骑摩托车行驶中与大货车相撞，被紧急送到急诊科。患者生命体征尚平稳，呼之能应，初步诊断为颈椎、腰椎多处骨折，准备收入骨科进行手术。

6. 护士拟用平车运送患者入病区，从病床移至平车宜选用的最佳方法是

A. 一人搬运法　　B. 二人搬运法　　C. 三人搬运法　　D. 四人搬运法　　E. 六人搬运法

7. 用平车运送患者时，错误的做法是

A. 护士在患者的头部一侧推车　　B. 运送中保持输液通畅
C. 进门时先开门，再推平车进入　　D. 上下坡时，患者头部应在高处一端
E. 患者头部应在平车小轮一端

8. 经积极治疗，患者康复出院，出院时护士推轮椅护送患者，下列做法错误的是

A. 患者身体尽量向后靠
B. 患者上轮椅时，椅背与床头平齐
C. 患者下轮椅时，椅背与床尾平齐
D. 患者双脚置于踏板上
E. 下坡时应减慢速度，以免引起患者不适

（四）B 型题

（1~4 题共用备选答案）

A. 特级护理　　B. 一级护理　　C. 二级护理　　D. 三级护理　　E. 四级护理

1. 男，58 岁。因急性肾衰竭，须实施连续性肾脏替代治疗，应实施的护理级别是

2. 男，45 岁。因肝硬化行肝移植手术，术后第 1d 应实施的护理级别是

3. 男，71 岁。因肺心病入院，今为入院后第 10d，生命体征平稳，Barthel 指数 75 分，应实施的护理级别是

4. 女，因腹痛 3h 急诊入院，考虑异位妊娠、腹腔内出血，须行急诊手术，术后返回病房，应实施的护理级别为

【填空题】

1. 在护士站的患者一览表上和患者床头 / 尾卡上，应采用不同颜色的标志来表示患者的护理级

别。特级护理和一级护理采用(　　)色标志，二级护理采用(　　)色标志，三级护理采用(　　)色标志。

2. 分级护理一般分为(　　)、(　　)、(　　)和(　　)。

3. 根据 Barthel 指数总分，可将患者的自理能力分为(　　)、(　　)、(　　)、无需依赖四个等级。

【名词解释】

1. 患者床单位　　2. 分级护理　　3. 自理能力
4. 日常生活活动　　5. 入院程序

【案例分析题】

男，32 岁。工地工人，因下班路上骑摩托车与大车相撞，急诊来院。

请问：

1. 该患者的入院护理工作有哪些内容?

2. 患者初步诊断为腰椎骨折，需急诊手术，护士在将患者移至手术室平车时应采取何种搬运法? 如何分工?

3. 患者送至手术室后，护士应为其准备哪种床单位? 铺床时应运用哪些人体力学的原则?

4. 今天为术后第 6d，患者生命体征平稳，可在家属帮助下在病室内活动，此时应对患者采用的护理级别是什么? 该级别的护理要点有哪些?

参考答案

【选择题】

(一) A1 型题

1. D　2. A　3. B　4. D　5. D　6. C　7. E　8. A　9. D　10. A
11. E　12. E　13. C　14. C　15. A

(二) A2 型题

1. E　2. C　3. C　4. D　5. B　6. A　7. D　8. D　9. C　10. E
11. B　12. B

(三) A3/A4 型题

1. D　2. B　3. C　4. D　5. A　6. D　7. E　8. B

(四) B 型题

1. A　2. A　3. C　4. B

【填空题】

1. 红、黄、绿
2. 特级护理、一级护理、二级护理、三级护理
3. 重度依赖、中度依赖、轻度依赖

【名词解释】

1. **患者床单位**:是指医疗机构提供给患者使用的家具与设备,它是患者住院时用以休息、睡眠、饮食、排泄、活动与治疗的最基本的生活单位。患者单位的固定设备包括床、床垫、床褥、枕芯、棉胎和毛毯、大单、被套、枕套、橡胶单和中单(需要时)、床旁桌、床旁椅、过床桌(需要时),墙上有照明灯、呼叫装置、供氧和负压吸引管道等设施。

2. **分级护理**:分级护理是指患者在住院期间,医护人员根据患者病情和自理能力进行评定而确定的护理级别,应根据患者的变化进行动态调整。通常分为四个护理级别,即特级护理、一级护理、二级护理及三级护理。

3. **自理能力**:是指个体照料自己生活的行为能力,其分级采用 Barthel 指数评定量表,根据总分,可将患者的自理能力分为重度依赖、中度依赖、轻度依赖、无需依赖四个等级。

4. **日常生活活动**:是人们为了维持生存及适应生存环境而每天反复进行的、最基本的、具有共性的活动。

5. **入院程序**:是指门诊或急诊患者根据医生签发的住院证,自办理入院手续至进入病区的过程。

【案例分析题】

1. 该患者的入院护理工作有哪些内容?

该患者的入院护理包括通知医生、准备急救药物和急救设备、安置患者、完成入院护理评估、配合医生救治。

2. 患者初步诊断为腰椎骨折,须急诊手术,护士在将患者移至手术室平车时应采取何种搬运法?如何分工?

颈椎、腰椎骨折和病情较重的患者,适用四人搬运法。分工:甲抬起患者的头、颈、肩;乙抬起患者的双足;丙、丁分别抓住帆布兜或者中单四角,四人同时抬起患者向平车处移动,将患者放于平车中央。

3. 患者送至手术室后,护士应为其准备哪种床单位?铺床时应运用哪些人体力学的原则?

应铺麻醉床,便于接收和护理麻醉手术后的患者。

人体力学运用原则包括利用杠杆作用、扩大支撑面、降低重心、减少身体重力线的偏移、使用大肌肉或多肌群、使用最小肌力做功。

4. 今天为术后第 6d,患者生命体征平稳,可在家属帮助下在病室内活动,此时应对患者采用的护理级别是什么?该级别的护理要点有哪些?

可实施二级护理。

护理要点:

(1)每 2h 巡视患者,观察患者病情变化。

(2)根据患者病情,测量生命体征。

(3)根据医嘱,正确实施治疗、给药措施。

(4)提供护理相关的健康指导。

第三节　患者舒适与安全护理

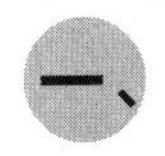一、基本理论与知识要点

1. 简述舒适的概念。

舒适是指个体身心处于轻松自在、满意、无焦虑、无疼痛的健康、安宁状态时的一种自我感觉。舒适包括生理舒适、心理、精神舒适、环境舒适和社会舒适。这四个方面相互联系、互为因果，如果某一方面出现问题，个体即会感到不舒适。

当个体身心健康，各种生理、心理需要得到基本满足时，常能体验到舒适的感觉。最高水平的舒适表现为情绪稳定、心情舒畅、精力充沛、感到安全和完全放松，身心需要均能得到满足。

2. 简述不舒适的概念。

不舒适是指个体身心不健全或有缺陷，生理、心理需求不能全部满足或周围环境有不良刺激，身体出现病理改变，身心负荷过重的一种自我感觉。不舒适通常表现为烦躁不安、紧张、精神不振、消极失望、失眠、疼痛、乏力，难以坚持日常工作和生活。疼痛通常是不舒适中最为严重的表现形式。

3. 简述造成患者不舒适的原因。

（1）身体因素：①个人卫生状况不佳导致不适。②姿势或体位不当。③保护具或矫形器械使用不当。④疾病导致不适。

（2）心理社会因素：①焦虑或恐惧。②生活习惯改变。③自尊受损。④缺乏家庭和亲友支持。

（3）环境因素：①对医院的物理环境不适应。②对医院的社会环境不适应。

4. 简述舒适卧位的基本要求。

（1）卧床姿势：应尽量符合人体力学的要求，体重平均分布于身体的各个部位，关节维持正常的功能位置，体内脏器在体腔内拥有最大的空间。

（2）体位变换：应经常变换体位，至少每 2h 变换 1 次。

（3）身体活动：在无禁忌证的情况下，患者身体各部位每天均应活动，改变卧位时应进行全范围关节运动练习。

（4）保护受压部位：应加强皮肤护理，预防发生压力性损伤。

（5）保护隐私：进行各项护理操作时，均应注意保护患者隐私，根据需要适当地遮盖患者的身体，促进患者身心舒适。

5. 按卧位的自主性，简述卧位的分类。

（1）主动卧位：患者身体活动自如，能根据自己的意愿和习惯采取最舒适卧位。见于轻症患者、术前及恢复期患者。

（2）被动卧位：患者自身无力变换卧位，躺卧于他人安置的卧位。常见于昏迷、极度衰弱、瘫痪的患者。

（3）被迫卧位：患者意识清晰，也有变换卧位的能力，但由于疾病的影响或治疗的需要，被迫采取的卧位。如肺心病患者由于呼吸困难而被迫采取端坐位。

6. 简述半坐卧位的适用范围。

（1）某些面部及手术后患者，采取半坐卧位可减少局部出血。

（2）胸腔疾病、胸部创伤或心肺疾病引起呼吸困难的患者，采取半坐卧位，由于重力作用，部分血液滞留于下肢和盆腔，使回心血量减少，从而减轻肺淤血和心脏负担，同时可使膈肌位置下降，胸腔容量扩大，有利于气体交换。

（3）腹腔、盆腔手术后或盆腹腔炎症的患者，采取半坐卧位可使腹腔渗出液流向盆腔，促使感染局限，并防止感染向上蔓延引起膈下脓肿。采取半坐卧位还可减轻腹部切口缝合处的张力，缓解疼痛。

（4）疾病恢复期体质虚弱的患者，采取半坐卧位，逐渐适应体位改变，有利于向站立位过渡。

7. 简述影响患者安全的因素。

（1）感觉功能障碍：感觉功能障碍易导致对环境的判断错误，引发不安全事件。

（2）年龄：年龄会影响个体对周围环境的感知和理解能力。

（3）健康状况：体质虚弱和意识障碍均可使患者失去自我保护能力，从而导致伤害。

（4）医疗环境：医院环境不佳和患者对环境不熟悉。

（5）医务人员：医务人员的素质高低、人员配备是否符合标准要求直接影响患者安全。

（6）诊疗手段：各种侵入性的检查和治疗以及外科手术，有时也会对患者的安全造成影响。

8. 简述医院常见的不安全因素。

（1）物理性损伤：①机械性损伤，如跌倒、创伤。②温度性损伤，如烫伤、烧伤、冻伤。③压力性损伤、气压伤。④放射性损伤，主要由放射性诊断和治疗处理不当所致。

（2）化学性损伤：通常是由于药物使用不当而引起的。

（3）生物性损伤：包括微生物及昆虫对人体的伤害。

（4）心理性损伤：患者对疾病的认识和态度及医护人员的行为和态度均可影响患者的心理，甚至会导致患者生理损害的发生。

9. 简述医院常见的化学性损伤的防范措施。

（1）护士应熟悉各种药物应用知识，严格执行药物管理制度和给药原则。

（2）给药时严格执行“三查七对”，注意药物之间的配伍禁忌，及时观察患者用药后的反应。

（3）做好健康教育，向患者和家属讲解安全用药的有关知识。

10. 简述医院常用保护具的适用人群。

（1）小儿患者：因认知及自我保护能力尚未发育完善，易发生坠床、撞伤、抓伤等意外或不配合治疗等行为。

（2）坠床发生概率高者：麻醉后未清醒者、意识模糊、躁动不安、失明、痉挛或年老体弱者。

（3）实施某些眼科特殊手术者。

（4）精神病患者。

（5）易发生压力性损伤者。

（6）皮肤瘙痒者。

11. 简述医院常用保护具的种类，并简述其功能。

（1）床栏：主要用于预防患者坠床。

（2）约束带：主要用于保护躁动的患者，限制身体或约束失控肢体活动，防止患者自伤或坠床。根据部位的不同，约束带可分为肩部约束带、手肘约束带或肘部保护器、约束手套、约束衣及膝部约束带。

（3）支被架：主要用于肢体瘫痪或极度衰弱的患者，防止盖被压迫肢体而造成不舒适或足下垂等并发症，也可用于烧伤患者采用暴露疗法时。使用时，将支被架罩于防止受压的部位，盖好盖被。

12. 简述医院常用保护具使用时的注意事项。

(1) 使用保护具时，应保持肢体及各关节处于功能位，并协助患者经常更换体位，保证患者的安全、舒适。

(2) 使用约束带时，应取得患者和家属的知情同意。使用时约束带下垫衬垫，松紧适宜，每 2h 放松 1 次。注意观察受约束部位的末梢循环情况，每 15min 观察 1 次，发现异常及时处理，必要时进行局部按摩。

(3) 确保患者能随时与医务人员取得联系，保障患者的安全。

(4) 记录使用保护具的原因、时间、观察结果、相应的护理措施及解除约束的时间。

13. 简述医院常用辅助器的种类，并简述其功能。

(1) 腋杖：提供给短期或长期残障者离床时使用的一种支持性辅助用具。须选用长度合适、安全稳妥的腋杖。

(2) 手杖：一种手握式的辅助用具，常用于不能完全负重的残障者或老年人。手杖长度的选择须符合以下原则：肘部在负重时能稍微弯曲，手柄适于抓握，弯曲部与髋部同高，手握手柄时感觉舒适。

(3) 助行器：一种四边形或三角形的金属框架，自身轻，可将患者保护其中，支撑体重，便于站立行走的工具，有些还带脚轮。助行器支撑面积大，稳定性好，适用于上肢健康，下肢功能较差的患者，分为步行式助行器和轮式助行器。

14. 简述医院常用辅助器使用的注意事项。

(1) 使用者意识清楚，身体状况良好、稳定。

(2) 选择适合自身的辅助器。

(3) 使用者的手臂、肩部或背部应无伤痛，活动不受限制，以免影响手臂的支撑力。

(4) 使用辅助器时，患者的鞋要合脚、防滑，衣服要宽松、合身。

(5) 调整腋杖和手杖后，将全部螺钉拧紧，橡皮底垫紧贴腋杖与手杖底端，经常检查橡皮底垫的凹槽能否产生足够的吸力和摩擦力。

(6) 选择较大的练习场地，避免拥挤和注意力分散。同时应保持地面干燥，无可移动的障碍物。必要时备一把椅子，供患者疲劳时休息。

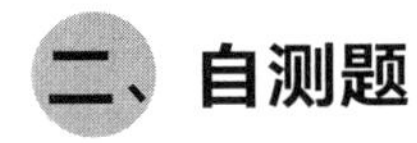

二、自测题

【选择题】

(一) A1 型题

1. 全身麻醉下行全子宫切除术，术后患者尚未清醒，宜采取的体位是

A. 去枕平卧位　B. 屈膝仰卧位　C. 头低足高位　D. 膝胸卧位　E. 端坐位

2. 哮喘急性发作时，患者需要采取端坐位，该卧位属于

A. 主动卧位　B. 被动卧位　C. 被迫卧位

D. 稳定性卧位　E. 不稳定性卧位

3. **颈椎骨折进行颅骨牵引时，采取的卧位是**

A. 端坐位　B. 半坐卧位　C. 头低足高位
D. 头高足低位　E. 俯卧位

4. **半坐卧位的目的不包括**

A. 利于引流　B. 利于呼吸　C. 利于循环
D. 防止膈下脓肿　E. 利于排尿

5. **椎管内麻醉后的患者须去枕平卧 6h，其目的是**

A. 预防脑压升高　B. 预防颅内压降低引起头痛　C. 预防脑缺血
D. 预防脑部感染　E. 有利于脑部血液循环

6. **不属于保护用具使用范围的是**

A. 昏迷　B. 高热　C. 谵妄　D. 躁动　E. 分娩后产妇

7. **用于限制患者坐起的约束方法是**

A. 约束手腕　B. 约束腰部　C. 固定肩部
D. 固定一侧肢体　E. 固定双膝

8. **烧伤患者经评估需要使用保护具，以下措施中错误的是**

A. 使用前要取得患者和家属的理解，做好解释工作
B. 保护性制动只能短期使用
C. 将患者的双上肢外展固定于身体两侧
D. 约束带下应放衬垫，松紧适宜
E. 经常观察约束部位皮肤的颜色和温度

9. **影响舒适的身体方面的因素不包括**

A. 焦虑、恐惧　B. 姿势不当　C. 活动受限
D. 身体不洁　E. 机体不适

10. **将昏迷患者平卧、头偏向一侧的目的是**

A. 保持颈部活动灵活　B. 便于头部固定，避免颈椎骨折
C. 减少枕骨压迫，防止枕后压力性损伤　D. 利于观察病情，及时治疗护理
E. 引流分泌物，保持呼吸道通畅

11. **进行胰胆管造影时应采取的体位是**

A. 俯卧位　B. 头低脚高位　C. 头高脚低位
D. 侧卧位　E. 仰卧屈膝位

12. **关于舒适和不舒适的叙述，不正确的是**

A. 舒适是自我满足的主观感受　B. 最高水平的舒适是一种健康状态
C. 影响舒适的因素包括身体、心理和社会　D. 疼痛会给患者带来严重的不舒适
E. 舒适和不舒适没有严格的分界线

13. **引起患者最不舒适的是**

A. 烦躁不安　B. 睡眠不佳　C. 萎靡不振　D. 疼痛　E. 疲乏

14. **医院常见的不安全因素不包括**

A. 跌倒　B. 烫伤　C. 药物使用不当
D. 药物过敏　E. 焦虑紧张

（二）A2 型题

1. 男，55 岁。破伤风，意识模糊，牙关紧闭，角弓反张，四肢抽搐，护士采取的安全防护措施中，错误的是

A. 使用床栏　B. 取下义齿　C. 约束四肢
D. 枕头立于床尾　E. 光线宜暗

2. 某孕妇，产前检查胎儿臀位，为矫正胎位，护士指导其选用的是

A. 头低足高位　B. 截石位　C. 侧卧位
D. 膝胸卧位　E. 俯卧位

3. 男，72 岁。咳嗽、咳痰多年，近日呼吸困难加重，尿少，下肢及全身水肿，嗜睡，躁动不安，谵妄，球结膜水肿，颈静脉怒张，为其使用约束带时错误的做法是

A. 向家属介绍使用约束带的必要性　B. 约束带只能短期使用，一般 2h 松解 1 次
C. 约束带局部必须垫衬垫，松紧适宜　D. 经常观察局部皮肤颜色，一般 1h 观察 1 次
E. 必要时按摩局部皮肤，以促进血液循环

4. 女，32 岁。因车祸致脾破裂，急诊入院，患者胸闷气促，血压 68/50mmHg，其体位应为

A. 平卧位　B. 仰卧中凹位　C. 侧卧位　D. 俯卧位　E. 头低足高位

5. 男，70 岁。反复咳嗽、咳痰 10 余年，近 3 年来劳累后心悸、气促，入院时发绀明显，呼吸困难，应采取的体位是

A. 仰卧位　B. 侧卧位　C. 头高足低位　D. 端坐位　E. 膝胸位

6. 某孕妇，妊娠 36 周。因阴道持续性流液 1h 来院就诊，肛查时羊水不断从阴道流出，诊断为胎膜早破，应给其安置的体位为

A. 平卧位　B. 头低足高位　C. 头高足低位
D. 截石位　E. 膝胸卧位

7. 男，48 岁。长期酗酒，今日下午大量酗酒后，突然出现剧烈腹痛入院，患者为缓解疼痛呈俯卧位，患者所处的卧位属于

A. 专业卧位　B. 主动卧位　C. 被动卧位　D. 被迫卧位　E. 治疗卧位

8. 男，68 岁。体重 60kg，胃癌术后第 2d，患者卧床翻身时身体滑向床尾，护士将其移向床头，下列做法正确的是

A. 尽快完成，不必向患者解释说明　B. 移动之前应固定床轮，松开盖被
C. 移动之前在患者头下垫一个枕头　D. 移动时患者双手放在胸腹前
E. 移动时不需要得到患者的协助

9. 男，70 岁。有冠心病病史，怀疑直肠癌，准备进行直肠指检，采用何种体位为宜

A. 仰卧位　B. 蹲位　C. 侧卧位　D. 截石位　E. 俯卧位

10. 男，38 岁。因车祸后大出血导致休克，护士需将其头胸和下肢分别抬高

A. 头胸 5°~10°，下肢 15°~20°　B. 头胸 10°~20°，下肢 20°~30°
C. 头胸 5°~10°，下肢 20°~30°　D. 头胸 15°~20°，下肢 10°~15°
E. 头胸 20°~25°，下肢 20°~25°

11. 女，32 岁。甲状腺切除术后 1d，患者生命体征平稳，护士协助患者取半坐卧位的目的是

A. 减轻呼吸困难　B. 减轻局部出血　C. 减轻疼痛
D. 增加脑部供血量　E. 减少回心血量

12. 男，30 岁。因颈椎骨折行颅骨牵引治疗，护士为其取头高足低位的目的是

A. 有利于呼吸　B. 用作反牵引力　C. 预防颅内压降低
D. 减轻头痛　E. 改善颈部血液循环

13. 男，48 岁。颅内血肿清除术后第 2d，护士需为患者更换体位，下列操作中错误的是

A. 将导管固定妥当后再翻身　B. 让患者卧于患侧
C. 先换药，再翻身　D. 注意节力原则
E. 两人协助患者翻身

14. 患儿，3 岁。双脚不慎被开水烫伤，可考虑为其选用的保护具是

A. 床栏　B. 支被架　C. 肩部约束带　D. 膝部约束带　E. 踝部约束带

（三）A3/A4 型题

（1~5 题共用题干）

男，35 岁。因“头部外伤”急诊入院，现浅昏迷，CT 提示颅内血肿，脑挫裂伤，在全身麻醉下行颅内血肿清除术。

1. 患者术后返回病房，正确的体位是

A. 侧卧位　B. 去枕仰卧位，头偏向一侧　C. 头高足低位
D. 头低足高位　E. 仰卧中凹位

2. 术后第 2d，患者应采取的体位是

A. 头高足低位　B. 半坐卧位　C. 头低足高位　D. 仰卧中凹位　E. 俯卧位

3. 术后第 2d 采取此卧位的目的是

A. 促进排痰　B. 利于呼吸　C. 便于观察瞳孔
D. 促进引流　E. 预防脑水肿

4. [假设信息] 患者出现躁动，使用约束带时护士须重点观察

A. 呼吸情况　B. 血压情况　C. 约束时间
D. 末梢血液循环　E. 伤口渗血情况

5. 患者使用安全措施的过程中，错误的是

A. 使用保护具前，取得家属同意与配合
B. 使用冰帽时在后颈窝及双耳郭处垫海绵
C. 拉起床栏，防止坠床
D. 使用约束带时，每班次查看有无血液循环障碍
E. 氧气面罩下使用泡沫垫，保护皮肤

（6~8 题共用题干）

女，70 岁。因支气管哮喘急性发作入院治疗，经静脉输入药物 3d 后病情缓解。今天输液 1h 后，患者突然面色苍白，呼吸困难，气促、咳嗽加重，咳血性泡沫样痰。

6. 考虑患者是

A. 哮喘再次发作　B. 循环负荷过重　C. 输液浓度过高
D. 静脉空气栓塞　E. 对药物过敏

7. 应立即给患者安置的体位是

A. 平卧位　B. 左侧卧位　C. 头高足低位
D. 端坐位　E. 休克卧位

8. **下述处理措施中不妥的是**

A. 停止输液　　B. 氧气吸入　　C. 给予缩血管药物

D. 可使用镇静药　　E. 必要时四肢轮扎

（四）B 型题

（1~2 题共用备选答案）

A. 头高足低位　　B. 去枕仰卧位　　C. 半坐卧位

D. 侧卧位　　E. 头低足高位

1. **脾切除术后第 1d 应采取的体位是**
2. **脑外伤开颅术后第 1d 应采取的体位是**

（3~4 题共用备选答案）

A. 端坐位　　B. 头低足高位　　C. 侧卧位　　D. 仰卧屈膝位　　E. 去枕平卧位

3. **会阴冲洗患者应取的卧位是**
4. **十二指肠引流术后的患者应取的卧位是**

【填空题】

1. **根据卧位的平衡性，可将卧位分为（　　）和（　　）。**
2. **根据卧位的自主性，可将卧位分为（　　）、（　　）和（　　）。**
3. **常用的保护具有（　　）、（　　）和（　　）。**
4. **烧伤患者暴露疗法应使用的保护具是（　　）。**
5. **为防止昏迷躁动的患者坠床，可使用的保护具是（　　）。**

【名词解释】

1. **舒适**　　2. **不舒适**　　3. **被迫卧位**

4. **保护具**　　5. **辅助器**

【案例分析题】

患者李某，因车祸伤急诊来院，考虑颅内出血，急诊行颅内血肿清除术，今天为术后第 1d。

请问：

1. **作为责任护士，应帮助患者取何种卧位？**
2. **请简述采取此卧位的原因及方法。**
3. **护士协助其更换体位时的注意事项有哪些？**
4. **住院期间影响患者安全的因素可能有哪些？**

参考答案

【选择题】

（一）A1 型题

1. A　2. C　3. D　4. E　5. B　6. E　7. C　8. C　9. A　10. E

11. A　12. C　13. D　14. E

（二）A2 型题

1. D　2. D　3. D　4. B　5. D　6. B　7. D　8. B　9. C　10. B

11. B　12. B　13. B　14. B

（三）A3/A4 型题

1. B　2. A　3. E　4. D　5. D　6. B　7. D　8. C

（四）B 型题

1. C　2. A　3. D　4. B

【填空题】

1. 稳定性卧位、不稳定性卧位
2. 主动卧位、被动卧位、被迫卧位
3. 床栏、约束带、支被架
4. 支被架
5. 床栏

【名词解释】

1. **舒适**：是指个体身心处于轻松自在、满意、无焦虑、无疼痛的健康、安宁状态时的一种自我感觉。

2. **不舒适**：是指个体身心不健全或有缺陷，生理、心理需求不能全部满足或周围环境有不良刺激，身体出现病理改变，身心负荷过重的一种自我感觉。

3. **被迫卧位**：患者意识清晰，也有变换卧位的能力，但由于疾病的影响或治疗的需要，被迫采取的卧位，称被迫卧位。

4. **保护具**：是用来限制患者身体某部位的活动，以达到维护患者安全与治疗效果的各种器具。

5. **辅助器**：是保持患者身体平衡的器材，是维护患者安全的护理措施之一。

【案例分析题】

1. 作为责任护士，应帮助患者取何种卧位？

头高足低位。

2. 请简述采取此卧位的原因及方法。

（1）原因：颅脑手术后的患者，此体位可降低颅内压，预防脑水肿。

（2）方法：患者仰卧，床头用支托物垫高 15~30cm 或根据病情而定，床尾横立一枕，以防足部触及床尾栏杆。若为电动床可调节整个床面向床尾倾斜。

3. 护士协助其更换体位时的注意事项有哪些？

（1）护士应注意节力原则。

（2）移动患者时动作轻稳，不可拖拉，需轴线翻身者要维持躯干的正常生理弯曲。

（3）注意保暖，防止坠床。

（4）根据病情及皮肤受压情况，确定翻身间隔的时间。

（5）翻身前应妥善安置各种管道。

（6）为手术患者翻身前应先检查伤口，先换药再翻身，翻身后注意伤口不可受压。行骨牵引者，翻身时不可放松牵引，翻身后检查牵引方向、位置和力量。石膏固定者，注意翻身后患处位置及局部肢体的血运情况，防止受压。

4. 住院期间影响患者安全的因素可能有哪些?

（1）患者因素：感觉障碍会妨碍患者辨别周围环境中存在或潜在的危险因素而使其受到伤害，例如视力不好易发生跌倒，温度感觉障碍会使其被烫伤。不同年龄的患者，对周围环境的感知和理解能力不同，从而也会影响个体采取相应的自我保护行为。如果患者目前的健康状况不佳，也容易发生意外和受到伤害。

（2）医务人员因素：医务人员的整体素质或数量也会影响患者安全。例如护士专业素质未达到要求、人力配备不够时，就有可能因行为不当或过失，造成患者身心伤害。

（3）医院环境因素：医院的基础设施、设备性能及物品配置是否完善规范，也会影响患者安全。

（4）诊疗方面的因素：针对患者病情的某些特殊的诊疗手段，在发挥治疗作用的同时，也可能给患者带来一些不安全因素，如各种侵入性检查、外科手术均可能造成皮肤损伤及潜在的感染风险。

（赵庆华）

第四节　生命体征评估与护理

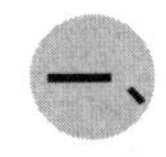

一、基本理论与知识要点

1. 生命体征都包含哪些内容?

体温、脉搏、呼吸和血压。

2. 以口腔温度为例，临床上发热程度可划分为几级?

（1）低热：37.3~38.0℃。

（2）中等热：38.1~39.0℃。

（3）高热：39.1~41.0℃。

（4）超高热：41℃以上。

3. 发热过程分几期？表现是什么?

（1）体温上升期：产热大于散热。主要表现为疲乏无力、皮肤苍白、干燥无汗、畏寒、寒战。

（2）高热持续期：产热和散热在较高水平趋于平衡。主要表现为面色潮红、皮肤灼热、口唇干燥、呼吸脉搏加快、头痛头晕、食欲下降、全身不适、乏力。

（3）退热期：散热大于产热，体温恢复至正常水平。主要表现为大量出汗、皮肤潮湿。

4. 常见热型有哪些？有哪些特点?

（1）稽留热：体温持续在 39~40℃，达数天或数周，24h 波动范围不超过 1℃。常见于肺炎链球菌肺炎、伤寒。

（2）弛张热：体温在 39℃以上，24h 内温差达 1℃以上，体温最低时仍高于正常水平。常见于败血症、风湿热、化脓性疾病。

（3）间歇热：体温骤然升高至 39℃以上，持续数小时或更长，然后下降至正常或正常以下，经过一个间歇，体温又升高，并反复发作。常见于疟疾。

（4）不规则热：发热无一定规律，且持续时间不定。常见于流行性感冒、癌性发热。

5. 体温过高的护理措施有哪些？

（1）降温：选用物理降温或药物降温方法，实施降温措施30min后测量体温，做好记录。

（2）加强病情观察：高热时每4h测量1次，恢复正常3d后，改为每日1次或2次。观察是否出现抽搐、寒战、淋巴结肿大、出血及意识障碍等伴随症状。观察四肢末梢循环情况。观察饮水量、饮食量、尿量及体重变化。观察发热的原因及诱因是否解除。

（3）补充营养和水分：给予高热量、高蛋白、高维生素、易消化流质饮食，多饮水，每日3 000ml为宜。

（4）促进患者舒适：适当休息减少能量消耗，加强口腔护理和皮肤护理。

（5）加强心理护理。

6. 呼吸衰竭的临床表现有哪些？

（1）呼吸困难：胸闷、憋气、呼吸费力、喘息等是患者最常见的主诉。呼吸频率、节律和幅度均可发生变化。

（2）发绀：以低氧血症为主，是呼吸衰竭的典型表现。

（3）精神神经症状：急性缺氧可出现精神错乱、躁狂、昏迷、抽搐等症状。慢性缺氧出现智力或定向障碍。

（4）血液循环系统症状：早期心率加快、血压升高；晚期严重缺氧，酸中毒时，引起循环衰竭、血压下降、心率缓慢、心律失常、心脏停搏。

（5）其他器官、系统损害：严重呼吸衰竭对肝、肾功能和消化系统都有影响。

7. 肺源性呼吸困难临床上分为几种类型？

（1）吸气性呼吸困难：吸气困难，吸气时间延长，可表现为“三凹征”，见于喉头水肿、痉挛、气管异物、肿瘤等引起的上呼吸道机械性梗阻。

（2）呼气性呼吸困难：呼气费力，呼气时间延长，见于支气管哮喘、喘息型慢性支气管炎、慢性阻塞性肺气肿。

（3）混合性呼吸困难：吸气与呼气均费力，由肺部组织广泛病变，呼吸面积减少，影响换气功能所致。

8. 简述血压的定义；高血压分类标准是什么？

血压是血管内流动着的血液对单位面积血管壁的侧压力（压强）。中国高血压分类标准见表1-6-2。

表1-6-2　中国高血压分类标准

分级	收缩压/mmHg		舒张压/mmHg
正常血压	<120	和	<80
正常高值	120~139	和/或	80~89
高血压	≥140	和/或	≥90
1级高血压（轻度）	140~159	和/或	90~99
2级高血压（中度）	160~179	和/或	100~109
3级高血压（重度）	≥180	和/或	≥110
单纯收缩期高血压	≥140	和	<90

二、自测题

【选择题】

(一) A1 型题

1. 护士为某高热患者冰帽降温，是利用散热方式中的

A. 传导　B. 辐射　C. 对流　D. 蒸发　E. 转移

2. 高热患者经降温措施后，复测体温的时间是

A. 15min　B. 20min　C. 30min　D. 40min　E. 60min

3. 高热是指口腔温度在

A. 36.3~37.3℃　B. 37.3~38.0℃　C. 38.1~39.0℃
D. 39.1~41℃　E. 41℃以上

4. 下列表现符合间歇热的是

A. 体温持续升高至 39~41℃，持续数日
B. 24h 内变化不规则
C. 高热与正常体温交替出现
D. 体温在 39℃以上，24h 波动超过 1℃，最低体温超过正常水平
E. 体温持续升高至 39~41℃，24h 波动不超过 1℃

5. 高热持续期的临床表现为

A. 畏寒、皮肤苍白、脉快　B. 皮肤灼热、脉快、出汗
C. 皮肤潮红而灼热、呼吸快、脉快　D. 皮肤苍白、出汗、虚脱
E. 体温上升、出汗、虚脱

6. 交替脉常见于

A. 休克　B. 主动脉瓣狭窄　C. 主动脉瓣关闭不全
D. 甲状腺功能亢进　E. 冠状动脉粥样硬化性心脏病

7. 成人在安静状态下脉搏少于 60 次 /min，称为

A. 缓脉　B. 速脉　C. 间歇脉　D. 脉搏短绌　E. 脱落脉

8. 超过 100 次 /min 的脉搏常见于

A. 休克患者　B. 动脉硬化患者　C. 颅内压升高患者
D. 房室传导阻滞患者　E. 甲状腺功能减退患者

9. 失血性休克患者的脉搏特征是

A. 间歇脉　B. 绌脉　C. 奇脉　D. 洪脉　E. 丝脉

10. 下列脉搏与病情不符的是

A. 交替脉见于左心衰竭患者　B. 丝脉见于休克患者
C. 缓脉见于高钾血症患者　D. 奇脉见于心包积液患者
E. 间歇脉见于房颤患者

11. 正常成人安静状态下，每分钟脉搏次数一般为

A. 40~60 次 /min　B. 40~80 次 /min　C. 60~80 次 /min
D. 60~100 次 /min　E. 80~120 次 /min

12. **为患者测量血压时出现假性高读数的原因可能是**

A. 血压计袖带宽度太宽　B. 血压计袖带缠绕过松
C. 被测者手臂位置高于心脏　D. 高温环境
E. 测量时，放气速度太快

13. **关于血压的生理性变化，错误的叙述是**

A. 小儿血压低于成年人　B. 中年以前女性血压低于男性　C. 清晨血压低于傍晚
D. 上肢血压低于下肢　E. 寒冷环境血压低于高温环境

14. **可发生脉压增大的疾病是**

A. 甲状腺功能亢进症　B. 心包积液　C. 缩窄性心肌炎
D. 心力衰竭　E. 心肌梗死

15. **平均动脉压的值约等于**

A. 1/3 舒张压 +1/3 收缩压　B. 2/3 舒张压 +1/3 收缩压　C. 1/2 舒张压 +1/3 收缩压
D. 1/3 舒张压 +1/2 收缩压　E. 1/3 舒张压 +2/3 收缩压

16. **护士为新住院患者测量血压，操作不正确的是**

A. 测量前嘱患者休息 20~30min　B. 血压计零点与肱动脉平第 3 肋间
C. 袖带平整缠于患者上臂　D. 袖带下缘距肘窝 2~3cm
E. 以每秒 4mmHg 速度放气

17. **正常成人安静状态下的呼吸频率范围为**

A. 8~12 次 /min　B. 12~16 次 /min　C. 14~18 次 /min
D. 16~20 次 /min　E. 18~22 次 /min

18. **混合性呼吸困难多见于**

A. 肺部感染　B. 哮喘　C. 喉头异物
D. 喉头水肿　E. 呼吸中枢衰竭

19. **不属于吸气性呼吸困难临床表现的是**

A. 三凹征　B. 吸气时间缩短　C. 指甲发绀
D. 鼻翼扇动　E. 胸闷、烦躁

20. **呼气性呼吸困难多见于**

A. 气管阻塞　B. 气管异物　C. 支气管哮喘
D. 喉头水肿　E. 肺纤维化

（二）A2 型题

1. **女，35 岁。8 点体温骤升至 39.2℃，14 点测量体温降至 36.9℃，2d 后体温又升至 39.1℃，此热型可能为**

A. 稽留热　B. 弛张热　C. 间歇热　D. 不规则热　E. 回归热

2. **男，46 岁。因发热体温达 39.0℃，护士遵医嘱给予药物降温，下列提示其退热期可能发生虚脱的表现是**

A. 头晕，恶心，无汗　B. 皮肤苍白，寒战，出汗　C. 脉速，面部潮红，无汗
D. 脉细速，四肢湿冷，出汗　E. 脉搏快，呼吸浅慢，无汗

3. **男，66 岁。因心房颤动入院，护士在测脉搏前推断患者的脉搏最可能为**

A. 间歇脉　B. 二联律　C. 三联律　D. 脉搏短绌　E. 洪脉

4. 男，76岁。自诉胸闷，呼吸不畅，不能平卧。观察发现患者呼气时间长于吸气时间，呼吸费力，无明显三凹征。下列可能导致此种呼吸的情况是

A. 大叶性肺炎　B. 哮喘发作　C. 喉头水肿
D. 临终前表现　E. 代谢性酸中毒

5. 男，60岁。急性肺水肿，护士给予20%~30%酒精湿化给氧，其目的是

A. 刺激呼吸中枢　B. 促使氧气快速湿润
C. 吸收水分，减轻肺水肿　D. 降低肺泡内泡沫表面张力
E. 刺激肺内血管收缩，减少渗出

（三）A3/A4型题

（1~2题共用题干）

女，50岁。突然晕倒来院就诊，查体：体温36.7℃，脉搏120次/min，呼吸20次/min，血压190/110mmHg。

1. 该患者高血压属于

A. 临界高血压　B. 1级高血压　C. 2级高血压
D. 3级高血压　E. 单纯收缩期高血压

2. 该患者的脉率属于

A. 速脉　B. 缓脉　C. 洪脉　D. 重脉　E. 奇脉

（3~4题共用题干）

男，急性上呼吸道感染，体温39℃，遵医嘱应用退热药降温。

3. 患者用药后，护理人员应注意观察

A. 排便的变化　B. 脉搏的变化
C. 血压的变化　D. 体温的变化，有无虚脱或休克的发生
E. 呼吸的变化

4. 该患者用药后的护理还应注意

A. 定时翻身　B. 预防泌尿系统感染
C. 防止出现压力性损伤　D. 预防口腔溃疡，保持皮肤清洁
E. 防止发生便秘

（5~8题共用题干）

男，35岁。溺水后被他人救起送到医院。入院时血压80/50mmHg，脉搏135次/min，呼吸34次/min，血氧饱和度74%，口鼻有大量泡沫溢出，面色苍白，意识模糊，全身湿冷。

5. 该患者可能发生了

A. 急性肺水肿　B. 肺炎　C. 肺栓塞
D. 阿-斯综合征　E. 急性呼吸衰竭

6. 为该患者吸氧时选用的最佳湿化液为

A. 蒸馏水　B. 冷开水　C. 生理盐水
D. 20%~30%酒精　E. 75%酒精

7. 此时该患者首要的护理问题是

A. 活动无耐力　B. 有窒息的危险　C. 焦虑
D. 有受伤的危险　E. 潜在并发症

8. 针对首要的护理问题，应采用的主要护理措施为

A. 定时翻身　　B. 随时吸痰　　C. 心理护理

D. 保暖　　E. 应用约束带固定四肢

（9~10 题共用题干）

男，70 岁。诊断为 COPD，血气分析结果：动脉血氧分压 4.6 kPa，二氧化碳分压 12.4 kPa。

9. 此患者的缺氧类型为

A. 低张性缺氧　B. 血液型缺氧　C. 循环性缺氧　D. 组织性缺氧　E. 高张性缺氧

10. 患者在吸氧过程中需要调节氧流量时，正确的做法是

A. 先关总开关，再调氧流量

B. 先关流量表，再调氧流量

C. 先拔出吸氧管，再调氧流量

D. 先拔出氧气连接管，再调氧流量

E. 先分离吸氧管与氧气连接管，再调氧流量

（三）B 型题

（1~3 题共用备选答案）

A. 间歇脉　　B. 洪脉　　C. 脉搏短绌

D. 水冲脉　　E. 交替脉

1. 由于心肌收缩力强弱不等所引起的，常见于心房颤动的患者

2. 节律正常，强弱交替出现，为心肌损害的一种表现

3. 由于心脏异位起搏点过早地发生冲动而引起的心脏搏动提前出现，常见于各种器质性心脏病

（4~5 题共用备选答案）

A. 呼吸过速　　B. 呼吸过缓　　C. 潮式呼吸

D. 间断呼吸　　E. 深度呼吸

4. 甲状腺功能亢进患者可出现

5. 酸中毒患者可出现

【填空题】

1. 体温每升高 1℃，成人脉率约增加（　　）次 /min。

2.（　　）和（　　）是产生呼吸节律性的部位。

3. 测量血压的四定是指（　　）、（　　）、（　　）、（　　）。

4. 用氧安全中的“四防”，指（　　）、（　　）、（　　）、（　　）。

5. 氧疗的副作用有（　　）、（　　）、（　　）、（　　）、（　　）。

【名词解释】

1. 发热　　2. 体位引流　　3. 吸痰法　　4. 潮式呼吸　　5. 氧气疗法

【案例分析题】

男，70 岁。因脑外伤入院，入院时体温 38.7 ℃，脉搏 92 次 /min，呼吸 18 次 /min，血压 140/90mmHg，意识模糊，口唇干裂，精神不振，食欲差，有痰鸣音且无力咳出。

请问：

1. 该患者目前主要的护理诊断有哪些？

2. 简述清除呼吸道分泌物的护理措施。

3. 实施吸痰时应注意哪些问题？

参考答案

【选择题】

（一）A1 型题

1. A　2. C　3. D　4. C　5. C　6. E　7. A　8. A　9. E　10. E
11. D　12. B　13. E　14. A　15. B　16. B　17. D　18. A　19. B　20. C

（二）A2 型题

1. C　2. D　3. D　4. B　5. D

（三）A3/A4 型题

1. D　2. A　3. D　4. D　5. A　6. D　7. B　8. B　9. A　10. E

（四）B 型题

1. C　2. E　3. A　4. A　5. E

【填空题】

1. 10
2. 延髓、脑桥
3. 定时间、定部位、定体位、定血压计
4. 防震、防火、防热、防油
5. 氧中毒、肺不张、呼吸道分泌物干燥、晶状体后显微组织增生、呼吸抑制

【名词解释】

1. **发热**：指机体在致热原作用下，使体温调节中枢的调定点上移而引起的调节性体温升高。

2. **体位引流**：是指置患者于特殊体位，将肺与支气管所存积的分泌物，借助重力作用使其流入大气管并咳出体外。

3. **吸痰法**：是指经口、鼻腔、人工气道将呼吸道的分泌物吸出，以保持呼吸道通畅，预防吸入性肺炎、肺不张、窒息等并发症的一种方法。

4. **潮式呼吸**：又称为陈 - 施呼吸，是一种呼吸由浅慢逐渐变为深快，然后再由深快转为浅慢，再经一段呼吸暂停（5~20s）后，又开始重复以上过程的周期性变化。

5. **氧气疗法**：是指通过给氧，提高动脉血氧分压和动脉血氧饱和度，增加动脉血氧含量，纠正各种原因造成的缺氧状态，促进组织的新陈代谢，维持机体生命活动的一种治疗方法。

【案例分析题】

1. 该患者目前主要的护理诊断有哪些？

（1）体温过高。

（2）清理呼吸道无效。

（3）营养失调：低于机体需要量。

(4) 体液不足　与体温过高有关。

(5) 有皮肤完整性受损的危险。

(6) 活动无耐力。

2. 简述清除呼吸道分泌物的护理措施。

有效咳嗽、叩击、体位引流和吸痰法。

3. 实施吸痰时应注意哪些问题?

(1) 吸痰前,检查电动吸引器性能或负压是否良好,连接是否正确。

(2) 严格执行无菌操作,每次吸痰应更换吸痰管。

(3) 每次吸痰时间 <15s,以免造成缺氧。

(4) 吸痰动作轻柔,防止呼吸道黏膜损伤。

(5) 痰液黏稠时,可配合叩击、蒸汽吸入、雾化吸入提高吸痰效果。

(6) 储液瓶内吸出液应及时倾倒,不得超过 2/3。

第五节　患者排泄需要与护理

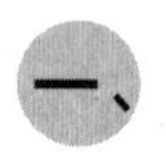

一、基本理论与知识要点

1. 肾脏的主要生理功能是什么?

产生尿液、排泄人体代谢的终末产物(尿素、肌酐、尿酸等含氮物质、过剩盐类、有毒物质和药物)。同时调节水、电解质及酸碱平衡,从而维持人体内环境的相对稳定。肾脏还是一个内分泌器官,可合成和分泌红细胞生成素、前列腺素和激肽类物质。

2. 患者排尿的评估内容有哪些?

(1) 排尿的次数。

(2) 尿量。

(3) 尿液的性状:①颜色;②透明度;③酸碱反应;④比重;⑤气味。

3. 尿失禁的分类有哪些?

(1) 持续性尿失禁。

(2) 充溢性尿失禁。

(3) 急迫性尿失禁。

(4) 压力性尿失禁。

4. 膀胱刺激征的主要表现是什么?

主要表现为尿频、尿急、尿痛。

5. 尿潴留患者的护理措施有哪些?

(1) 提供隐蔽的排尿环境。

(2) 调整体位和姿势:扶卧床患者略抬高上身或坐起,尽可能使患者以习惯姿势排尿,对绝对卧床或手术患者,应提前有计划地训练床上排尿。

(3) 诱导排尿：听流水声或用温水冲洗会阴，针刺中极、曲骨、三阴交穴或艾灸关元、中极等方法刺激排尿。

(4) 热敷、按摩：放松肌肉促进排尿，病情允许可适当按压膀胱协助排尿，切记不可强力按压，以免膀胱破裂。

(5) 加强心理护理和健康教育。

(6) 必要时根据医嘱实施导尿术或肌内注射氯化卡巴胆碱。

6. 尿失禁患者的护理措施有哪些？

(1) 皮肤护理：注意保持皮肤清洁干燥。

(2) 外部引流：必要时应用接尿装置引流尿液。

(3) 重建正常的排尿功能：①如病情允许，指导患者每日摄入液体 2 000~3 000ml；②观察排尿反应，定期使用便器，建立规律的排尿习惯；③指导患者进行骨盆底部肌肉的锻炼，以增强控制排尿的能力。

(4) 对长期尿失禁的患者，可进行留置导尿，避免尿液浸渍皮肤，发生皮肤破溃。

(5) 心理护理。

7. 便秘患者的护理措施有哪些？

(1) 提供适当的排便环境。

(2) 选取适当的排便姿势：最好采取坐姿或抬高床头，利用重力作用增加腹内压促进排便。病情允许时鼓励患者下床如厕。手术患者，术前应有计划地训练其在床上使用便器。

(3) 腹部环形按摩：排便时用手沿结肠解剖位置自右向左环形按摩，促使降结肠内容物下移，并增加腹压促进排便。

(4) 遵医嘱给予口服缓泻药物：缓泻药可增加粪便中的水分含量，加快肠蠕动，起到导泻作用。慢性便秘患者可选用蓖麻油、番泻叶、酚酞、大黄。

(5) 使用简易通便剂：常用开塞露、甘油栓等，可软化粪便、润滑肠壁，刺激肠蠕动促进排便。

(6) 灌肠：以上方法无效时可采用灌肠。

(7) 加强健康教育，帮助患者重建正常的排便习惯，合理安排膳食，鼓励适当运动。

8. 腹泻患者的护理措施有哪些？

(1) 去除原因：肠道感染者，应遵医嘱给予抗生素治疗。

(2) 卧床休息：减少肠蠕动，注意腹部保暖。

(3) 膳食调理：鼓励患者多饮水，可少量多次，酌情给予淡盐水；饮食以清淡的流质或半流质食物为宜，避免油腻、辛辣、高纤维食物，严重腹泻时可暂禁食。

(4) 防治水和电解质紊乱。

(5) 维持皮肤完整性：每次便后用软纸轻擦肛门，温水清洗，并在肛门周围涂油脂膏以保护局部皮肤。

(6) 密切观察病情：记录排便的性质、次数、量等，注意有无脱水指征，必要时留取标本送检。

(7) 心理支持：粪便异味、玷污的衣裤均会给患者带来不适，应协助患者更换衣裤，使患者感到舒适，便器清洗干净后，置于易取处，方便患者取用。

(8) 加强健康教育。

二、自测题

【选择题】

(一) A1 型题

1. 肾脏是泌尿系统的重要组成部分,关于其描述正确的是

A. 右肾与左肾平齐　B. 肾脏可分泌红细胞生成素
C. 肾单位包括肾小球和肾小管　D. 肾小管具有滤过和重吸收作用
E. 每个肾脏由约 50 万个肾单位组成

2. 成人输尿管全长为

A. 5~10cm　B. 10~15cm　C. 10~20cm　D. 20~30cm　E. 25~35cm

3. 尿液有烂苹果气味,提示有

A. 盆腔炎　B. 前列腺炎　C. 急性肾小球肾炎
D. 尿路感染　E. 酮症酸中毒

4. 糖尿病患者多尿的主要原因是

A. 饮水增多　B. 原尿渗透压高　C. 集合管吸收障碍
D. 血管升压素分泌不足　E. 抗利尿激素分泌减少

5. 一般情况下,产生尿意时,提示膀胱内尿量达到

A. 200~300ml　B. 300~400ml　C. 400~500ml　D. 500~600ml　E. 600~700ml

6. 少尿可见于

A. 发热患者　B. 妊娠妇女　C. 糖尿病患者　D. 膀胱炎患者　E. 醛固酮增多症患者

7. 患者发生溶血反应时,排出酱油样色尿,主要是由于尿液中含有

A. 尿色素　B. 胆红素　C. 红细胞　D. 淋巴液　E. 血红蛋白

8. 乳糜尿最常见的原因为

A. 肿瘤　B. 结石　C. 结核　D. 梗阻　E. 丝虫病

9. 属于利用条件反射诱导排尿的是

A. 调整体位　B. 听流水声　C. 遮挡屏风　D. 留置导尿　E. 热敷、按摩

10. 多尿是指 24h 尿量超过

A. 1 500ml　B. 2 000ml　C. 2 500ml　D. 3 000ml　E. 3 500ml

11. 为男患者插导尿管时,提起阴茎与腹壁成 60° 角,目的是使

A. 耻骨前弯扩大　B. 耻骨下弯扩大　C. 耻骨前弯消失
D. 耻骨下弯消失　E. 尿道膜部扩张

12. 大肠是人体参与排便的主要器官,关于其描述正确的是

A. 全长约 1m　B. 起自回肠末端,止于直肠
C. 可利用肠内细菌制造维生素　D. 包括盲肠、结肠、直肠三部分
E. 运动少而慢,对刺激反应较敏感

13. 空腹时,最常见的大肠运动形式为

A. 蠕动　B. 集团蠕动　C. 袋状往返运动
D. 分节推进运动　E. 多袋推进运动

14. **果酱样便见于**

A. 霍乱　B. 胆道梗阻　C. 阿米巴痢疾　D. 上消化道出血　E. 下消化道出血

15. **上消化道出血患者的粪便可呈**

A. 酸臭味　B. 腥臭味　C. 腐败臭　D. 恶臭味　E. 氨臭味

16. **关于腹泻，描述不正确的是**

A. 肠蠕动增加　B. 肠液分泌减少　C. 粪便含水量增加　D. 肠黏膜吸收水分功能障碍　E. 短时腹泻是一种保护性反应

17. **为慢性细菌性痢疾患者保留灌肠时，应选择的卧位是**

A. 仰卧位　B. 俯卧位　C. 左侧卧位　D. 右侧卧位　E. 仰卧屈膝位

18. **肛管排气时，肛管保留时间不宜超过**

A. 10min　B. 15min　C. 20min　D. 25min　E. 30min

19. **大量不保留灌肠时，灌肠液温度一般为**

A. 28~32℃　B. 30~35℃　C. 35~38℃　D. 38~40℃　E. 39~41℃

20. **伤寒患者灌肠时，液面距离肛门距离是**

A. <30cm　B. 30~40cm　C. 40~50cm　D. 40~60cm　E. >60cm

（二）A2 型题

1. **女，30 岁。妊娠 7 个月。出现尿频、尿急、尿痛症状，最可能的原因为**

A. 妊娠压迫　B. 气温过高　C. 饮水过量　D. 尿路感染　E. 食用过咸食物

2. **男，46 岁。尿毒症，24h 尿量为 180ml，该患者的排尿状况属于**

A. 正常　B. 尿闭　C. 少尿　D. 尿潴留　E. 尿量偏少

3. **男，65 岁。因尿失禁需留置导尿管，下列措施不恰当的是**

A. 保持导尿管持续开放　B. 避免引流管受压、扭曲　C. 集尿袋低于耻骨联合　D. 会阴护理每天 1~2 次　E. 鼓励患者每日摄入 2 000ml 以上水分

4. **男，45 岁。因直肠癌住院，遵医嘱做肠道手术前准备，正确的做法是**

A. 采用开塞露通便法，排出粪便和气体

B. 行小量不保留灌肠 1 次，排出粪便和气体

C. 行大量不保留灌肠 1 次，排出粪便和气体

D. 行保留灌肠 1 次，刺激肠蠕动，加强排便

E. 反复多次行大量不保留灌肠，至排出液澄清为止

5. **女，40 岁。患尿路感染，医嘱要求做尿培养。患者神志清楚，一般情况尚好，护士在取尿标本的方法时可采用**

A. 留取晨起第一次尿 100ml　B. 随机留取尿液 100ml　C. 留取中段尿　D. 收集 24h 尿　E. 行导尿术留尿

（三）A3/A4 型题

（1~2 题共用题干）

女，30 岁。因婚后频繁出现腰痛、尿急、尿频、尿痛，并伴发热就诊。

1. **首选的检查是**

A. 尿常规　B. 血常规　C. 膀胱镜　D. 血红蛋白　E. 24h 尿蛋白

2. **对该患者进行健康宣教时，正确的是**

A. 常规服用抗生素，预防感染
B. 告知患者多饮水、勤排尿
C. 注意会阴部卫生，定期进行膀胱冲洗
D. 为减轻排尿疼痛症状，应减少饮水量
E. 体温超过 38℃时，立即服用退热药

（3~6 题共用题干）

男，38 岁。患慢性细菌性痢疾，拟给予药物灌肠治疗。

3. **给予该患者最好的灌肠方法是**

A. 清洁灌肠法　B. 保留灌肠法　C. 小量不保留灌肠法
D. 大量不保留灌肠法　E. 大量保留灌肠法

4. **灌肠时，药液一般不超过**

A. 200ml　B. 400ml　C. 500ml
D. 600ml　E. 800ml

5. **灌肠时，采取的卧位是**

A. 仰卧位　B. 俯卧位　C. 左侧卧位
D. 右侧卧位　E. 膝胸卧位

6. **灌肠时，患者突然出现面色苍白，四肢湿冷，应立即给予的护理措施是**

A. 吸氧　B. 停止灌肠　C. 嘱患者深呼吸
D. 降低灌肠袋高度　E. 呼叫医生，等待进一步处理

（7~8 题共用题干）

男，45 岁。因外伤致尿道括约肌损伤，尿液持续从尿道口流出，膀胱呈空虚状态，遵医嘱给予患者留置导尿。

7. **根据患者的临床表现，其尿失禁的类型为**

A. 持续性尿失禁　B. 充溢性尿失禁　C. 急迫性尿失禁
D. 压力性尿失禁　E. 反射性尿失禁

8. **留置导尿后，护理措施正确的是**

A. 为减少感染，尽量不更换集尿袋
B. 使用 75% 酒精每日消毒尿道口 1~2 次
C. 根据患者主观意愿决定
D. 采用间歇式夹管方式促进膀胱功能恢复
E. 限制患者水分摄入量，以每日不超过 2 000ml 为宜

（四）B 型题

（1~3 题共用备选答案）

A. 3~5cm　B. 7~10cm　C. 15~18cm
D. 15~20cm　E. 18~22cm

1. **大量不保留灌肠时，肛管插入直肠深度为**
2. **保留灌肠时，肛管插入直肠深度为**
3. **肛管排气时，肛管插入直肠深度为**

（4~5 题共用备选答案）

A. 黄褐色　　B. 暗绿色　　C. 暗红色

D. 白陶土色　　E. 无光样黑色

4. 胆道梗阻，粪便可呈

5. 下消化道出血，粪便可呈

【填空题】

1. 男性尿道有三个狭窄处，分别为（　　）、（　　）和（　　）。

2. 多尿指 24h 尿量超过（　　）ml 者，少尿指 24h 尿量少于（　　）ml 或每小时尿量少于（　　）ml 者。

3. 膀胱冲洗时，瓶内液面距床面约（　　）cm，以便产生一定压力，滴速一般为（　　）滴 /min，滴速不宜过快，以免引起患者强烈尿意。

4. 保留灌肠时应根据（　　）安置卧位，如慢性痢疾病变多在（　　），取（　　）卧位；阿米巴痢疾病变多在（　　），取（　　）卧位。

5. 镜下血尿是指尿经离心沉淀镜检时，每高倍镜视野红细胞数≥（　　）个。

【名词解释】

1. 尿潴留　　2. 导尿术　　3. 膀胱冲洗　　4. 灌肠法　　5. 腹泻

【案例分析题】

男，65 岁。10h 前因饮酒后无法排尿、下腹部胀痛急诊入院，患者有良性前列腺增生病史，5 年前开始出现排尿次数增多，以夜间较为显著，排尿时间延长，排尿费力。查体：下腹部明显膨隆，脐下叩诊呈浊音，B 超提示：膀胱内大量尿液，前列腺体积 5.1cm × 5.5cm × 6cm，回声均匀。

请问：

1. 患者最可能的诊断是什么？

2. 目前患者首要的处理原则是什么？

3. 患者完善术前检查后，在全身麻醉下行前列腺电切术，术后 4d 未排便，护士应给予哪些护理措施？

参考答案

【选择题】

（一）A1 型题

1. B　2. D　3. E　4. B　5. C　6. A　7. E　8. E　9. B　10. C
11. C　12. C　13. C　14. C　15. B　16. B　17. C　18. C　19. E　20. A

（二）A2 型题

1. D　2. C　3. A　4. E　5. C

（三）A3/A4 型题

1. A　2. B　3. B　4. A　5. C　6. B　7. A　8. D

（四）B 型题

1. B　2. D　3. C　4. D　5. C

【填空题】

1. 尿道内口、膜部、尿道外口
2. 2 500、400、17
3. 60、60~80
4. 病情、乙状结肠和直肠、左侧、回盲部、右侧
5. 3

【名词解释】

1. **尿潴留**：指尿液大量存留在膀胱内而不能自主排出。

2. **导尿术**：是指在严格无菌操作下，用导尿管经尿道插入膀胱引流尿液的方法。

3. **膀胱冲洗**：利用三通的导尿管，将溶液灌入膀胱内，再利用虹吸原理将灌入的液体引流出来。

4. **灌肠法**：是将一定量的液体由肛门经直肠灌入结肠，以帮助患者清洁肠道、排便、排气或由肠道供给药物或营养，达到确定诊断和治疗目的的方法。

5. **腹泻**：正常排便型态改变，频繁排出松散稀薄的粪便甚至水样便。

【案例分析题】

1. 患者最可能的诊断是什么？

急性尿潴留。

2. 目前患者首要的处理原则是什么？

处理原则：应立即解除尿潴留，给予留置导尿管。

3. 患者完善术前检查后，在全身麻醉下行前列腺电切术，术后 4d 未排便，护士应给予哪些护理措施？

（1）提供适当的排便环境，保护隐私，消除紧张情绪。

（2）选取适当的排便姿势，病情允许时应下床排便。

（3）腹部按摩，用手沿结肠解剖位置自右向左环形按摩。

（4）遵医嘱给予口服缓泻药物。

（5）使用简易通便剂如开塞露、甘油栓。

（6）以上方法均无效时，遵医嘱给予灌肠。

（7）健康教育，使其获得有关排便的知识。

（8）帮助患者重建正常的排便习惯。

（9）合理安排膳食，多摄取促进排便的食物和饮料，多食用蔬菜、水果、粗粮等高纤维食物。餐前提供温开水、柠檬汁等热饮、促进肠蠕动。多饮水，病情允许时每日液体摄入量应不少于 2 000ml。适当食用油脂类食物。

（10）鼓励患者适当运动。

（李虹彦）

第六节　给药治疗护理

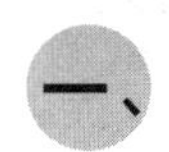

一、基本理论与知识要点

1. 执行药疗时，护士应做好“三查七对”，具体的查对内容包括哪些？

（1）三查：操作前查、操作中查、操作后查。

（2）七对：姓名、床号、药名、剂量、浓度、用法、时间。

2. 口服给药要严格执行哪些原则？

（1）根据医嘱给药，不能盲目执行。

（2）严格执行查对制度，严格执行“三查七对”制度。

（3）正确实施给药。

（4）密切观察用药不良反应。

（5）做好用药指导。

3. 口服给药有哪些注意事项？

（1）发药前了解患者的资料，因特殊检查或禁食者，暂不发药，做好交班。

（2）发药时，如患者有疑问，应重新核对，确认无误后协助患者服下。

（3）需吞服的药物用温开水送下，不能用茶水服药。

（4）缓释片、肠溶片、胶囊吞服时不能嚼碎。

（5）舌下含片应放于舌下或两颊黏膜与牙齿之间。

（6）婴幼儿、鼻饲或吞咽困难者需将药片研碎。

（7）按药物性能，指导患者合理用药：①酸类、铁剂用吸管吸入，服药后漱口；②刺激食欲的药饭前服；③对胃黏膜有刺激或助消化的药饭后服；④止咳糖浆服后不宜饮水，同时服用多种药物时最后服用，以免降低疗效；⑤磺胺类药服后多饮水，防止其结晶；⑥发汗药多饮水可增强药物疗效；⑦强心苷药物服用前先测脉搏、心率，脉搏低于 60 次 /min 或节律异常应停药。

4. 雾化吸入法治疗的目的主要包括哪些？

（1）湿化气道：常用于呼吸道湿化不足，痰液黏稠，气道不畅者，也可作为气管切开术后常规治疗手段，稀释痰液，帮助祛痰。

（2）控制感染：消除炎症，控制呼吸道感染。常用于咽喉炎、支气管扩张、肺炎、肺脓肿、肺结核等患者。

（3）改善通气：解除支气管痉挛，保持呼吸道通畅。

（4）祛痰镇咳：减轻呼吸道黏膜水肿，稀释痰液，帮助祛痰。

5. 影响雾化吸入效果的主要因素有哪些？

（1）雾化药物配制：雾化药需按照使用说明进行配制，配制后的药剂黏稠度、分子直径对雾化吸入效果有很大影响。

（2）气溶胶直径分布：不同直径的气溶胶沉降在患者呼吸道的不同部位。一般来说，大于 5μm 的颗粒多沉降于患者上呼吸道，小于 5μm 的颗粒可沉降至支气管和肺部。

（3）雾化速率：若雾化速率过低，气溶胶中的药物浓度低较难起效。若雾化速率高，会导致气溶胶具有太高的初始速度，更多撞击和沉降在患者的鼻腔或口腔中，无法到达靶部位。一般比较合适的雾化速率应控制在每分钟 2~4ml。

（4）其他物理因素：不同型号的雾化吸入设备对雾化吸入效果有明显影响，应合理选用设备以达到良好的治疗效果。

6. 使用氧气雾化吸入注意事项有哪些？

（1）治疗前，应检查雾化器接气口与氧气管连接处是否漏气，合理调节氧流量。

（2）雾化吸入过程中注意观察气雾量的大小及患者面色、呼吸等情况。

（3）雾化器应专人专用，使用正确的清洗、消毒、保存方法。

（4）雾化间隔时间的掌握：吸入治疗掌握适时、适度原则，防止吸入间隔过长，痰液黏稠导致排痰困难。

7. 如何判断青霉素过敏试验的结果？

（1）阴性结果：局部皮丘大小无改变，周围无红肿，无红晕；全身无自觉症状，无不适表现。

（2）阳性结果：局部皮丘隆起增大，周围出现红晕，直径大于 1cm，周围有伪足伴局部痒感；可有头晕、心慌、恶心，甚至发生过敏性休克。

8. 如何进行青霉素皮试液的配制？

（1）80 万 U 的青霉素钠加入 0.9% 氯化钠溶液 4ml 稀释。

（2）抽取 0.1ml 上液加入 0.9ml 0.9% 氯化钠溶液稀释。

（3）抽取 0.1ml 上液加入 0.9ml 0.9% 氯化钠溶液稀释。

（4）抽取 0.1ml 上液加入 0.9ml 0.9% 氯化钠溶液稀释。

（5）抽取 0.1ml 上液即可皮试。

9. 如何进行碘剂过敏试验及结果判别？

（1）口服法：口服 5%~10% 碘化钾溶液 5ml，每天 3 次，共 3d，观察结果。有口麻、头晕、心慌、恶心、呕吐、流泪、流涕、荨麻疹等表现为阳性。

（2）皮内注射法：皮内注射碘对比剂 0.1ml，20min 后观察结果。局部有红肿、硬块，直径超过 1cm 为阳性。

（3）静脉注射法：静脉注射碘对比剂（30% 泛影葡胺）1ml，5~10min 后观察结果。有血压、脉搏、呼吸及面色等改变为阳性。

二、自测题

【选择题】

（一）A1 型题

1. 下列关于药品标签叙述不正确的是

A. 内服药标签为蓝色边
B. 外用药标签为红色边
C. 剧毒药标签为黑色边
D. 麻醉药标签为黑色边
E. 外用药标签为蓝色边

2. **对药物的保管原则，下列不正确的是**

A. 药柜应放在光线充足处且不宜直射
B. 药柜要透光并保持清洁
C. 各种药物分类放置
D. 剧毒药和麻醉药品应加锁保管
E. 药瓶上应有明显标签

3. **容易潮解的口服药是**

A. 酵母片 B. 胃蛋白酶 C. 地西泮 D. 阿司匹林 E. 硝酸甘油

4. **宜饭后服用的药物是**

A. 地西泮 B. 胃蛋白酶合剂 C. 硫酸亚铁
D. 多潘立酮 E. 地高辛

5. **宜饭前服用的药物是**

A. 胃蛋白酶合剂 B. 维生素 C C. 硫酸亚铁
D. 止咳合剂 E. 颠茄合剂

6. **指导患者服药时，正确的是**

A. 胃舒平宜饭后嚼碎服用
B. 多潘立酮应饭后 1h 服用
C. 胃蛋白酶应饭后服用
D. 维生素 C 不宜与磺胺类药物同服
E. 服用止咳糖浆后应多饮水

7. **皮下注射最常见的部位是**

A. 上臂三角肌 B. 上臂三角肌下缘 C. 大腿内侧
D. 臀大肌 E. 臀小肌

8. **皮下注射的角度为**

A. 10°~20° B. 20°~30° C. 30°~40° D. 40°~50° E. 50°~60°

9. **关于静脉注射，以下描述错误的是**

A. 长期给药，应从近心端到远心端选择血管
B. 穿刺部位应避开关节
C. 防止刺激性强的药物外渗
D. 不可在静脉瓣处进针
E. 观察药物的不良反应

10. **关于皮内注射，以下描述错误的是**

A. 药液注射于表皮
B. 用于结核菌素试验
C. 用于预防接种
D. 用于局部麻醉的先驱步骤
E. 用于药物过敏试验

11. **压缩喷雾式雾化吸入的特点不包括**

A. 利用压缩空气、高速气流输出雾滴
B. 雾滴小而均匀
C. 雾量大小可调节
D. 气雾温暖
E. 药液可吸入至终末支气管

12. **氧气雾化吸入时，不妥的是**

A. 患者吸入前漱口 B. 药物用蒸馏水稀释在 5ml 以内 C. 湿化瓶内不能放水
D. 嘱患者吸气时松开出气口 E. 氧气流量用 6~8L/min

13. **男，52 岁。患慢性支气管炎，最近咳嗽加剧，痰液黏稠，伴呼吸困难，给予超声雾化吸入治疗，其治疗的目的不包括**

A. 消除炎症 B. 减轻咳嗽 C. 稀释痰液 D. 帮助祛痰 E. 促进食欲

14. 使用氧气雾化吸入时，氧气流量应调至

A. 2~4L/min　B. 4~6L/min　C. 6~8L/min

D. 8~10L/min　E. 10~12L/min

15. 以下雾化吸入常用药物中，用于稀释痰液的药物是

A. 庆大霉素　B. *N*-乙酰半胱氨酸　C. 氨茶碱

D. 地塞米松　E. 布地奈德

16. 药物过敏试验常用的注射部位是

A. 腹部　B. 上臂外侧　C. 上臂内侧

D. 前臂掌侧上段　E. 前臂掌侧下段

17. 配制破伤风抗毒素皮试液的标准为每 0.1ml 含破伤风抗毒素

A. 5U　B. 10U　C. 15U　D. 50U　E. 100U

18. 青霉素皮试液的浓度是

A. 150U/ml　B. 0.75mg/ml　C. 500U/ml　D. 5mg/ml　E. 2 500U/ml

19. 冠心病患者舌下给药时，最佳的体位是

A. 仰卧位　B. 侧卧位　C. 卧位　D. 半坐卧位　E. 端坐位

20. 患者张某，患有呼吸系统疾病，需同时服用下列几种药物，安排在最后服用的药物是

A. 维生素 C　B. 维生素 B　C. 氨茶碱

D. 复方甘草片　E. 蛇胆川贝液

21. 过敏性休克患者出现神经系统症状的原因是

A. 肺水肿　B. 循环血容量减少　C. 脑组织缺氧

D. 肾衰竭　E. 毛细血管通透性增大

（二）A2 型题

1. 护士为缺铁性贫血的住院患者进行健康宣教时，尤其需要注意口服铁剂的护理宣教，下列宣教**错误**的是

A. 铁剂应在饭后服用　B. 铁剂禁止与浓茶一起服用

C. 铁剂不能与氨基酸同服　D. 铁剂避免与牛奶、咖啡同服

E. 液体铁剂需用吸管服用

2. 女，39 岁。因风湿性关节炎引起疼痛，在服用阿司匹林时，护士嘱其饭后服用，其目的是

A. 减少对胃肠道黏膜的刺激　B. 提高药物的疗效

C. 降低药物的毒性　D. 减少对肝脏的损害

E. 避免尿少时结晶析出

3. 患者王某，需要口服磺胺类药，护士嘱咐其服药期间需多喝水的目的是

A. 减轻胃肠道刺激　B. 维持血液 pH

C. 增强药物疗效　D. 增加药物溶解度，避免结晶析出

E. 避免损害造血系统

4. 某护士在为患者进行氧气雾化吸入时，操作**不当**的是

A. 先讲解示范　B. 吸入糖皮质激素后协助患者漱口

C. 遵医嘱将药液稀释至 3~5ml　D. 嘱患者吸气时尽量深长吸气

E. 嘱患者用鼻吸气

5. 男，23 岁。诊断为咽炎，青霉素皮试后，出现呼吸急促，面色发绀，心率 130 次 /min，血压 80/55mmHg，首选的抢救药物是

A. 地塞米松 + 去甲肾上腺素　　B. 地塞米松 + 盐酸多巴胺
C. 异丙肾上腺素 + 盐酸异丙嗪　　D. 盐酸肾上腺素 + 地塞米松
E. 地塞米松 + 异丙肾上腺素

6. 男，62 岁。心慌、气短、面色发绀，长期服用洋地黄类药物，护士在每次发药前应特别注意的是

A. 测量患者的体温　　B. 叮嘱患者在饭后服药　　C. 测量患者的脉搏
D. 准备足够量的温开水　　E. 发药到口

7. 某患者，因伤口感染，需每日肌内注射青霉素钠 2 次，在用药过程中，下列哪种情况应重新做皮试

A. 漏注射 1 次　　B. 停药 1d 后再用　　C. 中途更换药品批号
D. 患者主诉胸闷不适　　E. 注射部位出现红肿、硬结

8. 护士为淋巴瘤患者静脉注射氮芥，患者感到局部明显疼痛、肿胀，回抽无回血，立即拔出针头，但局部仍疼痛，以下处理正确的是

A. 给镇静药　　B. 用热水袋热敷
C. 以 50% 硫酸镁湿热敷　　D. 外敷止痛膏
E. 局部冷敷，以硫代硫酸钠局部封闭

9. 男，16 岁。因足部被利器所伤，医嘱注射破伤风抗毒素，但皮试结果为阳性，此时应采取的措施是

A. 报告医生，停止医嘱
B. 将抗毒素分 4 次注射并逐渐增量，每隔 20min 注射 1 次，直至余量注完
C. 将抗毒素分 4 次注射并逐渐减量，每隔 20min 注射 1 次，直至余量注完
D. 将抗毒素平均分 4 次，每隔 20min 注射 1 次
E. 按原计划注射，同时给予抗过敏药

10. 女，35 岁。因上呼吸道感染使用青霉素治疗，用药 10d 后，出现发热、皮肤瘙痒、关节肿胀、淋巴结肿大、腹痛等现象，根据症状患者最可能出现的是

A. 皮肤过敏反应　　B. 呼吸道过敏反应　　C. 消化道过敏反应
D. 速发型过敏反应　　E. 血清样反应

（三）A3/A4 型题

（1~2 题共用题干）

男，63 岁。因呼吸困难入院，既往有慢性阻塞性肺疾病病史，医生查房后，下达医嘱，给予患者 *N*- 乙酰半胱氨酸雾化吸入每天 3 次，口服氨茶碱片 0.3g，每天 1 次，盐酸氨溴索 50mg 静脉滴注，每天 3 次，密切观察患者病情。

1. 该患者采用的给药途径包括哪些

A. 口服给药、静脉给药、吸入给药　　B. 皮下给药、静脉给药、吸入给药
C. 口服给药、肌内给药、吸入给药　　D. 舌下给药、静脉给药、吸入给药
E. 口服给药、皮下给药、吸入给药

2. 氨茶碱片的储存环境是

A. 放置棕色瓶内，光照下保存　　B. 放置白色瓶内，光照下保存
C. 放置棕色瓶内，阴暗处保存　　D. 放置白色瓶内，阴暗处保存
E. 无要求

（3~4 题共用题干）

急诊的一名昏迷患者，诊断为糖尿病酮症酸中毒，紧急胰岛素治疗，治疗过程中出现低钾血症，遵医嘱进行补钾，同时密切监测患者病情变化。

3. 该患者紧急胰岛素降血糖治疗，最佳的给药方式是

A. 皮下给药　B. 静脉给药　C. 肌内给药　D. 口服给药　E. 皮肤给药

4. 血钾 1.6mmol/L 时，紧急补钾最佳途径是

A. 外周静脉微泵氯化钾溶液
B. 口服枸橼酸钾
C. 外周静脉静脉滴注氯化钾溶液
D. 中心静脉持续泵入氯化钾溶液
E. 中心静脉静脉滴注氯化钾溶液

（5~6 题共用题干）

女，54 岁。因反复活动后心悸、气促 1 年，加重伴不能平卧、下肢水肿、尿少 1 周入院治疗。入院时呼吸急促，呈端坐呼吸，查体：体温 36.8℃，脉搏 112 次 /min，呼吸 22 次 /min，血压 112/72mmHg，双肺底可闻及湿啰音。

5. 经过利尿、强心及扩血管等治疗后，患者能够平卧，现改用地高辛 0.125mg 口服。作为责任护士在给药时要特别注意

A. 用药前应测脉率（心率）和节律
B. 服药后少喝水
C. 应准时服药
D. 应空腹服药
E. 应饭后服药

6. 在服用地高辛后，患者出现恶心、呕吐、视物模糊，护士应立即

A. 报告护士长
B. 做心电图检查
C. 给予镇吐药
D. 停止服药并告知医生
E. 做好患者心理护理

（7~9 题共用题干）

男，40 岁。诊断：慢性支气管炎、慢性阻塞性肺气肿伴Ⅱ型呼吸衰竭，近 1 个月来咳嗽加剧，痰液黏稠不易咳出。

7. 该患者<u>不适宜</u>采用哪种雾化吸入法

A. 氧气驱动雾化吸入法
B. 超声雾化吸入法
C. 压缩喷雾式雾化吸入法
D. 以上都不适宜
E. 以上三种雾化吸入法均可以采用

8. 为患者使用超声雾化吸入法进行雾化治疗，水槽内的水温超过多少时，需要更换蒸馏水

A. 80℃　B. 70℃　C. 50℃　D. 45℃　E. 30℃

9. 若为患者选择使用氧气驱动雾化吸入，其气流量应调至

A. 2~4L/min　B. 4~6L/min　C. 6~8L/min　D. 8~10L/min　E. 10~14L/min

（10~13 题共用题干）

患者静脉输注青霉素 2min 后，出现胸闷气促，皮肤瘙痒，面色苍白，出冷汗，脉搏细速，血压下降，烦躁不安。

10. 该患者出现何种情况

A. 血清样反应
B. 过敏性休克
C. 呼吸道变态反应
D. 皮肤组织变态反应
E. 青霉素毒性反应

11. 首选的急救药物是

A. 去甲肾上腺素　B. 盐酸肾上腺素　C. 异丙肾上腺素

D. 葡萄糖酸钙　E. 氯化钙

12. 护士实施以下抢救措施，不正确的是

A. 立即拔出输液针头　B. 吸氧

C. 更换输液导管，0.9% 氯化钠溶液维持通道　D. 保持呼吸道通畅

E. 安抚患者

13. 青霉素过敏性休克属于哪一型变态反应

A. Ⅰ型　B. Ⅱ型　C. Ⅲ型　D. Ⅳ型　E. Ⅴ型

（14~15 题共用题干）

林女士，因腹痛就诊，诊断“急性胰腺炎”，医嘱给予生理盐水 50ml+ 生长抑素 3mg 静脉注射，维持 12h。

14. 王护士为患者进行静脉注射操作错误的是

A. 选择粗、直的血管　B. 止血带系在穿刺部位上方 10cm 处

C. 进针角度 20°　D. 穿刺，见回血后松拳、松止血带

E. 固定针头

15. 王护士对该药物注射，以下正确的是

A. 用 50ml 的液体稀释，缓慢静脉滴注

B. 安排实习护士缓慢注射

C. 使用微量泵，按照 4ml/h 的速度泵入

D. 将生长抑素加入 500ml 液体中，每分钟 12 滴缓慢滴注

E. 将生长抑素加入 250ml 液体中，每分钟 6 滴缓慢滴注

（四）B 型题

（1~2 题共用备选答案）

A. bid　B. tid　C. qid　D. sos　E. prn

1. 甲硝唑漱口液每天 4 次使用，其药物使用频率英文缩写为

2. 药品只限使用 1 次且 12h 内有效，英文缩写为

（3~4 题共用备选答案）

A. 毛花苷 C　B. 复方甘草合剂　C. 多潘立酮

D. 硝酸甘油片　E. 硫酸亚铁

3. 宜饭前服用的药物是

4. 宜舌下含服的药物是

（5~6 题共用备选答案）

A. 取髂前上棘和尾骨连线的外上 1/3 处为注射部位

B. 大腿中段外侧，大约 7.5cm 宽，位于膝上 10cm、髋关节下 10cm 左右

C. 以示指尖和中指尖分别置于髂前上棘和髂嵴下缘外，髂嵴、示指、中指之间构成一个三角形，注射部位在示指和中指构成的角内

D. 髂前上棘外侧三横指处（以患者的手指宽度为标准）

E. 上臂外侧，自肩峰下 2~3 横指

5. 以上肌内注射部位选择，属于臀大肌注射定位的是

6. 以上肌内注射部位选择，属于臀中肌、臀小肌注射定位的是

（7~9 题共用备选答案）

A. 10% 葡萄糖酸钙　　B. 盐酸肾上腺素　　C. 异丙肾上腺素
D. 硫酸阿托品　　E. 去甲肾上腺素

7. 抢救过敏性休克患者首选药物是

8. 链霉素的毒性反应致使患者出现抽搐症状，首选的药物是

9. 硫酸镁中毒的解毒药物是

（10~13 题共用备选答案）

A. 1　　B. 1.5　　C. 3　　D. 4　　E. 5

10. 青霉素停用多少天后再次使用，需要重新做皮试

11. 硬结直径大于多少厘米，破伤风皮试结果判为阳性

12. 红晕直径大于多少厘米，破伤风皮试结果判为阳性

13. 青霉素皮试，红晕直径大于多少厘米，结果判为阳性

【填空题】

1. 给药途径不同，药物的吸收速度也不同，除静脉给药外，吸收速度由快至慢的顺序依次为（　　）、（　　）、（　　）、（　　）、（　　）、（　　）、（　　）。

2. 给药时必须遵循以下原则：根据医嘱准确给药、（　　）、安全正确给药、（　　）。

3. 青霉素过敏性休克多发生在注射后（　　）min 内，甚至可在数秒内发生，既可发生于（　　），也可发生于初次肌内注射或静脉注射时，还有极少数患者发生于连续用药过程中。

4. 护士为患者进行青霉素皮试，在进行操作前应该询问患者的（　　）、（　　）、用药史。

5. 临床上常用的三种雾化吸入法包括（　　）、（　　）和（　　）。

6. 雾化吸入法的特点是一种（　　）给药方式，其优点是（　　）。

【名词解释】

1. 配伍禁忌　　2. 口服给药法　　3. 注射给药法
4. 超声雾化吸入法　　5. 药物过敏反应　　6. 破伤风抗毒素

【案例分析题】

案例一：某天早上，李护士发药到 8 床患者张某时，患者刚好如厕，李护士便对该患者说："张某，您的药给您放在桌子上，待会记得服用。"中午发药时 8 床患者张某拿着该口服药询问护士："这两个药可以一起吃吗？"

请问：

1. 你认为李护士主要错在哪里？

2. 这类事情应如何杜绝？

案例二：男，30 岁。铁锈钢钉扎入足底，伤口清创后，遵医嘱肌内注射破伤风抗毒素 1 500U，在皮试过程中，患者突然感到胸闷、气急，面色苍白，冒冷汗，患者倒地，意识丧失，脉搏 126 次 /min，血压 75/45mmHg。

请问：

1. 患者病情发生了什么情况？

2. 如何进行急救？

3. 如何执行破伤风的脱敏注射？

参考答案

【选择题】

（一）A1 型题

1. E 2. B 3. A 4. C 5. A 6. D 7. B 8. C 9. A 10. A
11. D 12. D 13. E 14. C 15. B 16. E 17. C 18. C 19. D 20. E
21. C

（二）A2 型题

1. C 2. A 3. D 4. E 5. D 6. C 7. C 8. E 9. B 10. E

（三）A3/A4 型题

1. A 2. C 3. B 4. D 5. A 6. D 7. A 8. C 9. C 10. B
11. B 12. A 13. A 14. B 15. C

（四）B 型题

1. C 2. D 3. C 4. D 5. A 6. C 7. B 8. A 9. A 10. C
11. B 12. D 13. A

【填空题】

1. 雾化吸入、舌下含服、直肠给药、肌内注射、皮下注射、口服给药、皮肤给药
2. 严格执行查对制度、密切观察用药反应
3. 5~20、皮内试验过程中
4. 过敏史、家族史
5. 超声雾化吸入法、氧气驱动雾化吸入法、压缩喷雾式雾化吸入法
6. 局部、药物可直达病灶

【名词解释】

1. **配伍禁忌**：两种或两种以上药物在体外相互混合时发生物理或化学的相互作用，从而改变药物的性质，影响药物疗效或产生毒性反应。

2. **口服给药法**：是临床上最常用、方便、经济、安全、适用范围广的给药方法，药物经口服后被胃肠道吸收入血液循环，从而达到局部治疗和全身治疗的目的。

3. **注射给药法**：将无菌药液注入人体内，达到预防和治疗疾病的目的。

4. **超声雾化吸入法**：应用超声波声能将药液变成细微的气雾，再由呼吸道吸入的方法。

5. **药物过敏反应**：是指异常的免疫反应，患者在应用某种药物时，会发生不同程度的过敏反应，临床表现有发热、皮疹、血管神经性水肿、血清综合征，严重者可发生过敏性休克而危及生命。

6. **破伤风抗毒素**：是指用破伤风类毒素免疫马血浆，经物理、化学方法精炼而成，是一种特异

性抗体，能中和患者体液中的破伤风毒素。

【案例分析题】

案例一：

1. 你认为李护士主要错在哪里？

（1）发放口服药时，未做到服药到口。

（2）对于不在场的患者，未将药物带回保管，并做好交接。

2. 这类事情应如何杜绝？

（1）当患者因故不在场时，护士应将药物带回保管，适时再发，做好交接。

（2）发放口服药时，一定做好“三查七对”，服药到口。

案例二：

1. 患者病情发生了什么情况？

过敏性休克。

2. 如何进行急救？

立即就地抢救，停药，呼叫医生，使患者平卧，注意保暖。

（1）应立即遵医嘱给予 0.1% 的肾上腺素，0.5~1ml 皮下注射，若不能缓解可重复注射。

（2）给予吸氧，改善缺氧症状。呼吸受抑制时，应立即使用简易呼吸器辅助通气，并肌内注射尼可刹米、洛贝林等呼吸兴奋剂。有条件者可插入气管导管，喉头水肿导致窒息时，应尽快实施气管切开。

（3）根据医嘱给予地塞米松 5~10mg 或者用氢化可的松琥珀酸钠 200~400mg 加入 5%~10% 的葡萄糖溶液 500ml 内中静脉滴注；应用抗组胺类药物，如肌内注射盐酸异丙嗪 25~50mg 或苯海拉明 40mg。

（4）静脉滴注 10% 葡萄糖或平衡盐溶液扩充血容量。若血压仍不升，可根据医嘱加入多巴胺或去甲肾上腺素静脉滴注。

（5）患者心搏骤停，应立即进行胸外心脏按压。

（6）在抢救过程中应当严密观察病情，详细记录患者的体温、脉搏、呼吸、血压、尿量及其他病情变化，做好护理记录。

3. 如何执行破伤风的脱敏注射？

破伤风皮试过敏反应阳性者，可进行脱敏疗法（表 1-6-3）。

表 1-6-3　破伤风脱敏疗法

次数	TAT	加 0.9% 氯化钠溶液	注射途径
1	0.1ml	0.9ml	肌内注射
2	0.2ml	0.8ml	肌内注射
3	0.3ml	0.7ml	肌内注射
4	余量	稀释至 1ml	肌内注射

按上表，每隔 20min 肌内注射破伤风抗毒素 1 次，直至完成总剂量注射。

第七节 静脉输液与输血

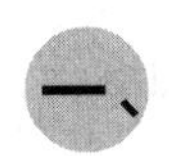

一、基本理论与知识要点

1. 简述静脉输液的途径及各途径的优缺点。

（1）头皮钢针：简单、方便、价格低廉；易渗漏、需反复穿刺、患者活动受限。

（2）留置针：保留时间较长、便于抢救、减轻护士工作量；价格较头皮钢针稍贵、易堵塞。

（3）中心静脉导管（CVC）：满足住院重症患者、大手术患者输液要求；留置时间 <30d，易感染，不便于出院患者使用。

（4）经外周静脉置入中心静脉导管（PICC）：留置时间长、最长可留置 1 年，适用于长期进行化疗的患者；费用昂贵，至少 7d 维护 1 次。

（5）植入式输液港（port）：应用方便，隐蔽性好，易于维护，可提高患者生活质量，比 PICC 保留时间更长，不易感染，只需每 4 周维护 1 次；缺点是需要手术植入和拆除，价格昂贵，发生异常情况处理更加困难。

2. 静脉炎发生的危险因素有哪些？

（1）操作不当，同一部位反复穿刺。

（2）静脉内导管留置时间太长，引起化学性或机械性局部炎症。

（3）输注药物 pH 过高或过低。

（4）输液操作时无菌操作不严格，引起局部静脉感染。

（5）药液中出现不可见的微颗粒。

3. 静脉炎的预防措施有哪些？

（1）选择合适的血管：输液时首选血流较为通畅、弹性较好、管径较粗的血管，由远端开始。避免选择靠近神经、关节韧带、感染的静脉作为穿刺部位。

（2）避免污染因素：严格执行无菌操作技术，穿刺前严格、规范洗手，穿刺点消毒面积要超过敷料覆盖面积，防止局部皮肤表面细菌逆行侵入血管。

（3）合理安排输液顺序：熟练掌握药理知识及药物配伍禁忌，避免对患者血管造成刺激。

（4）控制液体输入量及输入浓度：严格控制液体输入量，避免持续大剂量的液体快速输入，严防药物外渗。输入大分子、高浓度的药液时，需要减缓输液速度，同时给予足够稀释，避免出现化学性静脉炎。

（5）合理控制输液管道留置时间：减少患者静脉针留置时间，可有效减少细菌进入静脉的机会，合理安排留置时间。

4. 静脉炎分为哪几级？

（1）0 级：无临床症状。

（2）1 级：输液部位发红，伴有（或）无疼痛。

（3）2 级：输液部位疼痛，伴发红和 / 或肿胀。

（4）3 级：输液部位疼痛，伴发红和 / 或肿胀，条索样物形成，可触摸到条索状静脉。

（5）4 级：输液部位疼痛，伴发红和 / 或肿胀，可触的条索样物长度 >2.5cm，有脓液流出。

5. **血液输注过程中有哪些注意事项？**

（1）取回的血应尽快输注，不得将血液储存在病区普通冰箱内。

（2）输血前将血袋内的成分轻轻混匀，避免剧烈振荡。

（3）血液内不得加入任何药物。

（4）连续输注不同供血者的血液，前一袋血输尽后，用生理盐水冲洗输血器，再接下一袋血继续输注。

（5）输血过程中应先慢后快，根据病情和年龄调整输注速度，并严密观察受血者有无输血不良反应，若有异常情况应及时处理。

（6）疑为溶血性或细菌污染性输血反应，应立即停止输血，用生理盐水维护静脉通路，及时报告上级医生，在积极抢救治疗的同时，做相关核查。

（7）输血结束后，有输血反应的填写患者输血反应回报单，并返还输血科（血库）保存。输血科（血库）每月统计上报医务处（科）。

（8）输血完毕后，医护人员将输血记录单（交叉配血报告单）贴在病历中，并将血袋送回输血科（血库）保存至少24h。

6. **简述成分输血的优点。**

（1）对肿瘤患者的免疫功能影响小。

（2）容量小，浓度和纯度高，治疗效果好。

（3）相对安全，不良反应少。

（4）减少输血传播疾病的发生。

（5）便于保存，使用方便。

（6）综合利用，节约血液资源。

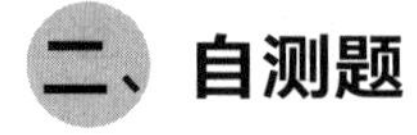

二、自测题

【选择题】

（一）A1型题

1. **PICC最理想的置管静脉是**

A. 右侧贵要静脉　B. 左侧贵要静脉　C. 头静脉
D. 正中静脉　E. 肱静脉

2. **中心静脉置管的首选途径是**

A. 颈内静脉　B. 股静脉　C. 锁骨下静脉　D. 贵要静脉　E. 头静脉

3. **股静脉穿刺按压不当最容易发生**

A. 血栓　B. 局部血肿　C. 空气栓塞　D. 静脉炎　E. 过敏反应

4. **静脉输液常用晶体溶液和胶体溶液，以下属于胶体溶液的是**

A. 乳酸钠溶液　B. 甘露醇　C. 碳酸氢钠　D. 右旋糖酐　E. 葡萄糖溶液

5. **静脉留置针输液时止血带距穿刺点的距离为**

A. 5cm　B. 6cm　C. 7cm　D. 8cm　E. 10cm

6. **血袋有下列情形，不得取回**

A. 标签破损、字迹不清　B. 血袋有破损、漏血　C. 血液中有明显凝块

D. 血浆呈乳糜状或暗灰色　E. 以上均是

7. **大量输注库存血，会出现**

A. 低血钠　B. 低血钾　C. 高血钠

D. 高血钾　E. 高血钙

8. **血小板的保存条件及保存时间是**

A. 4℃，21d 内有效　B. 4℃，24h 内有效　C. −20℃，1 年内有效

D. −20℃，4 年内有效　E. 22℃保存，24h 内有效

9. **取回的血应在多长时间内输完**

A. 2h　B. 3h　C. 4h　D. 5h　E. 6h

10. **输血最常见的并发症是**

A. 溶血反应　B. 过敏反应　C. 发热反应

D. 细菌污染反应　E. 循环负荷过重

11. **静脉输液发生空气栓塞应立即让患者采取什么卧位**

A. 直立位　B. 垂头仰卧位　C. 头低足高左侧卧位

D. 右侧卧位　E. 半坐卧位

12. **输入下列哪种溶液时速度宜慢**

A. 低分子右旋糖酐　B. 5% 葡萄糖溶液　C. 升压药

D. 抗生素　E. 生理盐水

13. **白血病患者最适合输入**

A. 血细胞　B. 新鲜血　C. 库存血　D. 血浆　E. 水解蛋白

14. **患者王某，静脉补液 1 000ml，50 滴 /min，所用输液器点滴系数为 15，从上午 8 点 20 分开始，预计何时可以滴完**

A. 上午 11 时　B. 中午 12 时 20 分　C. 下午 1 时 20 分

D. 下午 2 时　E. 下午 2 时 10 分

15. **静脉输液发生空气栓塞时，造成患者死亡的原因是空气阻塞了**

A. 上腔静脉入口　B. 下腔静脉入口　C. 肺动脉入口

D. 肺静脉入口　E. 主动脉入口

（二）A2 型题

1. **患者张某，在输液过程中突然感到胸部异常不适，随后出现呼吸困难，严重发绀，其最可能出现的问题与首要处理方法是**

A. 肺水肿，停止输液　B. 空气栓塞，立即左侧卧位

C. 过敏，皮下注射地塞米松　D. 低血容量性休克，立即补充血容量

E. 遵医嘱给予强心、利尿、扩血管的药物

2. **护士小王在巡视病房时，发现患者李某输入的 5% 葡萄糖不滴，立即观察穿刺部位，局部无肿胀，挤压有回血，判断该患者液体不滴，最可能的原因是**

A. 针头滑出血管外　B. 针尖斜面紧贴血管壁　C. 针头阻塞

D. 压力过低　E. 静脉痉挛

3. 从静脉注射部位沿静脉走向出现条索状红线、肿胀等症状时宜

A. 适当活动患肢
B. 降低患肢并用硫酸镁湿敷
C. 抬高患肢并用硫酸镁湿敷
D. 生理盐水热敷
E. 70% 酒精湿热敷

4. 患者因急性胃肠炎住院，血生化检查中血钾值为 2.4mmol/L，遵医嘱补钾治疗，以下补钾过程中注意事项错误的是

A. 不宜过浓　B. 不宜过快　C. 不宜过多　D. 不宜过早　E. 不宜过慢

5. 男，38 岁。因失血性休克正在输液。现测得其 CVP 为 4.0cmH_2O，血压为 90/55mmHg。应采取的措施是

A. 加快输液速度
B. 减慢输液速度
C. 应用强心药物
D. 应用去甲肾上腺素
E. 静脉滴注多巴胺

6. 女，60 岁。正在输液，突然主诉胸部异常不适并出现呼吸困难、发绀，心前区可闻及响亮持续的“水泡音”，应考虑患者发生了

A. 过敏反应　B. 发热反应　C. 肺水肿　D. 右心衰竭　E. 空气栓塞

7. 输血时，患者出现腰背部剧烈疼痛，尿呈酱油色，应立即

A. 汇报医生
B. 减慢输血速度
C. 吸氧
D. 停止输血
E. 监测生命体征

8. 女，68 岁。因食管静脉曲张破裂大出血而急诊入院，护士遵医嘱给予输血，在输注库存血 1 000ml 后，患者出现手足抽搐、心率减慢症状，应考虑出现了

A. 过敏反应
B. 发热反应
C. 出血反应
D. 溶血反应
E. 枸橼酸钠中毒反应

（三）A3/A4 型题

（1~4 题共用题干）

女，34 岁。风湿性心脏病史 16 年，因感冒、发热住院。医嘱静脉输液，上午 8 点开始输液，输液速度为 40 滴 /min，但患者自己认为滴速太慢，自行调节滴速达 100 滴 /min，半小时后患者出现呼吸急促，剧烈咳嗽，不能平卧。

1. 该患者最可能发生了

A. 急性肺水肿
B. 空气栓塞
C. 过敏反应
D. 低血容量性休克
E. 急性左心衰竭

2. 确定该患者诊断的典型临床表现是

A. 发冷、寒战、发热
B. 头痛、恶心
C. 咳粉红色泡沫痰
D. 胸闷、胸骨疼痛
E. 心前区听诊可闻及持续的“水泡音”

3. 出现上述症状，护士应立即采取的护理措施不包括

A. 立即停止输液并通知医生
B. 病情允许时使患者端坐、双腿下垂
C. 必要时进行四肢轮扎，阻断静脉回流
D. 给予低流量氧气吸入
E. 遵医嘱给予强心、利尿、扩血管的药物

4. **发生以上情况时，可以在吸氧的湿化瓶里加入酒精，其作用是**

A. 增加湿化效果　　B. 降低肺泡表面张力

C. 增加肺泡表面张力　　D. 降低肺泡内泡沫表面张力

E. 防止肺泡内渗出液增加

（5~6 题共用题干）

男，35 岁。因车祸由救护车送至急诊，查心率 122 次 /min，血压 70/40mmHg，面色苍白，出冷汗，意识模糊，血红蛋白 75g/L。

5. **该患者最可能发生了**

A. 昏迷　　B. 失血性休克　　C. 心源性休克　　D. 感染性休克　　E. 创伤性休克

6. **此时最恰当的处理方法是**

A. 吸氧　　B. 紧急手术　　C. 大量输注晶体溶液

D. 输注全血　　E. 输血浆

（7~8 题共用题干）

男，70 岁。胃癌晚期，给予脂肪乳、氨基酸等输入。1 周后注射部位沿静脉走向出现条索状红线，局部组织肿胀、发红，患者诉有疼痛感。

7. **出现此种情况的原因是**

A. 输液速度过快　　B. 输液量过大　　C. 溶液含有致热物质

D. 长期输入高浓度溶液　　E. 输液速度过慢

8. **为该患者输注脂肪乳和氨基酸的目的是**

A. 纠正水和电解质紊乱　　B. 补充营养，供给热能　　C. 输入药物

D. 增加血容量　　E. 利尿

（9~11 题共用题干）

男，62 岁。肺炎链球菌肺炎。护士巡视病房时，发现其输液不滴，穿刺部位肿胀，无回血，主诉疼痛。

9. **患者需长时间输液，应首选**

A. 头静脉　　B. 贵要静脉　　C. 肘正中静脉

D. 前臂末梢静脉　　E. 大隐静脉

10. **此患者目前出现的情况，最可能为**

A. 针头阻塞　　B. 压力过低　　C. 静脉痉挛

D. 针头脱出血管外　　E. 针头斜面紧贴血管壁

11. **此时护士应采取的措施为**

A. 挤压输液管，使液体通畅　　B. 拔出针头，另选血管重新穿刺

C. 升高输液架，抬高输液瓶　　D. 变换肢体位置

E. 热敷注射部位上端血管

（四）B 型题

（1~2 题共用备选答案）

A. 5d　　B. 7d　　C. 14d　　D. 21d　　E. 30d

1. **治疗间歇期的 PICC，至少多少天冲封管 1 次**

2. **治疗间歇期的输液港，至少多少天冲封管 1 次**

(3~5 题共用备选答案)

A. 全血　　B. 洗涤红细胞　　C. 血小板

D. 冷沉淀　　E. 血浆

3. 自身免疫性溶血性贫血患者输血时用

4. 凝血因子缺乏的患者输血时用

5. 血友病的患者输血时用

【填空题】

1. 股静脉穿刺点位于腹股沟股动脉的内侧(　　)处。

2. 留置针保留时间为(　　)d，最长不超过(　　)d。

3. 在输血治疗前，医生应当向患者或者其近亲属说明输血目的、方式和风险，并签署(　　)。

4. 输血前必须做(　　)及(　　)

5. 遵医嘱常规每输库存血 1 000ml，静脉注射(　　)，预防发生低血钙。

6. 输血结束，应将血袋放在(　　)，送回血库保存至少(　　)h。

7. 血型通常是指红细胞膜上(　　)的类型。

【名词解释】

1. 中央导管相关性血流感染　　2. 静脉输血　　3. 成分输血

4. ABO 血型系统　　5. ABO 血型鉴定

【案例分析题】

男，32 岁。诊断为急性髓系白血病，血红蛋白 56g/L。遵医嘱给予 A 型红细胞悬液 400ml 静脉输注。输注 60ml 时患者开始寒战发抖，体温 38.9℃，主诉呼吸困难、头痛、腰背酸痛，酱油色尿。

请问：

1. 该患者最可能发生了什么？

2. 此时责任护士应如何处置？

参考答案

【选择题】

(一) A1 型题

1. A　2. C　3. B　4. D　5. E　6. E　7. D　8. E　9. C　10. C
11. C　12. C　13. B　14. C　15. C

(二) A2 型题

1. B　2. B　3. C　4. E　5. A　6. E　7. D　8. E

(三) A3/A4 型题

1. A　2. C　3. D　4. D　5. B　6. D　7. D　8. B　9. D　10. D
11. B

（四）B型题

1. B　2. E　3. B　4. E　5. D

【填空题】

1. 0.5cm
2. 3~5、7
3. 临床输血治疗知情同意书
4. 血型鉴定、交叉配血试验
5. 10%的葡萄糖酸钙10ml
6. 黄色医疗垃圾袋内、24
7. 特异性抗原

【名词解释】

1. **中央导管相关性血流感染**：指患者在留置中央导管期间或拔出中央导管48h内发生的原发性，且与其他部位存在的感染无关的血流感染。

2. **静脉输血**：是将全血或成分血如血浆、红细胞、白细胞或血小板通过静脉输入人体内的方法。

3. **成分输血**：血液由不同血细胞和血浆组成。将供血者血液的不同成分应用科学方法分开，根据患者病情的实际需要，分别输入有关血液成分，称为成分输血。

4. **ABO血型系统**：人的红细胞内含有A、B两种类型的凝集原，按照红细胞膜上所含凝集原的不同，将人的血液分为A、B、AB、O四型。红细胞膜上仅含有A凝集原者，为A型血；仅含B凝集原者为B型血；同时含A、B两种凝集原者，为AB型血；不含A也不含B凝集原者，为O型血。

5. **ABO血型鉴定**：利用红细胞凝集试验，通过正（细胞试验）、反（血清试验）定型可以准确鉴定ABO血型。

【案例分析题】

1. 该患者最可能发生了什么？

该患者最可能发生了溶血反应。

2. 此时责任护士应如何处置？

（1）立即停止输血，更换0.9%氯化钠溶液保留静脉通道。
（2）立即汇报医生，给予氧气吸入。
（3）遵医嘱给予抗过敏药物，如地塞米松等。
（4）监测生命体征，必要时给予心电监护。
（5）监测尿量，应用碳酸氢钠纠正酸中毒，预防急性肾衰竭。
（6）出现血压下降等休克症状，给予抗休克治疗，如使用多巴胺升压、输注血浆及低分子右旋糖酐。
（7）安慰患者，减轻患者焦虑情绪。
（8）将血袋及输血器送检。
（9）重新抽血做血型鉴定及交叉配血。

（张玲娟）

第八节　病情观察

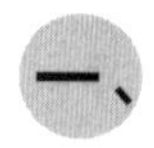

一、基本理论与知识要点

1. 一般情况的病情观察内容有哪些？

一般情况的病情观察内容包括发育与体型、饮食与营养状态、面容与表情、体位、姿势与步态、皮肤与黏膜、呕吐、排泄物、睡眠、自理能力。

2. 中心静脉压和血氧饱和度的监测方法及临床意义是什么？

（1）中心静脉压（CVP）监测：对了解循环血量和右心功能具有十分重要的意义。正常值 5~12cmH_2O，<5cmH_2O 表示血容量不足；>15cmH_2O 表示有明显心力衰竭。CVP 测定主要适用于严重创伤、休克、急性循环衰竭、快速大量补液、心血管和颅脑手术的患者。

（2）脉搏氧饱和度（SpO_2）监测：是通过动脉脉搏波动分析来测定血液在一定氧分压下氧合血红蛋白占全部血红蛋白的百分比。SpO_2 的正常值为 96%~100%，SpO_2<90% 时常提示有低氧血症。临床上 SpO_2 与动脉血氧饱和度（SaO_2）有显著相关性，常用于监测呼吸暂停、发绀和缺氧的严重程度。该监测属于无创性监测，成人多用指夹法。

3. 意识障碍按不同程度可表现为哪些形式？

意识障碍是指人对周围环境及自身状态的识别和觉察能力出现障碍。任何原因引起大脑高级神经中枢功能损害时，都可出现意识障碍，可表现为嗜睡、意识模糊、昏睡和昏迷。

4. 请叙述格拉斯哥昏迷量表及临床意义。

格拉斯哥昏迷量表见表 1-6-4。

表 1-6-4　格拉斯哥昏迷量表

项目	状态	分数
睁眼反应	自发性睁眼反应	4
	言语刺激有睁眼反应	3
	疼痛刺激有睁眼反应	2
	任何刺激均无睁眼反应	1
语言反应	对人物、时间、地点等定向问题清楚	5
	对话混淆不清，不能准确回答有关人物、时间、地点等定向问题	4
	言语不当，但字意可辨	3
	言语模糊不清，字意难辨	2
	任何刺激均无语言反应	1
运动反应	可按指令动作	6
	能确定疼痛部位	5
	对疼痛刺激有肢体退缩反应	4
	疼痛刺激时肢体过屈（去皮质强直）	3
	疼痛刺激时肢体过伸（去大脑强直）	2
	疼痛刺激时无反应	1

格拉斯哥昏迷量表总分为3~15分，按意识障碍的差异分为轻、中、重三度，轻度13~14分，中度9~12分，重度3~8分。低于8分为昏迷，低于3分为深度昏迷或脑死亡。

5. 请叙述RASS镇静程度评分及其临床意义。

RASS镇静程度评分量表（Richmond Agitation-Sedation Scale）见表1-6-5。

表1-6-5　RASS镇静程度评分量表（Richmond Agitation-Sedation Scale）

得分	术语	描述
+4	攻击行为	明显的好斗行为、暴力行为、对工作人员构成直接的危险
+3	极度躁动不安	抓或拔除引流管或各种插管，具有攻击性
+2	躁动不安	频繁的无目的的动作，与呼吸机抵抗
+1	烦躁不安	焦虑不安，但动作不是猛烈的攻击
0	清醒状态且平静	清醒自然状态
−1	昏昏欲睡	不能完全清醒，但声音刺激能够叫醒并维持觉醒状态，≥10s
−2	轻度镇静状态	声音能叫醒并有短暂的目光接触（<10s）
−3	中度镇静状态	声音刺激后有动作或睁眼反应（但无目光接触）
−4	重度镇静状态	对声音刺激无反应，但身体刺激后有动静或睁眼反应
−5	不可叫醒状态	对声音或身体刺激均无反应

RASS评分主要用于评估ICU患者意识状态，可判断镇静和激越状态及其严重程度，0分表示患者处于清醒状态；1~4分表示患者的烦躁、躁动程度，分数越高表示患者的烦躁、躁动程度越高；−1~−5分表示患者的镇静水平，分数越低表示患者的镇静水平越深。

6. 瞳孔大小异常变化及临床意义？

在自然光线下，正常瞳孔呈圆形，直径为2.5~4mm，位置居中，边缘整齐，两侧等大等圆，调节反射两侧相等。病理情况下，瞳孔的大小、对称性和形状可出现变化。

（1）瞳孔缩小：常见于虹膜炎症、中毒（有机磷农药）、药物反应（毛果芸香碱、氯丙嗪、吗啡）。

（2）瞳孔扩大：常见于外伤、颈交感神经刺激、青光眼绝对期、视神经萎缩、药物影响（阿托品、可卡因、颠茄）。

（3）双侧瞳孔不等大：常提示有颅内病变，如脑外伤、脑肿瘤、脑疝；双侧瞳孔大小不等且变化不定，多是中脑功能损害的表现。

（4）青光眼或眼内肿瘤时可呈椭圆形；虹膜粘连时形状可不规则。

7. 心搏骤停的临床表现有哪些？

心搏骤停的典型三联征包括突发意识丧失、呼吸停止和大动脉搏动消失。具体表现为：

（1）突然摔倒，意识丧失，面色迅速变为苍白或青紫。

（2）大动脉搏动消失，触摸不到颈、股动脉搏动。

（3）呼吸停止或叹息样呼吸，继而停止。

（4）双侧瞳孔散大。

（5）可伴有因脑缺氧引起的抽搐和大小便失禁，随即全身松软。

(6) 心电图表现为心室颤动、无脉性室性心动过速、心室静止、无脉心电活动。

8. 简述心肺复苏有效的判断指征。

(1) 能扪及大动脉(颈动脉搏动或股动脉搏动)。

(2) 自主呼吸恢复。

(3) 瞳孔由大变小,对光反射恢复。

(4) 口唇、面色、甲床等颜色转为红润。

(5) 患者出现神经反射或挣扎。

9. 简述缺氧伴二氧化碳潴留患者的给氧浓度及原因。

(1) 对缺氧伴二氧化碳潴留的患者应给予低浓度、低流量持续吸氧,控制 PaO_2 在 60mmHg 或 SaO_2 于 90% 或略高。

(2) 原因:缺氧伴二氧化碳潴留患者的呼吸调节主要依靠缺氧对颈动脉小球和主动脉小球化学感受器的刺激来维持。若吸入高浓度的氧气,使血氧迅速上升,解除了缺氧对外周化学感觉器的刺激作用,便会抑制患者呼吸,甚至导致呼吸停止。

10. 给氧时如何调节氧流量?

使用氧气时,应先调节好流量再给患者用氧;停用氧气时,先取下导管,再关闭氧流量开关;中途改变吸氧流量时,先分离导管与湿化瓶连接处,调好流量后再接上,以免开关出错,大量氧气进入呼吸道而损伤肺组织。

11. 洗胃的适应证有哪些?

口服毒物 1h 内,吸收缓慢的毒物、胃蠕动功能减弱或消失者,可延长至 4~6h。对无特效解毒治疗的急性重度中毒,患者就诊即使超过 6h,仍可酌情考虑洗胃。

12. 洗胃的禁忌证有哪些?

(1) 吞服强腐蚀性毒物(如强酸、强碱)、食管 - 胃底静脉曲张、上消化道大出血、胃穿孔的患者。对吞服强腐蚀性毒物的患者,洗胃可引起消化道穿孔,可遵医嘱给予药物或物理性对抗剂,如牛奶、豆浆、米汤、蛋清水,以保护胃黏膜。

(2) 昏迷和惊厥患者一般不宜洗胃,但特殊情况下,为昏迷患者洗胃时应非常谨慎,可采用去枕平卧位,头偏向一侧,以防窒息。

13. 高锰酸钾洗胃液常用于哪些毒物中毒?哪些毒物中毒禁用?

高锰酸钾洗胃液常用于镇静催眠药、阿片类、烟碱、生物碱、氰或砷化物、无机磷或士的宁等中毒,1605、1059(乐果)等硫代类有机磷中毒禁用。

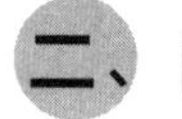

二、自测题

【选择题】

(一) A1 型题

1. 临床上用于确定肺下界、心界大小、膀胱有无胀大或有无腹水及腹水量时,采用的观察法应为

A. 听诊　　B. 叩诊　　C. 触诊

D. 视诊　　E. 嗅诊

2. **皮肤黏膜发绀多见于**

A. 心肺疾病　　B. 贫血　　C. 长期消耗性疾病

D. 严重脱水者　　E. 外伤后大出血

3. **中心静脉压正常值应为**

A. 2~6cmH_2O　　B. 3~5cmH_2O　　C. 6~10cmH_2O

D. 5~12cmH_2O　　E. 8~12cmH_2O

4. **患者能注视检查者及周围的人，貌似觉醒，但不能言语，不能活动，出现大小便失禁，肌肉松弛，但无锥体束征，属于何种意识障碍**

A. 谵妄　　B. 去皮综合征　　C. 无动性缄默症

D. 浅昏迷　　E. 嗜睡

5. **下列哪项操作是在抢救时医生未到场的情况下，护士不能开展的**

A. 心肺复苏　　B. 吸痰　　C. 吸氧

D. 建立静脉通路　　E. 使用强心药

6. **输血后的输血袋应保留多长时间**

A. 24h　　B. 12h　　C. 8h　　D. 6h　　E. 2h

7. **以下哪种药品为强心药**

A. 垂体后叶素　　B. 去乙酰毛花苷 C　　C. 尼可刹米

D. 氢化可的松　　E. 阿托品

8. **胸外按压的部位为**

A. 胸骨中、下 1/3 交界处　　B. 胸骨中、上 1/3 交界处　　C. 胸骨下 2/3

D. 胸骨上 2/3　　E. 胸骨中

9. **氧疗的副作用有**

A. 氧中毒　　B. 肺不张　　C. 呼吸道分泌物干燥

D. 呼吸抑制　　E. 以上全是

10. **服毒后多长时间内洗胃最有效**

A. 1~2h　　B. 2~4h　　C. 4~6h　　D. 6~8h　　E. 8~10h

11. **面色晦暗，额部、鼻背、双颊有褐色色素沉着，见于**

A. 黏液性水肿面容　　B. 贫血面容　　C. 肝病面容

D. 慢性病容　　E. 二尖瓣面容

12. **在自理能力分级中，轻度依赖的 Barthel 得分是**

A. 41~60 分　　B. 61~99 分　　C. 31~60 分　　D. 61~80 分　　E. 71~99 分

13. **一侧瞳孔扩大、固定，常提示**

A. 小脑幕切迹疝　　B. 有机磷农药中毒　　C. 青光眼

D. 颠茄类药物中毒　　E. 高位截瘫

（二）A2 型题

1. **女，35 岁。服用安眠药后被人及时发现，送至医院急诊科。护士拟为其洗胃。下列哪项为洗胃的并发症**

A. 急性胃扩张　　B. 胃穿孔　　C. 水中毒

D. 反射性心搏骤停　　E. 以上均是

2. 男，53 岁。门静脉高压导致大量呕血后入院，此时护理观察的重点应为

A. 体温　B. 血压　C. 瞳孔　D. 呼吸　E. 神志

3. 男，75 岁。因慢性阻塞性肺气肿入院。当日快速输液后，患者出现咳嗽、呼吸急促、大汗淋漓、咳粉红色泡沫样痰。此时为减轻呼吸困难，护士可采用多大浓度的酒精湿化加压给氧

A. 10%~20%　B. 20%~30%　C. 30%~40%　D. 40%~50%　E. 50%~70%

4. 女，4 岁。在河边游玩时不慎落水，被人救至岸边，评估后发现患者出心搏骤停，立即施行胸外按压，此时按压的深度及频率应为

A. 5cm，100~120 次 /min　B. 4cm，100~120 次 /min　C. 5cm，120~140 次 /min

D. 4cm，120~140 次 /min　E. 5~6cm，100~120 次 /min

5. 男，33 岁。脑膜瘤切除术后 3d，今日医生查房发现患者出现意识模糊，可能的表现为

A. 错觉、幻觉　B. 处于嗜睡状态　C. 醒时答话含糊不清

D. 暂时性意识丧失　E. 尿失禁

6. 女，58 岁。车祸后被送入医院急诊科，用格拉斯哥昏迷量表对患者意识障碍程度进行评分，得分为 3 分，该患者处于

A. 嗜睡　B. 昏睡　C. 浅昏迷　D. 深昏迷　E. 意识模糊

7. 女，25 岁。夜间急诊入院，患者表情痛苦，呼吸急促，伴有鼻翼扇动，口唇有疱疹，面色潮红，体温 39℃，患者属于

A. 急性病容　B. 慢性病容　C. 病危病容　D. 休克病容　E. 恶性病容

8. 男，27 岁。颈长肩窄，胸廓扁平，腹上角 <90°，他的体型属于

A. 正力型　B. 超力型　C. 无力型　D. 矮胖型　E. 匀称型

9. 男，51 岁。上厕所时突然倒地，护士第一时间判断心搏骤停最可靠的依据是

A. 呼吸停止　B. 心音消失　C. 瞳孔散大

D. 瞳孔对光反射消失　E. 意识丧失和大动脉搏动消失

10. 男，39 岁。诊断幽门梗阻，洗胃的最佳时间是

A. 饭后即刻　B. 饭后 1h　C. 饭后 2h　D. 饭后 4~6h　E. 饭后 1.5h

（三）A3/A4 型题

（1~4 题共用题干）

女，67 岁。护士巡视病房时发现其突然意识丧失伴抽搐，未触及颈动脉搏动，呼吸断续，瞳孔散大。

1. 在对其进行心肺复苏时，胸外按压与人工呼吸的比例应为

A. 15∶1　B. 15∶2　C. 30∶1　D. 30∶2　E. 30∶4

2. 下列哪项<u>不是</u>复苏成功的标志

A. 能扪及大动脉搏动　B. 血压维持在 60mmHg 以上

C. 口唇、面色、甲床等颜色转为红润　D. 瞳孔由大变小，对光反射恢复

E. 尿量达 30ml/h

3. 复苏后，所有的抢救记录应在多长时间内据实补记，并加以注明

A. 2h 内　B. 4h 内　C. 6h 内　D. 8h 内　E. 12h 内

4. 复苏成功后，患者处于熟睡状态，不易唤醒，经压迫眶上神经、摇动身体等强烈刺激方能唤醒，醒后答话含糊或答非所问，停止刺激后很快又再进入熟睡状态，此时的意识状态为

A. 昏睡　　B. 嗜睡　　C. 浅昏迷
D. 意识模糊　　E. 去皮质综合征

（5~7 题共用题干）

女，35 岁。上班途中被自行车撞倒，左颞部着地，当时不省人事 20min，醒后轻微头痛，四肢活动自如，次日感头痛加重，呕吐数次，嗜睡而来就诊，查体双侧瞳孔均为 5mm，对光反射消失。

5. 初步诊断为

A. 颅内压升高　　B. 脑积水　　C. 脑震荡　　D. 颅内感染　　E. 颅底骨折

6. 诊断上述疾病后，观察中最要注意的是

A. 脉搏强弱　　B. 呼吸节律　　C. 血压波动　　D. 体温变化　　E. 瞳孔变化

7. 此时首选的药物是

A. 去甲肾上腺素　　B. 地塞米松　　C. 洛贝林
D. 20% 甘露醇　　E. 尼莫地平

（8~10 题共用题干）

女，21 岁。车祸外伤后入院，患者呈持续睡眠状态，可被言语或轻度刺激唤醒，醒后能正确回答问题和做出反应，但反应迟钝。

8. 此时患者的意识状态为

A. 昏睡　　B. 浅昏迷　　C. 嗜睡　　D. 意识模糊　　E. 谵妄

9. 患者入院后 3h，查体见双侧瞳孔直径 5mm，对光反射消失，可能发生了

A. 颅内压升高　　B. 小脑幕切迹疝　　C. 脑震荡
D. 动眼神经受压　　E. 枕骨大孔疝

10. 如发生上述情况，首选药物是

A. 肾上腺素　　B. 20% 甘露醇　　C. 多巴胺
D. 0.9% 氯化钠溶液　　E. 垂体后叶素

（11~13 题共用题干）

男，29 岁。高处坠落伤，急救人员到达现场后，诊断为心搏骤停。

11. 此时应立即为患者采取的措施为

A. 除颤　　B. 测血压　　C. 建立静脉通路
D. 心肺复苏　　E. 做心电图

12. 如为患者行心肺复苏，按压深度为

A. 2~3cm　　B. 4cm　　C. 3~5cm　　D. 5~6cm　　E. 7~8cm

13. 如为患者行心肺复苏，按压频率应为

A. 60~80 次 /min　　B. 80~90 次 /min　　C. 80~100 次 /min
D. 100~120 次 /min　　E. 120~140 次 /min

（14~15 题共用题干）

女，77 岁。诊断慢性阻塞性肺气肿，因呼吸困难入院。

14. 查血气分析，提示 PaO_2 低于多少时，应给予吸氧

A. 50mmHg　　B. 60mmHg　　C. 70mmHg　　D. 80mmHg　　E. 90mmHg

15. 此时若给予患者鼻导管氧气吸入，氧流量 2L/min，则吸氧浓度为

A. 21%　　B. 29%　　C. 35%　　D. 45%　　E. 51%

（四）B型题

（1~3题共用备选答案）

A. 牛奶、蛋清　　B. 1∶15 000~1∶20 000 高锰酸钾
C. 2%~4% 碳酸氢钠　　D. 1% 盐水或清水
E. 0.2%~0.5% 氯化钙

1. 碱性毒物中毒洗胃的灌洗溶液应选择

2. 乐果中毒洗胃的灌洗溶液应选择

3. 巴比妥中毒洗胃的灌洗溶液应选择

（4~6题共用备选答案）

A. 2分　　B. 3分　　C. 4分　　D. 5分　　E. 6分

4. 在格拉斯哥昏迷量表中，患者对疼痛刺激有肢体退缩反应，计分是

5. 在格拉斯哥昏迷量表中，患者对人物、时间、地点等定向问题回答清楚，计分是

6. 在格拉斯哥昏迷量表中，患者对声音刺激有睁眼反应，计分是

【填空题】

1. 直接观察法包括（　　）、（　　）、（　　）、（　　）、（　　）。

2. 临床常见的体位包括（　　）、（　　）、（　　）。

3. 生命体征包括（　　）、（　　）、（　　）、（　　）。

4. 格拉斯哥昏迷量表包括（　　）、（　　）、（　　）。

【名词解释】

1. 间接观察法　　2. 脉搏氧饱和度　　3. 深度昏迷

4. 心肺复苏术　　5. 氧气吸入法

【案例分析题】

女，45岁。因与家人争吵而服敌敌畏自杀，家人将其送入医院急诊科。

如果你是值班护士，请问：

1. 可以选择哪些洗胃溶液？

2. 根据患者的病情，可以选择哪几种洗胃法？

3. 洗胃过程中，患者突发心搏骤停，医护人员立即停止洗胃，给予心肺复苏。复苏成功的标志是什么？

参考答案

【选择题】

（一）A1型题

1. B　2. A　3. D　4. C　5. E　6. A　7. B　8. A　9. E　10. C
11. C　12. B　13. A

（二）A2 型题

1. E　2. B　3. B　4. A　5. A　6. D　7. A　8. C　9. E　10. D

（三）A3/A4 型题

1. D　2. E　3. C　4. A　5. A　6. E　7. D　8. C　9. A　10. B
11. D　12. D　13. D　14. A　15. B

（四）B 型题

1. A　2. C　3. B　4. C　5. D　6. B

【填空题】

1. 视诊、触诊、叩诊、听诊、嗅诊
2. 主动体位、被动体位、被迫体位
3. 体温、脉搏、呼吸、血压
4. 睁眼反应、语言反应、运动反应

【名词解释】

1. 间接观察法：是通过与医务人员、患者和家属的交流，以及阅读病历、检验报告、交接班报告和医疗仪器检查报告等，了解患者的病情。

2. 脉搏氧饱和度：是通过动脉脉搏波动分析来测定血液在一定氧分压下氧合血红蛋白占全部血红蛋白的百分比，从而间接了解患者血氧分压的高低，判断氧气供应情况。

3. 深度昏迷：是指患者意识完全丧失，全身肌肉松弛，对各种刺激全无反应，深浅反射均消失，生命体征明显异常，排便排尿失禁或出现去大脑强直。

4. 心肺复苏术：是针对心搏、呼吸停止所采取的抢救措施。指应用胸外按压或其他方法形成暂时的人工循环并恢复心脏自主搏动和血液循环，用人工呼吸代替自主呼吸并恢复自主呼吸，达到恢复苏醒和挽救生命的目的。

5. 氧气吸入法：是指通过给氧，提高动脉血氧分压和动脉血氧饱和度，增加动脉血氧含量，纠正各种原因造成的缺氧状态，促进组织的新陈代谢，维持机体生命活动的一种治疗方法。

【案例分析题】

1. 可以选择哪些洗胃溶液？

2%~4% 碳酸氢钠、0.9% 氯化钠溶液、1∶15 000~1∶20 000 高锰酸钾。

2. 根据患者的病情，可以选择哪几种洗胃法？

根据患者的病情，可以选择口服催吐法、漏斗胃管洗胃法、电动吸引器洗胃法或全自动洗胃机洗胃法。

3. 洗胃过程中，患者突发心搏骤停，医护人员立即停止洗胃，给予心肺复苏。复苏成功的标志是什么？

（1）能扪及大动脉搏动。
（2）血压维持在 60mmHg 以上。
（3）口唇、面色、甲床等颜色转为红润。
（4）室颤波由细小变为粗大，甚至恢复窦性心律。
（5）瞳孔由大变小，对光反射恢复。
（6）呼吸逐渐恢复。
（7）昏迷由深变浅，出现反射或挣扎。

第九节　护士职业防护

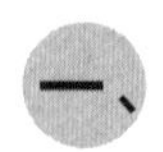

一、基本理论与知识要点

1. 何谓护士职业暴露？

护士职业暴露是指护士在从事诊疗、护理活动过程中接触有毒、有害物质或传染病病原体，以及受到心理、社会等因素的影响而损害健康或危及生命的职业暴露。

2. 何谓护士职业防护？

护士职业防护是指在护理工作中针对各种职业性有害因素采取有效措施，以保护护士免受职业性有害因素的损伤或将损伤降至最低程度。

3. 护士职业损伤的危险因素有哪些？

（1）生物性因素：主要是指护士在从事治疗、护理及检查等工作过程中，意外沾染或密切接触了病原微生物或含有病原微生物的污染物。生物性因素是影响护理职业安全最常见的职业性有害因素，如各种细菌和病毒。

（2）化学性因素：是指护士在从事治疗、护理及检查等工作过程中，通过各种途径接触到的化学物质。如长期接触多种消毒剂、化疗药物和麻醉废气，均可造成身体不同程度的损伤。

（3）物理性因素：在日常护理工作中，常见的物理性因素有锐器伤、负重伤、放射性损伤和温度性损伤。

（4）心理 - 社会因素：由于护理工作的特殊性和复杂性，护士长期处于超负荷以及紧张的工作环境中，容易使护士产生疲劳和心理疲惫，引发影响身心健康的问题。

4. 何谓标准预防，其基本内容和技术是什么？

标准预防是指认为所有患者的血液、体液、分泌物及排泄物都具有潜在的传染性，接触时均应采取防护措施，以防止血源性疾病和非血源性疾病的传播。

（1）标准预防有 3 个基本内容

1）隔离对象：视所有患者的血液、体液、分泌物、排泄物及其被污染的物品等都具有传染性。

2）防护：坚持对患者和医务人员共同负责的原则，强调双向防护，防止疾病双向传播。

3）隔离措施：根据疾病主要传播途径，采取相应的隔离措施，其重点是洗手和洗手的时机。

（2）标准预防技术：包括手卫生、根据预期可能发生的风险选用防护服、口罩、手套、护目镜、防护面屏、安全注射、被动和主动免疫及环境清洁等措施。

5. 生物性损伤的防护措施有哪些？

（1）洗手。

（2）做好个人防护，避免直接接触到血液或体液，包括戴手套、戴口罩和护目镜、穿隔离衣。

（3）安全处理锐利器具。

（4）按要求处理医疗废物及排泄物。

6. 如何预防锐器伤？

（1）建立锐器伤防护制度，提高自我防护意识。

（2）纠正易引起锐器伤的危险行为。

（3）严格管理医疗废物。

（4）加强护士的健康管理。

（5）与患者沟通配合。

（6）适当调整护士工作强度和心理压力。

（7）使用具有安全装置的护理器材。

7. 容易引起锐器伤的危险行为有哪些？

（1）双手分离污染的针头和注射器。

（2）用手直接接触使用后的针头、刀片等锐器。

（3）用手折弯或弄直针头。

（4）双手回套针帽。

（5）用手直接传递锐器。

（6）消毒液浸泡针头。

（7）徒手掰折安瓿。

8. 发生锐器伤后应如何处理？

（1）受伤护士要保持镇静，戴手套者按规范迅速脱去手套。

（2）处理伤口：①立即用健侧手从伤口的近心端向远心端挤出伤口的血液，禁止在伤口局部挤压或按压，以免产生虹吸现象，将污染血液吸入血管，增加感染机会；②用肥皂水清洗伤口，并在流动水下反复冲洗 5min 以上，再用生理盐水反复冲洗皮肤或暴露的黏膜；③用 75% 酒精或 0.5% 碘伏消毒伤口，并包扎。

（3）及时填写锐器伤登记表，并尽早报告部门负责人、预防保健科及医院内感染管理科。

（4）评估锐器伤：根据患者血液中含有病原微生物（病毒、细菌）的多少和伤口的深度、范围及暴露时间进行评估，并做相应处理。

（5）患者为乙型肝炎病毒、丙型肝炎病毒或艾滋病病毒携带者时，受伤护士还应进行血清学监测，必要时建立追踪档案，采取相应措施。

9. 接触感染者血液的防护措施有哪些？

应戴口罩和手套。处理后应摘除手套，洗手和 / 或手消毒。手部有伤口时应戴双层手套。血液有喷溅可能时，应戴护目镜和防护面屏，必要时应穿防护衣。

10. 配制化疗药物时的防护措施有哪些？

（1）配药时操作者应戴双层手套（内层为聚氯乙烯手套，外层为乳胶手套）、一次性口罩；宜穿防水、无絮状物材料制成、前部完全封闭的隔离衣；可戴护目镜；配药操作台面应垫以防渗透吸水垫，污染或操作结束时应及时更换。

（2）打开安瓿前应轻弹其颈部，使附着的药粉降至瓶底。掰开安瓿时应垫纱布，避免药粉、药液外溢，或玻璃碎片飞溅，并防止划破手套。

（3）溶解药物时，溶媒应沿瓶壁缓慢注入瓶底，待药粉浸透后再晃动，以防药粉溢出。

（4）规范地稀释和抽取药物，稀释和抽吸密闭瓶装药物时，防止针栓脱出造成喷溅；抽取药液后，在药瓶内进行排气和排液后再拔针，不要将药物排于空气中；抽取药液时用一次性注射器和针腔较大的针头，所抽药液以不超过注射器容量 3/4 为宜。

（5）操作结束后，所有化疗药物污染物品要丢弃在有毒性药物标识的容器中。

11. 化疗药物给药时的防护措施有哪些?

(1) 静脉给药时应戴双层手套。

(2) 确保注射器和输液管接头处连接紧密,以防药物外漏。

(3) 从输液滴管加入药物时,先用无菌纱布块围在滴管开口处再加药,加药速度不宜过快,以防药物从管口溢出。

12. 化疗药物外溢时如何处理?

(1) 操作者应穿戴个人防护用品。

(2) 应立即标明污染范围,粉剂药物外溢应使用湿纱布垫擦拭,水剂药物外溅应使用吸水纱布垫吸附,污染表面应使用清水清洗。

(3) 若药液不慎溅在皮肤或眼睛内,应立即用清水反复冲洗。

(4) 记录接触情况,必要时就医治疗。

二、自测题

【选择题】

(一) A1 型题

1. 在日常护理工作中,职业损害常见的物理因素有

A. 甲醛　B. 麻醉废气　C. 紫外线　D. 过氧化氢　E. 体温计中的汞

2. 针刺伤最容易发生在

A. 拔下针帽时　B. 抽吸药液时　C. 丢弃使用后的针头时

D. 掰安瓿时　E. 为患者采血时

3. 标准预防中,以下哪些情形应采取防护措施

A. 接触患者的血液　B. 接触患者的汗液　C. 接触患者的痰液

D. 处理患者呕吐后的床单　E. 以上全是

4. 预防针刺伤的措施,下列错误的是

A. 使用后的锐器直接投入锐器盒

B. 有条件时使用针头处理设备进行辅助处置

C. 重复使用注射器时,应该及时用双手将针头套回针帽,以防扎伤别人

D. 推荐使用具有高安全性能的注射器、输液器

E. 使用后的针筒分离完针头后应投入装医疗废物的黄色垃圾袋内

5. 不属于 WHO 推荐的洗手时机是

A. 接触患者前　B. 清洁或无菌操作前　C. 接触患者后

D. 接触患者体液后　E. 接触患者周围环境前

(二) A2 型题

1. 护士,杨某,在为患者采血时发生针刺伤。护士发生锐器伤后容易引起血源性传播疾病,其中危害最大的是

A. 结核病　B. 艾滋病　C. 梅毒　D. 疟疾　E. 弓形体病

2. 护士，周某，遵医嘱为患者进行化疗药物给药，她应该

A. 使用不带排气孔的输液器　B. 为患者静脉穿刺时徒手操作

C. 排气时将药液排入弯盘中　D. 从茂菲滴管加药时快速推入

E. 药粉不慎撒落地上应先清扫

3. 王某，为特殊感染患者。护士在为其进行医疗废弃物处理时应使用

A. 单层黄色垃圾袋包裹　B. 双层黄色垃圾袋包裹　C. 黑色垃圾袋包裹

D. 红色垃圾袋包裹　E. 蓝色垃圾袋包裹

4. 陈护士在 ICU 工作了近 20 年，工作后常感受到腰背痛，近期频繁发作，检查结果发现腰椎间盘突出，骨科主任结合症状和流行病史诊断为职业性腰背痛，陈护士的病情属于职业伤害中的

A. 物理性损伤　B. 化学性损伤　C. 心理性损伤　D. 生物性损伤　E. 机械性损伤

5. 林护士刚入职，护士长就腰背伤的防护措施对其进行指导，内容正确的是

A. 工作间歇适当变换体位或姿势，缓解肌肉、关节疲劳，减轻脊柱负荷

B. 站立时，双下肢轮流支撑身体重量，适当做踮脚动作，促进小腿肌肉的收缩及静脉血回流

C. 站立或坐位时，保持腰椎伸直，使脊柱支撑力增大，避免过度弯曲造成腰部韧带劳损

D. 弯腰搬重物时，伸直腰部，双脚分开，屈髋下蹲，后髋及膝关节用力，挺身搬起重物

E. 以上全对

6. 实习护生李同学在为 HBsAg 阳性患者拔针时，不慎被针扎伤，正确的做法是

A. 应当在伤口的近心端向远心端轻轻挤压，尽可能挤出损伤处的血液，可再用肥皂液和流动水进行冲洗

B. 受伤部位的伤口冲洗后，应当用消毒液，如 75% 酒精或 0.5% 碘伏进行消毒，并包扎伤口

C. 被暴露的黏膜，应当反复用生理盐水冲洗干净

D. 按医院职业暴露处理规定上报

E. 以上均正确

（三）A3/A4 型题

（1~3 题共用题干）

某院手术室一名护士在传递手术器械时不慎被手术刀片划伤示指，伤口长 0.4cm，较深。当时手术正在进行中，她简单用碘伏消毒加无菌棉球压迫止血，随后更换手套继续手术，手术结束后仅用无菌敷料包扎伤口，手术后得知此患者是乙型肝炎患者。1 年后该护士体检查出“乙肝表面抗原（HBsAg）阳性、乙肝 e 抗原（HBeAg）阳性、乙肝核心抗体（抗 -HBC）三项阳性”，查阅该护士进院以来的体检记录，乙肝检验指标均为阴性。

1. 护理人员在临床工作中感染血源性传染病，最常见的原因是

A. 针刺伤　B. 侵入性操作

C. 接触传染病患者的体液　D. 为传染病患者的污染伤口换药

E. 为患者抽血或静脉穿刺

2. 在针刺伤发生过程中多少毫升含乙肝病毒的血液足以感染乙肝病毒

A. 0.01ml　B. 0.02ml　C. 0.03ml　D. 0.04ml　E. 0.05ml

3. 发生锐器伤或其他职业暴露处理后需要持续追踪，追踪的时间是

A. 暴露后 3 个月　B. 暴露后 6 个月　C. 暴露后 9 个月

D. 暴露后 10 个月　E. 暴露后 12 个月

（4~6 题共用题干）

护士为一位男性患者采血时发生针刺伤，后得知该患者是艾滋病患者。

4. 下列哪类人群不属于艾滋病病毒感染的高危人群

A. 医护人员　B. 性滥交者　C. 静脉吸毒者

D. 同性恋者　E. 经常接受输血患者

5. 预防艾滋病病毒感染的防控理念是

A. 一般预防　B. 标准预防　C. 接触隔离　D. 血液隔离　E. 以上均正确

6. 艾滋病暴露源的病毒载量水平分为轻度、重度和暴露源不明三种类型，以下属于轻度的是

A. 经检验，暴露源为艾滋病病毒阳性，但滴度低、艾滋病病毒感染者有临床症状、CD4 计数正常者

B. 经检验，暴露源为艾滋病病毒阳性，但滴度高、艾滋病病毒感染者有临床症状、CD4 计数低者

C. 不能确定暴露源是艾滋病病毒阳性者

D. 经检验，暴露源为艾滋病病毒阳性，但滴度低、艾滋病病毒感染者无临床症状、CD4 计数正常者

E. 上述都不对

（7~9 题共用题干）

男，24 岁。因大量饮酒后不省人事，由家属送入急诊就医。

7. 接诊护士应该采取的防护措施不包括

A. 穿工作服和工作鞋　B. 戴外科口罩　C. 帽子

D. 防护眼罩　E. 洗手

8. 家属因对医疗费用存在异议，对护士进行责骂和语言攻击，此时护士受到的伤害属于职业伤害中的

A. 物理性损伤　B. 化学性损伤　C. 心理性损伤

D. 生物性损伤　E. 机械性损伤

9. 进一步检查发现，患者为 HIV 阳性患者，护士因受到责骂后精神恍惚，采血时被污染的针头扎伤，她立即按操作规程处理了伤口，应按照规定检查 HIV 抗体，以下哪项除外

A. 当天　B. 4 周　C. 8 周　D. 6 个月　E. 12 个月

（10~11 题共用题干）

杨护士为患者输液拔针时，不慎被针头划破左手。

10. 杨护士在发生职业暴露后，以下做法错误的是

A. 立即用肥皂液和流动水清洗污染的皮肤　B. 用生理盐水冲洗黏膜

C. 伤口远心端向近心端挤出血液　D. 再用肥皂液和流动水进行冲洗

E. 用 75% 酒精消毒伤口并包扎

11. 为避免发生针刺伤，以下做法不可取的是

A. 使用后的锐器直接放入耐刺、防渗漏的利器盒

B. 利用针头处理设备进行安全处置

C. 使用具有安全保护装置的注射器、输液器等医用锐器

D. 单手回套使用后的针头，以防扎伤别人

E. 在诊疗、护理操作过程中，保证充足的光线

（12~14 题共用题干）

一孕妇晚间急诊生产，某助产士为其接生，分娩快结束时手套破裂，助产士未予更换，结束后发现手指有伤口，接触了患者的羊水和血液，因患者晚间急诊生产，相关检查结果未出，该助产士非常紧张。

12. 医务人员手部皮肤发生破损时，在进行可能接触患者血液、体液等诊疗、护理的操作时，要戴

A. 无菌手套　B. 清洁手套　C. 双层乳胶手套
D. 耐热手套　E. 薄膜手套

13. 该护士发生职业暴露后，若有伤口，以下做法错误的是

A. 在伤口旁由近心端向远心端轻轻挤压，尽可能挤出损伤处的血液，再用肥皂液和流动水进行冲洗
B. 局部挤压伤口
C. 受伤部位的伤口冲洗后，应当用消毒液，如 75% 酒精或者 0.5% 碘伏进行消毒，并包扎伤口
D. 被暴露的黏膜，应当反复用生理盐水冲洗
E. 及时填写锐器伤登记表

14. 如果该产妇的抗原结果是梅毒阳性，应该如何处理

A. 无需特殊处理　B. 注射乙肝免疫球蛋白　C. 注射长效青霉素
D. 注射双肽芝　E. 进行免疫接种

（15~16 题共用题干）

吴护士，经过医院规范培训 2 年后，分配到肿瘤内科工作。

15. 今日负责治疗岗位的吴护士准备配制化疗药物，此时她应该戴什么手套

A. 一次性使用无菌手套　B. 一次性聚氯乙烯手套
C. 一次性橡胶检查手套　D. 聚氯乙烯手套 + 乳胶手套
E. 双层无菌手套

16. 吴护士在稀释化疗药物时，因药瓶内压力过大，药物喷溅入眼，应该立即采取的措施是

A. 向护士长汇报　B. 用肥皂水冲洗眼睛　C. 用生理盐水冲洗眼睛
D. 用自来水冲洗眼睛　E. 用抗生素滴眼液冲洗眼睛

（四）B 型题

（1~3 题共用备选答案）

A. 普通医用口罩　B. 医用外科口罩　C. 医用防护口罩
D. 双层纱布口罩　E. N95 口罩

1. 一般诊疗活动，可戴

2. 手术室工作或护理免疫功能低下患者，进行体腔穿刺等操作时应戴

3. 接触经空气传播或近距离接触经飞沫传播的呼吸道传染病患者时应戴

（4~6 题共用备选答案）

A. $<5CFU/cm^2$　B. $<8CFU/cm^2$　C. $<10CFU/cm^2$
D. $<15CFU/cm^2$　E. $<50CFU/cm^2$

4. 手消毒效果应达到的要求：卫生手消毒监测的细菌数应

5. 手消毒效果应达到的要求：外科手消毒监测的细菌数应

6. 化验室以及各类普通病房中，医护人员的手细菌数应

（7~9 题共用备选答案）

A. 2h　　B. 4h　　C. 6h　　D. 12h　　E. 24h

7. 艾滋病预防用药最好在发生艾滋病职业暴露后多长时间内开始实施

8. HBV 暴露，未接种过乙肝疫苗者且乙肝抗体阴性者，应在多长时间内接种乙肝疫苗

9. 一般情况下医护人员使用口罩时间**不超过**

【填空题】

1. 一般诊疗活动，可戴（　　）口罩；手术室工作或护理免疫功能低下患者，进行体腔穿刺等操作时应戴（　　）口罩，接触经空气传播或近距离接触经飞沫传播的呼吸道传染病患者时应戴（　　）口罩。

2. 手消毒效果应达到的要求：卫生手消毒监测的细菌数应（　　），外科手消毒监测的细菌数应（　　）。

3. 标准的预防技术包括（　　）、（　　）、（　　）、（　　）和（　　）。

【名词解释】

1. 标准预防　　2. 护士职业暴露　　3. 护士职业防护　　4. 标准预防技术

【案例分析题】

ICU 主动脉夹层患者突发谵妄，躁动不安，自行拔除身上动脉血压监测管道，攻击靠近的医务人员。责任护士小张在处置过程中手背不慎被划伤，当时担心患者发生坠伤、自残等不良事件，没注意到受伤的血迹是自己伤口渗出，还是沾染了患者血液，仅用碘伏消毒后无菌棉球胶贴保护伤口。1 周后得知患者患有乙型肝炎，经查，护士进院工作以来的体检记录显示乙肝检验指标均为阴性。近 1 周以来小张逐渐出现疲倦乏力、食欲缺乏、恶心、巩膜黄染。血液检查发现 ALT 987U/L、乙肝表面抗原（HBsAg）阳性、乙肝 e 抗原（HBeAg）阳性、乙肝核心抗体（抗 -HBC）三项阳性。

请问：

1. 该致病因素的主要传播途径包括哪些？

2. 当发生类似张护士的职业暴露时，如何正确处置伤口？

3. 护士在发生职业暴露正确处置伤口后，得知患者患有乙型肝炎，应如何处理？

参考答案

【选择题】

（一）A1 型题

1. C　2. C　3. E　4. C　5. E

（二）A2 型题

1. B　2. A　3. B　4. E　5. E　6. E

（三）A3/A4 型题

1. A　2. D　3. B　4. A　5. B　6. D　7. D　8. C　9. E　10. C

11. D　12. C　13. B　14. C　15. D　16. C

（四）B 型题

1. A　2. B　3. C　4. C　5. A　6. C　7. B　8. C　9. B

【填空题】

1. 普通医用、医用外科、医用防护
2. $<10\text{CFU/cm}^2$、$<5\text{CFU/cm}^2$
3. 洗手、戴手套、穿隔离衣、戴护目镜、戴面罩

【名词解释】

1. 标准预防：认为所有患者的血液、体液、分泌物及排泄物具有潜在的传染性，接触时均应采取防护措施，以防止血源性疾病和非血源性疾病的传播。

2. 护士职业暴露：护士在从事诊疗、护理活动过程中接触有毒、有害物质或传染病病原体，以及受到心理、社会等因素的影响而损害健康或危及生命的职业暴露。

3. 护士职业防护：指在护理工作中针对各种职业性有害因素采取有效措施，使护士免受职业性有害因素的损伤，或将损伤降至最低程度。

4. 标准预防技术：包括手卫生、根据预期可能发生的暴露风险选用防护服、口罩、手套、护目镜、防护面屏、安全注射、被动和主动免疫及环境清洁等措施。

【案例分析题】

1. 该致病因素的主要传播途径包括哪些？

该致病因素的主要传播途径包括母婴传播、血液传播、性传播、唾液传播。

2. 当发生类似张护士的职业暴露时，如何正确处置伤口？

（1）立即用健侧手从伤口的近心端向远心端挤出伤口的血液，禁止在伤口局部挤压或按压，以免产生虹吸现象，将污染血液吸入血管，增加感染机会。

（2）用肥皂水清洗伤口，并在流动水下反复冲洗 5min 以上，再用生理盐水反复冲洗皮肤或暴露的黏膜。

（3）用 75% 酒精或 0.5% 碘伏消毒伤口，并包扎。

3. 护士在发生职业暴露正确处置伤口后，得知患者患有乙型肝炎，还应如何处理？

（1）患者 HBsAg 阳性，受伤护士 HBsAg 阳性或抗 -HBs 阳性或抗 -HBc 阳性者不需要注射疫苗或乙肝免疫球蛋白（HBIC）。

（2）患者 HBsAg 阳性，受伤护士 HBsAg 阴性且抗 -HBc 阴性且未注射疫苗者，应在 24h 内注射乙肝免疫球蛋白（HBIC）并注射疫苗，于受伤当天、第 3 个月、6 个月、12 个月随访和监测。

（陈美榕）

第七章　内科护理学

第一节　诊断学

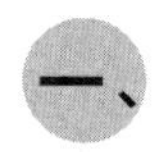

一、基本理论与知识要点

1. 诊断学的主要内容有哪些？

（1）病史采集。

（2）常见症状和体征。

（3）体格检查。

（4）辅助检查。

（5）护理病历书写。

（6）护理诊断思维。

2. 学习诊断学的基本要求有哪些？

（1）能独立进行全面系统的问诊，熟练掌握常见症状、体征及其临床意义。

（2）能以规范的手法进行系统、全面、重点、有序的体格检查。

（3）掌握常用实验室检查项目的选择依据，掌握检查结果对疾病的诊断意义。熟悉血、尿、便等常规项目实验室检查。

（4）掌握心电图机的操作程序，熟悉正常心电图及异常心电图图像分析的基本步骤；能辨认心肌缺血、心肌梗死、心肌肥大、心律失常等常见的心电图改变。

（5）能将问诊、体格检查、辅助检查、心理社会评估等资料进行系统的整理，写出格式正确、文字通顺、表达清晰、字体规范，符合规范的护理病历。

（6）能根据病史、身体评估、实验室检查和辅助检查的资料，运用护理诊断的基本步骤和临床诊断思维进行分析，并初步提出护理诊断。

3. 发热过程分几个阶段？

（1）体温上升期。

（2）高热持续期。

（3）退热期。

4. 听诊的注意事项有哪些？

（1）听诊环境要安静，避免干扰；要温暖、避风以免患者由于肌束颤动而出现附加音。

（2）不要隔着衣服听诊，听诊器胸件应直接接触皮肤以获取确切的听诊结果。为防止听诊器胸件过凉，接触患者皮肤前应用手测试其温度，过凉时可用手摩擦捂热胸件。

（3）应根据病情和听诊的需要，嘱患者采取适当的体位。

（4）要正确使用听诊器。

(5) 听诊时应注意力集中，听诊肺部时要摒除心音的干扰，听诊心音时要摒除呼吸音的干扰，必要时嘱患者控制呼吸配合听诊。

5. 简述阻塞性黄疸的临床特点及实验室检查项目。

(1) 临床表现：皮肤呈现暗黄色，完全阻塞者皮肤颜色更深，甚至呈黄绿色，并有皮肤瘙痒、心动过速、尿色深、粪便颜色浅或呈白陶土样色。

(2) 实验室检查：血清结合胆红素增加，尿胆红素试验阳性，尿胆原和粪胆素减少或缺乏，血清碱性磷酸酶和胆固醇升高。

6. 简述移动性浊音的检查方法。

检查者自腹中脐平面开始向患者左侧叩诊，发现浊音时，板指（左手中指）第 2 指节固定不动，嘱患者右侧卧，再度叩诊，如呈鼓音，表明浊音移动；同样的方法向右侧叩诊叩得浊音后，嘱患者左侧卧位，核实浊音是否移动。

7. 干啰音发生的机制和特征是什么？

(1) 产生机制：干啰音是由于气道痉挛或狭窄所致。

(2) 特征：呼气时明显；部位和性质易变；音调较高，时限较长。

8. 肝硬化门静脉高压患者，体检时可有哪些腹部特征？

(1) 视诊：腹部膨隆呈蛙状腹，大量腹水时可产生脐疝，脐周腹壁静脉曲张，腹式呼吸减弱。

(2) 触诊：腹壁紧张度增加，脾脏轻至中度肿大，可出现液波震颤。

(3) 叩诊：移动性浊音阳性。

(4) 听诊：于脐周和上腹部可闻及连续的嗡鸣音。

9. 简述心电图导联与心室部位及冠状动脉供血区域的关系

心电图导联与心室部位及冠状动脉供血区域的关系见表 1-7-1。

表 1-7-1　心电图导联与心室部位及冠状动脉供血区域的关系

导联	心室位置	供血冠状动脉
Ⅱ、Ⅲ、aVF	下壁	右冠状动脉或左旋支
Ⅰ、aVL、V_5、V_6	侧壁	左前降支或左旋支
V_1~V_3	前间壁	左前降支
V_3~V_5	前壁	左前降支
V_1~V_5	广泛前壁	左前降支
V_7~V_9	正后壁	左旋支或右冠状动脉
V_{3R}~V_{4R}	右心壁	右冠状动脉

10. 按视、触、叩、听描述左心衰竭的临床表现。

(1) 视诊：有不同程度的呼吸急促、轻微发绀，高枕卧位或端坐位可减轻。急性左心衰竭时可出现口、鼻涌出大量粉红色泡沫痰，呼吸窘迫，伴大汗淋漓。

(2) 触诊：严重者可出现交替脉。

(3) 叩诊：心脏浊音界改变。

(4) 听诊：心率加快，心尖区及其内侧可闻及舒张期奔马律，P2 亢进。根据心力衰竭程度的轻重，单侧或双侧肺可闻及由肺底往上的不同程度的细小湿啰音，也可伴少量哮鸣音；急性肺水肿时，则双肺满布湿啰音和哮鸣音。

11. 简述心室颤动的心电图表现。

心电图表现为 QRS-T 波完全消失，出现大小不等、极不匀齐的低小波，频率为 200~500 次 /min。

12. 尿液 pH 降低和增高常见于哪些情况？

（1）尿 pH 降低：见于酸中毒、高热、痛风、糖尿病及口服氯化铵、维生素 C 等酸性药物。

（2）尿 pH 升高：见于碱中毒、尿潴留、膀胱炎、应用利尿药、肾小管性酸中毒等。

13. 上消化道内镜检查的并发症有哪些？

（1）一般并发症：喉头痉挛、下颌关节脱臼、咽喉部损伤、腮腺肿大、食管贲门黏膜撕裂。

（2）严重并发症：心搏骤停、心肌梗死、心绞痛、胃肠道穿孔、感染、低氧血症。

14. 肌力分为哪几级？

肌力的记录采用 0~5 级的六级分级法。

（1）0 级：完全瘫痪，测不到肌肉收缩。

（2）1 级：仅测到肌肉收缩，但不能产生动作。

（3）2 级：肢体在床面上能水平移动，但不能抵抗自身重力，即不能抬离床面。

（4）3 级：肢体能抬离床面，但不能抗阻力。

（5）4 级：能作抗阻力动作，但肌力减弱。

（6）5 级：肌力正常。

15. 阐述不同程度意识障碍的临床特征。

（1）嗜睡：是最轻的意识障碍，是一种病理性倦睡，患者陷入持续性的睡眠状态，可被唤醒，并能正确回答和做出各种反应，但去除刺激后很快又再入睡。

（2）意识模糊：是意识水平轻度下降，较嗜睡深的一种意识障碍。患者能保持简单的精神活动，但对时间、地点、人物的定向力发生障碍。

（3）昏睡：是较严重的意识障碍，患者处于熟睡状态，不易唤醒。虽在强烈刺激下可被唤醒，但去除刺激后又很快再入睡。醒时答话含糊或答非所问。

（4）昏迷：是最严重的意识障碍，按其程度可分为三个阶段。①轻度昏迷：对疼痛刺激有痛苦表情或躲避反应，角膜反射、瞳孔对光反射、吞咽反射和眼球运动尚存在；②中度昏迷：对周围事物及各种刺激均无反应，对强烈刺激尚可出现防御反射，角膜反射减弱，瞳孔对光反射迟钝，眼球无转动；③深度昏迷：对任何刺激均无反应，肌肉松弛，深、浅反射消失。

（5）谵妄：是一种以兴奋性升高为主的高级神经中枢急性活动失调状态。表现为意识模糊、定向力丧失、感觉错乱（幻觉、错觉）、躁动不安、言语杂乱。

16. 简述心源性水肿和肾源性水肿的鉴别要点。

心源性水肿和肾源性水肿的鉴别要点见表 1-7-2。

表 1-7-2　心源性水肿和肾源性水肿的鉴别要点

项目	心源性水肿	肾源性水肿
开始部位	从低垂部位开始，向上蔓延及全身	从眼睑、面部开始延及全身
发展缓慢	发展比较缓慢	发展常较迅速
水肿性质	比较坚实，移动性小	软而移动性大
伴随症状	心脏增大、心脏杂音、肝大、静脉压升高	高血压、蛋白尿、血尿、管型尿伴随症状

17. 简述表浅淋巴结的检查顺序。

表浅淋巴结检查的一般顺序是耳前、耳后、乳突区、枕骨下区、颌下、颏下、颈后三角、颈前三角、锁骨上窝、腋窝、滑车上、腹股沟、腘窝。

二、自测题

【选择题】

(一) A1 型题

1. 三凹征见于

A. 混合性呼吸困难　B. 呼气性呼吸困难　C. 心源性呼吸困难
D. 吸气性呼吸困难　E. 以上均可以

2. 不表现出胸痛的是

A. 胸膜炎　B. 膈下脓肿　C. 带状疱疹
D. 自发气胸　E. 心肌病

3. 以下哪个是感染性发热

A. 白血病　B. 脑出血　C. 皮炎　D. 肺炎　E. 大手术后

4. 关于稽留热的描述不正确的是

A. 体温恒定维持在 39~40℃的高水平
B. 可达数天或数周
C. 24h 内体温波动范围不超过 1℃
D. 常见于大叶性肺炎、斑疹伤寒和伤寒高热期
E. 12h 体温波动范围不超过 0.5℃

5. 呕吐呈喷射状，应考虑的疾病是

A. 颅内高压　B. 尿毒症　C. 心肌梗死　D. 胃炎　E. 偏头痛

6. 上消化道出血患者出现黑便表明患者出血量为

A. 10~20ml　B. 30~40ml　C. 50~100ml　D. 100~150ml　E. 150~300ml

7. 关于皮肤黏膜出血的病因，以下不正确的是

A. 血管壁功能异常　B. 血小板异常　C. 血小板减少
D. 血流量异常　E. 凝血功能障碍

8. 以下关于痰液描述不正确的是

A. 痰液性质可分为黏液性、浆液性、脓性和血性
B. 痰液量多时静置后可出现分层现象，上层是坏死物质
C. 黄绿色或翠绿色痰，提示铜绿假单胞菌感染
D. 典型肺炎链球菌肺炎引起的是铁锈色痰
E. 肺水肿常见粉红色泡沫痰

9. 应在餐后几小时进行振水音检查方有意义

A. 2~3h　B. 4~5h　C. 6~8h　D. 9~10h　E. 12h 以上

10. **Austin Flint 杂音见于**

A. 高血压 B. 主动脉瓣关闭不全 C. 肺动脉瓣关闭不全
D. 二尖瓣狭窄 E. 主动脉瓣狭窄

11. **关于胸痛特点，描述不正确的是**

A. 自发性气胸呈撕裂样疼痛 B. 心绞痛是绞榨样痛，短暂休息不可缓解
C. 肋间神经痛是沿肋间神经呈带状分布 D. 心肌梗死有濒死感
E. 结核性胸膜炎的疼痛在患侧胸部或腋下

12. **关于呕吐与进食关系描述不正确的是**

A. 进食过程中或餐后即刻呕吐，可能为幽门管溃疡或精神性呕吐
B. 餐后 1h 以上呕吐称延迟性呕吐，提示胃张力下降或胃排空延迟
C. 餐后较久或数餐后呕吐，见于幽门梗阻
D. 餐前突然喷射样呕吐不考虑是颅内高压
E. 餐后近期呕吐，特别是集体发病者，多由食物中毒所致

13. **黄疸按病因学分类，正确的是**

A. 溶血性黄疸 B. 肝细胞性黄疸 C. 胆汁淤积性黄疸
D. 先天性非溶血性黄疸 E. 以上均正确

14. **关于尿量的描述，不正确的是**

A. 正常成人尿量 1 000~2 000ml
B. 24h 尿量少于 400ml，或每小时尿量少于 17ml 称为少尿
C. 24h 尿量少于 100ml，或 12h 完全无尿称为无尿
D. 12h 尿量少于 100ml 称为无尿
E. 24h 尿量超过 2 500ml 称为多尿

15. **自然光线下，瞳孔的大小是**

A. 3~4mm B. 2~5mm C. 2.5~5.5mm
D. 3~5mm E. 以上均不是

16. **以下属于深感觉的是**

A. 痛觉 B. 触觉 C. 温度觉 D. 位置觉 E. 两点辨别觉

17. **有关气胸的体征，以下不正确的是**

A. 患侧胸部饱满 B. 语颤减弱 C. 叩诊呈鼓音
D. 呼吸音消失 E. 气管移向患侧

18. **仰卧位腹部移动性浊音阳性时，其腹水量至少是**

A. 500ml B. 800ml C. 1 000ml D. 1 500ml E. 2 000ml

19. **肺实变时触诊可出现**

A. 气管偏向健侧，语音震颤减弱 B. 气管偏向患侧，语音震颤减弱
C. 气管偏向患侧，语音震颤增强 D. 气管居中，语音震颤增强
E. 气管居中，语音震颤减弱

20. **大量恶臭痰，静置后分三层，见于以下哪个疾病**

A. 肺结核 B. 肺癌 C. 肺脓肿
D. 急性支气管炎 E. 支气管哮喘

21. 库斯莫尔大呼吸最常见于

A. 神经症　B. 心源性呼吸困难　C. 血源性呼吸困难
D. 糖尿病酮症酸中毒　E. 肺源性呼吸困难

22. 黏液脓血便伴有里急后重，可见于以下哪种疾病

A. 消化性溃疡　B. 急性细菌性痢疾　C. 肠结核
D. 小肠血管畸形　E. 结肠癌

23. 下列哪项属于现病史

A. 社会经历　B. 职业及工作条件　C. 习惯嗜好
D. 生育史　E. 诊疗经过

（二）A2 型题

1. 女，35 岁。患有风湿性心脏病二尖瓣狭窄，1 周前感冒后出现呼吸困难、咳嗽、水肿。查体可见颈静脉怒张，其发生机制是

A. 上腔静脉阻塞　B. 下腔静脉阻塞
C. 右心房压力升高　D. 右心房向右心室回流受阻
E. 静脉向右心房回流受阻

2. 男，44 岁。突发心悸 1h，查体：脉搏 82 次 /min，心率 98 次 /min，心律不齐，无杂音，该患者可能伴有体征是

A. 第一心音强弱不等　B. 主动脉瓣第二心音亢进　C. 心前区震颤
D. 心前区隆起　E. 第二心音分裂

3. 男，76 岁。患有脑梗死 3 年，3d 前再发脑梗死，查体：血压 150/80mmHg，左侧下肢可以在床上移动，但不能抬起，患者的左下肢肌力是

A. 0 级　B. 1 级　C. 2 级　D. 3 级　E. 4 级

4. 男，35 岁。1d 前，淋雨后自感不适，头晕、恶心，半夜突发高热 40℃以上，入院后，高热不退，24h 内体温波动 <1℃，患者的热型是

A. 弛张热　B. 间歇热　C. 稽留热　D. 波状热　E. 回归热

5. 男，25 岁。活动时突感右胸部撕裂样疼痛。查体：大汗淋漓并呈惊恐状，气促，气管左偏，叩诊右胸空瓮音，右侧呼吸音消失。该患者最有可能的诊断是

A. 胸腔积液　B. 大叶性肺炎　C. 干性胸膜炎
D. 右侧张力性气胸　E. 肺气肿

6. 女，43 岁。干咳 1 周，右胸持续性疼痛 32d，咳嗽，呼吸时加重，无放射痛。查体：体温 37.8℃，血压 160/90mmHg，该患者胸痛最可能的原因是

A. 食管炎　B. 带状疱疹　C. 肋软骨炎　D. 胸膜炎　E. 心绞痛

7. 女，65 岁。肝硬化 3 年，5d 前上消化道出血后尿量逐渐减少至无尿，诊断应首先考虑是

A. 急性肝衰竭　B. 急性心衰　C. 肾前性肾衰竭
D. 肾后性肾衰竭　E. 肾性肾衰竭

8. 女，34 岁。淋雨后出现寒战高热，呼吸困难，右侧胸痛，咳铁锈色痰，口唇处可见疱疹，该患者最有可能的诊断是

A. 伤寒　B. 大叶性肺炎　C. 急性肾盂肾炎
D. 急性胆囊炎　E. 急性支气管炎

9. 女，23 岁。突发脐部周围疼痛，呈现进行性加重并逐渐转至右下腹，伴恶心、呕吐，右下腹局部压痛，该患者最可能的诊断是

A. 急性胆囊炎　　B. 急性阑尾炎　　C. 胆石症
D. 肾及输尿管结石　　E. 病毒性肝炎

10. 女，55 岁。近 1 年来常于餐后平躺时出现胸骨后烧灼样疼痛，口服多潘立酮可缓解，该患者最可能的诊断是

A. 心绞痛　　B. 胸膜炎　　C. 胃溃疡
D. 十二指肠溃疡　　E. 反流性食管炎

11. 女，45 岁。近 2 周来经常出现腹痛腹泻，粪便呈果酱样，伴腥臭味，右下腹压痛明显，最有可能的诊断是

A. 阿米巴痢疾　　B. 细菌性痢疾　　C. 胰腺炎　　D. 阑尾炎　　E. 食物中毒

12. 男，6 岁。在吃饭时突然出现呼吸困难，面部青紫，“三凹征”阳性，可听到单一高调的哮鸣音，该儿童可能患

A. 急性喉炎　　B. 支气管哮喘　　C. 急性支气管炎
D. 气管异物　　E. 急性左心衰竭

13. 女，34 岁。自诉近 3d 来，排便时伴有疼痛，大便为鲜红色血便，患者最可能的出血部位是

A. 直肠　　B. 胃　　C. 空肠　　D. 降结肠　　E. 十二指肠

14. 女，69 岁。2 个月前出现巩膜黄染，呈现进行性加深，皮肤瘙痒，明显消瘦，该患者可能患有

A. 肝硬化　　B. 病毒性肝炎　　C. 胰头癌
D. 胆道蛔虫病　　E. 胆石症

15. 男，65 岁。咳嗽、咳痰 18 年，气促 4 年，下肢水肿 15d，诊断为慢性支气管炎，阻塞性肺疾病，肺心病，心功能Ⅲ级，该患者应采取的体位是

A. 端坐位　　B. 被动体位　　C. 自动体位
D. 强迫仰卧位　　E. 强迫侧卧位

（三）A3/A4 型题

（1~2 题共用题干）

男，34 岁。头痛、头晕伴恶心、呕吐半个月，血压 150/95mmHg，血红蛋白 6g/L，血沉 30mm/h，蛋白尿（+）、红细胞（++）、白细胞（+）、蜡样管型（+），血肌酐 >445μmol/L。

1. 该患者最可能的诊断是

A. 急进性高血压　　B. 急性肾小球肾炎　　C. 肾结核
D. 慢性肾盂肾炎伴肾衰竭　　E. 慢性肾小球肾炎伴肾衰竭

2. 给予患者肾脏查体，以下哪项正确

A. 使用叩诊锤进行叩诊，检查肾区有无叩击痛
B. 叩诊音为实音
C. 需要检查两侧，做对比
D. 一般用双手触诊法，患者可采取仰卧位或立位
E. 触诊时，为了更好地确定肾边界，可让患者配合做腹式呼吸

（3~4 题共用题干）

男，70 岁。吸烟 60 年，反复咳嗽、咳痰伴气促 40 余年，加重 3d 入院。查体：体温 38.3℃，血

压 160/90mmHg。呼吸急促，口唇发绀，双肺散在哮鸣音和湿啰音，P2 亢进，三尖瓣区可闻及收缩性 3/6 级杂音，双下肢水肿，白细胞计数 9.3×10^9/L、中性粒细胞比例为 78%。

3. 患者最可能的诊断是

A. 老年性心脏病　B. 心肌病　C. 冠心病
D. 风湿性心脏病　E. 肺心病

4. 患者为进一步明确诊断最需要进行的检查是

A. 心电图　B. 心脏彩色超声　C. X 线检查
D. 动脉血气检查　E. ECT

（5~6 题共用题干）

女，30 岁。发现高血压 2 个多月，既往体健，血压 180/100mmHg，左侧桡动脉搏动消失，左上腹可闻及吹风样杂音。

5. 患者最有可能的诊断是

A. 腹主动脉瘤　B. 主动脉狭窄　C. 大动脉炎、肾动脉狭窄
D. 慢性肾小球肾炎　E. 原发性高血压

6. 应进一步给予患者的检查是

A. 体格检查　B. 血液常规检查　C. 尿液常规检查
D. 肾脏 B 超　E. 以上均是

（7~9 题共用题干 ）

男，48 岁。乙型肝炎病史 10 年，因乏力、低热、腹胀、少尿入院。查体：巩膜黄染，腹部膨隆，呈蛙状腹，肝脏肋下未触及，脾肋下 2 指，移动性浊音阳性。

7. 下列指标中，不能提示肝功能严重损害的是

A. 白蛋白明显降低　B. 球蛋白明显降低　C. 转氨酶明显增高
D. 重度黄疸　E. 凝血酶原时间延长

8. 该患者出现腹水原因，与下列哪项无关

A. 门静脉压力升高　B. 肝淋巴液生成过多　C. 低白蛋白血症
D. 前列腺素增多　E. 继发性醛固酮增多

9. 为了促进腹水消退，给患者抽取腹水的同时，应及时输注

A. 等渗盐水　B. 抗生素　C. 白蛋白
D. 高张葡萄糖溶液　E. 甘露醇

（10~12 题共用题干）

女，28 岁。咳嗽 2 个月，干咳为主，有午后低热，月经不规律。胸片示右上肺淡片状阴影。为进行诊断，进行了结核菌素试验。

10. 患者今上午突然咯鲜血 400ml，该患者目前危及生命的护理问题是

A. 气体交换受损　B. 营养失调　C. 知识缺乏
D. 潜在并发症：窒息　E. 潜在并发症：休克

11. 首要的抢救措施是

A. 高流量吸氧　B. 输血
C. 清理呼吸道，保持呼吸道通畅　D. 给予镇静药
E. 使用止血药物

12. **一般情况下，大咯血时首选的药物是**

A. 可待因　　B. 心得安　　C. 止血敏

D. 垂体后叶素　　E. 6-氨基己酸

（13~15 题共用题干）

女，69 岁。2h 前晚餐后突感胸骨后剧烈压榨样疼痛，伴大汗、呕吐及濒死感，急诊入院。查体：心率 130 次 /min，律不齐；血压 165/100mmHg，心电图示 V_1~V_5 导联 ST 段呈弓背向上型抬高。

13. **患者最可能的诊断为**

A. 高血压脑病　　B. 高血压危象　　C. 急性心肌梗死

D. 心脏神经症　　E. 肺梗死

14. **给予该患者的处理措施，不妥的是**

A. 心电监护　　B. 消除恶性心律失常　　C. 减轻疼痛

D. 抗凝治疗　　E. 扩容升压

15. **该患者出现哪项心律失常，需立即消除**

A. 房扑　　B. 室上性心动过速　　C. 室性心动过速

D. 窦性心动过速　　E. Ⅰ型房室传导阻滞

（四）B 型题

（1~3 题共用备选答案）

A. 全血细胞减少，骨髓增生低下

B. 骨髓增生明显活跃，分类以中、晚幼和杆状核细胞为主

C. 骨髓增生明显活跃，分类以原始和早幼细胞为主

D. 红系增生活跃，粒系和巨核细胞系多正常

E. 骨髓巨核细胞数正常或增加

1. **再生障碍性贫血的血象及骨髓象特点是**
2. **急性白血病的血象及骨髓象特点是**
3. **慢性髓系白血病慢性期的血象及骨髓象特点是**

【填空题】

1. **正常情况下，二尖瓣听诊区在（　　），主动脉瓣第一听诊区在（　　），主动脉瓣第二听诊区在（　　），肺动脉瓣听诊区在（　　），三尖瓣听诊区在（　　）。**
2. **心房颤动时听诊特点是（　　）、（　　）、（　　）。**
3. **吸气性呼吸困难，吸气时（　　）、（　　）、（　　）明显凹陷，称为“三凹征”。**
4. **临床常见的热型有（　　）、（　　）、（　　）、（　　）、（　　）、（　　）。**
5. **一个完整的医疗诊断应包括（　　）、（　　）、（　　）。**
6. **黄疸按病因可分为（　　）、（　　）、（　　）、（　　）。**
7. **体格检查的基本方法是（　　）、（　　）、（　　）、（　　）、（　　）。**
8. **安静状态下颈静脉搏动明显见于（　　）、（　　）、（　　）、（　　）、（　　）。**
9. **下壁心肌梗死时，典型的梗死波形出现在（　　）、（　　）、（　　）导联。**
10. **失代偿性肝硬化的门静脉高压的表现是（　　）、（　　）、（　　）。**
11. **呕血最常见的病因是（　　），咯血最常见的病因是（　　）。**

12. 尿液离心沉淀后，镜检下每高倍视野有红细胞（　　）即为血尿。

13. 深度昏迷意识（　　），全身肌肉（　　），对各种刺激（　　），深、浅反射（　　），机体仅能维持最基本的功能。

14. 问诊内容的一般项目包括姓名、（　　）、（　　）、（　　）、（　　）、（　　）、（　　）、（　　）、入院日期、记录日期、病史陈述者及可靠程度。

【名词解释】

1. 病史采集　　2. 症状　　3. 呼吸困难　　4. 发热
5. 意识障碍　　6. 主诉　　7. 现病史　　8. 体格检查
9. 叩诊　　10. 心电图　　11. 谵妄

【案例分析题】

女，46岁。因剧烈的心前区疼痛无法缓解而入急诊室。患者躁动不安，面色苍白，呼吸急促，冠心病病史12年。入院后立即进行心电图检查，病理性Q波，ST段抬高。血清心肌酶含量异常。

请问：

1. 该患者最可能的诊断是什么？
2. 这类患者入院前的主要死因是什么？应重点观察哪些先兆表现？
3. 患者最重要的护理诊断是什么？
4. 应给予患者哪些护理措施？

参考答案

【选择题】

（一）A1型题

1. D　2. B　3. D　4. E　5. A　6. C　7. D　8. B　9. C　10. B
11. B　12. D　13. E　14. D　15. B　16. D　17. E　18. C　19. D　20. C
21. D　22. B　23. E

（二）A2型题

1. C　2. A　3. C　4. C　5. D　6. D　7. C　8. B　9. B　10. E
11. A　12. D　13. A　14. C　15. A

（三）A3/A4型题

1. B　2. B　3. E　4. D　5. C　6. E　7. B　8. D　9. C　10. D
11. C　12. D　13. C　14. E　15. C

（四）B型题

1. A　2. C　3. B

【填空题】

1. 心尖区、胸骨右缘第2肋间、胸骨左缘第3肋间、胸骨左缘第2肋间、胸骨左缘第4~5肋间
2. 心律绝对不规则、第一心音强弱不等、心率快于脉率

3. 胸骨上窝、锁骨上窝、肋间隙

4. 稽留热、弛张热、间歇热、波状热、回归热、不规则热

5. 病因诊断、病理解剖诊断、病理生理诊断

6. 溶血性、肝细胞性、胆汁淤积性、先天非溶血性

7. 视诊、触诊、叩诊、听诊、嗅诊

8. 主动脉瓣关闭不全、严重贫血、甲亢、高热、高血压

9. Ⅱ、Ⅲ、aVF

10. 腹水、侧支循环的建立与开放、脾大

11. 消化道溃疡、肺结核

12. ≥3

13. 全部丧失、松弛、全无反应、均消失

14. 性别、年龄、民族、婚姻、地址、工作单位、职业

【名词解释】

1. **病史采集**：病史采集是医生或护士通过对患者或知情者进行有目的、有计划的系统询问，从而获得患者健康相关资料的交谈过程。问诊所获得的有关患者健康状况的资料属于主观资料，可统称为健康史。

2. **症状**：是指患者主观感受到不适或痛苦的异常感觉或某些客观病态改变。

3. **呼吸困难**：是指患者主观感到空气不足、呼吸费力，客观上表现呼吸运动用力，严重时可出现张口呼吸、鼻翼扇动、端坐呼吸甚至发绀、辅助呼吸肌参与呼吸运动，并且可有呼吸频率、深度、节律的改变。

4. **发热**：是指机体在致热原作用下或各种原因引起体温调节中枢的功能障碍时，体温升高超出正常范围。

5. **意识障碍**：是指人对周围环境及自身状态的识别和觉察能力出现障碍。

6. **主诉**：是患者感受最主要的痛苦或最明显的症状或／和体征及其持续时间，也就是本次就诊最主要的原因。

7. **现病史**：是病史中的主体部分，记述了患者患病后的全过程，即发生、发展、演变和诊治经过。

8. **体格检查**：是指医护人员运用自己的感觉器官和借助于简便的检查工具，如体温表、血压计、叩诊锤、听诊器、检眼镜等，客观地了解和评估人体状况的一系列最基本的检查方法。

9. **叩诊**：是用手指叩击身体表面某一部位，使之震动而产生音响，根据震动和声响的特点来判断被检查部位的脏器状态有无异常的一种方法。

10. **心电图**：是利用心电图机从体表记录心脏每一心动周期所产生电活动变化的曲线图形。

11. **谵妄**：是一种以兴奋性升高为主的高级神经中枢急性活动失调状态。表现为意识模糊、定向力丧失、感觉错乱、躁动不安、言语杂乱。

【案例分析题】

1. 该患者最可能的诊断是什么？

急性心肌梗死。

2. 这类患者入院前的主要死因是什么？应重点观察哪些先兆表现？

室颤是患者入院前主要死因。应重点观察是否出现室性期前收缩频发（每分钟 5 次以上），成

对出现或呈短阵室性心动过速，多源性或落在前一心搏的易损期时（R 波在 T 波上）等先兆表现。

3. 患者最重要的护理诊断是什么？

疼痛：与心肌缺血、缺氧导致心肌坏死有关。

4. 应给予患者哪些护理措施？

（1）遵医嘱给予吸氧。

（2）遵医嘱予心电监护。

（3）遵医嘱使用镇静止痛（吗啡、哌替啶）、扩血管（硝酸甘油、硝酸异山梨酯等）、抗凝药物。

（4）遵医嘱配合溶栓、PTCA 等治疗。

（5）绝对卧床休息。

（6）密切观察病情变化，发现危险心律失常和并发症时应及时通知医生处理。

（7）预防便秘，必要时可用缓泻药。

（8）低热量流质饮食，避免过饱。

（9）陪伴、安慰患者，缓解焦虑情绪。

（李葆华）

第二节　症状学

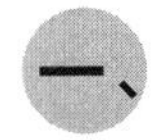

一、基本理论与知识要点

1. 简述引起心源性晕厥的原因。

（1）心律失常：多见于完全性房室传导阻滞、病态窦房结、阵发性室上性或室性心动过速、心室扑动和心室颤动。

（2）心脏搏出障碍：多见于急性心脏压塞、急性心肌梗死、左心房黏液瘤、主动脉或颈动脉高度狭窄。

2. 简述格拉斯哥昏迷量表。

格拉斯哥昏迷量表：从睁眼、语言和运动三个方面进行评分，三者得分相加表示意识障碍的程度，分数越低表示意识障碍越严重。最高 15 分，表示意识清楚；8 分以下为昏迷；最低 3 分(表 1-7-3)。

表 1-7-3　格拉斯哥昏迷量表

睁眼反应	语言反应	运动反应
自动睁眼　4	定向正常　5	能按指令动作　6
呼之睁眼　3	应答错误　4	对针痛能定位　5
疼痛引起睁眼　2	言语错乱　3	对针痛能躲避　4
不睁眼　1	言语难辨　2	刺痛肢体屈曲反应　3
	不语　1	刺痛肢体过伸反应　2
		无动作　1

3. 简述大便失禁的原因及症状和体征。

(1) 原因:神经肌肉系统的病变或损伤,如瘫痪、胃肠道疾病、精神障碍、情绪失调等。

(2) 症状和体征:患者不自主地排出粪便。

4. 简述持续性尿失禁和充溢性尿失禁的不同点。

(1) 若为尿道松弛、麻痹、逼尿肌过度收缩引起者,称为持续性尿失禁;若为膀胱尿潴留,尿从过度充盈的膀胱溢出者,称为充溢性尿失禁。

(2) 持续性尿失禁,因有尿常自行排出,故不出现充盈的膀胱,而充溢性尿失禁可有大的充盈的膀胱。

5. 简述快速眼动睡眠(rapid eye movement sleep,REM sleep)的临床表现。

脑电波呈 β 型快波,眼球活动增多,骨骼肌松弛。

(1) 易做梦。

(2) 睡眠深。

(3) 自主神经活动不稳定,可出现心律、呼吸节律紊乱,瞳孔时大时小,血压不稳。

(4) 快速眼动睡眠每夜可出现数次,每次持续 30min 左右。

6. 引起患者便秘的病因有哪些?

(1) 功能性便秘:①进食不规律、食量少、食物缺乏纤维素或水分,对结肠运动的刺激减少;②久坐、卧床、缺乏锻炼、老年体弱、排便不规律、排便姿势不恰当及排便注意涣散均会导致便秘;③工作紧张、生活节奏过快、精神因素等可干扰正常的排便习惯;④结肠运动功能紊乱,腹肌及盆腔肌张力差,排便推动力不足,难以将粪便排出体外,导致便秘;⑤长期使用或滥用缓泻剂,导致便秘。

(2) 器质性便秘:各种原因的肠梗阻,以及结肠、直肠、肛门疾病等。

7. 便秘患者的护理措施有哪些?

(1) 提供适当的排便环境:为患者提供单独隐蔽的排便环境及充裕的排便时间。

(2) 选取适宜的排便姿势:病情允许时,鼓励患者下床上厕所排便;不能下床的患者,协助使用便盆,采用坐姿或抬高床头的方式;手术患者,在术前应有计划地训练患者床上使用便盆排便。

(3) 进行适当的腹部按摩,促进排便。

(4) 合理安排膳食:多摄取高纤维素食物,少食辛辣刺激的食物,多饮水。

(5) 运动指导:鼓励患者适当运动,按照个人需要制订规律的活动计划,如散步、游泳。

(6) 帮助患者重建正常的排便习惯:指导患者固定每日排便时间,排便时不宜分散注意力,不随意使用缓泻剂及灌肠等方法。

(7) 指导患者进行增强腹肌和盆底肌肉的运动,增强肠蠕动,促进排便。

(8) 遵医嘱使用缓泻药物:缓泻剂可使粪便中的水分含量增加,加快肠蠕动,加速肠内容物的运行,以起到导泻作用。使用缓泻剂可暂时解除便秘,长期使用或滥用可引起慢性便秘。

(9) 在医护人员的指导下可以使用简易通便剂,如开塞露、甘油栓等。

(10) 以上方法均无效时,可遵医嘱灌肠。

8. 便秘患者如何进行饮食调理?

(1) 建立合理科学的饮食结构,避免不良的饮食习惯,食物选择要粗细搭配;避免食用刺激性食物,适当进食润肠通便的食物,如黑芝麻、蜂蜜等。

(2) 增加纤维素的摄入,尤其是粗粮类和鲜豆类,多食新鲜水果和蔬菜,如芹菜、香蕉。

（3）保证充分的水分摄入：病情允许时每日饮水量 >1 500ml，尤其是每日晨起或餐前饮一杯温开水。

9. 如何指导便秘患者进行腹部按摩？

（1）排便时用手沿结肠解剖位置自右向左环形按摩，可促进降结肠内容物向下移动，增加腹内压，促进排便。

（2）每日用双手按摩腹部，力度适中，促进肠蠕动。

（3）长期卧床的患者应勤翻身，给予腹部环形按摩或热敷。

10. 给便秘患者灌肠时的注意事项有哪些？

（1）准确掌握灌肠溶液的温度、浓度、流速、压力和容量。

（2）灌肠时注意插入肛门的深度，动作要轻柔。

（3）肝性脑病患者禁用肥皂液灌肠；充血性心力衰竭和钠、水潴留患者禁用 0.9% 氯化钠溶液灌肠；急腹症、妊娠、严重心血管疾病等患者禁忌灌肠。

（4）灌肠过程中密切观察患者病情变化，有腹胀或便意时，应嘱患者做深呼吸，减轻不适；如发现脉速、面色苍白、出冷汗、剧烈腹痛、心慌气急时，应立即停止灌肠并及时与医生联系，采取急救措施。

11. 便秘伴随症状常见于哪些疾病？

（1）伴呕吐、腹胀、肠绞痛：可见于各种原因引起的肠梗阻。

（2）伴腹部包块：可见于结肠肿瘤、肠结核及 Crohn 病。

（3）便秘与腹泻交替：可见于肠结核、溃疡性结肠炎、肠易激综合征。

（4）因生活环境改变、精神紧张出现的便秘多为功能性便秘。

12. 引起患者恶心、呕吐的病因有哪些？

（1）反射性呕吐

1）咽部受到刺激：剧烈咳嗽、鼻咽部炎症或溢脓。

2）胃十二指肠疾病：急、慢性胃炎、消化性溃疡、功能性消化不良、急性胃扩张、幽门梗阻。

3）肠道疾病：急性阑尾炎、各种类型肠梗阻。

4）肝胆胰疾病：急性肝炎、肝硬化、急、慢性胆囊炎或胰腺炎。

5）腹膜及肠系膜疾病：急性腹膜炎。

6）其他疾病：屈光不正、青光眼、肾输尿管结石、急性肾盂肾炎。

（2）中枢性呕吐

1）神经系统疾病：颅内感染，如脑炎、脑膜炎；脑血管疾病：高血压脑病、偏头痛、脑出血、脑栓塞、脑血栓形成；颅脑损伤：脑挫裂伤、颅内血肿、蛛网膜下腔出血；癫痫持续状态。

2）全身性疾病：尿毒症、糖尿病酮症酸中毒、甲状腺危象、低血糖、肾上腺皮质功能不全、早孕等。

3）抗生素、抗癌药物、洋地黄、吗啡等药物引起中枢兴奋而致呕吐。

4）重金属、酒精、一氧化碳、有机磷农药中毒可引起呕吐。

5）精神因素：胃神经症、癔症、神经性厌食。

（3）前庭障碍性呕吐：迷路炎、梅尼埃病、晕动病。

13. 恶心、呕吐分为哪几个阶段？

恶心、呕吐的过程，分为三个阶段：恶心、干呕与呕吐。①恶心时胃蠕动减弱或消失，十二指肠紧张性增强，并出现逆蠕动，导致十二指肠内容物反流到胃内；②干呕时胃窦部收缩，胃底和贲门部松弛；③呕吐时胃窦部持续收缩，贲门口松弛，腹肌收缩，胃内压及腹腔内压力骤升，胃内容物急速反流，经食管、口腔排出。

14. 呕吐物的特征有哪些？

（1）少量呕吐物：多见于精神性呕吐。

（2）大量呕吐物：见于幽门梗阻伴胃潴留、急性胃扩张和小肠上段梗阻。

（3）呕吐物呈咖啡色或鲜红色：见于上消化道出血。

（4）呕吐物含有未完全消化的食物：见于食管性或精神性呕吐，如贲门失弛缓症、食管憩室。

（5）呕吐物呈酸性或发酵宿食：见于消化性溃疡并发幽门梗阻。

（6）呕吐物含有腐烂食物：见于幽门梗阻、胃轻瘫和小肠上段梗阻。

（7）呕吐物含有胆汁：常见于频繁剧烈呕吐、胆囊炎和胆石症、急性胰腺炎，也见于妊娠剧吐和晕动症。

（8）呕吐物含有粪臭味：提示小肠低位肠梗阻、麻痹性肠梗阻。

15. 患者发生恶心、呕吐，应采取的体位有哪些？

（1）患者站立时发生呕吐，协助患者改为坐位。

（2）重症、体质差或者昏迷患者呕吐时，应立即采取侧卧位，头偏向一侧，迅速取容器接取呕吐物。

（3）婴幼儿发生呕吐时，立即将患儿头偏向一侧，或将其抱起坐于膝上，右手轻拍患儿背部，将其身体稍向前倾，防止呕吐物呛入气管，引起窒息或吸入性肺炎。

（4）胸腹部术后患者发生呕吐时，应按压伤口，减轻疼痛，避免伤口撕裂。

16. 恶心、呕吐患者的评估内容有哪些？

（1）评估患者的失水征象，注意监测生化指标的变化。

（2）评估患者恶心、呕吐的时间。

（3）评估患者恶心、呕吐与进食的关系。

（4）评估患者恶心、呕吐的伴随症状。

（5）评估呕吐物的性质和量。

17. 恶心、呕吐患者的观察要点有哪些？

（1）观察患者有无窒息：协助呕吐患者保持坐位或侧卧位，头偏向一侧，防止窒息。昏迷患者应及时清除口腔内呕吐物，发现窒息先兆者，及时通知医生，并做好气管切开的准备。

（2）观察呕吐的性质：中枢性呕吐呈喷射状伴剧烈头痛；前庭功能障碍所致的呕吐多与患者头部位置改变有关，且伴有眩晕、眼球震颤；精神性呕吐多与精神有关，一般无恶心，多发生在饮食后立即呕吐，呕吐后即可进食；幽门器质性狭窄所致的呕吐都在进食后 6~12h 发生，呕吐物量大。

（3）观察呕吐的量、颜色。

（4）因严重呕吐所致脱水，应观察电解质及酸碱平衡情况，及时对症处理，严密观察患者病情变化。

18. 恶心、呕吐患者的护理措施有哪些？

（1）加强心理护理：对恶心、呕吐的患者应给予关怀、同情，减轻患者烦躁情绪，解除其紧张心理。对精神性呕吐患者，应消除不良因素的刺激，可采用暗示方法解除患者不良心理因素。

（2）保持呼吸道通畅，预防窒息。

（3）患者发生呕吐后，协助患者清洁口鼻。清醒患者给予温开水或 0.9% 氯化钠溶液漱口。婴幼儿、昏迷患者做好口腔护理。

(4) 了解患者呕吐前的饮食、用药情况，评估患者呕吐的时间、方式，观察患者呕吐物的性质、量、颜色、气味，必要时送检。

(5) 根据患者的病情制订相应的健康教育计划，给予健康指导。

(6) 呕吐不止者，暂禁食。呕吐停止后，可给予流质饮食，补充水分。长期大量频繁呕吐的患者，遵医嘱补液。

(7) 遵医嘱应用镇吐药物，对症处理，纠正水、电解质酸碱平衡失调。

(8) 做好护理记录：详细记录患者呕吐前后的各种情况及伴随症状，呕吐物的性质、量、颜色、气味及次数，采取的护理措施及效果。必要时记录 24h 出入液量，评估患者水、电解质酸碱平衡情况。

19. 如何预防及处理患者呕吐后可能发生的窒息？

(1) 小儿、老年人、神志不清者、昏迷患者及大量呕吐鲜血的患者，需备好抢救物品。

(2) 患者呕吐时，护士应陪伴患者身边，密切观察患者面色、呛咳情况，保持呼吸道通畅。

(3) 少量呕吐物呛入气管，轻叩患者背部，促使其咳出。

(4) 大量呕吐物呛入气管时，应迅速使用吸引器吸出。发生窒息者，行人工呼吸或气管切开术。

20. 恶心、呕吐常见伴随症状多见于哪些疾病？

(1) 腹痛、腹泻：多见于急性胃肠炎、食物中毒、霍乱等。

(2) 右上腹痛及发热、寒战或有黄疸：应考虑急性胆囊炎或胆石症。

(3) 头痛及喷射性呕吐：常见于颅内高压或青光眼。

(4) 眩晕、眼球震颤：多见于前庭器官疾病。

(5) 与药物副作用有关的呕吐：应用抗癌药物或某些抗生素。

(6) 已婚育龄妇女晨起呕吐：见于早孕。

21. 引起患者发热的病因有哪些？

(1) 感染性发热：由各种病原体如病毒、细菌、支原体、立克次氏体、螺旋体、真菌、寄生虫等侵入机体而引起的感染，是临床上最常见的发热原因。无论是急性、亚急性或慢性，还是局部或全身性感染，均可出现发热。

(2) 非感染性发热：由病原体以外的各种因素引起。主要包括：①无菌性坏死物质吸收导致的无菌性炎症，如大手术后组织损伤、大面积烧伤等；②抗原抗体反应，如风湿热、血清病等；③内分泌与代谢性疾病，如甲状腺功能亢进、重度脱水等；④皮肤散热减少，如广泛性皮炎等；⑤体温调节中枢功能失常，如中暑、重度安眠药中毒、颅骨骨折等，均可直接损害体温调节中枢，导致其功能异常；⑥自主神经功能紊乱，影响正常的体温调节过程，使产热大于散热，体温升高，多为低热并伴有自主神经功能紊乱的表现。

22. 临床常见的热型有哪些？各有何特点？

(1) 稽留热：体温在 39℃以上，持续数天或数周，24h 波动范围不超过 1℃。常见于肺炎链球菌肺炎、伤寒等。

(2) 弛张热：体温在 39℃以上，24h 内温差达 1℃以上，体温最低时仍高于正常水平。常见于败血症、伤寒缓解期、风湿热、化脓性疾病等。

(3) 间歇热：表现为高热和正常体温交替出现。常见于疟疾、败血症等。

(4) 不规则热：发热无一定规律，且持续时间不定。常见于流行性感冒、癌性发热等。

23. 发热过程分几期？有哪些临床特点？

（1）体温上升期：指患者体温上升的时期。此期特点是产热大于散热。若体温逐渐上升，患者可表现为疲乏无力、畏寒，如伤寒、细菌性痢疾等；若体温骤升至高峰，患者可出现寒战，如疟疾等。

（2）高热持续期（极期）：指体温上升至一定高度后持续较长一段时间。此期特点是产热和散热在较高水平上趋于平衡。患者主要表现为面色潮红、皮肤灼热、口唇干燥、呼吸脉搏加快、食欲下降、全身不适等。如典型伤寒的极期。

（3）退热期（体温下降期）：指体温缓慢或骤然下降至正常水平。此期特点是散热大于产热。患者主要表现为大汗、皮肤潮湿等。有些传染病体温下降缓慢，几天后降至正常，如伤寒；部分疾病可在 1d 内降至正常，同时常伴有大汗，如疟疾、败血症、恙虫病等。

24. 发热患者的降温措施及相关注意事项有哪些？

降温措施分为物理降温和药物降温两种方法。

（1）物理降温：物理降温有局部和全身冷疗两种方法。局部冷疗可选用冰帽、冰袋、冷毛巾等；全身冷疗可采用温水拭浴、酒精拭浴的方式来达到降温的目的。采取降温措施时应注意：①患者出现脉搏细速、面色苍白、四肢厥冷等情况时，禁用冷敷和酒精拭浴；②有出血倾向者禁用温水或酒精拭浴，以防局部血管扩张而进一步加重出血；③避免持续长时间冰敷同一个部位，以防冻伤。

（2）药物降温：①化学药物，如水杨酸盐类；②类固醇解热药，以糖皮质激素为代表；③清热解毒类中草药。

药物降温时应注意：

1）避免患者体温骤降：大量出汗可造成体液丢失严重，年老体弱和心血管疾病的患者易出现血压下降、脉搏细速、四肢厥冷等虚脱或休克现象。

2）应用冬眠疗法前应先补充血容量，用药过程中避免搬动患者，观察生命体征尤其是血压的变化，并保持呼吸道通畅。

25. 发热患者在降温过程中的观察要点有哪些？

（1）发热期间注意观察发热的过程、热型、持续时间及伴随症状。体温超过 37.5℃，一般每日测量体温 4 次，高热时应每 4h 测量 1 次，待体温恢复正常 3d 后，改为每天 1 次。

（2）应用退热药物时，严密监测体温骤降者生命体征的变化，尤其是血压的变化，以免患者发生虚脱或休克。

（3）实施降温措施 30min 后复测体温，并做好记录。

（4）观察、比较实施降温措施前后的效果，包括症状及实验室指标等。

（5）观察发热的原因或诱因是否消除。

（6）观察患者进食量、饮水及尿量的变化。

（7）观察患者是否出现寒战、结膜充血、单纯疱疹、皮疹、出血、淋巴结肿大、肝脾大、关节肿痛、昏迷等伴随症状。

（8）发热期间注意观察患者四肢末梢血液的循环情况，若出现四肢末梢厥冷、发绀等情况，提示患者病情加重。

（9）观察是否发生抽搐，及时进行对症处理。

26. 高热患者的护理措施有哪些？

（1）应卧床休息，保持病房的安静和清洁，维持室温在 20~24℃，湿度 55%~60%，加强通风，注意保暖。

(2) 根据患者的病情采取合适、有效的降温措施。注意观察病情，比较降温措施实施前后的效果。

(3) 严密监测病情变化、伴随症状及实验室指标，根据患者的病情制订相应的健康教育计划，给予健康指导，配合医生进行对症处理。

(4) 观察患者体温的变化，发热期间注意观察发热的过程、热型及持续时间。

(5) 保证每天摄入足够的热量和液体。给予高热量、高蛋白、高维生素、易消化的流质或半流质食物。

(6) 发热患者易并发口腔感染，应为患者做好口腔护理。

(7) 高热患者大量出汗后，应及时更换浸湿的衣物、被褥，以保持皮肤清洁干燥。

(8) 患者高热期间易出现紧张、焦虑等情绪，护士应加强患者的心理护理。

(9) 高热患者若出现谵妄，应及时使用床栏，防止坠床。

27. 小儿发生高热惊厥的护理措施有哪些？

(1) 保持呼吸道通畅：惊厥发作时，去枕平卧位，头偏向一侧，清除口鼻咽部分泌物，防止误吸。

(2) 观察患儿呼吸及缺氧情况，必要时给予氧气吸入。若惊厥停止后无自主呼吸，应实施人工呼吸。备好吸引器、气管插管等急救用物。

(3) 惊厥超过 5min 者，应遵医嘱给予镇静药物。

(4) 保持病室安静舒适，床栏保护，防止坠床。移开周围可能伤害患儿的物品。

(5) 注意观察患儿生命体征、意识、行为、瞳孔、面色、惊厥发作类型及持续时间等。指导患儿及家长避免诱发惊厥，如闪烁的灯光、睡眠不足、活动过度等。

(6) 监测患儿体温变化，观察患儿末梢血液循环及出汗情况，增加液体入量，防止虚脱。

(7) 减少穿衣，促进散热，及时更换浸湿的衣物，以提高患儿舒适度。

(8) 患儿清醒后，协助患儿多饮水，给予高热量、高蛋白、高维生素、易消化的流质或半流质食物。

(9) 根据患儿的病情制订相应的健康教育计划，给予健康指导，讲解惊厥的病因、治疗、预后及护理等知识。

28. 引起腹泻的常见病因有哪些？

(1) 感染性腹泻：各种病原体侵入机体引起的肠道或全身性疾病，导致排便次数增多，粪便稀薄、量增多、性状改变等。临床上常见的病原体有病毒、细菌、寄生虫、真菌等；或由食物中毒所致的集体发病。

(2) 非感染性腹泻：包括胰源性、胃源性、胆汁分泌排泄障碍等导致的消化不良；结肠癌、淋巴瘤等肿瘤性疾病；克罗恩病、溃疡性肠炎等炎症性疾病；缺血性肠病急性发作；以及与手术、使用抗生素、全身性疾病、食物不耐受等相关的腹泻。

29. 根据病程，通常将腹泻分为几种？

临床上通常将腹泻分为急性腹泻和慢性腹泻，病程少于 2 个月为急性腹泻；超过 2 个月为慢性腹泻。

30. 腹泻是如何分类的？

(1) 分泌性腹泻：胃肠道的分泌功能超过肠黏膜的吸收能力时，大量电解质、水分在肠道内积聚，导致腹泻。

(2) 渗出性腹泻：由于炎症、溃疡、肿瘤浸润，病变部位的血管、淋巴、黏膜受损，局部血管通透性增加，蛋白、黏液、炎性渗出物、脓血分泌增加，量多时导致腹泻。

(3) 渗透性腹泻：肠腔内渗透压升高，使水分与电解质吸收障碍，血浆中的水分也通过肠壁进入肠腔，肠腔内液体容量过多，刺激肠蠕动导致腹泻。

（4）动力性腹泻：肠蠕动亢进导致肠内容物停留时间缩短；肠动力过缓，如结肠型的细菌在小肠中定植和过度生长，也可导致腹泻。

（5）其他：吸收不良，包括肠吸收面积减少或吸收障碍。

31. 腹泻患者的评估内容包括哪些？

评估内容主要包括腹泻的次数、大便颜色、性状和量、腹泻发生的时间、病因或诱因、患者的体征、神志、尿量和皮肤弹性、腹泻的伴随症状。

（1）腹泻次数：与患者平常排便习惯相比较，每日排便次数增加且增加次数 <4 次，称为轻度腹泻；每日排便次数增加 4~6 次，称为中度腹泻；每日排便次数增加 $\geqslant 7$ 次，称为重度腹泻。

（2）粪便性质：①急性感染性腹泻时，排便次数增多，粪便稀薄，甚至水样泻，伴腥臭味；②阿米巴痢疾的粪便呈果酱样；③消化道出血的患者排血便；④慢性腹泻每天排便次数和量可多可少，跟疾病相关，也可伴有黏液、脓液或血液。

（3）体征：观察患者有无口渴、口唇干燥、皮肤弹性下降、尿量减少、神志淡漠等脱水表现；有无肌肉无力、腹胀、肠鸣音减弱、心律失常等低钾血症的表现。

（4）腹泻伴随症状：发热，腹痛，里急后重，以及关节痛、皮疹或皮下出血、腹部包块等，慢性腹泻可有明显消瘦的伴随症状，注意结合生命体征、临床异常检验指标进行评估。

32. 腹泻患者的护理要点有哪些？

（1）病情观察：测量生命体征，观察排便状况和伴随症状。

（2）保持体液平衡：遵医嘱给予液体、电解质、营养物质的补充；观察神志、尿量的变化及心电图表现等。

（3）肛周和皮肤护理：排便后用温水清洁肛周，涂抹无菌凡士林软膏或抗生素软膏，保护肛周皮肤。对营养差和皮肤弹性差的患者，注意受压部位的观察与护理。

（4）用药护理：腹泻以病因治疗为主。应用止泻药时，要注意排便情况的观察，谨慎使用解痉药和镇痛药；观察药物的不良反应。

（5）心理护理：了解患者需求，面对患者的恐惧、不适、暴露要给予自然的接纳和关怀。

33. 引起水肿的病因有哪些？

（1）全身性水肿

1）心源性水肿：右心衰竭、缩窄性心包炎、心包积液或积血、心肌或心内膜纤维组织增生等。

2）肾源性水肿：各型肾炎和肾病。

3）肝源性水肿：肝硬化。

4）内分泌代谢疾病所致水肿：甲状腺功能减退症、原发性醛固酮增多症、库欣综合征、腺垂体功能减退症、糖尿病。

5）营养不良性水肿：慢性消耗性疾病、蛋白质丢失性胃肠病、重度烧伤等。

6）妊娠性水肿：妊娠后期。

7）结缔组织疾病所致水肿：硬皮病、皮肌炎、系统性红斑狼疮等。

8）超敏反应性水肿：各类致敏原如异种血清、动植物毒素等。

9）药物所致水肿：解热镇痛药、磺胺类、某些抗生素、肾上腺皮质激素、胰岛素等。

10）其他：经前期紧张综合征、特发性水肿、功能性水肿。

（2）局部水肿

1）炎症性水肿：蜂窝织炎、疖、痈、丹毒、化学灼伤。

2）淋巴回流障碍性水肿：非特异性淋巴管炎、淋巴结切除后、丝虫病。

3）静脉回流障碍性水肿：静脉曲张、血栓性静脉炎、上腔静脉阻塞综合征。

4）其他：血管神经性水肿、神经源性水肿、局部黏液性水肿。

34. 水肿的发生机制是什么？

（1）毛细血管血流动力学改变：①毛细血管内静水压增加；②血浆胶体渗透压降低；③组织液胶体渗透压升高；④组织间隙机械压力降低；⑤毛细血管通透性增强。

（2）钠、水潴留：①肾小球滤过功能减退；②肾小管对水钠的重吸收增加。

（3）静脉血、淋巴回流障碍。

35. 如何鉴别渗出液与漏出液？

渗出液与漏出液的鉴别点见表 1-7-4。

表 1-7-4　渗出液与漏出液的鉴别点

鉴别点	渗出液	漏出液
原因	炎症反应性	非炎症性
外观	混浊、血性、脓性	淡黄、透明水样
细菌	正常阳性	无
凝固	自凝	不凝
比重	>1.018	<1.015
蛋白定量	>30~40g/L	<25g/L

36. 水肿患者的病情观察要点有哪些？

（1）观察并记录患者的生命体征，准确记录 24h 出入液量，重点观察血压和尿量的变化。

（2）定期测量体重，观察患者水肿的消长情况，有腹水者每日测量腹围。

（3）观察患者水肿凹陷程度、水肿部位、范围大小及水肿的伴随症状。

（4）观察皮肤有无红肿、破溃、化脓等情况。

（5）观察有无急性左心衰竭和高血压脑病的表现；有无胸腔积液、腹水、心包积液等全身水肿征象。

（6）应用利尿药后，应注意观察有无血压下降、电解质或酸碱平衡失调。

（7）密切监测实验室检查结果，包括尿常规、肾小球滤过率、血尿素氮、血肌酐、血浆蛋白、血清电解质等指标。

37. 水肿患者的主要护理措施有哪些？

（1）休息与活动：患者严重水肿时应卧床休息；下肢水肿时抬高下肢以减轻水肿；水肿减轻后，患者可下床活动。

（2）饮食护理：注意定时定量、少量多餐，保持膳食平衡。

（3）病情观察：观察患者的生命体征，记录 24h 出入液量，密切观察患者的尿量，定期测量体重，监测各项实验室检查结果。

（4）用药护理：遵医嘱使用利尿药，观察药物的疗效及不良反应，长期使用利尿药者，应监测血清电解质和酸碱平衡情况。

（5）健康指导：①指导患者根据病情合理安排每日食盐和水摄入量；②正确测量每日出入液量、体重等，评估水肿的变化；③告知患者和家属出现水肿的原因、临床表现及处理原则等与疾病相关的知识；④介绍有关药物的用法、疗效及不良反应，并告知患者不可随意加量、减量或停药。

38. 肾源性水肿患者的饮食指导应注意哪些？

（1）低盐饮食：限制钠的摄入，每日食盐量 2~3g。

（2）液体入量：根据水肿程度及尿量而定。若每日尿量达 1 000ml 以上，一般不严格限水，但不可过多饮水；若每日尿量少于 500ml 或有严重水肿者需限制水的摄入，重者每日液体入量不应超过前一日的尿量。

（3）蛋白质摄入：血尿素氮正常的低蛋白血症可给予 0.8~1.0g/（kg·d）的优质蛋白质，如牛奶、鸡蛋、鱼肉等；氮质血症者，应限制蛋白质的摄入，即 0.6~0.8g/（kg·d）的优质蛋白。

（4）热量摄入：每日摄入的热量不应低于 126kJ，以免引起负氮平衡。

（5）注意补充各种维生素，禁食腌制食品、罐头、豆干等含钠丰富的食物。

39. 常见的水肿伴随症状有哪些？

（1）肝大：多见于心源性、肝源性与营养不良性等水肿。

（2）重度蛋白尿：常见于肾源性水肿。

（3）呼吸困难与发绀：常见于心脏病、上腔静脉阻塞综合征等。

（4）心跳缓慢、血压偏低：常见于甲状腺功能减退症。

（5）消瘦、体重减轻：常见于营养不良。

（6）与月经周期有明显关系的水肿：常见于经前期紧张综合征。

40. 引起疼痛的常见原因有哪些？

（1）温度刺激：过高或过低的温度可引发组织损伤，损伤组织释放组胺等化学物质刺激神经末梢导致疼痛。

（2）化学刺激：强酸、强碱等化学物质，可直接刺激神经末梢引起疼痛。

（3）物理损伤：针刺、刀切割、碰撞、身体组织受到牵拉、肌肉受压等，均可使局部组织细胞释放化学物质，作用于痛觉感受器引起疼痛。

（4）病理改变：疾病造成的体内某些管腔堵塞，组织缺血、缺氧，空腔脏器过度扩张，局部炎性浸润均可引起疼痛。

（5）心理因素：多见于神经性疼痛。心理状态不佳，如愤怒、紧张、恐惧均可引起局部血管收缩或扩张，从而导致疼痛。

41. 疼痛对患者的影响有哪些？

人在疼痛时会出现生理、心理及行为反应，具体如下：

（1）生理反应，包括血压升高、心率加快、呼吸频率增快、神经内分泌及代谢反应、生化反应等。

（2）心理反应，包括认知能力和记忆力下降、抑郁、焦虑、愤怒和恐惧等。

（3）行为反应，包括语言反应和躯体反应等。

42. 常用的疼痛评估工具有哪些？

（1）数字评分量表（numerical rating scale，NRS）：用数字 0~10 代替文字来表示疼痛的程度，0 表示无疼痛，10 表示最剧烈的疼痛，数字越大，疼痛程度越重。适用于理解数字并能表达疼痛的患者。

（2）改良面部表情疼痛评估工具（faces pain scale-revised，FPS-R）：由患者从六张面部表情中选择最能表达其疼痛程度的表情。适用于不能理解数字和文字的患者。

(3) 口述分级法(verbal rating scale, VRS):将疼痛程度分为4级。

1) 无痛。

2) 轻度疼痛:疼痛可以忍受,睡眠不受影响。

3) 中度疼痛:疼痛明显,不能忍受,睡眠受到干扰,需要用镇痛药。

4) 重度疼痛:疼痛剧烈,不能忍受,严重影响睡眠,需要用镇痛药。适用于理解文字并能表达疼痛的患者。

(4) 文字描述评定法(verbal descriptor scale, VDS):把一条直线等分成5段,从左到右的每个点依次描述为"没有疼痛""轻度疼痛""中度疼痛""重度疼痛""非常严重的疼痛"和"无法忍受的疼痛"。

(5) 视觉模拟评分法(visual analogue scale, VAS):用一条直线,不作任何划分,仅在直线的两端注明"不痛"和"剧痛",请患者根据自己对疼痛的实际感受在直线上标记疼痛程度。适用于任何年龄的患者,尤其是急性疼痛的患者、儿童、老年人及丧失表达能力者。

43. 三阶梯镇痛疗法的基本原则和内容有哪些?

(1) 基本原则:包括口服给药、按时给药、按阶梯给药、个体化给药、密切观察药物不良反应及对患者进行健康教育。

(2) 三阶梯镇痛疗法的内容

1) 第一阶梯:使用非阿片类镇痛药,酌情加用辅助药物,主要适用于轻度疼痛的患者。

2) 第二阶梯:选用弱阿片类镇痛药,酌情加用辅助药,主要适用于中度疼痛的患者。

3) 第三阶梯:选用强阿片类镇痛药,酌情加用辅助药,主要用于重度和剧烈癌痛的患者。

44. 疼痛患者的护理措施有哪些?

(1) 评估患者疼痛的发作频率、诱发因素、发作前有无先兆表现和疼痛的部位、性质、程度、规律、伴随症状以及对情绪、睡眠、工作的影响。

(2) 告知患者和家属疼痛常见诱发因素,指导患者建立健康的生活方式,适度运动,劳逸结合,保持情绪稳定和充足睡眠。

(3) 合理运用缓解或解除疼痛的方法,包括药物止痛、物理止痛、针灸止痛、经皮神经电刺激疗法等。

(4) 提供社会心理支持。

(5) 恰当运用心理护理方法,如转移注意力等。

(6) 积极采取促进患者舒适的措施。

(7) 健康教育和随访:包括指导患者评估疼痛程度并能准确描述,指导患者能够正确用药。

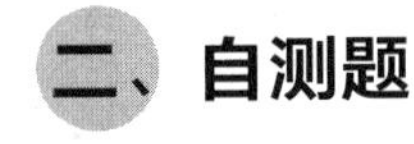

二、自测题

【选择题】

(一) A1 型题

1. 一个正常睡眠周期是多长时间

A. 45min　　B. 60min　　C. 90min　　D. 120min　　E. 150min

2. 角膜反射及瞳孔对光反射减弱，此时患者的意识状态为

A. 嗜睡 B. 昏睡 C. 浅昏迷 D. 中昏迷 E. 深昏迷

3. 慢波睡眠中意识完全消失，难以唤醒，持续 1h，属于以下哪个时期

A. 入睡期 B. 轻度睡眠期 C. 中度睡眠期 D. 深度睡眠期 E. 不易觉醒期

4. 失眠的病程标准为

A. 至少每周发生 2 次，并至少已持续 1 个月
B. 至少每周发生 2 次，并至少已持续 3 个月
C. 至少每周发生 3 次，并至少已持续 1 个月
D. 至少每周发生 3 次，并至少已持续 2 个月
E. 至少每周发生 3 次，并至少已持续 3 个月

5. 下列关于晕厥描述正确的是

A. 心脏供血暂停 5s 以上即可发生近乎晕厥
B. 心脏供血暂停 10s 以上即可发生晕厥
C. 心脏供血暂停 10s 以上即可发生阿 - 斯综合征
D. 心脏供血暂停 15s 以上即可发生阿 - 斯综合征
E. 近乎晕厥即一过性黑矇，不伴有肌张力降低或丧失

6. 协助尿失禁患者重建正常的排尿功能，下列做法正确的是

A. 入睡前不限制饮水
B. 建立规则的排尿习惯
C. 不建议患者使用便器排尿
D. 指导患者每日摄入液体 2 000~3 000ml
E. 指导患者进行骨盆底部肌肉的锻炼，每次 15s 左右，连续 20 次

7. 下列哪种情况属于严重失眠的表现

A. 因失眠出现神经衰弱
B. 出现昼夜性节律去同步化
C. 醒后常伴不适感、疲乏、困倦
D. 难以入睡、睡眠不深，持续时间≥1 个月
E. 失眠导致明显的社会功能受损

8. 晕厥时伴抽搐常见于以下哪种情况

A. 低血糖 B. 单纯性晕厥 C. 阿 - 斯综合征
D. 心源性休克 E. 一过性脑血管痉挛

9. 长期卧床的昏迷患者，常见并发症<u>不包括</u>

A. 压力性损伤 B. 窒息 C. 坠积性肺炎 D. 深静脉血栓 E. 口腔感染

10. 当患者有头晕、黑矇等先兆症状时，应立即

A. 用药 B. 运动 C. 原地不动
D. 下蹲或平卧 E. 寻求医疗帮助

11. 睡眠后机体变化<u>不正确</u>的是

A. 肌肉松弛 B. 心率减慢 C. 血压降低
D. 呼吸较浅 E. 生长激素分泌减少

12. 关于昏迷患者的护理，<u>错误</u>的是

A. 定时翻身、拍背
B. 密切观察生命体征
C. 保证足够的营养供给
D. 垫低枕、使颈部稍向前屈
E. 每日口腔护理 2~3 次

13. **最能反映昏迷患者病情变化后的指标是**

A. 呼吸　B. 脉搏　C. 瞳孔　D. 体温　E. 神志

14. **无动性缄默症又称睁眼昏迷，常见于**

A. 脑干梗死　B. 缺氧性脑病　C. 高血压脑病
D. 颅内占位病变　E. 严重颅脑外伤

15. **意识障碍的早期表现为**

A. 谵妄　B. 嗜睡　C. 昏睡　D. 浅昏迷　E. 意识模糊

16. **晕厥突然发生，且无前驱症状，常见于**

A. 贫血　B. 低血糖　C. 单纯性晕厥　D. 心源性晕厥　E. 癔症性晕厥

17. **不属于反射性晕厥的是**

A. 直立性晕厥　B. 脑源性晕厥　C. 咳嗽性晕厥　D. 排尿性晕厥　E. 吞咽性晕厥

18. **脑源性晕厥常见于**

A. 交感神经切除术后　B. 颈动脉高度狭窄　C. 呼吸性碱中毒
D. Shy-Drager 综合征　E. 椎 - 基底动脉供血不足

19. **服用氯丙嗪、羟哌氯丙嗪等药物后，最易发生**

A. 单纯性晕厥　B. 心源性晕厥　C. 直立性晕厥　D. 脑源性晕厥　E. 代谢性晕厥

20. **鉴别深、浅昏迷最可靠的指征是**

A. 肌张力　B. 血压变化　C. 意识状态
D. 瞳孔对光反射　E. 对疼痛的反应

21. **深昏迷患者不能将痰液咳出的主要原因是**

A. 咳嗽反射迟钝　B. 咳嗽反射消失　C. 痰液多且黏稠
D. 呼吸肌无力　E. 咳嗽较无力

22. **功能性便秘常见病因，错误的是**

A. 神经心理障碍　B. 肠易激综合征　C. 结肠良性或恶性肿瘤
D. 腹肌及盆腔肌张力不足　E. 滥用药物，形成依赖

23. **急性便秘患者最主要的临床表现是**

A. 里急后重感　B. 腹痛，粪质干硬难以排出　C. 头晕，头痛
D. 乏力，食欲缺乏　E. 下腹不适，排便不畅

24. **下列哪种营养素具有通便作用**

A. 维生素 E　B. 维生素 C　C. 不饱和脂肪酸
D. 纤维素　E. 胶原物质

25. **为便秘患者进行腹部按摩时，按摩方法正确的是**

A. 双手沿肠解剖位置顺时针方向转圈按摩　B. 双手沿肠解剖位置逆时针方向转圈按摩
C. 双手着力于脐部，垂直向下按压　D. 以鱼际着力于脐部揉动
E. 单手掌侧着力于脐部，进行单方向直线推动

26. **对便秘患者进行健康指导，不妥的是**

A. 规律生活，按时排便　B. 卧床患者应经常进行腹部按摩
C. 多食高纤维素食物　D. 定时采用简易通便的方法
E. 每日晨起或餐前饮一杯温开水

27. 呕吐中枢位于

A. 脑桥　B. 延髓　C. 中脑　D. 丘脑　E. 间脑

28. 反射性呕吐见于下列哪些疾病

A. 妊娠　B. 脑炎　C. 急性胆囊炎　D. 有机磷中毒　E. 胃神经症

29. 下列呕吐物有粪臭味的疾病是

A. 幽门梗阻　B. 小肠梗阻　C. 胆石症　D. 胃潴留　E. 胃轻瘫

30. 下列疾病可引起头痛伴喷射性呕吐是

A. 颅内高压　B. 急性糜烂性胃炎　C. 急性肝炎

D. 胃溃疡　E. 十二指肠梗阻

31. 恶心伴随症状的临床意义下列正确的是

A. 腹泻——十二指肠壅滞　B. 呕吐物量大且有粪臭味——幽门梗阻

C. 头痛及喷射性呕吐——基底动脉供血不足　D. 眩晕——梅尼埃病

E. 右上腹痛及发热——食物中毒

32. 婴幼儿发生呕吐时，采取的护理措施<u>不正确</u>的是

A. 将患儿抱起，轻拍背部，身体前倾

B. 将患儿俯卧位，暂禁食

C. 护士守护患儿，备好急救药品

D. 做好口腔护理，检查呕吐物有无流入耳内、颈部

E. 观察患儿呕吐物性质、颜色、量、气味

33. 血液病患者发生高热时，<u>不宜</u>采取的降温措施是

A. 鼓励患者多喝水　B. 酒精拭浴

C. 头颈部放置冰袋　D. 腋下及腹股沟处放置冰袋

E. 应用解热镇痛药

34. 引起发热最常见的病因是

A. 继发感染　B. 关节痛　C. 贫血

D. 出血　E. 肿瘤细胞增生

35. 测量体温的方法正确的是

A. 测量口温：可将体温计置于舌下热窝 3min

B. 测量腋温：可将体温计置于腋窝正中 3min

C. 测量肛温：使用前无需润滑肛表，以免影响测量结果

D. 测量肛温：需将肛表插入肛门 6~7cm

E. 坐浴后可选择测量肛温

36. 外源性致热原的特点，正确的是

A. 分子量小　B. 致热原可被蛋白酶类水解

C. 能激活血液中的中性粒细胞　D. 直接作用于体温调节中枢

E. 可以通过血 - 脑屏障

37. 直接作用于体温调节中枢，引起发热的是

A. 病原体产生的外源性致热原

B. 病原体产生的内源性致热原

C. 血液中的白细胞产生的外源性致热原
D. 血液中的白细胞产生的内源性致热原
E. 血液中的白细胞及病原体产生的代谢产物

38. 采用冰袋降温时，以下方法错误的是
A. 冰袋使用前避免有棱角
B. 冰袋使用前检查是否有破损
C. 冰袋清洁后可直接放置在冷疗部位使用
D. 冰袋可置于前额、体表大血管流经处
E. 用冷期间注意观察局部皮肤情况

39. 体温上升期的热代谢特点是
A. 产热大于散热　B. 散热大于产热　C. 产热和散热平衡
D. 产热障碍　E. 散热障碍

40. 输液反应中，出现发热的主要原因是
A. 变态反应　B. 药物的毒性反应　C. 内毒素污染
D. 外毒素污染　E. 真菌污染

41. 下列呈黏液脓性鲜血便同时伴里急后重的疾病是
A. 溃疡性结肠炎　B. 直肠息肉　C. 肠结核
D. 消化性溃疡　E. 急性细菌性痢疾

42. 引起腹泻伴重度失水的疾病是
A. 霍乱　B. 肠伤寒　C. 肠结核
D. 吸收不良综合征　E. 溃疡性结肠炎

43. 腹泻至少超过多少时间称为慢性腹泻
A. 5 个月　B. 4 个月　C. 3 个月　D. 2 个月　E. 1 个月

44. 引起便血伴发热、少尿的常见疾病是
A. 肠结核　B. 直肠癌　C. 白血病　D. 消化性溃疡　E. 流行性出血热

45. 引起腹泻的非感染性疾病的是
A. 慢性阿米巴痢疾　B. 肠结核　C. 慢性细菌性痢疾
D. 血吸虫病　E. 慢性非特异性溃疡性结肠炎

46. 心力衰竭的患者因长期卧床，水肿最容易出现的部位是
A. 踝部　B. 腰骶部　C. 腹部　D. 面部　E. 眼睑

47. 心源性水肿和肾源性水肿的鉴别，错误的是
A. 心源性水肿发展迅速，肾源性水肿发展缓慢
B. 心源性水肿为下行性水肿，肾源性水肿为上行性水肿
C. 心源性水肿比较坚实移动性较小，肾源性水肿较软而移动性大
D. 心源性水肿起始于脚踝部，肾源性水肿起始于颜面
E. 心源性水肿伴有心脏增大，肾源性水肿伴有高血压

48. 晨起眼睑水肿，逐渐蔓延至全身为哪种水肿
A. 肾源性水肿　B. 心源性水肿　C. 肝源性水肿
D. 内分泌性水肿　E. 营养不良性水肿

49. 肝源性水肿最常见的病因是

A. 早期原发性肝癌　B. 肝硬化　C. 急性病毒性肝炎
D. 肝内血管癌　E. 急性中毒性肝炎

50. 肾上腺皮质激素分泌过多，出现面部及下肢轻度水肿，为哪种水肿

A. 心源性水肿　B. 内分泌代谢疾病所致水肿　C. 肾源性水肿
D. 妊娠性水肿　E. 营养不良性水肿

51. 下列哪项不是妊娠性水肿主要原因

A. 钠、水潴留　B. 组织胶体渗透压降低　C. 血浆胶体渗透压降低
D. 静脉回流障碍　E. 淋巴回流障碍

52. 治疗疼痛最常用的方法是

A. 神经阻滞疗法　B. 药物治疗　C. 心理疗法
D. 物理疗法　E. 微创介入治疗

53. WHO 所推荐的三阶梯镇痛疗法中，下列属于第二阶梯镇痛药的是

A. 可待因　B. 阿司匹林　C. 布洛芬　D. 吗啡　E. 美沙酮

54. 吗啡禁用于下列哪种疾病

A. 冠心病　B. 糖尿病　C. 急性心衰
D. 急性哮喘　E. 癌症晚期

（二）A2 型题

1. 女，68 岁。主诉：每当咳嗽、打喷嚏时，会不自主地排出少量尿液，该患者最有可能的情况是

A. 持续性尿失禁　B. 急迫性尿失禁　C. 充盈性尿失禁
D. 压力性尿失禁　E. 损伤性尿失禁

2. 护士小张在为一名新入院的意识障碍患者做格拉斯哥昏迷量表评分时，该患者语言反应为应答错误，此时小张应为该患者语言反应评几分

A. 5 分　B. 4 分　C. 3 分　D. 2 分　E. 1 分

3. 男，20 岁。主诉：2 个月前开始出现夜间难以入睡，睡眠不深，且易醒、醒后不易再睡的症状，白天困倦，注意涣散，学习效率低下，该患者目前主要问题是

A. 睡眠觉醒节律障碍　B. 睡行症　C. 睡惊
D. 失眠　E. 睡眠剥夺

4. 男，30 岁。突发意识障碍急诊入院，家属予以大声呼唤或强烈刺激方可觉醒，停止刺激后很快入睡，此时该患者意识状态是

A. 嗜睡　B. 昏睡　C. 浅昏迷　D. 中昏迷　E. 深昏迷

5. 女，54 岁。半年前因同时诊断出患有 2 型糖尿病和高血压后，开始出现入睡困难、多梦、早醒等症状，该患者属于下面哪一种失眠

A. 入睡性失眠　B. 早醒性失眠　C. 混合性失眠
D. 睡眠维持性失眠　E. 药物依赖性失眠

6. 男，55 岁。脑 CT 显示大脑中动脉供血区大面积脑梗死，处于昏迷状态，下列体征不可能出现的是

A. 可以被语言唤醒　B. 生命体征稳定　C. 可有自发动作
D. 瞳孔对光反射消失　E. 对疼痛刺激存在反应

7. 女,35 岁。腹腔术中不慎损伤膀胱括约肌,导致尿失禁。此尿失禁属于

A. 真性尿失禁　　B. 假性尿失禁　　C. 压力性尿失禁
D. 充溢性尿失禁　　E. 不完全性尿失禁

8. 女,55 岁。因与人争吵突发脑出血入院。近 1 个月以来患者出现注意减退,情感淡漠,定向障碍,思维和语言不连贯,有错觉、幻觉,躁动,精神错乱。该患者的意识状态属于

A. 嗜睡　　B. 昏迷　　C. 昏睡　　D. 晕厥　　E. 意识模糊

9. 男,60 岁。因心房颤动入院。如厕时突然倒地不省人事,未触及颈动脉搏动,未闻及呼吸音,双侧瞳孔散大,皮肤苍白。此时应该采取的措施是

A. 电除颤　　B. 氧气吸入　　C. 心肺复苏
D. 心电监护　　E. 建立静脉通路

10. 女,43 岁。近几个月来出现入睡困难、早醒。下列有关休息与睡眠的指导不正确的是

A. 睡前不宜进食过多　　B. 睡前避免吸烟、喝酒　　C. 睡前尽量保持情绪稳定
D. 可喝热牛奶促进睡眠　　E. 有特殊睡眠习惯应立即更改

11. 男,70 岁。腹痛、腹胀、粪便干硬,有时每周排便 1 次,完善相关检查,无器质性病变。责任护士对患者进行健康指导,患者复述错误的是

A. 多食高纤维素食物　　B. 规律运动　　C. 保持乐观的心态
D. 长期使用缓泻剂　　E. 进行腹部按摩

12. 女,30 岁。因乏力、记忆力减退 2 个多月,腹胀、便秘 1 个多月收入院。查体:甲状腺肿大、无压痛,可见黏液性水肿面容,甲功结果提示:甲状腺功能减退。如何对该患者进行饮食指导

A. 粗纤维、高蛋白、高维生素饮食　　B. 粗纤维、低蛋白、高维生素饮食
C. 高热量、高蛋白、高盐高脂饮食　　D. 低热量、低蛋白、低盐低脂饮食
E. 低热量、低蛋白、高维生素饮食

13. 女,32 岁。因“停经 2 个多月,间断恶心、呕吐 5d”为主诉就诊,针对该患者,护士应优先考虑的护理问题是

A. 有体液不足的危险　　B. 营养失调:低于机体需要量
C. 活动无耐力　　D. 有口腔黏膜完整性受损的危险
E. 焦虑

14. 男,56 岁。诊断肝硬化并肝性脑病,入院后频繁恶心、呕吐。护士将其仰卧位,头偏向一侧,为防止患者发生

A. 呕吐　　B. 上消化道出血　　C. 窒息
D. 污染床单位　　E. 血压下降

15. 女,42 岁。因持续高热伴贫血出血半个月,再生障碍性贫血来院就诊。来院时体温 39.8℃,牙龈渗血,四肢皮肤多处出现瘀斑。血常规:红细胞 2.2×10^{12}/L,血红蛋白 51g/L,白细胞 3.0×10^{9}/L,血小板 19×10^{9}/L。下列护理措施中错误的是

A. 加强口腔护理
B. 尽可能减少注射或穿刺的次数
C. 首选冰敷降温,必要时可给予酒精拭浴
D. 严密观察患者的生命体征、症状及出血情况
E. 卧床休息

16. **女，9 个月，因发热、咳嗽、惊厥来院就诊。体温 39.9℃，咽部充血，前囟平。引起该患儿惊厥的主要原因是**

A. 高热惊厥　B. 癫痫发作　C. 低钙惊厥
D. 中毒性脑病　E. 化脓性脑膜炎

17. **男，23 岁。因中暑体温升至 40.1℃左右约 4h，面色潮红，皮肤灼热，呼吸脉搏加快，此时临床表现属于**

A. 低热上升期　B. 高热上升期　C. 高热持续期
D. 中度热上升期　E. 过高热持续期

18. **男，32 岁。左下腹痛伴脓血便 2 个月，多次粪便细菌培养阴性。结肠镜检查：乙状结肠至直肠布满了大小不一的溃疡。最可能的诊断是**

A. 克罗恩病　B. 结肠癌　C. 伤寒
D. 肠结核　E. 溃疡性结肠炎

19. **男，24 岁。腹胀、腹泻伴发热 2 个月。身体评估：腹肌稍紧张，移动性浊音阳性。结肠镜检查：全结肠连续性炎性改变。小肠钡餐检查：节段性病变。该患者最可能的诊断是**

A. 肠结核并发结核性腹膜炎　B. 克罗恩病
C. 淋巴瘤　D. 溃疡性结肠炎
E. 结肠癌

20. **女，45 岁。以"记忆力减退 2 年余，面部、手、足水肿 2 个月"为主诉入院，查体：表情淡漠，面色苍白，毛发稀疏，面部、手、足非凹陷性水肿，呈黏液性水肿面容；实验室检查：血红蛋白 101g/L，甲功结果显示：FT3 和 FT4 减低、TSH 升高。该患者最可能的临床诊断是**

A. 低蛋白血症　B. 甲状腺功能减退症　C. 腺垂体功能减退症
D. 库欣综合征　E. 甲状腺功能亢进症

21. **男，5 岁。以"肾病综合征"为诊断入院。查体：面部、腹壁及双下肢水肿明显，阴囊水肿明显、囊壁变薄透亮。实验室检查：尿蛋白（++++），胆固醇升高，血浆蛋白降低。该患儿当前最主要的护理问题是**

A. 焦虑　B. 排尿异常
C. 体液过多　D. 有继发感染的可能
E. 有皮肤完整性受损可能

22. **男，32 岁。因骨癌晚期来院就诊。入院后给予吗啡口服镇痛。下列哪项<u>不是</u>用药后不良反应**

A. 恶心、呕吐　B. 便秘　C. 血小板减少
D. 直立性低血压　E. 低血压眩晕

（三）A3/A4 型题

（1~3 题共用题干）

女，65 岁。高血压病史 10 年，不规律服用降压药。今晨在家上厕所后出现剧烈头痛，呕吐，随后意识丧失，呼之不应，急诊送入医院。体格检查：体温 36.7℃，脉搏 68 次 /min，呼吸 19 次 /min，血压 165/95mmHg。右侧瞳孔直径 7mm，左侧瞳孔直径 4mm，对光反射减弱。

1. **该患者最有可能是哪一类疾病引起的意识障碍**

A. 脑外伤　B. 脑出血　C. 脑梗死
D. 低血糖　E. 蛛网膜下腔出血

2. **该患者发病诱因为**

A. 安静睡眠　B. 剧烈运动　C. 情绪激动　D. 用力排便　E. 气候急剧变化

3. **格拉斯哥昏迷量表评分为3分，说明该患者目前处于什么状态**

A. 嗜睡　B. 昏睡　C. 浅昏迷　D. 中昏迷　E. 深昏迷

（4~6题共用题干）

男，33岁。因失业生活压力过大，导致睡眠障碍，被诊断为失眠症。

4. **该患者的失眠属于以下哪种情况**

A. 适应性失眠　B. 心理性失眠　C. 生理性失眠　D. 矛盾性失眠　E. 药物性失眠

5. **对该患者应选择的药物治疗是**

A. 苯巴比妥　B. 氟西汀　C. 奥氮平　D. 唑吡坦　E. 美金刚

6. **服用该种药物时护理上应特别注意**

A. 应饭后服用　B. 应饭前服用

C. 喝酒对服用药物没有影响　D. 服药后限制患者活动，防止跌倒

E. 服用药后可正常活动

（7~8题共用题干）

男，32岁。抑郁症1年余，因长期失眠导致精神状态不佳，昨日夜间一次性服用了红酒1瓶和100片地西泮，随后昏迷，急诊入院。

7. **下列哪项处理不妥的是**

A. 洗胃　B. 建立静脉通路　C. 保持呼吸道通畅

D. 密切观察神志变化　E. 立即安排CT检查

8. **患者出院时，对其健康教育不妥的是**

A. 睡前不要进食　B. 睡前不应饮茶及咖啡

C. 睡前30min不应进行剧烈运动　D. 睡前可听舒缓类的轻音乐

E. 减少与家人、朋友之间的沟通

（9~11题共用题干）

男，66岁。多年来因脑卒中瘫痪在床，伴进行性排尿困难4年余，近2个月来每天排尿10余次，常有尿液不受控制地从尿道口溢出。

9. **该患者属于哪种排尿异常**

A. 功能性尿失禁　B. 假性尿失禁　C. 充溢性尿失禁

D. 压力性尿失禁　E. 真性尿失禁

10. **遵医嘱留置导尿，其主要目的是**

A. 测量尿比重　B. 记录每小时尿量　C. 预防尿路感染

D. 保持膀胱空虚状态　E. 保持会阴部清洁干燥

11. **为防止泌尿系统逆行感染，下列护理措施不妥的是**

A. 定期更换集尿袋，观察患者尿液性状、颜色、量等情况

B. 定期更换导尿管，一般为1~4周更换1次

C. 每天进行会阴部护理

D. 在病情允许情况下鼓励患者多喝水，每日摄入液体2 000~2 500ml

E. 在训练膀胱反射功能时，可采用间歇性夹管方式，每2h开放1次

（12~13 题共用题干）

男，42 岁。2 周前因交通事故导致颅脑损伤昏迷入院，经抢救后，目前生命体征平稳，但仍然处于昏迷状态，且大便失禁。

12. 针对该患者大便失禁，护理措施不妥的是

A. 心理护理　B. 限制液体摄入　C. 必要时涂油膏保护皮肤

D. 尽量保持患者体位不变　E. 及时用生理盐水清洗肛门周围

13. 患者清醒后，为协助其重建排便功能，健康教育不妥的是

A. 养成定时排便的习惯　B. 每日进行盆底肌肉锻炼　C. 服用止泻药

D. 经常下床活动　E. 多食用粗纤维的蔬菜

（14~15 题共用题干）

男，50 岁。习惯性便秘 5 年余，腹痛腹胀 2d，无排便、排气不畅，伴呕吐，查体：神志清，腹部软，腹部有压痛，无反跳痛、肌紧张，肝脾肋下未触及。X 线结果：中腹部可见明显充气扩张肠管。

14. 该患者最可能的诊断是

A. 肠梗阻　B. 肠易激综合征　C. 肠结核

D. 溃疡性结肠炎　E. 肠肿瘤

15. 该患者的护理问题错误的是

A. 体液不足　B. 疼痛　C. 舒适的改变

D. 酸碱平衡失调　E. 气体交换受损

（16~17 题共用题干）

男，50 岁。乙状结肠腺癌根治术后，化疗 3 个周期，1 个月前出现排便性状改变，每周排便 1 次，排便不畅，粪便干结，护士协助患者使用开塞露 2 次。

16. 患者使用开塞露的目的是

A. 润滑肠壁，软化粪便　B. 刺激肠蠕动　C. 加强维生素的吸收

D. 解除肠痉挛　E. 使肠内形成高渗透压

17. 针对该患者当前的护理问题采取护理措施，错误的是

A. 口服缓泻药物　B. 使用简易通便剂　C. 合理膳食

D. 腹部环形按摩　E. 卧床休息，减少活动

（18~19 题共用题干）

男，49 岁。以“上腹饱胀不适 10d 余，呕吐 1d”为主诉入院。患者既往有消化性溃疡病史，现患者反复大量呕吐，呕吐物为酸腐味宿食。

18. 该患者可能出现的并发症是

A. 出血　B. 幽门梗阻　C. 贲门梗阻　D. 消化道穿孔　E. 胃癌

19. 关于该患者，护理措施不恰当的是

A. 剧烈呕吐时需要暂禁食　B. 口服补充大量液体

C. 禁食时以静脉补液为主　D. 腹胀明显提示需要补钾

E. 胃肠减压

（20~21 题共用题干）

男，37 岁。上腹部节律性疼痛反复发作 5 年，伴反酸、胃灼热、嗳气。1d 前饮酒后出现呕吐，呕吐物初为咖啡色，后为暗红色，量约 1 000ml，并有头晕、心慌、无力。

20. 该患者最可能的诊断是

A. 上消化道出血　B. 急性胰腺炎　C. 急性胆囊炎
D. 急性胃炎　E. 消化性溃疡

21. 对该患者的护理措施，错误的是

A. 协助患者半坐卧位，头偏向一侧　B. 监测患者生命体征
C. 建立静脉通路，应用止血药物　D. 进食温凉流质饮食
E. 内镜下止血治疗

（22~23 题共用题干）

女，22 岁。因体温升高 1 周伴咳嗽咳痰 3d 来院就诊。来院时体温 39.9℃，脉搏 112 次 /min，呼吸 27 次 /min。

22. 患者目前的体温属于

A. 低热　B. 中等热　C. 高热　D. 超高热　E. 正常体温

23. 为观察降温效果，应在实施降温措施后多长时间测量体温

A. 10min　B. 20min　C. 30min　D. 40min　E. 60min

（24~25 题共用题干）

女，42 岁。持续高热 2 周，体温 40℃左右，日差超过 1℃。脉搏 113 次 /min，呼吸 26 次 /min，神志不清，精神萎靡。

24. 该患者发热属于下列哪种热型

A. 稽留热　B. 弛张热　C. 间歇热　D. 回归热　E. 不规则热

25. 对该患者的护理措施，错误的是

A. 卧床休息　B. 保持病室的安静　C. 4h 测量体温 1 次
D. 鼓励患者多喝水　E. 禁忌开窗以免着凉

（26~27 题共用题干）

女，38 岁。反复腹泻 1 年，伴下腹部疼痛。近 2 周腹泻加重，排便 5~8 次 /d，黏液脓血便。身体评估：左下腹部压痛，无反跳痛。粪便常规可见红细胞、脓细胞，粪便细菌培养阴性。结肠镜提示直肠、乙状结肠黏膜充血水肿、糜烂，可见多发浅表溃疡。

26. 该患者最可能的诊断是

A. 慢性细菌性痢疾　B. 阿米巴性结肠炎　C. 溃疡型肠结核
D. 溃疡性结肠炎　E. 肠易激综合征

27. 对该患者的护理不正确的是

A. 宜进食质软、易消化、少纤维素的食物　B. 宜进食以牛奶和乳制品为主的高蛋白饮食
C. 忌食冷饮、水果及多纤维的蔬菜　D. 病情严重者应禁食
E. 遵医嘱给予静脉高营养

（28~29 题共用题干）

男，46 岁。因“反复黏液脓血便 10 年，加重 1 周”入院。多次粪便细菌培养阴性，结核菌素试验阴性，结肠镜检查示全结肠大小不等的溃疡形成。

28. 最可能的诊断是

A. 肠结核　B. 溃疡性结肠炎　C. 肠伤寒
D. 肠淋巴瘤　E. 克罗恩病

29. 患者腹胀，停止排气排便，腹部平片示四周肠管充气明显，目前可能出现了

A. 腹腔内脓肿　B. 机械性肠梗阻　C. 中毒性巨结肠
D. 脱水　E. 急性阑尾炎

（30~31 题共用题干）

女，42 岁。“反复胸闷、气短 2 年，加重 3d”入院，双下肢凹陷性对称性水肿，颈静脉怒张，肝颈静脉反流征阳性，心率 110 次 /min，律不齐。

30. 患者发生水肿最可能的原因是

A. 营养不良　B. 肾小球肾炎　C. 肝硬化　D. 右心衰竭　E. 左心衰竭

31. 对该水肿患者实施的护理措施错误的是

A. 协助患者半坐卧位休息，抬高双下肢　B. 高盐、高脂、易消化饮食
C. 避免输注氯化钠液体　D. 准确记录 24h 出入液量
E. 保护患者皮肤

（32~33 题共用题干）

男，51 岁。诊断为肾病综合征，高血压 3 年。患者体型肥胖、面色苍白，近日晨起出现颜面部水肿，乏力，诉间断胸闷，小便泡沫较多，全身重度水肿；实验室检查：血红蛋白 96g/L，白蛋白 20g/L，尿蛋白（+++），24h 蛋白总量 3.726g，甘油三酯 2.06mmol/L，肌酐 121μmol/L。

32. 下列哪项不是该患者主要的护理问题

A. 体液过多　B. 有皮肤完整性受损的危险　C. 感知觉紊乱
D. 有感染的危险　E. 营养失调

33. 水肿患者的皮肤护理，以下错误的是

A. 指导患者穿修身、柔软舒适的衣服
B. 休息时经常变换体位
C. 保护水肿皮肤，做好全身皮肤清洁，避免损伤
D. 用软垫支撑受压部位
E. 观察皮肤有无红肿、破损情况发生

（34~36 题共用题干）

女，45 岁。因右面部疼痛 2 年，加重 3 个月来院就诊。患者神志清，主诉进食期间，右面部骤然出现阵发电击样疼痛，每次发作时间数秒或数分钟，疼痛骤起骤停，两次发作之间有间歇期，间歇期刺激无疼痛。

34. 为准确评估患者的疼痛程度，护士首选的评估工具是

A. 面部表情疼痛评定法　B. 文字描述评定法　C. 数字评分法
D. 视觉模拟评分法　E. Prince-Henry 评分法

35. 遵医嘱给予患者规律口服“卡马西平片”缓解疼痛，患者告诉护士“疼痛减轻但仍感疼痛，睡眠仍受干扰”，该患者的疼痛属于

A. 无痛　B. 轻度疼痛　C. 中度疼痛　D. 重度疼痛　E. 剧烈疼痛

36. 针对该患者的护理措施错误的是

A. 指导患者在日常生活中避免诱因
B. 做好口腔护理，保持口咽部清洁，预防感染
C. 病情好转后，无需复诊即可停药

D. 出院后 1~2 个月随访检查血常规、肝功能等

E. 在疼痛缓解期应当多摄入高维生素的优质蛋白饮食

（四）B 型题

（1~2 题共用备选答案）

A. 有机磷中毒　B. 弥漫性脑病　C. 阿托品类药物中毒　D. 颅内占位性病变　E. 蛛网膜下腔出血

1. 意识障碍伴双侧瞳孔散大，常见于

2. 意识障碍伴双侧瞳孔缩小，常见于

（3~4 题共用备选答案）

A. 完全性尿失禁　B. 急迫性尿失禁　C. 持续性尿失禁　D. 压力性尿失禁　E. 充溢性尿失禁

3. 尿液持续从膀胱流出，且膀胱处于空虚状态，常见于

4. 因膀胱过度充盈，造成尿液从尿道不断流出，常见于

（5~6 题共用备选答案）

A. 肺炎　B. 哮喘　C. 心肌梗死　D. 肺梗死　E. 肺气肿

5. 失眠伴有呼吸困难，常见于

6. 失眠伴有喘息，常见于

（7~8 题共用备选答案）

A. 功能性便秘　B. 痉挛性便秘　C. 器质性便秘　D. 弛缓性便秘　E. 直肠便秘

7. 胃肠道无器质性病变而发生的便秘称为

8. 有器质性病变发生的便秘称为

（9~10 题共用备选答案）

A. 胆石症　B. 迷路炎　C. 肠梗阻　D. 食物中毒　E. 幽门梗阻

9. 呕吐伴发热、黄疸

10. 呕吐伴腹泻、腹痛、少尿

（11~12 题共用备选答案）

A. 稽留热　B. 弛张热　C. 间歇热　D. 回归热　E. 不规则热

11. 肿瘤性发热的常见热型为

12. 败血症的常见热型为

（13~14 题共用备选答案）

A. 多从眼睑、颜面开始而后遍及全身　B. 骶尾部　C. 下肢　D. 下垂部位　E. 上肢

13. 肾炎性水肿开始发生部位多为

14. 心源性水肿开始发生部位多为

（15~16 题共用备选答案）

A. 数字评分量表（NRS）　B. 视觉模拟量表（VAS）　C. 主诉评分量表（VRS）　D. 面部表情量表　E. 行为疼痛评分量表

15. 适用于成年、有自理能力患者的量表是

16. 适用于无法自我报告疼痛患者的量表是

【填空题】

1. 阿 - 斯综合征发作时间持续（ ）时，患者可出现一时性眩晕及意识混乱；若脑缺血持续（ ），患者可突然跌倒；若脑缺氧（ ），则出现全身抽搐。

2. 尿失禁一般分为（ ）、（ ）、（ ）和（ ）四种类型。

3. 意识障碍表现为（ ）、（ ）。

4. 非器质性睡眠障碍包括（ ）和（ ）。

5. 便秘按病因分为（ ）和（ ）。

6. 恶心、呕吐可分为（ ）、（ ）、（ ）三个阶段。

7. 呕吐物含酸性发酵宿食，考虑为（ ）；呕吐物呈暗红色或鲜红色，考虑为（ ）。

8. 以口腔温度为例，发热程度由低到高可分为低热 37.3~38.0℃、中等热（ ）、高热（ ）和超高热（ ）。

9. 发热患者应给予高热量、高蛋白、高维生素和易消化的（ ）或（ ）食物。

10. 正常人的排便习惯多为每天（ ）次，有的人每天 2~3 次。与患者的平常排便习惯比较，每日排便次数增加且增加（ ）次的，为中度腹泻；每日排便次数增加且增加≥（ ）次的，为重度腹泻。

11. 蒙脱石散粉剂，对消化道黏膜具有很强的（ ）能力，可修复、提高黏膜屏障对攻击因子的防御功能；对消化道内的病毒、病菌及其产生的毒素、气体等有极强的固定、抑制作用，使其失去致病作用。

12. 根据蛋白的含量，水肿液可分为（ ）和（ ）。

13. 肾小球疾病引起的水肿按发生机制可分为（ ）和（ ）。

14. 视觉模拟评分法对于急性疼痛的患者、（ ）、老年人及（ ）者尤为适用。

15. 镇痛药的分类主要分 3 种类型：（ ）、（ ）和其他辅助类药物。

【名词解释】

1. 心源性晕厥　2. 失眠　3. 谵妄　4. 充溢性尿失禁　5. 排便失禁
6. 便秘　7. 恶心　8. 呕吐　9. 发热　10. 热型
11. 腹泻　12. 水肿　13. 疼痛

【案例分析题】

案例一：女，82 岁。因 2d 前呕血，在当地医院诊断为十二指肠球部溃疡伴出血，嗜睡。夜间急诊全身麻醉下消化内镜下钛夹止血后转入 ICU，呼吸机辅助呼吸，第 2d 上午拔除气管插管，下午出现发热、咳嗽、咳痰，痰不易咳出，伴呼吸困难。行 CT 检查示脑梗死、肺部感染、肺膨胀不全。诊断：十二指肠球部溃疡伴出血、脑梗死、肺部感染、糖尿病、高血压。给予抗感染、吸氧、心电监护、降糖、降压、静脉营养支持等治疗。3d 后患者意识清晰，第 4d 下午患者主诉上腹部疼痛，给予芬太尼贴镇痛。

晚间开始患者睡眠时间较以往变长，外界刺激可唤醒，醒后可勉强配合检查及回答问题，停止

刺激后又继续入睡，遂由当地医院转入我科。入科后，给予抗感染、吸氧、心电监护、降压、静脉营养支持、置入胰岛素泵等治疗。第2d晚上患者发生二次消化道出血，量约500ml，意识障碍加重，对周围事物及声光刺激无反应，且呼之不应，强烈刺激可睁眼，可躲避疼痛刺激。诊断：十二指肠球部溃疡伴出血、脑梗死、肺部感染、心功能不全、糖尿病、高血压。

请问：

1. 该患者目前主要的护理诊断有哪些？

2. 针对此种状态，护理要点有哪些？

3. 患者意识障碍加重后，可通过何种方法来判断其严重程度？请准确描述出判断依据。

案例二：男，78岁。以"反复排便困难10年，加重4d"为主诉入院。10年前无明显诱因反复出现排便困难、稍费力，粪便过硬及排便习惯改变，未行相关诊疗。4d前无明显诱因再次出现上述症状加重，伴腹痛，粪便干结、排便后有不尽感，入院就诊。患者平素体健，行动自如，喜坐和进食油炸食品，少活动。现神志清，精神差，体重无明显改变。查体：体温36.6℃，脉搏80次/min，呼吸20次/min，血压135/80mmHg，腹部平软、压痛，无反跳痛、肌紧张，肠鸣音5次/min，直肠指检：可触及坚硬粪便，肝脾肋下未触及，双肾无叩击痛，实验室检查：粪便隐血试验呈弱阳性。

请问：

1. 根据上述案例介绍，该患者最主要的护理诊断是什么？

2. 针对该患者出现的主要护理问题，当前首要护理措施是什么？

3. 针对患者便秘，责任护士如何进行健康指导？

案例三：女，46岁。因"恶心、呕吐10h"急诊入院，初步诊断：急性胃炎。10h前因空腹饮酒后出现恶心，间断呕吐，呕吐物为胃内容物，伴纳差，嗳气，上腹部饱胀、隐痛。患者神志清，精神差，大小便正常。查体：全身皮肤黏膜无黄染，上腹部轻压痛、无反跳痛，无肠型，移动性浊音阴性，心肺听诊未闻及明显异常。体温37.6℃，脉搏88次/min，呼吸22次/min，血压112/67mmHg。实验室检查：白细胞计数$12.5\times10^9/L$，中性粒细胞占82%，血钠129mmol/L，血钾3.2 mmol/L。

请问：

1. 针对该患者，护士应优先考虑的护理问题是什么？

2. 责任护士应当采取的主要护理措施有哪些？

案例四：女，38岁。以"发热伴咳嗽1d"为主诉前来就诊。体格检查：体温39.2℃，脉搏94次/min，呼吸23次/min，血压120/75mmHg。神志清楚，精神状态差，鼻塞流涕、咽喉痛，咳嗽1d，无痰。患者咽部充血，听诊心律齐，未闻及杂音，两肺呼吸音清晰。腹平软，无压痛、反跳痛。肝脾肋下未扪及。辅助检查：白细胞计数$8.9\times10^9/L$，中性粒细胞占63%，淋巴细胞占32%；心、肺、膈肌未见明显异常。

请问：

1. 根据上述案例介绍，该患者发热的原因是什么？

2. 针对患者发热，责任护士应当采取的主要护理措施有哪些？

案例五：女，47岁。家庭妇女，主诉腹痛、腹泻3d。现病史：3d前进食发霉的三明治后出现腹痛，以右上腹部明显，呈阵发性，伴有腹泻，1d 5~6次，曾自服头孢克肟分散片，克痢痧胶囊，未见明显好转，故来医院就诊。体格检查示：右上腹轻压痛，肠鸣音稍亢进，余未见明显异常；辅助检查示：肝胰双肾未见异常，腹部平片未见明显急腹征象，胆囊已切除10年；血常规及尿常规、血淀粉酶均正常，低密度脂蛋白稍偏高，肝功能、肾功能均正常。

请问：

1. 患者可能的临床诊断是什么？

2. 目前主要的护理要点包括哪些？

案例六：男，6岁。以“眼睑水肿、少尿3d，加重1d”为主诉入院。3d前呼吸道感染后出现眼睑水肿，伴尿量减少，1d前水肿加重。测体温38.2℃，脉搏100次/min，呼吸28次/min，血压140/90mmHg，神志清，精神差，食欲缺乏，睡眠差，活动减少，体重增加，大便无明显改变。查体：眼睑及颜面水肿，双下肢非凹陷性水肿，其他未见明显异常。辅助检查：尿蛋白(+)，镜下见大量红细胞，白细胞计数5~7/HP；血常规红细胞和血红蛋白轻度下降，抗链球菌溶血素O 500U，补体C3减少；胸片未见异常。

请问：

1. 该患者最可能的临床诊断是什么？

2. 针对患者水肿应进行哪方面的指导？

案例七：女，58岁。确诊非小细胞肺癌2个多月，左侧肋缘疼痛1个月，规律口服吗啡缓释片30mg，Q12h，疼痛控制可；患者5h前因疼痛剧烈，自行口服吗啡缓释片100mg，2h前出现意识模糊，现急诊入院。入院时生命体征：体温36.0℃，脉搏58次/min，呼吸7次/min，血压95/54mmHg。查体：患者双侧瞳孔针尖样改变，躯体轻度刺激无反应，呼吸浅慢。

请问：

1. 根据上述案例介绍，是什么原因造成患者出现意识模糊症状？

2. 出现此类症状的首选解救药物是什么？

3. 针对该患者，该做何种处理？

参考答案

【选择题】

（一）A1型题

1. C　2. D　3. C　4. C　5. C　6. B　7. E　8. C　9. B　10. D
11. E　12. D　13. C　14. A　15. B　16. D　17. B　18. E　19. C　20. E
21. B　22. C　23. B　24. D　25. A　26. D　27. B　28. C　29. B　30. A
31. D　32. B　33. B　34. A　35. A　36. C　37. D　38. C　39. A　40. C
41. E　42. A　43. D　44. E　45. E　46. B　47. A　48. A　49. B　50. B
51. B　52. B　53. A　54. D

（二）A2型题

1. D　2. B　3. D　4. B　5. C　6. A　7. A　8. E　9. C　10. E
11. D　12. A　13. A　14. C　15. C　16. A　17. C　18. E　19. A　20. B
21. C　22. C

（三）A3/A4型题

1. B　2. D　3. E　4. A　5. D　6. D　7. E　8. E　9. C　10. E
11. E　12. D　13. C　14. A　15. E　16. A　17. E　18. B　19. B　20. A

21. D　22. C　23. C　24. B　25. E　26. D　27. B　28. B　29. C　30. D
31. B　32. C　33. A　34. C　35. C　36. C

（四）B 型题

1. C　2. A　3. C　4. E　5. E　6. B　7. A　8. C　9. A　10. D
11. E　12. B　13. A　14. D　15. A　16. E

【填空题】

1. 2~3s、5~6s、长达 12s
2. 持续性尿失禁、充溢性尿失禁、急迫性尿失禁、压力性尿失禁
3. 觉醒度下降、意识内容变化
4. 睡眠失调、睡眠失常
5. 器质性便秘、功能性便秘
6. 恶心、干呕、呕吐
7. 消化性溃疡并幽门梗阻、上消化道出血
8. 38.1~39.0℃、39.1~41.0℃、41℃以上
9. 流质、半流质
10. 1、4~6、7
11. 覆盖保护
12. 渗出液、漏出液
13. 肾炎性水肿、肾病性水肿
14. 儿童、表达能力丧失
15. 阿片类镇痛药、非阿片类镇痛药

【名词解释】

1. **心源性晕厥**：系因心排血量骤减、中断或严重低血压而引起脑供血骤然减少或停止而出现的短暂意识丧失，常伴有肌张力丧失而跌倒的临床征象。

2. **失眠**：是临床上最常见的睡眠障碍，以入睡及睡眠维持困难为主要表现是睡眠质量或数量不能满足正常需求的一种主观体验。

3. **谵妄**：是一种急性的脑高级功能障碍，患者对周围环境的认识及反应能力均有下降，表现为认知、注意力、定向与记忆功能受损，思维推理迟钝，语言功能障碍，错觉、幻觉，睡眠觉醒周期紊乱等，可表现为紧张、恐惧和兴奋不安，甚至有冲动和攻击行为。

4. **充溢性尿失禁**：由于各种原因使膀胱排尿出口梗阻或膀胱逼尿肌失去正常张力，引起尿液潴留、膀胱过度充盈，造成尿液从尿道不断溢出。

5. **排便失禁**：指肛门括约肌不受意识的控制而不自主的排便。

6. **便秘**：正常的排便型态改变，排便频率减少，每周内排便次数少于 3 次，伴排便困难、排便不畅、粪便干结，排便后有不尽感，是临床常见的症状，多长期存在。

7. **恶心**：为上腹部不适，紧迫欲吐的感觉。可伴有迷走神经兴奋的症状，如皮肤苍白、出汗、流涎、血压下降及心动过缓等，常为呕吐的前奏。一般恶心后随之有呕吐，但也可仅有恶心而无呕吐，或仅有呕吐无恶心。

8. **呕吐**：是通过胃的强烈收缩迫使胃或部分小肠内容物经食管、口腔而排出体外的现象。

9. **发热**：当机体在致热原作用下，使体温调节中枢的调定点上移而引起的调节性体温升高，称

为发热。

10. **热型**：在不同时间测得的体温数值分别记录在体温单上，将各体温数值点连接起来成为体温曲线，该曲线的不同形态（形状）称为热型。

11. **腹泻**：指排便次数多于平日习惯的频率，粪便稀薄，称为腹泻。

12. **水肿**：过多的液体在组织间隙或体腔内积聚使组织肿胀。

13. **疼痛**：一种伴随着现有的或潜在组织损伤有关的令人不快的感觉和情绪上的感受，包括感觉、情感、认知和社会维度的痛苦体验。

【案例分析题】

案例一：

1. 该患者目前主要的护理诊断有哪些？

（1）心输出量减少。

（2）意识障碍。

（3）清理呼吸道无效。

（4）营养失调：低于机体需要量。

（5）有皮肤完整性受损的危险。

2. 针对此种状态，护理要点有哪些？

（1）严密监测并记录生命体征及意识、瞳孔变化；观察皮肤弹性及有无脱水现象；观察消化道出血征象。

（2）呼吸系统管理：仰卧位，头偏向一侧或侧卧位；及时清除口鼻分泌物，保持呼吸道通畅；雾化、翻身、叩背，促进痰液排出。

（3）容量管理：严格控制液体出入量，减少心脏负荷。

（4）定时测量血糖，按目标血糖及时调整胰岛素用量。

（5）并发症预防：用气垫床，定时翻身、叩背，预防压力性损伤。下肢被动活动，预防下肢深静脉血栓形成。

（6）营养管理：请营养科会诊确定日热量，护士要保证每日足够热量的输入或摄入，尽快给予鼻饲或经口进食。做好日常生活护理，加保护性床栏；保持床单位清洁、干燥；注意口腔卫生。

3. 患者意识障碍加重后，可通过何种方法来判断其严重程度？请准确描述出判断依据。

（1）临床常使用格拉斯哥昏迷量表进行判断，主要包括患者的睁眼反应、语言反应和肢体运动。

（2）判断依据：①疼痛引起睁眼：2 分；②呼之不应：1 分；③对刺痛能躲避：4 分。总分为 7 分，低于 8 分者为昏迷。

案例二：

1. 根据上述案例介绍，该患者最主要的护理诊断是什么？

便秘。

2. 针对该患者出现的主要护理问题，当前首要护理措施是什么？

灌肠。

3. 针对患者便秘，责任护士如何进行健康指导？

（1）给患者提供舒适隐蔽的排便环境和充裕的排便时间，消除紧张情绪，保持心情舒畅。

（2）指导患者下床排便时选取适宜的排便姿势。

（3）腹部环形按摩：指导患者每日睡前、起床前取卧位，用双手自右向左顺时针方向按摩腹部。

（4）疾病知识的指导：帮助患者和家属正确认识建立正常排便习惯的重要性并指导排便知识。

（5）饮食指导：向患者介绍合理饮食的重要性，尊重患者饮食习惯。进食应定时定量、少量多餐，避免生冷、高敏的食物；应选用易消化、含纤维素高的食物，如芹菜、韭菜，以五谷杂粮和根茎类为主食，水果应选如柿子、葡萄、杏子、鸭梨、苹果、香蕉、西红柿等。食品多用蒸、煮等方式烹调。

（6）运动指导：根据患者身体状况制订活动计划，指导其进行有规律的运动，如散步、做操。

（7）用药指导：指导患者正确用药，避免滥用药物，避免使用易引起便秘的药物。指导或协助患者使用简易通便法，如开塞露，甘油栓等。遵医嘱使用温和缓泻药，但缓泻药不宜长期服用，以避免肠道失去自行排便的功能，从而加重便秘。

案例三：

1. 针对该患者，护士应优先考虑的护理问题是什么？

有体液不足的危险。

2. 责任护士应当采取的主要护理措施有哪些？

（1）严密监测患者生命体征变化，准确记录 24h 出入水量、体重。

（2）观察患者呕吐的次数、呕吐物的性质、量、颜色、气味，动态观察检验结果。评估患者失水程度、精神状态、神志、皮肤黏膜弹性、尿量等变化。

（3）患者呕吐时，协助其坐起或者卧位时头偏向一侧，避免误吸。呕吐后协助患者漱口，更换污染衣物，去除异味。

（4）加强基础护理，保持皮肤清洁，及时更换浸湿的衣物、被服等。协助患者卧床休息，保持病室安静，加强通风，注意保暖。

（5）积极补充水分和电解质，给予口服补液时，应少量多次饮用，以免引起恶心、呕吐。剧烈呕吐不能进食或严重水电解质失衡时，通过静脉输液给予纠正。

（6）做好口腔护理，保持口腔清洁，增加患者舒适度。

（7）加强心理护理，减轻患者紧张情绪。

案例四：

1. 根据上述案例介绍，该患者发热的原因是什么？

上呼吸道感染。

2. 针对患者发热，责任护士应当采取的主要护理措施有哪些？

（1）严密监测病情变化：注意观察患者的生命体征，注意发热的过程、持续时间、伴随症状等，根据病情确定体温测量的时间。

（2）采取有效降温措施：体温升高时，可采用温水拭浴等物理降温方法；或遵医嘱给予降温药物。同时嘱患者多饮水。

（3）遵医嘱给予药物，注意观察病情及用药效果，做好护理记录。若患者病情加重，及时配合医生做好抢救工作。

（4）加强基础护理：嘱患者卧床休息，保持病室安静，加强通风，注意保暖。

（5）饮食护理：给予高热量、高蛋白、高维生素、易消化的流质或半流质食物，保证供给足够的热量。

（6）做好口腔护理，保持口腔清洁；及时更换浸湿的衣物、被服等，保持皮肤清洁干燥，提高患者舒适度。

（7）心理护理：通过与患者交流，减少其焦躁情绪。

案例五：

1. 患者可能的临床诊断是什么？

急性胃肠炎。

2. 目前主要的护理要点包括哪些？

（1）测量生命体征，记录出入液量，观察粪便的量、颜色及性状。

（2）补充水、电解质，病情轻者口服葡萄糖 - 电解质液以补充液体丢失；病情重者，则需静脉补充。

（3）卧床休息，停用一切对胃肠有刺激的药物和饮食；酌情短期禁食，恢复饮食后，给易消化、清淡的少渣流质饮食。

（4）必要者遵医嘱使用解痉药物和止泻药：蒙脱石散，2~3 次 /d。

（5）本病例应用抗生素时要慎重，感染性腹泻可根据药敏试验来选择抗生素，但应防止滥用。

（6）心理疏导：耐心回答患者和家属提出的问题。

案例六：

1. 该患者最可能的临床诊断是什么？

急性肾小球肾炎。

2. 针对患者水肿应进行哪方面的指导？

（1）卧床休息：协助患儿卧床休息，抬高下肢，增加静脉回流，减轻下肢水肿。

（2）饮食指导：限制盐和水的摄入，食盐以 60mg/（kg·d）为宜，水量以不显性失水量及尿量之和计算。

（3）病情观察：①观察水肿程度及部位、尿量和尿色，准确记录 24h 出入液量；应用利尿药时应每日测体重。②定期监测肾功能。③定时测量血压。

（4）用药指导：遵医嘱给予利尿药，观察尿量、水肿及体重的变化并记录；应用呋塞米要注意有无脱水和电解质紊乱。

（5）皮肤护理：患儿穿宽松柔软的棉质衣服，保持其皮肤清洁干燥，及时更换内衣，定期用温水淋浴或擦浴，经常翻身，避免骨隆突部位皮肤受压。使用气垫床，减少压力性损伤的发生。

案例七：

1. 根据上述案例介绍，是什么原因造成患者出现意识模糊症状？

服用阿片类药物过量引起的呼吸抑制。

2. 出现此类症状时，首选解救药物是什么？

纳洛酮。

3. 针对该患者，该做何种处理？

（1）立即给予患者去枕仰卧位，头向后仰，注意保暖。

（2）清理口鼻分泌物，保持呼吸道通畅。

（3）遵医嘱停用阿片类药物，给予患者心电监护、持续低流量氧气吸入。

（4）开放静脉通路，遵医嘱给予应用对抗药物。呼吸抑制的对抗方法：使用 0.9% 氯化钠注射液 9ml 稀释纳洛酮 0.4mg/ml，每 30~60s 给药 1~2ml（0.04~0.08mg），直至症状改善。

（5）密切观察患者的病情变化，评估患者的生命体征、意识状态、瞳孔、尿量、末梢血液循环情况等。

（6）根据患者的病情变化，及时遵医嘱调整用药剂量及护理措施。

（7）做好护理记录。

（顾则娟　刘延锦）

第三节　心血管内科

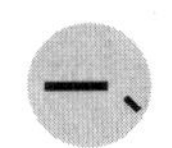一、基本理论与知识要点

1. 心源性呼吸困难常见的临床表现有哪些？

（1）劳力性呼吸困难：表现为体力活动时发生或加重，休息后缓解或消失，常为左心衰竭最早出现的症状。

（2）夜间阵发性呼吸困难：患者在夜间入睡后因突然胸闷、气急而憋醒，被迫坐起，呼吸深快。轻者数分钟至数十分钟后症状逐渐缓解，重者可伴有咳嗽、咳白色泡沫样痰、气喘、发绀、肺部哮鸣音，称为“心源性哮喘”。

（3）端坐呼吸：静息状态下患者仍觉呼吸困难、不能平卧。依病情轻重依次可表现为被迫采取高枕卧位、半坐卧位、端坐位，甚至需双下肢下垂。

2. 慢性心力衰竭急性加重的诱因有哪些？

（1）感染：呼吸道感染是最常见、最重要的诱因，还有感染性心内膜炎等。

（2）心律失常：心房颤动是诱发心力衰竭的重要因素，其他类型的快速型心律失常和严重的缓慢型心律失常也可诱发心力衰竭。

（3）生理和心理压力过大：过度劳累、剧烈运动、情绪激动、精神过于紧张等。

（4）妊娠和分娩：妊娠和分娩可加重心脏负荷，诱发心力衰竭。

（5）血容量增加：钠盐摄入过多、输液或输血速度过快、量过多。

（6）其他：不恰当停用利尿药或风湿性心脏瓣膜病出现风湿活动等。

3. 简述心力衰竭的分期、依据及特点。

心力衰竭分期见表 1-7-5。

表 1-7-5　心力衰竭分期

心衰分期	依据及特点
A 期（前心衰阶段）	无心脏结构或功能异常，也无心衰症状和体征，但有发生心衰的高危因素如高血压、冠心病、代谢综合征等
B 期（前临床心衰阶段）	已发展成结构性心脏病，如左心室肥大、无症状性心脏瓣膜病，但无心衰症状和体征
C 期（临床心衰阶段）	已有结构性心脏病，且目前或既往有心衰症状和体征
D 期（难治性终末期心衰阶段）	有结构性心脏病，虽经积极的内科治疗，但休息时仍有症状，因心衰反复住院，需要特殊干预

4. 简述洋地黄中毒时的表现及处理措施。

（1）临床表现

1）各类心律失常：最常见的是室性期前收缩，多呈二联律或三联律。

2）胃肠道反应：食欲下降、恶心、呕吐等。

3）神经系统症状：头痛、倦怠、视物模糊、黄视、绿视等。

（2）洋地黄中毒处理：①应立即停用洋地黄。②低血钾者可口服或静脉补钾，停用排钾利尿药。③纠正心律失常：快速型心律失常可用利多卡因或苯妥英钠，一般禁用电复律，因易致心室颤动；有传导阻滞及缓慢型心律失常者可给予阿托品静脉注射或安置临时心脏起搏器。

5. 简述心房颤动的心电图特征。

（1）P 波消失，代之以大小不等、形态不一、间隔不均匀的颤动波，称 f 波，频率 350~600 次 /min。

（2）RR 间期绝对不等，心室率通常在 100~160 次 /min。

（3）QRS 波群形态一般正常，当心室率过快，伴有室内差异性传导时 QRS 波群增宽变形。

6. 简述心室扑动与心室颤动的临床表现及心电图特征。

（1）临床表现：心室扑动与心室颤动为致命性心律失常。临床表现包括意识丧失、抽搐、呼吸停止甚至死亡。触诊大动脉搏动消失、听诊心音消失、血压无法测到。

（2）心电图特征：心室扑动呈正弦图形，波幅大而规则，频率 150~300 次 /min（通常在 200 次 /min 以上），有时难与室性心动过速鉴别。心室颤动的波形、振幅与频率均极不规则，无法辨认 QRS 波群、ST 段与 T 波。

7. 简述三度房室传导阻滞的心电图特征。

（1）心房与心室活动各自独立、互不相关，形成完全性房室分离。

（2）心房率快于心室率，心房冲动来自窦房结或异位心房节律。

（3）心室起搏点通常在阻滞部位稍下方，心室率和 QRS 波群形状因阻滞区位置不同而有所差异。

8. 简述心律失常患者心电监护的护理要点。

（1）对严重心律失常者，应持续心电监护，严密监测心率、心律、心电图、生命体征、血氧饱和度变化。发现频发（每分钟在 5 次以上）、多源性、成对的或呈 R-on-T 现象的室性期前收缩，室性心动过速、预激伴发房颤、窦性停搏、二度Ⅱ型或三度房室传导阻滞等，立即报告医生。

（2）安放监护电极前注意清洁皮肤，用酒精棉球去除油脂，电极放置部位应避开胸骨右缘及心前区，以免影响做心电图和紧急电复律；1~2d 更换电极片 1 次或电极片松动时随时更换，去除电极片后及时清洁皮肤。部分患者易致过敏，应观察有无皮肤发红、瘙痒、水疱甚至破溃。

9. 简述静脉使用胺碘酮时的注意事项。

（1）胺碘酮静脉制剂尽可能经过中心静脉导管给药；稀释药液只能用 5% 葡萄糖溶液，禁止用生理盐水。

（2）观察患者意识与生命体征：注意用药前、用药过程中及用药后的心率、心律、PR 间期、QT 间期等变化，以判断疗效和有无心脏不良反应。

（3）监测患者呼吸状况与血氧、血转氨酶、甲状腺功能、胃肠道反应等，警惕心脏外其他不良反应的发生。

10. 心搏骤停的临床表现有哪些？

（1）意识突然丧失或伴有短阵抽搐。

（2）呼吸断续，喘息，随后呼吸停止。

(3) 皮肤苍白或明显发绀，瞳孔散大，大小便失禁。

(4) 颈、股动脉搏动消失。

(5) 心音消失。

11. 稳定型心绞痛的典型临床症状有哪些?

以发作性胸痛为主要临床表现，典型疼痛特点为:

(1) 部位:主要在胸骨体中上段之后，或心前区，界限不很清楚，常放射至左肩、左臂内侧达环指和小指，或至颈、咽或下颌部。

(2) 性质:常为压迫样、憋闷感或紧缩感、也可有烧灼感，但与针刺或刀割样锐痛不同，偶伴濒死感。有些患者仅觉胸闷而非胸痛。发作时，患者往往不自觉地停止原来的活动，直至症状缓解。

(3) 诱因:体力劳动、情绪激动、饱餐、寒冷、吸烟、心动过速、休克等。其疼痛的发生往往是在劳力或情绪激动的当时，而不是在其之后。

(4) 持续时间:疼痛出现后常逐渐加重，持续 3~5min，一般休息或舌下含服硝酸甘油可缓解。

12. 简述心绞痛的严重程度分级。

心绞痛严重程度分级见表 1-7-6。

表 1-7-6　心绞痛严重程度分级

分级	分级标准
Ⅰ级	一般体力活动(如步行和登楼)不受限，费力、速度快、长时间体力活动，引起发作
Ⅱ级	一般体力活动轻度受限制。饭后、寒冷或情绪激动时受限制更加明显。平地步行 200m 以上或登楼一层以上受限制
Ⅲ级	一般体力活动明显受限制，以一般速度在一般条件下平地步行 200m，或上一层楼即可引起心绞痛发作
Ⅳ级	轻微活动即可发生心绞痛，甚至休息时也可发作

13. 简述 ST 段抬高心肌梗死(STEMI)的心电图动态改变特点。

(1) 超急性期改变:在起病数小时内可无异常，或出现异常高大、两支不对称的 T 波。

(2) 急性期改变:数小时后，ST 段明显抬高，弓背向上，与直立的 T 波形成单相曲线;数小时至 2d 内出现病理性 Q 波，同时 R 波低平。Q 波在 3~4d 内稳定不变，此后 70%~80% 永久存在。

(3) 亚急性期改变:早期不进行治疗干预，抬高的 ST 段可在数日至 2 周内逐渐回到基线水平，T 波逐渐平坦或倒置。

(4) 慢性期改变:数周至数月后，T 波呈 V 形倒置，两支对称，波谷尖锐。T 波倒置可永久存在，也可在数月至数年内逐渐恢复。

14. 简述急性心肌梗死(AMI)溶栓治疗的适应证。

(1) 2 个或 2 个以上相邻导联 ST 段抬高，或病史提示 AMI 伴左束支传导阻滞，起病时间 <12h，患者年龄 <75 岁。

(2) ST 段显著抬高的 AMI 患者，年龄 >75 岁。经慎重权衡利弊仍可考虑。

(3) STEMI 发病时间已达 12~24h，若有进行性缺血性胸痛，广泛 ST 段抬高的患者可考虑。

15. 判断急性心肌梗死溶栓疗效的观察指标有哪些?

(1)胸痛 2h 内基本消失。

(2)心电图 ST 段于 2h 内回降 >50%。

(3)2h 内出现再灌注性心律失常,如窦性心动过缓、加速性室性自主心律、房室传导阻滞或束支传导阻滞突然改变或消失。

(4)cTnI 或 cTnT 峰值提前至发病后 12h 内,血清 CK-MB 酶峰值提前出现(14h 内)。

上述 4 项中,(2)和(4)最重要,也可以根据冠状动脉造影直接判断溶栓是否成功。

16. 简述急性心肌梗死溶栓药物治疗的常见不良反应。

(1)过敏反应:表现为寒战、发热、皮疹等。

(2)低血压:收缩压低于 90mmHg。

(3)出血:包括皮肤黏膜出血、血尿、便血、咯血、颅内出血等。

17. 简述心肌梗死患者住院期间开始康复的指征。

(1)过去的 8h 内没有新的或再发胸痛。

(2)肌钙蛋白水平无进一步升高。

(3)没有出现新的心衰失代偿先兆(静息呼吸困难伴湿啰音)。

(4)过去 8h 内没有新的明显的心律失常或心电图动态改变。

(5)静息心率 50~110 次 /min。

(6)静息血压 90~150mmHg/60~100mmHg。

(7)血氧饱和度 >95%。

18. 简述高血压的降压治疗目标。

(1)在患者能耐受的情况下,逐步降压达标,一般高血压患者,应将血压降至 140/90mmHg 以下。

(2)老年(≥65 岁)高血压患者,血压应降至 150/90mmHg,如果能耐受,可进一步降至 <140/90mmHg。

(3)合并肾脏病变、糖尿病或病情稳定的冠心病等疾病的高血压患者,治疗应个体化,一般可将其血压降至 130/80mmHg 以下。

19. 简述高血压的非药物治疗的主要措施。

主要指生活方式干预,即去除不利于身体和心理健康的行为和习惯,包括:①控制体重;②减少食物中钠盐摄入量,并增加钾盐的摄入量;③减少脂肪摄入;④戒烟限酒;⑤适当运动;⑥减少精神压力,保持心理平衡;⑦规律复诊,避免熬夜。

20. 简述高血压患者直立性低血压的预防与处理。

(1)首先向患者解释直立性低血压的表现,即出现直立性低血压时可有乏力、头晕、心悸、出汗、恶心、呕吐等不适症状;特别是当患者联合用药、服首剂药物或加量时应特别注意。

(2)一旦发生直立性低血压,应平卧,且下肢取抬高位,以促进下肢血液回流。

(3)指导患者预防直立性低血压的方法:避免长时间站立,尤其在服药后最初几小时;改变姿势,特别是从卧位、坐位起立时动作宜缓慢。选在平静休息时服药,且服药后应继续休息一段时间后再进行活动。避免用过热的水洗澡或洗蒸汽浴;不宜饮酒。

21. 简述高血压患者用药指导的内容。

(1)强调长期药物治疗的重要性,降压治疗的目的是使血压达到目标水平,从而降低脑卒中、急性心肌梗死和肾脏疾病等并发症发生和死亡的危险,因此应嘱患者长期服药。

（2）遵医嘱按时按量服药，告知有关降压药的名称、剂量、用法、作用及不良反应，并提供书面材料。

（3）不能擅自突然停药，经治疗血压得到满意控制后，可遵医嘱逐渐减少剂量。如果突然停药，可导致血压突然升高，特别是冠心病患者突然停用β受体拮抗药可诱发心绞痛、心肌梗死等。

22. 简述心脏电复律和电除颤的适应证。

（1）心室颤动和扑动是电除颤的绝对指征。

（2）心房颤动和扑动伴心室率较快，出现血流动力学障碍者可选择电复律。

（3）药物和其他方法治疗无效或有严重血流动力学障碍的阵发性室上性心动过速、室性心动过速、预激综合征伴心房颤动者可选择电复律。

23. 经皮冠状动脉介入治疗术后常见的并发症有哪些？

（1）急性冠状动脉闭塞。

（2）穿刺血管并发症

1）桡动脉穿刺主要并发症：桡动脉闭塞、前臂血肿、骨 - 筋膜室综合征。

2）股动脉穿刺主要并发症：穿刺处出血或血肿、腹膜后出血或血肿、假性动脉瘤和动 - 静脉瘘、穿刺动脉血栓形成或栓塞。

（3）尿潴留。

（4）低血压。

（5）对比剂不良反应。

（6）心肌梗死。

24. 简述主动脉内球囊反搏（IABP）常见并发症的观察与处理。

（1）下肢缺血：可出现双下肢疼痛、麻木、苍白或水肿等缺血或坏死的表现。较轻者应使用无鞘的 IABP 球囊导管后撤出血管鞘管；严重者应立即撤出 IABP 球囊导管。

（2）主动脉破裂：表现为突然发生的持续性撕裂样胸痛、血压和脉搏不稳定甚至休克等不同表现。一旦发生，应立即终止主动脉内球囊反搏，撤出 IABP 球囊导管。

（3）感染：表现为局部发热、红、肿、化脓，严重者出现败血症。严格无菌操作和预防性应用抗生素可控制其发生率。

（4）出血、血肿：股动脉插管处出血或血肿较常见，可压迫止血后加压包扎。

（5）气囊破裂而发生空气栓塞：气囊破裂时，导管内出现血液，反搏波形消失，应立即停止反搏，更换气囊导管。

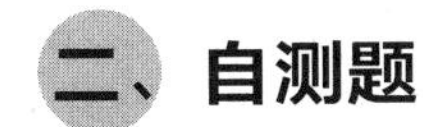

二、自测题

【选择题】

（一）A1 型题

1. 右心衰竭的主要表现是

A. 肺水肿　　B. 体循环淤血表现　　C. 心律失常

D. 咳粉红色泡沫痰　　E. 呼气性呼吸困难

2. **急性肺水肿时为减轻患者呼吸困难，首先采取的措施是**
A. 高浓度吸氧　B. 低盐饮食　C. 端坐、双腿下垂
D. 预防压力性损伤　E. 皮下注射吗啡

3. **引起快速型心律失常最常见的发病机制是**
A. 自律性增高　B. 触发活动　C. 阻滞及干扰
D. 折返　E. 冲动形成异常

4. **采用迷走神经刺激方法可能终止发作的心律失常是**
A. 室性期前收缩　B. 心房颤动　C. 阵发性室性心动过速
D. 阵发性室上性心动过速　E. 心室颤动

5. **下列能够加重哮喘的抗心律失常药物是**
A. 奎尼丁　B. 利多卡因　C. 胺碘酮　D. β 受体拮抗药　E. 腺苷

6. **对于休克的室性心动过速发作患者，首选终止室性心动过速的方法是**
A. 利多卡因静脉注射　B. 电复律　C. 临时心房或心室起搏
D. 导管消融术　E. 外科手术

7. **成人胸外按压的深度是**
A. 2~3cm　B. 3~4cm　C. 4~5cm　D. 5~6cm　E. ≥6cm

8. **建立人工通气的最优方法是**
A. 呼吸机　B. 人工气囊　C. 气管切开　D. 口对口呼吸　E. 气管内插管

9. **二尖瓣狭窄的病理生理是**
A. 右心衰竭使肺动脉压力升高
B. 左心房平均压升高，导致肺静脉压和肺毛细血管压力升高
C. 肺动脉压力升高从而导致左心房压力升高
D. 右心衰竭导致肺部毛细血管压力升高
E. 左心衰竭导致肺部毛细血管压力降低

10. **确诊冠心病的“金标准”是**
A. 心电图　B. 24h 心电监护　C. 超声心动图
D. 64 排 CT　E. 冠状动脉造影

11. **正常二尖瓣瓣口面积是**
A. $1.0\sim1.5cm^2$　B. $1.5\sim2.0cm^2$　C. $<1.5cm^2$　D. $>2.0cm^2$　E. $4.0\sim6.0cm^2$

12. **主动脉瓣关闭不全的常见并发症是**
A. 心绞痛和心力衰竭　B. 感染性心内膜炎和心力衰竭
C. 心律失常和心绞痛　D. 心脏性猝死
E. 呼吸困难和心力衰竭

13. **根据不稳定型心绞痛的危险程度分级，临床表现为就诊前 48h 内反复发作，静息心绞痛，持续时间 >20min，并伴一过性 ST 改变（>0.05mV），新出现束支传导阻滞或持续性室性心动过速，其危险分级为**
A. 极低危组　B. 低危组　C. 中危组　D. 高危组　E. 极高危组

14. **急性心肌梗死后室性心律失常最常发生于**
A. 3h 内　B. 6h 内　C. 12h 内　D. 24h 内　E. 48h 内

15. 急性前间壁心肌梗死的特征性心电图见于

A. V_1~V_4 导联　B. V_1~V_3 导联　C. V_3~V_5 导联

D. V_6、I、aVL 导联　E. V_1~V_6 导联及I、aVL 导联

16. 动脉粥样硬化最重要的危险因素是

A. 年龄　B. 血脂异常　C. 肥胖　D. 高血压　E. 糖尿病

17. 关于急性心肌梗死溶栓治疗的禁忌证，描述正确的是

A. 出血性脑卒中病史，12 个月内发生过缺血性脑卒中或脑血管事件

B. 2 年前有过活动性内脏出血

C. 1 年前有过脑外伤

D. 疑有主动脉夹层动脉瘤

E. 年龄 >75 岁

18. 急性心肌梗死患者康复运动过程中避免或停止运动的指征是

A. 运动时心率增加 >10 次 /min

B. 与静息时比较收缩压升高 >20mmHg 以上，或收缩压下降 >10mmHg

C. 明显的窦性心动过速

D. 一度房室传导阻滞

E. 心电图有 ST 段动态改变

19. 单纯收缩期高血压的诊断标准是

A. 收缩压≥180mmHg　B. 收缩压 140~160mmHg

C. 收缩压≥140mmHg 和舒张压 <90mmHg　D. 收缩压≥140mmHg 或舒张压 <90mmHg

E. 收缩压≥160mmHg 和舒张压≤90mmHg

20. 感染性心内膜炎最重要的诊断方法是

A. 超声心动图　B. 尿液检查　C. 血培养

D. 免疫学检查　E. 心电图检查

21. 感染性心内膜炎的常见病原体包括

A. 金黄色葡萄球菌、链球菌属及肠球菌属　B. 链球菌属及螺旋杆菌

C. 金黄色葡萄球菌及螺旋杆菌　D. 螺旋杆菌及霉菌

E. 肠球菌属、螺旋杆菌及霉菌

22. 心包穿刺时，为防止由于心包腔内压力迅速降低，回心血量增多而出现心功能不全，一般第 1 次抽液量不宜超过

A. 100~200ml　B. 200~300ml　C. 300~500ml　D. 500~800ml　E. 1 000ml

23. 电复律治疗术后护理不恰当的是

A. 持续 24h 心电监护　B. 按时服用抗心律失常药

C. 密切观察病情变化　D. 禁食至清醒后 2h

E. 术后应立即下床活动，防止血栓形成

24. 下列适用于直流非同步电除颤的是

A. 阵发性室上性心动过速　B. 心房颤动

C. 心房扑动　D. 心室颤动

E. 室性心动过速

25. **心房颤动进行电复律治疗时，通常能量选择为**

A. 50~100J　　B. 100~150J　　C. 150~200J

D. 200~360J　　E. 360J 以上

26. **冠状动脉造影显示心肌梗死溶栓治疗（thrombolysis in myocardial infarction，TIMI）血流Ⅲ级的标准是**

A. 无血流灌注，闭塞血管远端无血流

B. 对比剂部分通过，冠状动脉狭窄远端不能完全充盈

C. 冠状动脉狭窄远端可完全充盈，但显影慢，对比剂消除也慢

D. 冠状动脉狭窄远端可完全充盈，显影快，但对比剂消除慢

E. 冠状动脉远端对比剂完全而且迅速充盈和消除，同正常冠状动脉血流

27. **下列属于主动脉内球囊反搏（IABP）禁忌证的是**

A. 急性心肌梗死伴心源性休克　　B. 急性心肌梗死伴急性二尖瓣反流

C. 急性心肌梗死伴室间隔穿孔　　D. 重度主动脉瓣关闭不全

E. 难治性心力衰竭

（二）A2 型题

1. **男，60 岁。诊断为冠心病 5 年，休息时无自觉症状，但轻微活动后，如爬一层楼即可出现心悸、气短，且需要较长时间才可恢复，则该患者目前的心功能为**

A. Ⅰ级　　B. Ⅱ级　　C. Ⅲ级　　D. Ⅳ级　　E. Ⅴ级

2. **一名房颤患者，医嘱为长期服用华法林，为预防出血风险，应告知患者定期检测凝血酶原时间国际标准化比值，使其维持在**

A. 0.5~1.0　　B. 1.0~1.5　　C. 1.5~2.0

D. 2.0~3.0　　E. 3.0~4.0

3. **男，50 岁。因“腹泻 1 周，意识模糊半小时”入院，入院时意识模糊，心率 210 次 /min，血压 60/40mmHg。心电图提示宽 QRS 波，心动过速。急查血清钾离子 2.1mmol/L，患者最可能发生了**

A. 室上性心动过速　　B. 心房颤动

C. 尖端扭转型室性心动过速　　D. 心房扑动

E. 完全性左束支传导阻滞

4. **某高血压患者，反复发作心悸不适，就诊当天自觉良好。心电图检查示：P 波消失，代之以锯齿状波形，频率 300 次 /min，心室率 75 次 /min。最可能的诊断是**

A. 正常心电图　　B. 心房颤动

C. 房性阵发性心动过速（4∶1 传导）　　D. 完全性房室传导阻滞

E. 心房扑动（4∶1 传导）

5. **某心脏瓣膜病伴房颤患者，超声心动图示左心房巨大附壁血栓，护士在对其进行健康指导时，不正确的是**

A. 遵医嘱规律应用抗血小板药

B. 密切观察患者有无栓塞征象

C. 遵医嘱规律应用抗心律失常药物

D. 病情允许时，患者可在床旁活动

E. 积极正确评估患者的活动情况，防止因长期卧床形成下肢深静脉血栓

6. 男，78岁。因急性胸痛就诊，既往有心绞痛病史13年。急性心肌梗死与心绞痛症状的主要区别在于

A. 疼痛持续时间不同　　B. 疼痛部位不同　　C. 疼痛性质不同
D. 疼痛放射部位不同　　E. 引起诱因不同

7. 女，68岁。高血压病史10年，血压为160~179/100~109mmHg，此次并发脑梗死住院，其心血管风险分层属于

A. 高血压很高危　　B. 高血压高危　　C. 高血压中危
D. 高血压低危　　E. 高血压无危险

8. 男，42岁。运动时胸闷1周。体检：胸骨左缘第3、4肋间可闻及粗糙喷射性收缩期杂音。心电图示Ⅱ、Ⅲ、aVF导联出现病理性Q波。超声心动图示室间隔流出道部分向左心室内突出，二尖瓣前叶在收缩期向前方运动。该患者最可能的诊断是

A. 室间隔缺损　　B. 风湿性主动脉瓣缩窄　　C. 肥厚型心肌病
D. 急性心肌梗死　　E. 扩张型心肌病

9. 某患者经桡动脉途径植入支架后，出现前臂血肿，导致桡、尺动脉受压，并引发手部缺血、坏死，患者最可能出现了

A. 动 - 静脉瘘　　B. 出血　　C. 骨 - 筋膜室综合征
D. 假性动脉瘤　　E. 低血压

10. 女，70岁。经皮冠状动脉内支架植入术后第2d，穿刺局部出现搏动性肿块和收缩期杂音，最可能的并发症是

A. 术区血肿　　B. 穿刺动脉血栓形成　　C. 骨 - 筋膜室综合征
D. 腹膜后出血　　E. 假性动脉瘤

（三）A3/A4型题

（1~3题共用题干）

女，42岁。活动后呼吸困难，近3个月以来进行性加重，伴咳嗽和声音嘶哑。患者既往有风湿热病史8年。门诊诊断为“风湿性心脏病”收入院。

1. 风湿性心脏病最常受累的瓣膜是

A. 主动脉瓣　　B. 二尖瓣　　C. 三尖瓣
D. 肺动脉瓣　　E. 静脉瓣

2. 患者出现劳力性呼吸困难进行性加重，可能的原因**不包括**

A. 二尖瓣瓣口面积狭窄，左心房压力升高　　B. 肺静脉增高
C. 肺毛细血管压力升高　　D. 肺顺应性降低
E. 心排血量减少

3. 患者出现声音嘶哑的原因是

A. 声带受到压迫　　B. 扩大的右心房压迫右喉返神经
C. 扩大的左心房和肺动脉压迫左喉返神经　　D. 扩大的左心房和肺动脉压迫右喉返神经
E. 声带出现炎症反应

（4~6题共用题干）

男，42岁。公司经理，平时工作节奏快、压力大，体检发现血压140/90mmHg。因父亲患高血压病多年，担心自己患高血压，遂入院诊治。

4. **关于患者的临床诊断，正确的是**

A. 因劳累导致，可以排除高血压
B. 血压 140/90mmHg，可以确诊为高血压
C. 有遗传病史，即可确诊为高血压
D. 诊断为中青年高血压
E. 需非同日测量三次血压后确定

5. **继发性高血压的病因如下，除了**

A. 肾动脉狭窄
B. 嗜铬细胞瘤
C. 肾小球肾炎
D. 遗传性高血压
E. 原发性醛固酮增多症

6. **［假设信息］经检查患者确诊为高血压，责任护士健康指导内容正确的是**

A. 血压不达标的情况下，建议患者每天中午和睡前各测量血压 1 次
B. 指导患者一旦发生直立性低血压，应平卧，且下肢取抬高位
C. 指导患者血压控制不佳时可在原有基础上增加药物剂量
D. 每天钠盐摄入量应低于 6g，减少钾盐摄入
E. 血压达标，可每年随访 1 次

（7~9 题共用题干）

男，79 岁。因突发心前区疼痛 7h，并伴胸闷、憋气，急诊来院就诊，以急性心肌梗死收入院。患者既往有糖尿病 11 年，吸烟 50 年。入院时心电图检查显示 V_1~V_5 导联上出现明显的 ST 段弓背向上型抬高。

7. **该患者心肌梗死的部位与范围是**

A. 前间壁心肌梗死
B. 广泛前壁心肌梗死
C. 下壁心肌梗死
D. 高侧壁心肌梗死
E. 正后壁心肌梗死

8. **测定该患者的血清心肌坏死标志物，最敏感的指标应选择**

A. 心肌肌钙蛋白 T（cTnT）
B. 肌酸激酶同工酶（CK-MB）
C. 肌酸激酶（CK）
D. 超敏 C 反应蛋白（hs-CRP）
E. 天门冬氨酸氨基转移酶（AST）

9. **对该患者积极治疗，以实现心肌血液再灌注的临床决策应首选**

A. 到达医院后 60min 内开始溶栓
B. 到达医院后 90min 内开始溶栓
C. 到达医院后 90min 内完成球囊扩张
D. 到达医院后 120min 内完成球囊扩张
E. 到达医院后 6h 内完成支架植入

（四）B 型题

（1~2 题共用备选答案）

A. 心房颤动
B. 心室颤动
C. 房室传导阻滞
D. 室性期前收缩
E. 房性期前收缩

1. **需要立即给予电除颤治疗的是**
2. **可以进行同步电复律治疗的是**

（3~4 题共用备选答案）

A. 室性期前收缩二联律
B. 室性期前收缩三联律
C. 成对的室性期前收缩
D. 多源性室性期前收缩
E. R-on-T 现象

3. **同一导联上室性期前收缩形态不同，配对间期常不等**
4. **室性期前收缩的 R 波落在前一个 QRS-T 波群的 T 波上**

（5~6 题共用备选答案）

A. 同步直流电复律　　B. 药物治疗　　C. 导管射频消融手术

D. 食管心房调搏术　　E. 按摩颈动脉窦

5. 终止房扑最有效的方法是

6. 血流动力学正常的房颤患者，推荐的首选治疗方法是

（7~8 题共用备选答案）

A. PP 间期逐渐延长，直到 P 波受阻，QRS 波群脱落

B. PR 间期逐渐延长，直到 P 波受阻，QRS 波群脱落

C. PP 间期显著延长，长间歇与正常 P-P 无倍数关系

D. PR 间期显著延长，周期性出现 QRS 波群脱落

E. PR 间期恒定不变，直到 P 波受阻

7. 二度Ⅰ型房室传导阻滞的心电图特征是

8. 二度Ⅱ型房室传导阻滞的心电图特征是

【填空题】

1. 心律失常按其发生机制可分为（　　）和（　　）两大类。

2. 典型主动脉瓣狭窄的三联征包括（　　）、心绞痛和（　　）。

3. 急性心肌梗死的常见并发症包括乳头肌功能失调或断裂、（　　）、（　　）、心脏室壁瘤和心肌梗死后综合征。

4. 降压药物的应用原则包括（　　）、优先选择长效制剂、（　　）和（　　）。

5. 感染性心内膜炎为心脏内膜表面的微生物感染，伴（　　）形成。

【名词解释】

1. 心源性晕厥　　2. 心力衰竭　　3. 急性心肌梗死

4. 高血压急症　　5. 心脏电复律　　6. 心脏压塞

【案例分析题】

女，67 岁。门诊以“扩张型心肌病、心力衰竭”收治入院。体格检查：体温 37.6℃，脉搏 84 次 /min，呼吸 24 次 /min，血压 108/92mmHg，颈静脉怒张，肝颈静脉反流征阳性，右肺及左肺中下部叩诊呈浊音，双肺呼吸音粗，可闻及细湿啰音。心浊音界稍大，第一心音强弱不等，节律不齐，心率 112 次 /min。肝肋下 2 指，脾肋下未触及，肾区无叩痛。双下肢水肿（++）。生理反射存在，病理征未引出。胸片提示双侧少量胸腔积液，心脏扩大。心电图示心房颤动。超声心动图测量左心室舒张末期内径为 59mm，射血分数为 38%。

请问：

1. 可以采取哪些方法评估患者的心功能情况？

2. 为制订护理计划，责任护士应进一步收集哪些资料？

3. 患者病情监测的要点有哪些？

参考答案

【选择题】

（一）A1 型题

1. B　2. C　3. D　4. D　5. D　6. B　7. D　8. E　9. B　10. E
11. E　12. B　13. D　14. D　15. B　16. B　17. D　18. E　19. C　20. C
21. A　22. B　23. E　24. D　25. B　26. E　27. D

（二）A2 型题

1. C　2. D　3. C　4. E　5. D　6. A　7. A　8. C　9. C　10. E

（三）A3/A4 型题

1. B　2. E　3. C　4. E　5. D　6. B　7. B　8. A　9. C

（四）B 型题

1. B　2. A　3. D　4. E　5. A　6. B　7. B　8. E

【填空题】

1. 冲动形成异常、冲动传导异常
2. 呼吸困难、晕厥
3. 心脏破裂、栓塞
4. 从小剂量开始、联合用药、个体化
5. 赘生物

【名词解释】

1. 心源性晕厥：因心排血量骤减、中断或严重低血压而引起脑供血骤然减少或停止而出现的短暂意识丧失，常伴有肌张力丧失而跌倒的临床现象。

2. 心力衰竭：是由于心脏结构或功能异常导致心室充盈和 / 或射血功能受损而引起的一组临床综合征，其主要临床表现是呼吸困难、乏力和液体潴留。

3. 急性心肌梗死：是指急性心肌缺血性坏死，是在冠状动脉病变的基础上，发生冠状动脉血供急剧减少或中断，使相应心肌严重而持久地缺血导致心肌细胞死亡。

4. 高血压急症：指原发性或继发性高血压患者，在某些诱因作用下，血压突然和显著升高（一般超过 180/120mmHg），同时伴有进行性心、脑、肾等重要靶器官功能不全的表现。

5. 心脏电复律：是在短时间内向心脏通以高压强电流，使全部或大部分心肌瞬间同时除极，然后心脏自律性最高的起搏点重新主导心脏节律，通常是窦房结。因最早用于消除心室颤动，故亦称为心脏电除颤。

6. 心脏压塞：心包疾患或其他病因累及心包可以造成心包渗出和心包积液，当积液迅速或积液量达到一定程度时，可造成心脏输出量和回心血量明显下降而产生临床症状，即心脏压塞。

【案例分析题】

1. 可以采取哪些方法评估患者的心功能？

可采用以下方法评估患者的心功能：

（1）心功能分级：心力衰竭的严重程度常采用美国纽约心脏病学会（NYHA）的心功能分级方法（表 1-7-7）。

表 1-7-7　美国纽约心脏病学会心功能分级

心功能分级	依据及特点
Ⅰ级	患者患有心脏病，但日常活动量不受限制，一般活动不引起疲乏、心悸、呼吸困难或心绞痛
Ⅱ级	体力活动轻度受限。休息时无自觉症状，但平时一般活动可出现上述症状，休息后很快缓解
Ⅲ级	体力活动明显受限。休息时无症状，低于平时一般活动量时即可引起上述症状，休息较长时间后症状方可缓解
Ⅳ级	任何体力活动均可引起不适，休息时亦有心衰的症状，稍有体力活动后症状即加重。若无需静脉给药，可在室内或床边活动者为Ⅳa 级，不能下床并需静脉给药支持者为Ⅳb 级

（2）心力衰竭分期：以心衰相关的危险因素、心脏的器质性及功能性改变、心衰的症状为依据将心衰分为两个阶段和 4 个等级（表 1-7-8）。此评估方法以客观检查发现为主要依据，揭示心衰发生发展的基本过程，有利于指导临床工作，尽早地、更有针对性地进行防治性干预，减少心衰的发生，控制心衰的发展。

表 1-7-8　心力衰竭分期

心衰分期	依据及特点
A 期（前心衰阶段）	无心脏结构或功能异常，也无心衰症状和体征，但有发生心衰的高危因素如高血压、冠心病、代谢综合征等
B 期（前临床心衰阶段）	已发展成结构性心脏病，如左心室肥大、无症状性心脏瓣膜病，但没有心衰症状和体征
C 期（临床心衰阶段）	已有结构性心脏病，且目前或既往有心衰症状和体征
D 期（难治性终末期心衰阶段）	有进行性结构性心脏病，虽经积极的内科治疗，休息时仍有症状，因心衰反复住院，需要特殊干预

（3）六分钟步行试验：让患者在平直走廊里尽可能快地行走，测定其 6min 的步行距离：<150m 为重度心衰；150~450m 为中度心衰；>450m 为轻度心衰。用于评定慢性心衰患者的运动耐力，评价心衰严重程度和疗效。

2. 为制订护理计划，责任护士应进一步收集哪些资料？

除现有身体评估及部分辅助检查结果外，还应进一步重点收集以下资料：

（1）病史：主要包括患病与诊治经过、心理 - 社会状况等。重点了解患者此次发病有无呼吸道感染、心律失常、过度劳累等诱发因素。询问病程经过，如首次发病的时间；呼吸困难的特点和严重程度；有无咳嗽、咳痰或痰中带血；有无乏力、头晕、失眠、纳差、恶心、呕吐、腹胀、体重增加及身体低垂部位水肿等表现。

（2）实验室检查：重点查看血常规、电解质、肝功能、肾功能、血气分析。

3. 患者病情监测的要点有哪些？

患者病情监测及护理的要点：

（1）活动耐力监测：根据心功能分级制订活动计划，心衰症状急性加重期限制活动量，病情缓解后循序渐进增加活动量。活动过程中加强监测，若患者活动中有呼吸困难、胸痛、心悸、头晕、疲劳、大汗、面色苍白、低血压等情况时应停止活动。若患者经休息后症状仍持续不缓解，应及时通知医生。

（2）体液过多的监测：每天在同一时间、着同类服装、用同一体重计测量体重，时间安排在患者晨起排尿后、早餐前最适宜。准确记录 24h 液体出入量，若患者尿量 <30ml/h，应报告医生。有腹水者应每天测量腹围。

（3）用药监测：注意药物不良反应的观察和预防。指导患者坚持遵医嘱服药，告知患者药物的名称、剂量、用法、作用与不良反应。

（4）心理状况监测：注意观察患者有无焦虑、抑郁、孤独、绝望等心理变化，教育家属给予患者积极的支持，帮助树立战胜疾病的信心，保持情绪稳定，积极配合治疗。必要时教会主要照料者掌握心肺复苏技术。

（高学琴）

第四节　呼吸内科

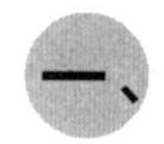

一、基本理论与知识要点

1. 简述合格痰标本及其正确留取方法。

合格痰标本的痰液应该是来自下呼吸道，涂片后，在每个低倍镜视野里上皮细胞 <10 个，白细胞 >25 个或白细胞 / 上皮细胞 >2.5，被认为是合格的痰标本。

痰标本的采集方法主要有两种：

（1）自然咳痰法：最常用，留取方法简便，护士应教会患者正确留取痰标本的方法，其要点为患者需要在晨起后首先以清水漱口数次，以减少口腔杂菌污染；之后用力咳出深部第一口痰，并留于加盖的无菌容器中；标本留好后尽快送检，一般不超过 2h；若患者无痰，可用高渗盐水（3%~10%）超声雾化吸入导痰。

（2）经环甲膜穿刺气管吸引或经纤维支气管镜（简称纤支镜）防污染双套管毛刷留取痰标本：可防止咽喉部定植菌污染痰标本，对肺部感染的病因判断和药物选用有重要价值。

2. 纤维支气管镜与胸腔镜在呼吸系统疾病中有哪些应用？

随着纤维支气管镜与胸腔镜技术的发展，纤维支气管镜和胸腔镜技术已经成为呼吸系统疾病诊断和治疗的重要方法。主要包含以下三种：

（1）纤维支气管镜（纤支镜）：能弯曲自如进入到亚段支气管，直视病变，做黏膜刷检和活检，还能完成经纤支镜肺活检、经纤支镜冷冻肺活检、经支气管镜纵隔肿块或淋巴结穿刺针吸活检、经纤支镜肺泡灌洗，对取得的组织及回收的灌洗液进行检查分析，有助于明确疾病的诊断。此外，还可以通过纤支镜引导气管插管、取出异物、止血、良恶性肿瘤治疗等。

（2）胸腔镜：可以直视观察胸膜病变，进行胸膜活检、肺活检，是部分胸腔病变的重要诊断方法。

（3）硬质支气管镜：主要用于复杂气管内肿瘤或异物的摘除手术。

3. **如何评估慢性阻塞性肺疾病稳定期患者病情严重程度？**

稳定期慢性阻塞性肺疾病患者多可以采用综合指标体系进行病情严重程度的评估，主要包括：

（1）肺功能评估：使用“慢性阻塞性肺疾病全球倡议（GOLD）”分级标准。

（2）症状评估：采用改良版英国医学研究委员会呼吸困难问卷（mMRC 问卷）评估呼吸困难程度

（3）健康损害程度评估：采用慢性阻塞性肺疾病评估测试问卷（CAT）评估慢性阻塞性肺疾病患者的健康损害程度。

（4）急性加重风险评估：上一年发生 2 次或以上急性加重，或者 1 次及以上需要住院治疗的急性加重，均提示今后急性加重的风险增加。

4. **如何应用肺功能结果评估稳定期慢性阻塞性肺疾病患者的严重程度？**

目前采用 GOLD 分级：慢性阻塞性肺疾病患者吸入支气管舒张药后 $FEV_1/FVC<70\%$，再根据 FEV_1 下降程度进行气流受限的严重程度分级（表 1-7-9）。

表 1-7-9　慢性阻塞性肺疾病患者气流受限严重程度的肺功能分级

肺功能分级	分级标准	肺功能分级	分级标准
1 级：轻度	$FEV_1 \geqslant 80\%$ 预计值	3 级：重度	$30\% \leqslant FEV_1 < 50\%$ 预计值
2 级：中度	$50\% \leqslant FEV_1 < 80\%$ 预计值	4 级：极重度	$FEV_1 < 30\%$ 预计值

5. **如何通过症状评估稳定期慢性阻塞性肺疾病患者的严重程度？**

可采用改良版英国医学研究委员会呼吸困难问卷（mMRC 问卷）评估呼吸困难程度（表 1-7-10）。采用慢性阻塞性肺疾病评估测试问卷（CAT 问卷）评估慢性阻塞性肺疾病患者的健康损害程度（表 1-7-11）。

表 1-7-10　mMRC 问卷

mMRC 分级	呼吸困难症状
0 级	剧烈运动时出现呼吸困难
1 级	平地快步行走或上缓坡时出现呼吸困难
2 级	由于呼吸困难，平地行走比同龄人步行慢或需要停下来休息
3 级	平地行走 100m 左右或数分钟后即需要停下来喘气
4 级	因严重呼吸困难而不能离开家或者在穿脱衣服时即出现呼吸困难

表 1-7-11　CAT 问卷

症状	分数	症状
我从不咳嗽	0　1　2　3　4　5	我一直在咳嗽
我一点痰也没有	0　1　2　3　4　5	我有很多痰
我没有任何胸闷的感觉	0　1　2　3　4　5	我有很严重的胸闷感觉
当我爬坡或上一层楼梯时，我没有气喘的感觉	0　1　2　3　4　5	当我爬坡或上一层楼梯时，我感觉非常喘不过来气

续表

症状	分数	症状
我在家里能够做任何事情	0 1 2 3 4 5	我在家里做任何事情都很受影响
尽管我有肺部疾病，但我对外出离家很有信心	0 1 2 3 4 5	由于我有肺部疾病，我对离家外出一点信心都没有
我的睡眠非常好	0 1 2 3 4 5	由于我有肺部疾病，我的睡眠相当差
我精力旺盛	0 1 2 3 4 5	我一点精力都没有
得分		
注： 1. 慢性阻塞性肺疾病 CAT 分值范围是 0~40 分。 2. 评定：0~10 分：轻微影响；11~20 分：中度影响；21~30 分：严重影响；31~40 分：非常严重影响。		

6. 慢性阻塞性肺疾病患者氧疗注意事项有哪些？

慢性阻塞性肺疾病患者发生低氧血症时，可以用鼻导管吸氧或文丘里（Venturi）面罩吸氧。鼻导管吸氧时，吸入的氧流量为 1~2L/min，浓度为 28%~30%，应避免吸入氧浓度过高，过高的氧气浓度会抑制呼吸中枢的兴奋性，使呼吸变浅变慢，从而引起二氧化碳潴留加重。

如果合并慢性呼吸衰竭，提倡长期家庭氧疗，可以改善患者的生活质量，建议每天吸氧时间 >15h，使静息状态下的 PaO_2≥60mmHg 和 / 或 SaO_2>90%。

7. 什么是气道高反应性？

是指气道对各种刺激因子如变应原、理化因素、运动、药物等呈现的高度敏感状态，表现为患者接触上述刺激因子时气道出现过强或过早的收缩反应。

气道高反应性是哮喘的基本特征，目前普遍认为气道慢性炎症是导致气道高反应性的重要机制之一。气道高反应性常有家族倾向，受遗传因素影响。无症状的气道高反应性者出现典型哮喘症状的风险明显增加。但是，出现气道高反应性者并非都是哮喘，如长期吸烟、接触臭氧、病毒性上呼吸道感染、慢性阻塞性肺疾病也可出现程度较轻的气道高反应性。

8. 什么是支气管激发试验？

支气管激发试验是用来测定气道反应性的试验。常用吸入激发剂为醋甲胆碱和组胺，激发试验只适用于 FEV_1 占正常预计值 70% 以上或非哮喘发作期的患者。使用吸入激发剂后，如果 FEV_1 下降≥20% 为激发试验阳性，提示存在气道高反应性。

9. 什么是支气管舒张试验？

用以测定气流受限是否为可逆性改变。常用的吸入支气管舒张药是沙丁胺醇和特布他林。在吸入药物前测定肺功能，吸入支气管舒张药 20min 后重复测定，如果肺功能中的 FEV_1 较用药前增加≥12%，且其绝对值增加≥200ml，为舒张试验阳性，提示患者的气流受限是可逆的。

10. 哮喘患者的健康教育内容有哪些？

（1）疾病知识：指导患者增加对哮喘诱发因素、发病机制、控制目的和效果的认识，以提高治疗依从性。

（2）避免诱因：指导患者有效控制可诱发哮喘发作的各种因素，如避免摄入易引起过敏的食物；避免强烈精神刺激和剧烈运动；避免持续喊叫等过度换气动作；不养宠物；预防呼吸道感染等。

(3) 病情监测：指导患者识别哮喘发作的先兆和病情加重的征象；学会哮喘发作时紧急处理方法；学会使用峰流速仪监测最大呼气峰流速（PEF）；做好哮喘日记。

(4) 用药指导：指导患者了解所用药物的名称、用法、用量及注意事项；了解药物不良反应及应对措施；掌握正确的药物吸入技术；遵医嘱用药。

(5) 心理指导：指导患者培养良好的情绪，增强战胜疾病的信心；充分利用社会支持系统，动员患者家属、朋友参与哮喘管理。

11. 常用的吸入支气管舒张剂有哪些？

常用的吸入支气管舒张剂有两类，β_2 受体激动药和抗胆碱药。

(1) β_2 受体激动药：主要作用于气道的 β_2 受体，能够舒张支气管，缓解哮喘症状。分为短效的 β_2 受体激动药（SABA）和长效 β_2 受体激动药（LABA）。SABA 是控制哮喘急性发作的首选药物，如沙丁胺醇、特布他林；LABA 与糖皮质激素吸入药（ICS）联合使用，规律用药，能够缓解哮喘症状和预防哮喘急性发作。

(2) 抗胆碱药：有舒张支气管及减少黏液分泌的作用。分为速效抗胆碱药（SAMA）和长效抗胆碱药（LAMA）。SAMA 主要用于哮喘急性发作治疗，如异丙托溴铵；LAMA 主要用于哮喘合并慢性阻塞性肺疾病及慢性阻塞性肺疾病患者的长期治疗，如噻托溴铵。

12. 实施家庭氧疗应注意哪些问题？

(1) 保证氧疗目标：使患者在静息状态下，达到 $PaO_2 \geq 60mmHg$ 和 / 或使 SaO_2 升至 90% 以上。

(2) 注意安全：供氧装置周围严禁烟火，防止氧气燃烧爆炸。

(3) 氧疗装置定期更换、清洁、消毒。

13. 什么是体位引流？体位引流注意事项有哪些？

体位引流是利用重力作用促使呼吸道分泌物流入气管、支气管并排出体外的方法。根据不同的引流部位，采取不同的体位，见图 1-7-1。

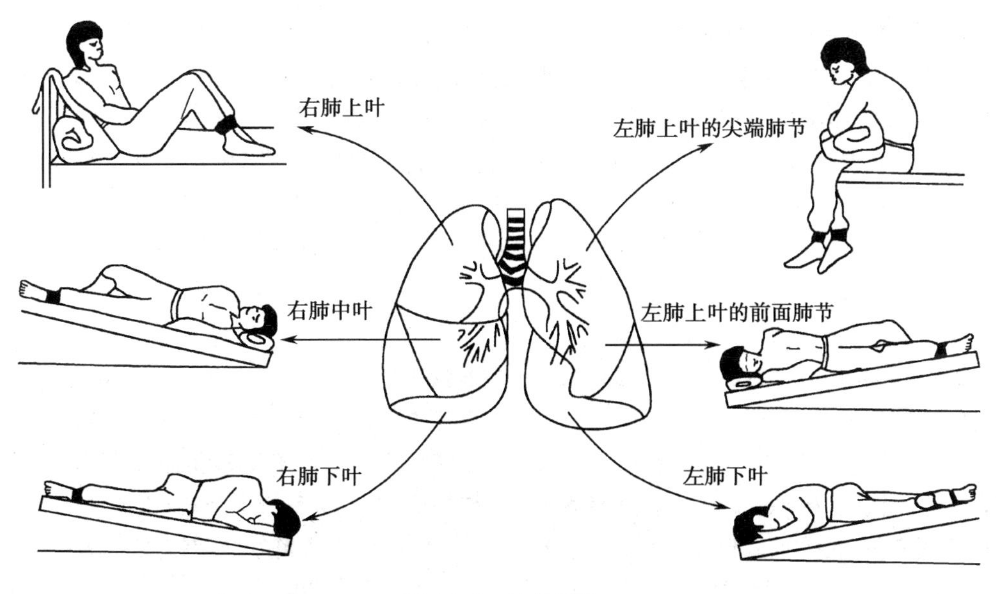

图 1-7-1 体位引流

体位引流注意事项：

（1）引流前需要向患者和家属解释引流目的、过程。引流前 15min 遵医嘱给予支气管舒张剂。

（2）抬高病灶部位的位置，使引流支气管开口向下，有利于潴留的分泌物随重力作用流入支气管和气管并排出。如果患者不能耐受，及时调整姿势。头部外伤、胸部创伤、咯血、严重心血管疾病或状况不稳定者，不宜采用头低位进行体位引流。

（3）根据病变部位、病情和患者状况，每天 1~3 次，每次 15~20min，一般饭前进行，晨起时立即进行效果最好。如果在餐后，需要在餐后 1~2h 进行。

（4）引流过程中观察患者的反应，如果患者出现心率加快、头晕、疲劳、大汗等不适症状，应立即停止引流。

（5）引流过程中如果患者能够耐受，可以做腹式深呼吸、胸部叩击等。

（6）引流结束后帮助患者取舒适体位，漱口，观察患者痰液的性质、量及颜色，评价引流效果。

14. 什么是呼吸衰竭？呼吸衰竭的类型有哪些？

呼吸衰竭是各种原因引起的肺通气和/或换气功能障碍，患者在静息状态下也不能维持足够的气体交换，导致低氧血症伴（或不伴）高碳酸血症，引起一系列病理生理改变和相应临床表现的综合征。确诊需要根据血气分析结果。海平面、静息状态下、无氧疗或呼吸辅助装置时，动脉血氧分压（PaO_2）小于 60mmHg 伴有（或不伴有）二氧化碳分压（$PaCO_2$）大于 50mmHg，就可以诊断呼吸衰竭。

（1）按动脉血气分析结果，可以将呼吸衰竭分为Ⅰ型呼吸衰竭，又称缺氧性呼吸衰竭，$PaO_2<60mmHg$，$PaCO_2$ 降低或正常。Ⅱ型呼吸衰竭又称高碳酸性呼吸衰竭，既有缺氧，又有 CO_2 潴留，即 $PaO_2<60mmHg$，同时伴有 $PaCO_2>50mmHg$。

（2）按发病的急缓，可以分为急性呼吸衰竭和慢性呼吸衰竭。在致病因素作用下，短时间内迅速出现的呼吸衰竭称为急性呼吸衰竭，因机体代偿能力有限，常比较凶险。慢性呼吸衰竭是指各种致病因素导致的呼吸功能损害逐渐加重，经过较长时间发展为呼吸衰竭，经过机体的代偿，可以耐受较轻的工作和日常活动。如果出现呼吸系统感染或气道痉挛，可出现急性加重。

15. 什么是急性呼吸窘迫综合征？

是指由于各种致病因素所致的急性、弥漫性肺损伤引起的急性呼吸衰竭，被称为急性呼吸窘迫综合征。临床上以呼吸窘迫、顽固性低氧血症、呼吸衰竭为特征。

急性呼吸窘迫综合征病理生理改变主要是肺容积减少、肺顺应性降低和严重通气/血流比例失调。致病因素有肺源性和肺外源性，肺源性的有重症肺炎、肺挫伤、淹溺等，肺外源性的包括休克、败血症、大量输血、重症急性胰腺炎等。根据氧合指数（动脉血氧分压/吸入气体氧浓度）确定急性呼吸窘迫综合征的严重程度。氧合指数在 200~300 为轻度，100~200 为中度，≤100 为重度。

16. 什么是俯卧位通气？其目的是什么？常见的并发症有哪些？

俯卧位通气是治疗重症急性呼吸窘迫综合征的辅助方法，在机械通气过程中翻转患者，使其面部朝下，俯卧位患者体位翻转的频率和持续时间目前尚不统一。接受俯卧位通气的患者可以通过多种途径和机制改善氧合状态，包括使萎陷的肺泡复张；肺内通气重新分布，增加灌注较好的背侧肺组织通气量，减少肺内分流；使潮气量分布均一。体位引流还可以促使气道内分泌物及液体排出，改善通气和弥散功能，并减少呼吸机相关性肺炎的发生。俯卧位通气的不良反应包括压力性损伤、气管导管阻塞和气管导管脱出。

17. 什么是睡眠呼吸暂停低通气综合征?

睡眠呼吸暂停低通气综合征指多种原因导致的睡眠状态下反复出现低通气和/或呼吸中断,引起间歇性低氧血症伴高碳酸血症以及睡眠结构紊乱(每晚7h睡眠过程中呼吸暂停和/或低通气反复发作30次以上或呼吸睡眠暂停低通气指数≥5次/h并伴有白天嗜睡等临床症状),从而使机体产生一系列病理生理改变的临床综合征。

睡眠呼吸暂停低通气指数是指每小时呼吸暂停低通气的次数,是评价睡眠呼吸暂停低通气综合征严重程度的指标。睡眠呼吸暂停低通气综合征的患者随着疾病的进展可以出现肺动脉高压、肺心病、呼吸衰竭、高血压、心律失常、脑血管意外等严重并发症。

18. 睡眠呼吸暂停低通气综合征患者的临床表现有哪些?

患者白天的表现有嗜睡、头晕、乏力、认知功能障碍、头痛、个性变化、性功能减退等。夜间表现为打鼾、呼吸暂停、憋醒、多动不安、多汗、夜尿增多、睡眠行为异常(磨牙、惊恐、呓语、夜游)。

二、自测题

【选择题】

(一) A1 型题

1. 大量咯血是指咯血量

A. 每天>300ml　B. 每次>100ml　C. 每天>500ml　D. 每次>200ml　E. 每次>300ml

2. 医院获得性肺炎最主要的发病机制是

A. 误吸入口咽部定植菌　B. 吸入被污染的气溶胶　C. 细菌血行感染播散
D. 胃肠道细菌移位　E. 患者皮肤表面定植菌

3. 关于支气管扩张的饮食护理,下列说法错误的是

A. 提供高热量、高蛋白质饮食　B. 避免进食冰冷食物
C. 进食后用清水漱口　D. 鼓励患者每天饮水量>1 000ml
E. 保持口腔清洁

4. 关于大量咯血患者的护理措施,下列说法错误的是

A. 绝对卧床休息　B. 健侧卧位
C. 禁食　D. 轻轻拍击健侧背部
E. 密切观察患者咯血的颜色、性状、量

5. 关于结核菌素试验,下列正确的是

A. 通常取0.1ml(10IU)结核菌素进行皮内注射　B. 注射后48h内测量皮肤硬结的横径和直径
C. 硬结直径5~9mm为阳性　D. 硬结直径10~19mm为强阳性
E. 局部出现水疱为强阳性

6. 异烟肼的主要不良反应有

A. 周围神经炎　B. 肝功能损害　C. 肾功能损害　D. 听力障碍　E. 视神经炎

7. 乙胺丁醇的主要不良反应有

A. 周围神经炎　B. 肝功能损害　C. 肾功能损害　D. 听力障碍　E. 视神经炎

8. **控制哮喘急性发作的首选药物是**

A. 短效 β_2 受体激动药　B. 长效 β_2 受体激动药　C. 糖皮质激素
D. 白三烯调节剂　E. 长效抗胆碱药

9. **属于短效 β_2 受体激动药的药物是**

A. 沙美特罗　B. 孟鲁司特　C. 沙丁胺醇
D. 布地奈德　E. 氨茶碱

10. **慢性阻塞性肺疾病急性加重期的主要原因是**

A. 吸烟　B. 细菌或病毒感染　C. 刺激性气体
D. 营养不良　E. 气温变化

11. **缩唇呼吸吸气与呼气时间比为**

A. 1∶1　B. 1∶2　C. 1∶4　D. 2∶1　E. 4∶1

12. **慢性肺源性心脏病最常见的病因为**

A. 慢性阻塞性肺疾病　B. 肺动脉高压　C. 支气管哮喘
D. 肺小动脉炎　E. 支气管扩张

13. **肺血栓栓塞症最常见的症状是**

A. 胸痛　B. 晕厥　C. 呼吸困难　D. 咯血　E. 咳嗽

14. **肺血栓栓塞症患者口服华法林的疗程至少为**

A. 1 个月　B. 2 个月　C. 3 个月　D. 6 个月　E. 12 个月

15. **肺癌的早期症状为**

A. 消瘦　B. 刺激性干咳　C. 咳痰　D. 发热　E. 气短

16. **胸腔闭式引流瓶液平面应低于引流管胸腔出口平面**

A. 40cm　B. 60cm　C. 80cm　D. 100cm　E. 120cm

17. **重度睡眠呼吸暂停低通气指数标准为**

A. >5~10　B. >10~15　C. >15~30　D. >30　E. >50

18. **经口气管插管的患者首选的气囊压力监测方法是**

A. 气囊压力表监测法　B. 手捏气囊感觉法　C. 持续充气泵监测法
D. 不需要监测　E. 持续气囊压力监测法

（二）A2 型题

1. **女，54 岁。车祸后肋骨骨折，右侧胸腔积液，行胸腔闭式引流术后引出血性液体 450ml。其血胸属于**

A. 少量血胸　B. 中量血胸　C. 大量血胸　D. 脓血胸　E. 感染性血胸

2. **男，32 岁。春季外出游玩出现胸闷、气促，诊断为支气管哮喘。其发病原因最可能的是**

A. 剧烈运动　B. 气候变化　C. 吸入花粉　D. 精神因素　E. 感染

3. **男，68 岁。入院时胸闷、气短，血气分析显示 PaO_2 58mmHg，$PaCO_2$ 74mmHg。吸氧浓度应为**

A. 15%~20%　B. 25%~29%　C. 29%~33%　D. 45%~53%　E. >53%

4. **男，78 岁。诊断为脑出血，患者格拉斯哥昏迷量表评分为 7 分。患者有痰鸣音，经雾化吸入和叩背后，痰液仍然没有咳出，下面的措施最恰当的是**

A. 经鼻气管插管　B. 经口气管插管　C. 气管切开
D. 置入鼻咽通气道后吸痰　E. 置入口咽通气道后吸痰

5. 护士小李，收治了一名经口气管插管接呼吸机辅助通气的患者，需要检查患者的气管插管套囊充气压力，合适的压力是

A. 5~10cmH_2O　　B. 10~15cmH_2O　　C. 15~20cmH_2O
D. 20~25cmH_2O　　E. 25~30cmH_2O

6. 男，45 岁。因感染性休克、呼吸衰竭给予气管插管接呼吸机辅助通气，留置人工气道期间，为预防机械通气相关肺炎，以下措施正确的是

A. 持续使用抗生素　　B. 持续使用抑制胃酸分泌的药物
C. 保持平卧位　　D. 持续镇静，患者减少活动
E. 监测胃残余量

7. 男，48 岁。诊断为慢性支气管炎、肺气肿 10 余年。今晨剧烈咳嗽后突然出现呼吸困难、右胸刺痛，并逐渐加重。该患者最可能的诊断是

A. 呼吸衰竭　　B. 气胸　　C. 慢性阻塞性肺疾病
D. 慢性支气管炎急性发作　　E. 急性心肌梗死

（三）A3/A4 型题

（1~5 题共用题干）

男，63 岁。确诊慢性阻塞性肺疾病近 12 年，因呼吸困难一直需要家人护理和照顾起居。今晨起大便时突然气急显著加重，伴胸痛，来急诊就诊。

1. 采集病史时应特别注意询问

A. 胸痛部位、性质和伴随症状　　B. 冠心病、心绞痛病史
C. 吸烟史　　D. 近期胸部 X 线检查情况
E. 近期服药史，如支气管舒张剂、抗生素

2. 体检重点是

A. 肺下界位置及肺下界移动度　　B. 肺部啰音
C. 病理性支气管呼吸音　　D. 胸部叩诊音及呼吸音的双侧比较
E. 颈动脉充盈

3. 为了确诊，最有价值的辅助检查是

A. B 型超声显像　　B. 心电图　　C. X 线透视或摄片
D. MRI　　E. 核素肺扫描

4. [假设信息]经检查确诊肺气肿并发左侧自发性气胸，其治疗拟选择胸腔插管闭式引流。护士应向患者解释，引流的主要目的是

A. 维护已经严重受损的肺功能，防止呼吸衰竭　　B. 缩短住院时间
C. 防止形成慢性气胸　　D. 防止胸腔继发感染
E. 防止循环系统受扰和引起并发症

5. [假设信息]患者血气分析结果：PaO_2 56mmHg，$PaCO_2$ 82mmHg。该患者合适的吸氧方式是

A. 2~4L/min 双鼻道吸氧　　B. 2~4L/min 面罩吸氧　　C. 1~2L/min 面罩吸氧
D. 1~2L/min 双鼻道吸氧　　E. 8~10L/min 面罩吸氧

（6~10 题共用题干）

患者 35 岁。以“右下肢肿胀 2d，呼吸困难 4h”为主诉入院，3d 前患者乘飞机回国，飞行时间约 12h。既往身体健康。

6. **为明确该患者的诊断，必要的化验检查是**

A. 血浆 D- 二聚体　B. 血生化　C. 凝血
D. 脑钠肽　E. 血常规

7. **该患者可以出现以下临床表现，除外**

A. 发热　B. 胸痛　C. 咯血　D. 晕厥　E. 呼吸困难

8. **［假设信息］该患者右下肢血管超声提示存在下肢深静脉血栓（DVT），以下各项均为深静脉血栓的危险因素，除外**

A. 下肢静脉输液　B. 卧床　C. 恶性肿瘤
D. 口服避孕药　E. 消瘦

9. **［假设信息］该患者抗凝治疗过程中，使用下列哪种药物时需要监测凝血酶原时间国际标准化比值**

A. 肝素　B. 华法林　C. 利伐沙班
D. 磺达肝癸钠　E. 尿激酶

10. **针对该患者的护理措施，正确的是**

A. 建议在下肢静脉输液
B. 为改善下肢水肿状况建议每日康复锻炼 2~3 次
C. 早期离床活动
D. 限制入液量
E. 患肢抬高

（四）B 型题

（1~3 题共用备选答案）

A. 肺鳞癌　B. 肺腺癌　C. 小细胞肺癌
D. 大细胞癌　E. 类癌

1. **肺癌中恶性程度最高的一种是**
2. **对放射治疗较为敏感的是**
3. **与吸烟关系密切的是**

【填空题】

1. **根据感染途径，肺脓肿可以分为以下三种类型（　　）、（　　）（　　）。**
2. **任何可以导致（　　）、（　　）和（　　）的因素都是肺血栓栓塞症的危险因素，即 Virchow 三要素。**
3. **“三凹征”是指（　　）、（　　）和（　　）明显凹陷。**
4. **慢性阻塞性肺疾病患者长期家庭氧疗的具体指征是（　　）和（　　）。**
5. **慢性阻塞性肺疾病患者长期家庭氧疗的氧流量为（　　），吸氧时间为（　　）。**
6. **溶栓治疗最严重的并发症是（　　）。**

【名词解释】

1. **胸部叩击**　2. **慢性支气管炎**　3. **慢性阻塞性肺疾病**
4. **支气管扩张症**　5. **支气管哮喘**　6. **肺炎**

7. **医院获得性肺炎** 8. **病毒性肺炎** 9. **肺源性心脏病**
10. **自发性气胸**

【案例分析题】

男，63岁。以"反复咳嗽、咳痰10年，加重伴发热3d"为主诉入院。半年前曾因上述情况住院治疗。

体格检查：体温38.5℃，脉搏116次/min，呼吸32次/min，血压116/68mmHg，桶状胸，呼吸变浅，触诊语颤减弱，叩诊呈过清音，心浊音界缩小，肺下界和肝浊音界下移，听诊两肺呼吸音减弱，可闻及湿啰音和干啰音。

辅助检查：肺功能检查提示肺总量（TLC）增加，功能残气量（RV）增加，肺活量（VC）减少，FEV_1/FVC为55%；肺CT提示肺气肿的表现，右肺下叶斑片影；动脉血气分析提示PaO_2 55mmHg，$PaCO_2$ 65mmHg，SaO_2 88%。

请问：

1. **从患者的病史及检查上判定，患者发生了什么情况？**
2. **此病常见的并发症有哪些？**
3. **此患者吸氧时，有哪些注意事项？**
4. **护士如何指导该患者进行呼吸功能锻炼？**

参考答案

【选择题】

（一）A1型题

1. C 2. A 3. D 4. B 5. E 6. A 7. E 8. A 9. C 10. B
11. B 12. A 13. C 14. C 15. B 16. B 17. D 18. A

（二）A2型题

1. A 2. C 3. B 4. D 5. E 6. E 7. B

（三）A3/A4型题

1. A 2. D 3. C 4. A 5. D 6. A 7. A 8. E 9. B 10. E

（四）B型题

1. C 2. C 3. A

【填空题】

1. 吸入性肺脓肿、继发性肺脓肿、血源性肺脓肿
2. 静脉血液淤滞、静脉系统内皮损伤、血液高凝状态
3. 胸骨上窝、锁骨上窝、肋间隙
4. PaO_2<55mmHg或SaO_2<88%，有或没有高碳酸血症

PaO_2 55~60mmHg或SaO_2<89%，并有肺动脉高压、心力衰竭所致水肿或红细胞增多症

5. 1~2L/min、10~15h/d
6. 颅内出血

【名词解释】

1. **胸部叩击**：是一种借助叩击所产生的振动和重力作用，使滞留气道内的分泌物松动，并移行到中心气道，最后通过咳嗽排出体外的方法。

2. **慢性支气管炎**：是气管和支气管黏膜及其周围组织的慢性非特异性炎症。咳嗽、咳痰是主要症状，每年发病持续 3 个月或更长时间，连续 2 年或 2 年以上。

3. **慢性阻塞性肺疾病**：是一种常见的、可以预防和治疗的疾病，其特征是持续存在的气流受限和呼吸系统症状。其气流受限多呈进行性发展，与气道和肺组织对香烟、烟雾等有害气体或有害颗粒的异常慢性炎症反应有关，肺功能检查对确定气流受限有重要意义。

4. **支气管扩张症**：是由于急、慢性呼吸道感染和支气管阻塞后，反复发生支气管炎症，致使支气管壁结构破坏，引起支气管持久性扩张。临床表现主要为慢性咳嗽、咯大量脓痰和/或反复咯血。

5. **支气管哮喘**：简称哮喘，是由多种细胞（如嗜酸性粒细胞、肥大细胞、T 淋巴细胞、中性粒细胞、气道上皮细胞等）和细胞组分参与的气道慢性炎症性疾病。主要特征有气道慢性炎症，气道对多种刺激因素呈现的高反应性，广泛多变的可逆性气流受限，以及随病程延长而产生的一系列气道结构的改变，即气道重塑。临床表现为反复发作的喘息、气急、胸闷或咳嗽等症状，常在夜间或凌晨发作或加重，多数患者可自行或治疗后缓解。

6. **肺炎**：指终末气道、肺泡和肺间质的炎症，可由病原微生物、理化因素、免疫损伤、过敏及药物所致，细菌性肺炎是最常见的炎症，也是最常见的感染性疾病之一。

7. **医院获得性肺炎**：简称医院内肺炎，指患者在住院 48h 后发生的肺炎，也包括出院后 48h 内发生的肺炎。呼吸机相关性肺炎最常见，治疗和预防较困难。误吸口咽部定植菌是医院获得性肺炎最主要的发病机制。常见病原体为铜绿假单胞菌、大肠埃希氏菌、肺炎克雷伯菌、金黄色葡萄球菌、肺炎链球菌、流感嗜血杆菌等。

8. **病毒性肺炎**：病毒侵入呼吸道及肺泡上皮细胞引起的肺实质及间质性炎症。大多发生于冬春季节，呈暴发或散发流行，大多可自愈。近年来常见的病原菌有流感病毒、呼吸道合胞病毒、冠状病毒等，是公共卫生防御的重要疾病之一。

9. **肺源性心脏病**：指由于支气管、肺组织、胸廓或肺血管病变引起的肺血管阻力增加，产生肺动脉高压，导致右心室出现结构和/或功能改变的疾病。

10. **自发性气胸**：指肺组织及脏胸膜的自发破裂，或胸膜下肺大疱自发破裂，使肺及支气管内气体进入胸膜腔导致气胸。

【案例分析题】

1. **从患者的病史及检查上判定，患者发生了什么情况？**

慢性阻塞性肺疾病急性加重。

2. **此病常见的并发症有哪些？**

慢性呼吸衰竭、自发性气胸、慢性肺源性心脏病。

3. **此患者吸氧时，有哪些注意事项？**

可以用鼻导管吸氧或通过文丘里面罩吸氧。鼻导管给氧时，吸入的氧浓度与氧流量有关，一般吸入氧浓度为 28%~30%，应避免吸入氧浓度过高引起二氧化碳潴留加重。

4. **护士如何指导该患者进行呼吸功能锻炼？**

在疾病的急性加重期，患者以休息为主，待进入到疾病的恢复期或出院前开始训练，护士应指导患者进行呼吸功能锻炼。主要包括缩唇呼吸、膈式或腹式呼吸、吸气阻力器等训练呼吸肌，以加强胸、膈呼吸肌的肌力和耐力，让腹肌参与到呼吸运动中，从而改善呼吸功能。每天训练 3~4 次，每次重复 8~10 次。

（1）缩唇呼吸：鼻吸气，缩唇（吹口哨样）缓慢呼气，同时收缩腹部，吸气与呼气时间比为 1∶2 或 1∶3。

（2）膈式或腹式呼吸：患者可以取立位、平卧位或半坐卧位，两手分别放于前胸和上腹部，鼻缓慢吸气，腹肌松弛，腹部隆起，膈肌下降。呼气时经口呼气，腹肌收缩，膈肌随腹腔压力增加而上抬，推动肺部气体排出。

（张晓春）

第五节　消化内科

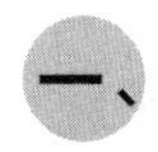

一、基本理论与知识要点

1. 胃食管反流病的临床表现有哪些？

（1）食管症状

1）典型症状：胃灼热和反流是本病最常见、最典型的症状。常在餐后 1h 出现，卧位、弯腰或腹压升高时可加重，部分患者胃灼热和反流症状可在夜间入睡时发生。

2）非典型症状：主要有胸痛、吞咽困难。胸痛严重时可为剧烈刺痛，发生在胸骨后，可放射至后背、胸部、肩部、颈部、耳后，可伴有或不伴有胃灼热和反流。吞咽困难呈间歇性发作，进食固体或液体食物均可发生。由食管狭窄引起的吞咽困难可呈持续性或进行性加重。有严重食管炎或并发食管溃疡者，可伴吞咽疼痛。

（2）食管外症状：由反流物刺激或损伤食管以外的组织或器官引起，如咽喉炎、慢性咳嗽和哮喘。严重者可发生吸入性肺炎，甚至出现肺间质纤维化。一些患者诉咽部不适，有异物感、棉团感或堵塞感，但无真正吞咽困难，称为癔球症。

（3）并发症：上消化道出血、食管狭窄、Barrett 食管。

2. 何谓自身免疫性胃炎？

自身免疫性胃炎是一种在自身免疫基础上，以富含壁细胞的胃体黏膜萎缩为病理特征的慢性萎缩性胃炎。壁细胞损伤后能作为自身抗原刺激机体的免疫系统而产生相应的壁细胞抗体和内因子抗体，破坏壁细胞，使胃酸分泌减少乃至缺失，还可影响维生素 B_{12} 吸收，导致恶性贫血。

3. 简述消化性溃疡疼痛的典型特点。

消化性溃疡主要指发生在胃和十二指肠的慢性溃疡，即胃溃疡和十二指肠溃疡。胃溃疡和十二指肠溃疡疼痛的典型特点和区别见表 1-7-12。

表 1-7-12　胃溃疡和十二指肠溃疡疼痛的典型特点和区别

区别	胃溃疡	十二指肠溃疡
疼痛性质	灼烧或痉挛感	钝痛、烧痛、胀痛或剧痛，也可仅有饥饿样不适感
疼痛部位	剑突下正中或偏左	上腹正中或稍偏右
疼痛发生时间	进食后 30~60min，疼痛较少发生于夜晚	进食后 1~3h，午夜至凌晨 3 点常被痛醒
疼痛持续时间	1~2h	饭后 2~4h，到下次进餐后为止
一般规律	进食→疼痛→缓解	疼痛→进食→缓解

4. 举例说明根除幽门螺杆菌的四联疗法方案。

根除幽门螺杆菌的四联疗法方案是以质子泵抑制剂和胶体铋剂为基础加上两种抗生素。常用质子泵抑制剂有奥美拉唑、泮托拉唑、雷贝拉唑、兰索拉唑；常用的铋剂有胶体果胶铋、枸橼酸铋钾等；常用的抗生素有阿莫西林、克拉霉素、甲硝唑等。根除幽门螺杆菌的四联疗法方案见表 1-7-13。

表 1-7-13 根除幽门螺杆菌的四联疗法方案

药名	用法	疗程
艾司奥美拉唑	20mg/ 次，2 次 /d，早、晚餐前 0.5~1h 口服	14d
胶体果胶铋	200mg/ 次，2 次 /d，早、晚餐前 0.5~1h 口服	14d
阿莫西林	1 000mg/ 次，2 次 /d，早、晚餐后口服	14d
克拉霉素	500mg/ 次，2 次 /d，早、晚餐后口服	14d

5. 简述中毒性巨结肠的临床表现及治疗方法。

（1）临床表现：中毒性巨结肠是一种主要由重症溃疡性结肠炎引起的潜在而又致命的并发症，它以全结肠或节段性结肠非梗阻型扩张（直径 >6cm）同时合并全身中毒症状为特征。常因低钾、钡剂灌肠、使用抗胆碱能药物或阿片类制剂而诱发。结肠病变广泛而严重，累及肌层和肠肌神经丛，肠壁张力减退，结肠蠕动消失，肠内容物与气体大量积聚，致急性结肠扩张，一般以横结肠最为严重，易引起急性肠穿孔。可导致患者病情急剧恶化，毒血症明显，脱水和电解质平衡紊乱，出现肠型、腹部压痛，肠鸣音消失。血白细胞显著升高，X 线腹部平片可见结肠扩大，结肠袋消失。

（2）治疗方法

1）一般支持治疗：积极建立静脉通道补液，纠正电解质紊乱，停用抗胆碱能药物和麻醉药。禁食、早期开始全胃肠外营养。定期复查血常规、电解质。

2）体位疗法：肛管排气、胃肠减压、体位改变等。间断地转动体位或膝胸卧位，可促进结肠气体的排出并减轻肠道内的压力。从仰卧位转成俯卧位或膝胸卧位时，气体可逐渐移至末端结肠或直肠而便于排出。

3）药物治疗：早期应用广谱抗菌药，可减少感染性并发症与发生率；静脉给予激素治疗，为手术治疗争取时间。

4）外科手术治疗：积极的手术干预可改善患者的预后，外科手术治疗的绝对适应证包括穿孔、难以控制的消化道出血、结肠进行性扩张。

6. 简述失代偿性肝硬化肝功能减退的临床表现。

(1) 全身症状与体征：一般状况差、精神不振、面色晦暗（肝病面容）、皮肤巩膜黄染等。

(2) 消化系统症状：食欲缺乏为最常见症状，进食后上腹饱胀，有时伴恶心、呕吐，进食油腻食物后易引起腹泻。

(3) 出血和贫血：常出现鼻出血、牙龈出血、皮肤紫癜和胃肠出血，女性常有月经过多。

(4) 内分泌失调：雌激素增多、雄激素减少，男性可有性功能减退、不孕、乳房发育、毛发脱落；女性可有月经失调、闭经、不孕，部分患者出现蜘蛛痣及肝掌；肾上腺皮质功能减退，糖皮质激素减少，出现肝病面容；胰岛素增多，易发生低血糖，糖尿病患病率增加。

7. 肝性脑病的常见诱因有哪些？

(1) 药物：镇静催眠药、镇痛药和麻醉药。

(2) 氨的产生和吸收增加：上消化道出血、高蛋白质饮食、感染、便秘。

(3) 水、电解质和酸碱平衡失调：大量排钾利尿、放腹水、出血、腹泻、呕吐、低钾性碱中毒。

(4) 其他：外科手术、尿毒症、分娩等可增加肝脏、脑、肾脏代谢负担或抑制大脑功能，诱发肝性脑病。

8. 试述轻症急性胰腺炎的处理原则。

(1) 禁食及胃肠减压：目的在于减少胃液分泌，减少胰液分泌，以减轻腹痛和腹胀。

(2) 静脉输液：补充血容量，维持水、电解质和酸碱平衡。

(3) 吸氧：予鼻导管或面罩给氧，维持患者血氧饱和度在95%以上。

(4) 止痛：腹痛剧烈者可给予哌替啶等镇痛药，禁用吗啡，防止引起Oddi括约肌痉挛，加重病情。

(5) 预防和控制感染：可口服硫酸镁导泻或腹部外敷芒硝促进肠蠕动，以清洁肠道，减少肠腔内细菌过量生长，也可口服抗生素进一步清除肠腔内的致病菌。

(6) 抑酸治疗：静脉给予 H_2 受体拮抗药或质子泵抑制剂。

9. 如何判断上消化道大量出血患者有继续出血或再次出血？

如患者出现下列迹象，提示有活动性出血或再次出血。

(1) 反复呕血，甚至呕吐物由咖啡色转为鲜红色。

(2) 黑便次数增多且粪质稀薄，色泽转为暗红色，伴肠鸣音亢进。

(3) 经充分补液、输血治疗，血流动力学指标改善不明显，或好转后又恶化，表现为血压波动、心率加快、中心静脉压不稳定。

(4) 血红蛋白浓度、红细胞计数、血细胞比容持续下降，网织红细胞计数持续增高。

(5) 在补液充足、尿量正常的情况下，血尿素氮持续或再次增高。

(6) 门静脉高压的患者原有脾大，在出血后常暂时缩小，如果发现脾恢复肿大提示出血未止。

10. 简述上消化道内镜检查术的适应证与禁忌证。

(1) 适应证：①有明显消化道症状，但不明原因者；②上消化道出血需查明原因者；③怀疑有上消化道肿瘤，但X线钡餐检查不能确诊者；④需要随访观察的病变，如溃疡病、萎缩性胃炎、胃手术后及药物治疗前后对比观察等；⑤需行内镜治疗者，如摘取异物、急性上消化道出血的止血、食管静脉曲张的硬化剂注射与结扎、食管狭窄的扩张治疗等。

(2) 禁忌证：①严重心、肺疾病，如严重心律失常、心力衰竭、严重呼吸衰竭及支气管哮喘发作；②各种原因所致休克、昏迷等危重状态；③急性食管穿孔、胃十二指肠穿孔，腐蚀性食管炎的急性期；④神志不清、精神失常不能配合检查者；⑤严重咽喉部疾病、主动脉瘤及严重的颈胸段脊柱畸形。

二、自测题

【选择题】

（一）A1 型题

1. 胃底腺中分泌盐酸和内因子的细胞是

A. 主细胞　B. 壁细胞　C. G 细胞　D. 黏液细胞　E. 柱状上皮细胞

2. 胃食管反流病的并发症**不包括**

A. 呕血　B. 黑便　C. 哮喘　D. 食管狭窄　E. Barrett 食管

3. 体内出现抗内因子抗体时可导致

A. 维生素 K 吸收不良　B. 维生素 C 吸收不良　C. 维生素 D 吸收不良
D. 维生素 B_{12} 吸收不良　E. 维生素 E 吸收不良

4. 对急性糜烂性出血性胃炎患者行急诊胃镜检查的最佳时间是出血后

A. 6~8h 内　B. 8~12h 内　C. 12~24h 内　D. 24~48h 内　E. 48~72h 内

5. 治疗十二指肠溃疡最重要的措施是

A. 少量多餐　B. 注意休息　C. 口服解痉药
D. 抑制胃酸分泌　E. 上腹痛时进少量食物

6. 幽门螺杆菌根除治疗后复查的首选方法是

A. 快速脲酶试验　B. 幽门螺杆菌培养　C. 病理组织学检测
D. ^{13}C 或 ^{14}C 尿素呼气试验　E. 抗幽门螺杆菌 IgG 抗体检测

7. 消化性溃疡是指溃疡的黏膜缺损超过

A. 上皮层　B. 固有层　C. 黏膜肌层　D. 黏膜下层　E. 肌层

8. 区别早期和进展期胃癌最好的检查方法是

A. 胃镜　B. 超声胃镜　C. 放大胃镜
D. 腹部 CT　E. 消化道钡餐造影

9. 肠结核最主要的感染途径是

A. 经口感染　B. 经血液感染　C. 经淋巴管感染
D. 经呼吸道感染　E. 经腹腔病变直接蔓延

10. 溃疡性结肠炎腹痛的规律是

A. 腹痛多遍及全腹　B. 进食—腹痛—便意　C. 腹痛—进食—腹痛缓解
D. 腹痛—便意—便后加剧　E. 腹痛—便意—便后缓解

11. 酒精性脂肪肝患者的饮食护理正确的是

A. 给予低蛋白饮食　B. 给予低热量饮食
C. 给予正常脂肪饮食　D. 不需要对所有患者强调戒酒
E. 根据病情应补充多种维生素和叶酸

12. 原发性肝癌肝外转移最常见的部位是

A. 脑　B. 肺　C. 骨　D. 胃　E. 肾上腺

13. 急性胰腺炎血清淀粉酶升高一般是在发病后

A. 6~12h　B. 12~24h　C. 24~36h　D. 36~48h　E. 24~48h

14. 大便隐血试验阳性，说明每天上消化道出血量超过

A. 3~5ml　B. 5~10ml　C. 10~20ml
D. 20~50ml　E. 50~100ml

15. 腹腔穿刺术后患者一般需卧床休息

A. 2~4h　B. 4~8h　C. 8~12h　D. 12~16h　E. 24h

（二）A2 型题

1. 女，40 岁。近 1 个月来感觉上腹部不适，伴反酸、嗳气，大便隐血试验阳性，幽门螺杆菌检测阳性，胃镜示胃黏膜呈颗粒状，黏膜血管显露，色泽灰暗，皱襞细小。最可能的诊断是

A. 急性胃炎　B. 消化性溃疡　C. 上消化道出血
D. 慢性萎缩性胃炎　E. 慢性非萎缩性胃炎

2. 男，33 岁。上腹烧灼样疼痛 6 个月，餐后 3~4h 明显，近 2 个月来频繁呕吐。查体：上腹部蠕动波，振水试验阳性。患者呕吐物的性质为

A. 血性液体　B. 带粪臭味　C. 咖啡色样物
D. 黄绿色液体　E. 发酵酸性宿食

3. 女，45 岁。反复上腹部疼痛 5 年，胃镜显示十二指肠球部溃疡，近 1 周腹痛加重，3d 前出现频繁呕吐，并进行加重。该患者易出现

A. 低钙血症　B. 低氯低钾性酸中毒　C. 低氯低钾性碱中毒
D. 低氯高钾性碱中毒　E. 高氯低钾性酸中毒

4. 男，45 岁。近 2 个月来出现上腹隐痛，餐后加剧，伴有早饱、厌食、乏力，无发热、黄疸，体重减轻约 5kg，大便隐血试验阳性。该患者最可能的诊断是

A. 胃癌　B. 慢性胃炎　C. 胃溃疡出血
D. 消化性溃疡　E. 急性糜烂性出血性胃炎

5. 女，30 岁。因腹痛、腹泻与便秘交替 5 个月就诊。肠道钡餐造影检查示病变肠段呈激惹状态，有钡影跳跃征。该患者最可能的诊断是

A. 肠结核　B. 克罗恩病　C. 慢性阑尾炎
D. 回盲部肿瘤　E. 溃疡性结肠炎

6. 男，28 岁。确诊溃疡性结肠炎 2 年，近 1 周腹痛、腹泻加重，排黏液脓血便达 8~10 次 /d，体温中度发热。治疗的首选药物是

A. 甲硝唑　B. 硫唑嘌呤　C. 氢化可的松
D. 柳氮磺吡啶　E. 5- 氨基水杨酸

7. 女，46 岁。肝硬化病史 8 年，因腹胀、少尿伴双下肢水肿入院。该患者目前最重要的治疗措施是

A. 支持治疗　B. 利尿药治疗
C. 卧床休息、加强营养　D. 静脉输注血浆、白蛋白、新鲜血浆
E. 放腹水，输注白蛋白及积液浓缩回输

8. 男，50 岁。肝硬化病史 10 年，近 3d 大量利尿后，出现定向力和理解力均减退，言语不清、举止反常，扑翼样震颤存在。该患者属于肝性脑病的

A. 轻微肝性脑病　B. 前驱期　C. 昏迷前期
D. 昏睡期　E. 昏迷期

9. 男，47 岁。上腹痛 2d，呕吐、腹胀，诊断为急性胰腺炎，为缓解患者腹痛，护士可指导患者采取的卧位是

A. 仰卧位　B. 侧卧位　C. 俯卧位　D. 半坐卧位　E. 弯腰抱膝位

10. 女，26 岁。因急性胰腺炎入院，现腹痛剧烈，需给予药物止痛，不能使用的药物是

A. 吗啡　B. 解痉灵　C. 哌替啶　D. 曲马多　E. 山莨菪碱

11. 女，23 岁。因呕血、黑便 1d，以上消化道出血收治入院，入院后立即查血常规、血型、备血。下列紧急输注浓缩红细胞的指征是

A. 收缩压 <70mmHg、心率 >110 次 /min、血红蛋白 <70g/L

B. 收缩压 <80mmHg、心率 >110 次 /min、血红蛋白 <80g/L

C. 收缩压 <90mmHg、心率 <120 次 /min、血红蛋白 <90g/L

D. 收缩压较基础收缩压降低幅度 <20mmHg、心率 <110 次 /min、血细胞比容 <20%

E. 收缩压较基础收缩压降低幅度 >30mmHg、心率 >120 次 /min、血细胞比容 <25%

12. 男，41 岁。反复呕血 3d 入院，呕血量约 900ml。入院时查体：血压 80/50mmHg，脉搏 148 次 /min。此时首先进行的处理是

A. 二囊三腔管压迫止血　B. 快速补液，纠正休克

C. 静脉注射神经垂体素　D. 静脉输注质子泵抑制剂

E. 急诊胃镜明确出血原因

13. 男，52 岁。因不明原因的肝大入院，为明确诊断须做肝穿刺活体组织检查，操作中穿刺针刺入肝内的深度不超过

A. 3cm　B. 4cm　C. 5cm　D. 6cm　E. 7cm

（三）A3/A4 型题

（1~3 题共用题干）

男，56 岁。食欲缺乏，进食后上腹饱胀 2 周，有时伴恶心、呕吐，有牙龈出血和大量腹水，下肢水肿，尿量减少，实验室检查肝功能异常。入院后诊断为肝硬化失代偿期。

1. 此患者最为显著的临床表现是

A. 食欲缺乏　B. 恶心、呕吐　C. 牙龈出血　D. 大量腹水　E. 尿量减少

2. 此患者可能出现的最严重并发症是

A. 肝性脑病　B. 原发性肝癌　C. 肝肺综合征

D. 上消化道出血　E. 自发性细菌性腹膜炎

3. 护士遵医嘱为患者使用利尿药期间，应观察患者每天体重减轻不超过

A. 0.5kg　B. 0.8kg　C. 1.0kg　D. 1.2kg　E. 1.5kg

（4~8 题共用题干）

男，42 岁。进食油炸食物后突然呕吐鲜红色血液 3 次，排黑便 1 次，量不详，急诊以“上消化道出血”为诊断收入院。查体：意识清楚，面色苍白，皮肤湿冷，脉搏 146 次 /min，呼吸 25 次 /min，血压 85/50mmHg，既往有肝炎、肝硬化病史 6 年，考虑为食管 - 胃底静脉曲张破裂出血。

4. 预估该患者出血量大于

A. 500ml　B. 700ml　C. 800ml　D. 900ml　E. 1 000ml

5. 该患者可能出现

A. 巨细胞性贫血　B. 正细胞正色素性贫血，网织红细胞升高

C. 正细胞低色素性贫血，网织红细胞正常
D. 小细胞低色素性贫血，网织红细胞正常
E. 小细胞低色素性贫血，网织红细胞升高

6. 该患者出现黑便是因为

A. 血液经胃酸作用
B. 血液与粪便混合所致
C. 血液被肠道细菌分解
D. 血液在肠道内停留时间较长
E. 血红蛋白中的铁与肠内硫化物作用形成硫化铁

7. 遵医嘱立即给予 14 肽天然生长抑素治疗，用法为

A. 首次剂量 100μg 缓慢静脉注射，继以 100μg/h 持续静脉滴注
B. 首次剂量 150μg 缓慢静脉注射，继以 150μg/h 持续静脉滴注
C. 首次剂量 200μg 缓慢静脉注射，继以 200μg/h 持续静脉滴注
D. 首次剂量 250μg 缓慢静脉注射，继以 250μg/h 持续静脉滴注
E. 首次剂量 300μg 缓慢静脉注射，继以 300μg/h 持续静脉滴注

8. 患者药物止血效果欠佳，给予三腔二囊管压迫止血，为防止黏膜糜烂、坏死，气囊充气加压 12~24h 应放松牵引，放气时间为

A. 5~10min
B. 10~15min
C. 15~30min
D. 30~45min
E. 45~60min

（9~11 题共用题干）

男，50 岁。下腹部隐痛 2 个月，下腹包块 15d，现为明确诊断拟行结肠镜检查。

9. 为做好肠道准备，患者开始进食少渣或无渣半流质饮食的时间最好是

A. 检查前 12h　B. 检查前 1d　C. 检查前 2d　D. 检查前 3d　E. 检查前 4d

10. 检查时患者应采取的体位是

A. 膝胸卧位
B. 左侧卧位，双腿屈曲
C. 左侧卧位，双腿伸直
D. 右侧卧位，双腿屈曲
E. 右侧卧位，双腿伸直

11. 检查后，患者突然出现剧烈腹痛、黑便，可能出现的并发症是

A. 肠穿孔
B. 肠胀气
C. 肠梗阻
D. 膀胱破裂
E. 急性腹膜炎

（四）B 型题

（1~2 题共用备选答案）

A. 胃溃疡
B. 肠结核
C. 克罗恩病
D. 溃疡性结肠炎
E. 急性胰腺炎

1. 腹部 X 线可见“哨兵袢”的是

2. X 线钡餐检查可见龛影的是

（3~4 题共用备选答案）

A. 腹壁柔韧感
B. 腹部振水音
C. 腹壁静脉曲张
D. 急性腹痛，辗转反侧
E. 板状腹、压痛、反跳痛

3. 与急性胃穿孔有关的是

4. 与结核性腹膜炎有关的是

【填空题】

1. 消化性溃疡的主要并发症是(　　)、(　　)、(　　)、(　　)。

2. 胃癌的转移途径包括直接蔓延侵袭至相邻器官、(　　)、(　　)、种植转移。

3. 肠结核病变部位主要位于(　　),与它含有丰富的(　　)有关。

4. 炎症性肠病主要指(　　)与(　　)。

5. 血清淀粉酶超过正常值至少(　　)倍可诊断为急性胰腺炎。

6. 上消化道出血患者,若血液在胃内停留时间长,则呕血呈(　　);若血液在胃内停留时间短,则呕血呈(　　)。

【名词解释】

1. 胃食管反流病　　2. 消化性溃疡　　3. 克罗恩病
4. 肝性脑病　　5. 急性胰腺炎　　6. 上消化道出血

【案例分析题】

男,40 岁。近 2 年来周期性反复上腹痛,疼痛多发生于餐后 2~3h 及夜间,进食后可缓解。近 1 个月患者因工作劳累,饮食不规律,出现腹痛加剧,并于昨晚及今晨排大便 7 次,为柏油样大便,每次量约 200ml。患者自觉头晕、心慌、乏力,遂来院就诊,以“上消化道出血”为诊断收入院。入院后患者又排大便 1 次,为暗红色柏油样便,量约 300ml。体格检查:体温 36.1℃,心率 123 次 /min,呼吸 24 次 /min,血压 86/55mmHg,面色苍白、口唇发绀、皮肤湿冷。

请问:

1. 该患者最可能的诊断是什么?
2. 患者入院后,存在的护理诊断有哪些?
3. 根据首要的护理诊断,应采取哪些护理措施?
4. 请再根据患者存在的另外一条护理诊断,提出相应的护理措施。

参考答案

【选择题】

(一) A1 型题

1. B　2. C　3. D　4. D　5. D　6. D　7. C　8. B　9. A　10. E
11. E　12. B　13. A　14. B　15. C

(二) A2 型题

1. D　2. E　3. C　4. A　5. A　6. C　7. B　8. C　9. E　10. A
11. E　12. B　13. D

(三) A3/A4 型题

1. D　2. A　3. C　4. E　5. B　6. E　7. D　8. C　9. D　10. B
11. A

（四）B 型题

1. E　2. A　3. E　4. A

【填空题】

1. 出血、穿孔、幽门梗阻、癌变
2. 淋巴结转移、血行转移
3. 回盲部、淋巴组织
4. 溃疡性结肠炎、克罗恩病
5. 3
6. 棕褐色咖啡渣样、鲜红色或血块

【名词解释】

1. **胃食管反流病**：胃、十二指肠内容物反流入食管引起胃灼热等症状，以及引起咽喉、气道等食管邻近的组织损害。根据有无食管黏膜的糜烂、溃疡，可将胃食管反流病分为反流性食管炎和非糜烂性反流病。

2. **消化性溃疡**：胃肠道黏膜被自身消化而形成溃疡，可发生于食管、胃、十二指肠、胃 - 空肠吻合口附近以及含有胃黏膜的 Meckel 憩室。

3. **克罗恩病**：一种病因不明的胃肠道慢性炎性肉芽肿性疾病。病变多见于末端回肠和邻近结肠，但从口腔至肛门各段消化道均可受累，呈节段性或跳跃式分布。临床表现以腹痛、腹泻、腹部肿块、瘘管形成和肠梗阻为特点，可伴有发热、营养障碍等全身表现以及关节、皮肤、眼、口腔黏膜、肝等肠外损害。

4. **肝性脑病**：严重肝病或门 - 体分流引起的、以代谢紊乱为基础的中枢神经系统功能失调的综合征，轻者临床仅表现为轻微智力损害，严重者可表现为意识障碍、行为失常和昏迷。

5. **急性胰腺炎**：多种病因使胰酶在胰腺内被激活引起胰腺组织自身消化，从而导致水肿、出血甚至坏死的炎症反应。临床主要表现为急性上腹痛、恶心、呕吐、发热、血和尿淀粉酶或脂肪酶升高，重症常继发感染、腹膜炎和休克等多种并发症。

6. **上消化道出血**：十二指肠悬韧带以上的消化道，包括食管、胃、十二指肠、胰、胆等病变引起的出血，以及胃空肠吻合术后的空肠病变出血。

【案例分析题】

1. 该患者最可能的诊断是什么？

十二指肠溃疡并发上消化道大出血。

2. 患者入院后，存在的护理诊断有哪些？

（1）低血容量性休克：与上消化道大出血有关。

（2）活动无耐力：与失血性周围循环衰竭有关。

（3）恐惧：与生命受到威胁有关。

（4）知识缺乏：缺乏有关引起上消化道出血的疾病及其防治的知识。

3. 根据首要的护理诊断，应采取哪些护理措施？

首要的护理诊断为低血容量性休克，应采取如下的护理措施：

（1）体位与保持呼吸道通畅：指导患者取平卧位，双下肢略抬高，注意保暖，以保证脑部供血。呕血时头偏向一侧，防止窒息或误吸；给予氧气吸入。

（2）治疗护理：立即建立 2~3 条静脉通道。遵医嘱迅速、准确地实施输血、输液、各种止血治疗及用药等抢救措施，并观察治疗效果及不良反应；准备好急救用品、药物；病情稳定后实行内镜下止血治疗。

（3）饮食护理：指导患者暂时禁食、禁水，出血停止后改为营养丰富、易消化、无刺激性的半流质、软食，少量多餐，逐步过渡到正常饮食。

（4）病情监测：给予心电监护，密切观察患者病情变化。观察生命体征、精神和意识状态、皮肤和甲床色泽、末梢循环和尿量变化、血清电解质和血气分析变化；观察患者大便的性质、颜色及量；呕血和/或黑便发生的时间、次数、量及性状，准确记录出入水量。

（5）心理护理：观察患者有无紧张、恐惧或悲观、沮丧等心理反应。解释安静休息有利于止血，关心、安慰患者。抢救工作迅速而不忙乱，经常巡视患者，以减轻患者的紧张情绪。大出血时陪伴患者，使其有安全感。呕血或排黑便后及时清除血迹、污物，以减少对患者的不良刺激。解释各项检查、治疗措施，听取并解答患者或家属的提问，以减轻他们的疑虑。

4. 请再根据患者存在的另外一条护理诊断，提出相应的护理措施。

患者存在的另外一条护理诊断为：

活动无耐力　与失血性周围循环衰竭有关。

应采取的护理措施包括：

（1）休息与活动：精神上的安静和减少身体活动有利于出血停止。指导患者绝对卧床休息，协助取舒适卧位，定时更换体位。治疗和护理工作有计划集中进行，以免影响患者的休息与睡眠。病情稳定后，逐渐增加活动量。

（2）安全护理：指导患者床上排泄；待病情稳定后坐起、站起时动作缓慢，出现头晕、心慌、出汗时立即卧床休息并告知护士，必要时由护士陪同如厕；加强巡视，用床栏加以保护。

（3）生活护理：协助患者完成个人日常生活活动，如进食、口腔清洁、皮肤清洁、排泄；勤翻身，注意预防压力性损伤；排便次数多者注意肛周皮肤清洁和保护。

（刘义兰）

第六节　血液内科

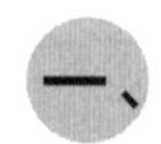

一、基本理论与知识要点

1. 造血器官和组织包括哪些，不同时期有何差异？

造血器官和组织包括骨髓、脾、肝、淋巴结以及分布在全身各处的淋巴组织和单核-巨噬细胞系统。胚胎早期，肝、脾为机体的主要造血器官；胚胎后期至出生后，骨髓成为主要的造血器官，但当机体需要时，如慢性溶血，已经停止造血的肝脾可部分恢复其造血功能，成为髓外造血的主要场所。

2. 缺铁性贫血的病因有哪些？

（1）需铁量增加而铁摄入不足：多见于婴幼儿、青少年、妊娠和哺乳期的妇女。

(2) 铁吸收障碍：主要见于胃大部切除后，胃酸分泌不足且食物快速进入空肠，绕过铁吸收的部位十二指肠，使铁吸收减少。

(3) 铁丢失过多：慢性失血是成年人缺铁性贫血最常见和最重要的原因。

3. 再生障碍性贫血治疗的基本原则有哪些？

(1) 重视支持疗法：尤其是感染的预防及有效控制是治疗的关键，酌情成分输血以缓解重症贫血、预防颅内出血。

(2) 分型治疗：重型再障的治疗以免疫抑制疗法或异基因造血干细胞移植为首选，可联合应用重组人粒系集落刺激因子（G-CSF），非重型再障以环孢素 A 联合雄激素治疗为主。

(3) 早期诊断、早期治疗。

(4) 联合、坚持用药，切不可缓解后立即停药。

4. 溶血性贫血的临床表现有哪些？

(1) 急性溶血：多为血管内溶血。起病急骤，突发寒战，随后出现高热、腰背与四肢酸痛、头痛、呕吐、酱油样尿（血红蛋白尿）和黄疸等。严重者还可发生周围循环衰竭、急性肾损伤。

(2) 慢性溶血：多为血管外溶血。起病缓慢，症状较轻，以贫血、黄疸、脾大为特征。溶血性黄疸主要与血中游离胆红素浓度升高有关，皮肤多呈柠檬黄色，不伴皮肤瘙痒。

5. 出血性疾病按病因和发病机制，可分为哪几种主要类型？

(1) 血管壁异常。

(2) 血小板异常。

(3) 凝血异常。

(4) 抗凝及纤维蛋白溶解异常。

(5) 复合性止血机制异常。

6. 过敏性紫癜分为哪五种类型？

(1) 单纯型（紫癜型）：为临床最常见的类型。主要表现为皮肤瘀点、紫癜，呈对称性，常成批、反复发生。

(2) 腹型：为最具潜在危险和最易误诊的临床类型。除皮肤瘀点和/或紫癜外，最常见的表现是腹痛，多位于脐周、下腹或全腹，呈阵发性绞痛。

(3) 关节型：除皮肤紫癜外，出现大关节的肿胀、疼痛和功能障碍，呈游走性、反复发作，数日而愈且不留关节畸形。

(4) 肾型：为本病最严重的临床类型。多在皮肤紫癜发生 1 周后出现血尿、蛋白尿、管型尿，可伴有水肿、高血压和肾功能不全的表现。

(5) 混合型：具有两种以上类型的临床表现。

7. 血友病患者局部出血如何处理？

(1) 皮肤表面的出血，可采用局部压迫止血法。

(2) 鼻出血，可遵医嘱使用巴曲酶、凝血酶、止血海绵等药物加压或填塞止血。

(3) 拔牙后出血不止或出血较多的伤口可用含相关凝血因子的粘贴物覆盖伤口或创面。

(4) 对局部深层组织血肿形成和关节腔出血患者，休息、制动、局部压迫、冷敷及抬高患肢是最重要的非药物性治疗措施。

(5) 咽喉部出血或血肿形成时，要避免血肿压迫呼吸道引起窒息，应协助患者侧卧位或头偏向一侧，必要时用吸引器将血吸出，并做好气管插管或气管切开的准备。

（6）一旦出现颅内出血，遵医嘱紧急输注凝血因子，配合做好其他抢救工作。

8. 急性白血病抗白血病的治疗步骤有哪些？

（1）诱导缓解治疗：是急性白血病治疗的第一阶段。主要是通过联合化疗，迅速、大量地杀灭白血病细胞，恢复机体正常造血，使患者尽可能在较短的时间内获得完全缓解。

（2）缓解后治疗：患者治疗的第二阶段，主要方法为化疗和造血干细胞移植。

（3）中枢神经系统白血病的防治：多采用早期强化全身治疗、鞘内注射化疗药物和/或高剂量的全身化疗药，中枢神经系统白血病发生时可进行颅脊椎照射。

（4）老年急性白血病的治疗：60岁以上患者更强调个体化治疗。多数患者化疗需减量用药，以降低治疗相关病死率，少数体质好又有较好支持条件的患者，可采用中老年患者的化疗方案。

9. 淋巴瘤的临床表现有哪些？

淋巴结肿大、发热、皮肤瘙痒、酒精疼痛、组织器官受累。

10. 什么是多发性骨髓瘤？

多发性骨髓瘤是浆细胞恶性增殖性疾病。骨髓中大量异常浆细胞克隆性增生，引起广泛溶骨性骨骼破坏、骨质疏松，血清中出现M蛋白，尿中出现本周蛋白，继而出现脏器损伤。临床表现：骨痛、贫血、肾功能不全、感染和高钙血症等。

11. 造血干细胞移植后移植物抗宿主病（graft-versus-host disease，GVHD）的临床表现有哪些？

（1）急性GVHD：发生在移植100d内，最常累及的靶器官是皮肤，表现为广泛性斑丘疹，严重者可发生全身大疱和表皮剥脱。第二大靶器官是胃肠道，表现为食欲缺乏、恶心、呕吐、腹泻，严重者可出现血水样便。第三大靶器官是肝脏，表现为黄疸和肝功能异常。

（2）慢性造血干细胞移植后移植物抗宿主病：发生在移植100d后，临床表现类似自身免疫性表现，如局限性或全身性硬皮病、皮肌炎、干燥综合征、关节炎、闭塞性支气管炎、胆管变性和胆汁淤积等。

12. 高白细胞血症的紧急处理措施有哪些？

一旦出现高白细胞血症，可使用血细胞分离机，清除过高的白细胞，同时给予水化和化疗前短期预处理、碱化尿液等，并应有效预防大量白血病细胞溶解所诱发的高尿酸血症、酸中毒、电解质平衡紊乱和凝血异常等并发症。

13. 高尿酸肾病的预防与用药护理有哪些？

（1）鼓励患者多饮水，化疗期间每天饮水量应达3 000ml以上。

（2）遵医嘱口服别嘌醇，抑制尿酸形成。

（3）在化疗前后遵医嘱给予利尿药，及时稀释并排泄降解的药物。嘱患者尽可能每半小时排尿1次，持续5h，就寝前排尿1次。

14. 化疗药物的分类有哪些？

（1）抗代谢药：甲氨蝶呤（MTX）、巯嘌呤（6-MP）、阿糖胞苷（Ara-C）、环胞苷（Cy）、氟达拉滨（FLU）、羟基脲（HU）。

（2）烷化剂：环磷酰胺（CTX）、苯丁酸氮芥（CLB）、白消安（BUS）。

（3）植物类：长春新碱（VCR）、高三尖杉酯碱（HHT）、依托泊苷（VP-16）、替尼泊苷（VM-26）。

（4）蒽环类抗生素：柔红霉素（DNR）、去甲氧柔红霉素（IDA）、多柔比星、阿克拉霉素（ACLA）。

（5）酶类：左旋门冬酰胺酶（L-ASP）。

（6）激素类：泼尼松。

（7）细胞诱导分化剂：维A酸、三氧化二砷。

（8）酪氨酸激酶抑制剂：伊马替尼、厄洛替尼、达沙替尼。

15. 发疱性化疗药物外渗的紧急处理措施有哪些？

（1）停止注药：立即停止药物注入。

（2）回抽药液：不要拔针，尽量回抽渗入皮下的药液。

（3）评估：评估并记录外渗的穿刺部位、面积，外渗药液的量，皮肤的颜色、温度，疼痛的性质。

（4）解毒：局部滴入生理盐水以稀释药液或用解毒剂。

（5）封闭：利多卡因局部封闭。

（6）涂抹：可用50%硫酸镁、多磺酸黏多糖乳膏或敷料等直接涂在患处，范围大于肿胀部位，每2h涂1次。

（7）冷敷与热敷：局部24h冰袋间断冷敷，但植物碱类化疗药不宜冰敷，宜局部间断热敷24h。

（8）抬高：药液外渗48h内，应抬高受累部位。

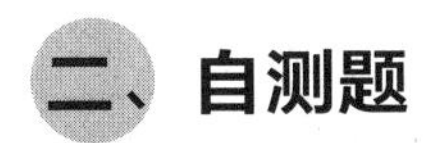

二、自测题

【选择题】

（一）A1型题

1. 患者血常规白细胞分类中出现大量幼稚细胞，最可能的诊断是

A. 白血病　B. 再生障碍性贫血　C. 血友病　D. 淋巴瘤　E. 多发性骨髓瘤

2. 过敏性紫癜与血小板减少性紫癜的主要区别是

A. 毛细血管脆性试验阳性　B. 紫癜呈对称分布　C. 血小板正常　D. 下肢皮肤有紫癜　E. 有过敏史

3. 在化疗初期最容易发生弥散性血管内凝血的白血病是

A. 急性淋巴细胞白血病　B. 急性早幼粒细胞白血病　C. 急性单核细胞白血病　D. 急性红白血病　E. 急性巨核细胞白血病

4. 影响造血干细胞移植患者生存质量的主要因素是

A. 感染　B. 出血　C. 慢性造血干细胞移植后移植物抗宿主病　D. 肝静脉闭塞病　E. 神经系统并发症

5. 再生障碍性贫血引起贫血的最主要原因是

A. 造血原料缺乏　B. 无效性红细胞生成　C. 红细胞破坏过多　D. 骨髓造血功能低下　E. 失血

6. 完整的正常止血取决于

A. 血小板的质和量及血管壁正常　B. 皮肤的完整性和凝血因素正常　C. 血小板的质和量及凝血因素正常　D. 血小板的质和量、血管壁及凝血因素正常　E. 机体正常免疫功能

7. **叶酸可用于治疗**

A. 巨幼细胞贫血　B. 溶血性贫血　C. 小细胞低色素性贫血

D. 自身免疫性贫血　E. 再生障碍性贫血

8. **贫血最常见和出现最早的症状是**

A. 耳鸣、眼花　B. 疲乏、无力　C. 失眠、多梦

D. 头晕、头痛　E. 心悸、气促

9. **特发性血小板减少性紫癜患者长期服用糖皮质激素治疗，下列不属于糖皮质激素副作用的是**

A. 晨僵　B. 溃疡病易出血　C. 高血压

D. 血糖升高　E. 易发生感染

10. **缺铁性贫血患者应用注射铁剂治疗时，正确的方法是**

A. 静脉注射铁剂时发生外渗无需处理　B. 注射铁剂同时准备地塞米松

C. 不需要更换注射部位　D. 抽取药液后直接注射

E. 铁剂要做深部肌内注射

11. **不属于白血病出血的原因是**

A. 凝血因子减少　B. 白血病细胞浸润损伤血管壁　C. 血小板功能异常

D. 血小板减少　E. 血红蛋白减少

12. **慢性髓系白血病患者护理措施错误的是**

A. 嘱患者取右侧卧位，以缓解腹胀　B. 鼓励患者多饮水，每日饮水量大于 1 500ml

C. 定期复查血象　D. 注意休息，避免劳累

E. 注意个人卫生和饮食卫生，预防感染

13. **柔红霉素的主要副作用是**

A. 皮肤损害　B. 严重脱发　C. 心脏损害　D. 肠道损害　E. 口腔损害

14. **以下属于白血病细胞浸润的临床表现是**

A. 恶性突眼　B. 胸骨压痛　C. 杵状指　D. 头痛头晕　E. 口渴

15. **以下选项中属于缺铁性贫血实验室检查结果的是**

A. 小细胞正色素　B. 大细胞正色素　C. 小细胞低色素

D. 大细胞低色素　E. 正常细胞低色素

16. **硼替佐米最主要的毒性反应是**

A. 胃肠道反应　B. 骨髓抑制　C. 神经毒性　D. 心肌损伤　E. 口腔损害

17. **造血干细胞输注中错误的护理措施是**

A. ABO 血型不合的异体骨髓可直接输注

B. 自体外周血干细胞回输注意观察有无血红蛋白尿

C. 输注外周血造血干细胞前应用抗过敏药物

D. 异体骨髓移植最后弃去少量（约 5ml），以防发生脂肪栓塞

E. 造血干细胞输注过程中观察有无发热反应

18. **对于化疗引起的口腔溃疡，以下护理措施错误的是**

A. 化疗期间可口含冰块进行预防

B. 增加营养支持

C. 避免食用辛辣、粗糙、刺激性食物

D. 应用大剂量甲氨蝶呤化疗患者可用四氢叶酸钙含漱

E. 真菌感染患者用酸性漱口水

19. 对恶性血液病患者感染性发热和非感染性发热有较好鉴别价值的实验室指标是

A. 白细胞计数　　B. 中性粒细胞计数　　C. 淋巴细胞计数

D. 降钙素原和 C 反应蛋白　　E. 嗜酸性粒细胞

（二）A2 型题

1. 男，40 岁。因高热，面色苍白，皮肤瘀斑 1 周就诊，血常规示 WBC 18.0 × 10^9/L，外周血幼稚细胞 50%，血小板 3.0 × 10^9/L，门诊以“白血病”为诊断收入院，护士在为患者做护理体检时患者主诉头痛、呕心、视物模糊，此时护士应该考虑患者可能出现

A. 食物中毒　　B. 急性胃炎　　C. 中暑　　D. 颅内出血　　E. 尿毒症

2. 急性早幼粒细胞白血病患者，在化学治疗过程中患者主诉胸闷、心悸，心率为 116 次 /min，护士应该考虑

A. 白血病细胞浸润　　B. 高三尖杉酯碱对心脏毒性作用　　C. 阿糖胞苷副作用

D. 患者心理因素　　E. 弥散性血管内凝血

3. 女，27 岁。因近期反复牙龈出血、皮肤瘀点瘀斑，时有发热、乏力、头晕耳鸣就诊，血常规提示 WBC 0.5 × 10^9/L，Hb 60g/L，PLT 20 × 10^9/L，网织红细胞 10 × 10^9/L，B 超检查未发现肝、脾、淋巴结肿大，无胸骨压痛。该患者的诊断可能是

A. 急性白血病　　B. 再生障碍性贫血　　C. 溶血性贫血

D. 慢性髓系白血病　　E. 过敏性紫癜

4. 女，17 岁。平时挑食，喜欢荤菜，尤其不爱吃叶子蔬菜，近半年出现面色苍白并逐渐加重，近 1 个月出现乏力、头晕和记忆力减退，学习成绩下降明显。门诊检查血常规：Hb 55g/L，血小板、白细胞基本正常，血涂片可见中红细胞，大小不等，以大卵圆形红细胞为主。骨髓检查：增生活跃，以红系增生为主。以“巨幼细胞贫血”收住入院。巨幼细胞贫血主要是体内缺乏

A. 维生素 B_6　　B. 铁　　C. 锌

D. 硒　　E. 叶酸和维生素 B_{12}

5. 男，18 岁。体育课与同学发生剧烈碰撞后右膝关节肿胀疼痛来医院就诊，在采集病史过程中得知患者患有血友病甲，给予补充凝血因子Ⅷ，10d 后症状缓解准备出院，出院前护士宣教正确的是

A. 患者为出血性疾病，不能参加任何运动

B. 不参加剧烈运动，可以参加比较缓和的运动，避免发生外伤事件

C. 卧床休息为主

D. 应该多参加集体活动

E. 不要活动，多吃补品增强体质

6. 男，42 岁。近 2 个月来出现乏力、低热、夜间盗汗，并有左腹隐痛，以上症状加重 1 周。常规体检发现患者脾脏肿大明显（进入盆腔），血常规显示：WBC 62 × 10^9/L，Hb 11.0g/L，血小板正常。骨髓检查：骨髓增生极度活跃，以粒系为主，中幼粒细胞 30%，原始粒细胞 8%。以“慢性髓系白血病”收治入院，患者巨脾，胀痛不适，在护理时给予患者合适的体位减轻疼痛，以下体位正确的是

A. 右侧卧位　　B. 仰卧位　　C. 俯卧位

D. 半坐卧位　　E. 左侧卧位

7. 男，19岁。近1个月来皮肤呈柠檬黄色，尿色呈浓茶样，伴贫血和网织红细胞比例升高，考虑溶血性贫血。有助于鉴别血管内溶血与血管外溶血的检测项目是

A. 血浆游离血红蛋白　　B. 红细胞脆性试验　　C. 血游离轻链
D. 抗人球蛋白试验　　E. 血红蛋白电泳

8. 男，48岁。急性白血病化疗后7d，主诉乏力不适，测体温37.9℃，脉搏88次/min，呼吸20次/min，血压110/68mmHg，此时，作为责任护士以下操作不正确的是

A. 嘱患者卧床休息，采取舒适的体位
B. 观察患者有无感染灶、生命体征及其变化
C. 协助医生做好各种检验标本的采集和送检工作
D. 遵医嘱正确输注抗生素
E. 给予物理降温，如冰敷腹部

9. 男，45岁。因发热5d入院，WBC $100.0\times10^9/L$，Hb 65g/L，PLT $35\times10^9/L$，外周血幼稚细胞60%，患者突发呼吸困难、低氧血症、头晕、言语不清、阴茎异常勃起，此时患者最有可能的情况是

A. 肺部感染　　B. 病毒性脑膜炎　　C. 白细胞淤滞症
D. 谵妄　　E. 休克

（三）A3/A4型题

（1~3题共用题干）

女，22岁。近3d皮肤出现多处瘀点瘀斑，1周前曾患上呼吸道感染。经检查诊断为过敏性紫癜。

1. 该病的发生机制主要是

A. 小血管炎症反应　　B. 血小板生成抑制　　C. 缺乏凝血因子
D. 存在血小板抗体　　E. 骨髓造血功能被破坏

2. 与该病发生有关的因素不包括

A. 鱼、虾等异种蛋白质　　B. 花粉　　C. 病毒感染
D. 磺胺药　　E. 放射线

3. 过敏性紫癜最常见的类型是

A. 腹型　　B. 皮肤型　　C. 肾型　　D. 混合型　　E. 关节型

（4~6题共用题干）

女，37岁。无明显诱因出现面色苍白，皮肤散在出血点1周。血常规示WBC $2.8\times10^9/L$，Hb 90g/L，PLT $30\times10^9/L$。骨髓常规检查：骨髓增生明显活跃，早幼粒细胞占91%。染色体和基因检查：特异性染色体异位t(15;17)。

4. 该患者最可能的诊断为

A. 急性非淋巴细胞白血病M_2型　　B. 急性非淋巴细胞白血病M_3型
C. 急性非淋巴细胞白血病M_4型　　D. 急性非淋巴细胞白血病M_5型
E. 急性淋巴细胞白血病

5. 该疾病易致早期死亡的最常见原因是

A. 出血　　B. 脑膜白血病　　C. 肺纤维化
D. 肾衰竭　　E. 高尿酸血症

6. 给予维A酸+三氧化二砷方案对患者进行化疗，化疗第5d，查血常规示：WBC $2.0\times10^9/L$，Hb 60g/L，PLT $27\times10^9/L$。遵医嘱给予输注红细胞治疗，输血5min左右，患者出现寒战，体温

39.1℃，面色潮红，腰痛，应考虑为

A. 肺水肿　　B. 发热反应　　C. 溶血反应
D. 过敏反应　　E. 高钾血症

（7~9 题共用题干）

男，30 岁。间断发热 1 个月，全身散在出血点，头晕乏力 10d 就诊。实验室检查：WBC $3.0 \times 10^9/L$，Hb 80g/L，RBC $3.0 \times 10^{12}/L$，PLT $70 \times 10^9/L$，确诊为再生障碍性贫血。

7. 本病的发生机制是

A. 缺乏维生素 B_{12}　　B. 缺乏叶酸　　C. 骨髓受抑制
D. 缺铁　　E. 缺乏蛋白

8. 发热为本病常见症状，其原因是

A. 新陈代谢旺盛　　B. 缺氧　　C. 营养不良
D. 缺乏成熟中性粒细胞　　E. 出血

9. 重型再生障碍性贫血患者死亡的主要原因是

A. 肝功能衰竭　　B. 颅内出血　　C. 急性肾衰竭
D. 严重贫血　　E. 急性心衰

（10~12 题共用题干）

女，32 岁。产后 7 个月，纯母乳喂养，自诉脱发严重，感乏力、头晕、耳鸣眼花入院，查体面色苍白，四肢肌力 5 级，实验室检查示：WBC $5.2 \times 10^9/L$，Hb 86g/L，RBC $2.7 \times 10^{12}/L$，PLT $150 \times 10^9/L$，血清转铁蛋白受体（sTfR）浓度 31.8nmol/L。确诊为缺铁性贫血。

10. 对缺铁性贫血患者进行健康教育时，不准确的是

A. 为便于铁剂吸收宜饭前服用　　B. 选择含铁丰富的食物
C. 贫血纠正后，仍需继续补充铁剂　　D. 首选病因治疗
E. 定期门诊检查血常规

11. 为进一步补足体内贮存铁，患者在血红蛋白恢复正常后，仍需继续服用铁剂

A. 2~4 周　　B. 1~3 个月　　C. 3~6 个月
D. 6~8 个月　　E. 8~12 个月

12. 患者口服铁剂治疗第 3d，口服铁剂时出现严重恶心，呕吐，查大便隐血试验（++），医嘱改为右旋糖酐铁注射治疗，注射过程中患者出现头痛、恶心、胸闷、双上肢荨麻疹。心率 129 次 /min，呼吸 30 次 /min，血压 81/49mmHg。患者最可能发生了

A. 脑出血　　B. 消化道出血　　C. 过敏反应
D. 急性呼吸窘迫综合征　　E. 过敏性休克

（四）B 型题

（1~4 题共用备选答案）

A. 贫血、出血均存在　　B. 出血为主，可伴贫血　　C. 有贫血而无出血
D. 无贫血而有皮下出血　　E. 贫血轻而出血重

1. 原发性血小板减少性紫癜

2. 溶血性贫血

3. 再生障碍性贫血

4. 过敏性紫癜

【填空题】

1. 淋巴系统由中枢淋巴器官和周围淋巴器官组成。中枢淋巴器官包括(　　)和(　　),周围淋巴器官包括淋巴结、脾、扁桃体及沿消化道和呼吸道分布的淋巴组织。

2. (　　)是成人缺铁性贫血最常见和最重要的病因。

3. 白血病临床表现有贫血、发热、(　　)、(　　)四大特征。

4. 特发性血小板减少性紫癜首选药物为(　　)。

5. PICC 置管常见并发症包括(　　)、(　　)、静脉炎、静脉血栓形成、导管异位、导管相关血流感染、导管脱出。

6. 多发性骨髓瘤患者骨髓中大量(　　)克隆性增生,引起广泛溶骨性骨骼破坏、骨质疏松,常出现(　　)、贫血、肾功能不全、感染和高钙血症等临床表现。

【名词解释】

1. 溶血性贫血　　2. 弥散性血管内凝血　　3. 造血干细胞移植
4. 酒精疼痛　　5. 血友病

【案例分析题】

男,25 岁。反复皮肤紫癜伴鼻出血半年,症状加剧 2 周,门诊以"特发性血小板减少性紫癜"为诊断收入院。身体评估:体温 36.9℃,脉搏 102 次 /min,呼吸 20 次 /min,血压 102/65mmHg;患者神志清,精神疲惫,轻度贫血貌;全身皮肤可见散在紫癜、瘀斑,四肢为甚。全身浅表淋巴结未触及,胸骨无压痛,肝脾肋下未触及。血常规:红细胞 3.2×10^{12}/L,血红蛋白 105g/L,白细胞 4.9×10^{9}/L,血小板 15×10^{9}/L。

请问:

1. 该疾病首选糖皮质激素治疗,该药的常见不良反应是什么?如何对患者做好药物指导?

2. 该疾病最严重的并发症及临床表现是什么?如何处理?

3. 患者在病房内再次鼻出血,应如何预防和护理?

参考答案

【选择题】

(一) A1 型题

1. A　2. C　3. B　4. C　5. D　6. D　7. A　8. B　9. A　10. E
11. E　12. A　13. C　14. B　15. C　16. C　17. A　18. E　19. D

(二) A2 型题

1. D　2. B　3. B　4. E　5. B　6. E　7. A　8. E　9. C

(三) A3/A4 型题

1. A　2. E　3. B　4. B　5. A　6. C　7. C　8. D　9. B　10. A
11. C　12. E

（四）B 型题

1. B　　2. C　　3. A　　4. D

【填空题】

1. 胸腺、骨髓
2. 慢性失血
3. 出血、器官和组织浸润
4. 糖皮质激素
5. 穿刺部位渗血、导管堵塞
6. 异常浆细胞、骨痛

【名词解释】

1. **溶血性贫血**：指红细胞遭到破坏、寿命缩短，超过骨髓造血代偿能力时发生的贫血，临床主要表现为贫血、黄疸、脾大、网织红细胞计数升高及骨髓红系造血细胞代偿性增生。

2. **弥散性血管内凝血**：是在多种致病因素的作用下，以微血管体系损伤为病理基础，凝血和纤溶系统被激活，导致全身微血管血栓形成、凝血因子大量消耗并继发性纤溶亢进，从而引起全身性出血、微循环衰竭的临床综合征。

3. **造血干细胞移植**：指对患者进行全身照射、化疗和免疫抑制处理后，将正常供体或自体的造血干细胞经血管输注给患者，使其重建正常的造血和免疫功能。

4. **酒精疼痛**：部分霍奇金淋巴瘤患者饮酒后，病变部位会发生疼痛，称为“酒精疼痛”，其症状可早于其他症状和 X 线表现，病变缓解后，酒精疼痛即消失，复发时又重现。

5. **血友病**：是一组遗传性凝血因子缺乏而引起的出血性疾病。主要包括血友病 A 和血友病 B，其中血友病 A 是临床最常见的遗传性出血性疾病，占血友病的 85%。血友病以阳性家族史、幼年发病、自发或轻微外伤后出血不止、血肿形成、关节腔出血为临床特征。

【案例分析题】

1. 该疾病首选糖皮质激素治疗，该药的常见不良反应是什么？如何对患者做好药物指导？

糖皮质激素的常见不良反应：医源性皮质醇增多症（包括向心性肥胖、血压升高、血糖升高、失眠多梦、焦虑易怒等）、胃肠道反应或出血、感染、骨质疏松。

应指导患者：

（1）必须遵医嘱、按剂量、按疗程用药，不可自行减量或停药，以免加重病情。

（2）为减轻药物不良反应，应饭后服药，可加用胃黏膜保护药或制酸剂，自我监测粪便颜色，若有黑便、呕血等消化道出血情况应及时就医。

（3）注重环境卫生和饮食卫生，保持口腔、肛周、全身皮肤清洁，预防各种感染。

（4）监测骨密度或遵医嘱预防性用药。

（5）定期复查血象，以了解血小板数目变化，指导疗效的判断和治疗方案的调整。

2. 该疾病最严重的并发症及临床表现是什么？如何处理？

该疾病最严重的并发症是颅内出血，表现为突然出现头痛、视物模糊、呼吸急促、喷射性呕吐，甚至昏迷，双侧瞳孔不等大、对光反射迟钝。

急救处理：

（1）立即去枕平卧，头偏向一侧。

（2）保持呼吸道通畅，床边备吸引器，预防窒息。

（3）吸氧。

（4）迅速建立 2 条静脉通路，遵医嘱快速静脉滴注或静脉注射 20% 甘露醇、地塞米松、速尿等，以降低颅内压，必要时进行成分输血。

（5）留置导尿管。

（6）心电监护，密切观察患者生命体征变化，监测患者意识状态、瞳孔及尿量变化，做好护理记录和床头交接班。

3. 患者在病房内再次鼻出血，应如何预防和护理？

（1）防止鼻黏膜干燥而出血：保持室内相对湿度在 50%~60%，可局部使用液状石蜡或抗生素软膏，以防止鼻黏膜因干燥而出血。

（2）避免人为诱发出血：指导患者避免用手抠鼻痂和外力撞击鼻部，勿用力擤鼻。

（3）少量出血时，可用棉球或明胶海绵填塞，无效者可用 0.1% 肾上腺素棉球或凝血酶棉球填塞，并局部冷敷。

（4）出血严重时，尤其是后鼻腔出血，可用凡士林油纱行后鼻腔填塞术，术后定时滴入液状石蜡，保持黏膜湿润。行后鼻腔填塞术后，患者常被迫张口呼吸，应加强口腔护理，避免局部感染。

（王华芬）

第七节　内分泌与代谢科

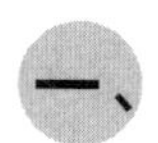

一、基本理论与知识要点

1. 试述甲状腺功能亢进症和 Graves 病的概念和关系。

（1）甲状腺功能亢进症：简称甲亢，是甲状腺本身产生过多甲状腺素（thyroid hormone，TH）所致的甲状腺毒症，以神经、循环、消化等系统兴奋性升高和代谢亢进为主要表现。

（2）Graves 病（Graves disease，GD）：又称为弥漫性甲状腺肿，是自身免疫性甲状腺疾病，在遗传易感的基础上，在感染、应激、药物等因素的作用下，引起体内的免疫系统紊乱，最后导致甲状腺功能异常。

（3）二者关系：甲亢的种类有很多，所有病因所致的甲亢中，Graves 病最常见，约占甲亢的 85%。

2. 甲状腺毒性的主要临床表现有哪些？

（1）高代谢综合征：患者常有疲乏无力、怕热、多汗、低热（甲状腺危象时可有高热）、糖耐量异常或糖尿病加重、负氮平衡、体重下降、尿钙、磷排出量增加。

（2）精神神经系统：多言好动、紧张失眠、焦虑烦躁、易激动、易怒、注意涣散、记忆力减退、腱反射活跃，伸舌或双手向前平举时有细微震颤。

（3）心血管系统：心悸、持续性心动过速，睡眠或休息时心率下降但仍高于正常心率。甲状腺素可增强心脏对儿茶酚胺的敏感性，发挥正性肌力作用，出现外周血管扩张，心排血量代偿性增加。甲状腺毒性心脏病主要表现为房颤、房扑、心脏增大、心力衰竭、心绞痛和心肌梗死。

收缩压升高、舒张压下降和脉压增大也是甲亢的特征性表现。

(4) 消化系统:多表现为食欲亢进,肠蠕动加快,腹泻,排便次数增多,也可出现肝大、肝功能异常、转氨酶升高,偶伴黄疸。

(5) 肌肉与骨骼系统:主要表现为周期性瘫痪,多见于亚洲青年男性,发病诱因包括运动、饱餐、高糖饮食、注射胰岛素,病变主要累及下肢,常伴低钾血症。慢性肌病者主要累及近端肌群的肩、髋部肌群,肌无力为进行性,伴肌萎缩,尿酸排泄量增加。还可伴发重症肌无力。甲亢还可影响骨骼脱钙而发生骨质疏松。

(6) 生殖系统:女性常有月经稀少,周期延长,甚至闭经。男性可出现阳痿,偶见乳腺发育。

(7) 造血系统:外周血淋巴细胞比例升高,单核细胞增加,白细胞总数降低。血小板寿命缩短,可伴发血小板减少性紫癜。

(8) 皮肤、毛发及肢端表现:皮肤温暖湿润,颜面潮红,部分患者色素减退,出现毛发脱落、白癜风或斑秃。少数出现杵状指、组织肿胀,指甲或趾甲和甲床分离,称为指端粗厚症。Graves 病患者的特异性皮肤损害以胫前黏液性水肿多见。

(9) 甲状腺危象:又称为甲亢危象,发生原因可能与短时间内大量 T_3、T_4 释放入血有关。多发生于甲亢较重未予以治疗或治疗不充分的患者,症状在上述基础上增多并加重。

3. 甲状腺危象的常见诱因有哪些?

(1) 应激状态:感染、手术、放射性碘治疗、精神刺激、过度劳累、急性创伤。

(2) 严重躯体疾病:心力衰竭、低血糖症、败血症、脑卒中、急腹症。

(3) 口服过量甲状腺素制剂。

(4) 甲状腺手术准备不充分或手术中过度挤压甲状腺。

4. 甲状腺危象的典型临床表现有哪些?

原有甲亢症状加重、高热(体温常在 39℃以上)、大汗、心动过速(心率在 140 次 /min 以上)、恶心、呕吐、腹痛、腹泻、烦躁不安、谵妄,严重患者可有心衰、休克及昏迷。死亡原因多为高热虚脱、心力衰竭、肺水肿、严重的水电解质紊乱。

5. 甲状腺危象的紧急处理措施有哪些?

(1) 立即吸氧:绝对卧床休息,呼吸困难或发绀者取半坐卧位,立即给予吸氧。

(2) 及时准确给药:迅速建立两条静脉通路。遵医嘱使用丙硫氧嘧啶、复方碘溶液、β 受体拮抗药、氢化可的松,抑制甲状腺素的合成和释放,阻断甲状腺素对心脏的刺激作用,拮抗应激反应。严格掌握碘剂的剂量,观察是否出现胃肠道反应、头痛、目眩、发热等碘中毒症状,观察是否有颜面潮红、结膜充血、咳嗽、打喷嚏、皮疹,甚至出现皮肤湿冷、胸闷、声音嘶哑、心慌气短、血压降低等碘过敏反应。准备好抢救药物,如镇静药、血管活性药物、强心药等。

(3) 密切观察病情变化:测量生命体征,准确记录 24h 出入水量,观察神志变化。

(4) 对症护理:体温过高患者予以冰敷或酒精擦浴降温。躁动不安者使用床栏保护患者安全。昏迷者加强皮肤、口腔护理,定时翻身防止发生压力性损伤、肺炎。腹泻者注意肛周的清洁护理,预防肛周感染。

(5) 昏迷患者遵医嘱给予鼻饲饮食,注意水电解质平衡,有感染者,遵医嘱应用抗生素。

6. 甲状腺功能亢进症的主要护理诊断有哪些?

(1) 营养失调:低于机体需要量　与基础代谢率升高导致代谢需求大于摄入有关。

(2) 活动无耐力　与蛋白质分解增加、甲状腺毒性心脏病、肌无力有关。

(3) 应对无效　与性格及情绪改变有关。

(4) 体液不足　与多汗、呕吐、腹泻有关。

(5) 知识缺乏：缺乏药物治疗及自我护理相关知识。

(6) 潜在并发症：甲状腺危象。

(7) 组织完整性受损　与浸润性突眼有关。

7. 试述甲状腺功能亢进症患者的饮食护理。

(1) 高热量、高蛋白、高维生素及矿物质丰富的饮食，如鸡蛋、牛肉、鸡肉、各种蔬菜水果等，要避免食用含碘高的食物，如海带、紫菜、海鱼等海产品。

(2) 鼓励患者多饮水，每天饮水 2 000~3 000ml，以补充出汗、腹泻、呼吸加快等所丢失的水分，但并发心脏疾病者应避免大量饮水，以防止血容量增加引起心力衰竭。

(3) 禁止摄入刺激性的食物及饮料，如浓茶、咖啡等，以免引起患者精神兴奋；减少食物中粗纤维的摄入，以减少排便次数；避免进食含碘丰富的食物，应食用无碘盐，忌食海带、海鱼、紫菜等，慎食卷心菜、甘蓝等易致甲状腺肿的食物。

8. 试述糖尿病的典型临床表现。

三多一少：多饮、多食、多尿和体重减轻。由于血糖升高引起渗透性利尿导致尿量增多；多尿导致失水，患者口渴而多饮；机体不能利用葡萄糖，且蛋白质和脂肪消耗增加，引起消瘦、疲乏、体重减轻；为维持机体活动，补充糖分，故患者易饥多食。有的患者可表现为视物模糊、外阴瘙痒、皮肤瘙痒和易感染；有并发症时，可出现视力下降、水肿、贫血、对称性的手指、足趾感觉减退、疼痛、麻木或异样感，亦可有足背动脉搏动减弱。

9. 试述糖尿病酮症酸中毒的诱因。

常见诱因：急性感染、胰岛素不适当用量或突然中断治疗、饮食不当、胃肠疾病、脑卒中、心肌梗死、创伤、手术、妊娠、分娩、精神刺激等。

10. 试述糖尿病酮症酸中毒的临床表现。

(1) 高血糖：多为 16.7~33.3mmol/L。

(2) 早期主要表现为乏力和“三多一少”症状加重。

(3) 随后失代偿阶段出现食欲缺乏、恶心、呕吐、常伴头痛、嗜睡、烦躁、呼吸深快有烂苹果味（丙酮味）。

(4) 随着病情进一步发展，出现严重失水、尿量减少、皮肤弹性差、眼球下陷、脉细速、血压下降、四肢厥冷。

(5) 晚期各种反射迟钝甚至消失，患者出现昏迷。

11. 糖尿病酮症酸中毒的抢救措施有哪些？

(1) 早期患者：仅需给予足量短效胰岛素及口服液体，严密观察病情，定期复查血糖、血酮，遵医嘱调节胰岛素剂量。

(2) 严重患者，应立即抢救：以补液、小剂量胰岛素治疗、纠正电解质及酸碱平衡失调为主。

1) 补液：输液是治疗的首要和关键措施，补液原则应先快后慢，先盐后糖。通常先使用生理盐水，补液量和速度视失水程度而定，若无心力衰竭，开始速度应快，2h 内输入生理盐水 1 000~2 000ml，以后根据血压、心率、每小时尿量、末梢循环、中心静脉压、有无发热呕吐等决定补液量和速度。24h 输液总量为 4 000~6 000ml，严重失水者可达 6 000~8 000ml。如治疗前有低血压或休克，应输入胶体溶液进行抗休克处理。鼓励患者多饮水，只有组织灌注得到改善之后胰岛素生物效应才能充分发挥。

2）小剂量胰岛素治疗：按 0.1U/（kg·h）短效胰岛素加入生理盐水中持续静脉滴入或泵入，既可快速平稳降血糖，又可抑制脂肪分解和产生酮体。每隔 1~2h 复查血糖，根据血糖数值调整胰岛素剂量。当血糖降至 13.9mmol/L 时，改为输入 5% 葡萄糖溶液并加入短效胰岛素（每 2~4g 葡萄糖加入 1U 胰岛素），每 4~6h 复查血糖，调整液体中胰岛素比例。尿酮体消失后，根据患者血糖、尿糖及进食情况调整胰岛素剂量或改为每 4~6h 皮下注射短效胰岛素 1 次。

3）纠正电解质及酸碱平衡失调：治疗前已有严重低钾应立即补钾，血钾升至 3.5mmol/L 时再开始胰岛素治疗；开始治疗后患者每小时尿量 40ml 以上，血钾低于 5.2mmol/L 即可静脉补钾。整个治疗过程中监测血钾水平，结合心电图、尿量调整补钾的量和速度。病情恢复后继续口服补钾。轻、中度酸中毒经补液和胰岛素治疗后可纠正，无需补碱。pH≤6.9 的严重酸中毒静脉输入等渗碳酸氢钠（1.25%~1.4%），一般给予 1~2 次，不宜过快，补碱后应注意监测动脉血气。

12. 试述低血糖反应的诱因。

（1）使用外源性胰岛素或胰岛素促分泌药。

（2）未按时进食或进食过少。

（3）运动量增加。

（4）酒精摄入，尤其是空腹饮酒。

（5）胰岛素瘤等疾病。

（6）胃肠外营养治疗等。

13. 试述低血糖反应的临床表现。

低血糖临床表现呈发作性，发作时间、频率随病因不同而异，与血糖水平以及血糖下降速度有关。

（1）交感神经兴奋：肌肉颤抖、心悸、出汗、饥饿感、软弱无力、紧张、焦虑、流涎、面色苍白、心率加快、四肢冰冷等。老年患者常有自主神经功能紊乱而掩盖交感神经兴奋表现，导致症状不明显，故应注意观察夜间低血糖症状发生。

（2）中枢神经症状：初期为精神不集中、思维语言迟钝、头晕、嗜睡、视物不清、步态不稳，后可有幻觉、躁动、易怒、性格改变、认知障碍，严重时发生抽搐、昏迷。

（3）有些患者屡次发生低血糖后，可表现为无先兆症状的低血糖昏迷。持续 6h 以上的严重低血糖常导致永久性脑损伤。

14. 试述低血糖的诊断标准。

非糖尿病患者低血糖诊断标准为血糖 <2.8mmol/L，糖尿病患者血糖≤3.9mmol/L 就属于低血糖范畴。

15. 试述低血糖反应的诊治流程（图 1-7-2）。

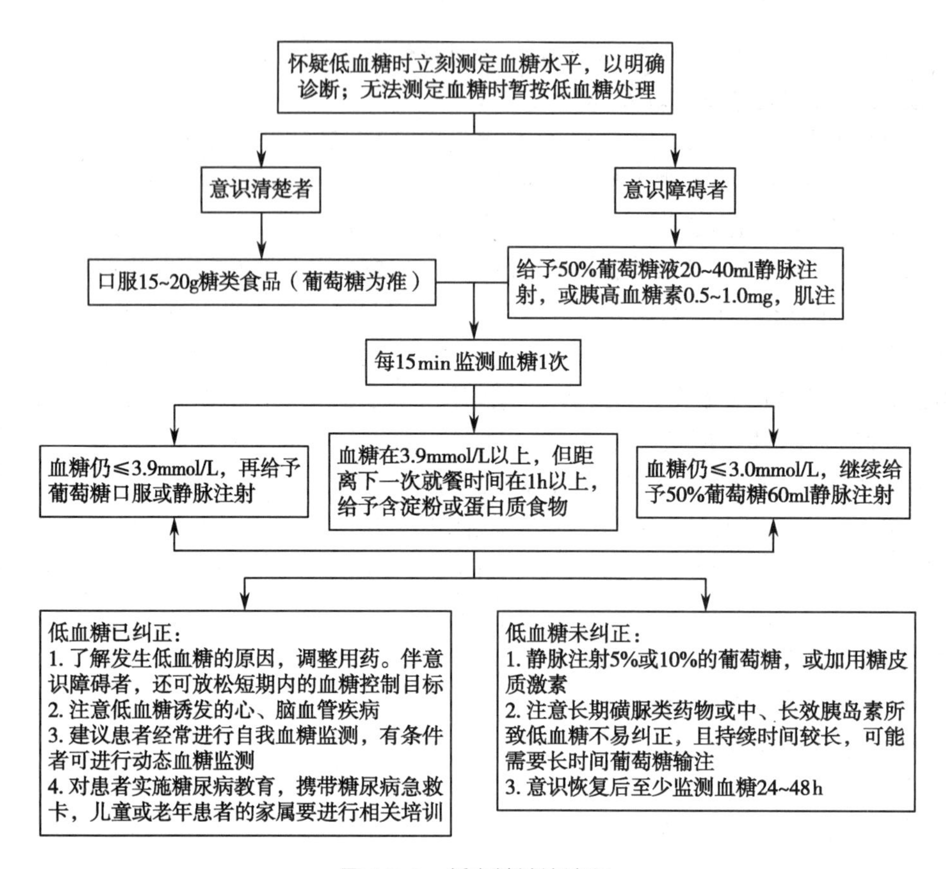

图 1-7-2　低血糖诊治流程

二、自测题

【选择题】

（一）A1 型题

1. 胰岛素最常见的不良反应是

A. 注射部位脂肪增生　B. 轻度水肿　C. 注射部位脂肪萎缩
D. 低血糖反应　E. 过敏反应

2. 造成皮质醇增多症患者向心性肥胖的原因是

A. 蛋白质合成增加　B. 脂肪分解增加　C. 脂肪合成增加
D. 蛋白质分解代谢亢进　E. 脂肪代谢障碍

3. 糖尿病患者的饮食指导中不正确的是

A. 根据患者姓名、年龄、理想体重、生活习惯等计算每天总热量
B. 总原则是高蛋白、高维生素、高热量、高脂肪、无糖的膳食
C. 定时定量，根据患者生活习惯、病情和配合药物治疗安排
D. 对于血糖控制接近正常者，可在两餐间加食水果
E. 每周定期测量体重 1 次，如果体重增加超过 2kg，须减少饮食总热量

4. **骨质疏松患者防跌倒措施中不正确的是**

A. 睡觉时将患者床栏拉起，预防患者坠床和跌倒

B. 为了保证患者体力，改善夜间睡眠质量，夜间应将走廊灯光调至最暗

C. 尽量将患者常用的私人物品放置在固定位置，保持活动区域无障碍物

D. 在洗漱及用餐时段，加强对意外的预防

E. 当患者使用利尿药时，防范因频繁如厕所产生的意外

5. **甲状腺功能亢进患者存在高代谢综合征，临床表现是**

A. 心悸、胸闷　B. 情绪不稳定　C. 怕热、多汗、常有消瘦

D. 甲状腺对称性肿大　E. 肌无力

6. **甲状腺功能亢进症时最具有诊断意义的体征是**

A. 心率加快，第一心音亢进　B. 弥漫性甲状腺肿伴血管杂音

C. 突眼　D. 脉压增大

E. 血压升高

7. **骨质疏松患者的用药护理错误的是**

A. 钙剂宜空腹服用，多饮水，以增加尿量，减少泌尿系结石形成的机会

B. 服用维生素 D 时，可以与绿叶蔬菜一起服用

C. 使用雌激素药物期间应定期进行妇科和乳腺检查，阴道出血应及时报告医生

D. 指导使用雄激素药物期间，定期监测肝功能

E. 服用降钙素应注意观察不良反应，如食欲缺乏、恶心、颜面潮红

8. **原发性慢性肾上腺皮质功能减退症典型体征是**

A. 皮肤紫纹　B. 轻度肥胖　C. 皮肤黏膜色素沉着

D. 皮肤多汗及低热　E. 血压降低

9. **关于放射性 ^{131}I 治疗描述正确的是**

A. 抑制甲状腺激素合成

B. 抑制甲状腺激素释放

C. 抑制甲状腺激素与其受体的结合

D. 破坏甲状腺滤泡上皮而减少甲状腺激素的分泌

E. 促进甲状腺激素与其受体的结合

10. **痛风患者出现关节痛时的护理要点不正确的是**

A. 急性关节炎期，患者应卧床休息

B. 病床上可安放支架支托盖被，抬高患肢，避免关节负重

C. 待患者关节肿痛缓解 72h 后，方可下床活动

D. 痛风石严重时，可导致局部皮肤溃疡发生，应做好皮肤护理

E. 手、腕、肘关节受累时可给予热敷或 25% 硫酸镁湿敷

11. **嗜铬细胞瘤所具有的特征性表现为**

A. 持续性高血压　B. 直立性高血压　C. 阵发性高血压

D. 持续性低血压　E. 低血压、休克

12. **糖尿病患者出现蛋白尿、水肿的原因是**

A. 应激状态　B. 过度劳累　C. 大血管病变　D. 肾小球病变　E. 神经病变

13. **痛风患者饮食要点描述不正确的是**

A. 每日总摄入量应限制在 1 200~1 500kcal

B. 控制饮水量，以防小便频繁导致下床活动量增加

C. 避免进食高嘌呤食物，如动物内脏、鱼虾、乳类、黄豆、浓茶

D. 饮食宜清淡、易消化，忌辛辣和刺激性食物，严禁烟酒

E. 多进食碱性食物，如牛奶、鸡蛋、马铃薯、各类蔬菜、柑橘类水果

14. **库欣综合征最常见的病因是**

A. 肾上腺皮质腺瘤　B. 肾上腺皮质腺癌

C. 垂体促肾上腺皮质激素分泌过多　D. 异位促肾上腺皮质激素综合征

E. 医源性皮质醇增多症

15. **以下哪项检查对可疑糖尿病患者具有确诊意义**

A. 餐后 2h 血糖测定　B. 胰岛素抵抗测定　C. 口服葡萄糖耐量试验

D. 尿糖定量试验　E. 空腹血糖测定

16. **糖尿病患者的用药护理描述中不正确的是**

A. 磺脲类口服药物于早餐前半小时服用，服药后严密观察有无低血糖反应

B. 糖皮质激素、水杨酸类药物、噻嗪类利尿药可增强磺脲类降糖药作用

C. 双胍类口服药物于餐中或餐后从小剂量开始时，可减轻胃肠道反应

D. α- 糖苷酶抑制剂类药物应与第一口淀粉类食物同时嚼服

E. 服用噻唑烷二酮类药物时密切观察有无水肿、体重增加及骨折风险

17. **测定糖化血红蛋白可反映糖尿病患者取血前哪段时间的血糖总水平**

A. 1~2 周　B. 2~4 周　C. 4~8 周　D. 8~12 周　E. 半年

18. **下列关于口服葡萄糖耐量试验说法不正确的是**

A. 将 75g 无水葡萄糖溶于 300ml 水中　B. 协助患者于 5min 内服下

C. 试验前禁食 6~8h　D. 从服糖第一口开始计时

E. 试验当天早晨禁止注射胰岛素

19. **腺垂体功能减退症患者的饮食要点不正确的是**

A. 高蛋白、高热量　B. 高维生素　C. 少量多餐

D. 高钾饮食　E. 多食粗纤维食物

20. **小儿肥胖症饮食治疗应遵循的原则不正确的是**

A. 限制食量时应照顾小儿的基本营养及生长发育所需

B. 设法满足小儿食欲，避免饥饿

C. 蛋白质供应量不宜太少，一般≥2g/(kg·d)

D. 尽量多给予糖类

E. 保证供给维生素及矿物质

21. **仅用于术前准备与治疗甲状腺危象的药物是**

A. 甲硫氧嘧啶　B. ^{131}I 治疗　C. 丙硫氧嘧啶

D. 复方碘溶液　E. 甲状腺素片

22. **如果胰岛素剂量不足或中断有可能会引起**

A. 低血糖反应　B. 反跳现象　C. 胰岛素抵抗　D. 酮症酸中毒　E. 一过性血糖升高

23. 糖尿病神经病变最常见的是

A. 周围神经病变　B. 中枢神经病变　C. 自主神经病变
D. 神经根病变　E. 神经元病变

24. 下列针对糖尿病足患者的健康指导，不正确的是

A. 每天检查双足，了解足部有无麻木、刺痛感
B. 每天清洗足部 1 次，不超过 30min，水温在 37~40℃
C. 指导患者不要赤脚走路，外出时不可穿拖鞋，选择柔软、舒适的鞋子
D. 冬天不要使用热水袋、电热毯或烤灯保暖，谨防烫伤
E. 指导患者采用多种方法促进肢体血液循环，如步行或腿部运动

25. 1 型糖尿病患者最常见的死亡原因是

A. 低血糖　B. 感染　C. 糖尿病酮症酸中毒
D. 糖尿病心肌病　E. 糖尿病肾病

26. 糖尿病患者发生急性心肌梗死的原因是

A. 应激状态　B. 过度劳累　C. 大血管病变
D. 肾小球病变　E. 神经病变

27. 甲状腺功能减退症患者预防便秘的护理要点错误的是

A. 指导患者进食粗纤维食物，如蔬菜、水果或全麦制品
B. 指导患者可长期使用开塞露，缓解便秘
C. 指导患者每日定时排便，养成规律排便习惯
D. 鼓励患者每日进行适度运动，促进肠蠕动
E. 教会患者促进便意技巧，如按摩腹部，肛周按摩

28. 甲状腺功能亢进患者的护理诊断不包括

A. 营养失调　B. 体液过多　C. 活动无耐力
D. 组织完整性受损　E. 潜在并发症：甲状腺危象

（二）A2 型题

1. 女，42 岁。自诉出现逐渐加重的全身不适、精神不振、乏力、虚弱、食欲缺乏、体重减轻、皮肤、黏膜色素沉着，伴有闭经、阴毛和腋毛脱落。根据患者所述的症状，考虑诊断为原发性慢性肾上腺皮质功能减退症，以下护理措施不妥的是

A. 保证患者休息，活动后易疲劳的患者应减少活动量
B. 合理安排饮食以维持钠钾平衡，注意进食含钾高的食物，以免发生低钾血症，引发心律失常
C. 指导患者在下床活动、改变体位时动作易缓慢，防止发生直立性低血压
D. 病情允许时，鼓励患者每天摄取水分在 3 000ml 以上，并保证摄取足够的食盐
E. 指导和协助患者准确记录 24h 出入水量，注意有无脱水表现

2. 女，40 岁。嗜睡、怕冷、便秘、闭经、疲乏无力等。住院行甲状腺功能检查，血清促甲状腺激素升高，血清游离甲状腺素下降，诊断为甲状腺功能减退症，住院期间，护士向其进行健康指导，以下内容不妥的是

A. 指导患者保证充足睡眠，失眠患者可长期口服安眠药物
B. 注意个人卫生，预防感染和创伤
C. 指导患者不可随意停药和变更剂量

D. 指导患者自我监测甲状腺激素服用过量的症状

E. 告知患者发病原因及注意事项

3. **女，62 岁。1 年前开始出现易饥多食、口干多饮、消瘦、疲乏、体重减轻，半年前上述症状加重，伴体重下降 10kg，全身乏力，无尿急、尿痛、无怕热、多汗，近日患者因淋雨后出现畏寒、四肢酸痛、咳嗽、咳痰入院，查体：体温 39℃，脉搏 92 次 /min，呼吸 23 次 /min，血压 135/77mmHg。听诊双下肺可闻及细湿啰音，胸部 X 线平片提示双下肺纹理增多。以“2 型糖尿病并发肺部感染”收入院。为进一步治疗，医生考虑使用胰岛素注射治疗，关于胰岛素注射，下列叙述不正确的是**

A. 注射部位可选择腹部、上臂外侧上 1/3、臀部外上侧，需要定期轮换注射部位

B. 注射时严格掌握剂量，确保准确无误

C. 胰岛素针头为一次性使用，用后及时丢弃

D. 注射时严格遵循无菌原则，预防感染

E. 胰岛素在使用前，应该提前半小时从冰箱取出

4. **男，55 岁。体态偏胖，患 2 型糖尿病半年，“三多一少”症状不明显，长期采用饮食控制和口服降糖药物治疗，但血糖仍较高，你认为该患者还应增加以下哪项措施**

A. 注射长效胰岛素　　B. 注意休息，防止过度疲劳　　C. 加大口服降糖药剂量

D. 运动疗法　　E. 加用抗生素

5. **女，19 岁。患 1 型糖尿病 2 年，每日注射胰岛素，平均 40U，近 1 周因停用胰岛素治疗，乏力 3d，昏迷 4h 入院。住院经积极救治后准备出院，为避免患者再次出现这种情况，护士给予出院指导，以下说法不正确的是**

A. 定期监测血糖，应激状况时每天监测

B. 出院后遵医嘱合理用药，不能随意减量或停药

C. 多饮水，保证水分充分摄入，特别是呕吐、腹泻时

D. 若再次出现头痛、嗜睡、烦躁的情况，应该及时拨打急救电话求助

E. 为避免昏迷再次出现，可在出现嗜睡或烦躁的情况下适当加大胰岛素剂量

6. **女，15 岁。确诊 1 型糖尿病 2 年，一直坚持胰岛素治疗。近期出现显著乏力、口渴严重，尿量增加并伴有头痛。应警惕**

A. 脑血管意外　　B. 糖尿病高渗性昏迷　　C. 糖尿病酮症酸中毒

D. 乳酸性酸中毒　　E. 低血糖性昏迷

7. **男，55 岁。既往痛风病史 5 年，近日饮酒后出现足趾疼痛，服用镇痛药无效，住院期间针对该患者的护理措施，你认为不妥的是**

A. 适当运动，加强锻炼，提高免疫力

B. 定期复查尿酸、血象、肝功能、肾功能，必要时加用保肝药物

C. 避免情绪紧张、寒冷、饥饿、感染创伤等因素，以免疾病复发

D. 在急性发作时应选用无嘌呤食物

E. 慢性期或缓解期应选用低嘌呤饮食

8. **男，68 岁。近两年出现驼背，腰背部疼痛明显，加重 1 个月收入院，诊断为骨质疏松症，目前患者口服药物治疗，护士在进行药物指导时不正确的是**

A. 钙剂宜饭后服用，减少胃肠道反应

B. 服用钙剂后要增加饮水量，以增加尿量，减少泌尿系结石的形成

C. 性激素必须在医生指导下准确使用

D. 服用降钙素应注意观察不良反应，如食欲缺乏、恶心和颜面潮红

E. 服用阿仑膦酸盐时应清晨空腹，同时饮清水 200~300ml，服用时站立较好

9. 女，58 岁。体态偏胖，患 2 型糖尿病 11 年，长期采用饮食控制和口服降糖药物治疗，但血糖仍较高，医生建议患者增加运动疗法，针对运动疗法，下列指导中错误的是

A. 运动疗法原则是长期坚持、适合自己、注意安全

B. 推荐有氧运动类型，如快走、骑自行车、游泳、八段锦

C. 运动时间：从第一口饭算起，进餐后 1h 左右

D. 运动频率：每周 5 次，每次 30min，不超过 1h

E. 指导中度运动，包括爬楼梯、健身操、快跑、跳绳

10. 女，37 岁。因"心慌、乏力、多汗 1 个月"入院。体检：体温 38℃，心率 112 次 /min，血压 138/88mmHg。甲状腺弥漫性、对称性肿大，无压痛，随吞咽上下移动。可触及震颤、闻及血管杂音。入院后查体，患者眼睑水肿，结膜充血，双眼突出，左右眼不对称，左眼球突眼度 19mm，右眼球突眼度 20mm。患者自诉眼睛有异物感、视力减退、运动后疼痛。为进一步治疗，医生下达医嘱：丙硫氧嘧啶口服、0.5% 氢化可的松溶液滴眼治疗。关于自我护理的方法中，护士指导错误的是

A. 进食高热量、高蛋白、高维生素、低脂肪饮食

B. 外出戴深色眼镜，减少光线、灰尘和异物的侵害

C. 以眼药水湿润眼睛，避免干燥，眼睑不能闭合者用无菌纱布或眼罩覆盖双眼

D. 指导患者当眼睛有异物感、刺痛或流泪时，勿用手揉眼睛

E. 睡眠或休息时抬高头部，以减轻球后水肿和眼睛胀痛

（三）A3/A4 型题

（1~3 题共用题干）

男，45 岁。因"口干、多饮、多尿"来诊，查空腹血糖 8mmol/L，尿葡萄糖（++）。

1. 为进一步明确诊断，应进行

A. 查 24h 尿蛋白　　B. 测餐后 2h 指尖血糖　　C. 查尿常规

D. 口服糖耐量试验　　E. 糖化血红蛋白测定

2. 经确诊患者为 2 型糖尿病，护士在做健康教育时，错误的是

A. 合理搭配饮食　　B. 适量运动　　C. 戒烟限酒

D. 定期监测血糖　　E. 静脉滴注胰岛素

3. 护士为患者发放口服降糖药阿卡波糖时，应告知患者

A. 与第一口主食一起嚼服　　B. 饭后半小时服用　　C. 饭前半小时服用

D. 饭后 1h 服用　　E. 饭前 1h 服用

（4~7 题共用题干）

男，18 岁。患 1 型糖尿病 3 年，近 1 周因胰岛素用完，没有及时购买，导致胰岛素治疗中断。因"乏力 2d，神志不清 2h"入院。体检：心率 120 次 /min，血压 80/50mmHg。实验室检查：血糖 36.2mmol/L，血酮体 6.7mmol/L。

4. 最可能的诊断是

A. 低血糖　　B. 糖尿病酮症酸中毒昏迷　　C. 电解质平衡紊乱

D. 感染性休克　　E. 糖尿病乳酸性酸中毒

5. **紧急处理措施错误的是**

A. 查血糖、血酮　B. 静脉输注 10% 葡萄糖　C. 迅速建立静脉通路

D. 查尿糖、尿酮　E. 行血气分析

6. **补液应首选**

A. 碳酸氢钠　B. 5% 葡萄糖氯化钠　C. 10% 葡萄糖

D. 等渗氯化钠　E. 低渗氯化钠

7. **为糖尿病酮症酸中毒患者补液时，当血糖下降至多少时，开始静脉滴注 5% 葡萄糖溶液，并按比例加入胰岛素**

A. 6.1mmol/L　B. 7.8mmol/L　C. 11.1mmol/L

D. 13.9mmol/L　E. 16.7mmol/L

（8~11 题共用题干）

女，40 岁。确诊为 2 型糖尿病，长期使用速效胰岛素治疗。近期因感冒，食欲下降，早餐进食量少，但餐前仍按照之前的剂量注射胰岛素，1h 后患者出现心慌、手抖、出冷汗症状。

8. **最可能的诊断是**

A. 糖尿病酮症酸中毒　B. 低血糖　C. 癫痫发作

D. 胰岛素过敏反应　E. 周围神经炎

9. **为纠正上述症状，应立即给予患者口服糖类食品**

A. 10g　B. 15g　C. 25g　D. 30g　E. 35g

10. **上述症状纠正后，处理不正确的是**

A. 监测生命体征　B. 查找低血糖发生的原因　C. 给予相关健康教育

D. 指导患者监测血糖　E. 继续进食含糖量高的食品

11. **护士在为患者做胰岛素注射部位指导时，正确的是**

A. 上臂外侧上三分之一　B. 大腿内侧上三分之一

C. 臀部上侧　D. 脐周 2.5cm 以外的双侧腹部

E. 大腿前外侧下三分之一

（12~15 题共用题干）

女，36 岁。因“心慌、怕热、多汗 1 个月”入院。体检：体温 37.8℃，心率 110 次 /min，脉率 110 次 /min，血压 135/90mmHg。甲状腺弥漫性、对称性Ⅱ度肿大，无压痛，可触及震颤，闻及血管杂音。

12. **目前，首先考虑的诊断是**

A. 甲状腺结节　B. 单纯性甲状腺肿　C. 甲状腺功能亢进症

D. 甲状腺功能减退症　E. 甲状腺炎

13. **患者的基础代谢率是**

A. 29%　B. 44%　C. 49%　D. 54%　E. 56%

14. **患者在服用抗甲状腺药物治疗的过程中，主要的副作用是**

A. 粒细胞减少　B. 血小板减少　C. 胃肠道反应

D. 贫血　E. 肾脏损害

15. **甲亢患者住院期间，出现了高热、大汗、心动过速、烦躁不安的现象，体温 39.1℃，心率 155 次 /min，该患者出现了**

A. 心律失常　B. 甲亢症状加重　C. 甲状腺危象　D. 休克　E. 感染

（16~17 题共用题干）

女，25 岁。因“血压升高、月经量少且不规则”就诊，辅助检查结果：X 线显示骨质疏松，脑 CT 显示垂体肿物。

16. 该患者极可能患有

A. 高血压　　B. 肿瘤　　C. 库欣综合征

D. 妇科疾病　　E. 肾上腺皮质功能减退症

17. 为明确诊断，应首选下列哪项检查

A. 葡萄糖耐量试验　　B. 小剂量地塞米松抑制试验　　C. 肾上腺 CT 检查

D. 卧立位试验　　E. 卡托普利试验

（四）B 型题

（1~2 题共用备选答案）

A. 空腹血糖≥6.1mmol/L；葡萄糖耐量试验，2h 血糖 <7.8mmol/L

B. 空腹血糖≥6.1mmol/L，<7.0mmol/L；葡萄糖耐量试验，2h 血糖 <7.8mmol/L

C. 空腹血糖≥6.1mmol/L，<7.0mmol/L；葡萄糖耐量试验，2h 血糖 <11.1mmol/L

D. 空腹血糖 <7.0mmol/L；葡萄糖耐量试验，2h 血糖≥7.8mmol/L，<11.1mmol/L

E. 空腹血糖 <7.0mmol/L；葡萄糖耐量试验，2h 血糖 <7.8mmol/L

1. 空腹血糖受损的血糖值

2. 糖耐量异常的血糖值

（3~5 题共用备选答案）

A. 阿卡波糖　　B. 瑞格列奈　　C. 二甲双胍　　D. 吡格列酮　　E. 格列喹酮

3. 属于磺脲类的降糖药是

4. 属于 α- 葡萄糖苷酶抑制剂类的降糖药是

5. 属于噻唑烷二酮类的降糖药是

（6~7 题共用备选答案）

A. 胰岛素绝对缺乏　　B. 胰高血糖素分泌过多

C. 胰岛素抵抗和 / 或胰岛素分泌缺陷　　D. 长期应用糖皮质激素

E. 长期进食含糖量高的食物

6. 1 型糖尿病的发病原因是

7. 2 型糖尿病的发病原因是

【填空题】

1. 库欣综合征主要表现为（　　）、（　　）、多血质外貌、（　　）、高血压和骨质疏松等症状。

2. 常用的治疗抗甲状腺药物分为（　　）和（　　）。

3. 酮体是（　　）、（　　）、（　　）三者的统称。

4. 男性或绝经后妇女的血尿酸 >（　　），绝经前女性血尿酸 >（　　）则确定为高尿酸血症。

5.（　　）是反映身体脂肪分布的情况，（　　）是测量身体肥胖程度，诊断肥胖症最重要的指标。

【名词解释】

1. 糖尿病　　2. 苏木杰效应　　3. 黎明现象　　4. 肥胖症

5. 甲状腺毒症　　　　6. 骨质疏松症　　　　7. 低血糖症

【案例分析题】

男，38 岁。因“心慌、腹泻、头晕 1 周余”入院，患者患甲亢 10 余年，规律服药半年后停药，1 周前自觉不适，出现心慌、腹泻、头晕、发热、呼吸困难。入院查体：体温 39.5℃，脉搏 160 次 /min，呼吸 26 次 /min，血压 95/62mmHg，身高 175cm，体重 60kg。甲状腺功能检查：促甲状腺激素 0.01mIU/L，血清游离三碘甲状腺原氨酸 244pmol/L，血清游离四碘甲状腺原氨酸 >100pmol/L。

请问：

1. 该患者的最可能的临床诊断是什么？

2. 诱发该疾病的主要因素有哪些？

3. 针对该患者应给予的护理措施有哪些？

参考答案

【选择题】

（一）A1 型题

1. D　2. E　3. B　4. B　5. C　6. B　7. B　8. C　9. D　10. E
11. C　12. D　13. B　14. C　15. C　16. B　17. D　18. C　19. D　20. D
21. D　22. D　23. A　24. B　25. E　26. C　27. B　28. B

（二）A2 型题

1. B　2. A　3. A　4. D　5. E　6. C　7. A　8. A　9. E　10. A

（三）A3/A4 型题

1. D　2. E　3. A　4. B　5. B　6. D　7. D　8. B　9. B　10. E
11. D　12. C　13. B　14. A　15. C　16. C　17. B

（四）B 型题

1. B　2. D　3. E　4. A　5. D　6. A　7. C

【填空题】

1. 向心性肥胖、满月脸、紫纹
2. 硫脲类、咪唑类
3. 乙酰乙酸、丙酮、β 羟丁酸
4. 420μmol/L、350μmol/L
5. 腹围、体重指数

【名词解释】

1. 糖尿病：是由遗传和环境因素共同作用而引起的一组以慢性高血糖为特征的代谢性疾病。

2. 苏木杰效应：夜间低血糖未被发现，导致体内胰岛素拮抗激素分泌增加，继而发生低血糖后的反跳性高血糖。

3. 黎明现象：指夜间血糖控制良好，无低血糖发生，仅在黎明出现高血糖，可能由于清晨皮质醇等胰岛素拮抗激素分泌增多所致。

4. **肥胖症**：是体内脂肪堆积过多和 / 或分布异常导致体重增加的代谢性疾病。

5. **甲状腺毒症**：是指血液循环中甲状腺激素过多，引起以神经系统、循环系统和消化系统兴奋性升高、代谢亢进为主要表现的一组临床综合征。

6. **骨质疏松症**：是一种以骨量降低和骨组织微结构破坏为特征，导致骨骼脆性增加和易于发生骨折的代谢性疾病。

7. **低血糖症**：是一组多种病因引起的以血浆葡萄糖浓度过低、交感神经兴奋和脑细胞缺葡萄糖为主要特点的综合征。

【案例分析题】

1. 该患者的最可能的临床诊断是什么？

甲状腺危象。

2. 诱发该疾病的主要因素有哪些？

（1）应激状态，如感染、手术。

（2）严重躯体疾病，如心力衰竭、低血糖。

（3）口服过量甲状腺激素制剂。

（4）严重精神创伤。

（5）手术中过度挤压甲状腺。

3. 针对该患者应给予的护理措施有哪些？

（1）绝对卧床休息，呼吸困难时协助患者取半坐卧位，立即给予吸氧，遵医嘱调节氧流量，保证用氧安全。

（2）迅速建立静脉通路，遵医嘱及时准确用药，遵医嘱应用丙基硫氧嘧啶、氢化可的松、β 受体拮抗药等药物并观察不良反应，备好抢救药物。

（3）密切观察患者病情变化，监测生命体征及神志、尿量变化，准确记录出入量。

（4）对症处理：体温过高者给予物理降温，加强基础护理，保持床单位清洁干燥，躁动患者加用床栏，必要时遵医嘱使用约束带，并签署知情同意书，昏迷患者加强皮肤、口腔护理，及时协助患者翻身，避免发生压力性损伤；腹泻严重者注意肛周皮肤护理，预防肛周感染。

（5）待病情平稳向患者讲解诱发甲状腺危象的原因，了解患者的心理状态，鼓励患者表达内心的感受，对患者进行心理疏导，提供情感支持，增强患者的自信心。

（魏丽丽）

第八节　肾内科

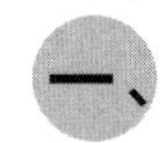

一、基本理论与知识要点

1. 简述肾小管功能。

（1）重吸收功能：原尿中大部分物质被重吸收入血液循环，一些毒物、药物、代谢废物随尿排出。

（2）分泌和排泄功能：调节电解质和酸碱平衡。

（3）浓缩和稀释功能：在水的调节和排泄代谢废物中起重要作用。

2. 简述肾脏分泌激素的功能。

肾脏可分泌血管活性激素与非血管活性激素。血管活性激素参与肾的生理功能，与其他激素共同维持血压、水电解质平衡，包括肾素、血管紧张素、前列腺素、激肽；非血管活性激素主要作用于全身，调节新陈代谢，如 1α- 羟化酶、红细胞生成素。

3. 简述肾性水肿的特点。

肾性水肿多表现为晨起时水肿，以颜面及腰骶部明显；下午以双下肢明显。水肿部位有肿胀感，下肢乏力，也可表现为全身水肿甚至腹水。肾病性水肿一般为凹陷性，但肾小球肾炎和急性肾衰竭水肿可为非凹陷性。

4. 简述肾性水肿形成的机制。

由于肾小球滤过率下降和神经、内分泌因素参与，导致钠、水潴留；大量蛋白尿使血浆蛋白减少，血浆胶体渗透压下降，引起组织间隙水肿。

5. 血肌酐测定有何临床意义？

血肌酐升高表示肾实质受损，但只有当肾小球滤过率下降到正常的 1/3 时，血肌酐才明显升高，此时多数患者已进入肾功能不全期。因此，血肌酐不是检测肾小球功能受损的早期可靠指标，正常值 70~130mmol/L。

6. 内生肌酐清除率测定有何临床意义？

内生肌酐清除率是指肾脏在单位时间内将若干毫升血浆中的内生肌酐全部清除的能力。内生肌酐清除率可早期诊断肾脏疾病，正常值为 80~120ml/min，<20ml/min 为肾实质重度损害。

7. 简述肾脏系统疾病患者水肿的护理常规措施。

（1）准确记录出入液量，限制水和盐的摄入量。

（2）卧床休息，注意观察血压变化：血压低时要预防血容量不足，防止直立性低血压和跌倒；血压高时要预防肾脏缺血、左心功能不全和脑水肿。

（3）做好皮肤护理，预防皮肤损伤和感染。

（4）用利尿药时，注意观察尿量的变化和药物的副作用以及水、电解质的情况。

8. 肾病综合征有哪些常见并发症？

（1）继发感染：常见的有呼吸道感染、尿路感染、皮肤感染和腹膜炎。

（2）高凝状态：常有自发性血管内血栓形成，多见于肾静脉、下肢深静脉，或并发动脉栓塞症，如脑血管和冠状动脉栓塞，但较少见。

（3）肾功能不全：急性肾衰竭多为少尿型，慢性肾衰竭是肾病综合征导致肾损伤的最终后果。

（4）冠心病：与长期高脂血症等有关。

9. 为何肾病综合征会引起蛋白尿与低白蛋白血症？

各种肾小球疾病均可导致肾小球滤过屏障的损伤，血浆中的蛋白质滤过增多，超过肾小管重吸收或肾小管根本不能重吸收的蛋白质出现在尿中，形成蛋白尿。由于大量白蛋白经尿中丢失及肾小管对重吸收白蛋白的分解作用可导致低白蛋白血症。

10. 为何肾病综合征会引起高度水肿和高脂血症？

由于肾病综合征患者的血浆白蛋白降低，使血浆胶体渗透压下降，血液中的液体进入组织间隙，引起肾素 - 血管紧张素 - 醛固酮系统兴奋，导致钠、水潴留引起水肿。低血浆白蛋白刺激肝脏合成蛋白质增加，脂蛋白合成增加且分解下降，使血脂升高，导致高脂血症。

11. 急性肾小球肾炎患者的康复指导内容有哪些?

(1)休息和活动:患者在患病期间应加强休息,痊愈后可适当参加体育活动,以增强体质,但应注意避免劳累。

(2)预防上呼吸道和皮肤感染:注意保暖、加强个人卫生。

(3)自我监测病情与随访:急性肾小球肾炎完全康复需要1~2年。临床症状消失后,蛋白尿、血尿可能仍然存在,应定时随访,监测病情。

12. 引起肾盂肾炎的感染途径有哪些?

(1)逆行感染:机体抵抗力下降时,尿道黏膜损伤可导致周围的细菌上行从而引起感染。

(2)血行感染:细菌从病灶处侵入血液引起血行感染。

(3)淋巴道感染:腹腔的细菌可通过淋巴管感染肾脏。

(4)直接感染:外伤或邻近器官发生感染时,细菌可直接侵入肾脏而引起炎症。

13. 肾盂肾炎的易患因素是什么?

(1)女性:由于女性尿道较男性尿道短而宽,尿道口易污染。女性在经期、妊娠期、绝经期以及性生活时均易出现细菌感染。

(2)尿路梗阻或泌尿系统畸形:可导致尿流不畅,导致细菌生长、繁殖。

(3)全身抵抗力下降:多见于糖尿病、重症肝病、慢性肾病、肿瘤晚期。

(4)医源性感染:泌尿道器械检查、导尿等操作可能损伤尿道黏膜,或将尿道口的细菌直接带入膀胱。

(5)尿道口周围或盆腔有炎症。

14. 急性肾盂肾炎有哪些临床症状?

(1)全身表现:急性肾盂肾炎起病急骤,常有寒战、发热,体温可达39℃以上,全身酸痛、头痛、乏力、食欲缺乏。轻症者全身表现很少。

(2)泌尿系统表现:尿频、尿急、尿痛等尿路刺激征以及下腹部不适、膀胱区压痛、尿道口烧灼感,腰痛或肾区不适。上、中输尿管点、肋腰点有压痛,肾区有叩击痛,部分患者有轻度水肿。

(3)尿液改变:尿液混浊、肉眼血尿。

15. 急性肾损伤的病因是什么?

(1)肾前性:多见于出血、胃肠道失液(呕吐、腹泻)、皮肤失水(烧伤、出汗);体液丢失(多尿、利尿、糖尿病、渗透性利尿、失盐性肾病)导致的血容量不足;严重心力衰竭或低心排血量综合征、肺动脉高压、全身血管扩张导致的心排血量减少。

(2)肾性:多见于急性肾小管坏死、急性肾间质病变、肾小球和肾小血管疾患。

(3)肾后性:多见于急性尿路梗阻,如结石、肿瘤、输尿管瘢痕收缩。

16. 急性肾衰竭时如何防治高血钾?

(1)尽量避免食用含钾较多的食物和药物(如钾盐、大量青霉素钾盐、中药如金钱草、夏枯草、丝瓜络、木通、牛膝等)。

(2)需大量输血时应输新鲜血,禁用库存血:保存1周的库存血,血清钾浓度可达16mmol/L。

(3)口服钾离子交换树脂、甘露醇、大黄等,促使钾离子从肠道排出。

(4)发生高血钾时应立即建立血管通路,遵医嘱静脉注射10%葡萄糖酸钙、5%碳酸氢钠、50%葡萄糖+胰岛素、血液透析或腹膜透析治疗。

17. 如何控制急性肾衰竭患者的入液量?

每日入液量 = 前一天出液量 + 基础补液量(不显性失液量 - 内生水)。在实际应用时,一般以500ml为基础补液量,加前一天的出液量。

18. 如何做好急性肾损伤患者不同病程期的病情观察?

(1)少尿期:应严密观察病情变化,监测水电解质平衡,按病情做好各种护理记录。观察患者有无嗜睡、肌张力低下、心律不齐、恶心、呕吐等症状,若有异常应立即通知医生。

(2)多尿期:注意观察血钾、血钠和血压的变化。

(3)恢复期:观察用药不良反应,定期复查肾功能。

19. 急性肾损伤各期的护理措施有哪些?

(1)少尿期:应严格限制入液量,以防水中毒,遵医嘱准确输入液体,同时要加强饮食护理,既要限制入量又要适当补充营养。

(2)多尿期:供给足够热量和维生素,蛋白质可逐日加量,以保证组织的需要,给予含钾多的食物。

(3)恢复期:给予高热量、高蛋白质饮食,鼓励逐渐恢复活动,防止出现肌肉无力现象。

20. 慢性肾衰竭患者有哪些胃肠道症状?

慢性肾衰竭患者胃肠道症状初期以厌食、腹部不适为主,以后出现恶心、呕吐、腹泻、舌炎、口腔有尿素臭味和口腔黏膜出血,甚至有消化道大出血。

21. 慢性肾衰竭患者的饮食指导包括哪些内容?

(1)强调合理饮食对本病的重要性,严格遵守饮食治疗的原则。

(2)低蛋白、低磷饮食;若接受透析治疗,适当放宽对蛋白质摄入量的限制。

(3)保证足够的热量;饮食宜清淡、易消化,食物应富含B族维生素、维生素C、叶酸、铁和钙。

(4)限制水、钠、钾的摄入。

22. 慢性肾衰竭患者有哪些心血管系统表现?

(1)80%以上的患者有高血压。

(2)尿毒症性心包炎:可以是干性心包炎,也可以存在心包积液,严重者可出现心脏压塞。

(3)尿毒症性心肌病:表现为心肌肥厚和心脏扩大。

(4)可以发生各种心律失常。

(5)冠心病:表现为心绞痛或心肌梗死。

(6)心力衰竭:表现为急性左心衰竭、肺水肿。

(7)其他:心脏瓣膜病变、心脏异常钙化。

23. 慢性肾衰竭患者有哪些血液系统表现?

(1)贫血:多为正常细胞正色素性贫血,贫血程度与肾功能损害程度密切相关。原因为肾脏产生红细胞生成素减少,毒素抑制红细胞生成素的活性、抑制红细胞的成熟并损伤红细胞,使红细胞寿命缩短。消化系统病变引起营养吸收不良,造血原料不足。

(2)出血倾向:表现为皮肤、黏膜、消化道出血、月经过多,与毛细血管脆性增加、凝血因子减少、血小板减少和功能异常有关。

24. 何谓腹膜透析?

利用腹膜的半透膜特性,将适量透析液引入腹腔并停留一段时间,借助腹膜两侧的毛细血管内血浆及腹腔内透析液中的溶质浓度梯度和渗透梯度进行水和溶质交换,以清除蓄积的代谢废物并纠正电解质紊乱和酸碱平衡失调，是慢性肾衰竭患者最常用的替代性疗法之一。

25. 简述血液透析患者自体动静脉内瘘的自我护理要点。

（1）每天判断内瘘是否通畅。

（2）保持内瘘局部皮肤清洁，每次透析前清洁手臂。

（3）透析结束当天保持穿刺部位清洁干燥，避免弄湿。

（4）避免内瘘侧肢体受压负重、戴手表，勿穿紧袖衣服；注意睡姿，避免压迫内瘘侧肢体；避免肢体暴露于过冷或过热的环境。

（5）注意保护内瘘，避免碰撞等外伤，以延长其使用期。

26. 如何做好腹膜透析患者的饮食护理？

由于腹膜透析时丢失大量蛋白质和营养成分，必须通过饮食补充。要求蛋白质摄入量为每日1.2~1.3g/kg，50% 以上为优质蛋白质，能量为 125.5kJ/kg，脂肪占供能的 30%~40%，其余由碳水化合物供给；钠的摄入为 1~2.5g/d，并补充锌、铁和多种维生素，水的摄入应根据每天的出量而定，如果出量在 1 500ml/d 以上，无高血压、水肿，可正常饮水，如果出量少，要限制摄水。

27. 引起腹膜透析患者腹痛的原因有哪些？

（1）透析液酸碱度、温度不当。

（2）透析管位置不当。

（3）高渗透析液。

（4）灌入或排出透析液过快、压力过大。

（5）腹膜炎。

28. 简述腹膜透析患者腹痛的护理措施。

分析引起腹痛的原因，采取相应的护理措施，如腹膜透析液加温要适当，变换患者体位，降低腹膜透析液渗透压，减慢透析液进出速度，治疗腹膜炎。

29. 何谓血液透析？

血液透析（hemodialysis）采用弥散和对流原理清除血液中的代谢废物和过多水分，是最常用的终末期肾脏病患者的肾脏替代治疗方法之一，也可用于治疗药物或毒物中毒。血液透析的基本原理：弥散、超滤、对流、吸附。

30. 血液透析适应证有哪些？

（1）终末期肾病

1）建议患者导入透析治疗指征：患者肾小球滤过率（glomerular filtration rate，GFR）<15ml/（min·1.73m^2），且出现下列临床表现之一者：①不能缓解的乏力、恶心、呕吐、瘙痒等尿毒症症状或营养不良；②难以纠正的高钾血症；③难以控制的进展性代谢性酸中毒；④难以控制的钠、水潴留和高血压，合并充血性心力衰竭或急性肺水肿；⑤尿毒症性心包炎；⑥尿毒症性脑病和进展性神经病变。

2）高风险患者（合并糖尿病），应尽早开始透析治疗。

3）无论临床症状如何，患者肾小球滤过率 <6ml/（min·1.73m^2）时应开始透析治疗。

（2）急性肾损伤。

（3）药物或毒物中毒。

（4）严重水电解质紊乱和酸碱平衡失调。

（5）其他：严重高热、低体温，以及常规内科治疗无效的水肿、心力衰竭和肝功能衰竭。

31. 血液透析的相对禁忌证有哪些?

(1) 严重感染伴休克和低血压。

(2) 严重出血倾向。

(3) 心肌病导致肺水肿、心力衰竭或严重心律失常，不能耐受体外循环。

(4) 极度衰竭。

(5) 脑血管意外、颅内出血、颅内压升高。

(6) 精神异常不能合作者、老年高危患者或婴幼儿。

32. 常见的血液透析急性并发症有哪些?

低血压、肌肉痉挛、恶心、呕吐、头痛、胸痛和背痛、皮肤瘙痒、透析器反应、心律失常、溶血、空气栓塞、发热、透析器破膜、体外循环凝血。

33. 何谓透析性低血压?

透析性低血压是血液透析最常见的并发症之一，一般指平均动脉压比透析前下降 10mmHg 以上，或收缩压下降大于 20mmHg。

34. 发生透析性低血压如何紧急处理?

(1) 采取头低位。

(2) 停止超滤。

(3) 补充生理盐水 100ml 或 20% 甘露醇、高糖或白蛋白溶液。

(4) 上述处理后，若血压好转，则逐步恢复超滤，期间应密切监测血压变化；若上述处理后血压仍快速降低，则须应用升压药物治疗，或停止血液透析治疗。

(5) 必要时可以转换治疗模式，如单纯超滤、血液滤过或腹膜透析。其中最常采用的技术是单纯超滤与透析治疗结合的序贯治疗。

35. 何谓干体重?

干体重又称为理想体重或目标体重，指的是血液透析患者在体液稳定状态下，体内既无钠、水潴留，又无脱水现象时的体重，即透析后患者体内的水恢复正常容量，达到细胞内、外既无容量负荷增加也无容量负荷过低的状态。

36. 何谓连续性肾脏替代治疗?

连续肾脏替代疗法又称为连续性血液净化，是一种每天连续 24h 或接近 24h 对溶质和水分进行缓慢、连续清除的治疗方法，以替代受损的肾功能。它主要利用弥散和/或对流的原理，将患者血液中蓄积的毒素排出体外，并维持水、电解质及酸碱代谢平衡，以达到替换受损肾功能的效果。

37. 连续性肾脏替代治疗的优点有哪些?

血流动力学稳定，溶质清除率高，补充液体和胃肠外营养不受限制，清除炎性介质和细胞因子，维持水电解质平衡与酸碱平衡。

38. 连续性肾脏替代治疗的主要适应证有哪些?

(1) 肾脏疾病

1) 重症急性肾损伤：伴血流动力学不稳定和需要持续清除过多水或毒性物质，如急性肾损伤合并严重电解质紊乱、酸碱平衡失调、心力衰竭、肺水肿、脑水肿、急性呼吸窘迫综合征、外科术后、严重感染等。

2) 慢性肾脏病并发症：合并急性肺水肿、尿毒症脑病、心力衰竭、血流动力学不稳定等。

（2）非肾脏疾病：多器官功能障碍综合征、脓毒血症或感染性休克、急性呼吸窘迫综合征、挤压综合征、乳酸酸中毒、重症急性胰腺炎、心肺体外循环手术、慢性心力衰竭、肝性脑病、药物或毒物中毒、严重容量负荷、严重的电解质和酸碱代谢紊乱、肿瘤溶解综合征、热射病等。

39. 连续性肾脏替代治疗过程中巡视要点主要包括哪些？

（1）检查管路连接是否紧密、牢固，各夹子是否完好。

（2）检查机器是否运转正常。

（3）核对患者的治疗参数是否正确，准确执行医嘱。

（4）专人床旁监护，观察患者的生命体征、血路管及透析器的凝血情况，每小时核对并记录。

（5）根据机器的提示及时补充肝素，更换置换液和废液袋，并做好记录。

（6）当机器报警时，迅速根据机器的提示解除报警，若血泵运转停止，应立即手动回血，保证患者的安全，并请维修人员到现场处理。

二、自测题

【选择题】

（一）A1 型题

1. 在我国，引起慢性肾衰竭最常见的疾病是

A. 糖尿病肾病　B. 慢性肾小球肾炎　C. 狼疮性肾病
D. 高血压肾病　E. 肾小动脉硬化症

2. 慢性肾衰竭患者出现肾性骨病的主要原因是

A. 甲状腺激素分泌增多　B. 维生素 D 分泌增多　C. 甲状旁腺素升高
D. 肾素分泌增多　E. 红细胞生成素增多

3. 慢性肾衰竭在纠正酸中毒后发生抽搐，最迅速而有效的治疗措施是

A. 口服镇静药　B. 肌内注射维生素　C. 肌内注射地西泮
D. 静脉注射速尿　E. 静脉注射葡萄糖酸钙

4. 应给予慢性肾小球肾炎患者

A. 高蛋白饮食　B. 优质低蛋白饮食　C. 低脂饮食
D. 高糖类饮食　E. 低糖饮食

5. 慢性肾衰竭患者已经发生高血钾，护理措施不妥的是

A. 禁忌输入库存血　B. 多吃橘子　C. 禁用螺内酯
D. 采血部位结扎勿过紧　E. 采集标本时注射器要干燥

6. 肾盂肾炎的主要感染途径是

A. 血行感染　B. 淋巴道感染　C. 逆行感染
D. 呼吸道感染　E. 以上均不是

7. 下列引起急性肾衰竭的因素中，属于肾性因素的是

A. 休克　B. 严重脱水　C. 输尿管结石
D. 严重挤压伤　E. 心功能不全

8. 提示肾衰竭患者进入尿毒症期的检查结果是

A. 肾小球滤过率每分钟降至 50ml　B. 内生肌酐清除率每分钟降至 35ml
C. 血肌酐达到 707μmol/L　D. 内生肌酐达到 445μmol/L
E. 内生肌酐清除率降至 15ml/min

9. 引起慢性肾功能不全最常见的病因是

A. 慢性肾小球肾炎　B. 多囊肾　C. 高血压肾病
D. 慢性肾盂肾炎　E. 肾结核

10. 慢性肾脏病患者贫血的主要原因是

A. 红细胞生成素减少　B. 低蛋白血症　C. 缺铁
D. 失血　E. 铁缺乏

11. 关于慢性肾小球肾炎的临床表现，错误的是

A. 蛋白尿　B. 均有细菌、病毒感染症状　C. 贫血
D. 血压升高　E. 轻、中度水肿

12. 少尿是指成人 24h 尿量少于

A. 100ml　B. 200ml　C. 300ml　D. 400ml　E. 600ml

13. 蛋白尿是指每日尿蛋白量持续超过

A. 80mg　B. 100mg　C. 150mg　D. 250mg　E. 400mg

14. 慢性肾小球肾炎的饮食应选择

A. 低蛋白、低磷　B. 低蛋白、低钙　C. 高蛋白、高磷
D. 高蛋白、低糖　E. 高优质蛋白、低钠

15. 原发性肾病综合征最常见的感染是

A. 呼吸道感染　B. 腹膜炎　C. 胃肠炎　D. 尿路感染　E. 脑膜炎

16. 容易引起急性肾衰竭的外伤是

A. 挫伤　B. 冲击伤　C. 切割伤　D. 挤压伤　E. 扭伤

17. 肾性水肿最先发生的部位是

A. 双下肢　B. 胸腹腔　C. 眼睑及面部
D. 腰骶部　E. 腹部

18. 下列哪项是慢性肾脏病患者最早和最突出的临床表现

A. 胃肠道表现　B. 精神、神经系统表现　C. 心血管系统表现
D. 代谢性酸中毒　E. 泌尿系统表现

19. 肾病综合征患者尿中蛋白质含量为

A. 1~2g/d　B. 2~3g/d　C. 3~3.5g/d　D. >3.5g/d　E. >5.5g/d

20. 肾病综合征患者最典型的表现是

A. 高脂血症　B. 高度水肿　C. 大量蛋白尿　D. 低蛋白血症　E. 以上都是

21. 急性肾盂肾炎患者一般不出现

A. 血尿　B. 贫血　C. 肾区叩击痛　D. 尿路刺激征　E. 以上都是

22. 严重挤压伤引起肾衰竭，其肾衰竭原因属于

A. 肾性及肾后性　B. 肾后性　C. 肾前性
D. 肾性　E. 肾性及肾前性

23. **肾脏结构和功能的基本单位是**
A. 肾小体和肾小球　B. 肾小管和肾小囊
C. 近端小管、髓袢和远端小管　D. 肾小管和肾小体
E. 肾小体和肾小囊

24. **急性肾盂肾炎最常见的致病菌是**
A. 变形杆菌　B. 金黄色葡萄球菌　C. 螺旋杆菌
D. 大肠埃希氏菌　E. 粪肠球菌

25. **高钾血症患者应用钙剂的作用是**
A. 防止低钙
B. 对抗钾对心肌的抑制作用
C. 防止抽搐
D. 减低毛细血管通透性
E. 使心肌细胞膜的静息电位与阈电位的差距缩小

26. **肾前性肾衰竭的病因是**
A. 大出血、休克　B. 肾脓肿　C. 膀胱肿瘤
D. 肾炎　E. 尿路感染

27. **护理少尿或无尿患者，最主要的措施是**
A. 卧床休息　B. 限制蛋白质的摄入　C. 保证饮食总热量
D. 严格控制水、钾摄入　E. 预防感染

28. **最常用并且可以早期反映肾小球滤过膜功能异常的检查是**
A. 内生肌酐清除率测定　B. 血尿素氮测定　C. 血肌酐测定
D. 尿量及其比重测定　E. 以上都不是

29. **用于判断肾小管功能的检查是**
A. 内生肌酐清除率测定　B. 血尿素氮测定　C. 血肌酐测定
D. 尿量及其比重测定　E. 尿蛋白测定

30. **以下哪个不是腹膜透析的并发症**
A. 肾性贫血　B. 腹膜炎　C. 隧道感染　D. 腹痛腹胀　E. 出口处感染

31. **血液净化的基本原理包括**
A. 弥散、对流　B. 弥散、超滤　C. 超滤、对流、弥散
D. 对流、超滤、吸附　E. 弥散、对流、超滤、吸附

32. **下列哪项不是血液透析的相对禁忌证**
A. 休克或低血压（血压低于 80mmHg）　B. 糖尿病患者
C. 晚期恶性肿瘤　D. 精神病不合作患者
E. 消化道出血急性期

33. **下列哪种情况需要紧急透析治疗**
A. 水肿　B. 高血糖　C. 低血糖
D. 血钾≥7.0mmol/L　E. 血钾 <3.5mmol/L

34. **透析中低血压指患者血液透析过程中收缩压下降大于**
A. 10mmHg　B. 15mmHg　C. 20mmHg　D. 25mmHg　E. 30mmHg

35. 在透析过程中发生低血压时下列紧急处理的措施中错误的是

A. 透析患者发生低血压时，应迅速将患者采取头低足高位，将超滤率调为零，减慢血流速度，通知医生

B. 立即快速静脉输入生理盐水 100~200ml，补充血容量，并复测血压

C. 如停止超滤、扩容后仍不能缓解，可遵医嘱给予高渗葡萄糖溶液、血浆和白蛋白提高血浆渗透压

D. 若经上述处理后仍不好转，应立即使用升压药物，并应积极寻找有无其他诱发因素，以便采取相应的抢救措施

E. 一旦在透析时发生低血压应立即回血，结束透析治疗

36. 目前，连续性肾脏替代治疗已成为抢救危重症患者的重要治疗手段，常运用于下列哪项治疗

A. 药物和毒物中毒　　B. 急性肾衰竭伴心血管功能衰竭

C. 重症胰腺炎　　D. 多器官衰竭

E. 以上都是

37. 相对于间断日间透析，连续性肾脏替代治疗的优点是

A. 持续均匀清除过多体液

B. 容易施行深静脉营养和静脉给药，通过持续超滤可调节余地大

C. 血流动力耐受性好，几乎不改变血浆渗透压

D. 可以清除更多炎性介质

E. 以上都是

（二）A2 型题

1. 男，30 岁。全身高度水肿 4 周，血清白蛋白 22g/L，尿量每日 800ml。尿蛋白每日 5g，尿红细胞（++）。患者出现高度水肿，最主要的原因是

A. 肾小球滤过率下降　　B. 抗利尿激素增多　　C. 血浆胶体渗透压下降

D. 继发醛固酮增多　　E. 大量蛋白尿

2. 女，26 岁。发热 1d 后出现肉眼血尿，无尿频、尿痛，尿蛋白（+），尿红细胞 30~40 个 / 高倍，尿白细胞 10~20 个 / 高倍。为尽早明确诊断，检查应首选

A. 尿细菌培养　　B. 血常规检查　　C. 肾盂造影

D. 膀胱镜　　E. 尿常规

3. 女，35 岁。患慢性肾小球肾炎 5 年余，内生肌酐清除率 55ml/min，血肌酐 177μmol/L，其肾功能为

A. 肾功能正常　　B. 肾功能代偿期　　C. 肾衰竭期

D. 尿毒症期　　E. 肾功能失代偿

4. 女，68 岁。在透析至 3h 时，因饥饿进食面包后出现恶心、呕吐、肌肉痉挛，测血压 88/53mmHg，这位患者最可能出现了哪种并发症

A. 低血压　　B. 失衡综合征　　C. 透析器反应

D. 肌肉痉挛　　E. 过敏反应

5. 男，70 岁。维持性血液透析 10 年。此次因心衰、肺部感染行连续性静脉 - 静脉血液透析滤过治疗 12h，10h 后患者内瘘针眼处渗血，压迫止血无效后结束治疗，该患者出现的并发症是

A. 感染　　B. 空气栓塞　　C. 出血

D. 凝血　　E. 溶血

（三）A3/A4 型题

（1~3 题共用题干）

男，20 岁。上呼吸道感染后 2 周出现少尿、水肿。血压 173/105mmHg，眼睑水肿明显，给予利尿、降压处理后，未见好转。两肺底可闻及细小湿啰音。尿蛋白（++），血肌酐 1 250μmol/L，血钾 6.5mmol/L。

1. 该患者目前的诊断可能是

A. 慢性肾衰竭　B. 急性肾小球肾炎　C. 急性高血压　D. 急性肾小球肾炎伴急性肾衰竭　E. 肾病综合征

2. 此时最佳的排钾措施是

A. 血液透析　B. 使用碱剂　C. 使用利尿药　D. 使用钙盐　E. 口服降血钾树脂

3. 紧急治疗高血钾时的措施不包括

A. 静脉注射 10% 葡萄糖酸钙　B. 静脉注射甘露醇　C. 静脉注射 50% 葡萄糖 + 胰岛素　D. 血液透析或腹膜透析　E. 口服降血钾树脂

（4~5 题共用题干）

女，35 岁。患慢性肾小球肾炎，近来少尿，嗜睡，血压 200/140mmHg，血尿素氮 29mmo/L，血钙 2.1mmol/L，心电图：T 波高尖。今日突然抽搐，意识丧失。

4. 该患者最可能出现了什么急性并发症

A. 高血压　B. 高血钾　C. 意识障碍　D. 低血钙　E. 心力衰竭

5. 应采取的紧急措施是

A. 静脉补液　B. 血液透析　C. 口服降钾药物　D. 腹膜透析　E. 心肺复苏

（6~7 题共用题干）

ICU 患者，男，36 岁。诊断为“重症急性胰腺炎、多器官功能衰竭”。连续性静脉 - 静脉血液滤过持续辅助治疗，依诺肝素钠 2 000U+200U/h 抗凝。护士查看患者的血气分析报告：pH7.26，PCO_2 32mmHg，PO_2 97mmHg，HCO_3^- 18.9mmol/L，BE −5.7mmol/L，乳酸 2.3mmol/L。机器数据显示，置换液总量为 9 650ml，碳酸氢钠用量为 380ml，脱水量为 551ml。

6. 该患者可能出现了什么并发症

A. 代谢性酸中毒　B. 代谢性碱中毒　C. 呼吸性酸中毒　D. 呼吸性碱中毒　E. 代谢性碱中毒合并呼吸性碱中毒

7. 血液净化护士巡视患者时观察的内容包括

A. 生命体征　B. 治疗参数　C. 机器运转、导管固定　D. 治疗数据的准确性　E. 以上都是

（四）B 型题

（1~3 题共用备选答案）

A. 多尿　B. 尿少　C. 少尿　D. 无尿　E. 尿多

1. 尿量 <400ml/d 称为

2. 尿量超过 2 500ml/d 称为

3. 尿量 <100ml/d 称为

(4~6 题共用备选答案)

A. 肾前性　　B. 肾小管性　　C. 肾实质性　　D. 肾后性　　E. 肾小球性

4. 急性肾小管坏死引起的急性肾损伤属于

5. 尿路结石引起的急性肾损伤属于

6. 有效循环血容量减少引起的急性肾损伤属于

【填空题】

1. 正常成人每日尿量为(　　),超过(　　)ml/d 为多尿;尿量(　　)ml/d 称为少尿;(　　)ml/d 称为无尿。

2. 内生肌酐清除率是指肾脏在(　　)将若干毫升血浆中的内生肌酐全部清除的能力。可靠反映(　　)功能,可早期诊断肾脏疾病,正常值为(　　),<20ml/min 为肾实质重度损害。

3. 肾小管具有(　　)功能、分泌和排泄功能以及(　　)和(　　)功能。

4. 肾性水肿多表现为(　　)时水肿,以(　　)及(　　)部明显,下午以(　　)明显,也可表现为(　　)甚至胸腔积液和(　　)。

5. 肾病性水肿一般为(　　)性,但肾炎和急性肾衰竭引起的水肿可为(　　)性。

6. 肾病综合征是指各种肾脏疾病所致的大量(　　)、(　　)、高度(　　)和(　　)为临床表现的一组综合征。

7. 肾病综合征常见并发症:继发感染;(　　)状态;肾功能不全;(　　)。

8. 由于女性较男性尿道(　　)而(　　),尿道口易污染,因此女性在(　　)、(　　)、绝经期内分泌激素改变以及性生活均易致细菌感染而导致肾盂肾炎。

9. 急性肾衰竭时为防治高钾血症尽量避免食用含钾较多的食物和药物;需大量输血时应输(　　)血,禁用(　　)血,保存 1 周的库存血,血清钾可达(　　)mmol/L。

10. 急性肾衰竭患者每日入液量 =(　　)量 +(　　)量(　　)。在实际应用时,一般以(　　)ml 为基础补液量,加前一天的出液量。

11. 急性肾衰竭少尿期应严格限制(　　),以防(　　),遵医嘱准确输入液体,同时要加强饮食护理,既要限制入量又要适当补充营养。

12. 引起腹膜透析患者腹痛原因有透析液(　　)、(　　)不当;透析管(　　)不当;高渗透析液;灌入或排出透析液速度过(　　)、压力过大;腹膜炎。

13. 慢性肾衰竭患者多为(　　)贫血,贫血程度与肾功能严重程度密切相关。原因为肾脏产生(　　)减少,毒素抑制(　　)的活性、抑制红细胞的成熟并且导致红细胞损伤,使红细胞寿命缩短。

14. 慢性肾衰竭患者胃肠道症状初期以(　　)为主,以后出现恶心、呕吐、腹泻、舌炎、口腔有(　　)味和口腔黏膜(　　),甚至有(　　)。

15. 透析中低血压是指患者在透析过程中收缩压下降 >(　　),或平均动脉压比透析前下降(　　),且伴有临床症状。

16. 连续性肾脏替代治疗的特点:(　　)、(　　)、(　　)、(　　),维持水、电解质和酸碱平衡。

【名词解释】

1. 肾病综合征　2. 夜尿增多　3. 慢性肾脏病　4. 慢性肾小球肾炎
5. 尿路刺激征　6. 急性肾损伤　7. 蛋白尿　8. 血液透析
9. 连续性肾脏替代治疗　10. 干体重

【案例分析题】

案例一：男，55 岁，退休工人。患者于 7 年前感冒后出现水肿，就诊于当地县医院查尿蛋白（+++），潜血（++），治疗 1 个月后尿中潜血消失，尿中蛋白持续存在，未予重视，于 15d 前出现乏力纳差、恶心、呕吐、双下肢水肿，完善检查后，门诊以“慢性肾脏病 5 期”为诊断收入院，拟行肾脏替代治疗。

请问：

1. 为明确患者诊断，需要完善的辅助检查包括哪些？

2. 目前常见肾脏替代治疗的方式有哪些？

3. 简述该患者的护理要点及措施。

案例二：男，60 岁，体重 60kg，维持性血液透析 3 年。本次透析方案：碳酸氢盐透析液，电导率 13.9ms/cm，一次性透析器膜面积 1.6m^2，透析时间 4h，超滤 4kg，血流量 250ml/min，低分子肝素首次剂量为 4 000U。血压 132/85mmHg，脉搏 89 次 /min。患者在透析 3h 左右突然发生恶心、呕吐、大汗淋漓、抽搐、反应淡漠等临床表现，血压 88/55mmHg，脉搏 120 次 /min。

请问：

1. 该患者在透析过程中出现了哪种并发症？

2. 如何紧急处理？

3. 如何预防该并发症？

参考答案

【选择题】

（一）A1 型题

1. B　2. C　3. E　4. B　5. B　6. C　7. D　8. C　9. A　10. A
11. B　12. D　13. C　14. A　15. A　16. D　17. C　18. A　19. D　20. C
21. B　22. D　23. D　24. D　25. B　26. A　27. D　28. A　29. D　30. A
31. E　32. B　33. D　34. C　35. E　36. E　37. E

（二）A2 型题

1. C　2. A　3. B　4. A　5. C

（三）A3/A4 型题

1. D　2. A　3. B　4. B　5. B　6. A　7. E

（四）B 型题

1. C　2. A　3. D　4. C　5. D　6. A

【填空题】

1. 1 000~2 000ml、2 500、<400、<100
2. 单位时间内、肾小球滤过、80~120ml/min
3. 重吸收、浓缩、稀释
4. 晨起、颜面、腰骶、双下肢、全身水肿、腹水
5. 凹陷、非凹陷
6. 蛋白尿、低蛋白血症、水肿、高脂血症
7. 高凝、冠心病
8. 短、宽、经期、妊娠期
9. 新鲜、库存、16
10. 前一天出液、基础补液、不显性失液量 - 内生水、500
11. 液体进入量、水中毒
12. 酸碱度、温度、位置、快
13. 正常细胞正色素性、红细胞生成素、红细胞生成素
14. 厌食和腹部不适、臭、出血、消化道大出血
15. 20mmHg、10mmHg
16. 血流动力学稳定、溶质清除率高、补充液体和胃肠外营养不受限制、清除炎性介质和细胞因子

【名词解释】

1. **肾病综合征**：是指各种肾脏疾病所致的大量蛋白尿（24h 尿蛋白定量超过 3.5g）、低白蛋白血症（血清白蛋白小于 30g/L）、高度水肿和高脂血症为临床表现的一组综合征。

2. **夜尿增多**：夜尿量超过白天尿量，或夜间持续超过 750ml。

3. **慢性肾脏病**：是指各种原因引起的慢性肾脏结构和功能障碍（肾脏损害病史大于 3 个月），包括肾 GFR 正常和不正常的病理损伤、血液或尿液成分异常，及影像学检查异常，或不明原因出现肾小球滤过率下降[<60ml/（min·1.73m^2）]超过 3 个月，即为慢性肾脏病。

4. **慢性肾小球肾炎**：是一组以血尿、蛋白尿、高血压和水肿为临床表现的肾小球疾病。临床特点为病程长，起病前多有一个漫长的无症状尿异常期。

5. **尿路刺激征**：由于膀胱颈和膀胱三角区受到炎症或理化因素刺激而发生膀胱痉挛，引起尿频、尿急、尿痛和排尿不尽感，称为尿路刺激征。

6. **急性肾损伤**：指急性肾中毒或肾缺血，引起肾小管急性坏死或功能障碍，以少尿、水电解质紊乱、酸中毒和尿毒症为主要临床表现。

7. **蛋白尿**：每天尿蛋白含量持续超过 150mg，蛋白质定性试验呈阳性反应。

8. **血液透析**：采用弥散和对流原理清除血液中的代谢废物、有害物质和过多水分，是最常用的终末期肾脏病患者的肾脏替代治疗方法之一。

9. **连续性肾脏替代治疗**：连续性肾脏替代治疗是每天持续 24h 或接近 24h 进行的一种连续的体外血液净化疗法，它主要利用弥散和对流的原理，将患者血液中蓄积的毒素排出体外，维持水、电解质和酸碱代谢平衡。

10. **干体重**：又称为理想体重或目标体重，指的是血液透析患者在体液稳定状态下体内既无钠、水潴留，又无脱水现象时的体重，即透析后患者体内的水恢复正常容量，达到细胞内外既无容

量负荷增加，也无容量负荷过低的状态。

【案例分析题】

案例一：

1. 为明确患者诊断，需要完善的辅助检查包括哪些？

（1）尿常规：尿比重下降或尿蛋白阳性，有不同程度血尿和管型。

（2）血常规：血红蛋白和红细胞计数减少，血细胞比容和网织红细胞计数减少，部分患者血液中三系细胞均减少。

（3）生化检查：检查肾小球滤过率、血尿素氮和肌酐。肾衰竭时常伴有低钙高磷血症、代谢性酸中毒。

（4）影像学检查：B超示双肾体积缩小，肾皮质回声增强；核素肾动态显像示肾小球滤过率下降及肾脏排泄功能障碍；核素骨扫描示肾性骨营养不良；胸部X线可见肺淤血、肺水肿、心胸比例增大、心包积液、胸腔积液。

（5）肾活检：可能有助于早期慢性肾功能不全原发病的诊断。

2. 目前常见肾脏替代治疗的方式有哪些？

肾脏替代的方法包括血液透析、腹膜透析和肾移植。

3. 简述该患者的护理要点及措施。

（1）水肿：准确记录24h出入液量，指导患者限制液体摄入量，控制入量；给予低盐（每日<2g）饮食，每天测体重，严密观察病情变化；定时测量生命体征和血清电解质。

（2）电解质紊乱：协助改善血中钙低磷高的不平衡现象，减少身体的损害。观察患者疼痛的症状，协助做全关节运动，遵医嘱给予磷结合性药物，遵医嘱补钙，采取安全措施，避免骨折，定期监测钙、磷水平。协助维持体内的酸碱平衡状态。平时注意观察患者的呼吸频率、节律和深度，有无嗜睡、头痛、健忘，是否失去定向力。

（3）有皮肤完整性受损的风险：指导水肿患者穿宽松的衣服和鞋子。

（4）知识缺乏：指导患者识别体液过多的症状，以便自己调整饮食和水的入量：根据肾衰竭程度指导患者适当限制饮食；指导患者观察低钙、高钾的症状和体征；告知患者用药的重要性和正确的服药时间；指导患者注意保暖、预防感冒、定期复查。

案例二：

1. 该患者在透析过程中出现了哪种并发症？

出现了低血压。

2. 如何紧急处理？

患者迅速取头低足高位，头偏向一侧，防止窒息；将超滤调为零，立即快速输入生理盐水100~200ml，通知医生；停止超滤、扩容后仍不缓解，可遵医嘱给予白蛋白提高渗透压；上述处理后仍不好转，可使用升压药，并积极寻找病因，采取相应的抢救措施。

3. 如何预防该并发症？

重新评估干体重，控制透析间期体重增长不超过5%，限制透析间期水和钠的摄入量；调整降压药的给药剂量和时间；避免透析中进食过快过量，最好在透析前、后进食；改变治疗模式（如低温透析、可调钠透析、序贯透析或血液滤过）；必要时口服选择性α_1受体激动药。

（施　雁）

第九节　风湿免疫性疾病

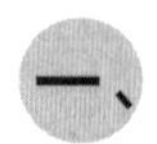

一、基本理论与知识要点

1. 风湿病具有哪些临床特点？其发病有什么规律？

（1）呈发作与缓解相交替的慢性病程：系统性红斑狼疮、类风湿关节炎、痛风都是病程漫长、病情反复，多次发作可造成相应脏器和局部组织严重受损。

（2）异质性：同一疾病，在不同患者的临床表现、抗风湿药物耐受量及疗效和不良反应、预后等方面差异很大。

（3）免疫学异常或生化改变：风湿病患者常有免疫学或生化检查异常，如类风湿关节炎患者类风湿因子多呈阳性，系统性红斑狼疮患者常有抗核抗体阳性，补体 C3、C4 下降，抗双链 DNA 抗体阳性（抗体阳性是疾病临床诊断、病情判断和预后评估的重要依据）。

2. 何谓晨僵？晨僵的患者该如何护理？

晨僵（morning stiffness）是指早晨起床后自觉关节及其周围僵硬感，日间长时间静止不动也可出现此征象。晨僵常被作为观察滑膜关节炎症活动性的指标之一，其持续时间与炎症的严重程度一致，晨僵持续时间 1h 以上者意义较大。

（1）生活护理应注意增加便利，例如生活用品放在健肢附近，便于取用。

（2）夜间睡眠时注意对病变关节保暖，预防晨僵。急性期，关节肿痛时限制活动。稳定期，鼓励患者坚持每天定时进行被动和主动的全关节活动锻炼，并逐步从主动的全关节活动锻炼过渡到功能性活动。

（3）允许患者以自己的速度完成工作，并在活动中予以鼓励，以增进患者自我照顾的能力和信心。注意观察病情变化，预防并发症的发生。

3. 风湿病患者关节活动受限的主要原因是什么？

（1）早期关节活动受限主要由肿胀、疼痛引起。

（2）晚期则主要由于关节骨质破坏、纤维骨质粘连和关节半脱位引起，此时关节活动严重障碍，最终导致功能丧失。

4. 风湿病常见的皮肤损害有皮疹、红斑、水肿、溃疡及皮下结节等，应如何加强皮肤护理？

（1）预防压力性损伤。

（2）保持皮肤清洁干燥，每天用温水冲洗或擦洗，忌用碱性肥皂。

（3）有皮疹、红斑或光敏感者，指导患者外出时采取遮阳措施，避免阳光直接照射皮肤，忌日光浴。皮疹或红斑处应避免涂化妆品或护肤品，可遵医嘱局部涂用药物性软（眼）膏；若局部溃疡合并感染者，遵医嘱使用抗生素治疗的同时，做好局部清创换药处理。

（4）避免接触刺激性物品，如各种烫发或染发剂、定形发胶、农药等。

（5）避免服用容易诱发风湿病症状的药物，如普鲁卡因胺。

5. 系统性红斑狼疮的主要致病因素有哪些？

目前系统性红斑狼疮病因未明，可能与遗传、环境、雌激素有关。

（1）遗传因素：家系调查资料显示，系统性红斑狼疮患者第 1 代亲属中患系统性红斑狼疮者是无系统性红斑狼疮患者家庭的 8 倍，但是，大部分病例不显示有遗传性；多年研究已证明系统性红斑狼疮是多基因相关疾病。

（2）环境：日光中的紫外线使皮肤上皮细胞出现凋亡，新抗原暴露而成为自身抗原。某些含补骨脂素的食物（如芹菜、无花果等）可能增强系统性红斑狼疮患者对紫外线的敏感性；含联胺基团（如烟熏食物、蘑菇等）的食物可诱发系统性红斑狼疮；苜蓿类种子、豆荚也与本病有关。某些患者在使用普鲁卡因胺、异烟肼、氯丙嗪、甲基多巴等药物后或用药过程中，可出现狼疮样症状，停药后多消失。另外，某些化学制剂、微生物病原体也可诱发系统性红斑狼疮。

（3）雌激素：系统性红斑狼疮患者女性患者显著多于男性，更年期前阶段育龄女性与同龄男性之比为 9∶1；系统性红斑狼疮患者体内的雌酮羟基化产物升高；妊娠可诱发本病或加重病情，特别在妊娠早期和产后 6 周，这些现象均提示雌激素可能在系统性红斑狼疮的发病中起了一定的作用。

6. 系统性红斑狼疮患者的皮肤黏膜损害有何特点？

80% 系统性红斑狼疮患者出现皮疹，多见于日晒部位，鼻梁和双颧颊部呈蝶形分布的红斑最有特征性，亦可为其他皮疹，如盘状红斑、指掌部和甲周红斑、指端缺血、面部及躯干皮疹等。

7. 系统性红斑狼疮累及器官一般有哪些常见临床表现？

（1）肌肉关节：约 85% 的患者有关节痛，常见于指、腕、膝关节，伴红肿者少见，常出现对称性多关节疼痛、肿胀。

（2）肾脏：系统性红斑狼疮患者有肾脏损害表现，肾活检显示肾脏受累几乎为 100%。患者可出现大量蛋白尿、血尿（肉眼或显微镜下）、各种管型尿、氮质血症、水肿和高血压，病情未有效控制时，则可进入慢性肾衰竭。个别患者首诊即为慢性肾衰竭。

（3）心血管：心包炎最常见，可为纤维蛋白性心包炎或渗出性心包炎。

（4）肺与胸膜：约 35% 的患者出现双侧、中小量胸腔积液。肺间质性病变特点为急性、亚急性期的磨玻璃样改变和慢性期的纤维化，主要表现为活动后气促、干咳、低氧血症，肺功能检查常显示肺弥散功能下降。

（5）神经系统：神经精神狼疮又称为狼疮脑病。

1）中枢神经系统表现：无菌性脑膜炎、脑血管病变、运动障碍、脊髓病、癫痫、急性意识错乱、焦虑状态、认知功能减退、情绪障碍及精神病。

2）外周神经系统表现：吉兰 - 巴雷综合征、自主神经病、单神经病、重症肌无力、脑神经病变及神经丛病。

（6）消化系统：可有食欲缺乏、腹痛、呕吐、腹泻或腹水等消化系统症状。早期出现肝功能损害者，预后不良。少数患者可发生急腹症，如胰腺炎、肠穿孔、肠梗阻等，往往提示系统性红斑狼疮活动。

（7）血液系统：常有血红蛋白下降、白细胞和 / 或血小板减少，其中 10% 属于溶血性贫血，部分患者可以有无痛性轻度或中度淋巴结肿大，以颈部和腋窝多见。

（8）眼：主要包括结膜炎、葡萄膜炎、眼底病变和视神经损害。约 15% 的患者有眼底变化，如出血、视神经盘水肿、视网膜渗出。

（9）其他：疾病活动期可伴有继发性抗磷脂抗体综合征，表现为动静脉血栓形成、血小板减少、习惯性自发性流产。

8. 系统性红斑狼疮的主要治疗方法是什么？

目前尚不能根治，糖皮质激素加免疫抑制剂仍是主要的治疗方案。治疗原则是急性期用药诱导缓解，控制病情活动；缓解期，给予维持性缓解治疗。

（1）糖皮质激素：糖皮质激素是目前治疗系统性红斑狼疮的首选药物，可显著抑制炎症反应，抑制抗原抗体反应。诱导缓解期，根据病情用泼尼松 0.5~1mg/(kg·d)，晨起顿服，病情稳定后 2 周或疗程 6 周内，缓慢减量；若病情允许，以 10mg/d 泼尼松小剂量长期维持治疗。对于有重要脏器急性进行性损伤时，可采用冲击治疗，即用甲泼尼龙 500~1 000mg 缓慢静脉滴注，每天 1 次，连用 3~5d 为 1 个疗程，若需要可于 1~2 周后重复使用，可较快控制病情活动，达到诱导缓解的目的。由于用药量大，应严密观察药物的不良反应。

（2）免疫抑制剂：加用免疫抑制剂有利于更好地控制系统性红斑狼疮活动，保护脏器功能，减少复发，以及减少激素的剂量和不良反应。有重要脏器损害的患者，诱导缓解期首选环磷酰胺或霉酚酸酯治疗，如无明显不良反应，至少应用 6 个月以上。在维持治疗中，根据病情，选择 1~2 种免疫抑制剂长期维持。目前认为羟氯喹应作为系统性红斑狼疮的背景治疗，可全程长期应用。

（3）生物制剂：①改变细胞因子活化和调节；②抑制 T 细胞活化并诱导 T 细胞耐受、阻断 T-B 细胞相互作用；③作用于 B 细胞以减少 B 细胞产生自身抗体；④抑制补体活化。目前用于临床和临床试验治疗的主要有 CD20 单抗（利妥昔单抗）和贝利木单抗。

（4）其他：对于病情危重或治疗困难的病例，可根据情况应用静脉注射大剂量免疫球蛋白、血浆置换、干细胞移植进行治疗。

9. 对系统性红斑狼疮患者应如何进行生育指导？

（1）妊娠时机：无中枢神经系统、肾脏或其他脏器严重损害，病情处于缓解期达半年以上；停用免疫抑制剂半年以上，通过风湿科医生对病情评估后可以计划性妊娠。

（2）非缓解期的系统性红斑狼疮患者容易出现流产、早产和死胎，发生率约 30%，妊娠前 3 个月至妊娠期应用大多数免疫抑制剂可能影响胎儿的生长发育，故应避孕。

（3）目前认为羟氯喹和硫唑嘌呤对胎儿影响相对较小，尤其是羟氯喹可全程使用。

（4）产后避免哺乳。

（5）妊娠可诱发系统性红斑狼疮活动。备孕期及妊娠期，需要风湿免疫科、妇科、产科等多专科协作进行诊断和治疗，是实现最佳妊娠结局的关键。

10. 强直性脊柱炎的诊断标准是什么？

（1）临床标准：①腰背痛、僵硬 3 个月以上，活动改善，休息无改善；②腰椎冠状面和矢状面活动受限；③胸廓活动度低于相应年龄、性别的正常人。

（2）放射学标准：骶髂关节炎 X 线表现，双侧≥Ⅱ级或单侧Ⅲ~Ⅳ级。

（3）诊断标准：①肯定强直性脊柱炎：符合放射学标准和 1 项（及以上）临床标准者；②可能强直性脊柱炎：符合 3 项临床标准，或符合放射学标准而不伴任何临床标准者。

11. 强直性脊柱炎因骶髂关节及脊柱附着点炎症常导致患者躯体活动障碍，对此应采取何种护理措施？

（1）休息与活动：睡硬板床、低枕，避免过度负重和剧烈运动。鼓励患者根据体能状况和关节疼痛程度，适当进行活动锻炼，劳逸结合。

（2）饮食护理：冬季寒冷地区患者可适当服用姜汤用以驱寒祛湿。多食用含有丰富植物蛋白和微量元素的食物，如大豆、黑豆、黄豆等，促进肌肉、骨骼、关节、肌腱的代谢。

（3）病情观察：注意观察并评估晨僵及腰背痛等症状的程度及持续时间；注意活动受限的部位、

范围；是否伴有发热、咳喘、呼吸困难等症状，如果发现应警惕脏器受累。

(4) 姿势护理和功能锻炼：除急性期剧烈疼痛者外，强直性脊柱炎患者应坚持进行姿势矫正和关节功能锻炼，保持脊柱及关节的活动度和灵活性，防止关节挛缩畸形。为缓解腰背疼痛或疲劳感而长期采取不正确姿势，易加速脊柱及关节畸形。行走和站立均应保持正确姿势，坐姿要正，站立要直。进行深呼吸、扩胸和下蹲运动锻炼；每天进行颈椎、胸椎、腰椎的前屈、后伸、侧弯和转动等锻炼及髋关节的屈曲与伸展锻炼。每次活动量以不引起第 2d 关节症状加重为限，活动前应先按摩松解椎旁肌肉，可减轻疼痛，防止肌肉损伤。

12. 类风湿关节炎患者典型的关节表现有哪些？

(1) 95% 以上类风湿关节炎患者可出现晨僵，常被作为观察本病活动的指标之一，但主观性很强。

(2) 关节痛与压痛常为最早的症状，初期可为单一关节或游走性多关节肿痛，呈对称性、持续性，时轻时重，伴有压痛。受累关节的皮肤可出现褐色色素沉着。

(3) 凡受累的关节均可肿胀，常见部位为四肢小关节，如腕关节、掌指关节、近端指间关节、膝关节等，多呈对称性，其中指间关节呈梭形肿胀是类风湿关节炎的特征。

(4) 关节畸形多见于较晚期患者，最常见的关节畸形是腕和肘关节强直，掌指关节半脱位，手指向尺侧偏斜而呈“天鹅颈”样及“纽扣花”样表现。重症者关节呈纤维性或骨性强直，失去关节功能，致使患者日常生活不能自理。

(5) 关节肿痛、结构破坏和畸形都会引起关节的活动障碍。

13. 类风湿关节炎关节功能的分级标准是什么？

美国风湿病学会将因类风湿关节炎而影响生活的程度分为四级：

(1) Ⅰ级：能照常进行日常生活和各项工作。

(2) Ⅱ级：可进行一般的日常生活和某种职业工作，但参与其他项目活动受限。

(3) Ⅲ级：可进行一般的日常生活，但参与某种职业工作或其他项目活动受限。

(4) Ⅳ级：日常生活的自理和参与工作的能力均受限。

14. 特发性炎性肌病的主要临床表现有哪些？

特发性炎性肌病（idiopathic inflammatory myositis，IIM）是一组原因未明的以四肢近端肌无力为主的骨骼肌非化脓性炎症性疾病。临床以多发性肌炎和皮肌炎最常见。主要临床表现包括：

(1) 对称性四肢近端肌无力：肢带肌、呼吸肌、颈肌及吞咽肌无力。

(2) 全身症状：发热、关节痛、乏力、食欲缺乏、体重下降。

15. 皮肌炎的典型皮疹主要有哪些？

(1) 向阳疹：以上眼睑为中心的眶周水肿性紫红色斑。

(2) Gottron 征：四肢肘、膝关节伸侧面和内踝附近、掌指关节、指间关节伸面出现紫红色丘疹，逐渐融合成斑片，有毛细血管扩张、色素沉着，上覆细小鳞屑。

(3) V 形疹：颈前及上胸部 V 形红色皮疹。

(4) 披肩征：肩颈后的皮疹呈披肩状。

(5) 技工手：见于皮肌炎的患者，手掌和手指纹表现为污黑肮脏状，甲根皱襞可见不规则增厚，甲周毛细血管扩张，其上常见瘀点。此征具有一定特征性，有助于皮肌炎的诊断。

16. 皮肌炎如何治疗？

(1) 一般治疗：避免感染；急性期以卧床休息为主，缓解期可适当锻炼；给予高蛋白、高热量饮食。

（2）药物治疗：首选大剂量糖皮质激素；免疫抑制剂常与糖皮质激素合用。常用免疫抑制剂有甲氨蝶呤、硫唑嘌呤、环磷酰胺、环孢素 A；皮肤损害可加用羟氯喹；危重患者可用大剂量免疫球蛋白静脉冲击治疗。

17. 如何护理炎性肌病肌无力患者？

（1）协助日常生活护理，对四肢肌无力、长期卧床患者，定时翻身、按摩，预防压力性损伤、跌倒。

（2）急性期以卧床休息为主；缓解期可适当锻炼，做一定强度的肢体被动运动，防止肌强直、肢体萎缩。

（3）对吞咽困难、进食反流、呛咳患者，选择合适的体位，减少进食流质或半流质食物，少量多餐，吞下食物后继续空吞咽 2~3 次，以帮助食物完全通过咽部，同时保持坐立位 30~60min，严重者可留置胃管鼻饲；指导进行吞咽功能训练：开颌与闭颌、闭唇、咀嚼和唇角上抬，舌伸出、侧伸和舌尖舌身抬高，喉抬高训练，配合吹纸片、吹蜡烛、鼓腮运动，每天 4 次，每次 5~10min。

（4）呼吸肌受累的患者，应积极给予吸氧及排痰，预防肺部感染和保持呼吸道通畅，发音困难者，鼓励进行肢体语言和书面交流。指导患者进行呼吸功能锻炼：腹式呼吸、缩唇式呼吸。指导患者有效咳嗽、排痰，每天 4 次，每次 15~30min。

二、自测题

【选择题】

（一）A1 型题

1. 风湿病的临床特点具有一定的规律，以下错误的是

A. 呈发作与缓解相交替的慢性病程

B. 多次发作可造成相应脏器和局部组织的严重损害

C. 异质性

D. 免疫学异常或生化改变

E. 脏器的损害是完全可逆的

2. 系统性红斑狼疮患者使用糖皮质激素，若病情需要用大剂量激素，在病情基本控制时，激素宜逐渐减量，若减量太大、太快或突然停药，可出现“反跳现象”，若病情允许，以多少剂量泼尼松长期维持治疗

A. 10mg/d　B. 20mg/d　C. 30mg/d　D. 40mg/d　E. 50mg/d

3. 对诊断系统性红斑狼疮特异性最高的自身抗体是

A. 抗 RNP 抗体　B. 抗 Sm 抗体　C. 抗核抗体

D. 抗 SSA 抗体　E. 抗 Jo-1 抗体

4. 类风湿关节炎最常累及的关节是

A. 肩关节　B. 四肢小关节　C. 肘关节　D. 膝关节　E. 脊柱关节

5. 系统性红斑狼疮最常发生的脏器或组织损害是

A. 肾　B. 皮肤　C. 心血管　D. 肌肉、关节　E. 肺和胸膜

6. 雷诺现象最常影响的部位是

A. 耳、鼻、舌　B. 手腕　C. 脚踝　D. 手足末端　E. 口腔黏膜

7. 雷诺现象的皮肤颜色变化先后顺序(从左至右)正确的是

A. 青紫、苍白、红润　B. 苍白、青紫、变红　C. 红润、青紫、苍白
D. 青紫、红润、苍白　E. 红润、苍白、青紫

8. 强直性脊柱炎的平均发病年龄为

A. 15 岁　B. 15~30 岁　C. 25~30 岁　D. 30~40 岁　E. 40~50 岁

9. 强直性脊柱炎发病的男女比例大概是

A. 20 : 1　B. 10 : 1　C. 6 : 1　D. 3 : 1　E. 1 : 1

10. 遗传因素是系统性红斑狼疮致病因素之一,家系调查资料显示,系统性红斑狼疮患者第 1 代亲属中患系统性红斑狼疮者是无系统性红斑狼疮患者家庭的多少倍

A. 5 倍　B. 6 倍　C. 7 倍　D. 8 倍　E. 9 倍

11. 与强直性脊柱炎的发病关系最密切的因素是

A. 肠道细菌感染　B. 肺炎克雷伯菌　C. HLA-B27
D. 链球菌感染　E. 尿路感染

12. 能迅速缓解强直性脊柱炎腰背痛的治疗是

A. 卧床休息　B. 物理治疗　C. 盐酸曲马多
D. 对乙酰氨基酚　E. 非甾体抗炎药

13. 下列表现对皮肌炎有诊断意义的是

A. Gottron 征　B. 布鲁津斯基征　C. 凯尔尼格征
D. 墨菲征　E. 鸡尾征

14. 特发性炎症性肌病出现肌无力的特点是

A. 上睑提肌无力　B. 肌无力周期性发作可自行缓解
C. 肌无力具有晨轻暮重的特点　D. 对称性四肢近端肌无力
E. 对称性四肢远端肌无力

15. 皮肌炎的典型皮疹为

A. 结节红斑　B. 皮革样皮肤改变　C. 双下肢紫癜样皮疹
D. 网状青斑　E. 眶周水肿性紫红色斑

16. 诊断多发性肌炎必须具备的辅助检查有

A. 乳酸脱氢酶升高　B. 抗 Jo-1 抗体阳性　C. 肌电图示肌源性损伤
D. 特征性皮疹　E. 血沉增快

17. 特发性炎症性肌炎的患者,可出现抗合成酶综合征,下列哪项<u>不是</u>该综合征的表现

A. 肺间质病变　B. 关节炎　C. 技工手
D. 雷诺现象　E. Gottron 征

(二) A2 型题

1. 女,24 岁,未婚。确诊为系统性红斑狼疮,面部明显的蝶形红斑,非常在意男朋友对自己外貌的看法,无法入睡。目前该患者首要的护理问题是

A. 疾病知识缺乏　B. 皮肤完整性受损　C. 绝望
D. 焦虑　E. 思维过程改变

2. 女，28 岁，已婚。确诊为系统性红斑狼疮，向护士咨询生育的知识，护士给予的生育指导，以下错误的是

A. 若无重要脏器损害，病情稳定半年以上者一般能安全妊娠

B. 妊娠可诱发系统性红斑狼疮活动

C. 须停用免疫抑制剂 6 个月以上

D. 尿蛋白为阴性即可考虑妊娠

E. 目前认为羟氯喹可在妊娠全程使用

3. 男，69 岁。诊断多发性肌炎 5 年多，现门诊复查发现贫血、血沉增快，首先应检查的疾病是

A. 结核病　　B. 其他结缔组织病　　C. 恶性肿瘤

D. 感染　　E. 神经元疾病

4. 男，40 岁。乏力 1 个月，自觉双上肢肌肉疼痛伴上举困难 2 周，颈部及前胸部出现弥漫性暗紫红色斑疹，最可能的诊断是

A. 重症肌无力　　B. 皮肤过敏　　C. 皮肌炎

D. 系统性红斑狼疮　　E. 风湿性多肌痛

5. 女，42 岁，农民。确诊皮肌炎，住院期间应用肾上腺糖皮质激素和雷公藤治疗后，目前病情稳定即将出院。护士为患者做健康教育，错误的是

A. 应注意避孕　　B. 可行免疫接种　　C. 避免寒冷刺激

D. 消除不良情绪　　E. 出院后遵医嘱服药

6. 女，36 岁，大学教授。确诊类风湿关节炎半个月，目前肩关节、踝关节、膝关节明显肿痛，门诊就诊后采用小剂量糖皮质激素 + 缓解病情抗风湿药治疗，向护士咨询糖皮质激素常见的副作用，以下护士宣教有误的是

A. 感染　　B. 消化道溃疡　　C. 高血压　　D. 高血糖　　E. 高血钾

（三）A3/A4 型题

（1~3 题共用题干）

女，26 岁。全身关节痛半个月，收治入院，面部蝶形红斑，抗 Sm 抗体（+）。

1. 护士应首先判断该患者最可能为

A. 类风湿关节炎　　B. 强直性脊柱炎　　C. 系统性硬化

D. 系统性红斑狼疮　　E. 特发性炎性肌病

2. 护士告诉患者应尽可能做好防晒措施，避免和减少接触紫外线，原因是紫外线

A. 可致雌激素作用增强，使得激素水平紊乱

B. 可使皮肤上皮细胞凋亡，新抗原暴露而成为新的抗原

C. 直接破坏表皮细胞，诱导疾病

D. 加重关节滑膜炎，导致关节肿痛加剧

E. 直接损害细胞 DNA，诱导疾病复发

3. 关于对患者的饮食指导，以下可以进食的是

A. 芹菜、无花果　　B. 熏制食物　　C. 蘑菇

D. 玉米　　E. 苜蓿类种子

（4~6 题共用题干）

女，56 岁，已婚。因反复出现四肢多关节疼痛 7 年，以双膝、双肘及左踝关节明显，活动时症状

加剧半个月入院。可见双手指关节明显变形，呈“天鹅颈”样，右肘关节屈曲畸形。自诉起病以来，不规律就医、服药，现使用筷子进食困难，右手肘无法伸展，须依赖老伴照顾衣食起居。

4. 该患者的医学诊断最可能是

A. 骨关节炎　　B. 痛风性关节炎　　C. 类风湿关节炎
D. 皮肌炎　　E. 干燥综合征

5. 关于该患者目前的主要护理问题错误的是

A. 疼痛　与炎性反应有关
B. 躯体移动障碍　与关节疼痛反复发作、关节僵硬、肌肉功能障碍有关
C. 有颅内出血的危险　与关节炎疼痛和关节功能障碍易跌倒有关
D. 自理能力下降 / 缺陷与乏力　与关节疼痛、功能障碍有关
E. 知识缺乏：缺乏疾病治疗、用药和自我护理知识

6. 根据美国风湿病学会制订的类风湿关节炎关节功能的分级标准，该患者目前的关节功能为几级

A. Ⅰ级　　B. Ⅱ级　　C. Ⅲ级　　D. Ⅳ级　　E. Ⅴ级

（7~9 题共用题干）

男，27 岁，的士司机。2 年前无明显诱因出现腰、骶髂关节不适，晨起腰背僵硬感，遇风遇冷疼痛加重。近 2 个月翻身困难，咳嗽时胸骨体剧痛，左膝关节肿痛，弯腰受限，睡眠欠佳。查体：骶髂关节分离试验阳性，左膝浮髌试验阳性。X 线显示：腰椎侧弯、骶髂关节炎。

7. 做下列哪项检查可以对诊断有提示价值

A. 血沉　　B. 抗链球菌溶血素 O　　C. 血常规
D. HLA-B27　　E. 眼科检查

8. 该患者应高度怀疑

A. 类风湿关节炎　　B. 强直性脊柱炎　　C. 痛风关节炎
D. 骨关节炎　　E. 风湿性关节炎

9. 该患者病情相对稳定，疼痛缓解后，护士进行功能锻炼指导，正确的是

A. 为缓解腰背疼痛或疲劳感可采取自感舒适姿势，预防脊柱畸形
B. 行走和站立均应保持正确姿势，坐姿要正，站立要直
C. 减少进行深呼吸、扩胸和下蹲运动锻炼
D. 减少颈椎、胸椎、腰椎的前屈、后伸、侧弯和转动
E. 每次活动量以引起第 2d 关节症状加重为限

（10~12 题共用题干）

男，45 岁。活动时气促、咳嗽、咳痰伴面部及手足红斑。查体：体温 38℃，血压 138/89mmHg，脉搏 78 次 /min，肌力 3 级。实验室检查：AST 161U/ml，ALT 78U/ml，碱性磷酸酶 1.9U（普氏），乳酸脱氢酶 830U/ml，肌酸激酶 100U，醛缩酶 27U，肌电图提示肌源性损伤。胸部 X 线：两肺广泛纤维化。

10. 该患者最可能的诊断是

A. 皮肌炎合并肺纤维化　　B. 支气管炎　　C. 风湿性肌痛
D. 肺炎　　E. 病毒性肝炎

11. 下列哪项不是此疾病常见的临床表现

A. 向阳疹　　B. Gottron 征　　C. 甲周病变
D. 技工手　　E. 面部蝶形红斑

12. 首先选择有效的治疗方法是

A. 肾上腺皮质激素

B. 环磷酰胺

C. D- 青霉胺

D. 切除胸腺

E. 阶段性用肾上腺皮质激素，必要时加苯丁酸氮芥

（四）B 型题

（1~3 题共用备选答案）

关于疼痛的性质

A. 持续、休息后加重

B. 休息后加重

C. 活动后加重

D. 疼痛剧烈，夜间痛

1. 强直性脊柱炎

2. 类风湿关节炎

3. 痛风

（4~5 题共用备选答案）

A. 糖皮质激素

B. 环磷酰胺（CTX）或霉酚酸酯（MMF）

C. 甲氨蝶呤（MTX）

D. 生物制剂

4. 重症自身免疫病的首选

5. 一般作为类风湿关节炎联合治疗的基本用药

【填空题】

1. 风湿病常见的皮肤损害有皮疹、红斑、水肿、溃疡及皮下结节，多由血管炎性反应引起，系统性红斑狼疮患者最有特征性的皮肤损害为（　　）。

2. 细胞核受抗体作用变性为嗜酸性团块（　　），为诊断系统性红斑狼疮的特征性依据。

3. 强直性脊柱炎 90% 左右的患者存在（　　）阳性。

4. 强直性脊柱炎最典型和常见的表现为（　　）。

5. 皮肌炎患者肌电图异常，典型肌电图呈肌源性改变，即（　　）、（　　）。

6. 特发性炎性肌病的主要临床表现是（　　）。

7. 多发性肌炎最突出的临床特征是（　　）。

8. 皮肌炎患者血清肌酶谱中，最敏感的、可用来判断病情进展情况和治疗情况的是（　　）。

9.（　　）有较强的抗炎和免疫抑制作用，能迅速缓解症状，是治疗多种弥漫性结缔组织病的一线用药。

10. 手指向尺侧偏斜而呈“天鹅颈”样及“纽扣花”样表现的是（　　）。

【名词解释】

1. 晨僵

2. 雷诺现象

3. 针刺反应

4. 强直性脊柱炎

5. Gottron 征

6. 技工手

【案例分析题】

女，58 岁。因晨起手指关节僵硬 2 个月，伴全身关节肿痛加重半个月，膝关节活动受限 7d 入院，既往有高血压病史，无糖尿病、冠心病史。实验室检查：C 反应蛋白（CRP）21.60mg/L；类风湿性因子（RF）2 150IU/ml；血沉（ESR）61mm/h。体格检查：体温 36.4℃，脉搏 84 次 /min，呼吸 20 次 /min，血压 140/95mmHg。手 X 线检查示骨质疏松。

请问：

1. 该患者最可能的诊断是什么？

2. 目前该患者的主要护理诊断 / 合作性问题是什么？

3. 针对上述主要护理诊断 / 合作性问题的主要护理措施有哪些？

参考答案

【选择题】

（一）A1 型题

1. E　2. A　3. B　4. B　5. A　6. D　7. B　8. B　9. D　10. D
11. C　12. E　13. A　14. D　15. E　16. C　17. E

（二）A2 型题

1. D　2. D　3. C　4. C　5. B　6. E

（三）A3/A4 型题

1. D　2. B　3. D　4. C　5. C　6. D　7. D　8. B　9. B　10. A
11. E　12. A

（四）B 型题

1. B　2. A　3. D　4. A　5. C

【填空题】

1. 面部蝶形红斑
2. 苏木紫小体
3. HLA-B27
4. 炎性腰背痛
5. 低波幅、短程多相波
6. 对称性四肢近端肌无力
7. 对称性近侧肌群软弱无力
8. 肌酸激酶（CK）
9. 糖皮质激素
10. 类风湿关节炎

【名词解释】

1. 晨僵：是指早晨起床后自觉关节及其周围僵硬感，日间长时间静止不动也可出现此征象。晨僵常被作为观察滑膜关节炎症活动性的指标之一，其持续时间与疾病炎症的严重程度一致，晨僵持续时间 1h 以上者意义较大。

2. **雷诺现象**：因受寒冷或紧张的刺激后，肢端细动脉痉挛，使手指（足趾）皮肤突然出现苍白，相继出现皮肤变紫、变红，伴局部发冷、感觉异常和疼痛，这种现象称为雷诺现象。

3. **针刺反应**：针刺反应又称为皮肤非特异性过敏反应，即针刺后 12~48h 开始出现米粒大小的红色斑丘疹，继而发展为水疱、脓疱和结痂，1~2 周后消退。在白塞综合征中的阳性率为 57.9%~70%，高于正常人群，在男性明显高于女性。其诊断的特异性较高。与病情活动有一定相关性，病情重时阳性率高，程度重。

4. **强直性脊柱炎**：是脊柱关节炎常见的临床类型，以中轴关节受累为主，可伴发关节外表现。严重者可发生脊柱畸形和关节强直，是一种慢性自身炎症性疾病。

5. **Gottron 征**：皮肌炎患者肘、膝关节伸侧面和内踝附近、掌指关节、指间关节伸面出现紫红色丘疹，逐渐融合成斑片，有毛细血管扩张、色素减退，上覆盖小鳞屑，称 Gottron 征。

6. **技工手**：见于皮肌炎的患者，手掌和手指纹表现为污黑肮脏状，甲根皱襞可见不规则增厚，甲周毛细血管扩张，其上常见瘀点。此征具有一定特征性，有助于皮肌炎的诊断。

【案例分析题】

1. 该患者最可能的诊断是什么？

类风湿关节炎。

2. 目前该患者的主要护理诊断 / 合作性问题是什么？

（1）疼痛　与关节炎性反应有关。

（2）有废用综合征的危险　与关节疼痛、活动受限引起功能障碍有关。

3. 针对上述主要护理诊断 / 合作性问题的主要护理措施有哪些？

（1）休息与体位：该患者目前处于疾病急性期，应卧床休息；帮助患者采取舒适体位，尽可能保持关节的功能位置，必要时给予石膏托、小夹板固定。休息时间过久易发生肌力减弱、关节挛缩、压力性损伤、骨质疏松、心肺耐力降低，故应根据患者的病情变化调整休息的时间，必要时应用适当的运动疗法以减少或避免上述并发症的发生。

（2）协助患者减轻疼痛：①为患者创造适宜的环境，避免嘈杂、吵闹，或过于寂静，以免患者因感觉超负荷或感觉剥夺而加重疼痛感；②合理应用非药物性止痛措施：松弛术、皮肤刺激疗法（冷敷、热敷、加压、震动等）、分散注意力；③根据病情使用蜡疗、水疗、磁疗、超短波、红外线等物理治疗方法缓解疼痛，也可按摩肌肉、活动关节，防治肌肉挛缩和关节活动障碍；④遵医嘱用药：常用的非甾体抗炎药有布洛芬、萘普生、阿司匹林、吲哚美辛，告诉患者遵医嘱服药的重要性和药物的不良反应。

（3）晨僵护理：鼓励患者晨起后行温水浴，或用热水浸泡僵硬的关节，而后活动关节。夜间睡眠时注意对关节进行保暖，可减轻晨僵程度。

（4）预防关节失用：为保持关节功能，防止关节畸形和肌肉萎缩，应指导患者锻炼。在症状基本控制后，鼓励患者尽早下床活动。训练手的灵活性、协调性，加强日常生活活动锻炼，提高熟练度和技巧性。肢体锻炼如伸腰、踢腿和其他全身性伸展运动，配合理疗、按摩，以增加局部血液循环，松弛肌肉，活络关节，防止关节失用，活动强度以患者能承受为限。

（岳丽青）

第十节　神经内科

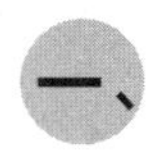一、基本理论与知识要点

1. 何谓脑卒中？

脑卒中是各种原因引起的脑血管疾病急性发作，造成脑供血动脉狭窄、闭塞，或非外伤性脑实质出血，迅速出现以脑功能受损为临床特征的脑血管疾病，包括缺血性脑卒中和出血性脑卒中。

2. 脑卒中常见的危险因素有哪些？

（1）不可干预的因素：年龄、性别、性格、种族和家族遗传。

（2）可干预的因素：高血压、高血脂、心脏病、糖尿病、高同型半胱氨酸血症、吸烟、酗酒、体力活动减少、高盐饮食、肥胖、超重、感染。

3. 何谓脑梗死？

脑梗死又称为缺血性脑卒中，是指由于各种脑血管病变导致脑部血液供应出现障碍，导致脑组织缺血、缺氧性坏死，迅速出现神经功能受损的一类临床综合征。

4. 试述脑梗死的病因分型（TOAST 分型）。

大动脉血管粥样硬化型、心源性栓塞型、小动脉闭塞型、其他病因型、不明原因型。

5. 不同脑血管闭塞的临床表现是什么？

（1）颈内动脉闭塞：颈内动脉缺血，可出现单眼一过性黑矇，偶见永久性失明或 Horner 征。

（2）大脑中动脉闭塞：主干闭塞导致最典型的三偏症状；皮质支闭塞导致失语、体像障碍、视野缺损和意识模糊；深穿支闭塞表现为对侧中枢性均等性轻偏瘫，对侧偏身感觉障碍，可伴有对侧同向性偏盲。

（3）大脑前动脉闭塞：非近段闭塞时，出现对侧偏瘫，下肢重于上肢，有轻度感觉障碍，优势半球病变可有失语，可伴有尿失禁及对侧强握反射。深穿支闭塞时，出现对侧面瘫、舌瘫及上肢轻瘫。双侧大脑前动脉闭塞时，可出现双下肢瘫痪、尿潴留或尿失禁，以及强握等原始反射。

（4）大脑后动脉闭塞：典型的临床表现为对侧同向性偏盲、偏身感觉障碍，不伴有偏瘫，若导致中脑大脑脚梗死才引起偏瘫。优势半球受累伴随失读。皮质支闭塞表现为命名性失语、失读等症状。

（5）椎基底动脉闭塞：基底动脉或双侧椎动脉闭塞是最严重的、可危及生命的脑血管事件之一，会引起脑干梗死，出现眩晕、呕吐、四肢瘫痪、共济失调、肺水肿、消化道出血、昏迷和高热等症状。脑桥病变的患者瞳孔可出现针尖样变化。

6. 阐述接受阿替普酶静脉溶栓治疗的急性缺血性脑卒中患者的治疗给药及监护要点。

静脉溶栓是目前最主要的恢复急性缺血性脑卒中患者脑组织血流的措施之一，重组组织纤溶酶原激活剂（recombinant human tissue-type plasminogen activator，rt-PA）和尿激酶（urokinase，UK）是我国目前使用的主要溶栓药物。目前认为有效抢救半暗带组织的时间窗：在 4.5h 内使用 rt-PA 溶栓或在 6h 内使用尿激酶溶栓，按照适应证和禁忌证严格筛选患者，遵医嘱尽快给予静脉溶栓治疗。

使用方法：rt-PA 的使用剂量为 0.9mg/kg（最大剂量为 90mg），总剂量的 10% 在最初 1min 内

静脉推注，其余持续静脉泵注1h完毕。溶栓开始前连接心电监护，静脉溶栓给药期间及给药后24h内应严密监护患者血压及神经功能变化，血压每15min监测1次，持续2h，之后每30min监测1次，持续6h，之后每60min监测1次，持续16h。密切观察症状和体征的变化，如患者原有症状和体征加重，或出现严重头痛、血压升高、脉搏减慢、恶心、呕吐等，应考虑继发颅内出血，立即停用溶栓和抗凝药物，协助紧急进行头颅CT检查。

7. 脑出血的病因有哪些？

脑出血最常见的病因是高血压合并细小动脉硬化，其他病因包括脑动脉粥样硬化、颅内动脉瘤和动-静脉血管畸形、脑动脉炎、梗死后出血、脑淀粉样血管病变、血液病、脑底异常血管网病、抗凝或溶栓治疗。

8. 试述脑出血的发病特点。

（1）常见于50岁以上的患者，男性稍多于女性，寒冷季节发病率较高，多有高血压病史。

（2）多在情绪激动或活动中突然发病，多无前驱症状。

（3）起病急，症状多在数分钟至数小时内达到高峰。

（4）有肢体瘫痪、失语等局灶定位症状和剧烈头痛、喷射性呕吐、意识障碍等全脑症状。

（5）发病时血压明显升高。

9. 试述脑出血的常见部位及临床表现。

（1）基底核区出血：最常见，占全部脑出血的50%~60%，患者可出现病灶对侧偏瘫、偏身感觉障碍，壳核出血者可出现同向性偏盲；丘脑出血者通常感觉障碍重于运动障碍。

（2）脑叶出血：额叶出血者可有对侧偏瘫、尿便障碍、Broca失语、摸索和强握反射等表现；颞叶出血者可有Wernicke失语、精神症状、对侧上象限盲、癫痫等表现；枕叶出血者可有视野缺损，顶叶出血者可有偏身感觉障碍、轻偏瘫、对侧下象限盲等症状，非优势半球受累者可有构象障碍。

（3）脑干出血：大量出血（血肿>5ml），可累及双侧被盖部和基底部，并且破入第四脑室，患者迅速出现昏迷、双侧针尖样瞳孔、呕吐咖啡样胃内容物、中枢性高热、中枢性呼吸障碍、眼球浮动、四肢瘫痪和去大脑强直发作等症状。少量出血者可无意识障碍，表现为交叉性瘫痪和共济失调性偏瘫，两眼可向病灶侧凝视麻痹或出现核间性眼肌麻痹。

（4）小脑出血：患者常有头痛、呕吐、眩晕和共济失调，起病突然，可伴有枕部疼痛。暴发型小脑出血患者常突然昏迷，在数小时内迅速死亡。

（5）脑室出血：患者常有头痛、呕吐，严重者出现意识障碍、脑膜刺激征阳性、针尖样瞳孔、眼球分离斜视或浮动、四肢弛缓性瘫痪、去大脑强直发作、高热、呼吸不规则、脉搏和血压不稳定等症状。

10. 对于出现躯体活动障碍的脑卒中患者的早期康复护理要点有哪些？

（1）重视患侧刺激：通常患侧的体表感觉、视觉和听觉减少，加强患侧刺激可以对抗其感觉丧失，避免忽略患侧身体和患侧空间。护理工作者帮助患者洗漱、测血压、测脉搏时尽量在患侧进行；尽量不在患肢静脉输液，慎用热水袋热敷。

（2）良肢位摆放：应从急性期开始，以不影响患者生命体征为前提，对抗痉挛，避免上肢屈曲，下肢过度伸展。在痉挛期，肢体置于抗痉挛体位，1~2h变换1次，必要时选择固定性手矫形器、腕矫形器、踝足矫形器、软枕或体位垫保护患肢。摆放良肢位有助于抑制和减轻患者的肢体痉挛姿势，最大限度地减少肢体残障。

(3) 正确的体位变换(翻身):翻身主要是躯干的旋转,它能刺激全身的反应与活动,是抑制痉挛和减少患侧受压最具治疗意义的措施。①患侧卧位:是所有体位中最重要的体位;②仰卧位:为过渡性体位,受颈牵张反射和迷路反射的影响,异常反射活动增强,应尽可能少用;③健侧卧位:患肩前屈,手平放于枕头上,伸肘,下肢患侧膝、髋屈曲,髋稍内旋。偏瘫、截瘫患者每2~3h翻身1次。

(4) 康复训练:应避免在脑卒中发作24h内进行高强度的超早期康复训练。应由康复科医生制订康复训练计划,讲解、示范康复训练的方法技能。训练内容视患者病情和全身状况而定,包括被动或主动训练(肢体摆放和定时体位转换、各关节的被动运动、健患侧翻身训练、单双桥式运动、双手交叉上举训练、腕关节背伸)以及日常生活能力训练。康复过程中动作应由小到大、由简单到复杂,从近端到远端,循序渐进地进行,及时肯定患者为自身康复所做出的努力,将康复效果反馈给患者,帮助患者建立康复信心。

11. 经口进食的脑卒中患者的饮食护理要点有哪些?

(1) 体位选择:采取直立坐位或30°~60°半坐卧位,头正中稍前屈或向健侧倾斜30°,颈和头稍前屈,偏瘫侧肩部用枕头垫起,喂食者站在患者健侧。进食后应保持坐位或半坐卧位10~20min,防止误吸。进食后30min内不宜进行翻身、吸痰等操作。

(2) 食物选择:选择患者喜爱的、营养丰富、易消化的食物,注意食物的色、香、味及温度,防止误吸,食物性状应柔软、不易松散,便于吞咽。

(3) 一口量选择:每次摄食量约为20ml,一般先以少量试之(3~4ml),然后酌情增加,最多不超过20ml,尽量使用薄而小的勺子来控制每口进食量。

(4) 控制进食速度:缓慢进食,以防食物残渣误入气管,全程以30~40min为宜,发生气促、咳嗽、呛咳等情况时应停止喂食。

(5) 防止误吸、窒息:进餐前注意休息,避免因疲劳增加误吸的风险;保持进餐环境的安静舒适,进餐时不要说话;停止护理操作;床旁准备吸引装置,如果患者发生呛咳、误吸,立即指导其头偏向一侧,及时清除口鼻腔分泌物,保持气道通畅。

12. 治疗脑卒中的常用药物有哪些?服药观察要点包括哪些?

(1) 脱水药物:是治疗脑水肿和降低颅内压的首选药物。使用前观察液体有无结晶。应用甘露醇时应根据患者病情,每日准确记录患者出入液量变化,密切监测电解质的变化。

(2) 抗凝、抗血小板药:需监测患者凝血功能实验室检查结果的变化。同时观察患者有无不适主诉,如意识障碍有无加重,有无血尿、血性便排出,皮肤出现瘀斑时需关注瘀斑部位、面积、颜色,出现异常情况时及时联系医生。告知患者活动过程中注意避免磕碰、外伤,使用软毛牙刷。阿司匹林肠溶片应空腹或饭后2h服用。

(3) 扩血管药物:扩血管药物可使脑血流量增加,导致患者头部胀痛、颜面发红、血压降低。应监测患者血压变化,控制滴速,准确用药。

13. 癫痫临床表现的共同特征是什么?

(1) 发作性:症状突然发生,持续一段时间后迅速恢复,间歇期正常。

(2) 短暂性:发作持续时间非常短,通常为数秒钟或数分钟,除癫痫持续状态外,很少超过半小时。

(3) 重复性:第1次发作后,经过不同间隔时间会有第2次或更多次的发作。

(4) 刻板性:指每次发作的临床表现几乎一致。

14. 全面强直 - 阵挛性发作癫痫的临床表现是什么?

全面强直 - 阵挛性发作癫痫的主要临床表现是意识丧失,以及双侧强直后出现阵挛。可分为三期:

(1)强直期:表现为全身骨骼肌持续性收缩。

(2)阵挛期:不同肌群收缩与松弛交替出现,由肢端累及全身,呈一张一弛交替性抽动,在一次剧烈阵挛后发作停止。

(3)发作后期:此期尚有短暂阵挛,以面肌和咬肌为主,导致牙关紧闭,可发生舌咬伤。

15. 癫痫持续状态的定义、危害及发生原因是什么?

癫痫持续状态是指癫痫连续发作的间隙,意识尚未完全恢复又频繁再发,或癫痫发作持续30min以上未自行停止。目前观点认为,如果患者出现全面强直 - 阵挛性发作持续5min以上即可考虑癫痫持续状态。如果癫痫持续状态不及时治疗,患者可因高热、循环衰竭、电解质紊乱或神经元兴奋毒性损伤导致永久性脑损害。癫痫持续状态的致残率和病死率均升高。癫痫持续状态最常见的原因是不规范抗癫痫药物治疗、感染、脑外伤、精神因素、过度疲劳和饮酒。

16. 癫痫发作时的处理原则是什么?

(1)对于全面强直 - 阵挛性发作的患者,应尽快移开周围可能对患者造成伤害的东西,或将患者置于安全位置以免发作过程中受到伤害。保持呼吸道通畅,保护头部,不能用力按压或屈曲肢体,这样有可能造成意外伤害;牙关紧闭者,不可强行塞放木筷、勺子,遵医嘱使用地西泮或苯妥英钠等抗癫痫药物预防再次发作。

(2)对于癫痫持续状态者,做好抢救准备,遵医嘱给予抗癫痫药物控制癫痫发作、氧气吸入,严密监测生命体征变化,必要时行人工机械通气。专人看护,加床栏,躁动患者必要时给予保护性约束。

17. 癫痫患者出院指导包括哪些?

(1)疾病知识指导:出院前应给患者或家属做生活指导。告知患者控制癫痫发作的诱因,避开诱发因素。

(2)用药指导和病情监测:告知患者遵医嘱长期、规律用药,切忌突然停药、减药、漏服药,若出现病情反复或加重的迹象,应尽快就诊。告知患者遵医嘱定期复查,动态观察抗癫痫药物的血药浓度和药物的不良反应。

(3)安全防范:外出时,确保患者携带足够量的抗癫痫药物,并随身携带注明姓名、地址、诊断的卡片,以便急救时参考。患者不应参加登高、游泳、驾驶等在发作时有可能危及自身和他人生命安全的工作。

18. 何谓重症肌无力危象?

重症肌无力危象指呼吸肌受累时出现咳嗽无力甚至呼吸困难,须用呼吸机辅助呼吸,是致死的主要原因。口咽部肌无力和呼吸肌乏力者易发生危象,诱发因素包括呼吸道感染、手术、精神紧张和全身疾病。大约10%的重症肌无力患者可出现危象。

19. 重症肌无力危象的急救措施有哪些?

危象是重症肌无力患者最危急的状态,一旦发生呼吸肌麻痹,应立即行气管切开,应用人工呼吸器辅助呼吸,协助医生根据危象的不同类型采取相应处理方法:肌无力危象者加大新斯的明用量;胆碱能危象和反拗危象者暂停抗胆碱酯酶药物的应用并对症治疗,必要时进行血浆置换。

20. 重症肌无力患者禁用和慎用的药物有哪些？

避免应用可能使肌无力症状加重甚至诱发危象的药物，包括阻滞神经肌肉接头传递的药物，如氨基糖苷类抗生素、奎宁、普鲁卡因胺、普萘洛尔、氯丙嗪和各种肌肉松弛药，如氨酰胆碱、氯化琥珀胆碱及镇静药。

21. 急性脊髓炎的临床表现有哪些？

常急性起病，病情迅速进展，患者常以双下肢麻木、无力为首发症状，典型表现为损害平面以下瘫痪、感觉缺失和括约肌功能障碍。①早期常呈脊髓休克表现，截瘫肢体弛缓性瘫痪，肌张力低、腱反射消失、病理反射不能引出，持续2~4周后进入恢复期，肌张力、腱反射逐渐恢复，出现病理反射，肌力恢复常始于下肢远端，逐步上移；②病变节段以下所有感觉丧失，感觉缺失平面上缘可有感觉过敏或束带感；③可有自主神经功能障碍，如尿潴留、尿失禁、多汗或少汗。

22. 中枢神经系统感染临床常见几大类型？

病毒感染性疾病、细菌感染性疾病、真菌感染性疾病、朊蛋白病、神经系统螺旋体感染性疾病、脑寄生虫病、艾滋病所致神经系统障碍等几大类。

23. 结核性脑膜炎的典型脑脊液表现有哪些？

（1）脑脊液压力升高可达400mmH_2O或以上。

（2）脑脊液外观无色透明或混浊呈毛玻璃状，可有薄膜形成。

（3）脑脊液淋巴细胞数显著增多。

（4）脑脊液蛋白质含量多有中度升高、糖和氯化物含量降低。

24. 简述隐球菌性脑膜炎输注两性霉素B的注意事项。

（1）现用现配，5%葡萄糖为溶媒，控制输注速度、避光输注。

（2）该药副作用大，可引起肾损害、寒战、发热、血栓性静脉炎、头痛、恶心、呕吐、血压下降、低钾血症，偶有心律失常、癫痫发作，应注意观察并及时处理。

25. 高度支持诊断吉兰-巴雷综合征的脑脊液特性是什么？

细胞-蛋白分离现象，即脑脊液中细胞数正常，蛋白质含量异常升高。

26. 什么是阿尔茨海默病？

阿尔茨海默病（Alzheimer disease，AD）是发生于老年和老年前期，以进行性认知功能障碍和行为损害为特征的中枢神经系统退行性病变。分为痴呆前阶段和痴呆阶段。常隐匿起病，持续进行性发展，主要表现为认知功能减退和非认知性精神症状。

27. 痴呆前阶段的临床表现有哪些？

痴呆前阶段分为轻度认知功能障碍前期（pre-mild cognitive impairment，pre-MCI）和轻度认知功能障碍期（mild cognitive impairment，MCI）。轻度认知功能障碍前期没有任何认知障碍的临床表现，或主诉仅有极轻微的记忆力减退，此概念主要用于临床研究；轻度认知功能障碍期主要表现为记忆力轻度受损，学习和保存新知识的能力下降，但不影响基本日常生活能力。

28. 轻度阿尔茨海默病的临床表现有哪些？

（1）轻度痴呆的主要表现是记忆障碍，首先是近期记忆力减退，随着病情发展，可出现远期记忆力减退。

（2）部分患者出现视空间障碍，外出后找不到回家的路；面对生疏和复杂的事情容易出现消极情绪。

（3）有些还会出现人格障碍，如不爱干净、自私多疑。

29. 试述阿尔茨海默病患者认知干预的概念及分类。

阿尔茨海默病患者的认知干预主要是指采用非药物干预手段对认知功能进行直接或间接治疗。认知干预分为三种类型：认知刺激、认知康复、认知训练。

（1）认知刺激：通常是指以团队活动或讨论的形式进行，采用非特异性的认知干预手段改善患者的整体认知功能或社会功能，其干预对象主要为轻、中度痴呆患者。

（2）认知康复：是指通过医护人员和照料者协作，采用个体化干预手段或策略，帮助认知障碍患者维持或改善某些日常生活能力或社会功能。

（3）认知训练：是指通过对不同认知域和认知加工过程的训练来提升认知功能、增加认知储备。

30. 简述帕金森病的概念。

帕金森病（Parkinson disease，PD），又称为震颤麻痹，是一种常见于中老年的神经系统变性疾病，临床上以静止性震颤、运动迟缓、肌强直、姿势平衡障碍为主要表现。其主要病理改变为黑质多巴胺能神经元变性和路易小体形成。

31. 帕金森病非运动症状有哪些？

帕金森病非运动症状是十分重要和常见的临床症状，可以早于或伴随运动症状出现。

（1）感觉异常：早期可出现嗅觉或睡眠障碍，尤其是快速眼动期睡眠行为异常。中晚期可伴有麻木、疼痛，部分患者伴有不宁腿综合征。

（2）自主神经功能障碍：临床常见，如便秘、多汗、脂溢性皮炎。疾病后期可出现性功能障碍、排尿异常、直立性低血压。

（3）精神和认知障碍：常伴有抑郁、焦虑、幻觉、认知功能障碍等。

32. 简述服用左旋多巴及其复合制剂药物的注意事项。

（1）避开进餐时间，以免药物与蛋白质发生反应降低药效。

（2）出现胃肠道反应时可选用多潘立酮等药物缓解症状。

（3）避免联合用药，利血平、维生素 B_6 和抗精神病药都会降低左旋多巴的疗效。

（4）服用控释片须维持控释释放特性，不能咀嚼和碾碎药片。

二、自测题

【选择题】

（一）A1 型题

1. 以下哪项是脑卒中的不可干预危险因素

A. 高血压　B. 高血脂　C. 心脏病　D. 年龄　E. 糖尿病

2. 脑血管疾病三级预防中最关键的是

A. 发病前预防　B. 早期诊断　C. 早期治疗

D. 预防并发症　E. 预防复发，提高生活质量

3. 以下不属于短暂性脑缺血发作临床症状特征的是

A. 发病突然　B. 持续时间短暂　C. 最长不超过 24h

D. 遗留神经功能受损体征　E. 多有反复发作的历史

4. **以下哪项不属于脑梗死的临床表现**

A. 偏瘫　B. 构音障碍　C. 吞咽困难　D. 面具脸　E. 昏迷

5. **脑栓塞的栓子来源最常见的是**

A. 心源性栓子　B. 感染性脓性栓子　C. 脂肪栓子
D. 癌性栓子　E. 气体栓子

6. **急性缺血性脑卒中患者早期应用重组组织纤溶酶原激活剂(rt-PA)应在发病多长时间内按照适应证和禁忌证严格筛选患者,尽快给予静脉溶栓治疗**

A. 4.5h 内　B. 8h 内　C. 10h 内　D. 12h 内　E. 24h 内

7. **脑梗死宜在发作几天后开展早期康复护理**

A. 7d　B. 5d　C. 3d　D. 2d　E. 24h

8. **鉴别出血性脑卒中和缺血性脑卒中最有价值的辅助检查是**

A. 腰椎穿刺　B. 头颅 CT　C. 脑血管造影　D. TCD 检查　E. 脑电图

9. **脑出血最主要的病因是**

A. 先天性血管畸形　B. 颅内动脉瘤
C. 高血压并发细小动脉硬化　D. 脑动脉炎
E. 血液病

10. **脑出血最好发的部位是**

A. 脑桥　B. 小脑　C. 内囊　D. 脑室　E. 脑叶

11. **脑部基底节出血的典型表现是**

A. 交叉性瘫痪　B. 眼球震颤　C. 中枢性高热
D. 失语　E. "三偏综合征"

12. **护理脑出血患者时,动作轻柔的目的是**

A. 患者舒适　B. 预防压力性损伤　C. 减少情绪波动
D. 防止损伤皮肤黏膜　E. 避免加重脑出血

13. **脑出血患者急性期处理的重要环节是**

A. 积极准备手术　B. 应用降压药物降血压　C. 止血治疗
D. 早期康复治疗　E. 控制脑水肿,降低颅内压

14. **与人体的呼吸中枢等生命中枢相关联的是**

A. 脑神经　B. 大脑　C. 间脑　D. 脑干　E. 小脑

15. **癫痫的主要发病机制是多种原因导致的**

A. 脑部组织高度复极化异常放电所致
B. 脑部神经元高度同步化异常放电所致
C. 脑部皮层组织高度去极化异常放电所致
D. 脑部皮层组织高度同步化异常放电所致
E. 脑部神经元不同步异常放电所致

16. **隐球菌性脑膜炎患者输注两性霉素 B,常出现哪种电解质异常**

A. 高血钾　B. 高钠血症　C. 高尿酸血症　D. 低血钾　E. 低钠血症

17. **重症肌无力患者致死的主要原因是**

A. 感染　B. 跌倒　C. 肌无力危象　D. 低血钾　E. 精神紧张

18. 重症肌无力危象时应第一时间

A. 建立静脉通道　　B. 采用端坐位　　C. 高流量吸氧

D. 保持呼吸道通畅　　E. 心理沟通减轻恐惧

19. 阿尔茨海默病是以进行性认知功能障碍和以下哪个障碍为特征的中枢神经系统退行性病变

A. 语言损害　　B. 运动损害　　C. 行为损害　　D. 情感损害　　E. 营养损害

20. 轻度痴呆的主要表现是

A. 记忆障碍　　B. 情感障碍　　C. 运动障碍

D. 基本日常生活障碍　　E. 精神异常

21. 帕金森病生化改变为黑质 - 纹状体多巴胺能通路变性，纹状体多巴胺递质水平显著降低，降至哪个水平以上则出现临床症状

A. 30%　　B. 50%　　C. 70%　　D. 80%　　E. 90%

（二）A2 型题

1. 男，70 岁。有高血压、糖尿病病史近 20 年，1d 前突发右侧肢体活动无力，言语不清，患者洼田饮水试验 2 级，该患者经口进食的护理要点不正确的是

A. 患者在进食过程中尽量采取直立坐位或 30°~60° 半坐卧位

B. 控制每口进食量

C. 缓慢进食

D. 在气促、咳嗽时不必停止喂食

E. 应进一步评估以确定适合患者进食的食物稠度

2. 女，76 岁。因脑出血收入院。患者对任何刺激均无反应，瞳孔对光反射、角膜反射均消失，呼吸深慢不规则。目前该患者的意识状态是

A. 嗜睡　　B. 昏睡　　C. 浅昏迷　　D. 中昏迷　　E. 深昏迷

3. 女，67 岁。晨起突发右侧肢体瘫痪入院。MRI 示左侧半球有新鲜梗死灶。与患者交流时发现其发音正常，说话流利，但不能理解提出的问题，且回答不切题，用词错误。该患者出现的语言障碍是

A. 感觉性失语　　B. 运动性失语　　C. 传导性失语

D. 完全性失语　　E. 命名性失语

4. 男，48 岁。主诉左侧肢体无力伴饮水呛咳，以“脑梗死”收入院。入院后给予患者洼田饮水试验，患者分 2 次咽下，偶有呛咳，该患者的洼田饮水试验是

A. 1 级　　B. 2 级　　C. 3 级　　D. 4 级　　E. 5 级

5. 男，58 岁。既往高血压、糖尿病、高脂血症，夜间睡眠好，但早晨起床后突然跌倒，家人扶起后发现患者口眼歪斜，构音障碍，右侧上、下肢瘫痪，意识障碍进行性加重，入院后诊断为“脑梗死”，以下哪项<u>不属于</u>该患者可能会出现的并发症

A. 压力性损伤　　B. 下肢血栓形成　　C. 肺部感染

D. 颅内压升高 / 脑疝　　E. 肠穿孔

6. 大面积脑梗死患者突发频繁喷射性呕吐，然后出现意识模糊、脉搏、呼吸减慢、双侧瞳孔不等大，应考虑的诊断为

A. 癔病发作　　B. 脑疝形成　　C. 高血压危象

D. 脑血栓形成　　E. 蛛网膜下腔出血

7. **女，32岁。癫痫病史10年，进餐过程中突发意识丧失，肢体抽搐伴牙关紧闭，护士应立即**

A. 通知医生
B. 用力按压或屈曲患者肢体防止受伤
C. 遵医嘱给予抗癫痫药物
D. 协助患者头偏向一侧
E. 遵医嘱给予患者鼻导管吸氧

8. **男，65岁。主诉因眼睑下垂1个月，呼吸费力3d，以"重症肌无力"收入院。夜间护士巡视病房时患者诉入睡困难、头晕。患者血压为150/80mmHg，自诉在家经常服用镇静催眠药，医生开具地西泮1mg口服，护士正确做法是**

A. 遵医嘱给予地西泮口服
B. 患者楼道散步
C. 翻身叩背
D. 与医生沟通，提示医生慎用地西泮药物，给患者心理疏导
E. 看书打发时间

9. **男，45岁。1周前自诉感冒咽痛，体温37.5℃，自行服用感冒冲剂后体温正常，今日晨起患者突发双下肢无力，小便憋胀感，须双手用力才可排出少量尿液，腹部胀满，患者可能患有**

A. 脑梗死
B. 低血钾
C. 急性尿毒症
D. 急性脊髓炎
E. 低钠血症

10. **女，46岁。以头痛为主诉住院，诊断为"结核性脑膜炎"，给予对症治疗，日间行腰椎穿刺术，压力为260mmH_2O，夜间巡视病房时患者意识丧失、呼叫不醒，查看瞳孔不等大，考虑该患者发生脑疝，正确的做法是**

A. 遵医嘱加压输注20%甘露醇
B. 立即给予胸外按压
C. 通知家属速到医院
D. 准确记录护理记录
E. 翻身，防止发生压力性损伤

11. **男，67岁。自述记忆力减退，做事丢三落四，对新事物的学习能力下降，日常生活及工作不受影响，此患者可能为认知障碍哪个阶段**

A. 轻度认知功能障碍前期
B. 轻度认知功能障碍期
C. 轻度痴呆阶段
D. 中度痴呆阶段
E. 重度痴呆阶段

12. **女，72岁。诊断为"阿尔茨海默病"，处于轻度痴呆阶段。经评估患者记忆力、视空间能力轻度下降，不能精确地临摹立体图形，康复人员针对患者认知域损害程度进行记忆力及视空间能力的认知干预。频次为每周3次，每次1h；形式具有多样性及趣味性。请问制订认知干预计划时没有遵循哪项原则**

A. 针对性原则
B. 持续性原则
C. 全认知域训练原则
D. 多样性原则
E. 趣味性原则

13. **女，63岁。诊断"帕金森病"6个月，表现为随意运动减少，肌张力略高，多巴丝肼负荷试验改善率78%，服用多巴丝肼62.5mg每天3次，餐后立即服用，2周后，感觉服药效果下降，症状改善不明显，要求增加用药剂量。患者药物治疗效果下降考虑与哪个因素有关**

A. 疾病进展
B. 用药剂量过小
C. 服药方法错误
D. 对症状改善要求过高
E. 此药物不能治疗患者的疾病

（三）A3/A4型题

（1~3题共用题干）

男，21岁，癫痫病史5年，未规律服用抗癫痫药物，自诉近日频繁出现饮酒后突发意识丧失，抽

搐伴牙关紧闭，双眼向左凝视，持续约 2min 缓解。

1. 护士分析患者近期频繁出现癫痫症状的诱因是

A. 癫痫病史　B. 未规律服用抗癫痫药物　C. 饮酒
D. 精神兴奋　E. 癔症

2. 患者住院期间护士应警惕患者出现

A. 骨折　B. 误吸　C. 跌倒
D. 癫痫持续状态　E. 舌咬伤

3. 癫痫患者出院健康教育中应首先强调

A. 戒酒　B. 规律作息
C. 定期复查　D. 不登高、不游泳、不驾驶车船及航空器
E. 规律服用抗癫痫药物

（4~6 题共用题干）

男，69 岁。记忆力减退 4 年，加重伴性格改变半年，诊断为“阿尔茨海默病”。表现为近记忆力下降，忘记放置物品的位置，经常丢三落四，在陌生的环境必须家人陪同，计算力下降，性格改变，急躁，脾气难以控制，多疑。医生查体：延迟回忆减退，远期记忆正常，时间、地点定向力减退。高中文化程度，简易精神状态检查量表（MMSE）：20 分，蒙特利尔认知评分量表（MoCA）：16 分，临床痴呆评定量表（CDR）：2 分，日常生活活动能力（ADL）：80 分。PET/CT 脑代谢显像示：双侧上顶叶、左侧额叶、颞叶、海马和右侧尾状核葡萄糖代谢中度减低。

4. 经评估，患者出现了哪些损害

A. 记忆力　B. 定向力　C. 计算力　D. 性格改变　E. 以上均是

5. 患者目前最易出现的安全风险是

A. 走失　B. 跌倒　C. 自伤或他伤　D. 自杀　E. 窒息

6. 照料者应采取哪些措施预防上述安全风险

A. 照料者 24h 陪同，患者活动不离开照料者视线，使用有效电子定位设备
B. 评估跌倒风险，采取针对性预防措施
C. 必要时给予药物及保护性约束
D. 当患者出现攻击行为，正确寻求帮助
E. 选择安全进食方式和食物，进食过程中全程陪同，减少或避免交谈

（7~10 题共用题干）

女，78 岁。与邻居交谈时情绪激动，突然发觉言语不清，右侧肢体不能活动，肌肉有收缩但不能产生动作，无头痛、呕吐。患者有高血压病史 10 年，高血脂病史 6 年，CT 示脑部低密度影。

7. 该患者最有可能的诊断是

A. 癫痫　B. 脑出血　C. 脑炎
D. 蛛网膜下腔出血　E. 脑梗死

8. 该患者右侧肢体的肌力为

A. 1 级　B. 2 级　C. 3 级　D. 4 级　E. 5 级

9. 该患者的护理措施，<u>不正确</u>的是

A. 做好心理护理　B. 保持瘫痪肢体功能位　C. 防止发生压力性损伤
D. 早期使用留置导尿　E. 预防便秘

10. **对患者的健康指导<u>不妥</u>的是**

A. 改变不良的生活方式　　B. 指导患者避免各种诱因

C. 气候变换时注意保暖，预防感冒　　D. 鼓励患者早期进行活动

E. 饮食以高脂、高蛋白、低盐为主

（四）B 型题

（1~2 题共用备选答案）

A. 嗜睡　　B. 昏睡　　C. 浅昏迷　　D. 中昏迷　　E. 深昏迷

1. **患者处于熟睡状态，较响的语言刺激方可唤醒，唤醒后能简单地进行不完全应答，外界刺激停止后立即进入熟睡状态。此种意识障碍是**
2. **对外界一般刺激无反应，强烈疼痛刺激时可见防御反射活动，角膜反射减弱或消失，呼吸节律紊乱。此种意识障碍是**

（3~4 题共用备选答案）

A. 青霉素　　B. 吗啡　　C. 氯化钾

D. 溴吡斯的明　　E. 阿托品

3. **重症肌无力患者慎用的药物**
4. **重症肌无力患者应用药物治疗会出现轻度腹泻的药物**

【填空题】

1. 脑卒中为脑血管疾病的主要临床类型之一，包括（　　）脑卒中和（　　）脑卒中，具有（　　）、（　　）、（　　）和（　　）高的特点。

2. 脑部的血液供应由颈内动脉系统（　　）和椎 - 基底动脉系统（　　）组成，两者之间由 Willis 环连接。

3. 脑干由（　　）、（　　）和（　　）组成。

4. 高度支持诊断吉兰 - 巴雷综合征的脑脊液特性（　　）。

5. 重症肌无力危象时应确保（　　），早期处理无好转时应立即（　　）或（　　），遵医嘱对症药物治疗，必要时进行血浆置换。

6. 血钾的正常值是（　　）mmol/L。

7. 正常脑脊液压力是（　　）mmH_2O。

8. 帕金森病非运动症状表现为（　　）、（　　）、精神和认知障碍、睡眠障碍。

【名词解释】

1. 脑梗死　　2. 脑出血　　3. 短暂性脑缺血发作

4. 癫痫持续状态　　5. 认知干预　　6. 帕金森病

【案例分析题】

男，63 岁。主诉因“突发言语不清及左侧肢体无力 3h37min”收入院，高血压病史 10 年、糖尿病病史 8 年、高脂血症病史 6 年，患者中午进餐过程中突然出现左侧肢体无力，摔倒在地，说话含糊不清，家属立即拨打急救电话，将患者送至医院。辅助检查：头颅 CT 排除出血，排除其他禁忌证，给予静脉溶栓治疗。

请问：

1. 如果你是急诊分诊护士应当如何快速识别该患者，简述使用何种评估工具及判断依据？

2. 进行初步判断后分诊护士应采取何种措施？

3. 静脉溶栓治疗前后有哪些护理要点？

参考答案

【选择题】

（一）A1 型题

1. D　2. A　3. D　4. D　5. A　6. A　7. E　8. B　9. C　10. C
11. E　12. E　13. E　14. D　15. B　16. D　17. C　18. D　19. C　20. A
21. D

（二）A2 型题

1. D　2. E　3. A　4. D　5. E　6. B　7. D　8. D　9. D　10. A
11. B　12. C　13. C

（三）A3/A4 型题

1. B　2. C　3. E　4. E　5. A　6. A　7. E　8. A　9. D　10. E

（四）B 型题

1. B　2. D　3. B　4. D

【填空题】

1. 缺血性、出血性、发病率、致残率、病死率、复发率
2. 前循环、后循环
3. 中脑、脑桥、延髓
4. 细胞蛋白分离现象
5. 呼吸道通畅、气管插管、气管切开
6. 3.5~5.5
7. 80~180
8. 感觉障碍、自主神经功能障碍

【名词解释】

1. 脑梗死：又称为缺血性脑卒中，是指由于各种脑血管病变导致脑部血液供应障碍，局部脑组织出现缺血、缺氧性坏死，并且迅速出现神经功能受损的一类临床综合征。

2. 脑出血：是指非外伤性脑实质内出血，具有发病急、病情变化快、致死率和致残率高的特点。

3. 短暂性脑缺血发作：是由于局部脑缺血引起的短暂性神经功能受损，临床症状一般不超过 1h，最长不超过 24h。

4. 癫痫持续状态：癫痫持续状态是指癫痫连续发作的间隙，意识尚未完全恢复又频繁再发，或癫痫发作持续 30min 以上，或超过以往发作的时间而未自行停止。

5. 认知干预：主要是指采用非药物干预手段对认知功能进行直接或间接治疗。认知干预分为三种类型：认知刺激、认知康复、认知训练。

6. **帕金森病**：又称为震颤麻痹，是一种常见于中老年的神经系统变性疾病，临床上以静止性震颤、运动迟缓、肌强直和姿势平衡障碍为主要表现。

【案例分析题】

1. 如果你是急诊分诊护士应当如何快速识别该患者？简述使用何种评估工具及判断依据。

使用FAST评估：①颜面歪斜；②一侧肢体无力；③言语异常。该患者表现为突发左侧肢体无力，说话含糊不清，在FAST中符合两项，初步判断为脑卒中。

2. 进行初步判断后分诊护士应采取何种措施？

应立即联系医生，启动绿色通道。

3. 静脉溶栓治疗前后有哪些护理要点？

答：溶栓开始前连接心电监护。溶解阿替普酶时应轻轻旋转药瓶，混匀药品和溶媒，不要振荡摇晃。rt-PA药物应经单独静脉通路输注，输注剂量为0.9mg/kg（最大剂量为90mg），应在1min内推注初始剂量的10%，其余剂量宜使用静脉输液泵持续60min匀速输注。静脉溶栓给药期间及给药后24h内应严密监护患者血压和神经功能变化，血压要求每15min监测1次，持续2h，之后每30min监测1次，持续6h，然后每60min监测1次，持续16h。严密观察患者神志、肢体、言语、运动等变化以判断溶栓效果和病情进展，观察有无颅内出血、其他出血并发症和药物过敏反应。当出现颅内出血时，应立即通知医生停用溶栓药物，同时行脑CT检查。

（常 红）

第十一节 传染科

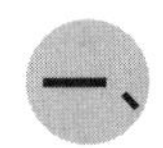

一、基本理论与知识要点

1. 传染病区别于其他疾病的四个基本特征是什么？

（1）有病原体：各种传染病均是由特异性病原体引起的，病毒和细菌是最常见的病原体。临床上检出病原体对明确诊断具有重要意义。

（2）有传染性：传染性是指病原体由宿主体内排出，经一定途径传染给另一宿主，是传染病与其他感染性疾病的主要区别。传染病患者具有传染性的时期称为传染期，是决定患者隔离期限的重要依据。

（3）有流行病学特征

1）流行性：传染病能在一定条件下在人群中广泛蔓延传播。

2）季节性：某些传染病的发生和流行受季节的影响，在每年一定季节发病率升高。

3）地方性：受自然因素和社会因素的影响，某些传染病的发生仅局限于一定地区。

（4）感染后免疫：人体感染病原体后，无论显性或隐性感染，均可对该病原体及其产物（如毒素）产生特异性免疫。感染后免疫属于主动免疫，通过抗体转移而获得的免疫属于被动免疫。

2. 根据 2009 年 4 月 1 日国家卫生部发布的《医院隔离技术规范》，临床常见的传染病传播途径分为哪几种？

（1）接触传播：指病原体通过手、媒介物直接或间接接触而导致的传播。

（2）飞沫传播：指带有病原微生物的微粒子（>5μm），在空气中短距离（1m）内移动到易感人群的口、鼻黏膜或眼结膜导致的传播。

（3）空气传播：指带病原微生物的微粒子（≤5μm）通过空气流动导致的疾病传播。

（4）共同媒介传播：指病原微生物污染水、食物、医药和设备进行传播。

（5）生物媒介传播：指某些动物和昆虫携带病原微生物的传播。

3. 感染过程中病原体的致病作用主要体现在哪几个方面？

（1）侵袭力：指病原体侵入机体并在体内扩散的能力。

（2）毒力：包括外毒素和内毒素。

（3）数量：一般而言，同一种病原体入侵的数量常与其致病能力成正比，但不同病原体之间引起机体出现显性感染的最少数量差别较大。

（4）变异：病原体通过抗原变异而逃避机体的特异性免疫，从而不断引起疾病发生或使疾病慢性化。

4. 简述感染的概念及其表现形式。

感染是病原体侵入机体后与人体相互作用、相互斗争的过程。病原体感染人体后的表现主要与病原体的致病力和人体的免疫功能有关，因而产生了感染过程的不同表现，具体表现如下：

（1）病原体被清除：病原体进入人体后，人体通过非特异性免疫或特异性免疫将病原体消灭或排出体外，人体不产生病理变化，也不引起任何临床表现。

（2）隐性感染：又称为亚临床感染，指病原体进入人体后，仅引起机体发生特异性免疫应答，病理变化轻微，临床上无任何症状、体征，甚至生化改变，只有通过免疫学检查才能发现。

（3）显性感染：又称临床感染，指病原体进入人体后，不仅引起机体发生免疫应答，而且通过病原体的致病作用或机体的变态反应，使机体发生组织损伤，导致病理改变，出现临床特有的症状、体征。

（4）病原携带状态：指病原体侵入人体后，在人体内生长繁殖并不断排出体外，而人体不出现任何疾病表现的状态，因而成为传染病流行的重要传染源。

（5）潜伏期感染：病原体感染人体后，寄生在机体某个部位，机体的免疫功能使病原体局限而不引起发病，但又不能将病原体完全清除，病原体潜伏于机体内，当机体免疫功能下降时，可导致机体发病。

上述 5 种感染的表现形式可在一定条件下互相转化。一般来讲，隐性感染最常见，病原体携带状态次之，显性感染比例最少。

5. 简述流行病流行过程的影响因素。

（1）自然因素：主要包括地理、气候和生态环境等，通过作用于流行过程的三个环节对传染病的发生、发展起重要作用。寄生虫病和虫媒传染病受自然因素影响尤其明显。传染病的地区性和季节性与自然因素关系密切。

（2）社会因素：包括社会制度、经济、文化水平、生产、生活条件、风俗习惯、宗教信仰等，对流行病的流行过程有重要的影响，其中社会制度起主导作用。

6. 简述传染病的病程发展阶段的四个分期。

（1）潜伏期：指从病原体侵入机体到出现临床症状为止的一段时间。

（2）前驱期：是指从起病到该病出现明显症状为止的一段时间。

（3）症状明显期：某些传染病在经过前驱期后，病情逐渐加重达到高峰，出现某种传染病所特有的症状、体征。本期传染性较强且易产生并发症。

（4）恢复期：是指人体免疫力增加到一定程度，体内病理生理过程基本终止，患者的症状、体征逐渐消失，食欲和体力逐渐恢复，血清中抗体效价亦逐渐上升到最高水平。

（5）复发和再燃：某些传染病患者进入恢复期后，已稳定退热一段时间，由于潜伏于体内的病原体再度繁殖至一定程度，使初发病的症状再度出现，称为复发。当患者进入恢复期时，体温尚未恢复至正常，又再次发热，称为再燃。

7. 简述构成传染病流行过程的3个基本条件。

（1）传染源。

（2）传播途径。

（3）易感人群。

8. 做好传染病的预防工作，应从哪三个环节进行？

（1）管理传染源。

（2）切断传播途径。

（3）保护易感人群。

9. 2004年12月1日起施行的《中华人民共和国传染病防治法》，将法定传染病分为几类？各包括哪些病种？

《中华人民共和国传染病防治法》将法定传染病分为甲、乙、丙三类。

（1）甲类传染病：包括鼠疫和霍乱。

（2）乙类传染病：包括传染性非典型肺炎、艾滋病、病毒性肝炎、脊髓灰质炎、人感染高致病性禽流感、麻疹、流行性出血热、狂犬病、流行性乙型脑炎、登革热、炭疽、细菌性和阿米巴性痢疾、肺结核、伤寒和副伤寒、流行性脑脊髓膜炎、百日咳、白喉、新生儿破伤风、猩红热、布鲁氏菌病、淋病、梅毒、钩端螺旋体病、血吸虫病、疟疾。

（3）丙类传染病：包括流行性感冒、流行性腮腺炎、风疹、急性出血性结膜炎、麻风病、流行性和地方性斑疹伤寒、黑热病、包虫病、丝虫病，以及除霍乱、细菌性和阿米巴性痢疾、伤寒和副伤寒以外的感染性腹泻病。

此外，自2008年5月2日，将手足口病纳入丙类传染病进行管理。2023年1月8日起，新型冠状病毒感染被归为乙类传染病，并按乙类管理。2023年9月20日起将猴痘纳入乙类传染病进行管理，采取乙类传染病的预防、控制措施。

10.《中华人民共和国传染病防治法》中规定，医疗机构对甲类传染病应当及时采取的措施有哪些？

（1）对患者和病原携带者予以隔离治疗，隔离期限根据医学检查结果确定。

（2）对疑似患者，确诊前在指定场所进行单独隔离治疗。

（3）对医疗机构内的患者、病原携带者和疑似患者的密切接触者，在指定场所进行医学观察和采取其他必要的预防措施。

（4）拒绝隔离治疗或隔离期未满擅自脱离隔离治疗者，可以由公安机关协助医疗机构采取强制性隔离治疗措施。

11. 人工主动免疫和人工被动免疫的区别是什么？

（1）人工主动免疫是有计划地将减毒或灭活的病原体，纯化的抗原和类毒素制成菌（疫）苗接种到人体内，使人体于接种后1~4周产生抗体。免疫力可保持数月至数年。

（2）人工被动免疫是将制备好的含抗体的血清或抗毒素注入易感者体内，使机体迅速获得免疫力的方法。免疫持续时间仅2~3周。常用于治疗或对接触者的紧急预防。常用制剂有抗毒素血清、人血丙种球蛋白、胎盘球蛋白和特异性高价免疫球蛋白。

12. 何谓手足口病？

手足口病是一组由肠道病毒引起的急性传染病，以手、足和口腔发生水疱为特征，多发生于儿童。

13. 手足口病的致病病毒有哪些？

手足口病主要由肠道病毒71型（EV-71）及柯萨奇病毒A16型（CV-A16）引起，近年来，柯萨奇病毒A6型（CV-A6）所致的手足口病流行，逐渐取代EV-71和CV-A16，成为手足口病的主要病原体。

14. 手足口病常见的临床表现有哪些？

（1）本病潜伏期为3~7d，多见于2~10岁儿童，以5岁以下更常见，可在幼儿园中发生流行。

（2）临床以手掌、足和口腔内发生小水疱为特征，发病前可有不同程度的低热、头痛、纳差等前驱症状，1~3d后手、足、口部出现皮损，初为红色斑疹，很快发展为2~4mm大小水疱，疱壁薄，疱液清亮，周围绕以红晕，水疱溃破后可形成灰白色糜烂面或浅溃疡。病程1周左右，愈后极少复发。

（3）少数患儿可引起心肌炎、肺水肿、无菌性脑膜炎等并发症。

15. 手足口病患儿如何做好皮肤护理？

（1）保护皮肤，衣被清洁，衣着宽松、柔软。

（2）剪短指甲，防止抓破皮疹。

（3）臀部有皮疹时应保持臀部清洁、干燥。

（4）手足部皮疹初期可涂炉甘石洗剂，若有疱疹形成或疱疹破溃时可涂0.5%碘伏。

16. 护士如何对手足口病患儿进行家庭预防措施的指导？

（1）儿童使用的奶具、餐具要用沸水煮沸15min。

（2）清洗玩具、厕具，用“84消毒液”擦洗消毒。

（3）儿童经常触摸的地板、床头、门把、扶手可用“84消毒液”擦拭。

（4）最好使用一次性纸尿裤。

（5）布类和书本置阳光下直接暴晒4h以上。

（6）哺乳的母亲要勤洗澡、勤换衣服，喂奶前要清洗乳头。

（7）幼儿饭前便后要洗手、不要喝生水、不吃生冷食物、不吃没洗干净的瓜果。

（8）室内保持通风换气，不带幼儿去人群集中的场所。注意营养和休息，防止过度疲劳。

（9）口服具有清热解毒作用的中草药或抗病毒药物，如板蓝根、大青叶、金银花。

（10）若发现孩子有发热、皮疹，要立即去医院就诊。

17. 简述手足口病普通病例采取居家隔离治疗的措施。

（1）将患儿与健康儿隔离，避免交叉感染。

（2）患儿应留在家中，直到体温正常、皮疹消退、水疱结痂，一般须隔离2周。

（3）做好患儿的各项护理工作，注意营养支持。

（4）患儿用过的玩具、餐具或其他用品应彻底消毒，防止病毒交叉反复感染。

（5）患儿应适当休息，给予清淡、可口、易消化、富含维生素的食物，必要时可适量服用B族维生素和维生素C，以增强机体免疫力，提高抗病毒能力。

（6）对于因口腔溃疡而影响进食的患儿，可适当补液，以维持正常的生理需要。

(7) 多饮温开水，促进病毒排泄。

(8) 保持口腔和皮肤的清洁，促进破溃处愈合，预防继发细菌感染。

18. 如何做好手足口病患儿的口腔及饮食护理？

(1) 患儿因发热、口腔疱疹，应给予温凉、清淡易消化、富含维生素的流食或半流食，少量多餐，避免刺激性食物，如辛辣、过咸等食物，减少对口腔黏膜的刺激。

(2) 发热时少量多次饮水，口腔疼痛不能进食者，可经静脉补充营养。

(3) 患儿因口腔溃疡出现拒食、哭闹，饭前饭后应用生理盐水漱口，保持口腔清洁。必要时可用3%碳酸氢钠溶液涂擦口腔溃疡面，操作时动作要轻柔，尽量减轻对溃疡部和患儿的疼痛刺激。

19. 简述HIV的病原学特点。

(1) HIV对外界抵抗力低。

(2) HIV对热敏感，56℃ 30min能使HIV在体外对人的T淋巴细胞失去感染性，但不能完全灭活血清中的HIV；100℃ 20min可将HIV完全灭活。

(3) HIV能被75%酒精、0.2%次氯酸钠和含氯石灰灭活。

(4) 0.1%甲醛、紫外线和γ射线均不能灭活HIV。

(5) HIV侵入人体可刺激产生抗体，但并非中和抗体，血清同时存在抗体和病毒时仍有传染性。

20. 急性HIV感染综合征的临床表现有哪些？

发热、咽痛、皮疹、肌肉关节痛、淋巴结肿大、头痛、腹泻、恶心、呕吐。

21. 简述HIV消耗综合征的临床表现。

HIV感染者或AIDS患者在半年内出现体重减少超过10%，伴有持续发热超过1个月，或者持续腹泻超过1个月、食欲差、体虚无力等症状和体征。

22. 简述HIV职业暴露后的局部处理原则。

(1) 用肥皂液和流动的清水清洗被污染局部。

(2) 眼部等黏膜污染时，应用大量等渗氯化钠溶液反复冲洗黏膜。

(3) 存在伤口时，应由近心端向远心端轻柔挤压伤处，尽可能挤出损伤处的血液，再用肥皂液和流动的清水冲洗伤口。

(4) 用75%的酒精或0.5%碘伏对伤口局部进行消毒，包扎处理。

23. 试述预防艾滋病的措施。

(1) 正确使用安全套，采取安全的性行为。

(2) 不吸毒，不共用针具；推行无偿献血，对献血人群进行HIV筛查。

(3) 加强医院管理，严格执行消毒制度，控制医院交叉感染。

(4) 预防职业暴露与感染。

(5) 控制母婴传播。

(6) 对HIV/AIDS患者的配偶和性伴者、与HIV/AIDS患者共用注射器的静脉药物依赖者以及HIV/AIDS患者所生的子女，进行医学检查和HIV检测，为其提供相应的咨询服务。

24. 简述病毒性肝炎的分类。

按病原学将病毒性肝炎分甲型肝炎、乙型肝炎、丙型肝炎、丁型肝炎、戊型肝炎。

25. 乙型肝炎抗原、抗体系统有哪些？

(1) 表面抗原和抗体。

(2) 核心抗原和抗体。

（3）e 抗原和 e 抗体。

26. 简述甲型肝炎的流行病学特点。

（1）传染源：急性期患者和隐性感染者。

（2）传播途径：主要有粪 - 口途径传播。

（3）易感人群：抗 HAV 抗体阴性者均为易感人群。

27. 简述乙型肝炎的流行病学特点。

（1）传染源：主要是急、慢性乙型肝炎患者和病毒携带者。

（2）传播途径：母婴传播、血液传播、体液传播、性传播。

（3）易感人群：抗 -HBs 阴性者均为易感人群。

28. 甲型肝炎什么时间传染性最强，是通过什么途径传播的？

甲型肝炎患者在起病前 2 周和病后 1 周从粪便中排出 HAV 的量最多，传染性最强；甲型肝炎通过粪 - 口途径传播。

29. 重型病毒性肝炎严重并发症有哪些？

肝性脑病、上消化道出血、肝肾综合征、感染。

30. 肝性脑病根据临床症状和体征可以分为几期？每一期的症状和体征是什么？

肝性脑病分 4 期，各期临床表现见表 1-7-14。

表 1-7-14　肝性脑病各期临床表现

分期	临床表现
前驱期	轻型肝性脑病，以精神症状为主，有性格行为改变，定时、定向、计算力等异常
昏迷前期	中型肝性脑病，以神经症状为主，扑翼样震颤可引出，肌张力增加，腱反射亢进，嗜睡，性格行为异常，属于昏迷前期
昏睡期	重度肝性脑病，昏睡状态，对刺激尚有反应
昏迷期	深昏迷状态，对刺激无反应，腱反射消失

31. 流感病毒的病原学特点有哪些？

流感病毒的最大特点是极易发生变异，病毒不耐热、酸和乙醚，对甲醛、乙醇与紫外线等均敏感。病毒在低温环境下较为稳定，在 4℃能存活 1 个多月。

32. 简述 HIV 的流行病学特点。

（1）传染源：患者和 HIV 无症状病毒携带者是本病的传染源，后者尤为重要。

（2）传播途径：可通过性接触传播、血液传播、母婴传播，其中性传播为主要传播途径。此外，被 HIV 污染的针头刺伤或破损皮肤意外受污染等也可感染 HIV。

（3）易感人群：人群普遍易感。

33. 简述当流感患者发生气体交换障碍时，护士的病情观察内容。

观察患者的生命体征，有无高热不退、呼吸急促、发绀、血氧饱和度下降；观察有无咳嗽、咳痰，咳嗽的性质、时间、诱因、节律、音色；痰液的性状、量等。协助采集血液、痰液或呼吸道分泌物标本，以明确诊断或发现继发性细菌感染。

34. 护士应对艾滋病患者进行哪些疾病知识指导？

（1）定期或不定期的访视及医学观察。

（2）患者的血液、排泄物和分泌物应用 0.2% 次氯酸钠或漂白粉等消毒液进行消毒。

(3) 严禁献血，捐献器官、精液；性生活应使用避孕套。

(4) 出现症状、并发感染或恶性肿瘤者，应住院治疗。

(5) 已感染 HIV 的育龄妇女应避免妊娠、生育，孕妇应采取抗病毒治疗干预以及新生儿采用一次性服用 NVP 方案以预防母婴传播。HIV 感染的哺乳期妇女应人工喂养婴儿，如果坚持要母乳喂养，则整个哺乳期都应继续抗病毒治疗。

35. 简述传染病发热过程的 3 个阶段。

(1) 体温上升期：指患者在病程中体温上升的时期。若体温逐渐上升，患者可出现畏寒，见于伤寒、细菌性痢疾；若体温骤然上升至 39℃以上，患者可有寒战，见于疟疾和登革热等。

(2) 极期：指体温上升至一定高度，然后持续一段较长时间的时期，如典型伤寒的极期。

(3) 体温下降期：指升高的体温缓慢或骤然下降的时期。有些传染病体温缓慢下降，几天后才降至正常，如伤寒。有些传染病体温可在 1d 之内降至正常，此时常伴有大量出汗，如疟疾、败血症、恙虫病等。

36. 当狂犬病患者有窒息的危险时，护士应该提供哪些护理措施？

(1) 病情观察：严密观察呼吸、脉搏、心率、心律、体温、意识及瞳孔变化，尤其是呼吸频率、节律的改变，注意有无呼吸困难、发绀，记录抽搐部位、发作次数和持续时间。注意有无水、电解质、酸碱平衡紊乱，及时遵医嘱留取标本，记录出入量。

(2) 保持呼吸道通畅及吸氧：及时清除唾液及口鼻分泌物，保持呼吸道通畅。咽喉肌或呼吸肌频发痉挛时，给予氧气吸入和镇静止痉药。

(3) 急救配合：备好各种急救药品及器械，如镇静药、呼吸兴奋药、气管插管及气管切开包、人工呼吸机等。若有严重呼吸衰竭、不能自主呼吸者，应配合医生行气管插管、气管切开或使用人工呼吸机辅助呼吸。

(4) 心理护理：多数患者神志清醒，可因恐水、怕风、担心病情而异常痛苦，恐惧不安，应给予患者关心与心理支持。

37. 在什么情形下建议首剂狂犬病疫苗剂量加倍？

(1) 注射疫苗前 1 个月内注射过免疫球蛋白或抗血清者。

(2) 先天性或获得性免疫缺陷患者。

(3) 接受免疫抑制剂（包括抗疟疾药物）治疗的患者。

(4) 老年人及慢性病者。

(5) 暴露后 48h 或更长时间后才注射狂犬病疫苗的人员。

二、自测题

【选择题】

(一) A1 型题

1. 手足口病的主要传播途径是

A. 接触传播　　B. 粪 - 口传播　　C. 飞沫传播

D. 空气传播　　E. 母婴传播

2. 手足口病的致病病毒是

A. 鼻病毒　B. 乙肝病毒　C. 普通冠状病毒
D. 甲型人流感病毒　E. 柯萨奇病毒

3. 对于手足口病患儿使用过的奶具、餐具要用沸水煮沸至少（　　）min

A. 5　B. 10　C. 15　D. 30　E. 60

4. 手足口病的潜伏期为（　　）d

A. 1~3　B. 3~7　C. 7~14　D. 20　E. 30d

5. 手足口病的好发年龄为

A. 0~2 岁　B. 5 岁以下　C. 7~14 岁
D. 青少年　E. 成人

6. 艾滋病病毒主要侵犯的细胞是

A. B 淋巴细胞　B. $CD4^+T$ 淋巴细胞　C. 单核细胞
D. 中性粒细胞　E. 巨噬细胞

7. 目前认为艾滋病的传播途径<u>不包括</u>

A. 性传播　B. 静脉滥用毒品传播　C. 输血及血液制品
D. 母婴垂直传播　E. 昆虫叮咬传播

8. 艾滋病的传染源是

A. 猪　B. 犬　C. 鼠
D. 吸血昆虫　E. 患者、病毒携带者

9. 艾滋病患者肺部感染最常见的病原体是

A. 结核菌　B. 巨细胞病毒　C. 肺孢子菌
D. 白念珠菌　E. 新型隐球菌

10. 以下关于 HIV 的说法，<u>错误</u>的是

A. HIV 对外界抵抗力低
B. HIV 对热敏感，56℃ 30min 能使 HIV 在体外对人的 T 淋巴细胞失去感染性，但不能完全灭活血清中的 HIV；100℃ 20min 可将 HIV 完全灭活
C. HIV 能被 75% 酒精、0.2% 次氯酸钠及含氯石灰灭活
D. 0.1% 甲醛、紫外线和 γ 射线可灭活 HIV
E. HIV 侵入人体可刺激产生抗体，但并非中和抗体，血清同时存在抗体和病毒时仍有传染性

11. 根据《中华人民共和国传染病防治法》，以下疾病按乙类传染病进行管理的是疾病是

A. 登革热　B. 新型冠状病毒肺炎　C. 艾滋病
D. A+C　E. A+B+C

12. 关于传染病报告的要求，<u>错误</u>的是

A. 某患者同时患有梅毒、乙肝、艾滋病，主诊医生应填写 3 张《传染病报告卡》
B. 在同一间医院初次诊断的慢性传染病（如乙肝、梅毒等），主诊医生应按要求报告，患者再次复诊无需重复报告
C. 胸内淋巴结结核应按肺结核进行报告
D. 乙肝病毒携带者不需要报告
E. 疑似病例不需要报告

13. **关于艾滋病的窗口期，以下说法正确的是**

A. 感染艾滋病病毒后 2 周 ~3 个月
B. 感染艾滋病病毒后 6 个月
C. 感染艾滋病病毒后 12 个月
D. 感染艾滋病病毒后 18 个月
E. 感染艾滋病病毒后 24 个月

14. **属于 DNA 病毒的肝炎病毒是**

A. HDV
B. HEV
C. HAV
D. HCV
E. HBV

15. **急性病毒性肝炎早期最主要的治疗措施是**

A. 卧床休息
B. 保肝药物
C. 免疫制剂
D. 抗病毒药物
E. 维生素类药物

16. **被乙型肝炎患者血液污染的针头刺破皮肤后，应**

A. 使用碘酒消毒
B. 注射干扰素
C. 立即注射乙肝疫苗
D. 注射丙种球蛋白
E. 注射高价乙肝免疫球蛋白

17. **甲型病毒性肝炎患者的隔离方式是**

A. 保护性隔离
B. 呼吸道隔离
C. 接触隔离
D. 血液、体液隔离
E. 消化道隔离

18. **下列哪一项不是肝性脑病的诱发因素**

A. 明显低钾、低钠血症
B. 低蛋白饮食
C. 消化道大出血
D. 合并感染
E. 使用大量的镇静药

19. **甲型肝炎病毒不会引起哪种临床类型的肝炎**

A. 急性黄疸型肝炎
B. 急性无黄疸型肝炎
C. 慢性肝炎
D. 亚急性重型肝炎
E. 淤胆型肝炎

20. **乙肝肝硬化大量腹水患者取半坐卧位的原因是**

A. 增加回心血量
B. 促进舒适
C. 减轻呼吸困难
D. 减轻心脏负担
E. 有利于腹水消失

21. **乙肝肝硬化失代偿期患者易出现**

A. 雄激素增多
B. 雌激素增多
C. 糖皮质激素增多
D. 合成凝血因子增多
E. 血红蛋白增多

22. **治疗肝硬化腹水时，如利尿过快，尿量过多，容易诱发**

A. 上消化道出血
B. 肝性脑病
C. 感染
D. 急性肾衰竭
E. 酸碱平衡失调

23. **对肝性脑病患者饮食护理正确的是**

A. 每天总热量以脂肪为主
B. 病情好转后主要选择动物蛋白
C. 血氨偏高者限制蛋白质摄入
D. 每天饮水量应大于 2 000ml
E. 饮食中应控制维生素 C 的摄入

24. **下列属于甲类传染病的疾病是**

A. 肺炎
B. 猩红热
C. 肺结核
D. 霍乱
E. 伤寒

25. 男，24岁。8年前发现HIV抗体(+)，40d前无明显诱因出现发热，体温波动在38.0~38.5℃，伴咳嗽、咳痰，入院诊断为“肺孢子菌肺炎”。目前该患者的艾滋病分期最可能的是

A. 无症状感染期　　B. 急性感染期
C. 典型艾滋病期　　D. 潜伏期
E. 持续性全身淋巴结肿大综合征

26. 男，32岁。反复发热、腹泻2个月。经实验室检查“HIV抗体(+)”，初步诊断为“艾滋病”。护士对患者进行健康史评估时，下列内容中最不重要的是

A. 有无输血史　　B. 有无静脉吸毒史　　C. 有无吸食大麻史
D. 性伴侣的情况　　E. 有无不洁性行为史

27. 女，54岁。有慢性乙型肝炎病史20年。最近半年来反复出现牙龈、鼻黏膜出血，伴腹胀。从前日起，患者神志恍惚，情绪低沉，口齿不清，嗜睡、呼之不应，压迫其眶上神经仍有痛苦表情，判断其意识状态为

A. 嗜睡期　　B. 意识模糊　　C. 昏迷期
D. 肝性脑病前期　　E. 意识淡漠

28. 女，65岁。主诉有轻微的恶心、呕吐，食欲无减少，出现明显的尿黄、眼黄、皮肤黄并有瘙痒。实验室检查：ALT升高不明显，血清胆红素305μmol/L，PTA 52%，该患者处于病毒性肝炎的哪一临床类型

A. 急性黄疸型　　B. 亚急性重型　　C. 慢性肝炎(重度)
D. 肝炎后肝硬化　　E. 淤胆型肝炎

29. 男，38岁。患急性黄疸性肝炎住院，护士制定的护理措施应除外

A. 与患者接触时穿隔离衣、戴口罩
B. 告知家属探视应穿隔离衣，注意防护，避免感染
C. 给予低脂肪、高蛋白饮食
D. 吃剩的饭菜可倒入垃圾桶扔掉
E. 护理患者前后均要洗手

30. 为疑似新型冠状病毒感染患者采集咽拭子时，采集部位的关键点是

A. 咽拭子：两侧咽扁桃体和咽后壁上下擦拭至少30s
B. 咽拭子：两侧咽扁桃体稍微用力来回转动擦拭，然后在咽后壁上下擦拭至少30s
C. 咽拭子：两侧咽扁桃体稍微用力来回转动擦拭，然后在咽后壁上下擦拭至少15s
D. 咽拭子：两侧咽扁桃体来回转动擦拭，然后再在咽后壁上下擦拭至少1次
E. 咽拭子：两侧咽扁桃体稍微用力擦拭，然后再在咽后壁上下擦拭至少3次

31. 患者在查体中发现血清抗HIV阳性，护士在对其进行健康指导时，不正确的是

A. 排泄物用漂白粉消毒　　B. 严禁献血　　C. 性生活应使用避孕套
D. 不能和他人共用牙刷　　E. 外出时应戴口罩

32. 男，42岁，因剧烈腹泻来诊。根据临床症状和查体结果确诊为霍乱，予以隔离治疗，护士应告知其家属，患者的隔离期限是

A. 以临床症状消失为准　　B. 根据医学检查结果确定
C. 由当地人民政府决定　　D. 由隔离场所的负责人确定
E. 由公安机关决定

33. **传染病流行程度的划分下列哪项是错误的**

A. 散发流行　B. 暴发流行　C. 流行

D. 大流行　E. 水平流行

34. **传染病的基本特征为**

A. 有传染性、病原体和感染后免疫

B. 有传染性、流行病学特征、地方性和季节性

C. 有传染性、感染后免疫和流行病学特征

D. 有传染性、传播途径和感染后免疫

E. 有传染性、病原体、感染后免疫和流行病学特征

35. **病原体的致病作用不包含**

A. 变异　B. 侵袭力　C. 毒力

D. 繁殖能力　E. 数量

（二）A2 型题

1. **一名手足口病患儿在住院期间，持续高热，常规退热效果不佳，经常有肢抖、易惊、烦躁、呕吐等症状，此时需要警惕患儿可能出现**

A. 脑炎　B. 肺炎　C. 呼吸衰竭

D. 心力衰竭　E. 过敏

2. **一名患儿入院体征：双手足掌跖见密集分布丘疱疹，针头至粟粒大小，周围可见红晕，不融合，部分呈梭形。此时还需严密观察患儿哪个部位的皮肤情况**

A. 会阴　B. 口腔　C. 腋下

D. 前胸　E. 后背

3. **一名手足口病患儿在住院期间，出现精神差、嗜睡、烦躁、肌无力等症状，此时需要警惕患儿可能出现了**

A. 肺炎　B. 呼吸衰竭　C. 心力衰竭

D. 脑炎　E. 过敏

4. **一名手足口病患儿在住院期间，出现了呼吸、心率加快，四肢末梢发凉、出冷汗，此时需要警惕患儿可能出现了**

A. 继发感染　B. 神经系统损害　C. 脑炎

D. 胃肠道损害　E. 心肺功能衰竭

5. **男，35 岁。出现反复发热伴双下肢溃烂半年，入院后筛查 HIV 抗体（+），这类疾病引起的感染主要发生于**

A. 肺、胃肠与神经系统　B. 肾脏　C. 血液系统

D. 皮肤　E. 心脏

6. **男，22 岁。持续不规则发热 38℃以上，伴腹泻 1 个多月，行相关检查示：胸部 X 线检查示：双肺从肺门开始存在弥漫性网状结节样间质浸润；肺部 CT 示：双肺毛玻璃状改变，支气管肺泡灌洗发现肺孢子菌的包囊。针对该患者的治疗与护理措施，以下错误的是**

A. 嘱卧床休息

B. 注意水和电解质的平衡

C. 若患者进行性呼吸困难明显，可给予辅助通气

D. 若患者病情发展，可应用糖皮质激素治疗

E. 预防药物首选乙胺嘧啶 + 磺胺嘧啶

7. **某护士在给 HBeAg 阳性的慢性肝炎患者采血时，不慎刺破左手拇指，此时急需采取的措施是**

A. 立即注射乙肝疫苗

B. 立即进行酒精消毒

C. 定期复查肝功能和 HBV-IgM

D. 立即注射高效价乙肝免疫球蛋白和查血 HBsAg 及 HBsAb

E. 立即接种乙肝疫苗，1 周内注射高效价乙肝免疫球蛋白

8. **男，37 岁。因发热、咳嗽、伴间断腹泻、食欲减退及明显消瘦半年就诊，有同性恋史，血清抗 HIV（+），诊断艾滋病，患者表现出绝望、恐惧。患者目前最重要的护理措施是**

A. 心理支持　　B. 物理降温

C. 给予抗生素　　D. 加强口腔及皮肤护理

E. 给予高热量高蛋白、高维生素饮食

9. **男，40 岁。以近 3 个月消瘦、乏力、食欲减退，发热为主诉入院。体检：全身浅表淋巴结肿大，无痛。10 年前曾多次在当地基层医院输血，HIV 抗体（+），诊断为艾滋病。患者自觉不可能患有艾滋病，护士对其疾病解释正确的是**

A. 艾滋病是一种慢性传染病　　B. 艾滋病主要通过接触传播

C. 艾滋病是不可以预防的　　D. 部分患者无症状感染期可达 10 年以上

E. HIV 主要侵犯和破坏单核 - 巨噬细胞

10. **女，25 岁。淋雨后打喷嚏、咳嗽、鼻塞、流涕，开始为清水样，3d 后变稠，伴有咽痛，轻度畏寒、头痛。此病一般的病程是**

A. 3d　　B. 4d　　C. 1 周　　D. 半个月　　E. 1 个月

11. **水痘患儿皮疹的出疹顺序为**

A. 斑疹—疱疹—丘疹—脓疱—结痂　　B. 斑疹—丘疹—疱疹—脓疱—结痂

C. 斑疹—丘疹—脓疱—疱疹—结痂　　D. 丘疹—疱疹—斑疹—脓疱—结痂

E. 丘疹—斑疹—疱疹—脓疱—结痂

12. **男，58 岁，因反复咳嗽半年，伴咯血 1 周入院，入院诊断为肺结核。患者今日咯血 200ml 后突然出现窒息，当前应立即采取的首要措施是**

A. 输血补充血容量　　B. 肌内注射去甲肾上腺素　　C. 静脉滴注呼吸兴奋剂

D. 去除呼吸道梗阻　　E. 静脉推注垂体后叶素

13. **某小学生，中午在食堂就餐后 3h 出现腹痛、腹泻、呕吐等症状，并伴有恶心，呕吐物是食用的食物，送至急诊室就诊，最有可能的发病原因是**

A. 细菌性食物中毒　　B. 急性胃肠炎　　C. 阿米巴痢疾

D. 中暑　　E. 胃溃疡

14. **男，12 岁。昨晚进食海鲜，今晨开始畏寒，发热、腹痛，以左下腹明显，腹泻初为稀便，继之为黏液脓血便。如厕后仍觉有便意，再次如厕，如此反复数十次。该患儿出现频繁排便的主要原因是**

A. 肠黏膜充血水肿　　B. 内毒素从肠道吸收入血

C. 渗出纤维蛋白和白细胞共同形成假膜　　D. 炎症刺激直肠内神经末梢及肛门括约肌

E. 肠黏膜表面渗出大量纤维蛋白

（三）A3/A4 型题

（1~2 题共用题干）

男，4 岁。昨天去游乐园游玩后出现发热，体温 39.0℃，双手掌、双足部可见密集分布的针头大小的丘疱疹，口腔内可见数个散在糜烂，立即到急诊就诊。

1. 分诊护士应首先判断该患者最可能为

A. 流感　B. 手足口病　C. 湿疹　D. 葡萄球菌烫伤样综合征　E. 带状疱疹

2. 该疾病传播的途径有

A. 粪 - 口传播　B. 呼吸道传播　C. 污染食品感染　D. A+B+C　E. A+C

（3~5 题共用题干）

女，3 岁。因“手足部水疱伴口腔糜烂 2d”就诊，家长诉患儿 4d 前有一过性发热，当时体温曾达 39.1℃，自服退热药后今日已经无发热，但是近几日精神与食欲不好。托儿所同学中有多名类似症状的患儿。

3. 此时，应首先指导托儿所的做法正确的是

A. 将玩具统一放置　B. 集体统一就餐　C. 将患儿与健康儿童隔离　D. 安排统一休假　E. 保密此次事件

4. 该患儿最可能考虑的诊断为

A. 带状疱疹　B. 流感　C. 新型冠状病毒肺炎　D. 葡萄球菌烫伤样综合征　E. 手足口病

5. 预防该病的关键是

A. 不带幼儿去人群集中的场所　B. 做好儿童个人、家庭和托幼机构的防疫措施　C. 服用抗病毒的药物　D. 教育指导儿童养成正确洗手的习惯　E. 使用一次性纸尿裤

（6~7 题共用题干）

男，23 岁。出现反复发热伴全身散在皮疹 2 个月，入院后行相关培养示：孢子丝菌。追问病史有性病史和冶游史。

6. 该患者目前最可能的诊断是

A. 湿疹　B. 真菌感染　C. HIV 感染　D. 梅毒　E. 尖锐湿疣

7. 针对该患者的护理措施正确的是

A. 应给予低热量、低脂、清淡易消化饮食

B. 患者症状减轻后，为防止发生机会性感染也应卧床休息

C. 应进行严密隔离，严禁与外界接触

D. 对该症状患者，无需抗真菌治疗

E. 保持皮肤清洁干燥，遵医嘱抗病毒治疗

（8~10 题共用题干）

男，21 岁。因皮疹伴发热 2 个月入院，入院后主诉近来体重减轻 10% 以上，偶有头痛，咳嗽。行相关检查示：$CD4^{+}T$ 淋巴细胞数 $43 \times 10^{6}/L$，CT 示：纵隔多发淋巴结增大，双侧肾上腺多发结节。

体温 38.0℃，脉搏 122 次 /min，呼吸 30 次 /min，SpO_2 98%。

8. 为进一步确诊，该患者至少还需做哪种检查

A. HIV 核酸定性和定量检查　　B. 新型冠状病毒核酸检测

C. HIV 抗体检测　　D. 梅毒螺旋体抗原血清试验

E. HPV 病理检测

9. 患者确诊后，以下治疗护理措施合理的是

A. 给予青霉素抗病毒药物治疗

B. 给予两性霉素抗真菌药物治疗

C. 给予咪喹莫特乳膏局部治疗

D. 给予单间隔离

E. 患者周围环境消毒，紫外线照射 60min 能有效灭活该病毒

10. 该病例确诊后，应在多少小时内上报

A. 2h　　B. 6h　　C. 12h　　D. 24h　　E. 48h

（11~12 题共用题干）

男，46 岁。肝硬化病史 8 年，6 个月前出现腹水，4d 前开始出现黑便，今日因淡漠少言、反应迟钝就诊，怀疑有肝性脑病可能。

11. 该患者肝性脑病的诱发因素最可能是

A. 疼痛　　B. 感染　　C. 摄入大量高蛋白饮食

D. 大量放腹水　　E. 上消化道出血

12. 假如医嘱给予患者乳果糖口服，其主要作用是

A. 增加糖的供给，保护肝脏　　B. 抑制肠道细菌繁殖　　C. 抑制血氨形成

D. 导泻　　E. 改变肠道 pH

（13~17 题共用题干）

男，78 岁。肝硬化，大量腹水。入院后给予利尿药治疗，腹水量明显减少，但患者出现了扑翼样震颤、肌张力增加、嗜睡等症状。

13. 根据患者的情况，考虑可能出现了

A. 继发感染　　B. 脑出血　　C. 低血糖昏迷

D. 肝性脑病　　E. 肝肾综合征

14. 为防止发生此并发症，应采取的措施是

A. 限制水的摄入，每天少于 1 000ml　　B. 加用利尿药，利尿速度不宜过快

C. 输注白蛋白　　D. 加大利尿药用量

E. 限制盐的摄入

15. 该患者可能出现的酸碱平衡失调是

A. 代谢性酸中毒　　B. 代谢性碱中毒　　C. 呼吸性酸中毒

D. 呼吸性碱中毒　　E. 混合性酸中毒

16. 对于该患者的饮食护理，应注意

A. 限制蛋白质每天在 20g 以内　　B. 易消化、高蛋白、高热量

C. 多饮水，多吃新鲜蔬菜和水果　　D. 首选动物蛋白，增加营养

E. 控制糖的摄入量

17. **若此时给患者做脑电图检查，最可能的改变是**

A. 无异常改变　　B. 波形正常，节律变慢　　C. 波形正常，节律变快

D. 出现每秒 1~3 次的 δ 波　　E. 出现每秒 4~7 次的 δ 波

（18~20 题共用题干）

男，6 岁。发热 39℃来院就诊。查体：流涕、咳嗽，结膜充血、畏光流泪及眼睑水肿。口腔中第一臼齿对应的黏膜上可见 0.5~1mm 白色斑点。

18. **该患儿最可能的诊断是**

A. 麻疹　　B. 水痘　　C. 乙型脑炎　　D. 腮腺炎　　E. 猩红热

19. **护士指导家长消毒隔离措施不正确的是**

A. 房间应经常通风换气

B. 隔离至出疹后 5d

C. 患儿衣被及玩具等在阳光下暴晒 2h

D. 家长护理患儿后，须在流动空气中停留 30min 以上，才能去邻居家

E. 接触的易感儿需隔离观察 5d

20. **麻疹患儿面部出现淡红色充血性斑丘疹，大小不等，压之褪色是在哪一期**

A. 潜伏期　　B. 前驱期　　C. 出疹期　　D. 恢复期　　E. 后遗症期

（21~23 题共用题干）

男，20 岁，因“突起高热 3d”以“流行性乙型脑炎”收治入院。查体 T 39.8℃，P 120 次 /min，R 38 次 /min，节律不整，对光反应迟钝，肺部可闻及干湿性啰音，颈强直（+）。

21. **该患者此时正处于病程的**

A. 初期　　B. 极期　　C. 缓解期　　D. 恢复期　　E. 后遗症期

22. **乙脑患者惊厥发作时的首选治疗措施是**

A. 亚冬眠疗法　　B. 肌注苯巴比妥钠　　C. 肌注或缓慢静注地西泮

D. 水合氯醛溶液灌肠　　E. 缓慢静注硫酸镁

23. **此期患者可出现的三个最主要的凶险症状是**

A. 高热、意识障碍、呼吸衰竭　　B. 意识障碍、呼吸衰竭、循环衰竭

C. 高热、抽搐、呼吸衰竭　　D. 高热、抽搐、循环衰竭

E. 抽搐、呼吸衰竭、循环衰竭

（24~26 题共用题干）

男，5 岁。发热 6h 伴呕吐 5 次入院。体检：体温 39℃，面色苍白，皮肤可见瘀点、瘀斑，脑膜刺激征阴性，初步诊断为流行性脑脊髓膜炎。

24. **为明确诊断，最可行的辅助检查是**

A. 血常规　　B. 血培养　　C. 尿常规

D. 便常规　　E. 皮肤瘀点涂片找到致病菌

25. **该患儿的临床分期可能为**

A. 潜伏期　　B. 前驱期　　C. 呼吸道感染期

D. 败血症期　　E. 脑膜炎期

26. **下列哪项不是流行性脑脊髓膜炎患者皮疹的护理措施**

A. 大片瘀斑破溃处，尽量剪掉局部皮肤

B. 衣物应宽松柔软，勤换洗

C. 瘀斑大疱部位可用气垫、海绵垫等保护

D. 保持皮肤清洁，防止大小便浸渍

E. 翻身时避免拖拉、扯等动作

（27~30 题共用题干）

男，23 岁。抗结核治疗 6 个月，现发现有盗汗、咳嗽、咳痰，追问病史，患者认为肺结核已治愈，已于 3 个月前自行停药。

27. 此患者违反的抗结核治疗原则是

A. 早期　　B. 全程　　C. 适量

D. 规律　　E. 联合

28. 护士在对其进行健康教育时，<u>不恰当</u>的是

A. 全程正规服药，出现毒副作用亦不可停用或减量

B. 给予高热量高蛋白、高维生素饮食

C. 居室环境应阳光充足，空气流通

D. 使用的痰杯需进行消毒处理

E. 保持良好心态

29. 患者重新服药 1 个月后，出现食欲下降、疲乏无力，巩膜稍黄染。此时应

A. 输新鲜全血　　B. 加用利尿药

C. 加用升白细胞药物　　D. 利福平的正常治疗反应，不必处理

E. 加用保肝药物，并改用其他抗结核药物

30. 下列哪项可杀灭结核分枝杆菌

A. 放在阴湿处　　B. 70% 乙醇接触 1min　　C. 60℃水浸泡数分钟

D. 煮沸 100℃，5min　　E. 放在阴凉干燥处 2h

（四）B 型题

（1~3 题共用备选答案）

A. 复方新诺明　　B. 螺旋霉素　　C. 更昔洛韦　　D. 氟康唑　　E. 青霉素

1. 艾滋病合并肺孢子虫肺炎的治疗药物为

2. 艾滋病合并弓形体感染的治疗药物为

3. 艾滋病合并巨细胞病毒、EB 病毒感染及带状疱疹的治疗药物为

（4~5 题共用备选答案）

A. 具有免疫力　　B. 无传染性　　C. 病毒无复制

D. 注射过乙肝疫苗　　E. 传染性强

4. HBsAg（+）、HBeIgG（+）、抗 -HBcIgM（+）说明此患者

5. HBsAg（−）、抗 -HBsAg（+）、HBV-DNA（−）说明此患者

（6~7 题共用备选答案）

A. 抗 HEV 阳性　　B. 抗核抗体（ANA）阳性　　C. 抗 -HCV 阳性

D. HBsAg 阳性　　E. 抗 - HAVIgM 阳性

6. 甲型肝炎患者血清学检查表现为

7. 乙型肝炎患者血清学检查表现为

(8~10 题共用备选答案)

A. 2h　　B. 4h　　C. 10h　　D. 12h　　E. 24h

8. 肝炎患者粪便需消毒几小时

9. 预防性用药应当在发生艾滋病病毒职业暴露后尽早开始，最好在几小时内实施

10. 手足口病患儿接触过的布类和书本应置阳光下直接暴晒几小时以上

【填空题】

1. 手足口病患儿(　　)、水疱结痂脱落、(　　)才能解除隔离。

2. 患儿的分泌物、排泄物用(　　)或(　　)作用(　　)h 后才能倒入厕所。

3. 手足口病的传播途径有(　　)、(　　)，也可通过污染食品感染。(　　)和(　　)普遍易感。

4. (　　)和(　　)是艾滋病的传染源。

5. 根据我国有关艾滋病的诊疗标准和指南，将艾滋病分为(　　)、(　　)和艾滋病期。

6. 发生 HIV 职业暴露后，立即、(　　)、8 周、(　　)和(　　)后检测 HIV 抗体。

7. (　　)是 HIV 感染诊断的金标准。

8. HIV 暴露分为(　　)和(　　)。

9. HIV 的传染途径主要是性接触、(　　)和(　　)。

10. 目前抗 HIV 的药物可分为三大类：核苷类逆转录酶抑制剂、(　　)和(　　)。

11. 甲型病毒性肝炎的传染源是(　　)、(　　)。

12. 病毒性肝炎的临床分期：急性肝炎、(　　)、(　　)、(　　)、(　　)。

13. 甲、戊型肝炎经(　　)传播，乙、丙型肝炎都可经(　　)传播。

14. 根据《中华人民共和国传染病防治法》，丙型肝炎属于(　　)类传染病，发现丙肝病例应在(　　)h 内进行网络上报。

15. 我国预防和控制乙型肝炎流行的最关键措施：(　　)。

16. 急性肝炎分为两型：(　　)和(　　)。

17. 流行性感冒的传染期约为(　　)，以发病(　　)传染性最强。

18. 狂犬病是由狂犬病毒引起的，以侵犯(　　)为主的急性人畜共患传染病。

19. 保护易感人群最重要的主动免疫措施是(　　)、(　　)。

20. 流行性乙型脑炎多见于(　　)，其临床特征为(　　)、(　　)、(　　)、(　　)及(　　)，严重者可有(　　)。

【名词解释】

1. 手足口病	2. 艾滋病	3. HIV“窗口期”
4. HIV 抗体筛查试验	5. HIV 医源性暴露史	6. HIV 暴露前预防
7. HIV 职业暴露史	8. 肺孢子虫肺炎(PCP)	9. 病毒性肝炎
10. 肝性脑病	11. 个人防护装备(PPE)	

【案例分析题】

女，32 岁，5d 前出现发热、乏力、恶心、食欲减退，查巩膜轻度黄染，肝肋下 1cm，质软，ALT

760U/L，总胆红素 54μmol/L。

请问：

1. 该患者可初步诊断为什么疾病？

2. 对于该患者应提供哪些疾病知识指导？

3. 若该患者确诊为乙型肝炎，请简述其传播途径有哪些？

参考答案

【选择题】

（一）A1 型题

1. B　2. E　3. C　4. B　5. B　6. B　7. E　8. E　9. C　10. D
11. D　12. E　13. A　14. E　15. A　16. E　17. E　18. B　19. C　20. C
21. B　22. B　23. C　24. D　25. C　26. C　27. C　28. E　29. D　30. C
31. E　32. B　33. E　34. E　35. D

（二）A2 型题

1. A　2. B　3. D　4. E　5. A　6. E　7. D　8. A　9. D　10. C
11. B　12. D　13. A　14. D

（三）A3/A4 型题

1. B　2. D　3. C　4. E　5. B　6. C　7. E　8. C　9. B　10. D
11. E　12. E　13. D　14. B　15. B　16. A　17. D　18. A　19. E　20. C
21. B　22. C　23. C　24. E　25. D　26. A　27. B　28. A　29. E　30. D

（四）B 型题

1. A　2. B　3. C　4. E　5. A　6. E　7. D　8. C　9. B　10. B

【填空题】

1. 皮疹消退、体温恢复正常后
2. 生石灰、3% 漂白粉混悬液、2
3. 粪 - 口传播、呼吸道直接传播、婴幼儿、儿童
4. HIV 感染者、艾滋病患者
5. 急性期、无症状期
6. 4 周、12 周、6 个月
7. HIV-1/2 抗体检测
8. 职业暴露、非职业暴露
9. 血液接触、母婴传播
10. 非核苷类逆转录酶抑制剂、蛋白酶抑制剂
11. 急性期患者、隐性感染者
12. 慢性肝炎、肝衰竭或重型肝炎、淤胆型肝炎、肝炎肝硬化
13. 粪 - 口途径、血液
14. 乙、24

15. 接种乙型肝炎疫苗

16. 急性黄疸性肝炎、急性无黄疸性肝炎

17. 1 周、3d 内

18. 中枢神经系统

19. 接种疫苗、类毒素

20. 儿童、高热、意识障碍、抽搐、病理反射、脑膜刺激征、呼吸衰竭

【名词解释】

1. **手足口病**：是一组由肠道病毒引起的急性传染病，以手、足和口腔发生水疱为特征，多发生于儿童。

2. **艾滋病**：又称为获得性免疫缺陷综合征。由 HIV 感染引起，以人体 $CD4^{+}$ T 淋巴细胞减少为特征，疾病后期可继发各种机会性感染、恶性肿瘤和中枢神经系统病变。

3. **HIV“窗口期”**：指从 HIV 感染人体到感染者血清中的 HIV 抗体、抗原或核酸等感染标志物能被检测出之前的时期。

4. **HIV 抗体筛查试验**：一类初步了解机体血液或体液中有无 HIV 抗体的检测方法，也包括同时检测 HIV 抗体和抗原的方法。检测得出 HIV 抗体或抗原有反应或无反应的结果。

5. **HIV 医源性暴露史**：有过诊疗过程中的不安全注射、穿刺或手术史，或者有接受过未经 HIV 检测的血液、血液制品、组织或器官的历史。

6. **HIV 暴露前预防**：当面临很高的 HIV 感染风险时，每天服用药物以降低被感染概率的措施。

7. **HIV 职业暴露史**：从事艾滋病防治或可能接触到 HIV 病毒的人员，工作时发生过与 HIV 意外接触的历史。

8. **肺孢子虫肺炎（PCP）**：由肺孢子虫引起的肺炎，主要表现为慢性咳嗽、发热、呼吸急促、发绀、动脉血氧分压降低；肺部少有啰音，X 线胸片表现为间质性肺炎，痰或支气管灌洗液检出肺孢子虫可确诊。

9. **病毒性肝炎**：是由多种肝炎病毒引起的，以肝脏损害为主的一组全身性传染病。

10. **肝性脑病**：由于肝功能严重损害导致中枢神经系统功能障碍，出现意识障碍、扑翼样震颤、昏睡或昏迷等临床表现。

11. **个人防护装备（PPE）**：用于保护医务人员避免接触感染性因子的各种屏障，包括口罩、手套、护目镜、防护面屏、防水围裙、隔离衣、防护服和个人防护装备等。

【案例分析题】

1. 该患者可初步诊断为什么疾病？

病毒性肝炎。

2. 对于该患者应提供哪些疾病知识指导？

（1）正确对待疾病，保持乐观情绪。

（2）恢复期患者应生活规律，劳逸结合。

（3）加强营养，适当增加蛋白质摄入，但要避免长期高热量、高脂肪饮食，戒烟酒。

（4）不滥用药物，如吗啡、苯巴比妥类、磺胺类及氯丙嗪等药物，以免加重肝损害。

（5）患者的食具、用具和洗漱用品应专用，家中密切接触者可行预防接种。

3. 若该患者确诊为乙型肝炎，请你简述其传播途径有哪些？

（1）血液传播。

（2）母婴传播。

（3）性接触传播。

（4）生活密切接触传播。

（成守珍）

第十二节　老年病科

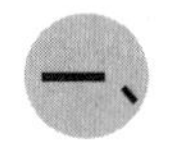

一、基本理论与知识要点

1. 简述老年人用药原则。

（1）受益原则：首先要求老年人用药要有明确的指征。其次，要求用药的受益大于风险，选择疗效确切且毒副作用小的药物。选择药物时要考虑到既往疾病及各器官的功能情况，有些病症如果可以不用药物治疗则不要急于用药，如失眠、多梦的老年人，可通过改变生活习惯来改善，如晚间不抽烟、不喝浓茶、不喝咖啡。

（2）五种药物原则：有多种疾病的老年人，不宜盲目应用多种药物，用药种类尽量简单，最好五种以下，治疗时分轻重缓急，注意药物间潜在的相互作用。执行此原则时应注意：①了解药物的局限性；②抓住主要矛盾，选主要药物治疗；③选择具有兼顾治疗作用的药物；④重视非药物治疗；⑤减少和控制服用补药。

（3）小剂量原则：老年人用药量在中国药典规定为成人量的3/4；一般开始用成人量的1/4~1/3，然后根据临床反应调整剂量，直至出现满意疗效而无药物不良反应（adverse drug reaction，ADR）为止。

（4）择时原则：根据时间生物学和时间药理学原理，选择最合适的用药时间进行治疗，以提高疗效和减少毒副作用。

（5）暂停用药原则：老年人在用药期间，应密切观察，一旦出现新的症状，应考虑为药物的不良反应或是病情进展。前者应停药，后者应加药。对于服药的老年人出现新的症状，停药受益可能多于加药受益。因此，暂停用药是现代老年病学中最简单、有效的干预措施之一。

（6）营养干预原则：老年人体内代谢大多是负氮平衡，加之由于疾病，老年人往往存在消瘦、贫血和低蛋白血症，影响药物的治疗效果。为更好地发挥药物的疗效，必须重视食物营养成分的选择和搭配。

2. 老年人常见的心理问题有哪些？

（1）失落：由于社会角色的改变，老年人心理上会产生一种失落感，表现为沉默寡言、情绪低落和急躁易怒，对周围的事物看不惯，为一点小事而发脾气。

（2）孤独：老年人由于丧偶、独居、离退休、人际交往减少、社会及家庭地位改变，以及各种原因导致的行动交往不方便，使其感到空虚寂寞，心理上往往产生隔绝感或孤独感，进而感到烦躁无聊。

（3）恐惧：老年人由于担心患病，自理能力下降以及心理负担加重等问题而产生恐惧感，从而表现出冷漠或急躁的情绪。

(4) 抑郁:多由于老年人受到慢性疾病的困扰及死亡的威胁、体弱、力不从心;或者因生活单调、失去配偶、家庭不和、内心空虚;老年人由于退休后生活方式的改变,社会交往减少,缺乏归属感,容易造成心情抑郁悲观。

3. 老年衰弱的临床表现有哪些?

(1) 症状:虚弱、疲惫、活动耐力下降、进食减少、体重减轻。

(2) 体征:肌肉减少、步态减慢、骨量减少、平衡能力下降、肌肉失用性萎缩、营养不良。

(3) 各系统功能减退导致不良事件风险升高。

(4) 不良结局:骨折、急性病住院、失能、入住长期照护机构、生活依赖和死亡;抑郁、痴呆既是衰弱的结局,也是其发生、发展的重要因素,老年人的家庭社会支持系统也应纳入不良结局的预测中。

4. 简述老年人感染控制原则。

(1) 改善环境:注意通风,保持环境的温度与湿度适宜。

(2) 做好免疫预防工作:冬、春季是流感的高发季节,老年人可以注射流感疫苗,预防流感病毒感染。

(3) 改善老年人身体状况:定期做好老年人营养评估,改善老年人营养状况,可以提高机体的免疫力;保持老年人良好的自身卫生也可以预防感染的发生;鼓励老年人参与运动,可以延缓衰老和老化,对预防感染的发生也有重要意义。

(4) 积极控制基础疾病:患有心功能不全、糖尿病、恶性肿瘤和慢性呼吸道疾病等基础疾病的老年人是感染的高危人群;患脑血管后遗症和帕金森综合征的老年人会有不同程度的吞咽功能障碍,易导致老年人反复发生吸入性肺炎;尿道括约肌松弛、尿失禁、尿潴留等是导致老年人尿路感染常见的基础疾病,因此做好老年人基础疾病的管理,对预防感染的发生具有重要的意义。

(5) 做好隔离:冬春季节是上呼吸道感染的好发时节,注意将发生感染的老年人隔离安置,避免传染给其他老年人,同时加强手卫生,预防交叉感染。

(6) 早期诊断、早期治疗:老年人发生感染时,部分老年人的症状不典型,因此容易被忽略。早期发现感染的症状、早期诊断、早期规范地治疗感染对老年人尤其重要。

5. 简述老年康复治疗及护理的原则。

(1) 早期介入并持之以恒:只要老年人病情平稳,无康复相关禁忌证,就应尽早开展康复治疗和护理工作。

(2) 主动参与:①将康复治疗和护理主动融入临床治疗中,起到相辅相成的作用,达到康复的目的;②在康复治疗和护理的过程中充分调动老年人的积极性,使其主动参与到康复中来,取得更好的康复效果。

(3) 功能训练贯穿始终:功能训练贯穿了整个康复过程的始终。早期的功能训练能够预防残疾,后期的训练可以最大限度地保存和恢复机体功能。

(4) 高度重视心理康复:康复治疗和护理人员应及时帮助老年人调整心态,树立信心,消除抑郁,使其主动配合康复治疗,积极面对生活。

(5) 整体康复:采取多学科、多专业合作的方式和医学、心理、职业、社会等多种手段,综合解决疾病导致的各种问题。

(6) 团队方式:从不同专业的各个角度为老年人制订合理的治疗与护理方案,充分发挥各学科的协同作用。

(7) 提高生活质量的原则:提高老年人的生活质量是康复治疗与护理的重要目标。

6. 简述老年居住环境改造的原则。

(1) 一般原则:①符合老年人本人的需求;②适应老年人的居家环境改造要求;③考虑不同自理程度老年人居家环境的特殊要求;④方便家人生活;⑤在专家的指导下进行;⑥符合老年人居室设计的总体要求。

(2) 环境改造总体原则

1) 安全原则:根据老年人的需要,对住宅中存在问题的部分进行改造,从而保证老年人在居室内不因为居室设施而受到伤害。

2) 尊重原则:从"尊重老人意愿"的理念出发,通过老年人自评来发现居家环境中存在的适老化问题,做到事先沟通;根据老年人的需求设计改造方案,并再次听取老年人的意见,进一步调整设计方案。

3) 以人为本原则:从老年人的整体需要出发,考虑老年人的生理需求、情感需求和心理需求。

4) 实用性原则:既要重视老人的生理状态,又要注重生活环境对老人生活功能及健康方面的影响,满足老年人的需求。

5) 系统思考原则:对患有疾病、功能减退、失能的老年人,进行环境改造时应尽量去除妨碍老年人生活行为的因素,或调整环境使其能补偿机体缺损的功能,达到早期干预,使老年人适应日常生活,达到改善老年人生活功能的目的。

6) 无障碍设计原则:环境改造的宗旨应是提高和维持老年人的自理能力,防止老化导致生活上的依赖或残障。

7) 便于应急救治原则:居室设计需要考虑当发生意外时,如何做到快速施救、转运。老年护理的最终目标是提高老人的生活质量,保持其最佳功能。

7. 简述老年人的护理目标。

增强自我照顾能力、延缓衰退、提高生活质量、做好安宁疗护。

8. 简述失禁相关性皮炎的概念和严重程度分级。

失禁相关性皮炎是指皮肤长期暴露于尿液和/或粪便之中造成的一种刺激性皮炎。其严重程度分级如下:

(1) 轻度皮炎:皮肤完整,局部轻度发红和不适。

(2) 中度皮炎:中度发红,小水疱或小范围部分皮层受损,伴有疼痛或不适。

(3) 重度皮炎:皮肤变暗或呈深红色,大面积皮肤剥落,存在水疱和渗出。

9. 简述老年人性生活前后注意事项。

(1) 在进行性生活前需要用温水清洗局部,尽量避免洗热水澡、过度疲劳、过度兴奋和过度悲伤,以免消耗过多体力。在患有某些疾病的时候(如高热、舒张压超过 120mmHg、心肌梗死急性期)、重病期的老年人不适合进行性生活,康复期的老年人应量力而行,必要时需要在专科医生指导下进行。有性传播疾病的老年人不应隐瞒病情,应治愈后再进行性生活。

(2) 为避免老年女性阴道干涩可使用润滑剂。

(3) 性爱后要静躺一会,因为性生活时血管收缩会减少脑部供血,造成脑细胞暂时性缺氧,引起疲惫感,静躺则有助于恢复。

(4) 性生活后喝杯温水,防止因性生活对体能消耗较大造成的身体水分大量流失,还可以进食补充能量。

(5) 注意保暖，腰腹部受凉后男性易出现尿急、尿频，女性会造成宫寒、手脚冰凉，所以，性生活前应调节好室温，性生活后注意局部保暖。

10. 简述常用的日常生活活动能力评分量表。

(1) Barthel 指数量表：Barthel 指数量表由 Florence Mahoney 和 Dorothea Barthel 于 20 世纪 50 年代中期设计并应用于临床，于 1965 年首次发表，是康复医疗机构应用最广、研究最多的基础性日常生活活动能力评分量表，方法简单，有很高的信效度和灵敏度。Barthel 指数量表不仅可用于急性期的预后研究，也可用来评估老年患者治疗前后的功能状态，还可以用于预测治疗效果、住院时间和预后。Barthel 指数量表有 10 项和 15 项两个版本，以 Wade and Collin 版本为例，包括 10 项内容：进食、转移、修饰、如厕、沐浴、平地行走、上下楼梯、穿衣、排尿控制和排便控制，总分为 100 分，得分越高说明老年人独立性越好，依赖性越小。

(2) Katz 指数量表：由 Katz 在 1959 年提出，1976 年修订，根据人体功能发育学的规律制订，有 6 项评定内容，依次为洗澡、穿着、如厕、转移、大小便控制、进食。6 项评定内容按照由难到易的顺序进行排列。通过与被测老年人、照料者交谈或被测老年人自填问卷，确定各项评分，计算总分值。总分值越高，提示被测老年人日常生活活动能力越强。根据评定结果可以将功能状态分为 7 个等级，A 级是完全自理，G 级是完全依赖，从 A 级到 G 级独立程度依次下降。

(3) Lawton-Brody 功能性日常生活能力量表：由美国的 Lawton 等人设计制订，主要用于评定被测试者的功能性日常生活能力。此量表将工具性日常生活活动分为 7 个方面，包括老年人服药、理财、家务、购物、做饭、使用公共交通工具和使用电话。通过与被测老年人、照料者等知情人的交谈或被测老年人自填问卷，确定各项评分，计算总分值。总分值范围是 0~14 分，分值越高，提示被测者功能性日常生活能力越强。

11. 简述阿尔茨海默病的临床表现。

(1) 痴呆前阶段：分为轻度认知功能障碍前期（pre-mild cognitive impairment，pre-MCI）和轻度认知功能障碍期（mild cognitive impairment，MCI）。pre-MCI 期没有任何认知障碍的临床表现或仅有极轻微记忆力减退症状，神经心理学检查无异常。MCI 期主要表现为记忆力轻度受损，学习和保存新知识的能力下降，神经心理学检查有减退，但未达到痴呆的程度，也不影响日常生活能力。

(2) 痴呆阶段：因认知功能损害导致日常生活能力下降，主要表现：①在智能方面出现抽象思维能力丧失、推理判断与计划不足、注意力缺失。②在人格方面出现兴趣与始动性丧失、迟钝或难以抑制、社会行为不端、不拘小节。③在记忆方面出现遗忘，地形、视觉与空间定向力差。④在言语认知方面出现说话不流利，综合能力缺失。⑤在疾病晚期，老年人虽然可行走但为无目的的徘徊，可能出现判断力、认知力完全丧失，因而幻觉和幻想更为常见。自我约束能力丧失，可出现好斗或者完全相反而处于一种远离社会的消极状态。最后，老年人在个人卫生、吃饭、穿衣、洗漱等方面，都完全需要他人照料。⑥在病程早、中期，神经系统查体一般无阳性体征，但部分患者可出现病理征。到病程晚期逐渐出现锥体系和锥体外系体征，如肌张力增加、运动迟缓、拖曳步态、姿势异常，最终呈强直性或屈曲性四肢瘫痪。

12. 简述阿尔茨海默病患者的饮食护理措施。

(1) 食物选择：选择营养丰富清淡的食品，荤素搭配，多食蔬菜、水果。摄入优质蛋白，如瘦肉、蛋、鱼、奶等。控制食用油和盐的摄入，控制热量，避免高糖、高脂肪食物的摄入。适当增加含钙食物摄入，如奶类、豆制品、虾皮、核桃、花生，一般每天饮水量不少于 1 500ml。

（2）食物加工：合理烹调保证食物的营养成分不被大量破坏，且易消化吸收，提高营养的利用率。可将食物加工成菜汁、菜泥、肉末，方便老年人食用，限制油炸、过黏和过于油腻的食物。

（3）进食方式：有能力自己进食的痴呆老年人，应鼓励其自己进食；进食有困难者可用特殊餐具，尽量维持老年人独立进食能力；对吞咽有困难者可指导其缓慢进食，以防噎食和呛咳；完全不能独立进食者，应喂食；不能经口进食的老年人，可在护士指导下，通过鼻饲等方法输入流质食物和营养。

（4）注意事项：护理人员应为老年人把好关，给老年人的食物或饮料不能太热或太凉。一日三餐应定时定量，尽量保持老年人平时的饮食习惯。对少数食欲亢进、暴饮暴食者，则适当限制食量以防止其因消化吸收不良而出现呕吐、腹泻。保证食物无刺、无骨，易于消化，保证吃好，不宜过饱。

13. 简述阿尔茨海默病患者的安全护理措施。

（1）防止跌倒、坠床：全面评估阿尔茨海默病患者易跌倒的因素，加强风险识别和预警能力。根据评估结果，制订个性化的照护计划。保证地面防滑，居住环境有扶手，床可以上下升降且有床栏杆；确保老年人活动时能得到护理人员的照护；给老年人穿防滑、支撑性好的鞋子，合理使用辅助器具，如拐杖、助行器、轮椅；协助老年人活动，改善平衡能力。

（2）防止意外伤害：防止烫伤，进食和饮水时，保证温度适宜。痴呆老年人不能单独使用刀剪、明火等危险物品。

（3）防止走失：评估痴呆老年人的居住环境是否安全密闭，老年人是否有易走失的风险。进入陌生环境时，尽快使老年人熟悉环境。采用安全报警系统，老年人有离开安全区域的动向时，及时提示护理人员。为老年人配备智能定位装置，随身携带，老年人走失时可以尽快定位。为老年人配备醒目的个人信息卡片，老年人走失时，其他人可以协助及时联系养老机构或家属。

（4）合理约束：尽量减少约束，避免因照护人员配备不足、以保证老年人安全的名义进行约束。约束会对老年人的各个系统产生不良影响，导致抑郁、焦虑及明显的行为紊乱。当老年人发生紧急医疗情况，或养老机构的其他入住者或护理人员的人身安全受到严重威胁时，才可以考虑使用最低伤害的约束物品，如约束带。使用约束后，要经常观察老年人的反应和约束部位的皮肤，防止皮肤损伤和其他伤害。

14. 简述老年人皮肤瘙痒的护理措施。

（1）秋冬季洗澡次数一般每周 2 次为宜，水温 40~50℃为佳。用中性护肤浴液或清水。

（2）沐浴后涂石蜡油或凡士林油护肤。

（3）保持床铺整洁。

（4）尿失禁者要及时更换尿布，每次更换尿布时先用温水擦洗皮肤，必要时可留置导尿管。

（5）瘙痒明显时，避免直接抓挠，可轻轻地拍打皮肤，避免皮肤损伤。

（6）指甲的护理：每周修剪指甲 1 次，每次剪完要将指甲研磨至平滑。

15. 简述老年人刺激性皮炎的护理措施。

（1）用生理盐水棉球轻轻擦拭会阴部皮肤，也可用冲洗法清洗皮肤。

（2）选择伤口敷料促进损伤修复

1）液体敷料可以改善皮肤微循环，形成脂质保护层，具有保湿功能，增强皮肤抵抗力，加快损伤的修复。早期刺激性皮炎可以选择含有人体必需脂肪酸的液体敷料局部涂抹，但不适用于已破损的皮肤。

2）造口粉可以吸收伤口渗出液，阻隔尿液和粪便对皮肤的刺激，在皮肤上形成保护层，促进损伤修复。可以与皮肤保护膜联合使用。喷撒一层造口粉，再涂抹一层皮肤保护膜。根据刺激性皮炎的程度，每次可以反复涂抹几次。

3）水胶体敷料可以透气防水，避免皮肤潮湿；隔绝尿液和粪便对皮肤的刺激，保护皮肤；管理伤口渗出液，提供湿性愈合环境，促进损伤修复。

16. 简述老年人口腔干燥的分级标准。

老年人口腔干燥程度的分级标准见表 1-7-15。

表 1-7-15　老年人口腔干燥程度的分级标准

分级	口干程度	症状
0 级	无	无口干
1 级	轻微	夜间睡眠或醒来时轻微口干
2 级	轻度	口干不影响进食和讲话，唾液稍减少
3 级	中度	经常性口干，进食或讲话时须饮水；唾液少且黏稠
4 级	重度	口干致口腔烧灼感，言语、咀嚼和吞咽出现困难，须随身带水；唾液极少甚至无

17. 简述老年人骨质疏松症的生活护理措施。

（1）加强营养，均衡膳食：进食富含钙、低盐和适量蛋白质饮食，推荐每日蛋白质摄入量为 0.8~1.0g/kg，每天牛奶摄入量约 300ml 或相当量的奶制品。补充维生素 A、维生素 C 及含铁的食物，以促进钙的吸收。

（2）充足日照：建议日照时间为 11:00~15:00，日照部位为四肢和面部，日照时长为 15~30min，日照频次为每周至少 2 次，不推荐隔着玻璃晒太阳，尽量不涂抹防晒霜。

（3）运动护理：适宜的规律运动，循序渐进、持之以恒，评估老年人的身体状况和治疗阶段，做出个体化和专业化的运动指导。

（4）戒烟、限酒。

（5）减少服用影响骨代谢的药物。

（6）预防跌倒：老年人跌倒受多种因素的影响，如身体衰弱、药物治疗、认知能力和平衡能力下降。应在日常活动或运动中加强跌倒风险评估，做好防护措施，有效预防跌倒和骨折等不良事件发生。保障住院环境安全，如病房走廊和卫生间有扶手，病房地面干燥、灯光明暗适宜，减少老年人床单位周围障碍物。加强日常生活护理，将水杯、呼叫器等放置在床旁，方便老年人取用。当老年人应用利尿药或镇静药时，加强巡视，避免因频繁如厕或精神恍惚而发生意外跌倒。

18. 简述老年人骨质疏松症服用钙剂的护理措施。

服用钙剂时要多饮水，增加尿量以减少发生泌尿系结石的机会。白天餐后 1h 或睡前口服钙剂效果最好。口服维生素 D 时，不要与绿叶蔬菜同时服用，避免形成钙螯合物而减少钙的吸收。

19. 简述老年人的膳食营养原则。

营养是维持老年人生命的基本需要，是恢复和促进健康的基本手段，无论是营养餐的制作还是进食过程都可以给老年人带来精神上的满足与享受。应保证老年人足够的营养，饮食以清淡、易消化为主。碳水化合物占每日总热量的55%~60%，鼓励进食全谷物、豆类及蔬菜；脂肪占总热量的20%~30%；蛋白质占总热量的15%左右。每日适量补充复合无机盐和维生素。戒烟，限制酒精的摄入量，病情允许下每日饮水量1 500ml左右。老年人饮食的原则为平衡膳食，科学合理搭配，食物温度适宜，养成良好的饮食习惯，少量多餐，避免暴饮暴食，建议老年人吃好而不宜过饱。

20. 简述吞咽障碍老年人饮食的护理措施。

(1) 餐前准备：餐前洗手，创造安静、舒适的就餐环境。

(2) 进食器具选用：用薄而小的、圆润、无尖角、光滑的勺子，这样不需要张口很大就容易将食物送入口腔内，而且还能限制一口量（3~5ml）。勺子喂食时触压舌体表面，能促进吞咽反射。老年人禁止使用吸管。

(3) 进食体位：老年人取坐位，躯干直、头正中、颈部稍向前屈曲，使舌骨肌的张力增加，喉上抬，食物容易进入食管；不能坐起的老年人取仰卧位，躯干抬高30°，头颈前屈，该体位可以避免发生误吸，减少向鼻腔逆流的危险。偏瘫老年人身体向健侧倾斜45°左右，偏瘫侧垫枕垫，这样可使健侧咽部扩大，便于食物进入。

(4) 食物的改进：可将固体食物加工成糊状或泥状，对于饮用水、果汁、牛奶等稀流质食物可按比例加入增稠剂，使食物黏稠度增加，达到柔软、密度、性状均一，有适当黏度，不易松散，易变形，不易粘在黏膜上。

(5) 一口量：一口进食过多或过少都会引起问题。一口量过多难以通过咽喉，残留在咽部会增加误咽的危险；一口量过少，难以诱发吞咽反射，容易发生误咽。要从少量（3~4ml）开始，以后酌量增加至20ml。

(6) 食团入口位置：①护理者最好坐在椅子上进行服务，与老年人的视线相对，勺子的背部与老年人嘴唇均呈水平方向，防止误吸发生；②从嘴唇的正中央偏向护理者一侧30°~45°，将勺子送入口中，老年人自行进食时也应同样进行；③撤出勺子的时候让老年人轻微闭合口腔，勺子背部要轻轻压住舌头，最好用勺子在唇上擦拭一下再撤出来。

(7) 进餐过程：自行进餐的老年人注意力要集中，细嚼慢咽，前一口完全吞咽后再吃下一口；协助偏瘫老年人进餐时，照料者位于老年人健侧喂食，食物不易从口中漏出，有利于食物向舌部运送，减少反流和误咽。

(8) 进餐后协助老年人清洁口腔，保持舒适坐位或半坐卧位，安静休息30~60min。

二、自测题

【选择题】

（一）A1型题

1. 下列老年人用药的原则<u>不正确</u>的是

A. 受益原则　　B. 五种药物原则　　C. 择时原则
D. 暂停用药原则　　E. 大剂量原则

2. **下列是阿尔茨海默病轻度认知功能障碍期的常见症状，除外**

A. 记忆力轻度受损　B. 学习能力下降　C. 保存新知识能力下降
D. 神经心理学检查有减退　E. 行为异常

3. **下列关于老年人性生活的健康教育，不正确的是**

A. 60 岁身体健康的老年人，可以每 10d 1 次　B. 性生活前可洗热水澡
C. 可使用润滑剂　D. 性生活后喝杯温水
E. 舒张压超过 120mmHg 不可以进行性生活

4. **下列关于老年人的感染预防与控制原则，不正确的是**

A. 医院、养老机构或家庭内应注意通风
B. 老年人可进行适宜锻炼
C. 冬春季流感高发季，老年人不需要注射流感疫苗
D. 应加强老年人手卫生
E. 发生感染的老年人应隔离安置

5. **在与老年人进行非语言沟通时，最容易被接受的触摸部位是**

A. 手　B. 背部　C. 手臂
D. 头部　E. 脸颊

6. **在对各种环境的评估中，对老年人最重要的是**

A. 老年居住环境　B. 老年居家环境安全　C. 老年社会环境
D. 老年精神环境　E. 老年文化环境

7. **下列关于老年人居住环境改造，不正确的是**

A. 消除房间高度差　B. 浴室安装扶手　C. 地面进行防滑处理
D. 厕所应设在卧室附近　E. 地面铺地毯，可预防老年人跌倒

8. **下列关于老年人居室环境，不正确的是**

A. 注意通风换气，切忌对流风　B. 居室温度为 24~26℃
C. 居室湿度为 50%~60%　D. 避免噪声
E. 室内光线应柔和

9. **关于老年人的营养需要，正确的是**

A. 碳水化合物占每日总热量的 45%~55%　B. 脂肪占每日总热量的 10%~20%
C. 鼓励进食全谷物、豆类及蔬菜等　D. 病情允许下每日饮水量应在 2 000ml 左右
E. 可少量抽烟和饮酒

10. **下列哪项不是老年护理的目标**

A. 增强自我照顾能力　B. 延缓衰退及恶化　C. 有效治愈疾病
D. 提高生活质量　E. 做好安宁疗护

11. **下列避免多重用药的方法，不正确的是**

A. 为控制病情进展，应尽快用药
B. 尽可能一种病只给一种药
C. 定期或常规检查老年人用药的疗效和不良反应
D. 按体重或标准公式计算药量
E. 指导老年人及其照料者正确使用药物

12. **下列关于 Barthel 指数量表的叙述，不正确的是**
A. 可用来评估老年患者治疗前后的功能状态
B. 有 10 项和 15 项两个版本
C. 可用于预测治疗效果
D. 得分越低，说明老年人独立性越好
E. 该量表可采用间接评估法

13. **以下关于防止痴呆老年人走失的护理措施，错误的是**
A. 随身携带联系卡　　B. 配备通讯设备
C. 强化老年人记忆　　D. 专人看护老年人
E. 对走失风险高的老年人实施约束

14. **下列关于老年人皮肤瘙痒的护理措施，不正确的是**
A. 冬秋季洗澡次数一般每周 2 次为宜　　B. 洗澡水温为 50~60℃
C. 沐浴后涂石蜡油保护皮肤　　D. 可轻轻拍打皮肤止痒
E. 选择纯棉衣物

15. **帕金森病首发症状以哪项最常见**
A. 静止性震颤　　B. 肌强直　　C. 书写时字越写越小
D. 慌张步态　　E. 面具脸

（二）A2 型题

1. **男，78 岁。住院期间出现腹泻，每日排出大量稀水样便，导致肛门周围皮肤出现刺激性皮炎，局部出现红斑，皮温升高。下列护理措施不正确的是**
A. 用肥皂溶液清洁皮肤　　B. 可选用冲洗方法清洗皮肤
C. 可使用水胶体敷料　　D. 穿柔软棉质内裤
E. 造口粉局部喷撒，再涂抹皮肤保护膜

2. **女，84 岁。一年前出现记忆力减退，近 1 周出现说话不流利，答非所问，注意涣散，不认识自己儿女的情况。针对该患者饮食的护理措施，不正确的是**
A. 饮食给予优质蛋白，控制食用油和盐的摄入
B. 每天饮水量不少于 2 000ml
C. 应进食无刺、无骨、易于消化的饮食
D. 一日三餐应定时定量
E. 应限制油炸、过黏的食物

3. **男，76 岁。肺癌晚期，住在安宁病房。患者目前疼痛难忍，下列护理措施错误的是**
A. 根据疼痛部位协助老年人采取合适的体位　　B. 多与患者进行交谈
C. 尽量不使用镇痛药　　D. 评估疼痛部位、性质和程度
E. 播放舒缓的音乐

4. **男，77 岁，偏瘫。洼田饮水试验结果为 3 级。下列护理措施不正确的是**
A. 将固体食物加工成糊状或泥状　　B. 照料者位于老年人患侧喂食
C. 喂食一口量应从少量开始，逐渐增加　　D. 进餐后协助老年人清洁口腔
E. 进餐后安静休息 30~60min

5. **男，65 岁。退休后入住养老院，有糖尿病病史 10 年，近 1 个月出现便秘，每周排便 1~2 次，粪便较硬。下列护理措施错误的是**

A. 摄入富含纤维素的食物　B. 慎重使用缓泻剂　C. 每日饮水 1 500~2 000ml
D. 每天清晨饮用蜂蜜水　E. 排便困难时，可使用开塞露

（三）A3/A4 型题

（1~4 题共用题干）

男，82 岁。3 年前出现记忆力轻度减退，1 年前记忆力明显减退，记不住家人和道路，注意力难以集中，夜间吵闹明显，不愿意休息。目前生活均由家人照料。查体显示四肢肌张力正常。颅脑 CT 提示脑萎缩、脑室扩大。

1. **下列可以改善患者认知功能障碍的药物是**

A. 氟西汀　B. 多奈哌齐　C. 舍曲林　D. 奥氮平　E. 帕罗西汀

2. **下列针对该患者的护理措施，错误的是**

A. 保证患者夜间休息　B. 鼓励患者照顾自己的生活
C. 鼓励患者回忆往事　D. 患者短时间外出无需陪伴
E. 反复强化训练患者大脑

3. **患者目前营养状况较差，下列护理措施不正确的是**

A. 鼓励患者进食高热量、高蛋白、高糖饮食
B. 增加含钙食物的摄入
C. 可将食物加工成肉泥、菜泥
D. 食物不应过凉或过热
E. 若出现呛咳、噎食等现象，可采用鼻饲的方式给予营养

4. **经过治疗，患者上述症状有所好转，医生准许出院。出院后的健康教育不正确的是**

A. 指导老年人完成力所能及的家务劳动　B. 指导患者听轻松愉快的音乐
C. 居住环境设置扶手　D. 鼓励老年人做简单的饭菜
E. 为老年人配备智能定位系统

（5~7 题共用题干）

女，74 岁。腰背部弥漫性疼痛 6 年。诊断为“骨质疏松症”。出院后未按照医嘱服药，1d 前不慎摔倒，再次入院。诊断为“股骨颈骨折”。

5. **确诊骨折的首选检查是**

A. 骨密度测量　B. 骨转换标志物　C. 骨骼 X 线片　D. 检测血钙　E. 磁共振成像

6. **针对该患者的护理措施，下列不正确的是**

A. 进食富含钙的饮食，可进食牛奶
B. 给予充足的日照，建议日照时间为 11:00~15:00
C. 指导患者进行适宜的运动
D. 每日蛋白质摄入量为 0.8~1.0g/kg
E. 指导患者隔着玻璃晒太阳

7. **患者目前服用钙剂，下列护理措施不正确的是**

A. 指导患者多饮水
B. 口服钙剂，白天餐前 1h 或睡前效果最好

C. 口服维生素 D 时，不应与绿叶蔬菜同时服用

D. 服用钙剂时，可进食含铁食物

E. 大于 65 岁的老年人，应防治骨质疏松，维生素 D 的推荐量为 800~1 200IU/d

（四）B 型题

（1~2 题共用备选答案）

A. 0 级　　B. 1 级　　C. 2 级　　D. 3 级　　E. 4 级

1. 夜间睡眠或醒来时轻微口干，此为口干燥症的

2. 经常性口干，进食或讲话需要饮水，唾液少且黏稠，此为口干燥症的

【填空题】

1. 口腔干燥根据病因分为（　　）、（　　）和（　　）。

2. 尿失禁分为（　　）、（　　）、（　　）和（　　）。

【名词解释】

1. 阿尔茨海默病　2. 基本日常生活活动能力　3. 跌倒

4. 老年康复治疗　5. 骨质疏松症　6. 多重用药

【案例分析题】

男，79 岁。以“发热 7d”为主诉入院。患者于 7d 前饮食呛咳后出现发热，体温最高 38.5℃，咳出黄白色黏痰，痰多黏稠。现由急诊收入院。自发病以来，患者精神状态差，食欲差，体重近 1 个月来减轻 1.5kg。查体：体温 37.8℃，脉搏 90 次 /min，呼吸 24 次 /min，血压 136/89mmHg。叩诊双肺呼吸音粗，双侧肺可闻及较多干湿啰音，左肺较多，无胸膜摩擦音。血结果显示：WBC 11×10^9/L，降钙素原 7.8μg/L，C 反应蛋白 21mg/L。既往史：5 年前诊断为阿尔茨海默病、脑萎缩；3 年前曾因外伤导致右侧股骨颈骨折，长期卧床。否认肝炎、结核等传染病病史。

请问：

1. 患者目前最重要的疾病是哪种？

2. 入院以来，护士需要对该患者进行哪些综合评估？

3. 针对该患者的护理问题，护士可以采取哪些护理措施？

4. 患者康复出院后，护士应如何对患者和家属进行健康指导？

参考答案

【选择题】

（一）A1 型题

1. E　2. E　3. B　4. C　5. A　6. B　7. E　8. B　9. C　10. C

11. A　12. D　13. E　14. B　15. A

（二）A2 型题

1. A　2. B　3. C　4. B　5. D

（三）A3/A4 型题

1. B　2. D　3. A　4. D　5. C　6. E　7. B

（四）B 型题

1. B　2. D

【填空题】

1. 生理性口干、病理性口干、药源性口干

2. 持续性尿失禁、压力性尿失禁、充盈性尿失禁、急迫性尿失禁

【名词解释】

1. **阿尔茨海默病**：是发生于老年和老年前期的以进行性认知功能障碍和行为损害为特征的中枢神经系统退行性病变。

2. **基本日常生活活动能力**：是指老年人基本的自身照顾能力，包括维持基本生活需要的自我照顾能力和基本的自理能力，包括每天的更衣、进食、如厕、洗澡等自理活动和转移、行走、上下楼梯等身体活动。

3. **跌倒**：跌倒是指突发的、不自主的、非故意的体位改变，倒在地上或更低的平面上。

4. **老年康复治疗**：是为了帮助老年人获得知识和技能，最大限度获得躯体、精神和社会功能的主动的、动态的过程。

5. **骨质疏松症**：是一种以骨量减少、骨强度下降和骨折风险增加为特征的全身代谢性骨病。

6. **多重用药**：是指老年人接受药物治疗时使用了一种潜在的不适当药物或者同时使用多于五种药物，或老年人使用超出临床需要的药物。

【案例分析题】

1. 患者目前最重要的疾病是哪种？

吸入性肺炎。

2. 入院以来，护士需要对该患者进行哪些综合评估？

（1）日常生活活动能力评估。

（2）认知功能评估。

（3）社会评估。

（4）生活质量评估。

（5）静脉血栓风险因素评估。

3. 针对该患者的护理问题，护士可以采取哪些护理措施？

（1）高热的护理：最好备冰毯（全自动控温仪）持续恒定物理降温，或给予温水擦浴、冰袋、冰囊、冰帽等降温措施。以逐渐降温为宜，防止体温骤降引起虚脱。老年人大汗时，及时协助擦汗和更换衣物，慎用退热剂。

（2）痰液过多的护理：老年人咳嗽反射减弱，咳嗽无力，痰液黏稠不易咳出，堵塞支气管加重感染。口服和静脉补充水分是稀释痰液最有效的方法，应注意记录出入液量，静脉补液注意控制速度。由于该患者患有阿尔茨海默病，护士在指导患者进行有效咳嗽、深呼吸时，应观察患者是否配合。可以采用翻身叩背、机械排痰机、祛痰剂、雾化吸入等方式排痰，必要时给予吸痰。

（3）营养不良的护理：饮食宜清淡、易消化，富含蛋白质、维生素和水分，少量多餐。由于该患者长期卧床，进食时应抬高床头 30°~45°，防止呛咳。该患者已经发生误吸，经家属同意后，应权衡利弊选择经鼻胃管、鼻胃肠管或胃肠造瘘管进行管饲。定期检查口腔状态，若发现患者存在口腔

黏膜糜烂或口腔溃疡应及时处理。防止口腔内的细菌进入肺部，加重感染。

4. 患者康复出院后，护士应如何对患者和家属进行健康指导？

（1）生活指导：室内通风每天 2 次，每次 15~30min，保持温度、湿度适宜。给予富含蛋白质、维生素和微量元素的饮食，适当增加含钙食物摄入，如奶类、豆制品、虾皮、核桃、花生。每天饮水量不少于 1 500ml。给老年人的食物或饮料不能太烫或太凉。一日三餐应定时定量，尽量保持老年人平时的饮食习惯。戒烟忌酒、保持口腔清洁卫生。

（2）康复训练：指导老年人腹式呼吸的方法，最好每日锻炼 3~5 次，持续时间因人而异，以不产生疲劳为宜。

（3）长期卧床的老年人应预防发生吸入性肺炎：尽可能保持床头抬高 >45°，每次喂食前 30min 为老年人翻身、叩背、吸痰，待老年人平稳 5min 后再进餐。留置胃肠管进行肠内营养者，每次喂食前应检查营养管深度和位置，喂食前查看胃残余量，每次喂食 200~300ml，每次喂食前后用温水冲洗营养管，按照产品说明书的要求定期更换营养管。

（4）安全护理：防止烫伤，进食饮水时，保证温度适宜。沐浴洗澡，有护理人员陪伴，防止温度过高造成烫伤。痴呆老年人不能单独使用刀剪、明火等危险物品。

（5）防止静脉血栓的发生：由于老年人长期卧床，应鼓励老年人早期进行功能锻炼，指导并督促老年人定时做下肢的主动或被动运动，如足背屈伸运动和膝踝关节屈伸运动。按时为老年人翻身，鼓励老年人多做深呼吸。保持大便通畅，必要时给予缓泻剂以减少下腔静脉压力。

（张　军）

第八章　外科护理学

第一节　麻醉护理和疼痛护理

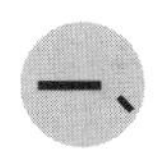

一、基本理论与知识要点

1. 简述美国麻醉医师协会（ASA）颁布的全身体格健康状况 6 级分类法。

（1）Ⅰ级：体格健康，发育营养良好，各器官功能正常。

（2）Ⅱ级：除外科疾病外。有轻度并存疾病，功能代偿健全。

（3）Ⅲ级：并存疾病较严重，体力活动受限，但尚能应对日常工作。

（4）Ⅳ级：并存疾病严重，丧失日常活动能力，经常面临生命威胁。

（5）Ⅴ级：无论手术与否，生命难以维持 24h 的濒死患者。

（6）Ⅵ级：确诊为脑死亡，其器官拟用于器官移植手术。

2. 低温麻醉时护理配合的注意事项有哪些？

（1）体表降温时的注意事项：不要将冰块直接覆盖在心前区，防止刺激心脏导致心律失常；注意保护输液管路不要脱落；患者头部垫软枕，不能将头部直接浸泡于冰水中，防止冻伤；应尽量避免搬动全身麻醉状态下的患者，以免引起血流动力学的急剧变化。

（2）降温中的注意事项：降温中最大危险是发生室颤，注意观察心电图变化，准备好除颤器和其他抢救设备。

（3）体表复温时的注意事项：患者基础体温低、皮肤敏感性差，热水袋温度不应超过 45℃，热水袋外包裹包布，每 15min 检查 1 次复温装置的温度和局部皮肤的变化，防止烫伤；体温升至 31~32℃时停止复温。

3. 常用麻醉器械消毒方法有哪些？

（1）高压蒸汽灭菌法：适用于耐热、耐湿类诊疗器械、器具和物品的灭菌，如硬膜外穿刺包。

（2）甲醛蒸气消毒法：适用于喉镜、消毒气管导管、纹螺管。

（3）环氧乙烷气体消毒法：适用于麻醉机、除颤仪、电子仪器。

（4）2% 戊二醛浸泡消毒法：适用于塑料导管、穿刺针。

（5）10% 甲醛溶液浸泡消毒法：适用于硬膜外导管。

4. 试述癌痛三阶梯疗法和基本给药原则。

（1）第一阶梯：轻度疼痛，第一阶梯镇痛药为非阿片类镇痛药，如阿司匹林、对乙酰氨基酚，必要时加用辅助药。

（2）第二阶梯：中度疼痛及第一阶梯治疗效果不理想时，可选用弱阿片类药，如可待因、左旋丙氧酚，也可同时使用第一阶梯的镇痛药或辅助药。

（3）第三阶梯：对第二阶梯治疗效果不好的重度疼痛，选用强效阿片类药物，如吗啡，也可同时使用第一、第二阶梯药物。

给药原则：阶梯给药、口服给药、按时给药、个体化用药、辅助用药。

5. 疼痛的诊疗范畴有哪些？

（1）非癌性慢性疼痛：①肌肉及软组织慢性疼痛；②骨关节疼痛；③头痛；④神经病理性疼痛；⑤创伤后慢性疼痛。

（2）急性疼痛：①急性创伤性疼痛；②术后疼痛；③分娩痛；④内脏痛；⑤其他。

（3）癌性疼痛。

6. 放射痛与牵涉痛的区别是什么？

放射痛和牵涉痛的区别见表 1-8-1。

表 1-8-1　放射痛和牵涉痛的区别

项目	放射痛	牵涉痛
损伤区	原发于神经根受损	继发于内脏或软组织或根性痛
传导路径	神经前支感觉纤维	后原支、窦椎神经、交感神经灰交通支
疼痛部位	该神经前支远端、手或手指	肩、背、胸部
疼痛性质	锐痛、放电样，定位清楚	钝痛、酸痛、麻木痛，定位模糊
感觉改变	常伴同皮节区域皮肤感觉改变	常无客观改变
肌力改变	神经支配区肌张力低、无力、萎缩	无改变
反射改变	肌腱反射降低或消失	无改变
神经牵拉痛	受损神经牵拉试验阳性	无改变

二、自测题

【选择题】

（一）A1 型题

1. 麻醉深度适当时，瞳孔的特征是

A. 扩大　B. 中等偏大　C. 无变化　D. 中等偏小　E. 偏小

2. 神经肌肉阻滞恢复的临床估测法中最敏感的指标是

A. 抬头试验　B. 握力试验　C. 抬下颌试验　D. 眼睑试验　E. 吸气负压试验

3. 麻醉插管过程中，气管内表面麻醉穿刺部位是

A. 会厌　B. 甲状软骨　C. 环甲膜　D. 环状软骨　E. 环甲肌

4. 全身麻醉前给予阿托品，其目的是

A. 协助松弛骨骼肌　B. 防止休克　C. 解除胃肠道痉挛

D. 减少呼吸道腺体分泌　E. 镇静作用

5. 具有“分离麻醉”作用的新型全身麻醉药是

A. 甲氧氟烷　B. 硫喷妥钠　C. 氯胺酮　D. γ- 羟基丁酸　E. 普鲁卡因

6. 疼痛信息传递和整合的初级中枢是

A. 脑干　B. 间脑　C. 下丘脑　D. 脊髓　E. 延髓

7. 急性疼痛是指近期产生且持续时间较短的疼痛，急性疼痛的持续时间一般为

A. 不超过 1 周　B. 不超过 3 周　C. 不超过 1 个月
D. 不超过 2 个月　E. 不超过 3 个月

8. 判断小儿镇痛效果最有效的方法是

A. 由家长询问　B. 由仪器测痛　C. 观察行为变化
D. 术前训练　E. 由医生询问

9. 神经阻滞的禁忌证是

A. 创伤、手术后急性疼痛　B. 神经病理性疼痛　C. 血管性疾病
D. 非疼痛性疾病　E. 未明确诊断的疼痛

10. 全身麻醉患者的术前准备中，预防其发生术中误吸的最重要措施是

A. 禁食、禁水　B. 放置胃管　C. 灌肠
D. 应用阿托品　E. 应用胃动力药

11. 全身麻醉患者在麻醉未清醒前，最重要的护理措施是

A. 监测血压变化　B. 观察呼吸状况　C. 保持输液通畅
D. 观察伤口情况　E. 避免坠床

12. 预防腰麻后头痛的主要措施是

A. 心理疏导　B. 头部保暖　C. 服用镇痛药
D. 保持环境安静　E. 去枕平卧 6~8h

13. 麻醉前应用抗胆碱药物的目的是

A. 镇静　B. 抑制交感神经兴奋　C. 减少呼吸道分泌物
D. 对抗局部麻醉药物的毒性　E. 镇痛

14. 手术后患者早期呕吐的最常见原因是

A. 急性胃扩张　B. 麻醉反应　C. 水电解质紊乱
D. 急性肠梗阻　E. 胃肠蠕动受抑制

15. 全身麻醉恢复期出现呼吸性酸中毒时，首先应采取的措施是

A. 抗生素控制肺部感染　B. 进行人工呼吸
C. 应用呼吸兴奋剂　D. 解除呼吸道梗阻，改善肺换气功能
E. 输碱性液体

16. 处理喉痉挛的首选措施是

A. 静脉注射琥珀胆碱　B. 快速气管插管　C. 环甲膜穿刺
D. 气管切开　E. 面罩加压给氧

（二）A2 型题

1. 男，67 岁。因右肺癌需行右肺切除手术，其麻醉方式应采取

A. 硬膜外麻醉　B. 基础麻醉加局部麻醉
C. 静脉给药的全身麻醉　D. 特制面罩给药的吸入性全身麻醉
E. 气管内插管给药的吸入性全身麻醉

2. 男，45 岁。腰麻注药后先感胸闷，继而心慌、烦躁、恶心、呕吐、血压下降，随后出现呼吸困难，首先考虑为

A. 中毒反应　B. 过敏反应　C. 注射药物过快
D. 剂量过大　E. 麻醉平面过高

3. 男，50 岁，无吸烟史和肺部疾病史。因右半结肠癌在全身麻醉下行右半结肠切除术，手术后麻醉未清醒，呼吸时出现鼾声，首先应采取的措施是

A. 观察病情　B. 气管插管　C. 环甲膜穿刺
D. 托起患者下颌　E. 吸痰

4. 女，56 岁。因左乳肿块在门诊手术室进行手术治疗。为防止局部麻醉药的中毒反应，下列措施正确的是

A. 药物直接注入血管　B. 一次性给足量局部麻醉药
C. 普鲁卡因中加少量肾上腺素　D. 发生毒性反应时应减少用药量
E. 虚弱患者对药物反应弱，应增加药量

5. 男，78 岁。肝癌晚期，疼痛明显，护士给予该患者镇痛治疗，需要对其疼痛治疗前后效果评估。最适宜的评估方法是

A. 面部表情疼痛评定法　B. 文字描述评定法　C. 数字评分法
D. 视觉模拟评分法　E. Prince-Henry 评分法

6. 女，58 岁。诊断为肩周炎，下列最适合该患者的镇痛方法是

A. 口服布洛芬　B. 湿热敷　C. 自控镇痛泵
D. 针灸　E. 经皮神经电刺激疗法

（三）A3/A4 型题

（1~3 题共用题干）

女，35 岁。局部麻醉下行右乳房脓肿切开术，术中患者突然烦躁，呼吸快，脉搏快，血压 160/90mmHg。

1. 此时患者出现了

A. 局部麻醉药过敏反应　B. 局部麻醉药毒性反应　C. 全脊髓麻醉
D. 呼吸抑制　E. 心律失常

2. 首要应采取的紧急处理方法是

A. 停用麻醉药物　B. 注射阿托品　C. 给氧
D. 注射苯巴比妥钠　E. 注射硫喷妥钠

3. 患者发生惊厥，应该给予何种药物控制

A. 阿托品　B. 硫喷妥钠　C. 苯巴比妥钠　D. 哌替啶　E. 吗啡

（4~6 题共用题干）

男，29 岁。因外伤造成上、下颌骨多发性骨折，有短暂昏迷，拟行急诊手术。

4. 该患者最佳的麻醉方式是

A. 局部麻醉　B. 辅助麻醉 + 局部麻醉　C. 氯胺酮麻醉
D. 气管插管静吸复合麻醉　E. 硬膜下麻醉

5. 下列术后拔除气管导管的指征，错误的是

A. 意识恢复，能对问题正确反应　B. 肌力恢复，上肢可抬高 10s 以上

C. 自主呼吸恢复良好，分钟通气量正常　D. 体温正常
E. 咽喉反射恢复

6. 麻醉恢复期最常见的上呼吸道梗阻的原因是

A. 喉痉挛　B. 舌后坠　C. 支气管痉挛
D. 分泌物阻塞气道　E. 反流误吸

（7~9 题共用题干）

男，28 岁。腰痛，反复发作，常伴有臀部疼痛。患者常在弯腰动作中，突发剧烈腰痛，不能挺腰和活动，并伴有坐骨神经痛。疼痛沿臀部、大腿和小腿后侧向下至足部放射。在咳嗽、喷嚏、用力排便时疼痛加重，X 线平片示腰椎退行性变。

7. 依据病史特征及 X 线检查，其最可能的诊断是

A. 强直性脊柱炎　B. 腰肌劳损　C. 腰椎管狭窄症
D. 梨状肌综合征　E. 腰椎间盘突出症

8. 多次发作后，患者两侧坐骨神经痛，并伴有大小便及性功能障碍，直腿抬高试验及加强试验阳性，背伸肌力减弱，严重影响生活质量，下列治疗中，最好的治疗方案是

A. 理疗　B. 牵引治疗　C. 推拿按摩
D. 腰大肌肌间隙注射　E. 手术治疗

9. 患者腰椎间盘突出症治愈的标准是

A. 腰腿痛减轻，直腿抬高 20° 以上，能简单工作
B. 腰腿痛减轻，直腿抬高 30° 以上，能简单工作
C. 腰腿痛消失，直腿抬高 40° 以上，能恢复工作
D. 腰腿痛消失，直腿抬高 70° 以上，能恢复工作
E. 腰腿痛减轻，直腿抬高 10° 以上，能简单工作

（10~12 题共用题干）

男，45 岁。以“肝癌晚期”收入院，意识清楚，能交流。患者静卧时感觉疼痛，翻身咳嗽时加剧，不能忍受，睡眠受干扰，要求用镇痛药。

10. 按 WHO 的疼痛分级标准进行评估，该患者的疼痛为

A. 0 级　B. 1 级　C. 2 级　D. 3 级　E. 4 级

11. 如果该患者使用第二阶梯镇痛疗法，下列属于该阶梯镇痛药的是

A. 阿司匹林　B. 布洛芬　C. 吗啡　D. 可待因　E. 美沙酮

12. 该患者需要口服右旋丙氧酚，用药后的主要不良反应是

A. 口干　B. 幻觉　C. 低血压眩晕
D. 直立性低血压　E. 呼吸抑制

（四）B 型题

（1~2 题共用备选答案）

A. 脊髓丘脑侧束　B. 三叉神经脊束　C. 脊髓 - 网状 - 丘脑通路
D. 脊颈束　E. 后索通路

1. 传导躯干和四肢的痛觉、温觉、触觉和压觉的是

2. 传导精细触觉和痛温觉的是

(3~4 题共用备选答案)

A. 阿米替林　B. 帕罗西汀　C. 安非他酮　D. 文拉法辛　E. 卡马西平

3. 属于三环类抗抑郁药的是

4. 具有剂量依赖性单胺药理学特性的是

【填空题】

1. 三叉神经痛分为(　　)和(　　)两种,多数三叉神经痛为原发性。

2. 全身麻醉必备的药物有静脉麻醉药、(　　)药、(　　)药、(　　)药。

3. 气管插管的要点是循序渐进。第一标志是见到(　　),第二标志是见到(　　),第三标志是见到(　　)。

4. 局部麻醉药的不良反应分为全身毒性反应、(　　)和(　　)。

【名词解释】

1. 全身麻醉诱导　2. 全脊髓麻醉　3. 疼痛

4. 呼气末二氧化碳　5. 局部麻醉药毒性反应

【案例分析题】

男,46 岁,农民。饱食后被车撞伤,送至医院急诊科,血压为 60/40mmHg,积极抢救后有所好转,诊断为脾破裂,在全身复合麻醉下行急诊手术。

请问:

1. 该患者在饱食状态下手术,容易发生什么并发症?

2. 针对以上情况,如何选择麻醉方式?

3. 术后腹腔引流管第 1d 引流量约 10ml,第 7d 凌晨 5 点腹腔引流管的引流量约 1 500ml,血压 72/34mmHg,患者出现腹痛、腹胀、恶心等症状,**上述病情说明发生了什么并发症,护士应如何处理?对于此并发症应如何护理?**

参考答案

【选择题】

(一) A1 型题

1. D　2. A　3. C　4. D　5. C　6. D　7. E　8. C　9. E　10. A
11. B　12. E　13. C　14. B　15. D　16. E

(二) A2 型题

1. E　2. E　3. D　4. C　5. C　6. E

(三) A3/A4 型题

1. B　2. A　3. B　4. D　5. D　6. B　7. E　8. D　9. D　10. C
11. D　12. B

(四) B 型题

1. A　2. D　3. A　4. D

【填空题】

1. 原发性、继发性
2. 肌肉松弛、镇静镇痛、吸入麻醉
3. 腭垂、会厌、声门
4. 过敏反应、高敏反应

【名词解释】

1. **全身麻醉诱导**:无论经静脉麻醉或吸入麻醉均有一个使患者从清醒状态转为可以进行手术操作的麻醉状态的过程,这一过程称为全身麻醉诱导。

2. **全脊髓麻醉**:行硬膜外阻滞时,若穿刺针或硬膜外导管误入蛛网膜下腔而未能及时发现,超过脊麻量数倍的局部麻醉药注入蛛网膜下腔,可产生异常广泛的阻滞,称为全脊髓麻醉。

3. **疼痛**:由体外或体内的伤害性或潜在伤害性刺激所产生的主观体验,并伴随躯体运动反应、自主神经反应和情绪反应,是一种不愉快的感觉和情感体验。

4. **呼气末二氧化碳**:是指呼气终末期呼出的混合肺泡气中的二氧化碳分压或含有的二氧化碳浓度值。$P_{ET}CO_2$ 正常为 30~40mmHg,略低于 $PaCO_2$,若术中使用腹腔镜,气腹可能造成高二氧化碳血症,引起 $P_{ET}CO_2$ 增高。

5. **局部麻醉药毒性反应**:血液中局部麻醉药的浓度超过机体的耐受力,引起中枢神经系统和心血管系统出现各种兴奋或抑制的临床症状,称为局部麻醉药的全身毒性反应。

【案例分析题】

1. 该患者在饱食状态下手术,容易发生什么并发症?

该患者在饱食状态下手术,容易在术中或者术后发生反流误吸导致窒息。

2. 针对以上情况,如何选择麻醉方式?

针对反流误吸导致窒息的并发症,该患者在麻醉前需要插较粗的胃管抽去胃内液体,但是固体食物不能吸出。麻醉可改用硬膜外阻滞,患者在清醒的情况下能自行吐出呕吐物,但是该患者血压过低,禁忌做硬膜外阻滞,故采用复合全身麻醉比较安全,并且必须做气管插管,保持呼吸道通畅。

3. 上述病情说明发生了什么并发症,护士应如何处理?对于此并发症应如何护理?

患者并发腹腔内出血,应立即进行手术。

护士处理方法:

(1)立即通知医生,监测生命体征、意识、瞳孔变化,予以保暖、吸氧,采取休克卧位,迅速建立两路静脉通道,快速补液,遵医嘱交叉备血,必要时输血。

(2)观察伤口敷料有无渗血,观察腹部体征的情况,注意有无腹腔内出血症状,有无移动性浊音。

(3)监测血常规,了解动态红细胞、血红蛋白与血细胞比容的变化。

(4)准确记录 24h 尿量,必要时监测中心静脉压。

(5)观察腹腔引流管的颜色、性状和量。必要时行诊断性腹腔穿刺、B 超等检查,以明确诊断。

第二节　腔镜手术和机器人手术

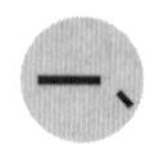

一、基本理论与知识要点

1. 试述不同腔镜手术体位的适应证和摆放方式。

（1）仰卧位：适用于大部分的外科腔镜手术，如胃大部切除术、胆管切开取石术、胆囊切除术、疝修补术等。摆放方式：患者于手术台上仰卧，头下垫软枕，双上肢自然放于身体两侧，固定双臂，膝下放软枕，膝部用宽约束带固定，足跟用软垫保护。上腹部手术一般为头高足低位，下腹部手术一般为头低足高位，左侧或右侧的手术一般要求患侧垫高或者向左右倾斜15°~20°。其他特殊要求遵医嘱执行。

（2）侧卧位：适用于胸腔镜手术、泌尿科腔镜手术、脊柱微创手术、脾脏切除术和肝脏部分切除术等。摆放方式：患者取90°健侧卧位，双臂向前伸展于托手架上，上肢用约束带固定，腋下垫腋垫，腰部和耻骨联合处各放一个体位架并置于中单下，小腿屈曲90°，两腿间垫软垫，用约束带固定髋部。肾和输尿管上段手术时，肾区对准手术床腰桥，大腿上1/3使用约束带固定，升高腰桥。

（3）截石位：适用于妇科腹腔镜手术、膀胱镜手术、输尿管镜手术、直肠、乙状结肠手术。摆放方式：患者取仰卧，臀部越过手术床缘5~10cm，臀下垫中方枕，双膝置于腿架上，两腿分开60°~90°，双腿高度以患者的腘窝自然屈曲下垂为准，并用约束带固定，摆膝关节正位，不可压迫腓骨小头，避免损伤腓骨神经。

（4）坐位：适用于耳鼻咽喉镜手术。

（5）沙滩椅卧位：适用于肩关节镜手术。摆放方式：手术床头抬高75°，床尾抬高45°，患者屈膝半坐于手术床上，身体后仰15°，双臂用中单固定于体侧。

（6）俯卧位：适用于椎间盘镜下髓核摘除术。摆放方式：患者俯卧，两臂屈曲自然放于头的两侧，双腿伸直，胸下、髋部及踝部各放一个软枕，头偏向一侧。手术时间长的患者注意保护面部。

2. 试述腔镜手术中止血技术的护理配合要点。

（1）电凝止血：包括电刀止血、超声刀止血、双极止血。巡回护士准备吸引器和生理盐水，当仪器出现报警音时，先检查导线连接是否有问题，再检查仪器工作模式，重新连接导线后启动仪器，仪器会重新自检测试。器械护士在使用各种能量系统前要正确安装导线，当刀头残留过多组织时提醒医生暂停并及时清理，清理刀头时不可使用暴力或用刀片刮除结痂。

（2）夹闭止血：主要有钛夹、Hem-o-lok夹、银夹和其他可吸收生物夹。巡回护士和器械护士要精确记录使用夹子的数量，术后和医生进行查对，夹闭止血无法达到效果时，备好套扎器进行止血。

（3）结扎止血：有普通丝线结扎或腔镜专用缝合线结扎等。镜下打结或者缝扎时，器械护士传递钳子、剪刀、针持，并与巡回护士清点和记录缝针的数目。

（4）生物技术止血：用止血纱布或生物胶进行止血。器械护士传递腔镜延长管进行注射，并及时回收废弃物品。

（5）增大气腹压力止血：适用于大范围的渗血。护士遵医嘱调整气腹压力。

3. 试述达·芬奇手术体位安置的原则和皮肤保护遵循的原则。

（1）达·芬奇手术体位安置的原则：达·芬奇手术对体位摆放的要求较高，部分手术要求摆放极端体位。原则是舒适，安全，固定牢靠，暴露充分，呼吸循环通畅，避免损伤，操作方便。

（2）皮肤保护应遵循以下原则：安置手术体位后要确保床单平整，确保床旁机械臂底座不挤压患者皮肤，部分手术机械臂从患者头端正前方进入时，术前要注意保护患者头面部，术中加强观察，局部皮肤出现压红的情况时，均应采用受压部分局部垫空解除压力或使用防压力性损伤贴的方法处理。

4. 机器人辅助腹腔镜手术后监测呼吸和呼气末二氧化碳的原因有哪些？

（1）机器人辅助腹腔镜手术是在二氧化碳气腹下完成的，术中患者大量吸收二氧化碳造成高碳酸血症，加上镇静作用和麻醉效果在术后会有一定时间的延续，根据动脉血气分析结果来设置呼吸机参数，通过适当过度通气来改善高碳酸血症。

（2）拔管后患者需要通过呼吸加深加快等自身调节功能，排出积聚的二氧化碳，因此对呼吸和呼气末二氧化碳的监测十分必要。

5. 达·芬奇手术穿刺切口布置的要求有哪些？

（1）布置摄像机臂的穿刺切口，使其与患者手术平台塔柱和目标解剖位置对正，处于一条直线上。

（2）可能的情况下，将摄像机臂穿刺切口布置在离目标解剖位置 10~20cm 处。

（3）达·芬奇切口间必须保持 8~10cm 间隔。

（4）器械臂穿刺切口应离目标解剖位置 10~20cm。

（5）非器械臂使用的辅助穿刺切口应距离其他切口至少 5cm。

二、自测题

【选择题】

（一）A1 型题

1. 腔镜器械保养的关键是

A. 擦拭　　B. 拆卸　　C. 灭菌
D. 清洗　　E. 干燥

2. 腹腔镜手术的镜头扶持技巧中，术中紧急出血时，操作禁忌是

A. 镜面中有一点污渍，必须马上退出 Trocar 擦拭镜头
B. 术中出血时，扶镜手可适当地退镜，保护好镜面
C. 麻醉过浅，腹肌紧张时，扶镜手可将镜头推至 Trocar 内
D. Trocar 漏气导致腹内空间不足以操作时，扶镜手可将镜头推至 Trocar 内
E. 扶持腔镜镜头时，摄像头始终保持直立

3. 妇科宫腔镜手术常用的膨宫液体是

A. 0.9% 氯化钠溶液　　B. 林格溶液　　C. 3% 过氧化氢溶液
D. 10% 葡萄糖溶液　　E. 5% 葡萄糖溶液

4. **腹腔镜辅助脾切除术中取脾后再次建立气腹，检查腹腔内出血情况，彻底止血后需要用生理盐水冲洗腹腔，放置止血药品和引流管，所用的生理盐水温度是**

A. 4℃　B. 10℃　C. 20℃　D. 37℃　E. 42℃

5. **腹腔镜显示屏放于患者足端的手术是**

A. 膀胱、精索、前列腺手术
B. 肝叶切除术、脾切除术、肝肿瘤微波固化术
C. 肾上腺、肾、中上端输尿管手术
D. 胆囊切除术、肝脓肿开窗引流术
E. 椎间盘减压术、膝关节镜检术

6. **成人腹腔镜手术气腹压力一般选择**

A. 6~18mmHg　B. 10~12mmHg　C. 14~16mmHg
D. 18~20mmHg　E. 20~24mmHg

7. **使用腔镜酶液泡腹腔镜特殊器械时比例为**

A. 1∶100　B. 2∶200　C. 2∶270　D. 3∶300　E. 1∶270

8. **腹腔镜手术镜头在术中有模糊情况时，擦拭能恢复清晰度的是**

A. 0.2% 活力碘纱布　B. 1% 活力碘纱布　C. 75% 酒精纱布
D. 0.9% 生理盐水纱布　E. 5% 葡萄糖纱布

9. **下述哪项是腹腔镜胆囊切除术的禁忌证**

A. 慢性胆囊炎
B. 可疑合并胆囊结肠瘘的胆囊结石
C. 年龄 >80 岁
D. 有症状的胆囊结石
E. 胆囊胆固醇性息肉

10. **内镜技术用于腹腔脏器探查并称为“腹腔镜检查”始于**

A. 1901 年　B. 1910 年　C. 1911 年　D. 1924 年　E. 1925 年

11. **下列哪项是机器人近端胃癌手术的禁忌证**

A. 胃上部进展期局限性胃癌（肿瘤直径≤3cm），同时 5、6 组淋巴结阴性
B. 肿瘤直径大于 10cm
C. 浸润深度在 T_2 以内的进展期胃上部癌
D. 早期胃上部癌
E. 胃上部癌性 D_2 根治术

12. **机器人肝胆胰外科手术采用的体位是**

A. 头高足低位分腿 15°
B. 健侧卧位 90°
C. 左侧 60°~70° 不完全侧卧位
D. 右侧 60°~70° 不完全侧卧位
E. 头高足低位，右侧抬高 30°

13. **机器人系统的清洁和维护，下列注意事项中错误的是**

A. 图像车上的设备、患者手推车以及手术控制台不得与液体接触
B. 注意不能让摄像机线缆接触到液体
C. 控制台操作员与系统接触的区域应避免损坏机器和误操作
D. 系统线缆及其插座含有光纤，只有当 VeSa 人员要求时，方可通过普通干燥无油罐装空气除尘器吹线缆末端
E. 用后的机器人系统用 75% 酒精或 3% 过氧化氢擦拭干净待用

14. **腹腔镜手术所选用的气体是**

A. 氮气　B. 氧气　C. 二氧化碳　D. 氢气　E. 空气

15. **机器人辅助下胆道外科手术的消毒范围是**

A. 上至乳头平面，下至大腿中上 1/3 处，两侧至腋前线，脐窝处重点消毒

B. 上至剑突，下至大腿 1/2 处，两侧至腋前线，会阴处重点消毒

C. 上至乳头平面，下至大腿 1/2 处，两侧至腋前线，会阴处重点消毒

D. 上至乳头平面，下至大腿 1/2 处，两侧至腋前线，脐窝处重点消毒

E. 上至剑突，下至大腿中上 1/3 处，两侧至腋中线，会阴处重点消毒

（二）A2 型题

1. **女，46 岁。进行性皮肤、巩膜黄染，在机器人下行胰十二指肠切除术，术后并发症错误的是**

A. 胰、消化道吻合口漏　B. 胃排空障碍　C. 消化道出血

D. 围手术期死亡　E. 出血

2. **男，66 岁。机器人辅助腹腔镜胰十二指肠切除手术中若出现气道压力过高，呼气末 CO_2 浓度增加，常用的措施是**

A. 中转开腹手术　B. 消除气腹　C. 改变体位

D. 降低气腹压力　E. 加快补液

3. **男，54 岁。腔镜下行甲状腺手术，皮肤消毒选择**

A. 2% 活力碘　B. 5% 碘酊　C. 95% 酒精

D. 75% 酒精　E. 0.5% 活力碘

4. **女，47 岁。在腹腔镜下行阑尾炎手术，腔镜仪器及显示器应放置在患者**

A. 床头　B. 床尾　C. 左下方　D. 右下方　E. 左上方

5. **女，67 岁。右肾镜下 5cm 肿瘤合并右肾上腺占位，行腹腔镜下右肾根治术，术中出现下腔静脉损伤出血无法控制，需要中转开放手术行缝合修补，巡回护士首先需要准备**

A. 及时投递、清点开放手术用物，并准备好阻断钳和血管缝合器

B. 准备留置针，并建立一条静脉通路

C. 加大氧气流量，保持呼吸道通畅

D. 大声呼叫，喊来其他护士帮忙

E. 加快补液速度

6. **患儿，5 岁。腹腔镜下行腹股沟疝修补术，气腹压力一般选择**

A. 1~2mmHg　B. 3~4mmHg　C. 6~8mmHg　D. 10~12mmHg　E. 12~14mmHg

（三）A3/A4 型题

（1~3 题共用题干）

男，44 岁。自诉 1 周前无明显诱因出现上腹部隐痛不适，疼痛呈持续性，无恶心、呕吐。体温 36.5℃，脉搏 80 次 /min，呼吸 20 次 /min，血压 135/80mmHg，神志清楚，皮肤巩膜无黄染，全腹平软，右上腹压痛，无反跳痛，未触及包块，肝肾区无叩击痛，移动性浊音阴性，肠鸣音 5 次 /min。初步诊断为胆囊息肉伴慢性胆囊炎。

1. **慢性胆囊炎患者术前应采取的体位是**

A. 仰卧位　B. 俯卧位　C. 右侧卧位

D. 仰卧中凹位　E. 膝胸卧位

2. **该患者首选的治疗方法为**

A. 保守治疗　B. 上腹正中切口探查　C. 口服抗生素
D. 腹腔镜下胆囊切除术　E. 胆总管探查术

3. **患者行腹腔镜胆囊切除术后剑突下切口疼痛剧烈，最主要的原因是**

A. 切口大　B. 取胆囊时切口扩撑　C. 最迟缝合
D. 麻醉平面最高　E. 切口处出血

(4~6 题共用题干)

女，64 岁。因“1 个月前进食油腻食物，突发右上腹绞痛，恶心，呕吐胃内容物”入院。查体：腹部平坦，未见胃肠型和蠕动波，腹软，全腹未叩及包块，墨菲征阳性，肝区无叩击痛，腹部移动性浊音阴性。实验室检查：血常规、生化、肿瘤标志物未见异常。B 超检查：胆囊炎、胆囊结石。术前诊断：胆囊结石、胆囊炎、间位横结肠。手术方式：腹腔镜探查，中转机器人辅助下腹腔粘连松解、横结肠游离、胆囊切除术。

4. **腹腔镜探查后中转机器人辅助下胆囊切除术，使用气腹时间较长，容易引起的特殊并发症是**

A. 腹腔出血　B. 胆道损伤　C. 切口感染　D. 高碳酸血症　E. 切口扩充

5. **普通腹腔镜探查提示与肝及胆囊粘连较重，且胆囊水肿明显，中转达·芬奇机器人手术的优点是**

A. 直观，精细
B. 随时可终止手术，再中转开腹手术
C. 机器人操作取决于医生手术技巧，不用团队配合
D. 虽然操作系统巨大，但是手术费用较低
E. 机器人手术对于患者的体位摆放较腹腔镜手术灵活

6. **机器人胆囊切除术，胆囊减压前应先做哪一步操作**

A. 解剖胆囊床　B. 分离、钳闭胆囊管
C. 分离、钳闭胆囊动脉　D. 分离胆囊和肝门部周围粘连
E. 经胆囊管插管造影

(7~9 题共用题干)

女，27 岁。主诉：肝区胀闷不适 2 年。1 年前开始出现肝区胀闷，偶有恶心，常于进食油腻后发作，无畏寒、发热等不适。幼时曾有胆道蛔虫病史。皮肤、巩膜无黄染，腹平坦，全腹无压痛，肝区无叩击痛，腹部移动性浊音阴性。影像学检查 CT 平扫：左肝内胆管扩张、多发结石。术前诊断：原发性左肝内胆管结石。拟行机器人辅助下解剖性左半肝切除术。

7. **该患者手术时正确的体位应该是**

A. 平卧位头高 20°　B. 头高脚低，左侧卧位 30°　C. 头高脚低，右侧卧位 30°
D. 去枕仰卧位　E. 头高足低 25°~30°

8. **全机器人左半肝切除术后并发症的主要观察要点是**

A. 尿量　B. 引流管口敷料　C. 血气指标及压力性损伤
D. 皮肤及巩膜颜色　E. 体温

9. **患者术中因为 CO_2 气腹而导致的最严重并发症是**

A. 皮下气肿　B. 酸中毒　C. 心律失常
D. 气体栓塞　E. 气胸

（四）B 型题

（1~2 题共用备选答案）

A. 单极多功能高频电刀
B. 双极多功能高频电刀
C. 超声刀
D. Ligasure™ 血管闭合系统
E. 冷光源系统

1. 通过机器振荡，使与之接触的组织内水分子气化、蛋白质氢键断裂、细胞崩解、组织被切开或凝固、血管闭合的腹腔镜设备是

2. 使血管壁的胶原融合，从而使血管封闭，明显减轻组织热损伤的腹腔镜手术止血设备是

（3~4 题共用备选答案）

A. 无创圆头抓钳
B. 圆头双孔抓钳
C. PK 抓钳
D. 尖头双极（马里兰）抓钳
E. 短头双极抓钳

3. 达·芬奇机器人推荐用于前列腺手术的电能量器械是

4. 达·芬奇机器人推荐用于卵巢手术的电能量器械是

【填空题】

1. 腔镜洁净手术间的净化空调系统应当在手术前（　　）min 开启，回风口格栅应当使用竖向栅条，每天清洁 1 次，对新风入口过滤网（　　）周清洁 1 次。

2. 腔镜设备存储湿度不超过（　　），腔镜设备关机后（　　）min 内不宜重新启动腔镜系统。

3. 达·芬奇机器人手术系统由三部分组成（　　）、（　　）、（　　）。

4. 达·芬奇机器人的专用内镜消毒方式为（　　）消毒，严禁使用（　　）消毒。

【名词解释】

1. 经皮肾镜技术
2. Veress 针法
3. 白纱布实验
4. 腹腔镜手术
5. 接驳

【案例分析题】

女，71 岁。以"2 个月前进冷食后自觉上腹部隐痛不适，呈持续性，无放射痛，与体位无关，同时伴有反酸、嗳气"为主诉入院。体格检查：体温 38.7℃，脉搏 76 次 /min，呼吸 18 次 /min，血压 133/86mmHg，结膜轻度苍白，全身浅表淋巴结未触及肿大，上腹部轻度压痛，无反跳痛，肝脾肋下未触及，移动性浊音阴性，肠鸣音正常。胃镜及病理活检：胃窦部腺癌。腹部 CT：胃呈潴留样改变，胃壁轻度增厚，胰腺上缘可见肿大淋巴结。术前诊断：胃窦部腺癌。手术方式：机器人辅助下根治性远端胃大部切除术（毕 Ⅱ 式）。病理诊断：胃窦部溃疡型低分化腺癌。

请问：

1. 机器人辅助下胃肠道手术的手术体位摆放和摆放用物是什么？

2. 手术过程中护理配合的注意事项有哪些？

3. 机器人胃肠道手术的并发症观察和处理措施有哪些？

参考答案

【选择题】

（一）A1 型题

1. D　2. A　3. E　4. D　5. A　6. C　7. E　8. B　9. B　10. B
11. B　12. E　13. E　14. C　15. A

（二）A2 型题

1. E　2. D　3. E　4. D　5. A　6. C

（三）A3/A4 型题

1. C　2. D　3. B　4. D　5. A　6. D　7. A　8. C　9. D

（四）B 型题

1. C　2. D　3. D　4. E

【填空题】

1. 30、1
2. 80%、15
3. 手术主控台、手术台车、三维成像系统
4. 低温等离子、高温高压

【名词解释】

1. **经皮肾镜技术**：通过腔镜通道对肾盂、肾盏和输尿管上段的疾病进行诊断和治疗的技术，是腔镜下泌尿外科手术的重要组成部分。

2. **Veress 针法**：用 Veress 细针盲穿刺入腹膜，接着向腹腔内充气制造人工气腹，然后再次盲穿置入穿刺套管装置。

3. **白纱布实验**：器械清洗处理后，在未干燥的情况下，用气枪等将管腔内的水吹向洁净的白色纱布，观察纱布颜色的变化，若纱布洁净如初，颜色不变，说明清洗质量合格。

4. **腹腔镜手术**：使用冷光源提供照明，将腹腔镜镜头插入腹腔内，应用数字摄像技术使腹腔镜镜头拍摄到的图像经过光导纤维传导至后级信号处理系统，并且显示在专用监视器上，医生通过观察监视器屏幕上所显示的患者器官不同角度的图像，对患者的病情进行分析判定，然后应用特别的腹腔镜器械进行手术。

5. **接驳**：机器人手术前将患者手术平台车移动到手术台旁，并将患者手术平台车上机械臂连接到患者的过程叫接驳。

【案例分析题】

1. 机器人辅助下胃肠道手术的手术体位摆放和摆放用物是什么？

（1）手术体位：双腿外展平卧位，头高 20°。

（2）摆放体位用物：头圈、支手板、护手套、护腿大棉垫、腿部约束带。

2. 手术过程中护理配合的注意事项有哪些？

（1）严格遵守体位安置原则，做好患者的有效固定。体位摆放妥当后，方可推床旁机械臂系统到位。胃手术：双腿外展，右上肢外展，身体尽量靠近右侧床沿，约束带有效约束肢体，头高脚低 20°。床旁机械臂系统摆放于头端。

(2) 有效保护患者皮肤，严防医疗器械性损伤。术前贴是为了预防压力性损伤，贴于骶尾部。眼睛贴防护贴，面部用硅胶垫保护。胃手术时头面部应与机器人保持安全距离。直肠手术防止左腿、左脚被压迫损伤。

(3) 做好器械物品的规范管理和有效清点。机器人操作结束之前，提醒手术医生取出小纱条。切开胃肠壁时，备好 0.05% 醋酸氯己定棉球，一钳一棉球进行传递。

(4) 在手术前、中、后的各个环节，做好常规器械、腹腔镜器械和机器人器械的完整性检查，特别注意对镜头的保护。

3. 机器人胃肠道手术的并发症观察和处理措施有哪些？

(1) 人工气腹并发症：由于穿刺套管固定不牢和患者皮下松弛等诸多原因，患者术后可出现腹壁积气或高碳酸血症等并发症。腹壁积气可分为腹膜外积气和皮下积气，腹膜外积气可术中抽吸排气，皮下积气不多一般不需要处理，积气多时需要告知医生，可行穿刺抽气，并注意氧饱和度和血气变化，必要时给予吸氧。

(2) 术后腹腔出血：术后腹腔出血是胃肠道肿瘤术后最严重的并发症，一般于术后 12~48h 内发生。术中应彻底止血，观察有无活动性出血。术后采用心电监护，保持胃管和引流管通畅，观察引流液的量和性质。如果发现引流液量大、呈鲜红色，同时伴血压下降、脉快而弱，考虑有内出血的可能，应立即开通静脉通道并及时报告医生，以便采取相应措施。

(3) 吻合口漏：吻合口漏是胃肠道肿瘤术后最常见的并发症之一。多发生在术后 4~7d，少数病例可发生在术后 2 周左右。一旦确诊，应立即禁食、禁水，持续胃肠减压，肠外营养支持，应用生长抑素抑制胆胰液、胃肠道消化液的分泌，同时加强抗感染治疗，注意维持水、电解质、酸碱平衡，防治各种并发症。

(4) 切口感染：机器人小切口术后发生感染的机会小于开腹手术，手术时应注意用塑料套保护切口，术后尽量使用窄谱抗生素，做好各项监测，强调在执行各种操作时严格执行无菌操作规程。

（郭　莹）

第三节　普通外科

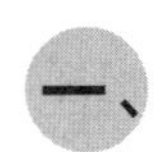

一、基本理论与知识要点

1. 外科感染种类繁多，按病原菌的种类和病变性质如何进行分类？

外科感染按病原菌的种类和病变性质分为以下两类：

(1) 非特异性感染：又称为化脓性感染或一般性感染，大多数外科感染属于此类。感染可由单一病原菌引起，也可由几种病原菌共同作用形成混合感染。病变通常先有急性炎症反应，如红、肿、热、痛和功能障碍，继而进展为局部化脓。

(2) 特异性感染：由结核分枝杆菌、破伤风梭菌等特异性病原菌引起的感染。因致病菌不同，可有独特的表现。

2. 外科感染的结局有几种？

（1）炎症消退：当机体抵抗力较强、抗生素治疗及时和有效时可使炎症消退，感染痊愈。

（2）炎症局限：当机体抵抗力占优势时，感染可被局限化。

（3）炎症扩散：病菌毒性大、数量多和/或机体抵抗力较差时，感染难以控制导致全身性外科感染。

（4）转为慢性炎症：致病菌有少量残存，在机体抵抗力与致病菌毒力对等的情况下，组织炎症持续存在，变为慢性炎症。

3. 外科感染的临床表现有哪些特点？

（1）局部表现：急性炎症局部有红、肿、热、痛和功能障碍的典型表现；体表或较表浅化脓性感染均有较明显的局部疼痛和触痛，皮肤肿胀、发红、温度升高，还可出现肿块、硬结或脓肿；体表脓肿形成后，触之有波动感；深部脓肿穿刺可抽出脓液；慢性感染可出现局部肿胀或硬结，但疼痛多不明显。

（2）全身表现：随感染轻重而表现不一。

（3）器官系统功能障碍：感染侵及某一器官时，该器官或系统出现功能异常，可出现相应表现。

（4）特殊表现：特异性感染者可出现特殊的临床表现，如破伤风有肌强直性痉挛，气性坏疽和其他产气菌感染局部出现皮下捻发音。

4. 疖与痈的区别有哪些？

疖与痈的区别见表 1-8-2。

表 1-8-2　疖与痈的区别

项目	疖	痈
定义	单个毛囊及其周围组织的化脓性感染	相邻近的多个毛囊及周围组织的急性化脓性感染，也可由多个疖融合而成
好发部位	毛囊及皮脂腺丰富的部位	颈背部等皮肤厚韧的部位，也可见于上唇、腹壁的软组织
致病菌	金黄色葡萄球菌或表皮葡萄球菌	金黄色葡萄球菌
炎症范围	多为局限性，有脓栓形成	浸润范围大，感染可累及深层皮下结缔组织
症状	一般无明显的全身症状	多伴有寒战、高热、食欲缺乏、乏力等全身症状

5. 急性蜂窝织炎的临床特点有哪些？

表浅者初起时局部红、肿、热、痛，然后炎症向四周迅速扩散，肿、痛加剧。局部皮肤发红，指压后稍褪色，红肿边缘界限不清。病变中央常因缺血而发生坏死。深部感染者，表皮的症状多不明显，可有局部水肿和深部压痛，常有寒战、高热、头痛、乏力等全身症状。

6. 脓毒症的危险因素包括哪些？

（1）机体抵抗力低下。

（2）中心静脉长期置管引起的静脉导管感染。

（3）局部病灶处理不当，脓肿未及时引流，清创不彻底。

（4）使用广谱抗生素改变了原有共生菌状态，非致病菌或条件致病菌得以大量繁殖，转为致病菌引发感染。

7. 破伤风的临床特点有哪些?

(1)破伤风根据临床表现分为潜伏期、前驱期和发作期。潜伏期通常为7~8d,最短24h,最长可达数月;前驱期以张口不便为主要特征;发作期的典型症状是在肌肉紧张性收缩的基础上,呈阵发性强烈痉挛,通常最先受影响的肌群是咀嚼肌。

(2)病程一般为3~4周,自第2周起症状缓解,肌紧张和反射亢进可持续一段时间。

8. 患破伤风的患者如何保持呼吸道通畅?

(1)备好气管切开包和氧气吸入装置,将急救药品和物品准备齐全。

(2)若患者频繁抽搐,无法咳痰或有窒息危险时,应尽早行气管切开术,必要时进行人工辅助呼吸。

(3)气管切开后应注意做好呼吸道管理,包括气道雾化、湿化、冲洗。

(4)协助患者定时翻身、叩背,以利于排痰。

(5)患者进食时注意避免呛咳、误吸;频繁抽搐者,禁止经口进食。

9. 如何预防破伤风?

(1)加强自我保护意识,避免皮肤受伤。

(2)避免不洁接产以防止新生儿和产妇发生破伤风。

(3)儿童应定期注射破伤风类毒素或百白破三联疫苗,以获得主动免疫。

10. 试述气性坏疽的临床特点。

潜伏期一般为1~4d,最短8~10h。病情发展迅速,患者全身状况可在12~24h内全面迅速恶化。

11. 气性坏疽的患者如何做好伤口护理?

(1)观察伤口周围皮肤的色泽、局部肿胀程度和伤口分泌物性质。

(2)对切开或截肢后的敞开伤口,可用3%过氧化氢溶液冲洗、湿敷,及时更换伤口敷料。

(3)对接受高压氧治疗者,注意观察氧疗后的伤口变化,做好记录。

12. 甲状腺癌的病理分类分几种?

甲状腺癌的病理分类有乳头状癌、滤泡状癌、未分化癌和髓样癌。

13. 甲状腺癌的主要临床表现有哪些?

(1)甲状腺肿大或结节:随着病程进展,肿块逐渐增大、质硬、可随吞咽上下移动,吞咽时肿块移动度变小。

(2)压迫症状:随着病情进展,肿块迅速增大,压迫周围组织,可产生一系列症状。

(3)远处转移症状。

14. 甲状腺癌术后的主要并发症有哪些?相应的护理措施有哪些?

(1)呼吸困难和窒息:①血肿压迫引起呼吸困难者应立即返回手术室,在无菌条件下拆开缝线;若患者呼吸困难已不允许搬动则应在床边拆开缝线,迅速止血,必要时行气管切开术;②轻度喉头水肿者无需治疗,中度者应嘱其不说话,可用糖皮质激素作雾化吸入,静脉滴注氢化可的松300mg/d,严重者应紧急行环甲膜穿刺术或气管切开术。

(2)喉返神经损伤:损伤多为暂时性,经理疗等处理可在3~6个月内恢复。严重呼吸困难时立即行气管切开术。

(3)喉上神经损伤:一般经理疗后可自行恢复。

(4)甲状旁腺功能减退:适当限制含磷较高的食物。严重低血钙、手足抽搐时,立即遵医嘱予以10%葡萄糖酸钙或氯化钙10ml缓慢静脉推注,可重复使用;症状轻者可口服或静脉注射钙剂。

15. 甲状腺危象的主要原因与表现有哪些？主要的护理措施包括哪些？

主要原因：术前准备不足、甲亢症状未能很好控制、手术应激。

临床表现：术后12~36h内出现高热（体温>39℃）、心率加快（>120~140次/min），可出现烦躁不安、谵妄甚至昏迷，也可表现为神志淡漠、嗜睡、呕吐、腹泻，以及全身红斑和低血压。

护理措施：

（1）术前准备应充分、完善，使血清甲状腺素水平及基础代谢率降至正常范围后再手术。

（2）术后早期加强巡视和病情观察，一旦发现患者出现甲状腺危象，立即通知医生，遵医嘱给予碘剂、氢化可的松、肾上腺素受体拮抗药和镇静药，静脉大量输入葡萄糖，使体温维持在37℃左右，吸氧，心力衰竭者加用洋地黄制剂。

16. 乳腺癌的临床表现有哪些？

（1）乳房肿块：患侧乳房外上象限出现无痛、单发小肿块，质硬、表面不光滑；晚期肿块固定，可出现卫星结节、铠甲胸及皮肤破溃。

（2）乳房外形改变：随着肿瘤生长，可引起乳房外形改变，出现酒窝征、乳头内陷和橘皮征。

（3）转移征象：可出现淋巴结转移和血行转移。

17. 如何指导乳腺癌患者术后的功能锻炼？

（1）术后24h内：活动手指和腕部，可做伸指、握拳、屈腕等锻炼。

（2）术后1~3d：进行上肢肌肉等长收缩；可用健侧上肢或他人协助患侧上肢进行屈肘、伸臂等锻炼，逐渐过渡到肩关节的小范围前屈、后伸运动（前屈小于30°，后伸小于15°）。

（3）术后4~7d：鼓励患者用患侧手洗脸、刷牙、进食，并做以患侧手触摸对侧肩部和同侧耳朵的锻炼。

（4）术后1~2周：术后1周开始做肩关节活动，以肩部为中心，前后摆臂；术后10d做抬高患侧上肢、手指爬墙、梳头等锻炼。锻炼强度依患者实际情况而定，循序渐进，术后7d内不上举，10d内不外展肩关节，不以患肢支撑身体。

18. 请简述动脉硬化性闭塞症Fontaine分期。

（1）Ⅰ期（症状轻微期）：无明显表现，但可出现患肢麻木，发凉，行走易疲劳，颜色苍白，脚趾有针刺样感。

（2）Ⅱ期（间歇性跛行期）：随着病程进展患者会出现行走一段路程后，患肢足部或小腿肌肉痉挛、疼痛、疲乏无力，无法行走，休息片刻后即可缓解，症状反复出现。

（3）Ⅲ期（静息痛期）：患肢无法得到最基本的血液供应时，即使肢体处于休息状态时疼痛仍不止，称为静息痛。

（4）Ⅳ期（溃疡和坏死期）：脚趾颜色开始变成暗红色，脚趾发黑、干瘪、溃疡和坏死。

19. 动脉硬化性闭塞症的易患因素有哪些？

（1）高血压、高脂血症和免疫复合体对动脉内膜造成损伤，其中高脂血症与本病密切相关。

（2）糖尿病、吸烟、肥胖、家族史和血流动力学因素也是动脉硬化的危险因素。

20. 动脉硬化性闭塞症的患者如何减轻患肢疼痛？

（1）体位：睡觉或休息时取头高脚低位，避免久站、久坐或双膝交叉，影响血液循环。

（2）戒烟：消除烟碱对血管的收缩作用。

（3）改善循环：轻症患者可遵医嘱应用血管扩张药，解除血管痉挛，改善肢体血液供应。

（4）镇痛：疼痛剧烈者，遵医嘱应用镇痛药。

21. 如何指导动脉硬化性闭塞症患者进行功能锻炼？

鼓励患者每日适当步行，指导患者进行 Buerger 运动：平卧，抬高患肢 45°以上，维持 2~3min，然后坐起来，自然下垂双脚 2~5min，并作足背的伸屈及旋转运动；然后将患肢放平，休息 5min，以上动作练习 5 次为 1 组，每日可进行数次。但是在腿部发生溃疡及坏死，有动脉或静脉血栓形成时，不宜作此运动，否则将加重组织缺血缺氧，或导致血栓脱落造成栓塞。

22. 如何促进下肢静脉曲张患者的下肢静脉回流？

（1）用弹性绷带、穿弹力袜。

（2）体位与活动：卧床休息或睡觉的时候抬高患肢 30°~40°，以利于静脉回流。告知患者避免久坐或久站，避免血流缓慢引起血栓形成。坐时双膝勿交叉或盘腿，以免压迫腘窝静脉，影响血液回流。

（3）避免腹内压升高：多吃高纤维、低脂肪的饮食，保持大便通畅，防止便秘；肥胖患者应有计划地减肥；避免穿过于紧身的衣服。

23. 请说出深静脉血栓的患者非手术治疗的护理要点。

（1）病情观察：密切观察患肢疼痛的部位、持续时间、性质、程度、皮温、皮肤颜色、动脉搏动及肢体感觉等，并每日进行测量、记录、比较。

（2）体位与活动：①卧床休息 1~2 周，禁止热敷、按摩，避免活动幅度过大，避免用力排便，以免血栓脱落；②休息时患肢高于心脏平面 20°~30°，改善静脉回流，减轻水肿和疼痛；③下床活动时，穿医用弹力袜或用弹力绷带，使用时间因栓塞部位而异，周围型血栓形成使用 1~2 周，中央型血栓形成可用 3~6 个月。

（3）饮食护理：进食低脂、高纤维食物，多饮水，保持大便通畅，避免因用力排便引起腹内压升高而影响下肢静脉回流。

（4）缓解疼痛：采用各种非药物手段缓解疼痛，必要时遵医嘱给予镇痛药。

（5）用药护理：遵医嘱应用抗凝、溶栓、祛聚等药物，用药期间避免碰撞和跌倒，用软毛牙刷刷牙。

24. 如何评估患者是否有发生深静脉血栓的风险？

（1）详细询问患者的疾病史，有无血栓家族史，个体因素方面包括年龄、体重指数、是否患恶性肿瘤。

（2）获得性因素是住院患者静脉血栓栓塞症的主要诱因，包括近期大手术、创伤、制动、妊娠、口服避孕药和骨髓增生性疾病。

（3）应用各种评分量表进行评估：包括英格兰德蒙特福特大学设计的 Autar 血栓评分量表、美国佛罗里达大西洋大学制订的 JFK 医学中心血栓评分量表、美国西北大学研发的 Caprini 血栓风险评分量表、意大利帕多瓦大学开发的 Padua 评分量表、美国密歇根大学医学中心和辛辛那提大学医学中心提出的静脉血栓形成危险度评分法。目前公认的是：对于手术患者，推荐使用 Caprini 血栓风险评分量表；对于非手术患者，推荐使用 Padua 评分量表。

（4）须动态评估住院患者的静脉血栓栓塞症风险。评估时机：入院时（转入）、手术患者手术前后、出院时（转出）。当患者病情发生变化或治疗方案调整时应随时进行评估。

25. 如何预防深静脉血栓形成？

（1）改善生活习惯：戒烟，适当运动、控制体重。

（2）健康饮食：多吃新鲜蔬菜水果，清淡饮食，保持大便通畅；多饮水。

（3）长时间乘坐飞机、车、船时，也要多饮水，条件允许时应经常起身活动，还可做旅行休闲操。

（4）长期卧床的患者：督促患者定时翻身，尽量自己活动膝关节、踝关节，不能活动者，家属应每日做肢体肌肉按摩，从小腿远端开始循序进行，加速下肢静脉血流。

（5）术后预防措施

1）返回病房立即开始下肢按摩，由远端向近端挤压肌肉，促进静脉血液回流。

2）抬高患肢，必要时热敷下肢，促进血液循环。

3）鼓励患者在床上多翻身或尽早开始膝、踝、趾关节的主动屈伸活动，并多做深呼吸和咳嗽动作，以增加横膈运动，减少胸腔压力，促进血液循环。

4）尽可能早期离床活动，逐渐增加肢体各关节的活动范围。

5）注意观察有无静脉血栓形成的指征，如大腿肿胀、肤色变暗、小腿压痛和肿胀。

6）机械预防措施：必要时应用逐级加压弹力袜和间歇充气加压装置等机械方法，降低下肢深静脉血栓的发生率。

7）药物预防措施：遵医嘱正确使用抗凝药。在服药期间监测凝血时间、血常规等指标，注意观察有无牙龈出血、鼻出血、手术切口出血、泌尿系统和消化道出血与注射部位出血。

8）及时就诊：出现腿疼、下肢无力、静脉曲张、双下肢不对称肿胀等症状时，应警惕下肢深静脉血栓形成的可能，及时就诊。

26. 胃十二指肠溃疡的临床表现有哪些？

（1）十二指肠溃疡的临床特点：表现为上腹部或剑突下烧灼痛或钝痛，主要为餐后延迟痛（餐后3~4h）、饥饿痛或夜间痛，服用抗酸药物或进食能使疼痛缓解或停止。腹痛具有周期性发作的特点，好发季节为秋冬季或冬春季。

（2）胃溃疡的临床特点：腹痛与进食密切相关，腹痛多于进餐后0.5~1h开始，持续1~2h后消失，疼痛特点为进食→疼痛→缓解，对抗酸药物疗效不明显，容易复发，也易引起大出血、急性穿孔等严重并发症。压痛点位于剑突与脐间的正中线或略偏左。

27. 胃大部切除术后早期倾倒综合征发生的原因和临床表现是什么？如何对患者进行护理？

（1）早期倾倒综合征原因：多因餐后大量高渗性食物快速进入十二指肠或空肠，致肠道内分泌细胞大量分泌肠源性血管活性物质，如5-羟色胺、缓激肽样多肽、血管活性肽、神经紧张素和血管活性肠肽等，加上渗透压作用使细胞外液大量移入肠腔，从而引起一系列血管舒缩功能紊乱和胃肠道症状。

（2）表现：多发生在进食后半小时内，患者以循环系统症状和胃肠道症状为主要表现，循环系统症状包括心悸、心动过速、出汗、全身无力、面色苍白和头晕；胃肠道症状有腹部饱胀不适、绞痛、恶心、呕吐和腹泻。

（3）护理：指导患者调整饮食，少量多餐，避免过甜、过咸、过浓的流质饮食；宜进低碳水化合物、高蛋白饮食；用餐时限制饮水喝汤；进餐后平卧20min。多数患者经调整饮食后，症状可减轻或消失，术后半年到1年内能逐渐自愈。极少数症状严重而持久的患者需手术治疗。

28. 肠梗阻的分类有哪些？不同类型肠梗阻的共同表现有哪些？

（1）分类

1）按肠梗阻发生的基本原因分类：机械性肠梗阻、动力性肠梗阻和血运性肠梗阻。

2）按肠壁有无血运障碍分类：单纯性肠梗阻和绞窄性肠梗阻。

3）按梗阻的部位分类：高位肠梗阻（如空肠上段）和低位肠梗阻（如回肠末端与结肠）。

4）按梗阻的程度分类：完全性肠梗阻和不完全性肠梗阻。

5）按梗阻的发展快慢分类：急性肠梗阻和慢性肠梗阻。

（2）共同表现：不同类型肠梗阻的临床表现有其自身的特点，但存在腹痛、呕吐、腹胀及停止排便排气等共同表现。

29. 简述急性阑尾炎的转归。

（1）炎症消退：部分单纯性阑尾炎经及时药物治疗后，炎症消退，大部分转为慢性阑尾炎。由于遗留阑尾管腔狭窄、管壁增厚、阑尾粘连扭曲，炎症易复发。

（2）炎症局限化：部分化脓、坏疽或穿孔性阑尾炎被大网膜和邻近肠管包裹粘连后，炎症局限，形成阑尾周围脓肿。常需大量抗生素或中药治疗，炎症可逐渐被吸收，但缓慢。

（3）炎症扩散：阑尾炎症较重，发展快，未及时手术切除，又未能被大网膜包裹局限，炎症扩散，发展为弥漫性腹膜炎、化脓性门静脉炎，甚至感染性休克。

30. 简述大肠癌的病因。

大肠癌的确切病因尚不清楚，根据流行病学调查和临床现象观察，发现与下述因素有关：

（1）饮食习惯：高脂肪、高蛋白和低纤维素饮食，以及过多摄入腌制和油煎炸食物，可能会增加患大肠癌的风险。

（2）遗传因素：遗传易感性在大肠癌中具有重要地位，如家族性肠息肉病、遗传性非息肉病性结直肠癌的突变基因携带者以及散发性大肠癌患者家族成员的大肠癌发病率高于一般人群。

（3）癌前病变：有些疾病如家族性肠息肉病被公认为癌前病变；大肠腺瘤、溃疡性结肠炎和血吸虫性肉芽肿均与大肠癌的发生有较密切的关系。

31. 简述直肠癌的临床表现。

早期无明显症状，癌肿破溃形成溃疡或感染时才出现显著症状。

（1）直肠刺激症状：肿瘤刺激直肠产生频繁便意，引起排便习惯改变，便前常有肛门下坠、里急后重和排便不尽感，晚期可出现下腹痛。

（2）黏液血便：最常见。癌肿破溃后，可出现粪便表面带血和／或黏液，多附于粪便表面，合并严重感染可出现脓血便。

（3）肠腔狭窄症状：癌肿增大和／或累及肠管引起肠腔狭窄，初期粪便变形、变细，之后可有腹痛、腹胀、排便困难、肠鸣音亢进等不完全性肠梗阻症状。

（4）转移症状：当癌肿侵及周围的组织和器官时，可出现相应的症状。

32. 肝脓肿切开引流术后护理要点有哪些？

（1）病情观察：严密监测生命体征，腹痛与腹部体征，注意观察有无脓液流入腹腔和出血等表现；位置较高的肝脓肿穿刺后注意呼吸、胸痛和胸部体征，以防发生气胸、脓胸等并发症；观察发热、肝区疼痛等肝脓肿症状与改善情况；复查 B 超，了解脓肿好转情况。

（2）引流管护理：严格无菌，妥善固定，保持通畅，定期更换；每日用生理盐水或含甲硝唑的生理盐水多次或持续冲洗脓腔，注意出入量，观察和记录脓腔引流液的颜色、性状和量；脓液引流量少于 10ml/d 时，可逐步退出并拔除引流管，适时换药，直至脓腔闭合。

（3）并发症的护理：注意观察术后有无腹腔创面出血、胆汁漏；右肝后叶、膈顶部脓肿引流时，观察有无损伤膈肌或误入胸腔；术后早期一般不冲洗，以免脓液流入腹腔，术后 1 周左右开始冲洗脓腔。

33. 门静脉高压症合并消化道出血的护理措施有哪些？

（1）心理护理：门静脉高压症合并上消化道出血时，来势凶猛、出血量大，患者紧张、恐惧，对治疗失去信心。护士应沉着、冷静，迅速将患者安置在重症监护室或外科抢救室，配合医生积极采取各项抢救措施，避免在床边讨论病情，安抚患者稳定情绪，树立信心，配合抢救。

（2）体位护理：绝对卧床休息，头偏向一侧，防止呕吐物误吸引起窒息，禁食禁饮、保暖、吸氧，保持呼吸道通畅。

（3）控制出血，维持体液平衡。

1）补充血容量，纠正电解质紊乱：迅速建立静脉通路，按出血量补充液体，及时备血、输血；注意补钾，控制钠的摄入，纠正水电解质紊乱。

2）应用止血药物：用冰盐水或冰盐水加血管收缩剂行胃内灌洗至回抽液清澈；低温灌洗液可使胃黏膜血管收缩，减少血流，降低胃分泌和运动起到止血作用。按时应用止血药，注意药物不良反应。

（4）病情观察：定时测量血压、脉搏、呼吸，监测中心静脉压和尿量。观察出血的特点，呕血前有无恶心感、上腹部不适等症状，准确记录呕血、黑便的颜色、性状、量。

（5）做好三腔二囊管压迫止血的护理。

34. 急性梗阻性化脓性胆管炎的典型临床表现和处理原则是什么？

（1）典型临床表现：急性梗阻性化脓性胆管炎的典型临床表现为腹痛、寒战、高热、黄疸、休克、神经中枢系统受抑制表现（如神志淡漠、嗜睡、神志不清，甚至昏迷）。

（2）处理原则：紧急手术解除胆道梗阻并引流，尽早而有效地降低胆管内压力。

35. T 管引流的护理要点有哪些？

（1）妥善固定：将 T 管妥善固定于腹壁，防止翻身、活动时牵拉造成管道脱出。

（2）加强观察：观察并记录 T 管引流出胆汁的量、色和性状。正常成人每日分泌胆汁 800~1 200ml，呈黄绿色、清亮、无沉渣、有一定黏性。术后 24h 内引流量为 300~500ml，恢复饮食后可增至每日 600~700ml，以后逐渐减少至每日 200ml 左右。若胆汁过多，提示胆总管下端有梗阻的可能；若胆汁混浊，应考虑结石残留或胆管炎症未被控制。

（3）保持引流通畅：防止 T 管扭曲、折叠、受压。引流液中有血凝块、絮状物、泥沙样结石时要定时挤捏，防止管道阻塞。必要时用生理盐水低压冲洗或用 50ml 注射器负压抽吸，操作时需要注意避免胆管出血。

（4）预防感染：长期带管者，定期更换引流袋，更换时严格执行无菌操作。引流管口周围皮肤覆盖无菌纱布，保持局部干燥，防止胆汁浸润皮肤引起炎症反应。平卧时引流管的远端不可高于腋中线，坐位、站立或行走时不可高于引流管口平面，以防胆汁逆流引起感染。

（5）拔管：若 T 管引流出的胆汁色泽正常，且引流量逐渐减少，可在术后 10~14d，试行夹管 1~2d；夹管期间注意观察病情，若无发热、腹痛、黄疸等症状，可经 T 管作胆道造影，造影后持续引流 24h 以上；若胆道通畅无结石或其他病变，再次夹闭 T 管 24~48h，患者无不适可拔管。拔管后，残留窦道用凡士林纱布填塞，1~2d 内可自行闭合。若胆道造影发现有结石残留，则需保留 T 管 6 周以上，再作取石或其他处理。

36. 胰腺部分切除术后有哪些常见并发症及如何护理？

（1）出血的护理措施：①密切观察生命体征，特别是血压和脉搏的变化。②观察有无血性液体从胃管、腹腔引流管或手术切口流出，有无呕血、黑便或血便。③保持引流通畅，准确记录引流液量、色和性状变化。④监测凝血功能，纠正凝血功能紊乱。⑤遵医嘱使用止血和抑酸药物。⑥应激性溃疡出血可采用冰盐水加去甲肾上腺素胃内灌洗；胰腺及周围坏死腔大出血时急诊行介入或手术治疗。

（2）胰瘘的护理措施：①取半坐卧位，保持引流通畅。②根据胰瘘程度，采取禁食、持续胃肠减压、静脉泵入生长抑素等措施。③严密观察引流液量、色和性状，准确记录。④必要时行腹腔灌洗引流，防止胰液积聚侵蚀内脏、腐蚀大血管或继发感染。⑤保护腹壁瘘口周围皮肤，可用凡士林纱布覆盖、皮肤保护膜或氧化锌软膏涂抹。

（3）胃肠道瘘的护理措施：①持续腹腔灌洗，低负压吸引，保持引流通畅，防止消化液积聚引起感染和腹膜炎。②纠正水电解质紊乱，加强营养支持，合理使用生长抑素。③指导患者正确使用造口袋，保护瘘口周围皮肤。对不易愈合的瘘，应当采用手术治疗。

二、自测题

【选择题】

（一）A1 型题

1. 甲状腺大部分切除手术前患者应练习的体位是

A. 俯卧位　B. 头低脚高位　C. 头颈过伸位　D. 去枕平卧位　E. 升桥式侧卧位

2. 甲状腺切除术后提示患者有术后抽搐危险的症状是

A. 背痛　B. 胸痛　C. 声音嘶哑、音调降低　D. 饮水呛咳　E. 指尖针刺感

3. 甲状腺手术后最危险的并发症是

A. 呼吸困难、窒息　B. 手足抽搐　C. 误咽和呛咳　D. 声音嘶哑　E. 甲状腺危象

4. 甲状腺手术后声音嘶哑，是损伤了

A. 喉上神经　B. 喉返神经　C. 声带　D. 甲状旁腺　E. 气管

5. 甲状腺大部切除术后出血，引起呼吸困难，此时紧急的措施应为

A. 注射止血药　B. 氧气吸入　C. 加压包扎伤口　D. 气管插管　E. 拆除缝线去除血块

6. 双侧甲状腺大部切除术后第 3d 患者出现手足疼痛，持续抽搐，下列哪种药物可以缓解患者症状

A. 氯化钠　B. 葡萄糖酸钙　C. 碳酸氢钠　D. 碘化钾　E. 地塞米松

7. 可引起颈项强直、呼吸困难的感染性疾病是

A. 疖　B. 痈　C. 破伤风　D. 急性蜂窝织炎　E. 急性淋巴结炎

8. 下列哪一项属于丹毒

A. 急性管状淋巴管炎　B. 急性蜂窝织炎　C. 急性网状淋巴管炎　D. 急性淋巴结炎　E. 多发性毛囊炎

9. 感染性疾病选择抗生素的依据是

A. 脓液的特点 B. 感染的严重程度 C. 细菌药物敏感试验

D. 血常规结果 E. 医生的习惯

10. 痈与疖的主要区别是

A. 易感人群不一样 B. 致病菌不同 C. 临床表现不同

D. 发生的部位不一样 E. 脓肿是单发还是多发

11. 预防破伤风最有效的方法是注射

A. 破伤风抗毒素 B. 破伤风类毒素 C. 免疫球蛋白

D. 胎盘球蛋白 E. 白蛋白

12. 破伤风最早累及的肌肉是

A. 面肌 B. 膈肌 C. 咀嚼肌 D. 四肢肌 E. 颈项肌

13. 冲洗破伤风创口的溶液为

A. 3% 碘酊溶液 B. 3% 过氧化氢溶液 C. 5% 盐水溶液

D. 10% 硝酸银溶液 E. 碘伏溶液

14. 乳腺癌最早的临床表现是

A. 月经紊乱 B. 乳房肿痛 C. 乳房内多发肿块

D. 乳房内无痛性单发肿块 E. 乳头溢血

15. 乳腺癌患者因皮内、皮下淋巴管被癌细胞堵塞而引起下列哪项改变

A. 乳头内陷 B. 乳房皮肤溃疡 C. 乳头呈湿疹样变

D. 乳房“酒窝征” E. 乳房“橘皮征”

16. 乳腺癌术后患者避免妊娠的时间为

A. 术后 1 年内 B. 术后 3 年内 C. 术后 5 年内 D. 术后 10 年内 E. 术后 15 年内

17. 下肢深静脉血栓形成最严重的并发症是

A. 下肢溃疡 B. 下肢严重水肿 C. 下肢皮肤溃疡

D. 肺动脉栓塞 E. 脑血栓

18. 原发性下肢静脉曲张的原因是

A. 下肢深静脉血栓形成 B. 下肢静脉壁受损

C. 下肢静脉壁薄弱和静脉内压升高 D. 盆腔肿块压迫

E. 下肢活动过多

19. 深静脉通畅试验检查的目的是

A. 下肢静脉有无扩张 B. 交通静脉瓣膜功能是否正常

C. 下肢深静脉是否通畅 D. 大隐静脉瓣膜功能是否健全

E. 小隐静脉瓣膜功能是否健全

20. 下肢静脉曲张剥脱术后护理措施正确的是

A. 需绝对卧床休息 B. 患肢制动 C. 只允许床上活动

D. 1 周后方可行走 E. 24h 后可下床活动

21. 胃癌最主要的转移途径为

A. 直接浸润 B. 淋巴转移 C. 血行转移

D. 腹腔种植转移 E. 沿肠管转移

22. **十二指肠溃疡合并幽门梗阻，呕吐物为**

A. 食物，不含胆汁　B. 胆汁，不含食物　C. 咖啡样物质
D. 食物和胆汁　E. 粪臭味物质

23. **临床上肠梗阻最常见的病因是**

A. 肿瘤性　B. 粘连性　C. 肠扭转　D. 嵌顿性　E. 蛔虫性

24. **高流量瘘是指每天排出的消化液的量**

A. 超过 300ml　B. 超过 400ml　C. 300~500ml
D. 超过 500ml　E. 超过 1 000ml

25. **导致急性阑尾炎最可能的原因是**

A. 患者抵抗力下降　B. 饱餐后剧烈活动　C. 饮食不洁
D. 阑尾腔阻塞　E. 胃肠功能紊乱

26. **下列哪项不是急性阑尾炎术后给予半坐卧位的主要目的**

A. 利于呼吸　B. 减轻切口张力
C. 利于腹腔渗液积聚于盆腔　D. 利于腹腔引流
E. 预防肠粘连

27. **结肠癌最早出现的症状是**

A. 大便变细　B. 排便习惯改变　C. 里急后重
D. 脓血便　E. 腹痛

28. **肛裂最易发生的部位是**

A. 前正中线处　B. 后正中线处　C. 左侧正中　D. 右侧正中　E. 齿状线以上

29. **原发性肝癌最常见的首发症状是**

A. 肝区疼痛　B. 肝大　C. 肝性昏迷　D. 乏力、消瘦　E. 黄疸

30. **细菌性肝脓肿最常见的感染途径是**

A. 胆道系统　B. 肝动脉　C. 门静脉血栓
D. 肝开放性损伤　E. 淋巴系统

31. **在我国，引起门静脉高压症的主要原因是**

A. 肝炎后肝硬化　B. Budd-Chiari 综合征　C. 酒精性肝硬化
D. 血吸虫病性肝硬化　E. 肝外门静脉血栓形成

32. **关于三腔管的护理叙述中，错误的是**

A. 三腔管压迫期间应每 12h 放气 20~30min
B. 三腔管放置时间一般应小于 24h
C. 三腔管放置时间若大于 48~72h 应考虑手术治疗
D. 拔管前应吞服液体石蜡 30~50ml
E. 经常抽吸胃液，观察出血情况

33. **胆总管探查或切开取石术后放置 T 管的目的是**

A. 引流胆汁　B. 引流残余结石　C. 支撑胆道
D. 引流渗出液　E. 预防出血

34. **胆道感染致感染性休克应**

A. 禁忌手术　B. 紧急手术

C. 需经抗休克血压回升后手术　　D. 大量抗生素控制感染后手术
E. 抗休克的同时解除胆道梗阻

35. 急性胰腺炎时，血清淀粉酶升高的规律为

A. 发病 2h 后升高，24h 达高峰　　B. 发病后 3~12h 开始升高，48h 达高峰
C. 发病后 24h 开始升高，48h 达高峰　　D. 发病后 24h 开始升高，72h 达高峰
E. 发病后 12h 开始升高，72h 达高峰

36. 胰腺癌术后最危急的并发症是

A. 出血　B. 胰瘘　C. 胆瘘　D. 感染　E. 胃排空延迟

（二）A2 型题

1. 女，54 岁。因甲状腺癌行甲状腺大部切除术后，出现失声、呼吸困难，是因为下列哪项原因

A. 单侧喉返神经损伤　B. 双侧喉返神经损伤　C. 喉上神经内支损伤
D. 喉上神经外支损伤　E. 甲状旁腺功能减退

2. 男，32 岁。因甲状腺癌在全身麻醉下行甲状腺大部分切除术后出现饮水呛咳，发音时音调无明显改变，可能的原因是

A. 单侧喉返神经损伤　B. 双侧喉返神经损伤　C. 喉上神经内支损伤
D. 喉上神经外支损伤　E. 甲状旁腺功能减退

3. 女，47 岁。因甲状腺癌在全身麻醉下行甲状腺大部分切除术，术后 16h 出现呼吸困难，口唇发绀，伤口纱布上渗血明显，应首先考虑下列哪项原因

A. 喉头水肿　B. 气管塌陷　C. 切口内血肿形成
D. 双侧喉返神经损伤　E. 喉上神经损伤

4. 男，46 岁。患有糖尿病 1 年，此次因颈部蜂窝织炎入院。护士接诊发现患者颈部肿胀明显，在护理工作中护士应重点观察下列哪一项

A. 呼吸　B. 体温　C. 神志　D. 血压　E. 吞咽功能

5. 男，55 岁。因下肢静脉曲张行曲张静脉剥脱术，术后鼓励患者早期离床活动的主要目的是预防

A. 肺部并发症　B. 压力性损伤　C. 深静脉血栓形成
D. 尿路感染　E. 下肢肌肉萎缩

6. 男，44 岁。因下肢静脉曲张行下肢静脉瓣膜功能试验，先平卧，抬高患肢，待曲张静脉排空后，在大腿根部扎止血带，嘱患者站立后，10s 内曲张静脉迅速充盈说明下列哪种情况

A. 交通支瓣膜功能不全　B. 小隐静脉瓣膜功能不全　C. 大隐静脉瓣膜功能不全
D. 深静脉瓣膜功能不全　E. 深静脉阻塞

7. 男，35 岁。因下肢急性蜂窝织炎伴全身化脓性感染，遵医嘱抽血做血培养及抗生素敏感试验，护士抽血的最佳时间应是

A. 体温最高时　B. 间歇期　C. 寒战期
D. 静脉滴注抗生素时　E. 静脉滴注抗生素后

8. 女，43 岁。因不慎被铁钉扎伤右脚，伤口已愈合，1 周后出现肌肉持续性收缩，呈苦笑面容，颈项强直，诊断为破伤风收入院治疗，下列护理措施中正确的是

A. 可不采取隔离措施　B. 保持呼吸道通畅，尽量避免气管切开
C. 保持患者清醒，避免使用镇静药物　D. 护理操作应尽量集中进行
E. 病室光线要充足

9. 女，38岁。因乳腺癌于全身麻醉下行乳腺癌根治术，术后护士进行患者上肢功能锻炼的指导，下列指导正确的是

A. 术后24h内进行上肢肌肉等长收缩　B. 术后1~3d手指和腕部

C. 术后4~7d可以用患侧手洗脸、刷牙　D. 术后1周可做手指爬墙

E. 术后7~10d可进行肩关节外展练习

10. 女，35岁。疑为甲状腺功能亢进症，清晨未起床时测得血压120/70mmHg，脉率为90次/min，应属于

A. 甲状腺功能低下　B. 甲状腺功能正常　C. 轻度甲状腺功能亢进症

D. 中度甲状腺功能亢进症　E. 重度甲状腺功能亢进症

11. 男，60岁。既往有胃溃疡病史，近2个月以来常感上腹部不适，隐痛，食欲缺乏，并有反酸、嗳气、体重下降，大便隐血试验阳性，初步诊断为胃癌，其好发部位是

A. 胃小弯　B. 胃大弯　C. 胃体部　D. 胃窦部　E. 胃底部

12. 患者，女性。行毕Ⅱ式胃大部切除术后6d，进食后出现上腹胀痛，随即突然喷射性呕吐出大量不含食物的胆汁，呕吐后症状减轻，应考虑为

A. 倾倒综合征　B. 胃潴留　C. 吻合口梗阻　D. 输入袢梗阻　E. 输出袢梗阻

13. 患者，男性。因"停止排便排气3d"急诊入院，既往有腹部手术病史，初步诊断为肠梗阻，行非手术治疗期间，提示梗阻解除的标志是

A. 胃肠减压后腹痛减轻　B. 呕吐后腹胀减轻　C. 轻度压痛，无肌紧张

D. 肛门排便排气　E. 肠鸣音亢进转为消失

14. 女，32岁。5d前因"胃十二指肠破裂、弥漫性腹膜炎"行剖腹探查术，术毕返回病房，留置空肠造瘘管、腹腔引流管各一枚。今晨患者诉腹痛、腹胀，体温39.2℃，通知医生查看患者。查体：上腹部压痛、反跳痛、肌紧张，切口缝线处可见少量蛋花样液体渗出，腹腔引流管引流出胆汁样液体约1 500ml。其最常见的电解质紊乱为

A. 高钾、低钠　B. 低钾、低钠　C. 高钾、高钠　D. 低钾、高钠　E. 只有低钾

15. 女，40岁。急性阑尾炎穿孔并发腹膜炎，术后第7d，体温39℃，切口无红肿，大便次数增多，混有黏液，伴里急后重感。直肠指检：直肠前壁有触痛，并有波动感，考虑并发了

A. 急性肠胃炎　B. 阑尾残株炎　C. 粘连性肠梗阻

D. 切口感染　E. 盆腔脓肿

16. 男，28岁。排便时肛门滴血，有痔核脱出，便后自行回纳，属于哪一种疾病

A. Ⅰ度内痔　B. Ⅱ度内痔　C. Ⅲ度内痔　D. 嵌顿性内痔　E. 血栓性外痔

17. 男，36岁。2年前发现肛门右侧皮肤破溃，经常流脓。体检可见肛门右侧4cm处有一处乳头状突起，用手挤压，有脓液流出，直肠指诊可触及一条索状物，该患者的诊断可能是

A. 肛瘘　B. 肛周脓肿　C. 肛裂　D. 直肠癌　E. 痔

18. 男，47岁。行肝切除术后1周突发寒战、高热。查体：左侧肋缘下胀痛不适，体温39℃，脉搏126次/min，血压124/87mmHg，首先考虑可能发生的并发症为

A. 胆瘘　B. 腹水　C. 腹腔出血

D. 膈下积液或脓肿　E. 肝性脑病

19. 男，25岁。诊断为细菌性肝脓肿。遵医嘱持续给予抗炎、护肝等治疗措施，因长期使用抗菌药物应警惕

A. 肝性脑病　B. 酸中毒　C. 电解质紊乱
D. 继发双重感染　E. 腹膜炎

20. 男，60岁。因“门静脉高压”行脾切除术，术后2周左右应定期观察

A. 生命体征　B. 腹部体征　C. 肝功能、肾功能变化
D. 凝血时间变化　E. 血小板计数

21. 女，58岁。急性右上腹阵发性绞痛，伴寒战、高热、黄疸，急诊行胆囊切除+胆总管探查+T管引流术，术后观察患者排便情况的最主要目的是

A. 判断患者胆总管通畅情况　B. 判断患者肠道功能恢复情况
C. 及时发现患者有无胃肠道出血　D. 判断患者术后饮食恢复是否合适
E. 判断患者对脂肪消化和吸收的能力

22. 男，55岁。诊断为胆石症，行胆总管切开取石+T管引流术。术后第3d，护士查房时发现T管无胆汁流出，患者诉腹部胀痛，首先应

A. 用无菌生理盐水冲洗T管　B. 检查T管是否受压扭曲
C. 用注射器抽吸T管　D. 准备T管造影
E. 继续观察，暂不处理

23. 女，60岁。慢性胰腺炎患者。护士在为其进行护理指导时错误的是

A. 慢性胰腺炎患者应选择低脂肪膳食
B. 并发糖尿病者应选择糖尿病饮食
C. 应用镇静药时，可应用吗啡，但不能用可卡因
D. 慢性胰腺炎患者应严格戒烟，戒酒
E. 慢性胰腺炎患者应防过量进食

24. 女，67岁。胰腺癌患者，因“黄疸伴皮肤瘙痒”入院，护士在为其进行皮肤护理时错误的是

A. 指导患者勤修剪指甲，勿挠抓皮肤　B. 宜穿宽松纯棉衣物
C. 保持皮肤清洁，温水擦浴　D. 尽量选择碱性清洁剂
E. 瘙痒剧烈时给予炉甘石洗剂外用

（三）A3/A4型题

（1~3题共用题干）

女，35岁。行甲状腺大部切除术后8h，突然出现进行性呼吸困难，烦躁不安，口唇发绀，查体发现颈部肿大，切口敷料有大量渗血。

1. 引起该并发症的原因是

A. 喉头水肿　B. 气管塌陷　C. 喉上神经损伤
D. 双侧喉返神经损伤　E. 切口出血形成血肿压迫气管

2. 该并发症常发生在术后多长时间

A. 24h内　B. 36h内　C. 48h内　D. 72h内　E. 96h内

3. 此时首要的处理措施是

A. 高流量给氧　B. 气管切开　C. 气管插管
D. 压迫止血　E. 拆除切口缝线，去除血块

（4~5题共用题干）

女，52岁。主诉：偶然发现右乳房肿物1周。体检：两侧乳房不对称，右乳房较对侧高，

外上象限皮肤凹陷，局部可扪及 2.5cm 肿块，质地较硬、界限不清，可活动，右腋下可扪及 0.5cm × 1cm × 1cm 淋巴结，质硬，活动。胸部 X 线片正常。

4. 乳腺癌淋巴转移的最常见的部位是

A. 腋窝　B. 锁骨下　C. 锁骨上　D. 纵隔　E. 胸骨旁

5. 出现皮肤凹陷提示癌肿侵犯了

A. 大乳管　B. 胸筋膜　C. Cooper 韧带　D. 胸大肌　E. 皮内淋巴管

（6~9 题共用题干）

女，39 岁，商场售货员。近年来自觉双下肢沉重、酸胀、易疲乏，休息后症状可减轻。可见双下肢内侧静脉明显隆起，蜿蜒成团。Trendelenburg 试验（+）。

6. 该患者最可能的诊断是

A. 动静脉瘘　B. 下肢静脉曲张　C. 深静脉血栓形成
D. 血栓闭塞性脉管炎　E. 动脉硬化性闭塞症

7. 该患者出现此病的主要诱因是

A. 深静脉堵塞　B. 动脉硬化　C. 下肢循环血容量增多
D. 长期站立工作　E. 静脉瓣膜缺陷

8. 平时预防有效且实用的措施为

A. 坐时双腿下垂或盘腿　B. 穿弹力袜　C. 休息时双足下垂
D. 经常坐位，减少活动　E. 更换工作

9. 该患者行手术治疗，术后主要的护理措施有

A. 弹力绷带包扎 2d 后拆除
B. 休息时双足下垂
C. 术后 24h 内下地活动
D. 绝对卧床 1 周
E. 观察患肢远端皮肤的温度、颜色、是否有肿胀

（10~13 题共用题干）

男，66 岁。深静脉血栓溶栓治疗期间突然出现胸疼，呼吸困难，血压下降。

10. 该患者可能出现了

A. 肺栓塞　B. 冠心病　C. 心绞痛　D. 脑血栓　E. 气胸

11. 目前该患者最主要的护理问题是

A. 疼痛　B. 气体交换受损　C. 活动无耐力
D. 潜在并发症：出血　E. 呼吸模式的改变

12. 应立即采取的护理措施是

A. 给患者半坐卧位　B. 指导患者深呼吸　C. 给患者高浓度氧气吸入
D. 监测凝血时间　E. 舌下含服硝酸异山梨酯

13. 预防此并发症的措施是

A. 鼓励患者在治疗期间多离床活动　B. 卧床期间指导患肢功能锻炼
C. 密切观察患者的凝血功能　D. 急性期禁止按摩患肢或离床活动
E. 给予持续高流量氧气吸入

(14~15 题共用题干)

男，38 岁。因“破伤风”入院治疗。

14. 该患者未接受过破伤风主动免疫，应采取下列哪项措施预防破伤风的发生

A. 注射破伤风类毒素 0.5ml
B. 注射破伤风抗毒素 0.5ml
C. 注射破伤风抗毒素 1 500U
D. 注射人体破伤风免疫球蛋白 250U
E. 注射破伤风类毒素 0.5ml+ 抗毒素 1 500U

15. 住院 1 周后患者出现抽搐，呼吸道分泌物较多，有窒息的可能，应首先采取的措施是

A. 肌内注射苯巴比妥钠
B. 应用冬眠疗法
C. 皮下注射破伤风抗毒素
D. 气管切开
E. 应用大剂量抗生素

(16~17 题共用题干)

男，40 岁。既往有胃溃疡病史，1 周前自觉上腹部饱胀不适，5h 前于进食后突发上腹部刀割样剧烈疼痛，并很快蔓延至全腹。伴有恶心、呕吐，呕吐物为食物。查体：体温 38.6℃，脉搏 112 次 /min，血压 109/76mmHg，呼吸 26 次 /min，全腹压痛、反跳痛、板状腹，腹式呼吸消失，肠鸣音消失，肝浊音界缩小，移动性浊音阳性。

16. 该患者可能的诊断为

A. 胃溃疡大出血
B. 瘢痕性幽门梗阻
C. 胃溃疡穿孔
D. 绞窄性肠梗阻
E. 胃癌

17. 为明确诊断，该患者首选的辅助检查为

A. 内镜检查
B. 腹部 X 线平片
C. 诊断性穿刺
D. 腹部 CT 检查
E. 腹部 B 超检查

(18~19 题共用题干)

男，45 岁。阑尾切除术后 1 个多月，脐周阵发性疼痛 3d，伴恶心、呕吐。查体：体温 36.5℃，脉搏 82 次 /min，血压 120/68mmHg，呼吸 20 次 /min，腹胀不明显，可见肠型，脐右侧有轻压痛，肠鸣音亢进，初步诊断为粘连性肠梗阻。入院后，遵医嘱予取半坐卧位，禁食，胃肠减压，纠正水、电解质和酸碱平衡，抗感染，应用解痉剂和生长抑素等治疗。

18. 非手术治疗中，可达到解除梗阻目的的护理措施是

A. 有效的胃肠减压
B. 应用解痉剂和生长抑素
C. 补液纠正水、电解质和酸碱平衡
D. 抗感染治疗
E. 半坐卧位

19. 病情观察时，除哪项外，均提示病情加重

A. 腹痛加重，为持续性剧痛
B. 呕吐剧烈而频繁
C. 呕吐物、胃肠减压液或肛门排出物为血性
D. 腹胀腹痛减轻
E. 肠鸣音由亢进转为减弱甚至消失

(20~22 题共用题干)

女，65 岁。1 年前开始出现大便次数增多，每天 5~6 次，排便形状变细，量少，伴有明显的肛门坠胀。近 3 个月出现黏液血便，遂来院就诊。查体：体质消瘦，贫血貌；腹平软，无明显压痛，未触及包块。肛门指诊：距肛缘 4cm 处触及一个 3cm × 5cm 的包块，表面凹凸不平，质硬，指套染血。

20. 该患者最可能的诊断是

A. 内痔　B. 直肠癌　C. 结肠癌　D. 肛周脓肿　E. 肛瘘

21. 为明确诊断，最有效和可靠的检查手段是

A. 大便隐血试验　B. 肿瘤标志物测定　C. CT 检查

D. 内镜检查　E. 磁共振

22. 该疾病主要的治疗方法是

A. 手术切除　B. 化学治疗　C. 放射治疗　D. 中医治疗　E. 局部治疗

（23~24 题共用题干）

男，64 岁。乙肝病史 20 余年，因“消瘦、乏力、食欲缺乏 5 年”入院，入院诊断“原发性肝癌”。当晚患者无明显诱因突然呕吐出暗红色血块约 1 000ml。急诊胃镜示：食管 - 胃底静脉曲张破裂出血。紧急予以输血、输液处理。

23. 经输液、输血处理后，下列哪项不是代表休克好转的指标

A. 脉搏细速　B. 尿量 >30ml/h　C. 肢端温度上升

D. 皮肤颜色转为红润　E. 神志恢复清楚

24. 经三腔二囊管压迫止血 24h 后未见继续出血，此时三腔二囊管的处理应是

A. 继续压迫 24h　B. 气囊放气后留置观察 24h

C. 继续压迫至大便隐血转阴后放气拔管　D. 放气拔管，继续内科治疗

E. 放气拔管，转外科手术治疗

（25~26 题共用题干）

女，65 岁。突发右上腹钻顶样疼痛 6h，伴轻度发热、恶心、呕吐，无黄疸。以往有胆囊结石病史。查体：痛苦面容，腹平，肌不紧，右上腹轻压痛，未触及肿大的胆囊，墨菲征（-）。

25. 该患者最可能的诊断是

A. 胆道蛔虫病　B. 胆囊结石合并感染　C. 胆总管结石合并感染

D. 急性胃穿孔　E. 急性肠胃炎

26. 该患者的主要治疗措施是

A. 胆总管探查　B. 解痉止痛，预防感染　C. 静脉输液

D. 物理降温　E. 应用镇吐药

（27~28 题共用题干）

男，45 岁。与朋友聚餐饮酒后 6h 出现持续剧烈的中上腹疼痛，并向腰背部呈带状放射，伴恶心、呕吐，吐出食物和胆汁。查体：体温 38℃，脉搏 90 次 /min，血压 105/75mmHg，上腹部有压痛，临床诊断为急性胰腺炎。

27. 该患者发病的主要原因是

A. 胆道疾病　B. 高脂饮食　C. 高钙血症　D. 暴饮暴食　E. 胰腺损伤

28. 医生开出下列药物，其中能有效抑制胰腺分泌的是

A. 阿托品　B. 西咪替丁　C. 生长抑素　D. 甲硝唑　E. 山莨菪碱

（29~30 题共用题干）

女，30 岁，财务会计。平素喜食辛辣食物，既往有痔病史 4 年。近 1 周以来，出现无痛性便血加重，在排便时间歇滴血，痔核脱出肛门外，排便后不能自行回纳。临床诊断为 Ⅲ 度内痔。

29. 针对该患者手术前应采取的护理措施正确的是

A. 术前一般不控制饮食
B. 排便时可看报缓解心情
C. 坐浴的水温以低于 30℃为宜
D. 绝对卧床休息，避免活动
E. 痔块脱出后应立即还纳，然后清洁肛周皮肤

30. 进行手术后，针对该患者应采取的护理措施正确的是

A. 术后尽量卧床休息，可侧卧以减少伤口压迫
B. 术后应保持排便通畅
C. 一旦出现尿潴留应立即导尿
D. 排便后先更换敷料，然后坐浴
E. 若松解敷料后仍有肛门疼痛，可适当给予镇痛药

（四）B 型题

（1~2 题共用备选答案）

A. 面部疖肿　B. 颈后痈　C. 前臂丹毒　D. 蜂窝织炎　E. 浅部脓肿

1. 局部由单个化脓感染病灶组成的是

2. 局部由多个化脓感染病灶组成的是

（3~6 题共用备选答案）

A. 病灶与正常组织无明显界限
B. 有波动感和压痛
C. 病灶红、硬、肿、热、痛，表面有多个脓点
D. 是好发于毛囊和皮脂腺丰富部位的炎症
E. 病灶呈片状红晕，边界清楚，压痛

3. 蜂窝织炎

4. 痈

5. 脓肿

6. 疖

（7~9 题共用备选答案）

A. 疖　B. 痈　C. 破伤风　D. 脓性指头炎　E. 脓毒症

7. 属于全身性感染的疾病是

8. 属于手部感染的疾病是

9. 属于特异性感染的疾病是

（10~11 题共用备选答案）

A. 金黄色葡萄球菌　B. 大肠埃希氏菌　C. 铜绿假单胞菌
D. 脆弱类杆菌　E. 破伤风杆菌

10. 引起特异性感染的是

11. 痈和疖的致病菌通常是

（12~14 题共用备选答案）

A. 溶血性链球菌　B. 金黄色葡萄球菌　C. 破伤风杆菌
D. 大肠埃希氏菌　E. 铜绿假单胞菌

12. 痈的致病菌是

13. 破伤风的致病菌是

14. 急性蜂窝织炎的致病菌是

（15~17 题共用备选答案）

A. 直肠指检　　B. 内镜检查　　C. 大便隐血检查

D. 钡剂灌肠检查　　E. 盆腔 X 线检查

15. 诊断直肠癌最直接且最重要的检查是

16. 大肠癌的诊断中，最有效、可靠的是

17. 可作为高危人群大肠癌普查及初筛的检查是

（18~20 题共用备选答案）

A. 了解胆囊浓缩和收缩功能　　B. 明确胆囊切除术后胆道情况

C. 明确梗阻性黄疸的范围和部位　　D. 明确肝内病变的部位、范围和性质

E. 可同时显示胆道和胰管

18. 胆管造影

19. 经皮肝穿刺胆管造影

20. 内镜逆行胰胆管造影

【填空题】

1. 急性感染病程在（　　）周以内；病程超过（　　）个月为慢性感染。
2. 外科感染最常用的实验室检查是（　　）。
3. 全身性外科感染主要包括（　　）和（　　）。
4. 破伤风发作期最先受影响的肌群是（　　）。
5. 破伤风梭菌具有传染性，应严格执行（　　）制度。
6. 甲状腺癌肿侵犯（　　）可出现声音嘶哑。
7. 甲状腺切除术后最危急的并发症是（　　），多发生于术后（　　）h 内。
8. 甲状腺功能亢进的主要症状有（　　）、（　　）、（　　）。
9. 测定（　　）是诊断甲亢的首选指标。
10. （　　）是最常见的甲状腺良性肿瘤。
11. 急性乳腺炎的处理原则包括（　　）、（　　）。
12. 乳腺囊性增生病与（　　）有关，突出表现是（　　）。
13. 乳腺癌患者淋巴结转移最初多见于（　　）。
14. （　　）可作为乳腺癌普查方法。
15. 乳腺癌术后（　　）年内应避孕，防止乳腺癌复发。
16. 四肢血管损伤患者术后的并发症有（　　）、（　　）。
17. 踝 / 肱指数 <（　　）提示动脉缺血，患者可出现（　　）。
18. 血栓闭塞性脉管炎发生发展的重要环节是（　　）。
19. 原发性下肢静脉曲张病因中的先天因素包括（　　）和（　　）。
20. 导致深静脉血栓形成的主要因素有（　　）、（　　）和（　　）。
21. 胃十二指肠溃疡主要的典型临床表现是（　　）、（　　）和（　　）上腹痛。
22. 肠瘘根据肠腔与体表是否相通分为（　　）和（　　）。
23. 腹膜刺激征包括（　　）、（　　）和（　　）。
24. 大肠癌的组织学分类以（　　）最常见。

25. 原发性肝癌的术后并发症主要有（　　）、（　　）、（　　）或（　　）。

26. 阿米巴肝脓肿的手术治疗方式主要为（　　）和（　　）。

27. 门静脉高压症常用的手术方式是（　　）和断流术，断流术中最有效的手术方式是（　　），终末期肝硬化门静脉高压症的患者（　　）是唯一有效的治疗手段。

28. 门脉高压症最凶险的并发症是（　　）。

29. 胆囊结石最典型的临床表现是（　　）。

30. 胰头癌最主要的临床表现是（　　）。

【名词解释】

1. 急性蜂窝织炎
2. 全身性感染
3. 甲状腺危象
4. Homans 征阳性
5. 乳腺癌的“酒窝征”
6. 倾倒综合征
7. 肠梗阻
8. 肛裂三联征
9. 肝脓肿
10. 门静脉高压症
11. 急性胆囊炎
12. 急性胰腺炎

【案例分析题】

案例一：女，46 岁。于 10d 前无意中发现右乳葡萄大小肿物一枚，为求进一步诊治入院。体格检查：体温 36.8℃，脉搏 68 次 /min，呼吸 20 次 /min，血压 110/70mmHg。专科检查：双乳对称，双乳头平齐，于右乳腺 8 点钟方向可触及肿物一枚，大小为 2.0cm × 1.5cm，质韧硬，界不清，活动度欠佳，皮肤酒窝征阴性，乳房皮肤无红肿和皮温改变，双侧腋窝及锁骨上下未触及肿大淋巴结。辅助检查：乳腺及双腋下淋巴结三维超声显示：双乳腺增生，右乳腺导管内乳头状瘤伴实质性占位性病变可能性大（BI-RADS 4B 类）；钼靶检查结果回报：右乳头上方肿块伴钙化（BI-RADS 5 类），左乳外上象限结节（BI-RADS 3 类）。其他辅助检查：肝胆脾超声未见异常，轻度脂肪肝；心脏超声示心内结构及血流未见异常；双肺微小结节，左肺陈旧性病变。术中冰冻病理：乳腺导管内癌，局部不除外包裹性乳头状癌，待石蜡及免疫组化确定。患者在全身麻醉下行右乳全乳房切除术 + 右腋窝前哨淋巴结活检术，术后返回病房。

请问：

1. 患者确诊为乳腺癌的诊断依据为哪一项检查？

2. 该患者术中取淋巴结冰冻未见异常，该患者前哨淋巴结没有转移，所以未进行腋窝清扫，应如何指导该患者进行术后功能锻炼？

3. 患者术后有一枚负压引流球，护理上应注意什么？

案例二：男，63 岁。下雨外出，不小心右脚小趾受伤，出血不多，回家后发现受伤小趾出现红、肿，未予以处理，2d 后出现寒战、高热，体温最高达 39.5℃，出现呼吸急促，昏睡，右侧小腿肿胀。于急诊就医，查体：体温 39.2℃，脉搏 113 次 /min，呼吸 24 次 /min，血压 82/50mmHg，血氧饱和度 90%。考虑患者出现脓毒血症。

请问：

1. 如何做好控制感染的各项措施？

2. 该患者可能发生哪些并发症？如何预防和处理？

案例三：男，65 岁，乙肝病史 20 年。因“右上腹胀痛 5 个月，发现肝脏占位 1 周”入院。患者于 5 个月前无明显诱因出现右上腹胀痛，无恶心、呕吐，无发热寒战，门诊 CT 考虑肝细胞癌。自起病以来，患者饮食睡眠尚可，大小便正常，体力、体重无明显变化。入院查体：皮肤巩膜未见黄染，腹平软，未见腹壁静脉曲张及胃肠型，无压痛及反跳痛，肝脾肋下未触及，Murphy 征（-），移动性浊音（-），双肾区无叩击痛，肠鸣音 4 次 /min，未闻及血管杂音；双下肢未见水肿。初步诊断：肝恶性肿瘤。拟于全身麻醉下行肝部分切除术。

请问：

1. 围手术期的护理评估要点有哪些？

2. 该患者术后可能存在的护理问题有哪些？

3. 术后当天 20 点，患者腹腔引流管突然引流出血性液体约 400ml。该患者可能发生了何种并发症？此时主要的护理措施有哪些？

参考答案

【选择题】

（一）A1 型题

1. C　2. E　3. A　4. B　5. E　6. B　7. C　8. C　9. C　10. E
11. B　12. C　13. B　14. D　15. E　16. C　17. D　18. C　19. C　20. E
21. B　22. A　23. B　24. D　25. D　26. E　27. B　28. B　29. A　30. A
31. A　32. B　33. A　34. E　35. B　36. A

（二）A2 型题

1. B　2. C　3. C　4. A　5. C　6. C　7. C　8. D　9. C　10. C
11. D　12. D　13. D　14. B　15. E　16. B　17. A　18. D　19. D　20. E
21. A　22. B　23. C　24. D

（三）A3/A4 型题

1. E　2. C　3. E　4. A　5. C　6. B　7. D　8. B　9. E　10. A
11. B　12. C　13. D　14. C　15. D　16. C　17. B　18. A　19. D　20. B
21. D　22. A　23. A　24. B　25. A　26. B　27. D　28. C　29. A　30. E

（四）B 型题

1. A　2. B　3. A　4. C　5. B　6. D　7. E　8. D　9. C　10. E
11. A　12. B　13. C　14. A　15. A　16. B　17. C　18. B　19. C　20. E

【填空题】

1. 3、2
2. 白细胞计数及分类测定
3. 脓毒症、菌血症
4. 咀嚼肌
5. 接触隔离
6. 喉返神经
7. 呼吸困难和窒息、48
8. 甲状腺素分泌过多综合征、甲状腺肿大、突眼征

9. 血清促甲状腺素

10. 甲状腺腺瘤

11. 控制感染、排空乳汁

12. 内分泌失调、乳房胀痛

13. 患侧腋窝

14. 钼靶 X 线

15. 5

16. 感染、骨 - 筋膜室综合征

17. 0.8、间歇性跛行

18. 主动或被动吸烟史

19. 静脉瓣膜缺陷、静脉壁薄弱

20. 静脉壁损伤、血流缓慢、血液高凝状态

21. 典型的、节律性的、周期性的

22. 肠外瘘、肠内瘘

23. 压痛、反跳痛、腹肌紧张

24. 腺癌

25. 腹腔出血、肝性脑病、膈下积液、膈下脓肿

26. 经皮肝穿刺置管闭式引流术、切开引流

27. 分流术、脾切除加贲门周围血管离断术、肝移植

28. 食管 - 胃底静脉曲张破裂大出血

29. 胆绞痛

30. 进行性黄疸

【名词解释】

1. **急性蜂窝织炎**：是指皮下、筋膜下、肌间隙或深部疏松结缔组织的急性弥漫性化脓性感染。

2. **全身性感染**：是指致病菌侵入人体血液循环，并在体内生长繁殖或产生毒素而引起的严重的全身性感染中毒症状。

3. **甲状腺危象**：是甲亢术后并发症之一，多与术前准备不足、甲亢症状未能很好控制及手术应激有关。表现为术后 12~36h 内出现高热（体温 >39℃）、心率加快（心率 >120~140 次 /min），可出现烦躁不安、谵妄，甚至昏迷，也可表现为神志淡漠、嗜睡、呕吐、腹泻，以及全身红斑和低血压。

4. **Homans 征阳性**：在小腿肌肉静脉丛血栓形成时，膝关节伸直位，将足急剧背屈，使腓肠肌与比目鱼肌伸长，可以激发血栓所引起炎症性疼痛，而出现腓肠肌疼痛，称为 Homans 征阳性。

5. **乳腺癌的“酒窝征”**：乳腺肿瘤累及 Cooper 韧带，可使其缩短而致肿瘤表面皮肤凹陷，称为“酒窝征”。

6. **倾倒综合征**：由于胃大部切除术后，失去幽门对胃排空的控制，导致胃排空过快，产生一系列综合征。根据进食后症状出现的时间可分为早期与晚期两种类型。

7. **肠梗阻**：由于各种原因肠内容物不能顺利通过肠道，称肠梗阻。

8. **肛裂三联征**:肛裂发生时因肛裂、前哨痔、肛乳头肥大同时存在,合称为肛裂三联征。

9. **肝脓肿**:是细菌、真菌或溶组织内阿米巴原虫等多种微生物引起的肝脏化脓性病变。

10. **门静脉高压症**:是由于门静脉血流受阻、血液淤滞或血流量增加,导致门静脉压力升高的一组病理综合征。临床表现为脾大、脾功能亢进、食管 - 胃底静脉曲张并发破裂、上消化道大出血和腹水。

11. **急性胆囊炎**:是胆囊管梗阻和细菌感染引起的炎症,为一种常见急腹症,女性多见。根据胆囊内有无结石,将胆囊炎分为结石性胆囊炎和非结石性胆囊炎。

12. **急性胰腺炎**:是指胰腺分泌的消化酶被激活后对自身器官产生消化所引起的炎症,是常见的急腹症之一。

【案例分析题】

案例一:

1. 患者确诊为乳腺癌的诊断依据为哪一项检查?

确诊为乳腺癌的诊断依据为肿物组织的病理检查,包括术中冰冻和术后石蜡及免疫组化。

2. 该患者术中取淋巴结冰冻未见异常,该患者前哨淋巴结没有转移,所以未进行腋窝清扫,应如何指导该患者进行术后功能锻炼?

指导该患者进行术后功能锻炼。

(1)术后当天指导患者活动手指和腕部,可做伸指、握拳、屈腕等锻炼。

(2)术后第 1d 进行上肢肌肉等长收缩,用健侧上肢协助患侧上肢进行屈肘、伸臂等锻炼。

(3)术后第 2~3d 过渡到肩关节的小范围前屈、后伸运动(前屈小于 30°,后伸小于 15°)。

(4)术后第 4d 开始根据患者功能锻炼的情况逐渐鼓励患者用患侧手洗脸、刷牙、进食等,并做以患侧手触摸对侧肩部及同侧耳朵的锻炼。

(5)术后第 7d 开始做肩关节活动,以肩部为中心,前后摆臂;如果能完成肩关节活动,就可以指导患者做抬高患侧上肢、手指爬墙、梳头等锻炼。每次锻炼以 20~30min 为宜,每日 3~4 次,循序渐进地进行。

3. 患者术后有一枚负压引流球,护理上应注意什么?

护理上应注意:

(1)保持负压引流球有效的吸引:引流球保持压缩状态,管路连接紧密。

(2)妥善固定:患者卧床时将负压引流球固定于床旁,翻身时避免牵拉和打折;患者站起活动时固定于上衣,或放上衣口袋里。

(3)保持通畅:定时挤压引流管。

(4)病情观察:注意观察引流液的颜色、性状和量,每日晨倾倒,若引流量较多,颜色鲜红,应及时通知医生。

案例二:

1. 如何做好控制感染的各项措施?

控制感染,维持正常体温。

(1)观察体温、脉搏变化及原发感染灶的处理效果等。寒战高热发作时,正确采集血标本做细菌培养。

(2)遵医嘱及时、准确应用抗生素,观察药物疗效和不良反应。

(3)患者高热时给予物理或药物降温,及时补充液体和电解质。

（4）加强静脉留置导管的护理：严格无菌操作，每日常规消毒静脉留置导管入口部位，及时更换敷料，以免并发导管性感染。

2. 该患者可能发生哪些并发症？如何预防和处理？

该患者可能出现休克、水电解质紊乱，护理措施为：

（1）感染性休克：密切观察病情，若发现意识障碍、体温降低或升高、脉搏及心率加快、血压下降、呼吸急促、面色苍白或发绀、尿量减少、白细胞计数明显增多等感染性休克表现，及时报告医生，配合抢救，置患者于合适体位、建立输液通道、吸氧。

（2）水电解质紊乱：注意观察患者有无皮肤弹性降低、尿量减少或血细胞比容升高等脱水表现，定时监测血清电解质变化，发现异常及时报告医生，配合处理。患者高热、大汗时，若病情允许，可鼓励其多饮水，遵医嘱及时补充液体和电解质。

案例三：

1. 围手术期的护理评估要点有哪些？

（1）术前评估要点：①一般情况；②疼痛情况，如疼痛发生的时间、部位、性质、诱因和程度；③既往史和家庭史；④身体状况：包括目前的主要症状与体征，相应的辅助检查结果；⑤心理 - 社会状况。

（2）术后评估要点：①术中情况；②生命体征；③伤口与引流管情况；④心理状态与认知程度。

2. 该患者术后可能存在的护理问题有哪些？

（1）疼痛　与手术创伤有关。

（2）营养失调：低于机体需要量　与手术创伤导致机体代谢增加、摄入不足有关。

（3）焦虑与恐惧　与担心手术、疼痛、疾病的预后等因素有关。

（4）潜在并发症：出血、感染、肝性脑病、膈下积液。

3. 术后当天 20 点，患者腹腔引流管突然引流出血性液体约 400ml。该患者可能发生了何种并发症？此时主要的护理措施有哪些？

该患者可能发生了腹腔出血。主要护理措施包括：

（1）严密观察病情变化：术后 48h 内应有专人护理，动态观察患者生命体征的变化。

（2）体位与活动：手术后患者血压平稳，可取半坐卧位。术后 1~2d 应卧床休息，避免剧烈咳嗽和打喷嚏，以防止术后肝断面出血。

（3）引流液的观察：保持引流通畅，严密观察引流液的量、性状和颜色。一般情况下，手术后当日可从肝周引流管引出鲜红血性液体 100~300ml，若血性液体增多，应警惕腹腔内出血。

（4）若明确为凝血机制障碍性出血，可遵医嘱给予凝血酶原复合物和纤维蛋白原，输新鲜血，纠正低蛋白血症。

（5）若短期内持续引流较大量的血性液体，或经输血、输液，患者血压、脉搏仍不稳定，应做好再次手术止血的准备。

（汪晖　郑瑾）

第四节　心脏外科

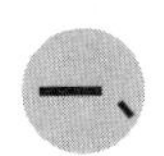

一、基本理论与知识要点

1. 体外循环术后的并发症有哪些?

(1) 急性心脏压塞。

(2) 低心排血量综合征。

(3) 感染。

(4) 肾功能不全。

(5) 脑功能障碍。

2. 体外循环手术患者术前改善心功能的措施有哪些?

(1) 多休息、少活动,保证充足的睡眠。

(2) 遵医嘱服用改善心功能的药物,如洋地黄制剂和利尿药等。

(3) 若有心悸、气喘、水肿、尿少等症状,应先改善心功能再考虑手术。

(4) 对于呼吸困难、心悸气短者,及时吸氧并取半坐卧位。

3. 试述体外循环术后呼吸道管理。

(1) 气管插管拔除前护理

1) 妥善固定气管插管:定时测量气管插管距门齿的距离并做好标记,必要时镇静。

2) 定期吸氧。

3) 清理呼吸道,定时翻身、叩背、有效吸痰,及时清理呼吸道分泌物和呕吐物。

吸痰时注意:①选择粗细合适的吸痰管,吸痰时注意无菌操作,动作轻柔敏捷;②吸痰前后充分给氧,每次吸痰时间不超过 15s;③注意观察痰液的颜色、性质、量,以及患者的心率、心律、血压和血氧饱和度,若出现心电图异常或血氧饱和度持续下降应立即停止吸痰;④痰多、黏稠时,可给予 *N-* 乙酰半胱氨酸雾化吸入稀释痰液。

(2) 气管插管拔除后护理:①鼓励患者咳痰;痰液黏稠者给予超声雾化或氧气雾化吸入;②取半坐卧位休息;③吸氧;④定时协助患者翻身、叩背;⑤指导患者进行深呼吸锻炼,如吹气球或应用呼吸训练器;⑥保暖防寒。

4. 心包纵隔引流管的护理要点有哪些?

(1) 评估心包纵隔引流管的位置。

(2) 保持引流管通畅,每 2h 挤压 1 次。

(3) 定期局部消毒,保持局部清洁、干燥。

(4) 观察、记录心包纵隔引流液的性质和量。

(5) 若单位时间内突然引流量减少,且有中心静脉压升高、血压下降,应警惕心脏压塞,须立即通知医生并协助处理。

(6) 若病情允许,应尽早拔除引流管。

5. 急性心脏压塞的临床表现及护理措施有哪些?

(1) 临床表现:①静脉压升高(中心静脉压≥25cmH_2O),颈静脉怒张;②动脉压下降,脉压缩小;

③心音遥远、脉搏细弱。

（2）护理措施：①做好引流管护理，定时挤压引流管，观察并记录引流液的颜色、性状和量；②监测中心静脉压，使其维持在 5~12cmH_2O；③严密观察病情，一旦出现心脏压塞表现，及时通知医生处理。

6. 低心排血量综合征的临床表现及护理要点有哪些？

（1）临床表现：血压下降、脉压变小、心率加快、脉搏细弱、中心静脉压升高、末梢循环差、四肢发冷、尿量减少。

（2）护理要点：①监测心输出量（CO）、心指数（CI）、体循环阻力（SVR）和肺循环阻力（PVR）等数值的变化；②补充血容量，纠正水、电解质及酸碱平衡失调和低氧血症；③遵医嘱使用正性肌力药物和血管活性药物，观察用药效果；④药物治疗效果不佳或反复发作室性心律失常时，可行主动脉内球囊反搏（IABP）治疗。

7. 体外循环术后合并肾功能不全患者的护理措施有哪些？

（1）术后留置导尿，保持尿量在 1ml/（kg·h）以上。

（2）密切监测肾功能，每小时测尿量 1 次，每 4h 测尿 pH 和比重，观察尿色变化、有无血红蛋白尿。

（3）发生血红蛋白尿者，给予高渗性利尿或静脉滴注 5% 碳酸氢钠碱化尿液。

（4）尿量减少时及时找出原因；停用肾毒性药物；怀疑肾衰竭者应限制水和电解质的摄入；若确诊为急性肾衰竭，考虑做透析治疗。

8. 先天性心脏病的分类。

先天性心脏病的种类很多，可有两种以上畸形并存，根据左、右两侧及大血管之间有无分流可将其分为 3 类：①左向右分流型（潜伏青紫型）；②右向左分流型（青紫型）；③无分流型（无青紫型）。

9. 试述心脏外科患者术后有创血压监测的注意事项。

（1）严格执行无菌技术操作，防止感染发生。

（2）测压前调整零点。

（3）测压、取血、调零点等过程中严防空气进入血液导致气体栓塞。

（4）定时观察动脉穿刺部位有无出血、肿胀、导管有无脱落以及远端皮肤颜色和温度。

10. 试述室间隔缺损修补术后患者心功能监测内容及注意事项。

（1）术后 48h 内，每 15min 连续监测并记录生命体征，待病情稳定后改为每 30min 监测 1 次。

（2）监测心电图，及时发现心律失常。

（3）监测左心房压、右心房压、肺动脉和肺动脉楔压。

（4）在测定压力时注意防止导管折断或接头脱落、出血。

（5）在测压时若患者出现咳嗽、呕吐、躁动、抽搐或用力时，应在其安静 10~15min 后再测定。

11. 室间隔缺损修补术后并发急性左心衰竭的原因、临床表现及护理措施是什么？

（1）原因：①左向右分流消除，左心血容量增大；②输液量过多，输液速度过快。

（2）临床表现：呼吸困难、咳嗽、咳痰和咯血。

（3）护理措施：①持续监测心功能，警惕急性肺水肿；②术后早期控制液体入量，以 1ml/（kg·h）为宜，观察并保持左心房压不高于中心静脉压；③记录 24h 出入量；④若患者出现左心衰竭，立即通知医生，嘱患者绝对卧床休息，吸氧，限制钠盐摄入；⑤遵医嘱给予强心、利尿药，并观察用药后疗效及副作用。

12. 动脉导管结扎术后常见的并发症有哪些？

（1）高血压：手术结扎导管后导致体循环血流量突然增大而引起。

（2）喉返神经损伤：由于解剖位置原因，极易造成手术中误伤。

13. 法洛四联症的主要症状有哪些？

（1）发绀：由于组织缺氧而引起。

（2）喜爱蹲踞：是特征性姿势。患儿下肢屈曲，静脉回心血量减少，减轻心脏负荷；同时增加体循环阻力，提高了肺循环血流量，使发绀和呼吸困难症状缓解。

（3）缺氧发作：表现为活动后突然呼吸困难，发绀加重，出现缺氧性晕厥和抽搐，甚至死亡。

14. 法洛四联症患者术前如何纠正缺氧症状？

（1）吸氧，氧流量 4~6L/min，每日 2~3 次，每次 20~30min。

（2）改善微循环，纠正组织严重缺氧。

（3）多饮水，以防止脱水导致血液黏稠度增加，诱发缺氧发作。

15. 试述法洛四联症矫治术后并发灌注肺的护理措施。

（1）给予呼气末正压通气方式辅助通气。

（2）严密监测呼吸机的各项参数，注意气道压力变化。

（3）保持呼吸道通畅，及时清理分泌物；吸痰时注意观察痰液的颜色、性质和量，以及血氧饱和度、心率、血压；拔除气管插管后，延长吸氧时间 3~5d，并结合体疗协助患者拍背排痰。

（4）严格限制液体入量，维持血浆胶体渗透压，遵医嘱及时补充血浆和白蛋白。

16. 二尖瓣狭窄常见的症状有哪些？

（1）呼吸困难：是最常见的早期症状，劳力性呼吸困难最早出现。

（2）咳嗽、咯血：严重狭窄患者，大咯血可为首发症状。

（3）其他：心悸、头晕、乏力等心排量不足的表现。

17. 主动脉瓣狭窄的三联征是什么？

呼吸困难、心绞痛、晕厥为典型的主动脉瓣狭窄的三联征。

（1）呼吸困难：呼吸困难的性质为劳力性呼吸困难，95% 有症状的患者常为首发症状；进而可发生夜间阵发性呼吸困难，端坐呼吸和急性肺水肿。

（2）心绞痛：心绞痛见于 60% 的有症状的患者，是重度主动脉狭窄患者最早出现也是最常见的症状，常由运动诱发，休息后可缓解，主要由心肌缺血引起。

（3）晕厥：多发生于直立体位，运动中或运动后即刻发作，少数在休息时发生，由于脑缺血引起。由于心排血量减少，出现心、脑供血不足的症状。

18. 二尖瓣置换术后如何维持患者循环功能稳定？

（1）血流动力学监测：包括血压、中心静脉压；根据血流动力学指标，补充血容量；控制补液速度。

（2）遵医嘱应用强心、利尿、补钾和血管活性药物。

（3）观察尿量，记录每小时尿量及 24h 出入量。

（4）观察心率和心律变化，警惕发生心律失常。

（5）观察体温、皮肤温度及色泽。

19. 试述心脏瓣膜置换术后并发症的观察。

（1）出血：间断挤压引流管，观察并记录引流液的量和性状。引流量持续 2h 超过 4ml/（kg·h）或有较多血凝块，伴血压下降、心率加快、躁动、出冷汗等低血容量表现，应考虑有活动性出血。

（2）动脉栓塞：观察患者有无晕厥、偏瘫、下肢厥冷、疼痛、皮肤苍白等血栓形成或肢体栓塞的表现。

20. 试述心脏瓣膜置换术后的抗凝治疗。

（1）瓣膜置换患者，术后 24~48h 遵医嘱给予华法林抗凝治疗，抗凝治疗效果以国际标准化比值保持在 2.0~2.5 为宜。

（2）机械瓣置换术后须终生抗凝治疗。

（3）生物瓣置换术后需抗凝治疗 3~6 个月。

（4）抗凝治疗期间定期复查凝血酶原时间国际标准化比值，调整华法林剂量。

（5）密切观察患者有无牙龈出血、鼻出血、血尿等出血征象。

21. 心脏瓣膜置换术后抗凝教育内容有哪些？

（1）随意减药会造成瓣膜无法正常工作，随意加药会引起身体各部位出血的危险。

（2）用药期间注意观察：若出现牙龈出血、口腔黏膜出血、鼻腔出血、皮肤青紫、瘀斑、出血和血尿等抗凝过量或出现下肢厥冷、疼痛、皮肤苍白等抗凝不足等表现时应及时就诊。

（3）服用抗凝药期间，注意与其他药物的反应，如苯巴比妥类药物、阿司匹林、双嘧达莫、吲哚美辛等药物能增强抗凝作用；维生素 K 等止血药则降低抗凝作用，须在医生指导下使用上述药物。

（4）复查指导：瓣膜置换术后半年内，每个月定期复查国际标准化比值，根据结果遵医嘱调整药量。半年后，植入机械瓣膜的患者每 6 个月定期复查 1 次。

22. 何谓冠状动脉旁路移植术（CABG）？

冠状动脉旁路移植术是取一段自体血管移植到冠状动脉主要分支狭窄的远端，以恢复病变冠状动脉远端的血流量，改善心肌供血。自体血管主要有乳内动脉、桡动脉、大隐静脉、小隐静脉和胃网膜右动脉。

23. 冠状动脉旁路移植术取血管肢体如何护理？如何功能锻炼？

（1）护理措施：①观察手术切口有无渗血；②观察周围血管充盈情况，大隐静脉 - 冠状动脉旁路移植术后，观察肢体远端足背动脉搏动情况、足趾温度、颜色、水肿、感觉和运动情况。

（2）术后功能锻炼：①术后 2h 进行术侧肢体被动锻炼；②休息时抬高患肢；③术后 24h 根据患者病情鼓励下床运动，站立时勿持续时间过久；④根据患者耐受程度，逐渐进行肌肉被动和主动训练。

24. 冠状动脉旁路移植术后的自我保健内容有哪些？

术后患者胸骨愈合大约需要 3 个月，在恢复期内：

（1）避免胸骨受到较大的牵张，如举重物、抱小孩等。

（2）保持正确的姿势，当身体直立或坐位时，尽量保持上半身挺直，两肩向后展。

（3）每天做上肢水平上抬练习，避免肩部僵硬。

（4）为促进下肢血液循环，腿部可穿弹力袜；床上休息时脱去护袜，抬高下肢。

25. 慢性缩窄性心包炎患者术前护理要点有哪些？

（1）限制活动量，卧床时抬高双下肢以减轻下肢水肿。

（2）低盐、高蛋白质、维生素丰富饮食，限制饮水量。

（3）用药护理：①应用洋地黄类药物，注意观察毒性反应；②应用利尿药治疗心衰，注意观察有无电解质紊乱；③有结核病者，须坚持抗结核治疗。

（4）大量腹水患者可以间断适量抽出腹水，每次应小于 2 000ml，及时静脉补充蛋白质。

（5）每日记录尿量，测量腹围、体重。

26. 慢性缩窄性心包炎患者术后护理要点有哪些？

（1）监测中心静脉压、血压、心率、尿量，记录 24h 出入量，控制液体入量。

（2）预防术后低蛋白血症，及时补充白蛋白并给予患者高蛋白、低盐饮食。

（3）应用利尿药降低心脏前负荷；应用血管活性药物，增加心肌收缩力；应用洋地黄控制心率，同时注意每日监测血钾含量，及时补钾。

（4）术后 3d 开始床旁活动，2 周内限制活动量。

（5）每日测量腹围、体重并记录，观察腹水消退情况。

（6）心包引流管按胸腔闭式引流常规护理。

27. 试述心脏黏液瘤患者的临床表现。

（1）阻塞症状：肿瘤阻塞二尖瓣口或三尖瓣口，引起血流障碍，产生瓣膜狭窄症状。

（2）栓塞症状：体循环栓塞症状多见。

（3）全身表现：反复发热、食欲缺乏、体重减轻、关节和肌肉疼痛。

28. 临床常见的主动脉夹层分类。

DeBakey 分型和 Stanford 分型是临床常见主动脉夹层的分型。

（1）DeBakey 分型：根据夹层累及主动脉的范围可分为三型。

1）Ⅰ型：夹层从近端主动脉（升主动脉或 / 和弓）开始，累及大部分或整个主动脉。

2）Ⅱ型：夹层仅累及升主动脉。

3）Ⅲ型：夹层仅累及降主动脉（降胸主动脉或 / 和降腹主动脉）。

（2）Stanford 分型

1）A 型：无论夹层起源于哪一部位，只要累及升主动脉者称为 Stanford A 型（相当于 DeBakey Ⅰ型和Ⅱ型）。

2）B 型：夹层起源于胸降主动脉且未累及升主动脉者称为 Stanford B 型(相当于 DeBakey Ⅲ型)。

29. 试述主动脉夹层的临床表现。

（1）疼痛：突发的前胸、后背、腰或腹部撕裂样或刀割样疼痛，可向胸、后背部放射性传导。

（2）累及症状：①累及主动脉瓣，出现主动脉瓣关闭不全的症状，可导致急性左心衰竭；②累及冠状动脉，出现心绞痛和心肌梗死；③累及头臂干，出现脑供血不足表现甚至昏迷；④累及肋间动脉，出现截瘫；⑤累及肠系膜动脉导致急腹症。

（3）主动脉瘤破裂的表现：急性胸痛、失血性休克、昏迷、晕厥、心脏压塞、死亡。

30. 试述主动脉夹层患者的术前护理措施。

（1）卧床休息：绝对卧床休息，保证充足睡眠，避免情绪波动，严格控制活动量。

（2）病情观察：监测生命体征和重要脏器功能；观察主动脉夹层是否累及重要脏器导致供血障碍；观察神志改变及肢体活动情况；观察有无腹痛、腹胀，记录尿量。

（3）疼痛管理：①评估疼痛的位置、性质、持续时间、诱因；②集中护理操作，减少环境刺激；③禁止用力；④遵医嘱给予镇痛治疗。

（4）营养支持：给予高蛋白、高纤维素、易消化软食，纠正贫血、低蛋白血症，防止便秘。

（5）控制血压：监测血压，遵医嘱使用降压药控制血压。

（6）预防感染：术前戒烟，严格无菌操作，治疗潜在感染灶，术前预防性应用抗生素。

（7）心理护理。

31. 主动脉夹层术后护理应监测哪些指标？

（1）心率、体温、血压。

（2）中心静脉压。

（3）肺动脉压和肺毛细血管楔压。

（4）尿量。

（5）中枢神经系统功能。

（6）引流液量。

（7）电解质、酸碱度和血气分析。

（8）床旁 X 线胸片。

（9）实验室指标。

（10）胃肠功能。

32. 试述主动脉夹层患者术后血压监测的意义与方法。

（1）血压监测的意义：主动脉夹层动脉瘤人造血管置换术，仅置换一部分病变主动脉，仍遗留部分病变主动脉，同时防止术后吻合口漏，所以术后必须控制血压。

（2）血压监测的方法：血压监测以有创动脉腔内置管直接测压为主。术后需分别监测上、下肢双路血压，有时甚至需要监测左上肢、左下肢、右上肢、右下肢的血压，此护理措施在主动脉夹层动脉瘤特别是 DeBakey Ⅰ型主动脉夹层动脉瘤术后尤其重要，目的是及时发现可能出现的分支血管阻塞及组织灌注不良。

33. 胸主动脉瘤的压迫症状有哪些？

（1）压迫气管、支气管可引起刺激性咳嗽和呼吸困难。

（2）压迫喉返神经可引起声音嘶哑。

（3）压迫交感神经可引起 Horner 综合征。

（4）压迫膈神经可引起膈肌麻痹。

（5）压迫左无名静脉可使左上肢静脉压高于右上肢。

二、自测题

【选择题】

（一）A1 型题

1. 心脏直视手术是在全身麻醉、低温体外循环下进行的，为了提高手术安全性，通常将血液温度降至

A. 25~30℃　B. 28~32℃　C. 30~34℃　D. 32~36℃　E. 34~37℃

2. 心脏术后心包纵隔引流量持续 2h 超过多少考虑有活动性出血

A. 1ml/(kg·h)　B. 2ml/(kg·h)　C. 3ml/(kg·h)

D. 4ml/(kg·h)　E. 5ml/(kg·h)

3. 法洛四联症的病理生理学改变，正确的是

A. 取决于肺动脉狭窄和房间隔缺损两种畸形的相互影响

B. 轻度肺动脉狭窄时有明显发绀
C. 中度肺动脉狭窄时血液由左心向右心分流
D. 重度肺动脉狭窄患者临床称为淡红色四联症
E. 重度肺动脉狭窄时常有蹲踞现象

4. 冠心病患者术前护理措施<u>不妥</u>的是
A. 防止便秘　B. 避免劳累和情绪波动
C. 术前使用阿司匹林等抗凝药　D. 指导患者深呼吸及有效咳嗽锻炼
E. 吸氧

5. 冠心病患者保持大便通畅，避免用力排便，是为了防止
A. 用力过度引起虚脱　B. 腹压加剧导致呕吐　C. 诱发心律失常
D. 血压骤升致脑出血　E. 血流加速引起脑梗死

6. 冠状动脉旁路移植术后护理措施<u>不当</u>的是
A. 观察心率、心律、血压及心电图变化
B. 监测中心静脉压、心输出量、心指数
C. 监测水、电解质及酸碱平衡情况
D. 患肢加压包扎并抬高
E. 伤口敷料有渗血应停用抗凝药

7. 冠状动脉旁路移植手术的自体血管选择哪根，<u>除外</u>
A. 大隐静脉　B. 桡动脉　C. 股动脉　D. 乳内动脉　E. 小隐静脉

8. 使用洋地黄类药物之前，护士应评估的生命体征是
A. 体温　B. 脉率　C. 呼吸　D. 血压　E. 疼痛

9. 感染性心内膜炎最常见的临床表现是
A. 心悸　B. 血尿　C. 发热　D. 贫血　E. 脾大

10. 感染性心内膜炎患者抗生素使用要求血培养连续阴性后至少应用
A. 1 周　B. 2 周　C. 3 周　D. 1 个月　E. 2 个月

11. 血流动力学压力测定时，患者出现痰多躁动，吸痰后须安静多长时间可以监测
A. 5~10min　B. 10~15min　C. 15~30min
D. 30~45min　E. 45~60min

12. 心脏瓣膜置换术后抗凝治疗<u>不妥</u>的是
A. 心包胸腔引流管拔除后开始抗凝治疗　B. 定时、定量服用抗凝药
C. 阿司匹林能增强抗凝药的作用，应慎用　D. 生物瓣膜置换术后，须服抗凝药 6 个月
E. 漏服抗凝药不可追加剂量

13. 肺动脉高压患者吸入一氧化氮的目的是
A. 扩张肺血管，降低肺动脉压力　B. 扩张肺血管，降低肺静脉压力
C. 扩张全身动脉，降低动脉压力　D. 扩张全身静脉，降低静脉压力
E. 扩张全身动静脉，降低动静脉压力

14. 胸部 X 线呈典型的“梨形心”及“肺门舞蹈征”是哪种先天性心脏病的特征
A. 室间隔缺损　B. 房间隔缺损　C. 动脉导管未闭
D. 法洛四联症　E. Ebstein 畸形

15. 主动脉夹层患者一经确诊，应严密监测血压变化，收缩压应控制在

A. 90mmHg 以上　B. 100mmHg 以上　C. 110mmHg 以上
D. 110mmHg 以下　E. 140mmHg 以下

16. 心脏手术后发生急性心脏压塞应立即

A. 给予止血药　B. 快速补充血容量　C. 加大氧流量
D. 通知医生处理　E. 行连续性肾脏替代治疗

17. 先天性心脏病患儿术后如果四肢末梢循环差，可用热水袋缓慢复温，但水温不宜超过

A. 35℃　B. 36℃　C. 37℃　D. 38℃　E. 39℃

（二）A2 型题

1. 男，3 岁。出生后发现心脏杂音，有杵状指（趾），因父母吵架而哭闹，出现口周发绀明显，此时不恰当的做法是

A. 限制活动量　B. 吸氧
C. 批评患儿父母未尽到监护责任　D. 可让患儿蹲踞位
E. 多饮水

2. 男，52 岁。饱餐后突然出现持续胸骨后压榨性疼痛，伴大汗、恶心、呕吐，能快速识别有无心肌缺血改变的检查是

A. 心脏 B 超　B. 化验血常规　C. 心电图
D. 血气分析　E. 胸部 X 线

3. 男，3 岁。动脉导管结扎术后 2d 出现声音嘶哑，有效的护理措施是

A. 鼓励患儿发音　B. 多喝水　C. 服用草珊瑚含片
D. 多吃水果蔬菜　E. 禁声和休息

4. 男，60 岁。因“活动后胸闷、气短、下肢踝部水肿 2 周”入院，诊断为慢性缩窄性心包炎。心包剥脱术后护理措施正确的是

A. 每日记尿量、测体重和腹围　B. 每日测身高
C. 低盐低蛋白饮食　D. 大量输液保证水电解质平衡
E. 术后早期下床活动，1 周后无需限制活动量

5. 男，25 岁。以“乏力、发热、气短不适 1 周”主诉入院，诊断为心脏黏液瘤，针对该疾病的概念，说法正确的是

A. 心脏黏液瘤好发于右心房
B. 心脏黏液瘤多为心脏恶性肿瘤
C. 肿瘤阻塞二尖瓣或三尖瓣口引起瓣膜狭窄的症状
D. 患者可表现出体重增加
E. 黏液瘤以男性多见

6. 女，50 岁。主动脉瓣置换术后，下列哪项不属于血流动力学监测指标

A. 平均动脉压　B. 中心静脉压　C. 肺毛细血管楔压
D. 心律、心率　E. 疼痛

7. 女，65 岁。二尖瓣置换术后心功能欠佳，嘱患者低盐饮食，其目的是

A. 提高心肌收缩力　B. 减轻肾脏负担　C. 减轻肺水肿
D. 减少液体潴留　E. 避免肝脏受损

8. 男,52岁。以"主动脉夹层"诊断入院,对其疼痛的管理不包括

A. 评估疼痛的位置、性质、持续时间
B. 集中护理操作
C. 灌肠通便
D. 减少环境刺激
E. 指导患者放松,禁止用力

9. 女,6岁。法洛四联症根治术后第2d出现低心排血量的表现,发生原因是

A. 使用肾上腺素药物
B. 体外循环再灌注损伤、心脏缺血缺氧
C. 尿量多
D. 引流量多
E. 复温过快

10. 男,52岁。诊断为冠心病,心功能Ⅳ级。入院后绝对卧床休息。患者3d未排大便,最安全、快捷、有效的通便措施是

A. 加强锻炼促进肠蠕动
B. 温水500ml+硫酸镁1 200g口服导泻
C. 甘油灌肠剂灌肠
D. 生理盐水800ml不保留灌肠
E. 腹部加压按摩促进排便

11. 女,6个月,房间隔缺损修补术后高热,禁忌的护理降温措施是

A. 酒精擦浴
B. 温湿敷
C. 退热贴
D. 冰敷
E. 吲哚美辛肛栓

12. 男,4岁。法洛四联症矫治术后出现灌注肺的临床表现,为保证患者安全,拔除气管插管后须延长吸氧时间

A. 1~3d
B. 3~5d
C. 5~7d
D. 6~8d
E. 7~10d

13. 女,36岁。主动脉夹层(Stanford A型),患者发病后出现双侧瞳孔不等大,上睑下垂,睑裂变小,考虑病变部位压迫了

A. 支气管、气管
B. 喉返神经
C. 交感神经
D. 膈神经
E. 左无名静脉

14. 女,65岁。行"二尖瓣置换术"术后第2d,突然出现面色苍白,心率148次/min,血压91/68mmHg,呼吸38次/min,呼吸困难,端坐呼吸,尿量减少,咳嗽、咳粉红色泡沫样痰,患者发生了

A. 右心衰竭
B. 左心衰竭
C. 全心衰竭
D. 急性呼吸窘迫综合征
E. 心脏压塞

15. 男,18岁。以"慢性缩窄性心包炎"为诊断收住ICU,给予心电监测,吸氧。患者双下肢水肿,腹胀,食欲下降,恶心呕吐,颈静脉怒张,测CVP 35cmH_2O。患者出现了

A. 右心衰竭
B. 左心衰竭
C. 全心衰竭
D. 急性呼吸窘迫综合征
E. 心脏压塞

(三) A3/A4型题

(1~5题共用题干)

男,55岁。有高血压、糖尿病病史10余年,近期出现劳累后心前区闷痛,发作前后心电图有动态改变,诊断为冠心病,拟行冠状动脉旁路移植手术。

1. 该患者心前区闷痛发作时,能迅速缓解的药物是

A. 毛花苷C
B. 硝酸异山梨酯
C. 止痛片
D. 美托洛尔
E. 阿司匹林

2. 患者心绞痛发作时不恰当的措施是

A. 立即休息　B. 舌下含服硝酸甘油或硝酸异山梨酯
C. 协助患者大量饮水　D. 遵医嘱应用镇静药
E. 吸氧

3. 术前增加患者心脏负担的做法是

A. 充足的睡眠　B. 合理膳食，防止便秘　C. 吸氧
D. 心情放松　E. 增加活动量

4. 术后健康教育内容不妥的是

A. 术后 24h 病情稳定可下床活动
B. 截取血管肢体应加压包扎，休息时抬高
C. 进餐量无需限制，可饱餐
D. 外出时随身携带硝酸甘油类药物，以防心绞痛发作
E. 3 个月内避免举重物

5. 下面哪项不是该疾病发病的危险因素

A. 吸烟、过量饮酒　B. 定期适度锻炼身体　C. 高血脂、高盐饮食
D. 经常熬夜工作　E. 性格急躁、易激动

（6~10 题共用题干）

女，65 岁。诊断为“二尖瓣狭窄伴关闭不全、主动脉瓣关闭不全”，行“二尖瓣、主动脉瓣机械瓣置换，三尖瓣成形”术后第 3d，生命体征平稳，口服华法林 1.875mg/d，凝血酶原时间国际标准化比值为 1.5，交班时发现患者烦躁不安。查体：双瞳孔不等大，左侧直径 3mm，右侧直径 5mm，对光反射迟钝，答非所问，左侧肢体只能做平移不能抬离床面。

6. 请判断该患者最有可能发生了

A. 心律失常　B. 脑栓塞　C. 脑出血
D. 瓣膜嵌顿　E. 急性心功能衰竭

7. 为明确诊断，最有意义的检查是

A. 头颅 CT　B. 心电图　C. 心动超声
D. 血气分析　E. 脑血管造影

8. 以下护理措施不恰当的是

A. 取半坐卧位休息，必要时给予约束
B. 遵医嘱给予 20% 甘露醇 20~40 滴 /min 静脉滴注
C. 严密观察患者意识、瞳孔、肢体活动及生命体征变化
D. 遵医嘱增加抗凝药物剂量
E. 患者下肢作被动或主动活动

9. 判断该患者的左侧肌力为

A. 1 级　B. 2 级　C. 3 级　D. 4 级　E. 5 级

10. 经会诊讨论，对该患者实施的治疗方案不妥的是

A. 溶栓治疗　B. 神经系统康复治疗　C. 心功能恢复治疗
D. 肺功能锻炼　E. ECMO 辅助治疗

（11~15 题共用题干）

女，42 岁。以“咳嗽、气短、心悸半年，夜间不能平卧 1 周”之主诉入院，诊断为“二尖瓣狭窄”，拟行二尖瓣机械瓣膜置换手术。

11. 护士在身体评估时会发现患者特有的面容和体征是

A. 口唇发绀、面色苍白　B. 口唇发绀、面颊暗红　C. 面色黄染、蜘蛛痣

D. 面色青紫、蹲踞现象　E. 面色黄染、眼睑肿胀

12. 为明确二尖瓣狭窄的程度，术前需要做的检查是

A. 心电图　B. X 线片　C. 超声心动图

D. MRI　E. CT

13. 术前该患者限制活动、卧床休息的主要目的是

A. 改善心功能　B. 减少肌肉做功　C. 维持情绪稳定

D. 保证患者安全　E. 预防感冒

14. 该患者术后的护理要点，错误的是

A. 监测血流动力学变化，及时补充血容量

B. 记录每小时尿量及 24h 出入量

C. 观察心率和心律变化，警惕发生心律失常

D. 禁食期间快速大量补液以供机体需求

E. 观察体温、皮温情况

15. 患者出院后抗凝期间的做法正确的是

A. 华法林口服 6 个月停药

B. 抗凝治疗期间观察皮肤、黏膜、牙龈出血情况

C. 如果漏服了华法林次日再补服

D. 出院后半年来医院复查

E. 复查凝血酶原时间国际标准化比值为 1.0，华法林剂量不变

（四）B 型题

（1~3 题共用备选答案）

A. 1~3 个月　B. 3~6 个月　C. 6~12 个月　D. 1 年　E. 终生

1. 机械瓣膜置换术患者的抗凝时间为

2. 生物瓣膜置换术患者的抗凝时间为

3. 为冠心病患者实施冠状动脉旁路移植术后，患者的抗凝时间为

（4~6 题共用备选答案）

A. 胸骨左缘第 2 肋间可闻及粗糙的连续性机器样杂音

B. 胸骨左缘 2~4 肋间闻及 Ⅲ 级以上收缩期杂音

C. 主动脉瓣区可闻及收缩期喷射样杂音，向颈部传导

D. 肺动脉瓣区可闻及 Ⅱ ~ Ⅲ 级吹风样收缩期杂音

E. 胸骨左缘 3、4 肋间可闻及收缩期杂音

4. 室间隔缺损的体征是

5. 房间隔缺损的体征是

6. 动脉导管未闭的体征是

【填空题】

1. 心脏瓣膜置换术者，术后(　　)h 进行华法林抗凝治疗。

2. 护士进行有创动脉血压监测时要严格进行无菌技术操作，测压前(　　)；在测压、取血等操作过程中要严防(　　)。

3. 典型的急性主动脉夹层患者的临床表现是(　　)。

4. 法洛四联症最常见的体征是(　　)，特征性的姿势是(　　)。

5. Beck 三联征是(　　)、(　　)和(　　)。

6. 为缓解法洛四联症患者缺氧症状，吸氧流量应调节为(　　)，并告知患者(　　)，以防止脱水导致血液黏稠度增加。

7. 心脏手术后，桡动脉插管进行有创动脉压监测，要定时观察穿刺部位有无(　　)、(　　)、导管有无(　　)、远端皮肤(　　)、(　　)。

8. 体外循环术后患者如并发肾功能不全，出现血红蛋白尿者，给予(　　)或(　　)碱化尿液，防止血红蛋白沉积在肾小管导致肾功能损害。

9. 动脉导管结扎术后由于体循环血流量突然增大，患者可能会出现(　　)并发症。

10. 冠状动脉旁路移植手术患者，为防止搭桥血管发生阻塞，术后应遵医嘱使用(　　)、(　　)类药物。

11. 主动脉夹层 Stanford 分型，只要累及(　　)者称为 Stanford A 型，夹层起源于(　　)动脉且未累及(　　)者称为 Stanford B 型。

【名词解释】

1. 体外循环
2. 室间隔缺损(VSD)
3. 主动脉夹层
4. 法洛四联症
5. 中心静脉压(CVP)
6. 低心排血量综合征
7. 先天性心脏病
8. 心脏瓣膜病

【案例分析题】

案例一：男，39 岁。行二尖瓣、主动脉瓣置换、三尖瓣成形术后入 ICU，未清醒，呼吸机辅助呼吸。入 ICU 后前 2h 引流量 200~300ml/h，第 3 个小时责任护士发现引流管内血凝块较多，引流量 20ml/h。心电监测：心率 130 次 /min，血压 90/80mmHg，血氧饱和度 98%，中心静脉压 28cmH_2O；立即通知医生查看，查体：患者颈静脉怒张，充盈明显，心音遥远，各瓣膜听诊区未闻及明显的病理性杂音。

请问：

1. 该患者发生了什么情况？为明确诊断，最快、最安全的检查是什么？

2. 应采取哪些护理措施？

案例二：男，32 岁。12h 前无明显诱因突发胸背部疼痛，呈撕裂样疼痛，伴气短大汗，恶心干呕。查体：体温 36.5℃，心率 89 次 /min，呼吸 24 次 /min，血压 168/98mmHg，心尖搏动位于左侧第 5 肋间锁骨中线外 0.5cm 处，各瓣膜区未闻及病理性杂音。

请问：

1. 患者的初步诊断是什么？快速、简便、准确率高的影像学检查首选什么？

2. 该患者术前的护理要点有哪些？

3. 患者康复出院时，护士给予的健康指导有哪些？

参考答案

【选择题】

（一）A1 型题

1. A　2. B　3. E　4. C　5. C　6. E　7. C　8. B　9. C　10. D
11. B　12. A　13. A　14. B　15. D　16. D　17. C

（二）A2 型题

1. C　2. C　3. E　4. A　5. C　6. E　7. D　8. C　9. B　10. C
11. E　12. B　13. C　14. B　15. A

（三）A3/A4 型题

1. B　2. C　3. E　4. C　5. B　6. B　7. A　8. B　9. B　10. E
11. B　12. C　13. A　14. D　15. B

（四）B 型题

1. E　2. B　3. D　4. B　5. D　6. A

【填空题】

1. 24~48
2. 调整零点、气体栓塞
3. 突发的，剧烈的胸背部撕裂样疼痛
4. 杵状指、喜爱蹲踞
5. 静脉压升高、心音遥远，心搏动减弱、动脉压降低，脉压减小
6. 4~6L/min、多饮水
7. 出血、肿胀、脱落、颜色、温度
8. 高渗性利尿、5% 碳酸氢钠
9. 高血压
10. 抗凝、抗血小板聚集
11. 升主动脉、胸降主、升主动脉

【名词解释】

1. **体外循环**：体外循环是将体内静脉血引出体外，经人工心肺机进行氧合并排出 CO_2，经过温度调节和过滤后，再由人工心泵输回体内动脉的生命支持技术。

2. **室间隔缺损（VSD）**：室间隔缺损是左、右心室之间的间隔先天性发育不全导致的缺损。

3. **主动脉夹层**：主动脉夹层是主动脉夹层动脉瘤的简称，指主动脉壁内膜与部分中层裂开，血液在主动脉压力作用下进入裂开的间隙，形成血肿并主要向远端延伸扩大。

4. **法洛四联症**：是右心室漏斗部或圆锥动脉干发育不全引起的一种心脏畸形，主要包括 4 种解剖畸形：肺动脉狭窄、室间隔缺损、主动脉骑跨、右心室肥大。

5. **中心静脉压（CVP）**：是指上、下腔静脉进入右心房处的压力。

6. **低心排血量综合征**：是体外循环术后由于心脏排血量显著减少而导致重要脏器灌注不足引起的休克症候群。

7. **先天性心脏病**：简称先心病，是胎儿心脏及大血管在母体内发育异常所造成的先天畸形，是小儿最常见的心脏病。

8. **心脏瓣膜病**：是由于炎症、黏液样变性、退行性变、先天畸形、缺血性坏死、创伤等原因引起的单个或多个瓣膜结构（包括瓣叶、瓣环、腱索或乳头肌）的功能或结构异常，导致瓣膜口狭窄和/或关闭不全的一类心脏病，其中以二尖瓣受累最常见，其次是主动脉瓣。

【案例分析题】

案例一：

1. 该患者发生了什么情况？为明确诊断，最快、最安全的检查是什么？

急性心脏压塞；床旁超声心动图检查。

2. 应采取哪些护理措施？

（1）密切观察病情，注意生命体征变化。

（2）挤压引流管，持续负压吸引，观察并记录引流液的颜色、性状和量。

（3）监测中心静脉压，使其维持在 5~12cmH_2O。

（4）做好心包穿刺或开胸探查手术的准备。

案例二：

1. 患者的初步诊断是什么？快速、简便、准确率高的影像学检查首选什么？

初步诊断：主动脉夹层。首选检查：胸部 CT。

2. 该患者术前的护理要点有哪些？

（1）限制患者活动，绝对卧床休息，保持环境安静，避免情绪激动，必要时应用镇静药。

（2）严密观察病情及意识变化，监测生命体征。

（3）遵医嘱控制血压、心率。

（4）评估疼痛的位置、性质、持续时间、诱因，减少环境刺激，遵医嘱使用镇痛药。

（5）根据病情需要给予高蛋白、高维生素、易消化饮食，保持大便通畅。

（6）术前遵医嘱预防性应用抗生素。

（7）向患者和家属介绍疾病相关知识与注意事项，消除其恐惧心理。

3. 患者康复出院时，护士给予的健康指导有哪些？

（1）养成良好的生活习惯，戒烟限酒，不熬夜，规律生活。

（2）合理饮食，进食低盐、低脂、优质蛋白饮食，多吃蔬菜水果，少量多餐，切忌暴饮暴食。

（3）控制体重，养成良好的运动习惯。

（4）遵医嘱规律服药，监测血压变化。

（5）防寒保暖，避免呼吸道感染。

（6）定期复查，出现心悸、胸背部疼痛等不适应及时就诊。

（辛　霞）

第五节　胸外科

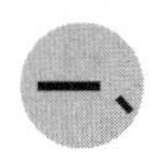

一、基本理论与知识要点

1. 简述不同类型气胸的处理原则。

（1）闭合性气胸：肺萎陷 <30%，无明显症状，可不予处理，鼓励患者进行膨肺动作，积气 1~2 周后可自行吸收。若肺萎陷 >30%，可自患侧第 2 肋间锁骨中线行胸腔穿刺排气。排气后，若症状短暂缓解后加重，须行胸腔闭式引流。

（2）开放性气胸：应立即用急救包或灭菌纱布，在患者呼气末封闭胸壁伤口，再用绷带或胶布包扎固定，使之变成闭合性气胸。待患者病情稳定后，尽早清创缝合，行胸腔闭式引流。

（3）张力性气胸：应紧急处理，立即减压，在患侧第 2 肋间锁骨中线处行胸腔闭式引流。若现场抢救，可用粗针头从患侧第 2 肋间锁骨中线处刺入胸腔，排出气体，然后用消毒橡皮管连接水封瓶使其持续排气。粗针头应及时更换成胸腔引流管引流，以防肺膨胀后损伤肺脏。

2. 何谓"连枷胸"？

连枷胸的定义为至少 3 根相邻肋骨发生 2 处以上骨折而出现较大范围的浮动胸壁时，其胸壁运动方向与功能正常的胸壁相反，当吸气时软化区域胸壁内陷，呼气时外突。通常是胸部钝挫伤所致，骨折肋骨的数量与胸腔内损伤程度相关。

3. 简述肋骨骨折的处理原则。

肋骨骨折的处理原则为有效镇痛、肺部物理治疗和早期活动。

（1）闭合性肋骨骨折

1）固定、控制反常呼吸：应用多头胸带或弹力束胸带在患者呼气状态下从后向前、自下而上叠瓦式固定胸廓，此方法适用于单纯性肋骨骨折的患者。胸背部、胸侧壁多根多处肋骨骨折但胸壁软化范围小、反常呼吸运动不严重可采用局部厚棉垫加压包扎。患者反常呼吸运动浮动幅度达 3cm 以上可引起严重呼吸与循环功能障碍，超过 5cm 或为双侧连枷胸时可迅速导致死亡，须紧急处理。可先暂时以厚棉垫加压，然后在患侧进行肋骨牵引固定，以往多用巾钳重力牵引，目前已设计出多种牵引器，方便患者起床活动和转运。

2）镇痛：根据患者情况可口服或肌内注射镇痛药，也可作肋间神经阻滞止痛。目前多采用静脉用药、镇痛泵、口服药等多模式镇痛方案。

3）呼吸治疗和支持：可进行诱导性呼吸训练，但目前不主张对连枷胸患者一律采用控制性机械通气来消除反常呼吸运动，若伴有严重肺挫伤且并发急性呼吸衰竭，可行气管内插管或切开进行呼吸机辅助通气。

4）预防感染：合理使用抗生素。

（2）开放性肋骨骨折：除上述相关处理外，还须及时清创、处理伤口、胸腔闭式引流。

4. 胸腔闭式引流的护理要点包括哪些？

（1）保持管道密闭：①胸壁引流管周围用凡士林纱布严密覆盖；②水封瓶始终保持直立，长管没入水中 3~4cm；③搬动患者及更换引流瓶时，用止血钳双向夹闭引流管，以防空气进入；

④先将引流瓶放置低于胸壁引流口平面的位置，再放松止血钳；⑤随时评估引流装置是否密闭，引流管有无脱落。

（2）严格无菌操作：①保持引流装置无菌，定时更换引流装置，并严格遵守无菌技术操作原则；②保持胸壁引流口处敷料清洁、干燥，一旦渗湿应及时更换；③引流瓶位置低于胸壁引流口平面 60~100cm，依靠重力引流，以防瓶内液体逆流入胸腔，造成逆行感染。

（3）保持引流通畅：定时挤压引流管，防止引流管受压、扭曲和阻塞。患者取半坐卧位，经常改变体位，鼓励患者咳嗽和深呼吸，以利于胸膜腔内液体和气体的排出，促进肺复张。

（4）观察记录引流

1）密切观察并准确记录引流液的颜色、性状和量。

2）密切注意水封瓶长管中水柱波动情况，以判断引流管是否通畅。水柱波动幅度反映呼吸道无效腔的大小和胸腔内负压的情况，一般水柱上下波动的范围为 4~6cm。若水柱波动幅度过大，提示可能存在肺不张；若水柱无波动，提示引流管不通畅或肺已经完全复张；若患者出现气促、胸闷、气管向健侧偏移等肺受压症状，则提示血块阻塞引流管，应挤压或使用负压间断抽吸引流瓶中的短玻璃管，促使其恢复通畅，并立即通知医生处理。

（5）处理意外事件：①若引流管从胸腔滑脱，立即用手捏闭胸壁伤口处皮肤，消毒处理后，用凡士林纱布封闭伤口，并协助医生做进一步处理；②若引流瓶损坏或引流管从胸壁引流管与引流装置连接处脱落，立即用双钳夹闭胸壁引流管，并更换引流装置。

（6）拔管护理

1）拔管指征：留置引流管 48~72h 后，如果引流瓶中无气体逸出且引流液颜色变浅，24h 引流液量 <50ml，脓液 <10ml，胸部 X 线显示肺复张良好无漏气，患者无呼吸困难或气促，即可考虑拔管。

2）协助医生拔管：嘱患者先深吸一口气，在吸气末屏气，迅速拔管，并立即用凡士林纱布和厚敷料封闭胸壁伤口，包扎固定。

3）拔管后护理：拔管后 24h 内，应注意观察患者是否有胸闷、呼吸困难、发绀、切口漏气、渗液、出血和皮下气肿，若发现异常应及时通知医生处理。

5. 简述肺癌患者术后体位的摆放要求。

（1）一般情况：患者未清醒前取平卧位，头偏向一侧，以免呕吐物、分泌物吸入而致窒息或并发吸入性肺炎。清醒且血压稳定者，可改为半坐卧位，以利于呼吸和引流。避免采用头低足高仰卧位，以防膈肌上移而妨碍通气。

（2）特殊情况：①肺段切除术或楔形切除术，尽量选择健侧卧位，以促进患侧肺组织扩张。②一侧肺叶切除术，若呼吸功能尚可，可取健侧卧位，以利于手术残留肺组织的膨胀与扩张；若呼吸功能较差，则取平卧位，避免健侧肺受压而限制肺的通气功能。③全肺切除术者，避免过度侧卧，可取 1/4 侧卧位，以预防纵隔移位和压迫健侧而致呼吸循环功能障碍。④咯血或支气管瘘者，取患侧卧位。

6. 什么是 Horner 综合征？

Horner 综合征即颈交感神经综合征，指由于交感神经中枢至眼部的通路受到压迫和破坏，引起患侧瞳孔缩小、眼球内陷、上睑下垂及患侧面部无汗的综合征。

7. 试述食管癌常见的发生部位、典型症状及主要转移途径。

（1）发生部位：中胸段食管癌最多，其次为下胸段，上胸段少见。

（2）典型症状早期无特定症状，晚期主要表现为进行性吞咽困难和体重减轻。

（3）主要转移途径：淋巴转移。

二、自测题

【选择题】

（一）A1 型题

1. 食管癌的好发部位是

A. 上胸段　B. 中胸段　C. 下胸段　D. 上腹段　E. 下腹段

2. 食管癌的主要转移途径是

A. 浸润扩散　B. 淋巴转移　C. 血行转移　D. 直接扩散　E. 上行性转移

3. 食管癌中晚期的典型症状是

A. 吞咽不适感　B. 呼吸困难　C. 胸骨后疼痛
D. 声音嘶哑　E. 进行性吞咽困难

4. 食管癌高发地区普查的主要手段是

A. 食管镜检查　B. 食管吞钡造影　C. 胸、腹部 CT
D. 放射性核素检查　E. 内镜及超声内镜检查

5. 食管癌患者首选的治疗方法是

A. 放疗　B. 化疗　C. 内镜治疗　D. 手术治疗　E. 中药治疗

6. 下列关于食管癌患者术前准备描述错误的是

A. 留置胃管
B. 术前 1 周改为流质饮食
C. 术前预防性服用抗生素
D. 吸烟者，术前 2 周劝患者戒烟
E. 术前一晚清洁灌肠或全肠道灌洗后禁饮、禁食

7. 张力性气胸排气减压，应选择

A. 质地较软，管径 1cm 的塑胶管　B. 质地较软，管径 1.5~2cm 的塑胶管
C. 质地较硬，管径 1cm 的橡皮管　D. 质地较硬，管径 1.5~2cm 的橡皮管
E. 质地较硬，管径 3cm 的橡皮管

8. 肋骨骨折最易发生在

A. 第 1~3 肋　B. 第 4~7 肋　C. 第 8~9 肋
D. 第 10~11 肋　E. 第 12 肋

9. 多根多处肋骨骨折首先应

A. 镇痛　B. 抗感染　C. 固定胸壁
D. 剖胸探查　E. 胸腔穿刺减压

10. 胸腔闭式引流水封瓶中长玻璃管没入水中的状态为

A. 3~4cm，并始终保持倾斜　B. 5~6cm，并始终保持倾斜

C. 3~4cm，并始终保持直立　　D. 5~6cm，并始终保持直立

E. 8~10cm，并始终保持直立

11. 张力性气胸患者行胸腔闭式引流治疗时，引流瓶应低于胸腔引流口平面

A. 15~25cm　B. 30~40cm　C. 45~55cm　D. 60~100cm　E. 100~120cm

12. 下列关于胸腔闭式引流治疗拔管指征的描述错误的是

A. 引流液颜色变浅　　B. 引流瓶中无气体逸出

C. 患者无呼吸困难或气促　　D. 胸部X线片显示肺复张良好

E. 24h引流液量少于100ml

13. 张力性气胸导致患者死亡的主要原因是什么

A. 胸腔积血　B. 严重缺氧　C. 反常呼吸运动

D. 胸腔感染　E. 气管移位

14. 肺癌最常见的病理类型是

A. 鳞状细胞癌　B. 腺癌　C. 小细胞癌　D. 大细胞癌　E. 未分化癌

15. 关于支气管扩张描述错误的是

A. 左侧多于右侧

B. 下叶较上叶常见

C. 多发生于第二、三级支气管

D. 先天性发育缺陷者多为弥漫性支气管扩张

E. 解剖学上可分为柱状、囊状和混合型扩张

16. 以下对肺切除术后发生支气管胸膜瘘的描述错误的是

A. 多发生于术后1周

B. 使用抗生素预防感染

C. 一旦发生，置患者于健侧卧位，并立即报告医生

D. 可用亚甲蓝注入胸膜腔，患者咳出带有亚甲蓝的痰液即可确诊

E. 多因支气管缝合不严格、支气管残端血运不良或支气管缝合处感染、破裂所致

17. 下列对慢性脓胸的描述正确的是

A. 支气管及纵隔偏向患侧　　B. 肋间隙饱满，语颤音减弱

C. 常有高热、脉速、胸痛　　D. 胸廓隆起，听诊呼吸音减弱或消失

E. 患侧呼吸运动增强

18. 以下气胸处理原则错误的是

A. 小量气胸无需特殊处理

B. 中量或大量气胸应行胸膜腔穿刺抽净积气

C. 开放性气胸应紧急封闭伤口

D. 张力性气胸需采取抢救措施

E. 无论何种类型气胸都应积极使用抗生素预防胸腔感染

19. 急性脓胸最主要的致病菌是

A. 大肠埃希氏菌　B. 结核分枝杆菌　C. 真菌

D. 金黄色葡萄球菌　E. 铜绿假单胞菌

20. **肺癌最常见的早期表现是**

A. 胸痛　　B. 发热　　C. 刺激性干咳

D. 血性痰　　E. 声音嘶哑

21. **食管癌根治术后胃管常规保留时间为**

A. 1~2d　　B. 3~4d　　C. 5~6d　　D. 7~8d　　E. 9~10d

22. **食管癌切除术后患者并发吻合口漏的原因不包括**

A. 食管无浆膜覆盖，肌纤维呈纵行走向　　B. 食管血液供应呈节段性

C. 吻合口张力过大　　D. 术后感染、贫血

E. 术后禁食 3~4d

23. **国际抗癌联盟规定癌症患者依据 TNM 分期，其中 M 是指**

A. 肿瘤分期　　B. 淋巴转移　　C. 直接浸润　　D. 远处转移　　E. 原位癌

（二）A2 型题

1. **男，21 岁。既往无身体不适，今晨运动时突然感觉烦躁不安、胸闷、呼吸困难，最可能的诊断是**

A. 粉尘过敏　　B. 呼吸衰竭　　C. 心力衰竭　　D. 张力性气胸　　E. 闭合性气胸

2. **男，48 岁。因车祸导致颈、上胸部皮肤出现紫蓝色的瘀点和瘀斑，紧急送往医院途中，患者出现暂时性意识障碍，最可能的诊断是**

A. 血胸　　B. 脑疝　　C. 脑震荡　　D. 创伤性窒息　　E. 开放性气胸

3. **男，61 岁。行胸腔闭式引流治疗，护士查房时发现引流管从胸腔滑脱，护士需**

A. 观察患者生命体征　　B. 安抚患者紧张情绪

C. 通知医生，等待处理　　D. 迅速将引流管重新插入

E. 立即用手捏闭伤口处皮肤

4. **男，32 岁。因“午后低热、食欲缺乏、体重下降 2 个月”入院，确诊为肺结核，患者手术治疗的最佳时机是术前抗结核治疗**

A. 1~2 个月　　B. 3~5 个月　　C. 6~8 个月　　D. 9~11 个月　　E. 12~18 个月

5. **女，23 岁。因“低热、食欲缺乏、体重下降 1 个月”入院，辅助检查：痰结核菌素试验阳性，护士对患者和家属健康指导错误的是**

A. 保持室内通风

B. 遵医嘱按时、规律服药

C. 接触痰液后立即用免洗手消毒液消毒双手

D. 保持充分的休息时间，避免劳累

E. 痰液用 2% 含氯石灰澄清液浸泡 1h 后弃掉

6. **男，43 岁。3d 前在全身麻醉下行腹腔镜胸腔粘连松解术 + 食管癌切除术，今日出现发热、咳嗽、上腹部疼痛和引流液增多，引流液中出现消化液，患者可能出现了**

A. 乳糜胸　　B. 吻合口漏　　C. 胸腔积液　　D. 肺部感染　　E. 术后大出血

7. **女，71 岁。因吞咽困难、声音嘶哑伴有胸痛或背部疼痛 3 个月入院治疗。临床诊断为食管癌。术后胃肠减压管的护理措施错误的是**

A. 术后 3~4d 内持续胃肠减压　　B. 严密观察引流量和性状

C. 经常挤压胃管，防止管腔堵塞　　D. 发生胃管脱出，应再插入，防止吻合口漏

E. 严密观察病情

8. 男，54 岁。2d 前因胸腔大量积液入院，现给予胸腔闭式引流治疗。护士关于水封瓶玻璃管内水柱波动健康指导正确的是

A. 判断胸腔内积液量
B. 水柱的波动范围是 2~3cm
C. 水柱波动幅度过小，提示存在肺不张
D. 水柱波动幅度过大，提示肺复张良好
E. 反映胸膜腔负压情况及无效腔的大小

9. 男，31 岁。胸部外伤致右侧第 4 肋骨骨折，呼吸困难，发绀。体格检查：患侧胸部叩诊为鼓音，有皮下气肿，可闻及骨擦音。患者首要的急救措施是

A. 固定胸壁
B. 剖胸探查
C. 胸腔穿刺排气
D. 胸腔闭式引流
E. 输血输液抗休克

10. 男，40 岁。全肺切除术后，护士指导患者取 1/4 侧卧位的原因是

A. 预防局限感染
B. 预防纵隔移位和压迫健侧肺
C. 促进胸腔引流
D. 增加患者舒适度
E. 降低压力性损伤发生的风险

11. 男，33 岁。近 2 个月出现咳嗽、咳痰、痰中带血，服用抗生素治疗无效。临床支气管镜检查诊断为肺癌，于 2d 前在全身麻醉下行患侧肺叶切除术。术后早期协助患者进行深呼吸，有效咳嗽、排痰及床上活动，其主要目的是

A. 预防切口出血
B. 预防心律失常
C. 预防肺水肿
D. 预防支气管胸膜瘘
E. 预防肺不张和肺炎

12. 男，46 岁。反复咳嗽、咳痰、咯血 10 年，门诊诊断为支气管扩张，对该患者的护理措施<u>错误</u>的是

A. 维持呼吸道通畅
B. 预防窒息等并发症
C. 避免咳嗽以免发生自发性气胸
D. 遵医嘱使用抗生素控制感染
E. 呼吸困难者行氧疗

13. 男，65 岁。既往有慢性支气管炎 3 年，近日因咳嗽、咳痰症状加重，伴有少量咯血来我院治疗，临床诊断为肺癌。全肺切除术后出现肺水肿，护士紧急处理的措施<u>不包括</u>

A. 立即减慢输液速度
B. 给予氧气吸入
C. 给予患者心电监护
D. 遵医嘱给予患者强心、利尿、镇静药
E. 立即准备胸腔穿刺包

14. 女，56 岁。诊断为原发性支气管癌，拟进行手术治疗，对该患者的术后护理措施<u>不正确</u>的是

A. 给氧治疗
B. 定时给患者叩背，协助患者咳嗽、排痰
C. 给予合适体位
D. 切口疼痛时可鼓励患者浅快呼吸
E. 维持胸腔引流通畅

（三）A3/A4 型题

（1~3 题共用题干）

男，52 岁。因“咳嗽、咳痰、痰中带血 7 个月，加重 2d”入院。查体：血压 93/54mmHg，呼吸 23 次 /min，心率 112 次 /min。症状：黄色黏痰伴有杵状指。体征：肺部听诊可闻及局限性湿啰音和呼气性啰音。

1. 患者最可能的诊断是

A. 肺癌
B. 肺结核
C. 肺水肿
D. 心力衰竭
E. 支气管扩张

2. **护士对该患者的术前护理措施，错误的是**

A. 遵医嘱使用抗生素控制感染
B. 术前绝对卧床休息保持体力
C. 进行呼吸功能训练
D. 术前将痰量控制在 50ml/d 以下
E. 每日体位引流排痰

3. **护士对该患者的护理措施，错误的是**

A. 密切观察患者病情
B. 指导患者进行有效咳嗽排痰
C. 给予高热量、高蛋白、高维生素饮食
D. 遵医嘱给予抗生素，将痰量控制在 30ml/d 以下
E. 咯血后指导患者用生理盐水漱口，去除口中腥味

（4~6 题共用题干）

女，51 岁。1h 前被汽车撞伤后出现呼吸困难、胸痛而急诊入院。患者意识模糊，呼吸浅快，四肢湿冷。查体：体温 39.1℃，血压 70/43mmHg，心率 128 次 /min，呼吸 31 次 /min。体格检查：患者胸部叩诊呈浊音，肋间隙饱满。

4. **为明确诊断，下列最可靠的辅助检查是**

A. X 线　B. 血常规　C. 心电图　D. 胸膜腔穿刺　E. 超声心动图

5. **护士在动态观察患者病情时，提示有活动性出血可能的是**

A. 呼吸浅快，心音遥远
B. 每小时引流量超过 200ml 并持续 3h 以上
C. 胸部 X 线显示胸腔有阴影
D. 连续 2h 引流量超过 100ml 以上
E. 血红细胞计数、血红蛋白下降，贫血面容

6. **若患者出现活动出血，护士须做出的紧急处理是**

A. 密切观察患者呼吸型态的改变
B. 积极做好开胸手术的术前准备
C. 给予吸氧，观察血氧饱和度变化
D. 协助完善各项检查，明确患者诊断
E. 迅速建立静脉通路，积极补充血容量

（7~9 题共用题干）

女，51 岁。因低热、咳嗽、咳痰、盗汗 21d 入院。查体：意识清楚，精神较差，听诊双肺呼吸音粗，可闻及少许湿啰音。

7. **患者最可能的诊断是**

A. 肺癌
B. 肺结核
C. 支气管扩张
D. 慢性阻塞性肺疾病
E. 急性呼吸窘迫综合征

8. **接诊护士对该患者的护理措施错误的是**

A. 定时开窗通风
B. 禁止探视人员入室
C. 安排单人病房，进行隔离
D. 鼓励患者摄入高热量、高蛋白、高维生素饮食
E. 指导患者进行呼吸功能锻炼，保持呼吸道通畅

9. 若患者采取手术治疗，护理措施描述错误的是

A. 改善营养状态　　B. 维持有效气体交换
C. 术后给予镇咳以免切口疼痛　　D. 预防继发感染
E. 术后继续抗结核治疗

(10~12 题共用题干)

男，65 岁。因"反复咳嗽、咳痰、喘息 3 年，近 5d 加重并伴有少量咯血"收治在呼吸内科。辅助检查：X 线检查显示肺部可见块状阴影，边缘不清晰。

10. 护士采集病史时应特别注意询问

A. 糖尿病、冠心病、肺结核史　　B. 近期胸部 X 线检查情况
C. 咳痰的颜色、量、气味　　D. 患者接触史
E. 吸烟史

11. 该疾病普查和诊断简便有效的方法是

A. 胸部 CT　　B. 开胸探查　　C. 痰细胞学检查
D. 纤维支气管镜检查　　E. 经胸壁穿刺针组织活检

12. 若患者出现颈交感神经综合征，则表现为

A. 双侧眼球突出　　B. 双侧瞳孔扩大　　C. 患侧眼睑闭合不全
D. 面部大汗淋漓　　E. 患侧上睑下垂

(13~15 题共用题干)

男，57 岁。3 个月前无明显诱因出现吞咽堵塞感，近 1 个月出现进行性吞咽困难。查体：未发现任何阳性体征。实验室检查：RBC 4.3×10^{12}/L，Hb 98g/L。

13. 下列不属于该疾病病因的是

A. 亚硝胺及真菌　　B. 遗传因素
C. 进食温凉的食物　　D. 营养不良和微量元素缺乏
E. 饮食习惯

14. 该疾病首选的治疗方式是

A. 内镜治疗　　B. 中药治疗　　C. 支持治疗　　D. 手术治疗　　E. 化学治疗

15. 若患者行手术治疗，术后护理措施中不正确的是

A. 保持胃肠减压通畅
B. 静脉补液维持营养
C. 保证充足的睡眠，劳逸结合
D. 协助患者有效排痰，保持呼吸道通畅
E. 指导患者早期下床活动，自行下蹲进行大小便

(四) B 型题

(1~3 题共用备选答案)

A. 闭合性气胸　　B. 张力性气胸　　C. 进行性血胸
D. 开放性气胸　　E. 多根多处肋骨骨折

1. 需要立即给予剖胸探查的是

2. 需要紧急给予固定胸壁处理的是

3. 呼吸时可闻及吸吮样声音的是

（4~5 题共用备选答案）

A. 患侧锁骨中线第 2 肋间隙
B. 患侧锁骨中线第 3 肋间隙
C. 患侧锁骨中线第 6 肋间隙
D. 患侧腋中线与腋后线间第 2 或第 3 肋间隙
E. 患侧腋中线与腋后线间第 6 或第 7 肋间隙

4. 张力性气胸排气减压时，穿刺部位在

5. 胸腔积液引流排液时，穿刺部位在

（6~9 题共用备选答案）

A. 反常呼吸
B. 间歇呼吸
C. 纵隔扑动
D. 纵隔移向健侧
E. 纵隔移向患侧

6. 连枷胸的特点是

7. 开放性气胸的特点是

8. 张力性气胸的特点是

9. 慢性脓胸的特点是

（10~12 题共用备选答案）

A. 平卧位
B. 健侧卧位
C. 患侧卧位
D. 半坐卧位
E. 头低足高位

10. 脓胸患者出现支气管胸膜瘘时取

11. 一侧肺叶切除患者，若呼吸功能尚可，宜取

12. 一侧肺叶切除患者，若呼吸功能较差，宜取

【填空题】

1. 肺结核的基本病理改变为（　　）、（　　）、（　　）。

2. 成人中量血胸为（　　）L。

3. 胸部损伤最主要的症状是（　　）。

4. 肺癌最常见的组织分型是（　　），恶性程度最高的类型是（　　）。

5. 食管癌术后患者最严重的并发症是（　　）。

6. 全肺切除术后 24h 补液量宜控制在（　　）ml 内，速度以（　　）滴 /min 为宜。

7. 全肺切除术后胸腔引流患者，每次放液量不宜超过（　　）ml，脓胸闭式引流患者拔出引流管的指征之一是脓腔容积测定少于（　　）ml，胸腔闭式引流管的拔管指征之一是 24h 引流量低于（　　）ml。

【名词解释】

1. 连枷胸　　2. 纵隔扑动　　3. 中央型肺癌

4. Horner 综合征　　5. 支气管扩张

【案例分析题】

男，55 岁。因车祸致右侧第 5~8 肋肋骨骨折，出现进行性呼吸困难，发绀，休克。查体：血压 76/44mmHg，心率 136 次 /min，右侧胸壁局部有明显压痛，且吸气时胸壁内陷，呼气时外突。胸穿时，针芯自动退出并有血性胸液。

请问：

1. 该患者的诊断是什么？
2. 应采取哪些急救措施？
3. 患者可能会出现哪些护理诊断/合作性问题？
4. 该患者手术前后的护理目标是什么？

参考答案

【选择题】

(一) A1 型题

1. B 2. B 3. E 4. A 5. D 6. B 7. A 8. B 9. C 10. C
11. D 12. E 13. B 14. A 15. C 16. C 17. A 18. E 19. D 20. C
21. B 22. E 23. D

(二) A2 型题

1. D 2. D 3. E 4. C 5. C 6. B 7. D 8. E 9. C 10. B
11. E 12. C 13. E 14. D

(三) A3/A4 型题

1. E 2. B 3. D 4. D 5. B 6. B 7. B 8. B 9. C 10. E
11. C 12. E 13. C 14. D 15. E

(四) B 型题

1. C 2. E 3. D 4. A 5. E 6. A 7. C 8. D 9. E 10. C
11. B 12. A

【填空题】

1. 渗出性改变、增生性改变、干酪样坏死
2. 0.5~1.0
3. 胸痛
4. 鳞癌、小细胞癌
5. 吻合口漏
6. 2 000、20~30
7. 100、10、50

【名词解释】

1. **连枷胸**：多根多处肋骨骨折使局部胸壁失去完整肋骨支撑而软化，可出现反常呼吸运动，即吸气时软化区胸壁内陷，呼气时外突。

2. **纵隔扑动**：指胸部损伤致双侧胸膜腔内压力不平衡，患侧胸内压显著高于健侧时，可致纵隔向健侧移位，进一步使健侧肺扩张，表现为吸气时纵隔向健侧移位；呼气时又移回患侧，导致其位置随呼吸而左右摆动。

3. **中央型肺癌**：起源于主支气管、肺叶支气管的肺癌，位置靠近肺门。

4. **Horner 综合征**：又称为颈交感神经麻痹综合征，是由于交感神经中枢至眼部的通路上受到

压迫和破坏，引起患侧瞳孔缩小、眼球内陷、上睑下垂和患侧面部无汗的综合征。

5. **支气管扩张**：是由于支气管及其周围肺组织的慢性炎症和阻塞，导致支气管管腔扩张和变形的慢性化脓性疾病。临床表现为慢性咳嗽伴大量脓痰和反复咯血。

【案例分析题】

1. 该患者的诊断是什么？

该患者诊断为多根多处肋骨骨折伴血胸。

2. 应采取哪些急救措施？

急救处理措施：①立即在患侧胸壁放置牵引支架，行牵引固定，或用厚棉垫加压包扎；②遵医嘱进行镇痛治疗，根据患者个人情况选择合适的镇痛方式；③给予呼吸支持治疗；④同时给予补液、输血，并做好胸部探查的术前准备。

3. 患者可能会出现哪些护理诊断 / 合作性问题？

1）气体交换受损　与肺萎陷所致的有效气体交换面积减少有关。

2）急性疼痛　与组织损伤有关。

3）潜在并发症：感染　与胸部损伤、剖胸手术有关。

4. 该患者手术前后的护理目标是什么？

针对该患者的预期护理目标：①患者能够正常进行气体交换；②能维持正常的循环功能；③患者生命体征平稳；④患者未发生护理并发症。

（王建宁）

第六节　神经外科

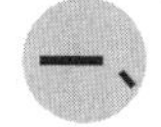

一、基本理论与知识要点

1. 颅前窝、颅中窝和颅后窝骨折的区别有哪些？

颅前窝、颅中窝和颅后窝骨折的区别见表 1-8-3。

表 1-8-3　颅底骨折的临床表现

骨折部位	脑脊液漏	瘀斑部位	可能累及的脑神经
颅前窝	鼻漏	眼眶、球结膜瘀斑（“熊猫眼”征）	Ⅰ、Ⅱ
颅中窝	耳漏或鼻漏	乳突区	Ⅶ、Ⅷ
颅后窝	无	乳突部、咽后壁	Ⅸ、Ⅹ、Ⅺ、Ⅻ

2. 脑挫裂伤的临床表现有哪些？

（1）意识障碍：是脑挫裂伤最突出的临床表现之一，伤后多立即昏迷，由于伤情不同，昏迷时间由数分钟至数小时、数日、数月不等，甚至会出现迁延性昏迷。长期昏迷者多存在广泛脑皮质损害或脑干损伤。

(2) 颅内压升高“三主征”：头痛、呕吐、视神经盘水肿。

(3) 库欣三联征：颅内压急剧增高时，患者出现血压升高、脉率变缓、呼吸亦加深变慢，即俗称的“两慢一高”症状。

(4) 脑膜激惹：表现为闭目畏光、蜷曲而卧、低热，恶心呕吐亦与此有关。颈项抗力约在 1 周左右逐渐消失，如果持久不见好转，应注意有无颅颈交界处损伤或颅内继发感染。

3. 如何通过格拉斯哥昏迷量表(GCS)评分来判断颅脑损伤患者的受伤程度？

颅脑损伤分级见表 1-8-4。

表 1-8-4　颅脑损伤分级

级别	临床表现
轻度	GCS 评分为 15，定向力正常，无局灶性神经功能障碍
中度	GCS 评分为 14~15，意识障碍 <5min，无局灶性神经功能障碍
中度	GCS 评分为 9~13，意识障碍≥5min，局灶性神经功能障碍
严重	GCS 评分为 3~8

4. 试述颅脑损伤患者的急诊处理原则。

(1) 正确评估伤情，与转运人员做好交接，了解患者受伤情况。

(2) 监测生命体征，对合并伤进行相关科室协调处理。遇到大批急诊或病情复杂，需要多方合作抢救的患者，及时通知有关领导。

(3) 有手术指征患者：做好相应术前准备。抽血验血型，配同型血，检查血常规、生化、凝血功能，做皮肤准备，进行 CT 和心电图检查。

(4) 无手术指征患者：送入神经外科相关病房，继续对症治疗和观察护理。

5. 慢性硬脑膜下血肿与急性硬脑膜下血肿的临床表现有哪些区别？

慢性硬脑膜下血肿与急性硬脑膜下血肿临床表现的区别见表 1-8-5。

表 1-8-5　慢性硬脑膜下血肿与急性硬脑膜下血肿临床表现的区别

临床表现	慢性硬脑膜下血肿	急性硬脑膜下血肿
外伤史	多不明确或轻微	明确
颅内压升高	以慢性颅内压升高为主要表现。常于伤后 1~3 个月后逐渐出现头痛、视物模糊	颅内压升高出现较早，脑疝症状出现较快
局灶性症状	肢体乏力、轻偏瘫、失语	偏瘫、失语
精神智力症状	逐渐出现记忆力减退、智力迟钝、精神失常	伤后即刻昏迷，程度逐渐加深

6. 颅内血肿形成按时间可分为几类？

按时间可分为急性血肿(<3d)、亚急性血肿(3d~3 周)和慢性血肿(>3 周)。

7. 颅骨缺损患者，若需要行颅骨修补术，一般间隔多长时间？

(1) 原发性或继发性颅骨肿瘤切除后，一期修复颅骨缺损；若不能一期修复，可在伤口愈合 1~3 个月后再手术修补。

（2）颅内压升高的患者，必须待颅内压正常和神经系统症状稳定后再手术修补。

（3）有明显或潜在感染的患者，或颅骨缺损区与鼻旁窦相通，伴头颅平片有积气，至少间隔 6~12 个月再手术。

（4）头皮愈合不良，如头皮薄或血供差应延迟颅骨修补。

（5）4 岁以下儿童如硬脑膜外层的骨膜完整，观察 1 年，因为有颅骨再生的可能。

（6）单纯凹陷性或粉碎性颅骨骨折做塌陷性摘除术后，可同期一次手术完成修补。

8. 胶质瘤是如何分类的？

《WHO 中枢神经系统肿瘤分类（2016 版）》中，胶质瘤的病理类型分类为弥漫性星形细胞瘤、少突神经胶质瘤、其他类型星形细胞肿瘤、室管膜类肿瘤、其他胶质瘤、神经元和神经元 - 胶质混合瘤。

9. 胶质瘤是如何分级的？

根据《WHO 中枢神经系统肿瘤分类（2016 版）》胶质瘤分为 Ⅰ ~ Ⅳ级。WHO 分级为 Ⅰ ~ Ⅱ级的胶质肿瘤统称为低级别胶质瘤；WHO 分级为 Ⅲ ~ Ⅳ级的胶质肿瘤统称为高级别胶质瘤，其中以胶质母细胞瘤（glioblastoma，GBM）最常见。

10. 脑疝是如何分类的？

根据脑疝发生的部位，将脑疝分为三类。

（1）小脑幕切迹疝（又称为颞叶钩回疝）：为幕上颞叶的海马旁回、钩回通过小脑幕切迹被推移至幕下，或小脑蚓部与小脑前叶从幕下向幕上疝出。

（2）枕骨大孔疝（又称为小脑扁桃体疝）：小脑扁桃体及延髓经枕骨大孔疝入椎管内。

（3）大脑镰下疝（又称为扣带回疝）：为一侧半球的扣带回经镰下孔疝入对侧颅腔。

11. 小脑幕切迹疝的临床表现是什么？

（1）颅内压升高的症状：剧烈头痛，烦躁不安，频繁的恶心、呕吐。

（2）意识改变：表现为嗜睡、浅昏迷或深昏迷，对外界的刺激反应迟钝或消失。

（3）瞳孔改变：两侧瞳孔不等大，同侧瞳孔先短暂缩小继而散大，对光反射减弱或消失。此外，同侧还可有眼睑下垂、眼球外斜。

（4）运动障碍：多数对侧肢体偏瘫并有锥体束征，少数发生在同侧。

（5）急性颅内压升高时的生命体征改变：血压升高，脉缓慢而有力，呼吸缓慢而深，体温升高。若在上述情况发生后未能采取有效的措施，则病情继续恶化。对侧瞳孔也按上述规律变化，瞳孔散大，对光反射消失，出现去大脑强直，形成枕骨大孔疝导致呼吸停止，心脏停搏。

12. 癫痫发作时的急救处理有哪些？

（1）快速准确评估：评估患者意识状态、生命体征、瞳孔大小、发作起始时间、持续时间，然后判断发作类型。

（2）保持呼吸道通畅：保持头部向一侧偏斜，避免窒息和误吸，给予氧气吸入。

（3）保护患者安全：就地平卧，注意保护头部，避免舌咬伤，不要过度用力按压患者，以免造成骨折。

（4）对症治疗：开放静脉通路，遵医嘱使用抗癫痫药物。

13. 垂体瘤可分为哪几种类型？

（1）根据肿瘤有无分泌功能分类

1）功能型腺瘤：占全部垂体腺瘤的 65%~80%。主要有垂体催乳素（PRL）腺瘤、生长激素（GH）腺瘤、促肾上腺皮质激素（ACTH）腺瘤、促甲状腺激素（TSH）腺瘤、促性腺激素（卵泡刺激素、促黄体生成素）腺瘤和混合型腺瘤。

2）无功能型腺瘤。

（2）根据肿瘤的生长部位可分为鞍内、鞍外与异位垂体瘤。

（3）根据肿瘤大小可分为微腺瘤（直径≤1cm）和大腺瘤（直径 >1cm）。

（4）根据肿瘤大小可分为非侵袭性、侵袭性和转移性。

（5）根据肿瘤的组织学分类

1）腺瘤：典型与不典型。

2）癌（转移和 / 或侵犯脑组织）。

3）非腺瘤：原发或继发于非腺垂体肿瘤或类似腺瘤的垂体增生。

14. 脑性盐耗综合征和抗利尿激素分泌失调综合征的区别有哪些？

脑性盐耗综合征和抗利尿激素分泌失调综合征的区别见表 1-8-6。

表 1-8-6 脑性盐耗综合征和抗利尿激素分泌失调综合征的区别

项目	脑性盐耗综合征	抗利尿激素分泌失调综合征
原因	下丘脑受损后心房钠尿肽或脑钠尿肽分泌增多，肾小管对钠重吸收出现障碍，血容量减少，为真性低钠血症	抗利尿激素异常分泌增多致机体内水潴留，血容量增加，为稀释性低钠血症
表现	血钠低、中心静脉压低	口渴、神志恍惚，小便量不增加，血钠低、中心静脉压正常或升高
处理	适当扩充血容量，补充高渗钠盐来纠正低钠血症	严格限制水的入量，酌情给予利尿药排出体内过剩水分以升高钠离子浓度

15. 小脑幕切迹疝和枕骨大孔疝临床如何鉴别？

幕上的脑组织通过小脑幕切迹被挤向幕下，称为小脑幕切迹疝或颞叶疝。幕下的小脑扁桃体和延髓经枕骨大孔被挤向椎管内，称为枕骨大孔疝或小脑扁桃体疝（表 1-8-7）。

表 1-8-7 小脑幕切迹疝和枕骨大孔疝临床鉴别

项目		枕骨大孔疝	小脑幕切迹疝
部位		幕下	幕上
形成		颅后窝病变或颅腔内高压时，小脑扁桃体被挤入枕骨大孔并嵌顿	病灶侧的颞叶沟回部分的脑组织被挤入小脑幕裂孔内
临床表现	意识障碍	出现较晚	嗜睡、昏迷，对外界刺激反应迟钝或消失
	瞳孔改变	忽大忽小	病侧瞳孔缩小→逐渐散大→双侧瞳孔散大，对光反射消失
	生命体征紊乱	较早，呼吸骤停发生较早	最后发生呼吸停止
	肢体活动	四肢瘫痪	对侧中枢性偏瘫

16. 髓内、髓外肿瘤的临床表现有哪些区别？

髓内、髓外肿瘤临床表现的区别见表 1-8-8。

表 1-8-8　髓内、髓外肿瘤临床表现的区别

项目	髓内肿瘤	髓外肿瘤
好发部位	颈段、胸段	颈段、腰段
肿瘤性质	恶性多见	良性多见
首发症状	神经根痛少见	神经根痛多见
感觉障碍	自上而下(下行麻痹)	自下而上(上行麻痹)
括约肌障碍	出现早	出现晚

17. 肌力如何分级?

可分为六级。

0 级:完全瘫痪,不能作任何自由运动。

1 级:可见肌肉轻微收缩。

2 级:肢体能在床上平行移动。

3 级:肢体可以克服地心吸引力,能抬离床面。

4 级:肢体能作对抗外界阻力的运动。

5 级:肌力正常,运动自如。

18. 脊髓疾病术后患者为什么要轴线翻身? 注意事项有哪些?

术后翻身时保持脊椎平直,以维持脊柱的正确生理弯度,避免躯干扭曲。

注意事项:

(1) 翻身角度不可超过 60°,防止脊柱负重增大。

(2) 要使头、颈、肩、腰、髋同时翻转,并始终保持在同一轴线上。

(3) 翻身时做好防护,防止发生坠床。

19. 简述大脑动脉环的解剖结构。

大脑动脉环为颈内动脉与椎 - 基底动脉在脑底部的吻合,又称为 Willis 环。它由左、右大脑后动脉、后交通动脉、颈内动脉、大脑前动脉及前交通动脉组成,形成脑底主要动脉间的交通结构。

20. 脑动脉瘤破裂出血的术后护理措施有哪些?

(1) 患者应在专科或外科重症监护室密切监护。

(2) 病室安静,光线偏暗,避免外界刺激。

(3) 绝对卧床 14~21d,床头抬高 15° ~30°。

(4) 进食低渣饮食,使用轻缓泻剂保持大便通畅。

(5) 遵医嘱镇静、镇痛。

(6) 控制血压。

(7) 维持正常血容量,防治低血容量导致 DIC。

(8) 预防及治疗系统并发症。

21. 全脑血管造影术(digital substraction angiography,DSA)术后护理措施有哪些?

(1) 体位:遵医嘱术侧下肢制动 12h。检查后 2~3d 内,禁屈髋、屈膝等下肢角度 >90°的动作,勿剧烈活动。

(2) 观察:监测患者的格拉斯哥昏迷量表评分、瞳孔、SpO_2、生命体征及肢体活动情况。密切观察

穿刺部位和周围皮肤有无红肿、瘙痒、渗血，每 0.5h 测足背动脉搏动与足温 1 次，连续 8 次。若患者主诉头晕、头痛，有呕吐、失语、短暂的意识障碍、肌力下降，下肢动脉搏动减弱或不清、温度过低等异常表现，或穿刺部位异常，均应立即通知医生。

（3）饮食：遵医嘱禁食 6h 后予以半流质饮食。

22. 高血压脑出血好发于哪些部位？

高血压脑出血在大脑基底节处最常发生，约占脑出血的 2/3。其中，基底节区出血较多见，占 50%，丘脑出血占 15%，脑桥出血占 10%，小脑出血占 10%，皮层下白质 - 脑叶出血约占 15%。

23. 脑脊液是如何在脑内循环的？

左、右侧脑室脉络丛产生的脑脊液，经左、右室间孔流入第三脑室，与第三脑室脉络丛产生的脑脊液一起，经中脑导水管流入第四脑室，再与第四脑室产生的脑脊液一起经正中孔和两个外侧孔到蛛网膜下腔，最后通过蛛网膜颗粒回流到上矢状窦。

24. 脑积水如何分类？

（1）按脑室系统和蛛网膜下腔是否相交通分类

1）梗阻性（又称为非交通性脑积水）：特点是梗阻发生在脑室系统或第四脑室出口，使脑脊液部分或全部不能流入蛛网膜下腔，梗阻部位以上的脑室扩大。

2）交通性：特点是全脑室扩大，脑室系统和蛛网膜下腔是相通的。

（2）按发病年龄分类：①小儿脑积水；②成人脑积水。

（3）按压力分类：①高压性脑积水；②正常压力脑积水。

（4）按病程分类：①急性脑积水（数天）；②亚急性脑积水（数周）；③慢性脑积水（数月或数年）。

（5）按临床症状有无分类：①症状性脑积水；②无症状性脑积水。

（6）按病程进展与否分类：①进展性脑积水；②静止性脑积水。

25. 脑脊液分流术有哪些并发症？

（1）分流管堵塞：最常见，可由脑室端、腹腔端、分流阀或整个分流装置阻塞造成。

（2）感染：包括颅内感染、分流管皮下通道感染及腹腔感染。

（3）分流不当：分流过度或不足。

（4）癫痫。

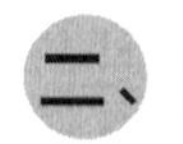

二、自测题

【选择题】

（一）A1 型题

1. 治疗颅底骨折脑脊液漏的措施，以下错误的是

A. 绝对卧床休息　B. 镇静、消炎　C. 防止上呼吸道感染
D. 适当控制入液量　E. 填塞漏液的鼻孔或耳道

2. 重症颅脑损伤患者的急救，首先应

A. 测量生命体征　B. 及时输液、输血　C. 保持呼吸道通畅
D. 应用止血和抗感染药物　E. 降温

3. **急性硬脑膜外血肿，原发性脑外伤较轻时，最典型的意识障碍是**

A. 持续性昏迷加深　B. 迟发性昏迷　C. 昏迷→清醒→昏迷
D. 早期清醒→昏迷　E. 清醒昏迷交替出现

4. **颅底骨折属于**

A. 闭合性骨折　B. 开放性骨折　C. 不稳定性骨折　D. 青枝骨折　E. 凹陷性骨折

5. **对重症脑损伤患者的处理下列哪项是错误的**

A. 尿潴留或尿失禁者须导尿　B. 呕吐频繁者应禁食
C. 呼吸不畅者可作气管切开　D. 烦躁不安者可用吗啡类药物
E. 颅内高压者应限制液体入量

6. **颅底骨折鼻耳道脑脊液漏患者禁忌做腰椎穿刺、填塞、冲洗及药物滴入的目的是**

A. 防止脑疝形成　B. 防止脑脊液流失导致颅内压降低
C. 防止颅内继发感染　D. 防止颅内高压
E. 防止剧烈头痛

7. **截瘫患者泌尿系统的护理措施不包括**

A. 早期应留置导尿管　B. 持续引流尿液，2 周后改为定时开放
C. 留置导尿管应每周更换 1 次　D. 由于泌尿功能障碍，平时应控制饮水
E. 若发生尿路感染，用抗菌药物冲洗膀胱

8. **以下哪项是观察瞳孔时的注意事项**

A. 理想状态下，环境应明亮
B. 使用医用电筒或强光电筒
C. 手电应直射，以防角膜反射
D. 请清醒患者将目光停留在测试者身后某处，如果目光停留在电筒或测试者身上，会导致瞳孔调节反射
E. 测试者应面对被测者，手电从两眼间照射以同时观察对侧的间接对光反射

9. **以下关于瞳孔的描述，错误的是**

A. 受精神或情绪刺激时瞳孔扩大
B. 一侧瞳孔缩小、无对光反射可能由动眼神经受压引起
C. 瞳孔散大可由抗组胺药物、阿托品，东莨菪碱迷幻剂等药物引起
D. 虹膜震颤提示小脑幕切迹疝早期、中脑损伤或巴比妥类中毒
E. 双瞳散大、固定可见于缺氧末期或脑死亡患者

10. **患者能作关节全范围运动，但不能抵抗阻力，请问肌力的等级是**

A. 1 级　B. 2 级　C. 3 级　D. 4 级　E. 5 级

11. **肌力评估时，错误的是**

A. 应严格遵循无伤害原则　B. 患者必须是清醒的
C. 必须施力于被测肌肉的末端　D. 必须施力于被测肌肉的近关节部位
E. 若测试下肢，可施力于小腿部位

12. **关于格拉斯哥昏迷量表的注意事项，错误的是**

A. 运动反射下降 1 分，通知医生
B. 总分下降 2 分，通知医生

C. 两侧肢体活动不对称时，应根据病情较重侧的情况进行评分

D. 细微的混淆可能是神经功能退化的最早征兆，要提高警惕

E. 使用镇静药对格拉斯哥昏迷量表评分有影响

13. 脑脊液由脑室中的哪个部位产生

A. 脉络丛 B. 脑干 C. 延髓 D. 脑细胞 E. 胶质细胞

14. 脑室外引流高度应控制在高于侧脑室平面

A. 5~10cm B. 8cm C. 10~15cm D. 15~20cm E. 20~25cm

15. 腰大池引流高度必须高于腰椎管水平

A. 2~3cm B. 3~4cm C. 5~6cm D. 6~7cm E. 8cm

16. 全脑血管造影术后应采取的卧位为

A. 半坐卧位 B. 仰卧中凹位 C. 头高足低位 D. 平卧位 E. 床头抬高 30°

17. 整个颅腔被哪两个结构分隔成三个彼此相通的分腔

A. 小脑镰、小脑幕 B. 大脑镰、大脑幕 C. 大脑镰、小脑幕

D. 小脑镰、大脑幕 E. 矢状窦、横窦

18. 成人侧卧位时颅内压正常值是

A. 40~140mmH_2O B. 50~150mmH_2O C. 80~180cmH_2O

D. 70~170mmHg E. 80~180mmH_2O

19. 正常脑脊液的颜色为

A. 血性 B. 淡血性 C. 鲜血性 D. 无色透明 E. 淡黄色

20. 三偏症见于

A. 脑叶受损 B. 血管痉挛 C. 内囊出血 D. 脑疝 E. 脊髓疾病

21. 幕上疾病手术后观察的重点是

A. 脉搏、瞳孔 B. 意识、瞳孔 C. 血压、瞳孔 D. 脉搏、血压 E. 血压、呼吸

22. 脑出血最常见的病因是

A. 脑动脉炎 B. 高血压和动脉硬化 C. 血液病

D. 颅内动脉瘤 E. 脑血管畸形

23. 关于脑出血的护理，错误的是

A. 绝对卧床休息 24h，此后可慢慢活动

B. 各项护理操作尽量集中进行，以减少刺激

C. 安置患者平卧位，头偏向一侧或侧卧位

D. 过度烦躁不安的患者可遵医嘱适量应用镇静药

E. 每 2~3h 应协助患者改变体位 1 次

24. 脑出血急性期的处理中，错误的是

A. 勤翻身叩背 B. 控制血压 C. 降低颅内压

D. 适当使用止血药 E. 抬高头部 15°~30°

25. 对于高血压脑出血患者，急性期处理最重要的环节是

A. 亚低温疗法 B. 合理使用抗生素，防止继发感染

C. 立即用药将血压降至正常水平 D. 抗脑水肿，降低颅内压

E. 止血治疗

（二）A2 型题

1. **男，28 岁。头部受伤后意识模糊约 20min，头痛，恶心，呕吐，追问受伤经过不能记忆，查体无异常倾向，可能诊断为**

   A. 脑震荡　　B. 脑挫裂伤　　C. 颅骨骨折
   D. 硬脑膜外血肿　　E. 颅内血肿

2. **男，70 岁。因车祸致头部受伤，伤后当即昏迷 1h，清醒后诉头痛，有呕吐。入院 8h，仍未排尿，主诉下腹胀痛。查体见下腹膀胱区隆起，耻骨联合上叩诊呈实音。目前其主要护理问题是**

   A. 下腹疼痛　　B. 潜在呼吸道感染　　C. 体液过多
   D. 尿潴留　　E. 有皮肤完整性受损的危险

3. **男，80 岁。因意识模糊，频繁呕吐，诊断为“脑出血”入院。入院查体：血压 208/120mmHg，双侧瞳孔不等大，左侧瞳孔直径 2mm，右侧瞳孔直径 4mm，对光反射迟钝，格拉斯哥昏迷量表评分为 9 分，左侧肢体偏瘫，目前应禁止使用的护理措施为**

   A. 绝对卧床休息，头偏向一侧
   B. 遵医嘱应用脱水药降颅压治疗
   C. 将瘫痪肢体置于功能位
   D. 吸氧
   E. 协助生活护理，可采用小量不保留灌肠保持大便通畅

4. **男，56 岁。与朋友共进晚餐时，饮白酒半斤，回家后突感头痛剧烈、头晕、呕吐，不能站立，左侧肢体活动障碍，行走不稳，患者可能的诊断是**

   A. 脑出血　　B. 脑血栓形成　　C. 脑栓塞
   D. 高血压危象　　E. 短暂性脑缺血发作

（三）A3/A4 型题

（1~4 题共用题干）

男，38 岁。车祸伤及头部，当即出现右侧鼻唇沟变浅，右外耳道流出淡血性液体，右耳听力下降，CT 示颅内少量积气。

1. **患者出现了**

   A. 颅前窝骨折　　B. 颅中窝骨折　　C. 颅后窝骨折
   D. 额骨骨折　　E. 脑挫裂伤

2. **护理措施不正确的是**

   A. 床头抬高 15°~30°　　B. 用生理盐水棉球清洁外耳道
   C. 限制液体入量　　D. 枕部垫无菌巾
   E. 用棉球塞住右耳，以减少脑脊液外漏

3. **目前患者适宜的体位是**

   A. 头低位　　B. 仰卧中凹位　　C. 左侧卧位　　D. 右侧卧位　　E. 平卧位

4. **该患者伤后第 4d 出现高热、头痛、意识障碍，脑膜刺激征阳性，应考虑**

   A. 颅内压过高　　B. 颅内血肿　　C. 颅内感染　　D. 伤口感染　　E. 脑水肿

（5~9 题共用题干）

患者，男性。高处坠落后严重呼吸困难、四肢不能活动。查体：颈部压痛、四肢瘫痪，高热，有较重痰鸣音。X 线摄片提示：C_4~C_5 骨折，合并脱位。

5. 对该患者应首先采取的措施是

A. 手术复位固定　B. 使用呼吸兴奋剂　C. 气管切开

D. 吸氧　E. 吸痰

6. 患者行颅骨牵引、出现感染迹象时应及时采取的措施是

A. 针眼或牵引弓部位涂抗生素药膏

B. 观察牵引针眼或牵引弓部位有无皮肤破溃

C. 每日用生理盐水清洁消毒针眼或牵引弓部位 2 次

D. 静脉输入大量抗生素

E. 局部再次手术治疗

7. 导致其呼吸困难的最主要原因为

A. 腹胀引起膈肌上移　B. 呼吸肌麻痹　C. 水肿压迫呼吸中枢

D. 痰液堵塞气道　E. 气管受压

8. 减轻脊髓水肿和继发性损伤可采用的治疗是

A. 地塞米松 10~20mg 口服，每天 3 次，维持 2 周左右

B. 20% 甘露醇 250ml 静脉滴注，每天 2 次，连续 5~7d

C. 输液或输血，维持动脉血压在 90mmHg 以上

D. 卧硬板床

E. 枕颌吊带卧位牵引

9. 为预防该患者因气道分泌物阻塞而并发坠积性肺炎及肺不张的措施不包括

A. 翻身叩背　B. 辅助咳嗽排痰　C. 吸痰

D. 人工机械通气　E. 雾化吸入

（10~13 题共用题干）

男，40 岁。患者间断性头痛 1 个月余，近 1 周头痛症状加重并伴有恶心、呕吐，就诊于当地医院行头颅 MRI 示：左额叶占位，考虑脑脓肿可能性大。患者既往有慢性化脓性中耳炎病史，为进一步诊治收入我科。入院后给予抗感染、脱水治疗，头痛症状短时间缓解。

10. 脑脓肿的感染来源最常见的是

A. 血源性脑脓肿　B. 耳源性脑脓肿　C. 鼻源性脑脓肿

D. 创伤性脑脓肿　E. 医源性脑脓肿

11. 脑脓肿的典型临床表现不包括

A. 全身急性感染　B. 颅内压升高　C. 脑疝

D. 脑部局灶性定位症状　E. 锥体外系综合征

12. 脑脓肿危象是指

A. 癫痫持续状态和枕骨大孔疝　B. 脑疝形成和脓肿破溃

C. 癫痫持续状态和脓肿溃破　D. 小脑幕切迹下疝和癫痫持续状态

E. 小脑幕切迹下疝和枕骨大孔疝

13. 脑脓肿患者使用抗生素的原则不包括

A. 用药要及时，剂量要足

B. 开始时选用抗菌谱广的药，以后根据细菌培养和药敏结果改用敏感抗生素

C. 为更好地控制全身感染症状，应选用广谱抗生素

D. 用药持续时间要够长，必须体温、脑脊液和血常规正常后方可停药

E. 在脑脓肿手术后应用抗生素时间不应少于 6 周

（14~15 题共用题干）

女，35 岁。患者因婚后不孕不育伴有乳房溢液，于妇产科医院检查，头颅 MRI 示：垂体大腺瘤。为进一步治疗收治入我科，入院后行血内分泌全套检查，血清催乳素显著增高。

14. 腺垂体分泌的激素<u>不包括</u>

A. 生长激素　　B. 催乳素

C. 促甲状腺激素释放激素　　D. 抗利尿激素

E. 促肾上腺皮质激素释放激素

15. 激素替代治疗的护理要点<u>错误</u>的是

A. 遵医嘱应用制酸剂预防应激性溃疡

B. 饮食中增加优质蛋白饮食，以减少激素的蛋白分解作用所致的营养不良

C. 激素替代治疗应选择在晚餐后静脉滴注或口服激素药物，以减少胃肠道不良反应

D. 观察患者呕吐物及大便颜色，如果出现咖啡色胃液和柏油样便要及时通知医生，并给予消化道出血护理

E. 在激素减量过程中注意患者的意识状况

【填空题】

1. 格拉斯哥昏迷量表评分 <（　　）分为昏迷。在评分时，最常用和最通用的疼痛刺激的施加点为（　　）。

2. 颅内压升高“三主征”是（　　）、（　　）和（　　）。

3. 脑膜由外向内分三层，依次为（　　）、（　　）和（　　）。

4. 颅脑出血可分为（　　）、（　　）、（　　）、（　　）。

5. 髓内肿瘤临床表现有（　　）、（　　）和（　　）。

【名词解释】

1. 颅内压升高　　2. 脑疝　　3. 脑挫裂伤

4. 开放性颅脑损伤　　5. 脊髓损伤　　6. 中间清醒期

7. 脑动脉瘤　　8. 自发性蛛网膜下腔出血　　9. 高血压脑出血

10. 烟雾病　　11. 脑积水　　12. 癫痫

【案例分析题】

女，39 岁。患者主诉头痛伴恶心 4 年，加重 1 个月伴呕吐 4d，MRI 示：左侧额叶占位，来我院门诊，为进一步治疗收治入院。入院后完善各项术前准备，在全身麻醉下行左侧额叶肿瘤切除术，术中病理冷冻切片示：胶质瘤 Ⅲ 级以上。患者于手术日当晚出现烦躁不安、频繁呕吐，血压 162/98mmHg，脉搏 70 次 /min，呼吸 14 次 /min，双侧瞳孔不等大，左侧瞳孔散大，对光反射消失；右侧瞳孔直径 3mm，对光反射迟钝，右侧肢体肌力下降，格拉斯哥昏迷量表评分下降至 9 分。

请问：

1. 你作为责任护士，初步判断该患者发生了什么情况？

2. 判断依据有哪些？

3. 应如何实施急救？

参考答案

【选择题】

（一）A1 型题

1. E 2. C 3. D 4. B 5. D 6. C 7. D 8. D 9. B 10. C
11. D 12. C 13. A 14. C 15. B 16. D 17. C 18. E 19. D 20. C
21. B 22. B 23. A 24. A 25. D

（二）A2 型题

1. A 2. D 3. E 4. A

（三）A3/A4 型题

1. B 2. E 3. D 4. C 5. C 6. B 7. B 8. B 9. D 10. B
11. E 12. B 13. C 14. D 15. C

【填空题】

1. 8、斜方肌
2. 剧烈头痛、喷射性呕吐、视神经盘水肿
3. 硬脑膜、蛛网膜、软脑膜
4. 硬膜外出血、硬膜下出血、脑实质出血、脑室内出血
5. 疼痛、运动功能障碍、感觉异常

【名词解释】

1. 颅内压升高：是神经外科常见的临床综合征。颅脑损伤、肿瘤、血管病、脑积水、炎症等多种病理损害发展至一定阶段，都可能导致颅内压持续超过正常上限，从而引起相应的综合征。

2. 脑疝：脑组织在压力梯度驱使下，被挤入小脑幕裂孔、枕骨大孔、大脑镰下间隙等生理性间隙或者病理性孔道中，导致脑组织、血管及脑神经等重要结构受压，从而出现一系列临床综合征。

3. 脑挫裂伤：是常见的原发性脑损伤，包括脑挫伤和脑裂伤。脑挫伤是指暴力作用头部后，脑组织遭受破坏较轻，软脑膜尚完整。脑裂伤是指软脑膜、血管及脑组织同时破裂，伴有外伤性蛛网膜下腔出血。挫伤和裂伤常是同时并存的，故合称为脑挫裂伤。

4. 开放性颅脑损伤：是指由锐器、严重钝器打击或由火器穿透头皮、颅骨、硬膜和脑组织直接或间接与外界相通的创伤。按致伤物的不同可分为非火器伤和火器伤，两者均易造成颅内感染和出血。

5. 脊髓损伤：是指由于各种致病原因（外伤、肿瘤、感染等）引起的脊髓结构功能损害，出现损伤平面以下运动、感觉、括约肌及自主神经功能障碍。

6. 中间清醒期：硬脑膜外血肿的患者在受伤当时出现昏迷，经过数分钟或数小时后意识障碍好转，甚至完全清醒，继而因为硬脑膜外血肿的形成，脑受压引起再度昏迷。

7. 脑动脉瘤：是指颅内动脉壁局部异常扩大造成的一种瘤状突出，是造成蛛网膜下腔出血的

首要病因。

8. **自发性蛛网膜下腔出血**：自发性蛛网膜下腔出血是指非外伤性颅内血管破裂后，血液进入蛛网膜下腔。最常见的病因为颅内动脉瘤和动静脉畸形破裂，其次是高血压脑出血。

9. **高血压脑出血**：是指长期高血压病伴发的脑小动脉病变在血压骤升时引起的破裂出血，好发年龄多为60岁以上的高血压患者。

10. **烟雾病**：又称为脑底异常血管网病，是一种特殊类型的、慢性进展性脑血管疾病。以双侧颈内动脉末端及其大分支进行性狭窄或闭塞，伴颅底异常新生血管网为特征。在血管造影时扩张的血管形态如烟雾状，故得名烟雾病。

11. **脑积水**：由于脑脊液分泌过多、吸收障碍和/或循环障碍，引起脑脊液循环动力学异常改变，脑脊液在脑室内和/或颅内蛛网膜下腔异常积聚，使其部分或全部异常扩大。

12. **癫痫**：为一组由大脑神经元异常放电引起的，以一过性中枢神经系统功能失常为特征的慢性脑部综合征，具有突然发作、反复发作的特点。

【案例分析题】

1. **你作为责任护士，初步判断该患者发生了什么情况？**

初步判断：左侧小脑幕裂孔疝。

2. **判断依据有哪些？**

（1）左额叶胶质瘤手术当日患者出现进行性颅内压升高的表现：烦躁不安、频繁呕吐、血压升高，脉搏、呼吸变慢。

（2）查体：格拉斯哥昏迷量表评分下降至9分，出现同侧瞳孔散大，对光反射消失；对侧肢体肌力下降。

3. **应如何实施急救？**

应急处理流程见图1-8-1。

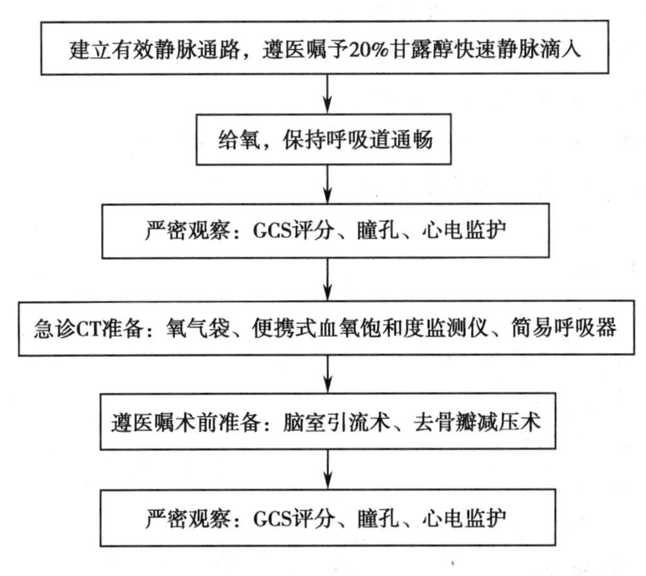

图1-8-1　脑疝应急处理流程图

（蒋　红）

第七节　泌尿外科

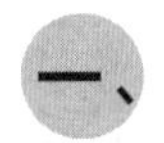

一、基本理论与知识要点

1. 泌尿系统损伤按照病因如何分类?

泌尿系统损伤按照病因可分为开放性损伤和闭合性损伤。临床上最常见的是闭合性损伤。

2. 根据肾损伤的程度,闭合性肾损伤可分为哪几种类型?

可分为肾挫伤、肾部分裂伤、肾全层裂伤、肾蒂损伤。

3. 肾损伤的主要临床表现有哪些?

主要临床表现有休克、血尿、疼痛、腰腹部肿块和发热。

4. 哪些肾损伤患者适用于非手术治疗?

适用于轻度肾损伤以及无合并胸腹部脏器损伤的患者。

5. 哪些肾损伤患者适用于手术治疗?

开放性肾损伤患者几乎都需要手术;闭合性损伤若明确为严重肾裂伤、肾破裂、肾盂破裂或肾蒂伤,需要尽早手术。若肾损伤患者在保守治疗期间发生以下情况,也须行手术治疗:①经积极抗休克后生命体征仍未改善,提示有内出血;②血尿逐渐加重,血红蛋白和血细胞比容持续降低;③腰腹部肿块明显增大;④腹腔脏器有损伤的可能。

6. 肾损伤保守治疗时,要求患者绝对卧床休息多长时间?

要求患者绝对卧床休息 2~4 周,待病情稳定、血尿消失后可离床活动。通常损伤后 4~6 周,肾挫裂伤才趋于愈合,下床活动过早、过多,有可能再度出血。

7. 肾部分切除术后患者需要绝对卧床休息多长时间?

肾部分切除术后患者需要绝对卧床休息 5~7d,防止继发性出血。

8. 泌尿系统损伤中最常见的是什么部位损伤?

泌尿系统损伤以男性尿道损伤最常见,肾、膀胱次之,输尿管损伤最少见。

9. 按尿道损伤的部位如何进行尿道损伤分类?

尿道损伤按尿道损伤的部位可分为前尿道损伤和后尿道损伤。前尿道损伤多见于骑跨伤;后尿道损伤多见于骨盆骨折。

10. 肾损伤患者出院后如何预防出血?

肾损伤患者出院后 3 个月内不宜从事重体力劳动或竞技运动,防止继发出血。

11. 膀胱破裂可分为几种类型?

膀胱破裂可分为腹膜内型和腹膜外型。

12. 肾结核的典型症状有哪些?

肾结核的典型症状是尿频、尿急、尿痛。

13. 肾结核最早出现症状是什么?

肾结核最早出现症状是尿频。

14. 肾结核手术的患者需要抗结核治疗多长时间?

肾结核行肾切除手术的患者术前抗结核治疗至少 2 周,肾部分切除术患者术前抗结核治疗至少 4 周；术后继续抗结核药物治疗 6~9 个月。

15. 服用抗结核药物的要求有哪些？

指导患者按时、足量、足疗程服用抗结核药物，服药期间注意观察药物副作用。

16. 肾结核术后患者出院后如何复查？

肾结核术后应每月检查尿常规、尿结核分枝杆菌、血沉，连续半年尿中无结核分枝杆菌称为稳定阴转，5 年不复发可认为治愈。如果有明显膀胱结核或伴有其他器官结核，随诊时间延长至 10~20 年或更长。

17. 肾积水的病因是什么？

肾积水多由上尿路梗阻性疾病所致，常见原因为肾盂输尿管连接部狭窄、结石，长期的下尿路梗阻性疾病也可导致肾积水，如前列腺增生、神经源性膀胱等。

18. 良性前列腺增生最常见的早期症状有哪些？

良性前列腺增生最常见的早期症状是尿频，夜间更为明显。

19. 良性前列腺增生最主要的症状是什么？

良性前列腺增生最主要的症状是进行性排尿困难。

20. 良性前列腺增生目前最常用的手术方式是什么？

良性前列腺增生目前最常用的手术方式是经尿道前列腺切除术（TURP）。

21. 如何预防急性尿潴留的发生？

（1）避免急性尿潴留的诱发因素，如受凉、过度劳累、饮酒、便秘、久坐。

（2）指导患者适当限制饮水，可以缓解尿频症状，注意液体摄入时间，夜间和社交活动前限水，但每日的摄入量不应少于 1 500ml。

（3）勤排尿、不憋尿，避免尿路感染。

（4）注意保暖，预防便秘。

22. 膀胱持续冲洗如何护理？

（1）冲洗液温度：控制在 25~30℃，预防发生膀胱痉挛。

（2）冲洗速度：可根据尿色而定，色深则快、色浅则慢。

（3）确保通畅：若血凝块堵塞管道致引流不畅，可采取挤捏导尿管，加快冲洗速度，施行高压冲洗，调整导管位置或更换导管的方法；若无效可用注射器吸取无菌生理盐水进行反复抽吸冲洗，直至引流通畅。

（4）观察和记录：准确记录尿量、冲洗量和排出量，尿量 = 排出量 − 冲洗量，同时观察和记录引流液的颜色和性状；术后均有肉眼血尿，随冲洗持续时间的延长，血尿颜色逐渐变浅，若尿液颜色逐渐加深，应警惕有活动性出血，须及时通知医生处理。

23. 经尿道前列腺切除术术后发生膀胱痉挛的原因是什么？

前列腺切除术后逼尿肌部位受损伤、导管刺激、血块堵塞冲洗管等，可引起膀胱痉挛。

24. 发生经尿道切除术综合征的原因是什么？

经尿道切除术患者因术中大量的冲洗液被吸收，可致血容量急剧增加，出现稀释性低钠血症。表现为烦躁不安、血压下降、脉搏缓慢，严重者出现肺水肿、脑水肿、心力衰竭等症状，血清钠浓度低于正常水平。

25. 发生经尿道切除术综合征应如何护理？

（1）术后应加强病情观察，注意监测电解质变化。

（2）一旦出现，应立即吸氧，遵医嘱给予利尿药、脱水剂，减慢输液速度；静脉滴注 3% 氯化钠溶液纠正低钠；注意保护患者安全，避免坠床、意外拔管；有脑水肿征象者，遵医嘱降低颅内压。

26. 如何预防经尿道前列腺切除术后出血？

术后保持排便通畅、防止剧烈咳嗽，避免用力排便和咳嗽时腹压升高引起出血；术后早期禁止灌肠或肛管排气，避免刺激前列腺窝引起出血。

27. 泌尿系统结石按所在的位置不同如何进行分类？

泌尿系统结石按所在的位置不同分为上尿路结石和下尿路结石。临床上以上尿路结石多见。

28. 输尿管结石常停留或嵌顿于输尿管的三个生理狭窄处，三个生理狭窄分别位于何处？

输尿管的三个生理狭窄：①第一狭窄位于肾盂输尿管连接处；②第二狭窄位于输尿管跨过髂血管处；③第三狭窄位于输尿管膀胱壁内段。

29. 泌尿系统结石会有什么症状？

泌尿系统结石的症状有疼痛、血尿、膀胱刺激症状、排石、感染和梗阻。

30. 泌尿系统结石非手术治疗的适应证有哪些？

适用于结石直径 <0.6cm、表面光滑，无尿路梗阻、无感染的纯尿酸或胱氨酸结石患者。直径 <0.4cm、表面光滑的结石，90% 能自行排出。

31. 结石患者非手术治疗时水化疗法应该怎样做？

每日饮水 2 500~3 000ml，保持每日尿量在 2 000ml 以上。大量饮水配合适当的运动有利于小结石的排出，也有助于稀释尿液、减少晶体沉积、起到内冲洗的作用，也可延缓结石的增长和手术后结石的复发。

32. 肾绞痛典型表现是什么？

肾绞痛的典型表现为突发性严重疼痛，多在深夜至凌晨发作，可使人从熟睡中疼醒，剧烈难忍。疼痛位于腰部或上腹部，沿输尿管放射至同侧腹股沟，甚至涉及同侧睾丸或阴唇。疼痛持续数分钟至数小时不等。发作时患者精神恐惧，坐卧不安，严重时可伴恶心、呕吐，面色苍白、冷汗，甚至休克。

33. 结石术后留置双 J 管的患者如何护理？

（1）术后指导患者尽早取半坐卧位，多饮水、勤排尿，勿使膀胱过度充盈而引起尿液反流。

（2）鼓励患者早期下床活动，但要避免活动不当（如剧烈活动、过度弯腰、突然下蹲等）、咳嗽、便秘等使腹压增加的动作，以防引起双 J 管滑脱或上下移位。

（3）双 J 管一般留置 4~6 周，经复查腹部超声或 X 线确定无结石残留后，在膀胱镜下取出双 J 管。

34. “石街”形成的原因是什么？

由于结石体积过大，体外冲击波碎石术后，结石过多地聚集于输尿管与男性尿道内没有及时排出，可引起“石街”，阻碍尿液排出。

35. 泌尿系统结石的成分有哪些？

泌尿系统结石以草酸钙结石最常见，磷酸盐、尿酸盐、碳酸盐结石次之，胱氨酸结石罕见。上尿路结石以草酸钙结石多见。

36. 肾结石重要的筛查手段是什么？

肾结石重要的筛查手段是超声检查。

37. 体外冲击波碎石术（ESWL）常见的并发症有哪些？

体外冲击波碎石常见的并发症包括出血、“石街”形成、肾绞痛和高血压。

38. 体外冲击波碎石术的适应证是什么?

体外冲击波碎石术适用于直径小于 2cm 的肾结石及输尿管上段结石。

39. 经皮肾镜碎石术(PCNL)的适应证有哪些?

经皮肾镜碎石术适用于直径大于 2cm 的肾结石、有症状的肾盏结石、体外冲击波治疗失败的结石。

40. 经皮肾镜碎石术最常见及危险的并发症是什么?

经皮肾镜碎石术最常见并发症是术中、术后出血;最危险的并发症是感染。

41. "石街"形成如何处理?

较大的肾结石进行体外冲击波碎石之前常规留置双 J 管以预防"石街"形成;无感染的"石街"可继续用体外冲击波碎石;对于有感染迹象者,给予抗生素治疗,待感染控制后用输尿管镜碎石将结石击碎排出。

42. 如何预防尿石症的发生?

(1) 饮食指导:嘱患者大量饮水。根据结石成分、代谢状态调节饮食。含钙结石者应合理摄入钙量。草酸盐结石患者应限制浓茶、菠菜、巧克力、草莓、麦麸、芦笋和各种坚果(松子、核桃等);尿酸结石者不宜食用含嘌呤高的食物,如动物内脏,限制各种肉类和鱼虾等高蛋白的食物;对于胱氨酸结石,主要限制富含蛋氨酸的食物,包括蛋、奶和花生。

(2) 药物预防:根据结石成分应用药物预防结石发生。草酸盐结石患者可口服维生素 B_6 以减少草酸盐排出;口服氧化镁可增加尿中草酸盐的溶解度。尿酸结石患者可口服别嘌醇和碳酸氢钠,以抑制结石形成。

(3) 特殊性预防:伴甲状旁腺功能亢进者,必须摘除腺瘤或增生组织。鼓励长期卧床者多活动,防止骨脱钙,减少尿钙排出。尽早解除尿路梗阻、感染、异物等因素。

43. 膀胱癌最常见和最早的症状是什么?

膀胱癌最常见和最早的症状是血尿。

44. 膀胱癌典型血尿的特点是什么?

膀胱癌典型血尿的特点为无痛性血尿和间歇性血尿。

45. 膀胱灌注治疗的患者如何护理?

(1) 膀胱灌注药物前避免大量饮水,灌注前排空膀胱,以便使膀胱内药液达到有效浓度。

(2) 灌注时,保持病室温度适宜,充分润滑导尿管,以减少尿道黏膜损伤。

(3) 膀胱内药液保留 0.5~2h,协助患者每 15~30min 变换 1 次体位。

(4) 灌注后,嘱患者大量饮水,稀释尿液以降低药物浓度,减少对尿道黏膜刺激。

(5) 若有化学性膀胱炎、血尿等症状,遵医嘱延长灌注时间间隔,减少剂量,使用抗生素,特别严重者暂停膀胱灌注。

46. 尿流改道术后留置腹壁造口,患者须终生使用造口集尿袋。造口应如何护理?

应保持造口处皮肤清洁干燥、观察造口颜色与状态;及时清理造口和周围皮肤黏液,使尿液顺利流出。术后造口周围皮肤表面常可见白色粉末状结晶物,因细菌分解尿酸而成,先用白醋清洗,再用清水清洗。

47. 肾癌最主要的治疗方法是什么?

肾癌最主要的治疗方法是根治性肾切除术。

48. 膀胱癌行原位新膀胱手术的患者如何锻炼新膀胱功能?

患者应掌握有效排空新膀胱的技巧,通过锻炼逐渐扩大新膀胱容量,增强排尿可控性。

（1）贮尿功能：夹闭导尿管，定时放尿，初起每 30min 放尿 1 次，逐渐延长至 1~2h。放尿前收缩会阴，轻压下腹，逐渐形成新膀胱充盈感。

（2）控尿功能：收缩会阴及肛门括约肌 10~20 次 /d，每次维持 10s。

（3）排尿功能：选择特定的时间排尿，如餐前 30min，晨起或睡前；定时排尿，一般白天每 2~3h 排尿 1 次，夜间 2 次，减少尿失禁。

（4）排尿姿势：患者自行排尿早期可采用蹲位或者坐位排尿，若排尿通畅，可试行站立排尿。注意排尿时先放松盆底肌，然后稍微增加腹内压。

49. 通过什么检查能够对肾癌患者进行临床诊断和临床分期？

通过影像学检查（腹部超声、X 线检查、腹部 CT/MRI）能够对肾癌患者进行临床诊断和临床分期。

50. 肾癌术后并发症如何护理？

（1）出血：术中和术后出血是肾部分切除术最主要的并发症。护士应密切观察患者生命体征的变化，若患者引流液较多、色鲜红且很快凝固，同时伴有血压下降、脉搏加快等低血容量性休克表现，常提示出血，应及时通知医生并协助处理：①遵医嘱应用止血药物；②对出血量大、血容量不足的患者给予输液和输血；③对经处理出血未能停止者，积极做好手术止血准备。

（2）腹胀：肾脏位于腹膜后，手术时腹膜后神经受到刺激；麻醉抑制胃肠蠕动，胃内容物不能排空，可导致腹胀。患者呼吸吞入空气、长时间卧床可加重腹胀。一般在术后 2~3d 胃肠功能即可恢复正常，肛门排气后症状迅速缓解。

（3）其他并发症：感染、淋巴瘘较少发生，一旦出现感染应立即根据药敏试验结果应用敏感抗生素；淋巴瘘的患者在保持引流通畅的基础上可以鼓励患者进食黄油等食物。

51. 肾癌手术后需要卧床休息多长时间？

根治性肾切除术的患者术后一般需要卧床 3~5d，肾部分切除术后患者需要卧床休息 1~2 周。但随着加速康复外科的发展，微创手术的开展，术后患者卧床时间越来越短，早期活动不仅可以促进患者早期康复，更减少了术后并发症的发生。

52. 我国泌尿生殖系统肿瘤中发病率占第一位的是什么肿瘤？

我国泌尿生殖系统肿瘤中发病率占第一位的是膀胱癌。

53. 诊断膀胱癌最直接、最重要的方法是什么？

诊断膀胱癌最直接、最重要的方法是膀胱镜检查。

54. 膀胱灌注化疗的疗程有多少次，持续多长时间？

膀胱灌注化疗每周灌注 1 次，8 次后改为每月 1 次，共 1~2 年。

55. 膀胱癌手术术后常见的并发症有哪些？

经尿道膀胱肿瘤切除术（TURBT）最常见的并发症是膀胱穿孔；根治性膀胱切除术的并发症有出血、感染、尿瘘、尿失禁、代谢异常。

56. 膀胱癌行膀胱切除后需尿流改道和膀胱替代，手术后患者如何进行自我护理？

进食清淡食物，减少葱、姜、蒜等刺激性食物摄入，适当多饮水。自我护理的方法：①非可控术后患者更换尿袋的动作要快，避免尿液外流，并准备足够纸巾吸收尿液；睡觉时可调整尿袋方向与身体纵轴垂直，并接引流袋，将尿液引流至床旁的容器中（如尿盆），避免尿液压迫腹部影响睡眠。②可控膀胱术后患者自我导尿时，注意清洁双手及导尿管间隔 3~4h 导尿 1 次；外出或夜间睡觉可使用尿袋避免尿失禁。

57. 诊断前列腺癌准确率较高的检查是什么？

超声引导下经直肠或会阴前列腺穿刺活检诊断前列腺癌的准确率较高。

58. 如何护理前列腺癌根治术后常见的并发症？

（1）术后尿失禁：主要由尿道膜部外括约肌损伤、膀胱颈处尿道内括约肌损伤、盆底肌肉损伤等引起，通常在术后 1 年内得到改善。应鼓励患者坚持盆底肌肉训练，配合电刺激和生物反馈治疗等措施进行改善。

（2）勃起功能障碍：术中损伤血管、神经，继而诱发缺氧，导致勃起组织纤维化，出现勃起功能障碍。应加强心理护理，遵医嘱使用西地那非（万艾可），注意观察有无心血管并发症。

（3）排尿困难：多由于后尿道和膀胱颈吻合过紧，导致吻合口狭窄，患者术后排尿困难。

59. 如何筛查前列腺癌？

高危筛查：年龄在 50 岁以上的男性，每年应做 1 次专科检查，包括直肠指诊、PSA 检测和经直肠超声检查。对可疑者，行前列腺穿刺活检。

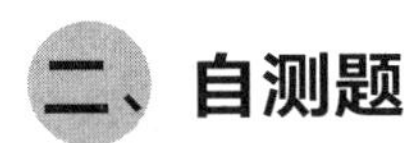

二、自测题

【选择题】

（一）A1 型题

1. 良性前列腺增生患者行经尿道前列腺切除术后 1 个月出现尿线变细，可能发生下列哪种并发症

A. 尿漏　　B. 膀胱痉挛　　C. 尿道狭窄
D. 尿失禁　　E. 经尿道前列腺电切综合征

2. 肾癌最常见的组织类型是

A. 嗜色细胞　　B. 透明细胞　　C. 颗粒细胞
D. 树突状细胞　　E. 嫌色细胞

3. 尿酸盐结石患者应禁食

A. 鸡蛋　　B. 动物内脏　　C. 海鲜　　D. 豆类食品　　E. 牛奶

4. 在肾损伤中，最常见的损伤是

A. 肾包膜损伤　　B. 肾挫伤　　C. 肾部分裂伤
D. 肾全层裂伤　　E. 肾蒂损伤

5. 腰部外伤后出现疼痛和镜下血尿，下列护理措施正确的是

A. 绝对卧床休息　　B. 可以正常生活与工作
C. 留置导尿，准确记录尿量　　D. 损伤较轻，不需要观察病情变化
E. 限制液体摄入量，防止出血

6. 骨盆骨折引起膀胱破裂，需要首先处理的是

A. 修补膀胱破裂处　　B. 清除外渗尿液和血液　　C. 处理骨盆骨折
D. 纠正休克　　E. 留置导尿

7. 良性前列腺增生最初常见的症状是

A. 尿潴留　　B. 排尿费力　　C. 血尿　　D. 尿失禁　　E. 尿频

8. 良性前列腺增生的患者与下列哪些因素有重要关系

A. 老龄和有功能的睾丸　　B. 遗传和饮食习惯　　C. 活动和肥胖
D. 饮酒和吸烟　　E. 饮食习惯和老龄

9. 在良性前列腺增生的药物治疗中，哪种药物会引起直立性低血压

A. 5α- 还原酶抑制药　　B. 植物类制剂　　C. α 受体拮抗药
D. 中成药　　E. M 受体拮抗药

10. 肾癌最常见的症状是

A. 疼痛　　B. 低热　　C. 腰部肿块
D. 间歇性、无痛性全程血尿　　E. 尿路刺激症状

11. 保留膀胱手术的膀胱癌患者术后复查最重要的检查是

A. 尿细胞学化验　　B. 胸部平片　　C. 膀胱镜检查
D. 静脉肾盂造影　　E. CT

12. 下列哪项是膀胱肿瘤最常见的症状

A. 膀胱刺激征　　B. 无痛性肉眼血尿　　C. 排尿困难
D. 肾积水　　E. 疼痛

13. 膀胱全切回肠代膀胱术后护理措施正确的是

A. 活动局限于病床上
B. 观察回肠代膀胱乳头血运情况
C. 观察盆腔引流管引出尿液情况
D. 记录左右输尿管支架管引流量，总量即为尿量
E. 排气后可指导患者进普食

14. 经皮肾镜碎石术（PCNL）术后健康指导正确的是

A. 按医生规定时间内拔除双 J 管　　B. 因为结石已取出所以不需要定期复查
C. 出现膀胱刺激症状应立即拔除双 J 管　　D. 防止复发应限制液体摄入
E. 术后早期活动，预防血栓形成

15. 肾挫伤保守治疗时正确的护理措施为

A. 为减少患者活动需留置导尿
B. 疼痛严重的患者需手术治疗
C. 向患者讲解绝对卧床的重要意义，使其配合
D. 卧床 1 周后血尿仍不消失应做好手术的准备
E. 血尿消失后即可指导患者活动

16. 肾结核的最初症状一般是

A. 尿急　　B. 尿痛　　C. 尿频　　D. 血尿　　E. 脓尿

（二）A2 型题

1. 男，68 岁。出现尿频、夜尿次数增多、进行性排尿困难 1 年余，晚上参加聚会后突然排不出尿，于当地急诊就诊。出现急性尿潴留最可能的诱因是

A. 气候变化　　B. 血块阻塞　　C. 合并感染　　D. 饮酒、劳累　　E. 久坐不活动

2. 男，75 岁。因良性前列腺增生行经尿道前列腺切除术，术后回病房。输液 2h 后患者出现烦躁不安、恶心，未吐。查体：血压 165/93mmHg，脉搏 108 次 /min。生化检查：K^+ 4.96mmol/L，Na^+ 126mmol/L，

Ca^{2+} 2.23mmol/L，Cl^- 106.4mmol/L。患者现存的主要护理问题是

A. 体液量不足　　B. 并发应激性溃疡　　C. 并发低钙血症
D. 并发深静脉血栓形成　　E. 经尿道切除术综合征

3. **男，62 岁。诊断为膀胱癌，行 TURBT 术。术后膀胱灌注护理措施正确的是**
A. 指导患者膀胱灌注前多饮水
B. 为保证将药液全部注入膀胱，在将灌注药液注入后需再注入 20ml 生理盐水
C. 膀胱灌注过程中患者始终保持平卧位
D. 膀胱灌注后指导患者大量饮水
E. 膀胱灌注后出现化学性膀胱炎应缩短灌注时间间隔

4. **女，72 岁。因多发膀胱肿瘤行膀胱全切回肠代膀胱术，术后康复出院，下列针对该患者的出院指导中正确的是**
A. 每天涂碘伏清洁造口周围皮肤，预防感染　　B. 每天用氯己定擦拭皮肤造口乳头
C. 监测皮肤造口引出的尿量，防止造口狭窄　　D. 饮食无限制
E. 限制液体摄入量，预防感染

5. **男，62 岁。因尿道结石行尿道取石术，术后最常见的并发症是**
A. 肾积水　　B. 膀胱挛缩　　C. 尿道狭窄　　D. 尿失禁　　E. 阳痿

6. **男，46 岁。活动后突然出现上腹部疼痛，向右下腹部放射，伴有恶心、呕吐。查体：腹软，右侧腹部有压痛，无反跳痛，右肾区叩击痛（+）。该患者最可能发生**
A. 腹膜炎　　B. 肾结石　　C. 胃炎　　D. 阑尾炎　　E. 胆结石

7. **女，65 岁。因出现无痛性间歇性肉眼血尿 3 个月于门诊就诊，初步诊断为膀胱癌，入院拟行手术治疗，在接诊患者时正确的做法是**
A. 患者有知情权，应直接告知患者疾病诊断
B. 了解患者是否知道诊断，若不知道护士可告知
C. 指导家属告知患者诊断
D. 护士在患者面前不提及诊断相关的内容
E. 告知患者与家属手术可能不能保留膀胱

8. **男，66 岁。因肾癌行根治性肾切除术。术后回病房，护士发现引流管引出血性液体 250ml，颜色鲜红，监护仪显示：血压 96/55mmHg，心率 108 次 /min，SpO_2 90%。下列护理措施正确的是**
A. 加快输液速度，立即通知医生　　B. 减慢输液速度，立即通知医生
C. 准确测量引流液，继续观察　　D. 夹闭引流管
E. 挤压引流管，保持通畅

9. **男，45 岁。B 超提示肾内有一个直径 1.2cm 的结石，经体外冲击波碎石治疗后返回病房，下列健康指导正确的是**
A. 指导患者卧床休息，防止石街形成
B. 减少液体摄入，防止胃肠道反应
C. 若出现血尿，应立即进行手术治疗
D. 指导患者滤过排出的尿液，以便观察结石排出的情况
E. 指导患者 3 个月后复查碎石效果

10. 男，28岁。4d前因骑跨伤出现尿痛、排尿困难、尿道溢血。下列措施应首选

A. 留置导尿　　B. 应用止血药　　C. 应用抗生素

D. 行尿道修补术　　E. 行膀胱穿刺造瘘术

11. 女，68岁。因膀胱肿瘤行膀胱部分切除术，术后卧床，1周后患者出现右下肢肿胀、疼痛，足痛动脉搏动存在，考虑该患者可能出现

A. 下肢深静脉癌栓形成　　B. 下肢静脉炎　　C. 下肢静脉曲张

D. 下肢深静脉血栓形成　　E. 肿瘤转移压迫造成血液循环障碍

12. 男，52岁。在印刷厂工作20年，现出现间断无痛肉眼血尿1个月，经口服抗生素可缓解症状，但近期血尿加重，且抗生素治疗无效，下列护理措施中正确的是

A. 更换抗生素　　B. 留置导尿，行膀胱持续冲洗

C. 告诉患者症状消失后可出院　　D. 告诉患者可能患有膀胱癌，以取得配合

E. 指导患者完善检查，适当休息

（三）A3/A4型题

（1~2题共用题干）

男，40岁。2年前患肺结核，经抗结核药物治疗3个月，肺结核好转；1个月前自觉左腰胀痛，随之出现严重的尿频、尿急、尿痛症状，于当地医院治疗。查体：体温38.2℃，血压135/74mmHg；左肾区可疑叩痛；左阴囊略大，左附睾增大，质硬。尿常规：WBC满视野；静脉肾盂造影：左肾不显影。

1. 该患者可能的诊断为

A. 左肾囊肿合并左输尿管结核　　B. 左肾结核合并左输精管结核

C. 左肾积水合并左阴囊结核　　D. 左肾结核合并左附睾结核

E. 左肾肿瘤

2. 下列措施中正确的是

A. 遵医嘱应用抗结核药物　　B. 给予药物降温

C. 指导患者运动，提高抵抗力　　D. 多饮水，勤排尿可减轻膀胱刺激症状

E. 给予留置导尿

（3~4题共用题干）

男，54岁。从高处坠落，出现腰部剧烈疼痛、无血尿。查体：神清合作，左腰部擦皮伤，局部隆起，触痛(+)，左上腹部可触及包块，有压痛、肌紧张，无反跳痛，测血压85/40mmHg，脉搏110次/min。B超提示左肾周可见4.0cm×4.0cm×4.5cm液性暗区，肝脾被膜完整。

3. 患者诊断怀疑左肾蒂损伤，首要的护理措施是

A. 采集血标本　　B. 积极抗休克　　C. 预防感染　　D. 应用镇痛药　　E. 留置导尿

4. 患者行急诊肾切除术，术后回病房，术后5h引流管引出血性液体320ml，下列护理措施正确的是

A. 局部压迫，减少出血　　B. 倾倒引流液并冲洗引流管　　C. 夹闭引流管

D. 密切观察引流液引流情况　　E. 考虑发生尿漏

（5~6题共用题干）

男，76岁。进行性排尿困难5年，伴尿频、尿急。入院后确诊为前列腺增生症，行经尿道前列腺切除术。

5. 下列术后护理措施中正确的是

A. 给予膀胱持续冲洗
B. 挤捏导尿管可导致逆行感染
C. 冲洗速度宜慢不宜快
D. 尿量 = 冲入量 - 排出量
E. 若导尿管有血块堵塞应立即更换

6. 护士对该患者术后拔除导尿管的指导，正确的是

A. 拔除导尿管后可立即离床活动
B. 可参加剧烈活动
C. 若出现尿失禁，应指导患者进行盆底肌训练
D. 指导患者自行扩张尿道防止尿道狭窄
E. 出现尿失禁多不能恢复正常

（7~10 题共用题干）

男，55 岁。因无痛性间歇性肉眼血尿 3 个月入院，初步诊断为右肾癌。

7. 确诊肾癌最可靠的影像学方法是

A. B 超　B. X 线　C. CT　D. MRI　E. 静脉造影

8. 该患者行根治性肾切除术，术后 6h 正确的体位是

A. 去枕平卧位　B. 健侧卧位　C. 俯卧位　D. 半坐卧位　E. 端坐位

9. 患者术后第 3d 体温 38.0℃，下列护理措施正确的是

A. 给予物理降温
B. 给予药物降温
C. 做药敏试验更换抗生素
D. 怀疑感染发生，查找感染源
E. 继续观察

10. 患者术后第 7d 康复出院，正确的健康指导是

A. 回家可以进行正常的体育锻炼
B. 术后 1 年进行复查
C. 戒烟
D. 禁食辛辣刺激性食物
E. 防止对肾脏的损伤，限制饮水量

（四）B 型题

（1~3 题共用备选答案）

A. 尿频、尿急、尿痛
B. 尿频、排尿困难、尿潴留
C. 血尿、疼痛、肿块
D. 血尿、休克、疼痛
E. 血尿、膀胱刺激征、排尿困难

1. 前列腺增生的临床表现

2. 膀胱刺激征

3. 肾癌三联征

（4~6 题共用备选答案）

A. 初始血尿　B. 终末血尿　C. 全程血尿　D. 镜下血尿　E. 脓尿

4. （　　）提示出血在尿道

5. （　　）提示出血部位在后尿道、膀胱颈部或膀胱三角区

6. （　　）提示出血部位在膀胱或其以上部位

（7~8 题共用备选答案）

A. 移行带
B. 中央带
C. 外周带
D. 尿道
E. 前纤维肌区域

7. 良性前列腺增生的好发部位是

8. 前列腺癌的好发部位是

【填空题】

1. 膀胱刺激症状是指（ ）、（ ）、（ ），三者常同时存在。
2. 膀胱痛是由于（ ）导致膀胱过度扩张所致。
3. 肾绞痛的特点是（ ）、（ ）、辗转不安、大汗，伴（ ）。
4. 持续性尿失禁又称为（ ）。
5. 尿量少于（ ）ml/24h 为少尿，尿量少于（ ）ml /24h 为无尿。
6. 肾损伤的病因为（ ）、（ ）。
7. 肾挫伤局限于（ ）。
8. 肾蒂损伤可引起（ ）、（ ）。
9. 肾损伤患者过早离床活动有可能导致（ ）。
10. 膀胱破裂病理分型可分为（ ）、（ ）。
11. 前尿道损伤多发生于（ ），后尿损伤多发生于（ ）。
12. 骨盆骨折可导致尿道（ ）断裂。
13. 肾结核的典型症状是（ ）、（ ）、（ ）。
14. 肾结核患者膀胱容量显著减少（ ）称为（ ）。
15. 肾结核的典型症状（ ）、（ ）、（ ）。（ ）往往是最早出现的症状。
16. 肾结核患者手术前抗结核药物治疗至少（ ）周。
17. 前列腺增生患者在（ ）、（ ）、（ ）、（ ）、（ ）等因素时，使前列腺突然充血、水肿导致急性尿潴留。
18. 经尿道前列腺切除术者因术中大量的冲洗液被吸收，可致血容量急剧增加，出现（ ），称为（ ）。
19. 经尿道前列腺切除术后患者可能出现尿失禁，可指导患者进行（ ）训练和（ ）训练。
20. 上尿路结石指（ ）、（ ）。
21. 输尿管 3 个生理狭窄具体位置是：上狭窄位于（ ）；中狭窄位于（ ）；下狭窄位于（ ）。
22. 尿失禁是指尿不能自主控制而自行流出，可分为 4 种类型：（ ）、（ ）、（ ）、（ ）。
23. 尿路结石的患者水化疗法，一般指导患者每日饮水量为（ ）ml，保持每日尿量在（ ）ml 以上。
24. 肾癌三联征是指：（ ）、（ ）、（ ）。
25. 肾部分切除术后最主要的并发症是（ ）。
26. 泌尿系统最常见的恶性肿瘤是（ ）。
27. 膀胱癌最常见和最早出现的症状是（ ）。

【名词解释】

1. 膀胱刺激症状
2. 压力性尿失禁
3. 急迫性尿失禁
4. 尿三杯试验
5. 脓尿
6. 肾挫伤
7. 肾蒂损伤
8. 腹膜内型膀胱破裂
9. 腹膜外型膀胱破裂

10. 尿道挫伤　　11. 肾自截　　12. 膀胱挛缩
13. 肾积水　　14. 充溢性尿失禁　　15. 急性尿潴留
16. 经尿道切除术（TUR）综合征　　17. 石街　　18. 肾癌三联征

【案例分析题】

案例一：女，26 岁。因开车追尾前车，左侧腹部撞击在方向盘上，即感左腰腹部剧烈疼痛，伴剧烈呕吐，无心慌、胸闷等症状，皮肤完整无破损、无包块。由急救车送至我院急诊，查看患者后行导尿，导出暗红色尿液。脉搏 88 次 /min，血压 133/84mmHg。CT 显示：肾皮质不连续，见多发裂口影，肾周见新月形高密度影。

请问：

1. 该患者诊断是什么？

2. 护士需要进行哪些病情观察？

3. 护士应如何指导患者活动与休息？

案例二：男，71 岁。2 年前无明显诱因出现进行性排尿困难，尿频，尿急，尿线细，尿等待，排尿淋漓不尽感，夜尿 2~3 次，无不能排尿，无发热，无腰痛、无血尿，血前列腺特异抗原（PSA）值为 1.2ng/L。曾服用非那雄胺等药物，效果不佳。6h 前于家庭聚会饮酒后不能排尿，到急诊室就诊。

请问：

1. 该患者的诊断是什么？

2. 应该立即给予该患者哪些护理措施？

案例三：男，59 岁。近 3 个月感觉饮食差，乏力，每日下午发热 37.5℃左右。尿频、尿急症状明显。于门诊就诊，测量生命体征：体温 37.2℃，脉搏 70 次 /min，血压 115/72mmHg。尿常规示：RBC（+），WBC（+），血沉 42mm/h。患者 6 年前曾患肺结核，经抗结核治疗后痊愈。

请问：

1. 该患者诊断是什么？

2. 根据患者全身和患肾的情况，选择药物治疗，药物治疗的原则是什么？

3. 非手术治疗的护理措施包括哪些内容？

案例四：男，39 岁。行右侧经皮肾镜碎石术后当天，现体温 37.8℃，脉搏 110 次 /min，血压 95/55mmHg（平时血压 125/80mmHg），右肾造瘘引出新鲜血液 500ml。

请问：

1. 该患者发生了什么？

2. 请说出的护理要点？

3. 患者留置了双 J 管，需要如何护理？

案例五：女，53 岁。术前诊断右肾癌，行腹腔镜右肾部分切除术。术后第 2d，体温 36.5℃，脉搏 90 次 /min，血压 143/86mmHg，引流管引出血性液体 75ml，尿液 1 200ml。患者自述腹胀。

1. 请说出患者腹胀的原因。

2. 如何指导患者卧床与休息？

案例六：患者，诊断为膀胱癌，行经尿道膀胱肿瘤电切术后，明日出院。

请问：

1. 患者出院后需定期进行什么治疗？

2. 护士针对上述治疗需要进行哪些宣教指导？

案例七：男，63 岁。以“体检发现 PSA 升高 2 周，17ng/ml”为主诉于门诊就诊。磁共振提示：前列腺大小约 4.9cm × 3.6cm × 3.1cm（左右 × 上下 × 前后），磁共振检查：前列腺右侧外周带可见短 T_2 低信号影，范围 1.4cm × 1.9cm，DW 呈高信号，相应 ADC 呈低信号，增强扫描可见早期明显强化，延迟期仍为高信号，前列腺轮廓较光滑。提示前列腺右侧外周带改变。

请问：

1. 该患者需做什么检查用于诊断？

2. 该患者可行前列腺癌根治性切除术，术后并发症如何护理？

参考答案

【选择题】

（一）A1 型题

1. C　2. B　3. B　4. B　5. A　6. D　7. E　8. A　9. C　10. D
11. C　12. B　13. B　14. A　15. C　16. C

（二）A2 型题

1. D　2. E　3. D　4. C　5. C　6. B　7. D　8. A　9. D　10. A
11. D　12. E

（三）A3/A4 型题

1. D　2. A　3. B　4. D　5. A　6. C　7. C　8. D　9. E　10. C

（四）B 型题

1. B　2. A　3. C　4. A　5. B　6. C　7. A　8. C

【填空题】

1. 尿频、尿急、尿痛
2. 急性尿潴留
3. 突然发作、剧烈难忍、恶心呕吐
4. 真性尿失禁
5. 400、100
6. 开放性损伤、闭合性损伤
7. 部分肾实质
8. 大出血、休克
9. 再度出血
10. 腹膜内型、腹膜外型
11. 尿道球部、尿道膜部
12. 膜部
13. 尿频、尿急、尿痛
14. <50ml、膀胱挛缩
15. 尿频、尿急、尿痛、尿频

16. 2

17. 气候变化、饮酒、劳累、便秘、久坐

18. 稀释性低钠血症、经尿道切除术综合征

19. 盆底肌、膀胱功能

20. 肾结石、输尿管结石

21. 肾盂输尿管连接处、输尿管跨过髂血管处、输尿管膀胱壁内段

22. 持续性尿失禁、充溢性尿失禁、急迫性尿失禁、压力性尿失禁

23. 2 500~3 000、2 000

24. 腰痛、血尿、腹部肿块

25. 出血

26. 膀胱癌

27. 血尿

【名词解释】

1. **膀胱刺激症状**：尿频、尿急、尿痛常同时存在，三者合称为膀胱刺激征。

2. **压力性尿失禁**：当腹内压突然增高，如咳嗽、喷嚏、大笑、屏气时，尿液不随意地流出。主要见于女性，特别是多次分娩或产伤者。

3. **急迫性尿失禁**：严重尿频、尿急时膀胱不受控制而排空，见于膀胱严重感染。

4. **尿三杯试验**：用于粗略判断泌尿系血尿的来源，协助鉴别泌尿系出血的部位，方法是让患者在一次连续不断的排尿中，按前、中、后三段，将尿液分别留在三个杯中，然后在显微镜下检查，根据某个杯子出现的血液来判断出血的部位。

5. **脓尿**：离心尿中尿沉渣镜检白细胞 >5 个 / 高倍视野，视为脓尿，多见于尿路感染。

6. **肾挫伤**：损伤仅局限于部分肾实质，形成肾瘀斑和 / 或包膜下血肿，肾包膜及肾盂黏膜均完整。损伤涉及集合系统可有少量血尿。一般症状轻微，可以自愈。大多数患者的肾损伤属于此类。

7. **肾蒂损伤**：肾蒂损伤较少见。肾蒂血管部分或全部撕裂时可引起大出血、休克，患者常来不及诊治就已死亡。突然减速运动如车祸、从高处坠落，可引起肾急剧移位、肾动脉突然被牵拉，导致弹性差的内膜破裂，形成血栓，可致肾动脉闭塞、肾功能完全丧失。

8. **腹膜内型膀胱破裂**：膀胱壁破裂伴腹膜破裂，与腹腔相通，尿液流入腹腔引起腹膜炎。多见于膀胱后壁和顶部损伤。

9. **腹膜外型膀胱破裂**：膀胱壁破裂但腹膜完整，尿液外渗至盆腔内膀胱周围间隙。大多由膀胱前壁的损伤引起，伴骨盆骨折。

10. **尿道挫伤**：尿道内层损伤，阴茎和筋膜完整，仅有水肿和出血，可以自愈。

11. **肾自截**：少数肾结核患者全肾广泛钙化时，肾功能完全丧失，输尿管常完全闭合，含菌的尿液不能进入膀胱，膀胱病变反而好转，膀胱刺激症状逐渐缓解，尿液检查趋于正常，称为“肾自截”。

12. **膀胱挛缩**：结核病变延至膀胱，起初为黏膜充血、水肿，散在结核结节形成。结核结节互相融合形成溃疡可累及全膀胱，病变愈合导致膀胱壁广泛纤维化和瘢痕收缩，使膀胱壁失去舒张能力，膀胱容量显著减少（<50ml），称为膀胱挛缩。

13. **肾积水**：尿液从肾盂排出受阻，蓄积后肾内压力升高、肾盏肾盂扩张、肾实质萎缩，造成尿液积聚在贤内称为肾积水。成人肾积水超过 1 000ml 或小儿超过 24h 的正常尿量，称为巨大肾积水。

14. **充溢性尿失禁**：又称为假性尿失禁，指膀胱功能完全失代偿。膀胱过度充盈，压力升高，当膀胱内压超过尿道阻力时，引起尿液不断溢出。多见于前列腺增生等原因所致的慢性尿潴留。

15. **急性尿潴留**：发病突然，膀胱内充满尿液但不能排出，胀痛难忍，辗转不安，有时从尿道溢出部分尿液，但不能减轻下腹疼痛。

16. **经尿道切除术（TUR）综合征**：患者因术中大量冲洗液被吸收，血容量急剧增加出现稀释性低钠血症。患者可在几小时内可出现烦躁、恶心、呕吐、抽搐、昏迷，严重者出现肺水肿、脑水肿、心力衰竭等，称为经尿道切除术综合征。

17. **石街**：是体外冲击波碎石术（ESWL）常见且严重的并发症之一。巨大肾结石 ESWL 后可因短时间内大量碎石突然积聚于输尿管内而发生堵塞，可引起"石街"；患者有腰痛或不适，可继发脏器受损等，需立即经输尿管镜取石或碎石。

18. **肾癌三联征**：血尿、腰痛、肿块。间歇无痛肉眼血尿为常见症状，表明肿瘤已侵及肾盏、肾盂。疼痛常为腰部钝痛或隐痛，血块通过输尿管时可发生肾绞痛。肿瘤较大时在腹部或腰部易被触及。多数患者仅出现上述症状的一项或两项，三项都出现者仅占 10% 左右，出现上述症状中任何一项都是病变发展到较晚期的临床表现。

【案例分析题】

案例一：

1. 该患者诊断是什么？

诊断是肾部分裂伤。

2. 护士需要进行哪些病情观察？

护士应观察：①定时测量血压、脉搏、呼吸，并观察其变化；②观察尿液颜色的深浅变化，若血尿颜色逐渐加深，说明出血加重；③观察腰、腹部肿块的大小变化；④动态监测血红蛋白和血细胞比容变化，以判断出血情况；⑤定时观察体温和血白细胞计数，判断有无继发感染；⑥观察疼痛的部位及程度。

3. 护士应如何指导患者活动与休息？

指导患者绝对卧床休息 2~4 周，待病情稳定血尿消失后可离床活动。通常损伤后 4~6 周，肾挫裂伤才趋于愈合，下床活动过早、过多，有可能再度出血。

案例二：

1. 该患者的诊断是什么？

诊断为前列腺增生、急性尿潴留。

2. 应该立即给予该患者哪些护理措施？

急性尿潴留者应及时留置导尿管引流尿液，恢复膀胱功能，预防肾功能损害。插导尿管时，若普通导尿管不易插入，可选择尖端细而稍弯的前列腺导尿管。如无法插入导尿管，可行耻骨上膀胱穿刺或造瘘以引流尿液。同时做好留置导尿管或膀胱造瘘管的护理。

案例三：

1. 该患者诊断是什么？

诊断为肾结核。

2. 根据患者全身和患肾的情况，选择药物治疗，药物治疗的原则是什么？

药物治疗原则为早期、适量、联合、规律、全程。

3. 非手术治疗的护理措施包括哪些内容？

给予患者抗结核化疗的护理。

（1）心理护理：患者多因尿频、尿痛、血尿等症状，以及对结核病和抗结核化疗感到焦虑和恐惧，应告知患者该病的临床特点及规范抗结核化疗的意义，并解释各项检查及手术的方法和治疗效果；解除其恐惧、焦虑等不良情绪，增强患者战胜疾病的信心，使其更好地配合治疗。

（2）休息与营养：卧床休息为主，避免劳累。指导患者进食高热量、高蛋白、高维生素、易消化的食物，必要时通过静脉途径补充营养，改善营养状态。

（3）用药护理：指导患者按时、足量、足疗程服药。药物多有肝损害等副作用，遵医嘱使用药物保护肝脏，定期检查肝功能。链霉素对第Ⅷ对脑神经有损害，影响听力，一旦发现应立即通知医生停药、换药。勿用和慎用对肾脏有毒性的药物，如氨基糖苷类、磺胺类药物，尤其是双肾结核、孤立肾结核、肾结核双肾积水的患者。

案例四：

1. 该患者发生了什么？

患者发生经皮肾镜术后并发症：出血。

2. 请说出的护理要点？

术后短时间内造瘘管引出大量鲜红色血性液体，须警惕大出血。此时，应安慰患者，嘱其卧床休息，及时报告医生处理。除遵医嘱应用止血药、抗生素外，可夹闭造瘘管 1~3h，使肾盂内压力升高，达到压迫止血的目的。若出血停止，患者生命体征平稳，可重新开放肾造瘘管。对于经过处理出血未能停止者，应积极做好手术止血的准备。

3. 患者留置了双 J 管，需要如何护理？

患者双 J 管护理：①术后指导患者尽早取半坐卧位，多饮水、勤排尿，勿使膀胱过度充盈而引起尿液反流；②鼓励患者早期下床活动，但应避免活动不当（如剧烈活动、过度弯腰、突然下蹲等），防止咳嗽、便秘等使腹压增加的动作，以防双 J 管滑脱或上下移位；③双 J 管一般留置 4~6 周，经复查腹部超声或 X 线确定无结石残留后，在膀胱镜下取出双 J 管。

案例五：

1. 请说出患者腹胀的原因。

腹胀的原因：①腹膜后神经受到刺激；②麻醉抑制胃肠蠕动；③患者呼吸吞入空气，长时间卧床可加重腹胀。一般 2~3d 即可恢复正常，肛门排气后缓解。

2. 如何指导患者卧床与休息？

指导肾部分切除术后的患者卧床休息 3~7d，之后逐渐恢复活动。

案例六：

1. 患者出院后需定期进行什么治疗？

患者出院后需定期进行膀胱灌注化疗。

2. 护士针对上述治疗需要进行哪些宣教指导？

（1）膀胱灌注药物前避免大量饮水，灌注前排空膀胱，以便使膀胱内药液达到有效浓度。

（2）灌注时，保持病室温度适宜，充分润滑导尿管，以减少尿道黏膜损伤。

（3）膀胱内药液保留 0.5~2h。

（4）灌注后，嘱患者大量饮水，稀释尿液以降低药物浓度，减少对尿道黏膜的刺激。

（5）若有化学性膀胱炎、血尿等症状，遵医嘱延长灌注时间间隔，减少剂量，使用抗生素，特别严重者暂停膀胱灌注。

案例七：

1. 该患者需做什么检查用于诊断？

B超引导下前列腺穿刺活检。

2. 该患者可行前列腺癌根治性切除术，术后并发症如何护理？

手术后并发症的护理。

(1) 尿失禁：主要由括约肌功能不全、逼尿肌不稳定和顺应性下降引起，通常在术后1年内得到改善。应鼓励患者坚持盆底肌训练，配合电刺激和生物反馈治疗等措施改善症状。

(2) 勃起功能障碍：术中损伤血管、神经，继而诱发缺氧，导致勃起组织纤维化，出现功能障碍。加强心理护理，遵医嘱使用西地那非(万艾可)，并注意观察有无心血管并发症。

(郑　瑾)

第八节　骨科

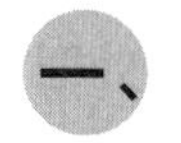

一、基本理论与知识要点

1. 骨折的成因有哪些？

骨折由创伤和骨骼疾病所致。受轻微外力即发生的骨折，称为病理性骨折。临床上以创伤性骨折多见，包括直接暴力骨折、间接暴力骨折和疲劳性骨折。直接暴力骨折是指暴力直接作用于受伤部位造成的骨折；间接暴力骨折是指力量通过传导、杠杆、旋转和肌收缩使肢体远端因作用力和反作用力的关系发生的骨折，如跌倒时以手掌撑地，因上肢与地面的角度不同，暴力向上传导，可致桡骨远端骨折；骤然跪倒时，股四头肌猛烈收缩，可致髌骨骨折；疲劳性骨折是指长期、反复、轻微的直接或间接损伤致肢体某一特定部位骨折，如远距离行军易致第2、3跖骨骨折和腓骨下1/3骨干骨折。

2. 骨折的早期并发症有哪些？

(1) 休克：严重创伤、骨折引起大出血或重要器官损伤会导致休克。

(2) 脂肪栓塞综合征：骨折处髓腔内血肿张力过大，骨髓被破坏，脂肪滴进入破裂的静脉窦内，可引起肺、脑脂肪栓塞。

(3) 重要内脏器官损伤：肝脾破裂、肺损伤、膀胱和尿道损伤、直肠损伤。

(4) 重要周围神经损伤：周围神经损伤、脊髓损伤。

(5) 骨-筋膜室综合征：骨-筋膜室内压力增加，循环受阻，造成室内肌肉、神经急性缺血、缺氧而产生的一系列症候群。

3. 骨折的晚期并发症有哪些？

(1) 坠积性肺炎：主要发生于因骨折长期卧床不起的患者，特别是老年、体弱和伴有慢性病的患者，有时可危及生命。

(2) 压力性损伤：严重创伤骨折，长期卧床不起，身体骨突处受压，局部血液循环障碍易形成压力性损伤。

(3) 下肢深静脉血栓形成：多见于骨盆骨折或下肢骨折，下肢长时间制动，静脉血回流速度变慢。

(4) 感染：开放性骨折，特别是污染较重或伴有严重软组织损伤者，若清创不彻底，坏死组织残留或软组织覆盖不佳，导致骨外露，可能发生感染。处理不当可致化脓性骨髓炎。

(5) 损伤性骨化：又称为骨化性肌炎，由于关节扭伤、脱位或关节附近骨折，骨膜剥离形成骨膜下血肿，处理不当使血肿扩大，血肿骨化并在关节附近软组织内广泛骨化，造成严重关节活动障碍。常见于肘关节。

(6) 创伤性关节炎：创伤造成关节面不平整或承重失衡，关节软骨发生退行性改变，以关节疼痛、功能障碍为主要临床表现的慢性炎症性疾病。

(7) 关节僵硬：患肢长时间固定，静脉和淋巴回流不畅，关节周围组织中浆液纤维性渗出和纤维蛋白沉积，发生纤维粘连，同时关节囊韧带和周围肌肉挛缩，导致关节活动障碍。

(8) 急性骨萎缩：损伤导致关节附近的骨组织出现广泛性骨质疏松，亦称反射性交感神经性骨营养不良。

(9) 缺血性骨坏死：骨折可破坏骨折端的血液供应，从而使骨折端发生缺血性坏死。

(10) 缺血肌挛缩：是骨折最严重的并发症之一，是骨 - 筋膜室综合征处理不当的严重后果。

4. 骨折的愈合过程是什么？

(1) 血肿炎症机化期：骨折导致骨髓腔、骨膜下和周围组织血管破裂出血，在骨折断端及其周围组织形成血肿。

(2) 原始骨痂形成期：成人一般需要 3~6 个月。

(3) 骨痂改造塑形期：这一过程需要 1~2 年。

5. 骨折的治疗原则是什么？

骨折的治疗有三大治疗原则：复位、固定和功能锻炼。

6. 5P 征是什么？

5P 征：疼痛、感觉异常、麻痹、无脉、苍白。

7. 试述皮瓣移植术后的体位管理。

(1) 须绝对卧床，包括大小便及进食均不能起床。

(2) 患肢置于轻度外展位，略高于心脏水平的自然舒适位置，同时应避免吻合血管扭曲、受压或受到牵拉。

(3) 严禁患侧卧位，防止肢体受压，影响动脉供血和静脉回流。

(4) 夜间血管危象发生率高达 76.1%。夜班护士应加强巡视，及时调整入睡时患者的不当体位。

8. 先天性多指畸形的病因是什么？

(1) 遗传因素：染色体异常、基因突变、常染色体显性或隐性遗传。

(2) 环境因素：吸烟、毒品、病毒感染、放射线、工业污染和农药。

9. 预防足踝部手术感染的措施有哪些？

(1) 术前：预防术野皮肤破溃，积极治疗足癣、皮肤损伤和溃疡，用对皮肤无损伤的氯己定或碘伏清洗足踝部皮肤。

(2) 术中：严格消毒，无菌操作，术前半小时输注抗生素。

(3) 术后：无菌包扎伤口，保持包扎敷料干燥、清洁，定期更换，减轻患肢肿胀，禁止患者吸烟。

10. 骨折切开复位的指征有哪些?

(1)骨折端之间有肌肉或肌腱等软组织嵌入。

(2)关节内骨折可能影响关节功能者。

(3)手法复位未能达到功能复位的标准,严重影响患肢功能者。

(4)骨折并发主要血管、神经损伤,修复血管、神经的同时,宜行骨折切开复位。

(5)多处骨折,为便于护理和治疗,防止并发症,应行切开复位。

(6)不稳定性骨折,如四肢斜形骨折、螺旋形骨折、粉碎性骨折及脊柱骨折并脊髓损伤者。

11. 股骨颈骨折的治疗原则是什么?

(1)年龄过大,全身状况差,合并有严重心、肺、肾、肝等功能障碍不能耐受者,要尽早预防和治疗全身并发症。

(2)全身状况允许,应尽早、尽快手术治疗。

(3)等待手术期,24h 内完成手术的患者可穿防旋鞋,24h 不能完成手术的患者要给予皮牵引或胫骨结节牵引,牵引重量为体重的 1/10~1/7。

12. 人工全髋关节置换指征是什么?

全身状况尚好,预期寿命比较长的 Garden Ⅲ、Ⅳ型股骨颈骨折的老年患者选择人工全髋关节置换术。

13. 试述手的功能位。

手发挥功能时的准备体位,呈握球状,表现为腕关节背伸 20°~25°,轻度尺偏;拇指外展、外旋,与其余手指处于对指位,拇指掌指关节和指间关节微屈;其余手指略分开,掌指、近指关节半屈位,远侧指间关节轻微屈曲,各手指关节的屈曲程度较一致。临床意义在于严重手外伤术后,特别是估计日后关节功能难以恢复正常,甚至会发生关节强直者,在此位置固定可使患肢保持最大的功能。

14. 试述肩袖的构成和临床意义。

肩袖由冈上肌、冈下肌、小圆肌、肩胛下肌的肌腱组成,附着于肱骨大结节和肱骨解剖颈的边缘,其内面与关节囊紧密相连,外面为三角肌下滑囊。肩袖环绕肱骨头的上端,可将肱骨头纳入关节盂内,使关节稳定,协助肩关节外展,且有旋转功能。

15. 如何观察末梢血运?

(1)肤色:动脉供血不足时,肤色苍白,指(趾)腹空虚感。静脉回流不良时,肤色呈青紫色。

(2)皮温:患肢远端同健侧对称点作比较。对比时,双侧肢体要在同一室温下。亦可用皮温计进行测量和比较。皮温低于健侧肢体说明血液循环差。

(3)动脉搏动:上肢可触诊桡动脉和尺动脉。下肢可触诊足背动脉和胫后动脉。若动脉搏动消失,则有肢端缺血现象。

(4)毛细血管充盈情况:用手指压迫伤肢的指(趾)甲,甲下颜色变为苍白,移去压迫,1~2s 内即恢复原来红润现象为正常。若动脉供血欠佳,充盈时间会延长。以上观察不明确时,可在指(趾)腹部位消毒后,以消毒针头或刀片刺破或割破全层皮肤,观察有无出血,若无出血,则有血运障碍。

(5)桡动脉:先经肱桡肌与旋前圆肌之间,继而在肱桡肌腱与桡侧腕屈肌腱之间下行,绕桡骨茎突至手背,穿第 1 掌骨间隙到手掌,与尺动脉掌深支吻合构成掌深弓。桡动脉下段仅被皮肤和筋膜遮盖,是临床触摸脉搏的部位。将检查者的示指、中指和环指,放到患者手部大拇指根部的掌面的桡侧,可以摸到动脉搏动即桡动脉。

(6) 足背动脉：在踝关节前方行于踇长肌腱和趾长肌腱之间，位置表浅，其搏动易于触摸。主干继续沿着踇伸肌内侧缘和深面前行，沿途有跗外侧动脉和足背动脉，行向足背外侧；跗内侧动脉行于足背内侧与足底；弓状动脉向足背外侧弓弯行，与跗外侧动脉吻合，并发出 3 支跖背动脉；足底深支穿第一跖骨间隙至足底与足底动脉吻合；第一跖背动脉，为足背动脉主干的终末，分布于第 1 趾和第 2 趾背面内侧。将检查者的示指、中指和环指，放在患者踝关节前方踇长肌腱和趾长肌腱之间，可以摸到动脉搏动，即足背动脉。

二、自测题

【选择题】

(一) A1 型题

1. 化脓性骨髓炎最常见的致病菌是

A. 乙型溶血性链球菌　B. 溶血性金黄色葡萄球菌　C. 流感嗜血杆菌　D. 大肠埃希氏菌　E. 产气荚膜梭菌

2. 骨与关节结核的发病部位最常见的是

A. 髋关节　B. 膝关节　C. 脊柱　D. 肘关节　E. 骨盆

3. 下列哪项不是骨折的早期并发症

A. 休克　B. 血管损伤　C. 内脏损伤　D. 创伤性关节炎　E. 脂肪栓塞

4. 股骨颈骨折的主要原因是

A. 骨质疏松　B. 外伤　C. 间接暴力　D. 直接暴力　E. 老年人

5. 下列哪项不属于骨折的早期并发症

A. 休克　B. 神经损伤　C. 脂肪栓塞　D. 关节僵硬　E. 血管损伤

6. 急性血源性骨髓炎的早期特点是

A. 发热　B. 脓肿形成　C. 骨质破坏、死骨形成　D. 疼痛　E. 骨坏死

7. 化脓性关节炎不可逆的病理变化是

A. 纤维性或骨性强直　B. 充血、水肿　C. 浆液渗出　D. 脓性渗出液　E. 纤维蛋白沉积

8. 可明确脊髓损伤程度的辅助检查是

A. X 线检查　B. B 超检查　C. CT 检查　D. MRI 检查　E. 透视

9. 对于骨折的治疗，具有复位与固定双重作用的方法是

A. 小夹板固定　B. 石膏固定　C. 牵引　D. 手术　E. 内固定

10. 骨盆环两处断裂骨折的患者适用于哪种治疗方法

A. 卧床休息　B. 石膏固定　C. 骨盆悬吊牵引　D. 外固定支架固定术　E. 钢板内固定术

11. **断肢再植应力争在多长时间进行手术**

A. 2h　B. 4h　C. 6h　D. 8h　E. 12h

12. **慢性骨髓炎的治疗原则是**

A. 卧床休息、患肢制动　B. 应用抗生素　C. 严密观察
D. 支持疗法　E. 手术治疗

13. **一例骨肿瘤的男性患者，实验室检查提示酸性磷酸酶升高，提示原发于**

A. 肺癌　B. 胃癌　C. 食管癌　D. 前列腺癌　E. 肝癌

14. **肱骨髁上骨折患者在晚期应注意的并发症是**

A. 休克、神经损伤、血管损伤
B. 休克、骨 - 筋膜室综合征、血管损伤
C. 神经损伤、血管损伤、愈合障碍
D. 骨化性肌炎、肘内翻畸形、缺血性肌挛缩
E. 关节僵硬、骨化性肌炎、畸形愈合

15. **下列哪一型股骨颈骨折的畸形不明显，暂时仍可勉强行走，数日后表现加重**

A. 头下型骨折　B. 外展型骨折　C. 嵌插骨折
D. 内收型骨折　E. 不完全骨折

16. **哪一节段的脊柱骨折会伤及脊髓圆锥**

A. 第 11 胸椎骨折　B. 第 10 胸椎骨折　C. 第 1 腰椎骨折
D. 第 2 腰椎骨折　E. 第 3 腰椎骨折

17. **对于骨盆骨折的患者，病情观察首要关注的是**

A. 有无血尿　B. 功能障碍　C. 肿胀
D. 生命体征　E. 疼痛

18. **脱位的特有体征是**

A. 畸形、弹性固定、关节盂空虚　B. 疼痛、肿胀、压痛
C. 疼痛、肿胀、瘀斑　D. 畸形、疼痛、肿胀
E. 畸形、弹性固定、肿胀

19. **骨折不愈合的因素中，错误的是**

A. 年龄过小，过度肥胖　B. 骨折处软组织损伤严重　C. 骨折处血运差
D. 骨折处理超过 24h　E. 骨折端之间有软组织

20. **肱骨髁上骨折最严重的并发症为**

A. 正中神经损伤　B. 肘内翻　C. 前臂缺血性挛缩
D. 骨化性肌炎　E. 肘关节僵硬

21. **骨折愈合的第三期是**

A. 血肿机化演进期　B. 原始骨痂形成期　C. 骨痂改造塑形期
D. 膜内化骨吸收期　E. 血肿炎症消散期

22. **骨折的特有体征是**

A. 畸形　B. 反常活动
C. 骨擦音或骨擦感　D. 畸形、反常活动、骨擦音或骨擦感
E. 疼痛

23. **关节内骨折最常见的并发症是**

A. 创伤性关节炎　B. 缺血性骨坏死　C. 骨化性肌炎

D. 骨生成异常　E. 疼痛

24. **骨折临床愈合标准，不确切的是**

A. 患肢无纵轴叩击痛　B. 局部无异常活动　C. X 线摄片骨折线消失

D. 解除外固定后不变形　E. 骨生成异常

25. **可能出现杜加斯征（Dugas sign）的疾病是**

A. 肩关节周围炎　B. 肘关节脱位　C. 锁骨骨折

D. 肩关节脱位　E. 肩袖损伤

（二）A2 型题

1. **男，10 岁。玩耍时不慎摔倒，左手掌着地，致左肘部疼痛、肿胀、皮下瘀斑、功能障碍，该患儿可能是**

A. 肘关节脱位　B. 肱骨髁上屈曲型骨折　C. 肱骨髁上伸直型骨折

D. 桡骨骨折　E. 软组织损伤

2. **女，45 岁。骑自行车摔倒，当时右手着地，来诊时可见患者以健手扶托患侧，头部倾斜于患侧，肩部疼痛、肿胀、不能活动，并呈“方肩畸形”，该患者应诊断为**

A. 肘关节脱位　B. 肱骨骨折　C. 肩关节骨折

D. 肩关节脱位　E. 软组织损伤

3. **女，70 岁。诊断为胸 11、12 椎体压缩性骨折，重度骨质疏松，无明显外伤史，该患者属于**

A. 稳定性骨折　B. 不稳定性骨折　C. 病理性骨折

D. 新鲜骨折　E. 陈旧性骨折

4. **男，50 岁。近日出现颈肩疼痛及僵硬，可向上肢放射，查体右上肢麻木、感觉过敏、无力，考虑可能为颈椎病，你认为是哪一类型的颈椎病**

A. 神经根型颈椎病　B. 脊髓型颈椎病　C. 椎动脉型颈椎病

D. 交感神经型颈椎病　E. 混合型颈椎病

5. **女，45 岁。既往身体健康，因弯腰提重物后，突然出现腰部剧烈疼痛，查体弯腰时症状加重，经过辅助检查确诊为腰椎间盘突出，目前不宜采取的治疗措施是**

A. 绝对卧床休息　B. 持续牵引　C. 物理治疗

D. 按摩　E. 手术治疗

6. **女，30 岁。既往身体健康，今日无明显诱因突然出现左膝关节上方疼痛、肿胀，X 线检查显示骨端偏心位溶骨性改变，骨皮质变薄、膨胀，成肥皂泡样改变，无骨膜反应，最可能的诊断是**

A. 骨软骨瘤　B. 骨巨细胞瘤　C. 骨肉瘤

D. 感染　E. 骨结核

7. **女，10 岁。诊断为左髋关节结核，于腹股沟内侧查到寒性脓肿，目前应采取的治疗是**

A. 休息、营养支持　B. 口服抗结核药物

C. 关节腔注入抗结核药物　D. 行病灶清除术

E. 行病灶清除术同时行关节融合术

8. **女，30 岁。既往身体健康，不慎因车祸导致颈 6~7 椎体骨折，表现为损伤平面以下同侧肢体的运动和深感觉丧失，对侧肢体的痛觉和温度觉丧失，该表现称为**

A. 脊髓半切征　B. 脊髓挫伤　C. 脊髓受压
D. 脊髓圆锥损伤　E. 脊髓震荡

9. 男，35岁。不慎从3m高处坠落，X线片显示颈6椎体骨折，查体四肢的自主活动部分消失，感觉功能部分丧失，大小便功能障碍，该患者的截瘫指数应是

A. 0　B. 1　C. 2　D. 3　E. 4

10. 女，30岁。腕部切割伤行清创缝合术后，下列护理措施不恰当的是

A. 住单人病房　B. 定时消毒病房　C. 室温20℃以下　D. 专人护理　E. 限制探视

11. 男，9岁。自幼体弱多病，近日突然出现乏力、食欲缺乏、寒战高热，右膝关节剧烈疼痛、红肿、功能障碍，诊断为化脓性关节炎，对于患肢的护理正确的是

A. 慎用镇痛药，避免掩盖病情　B. 患肢制动，防止病理性骨折
C. 给予局部热敷　D. 患肢屈曲，减轻疼痛
E. 注意功能训练

（三）A3/A4型题

（1~3题共用题干）

女，45岁。四肢无力，手握力弱，步态不稳，近日病情加重，经医生查体发现患者精细活动失调，运动神经元损伤，四肢反射亢进，肌张力增加。

1. 患者可能的诊断是

A. 脑梗死　B. 脑血栓　C. 重症肌无力
D. 脊髓型颈椎病　E. 交感神经型颈椎病

2. 患者可以采取的保守治疗方法有

A. 卧床休息、牵引、颈托固定　B. 卧床休息、理疗药物、颈托固定
C. 卧床休息、推拿按摩、牵引　D. 卧床休息、理疗药物、推拿按摩
E. 卧床休息、理疗药物、牵引

3. 戴颈托的作用是

A. 增加颈椎的稳定性　B. 辅助颈部活动　C. 加大颈部的活动范围
D. 缓解颈部肌肉痉挛　E. 去除颈部压迫

（4~6题共用题干）

男，55岁。下楼梯不慎跌落于5m高的台阶下，当时头部着地，被路人拨打急救电话送至我院急诊室。查体生命体征平稳，颈部活动受限，双上肢活动受限，肌力4级，双下肢活动正常。

4. 该患者应先做什么检查来明确诊断

A. 拍颈椎X线片　B. B超　C. 核磁检查
D. CT检查　E. 造影

5. 该患者可能的诊断是

A. 颈椎骨折合并脊髓损伤　B. 胸椎压缩性骨折　C. 椎间关节脱位
D. 颈椎病　E. 颈部扭伤

6. 护理措施中不正确的是

A. 用颈托保护颈部　B. 患者取平卧位
C. 立即用轮椅运送患者行检查　D. 注意观察生命体征
E. 注意观察患者四肢感觉运动情况

（7~9 题共用题干）

男，12 岁。因“高热，体温 39.3℃，右膝关节处红肿、疼痛”入院。磁共振检查显示骨髓腔内有异常高信号，骨周围有异常高信号，医生行局部穿刺抽出脓液。

7. 该患者考虑的诊断是

A. 蜂窝织炎　B. 深部脓肿　C. 风湿病
D. 急性血源性骨髓炎　E. 骨肉瘤

8. 最常见的致病菌是

A. 金黄色葡萄球菌　B. 乙型溶血性链球菌　C. 溶血性金黄色葡萄球菌
D. 大肠埃希氏菌　E. 表皮葡萄球菌

9. 该患者早期的特点是

A. 骨质破坏、死骨形成　B. 死骨、骨性包壳　C. 窦道
D. 脓肿形成　E. 骨性死腔

（10~12 题共用题干）

男，45 岁，煤矿工人。工作时煤矿发生塌方而受伤，被救出后神志清楚，主诉颈部疼痛活动受限，四肢感觉运动功能丧失，急诊拍 X 线片显示颈 5 椎体骨折。

10. 脊柱骨折最严重的并发症是

A. 发热　B. 血管损伤　C. 脊髓损伤
D. 骨 - 筋膜室综合征　E. 关节僵硬

11. 脊髓损伤最轻的一种是

A. 脊髓休克　B. 脊髓挫伤　C. 脊髓受压
D. 脊髓断裂　E. 马尾神经损伤

12. 该患者在急救时重点应注意的是

A. 用最方便的方法搬运　B. 采用担架、木板或门板搬运
C. 采用背或抱的方式搬运　D. 让患者自己保护颈部
E. 固定四肢

（13~15 题共用题干）

女，38 岁。因“午后低热，伴有乏力、盗汗，腰部活动受限、疼痛半个月”入院。询问病史，其母亲曾患肺结核。入院后立即进行 X 线检查。

13. 该患者可能的诊断是

A. 腰椎骨折　B. 腰椎结核　C. 腰椎骨肿瘤
D. 腰扭伤　E. 肾结石

14. 该患者 X 线检查的表现是

A. 骨质破坏和椎间隙狭窄为主　B. 腰椎骨折
C. 腰椎骨量减少　D. 无改变
E. 腰椎脱位

15. 边缘型结核

A. 多见于 10 岁以下儿童　B. 好发于胸椎　C. 多见于成人
D. 好发于腰椎　E. 病变由椎体开始

（四）B 型题

（1~3 题共用备选答案）

A. 动脉危象　B. 静脉危象　C. 静脉栓塞　D. 静脉断裂　E. 动脉断裂

1. 手外伤患者，皮温突然下降 3℃以上，提示

2. 手外伤患者，皮肤由红润变苍白、皮温下降、指腹塌陷、毛细血管充盈时间超过 2s、动脉搏动减弱或消失，提示

3. 手外伤患者，若皮肤暗紫、皮温下降、指腹肿胀、毛细血管充盈时间缩短小于 1s，动脉搏动存在，提示

（4~6 题共用备选答案）

A. 皮肤牵引　B. 枕颌带引　C. 骨盆悬吊牵引

D. 下肢海绵带牵引　E. 骨牵引

4.（　　）属于直接牵引

5.（　　）属于间接牵引

6.（　　）属于皮肤牵引

（7~9 题共用备选答案）

A. 禁止搬动和压迫　B. 功能锻炼　C. 保持石膏清洁

D. 观察血液循环　E. 压力性损伤

7. 石膏干固前应注意

8. 石膏干固后应注意

9. 石膏固定观察的项目有

（10~12 题共用备选答案）

A. 完全制动，防止再损伤

B. 促肢体血液循环，消除肿胀，防止肌肉萎缩

C. 防止肌肉萎缩和关节粘连，运动重点是患肢骨折的远近关节运动

D. 促进功能全面恢复，运动重点是以关节为主的全身锻炼

E. 各关节活动无限制

10. 骨科患者早期功能锻炼的要点是

11. 骨科患者中期功能锻炼的要点是

12. 骨科患者晚期功能锻炼的要点是

（13~14 题共用备选答案）

A. 休克、发热

B. 畸形、假关节活动（异常活动）、骨擦音或骨擦感

C. 休克、血管损伤、神经损伤

D. 疼痛、压痛、肿胀

E. 关节僵硬、骨化性肌炎、缺血性骨坏死

13. 骨折的早期并发症是

14. 骨折的晚期并发症是

（15~17 题共用备选答案）

A. 去除过紧的外固定，内部血肿切开减压

B. 切开减压

C. 密切观察患者变化，注意生命体征，尽早发现及时处理，骨折固定、扩容、镇静镇痛

D. 及时发现及时处理，当患者发生肺水肿、肺出血、肺不张、低氧血症时及时处理

E. 观察生命体征

15. 四肢骨折的患者休克的护理应注意

16. 四肢骨折的患者脂肪栓塞的护理应注意

17. 四肢骨折的患者骨 - 筋膜室综合征的护理应注意

（18~20 题共用备选答案）

A. 早期制动

B. 尽早功能锻炼

C. 活动患部周围肌肉和其他关节的活动

D. 适度负重训练

E. 逐渐活动患部关节，主动活动为主，被动活动为辅，配合理疗

18. 关节脱位的患者固定后应

19. 关节脱位的患者应早期

20. 关节脱位的患者去除固定后应

（21~23 题共用备选答案）

A. 断面比较整齐，周围组织创伤较轻，再植后存活率较高

B. 断面比较整齐，周围组织创伤较重，再植后存活率较不高

C. 外力撕拉组织损伤复杂而严重，血管、神经、肌腱等各类组织断裂又往往不在同一平面，修复困难

D. 创伤较重，但局限，经过处理，再植后可取得好的效果

E. 创伤严重，创面大，再植后存活率不高

21. 切割伤导致的离断肢体表现为

22. 碾挫伤导致的离断肢体表现为

23. 撕裂伤导致的离断肢体表现为

（24~26 题共用备选答案）

A. 截瘫　　B. 四肢瘫　　C. 四肢痉挛性瘫痪

D. 上肢弛缓性瘫痪　　E. 不全瘫

24. 胸段脊髓损伤表现为

25. 颈段损伤表现为

26. 上颈段损伤表现为

（27~29 题共用备选答案）

A. 方肩畸形　　B. 肘部向后突出并处于半屈位

C. 疼痛　　D. 肘后空虚，可摸到凹陷，肘后三点关系正常

E. 软组织损伤

27. 肘关节脱位可致

28. 肩关节脱位可致

29. 肱骨髁上屈曲型骨折可致

（30~32 题共用备选答案）

A. 骨软骨瘤　B. 骨巨细胞瘤　C. 骨肉瘤　D. 尤因肉瘤　E. 肿瘤骨

30. 骨内生长的肿瘤，可刺激骨膜产生骨膜反应，若骨膜被肿瘤掀起，在骨膜下产生三角形新骨，称为 Codman 三角，多见于

31. 骨质的破坏或吸收，有些骨肿瘤表现为骨的沉积，称为反应骨，这种肿瘤细胞产生类骨，称为

32. 骨膜掀起为阶段性或成层状骨沉积，X 线出现“葱皮样”改变，常见于

（33~35 题共用备选答案）

A. 明确骨折类型及移位情况　B. 明确骨折断端血运情况

C. 明确骨折类型和脊髓损伤的程度　D. 准确了解骨折移位情况

E. 明确周围神经损伤情况

33. X 线检查可以

34. CT 检查可以

35. MRI 检查可以

（36~38 题共用备选答案）

A. 卧床休息　B. 持续皮牵引

C. 经皮或切开加压螺纹钉固定术　D. 骨牵引

E. 人工股骨头置换或全髋关节置换术

36. 无明显移位外展型骨折或嵌插骨折的治疗方法是

37. 股骨颈基底骨折的治疗方法是

38. 股骨颈头下型骨折的治疗方法是

（39~41 题共用备选答案）

A. 卧床休息、制动　B. 皮牵引　C. 骨牵引

D. 石膏固定　E. 手术治疗

39. 3 岁以下的儿童发生股骨干骨折时应采取的治疗方法是

40. 老年人发生股骨干骨折时应采取的治疗方法是

41. 成人各类型股骨干骨折均可采取的治疗方法是

（42~44 题共用备选答案）

A. 青少年　B. 良性骨肿瘤　C. 恶性肿瘤

D. 长管状的干骺端　E. 肿瘤细胞直接形成

42. 骨软骨瘤的性质多为

43. 骨肉瘤的好发部位是

44. 骨巨细胞瘤的性质是

（45~47 题共用备选答案）

A. 膨隆型　B. 突出型　C. 脱垂游离型

D. Schmorl 结节及胫骨突出　E. 混合型

45. 椎间盘纤维环部分裂开，表面完整，局限性隆起应为

46. 纤维环完全裂开，髓核突向椎管应为

47. 破裂的椎间盘组织游离在椎管内应为

【填空题】

1. 骨折的特有体征有(　　)、(　　)和(　　)。
2. 骨折的愈合过程分为三期,分别是(　　)、(　　)、(　　)。
3. 骨折的治疗原则是(　　)、(　　)、(　　)。
4. 桡骨远端骨折的三种类型是(　　)、(　　)、(　　)。
5. 神经损伤分为(　　)、(　　)、(　　)。
6. 足部因角质层厚,穿鞋袜较湿润,因此,常有大量(　　)寄生,常见的有(　　)、(　　)、(　　)等。
7. 急性血源性骨髓炎最长见的致病菌是(　　)。
8. 肱骨干中下段骨折容易合并(　　)。

【名词解释】

1. 脂肪栓塞综合征　2. Colles 骨折　3. 解剖复位　4. 功能复位
5. 冷脓肿　6. 病理性骨折　7. 疲劳性骨折　8. 骨性关节炎
9. 踝管综合征　10. Pilon 骨折

【案例分析题】

案例一:男,35 岁,司机。因"车祸致右小腿长时间挤压"入院,入院后患者主诉患肢疼痛剧烈。患者患肢红肿,短缩畸形,皮肤大面积擦伤,足背动脉搏动消失,肢端苍白、冰凉,体温 39℃,X 线检查示"右胫腓骨干双骨折"。

请问:

1. **患者最可能出现的并发症及其定义是什么?**
2. **紧急处理方法是什么?**
3. **护理中应注意的问题有哪些?**

案例二:女,70 岁。晨练时不慎摔倒,患者髋部疼痛,患肢活动障碍。休息后疼痛仍不缓解并加重,前来就诊时,患肢呈短缩畸形。

请问:

1. **接诊患者后应首先做的处理是什么?**
2. **该患者最可能的临床诊断是什么?**
3. **入院明确诊断后首要治疗是什么?**

案例三:男,12 岁。玩耍时,不慎跌倒,左手掌着地,致左肘部疼痛、肿胀、皮下瘀斑、功能障碍。

请问:

1. **请问该患儿可能的诊断是什么?**
2. **最常见的早期并发症是什么?**
3. **该患者经手法复位、石膏外固定术后,护理措施应注意什么?**

参考答案

【选择题】

(一) A1 型题

1. B 2. C 3. D 4. C 5. D 6. C 7. A 8. D 9. C 10. D
11. C 12. E 13. D 14. D 15. C 16. C 17. D 18. A 19. A 20. C
21. C 22. D 23. B 24. E 25. D

(二) A2 型题

1. C 2. D 3. C 4. A 5. E 6. B 7. E 8. A 9. E 10. C
11. B

(三) A3/A4 型题

1. D 2. B 3. A 4. A 5. A 6. C 7. D 8. C 9. A 10. C
11. A 12. B 13. B 14. A 15. C

(四) B 型题

1. C 2. A 3. B 4. E 5. A 6. D 7. A 8. C 9. E 10. B
11. C 12. D 13. C 14. E 15. C 16. D 17. A 18. B 19. C 20. E
21. A 22. D 23. C 24. A 25. B 26. C 27. B 28. A 29. D 30. C
31. E 32. D 33. A 34. D 35. C 36. B 37. C 38. E 39. B 40. E
41. C 42. B 43. D 44. C 45. A 46. B 47. C

【填空题】

1. 畸形、异常活动、骨擦音或骨擦感
2. 血肿炎症机化期、原始骨痂形成期、骨痂改造塑形期
3. 复位、固定、功能锻炼
4. Colles 骨折、Smith 骨折、Barton 骨折
5. 神经传导功能障碍、神经轴索中断、神经断裂
6. 微生物、真菌、假单胞杆菌、表皮葡萄球菌
7. 溶血性金黄色葡萄球菌
8. 桡神经损伤

【名词解释】

1. 脂肪栓塞综合征：由于骨折处髓腔内血肿张力过大，骨髓被破坏，脂肪滴进入破裂的静脉窦内，可引起肺、脑脂肪栓塞。同时，在肺灌注不良时，肺泡膜细胞产生脂肪酶，使脂肪栓子中的中心脂肪小滴水解成甘油与游离脂肪栓，释放儿茶酚胺，损伤毛细血管，使富含蛋白质的液体漏至肺间质和肺泡内，发生肺出血，肺不张和低血氧。临床上出现呼吸功能不全，发绀，胸片显示广泛肺实变。动脉低血氧可致烦躁不安、嗜睡甚至昏迷和死亡。

2. Colles 骨折：近腕关节桡骨远端 3cm 之内的骨折，骨折远端移位后向背侧和掌侧成角。

3. 解剖复位：骨折端通过复位，恢复了正常的解剖关系，对位（两骨折端的接触面）和对线（两骨折段在纵轴上的关系）完全良好时，称解剖复位。

4. 功能复位：经复位后，两骨折端虽未恢复至正常的解剖关系，但骨折愈合后对肢体功能无明

显影响者，称功能复位。

5. **冷脓肿**：骨结核进一步发展，导致病灶部位积聚了大量脓液、结核性肉芽组织、死骨和干酪样坏死组织。由于无红、热等急性炎症表现，故结核性脓肿称为“冷脓肿”或“寒性脓肿”。

6. **病理性骨折**：骨折由创伤和骨骼疾病所致，后者如骨髓炎、骨肿瘤所致的骨质破坏，受轻微外力即发生的骨折，称为病理性骨折。

7. **疲劳性骨折**：长期、反复、轻微的直接或间接损伤可致肢体某一特定部位骨折，如远距离行军易致第 2、3 跖骨及腓骨下 1/3 骨干骨折，称为疲劳骨折，也可称为应力性骨折。

8. **骨性关节炎**：指由多种因素引起关节软骨纤维化、皲裂、溃疡、脱失而导致的关节疾病，其发生与年龄、肥胖、炎症、创伤及遗传因素等有关。以中老年患者多见，女性多于男性。

9. **踝管综合征**：又称为跖管综合征，是指胫后神经在踝关节内侧的踝管内受压而产生的足底内侧麻木、疼痛、行走困难为主要表现的一种疾病。

10. **Pilon 骨折**：指胫骨远端的 1/3 波及胫距关节面的骨折。

【案例分析题】

案例一：

1. 患者最可能出现的并发症及其定义是什么？

最可能出现的并发症是骨 - 筋膜室综合征。

骨 - 筋膜室综合征：骨 - 筋膜室内压力增加，循环受阻，造成室内肌肉、神经急性缺血、缺氧而产生的一系列证候群。

2. 紧急处理方法是什么？

尽早手术，切开减压。

3. 护理中应注意的问题有哪些？

去除患肢过紧的外固定，固定患肢并制动，观察患肢末梢血液循环。

案例二：

1. 接诊患者后应首先做的处理是什么？

行 X 线检查明确诊断。

2. 该患者最可能的临床诊断是什么？

股骨颈骨折。

3. 入院明确诊断后首要治疗是什么？

持续皮肤牵引固定患肢。

案例三：

1. 请问该患儿可能的诊断是什么？

肱骨髁上伸直型骨折。

2. 最常见的早期并发症是什么？

损伤肱动脉。

3. 该患者经手法复位、石膏外固定术后，护理措施应注意什么？

石膏干固前，用手掌扶托；观察手指端的血液循环；适当抬高患肢。

（张文光）

第九节　烧伤、整形科

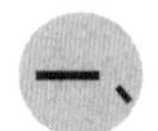

一、基本理论与知识要点

1. 根据烧伤病理生理特点，其病程大致分为哪几期？

（1）体液渗出期。

（2）急性感染期。

（3）创面修复期。

（4）康复期。

（5）修复期（创面修复与功能修复）。

2. 按照三度四分法，烧伤深度如何划分？分别有哪些局部临床特点？

按照三度四分法，将烧伤深度分为Ⅰ度、Ⅱ度、Ⅲ度。其中，Ⅱ度又包括浅Ⅱ度和深Ⅱ度；Ⅰ度及浅Ⅱ度烧伤属于浅度烧伤；深Ⅱ度和Ⅲ度烧伤属于深度烧伤。烧伤局部临床特点见表 1-8-9。

表 1-8-9　烧伤局部临床特点

损伤深度	组织损伤	局部临床特征	预后
Ⅰ度	表皮浅层	皮肤红斑、干燥、灼痛，无水疱	3~7d 脱屑痊愈
浅Ⅱ度	表皮全层、真皮浅层	红肿明显，疼痛剧烈；水疱大小不一，疱壁薄，创面基底潮红	1~2 周内愈合，多有色素沉着，无瘢痕
深Ⅱ度	真皮深层	水肿明显，痛觉迟钝，拔毛痛；水疱较小，疱壁较厚，创面基地底发白或红白相间	3~4 周愈合，常有瘢痕形成和色素沉着
Ⅲ度	皮肤全层、皮下、肌肉或骨骼	痛觉消失，创面无水疱，干燥如皮革样坚硬，呈蜡白或焦黄甚至炭化，形成焦痂，可见栓塞的血管	3~4 周后焦痂自然脱落，愈合后留瘢痕或畸形

3. 如何判断烧伤的严重程度？

按烧伤的总面积和烧伤的深度将烧伤程度分为 4 类（通常情况下，烧伤总面积的计算不包括Ⅰ度烧伤），具体见表 1-8-10。

表 1-8-10　烧伤程度分类

烧伤程度	特点
轻度烧伤	Ⅱ度烧伤总面积 10% 及以下
中度烧伤	Ⅱ度烧伤总面积为 11%~30%，或Ⅲ度烧伤面积在 10% 以下
重度烧伤	烧伤总面积在 31%~50%，或Ⅲ度烧伤总面积为 11%~20%；或总面积、Ⅲ度烧伤面积虽未达上述范围，但已发生休克、吸入性损伤或合并有较重复合伤者
特重烧伤	总面积在 50% 以上，或Ⅲ度烧伤面积在 20% 以上，或存在较重的吸入性损伤、复合伤

二、自测题

【选择题】

(一) A1 型题

1. 烧伤后，体液渗出期一般持续多长时间

A. 6~8h　B. 8~12h　C. 12~24h　D. 24~48h　E. 48~72h

2. 据中国新九分法，成人双上肢占人体体表总面积的

A. 18%　B. 25%　C. 30%　D. 35%　E. 40%

3. 使用手掌法计算烧伤面积时，患者单掌的掌面积占体表面积的

A. 1%　B. 2%　C. 2.5%　D. 0.5%　E. 1.5%

4. 深度烧伤是指

A. Ⅰ度和Ⅱ度　B. Ⅱ度和Ⅲ度　C. 浅Ⅱ度和深Ⅱ度
D. 深Ⅱ度及以上的烧伤　E. Ⅲ度

5. 成人重度烧伤的判定标准：Ⅲ度烧伤占烧伤总面积的

A. 15%~20%　B. 11%~20%　C. <15%　D. 20%~30%　E. >30%

6. Ⅰ度烧伤愈合的时间为

A. 2~3d　B. 2~5d　C. 3~7d　D. 3~10d　E. 5~10d

7. 浅Ⅱ度烧伤，若无感染，愈合时间为

A. 1~2 周　B. 2~3 周　C. 3~4 周　D. 4~5 周　E. 5 周以上

8. 下列哪种烧伤深度愈后不会形成瘢痕

A. Ⅰ度和Ⅱ度　B. Ⅱ度和Ⅲ度　C. Ⅰ度和浅Ⅱ度
D. 深Ⅱ度和Ⅲ度　E. Ⅰ度和深Ⅱ度

9. 吸入性损伤多见于哪个部位的烧伤

A. 会阴部烧伤　B. 双上肢　C. 躯干部烧伤　D. 双下肢烧伤　E. 头面部

10. Ⅰ度烧伤损伤

A. 真皮浅层　B. 真皮深层　C. 肌肉或骨骼　D. 表皮全层皮肤　E. 表皮浅层

11. 浅Ⅱ度烧伤损伤

A. 真皮浅层　B. 表皮全层　C. 表皮浅层　D. 皮肤全层　E. 肌肉或骨骼

12. 深Ⅱ度烧伤损伤

A. 真皮浅层　B. 真皮深层　C. 肌肉或骨骼　D. 皮肤全层　E. 表皮浅层

13. 化学烧伤时处理措施正确的是

A. 石灰烧伤时立即用大量流动清水持续冲洗
B. 眼部碱烧伤应立即用 3% 硼酸液中和，再用蒸馏水彻底冲洗
C. 使用酸碱中和剂时应及时、彻底，持续时间半小时以上
D. 碱烧伤时清水冲洗时间不宜过长
E. 氢氟酸烧伤使用钙剂中和

14. 液体复苏抗休克时，小儿每千克体重每小时尿量

A. 0.5ml　B. 0.6ml　C. 0.7ml　D. 0.8ml　E. >1ml

15. **液体复苏抗休克时，成人每小时尿量**

A. 10~20ml　B. 20~30ml　C. 30~40ml　D. 30~50ml　E. 50~60ml

16. **以下哪一种因素对面部外伤后瘢痕增生的影响最大**

A. 患者体质　B. 缝线粗细　C. 伤口大小
D. 身体不同部位　E. 缝线后伤口走向

17. **乳房再造术后患者伤口引流持续引出新鲜血性液体超过多少时应及时报告医生**

A. 50ml　B. 100ml　C. 200ml　D. 500ml　E. 1 000ml

18. **全身大面积烧伤，可采用下列植皮方法最终修复创面，但应除外**

A. 大张异体皮开洞嵌植自体皮　B. 自体微粒植皮
C. 游离皮瓣移植　D. 点状植皮法
E. 刃厚皮片植皮

19. **先天性唇腭裂手术修复的时间最好是**

A. 生后即刻　B. 1~2 个月　C. 3~6 个月　D. 6~12 个月　E. 1~2 岁

（二）A2 型题

1. **女，40 岁。双上肢被开水烫伤 3h 入院，诉疼痛剧烈，可见创面基底潮红，有大小不一的水疱，入院后需对创面进行处理，下列处理方式最妥善的是**

A. 暴露疗法　B. 手术治疗　C. 包扎疗法
D. 清创治疗 + 包扎疗法　E. 清创治疗 + 暴露疗法

2. **女，35 岁。烧伤面积 75%，伤后 7h 入院，无吸入性损伤和其他损伤，出现烦躁不安，明显口渴，最可能的原因是**

A. 心理因素　B. 反应性精神病　C. 感染
D. 补液不足　E. 疼痛

3. **男，40 岁。因火焰烧伤 60%，伤后 1h 急诊入院，入院后给予静脉补液，首选晶体为**

A. 白蛋白　B. 碳酸氢钠　C. 5% 葡萄糖注射液
D. 复方氯化钠溶液　E. 10% 葡萄糖注射液

4. **男，31 岁。火焰烧伤 85%，伤后 1 周。体格检查：神志昏迷，体温 39.5℃，脉搏 132 次 /min，呼吸 30 次 /min。考虑为脓毒血症，下列诊断烧伤脓毒血症的最重要依据是**

A. 创面分泌物多　B. 血培养阳性　C. 尿少
D. 昏迷　E. 高热

5. **男，45 岁。头面部烧伤，经纤维支气管镜检查发现：会厌、声门黏膜充血水肿并有坏死斑，隆突处及隆突以下黏膜充血水肿。该患者吸入性损伤的程度为**

A. 特重度吸入性损伤　B. 重度吸入性损伤　C. 中度吸入性损伤
D. 轻度吸入性损伤　E. 无吸入性损伤

6. **女，20 岁。开水烫伤全身多处，面积约 40%，受伤时没有冷疗，立即转送医院，烧伤后 8h 入院，无法自理，诉口渴，出现烦躁不安、呼吸浅快、脉搏细弱，血压 85/56mmHg，该患者目前的护理诊断为**

A. 自理能力缺陷　B. 知识缺乏　C. 皮肤完整性受损
D. 焦虑　E. 体液不足

7. **男，2 岁。14kg，双下肢 Ⅲ 度烧伤 2h，第一个 24h 补充的电解质和胶体总量正确的是**

A. 907ml，晶体胶体比为 2 : 1　B. 907ml，晶体胶体比为 1 : 1

C. 1 747ml，晶体胶体比为 1∶1　　D. 1 747ml，晶体胶体比为 2∶1

E. 1 747ml，晶体胶体比为 1∶2

8. 男，2 岁。头面部开水烫伤，基底红白相间，有大小不一的水疱，烧伤面积为

A. 9%　B. 19%　C. 23%　D. 18%　E. 22%

9. 女，26 岁。不慎被热油烫伤双上肢，双前臂、双上臂红肿明显，可见大小不一的水疱，疼痛剧烈；双手水肿明显，红白相间，痛觉迟钝，深 Ⅱ 度烧伤面积为

A. 5%　B. 6%　C. 7%　D. 11%　E. 13%

10. 男，16 岁。双手不慎被开水烫伤，伤后采取的急救措施正确的是

A. 立即送附近医院　　B. 双手涂抹牙膏，减轻疼痛

C. 冷水冲洗 15min　　D. 冷水浸泡至疼痛感减轻或消失

E. 络合碘消毒

11. 男，4 岁。因鞭炮爆炸致头面部烧伤，伤后 6h 入院，左耳外耳道可见分泌物，耳郭肿胀明显，耳部护理正确的是

A. 防止耳郭受压，取右侧卧位

B. 防止分泌物流出，使用无菌棉球塞左外耳道入口处

C. 左外耳道入口处用无菌纱条引流

D. 取左侧卧位，使耳郭受压，有利于引流

E. 左外耳道入口处用无菌凡士林纱条引流

12. 女，2 岁。洗澡时被开水烫伤臀部及会阴部，基底红白相间，创面护理不正确的是

A. 包扎治疗　B. 睡小儿人字形床　C. 留置导尿管

D. 大小便污染时，及时换药　E. 下肢外展 45°~60°

（三）A3/A4 型题

（1~4 题共用题干）

男，34 岁，体重 70kg。因火焰烧伤 2h，急诊入院。查体：脉搏 136 次 /min，呼吸 28 次 /min，血压 84/52mmHg，神志昏迷，鼻毛烧焦、口鼻有黑色分泌物，声音嘶哑，呼吸困难，肺部可闻及哮鸣音；头面部、双侧大腿、躯干及会阴、臀部烧伤，创面基底发白，水疱较小，痛觉迟钝；双上肢烧伤，创面干燥呈皮革样改变，可见栓塞血管，痛觉消失。

1. 为防止窒息，须协助医生紧急处理的是

A. 中心静脉置管术　B. 气管切开术　C. 导尿术

D. 动脉置管术　E. 清创术

2. 为该患者补液时，应遵循的原则是

A. 先胶后晶，先盐后糖，先快后慢　　B. 先胶后晶，先糖后盐，先快后慢

C. 先晶后胶，先糖后盐，先快后慢　　D. 先晶后胶，先盐后糖，先快后慢

E. 先胶后晶，先糖后盐，先慢后快

3. 该患者 Ⅲ 度烧伤的面积为

A. 82%　B. 80%　C. 62%　D. 57%　E. 18%

4. [假设信息] 为寻求更专业的治疗，患者家属要求立即转送至路程需 3h 以上的某烧伤专科医院，家属转运的最佳时机是

A. 越早越好　B. 休克控制后　C. 伤后 8h 内　D. 伤后 24h 内　E. 伤后 48h 内

（5~8 题共用题干）

女，25 岁。因液化气爆炸，致头面颈、双上肢烧伤，受伤后 2h 急诊入院。创面基底红白相间，可见小水疱，触痛觉迟钝；口鼻周围肿胀明显、鼻毛烧焦，有黑色分泌物，声音嘶哑。

5. 按中国九分法，该患者的烧伤面积为

A. 20%　　B. 22%　　C. 25%　　D. 27%　　E. 30%

6. 按三度四分法，上述患者属于

A. Ⅰ度　　B. 浅Ⅱ度　　C. 深Ⅱ度　　D. Ⅲ度　　E. Ⅳ度

7. 按烧伤严重程度，上述患者属于

A. 轻度　　B. 中度　　C. 重度　　D. 特重度　　E. 危重度

8. 为预防并发症，应重点观察

A. 神志　　B. 脉搏　　C. 呼吸　　D. 血压　　E. 体温

（四）B 型题

（1~4 题共用备选答案）

A. 包扎疗法　　B. 手术疗法　　C. 暴露疗法　　D. 初期清创　　E. 无需处理

1. Ⅰ度烧伤创面

2. 四肢浅Ⅱ度烧伤创面采用

3. 头面部烧伤创面采用

4. 深Ⅱ度和Ⅲ度烧伤创面采用

【填空题】

1. 成人烧伤休克复苏有效的指标是每小时尿量（　　）、脉率在（　　）以下、收缩压维持在（　　）、脉压在（　　）以上、中心静脉压（　　）、呼吸（　　）、无（　　）。

2. 轻度烧伤者可口服（　　）或（　　）。

3. 中、重度烧伤者需注射（　　），预防破伤风。

4. 大面积烧伤者补液时，胶体溶液首选（　　）。

5. 皮肤移植术包括（　　）、（　　）。

【名词解释】

1. 烧伤　　2. 吸入性损伤　　3. 热力烧伤　　4. 伤口负压引流

【案例分析题】

女，30 岁。以“火焰烧伤全身多处 3h”为主诉急诊入院。体格检查：体温 36.7℃，脉搏 128 次 /min，呼吸 26 次 /min，血压 87/65mmHg，体重 50kg。患者神志清楚，轻度烦躁。腹部、双手、双前臂、双下肢可见烧伤后创面，总面积约 60%，双下肢创面基底苍白，可见黄白色焦痂，痛触觉消失，皮温低，双手、双前臂、腹部创面红白相间，痛觉迟钝，可见大小不一的水疱。

请问：

1. 患者第一个 24h 补液总量是多少？

2. 第一个 24h 如何补液？

3. 第二个 24h 如何补液？

参考答案

【选择题】

（一）A1 型题

1. D　2. A　3. A　4. D　5. B　6. C　7. A　8. C　9. E　10. E
11. A　12. B　13. E　14. E　15. D　16. E　17. C　18. C　19. E

（二）A2 型题

1. D　2. D　3. D　4. B　5. B　6. E　7. C　8. B　9. A　10. D
11. C　12. A

（三）A3/A4 型题

1. B　2. D　3. E　4. B　5. D　6. C　7. C　8. C

（四）B 型题

1. E　2. A　3. C　4. B

【填空题】

1. 30~50ml、120 次 /min、90mmHg、20mmHg、5~12cmH_2O、平稳、烦躁不安和明显口渴
2. 淡盐水、烧伤饮料
3. TAT
4. 血浆
5. 游离皮片移植、皮瓣移植

【名词解释】

1. **烧伤**：一般指由热力、电流、化学物质、激光、放射线等作用于人体所造成的组织损伤。不仅伤及体表，严重者可伤及皮下组织、肌肉、骨骼，关节、神经、血管，甚至内脏；也可发生在黏膜被覆的部位，如口腔、食管、胃肠道、肛门、直肠、阴道等，可导致全身、局部一系列的病理生理反应。

2. **吸入性损伤**：是指热力或烟雾引起的呼吸道甚至肺实质的损伤，既往曾称呼吸道烧伤。根据病情严重程度分为轻、中、重度吸入性损伤，根据损伤部位分为上、下呼吸道和肺实质损伤。

3. **热力烧伤**：是指由火焰、热液、蒸汽、热固体等引起的组织损伤，通常所称的狭义烧伤，指热力造成的烧伤。

4. **伤口负压引流**：将引流管连接于减压器，借助负压作用吸出伤口内液体，引流可分为开放式和闭合式两种类型。负压封闭引流是指用含有引流管的聚乙烯酒精水化海藻盐泡沫敷料，通过覆盖或填充皮肤、软组织缺损的创面，再用生物半透膜对其进行封闭，使其形成密闭空间，最后把引流管接通负压源，通过可控制的负压来促进创面愈合的一种全新治疗方法。

【案例分析题】

1. 患者第一个 24h 补液总量是多少？

第一个 24h 补液总量：60（烧伤总面积）× 50（体重）× 1.5（常数）+2 000（生理需要量）= 6 500ml。

2. 第一个 24h 如何补液？

（1）补液量：胶体液为 60（烧伤总面积）× 50（体重）× 0.5 = 1 500ml。

电解质为 60（烧伤总面积）× 50（体重）× 1=3 000ml；水分为 2 000ml。

（2）补液计划：伤后前 8h 内输入总量的一半即 3 250ml，后 16h 补剩余的一半。

3. 第二个 24h 如何补液？

第二个 24h 补液总量：总量为 4 250ml，于 24h 内均匀输入。胶体和电解质分别为第一个 24h 的一半，即胶体补液量为 750ml，电解质为 1 500ml，水分仍为 2 000ml。

（岳丽青）

第十节 器官移植

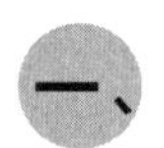

一、基本理论与知识要点

1. 什么是器官移植？

器官移植是指用手术的方法，将一个有活力的器官移植到自身或另一个体内使之代替病损器官功能的技术，包括将切取的器官移植到同一个体内的自体移植，以及移植给同一种属的另一个体内的异体移植。

2. 器官移植的特点是什么？

器官移植有以下特点：①从切取器官时切断血管至植入器官时重建血管期间，移植器官始终保存着活力；②从移植技术来看，器官移植属于吻合移植，需要将移植器官和受者的主要血管相吻合，建立血液循环；③如为同种异体移植，术后不可避免地会出现排斥反应。

3. 什么是公民逝世后器官捐献？

公民逝世后器官捐献是指自然人在死亡之后，遵循自愿、无偿原则，通过严格的法定程序和科学的医学处置，贡献出体内部分或全部器官，用于拯救他人生命或恢复他人健康的纯利他主义行为。

公民逝世后器官捐献可分为脑死亡器官捐献（donation after brain death，DBD）、心脏死亡器官捐献（donation of cardiac death，DCD）和心 - 脑双死亡器官捐献（donation after brain death plus cardiac death，DBCD）。

4. 什么是亲属活体器官捐献？

亲属活体器官捐献指活体器官捐献人为年满 18 岁、具有完全民事行为能力的公民，仅限于活体器官接受人的配偶、直系血亲或三代以内旁系血亲，或有证据证明与活体器官接受人存在因帮扶等形成亲情关系的人员。

5. 排斥反应有哪几种类型？

（1）排斥反应可分为两大类：①移植物抗宿主反应，指移植物中的免疫活性细胞识别宿主抗原而活化、增殖并介导免疫应答，直接或间接攻击受者靶器官的一种排斥反应，又称为移植物抗宿主病（graft versus host disease，GVHD）；②宿主抗移植物反应，指受者免疫细胞识别同种异体组织相容性抗原后，活化、增殖、分化成效应淋巴细胞，并使移植物遭到破坏或损伤的免疫应答过程，即通常所说的排斥反应。

（2）根据排斥反应发生的时间、发病机制、病理学改变及临床表现，分为超急性排斥反应、加速性排斥反应、急性排斥反应和慢性排斥反应 4 种类型。

6. 免疫抑制药物的类型有哪几种？

（1）抗代谢类药物：硫唑嘌呤、环磷酰胺、吗替麦考酚酯。

（2）肾上腺糖皮质激素。

（3）钙调磷酸酶抑制剂：环孢素、他克莫司。

（4）雷帕霉素。

（5）生物制剂：多克隆抗体如抗淋巴细胞球蛋白、抗胸腺细胞球蛋白、抗 T 细胞球蛋白；单克隆抗体如 OKT_3 单克隆抗体、巴利昔单抗、利妥昔单抗以及静脉输入人免疫球蛋白。

7. 免疫抑制药物的主要不良反应有哪些？

免疫抑制药物的主要不良反应见表 1-8-11。

表 1-8-11 免疫抑制药物的主要不良反应

免疫抑制药物类型	代表药物	主要不良反应
抗代谢类药物	硫唑嘌呤	①大剂量、长期用药可导致严重骨髓抑制，如粒细胞减少、再生障碍性贫血；②中毒性肝炎、胰腺炎、脱发、黏膜溃疡、腹膜出血、视网膜出血、肺水肿、厌食、恶心、口腔炎
	环磷酰胺	①骨髓抑制、脱发、消化道反应、口腔炎、膀胱炎；②超高剂量时可引起心肌损伤及肾毒性
	吗替麦考酚酯	①胃肠道反应：恶心、呕吐、腹泻、便秘及消化不良；②骨髓抑制：贫血、白细胞减少及血小板减少
肾上腺糖皮质激素	甲泼尼龙琥珀酸钠	长期用药可引起：①类库欣综合征面容和体态；②消化道溃疡；③骨质疏松；④水、电解质、糖、脂肪、蛋白质代谢紊乱，如钠、水潴留、高血钠、低血钾、高血压、高血糖、高血脂、负氮平衡；⑤眼压、颅内压升高；⑥精神症状；⑦多毛、痤疮
钙调磷酸酶抑制剂	环孢素	①肾毒性：如血肌酐和尿素氮增高、肾小球滤过率减低等肾功能损害及高血压；②牙龈增生伴出血、疼痛；③胃肠道反应：厌食、恶心、呕吐
	他克莫司	①神经毒性：震颤、头痛；②肾损伤；③高血压；④代谢异常：高血糖、糖尿病、高钾血症；⑤胃肠道反应：腹泻、恶心；⑥精神异常：失眠
雷帕霉素	雷帕霉素	①头痛、头晕、恶心、鼻出血、关节疼痛；②血小板减少、白细胞减少、血红蛋白降低；③高甘油三酯血症、高胆固醇血症、高血糖、低钾血症、低镁血症；④肝酶升高、乳酸脱氢酶升高
生物制剂	多克隆抗体（以抗胸腺细胞球蛋白为例）	发热、寒战、心率加快、气短、低血压、关节痛、荨麻疹、局部红肿、疼痛等过敏反应，甚至过敏性休克
	单克隆抗体（以利妥昔单抗为例）	发热、寒战、皮疹、低血压、支气管痉挛等过敏反应
	静脉输入人免疫球蛋白	一过性头痛、心慌、恶心

8. 为什么要检测免疫抑制药物的血药浓度？

免疫抑制药物剂量不足，机体会排斥移植器官；免疫抑制药物剂量过大，药物的毒性作用会增强，并增加感染机会，并且药物在不同个体体内吸收率和清除率有差异，因此口服免疫抑制药物时必须进行血药浓度检测，有利于提高移植器官存活率，减轻药物不良反应。

9. 什么时候采血检测免疫抑制药物的血药浓度？

检测血药浓度的时机通常有三种：①谷浓度（C_0），即清晨服药前采血测定的血药浓度；②峰浓度（C_2），即服药后 2h 采血测定的血药浓度；③血药浓度 - 时间曲线下面积，指测定服药前和服药后 30min、1h、2h、3h、4h、6h、8h、10h、12h 的血药浓度。

10. 什么是肝脏再生？

肝脏部分切除后残肝代偿性增大的现象，称为肝脏再生。

11. 什么是肝脏移植？

指对于终末期肝病患者，手术切除病肝，重新植入一个健康的肝脏，使其肝脏功能得到恢复。

12. 哪些肝脏疾病可以做肝移植？

各种急性或慢性终末期肝病用其他方法无法治愈者均是肝移植的适应证，包括：

（1）肝实质性疾病：肝炎后肝硬化（我国以乙型肝炎后肝硬化为主）、急性重型肝炎所致的急性肝衰竭、自身免疫性肝炎、酒精性肝硬化。

（2）胆汁淤积性疾病：肝内广泛胆管囊状扩张症、肝内胆管闭锁症、原发性胆汁性胆管炎、硬化性胆管炎。

（3）遗传代谢性疾病：以肝实质损伤为主的遗传病如 Wilson 病（肝豆状核变性或铜蓄积症）、家族性淀粉样变多发性神经病。

（4）肝脏肿瘤：某些良性肿瘤如多发性肝腺瘤病、巨大肝血管瘤；若肿瘤巨大，切除后残肝不能维持生命者以及合并肝硬化的肝细胞癌等；原发性肝恶性肿瘤，如符合肝移植标准的肝细胞癌、胆管细胞癌或同时合并肝硬化。

13. 肝癌肝移植有什么标准？

1996 年，意大利 Mazzaferro 等提出“米兰标准”，是目前世界上应用最广泛的肝癌肝移植筛选标准：①单个肿瘤结节直径不超过 5cm；②多结节者不超过 3 个，最大直径不超过 3cm；③无大血管浸润，无淋巴结或肝外转移。由于米兰标准过于严格，使部分患者失去了治疗机会，因此，国内外陆续出现了美国加州大学旧金山分校（UCSF）标准、匹兹堡（Pittsburgh）改良标准以及杭州标准、上海标准、成都标准等中国标准，经过实践验证，这些标准与“米兰标准”相比较，在不降低术后生存率及增加复发率的情况下，有效地扩大了肝癌肝移植的范围，使更多的人从中获益。

14. 肝移植受者和供者是否需要免疫学配型？

肝脏具有移植免疫特惠现象，与肾移植、心脏移植相比，肝移植术后排斥发生率低，容易治疗和逆转。肝脏移植前供、受者不必做组织相容性配型，只需 ABO 血型和 Rh 血型相同即可。若条件允许建议配型。

15. 供肝热缺血时间和冷缺血时间分别是多少？

供肝热缺血时间是指从收缩压持续低于 50mmHg 至少 2min，或血氧饱和度低于 70% 开始直至冷保存液开始灌洗的时间间隔。热缺血时间一般不能超过 30min。理想的供肝冷保存时间应不超过 8h，临床实践中供肝的冷保存时间一般不超过 12~15h。

16. 肝移植术前受者应做哪些准备？

（1）心理准备：患者常担心手术风险和预后、今后工作、医疗费用、家庭（系）等问题。移植前应让患者对肝移植有大致的了解，包括移植的必要性、重要性、成功率、移植后效果以及移植团队的介绍，消除或缓解患者疑问、紧张、焦虑、恐惧等情绪，使患者对术后排斥反应、长期服用免疫抑制剂有心理准备。医护人员应适当了解患者家庭经济状况、医疗费用来源及家庭社会支持系统情况，以帮助患者争取家庭、单位的配合、理解和支持。

（2）生理准备：①评估心、肺、肝、肾等重要脏器功能；②评估肝脏脉管系统解剖结构，了解其有无解剖变异；③筛查患者有无病毒、细菌、真菌及结核感染，移植前积极治疗活动性感染；④纠正凝血机制障碍；⑤适当给予肝脏支持治疗；⑥改善营养状况，提高手术耐受性。

（3）术前常规准备：皮肤准备、肠道准备、药敏试验等。

17. 肝移植术后常用的免疫抑制方案是什么？

肝移植术后免疫抑制方案因各个移植中心的经验不同，药物的选择亦不同，或根据患者具体情况而定，但基本上形成"二联"和"三联"的用药模式，即他克莫司 / 环孢素 + 酶酚酸酯、他克莫司 / 环孢素 + 酶酚酸酯 + 糖皮质激素。

18. 肝移植术后急性排斥反应的临床表现及护理要点有哪些？

（1）临床表现：主要为发热、精神萎靡、乏力、昏睡；食欲缺乏、腹胀、肝大、肝区压痛、黄疸出现或加深，皮肤瘙痒；胆汁分泌减少，胆汁稀薄、色淡；肝功能损害。

（2）护理要点：①严密监测患者精神状态、生命体征、有无黄疸或黄疸加重；②定期监测肝脏功能；使用免疫抑制剂期间，监测血药浓度，观察治疗效果和副作用；③一旦明确为急性排斥反应，遵医嘱调整免疫抑制药物剂量或更换免疫抑制药物，必要时应用大剂量激素冲击治疗，连续 3d，密切观察治疗效果。冲击治疗期间患者易出现高血糖，注意控制血糖，胰岛素皮下注射，必要时使用微量泵泵入胰岛素，每 1~2h 监测血糖 1 次，根据血糖值及时调整胰岛素泵注速度，避免低血糖发生。

19. 肝移植术后腹腔内出血的临床表现及护理要点有哪些？

（1）临床表现：因出血量的多少而有所不同，出血量少时，症状可能不明显。短时间内腹腔内大出血可表现为失血性休克征象，如神志淡漠甚至昏迷，面色苍白，全身湿冷，脉搏细速，血压进行性下降，心率加快（>120 次 /min），尿量减少，腹腔引流管引出大量鲜血性液。血常规提示血红蛋白、红细胞数量及血细胞比容明显下降。

（2）护理要点：①密切观察患者神志及意识状态，密切监测生命体征、血红蛋白等指标变化；②密切观察患者腹部体征、伤口渗血及引流情况，准确记录引流量、颜色及性状；③立即建立两条以上静脉通路，快速补充血容量，准确记录 24h 出入量；④立即行交叉配血试验，遵医嘱输注红细胞悬液；⑤遵医嘱使用止血药物；⑥监测凝血功能，必要时输入纤维蛋白原、凝血酶原复合物、新鲜冷冻血浆等；⑦遵医嘱使用血管活性药物；⑧若明确为活动性出血，积极完善术前准备，立即行剖腹探查术止血。

20. 肝移植术后早期感染的临床表现及护理要点有哪些？

（1）临床表现：肝移植术后早期感染主要为细菌感染，真菌和病毒感染较少见。因感染部位不同，其临床表现亦不同。①肺部感染主要表现为发热、咳嗽、咳痰、低氧血症，甚至胸腔积液，胸部 X 线检查提示肺纹理增多，血常规检查显示白细胞和中性粒细胞计数增加；②尿路感染伴有发热、尿路刺激征等，严重者可有脓尿及血尿，尿常规检查常显示白细胞、脓细胞、红细胞，尿细菌计数呈阳性，血常规检查显示白细胞计数和中性粒细胞计数增加；③腹腔感染者腹腔引流管引流出脓性或混浊引流液；④切口感染常表现为切口周围皮肤红肿、疼痛，切口渗液和脓性分泌物等。

（2）护理要点：①肝移植术后早期对患者实施保护性隔离，限制探视人数和探视时间；病室至少每半天开窗通风 30min 以上；空气消毒，每天至少 2 次，每次至少 30min；使用含氯消毒剂擦拭地面及台面，每天至少 2 次。②执行各项治疗和护理时，严格执行手卫生。③做好口腔、头发、皮肤、会阴清洁。④加强管道护理，预防各种导管相关性感染发生。⑤早期拔除气管插管、中心静脉导管和各种引流管道等。⑥指导受者使用计量式呼吸训练器，给予肺部感染高风险者雾化吸入，鼓励其咳嗽、咳痰。⑦合理使用抗生素。⑧对发生腹腔感染者，应保持引流通畅，充分引流，必要时经引流管行腹腔冲洗。⑨对切口感染者，应加强换药，做好渗液管理。

21. 肝移植术后肝动脉栓塞的临床表现及护理要点有哪些？

（1）临床表现：可有发热、黄疸、胆漏、肝功能损害等表现。

（2）护理要点：①遵医嘱使用低分子肝素、前列地尔，定期监测凝血功能、肝功能；②移植后早期常规行腹部超声检查，以便早发现、早治疗；③一旦怀疑肝动脉栓塞，立即行 CT 血管成像以明确诊断，了解栓塞部位、范围和程度，采用介入溶栓、手术取栓、血管重建或再次肝移植等方法可减少死亡。

22. 肝移植术后胆漏的临床表现及护理要点有哪些？

（1）临床表现：发生胆漏，患者多无临床症状，仅表现为血浆引流管引出胆汁样液体或引流管孔周围有胆汁渗出。胆漏导致局限性或弥漫性腹膜炎时，患者可出现发热、腹痛及腹膜炎体征。

（2）护理要点：①密切观察渗出液与引流液颜色、性质和量，必要时检测引流液胆红素含量；②一旦发现胆漏，保持引流管通畅，小的、自限性的胆漏经过充分引流通常可以治愈；③密切观察腹部体征，监测体温，警惕胆汁性腹膜炎的发生；④若发生感染性积液，可行穿刺引流；⑤对明显或持续胆漏者，可行剖腹探查或手术修补；⑥若为肝动脉栓塞引起的胆漏，大多数时候需行再次移植。

23. 什么是原发性肝脏无功能？

由于供者术前存在低血压或低氧血症，或大量使用血管活性药物，供肝热缺血损伤或冷缺血时间过长，或血管重建后再灌注损伤，受者免疫排斥等因素，移植后受者迅速出现肝功能衰竭、肝性脑病、胆汁分泌减少甚至无胆汁、凝血功能紊乱、代谢性酸中毒等称为原发性肝脏无功能。一旦确诊，需再次移植。

24. 怎样预防肝移植术后高血糖的发生？

移植后定期检测血糖，通过饮食调节、改变生活方式如锻炼、减肥（肥胖者）来预防和控制高血糖发生。当检测到糖化血红蛋白大于 7.0% 时应开始治疗。

25. 怎样预防肝移植术后高脂血症的发生？

移植术后监测体重，通过饮食咨询、改变饮食习惯和生活方式来避免肥胖。至少每年检测 1 次血脂，当低密度脂蛋白水平 >1g/L，无论甘油三酯升高与否，均应开始干预。当通过改变饮食和生活方式效果不明显时，可结合他汀类药物治疗。

26. 怎样预防肝移植术后高血压的发生？

长期使用免疫抑制剂可导致移植后高血压，可通过改变生活方式、减少食盐摄入来预防高血压的发生。移植后血压控制在 130/80mmHg 以内。若血压未得到有效控制，应及时就医并启动药物治疗。选择降压药物时应考虑到药物的安全性、有效性、降压药物与免疫抑制剂的配伍问题，当降压药与钙调磷酸酶抑制剂联用时要监测患者的血钾水平，使用利尿药减轻钠、水潴留时要监测尿量。

27. 简述肾移植的手术方式。

肾移植手术是发展最早、手术技术最成熟、移植数量最多的实体器官移植手术。肾移植手术一般采用异位移植，即髂窝内或腹膜后移植，以髂窝内移植为主，首选右侧髂窝，或者左侧髂窝、原位和腹腔。

28. 肾移植的适应证有哪些？

各种原发或继发的终末期肾病均是肾移植的适应证。移植前控制原发病和合并症，无严重心脑血管系统、泌尿系统、胃肠道合并症的患者，推荐在透析前"抢先"移植。

29. 肾移植的免疫配型包括哪些内容？

（1）血型（ABO 血型和 Rh 分型）：首选供受者血型相合，但术前通过处理，ABO 血型不合的肾移植也可获得成功。

（2）组织相容性：人类白细胞抗原（human leukocyte antigen，HLA）错配点数越少，供者特异性抗体（donorspecific antibody，DSA）越低，群体反应性抗体（panel reactive antibody，PRA）越少，补体依赖淋巴细胞毒性试验（complement-dependent cytotoxicity，CDC）百分比越低，排斥反应发生率越低。输血、怀孕和之前的移植都会引起群体反应性抗体上升，因此应避免等待期输血。

30. 肾移植手术的供体来源有哪些？

一是由公民逝世后捐献，需要满足公民生前同意捐献，或未反对捐献、逝世后由家属同意器官捐献，符合脑死亡标准或心脏死亡标准，肾脏质量满足移植标准。二是活体供者捐献，需要符合相关法律要求、18 岁以上具有民事行为能力、供者完全知情同意和不伤害原则。

31. 肾移植受者术前应做哪些准备？

（1）完善术前检查：确保免疫配型及非免疫检查结果适合移植手术。

（2）术前身体准备：控制原发病和合并症，维持患者体内内环境和病情相对稳定，以提高患者手术耐受性，保证手术安全。

（3）呼吸道准备：术前戒烟，并进行呼吸训练和有效咳痰训练。

（4）肠道准备：基于快速康复外科理念，术前禁食 6h，禁饮 2h，术前不需要灌肠，术晨自行排空肠道。

（5）心理准备：做好移植相关知识宣教，减轻患者紧张心理。

32. 肾移植受者术后主要护理措施有哪些？

（1）保护性隔离：肾移植受者因使用大剂量免疫抑制药物，机会性感染风险增加，术后采取保护性隔离措施，尽量将其安置于三级洁净病房，且不留陪护。

（2）病情观察：做好意识、生命体征、疼痛评估。其中，血压的控制遵循个体化原则：年轻、合并症少、肾功能恢复良好者，应控制在 130/80mmHg 以下；老年、合并症多、肾功能尚未恢复者，控制在 140/90mmHg 以下；接受婴幼儿供肾的受者，收缩压应该控制在 100~110mmHg。

（3）维持出入量及电解质平衡：肾移植术后补液遵循"量出为入"的原则。尿量是移植肾功能的重要监测指标，24h 内应严密监测小时尿量，并根据小时尿量调整补液量和速度，当小时尿量 <100ml，应及时通知医生。限制术后总输入液量。当尿量 >300ml/h 时，应加强电解质的补充。术后早期不缺钾时一般不补钾，出现低钙血症时适当补钙。

（4）伤口及管道护理：密切观察伤口疼痛、渗液情况，保持伤口敷料清洁干燥。观察引流液的颜色、性状及量，维持导尿管、血浆引流管引流通畅并妥善固定，做好非计划拔管预防宣教。

（5）用药护理：按时、按量使用免疫抑制剂，在用药初期、调整免疫抑制方案与药物剂量时以及出现并发症时需监测药物浓度。

（6）早期活动：遵循快速康复护理理念，术后 24h 开始下床活动，以预防静脉血栓栓塞症，减少肺部感染等并发症。

（7）饮食护理：术后 2h 无恶心、呕吐者，可饮少量水；术后 6h 无消化道不适，可进食流质饮食；随后逐渐过渡到半流质和普食。

（8）心理护理：对恢复良好者，可告知其肾功能恢复情况，鼓励患者积极参与早期康复方案；对肾功能恢复延迟者，可采用同伴教育，给予心理支持和疏导，指导患者正确认识疾病。

33. 肾移植术后常用的免疫抑制方案是什么？

为预防排斥反应，肾移植受者需要终生服用免疫抑制剂。最常使用的免疫抑制剂维持方案为三联疗法，即口服抗代谢类药物（吗替麦考酚酯 / 麦考酚钠肠溶片）+ 钙调磷酸酶抑制剂（环孢素 / 他克莫司）+ 糖皮质激素。

34. 肾移植术后出血的临床表现及护理要点有哪些？

（1）临床表现：伤口出血、渗血是最早最常见的外科并发症之一，主要表现为切口渗血、引流量增多、颜色鲜红、移植肾区肿胀、局部隆起、腹膜刺激征阳性、腰痛，严重者可出现血容量不足的表现，甚至失血性休克。

（2）护理要点：①严密观察患者神志、外周循环、切口渗血情况及创腔引流液颜色、量、性质，保持引流通畅。关注受者移植肾区疼痛程度，移植肾区有无肿胀，生命体征有无异常等，以及时发现出血。②避免腹压升高及体位不当造成血管吻合口处张力增加，指导受者咳嗽时注意保护移植肾区，避免剧烈咳嗽和突然翻身，保持大便通畅。③一旦发现出血征象，如伤口大量渗血、引流液鲜红且量多、移植肾区肿胀、心率加快、血压及中心静脉压降低等，应及时通知医生，迅速建立 2 条以上静脉通道并配合医生处理，对于须行急诊手术止血者应迅速做好相应术前准备。

35. 肾移植术后急性排斥反应的临床表现及护理要点有哪些？

（1）临床表现：肾移植术后急性排斥反应发生在移植后 3 个月内，表现为低热、尿量减少、体重增加、不可解释的血压升高、乏力、关节疼痛，移植肾区肿大、质硬有压痛，可伴血尿。

（2）护理要点：观察受者生命体征、尿量、肾功能及移植肾区局部情况，尽早发现排斥反应。遵医嘱应用免疫抑制药物，如糖皮质激素、生物性免疫抑制剂、人免疫球蛋白等，及时观察用药效果及不良反应。

36. 肾移植术后漏尿的临床表现及护理要点有哪些？

（1）临床表现：根据尿漏发生的部位、漏口大小、尿漏的原因等不同，临床表现不一。主要症状包括局部疼痛、引流液呈淡黄色且量增加等尿外渗的表现，同时伴有少尿或突然无尿。

（2）护理要点：术后严密观察伤口渗出情况及引流液颜色、性状、量，妥善固定各引流管并保持引流通畅。若引流出尿液样液体且 24h 超过 100ml，引流液做肌酐检测符合尿肌酐水平，提示尿漏的可能。观察移植肾区情况，注意观察阴囊、大阴唇等部位是否出现水肿，向患者和家属解释漏尿的原因及需要长期安置导尿管的必要性，鼓励患者树立战胜疾病的信心，使其主动配合治疗。

37. 什么是移植肾功能延迟恢复？

移植肾功能延迟恢复（delayed graft function，DGF）是指在同一医院内，术后第 1 周内连续3d每日血肌酐（serum creatinine，Scr）下降幅度少于前1d的10%，或术后1周血肌酐未降至400μmol/L。表现为术后少尿或无尿，血肌酐下降延迟或持续性上升，受者有水肿或容量负荷过重的倾向，术后至少需要透析1次。

38. 肾移植术后病毒性肺部感染的临床表现及护理要点有哪些？

（1）临床表现：干咳无痰、气急为始发症状，同时合并进行性低氧血症，病情重、进展迅速、预后不佳。对痰培养指导下的抗感染治疗无明确疗效，多需呼吸机辅助呼吸，常并发细菌感染和败血症。重症肺部感染者常出现高热、呼吸困难、缺氧、发绀、呼气延长、肺部听诊偶有干、湿啰音。

（2）护理措施：做好体温监测，及时物理降温，必要时药物降温；给予吸氧，并结合缺氧和二氧化碳潴留程度，合理选择鼻导管或面罩吸氧，对呼吸衰竭者尽早使用机械通气治疗；注意观察药物疗效和不良反应；做好患者的皮肤护理、饮食指导和心理护理。

39. 肾移植术后腹泻的常见原因及护理要点有哪些？

（1）常见原因：免疫抑制剂药物浓度过高、胃肠道感染或菌群失调。

（2）护理要点

1）饮食护理：坚持适量、均衡、新鲜、清淡的饮食原则。在急性水泻期，暂时禁食，使肠道完全休息，必要时通过静脉补液纠正水电解质紊乱以及静脉营养支持。在发病初期，可进食清淡低脂流质饮食，禁牛奶、蔗糖等易产气饮食。

2）药物护理：根据腹泻原因用药，需要注意的是：蒙脱石散需要与免疫抑制剂间隔1~2h服用，并适当多饮水；调节菌群药物需要用温开水或温牛奶、空腹或饭前、饭后2h左右服用，并与抗生素间隔至少2h以上，以免影响药物疗效。掌握受者服药情况，并监测免疫抑制剂药物浓度。

3）皮肤护理：保持肛周皮肤清洁干燥，每次排便后用温水清洗肛周皮肤，使用专用的、清洁的软毛巾吸干水分，避免用力擦拭；对于频繁腹泻者，可以在肛周涂抹皮肤保护剂。

4）安全护理：腹泻常导致受者全身乏力不适，频繁如厕容易跌倒，告知受者穿着合身、舒适的衣物、鞋子，如厕时须有人陪同或搀扶。

40. 肾移植受者出院后需要注意什么？

（1）做好自我监测：定期监测血压、体温、尿量、体重，观察移植肾区有无异常。

（2）准确服用免疫抑制剂：按时、按量服用免疫抑制剂，可通过建立服药表格、设闹钟或手机闹铃等形式提醒服药，防止漏服、多服。外出旅行准备至少1周的额外剂量，以防缺药。

（3）做好自我防护和生活作息规律：注意手卫生，正确戴口罩预防呼吸道感染，保证充足睡眠，有规律地锻炼身体。

（4）疫苗接种：肾移植受者可以酌情接种灭活疫苗、亚单位疫苗和基因工程疫苗，建议接种时间在移植后6个月以后，移植后1个月可接种流感疫苗，禁止使用减毒活疫苗。

（5）性生活及生育指导：肾移植1个月以上可以过正常性生活，注意避孕，防止意外妊娠。无论男性或女性受者，备孕前应与移植医生联系，制订合理的免疫抑制剂方案和生育计划。

41. 心脏移植的适应证包括哪些？

（1）绝对适应证

1）血流动力学恶化。

2）难以治疗的心源性休克。

3）依赖血管活性药物维持器官灌注。

4）峰值耗氧量（Peak VO_2）<10ml/（kg·min），出现无氧代谢。

5）严重缺血导致持续发生的活动受限，且冠状动脉旁路移植术（coronary artery bypass graft，CABG）和经皮冠状动脉介入治疗（percutaneous coronary intervention，PCI）无法解决。

6）反复发作的恶性心律失常，所有治疗方法均难以终止或避免其复发。

（2）相对适应证

1）活动严重受限，Peak VO_2 为 11~14ml/（kg·min）或≤55% 预计值。

2）不稳定型心绞痛反复发作，不适合其他干预治疗。

3）反复发生非服药依从性相关的体液平衡紊乱或肾功能不全。

42. 心脏移植的禁忌证包括哪些？

（1）绝对禁忌证

1）合并系统性疾病，预计生存期<2 年，包括活动性 / 近期发现的实体器官 / 血液系统恶性肿瘤。

2）活动性系统性红斑狼疮累及多个系统、结节病或淀粉样变性。

3）不可逆的肾或肝功能不全且无法行联合移植。

4）临床症状严重且未能进行血管再通的脑血管疾病。

5）严重阻塞性肺疾病，第一秒用力呼气量（forced expiratory volume in the first second，FEV_1）<1L。

6）不可逆的肺动脉高压，如肺动脉收缩压 >60mmHg，平均跨肺动脉压力梯度 >15mmHg，肺血管阻力 >6Wood 单位。

（2）相对禁忌证

1）年龄 >72 岁。

2）任何活动性感染（心室辅助装置导致的器械相关性感染除外）。

3）活动性消化性溃疡。

4）严重糖尿病并发神经性病变、肾病和视网膜病等。

5）严重的外周和中枢血管疾病，如不能外科手术 / 介入治疗的外周血管疾病、有症状的颈动脉狭窄、直径 >6cm 且未矫正的腹主动脉瘤。

6）病理性肥胖（体重指数 >35kg/m^2）或者恶病质（体重指数 <18kg/m^2）。

7）不可逆的血肌酐 >221mmol/L 或肌酐清除率 <25ml/min（心肺联合移植除外）。

8）总胆红素 >25mg/L，血清转氨酶超过正常值 3 倍以上，未服用华法林的情况下凝血酶原时间国际标准化比值 >1.5。

9）严重的肺功能不全，FEV_1<40% 预计值。

10）6~8 周内发生的肺梗死。

11）难以控制的高血压。

12）严重不可逆的神经或神经肌肉疾病。

13）活动性情感疾病 / 精神状态不稳定。

14）6 个月内有药物、烟草或酒精滥用史。

15）100d 内有肝素诱导的血小板减少史。

43. 心脏移植术后急性排斥反应的临床表现及护理要点有哪些？

（1）临床表现：主要表现为乏力、全身不适、食欲缺乏、活动后心悸、发热。体征为心脏扩大、颈静脉怒张、心音低弱、奔马律、心律失常、不明原因血压下降。如未能及时发现和正确处理，会导致广泛心肌坏死和心力衰竭。

(2) 护理要点

1) 严密观察病情:患者出现乏力、食欲缺乏、活动后心悸、气短,特别是术后1个月内突然出现上述症状,应高度怀疑急性排斥反应,应进一步确认患者有无心率加快、心音减弱、心律失常、血压降低等急性排斥反应先兆。

2) 监测免疫抑制药物血药浓度:严格遵医嘱应用免疫抑制剂,心脏移植术后常采用钙调磷酸酶抑制剂+霉酚酸酯+糖皮质激素三联疗法。严密监测血药浓度,隔日1次,根据血药浓度调整免疫抑制剂剂量。

3) 严密观察药物不良反应:密切监测患者是否出现肾功能损害、高血压、高血糖、震颤、失眠、乏力、恶心、便秘、腹泻、白细胞异常、贫血、股骨头缺血性坏死、骨质疏松等不良反应。

44. 心脏移植术后出血的临床表现及护理要点有哪些?

(1) 临床表现:术后引流量持续增多、心率加快、中心静脉压降低、尿量下降,重者血压下降甚至心脏压塞。

(2) 护理要点

1) 术前应监测患者凝血功能,若有异常,及时处理。

2) 术后复查激活全血凝固时间(activated clotting time of whole blood,ACT),及时补充鱼精蛋白,同时给予新鲜血浆、纤维蛋白原及止血药物;

3) 密切监测患者生命体征,特别是中心静脉压、平均动脉压及尿量的变化。可使用分装式引流袋,以便于记录每小时引流量。发现下列情况应及时开胸探查止血:①凝血机制正常,每小时胸腔引流量≥200ml,连续3h,且无减少倾向;②术后原本引流量不多,突然经引流管引出大量血性液体,引流管手感温暖,一般为较大出血点,应立即开胸止血;③术后胸腔引流管突然无引流液引出,则需密切观察有无急性心脏压塞征象,必要时再次开胸探查。

45. 心脏移植术后低心排血量综合征的临床表现及护理要点有哪些?

(1) 临床表现:低心排血量综合征(简称低心排)是一组以心排血量下降,外周脏器灌注不足为特点的临床综合征。当心脏指数 <2.0L/(min·m^2)定义为低心排血量综合征,常伴有以下表现:①低血压,平均动脉压 <60mmHg;②心动过速,心率 >90次/min;③少尿,尿量 <1ml/(kg·h);④代谢性酸中毒,pH<7.4,乳酸 >3.0mmol/L,碱剩余 <-2mmol/L;⑤混合静脉血氧饱和度(SvO_2)<65%;⑥肢体末梢湿冷、皮肤苍白及潮湿;⑦肺淤血、低氧血症。

(2) 护理要点

1) 持续床旁心电监护,密切监测血流动力学,特别是有创动脉压力、中心静脉压;关注患者有无表情淡漠、发绀、四肢湿冷、心律失常、少尿、低氧血症等状况。

2) 重视体格检查,评估器官灌注情况。

3) 行超声心动图检查,积极寻找病因。

4) 当出现脏器灌注不全时可应用正性肌力药物,也可使用米力农治疗。使用微量泵泵入药物时应选择中心静脉,保证剂量准确性,密切观察用药效果。同时应防止管道受压迫、折叠、脱出、液体渗漏。

5) 维持窦性心律,防止心律失常,密切关注起搏器使用情况。

6) 必要时吸氧,对合并呼吸功能不全者,必要时给予机械通气。

7) 低心排血量综合征合并肾功能不全,出现利尿药抵抗时应行肾脏替代治疗。

8）给予适当镇静、镇痛、抗谵妄治疗。

9）必要时请营养师介入，给予营养支持治疗。

10）必要时应用体外膜肺氧合（extracorporeal membrane oxygenation，ECMO）、主动脉内球囊反搏（intra-aortic balloon pump，IABP）或左心辅助循环，以支持心功能。

46. 心脏移植术后急性右心衰竭的临床表现和护理要点有哪些？

（1）临床表现：心脏移植术后若出现肺动脉压、中心静脉压升高、右心室扩大、颈静脉怒张、肝脏增大、下肢水肿，伴低血压以及严重代谢性酸中毒时，应考虑右心衰竭的可能。右心室舒张压大于 1.33kPa，是右心衰竭的指征之一。

（2）护理要点

1）术后应用多功能监护仪、肺动脉漂浮导管等设备持续监测心率、血压、肺动脉压、肺毛细血管楔压、中心静脉压、经皮血氧饱和度、心排血量、体循环阻力、肺循环阻力、右心室功能、左心室功能、静脉血氧饱和度等，观察有无右心衰竭和肺动脉高压，做到早发现、早治疗。出现肺动脉高压时，遵医嘱使用肺血管扩张药，比如吸入一氧化氮和应用前列环素类药物。如果药物治疗无效，可使用主动脉或肺动脉内球囊反搏和右心室辅助装置。

2）给予多巴胺、多巴酚丁胺等增强心肌收缩力的药物，用药期间应严密观察周围循环灌注情况（如肢端温度、颜色及动脉搏动情况），发现问题，及时汇报并调整药物剂量。

3）静脉治疗时严格无菌技术操作，严禁在血管活性药物同一条通道上注射其他药物。血管活性药物不应中断，及时评估剩余药量及泵注时间，提前配制好药物。更换药物时动作迅速，对血管活性药物高度依赖者，可采取同时递增递减更换药物法，即重新连接一个通道，逐步递减即将泵注完的药物，递增新配制药物，直至完全替代。

4）移植术后体液回流和激素的应用常导致钠、水潴留和血容量增加，从而加重右心负荷，故术后早期应加强利尿，监测每小时尿量、尿比重，观察尿液性状、颜色。

5）严格控制输液量，可制作专门警示标识悬挂于床头。

6）给予氧疗，动态监测动脉血气分析，及时纠正缺氧、酸中毒，防止肺血管收缩。

47. 肺移植的适应证包括哪些疾病？

接受肺移植的常见疾病包括终末期慢性阻塞性肺疾病、特发性肺纤维化、囊性肺纤维化、α_1-抗胰蛋白酶缺乏性肺气肿和特发性肺动脉高压。上述 5 种疾病约占所有接受肺移植患者的 85%。肺结节病、肺淋巴管肌瘤病（lymphangiomyomatosis，LAM）和肺朗格汉斯细胞增多症等少见终末期肺病构成另外 15%。在我国，终末期矽肺患者也是肺移植治疗的人群。

48. 供肺的选择标准是什么？

供肺的选择尚无统一的标准，目前用于供肺选择的标准主要来源于共识与经验总结。随着肺保护技术的进步，供肺选择范围也在扩大。供肺选择的主要标准如下：

（1）供体年龄小于 55 岁。

（2）无吸烟史和心、肺疾病史。

（3）心功能正常。

（4）胸部影像学检查正常，肺野清晰。

（5）良好的气体交换功能和正常的支气管树结构。

（6）供体与受体 ABO 血型相同，一般不作 HLA 相容性检测。

（7）供体肺与受体的胸腔大小基本匹配。

（8）无显著胸部外伤。

（9）无心肺手术史。

（10）没有误吸或脓毒血症。

49. 肺移植术后急性排斥反应的临床表现及护理要点有哪些？

（1）临床表现：肺移植术后急性排斥反应多见于术后3个月内，超过1年者罕见。主要表现为发热，胸痛，全身不适，疲乏，食欲缺乏，咳嗽、咳痰，呼吸困难等；X线提示肺周围蜂窝样改变，胸腔积液，广泛的网状间质纹理，下肺野浸润；肺功能显示肺功能恶化；胸部高分辨CT有助于评估病变严重程度，并可指导活检取样部位；经支气管肺活检或开胸手术活检是诊断急性排斥反应的主要手段，病理检查可见血管周围淋巴细胞浸润，晚期也可见肺泡隔淋巴细胞浸润。

（2）护理要点：急性排斥反应确立后需立即调整免疫抑制剂方案，并做冲击治疗。定期行纤维支气管镜监测肺排斥和感染情况。

50. 肺移植术后肺再灌注损伤的临床表现及护理要点有哪些？

（1）临床表现：肺功能减退，可从气管内吸出大量水样分泌物。胸部X线可见肺泡、肺门及基底不对称的肺间质性纹状改变。

（2）护理要点：以脱水为主。术后第1d限制晶体液入量，给予血浆和人血白蛋白，观察利尿药的治疗效果，使24h总出入量达到负平衡。对严重的肺再灌注损伤、移植肺功能暂时丧失者，可使用人造体外心肺以等待其肺功能恢复。

51. 肺移植术后胸腔内出血的临床表现及护理要点有哪些？

（1）临床表现：多发生于术后48h内。术后胸腔引流管持续引出大量血性液体，胸腔闭式引流量超过200ml/h，并持续2~3h以上，伴有血红蛋白、红细胞计数及血细胞比容降低、脉搏加快、中心静脉压降低、尿量减少，重者血压下降乃至失血性休克。

（2）护理要点：积极补液、输血，同时积极寻找出血原因，必要时行剖胸探查手术止血。

52. 肺移植术后肺部感染的临床表现及护理要点有哪些？

（1）临床表现：移植肺术后肺部感染中，细菌感染约占50%，病毒性、原虫性感染较少见，主要表现为发热、胸痛、全身不适、疲乏、食欲缺乏、咳嗽、咳痰、呼吸困难。X线提示肺内阴影。气管分泌物及支气管灌洗中细菌学涂片、培养阳性。

（2）护理要点：①明确为细菌感染者，应立即给予大剂量广谱抗生素，一旦分离出病原菌，应使用敏感抗生素；②巨细胞病毒感染者，应使用更昔洛韦抗病毒治疗；③卡氏孢子虫性肺炎者，可口服复方磺胺甲噁唑治疗。

二、自测题

【选择题】

（一）A1型题

1. 供肝热缺血时间一般不超过

A. 20min　B.30min　C.40min　D. 50min　E. 60min

2. **理想的供肝冷保存时间应不超过**

A. 8h　B. 12h　C. 15h　D. 18h　E. 24h

3. **供肝切取后应保存于多少摄氏度的保存液中**

A. 0~4℃　B. 6~8℃　C. 8~12℃　D. 20~24℃　E. 36~37℃

4. **肾移植手术中肾脏最常见的移植部位为**

A. 肾脏原位　B. 右侧髂窝　C. 左侧髂窝　D. 腹腔内　E. 腹膜外

5. **肾脏移植供受体选配应考虑免疫学因素和非免疫学因素，其中免疫学因素不包括**

A. ABO 血型　B. 人类白细胞抗原　C. 群体反应性抗体
D. 年龄　E. 供者特异性抗体

6. **下列关于肾移植术后血压的控制正确的是**

A. 肾移植术后血压的控制应遵循统一原则
B. 肾移植受者术后血压都应控制在 120/80mmHg 以上
C. 年轻、合并症少、肾功恢复良好者，应控制在 130/80mmHg 以下
D. 老年、合并症多、肾功尚未恢复的受者，应控制在 120/80mmHg 以下
E. 来自婴幼儿供肾的受者，收缩压应该控制在 130~140mmHg

7. **肾移植术后常见的三联免疫抑制方案为**

A. 糖皮质激素 + 环孢素 + 他克莫司
B. 糖皮质激素 + 环孢素 + 西罗莫司
C. 糖皮质激素 + 他克莫司 + 西罗莫司
D. 糖皮质激素 + 他克莫司 + 吗替麦考酚酯
E. 糖皮质激素 + 吗替麦考酚酯 + 麦考酚钠肠溶片

8. **以下哪项不是心脏移植术后出血的临床表现**

A. 术后引流量持续增多　B. 心率加快　C. 中心静脉压升高
D. 尿量减少　E. 心脏压塞

9. **下列哪项是心脏移植的适应证**

A. 心律失常合并活动性感染
B. 心源性休克
C. 活动严重受限，Peak VO_2 11~14ml/（kg·min）或≤55% 预计值
D. 不稳定型心绞痛反复发作合并血液系统恶性肿瘤
E. 平均跨肺动脉压力梯度 >15mmHg

10. **下列哪项是心脏移植的绝对禁忌证**

A. 脑血管或周围血管病变　B. 近期出现肺梗死或肺部感染
C. 肺功能不全，FEV_1<60% 预计值　D. 肺血管阻力不可逆地高于 6Wood 单位
E. 高龄

11. **为减少钠潴留，预防高血压，心脏移植术后应进食**

A. 低脂饮食　B. 低蛋白饮食　C. 低糖饮食　D. 高钙饮食　E. 低钠饮食

12. **目前进行单肺移植最主要的疾病是**

A. 慢性阻塞性肺疾病　B. 支气管扩张症　C. 原发性肺动脉高压
D. 特发性肺纤维化　E. 囊性肺纤维化

13. **下列哪项不是理想供肺的选择标准**

A. 供肺大小与受者胸腔容积接近

B. 胸片清晰

C. 补体依赖淋巴细胞毒性试验中淋巴细胞死亡数量为 20%

D. ABO 血型相符

E. 无心肺疾病史

14. **下列哪项不是肺移植的绝对禁忌证**

A. 未控制或无法控制的肺部或肺外感染　B. 活动性肺结核

C. 进展期原发性肺癌　D. 依靠机械通气的患者

E. HIV 感染者

（二）A2 型题

1. **男，45 岁。肝移植术后 1 周，需检测他克莫司谷浓度，最佳采血时间应在患者**

A. 服药前　B. 服药后半小时　C. 服药后 1h

D. 服药后 2h　E. 服药后 3h

2. **男，50 岁。肝移植术后 3d，需要检测环孢素峰浓度，最佳采血时间应在患者**

A. 服药前　B. 服药后半小时　C. 服药后 1h

D. 服药后 2h　E. 服药后 3h

3. **男，52 岁。肝移植术后 1 年，理想血压值应控制在**

A. 110/60mmHg 以内　B. 120/70mmHg 以内　C. 130/80mmHg 以内

D. 140/90mmHg 以内　E. 150/95mmHg 以内

4. **男，40 岁。拟行肝脏移植，下列免疫学配型中必须要做的是**

A. 人类白细胞抗原（HLA）相合状态　B. 群体反应性抗体（PRA）检测

C. 补体依赖淋巴细胞毒性试验（CDC）　D. 供体特异性抗体（DSA）检测

E. ABO 血型和 Rh 型

5. **男，32 岁。尿毒症，拟进行肾脏移植，其不可以接受以下哪种情况的捐献**

A. 自愿供肾的母亲，身体健康　B. 自愿供肾的父亲，有高血压

C. 17 岁的弟弟　D. 结婚 3 年的妻子

E. 突发意外死亡的自愿捐献者

6. **女，19 岁。拟行同种异体肾移植术，在快速康复护理理念指导下，以下哪项护理措施是不合适的**

A. 术前禁食 6h，禁饮 2h　B. 术前不进行肠道清洗

C. 术后 6h 进食清淡饮食　D. 术后拔除管道后下床活动

E. 减少术后输液量

7. **女，46 岁。心脏移植术后第 3d，为了扩张肺血管，降低肺动脉压力，可给予吸入**

A. 高压氧　B. NO　C. CO_2　D. O_2　E. N_2

8. **男，65 岁。心脏移植术后 2 周，自诉晨起后感乏力，食欲下降。测体温 37.5℃，心率 112 次 /min，呼吸 20 次 /min，血压 82/49mmHg。查体示颈静脉怒张，心音低弱，呈奔马律。目前该患者最有可能发生了**

A. 心脏压塞　B. 急性排斥反应　C. 低心排血量综合征

D. 急性右心衰竭　E. 心律失常

9. **男，31 岁。行右侧同种异体肺移植，术中在右侧胸腔放置胸腔闭式引流管一根。术后第 1d，护士发现下列哪种情况应及时报告医生并积极准备开胸探查止血。**

A. 凝血机制正常，每小时胸腔引流量≥50ml，持续 1~2h

B. 凝血机制正常，每小时胸腔引流量≥100ml，持续 1~2h

C. 凝血机制正常，每小时胸腔引流量≥150ml，持续 1~2h

D. 凝血机制正常，每小时胸腔引流量≥200ml，持续 2~3h

E. 凝血机制正常，每小时胸腔引流量≥250ml，持续 1h

10. **男，47 岁。肺移植术后 1 个月，患者出现咳嗽、咳痰、呼吸困难，体温 37.8℃，心率 118 次 /min，呼吸 28 次 /min，血压 95/53mmHg，SpO_2 82%；肺部可闻及啰音；胸片可见肺门周围浸润性阴影、肺间质水肿；经支气管肺活检见血管周围淋巴细胞浸润。目前该患者最有可能是**

A. 肺部感染　　B. 急性排斥反应　　C. 慢性排斥反应

D. 肺再灌注损伤　　E. 急性左心衰竭

（三）A3/A4 型题

（1~3 题共用题干）

男，60 岁。行同种异体原位肝移植术，术后第 10d 出现发热，最高体温 38.2℃，肝区压痛，黄疸，血清胆红素急剧上升，碱性磷酸酶升高。应用甲泼尼龙 500mg/d 连续静脉输注 3d 后好转。

1. **该患者最有可能是**

A. 胆管狭窄　　B. 胆漏　　C. 急性排斥反应

D. 肝脏原发性无功能　　E. 慢性排斥反应

2. **使用甲泼尼龙前，静脉输注艾司奥美拉唑钠的目的是**

A. 预防钠、水潴留　　B. 预防消化道溃疡　　C. 预防骨质疏松

D. 预防高血钠　　E. 预防低血钾

3. **静脉输注甲泼尼龙期间，该患者随机血糖为 21.3mmol/L，遵医嘱静脉泵注普通短效胰岛素，下列护理措施恰当的是**

A. 监测空腹及三餐后血糖　　B. 每 1~2h 监测血糖　　C. 每 2~4h 监测血糖

D. 每 4~6h 监测血糖　　E. 每 6~8h 监测血糖

（4~5 题共用题干）

女，46 岁。行同种异体原位肝移植术，术后第 7d 出现引流管孔周围胆汁样液体渗出，腹腔引流管引流出胆汁样液体约 50ml，腹腔引流液检测提示胆红素含量明显升高。

4. **该患者最有可能是**

A. 胆管狭窄　　B. 胆漏　　C. 急性排斥反应

D. 肝脏原发性无功能　　E. 胰瘘

5. **发现上述情况应**

A. 夹闭引流管　　B. 拔除引流管　　C. 保持引流通畅，充分引流

D. 立即剖腹探查　　E. 再次移植

（6~7 题共用题干）

男，60 岁。行同种异体原位肝移植术，术后第 5d 出现发热，最高体温 38.9℃，咳黄色脓痰，血氧饱和度波动在 90%~93%，胸部 X 线检查提示肺纹理增多，血常规检查显示白细胞和中性粒细胞计数增加。

6. 该患者最有可能是

A. 急性排斥反应　B. 慢性排斥反应　C. 肺部感染　D. 腹腔感染　E. 肝脓肿

7. 对该患者目前最主要的护理措施是

A. 立即减少免疫抑制药物剂量

B. 立即更换免疫抑制药物

C. 未明确病原菌之前，早期给予足量广谱抗生素治疗，之后应根据细菌培养和抗生素敏感试验结果选择有效抗生素

D. 控制血糖

E. 积极营养支持，增强机体抵抗力

（8~9 题共用题干）

男，13 岁。肾移植术后 1 个月余，血肌酐 139μmol/L，伴尿量减少，约 800ml/d，伴双下肢水肿，无尿频、尿急、尿痛等症状，无发热、腹泻。

8. 该患者最有可能是

A. 移植肾功能延迟恢复　B. 急性排斥反应　C. 慢性排斥反应

D. 移植肾失功　E. 肺部感染

9. 对该患者的护理要点不包括

A. 观察用药效果及不良反应　B. 观察尿量　C. 预防压力性损伤

D. 监测血肌酐　E. 心理护理

（10~11 题共用题干）

男，34 岁。肾移植术后 12d，术后伤口愈合良好，免疫抑制药物血药浓度稳定，肌酐恢复正常，拟明日出院。

10. 患者询问护士出院后注意事项，以下回答错误的是

A. 做好自我监测，尽量控制血压在 130/90mmHg 以下

B. 统计每日尿量，应考虑每日出汗量和饮水量

C. 按时按量服用免疫抑制剂，如果外出时忘记携带药物，可以少服 1 次

D. 生活作息规律

E. 选择自己耐受的、轻至中度的锻炼方式，如步行、慢跑进行规律锻炼

11. 患者询问护士如何预防感染，以下回答不合适的是

A. 术后 6 个月接种流感疫苗，预防感冒

B. 注意手卫生

C. 到人群密集处应戴口罩

D. 注意饮食卫生，不吃过夜食物

E. 保持皮肤清洁，特别是会阴部皮肤清洁

（12~14 题共用题干）

女，19 岁。诊断尿毒症 1 年余，规律血液透析每周 3 次，考虑进行肾移植。

12. 不建议该患者接受以下哪项器官捐献

A. 自愿供肾的父亲，患有脂肪肝　B. 自愿供肾的母亲，身体健康

C. 自愿供肾的姐姐，未婚，身体健康　D. 自愿供肾的姑姑，患有乙肝

E. 突发意外死亡的自愿捐献者

13. **患者在等待移植时，突然获得心脏死亡器官捐献，紧急入院，下列哪项术前准备不是必要的**

A. 完善术前检查，包括实验室检查和影像学检查

B. 血液透析

C. 禁食禁饮

D. 灌肠

E. 做好手术相关宣教，减轻患者紧张心理

14. **该患者接受的是 1 岁婴儿的供肾，手术后护理要点是**

A. 将患者安置于普通病房，由家属陪护，减少其孤独感

B. 观察伤口情况，保持引流管引流通畅

C. 根据患者生理需要量和 24h 尿量确定输入液量

D. 控制血压在 130/80mmHg 以下

E. 评估患者疼痛情况，尽量减少镇痛药的使用

（15~17 题共用题干）

女，48 岁。心脏移植术后第 5d，患者出现皮肤苍白，肢体末梢湿冷，平均动脉压 <60mmHg，心率 100~130 次 /min，每小时尿量 30ml，心脏指数 1.8L/（min·m^2）。

15. **该患者最有可能发生了**

A. 术后出血　B. 低心排血量综合征　C. 急性右心衰竭　D. 急性肾衰竭　E. 急性排斥反应

16. **该并发症的主要特点是**

A. 心排血量下降，外周脏器灌注不足　B. 肺动脉压及中心静脉压升高　C. 右心室扩大和颈静脉怒张　D. 代谢性酸中毒　E. 心律失常

17. **出现该情况，可给予正性肌力药物治疗，应采用什么方法给药保证剂量的准确性**

A. 静脉注射　B. 肌内注射　C. 静脉滴注　D. 微量泵泵入　E. 口服给药

（18~19 题共用题干）

男，18 岁。心脏移植术后第 2d，患者肺动脉压与中心静脉压升高，右心室扩大及颈静脉怒张，肝脏增大，下肢水肿，伴低血压和严重的代谢性酸中毒。

18. **该患者最有可能发生了**

A. 术后出血　B. 低心排血量综合征　C. 急性右心衰竭　D. 急性肾衰竭　E. 急性排斥反应

19. **下列哪项指标是右心衰竭的指征之一**

A. 右心室舒张压大于 1.33kPa　B. 右心室舒张压大于 1.20kPa　C. 右心室舒张压大于 1.03kPa　D. 右心室收缩压大于 1.33kPa　E. 右心室收缩压大于 1.20kPa

（20~22 题共用题干）

男，29 岁。因“发作性胸闷，气短 40d”入院，诊断为“暴发性心肌炎、扩张型心肌病”行心脏移植术。术后 18d，患者病情稳定转入心脏外科普通病房。

20. **该患者的免疫抑制方案为**

A. 环孢素 + 他克莫司 + 硫唑嘌呤　B. 环孢素 + 他克莫司 + 吗替麦考酚酯

C. 环孢素 + 他克莫司 + 依维莫司　　D. 他克莫司 + 硫唑嘌呤 + 依维莫司

E. 他克莫司 + 吗替麦考酯 + 泼尼松

21. 在患者免疫抑制药物血药浓度不稳定期间，血药浓度检测频率应为

A. 每周 1 次　B. 每天 1 次　C. 每 2 周 1 次　D. 每 2d 1 次　E. 每天 2 次

22. 患者转入普通病房后突然感觉乏力、食欲下降，活动后心悸、气短、心音减弱、血压降低的表现，此时应立即行什么检查

A. 心内膜心肌活检　　B. 心肌内心电图

C. 组织多普勒超声心动图　　D. 检测免疫抑制剂血药浓度

E. 胸腔积液定位

（23~24 题共用题干）

男，53 岁。诊断为特发性肺纤维化，在全身麻醉下行双侧同种异体肺移植。术后第 1d，右侧胸腔 3h 共引流血性液体 1 000ml，患者心率为 135~142 次 /min，血压 98/56mmHg，SpO_2 89%，四肢皮肤湿冷，给予去甲肾上腺素 8mg 加入 5% 葡萄糖注射液至 50ml 以 9ml/h 速度静脉泵入后，血压仍不能维持。

23. 该患者最有可能发生了

A. 胸腔内出血　B. 肺再灌注损伤　C. 急性呼吸衰竭

D. 急性排斥反应　E. 急性心功能衰竭

24. 该并发症的主要特点是

A. 组织灌注不足　　B. 肺动脉压及中心静脉压升高

C. 右心室扩大及颈静脉怒张　　D. 呼吸性酸中毒

E. X 线提示肺周围有蜂窝样改变

（25~26 题共用题干）

男，65 岁。肺移植术后 2 周，患者出现全身乏力、食欲缺乏，体温 38℃，并伴有剧烈咳嗽，咳黄色脓痰，呼吸困难。

25. 该患者最有可能发生了

A. 急性排斥反应　B. 肺部感染　C. 阻塞性细支气管炎

D. 肺灌注再损伤　E. 慢性排斥反应

26. 根据上述判断，下列哪项是针对性治疗措施

A. 立即调整免疫抑制剂方案　　B. 选择敏感抗生素治疗

C. 利尿　　D. 补充血容量

E. 增加类固醇药物剂量

（27~28 题共用题干）

女，56 岁。因“反复咳嗽 2 年余，呼吸困难 1 年，加重 20 余天”入院，诊断为“特发性肺纤维化”，行双肺序贯同种异体移植术。术后 1 年，出现呼吸困难、咳嗽，呈进行性加重，肺功能进行性减退。

27. 该患者可能发生了

A. 急性排斥反应　B. 肺部感染　C. 慢性排斥反应

D. 肺灌注再损伤　E. 肺栓塞

28. 下列哪种检查可以明确是否为排斥反应

A. 经支气管肺活检　　B. 胸部 CT

C. 痰培养　　D. 检测免疫抑制剂血药浓度

E. 肺功能

（四）B 题型

（1~2 题共用备选答案）

A. 消化道隔离　B. 保护性隔离　C. 呼吸道隔离　D. 接触隔离　E. 飞沫隔离

1. 对肝移植术后早期的受者采取的隔离措施是

2. 某肝移植受者切口分泌物培养出铜绿假单胞菌，对其应采取的隔离措施是

（3~5 题共用备选答案）

A. 120/80mmHg 以下　B. 130/80mmHg 以下　C. 140/90mmHg 以下

D. 100~110mmHg　E. 100mmHg 以上

3. 年轻、合并症少、肾功能恢复良好的受者，术后血压应控制在

4. 老年、合并症多、肾功能尚未恢复的受者，术后血压应控制在

5. 接受婴幼儿供肾的受者，术后收缩压应该控制在

（6~7 题共用备选答案）

A. 他克莫司　B. 波生坦　C. 环孢素　D. 米力农　E. 多巴酚丁胺

6. 降低心脏移植术前患者肺动脉压力的药物为

7. 当心脏移植患者出现低心排血量综合征时可使用的正性肌力药物为

（8~9 题共用备选答案）

A. 活动性结核　B. 终末期慢性阻塞性肺疾病　C. 明显的胸廓或脊柱畸形

D. 呼吸机依赖　E. 人类免疫缺陷病毒（HIV）感染

8. 上述哪项<u>不是</u>肺移植的绝对禁忌证

9. 上述哪项是接受肺移植的常见疾病

【填空题】

1. 肝移植术后可通过饮食咨询、改变（　　）和（　　）来避免高脂血症。

2. 移植肾功能延迟恢复表现为术后（　　）或（　　），血肌酐下降延迟或呈持续性上升，患者有水肿或容量负荷过重的倾向，术后至少需要透析（　　）次。

3. 服用调节肠道菌群药物应与抗生素治疗间隔至少（　　）以上，以免影响药物疗效。

4. 心脏移植术后若出现（　　）及（　　）升高，右心室扩大及颈静脉怒张，肝脏增大，下肢水肿，伴低血压以及严重代谢性酸中毒时，应考虑右心衰竭的可能。

5. 接受肺移植的常见疾病包括（　　）、（　　）、（　　）、（　　）、（　　）。

【名词解释】

1. 器官移植　2. 亲属活体器官捐献　3. 移植肾功能延迟恢复

4. 低心排血量综合征　5. 延伸供肺者

【案例分析题】

男，55 岁。行同种异体原位肝移植术。术后第 5d，患者如厕后突然晕厥，神志淡漠，面色口唇发绀，四肢皮肤冰冷，体温 35.3℃，心率 136 次 /min，呼吸 25 次 /min，血压 80/43mmHg。腹部稍膨隆，腹腔引流管引出鲜血性液体 800ml。诊断性腹腔穿刺抽出不凝血。实验室检查：血红蛋白 58g/L，红细胞计数 $2.3 \times 10^{12}/L$，动脉血氧分压 80mmHg，动脉血二氧化碳分压 44mmHg。每小时尿量 <15ml。

请问：

1. 该患者最有可能发生了什么？

2. 该患者目前最主要的护理诊断 / 合作性问题是什么？

3. 针对该患者，主要的护理措施有哪些？

参考答案

【选择题】

（一）A1 型题

1. B　2. A　3. A　4. B　5. D　6. C　7. D　8. C　9. C　10. D
11. E　12. A　13. C　14. D

（二）A2 型题

1. A　2. D　3. C　4. E　5. C　6. D　7. B　8. B　9. D　10. B

（三）A3/A4 型题

1. C　2. B　3. B　4. B　5. D　6. C　7. C　8. B　9. C　10. C
11. A　12. D　13. D　14. B　15. B　16. A　17. D　18. C　19. A　20. E
21. D　22. A　23. A　24. A　25. B　26. B　27. C　28. A

（四）B 型题

1. B　2. D　3. B　4. C　5. D　6. B　7. D　8. D　9. B

【填空题】

1. 饮食习惯、生活方式
2. 少尿、无尿、1
3. 2h
4. 肺动脉压、中心静脉压
5. 终末期的慢性阻塞性肺疾病、特发性肺纤维化、囊性肺纤维化、α_1 抗胰蛋白酶缺乏肺气肿、特发肺动脉高压

【名词解释】

1. **器官移植**：是指用手术的方法，将一个有活力的器官移植到自身或另一个个体的体内，包括将切取的器官移植到同一个体内的自体移植，以及移植给同一种属的另一个体内的异体移植。

2. **亲属活体器官捐献**：指活体器官捐献人为年满 18 岁、具有完全民事行为能力的公民，仅限于活体器官接受人的配偶、直系血亲或三代以内旁系血亲，或有证据证明与活体器官接受人存在因帮扶等形成亲情关系的人员。

3. **移植肾功能延迟恢复**：是指在同一医院内，术后第 1 周内连续 3d 每日血肌酐下降幅度少于前 1d 的 10%，或术后 1 周血肌酐未降至 400μmol/L，表现为术后少尿或无尿，血肌酐下降延迟或呈持续性上升，患者有水肿或容量负荷过重的倾向，术后至少需要透析 1 次。

4. 低心排血量综合征：是一组以心排血量下降，外周脏器灌注不足为特点的临床综合征。当心脏指数 <2.0L/(min·m^2) 定义为低心排血量综合征，常伴以下表现：①低血压（平均动脉压 < 60mmHg）；②心动过速（心率 >90 次 /min）；③少尿[尿量 <1ml/(kg·h)]；④代谢性酸中毒（pH<7.4，乳酸 >3.0mmol/L，碱剩余 <−2mmol/L）；⑤混合静脉血氧饱和度 SvO_2<65%；⑥肢体末梢湿冷、皮肤苍白、潮湿；⑦肺淤血，低氧血症。

5. 延伸供肺者：由于供体来源紧张，临床上为增加供肺利用率，供肺的选择有时会超出理想供肺标准，称为延伸供肺者。通过严格选择，延伸供肺的移植效果也不亚于理想供肺。

【案例分析题】

1. 该患者最有可能发生了什么？

该患者最有可能发生了腹腔内出血、失血性休克。

2. 该患者目前最主要的护理诊断 / 合作性问题是什么？

该患者目前最主要的护理诊断 / 合作性问题如下：

(1) 体液不足　与大量失血、失液有关。

(2) 气体交换受损　与微循环障碍有关。

(3) 体温异常—体温过低　与组织灌注不足有关。

(4) 潜在并发症：弥散性血管内凝血、多器官功能衰竭。

3. 针对该患者，主要的护理措施有哪些？

针对该患者，主要的护理措施包括：

(1) 休克体位：将患者置于仰卧、仰卧中凹位，即头和躯干抬高 20°~30°，下肢抬高 15°~20°，以增加回心血量。

(2) 保暖：可采用加盖棉被、毛毯、调节室内温度等措施进行保暖。

(3) 迅速建立 2 条以上静脉通道，大量快速补液：一般先输入晶体液，如生理盐水、葡萄糖注射液迅速扩容。

(4) 输血：立即交叉配血，遵医嘱输入红细胞悬液、血浆等血液制品。

(5) 氧疗：遵医嘱吸氧，维持呼吸道通畅，密切观察患者呼吸频率、节律、深度，监测血氧饱和度，必要时协助医生行气管插管，使用呼吸机辅助呼吸。

(6) 严密观察病情变化：安置心电监护，密切监测心率、血压变化，观察患者意识、瞳孔、面色、口唇、皮肤色泽、温度及尿量变化，准确记录出入量。

(7) 遵医嘱用药：使用血管活性药物提升血压，改善心、脑、肾等重要脏器组织灌注。

(8) 纠正凝血功能：监测凝血功能，必要时遵医嘱输入纤维蛋白原、凝血酶原复合物、新鲜冷冻血浆。

(9) 积极做好术前准备：交叉配血，留置胃管和导尿管，做药敏试验和皮肤准备。

(10) 评估患者家属有无紧张、焦虑、恐惧情绪及其对治疗和预后的认识，实施健康教育与心理护理。

（蒋　艳）

第九章　妇产科护理学

第一节　妇科

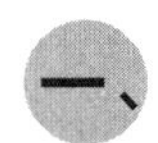

一、基本理论与知识要点

1. 女性生殖器官有哪些？

（1）女性外生殖器：阴阜、大阴唇、小阴唇、阴蒂和阴道前庭。

（2）女性内生殖器：阴道、子宫、输卵管和卵巢。

2. 维持子宫正常位置的韧带有哪些？各有哪些作用？

维持子宫正常位置的韧带有4条，分别是阔韧带、圆韧带、主韧带和宫骶韧带。

（1）阔韧带：主要作用是维持子宫在盆腔的正中位置。

（2）圆韧带：用于牵拉双侧宫角部，维持子宫的前倾位置。

（3）主韧带：又称为宫颈横韧带，是固定子宫颈正常位置的重要组织。

（4）宫骶韧带：主要是向后、向上牵拉子宫颈，维持子宫前倾的位置。

3. 简述子宫的解剖特点。

（1）子宫是女性内生殖器官之一，它是产生月经、孕育胚胎及胎儿的空腔器官。

（2）子宫位于骨盆腔中央，呈倒置的梨形。成人子宫重50~70g，长7~8cm，宽4~5cm，厚2~3cm，宫腔容积约5ml。

（3）子宫上部较宽的部分是子宫体，其上端突出的部分是子宫底，子宫底两侧为子宫角，下面较窄呈圆柱形的是宫颈。成年妇女子宫体和宫颈的比例是2∶1。

（4）子宫体由内向外依次是内膜层、肌层和浆膜层。

4. 输卵管结构分为哪几部分？

输卵管全长8~14cm，根据输卵管的形态由内向外可分为4部分，分别为间质部、峡部、壶腹部（是正常情况下的受精部位）、伞部（有“拾卵”作用）

5. 简述女性骨盆底的解剖特点及其临床意义。

骨盆底由多层肌肉和筋膜组织构成，其作用为封闭骨盆出口，承载和支持盆腔脏器，使之保持正常的位置。

（1）外层：由会阴浅筋膜及其深部的3对肌肉和肛门外括约肌组成。

（2）中层：又称为尿生殖膈，由上、下两层坚韧的筋膜及一层薄肌肉组成。

（3）内层：又称为盆膈，为盆底最坚韧的一层，由肛提肌及筋膜组成。

6. 简述女性骨盆的解剖特点及其临床意义。

（1）解剖特点：骨盆由骶骨、尾骨和左右两块髋骨及其韧带连接而成，以耻骨联合上缘、髂耻缘及骶岬上缘的连线为界，将骨盆分为假骨盆和真骨盆两部分。女性型骨盆入口呈横椭圆形，骨盆腔浅，结构薄且平滑，坐骨棘间径≥10cm，有利于胎儿娩出。

(2) 临床意义：女性骨盆是支持躯干和保护盆腔脏器的重要器官，也是胎儿娩出时必经的骨性产道，其大小、形态与分娩密切相关。

7. 女性一生分为哪几个时期？

根据女性年龄和生理特点分为胎儿期、新生儿期、儿童期、青春期、性成熟期、绝经过渡期、绝经后期 7 个阶段。

8. 简述子宫内膜的周期性变化。

子宫内膜在卵巢激素的作用下，发生周期性的变化分为增生期、分泌期、月经期。以一个正常月经周期 28d 为例：

(1) 增生期：月经周期第 5~14d，又称为卵泡期。在雌激素作用下，子宫内膜基底层细胞开始增殖。

(2) 分泌期：月经周期第 15~28d，又称为黄体期。黄体分泌的孕激素和雌激素，使增生期内膜继续增厚出现分泌现象，有利于受精卵着床发育。

(3) 月经期：月经周期第 1~4d，体内雌激素、孕激素水平降低。子宫内膜功能层从基底层坏死脱落，表现为月经来潮。

9. 雌激素主要生理功能有哪些？

(1) 促进和维持子宫发育，增加子宫平滑肌对缩宫素的敏感性。

(2) 促进子宫内膜增生和修复。

(3) 使子宫颈口松弛，宫颈黏液分泌增加、性状变稀薄，有利于精子通过。

(4) 协同促性腺激素促使卵泡发育。

(5) 促进输卵管上皮细胞的分泌活动，增强输卵管节律性收缩的振幅。

(6) 促进阴道上皮细胞的增生、分化、成熟及角化，使细胞内糖原增加。

(7) 促进外生殖器发育。

(8) 促进乳腺管增生，乳头、乳晕着色。

(9) 促进体内钠、水潴留，降低血液循环中胆固醇水平，促进钙、磷的重吸收及其在骨质中沉积等。

(10) 通过对下丘脑和垂体的正负反馈调节，控制促性腺激素的分泌。

10. 孕激素主要生理功能有哪些？

(1) 使增生期子宫内膜转化为分泌期内膜，有利于受精卵着床。

(2) 降低对缩宫素的敏感性，有利于受精卵与胎儿在子宫腔内生长发育。

(3) 使子宫颈口闭合，黏液变稠，阻止精子和微生物进入。

(4) 抑制输卵管节律性收缩。

(5) 促进阴道上皮细胞脱落。

(6) 促进乳腺腺泡发育。

(7) 促进体内水与钠的排泄。

(8) 对体温调节中枢有兴奋作用，可使正常女性基础体温在排卵后升高 0.3~0.5℃。

11. 女性生殖系统的自然防御功能有哪些？

(1) 妇女的两侧大阴唇自然合拢，遮盖阴道口和尿道口；阴道口闭合，阴道前、后壁紧贴。

（2）阴道上皮在雌激素的作用下增生变厚，乳酸杆菌将细胞糖原分解为乳酸，维持阴道的酸性环境，抵抗病原体侵入。

（3）子宫颈内口紧闭，子宫颈管的黏液栓阻止病原体侵入。

（4）子宫内膜呈周期性剥脱，及时清除子宫腔病原体。

（5）输卵管黏膜上皮细胞的纤毛向宫腔方向摆动以及输卵管的蠕动，有利于阻止病原体的侵入。

12. 引起女性生殖系统炎症的病原体有哪些？

造成女性生殖器炎症的病原体主要有细菌、真菌、原虫、病毒、螺旋体、衣原体、支原体等。

13. 女性生殖系统炎症传播途径有哪些？

（1）沿生殖道黏膜上行蔓延。

（2）经血液循环蔓延。

（3）经淋巴系统蔓延。

（4）直接蔓延。

14. 试述前庭大腺炎的临床表现和处理原则。

（1）临床表现：最初为局部肿胀、疼痛、灼热感，行走不便，症状重时，部分患者可出现发热等全身症状。体征为外阴局部皮肤红、肿、热、压痛明显，腹股沟淋巴结可呈不同程度增大。

（2）处理原则：根据病原体选择敏感的抗生素控制急性炎症；脓肿 / 囊肿形成后可切开引流并作造口术。

15. 比较滴虫阴道炎、外阴阴道白念珠菌病与萎缩性阴道炎的临床表现和治疗要点。

滴虫阴道炎、外阴阴道白念珠菌病与萎缩性阴道炎的临床表现和治疗要点见表 1-9-1。

表 1-9-1　滴虫阴道炎、外阴阴道白念珠菌病与萎缩性阴道炎的临床表现和治疗要点

项目	滴虫阴道炎	外阴阴道白念珠菌病	萎缩性阴道炎
症状	阴道分泌物增多，外阴瘙痒	外阴瘙痒、灼痛、性交痛以及尿痛，部分患者阴道分泌物增多，分泌物为白色稠厚呈凝乳状或豆腐渣样	以外阴灼热不适、瘙痒、阴道分泌物增多为主要症状。阴道分泌物稀薄，呈淡黄色，感染严重者呈脓血性白带
体征	阴道黏膜充血，宫颈有出血斑点，形成“草莓样”宫颈	外阴红斑、水肿，常伴有皮肤抓痕	阴道呈萎缩性改变，上皮皱褶消失、萎缩、菲薄；阴道黏膜充血，伴有散在小出血点或点状出血斑
治疗要点	全身用药：主要治疗药物为甲硝唑及替硝唑	① 消除诱因：积极治疗糖尿病，长期应用广谱抗生素、雌激素、皮质类固醇者应停药； ② 全身用药：伊曲康唑 200mg/ 次，1 次 /d，连用 3~5d； ③ 局部用药：用 2%~4% 碳酸氢钠溶液冲洗阴道或坐浴后，将制霉菌素或达克宁等栓剂放置于阴道后穹窿，每晚 1 次，7~10d 为一个疗程	① 全身用药：补充雌激素增强阴道抵抗力； ② 局部用药：增加阴道酸度，用 0.5% 醋酸或 1% 乳酸擦洗阴道或坐浴后，局部用抗生素，每天 1 次，7~10d 为一个疗程

16. 试述急性盆腔炎的临床表现。

（1）症状：下腹痛、阴道分泌物增多。若有脓肿形成，可有下腹部包块及局部压迫刺激症状。重症患者可出现体温升高、心率加快、下腹压痛和反跳痛，甚至有部分患者出现休克症状。

（2）体征：轻者无明显异常，部分患者是在常规妇科检查中发现宫颈举痛或宫体压痛或附件区压痛等；重者呈急性病容，叩诊呈鼓音，肠鸣音减弱或消失。盆腔检查：宫体活动受限，阴道可见脓性臭味分泌物；子宫两侧压痛明显，有时能触及包块。

17. 急性盆腔炎患者的护理要点有哪些？

（1）对症护理：卧床休息，取半坐卧位。高热时采用物理降温，给予高热量、高蛋白、高维生素饮食，减少不必要的盆腔检查，以避免炎症扩散。

（2）用药护理：根据病原体选择抗生素，规范用药，配合医生选择给药途径。护士应经常巡视患者，保证药在体内的有效浓度，并观察患者的用药反应。

（3）心理护理：耐心倾听患者倾诉，及时解答患者提问，向患者解释病情，以缓解不良情绪，增强患者治疗信心。

（4）健康教育：做好经期、妊娠期、产褥期、人流术后的卫生宣教；指导性生活卫生，经期禁止性生活。定期进行妇科检查，做到早发现、早治疗。

18. 简述急性宫颈炎的临床表现。

（1）症状：大部分患者无症状，有症状者主要表现为阴道分泌物增多，呈黏液脓性，阴道分泌物刺激可引起外阴瘙痒及灼热感。此外，可出现经期出血、性交出血等症状。若合并尿路感染，可出现尿急、尿频、尿痛等症状。

（2）体征：妇科检查可见宫颈充血、水肿，有黏液脓性分泌物附着，甚至从宫颈管流出，子宫颈管黏膜质脆，容易诱发出血。

19. 简述性疾病的传播方式。

性行为传播、间接接触传播、医源性传播、职业性传播、母婴传播、其他媒介（食物、环境卫生不良、昆虫叮咬）传播。

20. 简述淋病的主要临床表现及治疗原则。

（1）临床表现：在感染淋病后可出现急性尿道炎症状，如尿频、尿急、尿痛等。白带增多呈黄色、脓性，外阴部红肿，有灼烧样痛；患者可表现为发热、寒战、恶心、呕吐、下腹两侧疼痛等全身症状。

（2）治疗原则：及时、足量、规范应用抗生素。目前选用的抗生素以第三代头孢菌素和喹诺酮类药物为主，性伴侣应同时治疗。

21. 简述尖锐湿疣的临床表现和治疗原则。

（1）临床表现：临床症状常不明显，部分患者有外阴瘙痒、烧灼感或性生活后疼痛；典型体征为散在或簇状增生的小乳头状疣，病灶增多可相互融合成菜花状或鸡冠状。

（2）治疗原则：目前尚无根除方法，主要是去除外生疣体，改善症状和体征，主要以局部用药为主，也可用物理（如激光、微波、冷冻、电灼等）方法和手术治疗。

22. 简述梅毒的临床表现及治疗原则。

（1）临床表现：一期梅毒主要表现为硬下疳及硬化性淋巴结炎；二期梅毒主要表现为皮肤梅毒疹；三期梅毒主要表现为永久性皮肤黏膜损害。故早期主要表现为皮肤黏膜损害，晚期会侵犯心血管、神经系统。

（2）治疗原则：早期明确诊断，及时治疗，用药足量，疗程规范。以青霉素药物治疗为主，性伴侣同时接受检查和治疗。治疗期间禁性生活，预防间接传播。治疗后 2 年内梅毒血清学实验由阳性转阴性，脑脊液检查阴性，为血清学治愈。

23. 简述排卵障碍性异常子宫出血的种类及临床特点。

无排卵性异常子宫出血和排卵性异常子宫出血的临床特点见表 1-9-2。

表 1-9-2　无排卵性异常子宫出血和排卵性异常子宫出血的临床特点

种类	无排卵性异常子宫出血	排卵性异常子宫出血
高发人群	青春期和绝经过渡期女性	生育期妇女
病因及机制	① 青春期下丘脑 - 垂体 - 卵巢轴的调节功能发育不成熟，致患者不能排卵； ② 绝经过渡期卵巢功能衰退，剩余卵泡对垂体促性腺激素反应低下而无法排卵	① 黄体功能不足：黄体发育不全，卵巢本身发育不良； ② 子宫内膜不规则脱落：黄体萎缩不全，内膜持续受孕激素影响，导致不能如期完整脱落
临床表现	最常见症状是子宫不规则出血。特点为月经周期紊乱，经期长短不一，出血量时多时少。出血多或时间长者，导致贫血或休克	① 黄体功能不足：月经周期缩短，月经频发，可引起不孕或流产； ② 子宫内膜不规则脱落：经期延长，多达 9~10d，经量增多且淋漓不净
治疗	使用性激素治疗时，向患者说明性激素治疗的原理和注意事项，必须严格按照医嘱准时按量用药，在口服激素类、非甾体抗炎药等药物出现副作用时，应及时到医院治疗	
	青春期患者：以止血、调整周期、促进排卵为目的； 绝经期患者：以止血、调整周期、减少月经量，防止子宫内膜病变为目的。 ①止血：遵医嘱使用性激素。孕激素子宫内膜萎缩法适用于围绝经期功血者；雌激素止血（子宫内膜修复法）适用于青春期患者。刮宫术可迅速止血，并具有诊断价值。②调节周期：应用孕激素 3~6 个周期、雌孕激素序贯疗法、雌孕激素周期疗法。③手术治疗：对于药物治疗疗效不佳、无生育要求、病理为癌变者，应考虑手术治疗	以恢复卵巢功能为目的。 ①黄体功能不足的治疗：刺激卵泡发育，如在黄体中晚期给予适量的孕激素以补充黄体期孕酮分泌不足；②子宫内膜不规则脱落的治疗：黄体期用孕激素促内膜脱落，使黄体及时萎缩

24. 如何根据相关辅助检查对排卵障碍性异常子宫出血进行判断？

排卵障碍性异常子宫出血的判断见表 1-9-3。

表 1-9-3　排卵障碍性异常子宫出血的判断

辅助检查	无排卵性异常子宫出血	排卵性异常子宫出血	
		黄体功能不足	子宫内膜不规则脱落
诊断性刮宫	子宫内膜呈增生期或增生期过长，无分泌期出现	应在月经来潮前 1~2d 或月经来潮 6h 内刮宫，内膜显示分泌反应不良	应在月经来潮第 5~6d 刮宫，可见增生期和分泌期内膜共存
基础体温测定	基础体温呈单相型	基础体温呈双相型，但高温相上升缓慢	基础体温呈双相型，但高温相下降缓慢
阴道脱落细胞学检查	无周期性变化	呈周期性变化	
宫颈黏液检查	羊齿状结晶	椭圆体	

25. 简述诊断性刮宫的目的和临床意义。

诊断性刮宫简称诊刮，既是一种诊断手段，也是一种治疗手段，目的一是止血，二是明确子宫内膜病理诊断。对年龄大于35岁、药物治疗无效或存在子宫内膜癌高危因素的异常子宫出血患者，可通过诊刮排除子宫内膜病变，同时了解子宫内膜所处的周期。对未婚患者，若激素治疗失败或疑有器质性病变，应在患者和家属知情同意后考虑诊刮。

26. 作为护士，应如何指导患者自测基础体温？

要告诉患者每日清晨睡醒后，不要讲话、不活动、不起床，立即测量口腔或腋下体温5min，然后将体温记录到专门的记录表上。还要告诉患者以下注意事项：

（1）从月经第1d开始连续不间断地测量体温，直至下一次月经来潮。一般至少测量3个月经周期。

（2）始终用一种方法测量体温（口温或腋温）。

（3）建议每晚睡前将体温表的水银柱甩到35℃以下，放至床头备用。

（4）用“×”表示月经来潮。

（5）若有感冒、发热、腹泻、失眠、饮酒等情况，应在表格内备注说明。

（6）漏测体温要注明。

27. 如何指导患者使用性激素？

（1）按时、按量正确服用性激素，保持药物在血中的稳定水平，不得随意停服和漏服。

（2）药物减量必须遵医嘱规定在止血后才能开始，每3d减量1次，每次减量不得超过原剂量的1/3，直到维持量。

（3）维持量服用时间，通常按停药后发生撤退性出血的时间与患者上一次行经时间相应考虑。

（4）告知患者在治疗期间若出现不规则阴道流血应及时就诊。

28. 原发性痛经的主要临床表现有哪些？

（1）痛经引起下腹部疼痛，通常位于下腹部耻骨上，可放射至腰骶部和大腿内侧。

（2）主要为钝痛或坠痛，严重时为痉挛性疼痛。一般在临近月经前或经期内开始出现，以行经第1d疼痛最为剧烈，2~3d后缓解。

（3）可伴有头痛、恶心、便秘、腹泻和尿频、尿急，有时也伴有呕吐，严重时面色发白、出冷汗。妇科检查无异常发现。

29. 简述痛经的护理要点。

（1）消除对月经来潮的焦虑、紧张和恐惧心理，解除精神负担。

（2）热敷腹部和进食热饮料有助于缓解疼痛，症状严重时给予镇痛药、镇静药。

（3）必要时遵医嘱选用解热镇痛抗炎药或避孕药进行治疗。

（4）经期避免剧烈运动和过度劳累，防止受寒，注意经期外阴部的清洁卫生，合理休息，保证充足的睡眠，摄取足够的营养。

30. 何谓绝经综合征？

绝经期综合征是指妇女绝经前后由于性激素波动或减少所致的一系列躯体及精神心理症状。这是一组症候群，多发生于45~55岁。有人在绝经过渡期开始出现绝经综合征，可持续到绝经后2~3年，少数人可持续到绝经后5~10年。

31. 为什么会发生绝经综合征？

出现绝经综合征的根本原因是卵巢功能衰退。妇女进入围绝经期以后，卵巢功能开始衰退，卵泡分泌雌激素和孕激素减少，妇女的内分泌平衡状态发生变化，因而产生不同程度的自主神经系统功能紊乱的临床症状。

32. 绝经综合征的主要临床表现有哪些？

有月经紊乱、潮红潮热、阴道干燥、反复发作阴道炎和尿路感染、心慌、失眠、情绪烦躁、容易激动等表现。月经紊乱是绝经综合征患者的主要表现。

33. 简述绝经综合征的处理原则。

(1) 重视精神心理治疗：对情绪不稳定者适当选用镇静药。

(2) 雌激素替代治疗：预防和控制围绝经期的各种症状。尽量使用最小有效量天然雌激素，如尼尔雌醇。不明原因的出血、血栓性疾病、肝胆疾病等禁用。

(3) 预防骨质疏松：可补充钙剂、维生素 D。

34. 如何对绝经综合征的患者进行护理？

(1) 心理护理：使患者理解围绝经期是一个正常的生理阶段。

(2) 药物护理：可选用激素补充治疗或非激素类药物治疗，指导患者正确用药。围绝经期有异常阴道出血者应取子宫内膜活检以排除恶变。

(3) 健康指导：指导患者坚持适度的体育锻炼，保持心情愉快。向患者家属讲解有关围绝经期的常识，使其理解、支持患者。

35. 简述葡萄胎的概念及分类。

葡萄胎是妊娠后胎盘绒毛滋养细胞增生、间质水肿变性，形成水泡，水泡间借蒂相连成串形如葡萄而得名，是一种滋养细胞的良性病变，可分为完全性葡萄胎和部分性葡萄胎两类。

36. 简述完全性葡萄胎和部分性葡萄胎的临床表现和处理措施。

完全性葡萄胎和部分性葡萄胎的临床表现和处理措施见表 1-9-4。

表 1-9-4　完全性葡萄胎和部分性葡萄胎的临床表现和处理措施

分类	临床表现	处理措施
完全性葡萄胎	①停经后阴道出血：最常见，多发生在停经 8~12 周；②妊娠剧吐及子痫前期征象；③腹痛：多在阴道流血前；④子宫异常增大、变软；⑤其他：卵巢黄素囊肿、甲亢征象	①清宫术：葡萄胎一旦确诊应及时清除宫腔内容物，每次刮出物必须送组织学检查；②预防性化疗：对有高危因素的患者给予预防性化疗不仅可以减少远处转移，而且能够减少子宫局部侵犯；③子宫切除术：单纯性子宫切除只能去除葡萄胎侵入子宫肌层局部的危险，不能预防子宫外转移的发生，所以不作为常规处理
部分性葡萄胎	患者也常表现为停经后阴道流血，有时与不全流产或过期流产过程相似，妊娠呕吐少见且症状较轻，多无子痫前期症状，常无腹痛及卵巢黄素化囊肿	

37. 简述葡萄胎患者清宫术的护理要点。

(1) 清宫前首先完善全身检查，遵医嘱对症处理，稳定病情。

(2) 术前嘱患者排空膀胱，建立有效的静脉通路，备血，准备好缩宫素、抢救药品及物品。

(3) 术中严密观察生命体征，注意观察有无羊水栓塞的表现，如呼吸困难、咳嗽等。

(4) 术后注意观察阴道出血和腹痛情况，将刮出物送组织学检查。

38. 简述葡萄胎清宫术后随访指导内容。

(1) 血清 HCG 定量测定：葡萄胎清宫后，每周 1 次，直至连续 3 次阴性，以后每月 1 次，共 6 个月，然后再每 2 个月 1 次，共 6 个月，自第 1 次阴性后共计 1 年。

(2) 询问病史：应注意月经是否规则，有无阴道异常流血，有无咳嗽、咯血和其他转移灶症状。

(3) 妇科检查:必要时作盆腔 B 型超声、胸部 X 线摄片或 CT 检查。

(4) 避孕指导:葡萄胎患者应可靠避孕 1 年,HCG 成对数下降者阴性后 6 个月可以妊娠,但 HCG 下降缓慢者,应延长避孕时间。推荐使用避孕套避孕,不宜放置宫内节育器,以免混淆子宫出血的原因或造成穿孔。

39. 何谓妊娠滋养细胞肿瘤?

妊娠滋养细胞肿瘤是一组来源于胎盘滋养细胞的肿瘤,包括侵蚀性葡萄胎、绒毛膜癌和一类少见的胎盘部位滋养细胞肿瘤。妊娠滋养细胞肿瘤约 60% 继发于葡萄胎,30% 继发于流产,10% 继发于足月妊娠或异位妊娠。

40. 试述葡萄胎、侵蚀性葡萄胎、绒毛膜癌的临床特点。

葡萄胎、侵蚀性葡萄胎、绒毛膜癌的临床特点见表 1-9-5。

表 1-9-5 葡萄胎、侵蚀性葡萄胎、绒毛膜癌的临床特点

<table>
<tr><th colspan="2">分类</th><th>葡萄胎</th><th>侵蚀性葡萄胎</th><th>绒毛膜癌</th></tr>
<tr><td colspan="2">病因</td><td>父方二倍体 / 三倍体</td><td>来自葡萄胎</td><td>继发于葡萄胎、流产、足月产</td></tr>
<tr><td colspan="2">先行妊娠</td><td>无</td><td>有</td><td>有</td></tr>
<tr><td colspan="2">潜伏期</td><td>无</td><td>葡萄胎清宫术后 6 个月内</td><td>葡萄胎清宫术后 1 年以上</td></tr>
<tr><td rowspan="4">病理变化</td><td>绒毛</td><td>有,宫腔</td><td>有,子宫肌壁内</td><td>无</td></tr>
<tr><td>滋养细胞形态</td><td>增生,异型性较小</td><td>增生,有细胞异型性</td><td>高度增生,异型性</td></tr>
<tr><td>浸润深度</td><td>蜕膜层</td><td>子宫浆膜层,子宫表面可见紫蓝色结节</td><td>肌层,与周围组织分界清,暗红色</td></tr>
<tr><td>组织坏死</td><td>无</td><td>有</td><td>有</td></tr>
<tr><td colspan="2">临床表现</td><td>1. 停经后阴道出血:最常见,多发生在停经 8~12 周;
2. 子宫异常增大、变软;
3. 腹痛,多在阴道流血前;
4. 妊娠剧吐及子痫前期征象出现早,症状重;
5. 卵巢黄素囊肿</td><td colspan="2">1. 不规则阴道出血、腹痛、卵巢黄素囊肿继续存在、子宫复旧不良或不均匀增大(侵蚀性葡萄胎多见);
2. 主要经血行播散,转移部位的共同特点是局部出血(绒毛膜癌多见):
(1) 肺转移:最常见,咳嗽、咯血、胸痛;
(2) 脑转移:为主要死亡原因,出现头痛、喷射性呕吐等症状;
(3) 阴道转移:阴道下段前壁紫蓝色结节,破溃引起大出血</td></tr>
<tr><td colspan="2">HCG 测定</td><td>多在 100 000U/L 以上,最高可达 1 000 000U/L,且持续不降</td><td>排除妊娠后符合一项即可诊断:①血 HCG 测定 4 次呈平台状态,持续 3 周或更长时间;②血 HCG 测定 3 次升高,持续 2 周或更长时间;③血 HCG 水平持续异常达 6 个月或更长</td><td>足月产、流产、异位妊娠后 4 周以上,血 HCG 仍持续高水平或一度下降后又上升,并排除妊娠或妊娠物残留后即可诊断</td></tr>
<tr><td colspan="2">影像学检查</td><td>B 超为确诊方法,出现"落雪状"图像</td><td colspan="2">B 超可确诊,X 线发现肺转移,CT 发现脑和早期肺转移,MRI 诊断脑转移</td></tr>
<tr><td colspan="2">恶性程度</td><td>良性</td><td>恶性程度不高,预后较好</td><td>恶性程度高,病死率为 20%~30%</td></tr>
<tr><td colspan="2">转移</td><td>无</td><td>有</td><td>有</td></tr>
<tr><td colspan="2">治疗原则</td><td>清宫</td><td>化疗为主,手术和放疗为辅</td><td>化疗为主,手术和放疗为辅</td></tr>
</table>

41. 滋养细胞肿瘤的临床分期和预后评分标准是什么？其有何意义？

滋养细胞肿瘤分期和预后评分标准见表 1-9-6。

表 1-9-6　滋养细胞肿瘤分期和预后评分标准（FIGO，2000 年）

项目	特征			
Ⅰ期	病变局限于子宫			
Ⅱ期	病变超出子宫，但局限于生殖器官（附件、阴道、阔韧带）			
Ⅲ期	转移至肺，伴或不伴有生殖道转移			
Ⅳ期	所有其他部位的转移			
预后评分	0	1	2	4
年龄 / 岁	<40	≥40		
前次妊娠	葡萄胎	流产	足月产	
妊娠终止至化疗开始的间隔 / 月	<4	4~<7	7~<13	≥13
治疗前血清 HCG/（$IU \cdot ml^{-1}$）	$<10^3$	10^3~$<10^4$	10^4~$<10^5$	$\geqslant 10^5$
肿瘤最大直径（包括子宫）/cm	—	3~<5	≥5	—
转移部位	肺	脾、肾	胃肠道	脑、肝
转移数目	—	1~4	5~8	>8
既往化疗失败史	—	—	单药	双药或多药

意义：临床分期和预后评分是治疗滋养细胞肿瘤患者的主要依据。临床分期关注疾病进程，预后评分评估患者耐药风险，指导方案的选择。

42. 简述滋养细胞肿瘤转移部位。

滋养细胞肿瘤主要经血行播散，最常见的转移部位是肺，其次是阴道、盆腔、肝、脑等。

43. 试述滋养细胞肿瘤病灶转移患者的护理要点。

（1）肺转移的护理：观察患者有无咳嗽、咯血症状，遵医嘱给予镇静药物。呼吸困难者给予半坐卧位，间断吸氧。有咯血者，采取头低患侧卧位，保持呼吸道通畅，轻拍背部，排出积血。

（2）脑转移的护理：安排患者单间病室，防止强光刺激。观察患者出现脑转移的三期症状（瘤栓期、脑瘤期、脑疝期）。严格控制液体出入量，遵医嘱使用脱水剂。抽搐患者立即使用开口器，去枕平卧，头偏向一侧，保持呼吸道通畅，取下义齿。定期为昏迷患者翻身和口腔护理。大小便失禁者留置导尿管。

（3）阴道转移的护理：保持大便通畅，卧床休息，避免不必要的阴道检查和盆腔检查，严禁行阴道冲洗。严密观察病情和做好大出血抢救准备。阴道结节破溃出血时用长纱条压迫止血，纱条应于 24~48h 取出。

44. 简述化疗药物的作用机制。

化疗药物种类繁多，作用机制不一。可归纳为以下几种：

（1）干扰脱氧核糖核酸（DNA）的合成与代谢，如甲氨蝶呤可使 DNA 合成受阻。

（2）直接干扰核糖核酸（RNA）的复制，与药物发生烷化反应，使生化物质结构和功能损害，不能进行正常代谢。

(3) 阻止纺锤丝形成，抑制有丝分裂。

(4) 干扰转录、抑制信使核糖核酸(mRNA)的合成。

(5) 抑制蛋白质合成。

45. 简述常用化疗药物的种类及主要毒副作用。

(1) 常用化疗药物的种类

1) 烷化剂：烷化剂直接作用于 DNA 上，防止癌细胞再生。代表药物有氮芥和环磷酰胺(CTX)。

2) 抗代谢药：抗代谢药干扰 DNA 和 RNA 合成，常用的有甲氨蝶呤和 5- 氟尿嘧啶等。

3) 抗肿瘤抗生素：通过抑制酶的作用和有丝分裂或改变细胞膜来干扰 DNA 合成，常用的有放线菌素 D(ACTD)和丝裂霉素(MMC)等。

4) 抗肿瘤植物药：抑制有丝分裂或酶的作用，从而防止细胞再生必需的蛋白质合成，如长春新碱(VLB)、喜树碱(VCR)和紫杉醇(TAXOL)。

(2) 主要毒副作用

1) 近期毒性反应：可分为局部反应和全身反应两种。局部反应包括局部组织坏死和栓塞性静脉炎。全身反应是指消化道、黏膜反应、肝功能损害、肾功能障碍、造血系统、免疫系统、肺毒性反应、神经系统和心脏反应。

2) 远期毒性反应包括致癌作用、致畸作用、生殖功能障碍。

46. 试述化疗患者的用药护理。

(1) 准确测量体重：一般在每个疗程用药前、用药中分别测量 1 次，根据用药调整剂量。

(2) 正确使用药物：给药前了解患者病情、化疗方案、药物种类和剂量，正确稀释药物，现配现用。

(3) 合理使用静脉血管：遵循从远端到近端的原则，条件允许者可选用 PICC 置管或输液港，严格控制输液速度。

(4) 药物外渗的处理：发现药物外渗后应立即停药，局部冷敷，切勿热敷，采用生理盐水或普鲁卡因局部封闭，再用硫酸镁或黄金散外敷。

(5) 注意观察用药后的副作用，并及时处理。

47. 试述滋养细胞肿瘤患者使用化疗药物毒副作用的护理要点。

滋养细胞肿瘤患者使用化疗药物毒副作用的护理措施见表 1-9-7。

表 1-9-7 滋养细胞肿瘤患者使用化疗药物毒副作用的护理措施

化疗药物毒副作用	表现	护理要点
造血系统	白细胞减少	密切观察生命体征，定期检查血常规，保持环境清洁；嘱患者注意口腔卫生，增加蛋白质、维生素类食物摄入，保持外阴清洁；遵循无菌操作原则，必要时使用抗生素和升白细胞药
	血小板减少	限制活动，有出血倾向的患者要绝对卧床休息；使用软毛牙刷或用盐水和硼酸水漱口；避免出现便秘；必要时输注血小板

续表

化疗药物毒副作用	表现	护理要点
消化系统	恶心、呕吐	化疗后每次进食以不吐为度，间隔时间以下次进食不吐为准。进食宜清淡、易消化、高热量、高蛋白、富含维生素饮食。少吃甜食和油腻食物，少量多餐，同时避免在化疗前后 2h 内进食，创造良好的进餐环境。 对自行进餐者主动提供帮助，按患者的进食习惯喂食。患者呕吐严重时应补充液体，以防电解质紊乱。护士还可采用指压按摩、音乐疗法、渐进性肌肉放松训练、催眠疗法等心理行为干预技术助患者缓解恶心、呕吐症状，必要时遵医嘱使用镇静、镇吐药物，同时应记录呕吐量
	口腔溃疡	应保持口腔卫生，进食前后可用消毒液漱口，饮食宜清淡，给予温凉流质或软食，疼痛难以进食时可用丁卡因溶液涂敷溃疡面，进食后漱口并用甲紫、锡类散或冰硼散等局部涂抹，鼓励患者进食促进咽部活动，减少咽部溃疡引起的充血、水肿、结痂
	腹泻	出现腹泻应详细记录大便次数、性质和量，做大便检查；急性患者应禁食；必要时静脉补充水分、电解质，怀疑假膜性肠炎患者，应做床边隔离
药物中毒性肝炎	血清转氨酶升高、肝区疼痛、黄疸等	定期监测肝功能，停药后可恢复正常
泌尿系统	膀胱炎表现，尿频、尿急、血尿等	定期监测尿常规，鼓励患者多饮水
皮疹、脱发	皮肤干燥、皮炎、头发脱落	避免使用刺激性洗发水，洗发后避免用高温的吹风机吹头发，避免烫发和染发；脱发期间可以戴假发、帽子、头巾保护头皮
神经系统	指(趾)端麻木、复视、小脑共济失调	嘱患者合理膳食营养、定期随访，必要时遵医嘱停药或调整剂量

48. 简述腹部手术和阴道 / 会阴手术的术前准备。

腹部手术和阴道 / 会阴手术术前准备要点见表 1-9-8。

表 1-9-8　腹部手术和阴道 / 会阴手术术前准备要点

项目	腹部手术	阴道 / 会阴手术
皮肤准备	上自剑突下，下至两大腿上 1/3 处及外阴部，两侧至腋中线，腹腔镜手术者注意清洁脐窝	耻骨联合上缘 10cm，下至外阴部、肛门周围、臀部及大腿内侧上 1/3，两侧至腋中线
	现主张仅剃除手术区的头发、腋毛、阴毛及明显可见的汗毛，术前 3d 使用含消毒剂沐浴液清洁术野皮肤	
胃肠道准备	术前 2h 禁食清淡流质饮食，6h 禁食清淡饮食，8h 禁食肉类、油炸和高脂饮食	术前 3d 进少渣饮食，术前 1d 禁食
阴道准备	术前 3d 行阴道灌洗和 / 或坐浴	
膀胱准备	术前留置导尿管	术中或术后留置导尿管

49. 试比较腹部手术和阴道 / 会阴手术术后护理要点。

腹部手术和阴道 / 会阴手术术后护理要点见表 1-9-9。

表 1-9-9　腹部手术和阴道 / 会阴手术术后护理要点

项目	腹部手术	阴道 / 会阴手术
体位	①全身麻醉：未清醒前，平卧，头偏向一侧。清醒后，取半坐卧位或舒适体位；②硬膜外麻醉：软枕平卧 4~6h，生命体征平稳后半坐卧位或舒适体位；③蛛网膜下腔麻醉：去枕平卧 4~6h，次日晨半坐卧位或舒适体位	①处女膜闭锁及有子宫的先天性无阴道患者：半坐卧位；②外阴癌：平卧位，双腿外展屈膝，膝下垫软枕；③阴道前后壁修补或盆底修补术：平卧位，禁止半坐卧位
活动	麻醉药作用消失后，协助患者翻身、做下肢屈伸活动，术后第 1d，患者情况许可时，可协助患者下床活动。活动顺序为床上翻身→床上坐起→坐床沿→床边站立→扶床行走→室内行走，以后逐渐增加活动量	卧床期间协助患者翻身、做下肢屈伸活动，每日 4~6 次，每次 3~5min
切口护理	观察渗血、渗液，腹带包扎，1~2kg 沙袋压迫 6~8h	观察渗血、渗液
管道的护理	部分术后患者留置腹腔或盆腔引流管；导尿管一般在术后第 1d 或第 2d 拔除，宫颈癌、卵巢癌术后留置导尿管 7d 或更长	一般不需要留置腹腔或盆腔引流管；留置导尿管时间长，会阴部手术一般 2~10d，阴道手术 10~14d
会阴护理	观察阴道分泌物，保持会阴清洁、干燥，会阴护理每天 2 次	
术后常见并发症	腹胀、尿潴留、尿路感染、切口血肿、切口感染、切口裂开、下肢深静脉血栓	

50. 简述宫颈上皮内瘤变（cervical intraepithelial neoplasia，CIN）和其分期。

（1）子宫颈上皮内瘤变是与子宫颈浸润癌密切相关的一组子宫颈病变。大部分低级别病变可自然消退，但高级别病变具有癌变潜能，可能发展成浸润癌，被视为宫颈癌的癌前病变。

（2）CIN 分为 3 级：①Ⅰ级为轻度不典型增生；②Ⅱ级为中度不典型增生；③Ⅲ级为重度不典型增生和原位癌。

51. 宫颈癌早期无明显症状和体征，如何对早期病例进行诊断？

早期病例的诊断应采用子宫颈细胞学检查和 / 或高危型 HPV DNA 监测、阴道镜检查、子宫颈活组织检查。其中，子宫颈细胞学检查是早期子宫颈癌筛查的基本方法，子宫颈活组织检查是确诊依据。

52. 子宫颈癌发病的高危因素有哪些？

（1）人乳头状瘤病毒（HPV）感染是宫颈癌发生的主要危险因素。

（2）多个性伴侣。

（3）早年性生活（<16 岁）、早年分娩。

（4）多次分娩史等。

53. 简述子宫颈鳞状细胞浸润癌的类型。

子宫颈鳞状细胞浸润癌占宫颈癌的 75%~80%。

（1）巨检上可分为四型：①外生型（最常见）；②内生型；③溃疡型；④颈管型。

（2）镜检上分为三型：①高分化鳞癌（角化性大细胞型）；②中分化鳞癌（非角化性大细胞型）；③低分化鳞癌（小细胞型）。

54. 子宫颈癌的典型临床表现有哪些？

（1）症状

1）阴道流血：早期表现为接触性出血，可见性交后或妇科检查后出血。

2）阴道排液：多为白色或血性，稀薄如水样或米泔样，有腥臭味，感染后为脓性或米汤样恶臭白带。

3）癌症晚期：可出现大出血、腰骶部或坐骨神经痛、尿毒症、恶病质等。

（2）体征：早期局部无明显病灶，随着浸润癌的生长发展，类型不同，局部体征也不同。晚期浸润盆腔，妇科检查可扪及“冰冻骨盆”。

55. 简述宫颈癌的转移途径。

直接蔓延最常见，其次为淋巴转移，晚期可发生血行转移。

56. 简述子宫颈癌的临床分期。

（1）Ⅰ期：癌灶局限于宫颈。

（2）Ⅱ期：癌灶已超越宫颈，但未达盆壁。癌累及阴道，但未达阴道下 1/3。

（3）Ⅲ期：癌灶扩散盆壁和 / 或累及阴道下 1/3，导致有肾盂积水或肾无功能者。

（4）Ⅳ期：癌播散超出真骨盆或癌浸润膀胱黏膜或直肠黏膜。

57. 宫颈癌的治疗方法有哪些？

宫颈癌的治疗应该根据患者的临床分期、患者年龄、生育要求、全身状况、医疗技术水平和设备条件，综合考虑制订适当的个性化治疗方案。总原则为采用手术和放疗为主、化疗为辅的综合治疗。

58. 简述宫颈癌及其癌前病变的预防措施。

（1）一级预防：青少年女性接种 HPV 疫苗，从源头上控制宫颈癌的发生。

（2）二级预防：开展宫颈病变筛查，早期发现、及时治疗。

59. 简述宫颈癌术后患者留置导尿管的护理要点。

（1）一般术后 7~14d 拔除导尿管，留置导尿管期间鼓励多饮水，增加尿量，达到冲洗膀胱的作用。必要时遵医嘱用药碱化尿液。

（2）拔除导尿管前 3d 开始夹闭导尿管，每 2h 开放，以训练膀胱功能。

（3）拔除导尿管后 1~2h 自行排尿，若无法排尿，应及时处理，必要时重新留置导尿管。

（4）拔除导尿管后 4~6h 测残余尿，大于 100ml 应继续留置导尿管。小于 100ml 者每日测量 1 次，2~4 次均在 100ml 以内者说明膀胱功能已恢复。

60. 子宫颈癌手术患者出院后如何随访？

（1）宫颈癌治疗后 50% 在 1 年内复发；75%~80% 在 2 年内复发。随访时间：①出院后 1 个月行首次随访；②治疗后 2 年内，每 3 个月复查 1 次；③ 3~5 年内，每半年复查 1 次；④第 6 年开始，每年复查 1 次。

（2）随访内容：盆腔检查、阴道涂片细胞学检查和高危型 HPV 检测、胸片、血常规及子宫颈鳞状细胞癌抗原（SCCA）等。

61. 子宫肌瘤有哪些类型?

(1) 按肌瘤生长部位分类,可分为子宫体部肌瘤(占90%)与子宫颈部肌瘤。

(2) 根据肌瘤与子宫肌壁的不同关系分类,可分为肌壁间肌瘤(占60%~70%)、浆膜下肌瘤(占20%)、黏膜下肌瘤(占10%~15%)。

62. 子宫肌瘤常见哪几种变性?

常见的变性有玻璃样变、囊性变、红色样变、肉瘤样变、钙化等。

63. 子宫肌瘤的典型临床表现有哪些?

(1) 经量增多及经期延长,是子宫肌瘤最常见的症状,长期经量过多可继发贫血。

(2) 下腹部肿块。

(3) 白带增多。

(4) 压迫症状,如肌瘤压迫膀胱出现尿频、排尿障碍、尿潴留等。

(5) 腰酸背痛、下腹坠胀,不孕或流产等。

64. 简述子宫肌瘤手术治疗适应证。

(1) 月经过多继发贫血,药物治疗无效。

(2) 严重腹痛、性交痛或慢性腹痛、有蒂肌瘤扭转引起的急性腹痛。

(3) 有膀胱、直肠压迫症状。

(4) 能确定肌瘤是不孕或反复流产的唯一原因者。

(5) 肌瘤生长较快,怀疑有恶变者。

65. 子宫内膜癌的典型临床表现有哪些?

(1) 症状

1) 阴道流血:典型症状为绝经后不规则阴道流血,未绝经者表现为经量增多、经期延长或经间期出血。

2) 阴道排液:少数患者出现阴道排液,早期为浆液性或浆液血性,晚期可出现脓性或脓血性,有恶臭。

3) 晚期症状:表现为疼痛、恶病质。

(2) 体征:早期无明显异常,随病情发展,子宫增大,质软;晚期见癌组织自宫颈口突出,质脆、触之易出血。

66. 子宫内膜癌的主要扩散途径有哪些?

主要扩散途径有直接蔓延、淋巴转移、血行转移。

67. 简述子宫内膜癌的临床分期。

(1) Ⅰ期:肿瘤局限于子宫体。

(2) Ⅱ期:肿瘤侵犯宫颈间质,但无宫体外蔓延。

(3) Ⅲ期:肿瘤局部和/或区域扩散。

(4) Ⅳ期:肿瘤累及膀胱和/或直肠黏膜;(或)远处转移。

68. 对怀疑患子宫内膜癌的患者进行分段诊断性刮宫检查的意义是什么?

分段诊断性刮宫是目前早期诊断子宫内膜癌最常见、最可靠的方法。操作时通常先环刮宫颈管,后探宫腔,再行宫腔搔刮内膜,取出标本分瓶做好标记,送病理检查。病理检查结果是确诊子宫内膜癌的依据。其优点是可鉴别子宫内膜癌和子宫颈管腺癌,也可明确子宫内膜癌是否累及子宫颈管,协助临床分期,为治疗方案的制订提供依据。

69. 子宫内膜癌的治疗原则是什么？

对于子宫内膜癌的治疗，应根据子宫大小、肌层是否被癌浸润、宫颈管是否被累及、癌细胞分化程度及患者全身状况制订治疗方案，主要的治疗为手术、放疗及药物治疗，可单用或综合应用。手术治疗为首选方法。

70. 如何对子宫内膜癌患者进行出院随访？

（1）随访时间：术后 2~3 年内每 3 个月 1 次；3 年后每 6 个月 1 次；5 年后每年 1 次。

（2）随访内容：包括详细病史、盆腔检查、阴道细胞学检查、胸部 X 线摄片等检查，必要时可增加血清 CA125、CT、MRI 等检查项目。

71. 如何预防及早期发现子宫内膜癌？

（1）重视绝经后妇女阴道流血和绝经过渡期妇女月经紊乱的诊治。

（2）正确掌握雌激素应用指征及方法。

（3）对有高危因素的人群，如肥胖、不育、绝经延迟者长期应用雌激素及他莫昔芬等。

（4）普及防癌知识，定期行防癌检查，绝经后妇女出现阴道流血警惕内膜癌可能。

72. 简述常见的卵巢肿瘤类型。

卵巢肿瘤分型及病理特点见表 1-9-10。

表 1-9-10　卵巢肿瘤分型及病理特点

卵巢肿瘤类型	病理特点
卵巢上皮性肿瘤	占原发性卵巢肿瘤的 50%~70%，其恶性类型占卵巢肿瘤的 85%~90%。多见于中老年妇女。可形成浆液性、黏液性及子宫内膜样肿瘤等。其中浆液性囊腺癌为最常见的卵巢恶性肿瘤
卵巢生殖细胞肿瘤	占卵巢肿瘤的 20%~40%，多发生于年轻妇女和幼女，青春期前患者占 60%~90%。来源于胚胎性腺的原始生殖细胞，未分化者发展为无性细胞瘤，胚胎多能者发展为胚胎癌，向胚胎结构分化形成畸胎瘤，向胚外结构分化则形成内胚窦瘤、绒毛膜癌。其中成熟畸胎瘤为最常见的卵巢良性肿瘤
卵巢性索间质细胞瘤	占卵巢恶性肿瘤的 5%，其中颗粒细胞瘤为最常见的功能性肿瘤，能分泌雌激素，有女性化作用
卵巢转移性肿瘤	体内任何部位的原发性癌均可转移到卵巢，原发部位多为胃肠道、乳腺和其他生殖器官

73. 常见的卵巢瘤样病变有哪些？

常见的卵巢瘤样病变有滤泡囊肿、黄体囊肿、黄素囊肿、多囊卵巢、卵巢子宫内膜异位囊肿等。

74. 简述原发性卵巢恶性肿瘤的病理分期。

（1）Ⅰ期：肿瘤限于卵巢。

（2）Ⅱ期：肿瘤累及一侧或双侧卵巢，伴有盆腔内扩散（在骨盆入口平面以下）。

（3）Ⅲ期：肿瘤累及一侧或双侧卵巢，伴有细胞学或组织学证实的盆腔外腹膜转移或证实存在腹膜后淋巴结转移。

（4）Ⅳ期：超出腹腔外的远处转移。

75. 如何鉴别卵巢良性肿瘤与恶性肿瘤？

卵巢良性肿瘤与恶性肿瘤的鉴别要点见表 1-9-11。

表 1-9-11　卵巢良性肿瘤与恶性肿瘤的鉴别要点

鉴别内容	卵巢良性肿瘤	卵巢恶性肿瘤
病史	病程长，逐渐增大	病程短，迅速增大
症状	早期无症状，随着肿瘤增大出现腹部肿块	早期常无症状，晚期主要症状为腹胀、腹部肿块、腹水和其他消化道症状，部分患者可有消瘦、贫血等恶病质表现
体征	多为单侧，活动，囊性，表面光滑，常无腹水	多为双侧，固定，实性，表面不平，结节状，常有血性腹水，可查到癌细胞
一般情况	良好	恶病质
B 超	为液性暗区，可有间隔光带，边缘清晰	液性暗区内有杂乱光团，肿块边界不清

76. 什么是卵巢瘤样病变？

卵巢瘤样病变又称为非赘生性卵巢囊肿，多发生在育龄妇女，主要包括滤泡囊肿、黄体囊肿、黄素囊肿、多囊卵巢、卵巢巧克力囊肿等。

77. 卵巢肿瘤常见并发症有哪些？

（1）蒂扭转，为常见妇科急腹症，约 10% 卵巢肿瘤可发生蒂扭转，表现为体位改变后突然发生一侧下腹剧痛，常伴恶心、呕吐甚至休克。

（2）破裂。

（3）感染。

（4）恶变。

78. 简述卵巢肿瘤的治疗原则。

一经发现，应行手术。手术的目的：①明确诊断；②切除肿瘤；③恶性肿瘤进行手术病理分期；④解除并发症。术中应剖检肿瘤，必要时作冷冻切片组织学检查以明确诊断。良性肿瘤可在腹腔镜下手术，而恶性肿瘤一般经腹手术，部分经选择的早期患者也可在腹腔镜下完成分期手术。恶性肿瘤患者术后应根据其组织学类型、细胞分化程度、手术病理分期和残余灶大小决定是否接受辅助性治疗，化疗是主要的辅助治疗。

79. 如何做好卵巢癌的预防保健知识宣教？

（1）宣传卵巢癌的高危因素，提倡进食高蛋白、富含维生素 A 的饮食，避免高胆固醇饮食，高危妇女宜预防性口服避孕药。

（2）积极开展普查普治，30 岁以上妇女每年进行一次妇科检查，高危人群最好每半年接受 1 次检查，必要时进行 B 型超声和检测血清 CA125 等肿瘤标志物。

（3）卵巢实性肿瘤或囊性肿瘤直径 >5cm 者应及时手术切除。盆腔肿块诊断不清或治疗无效者宜及早行腹腔镜检或剖腹探查。

（4）凡乳腺癌、子宫内膜癌、胃肠癌等患者，术后随访中应定期接受妇科检查，以确定有无卵巢转移癌。

80. 卵巢肿瘤患者术后如何进行随访和监测？

（1）恶性肿瘤易复发，应长期随访和监测。一般在治疗后第 1 年，每 3 个月随访 1 次；第 2 年后，每 4~6 个月随访 1 次；第 5 年后，每年随访 1 次。

（2）监测内容：随访内容包括询问病史、体格检查、肿瘤标志物检测和影像学检查。血清 CA125、

AFP、HCG 等肿瘤标志物测定根据组织学类型选择。超声是首选的影像学检查，发现异常进一步选择 CT、磁共振或 PET/CT 检查。

81. 简述外阴鳞状细胞癌的临床表现。

(1) 症状：最常见的症状是外阴瘙痒、局部肿块或溃疡，合并感染或较晚期癌可出现疼痛、渗液和出血。

(2) 体征：癌灶以大阴唇最常见，其次为小阴唇、阴蒂、会阴、尿道口、肛门周围等。若已转移至腹股沟淋巴结，可扪及增大、质硬、固定淋巴结。

82. 简述外阴鳞状细胞癌放疗患者的皮肤护理要点。

(1) 保持放射区皮肤清洁干燥，穿棉质、吸汗性好、宽松内裤，避免摩擦和搔抓，清洗时使用软毛巾温水轻轻蘸洗，勿用刺激性肥皂擦洗。

(2) 放疗期间遵医嘱局部用药，皮肤脱屑忌用手剥撕，避免冷、热刺激。由于放射线对阴道黏膜的损伤，放疗后 3~6 个月内不建议性生活。

83. 何谓处女膜闭锁？

处女膜闭锁，又称为无孔处女膜，处女膜是位于阴道外口和会阴的交界处的膜性组织，正常处女膜可分为有孔型、半月状、筛状、隔状、微孔型。若完全无孔隙，则为处女膜闭锁，是女性生殖器官发育异常中较常见的类型，发病率约 1/1 000~1/2 000。

84. 简述处女膜闭锁临床表现。

(1) 症状：①青春期后无月经初潮；②逐渐加重的周期性下腹痛；③下腹部包块，并且逐月增大；④严重时伴有便秘、尿频或尿潴留，便秘、肛门坠胀等症状。

(2) 体征：处女膜向外膨出，表面呈蓝紫色，无阴道开口。肛诊可扪及盆腔囊性包块。

85. 简述阴道成形术后护理要点。

(1) 饮食护理：乙状结肠代阴道行阴道成形术患者，术后需禁食禁水，注意观察患者肠蠕动的恢复情况，待肛门排气后进食少量开水或流质食物，然后逐步过渡到半流、软食，忌食甜食及产气食物。

(2) 会阴部护理：加强会阴部的清洁护理，每日用 2.5% 聚维酮碘棉球消毒 2 次，经常更换会阴垫，保持会阴部的清洁干燥。

(3) 各种引流管的护理：保持各种引流管的引流通畅，避免扭曲、折叠、堵塞，妥善固定，同时观察色、量、性状并记录于护理记录单上，及时倾倒。

(4) 疼痛护理：会阴部神经末梢丰富，对疼痛敏感，患者术后 24h 内及第 1 次更换阴道模具时疼痛尤为明显，必要时遵医嘱给予药物镇痛。

(5) 人工阴道模具的护理：阴道模具置放是术后护理的重点，术后 10d 取出术中阴道内填塞的纱条，放入套有避孕套的阴道模具，密切观察新形成的阴道组织的颜色、弹性、有无渗血及肉芽增生，观察阴道分泌物的颜色、量、性状、气味。在每次更换模具的过程中，向患者和家属讲解方法、更换技能、注意事项、护理要点、观察重点，使其尽快掌握。

86. 简述尿瘘的病因。

常见尿瘘为产伤和盆腔手术损伤所致的膀胱阴道瘘和输尿管阴道瘘。尿道阴道瘘通常是尿道憩、阴道前壁膨出或压力性尿失禁的手术并发症。

(1) 产伤：产伤曾经作为引起尿瘘的主要原因，如今在发达国家已不存在，现仅发生在医疗条件落后的地区。根据发病机制分类：

1）坏死型尿瘘：由于骨盆狭窄、胎儿过大或胎位异常所致头盆不称，产程延长，特别是第二产程延长者，阴道前壁、膀胱、尿道被挤压在胎头和耻骨联合之间，导致局部组织缺血性坏死形成尿瘘。

2）创伤型尿瘘：产科助产手术，尤其产钳助娩直接损伤。创伤型尿瘘远多于坏死型尿瘘。

（2）妇科手术损伤：经腹手术和经阴道手术损伤均有可能导致尿瘘。通常是由于手术时分离组织粘连，伤及膀胱、输尿管或输尿管末端游离过度，造成膀胱阴道瘘和输尿管阴道瘘。主要原因是术后输尿管血供减少引发迟发性缺血性坏死。

（3）其他：外伤、放射治疗后、膀胱结核、晚期生殖泌尿道肿瘤、子宫托安放不当、局部药物注射治疗均能导致尿瘘。

87. 简述尿瘘的临床表现。

（1）漏尿：产后或盆腔手术后出现阴道无痛性持续性流液是最常见、最典型的临床症状。根据瘘孔的位置，可表现为持续漏尿、体位性漏尿、压力性尿失禁或膀胱充盈性漏尿等。较高位的膀胱瘘患者在站立时无漏尿，而平卧时则漏尿不止；瘘孔极小者在膀胱充盈时方漏尿；一侧输尿管阴道瘘由于健侧输尿管的尿液进入膀胱，因此在漏尿时仍有自主排尿。

（2）外阴瘙痒和疼痛：局部刺激、组织炎症增生及感染和尿液刺激、浸渍，可引起外阴部痒和烧灼痛，外阴呈皮炎改变。若一侧输尿管下段断裂而致阴道漏尿，由于尿液刺激阴道一侧顶端，周围组织引起增生，妇科检查可触及局部增厚。

（3）尿路感染：合并尿路感染者有尿频、尿急、尿痛及下腹部不适等症状。

88. 简述尿瘘的处理原则。

（1）手术修补为主要治疗方法。非手术治疗仅限于分娩或手术后 1 周内发生的膀胱阴道瘘和输尿管小瘘孔，留置导尿管于膀胱内或在膀胱镜下插入输尿管导管，4 周至 3 个月有愈合可能。

（2）手术治疗要注意时间的选择。直接损伤的尿瘘应尽早手术修补；其他原因所致尿瘘应等待 3 个月，待组织水肿消退、局部血液供应恢复正常再行手术；瘘修补失败后至少应等待 3 个月后再次手术。由于放疗所致的尿瘘可能需要更长的时间形成结痂，因此推荐 12 个月后再修补。手术后的瘘孔，需要等待数周，病灶周围炎症反应消退，瘢痕软化并有良好的血供后方可修补。该段时间内需要进行抗尿路感染治疗，对绝经后患者可补充雌激素治疗。

（3）膀胱阴道瘘和尿道阴道瘘手术修补首选经阴道手术，不能经阴道手术或复杂尿瘘者，应选择经腹或经腹 - 阴道联合手术。

（4）输尿管阴道瘘的治疗取决于位置和大小。小的瘘孔通常在放置输尿管支架后能自然愈合，但不适用于放疗后瘘孔。如果瘘孔接近输尿管膀胱入口处，可行输尿管膀胱植入术。如果输尿管瘘孔距离膀胱有一定距离，切除含瘘孔的一段输尿管，断端行输尿管端端吻合术。放置输尿管导管者，术后一般留置 3 个月。

89. 简述亚甲蓝试验及其临床意义。

亚甲蓝试验：将三个棉球逐一放在阴道顶端、中 1/3 处和远端。用稀释的亚甲蓝溶液 300ml 充盈膀胱，然后逐一取出棉球，根据蓝染海绵是在阴道上、中、下段，估计瘘孔的位置。若染色液体经阴道壁小孔流出为膀胱阴道瘘；自宫颈口流出为膀胱宫颈瘘或膀胱子宫瘘；海绵无色或黄染提示可能输尿管阴道瘘。未见蓝染又临床怀疑瘘的存在，可重置三个棉球后，嘱患者走动 30min 再取出棉球查看。

90. 引起子宫脱垂的病因有哪些?

(1)分娩损伤:为子宫脱垂最主要的病因。

(2)产褥期早期体力活动。

(3)长期腹压增加。

(4)盆底组织松弛。

91. 子宫脱垂如何分度?

以患者平卧用力向下屏气时子宫下降的最低点为分度标准,将子宫脱垂分为三度。

(1)Ⅰ度:轻型为宫颈外口距离处女膜缘小于4cm,未达处女膜缘;重型为宫颈已达处女膜缘,但未超出该缘,检查时在阴道口见到宫颈。

(2)Ⅱ度:轻型指子宫颈已脱出阴道口之外,但宫体仍在阴道内;重型为宫颈及部分宫体已脱出阴道口。

(3)Ⅲ度:宫颈与宫体全部脱出至阴道口外。

92. 子宫脱垂保守治疗适合哪些患者?治疗方法包括哪几种?

(1)保守治疗适用于Ⅰ度轻型子宫脱垂、年老不能耐受手术或需生育的患者。

(2)具体治疗方法包括支持疗法、子宫托治疗、盆底肌肉锻炼、补充雌激素等。

93. 简述使用子宫托的注意事项。

(1)放置前阴道应有一定水平的雌激素作用。绝经后妇女可选用阴道雌激素霜剂,一般在用子宫托前4~6周开始应用,并在放托的过程中长期使用。

(2)子宫托应每日早上放入阴道,睡前取出消毒后备用。

(3)保持阴道清洁,月经期和妊娠期停止使用。

(4)上托以后,分别于第1、3、6个月时到医院检查1次,以后每3~6个月到医院检查1次。

94. 子宫脱垂患者术前护理要点有哪些?

(1)术前5d开始进行阴道准备:①Ⅰ度子宫脱垂患者应每日坐浴2次,一般采取1∶5 000的高锰酸钾或0.02%的碘伏液;②Ⅱ、Ⅲ度子宫脱垂的患者,特别是有溃疡者,行阴道冲洗后局部涂含抗生素的软膏,并勤换内裤(冲洗液的温度以41~43℃为宜);③冲洗后戴无菌手套将脱垂的子宫还纳于阴道内,让患者平卧于床上半小时。

(2)用清洁的卫生带或丁字带支托下移的子宫,避免子宫与内裤摩擦。

(3)积极治疗局部炎症,遵医嘱使用抗生素及局部涂含雌激素的软膏。

95. 子宫脱垂患者术后如何护理?

(1)体位与活动:阴道前后壁修补术或盆底修补术后应采取平卧位,禁止半坐卧位,以降低外阴、阴道张力,促进伤口愈合,术后应卧床休息7~10d,为预防下肢静脉血栓应鼓励患者尽早在床上进行四肢肌肉收缩和放松的活动。

(2)导尿管的护理:留置导尿管10~14d,留置导尿管者拔管前应训练膀胱功能,拔除导尿管后患者应尽早排尿。

(3)肠道护理:术后防止大便对伤口的污染及排便时对伤口的牵拉,应控制首次排便的时间,术后第5d给予缓泻剂,软化大便,避免排便困难。

(4)避免增加腹压:腹部压力增加会影响伤口愈合。

(5)外阴护理:每日行外阴擦洗,注意观察阴道分泌物的特点。

(6)用药护理:外阴神经末梢丰富,对疼痛敏感,更换体位减轻伤口张力或遵医嘱使用镇痛药,应用抗生素预防感染。

96. 如何对术后子宫脱垂患者进行出院指导?

(1) 保持大便通畅,每日进食蔬菜 500g,若有便秘,应遵医嘱应用大便软化剂,避免久蹲。

(2) 指导并教会患者锻炼盆底肌肉。

(3) 指导患者避免增加腹压的因素,如咳嗽、久站、久蹲、抱小孩等。

(4) 注意营养,增强体质。

(5) 注意会阴部的清洁卫生,每日行外阴清洗并更换内衣裤。

(6) 3 个月内禁止盆浴及性生活,半年内避免重体力劳动,定期复查。

97. 简述外阴、阴道损伤患者的护理要点。

(1) 严密观察生命体征,预防和纠正休克。

(2) 保守治疗护理(血肿 <5cm):采取正确体位,避免血肿受压;保持外阴部清洁、干燥;在 24h 内冷敷,24h 后可以热敷;遵医嘱及时给予止血、镇痛药。

(3) 做好术前准备。

98. 会阴部手术后的体位护理要点有哪些?

(1) 处女膜闭锁及有子宫的先天性无阴道患者,术后采取半卧,有利于经血的流出。

(2) 外阴癌行外阴根治术后的患者应平卧位,双腿外展屈膝,膝下垫软枕,以减少腹股沟及外阴部的张力,有利于伤口的愈合。

(3) 行阴道前后壁修补或盆底修补术后的患者应采取平卧位,禁止半坐卧位,以降低外阴、阴道张力,促进伤口的愈合。

99. 女性不孕的因素有哪些?

(1) 盆腔因素:①输卵管病变、盆腔粘连、盆腔炎症;②子宫体病变;③子宫颈因素:宫颈松弛和宫颈病变;④子宫内膜异位症;⑤先天发育畸形。

(2) 排卵障碍:①下丘脑病变;②垂体病变;③卵巢病变;④其他内分泌疾病。

100. 男性不育的因素有哪些?

(1) 精子生成功能障碍。

(2) 精子运送功能障碍。

(3) 精子受精功能障碍。

(4) 免疫因素。

101. 常用的辅助生殖技术有哪些?

(1) 人工授精术。

(2) 体外受精 - 胚胎移植术。

(3) 卵细胞质内单精子注射。

(4) 植入前胚胎遗传学诊断。

(5) 配子移植技术等。

102. 简述体外受精 - 胚胎移植的适应证。

(1) 各种因素导致配子运输障碍:双侧输卵管阻塞、输精管梗阻。

(2) 排卵障碍:经常规治疗后及宫腔内人工授精术治疗后仍未获得妊娠者。

(3) 子宫内膜异位症:经常规药物或手术治疗仍未获得妊娠者。

(4) 男方少、弱、畸精症:经宫腔内人工授精术治疗后仍未获得妊娠,或不适宜实施宫腔内人工授精者。

（5）免疫性不孕和不明原因不孕：经常规治疗或反复经宫腔内人工授精术治疗后仍未获得妊娠者。

103. 简述卵巢过度刺激综合征临床表现。

患者出现轻微腹胀、胃纳差、恶心、呕吐或腹泻，若未能得到及时的治疗和护理，病情进一步发展，继而出现腹围增大、腹胀明显，胸闷、乏力、呼吸困难，不能平卧，伴体重增加及尿量减少。部分严重患者若出现血栓形成，甚至可发展为脑栓塞或肺栓塞等危及生命的并发症。

104. 简述卵巢过度刺激综合征的处理原则。

纠正血容量和电解质的失调，给予白蛋白、利尿药治疗，补充水、电解质，维持液体平衡。

105. 辅助生殖的女性不孕患者特殊的检查有哪些？

（1）卵巢功能检查。

（2）输卵管功能检查。

（3）宫腔镜检查。

（4）腹腔镜检查。

（5）性交后精子穿透力试验。

（6）生殖免疫检查。

106. 最常用的避孕方法有哪些？

（1）安全套避孕。

（2）宫内节育器避孕。

（3）口服避孕药。

（4）女性输卵管结扎。

（5）男性输精管结扎。

（6）安全期避孕。

107. 避孕失败如何进行补救？

人工流产是避孕失败的补救措施。

（1）药物流产：是终止早期妊娠方法，也是一种避孕失败后最常用的补救措施，一般适用于妊娠49d内。目前临床上常用药为米非司酮与米索前列醇配伍，两者结合提高流产成功率，终止早孕完全流产率达90%以上。

（2）手术流产：对于避孕失败后还可以使用的避孕方法为人工流产术，适用于妊娠14周内，具体方法包括负压吸引术和钳刮术。

108. 药物流产有哪些副作用？如何处理？

（1）胃肠道反应：服药过程中部分患者可出现恶心、呕吐或腹泻等胃肠道症状，这是由于米非司酮和米索前列醇抑制胃酸分泌和胃肠道平滑肌收缩所致。症状轻者无需特殊处理，给予心理安慰。症状较重者，可遵医嘱用药。

（2）阴道流血：出血时间长、出血多是药物流产的主要副作用。用药后应严密随访，若出血时间较长、出血量较多、疑为不完全流产时应及时行刮宫术，预防感染。

109. 宫内节育器放置术后健康宣教内容有哪些？

（1）术后休息3d，1周内忌重体力劳动，术后2周内禁止性生活和盆浴。

（2）保持外阴部清洁。

(3) 注意有无宫内节育器脱落。

(4) 术后第一年的第1、3、6、12个月进行随访,以后每年随访1次直至停用。

(5) 若发热、下腹痛及阴道流血量多时,应随时就诊。

二、自测题

【选择题】

(一) A1型题

1. 真假骨盆的分界线是

A. 耻骨联合上缘,髂耻缘及骶岬中部的连线

B. 耻骨联合上缘,髂嵴及骶岬上缘的连线

C. 耻骨联合上缘,髂耻缘及骶岬上缘的连线

D. 耻骨联合下缘,髂耻缘及骶岬上缘的连线

E. 耻骨联合下缘,髂嵴及骶岬下缘的连线

2. 关于滴虫性阴道炎的治疗,下列说法正确的是

A. 配偶不需要同时治疗

B. 哺乳期妇女可以口服甲硝唑

C. 按疗程用1%乳酸溶液冲洗阴道

D. 治疗后复查转阴,可以停止用药

E. 局部治疗与全身治疗不可同时进行

3. 滋养细胞肿瘤最常见的转移部位是

A. 肝转移　B. 肺转移　C. 脑转移

D. 阴道转移　E. 膀胱转移

4. 最常见的肌瘤变性为

A. 红色样变　B. 囊性变　C. 玻璃样变

D. 肉瘤样变　E. 钙化

5. 女性不孕最常见的病因是

A. 外阴炎　B. 阴道炎　C. 宫颈炎　D. 子宫内膜炎　E. 输卵管炎

6. 辅助生殖技术的主要并发症是

A. 卵巢过度刺激综合征　B. 出血　C. 感染

D. 卵巢扭转　E. 异位妊娠

(二) A2型题

1. 女,28岁。月经周期为29d,现在是月经干净后第9d,宫颈黏液分泌量增多,质稀薄,透明,拉丝度好,表明其处于

A. 月经期　B. 月经前期　C. 排卵后期　D. 妊娠期　E. 接近排卵期

2. 女,35岁。因下肢骨折感染应用抗生素12d,出现外阴瘙痒、阴道分泌物增多,该患者最可能患的疾病是

A. 滴虫性阴道炎　B. 细菌性阴道炎　C. 萎缩性阴道炎

D. 非特异性外阴炎　E. 外阴阴道白念珠菌病

3. **女，未婚，20岁。初潮12岁，主诉自初潮起至今，每次月经来潮时腹痛剧烈难忍，伴恶心、呕吐，受凉后加重。平时月经周期规律，基础体温呈双相。肛门检查：子宫前倾前屈、稍小、硬度正常，无压痛，两侧附件(-)，分泌物白色透明。该病例最可能的诊断是**

A. 子宫内膜炎 B. 子宫腺肌病 C. 输卵管炎 D. 子宫肌瘤 E. 痛经

4. **女，19岁，未婚。原发性闭经，体型和容貌呈女性，第二性征发育好，外阴未见异常，肛诊子宫小细长，双附件正常，经孕酮和雌激素试验均阴性，闭经原因是在**

A. 肾上腺 B. 卵巢 C. 脑垂体 D. 下丘脑 E. 子宫

5. **女，49岁。自诉近年月经周期不定，行经2~3d干净，量极少，自感阵发性潮热，心悸，出汗，时有眩晕。妇科检查：子宫稍小，余无特殊。护士应向其宣教哪项疾病的知识**

A. 无排卵型功血 B. 绝经期综合征 C. 黄体萎缩延迟
D. 黄体发育不全 E. 神经衰弱

6. **女，17岁。初潮年龄为13岁，最近半年因学习压力大而出现月经周期不规则，2~3个月来潮1次，每次经期持续10余天，量多，无痛经，应考虑为**

A. 黄体功能不足 B. 子宫内膜不规则脱落 C. 月经量过多
D. 无排卵性功血 E. 排卵性功血

7. **女，31岁。葡萄胎二次清宫后2个月，阴道不规则流血持续存在，尿HCG(+)。如B超检查发现子宫肌层呈蜂窝样改变考虑为**

A. 持续性葡萄胎 B. 侵蚀性葡萄胎 C. 绒癌
D. 胎盘部位滋养细胞肿瘤 E. 子宫内膜癌

8. **女，26岁。停经12周，阴道不规则流血10余天，量不多暗红色，血中伴有小水泡物。妇科检查：血压150/90mmHg，子宫如孕4个月大小，两侧附件可触及到鹅卵大、囊性、活动良好、表面光滑的肿物，本病理最可能的诊断是**

A. 葡萄胎 B. 侵蚀性葡萄胎 C. 妊娠合并子宫肌瘤
D. 妊娠合并卵巢囊肿 E. 先兆流产

9. **女，48岁。不规则阴道流血半年，性生活时亦容易出血，考虑为宫颈癌，确诊宫颈癌最可靠的检查是**

A. 宫颈刮片细胞学检查 B. 阴道镜检查
C. 分段诊断性刮宫 D. 宫颈和宫颈管活组织检查
E. 碘试验

10. **女，39岁。近1年来月经量增多，经期持续6~14d。妇科检查：子宫如孕3个月大小凹凸不平，双附件无异常，血红蛋白90g/L，诊断为子宫肌瘤，最恰当的处理为**

A. 随访观察 B. 手术治疗 C. 放射治疗 D. 中药治疗 E. 激素治疗

11. **女，35岁。近1年来月经量增多，经期延长，未予以重视。近3~4个月常有头晕、乏力。妇科检查：子宫不规则增大，如孕5个月大小，该患者可能的诊断是**

A. 子宫肌瘤 B. 卵巢肿瘤 C. 子宫内膜癌
D. 宫颈癌 E. 子宫内膜异位症

12. **女，43岁。近期出现下腹压迫感，盆腔一侧偶有胀痛，月经不规律，B超提示卵巢增大，诊断为卵巢非赘生性肿瘤，下列<u>不属于</u>卵巢非赘生性肿瘤的是**

A. 皮样囊肿 B. 黄体囊肿 C. 黄素囊肿
D. 卵巢巧克力囊肿 E. 多囊卵巢

13. 女，26 岁。发现右侧卵巢肿物 2 年，1h 前突发右下腹剧痛伴恶心、呕吐。妇科检查：子宫（-），右附件囊性肿物，大小约 4cm × 5cm × 7cm，边界清，活动差，该患者最可能的诊断是

A. 肿瘤破裂　B. 肿瘤感染　C. 右附件肿瘤蒂扭转
D. 肿瘤恶变　E. 右附件炎症病变

14. 女，60 岁。患有 Ⅱ 度子宫脱垂，合并阴道前后壁膨出。行阴式子宫全切除术 + 阴道前后壁修补术，术后给予的护理措施正确的是

A. 术后 3d 可以盆浴　B. 保持外阴部的清洁、干燥
C. 术后进普通饮食　D. 术后平卧位 1d，次日起半坐卧位
E. 1 个月后可参加正常劳动

15. 方某，女性。因骑自行车不慎摔伤导致会阴部肿胀伴疼痛，来院就诊，诊断为会阴血肿，正确的处理方法是

A. 热敷　B. 冷敷　C. 外阴部烤灯
D. 外阴加压包扎　E. 做术前准备

16. 女，58 岁。外阴瘙痒 1 年多，左小阴唇见 1cm × 1cm 溃疡，诊断为外阴癌，其主要转移途径是

A. 血运转移　B. 淋巴转移和直接浸润　C. 局部扩散
D. 深部种植　E. 无转移

17. 30 岁，女性。口服避孕药片 2 号避孕，服至第 10d 时漏服 1 次，应采取的最佳补救办法是

A. 在 12h 内补服 1 片　B. 在 24h 内补服 1 片
C. 停药 5d 再服下一周期　D. 避孕失败，改用其他方法避孕
E. 2d 后开始服下一周期

18. 女，29 岁。停经 85d，终止妊娠后要求放置宫内节育器，最佳时间是在术后

A. 立即放置　B. 3d 以后　C. 5d 以后　D. 7d 以后　E. 1 个月以后

（三）A3/A4 型题

（1~3 题共用题干）

女，29 岁。葡萄胎清宫术后 13 个月，现停经 3 个月，阴道不规则流血就诊。检查发现子宫增大、变软，阴道右侧壁上 1/3 段有一个直径为 1.5cm 紫蓝色结节，B 型超声检查见宫底部偏右侧不均质回声，范围 35mm × 26mm，其周边及内部可见彩流信号。

1. 该患者最可能的诊断是

A. 早孕合并子宫肌瘤　B. 葡萄胎　C. 侵蚀性葡萄胎
D. 绒毛膜癌　E. 异位妊娠

2. 该患者主要治疗原则是

A. 手术为主，化疗和放疗为辅　B. 化疗为主，手术和放疗为辅
C. 放疗为主，手术和化疗为辅　D. 立即行清宫术
E. 保守治疗

3. 现需对患者进行放线菌素 D 联合甲氨蝶呤化疗，为防止该患者肾功能损伤，宜选用的解救药是

A. 乳酸　B. 碳酸氢钠　C. 硼酸　D. 普鲁卡因　E. 生理盐水

（4~6 题共用题干）

女，56 岁。绝经 5 年，近半年来出现不规则阴道流血。妇科检查：子宫稍大，质软，双附件未见异常。

4. 该患者可能的诊断是

A. 子宫肌瘤　　B. 老年性阴道炎　　C. 月经失调
D. 围绝经期综合征　　E. 子宫内膜癌

5. 为进一步确诊，需做的检查项目是

A. 分段诊断性刮宫　　B. 三合诊　　C. 双合诊
D. 宫颈刮片　　E. 宫颈细胞学检查

6. [假设信息]若该患者的疾病已经发生转移，其最常见的转移途径是

A. 淋巴转移　　B. 血行转移　　C. 腹腔转移
D. 直接蔓延　　E. 医源性操作转移

（7~9 题共用题干）

女，45 岁。自觉左下腹胀痛，有压迫感。妇科检查可触及左下腹实性包块，表面光滑，边界不清，化验血 CA-125 明显高于正常。

7. 该患者可能的诊断为

A. 卵巢畸胎瘤　　B. 子宫肌瘤　　C. 浆液性囊腺瘤
D. 卵巢恶性肿瘤　　E. 卵巢纤维瘤

8. 针对该患者的预感性悲哀，最重要的护理措施是

A. 详细介绍病区环境　　B. 做好饮食护理，保证营养
C. 讲解疾病相关知识，安抚患者　　D. 保证充足的睡眠
E. 做好术前准备

9. 患者食欲缺乏，消瘦，腹部膨隆，有移动性浊音，医生予以腹腔穿刺放腹水，下列说法正确的是

A. 首次放腹水不超过 1 000ml，再次放腹水不超过 3 000ml
B. 一次放腹水不超过 500ml
C. 一次放腹水不超过 1 000ml
D. 放腹水速度宜快
E. 不需要压迫包扎

（10~12 题共用题干）

女，65 岁。曾生育 5 胎，患慢性支气管炎 20 年，经常咳嗽。近 10 年来感觉下身有块状物脱出，开始时，卧床休息后块状物可消失，但近 5 年来，块状物逐渐增大，平卧后也不消失，并伴尿频、尿失禁。妇科检查：阴道前后壁重度膨出，宫颈及全部宫体脱出在阴道口外，两侧附件阴性。

10. 该病例的诊断应为

A. 子宫脱垂 Ⅰ 度，伴阴道前后壁膨出　　B. 子宫脱垂 Ⅱ 度轻
C. 子宫脱垂 Ⅱ 度重，伴阴道前后壁膨出　　D. 子宫脱垂 Ⅲ 度
E. 子宫脱垂 Ⅲ 度，伴阴道前后壁膨出

11. 该病例发生子宫脱垂的主要原因是

A. 慢性咳嗽　　B. 多产　　C. 产后过早参加体力劳动
D. 慢性咳嗽及多产　　E. 年老体弱

12. 该病例治疗措施应选择

A. 经阴道子宫全切除术
B. 经阴道子宫全切除术和阴道前后壁修补术

C. 曼彻斯特手术

D. 阴道中隔成形术

E. 子宫托治疗

（四）B 型题

（1~2 题共用备选答案）

A. 阴道毛滴虫　　B. 白念珠菌病　　C. 人乳头状瘤病毒

D. 淋病奈瑟菌　　E. 苍白密螺旋体

1. 梅毒的病原体是

2. 尖锐湿疣的病原体是

（3~4 题共用备选答案）

A. 葡萄胎　　B. 侵蚀性葡萄胎　　C. 绒毛膜癌

D. 卵巢黄素化囊肿　　E. 异位妊娠

3. 需要立即行清宫手术治疗的是

4. 全部继发于葡萄胎妊娠的是

【填空题】

1. 卵巢合成并分泌的主要性激素有（　　）、（　　）及（　　）。

2. 更年期功血处理原则是（　　）、（　　）、（　　）。

3. 按照肌瘤与子宫肌层的关系可分为（　　）、（　　）、（　　）。

4. 子宫内膜癌患者常伴有（　　）、（　　）、（　　）、不孕不育或绝经延迟等临床表现。

5. 卵巢良性肿瘤最常见的并发症包括（　　）、（　　）、（　　）、（　　）。

【名词解释】

1. 月经　　2. 阴道的自净作用　　3. 功能失调性子宫出血

4. 子宫颈上皮内瘤变　　5. 子宫内膜异位症　　6. 处女膜闭锁

7. 先天性无阴道　　8. 不孕症

【案例分析题】

女，49 岁。平素月经规律，量中，无痛经，近 1 个月出现同房后出血。妇科检查：宫颈外口菜花样改变，触后易出血。阴道镜下行宫颈活检，病理回报：宫颈外生型鳞状细胞癌。入院完善相关检查后，在全身麻醉下行经腹广泛全子宫切除术 + 双侧附件切除术 + 骨盆漏斗韧带高位结扎术 + 盆腔淋巴结清扫术，术中留置盆腔引流管和导尿管。术后安全返回病房，遵医嘱予一级护理、吸氧、心电监护、禁食水、抗感染、补液等对症支持治疗。术后 1d 晨，患者精神可，主诉腹部伤口疼痛，活动受限，肛门未排气，无腹胀。查体：体温 37.0℃，脉搏 87 次 /min，呼吸 20 次 /min，血压 105/66mmHg。腹部伤口敷料清洁、干燥，盆腔引流管引流通畅，色暗红，量约 200ml。导尿管引流通畅，尿色黄，术后 16h 尿量约 1 700ml。

请问：

1. 该患者术前准备应注意哪些内容？

2. 该患者可能存在的护理问题有哪些？依据是什么？

3. 如果你是当班护士，需要实施的相关护理措施有哪些？

参考答案

【选择题】

（一）A1 型题

1. C　2. C　3. B　4. C　5. E　6. A

（二）A2 型题

1. E　2. E　3. E　4. E　5. B　6. D　7. B　8. A　9. D　10. B
11. A　12. A　13. C　14. B　15. B　16. B　17. A　18. A

（三）A3/A4 型题

1. D　2. B　3. B　4. E　5. A　6. A　7. D　8. C　9. A　10. E
11. D　12. B

（四）B 型题

1. E　2. C　3. A　4. B

【填空题】

1. 雌激素、孕激素、雄激素
2. 止血、调整周期、减少月经量
3. 黏膜下肌瘤、肌壁间肌瘤、浆膜下肌瘤
4. 肥胖、高血压、糖尿病
5. 蒂扭转、破裂、感染、恶变

【名词解释】

1. **月经**：是指伴随卵巢周期性变化而出现的子宫内膜周期性脱落及出血。

2. **阴道的自净作用**：雌激素使阴道上皮增生变厚，上皮细胞内糖原含量增加，糖原在阴道乳酸杆菌的作用下分解为乳酸，使阴道维持正常的酸性环境（pH ≤4.5，多在 3.8~4.4），可抑制部分病原体的生长繁殖，称为阴道自净作用。

3. **功能失调性子宫出血**：是由于神经内分泌系统调节机制失常而引起的子宫异常出血，而全身及内、外生殖器官无器质性病变，简称功血。

4. **子宫颈上皮内瘤变**：是与子宫颈浸润癌密切相关的一组子宫颈病变。大部分低级别病变可自然消退，但高级别病变具有癌变潜能，可能发展成浸润癌，被视为宫颈癌的癌前病变。

5. **子宫内膜异位症**：具有生长功能的子宫内膜组织出现在子宫腔被覆黏膜以外的其他部位时，称为子宫内膜异位症，是好发于生育年龄妇女的良性病变，以侵犯卵巢最常见。

6. **处女膜闭锁**：又称为无孔处女膜，临床较常见，系泌尿生殖窦上皮未能贯穿阴道前庭部所致。青春期少女月经来潮时经血无法排出，最初血沉积于阴道，多周期以后逐渐发展至子宫腔积血，甚至引起输卵管或腹腔积血，易发生子宫内膜异位症。

7. **先天性无阴道**：为双侧副中肾管发育不全或双侧副中肾管尾端发育不良的结果，大部分患者合并无子宫或只有始基子宫，卵巢一般均正常。

8. **不孕症**：女性无避孕，有正常性生活至少 12 个月而未受孕者，称为不孕症。

【案例分析题】

1. 该患者术前准备应注意哪些内容?

(1) 心理支持:评估患者身心状况,鼓励患者提问,与护理对象交流,缓解焦虑情绪,消除恐惧心理,协助患者接受各种诊疗方案。

(2) 健康指导:提供疾病相关知识、手术相关知识及术后康复知识,如麻醉方式、有效咳嗽、踝泵运动等。

(3) 积极处理术前合并症。

(4) 鼓励患者摄入足够的营养。

(5) 消化道准备:术前 3d 进少渣半流质饮食,术前 1d 进流质饮食及口服导泻剂,术前 6h 禁食、2h 禁饮。

(6) 阴道准备:术前 3d 选用氯己定等消毒剂消毒宫颈及阴道。

(7) 术前一日晚使用镇静药,保持充足睡眠。

(8) 生命体征监测,及时发现异常。

(9) 术前 2h 皮肤准备,避免皮肤损伤。

(10) 留置导尿管,固定好,保持引流通畅。

2. 该患者可能存在的护理问题有哪些?依据是什么?

(1) 潜在并发症:大出血。

(2) 舒适度改变:疼痛。

(3) 自理能力低下　与患者主诉伤口疼痛、活动受限有关。

(4) 潜在并发症:感染、下肢深静脉血栓形成。

3. 如果你是当班护士,需要实施的相关护理措施有哪些?

(1) 生命体征的监测:注意体温、血压、心率的变化。

(2) 切口的观察与护理:注意伤口若有渗血、渗液,敷料渗湿,应及时通知医生更换,腹带包扎腹部,沙袋压迫伤口 6~8h。

(3) 遵医嘱使用抗生素和止血药物,保证充足的液体入量。

(4) 阴道出血:注意观察阴道出血的性质、量、颜色。

(5) 疼痛的护理:鼓励使用非药物的方法减轻疼痛,如交谈、听音乐、玩游戏、看视频等。必要时遵医嘱予以镇痛药治疗。

(6) 协助完成生活护理:指导患者早期活动,鼓励患者做力所能及的事。

(7) 管道的护理:注意引流管的固定,观察引流液的颜色、性质及量,如每小时引流量 >100ml,色深,则考虑可能出现腹腔内出血情况,应立即报告医生。留置导尿管 7~14d,保持会阴部清洁、干燥,观察尿液的颜色、性质、量。

(8) 观察与护理术后常见并发症。

(蒙莉萍)

第二节　产科

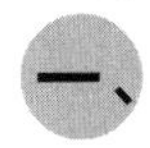

一、基本理论与知识要点

1. 如何根据末次月经计算预产期？

预产期按末次月经第 1d 算起，月份减 3 或加 9，日数加 7。

2. 胚胎和胎儿是如何划分的，胚胎和胎儿阶段各有什么特点？

妊娠 10 周（受精后 8 周）内的人胚称为胚胎，是器官分化、形成时期。

妊娠 11 周（受精第 9 周）起称为胎儿，是生长、成熟的时期。

（1）4 周末依稀辨认出胚盘与体蒂。

（2）8 周末胚胎初具人形，头大，占整个身体近一半，能分辨出眼、耳、鼻、口、手指及足趾，各器官正在分化发育，心脏已形成。

（3）12 周末从外生殖器可初辨胎儿性别，胎儿四肢可活动。

（4）16 周末从外生殖器可确认辨胎儿性别，胎儿已开始有呼吸运动。

（5）20 周末胎儿有吞咽、排尿功能，自此胎儿体重呈线性增长。

（6）24 周末各器官发育，出生后可有呼吸，但生存力极差。

（7）28 周末生后可以存活，但易患呼吸窘迫综合征。

（8）32 周末生存力尚可，出生后注意护理可能存活。

（9）36 周末出生后能啼哭及吸吮，生活力良好，存活率极高。

（10）40 周末胎儿发育成熟出生后哭声响亮，吸吮力强，能很好存活。

3. 胎盘的结构是什么？

胎盘由胎儿部分的羊膜和叶状绒毛膜以及母体部分的底蜕膜构成。

（1）羊膜为附着在胎盘胎儿面的半透明薄膜。羊膜光滑，无血管、神经和淋巴。

（2）叶状绒毛膜为胎盘的主要结构。晚期囊胚着床后，着床部的滋养层细胞迅速分裂增殖，内层为细胞滋养细胞，外层为合体滋养细胞。滋养层内面有胚外中胚层，与滋养层共同组成绒毛膜，与底蜕膜相接触的绒毛营养丰富发育良好，称为叶状绒毛膜。叶状绒毛形成经历了初级绒毛、次级绒毛、三级绒毛三个阶段。

（3）底蜕膜来自胎盘附着部位的子宫内膜，占胎盘很小部分。固定绒毛的滋养层细胞与底蜕膜共同形成绒毛间隙的底，称为蜕膜板。从蜕膜板向绒毛膜伸出蜕膜间隔，不超过胎盘厚度 2/3，将胎盘母体面分成肉眼可见的 20 个左右母体叶。

4. 胎盘的功能有哪些？

胎盘具有的功能包括物质交换功能、防御功能、合成功能、免疫功能。

（1）物质交换功能：包括气体交换、营养物质供应和排出胎儿代谢产物。

（2）防御功能：胎盘的屏障作用极为有限。各种病毒（如风疹病毒、流感病毒、巨细胞病毒）及大部分药物均可通过胎盘影响胎儿。细菌、弓形体、衣原体、螺旋体不能通过胎盘屏障，但可在胎盘部位形成病灶，破坏绒毛结构后进入胎体，感染胚胎及胎儿。母血中的免疫抗体，如 IgG 能通过胎盘，使胎儿在生后短时间内获得被动免疫力。

（3）合成功能：胎盘合体滋养细胞能合成多种激素如人绒毛膜促性腺激素、人胎盘催乳素、雌激素、孕激素等，酶、神经递质和细胞因子，对维持正常妊娠起重要作用。

（4）免疫功能：胎儿是同种半异体移植物。正常妊娠母体能容受、不排斥胎儿，其具体机制目前不清楚，可能与早期胚胎组织无抗原性、母胎界面的免疫耐受以及妊娠期母体免疫力低下有关。

5. 胎盘物质交换及转运的方式包括哪些？

（1）简单扩散：物质通过细胞质膜从高浓度区扩散至低浓度区，不消耗能量，如氧气、二氧化碳、水，钠钾电解质等。

（2）易化扩散：物质通过细胞质膜从高浓度区向低浓度区扩散，不消耗能量，但速度较简单扩散快得多，需特异性载体转运，如葡萄糖的转运。

（3）主动运输：物质通过细胞质膜从低浓度区逆方向扩散至高浓度区，需要消耗能量及特异性载体转运，如氨基酸、水溶性维生素及钙、铁等。

（4）其他：较大的物质可通过血管合体膜的裂隙或通过细胞质膜内陷吞噬后，然后膜融合，形成小泡向细胞内移动。如大分子蛋白质、免疫球蛋白等。

6. 什么是胎儿附属物？

胎儿附属物包括胎盘、胎膜、脐带和羊水，它们对维持胎儿宫内的生命及生长发育起重要作用。

7. 羊水是如何生成的？

充满在羊膜腔内的液体称为羊水。羊水的来源包括：

（1）妊娠早期羊水主要来自母体血清经胎膜进入羊膜腔的透析液。

（2）妊娠中期以后，胎儿尿液成为羊水的主要来源，使羊水的渗透压逐渐降低。

（3）妊娠晚期胎肺参与羊水的生成，每日 350ml 液体从肺泡分泌至羊膜腔。

（4）羊膜、脐带的脐带胶质及胎儿皮肤渗出液体，但量少。

8. 妊娠期子宫有哪些变化？

妊娠期子宫的重要功能是孕育胚胎和胎儿，同时在分娩过程中起重要作用，是妊娠期及分娩后变化最大的器官。

（1）子宫大小随妊娠进展，胎儿、胎盘及羊水的形成与发育，子宫体逐渐增大变软。到了妊娠足月时子宫体积达 35cm × 25cm × 22cm；容量约 5 000ml，是非孕期的 500~1 000 倍，重量约 1 100g；增加近 20 倍。

（2）子宫血流量：妊娠期子宫血管扩张、增粗，子宫血流量增加，以适应胎儿 - 胎盘循环需要。妊娠早期子宫血流量为 50ml/min，主要供应子宫肌层、蜕膜。妊娠足月时，子宫血流量为 450~650ml/min，其中 80%~85% 供应胎盘。

（3）子宫内膜：受精卵着床后，在孕激素、雌激素作用下子宫内膜腺体增大，腺上皮细胞内糖原增加，结缔组织细胞肥大，血管充血，此时子宫内膜称为蜕膜。

（4）子宫峡部：位于子宫体与子宫颈之间最狭窄的组织结构。非孕时，长约 1cm，妊娠后子宫峡部变软，逐渐伸展拉长变薄，扩展成宫颈的一部分，临产后伸展至 7~10cm，成为产道后的一部分，称为子宫下段。

（5）子宫颈：在激素作用下，子宫颈充血、水肿，子宫颈管内腺体增生、肥大，使子宫颈自妊娠早期逐渐变软，呈紫蓝色。妊娠期子宫颈黏液增多，形成黏液栓，具有保护宫腔免受外来感染侵袭的作用。

9. 妊娠期血容量有哪些变化?

妊娠期血容量增加是为了适应子宫、胎盘及各组织器官增加的血流量,对维持胎儿生长发育极为重要。妊娠期血容量于妊娠 6~8 周开始增加,至妊娠 32~34 周时达高峰,增加 40%~45%,平均增加 1 450ml,维持此水平直至分娩。其中血浆平均增加 1 000ml,红细胞平均增加 450ml,血浆量的增加多于红细胞的增加,出现生理性血液稀释。

10. 简述女性骨产道及其平面。

骨产道指真骨盆,是产道的重要组成部分。其大小、形状与分娩关系密切。骨盆共分为三个假想平面,即通常所称的骨盆平面。三个平面分别为骨盆入口平面、中骨盆平面、骨盆出口平面。

11. 简述骨盆轴的方向。

骨盆轴是连接骨盆各假想平面中点的假想曲线。骨盆轴上段向下向后,中段向下,下段向下向前。分娩时,胎儿沿此轴完成一系列分娩机制,助产时也应按骨盆轴方向协助胎儿娩出。

12. 软产道包括哪些部分?

软产道是由子宫下段、宫颈、阴道及骨盆底软组织构成的弯曲通道。

13. 胎头包括几个径线?

胎头径线主要包括:

(1)双顶径:为两侧顶骨隆突间的距离,是胎头最大横径,临床常用 B 型超声监测此径线判断胎儿大小。妊娠足月时平均约 9.3cm。

(2)枕额径:为鼻根上方至枕外隆凸间的距离,胎头以此径线衔接。妊娠足月时平均约 11.3cm。

(3)枕下前囟径:又称为小斜径,为前囟中央至枕外隆凸下方相连处之间的距离,胎头俯屈后以此径通过产道,妊娠足月时平均约 9.5cm。

(4)枕颏径:又称为大斜径。为颏骨下方中央至后囟顶部间的距离,妊娠足月时平均约 13.3cm。

14. 胎儿颅骨的结构包括哪些?

胎头颅骨由两块顶骨、额骨、颞骨及一块枕骨构成。颅骨间膜状缝隙为颅缝,两顶骨之间为矢状缝,顶骨与额骨之间为冠状缝。枕骨与顶骨之间为人字缝,颞骨与顶骨之间为颞缝,两额骨之间为额缝。两颅缝交界处较大空隙为囟门,位于胎头前方菱形为前囟(大囟门),位于胎头后方三角形为后囟(小囟门)。

15. 在分娩过程中胎头颅缝和囟门有何作用?

囟门是确定胎方位的重要标志。在分娩过程中,颅缝与囟门使骨板有一定活动余地,胎头也有一定可塑性。胎头在通过产道时受到挤压,通过颅骨轻度移位重叠使胎儿头颅变形,缩小体积,有利于胎头娩出。过期妊娠时过熟儿胎头偏大,颅骨较硬,胎头不易变形,有时可致难产。

16. 早期妊娠的主要临床表现是什么?

早期妊娠的主要临床表现为停经、早孕反应、乳房和生殖系统的变化。

(1)停经:育龄期有性生活史的健康妇女,平时月经周期规则,一旦月经过期,应考虑到妊娠。

(2)早孕反应:妇女在停经 6 周左右,出现畏寒、头晕、流涎、乏力、嗜睡、缺乏食欲、喜食酸物、厌恶油腻、恶心、晨起呕吐等症状,称为早孕反应。

(3)乳房变化:妇女自觉乳房胀痛,检查发现乳房体积逐渐增大,有明显的静脉显露,乳头增大,乳头、乳晕着色加深。

(4)生殖系统的变化:妇科检查,阴道黏膜和宫颈阴道部充血呈紫蓝色时,妊娠 6~8 周,双合诊检查子宫峡部极软,感觉宫颈与宫体之间似不相连,称为黑加征。妊娠 8 周时,子宫为非孕时的 2 倍，妊娠 12 周时，为非孕时的 3 倍，在耻骨联合上方可以触及。

17. 确定妊娠的主要指标是什么？

血、尿人绒毛膜促性腺激素升高是确定妊娠的主要指标；通过放射免疫分析测出受检者血液中人绒毛膜促性腺激素（HCG）升高。临床上也可通过检测受检者尿液，如结果阳性，结合临床表现可以诊断为妊娠。

18. 临床上确定早期妊娠的辅助方法有哪些？

通过妊娠试验、超声检查、宫颈黏液检查、基础体温测量等辅助方法诊断早期妊娠。

19. 妊娠早期和妊娠晚期出现尿频的原因是什么？

妊娠早期孕妇出现尿频原因是增大的子宫在盆腔压迫膀胱引起尿频；妊娠晚期尿频原因是胎先露入盆后压迫膀胱。

20. 妊娠期妇女体重增加的原因是什么？

在妊娠过程中，孕妇体重会增加，主要增重原因是子宫及胎儿和附属物、乳房发育、孕妇血容量增加、组织间液增加以及母体脂肪和蛋白的贮藏。

21. 正常胎儿胎心音范围及胎动出现时间是什么？

正常胎心音范围在 110~160 次 /min；胎动通常在妊娠 20 周左右，孕妇能够感觉到。

22. 影响分娩的因素有哪些？

影响分娩的因素包括产力、产道、胎儿、社会心理因素。

（1）产力：是将胎儿及其附属物从宫腔内逼出的力量称为产力。产力包括子宫收缩力（简称宫缩）、腹壁肌及膈肌收缩力（统称腹压）和肛提肌收缩力。

（2）产道：是胎儿从母体娩出的通道，分为骨产道与软产道两部分。骨产道指真骨盆。软产道是由子宫下段、宫颈、阴道及骨盆底软组织构成的弯曲通道。

（3）胎儿因素：胎儿能否顺利通过产道，还取决于胎儿大小、胎位及有无造成分娩困难的胎儿畸形，是影响分娩及决定分娩难易程度的重要因素之一。

（4）社会心理因素：分娩是生理过程，但对于产妇确实可产生心理上的应激，产妇的社会心理机体产生一系列变化，从而影响产力，因此也是分娩的重要因素之一。对分娩疼痛的恐惧和紧张可导致宫缩乏力、宫口扩张缓慢，胎头下降受阻，产程延长，可导致胎儿窘迫，产后出血等。所以在分娩过程中，应给产妇心理支持，消除产妇焦虑和恐惧心理。

23. 先兆临产的症状有哪些？

先兆临产的症状包括假临产、胎儿下降感、见红等。

（1）假临产：孕妇在分娩发动前，常出现不规律宫缩。

（2）胎儿下降感：多数孕妇在孕晚期自觉上腹部较之前舒适，进食量较之前增多，呼吸轻快，是因为胎先露部进入骨盆入口，使宫底位置下降而致。

（3）见红：大多数孕妇在临产前 24~48h 内，因宫颈内口附近的胎膜与该处的子宫壁分离，毛细血管破裂，有少量出血，并与宫颈管内黏液相混呈淡血性黏液，经阴道排出称为见红。见红是分娩即将开始比较可靠的征象。若阴道流血量较多，超过平时月经量，不应视为见红，应考虑病理性产前出血，如常见原因有前置胎盘、胎盘早剥等。

24. 假临产的特点是什么？

（1）宫缩频率不一致持续时间短（一般 <30s），间歇时间长且不规律。

（2）宫缩强度未逐渐增强。

（3）宫缩时不伴随出现宫颈管短缩和宫口扩张。

（4）常在夜间出现，而于清晨消失。

（5）给予镇静药物能抑制假临产。

25. 临产开始的标志是什么？

临产开始的标志为规律且逐渐增强的子宫收缩，持续约 30s 或以上，间歇时间为 5~6min，同时伴随进行性宫颈管消失、宫口扩张和胎先露部下降。用强镇静药物不能抑制宫缩。

26. 产程是如何划分的？

总产程即分娩全过程，指从开始出现规律宫缩，直到胎儿、胎盘娩出的全过程。分为 3 个产程。

（1）第一产程：又称为宫颈扩张期，指从规律宫缩开始至宫口开全（10cm）。第一产程又分为潜伏期和活跃期。①潜伏期为宫口扩张的缓慢阶段，初产妇一般不超过 20h，经产妇不超过 14h；②活跃期为宫口扩张的加速阶段，宫口开至 4~5cm 即进入活跃期，最迟至 6cm 才进入活跃期，直至宫口开全（10cm）。此期宫口扩张速度应≥0.5cm/h。

（2）第二产程：又称为胎儿娩出期。从宫口开全到胎儿娩出的全过程。未实施硬膜外麻醉者，初产妇最长不应超 3h，经产妇最长不应超过 2h。实施硬膜外麻醉者，在此基础上延长 1h。

（3）第三产程：又称为胎盘娩出期。从胎儿娩出后至胎盘胎膜娩出，需 5~15min，不应超过 30min。

27. 产力是指哪些力？

产力包括子宫收缩力、腹壁肌及膈肌收缩力、肛提肌收缩力。子宫收缩力是临产后的主要产力，贯穿分娩过程中。腹壁肌及膈肌收缩力是第二产程胎儿娩出的主要辅助力量；肛提肌收缩力是协助胎先露部在骨盆腔进行内旋转的作用。

28. 子宫收缩力及其特点是什么？

子宫收缩力是临产后的主要产力，贯穿于分娩全过程。临产后宫缩使得宫颈管逐渐缩短直至消失、宫口扩张、胎先露下降、胎儿和胎盘胎膜娩出。正常子宫收缩力的特点包括节律性、对称性、极性和缩复作用。

29. 第一产程的临床表现有哪些？

产妇出现规律宫缩，宫口扩张，胎先露下降，胎膜破裂。

（1）规律宫缩：产程开始时，出现伴有疼痛的子宫收缩，又称为“阵痛”。开始时宫缩持续时间较短（约 30s）且强度较弱，间歇期较长（5~6min）。随着产程进展，持续时间延长（50~60s），且宫缩强度增加，间歇期逐渐缩短。当进入到第一产程末期，宫口近开全时，宫缩持续时间可达 1min 或更长，间歇期仅 1~2min。

（2）宫口扩张：临产后规律宫缩使宫口扩张，当宫缩逐渐变频繁并加强时，宫颈管逐渐变软、缩短直至消失，宫口逐渐扩张。宫口扩张在潜伏期时，扩张速度较慢，进入活跃期后扩张速度加快。当宫口开全时，宫颈边缘消失，子宫下段、宫颈及阴道共同形成筒状的软产道，有利于胎儿通过。如果宫口不能如期扩张，可能存在宫缩乏力、骨产道异常、胎位异常、头盆不称等原因。

（3）胎先露下降：胎先露（胎头）下降程度是决定胎儿能否经阴道分娩的重要观察指标。通过阴道检查能够明确胎先露（胎头）最低点的位置，并能协助判断胎方位。

（4）胎膜破裂：胎儿先露部与骨盆衔接后，将羊水阻断为前后两部分，在胎先露前面的羊水称为前羊水，形成的前羊膜囊称为胎胞，宫缩时胎胞楔入宫颈管内，有助于扩张宫口。当羊膜腔内压力增加到一定程度时胎膜自然破裂，羊水流出，正常破膜多发生在宫口近开全时。

30. 第二产程的临床表现有哪些？

第二产程是胎儿娩出期，应严密观察产程和正确接产，使胎儿顺利娩出。产程进展至此，胎膜大多自然破裂（如仍未破膜且影响胎头下降，应于宫缩间歇期行人工破膜）。破膜后宫缩常暂时停止，产妇略感舒适，随后重现宫缩且较之前增强，每次持续 1min 或更长，间歇 1~2min。当胎头下降压迫骨盆底组织时，产妇有反射性排便感，宫缩时不自主地向下屏气用力，随产程进展，会阴逐渐膨隆和变薄，肛门括约肌松弛。胎头逐渐拨露和着冠，此时会阴极度扩张，产程继续进展胎头的枕骨于耻骨弓下露出，宫缩时胎头开始仰伸，胎儿额、鼻、口、颏部相继娩出。胎头娩出后，接着出现胎头复位及外旋转，随后前肩和后肩也相继娩出，胎儿身体很快顺利娩出，后羊水随之涌出。经产妇的第二产程短，有时仅需几次宫缩即可将胎儿娩出。

31. 什么是胎头拨露与着冠？

第二产程时宫口开全（10cm），宫缩时胎头露出于阴道口，露出部分不断增大，宫缩间歇期胎头又缩回阴道内，称为胎头拨露。随着胎头进一步下降，当胎头双顶径越过骨盆出口，宫缩间歇时胎头不再回缩，称为胎头着冠。

32. 胎儿枕前位的分娩机制是什么？

分娩机制是指胎儿先露部在通过产道时，为适应骨盆各平面的不同形态，被动进行一系列适应性转动，以其最小径线通过产道的全过程。以枕前位为例，胎儿分娩机制包括衔接、下降、俯屈、内旋转、仰伸、复位及外旋转、胎肩及胎儿娩出。

（1）衔接：胎头双顶径进入骨盆入口平面，胎头颅骨最低点接近或达到坐骨棘水平称为衔接。

（2）下降：胎头沿骨盆轴前进的动作称为下降，是判断产程进展的重要标志。下降动作贯穿于分娩全过程，与其他动作相伴。

（3）俯屈：当胎头以枕额径进入骨盆腔降至骨盆底时，处于半俯屈的胎头遇肛提肌产生的阻力，进一步俯屈，使下颏靠近胸部，以最小的枕下前囟径取代较大的枕额径，以适应产道形态，有利于胎头继续下降。

（4）内旋转：当胎头下降至骨盆底遇到阻碍，胎头为适应前后径长、横径短的特点，枕部向母体中线方向旋转 45°达耻骨联合后方，使其矢状缝与中骨盆及骨盆出口前后径一致的动作称为内旋转。

（5）仰伸：完成内旋转后，当俯屈的胎头下降达阴道口时，宫缩和腹压继续迫使胎头下降，而肛提肌收缩力又将胎头向前推进，两者的合力作用使胎头沿骨盆轴下段向下向前的方向转向上，胎头枕骨下部达耻骨联合下缘时，以耻骨弓为支点，胎头逐渐仰伸，胎头的顶、额、鼻、口、颏依次娩出。

（6）复位及外旋转：胎头娩出时，胎儿双肩径沿骨盆入口左斜径下降，胎头娩出后，为使胎头与胎肩恢复正常解剖关系，胎头枕部向母体左外侧旋转 45°，称为复位。胎肩在盆腔内继续下降，前肩向前向中线旋转 45°，胎儿双肩径转成与骨盆出口前后径一致的方向，胎儿枕部露在外继续向母体左外侧旋转 45°时，以保持胎头与胎肩的垂直关系，称外旋转。

（7）胎肩及胎儿娩出：胎头完成外旋转后，胎儿前肩在耻骨弓下先娩出，随即后肩从会阴体前缘娩出。胎儿双肩娩出后，胎体及下肢随之娩出，完成分娩全部过程。

33. 试述会阴切开术的种类及指征。

（1）会阴切开术包括会阴后一侧切开术和会阴正中切开术。

（2）会阴切开的指征包括会阴过紧；胎儿过大；估计分娩时会阴撕裂难以避免或母胎有病理情况需要结束分娩，如胎儿宫内窘迫、巨大儿、早产、会阴水肿、手术助产等。

34. Apgar 评分包含的内容及意义是什么？

Apgar 评分法是用于快速评估新生儿出生状况的方法，以出生后 1min 内的新生儿心率、呼吸、肌张力、喉反射及皮肤颜色 5 项体征为依据，每项为 0~2 分，满分为 10 分。8~10 分属于正常新生儿，4~7 分为轻度窒息，又称为青紫窒息。0~3 分为重度窒息，又称为苍白窒息。对缺氧较严重的新生儿应在出生后 5min、10min 时再次评分，直至连续两次评分均≥8 分。1min Apgar 评分为评估出生状况，反映宫内情况，5min Apgar 评分则反映复苏效果，与近期及远期预后关系密切。

35. 试述第三产程中胎盘剥离征象。

（1）宫体变硬呈球形，子宫下段被扩张，宫体呈狭长形被推向上，宫底升高达脐上。

（2）剥离的胎盘降至子宫下段，阴道口外露的脐带自行延长。

（3）阴道少量流血。

（4）用手掌尺侧在产妇耻骨联合上方轻压子宫下段时，子宫体上升，而外露的脐带不再回缩。

36. 什么是脐带帆状附着？

正常时，脐带附着于胎盘胎儿面上的近中央处，当脐带附着在胎膜上时，脐带血管通过产膜与绒毛膜间进入胎盘，形状像船帆一样，称为脐带帆状附着。

37. 如何判断有软产道裂伤出血？

胎儿娩出后如阴道有鲜红色血持续流出，排除宫缩乏力造成的出血后，应考虑有软产道裂伤出血。有软产道裂伤时，应立即检查宫颈、阴道及会阴处是否有裂伤，进行对症处理。

38. 试述正常产后，子宫复旧时子宫底高度的变化。

胎盘娩出后，子宫收缩呈圆而硬，宫底在脐下一指。产后第 1d 子宫底高度略上升至平脐，以后每日下降 1~2cm，到产后第 10d 降入骨盆腔内，在腹部不能触及子宫底部。

39. 产后 2h 对于产妇主要观察内容是什么？

产妇分娩后产后 2h 内是产后出血的高危期，极易发生严重并发症，如产后出血、子痫、产后心力衰竭等，故应在产房内严密观察产妇的生命体征、产妇面色、结膜和甲床色泽，子宫收缩情况及阴道出血量，并注意宫底高度及膀胱是否充盈会阴及阴道有无血肿，发现异常及时处理，产后 2h 无异常，将产妇送回病房等。

40. 描述正常恶露的特点。

正常恶露中含血液、坏死蜕膜等组织。根据其颜色、内容物及持续时间不同分为血性恶露、浆液性恶露及白色恶露。正常恶露有血腥味，但无臭味，持续 4~6 周，总量为 250~500ml。

41. 产褥期是指什么时期？

产褥期是指从胎盘娩出至产妇全身各器官（除乳腺外）恢复至正常未孕状态所需的一段时期称为产褥期，通常为 6 周。

42. 试述异位妊娠的分类。

异位妊娠根据受精卵在子宫体腔外种植部位不同分为输卵管妊娠、卵巢妊娠、腹腔妊娠、阔韧带妊娠及宫颈妊娠。

43. 宫外孕的典型临床症状有哪些？

宫外孕患者的典型症状为停经、腹痛、阴道流血。

（1）停经：患者多有 6~8 周停经史，但输卵管间质部妊娠停经时间较长。还有 20%~30% 的患者把异位妊娠的不规则阴道流血误认为月经，或由于月经过期仅数日而不认为是停经，可能无停经史主诉。

（2）腹痛：是输卵管妊娠患者的主要症状。输卵管妊娠发生流产或破裂之前，由于胚胎在输卵管内逐渐增大，患者常表现为一侧下腹部隐痛或酸胀感。当发生输卵管妊娠流产或破裂时，突感一侧下腹部撕裂样疼痛，常伴有恶心、呕吐。如果输卵管破裂出血仅局限于病变区，主要表现为下腹部疼痛，当血液积聚于直肠子宫陷凹时，可出现肛门坠胀感。随着血液由下腹部流向全腹，疼痛可由下腹部向全腹扩散，血液刺激膈肌可引起患者肩胛部放射性疼痛及胸部疼痛。

（3）阴道流血：胚胎死亡后常有不规则阴道流血，色暗红或深褐，通常量较少，呈点滴状，一般不超过月经量，少数患者阴道流血量较多，类似月经。

（4）晕厥与休克：由于腹腔内出血及剧烈疼痛，轻者出现晕厥，严重者出现失血性休克。出血量与阴道流血量不成正比。

（5）腹部包块：输卵管妊娠流产或破裂时形成血肿时间较久者，由于血液凝固与周围组织及器官形成包块，包块较大或位置较高者，腹部可触及。

44. 早产按原因如何分类？

早产按原因可分为三类：胎膜完整早产、未足月胎膜早破早产和治疗性早产。前两者又称自发性早产。

（1）胎膜完整早产是最常见的类型约占 45%。发生机制主要为宫腔过度扩张、母胎应激反应、宫内感染等。

（2）未足月胎膜早破早产的病因及高危因素：未足月胎膜早破史、体重指数 <19.0kg/m^2、营养不良、吸烟、宫颈功能不全、子宫畸形（如纵隔子宫、单角子宫、双角子宫等）、宫内感染、细菌性阴道病、子宫过度膨胀（多胎妊娠、羊水过多等）、辅助生殖技术受孕等。

（3）治疗性早产：是指由于母体或胎儿的健康原因不允许继续妊娠，在未达到 37 周时采取引产或剖宫产终止妊娠。

45. 早产的临床表现有哪些？

早产的主要临床表现是出现子宫收缩，最初为不规则宫缩，常伴有少量阴道流血或血性分泌物，以后可发展为规律有效宫缩，其过程与足月临产相似。

46. 过期妊娠对母婴的影响有哪些方面？

（1）对围产儿的影响：可出现胎儿过熟综合征、胎儿窘迫、胎粪吸入综合征、新生儿窒息及巨大儿等，围产儿发病率及病死率均明显增高。

（2）对于母体的影响：产程延长和难产率升高，使手术率和母体产伤明显增加。

47. 多胎妊娠时孕妇易发生的并发症有哪些？

多胎妊娠孕妇的并发症：①妊娠高血压综合征；②妊娠期肝内胆汁淤积症；③贫血；④羊水过多；⑤胎膜早破；⑥宫缩乏力；⑦胎盘早剥；⑧产后出血；⑨流产。

48. 妊娠高血压综合征降压治疗目的及原则是什么？

降压治疗的目的：预防子痫、心脑血管意外和胎盘早剥等严重母胎并发症。收缩压≥160mmHg 和/或舒张压≥110mmHg 的严重高血压孕妇必须降压治疗；收缩压≥150mmHg 和/或舒张压≥100mmHg 的非严重高血压孕妇建议降压治疗；收缩压在 140~150mmHg 和/或舒张压在 90~100mmHg 时不建议治疗，但对并发脏器功能损伤者考虑降压治疗；妊娠前已用降压药治疗的孕妇应继续降压治疗。

49. 治疗妊娠高血压综合征时使用硫酸镁的注意事项有哪些?

(1)膝跳反射存在。

(2)呼吸不少于 16 次 /min。

(3)尿量每 24h 不少于 400ml,每小时不少于 17ml。

(4)备好 10% 的葡萄糖酸钙注射液。镁离子中毒时停用硫酸镁,并静脉缓慢推注(5~10min)10% 葡萄糖酸钙 10ml。

50. 子痫前期的高危因素有哪些?

高危因素:孕妇年龄≥40 岁;子痫前期病史;抗磷脂抗体阳性;高血压;慢性肾小球肾炎;糖尿病或遗传性血栓形成倾向;初次产检时 BMI≥$35kg/m^2$;子痫前期家族史(母亲或姐妹);本次为多胎妊娠;初产妇;妊娠间隔≥10 年;孕早期收缩压≥130mmHg 或舒张压≥80mmHg。

51. 子痫前期的诊断标准是什么?

子痫前期是妊娠 20 周后出现收缩压≥140mmHg 和 / 或舒张压≥90mmHg 伴蛋白尿≥0.3g/24h,或伴随机尿蛋白(+);或无蛋白尿,但合并下列任何一项者:①血小板减少($<100\times10^9/L$);②肝功能受损(血清转氨酶水平为正常 2 倍以上);③肾功能损害(血肌酐水平 >97mmol/L 或为正常 2 倍以上);④肺水肿;⑤新发生的中枢神经系统异常或视觉障碍。

52. 发生子痫抽搐的典型症状是什么?

在子痫前期基础上发生不能用其他原因解释的抽搐。子痫抽搐进展迅速,前驱症状短暂,表现为抽搐、面部充血、口吐白沫、深昏迷;深部肌肉僵硬,很快发展成典型的全身高张阵挛惊厥、有节律的肌肉收缩和紧张,持续 1~1.5min,其间患者无呼吸动作;此后,抽搐停止,呼吸恢复,但患者仍昏迷,最后意识恢复,但易激惹、烦躁。

53. 妊娠高血压综合征有哪些常规检查?

妊娠高血压综合征的常规检查:①血常规;②尿常规;③肝功能、血脂;④肾功能、尿酸;⑤凝血功能;⑥心电图;⑦电子胎心监护;⑧ B 型超声检查胎儿、胎盘、羊水;⑨眼底检查。

54. 子痫前期降压治疗的目标血压值是多少?

孕妇无并发脏器功能损伤时,收缩压应控制在 130~155mmHg,舒张压应控制在 80~105mmHg;孕妇并发脏器功能损伤,收缩压应控制在 130~139mmHg,舒张压应控制在 80~89mmHg。降压过程力求下降平稳,不可波动过大。为保证子宫胎盘血流灌注,血压不建议低于 130/80mmHg。

55. 妊娠高血压综合征患者哪方面主诉预示着病情发展?

妊娠高血压综合征病情复杂,变化快,医护人员应经常询问患者有无头痛、眼花、胸闷、上腹部疼痛胎动异常、阴道流血、尿量异常等主诉,预示着病情发展。

56. 子痫前期的治疗原则是什么?

子痫前期的治疗原则:降压、镇静、解痉,密切监测母体和胎儿情况,根据病情适时终止妊娠。

57. HELLP 综合征的主要病理改变有哪些?

HELLP 综合征(hemolysis elevated liver enzymes,and low platelet countsyndrome,HELLP syndrome)的主要病理改变与子痫前期相同,如血管痉挛、血管内皮损伤、血小板聚集与消耗、纤维蛋白沉积和终末器官缺血等。

58. HELLP 综合征的临床表现有哪些?

HELLP 综合征患者常见主诉为右上腹或上腹部疼痛、恶心、呕吐、全身不适等非特异性症状,少数可有轻度黄疸。查体可发现右上腹或上腹肌紧张，体重骤增、水肿。如凝血功能障碍严重，可出现血尿、消化道出血。多数患者有重度子痫前期的基本特征，约20%的患者血压正常或轻度升高，15%的孕妇既无高血压，也无明显的蛋白尿。HELLP综合征可发生于妊娠中期至产后数日的任何时间。70%以上发生于产前。产后发生HELLP综合征，伴肾衰竭和肺水肿者危险性更大。

59. 妊娠期肝内胆汁淤积症临床表现有哪些？

妊娠期肝内胆汁淤积症临床表现有瘙痒、黄疸、皮肤抓痕，一般无明显的消化道症状，少数孕妇出现上腹部不适，轻度脂肪痢。

（1）瘙痒：无皮肤损伤的瘙痒是妊娠期肝内胆汁淤积症的首发症状，约70%的患者在妊娠晚期后出现，少数在妊娠中期出现，有的甚至更早。瘙痒程度不一，常呈持续性，白昼轻，夜间加剧。瘙痒一般始于手掌和脚掌，后逐渐向肢体近端延伸甚至可发展到面部。这种瘙痒症状常出现在实验室检查异常结果之前，多于分娩后24~48h缓解。

（2）黄疸：10%~15%的妊娠期肝内胆汁淤积症患者出现轻度黄疸，多在瘙痒2~4周后出现，一般不随孕周的增加而加重。

（3）皮肤抓痕：患者四肢皮肤出现因搔痒所致的条状抓痕。不存在原发皮损，皮肤组织检查无异常发现。

（4）消化道症状：妊娠期肝内胆汁淤积症患者一般无明显消化道症状，少数患者出现上腹不适、恶心、呕吐、饮食缺乏、腹痛，轻度脂肪痢。但症状一般不明显或较轻，精神状态良好。

60. 妊娠糖尿病血糖值诊断标准是什么？

妊娠期糖尿病的诊断是在妊娠24~28周及28周以后首次就诊时，对所有尚未被诊断为糖尿病的孕妇进行75g OGTT。诊断标准为空腹及服糖后1h、2h的血糖值分别为5.1mmol/L、10.0mmol/L、8.5mmol/L，任何一点血糖值达到或超过上述标准即诊断为妊娠期糖尿病。

61. 简述口服葡萄糖耐量试验的检查方法。

患者做口服葡萄糖耐量试验检查前一日晚餐后禁食至少8h至次日晨（最迟不超过上午9时）。口服葡萄糖耐量试验前连续3d正常体力活动、正常饮食，即每日进食碳水化合物不少于150g，检查期间静坐、禁烟。检查时，5min内口服含75g葡萄糖的液体300ml，分别抽取服糖前、服糖后1h、2h的静脉血（从开始饮用葡萄水计算时间），放入含有氟化钠的试管中，采用葡萄糖氧化酶法测定血浆葡萄糖水平。

62. 妊娠期糖尿病的高危因素有哪些？

妊娠期糖尿病的高危因素：孕妇年龄≥35岁，妊娠前超重或肥胖、糖耐量异常史、多囊卵巢综合征、糖尿病家族史、不明原因的死胎、死产、流产史、巨大儿分娩史、胎儿畸形和羊水过多史、妊娠期糖尿病病史、妊娠期发现胎儿大于孕周、羊水过多、反复外阴阴道白念珠菌病者。

63. 妊娠期糖尿病对母体的影响有哪些？

（1）高血糖可使胚胎发育异常甚至死亡，流产发生率达15%~30%。

（2）发生妊娠高血压综合征的可能性较非糖尿病孕妇高2~4倍。

（3）感染是糖尿病主要的并发症。

（4）羊水过多发生率较非糖尿病孕妇多10倍。

（5）糖尿病酮症酸中毒。

（6）因巨大胎儿发生率明显升高，难产、产道损伤、手术概率升高，产程延长易发生复发率高达

33%~69%。产后出血的概率也增加，同时远期心血管疾病的发生率也高。

（7）增加再次妊娠患妊娠期糖尿病的风险。

64. 妊娠期糖尿病对胎儿的影响有哪些？

（1）巨大儿：发生率高达 25%~40%。

（2）胎儿生长受限：发生率为 21%。妊娠早期高血糖有抑制胚胎发育的作用，导致妊娠早期胚胎发育落后。糖尿病合并微血管病变者，胎盘血管儿常出现异常，影响胎儿发育。

（3）流产和早产：妊娠早期血糖高可使胚胎发育异常，最终导致胚胎死亡而流产。合并羊水过多，已发生早产。早产发生率为 10%~25%。

（4）胎儿畸形：发生率高于非糖尿病孕妇，严重畸形发生率为正常妊娠的 7~10 倍，与受孕后最初数周高血糖水平密切相关，是造成围产儿死亡的重要原因。

（5）胎儿窘迫和胎死宫内：可由妊娠中晚期发生的糖尿病酮症酸中毒所致。

65. 妊娠期糖尿病对新生儿的影响有哪些？

（1）新生儿呼吸窘迫综合征发生率升高。高血糖刺激胎儿胰岛素分泌增加，形成高胰岛素血症。高胰岛素血症具有拮抗糖皮质激素促进肺泡Ⅱ型细胞表面活性物质合成及释放的作用，使胎儿肺表面活性物质产生及分泌减少，胎儿肺成熟延迟。

（2）新生儿低血糖：新生儿脱离母体高血糖环境后，高胰岛素血症仍存在，若不及时补充糖，易发生低血糖，严重时危及新生儿生命。

66. 妊娠期血糖控制满意标准是什么？

（1）妊娠期糖尿病血糖控制目标：餐前血糖≤5.3mmol/L；餐后 2h 血糖≤6.7 mmol/L；夜间血糖不低于 3.3mmol/L；妊娠期 HbA1c<5.5%。

（2）孕前糖尿病血糖控制目标：妊娠期餐前、夜间血糖控制在 3.3~5.6mmol/L；餐后峰值血糖控制在 5.6~7.1mmol/L；妊娠期 HbA1c<6%。

67. 心脏病孕妇的心功能是如何分级的？

心脏病孕妇心功能分为 4 级。①心功能Ⅰ级：一般体力活动不受限制；②Ⅱ级：一般体力活动轻度受限制，活动后心悸、轻度气短，休息时无症状；③Ⅲ级：一般体力活动明显受限，休息时无不适，轻微日常工作即感不适、心悸、呼吸困难或既往有心力衰竭表现；④Ⅳ级：一般体力活动严重受限，不能进行任何体力活动，休息时有心悸、呼吸困难等心力衰竭表现。

68. 妊娠期心脏病患者选择阴道分娩的条件是什么？

患有心脏病的妊娠妇女，于妊娠晚期对其进行各方面评估，尤其是心功能评估，根据孕妇具体情况提前选择好适宜的分娩方式。心脏病妊娠风险低且心功能Ⅰ级、胎儿不大、胎位正常、宫颈条件良好者，可考虑在严密监护下经阴道分娩。

69. 妊娠期贫血的诊断标准是什么？

孕妇外周血血红蛋白 <110g/L 及血细胞比容 <0.33 为妊娠期贫血。根据血红蛋白水平分为轻度贫血（100~109g/L）、中度贫血为（70~99g/L）、重度贫血（40~69g/L）和极重度贫血（<40g/L）。

70. 孕期生理性贫血是如何发生的？

由于妊娠期血容量增加，且血浆增加多于红细胞增加，血液呈稀释状态，又称为生理性贫血。在妊娠各期对母婴均可造成一定危害，贫血是妊娠期较常见的合并症，属于高危妊娠范畴。

71. 孕妇贫血是如何分度的？

因为妊娠期血液系统的生理变化，所以妊娠期贫血的诊断标准不同于非妊娠妇女。世界卫生组织的标准为孕妇外周血血红蛋白 <110g/L 及血细胞比容 <0.33 为妊娠期贫血。妊娠期贫血分为轻度贫血（100~109g/L）、中度贫血（70~99g/L）、重度贫血（40~69g/L）和极重度贫血（<40g/L）。

72. 孕产妇贫血的临床表现是什么？

孕产妇发生贫血可有以下表现：轻度贫血者无明显症状或只有皮肤、口唇黏膜和睑结膜稍苍白；重者可有乏力、头晕、心悸、气短、食欲缺乏、腹胀、腹泻、皮肤黏膜苍白、皮肤毛发干燥、指甲脆薄以及口腔炎、舌炎等。

73. 发生肩难产的高危因素有哪些？

发生肩难产的产前高危因素：巨大儿、肩难产史、妊娠期糖尿病、过期妊娠、孕妇骨盆解剖结构异常。产时高危因素：①第一产程活跃期延长；②第二产程延长伴“乌龟征”；③使用胎头吸引器或产钳助产。

74. 产时需要警惕发生肩难产的因素是什么？

产程中发生第一产程活跃期延长；第二产程延长伴“乌龟征”；使用产钳或胎头吸引器助产。

（1）第一产程活跃期延长：由于胎儿体质过大或枕位异常，导致头盆相对不称造成胎儿在骨盆中下降困难，导致产程进展缓慢，应警惕肩难产的发生。

（2）第二产程延长伴“乌龟征”：胎头娩出后，由于胎肩嵌顿在骨盆出口，胎头缩回到阴道，表现出“乌龟征”，预示着胎儿发生肩难产。

（3）使用产钳或胎头吸引器助产：多因胎儿大、枕位异常等原因导致胎儿娩出困难，需要手术助产，因此，应警惕发生肩难产。

75. 前置胎盘根据胎盘下缘与宫颈内口的关系分为哪 4 种类型？

前置胎盘根据胎盘下缘与宫颈内口的关系分为完全性前置胎盘、部分性前置胎盘、边缘性前置胎盘、低置胎盘 4 种类型。

（1）完全性前置胎盘：又称为中央性前置胎盘，指胎盘组织完全覆盖宫颈内口。

（2）部分性前置胎盘：胎盘组织部分覆盖子宫颈内口。

（3）边缘性前置胎盘：指胎盘下缘附着于子宫下段，下缘到达宫颈内口，但未超越宫颈内口。

（4）低置胎盘：胎盘附着于子宫下段，边缘距宫颈内口 <2cm。

76. 简述前置胎盘的临床表现。

（1）症状：典型症状为妊娠晚期或临产时发生无诱因、无痛性反复阴道流血。妊娠晚期子宫峡部拉长形成子宫下段，牵拉宫颈内口，宫颈管逐渐缩短。临产后规律宫缩，使宫颈管消失成为软产道的一部分。宫颈口扩张时，附着于子宫下段及宫颈内口的胎盘前置部分不能相应伸展，而与其附着处发生错位分离，血窦破裂出血。

（2）体征：一般情况与出血量、出血速度有关，大量出血呈现面色苍白、脉搏细弱、四肢湿冷、血压下降等休克表现，反复出血表现为贫血貌。腹部检查子宫软，无压痛，轮廓清楚，大小与妊娠周数相符。由于子宫下段有前置的胎盘占据，影响胎先露部入盆，故胎儿先露部高浮，1/3 并发胎位异常。反复出血或一次出血量过多可使胎儿宫内缺氧，胎心有异常，严重者胎死宫内。当前置胎盘附着于子宫前壁时，可在耻骨联合上方闻及胎盘血流杂音。

77. 前置胎盘可能与哪些因素有关？

前置胎盘可能与妇女多次流产及刮宫、高龄初产妇（年龄≥35 岁）、产褥感染、剖宫产史、多孕产次、孕妇不良生活习惯（吸烟或吸毒妇女）、双胎妊娠、辅助生殖技术受孕、子宫形态异常等因素有关，另外，妊娠 28 周前 B 型超声检查提示胎盘前置状态也是发生前置胎盘的高危因素。

78. 前置胎盘的典型症状是什么?

前置胎盘的典型症状为患者在妊娠晚期或临产时,发生无诱因、无痛性反复阴道流血。

79. 不同类型的前置胎盘初次出血特点是什么?

完全性前置胎盘初次出血时间多在妊娠28周左右;边缘性前置胎盘出血多发生在妊娠晚期或临产后,出血量较少;部分性前置胎盘的初次出血时间、出血量及反复出血次数,介于两者之间。

80. 前置胎盘对母体有哪些影响?

(1)产后出血:行剖宫产时,当子宫切口无法避开附着于子宫前壁的胎盘时,出血明显增多。胎儿娩出后,子宫下段肌组织菲薄,收缩力较差,附着于此处的胎盘不易完全剥离,开放的血窦不易关闭,常发生产后出血,量多且难以控制。

(2)植入性胎盘:子宫下段蜕膜发育不良,胎盘绒毛穿透底蜕膜,侵入子宫肌层形成植入性胎盘,使胎盘剥离不全而发生产后出血。

(3)产褥感染:前置胎盘剥离面接近宫颈外口,细菌容易经阴道上行侵入胎盘剥离面,加之多数前置胎盘产妇因反复失血而致贫血,体质虚弱,免疫力下降,容易发生产褥感染。

81. 前置胎盘对围产儿有哪些影响?

前置胎盘可导致围产儿预后不良。出血量多可致胎儿窘迫,甚至缺氧死亡。临床上为挽救孕妇或胎儿生命而提前终止妊娠,治疗性早产率增加,低出生体重发病率和新生儿死亡率高。

82. 前置胎盘的处理原则是什么?

前置胎盘的处理原则是抑制宫缩、纠正贫血和预防感染,适时终止妊娠。处理时要根据患者阴道流血量、有无休克、妊娠周数、产次、胎位、胎儿是否存活、是否临产及前置胎盘类型等综合情况做出决定,临床处理前以最后一次检查结果来确定其分类。如孕妇已经确诊为凶险性前置胎盘,应转诊到有救治条件的医院进行治疗。

83. 前置胎盘的预防措施有哪些?

前置胎盘的预防措施包括指导育龄妇女采取积极有效的避孕措施;减少子宫内膜损伤和子宫内膜炎的发生;避免多产、多次刮宫或引产,降低剖宫产率,预防感染;宣传妊娠期保健知识,养成良好的生活习惯,计划妊娠妇女应戒烟、戒毒,避免被动吸烟;加强孕期管理,妊娠期做到按时产前检查,给予孕妇正确的孕期指导,早期诊断前置胎盘,及时正确处理。

84. 胎盘早剥的临床表现是什么?

典型的临床表现是阴道流血、腹痛,可伴有子宫张力增加和子宫压痛,尤以胎盘剥离处最明显。阴道流血特征为陈旧性不凝血,但出血量往往与疼痛程度、胎盘剥离程度不一定符合,尤其是后壁胎盘的隐性剥离。早期表现通常以胎心率异常为首发变化,宫缩间歇期子宫呈高张状态、胎位触诊不清。严重时子宫呈板状,压痛明显,胎心率改变或消失,甚至出现恶心、呕吐、出汗、面色苍白、脉搏细弱、血压下降等休克征象。

胎盘早剥患者的临床表现与病情严重程度有关。

(1)Ⅰ度剥离时,一般有阴道出血,通常没有腹痛或腹痛轻微,贫血体征不明显。腹部检查子宫软,大小与妊娠周数相符,胎位清楚,胎心率正常。

(2)Ⅱ度剥离时,常有突发的持续性腹痛,贫血程度与阴道流血量不相符。腹部检查子宫大于妊娠周数,宫底高度随胎盘后血肿增大而升高,宫缩有间歇,胎位可叩及,胎儿存活。

(3)Ⅲ度剥离时,患者可出现恶心、呕吐、面色苍白、四肢湿冷、脉搏细速、血压下降等休克症状。

腹部检查子宫硬如板状，宫缩间歇时不能放松，胎位扪不清，胎心消失。

85. 胎盘早剥的主要病理改变是什么？

胎盘早剥的主要病理改变为底蜕膜出血，形成血肿，使该处胎盘从子宫壁附着处剥离，造成胎盘早剥。

86. 怀疑胎盘早剥时，B 型超声检查的目的是什么？

怀疑胎盘早剥时，临床上一般需行 B 型超声检查，可协助了解胎盘的部位及胎盘早剥的类型，并可明确胎儿大小、是否存活。超声检查阴性结果不能完全排除胎盘早剥，尤其是胎盘附着在子宫后壁时。

87. 胎盘早剥的治疗原则是什么？

胎盘早剥的治疗原则为早期识别、积极处理休克、及时终止妊娠，控制弥散性血管内凝血、减少并发症。

88. 试述胎盘早剥的并发症及处理方法。

（1）产后出血：胎儿娩出后，立即给予子宫收缩药物，如缩宫素、前列腺素制剂、麦角新碱等；胎儿娩出后，促进胎盘剥离。注意预防弥散性血管内凝血的发生。若有不能控制的子宫出血或血不凝，凝血块较软，应按凝血功能障碍处理。另可用子宫压迫止血、动脉结扎、动脉栓塞、子宫切除等手段控制出血。

（2）凝血功能障碍：迅速终止妊娠、阻断促凝物质继续进入孕妇血液循环，同时纠正凝血机制障碍；补充血容量和凝血因子；及时、足量输入同等比例的红细胞悬液、血浆和血小板，也可酌情输入冷沉淀，补充纤维蛋白原。

（3）肾衰竭：如果患者尿量 <30ml/h，或无尿（<100ml/24h）提示血容量不足，应及时补充血容量；若血容量已补足而尿量 <17ml/h，可给予呋塞米 20~40mg 静脉推注，必要时可重复用药；注意维持电解质及酸碱平衡。若短期内尿量不增，其血清尿素氮、肌酐、血钾进行性升高，二氧化碳结合力下降，提示肾衰竭；出现尿毒症时，应及时行血液透析治疗。

89. 胎盘早剥对母体有哪些影响？

对母体的影响：剖宫产率增加、贫血增加、产后出血率增加、弥散性血管内凝血发生率升高。

（1）胎盘早剥可造成产妇出血，威胁到母体，也可导致子宫与胎盘的血流中断，引起胎儿缺氧、缺血，发生宫内窘迫，需要手术结束分娩来挽救母婴生命，因此剖宫产率增加。

（2）由于胎盘早剥，血液积聚于胎盘与子宫壁之间，胎盘后血肿压力增加，血液浸入子宫肌层，引起肌纤维分离断裂甚至变性，子宫收缩受到影响，因此产后出血概率增加。

（3）严重的胎盘早剥，可以引发弥散性血管内凝血等一系列病理生理改变。

90. 胎盘早剥对胎儿、新生儿的影响有哪些？

由于胎盘早剥，使胎盘灌注减少，胎儿急性缺氧发生胎儿窘迫、新生儿窒息、胎儿宫内病死率明显增高；为挽救母婴生命而提前终止妊娠，早产率明显增加，围产儿病死率增加。

91. 预防胎盘早剥的措施有哪些？

预防胎盘早剥要健全孕产妇三级保健制度，对患有妊娠期高血压疾病、慢性高血压、肾脏疾病的孕妇，应加强孕期管理并积极治疗，指导产妇养成良好的生活习惯；预防宫内感染；对高危患者不主张行外倒转术；行臀位外倒转术纠正胎位时，动作要轻柔，以免造成胎盘早剥；羊膜腔穿刺应在超声引导下进行；人工破膜要在宫缩间歇时进行，避免因宫缩时宫腔压力太大，羊水迅速排出，宫腔压力骤减造成胎盘早剥；妊娠晚期孕妇避免长时间仰卧位；避免腹部撞击，导致胎盘早剥等。

92. 如何判断胎膜早破?

胎膜破裂时孕妇一般会主诉感觉有较多液体从阴道流出,有时可混有胎脂及胎粪,无腹痛等其他产兆。肛门检查上推胎先露,可见阴道流液量增加。阴道窥器检查见阴道后穹窿有羊水积聚或有羊水自子宫颈口流出。阴道液 pH 测定,阴道液 pH≥6.5 时支持胎膜早破的诊断。

93. 胎膜早破对母婴的影响是什么?

1. 对母体的影响

(1)感染:宫内感染的风险随破膜时间的延长和羊水量减少程度而增加。

(2)胎盘早剥:胎膜早破后宫腔压力改变,容易发生胎盘早剥。

(3)剖宫产率增加:羊水减少致脐带受压,宫缩不协调和胎儿窘迫需要终止妊娠时引产不易成功,导致剖宫产率增加。

2. 对围产儿的影响

(1)早产:未足月胎膜早破是早产的主要原因之一,早产儿的预后与胎膜早破的发生及分娩的孕周密切相关。

(2)感染:并发绒毛膜羊膜炎等,易引起新生儿吸入性肺炎、颅内感染及败血症等。

(3)脐带脱垂和受压:羊水过多或胎先露未衔接者,胎膜破裂时脐带脱垂的风险升高;继发羊水减少,脐带受压,可致胎儿窘迫。

(4)胎肺发育不良及胎儿受压:破膜时孕周越小,胎肺发育不良风险越高。羊水过少程度重、时间长,可出现胎儿受压表现,胎儿骨骼发育异常,如铲形手、弓形腿及胎体粘连等。

94. 胎膜早破预防措施有哪些?

积极预防和治疗下生殖道感染、加强围生期卫生宣教与指导、注意营养平衡、避免突然胎压增加。宫颈功能不全者,可给予妊娠 12~14 周行宫颈环扎术。

95. 急性胎儿窘迫的原因是什么?

急性胎儿窘迫主要发生在分娩期,主要因为脐带异常(受压、打结)、胎盘早剥、宫缩过强(阻断了胎盘供血)、产程延长(胎儿宫内受压时间过长造成缺血、缺氧)及休克等引起。

96. 羊水过多的临床表现有哪些?

羊水过多分急性羊水过多和慢性羊水过多。

(1)急性羊水过多较少见,多发生在妊娠 20~24 周,羊水迅速增多,子宫于数日内明显增大,产生一系列压迫症状。孕妇自觉腹部胀痛,行动不便,表情痛苦,因膈肌抬高,出现呼吸困难,不能平卧。检查时见腹壁皮肤紧绷发亮,严重者皮肤变薄,皮下静脉清晰可见。巨大的子宫压迫下腔静脉,影响静脉回流,出现下肢及外阴部水肿或静脉曲张。子宫明显大于妊娠月份,胎位不清,胎心遥远或听不清。

(2)慢性羊水过多较多见,多发生在妊娠晚期。数周内羊水缓慢增多,症状较缓和,孕妇多能适应,仅感腹部增大较快,临床上无明显不适或仅出现轻微压迫症状,如胸闷、气急,但能忍受。产检时宫高及腹围增加过快,测量子宫底高度与腹围大于同期孕周,腹壁皮肤发亮、变薄。腹部触诊时感觉子宫张力大,有液体震颤感,胎位不清,胎心遥远。

97. 羊水过多的诊断标准是什么?

羊水过多时为明确诊断,B 型超声检查是重要的辅助检查方法。B 型超声诊断羊水过多的标准包括:

（1）羊水最大暗区垂直深度（amniotic fluid volume，AFV）：AFV≥8cm，诊断为羊水过多。其中AFV为8~11cm属于轻度羊水过多，AFV12~15cm为中度羊水过多，AFV>15cm为重度羊水过多。

（2）羊水指数（amniotic fluid index，AFI）：AFI≥25cm诊断为羊水过多，其中AFI为25~35cm属于轻度羊水过多，AFI为36~45cm属于中度羊水过多，AFI>45cm为重度羊水过多。

98. 羊水指数指的是什么？

B超检查时，以孕妇腹部脐横线与腹白线为标志线，将子宫分为四个象限，测量各象限最大羊水池的最大垂直径线，四者之和为羊水指数（AFI）。

99. 羊水过多破膜时的注意事项？

破膜时需要注意行高位破膜，用穿刺针刺破胎膜1~2个小孔，使羊水缓慢流出，避免宫腔内压力骤然下降，以防发生胎盘早剥，血压骤降与休克，羊水流出过程中严密观察孕妇血压，心率变化。

100. 羊水过少的诊断标准是什么？

B超检查是最重要的辅助检查。

（1）妊娠晚期羊水最大暗区垂直深度（AFV）≤2cm为羊水过少，≤1cm为严重羊水过少。

（2）羊水指数（AFI）≤5cm诊断为羊水过少。

101. 羊水过多采用放羊水技术，此时需要注意什么？

羊水过多时，有时会采用放羊水技术来治疗羊水过多，在B超监测下，避开胎盘位置用15~18号腰椎穿刺针穿刺，放羊水时速度不宜过快，每小时约500ml，一次放羊水量不超过1 500ml，并严格无菌操作，避免母胎感染，密切观察孕妇血压、心率、呼吸变化，监测胎心。

102. 脐带脱垂的发生原因是什么？

胎膜未破时脐带位于胎先露部前方或一侧，称为脐带先露或脐带隐性脱垂。胎膜破裂脐带脱出于宫颈口外，降至阴道内，甚至露于外阴部称为脐带脱垂。其病因包括：

（1）胎头未衔接时，如头盆不称胎头入盆困难。

（2）胎位异常，如臀先露、肩先露、枕后位。

（3）胎儿过小或羊水过多。

（4）脐带过长。

（5）脐带附着异常及低置胎盘。

103. 引起产后出血的因素是什么？

子宫收缩乏力、胎盘因素、软产道裂伤及凝血功能障碍是产后出血的主要原因。这些原因可共存、相互影响或互为因果。

（1）子宫收缩乏力：是产后出血最常见原因，胎儿娩出后，子宫肌纤维收缩和缩复，使胎盘剥离面迅速缩小，血窦关闭，出血得到控制。因此，任何影响子宫平滑肌收缩和缩复功能的因素，均可引起子宫收缩乏力性出血。常见因素如下：

1）全身因素：产妇精神过度紧张、对分娩恐惧、体质虚弱、高龄、肥胖或合并全身性疾病等。

2）产科因素：产程延长使体力消耗过多；前置胎盘、胎盘早剥、妊娠期高血压疾病、宫腔感染。

3）子宫因素：子宫过度膨胀、子宫肌壁损伤、子宫病变。

4）药物因素：临产后过多使用镇静药或麻醉药。

（2）胎盘因素：①胎盘滞留于子宫腔，不能正常排出，可导致出血。②胎盘植入根据胎盘绒毛侵入子宫肌层深度，分为胎盘粘连、胎盘植入、穿透性胎盘植入；主要引起产时出血、产后出血、子宫破裂和感染等并发症，穿透性胎盘植入也可导致膀胱和直肠损伤。根据胎盘植入的面积分为部分性和完全性。部分性胎盘粘连或植入表现为胎盘部分剥离，部分未剥离，导致子宫收缩不良而出血。③胎盘部分残留：指部分胎盘小时，副胎盘或部分胎盘残留于子宫腔，影响子宫收缩而出血。

（3）软产道裂伤：分娩过程中可能出现软产道裂伤，尤其未及时发现者，可导致产后出血，软产道裂伤包括会阴、阴道和宫颈，严重伤者可达阴道穹、子宫下段甚至盆壁，导致腹膜后或阔韧带血肿，甚至子宫破裂。常见原因有阴道手术助产、巨大儿分娩、急产、软产道静脉曲张、外阴水肿、软产道组织弹性差而产力过强等。

（4）凝血功能障碍：患者原发或继发性凝血功能异常均能造成产后出血。

104. 产后出血的临床表现有哪些？

胎儿娩出后阴道流血，严重者出现失血性休克、严重贫血等相应症状是产后出血的主要临床表现。

（1）阴道流血：如为软产道裂伤造成的出血，胎儿娩出后，立即发生阴道流血，色鲜红；如为胎盘因素造成的出血，一般在胎儿娩出后数分钟，出现阴道流血，色暗红；胎盘娩出后阴道流血较多，应考虑子宫收缩乏力或胎盘、胎膜残留；胎儿或胎盘娩出后阴道持续流血且血液不凝，应考虑凝血功能障碍；失血表现明显，伴阴道疼痛及阴道流血不多，应考虑隐匿型软产道损伤，如阴道血肿。

（2）低血压症状：患者因失血出现头晕、面色苍白，出现烦躁、皮肤湿冷、脉搏细速等，产妇已处于休克早期。

105. 产后出血的产时预防措施有哪些？

消除产妇分娩时的紧张情绪、严密观察产程进展；防止产程延长；正确处理第二、第三产程。

（1）消除产妇分娩时的紧张情绪：在分娩过程中产妇紧张情绪会使机体产生一系列变化，如心率加快、呼吸急促、肺内气体交换不足，导致子宫缺氧收缩乏力、宫口扩张缓慢、胎先露下降受阻、产程延长，产妇体力消耗，造成产后容易出血。

（2）防止产程延长：产程延长造成产妇体力过度消耗，继发子宫收缩乏力，出现产后出血。

（3）正确处理第二产程：第二产程延长不仅容易出现继发宫缩乏力、产妇疲劳，胎先露长时间在盆底受压也容易出现缺血缺氧，胎儿窘迫，产后出血。第二产程胎儿娩出后应及时给予缩宫素，促进子宫收缩。

（4）积极处理第三产程：胎儿娩出后，观察胎盘剥离征象，及时娩出胎盘。注意观察子宫收缩和阴道出血情况，若有软组织裂伤和会阴侧切伤口应及时止血和缝合。

106. 产后出血的失血量测量方法有哪些？

估测失血量有以下几种方法：

（1）称重法：失血量（ml）= [胎儿娩出后接血敷料湿重（g）- 接血前敷料干重（g）]/1.05（血液比重 g/ml）。

（2）容积法：用产后接血容器收集血液后，放入量杯测量失血量。

（3）面积法：可根据接血纱布血湿面积估计失血量。

（4）休克指数法（shock index，SI）：休克指数 = 脉率 / 收缩压（mmHg）。

107. 休克指数的意义？

（1）休克指数等于 0.5 时为正常。

（2）休克指数等于 1.0 时失血量为全身血容量的 10%~30%（500~1 500ml）。

（3）休克指数等于 1.5 时失血量为全身血容量的 30%~50%（1 500~2 500ml）。

（4）休克指数等于 2.0 时失血量为全身血容量的 50%~70%（2 500~3 500ml）。

108. 影响子宫肌肉收缩和缩复功能的因素有哪些？

影响子宫平滑肌收缩和缩复功能的因素包括全身因素、产科因素、子宫因素、药物因素。

（1）全身因素：产妇精神过度紧张、对分娩恐惧、体质虚弱、高龄、肥胖或合并慢性全身性疾病等。

（2）产科因素：产程延长使产妇体力消耗过多、前置胎盘、胎盘早剥、妊娠高血压综合征、宫腔感染等，可使子宫平滑肌水肿或渗血，影响其收缩。

（3）子宫因素：子宫肌纤维过分伸展（多胎妊娠、羊水过多、巨大胎儿）、子宫肌壁损伤（剖宫产史、肌瘤剔除术后、产次过多）、子宫病变（子宫肌瘤、子宫畸形、子宫肌纤维变性）。

（4）药物因素：临产后过多使用镇静药或麻醉药。

109. 胎盘植入常见原因是什么？

（1）损伤：多次人工流产、宫腔感染。

（2）胎盘附着部位异常：附着于子宫下段、宫颈部或子宫角部，因此处内膜菲薄，使得绒毛易侵入子宫壁肌层。

（3）子宫手术史：剖宫产术、子宫肌瘤剔除术、子宫整形后，尤其是多次剖宫产者，发生前置胎盘并发胎盘植入的概率增加，是导致凶险性产后出血的主要原因。

（4）经产妇：子宫内膜损伤及发生炎症的机会较多，易引起蜕膜发育不良而发生植入。

110. 简述胎盘植入的分类。

（1）根据胎盘绒毛侵入子宫肌壁深度，分为胎盘粘连、胎盘植入、穿透性胎盘植入。

（2）根据胎盘植入的面积分为部分性和完全性胎盘植入。

111. 理想的分娩镇痛标准包括哪些？

（1）安全，对产妇及胎儿副作用小。

（2）药物起效快，作用可靠，给药方法简便。

（3）避免运动阻滞，不影响宫缩和产妇运动。

（4）产妇清醒，能配合分娩过程。

（5）能满足整个产程镇痛要求，对产程影响小。

112. 何谓子宫收缩力异常？

子宫收缩力异常包括子宫收缩乏力和子宫收缩过强。

（1）子宫收缩乏力又包括协调性（低张性子宫收缩乏力，其又包括原发性和继发性）和不协调性（高张性子宫收缩乏力）。

（2）子宫收缩过强，包括协调性子宫收缩过强（急产）和不协调性子宫收缩过强（强直性子宫收缩和子宫痉挛性狭窄环）。

113. 子宫收缩力异常是指什么？

临产后正常子宫收缩力的特点包括节律性、对称性、极性和缩复作用。

（1）正常子宫收缩具有节律性，收缩和放松交替进行。子宫节律性收缩是临产的重要标志。

（2）正常宫缩源于两侧子宫角部，以微波形式向子宫底中线集中，左右对称，均匀协调地扩展至整个子宫，此为子宫收缩力的对称性。

(3) 宫缩以宫底部最强，最持久，向下逐渐减弱，宫底部收缩力的强度几乎是子宫下段的 2 倍，此为子宫收缩力的极性。

(4) 子宫体部平滑肌为收缩段，子宫收缩时，子宫肌纤维缩短变宽，间歇期肌纤维不能恢复到原来长度，经反复收缩，肌纤维越来越短，使宫腔内容积逐渐缩小，迫使胎先露部下降，宫颈管逐渐缩短直至消失，此为子宫肌纤维的缩复作用。

任何原因引发的子宫收缩的节律性、对称性及极性不正常或收缩力强度。频率变化均称为子宫收缩力异常简称产力异常。

114. 造成子宫收缩乏力的常见原因有哪些？

造成子宫收缩乏力的常见原因有头盆不称或胎位异常、子宫肌源因素（如肌纤维过度伸展、子宫畸形、子宫肌瘤、子宫腺肌病、经产妇、高龄产妇）、产妇精神性因素、内分泌失调、药物影响（使用大量解痉、镇静、镇痛药和宫缩抑制剂）。

115. 子宫收缩过强会对产妇造成什么影响？

协调性子宫收缩过强可致急产，易造成软产道裂伤，甚至子宫破裂。不协调性子宫收缩过程形成子宫痉挛性狭窄环或强直性子宫收缩等，可导致产程异常，胎盘嵌顿、产后出血、产褥感染等，手术产的概率增加。

116. 子宫痉挛性狭窄环的特点是什么？

子宫痉挛性狭窄环的特点是子宫局部平滑肌持续不放松，呈痉挛性不协调性收缩形成的环状狭窄，狭窄环位于胎体狭窄部及子宫上下段交界处如胎儿颈部、腰部，不随宫缩上升，与病理缩复环不同。

117. 简述子宫痉挛性狭窄环易发生的部位。

子宫痉挛性狭窄环多发生在子宫上下段交界处，也可发生在胎体某一狭窄部，以胎儿颈部、胎儿腰部为常见。

118. 子宫痉挛性狭窄环发生的原因是什么？

子宫痉挛性狭窄环的发生多因为产妇精神紧张、过度疲劳以及不适当地使用缩宫药物或粗暴地进行阴道内操作。

119. 胎先露、胎方位、胎姿势和胎产式分别指什么？

胎先露、胎方位、胎姿势和胎产式分别指：

(1) 胎先露：指最先进入骨盆入口的胎儿部分。纵产式有头先露和臀先露，横产式为肩先露。根据胎头屈伸程度，头先露又分为枕先露、前囟先露、额先露和面先露。臀先露分为单臀先露、完全臀先露、不完全性臀先露（单足先露和双足先露）。横产式时，最先进入骨盆的是胎儿肩部，为肩先露。胎儿头先露或臀先露与胎手或胎足同时入盆，称为复合先露。

(2) 胎方位：指胎儿先露部的指示点与母体骨盆的关系。枕先露以枕骨、面先露以颏骨、臀先露以骶骨、肩先露以肩胛骨为指示点。

(3) 胎姿势：是胎儿在子宫内的姿势。正常胎姿势为胎头俯屈，颏部贴近胸壁，脊柱略向前弯，四肢屈曲交叉于胸腹前，其体积及表面积均明显缩小，整个胎体成为头端小，臀端大的椭圆形。

(4) 胎产式：指胎体纵轴与母体纵轴的关系。胎体纵轴与母体纵轴平行者，称为纵产式，胎体纵轴与母体纵轴垂直，称为横产式。胎体纵轴与母体纵轴交叉者，称为斜产式。

120. 胎位异常包括哪些？

胎位异常包括头先露、臀先露及肩先露等胎位异常，是造成难产常见的因素。以胎头为先露的难产，又称为头位难产，是最常见的胎位异常。

（1）头位难产：包括持续性枕后位、枕横位、胎头高直位、前不均倾位、面先露。

（2）臀先露：分为单臀先露、完全臀先露、不完全臀先露。

（3）肩先露：当胎体横卧于母体骨盆入口以上，其纵轴与母体纵轴相垂直，先露部为肩。

121. 臀先露根据胎儿下肢所取的姿势分类是什么？

臀先露根据胎儿双下肢所取的姿势分为单臀先露、完全臀先露、不完全臀先露。

122. 试述羊水栓塞的病生理过程。

羊水成分进入母体血液循环后，可引起一系列病理生理变化。

（1）肺动脉高压：羊水中有形物质直接形成小栓子，刺激肺组织产生和释放血管活性物质，使肺血管反射性痉挛所致。肺动脉高压直接使右心负荷加重，导致急性右心扩张及充血性右心衰竭；又使左心房回心血量减少，左心排血量明显减少，引起周围血液循环减弱，使血压下降产生一系列休克症状，产妇可因重要脏器缺血而突然死亡。

（2）过敏性反应：羊水中的抗原成分可引起Ⅰ型变态反应，导致过敏性反应。

（3）弥散性血管内凝血：羊水中含大量促凝物质，类似于组织凝血活酶，进入母体血液循环后在血管内产生大量的微血栓，消耗大量凝血因子及纤维蛋白原；同时炎性介质和内源性儿茶酚胺大量释放，触发凝血级联反应而发生的弥散性血管内凝血。

（4）炎症损伤：羊水栓塞所致的炎性介质系统的突然激活，引起类似于全身炎症反应综合征。

123. 典型羊水栓塞发病特点是什么？

典型羊水栓塞发病特点以骤然出现的低氧血症、低血压（血压与失血量不符合）和凝血功能障碍为特征，又称为羊水栓塞三联征。

124. 试述典型羊水栓塞的三个阶段。

典型羊水栓塞的三个阶段是心肺功能衰竭和休克、出血期、急性肾衰竭期。

（1）心肺功能衰竭和休克：羊水有形物质进入母体血液循环，形成栓子进入肺脏，导致肺动脉高压，之后右心负荷增加，使右心扩张，出现充血性右心衰竭，循环衰竭导致患者出现休克，甚至死亡。

（2）凝血功能障碍：羊水有形物质激活凝血过程，在母体血液内形成微血栓，造成凝血物质消耗，全身出现出血症状。

（3）急性肾衰竭期：羊水有形物质对于母体来说是致敏源，引起Ⅰ型变态反应，导致过敏性休克，休克和弥散性血管内凝血使得母体多脏器受累，常见的是急性肾缺血导致肾功能障碍和衰竭。

125. 先兆子宫破裂的临床表现有哪些？

常见于产程长或有梗阻性难产因素的产妇，临床表现为：

（1）子宫呈强直性或痉挛性过强收缩，产妇烦躁不安，呼吸、心率加快，下腹剧痛难忍。

（2）因胎先露部下降受阻，子宫收缩过强，子宫体部肌肉增厚变短，子宫下段肌肉变薄拉长，在两者间形成环状凹陷（病理缩复环）。随着产程进展，可见该环逐渐上升，平脐或脐上，压痛明显。

（3）膀胱受压充血，出现排尿困难及血尿。

(4) 因宫缩过强、过频，无法触清胎体，胎心率加快或减慢或听不清。

126. 完全性子宫破裂的临床表现有哪些？

产妇突感下腹一阵撕裂样剧痛，子宫收缩骤然停止。腹痛稍缓解后羊水、血液流入腹腔后出现全腹持续性疼痛，并伴有低血容量性休克的征象。全腹压痛明显、有反跳痛，腹壁下可清楚扪及胎体，子宫位于侧方，胎心胎动消失。

127. 子宫破裂的预防措施有哪些？

(1) 做好产前检查，有瘢痕子宫、产道异常等高危因素者，应提前入院待产。

(2) 严密观察产程进展，警惕并尽早发现先兆子宫破裂征象并及时处理。

(3) 严格掌握宫缩剂的使用指征，使用时专人守护和监护；应用前列腺制剂引产应按指征进行，严密观察。

(4) 正确掌握产科手术助产的指征及操作常规，阴道助产术后仔细检查宫颈和宫腔，及时发现损伤给予修补。

128. 孕妇患性传播疾病感染胎儿和(或新生儿)的途径有哪些？

妊娠性传播疾病，包括淋病、梅毒、尖锐湿疣、软下疳、生殖器疱疹、沙眼衣原体感染、支原体感染和艾滋病。孕妇感染后，绝大部分病原体可通过胎盘、产道、产后哺乳或密切接触感染胚胎、胎儿或新生儿，导致流产、早产、胎儿生长受限、死胎、出生缺陷等，严重危害母婴健康。

129. 妊娠期乙型肝炎的传播途径是什么？

妊娠期乙型肝炎传播途径重要的是母婴传播、产时及产后传播三种途径。

130. 孕妇感染 HIV 如何传染给胎儿及新生儿？

孕妇感染 HIV 可通过胎盘传染给胎儿，或分娩时经软产道感染给胎儿，其中母婴传播 20% 发生在妊娠 36 周前，50% 发生在分娩前几日，30% 在产时传染给胎儿，出生后如母乳喂养，可通过乳汁、破裂的乳头出血、新生儿口腔破溃等感染新生儿。母乳喂养传播率可高达 30%~40%。

131. 感染 HIV 的高危人群是哪些？

感染 HIV 的高危人群：①静脉毒瘾者；②性伴侣已经感染 HIV；③有多个性伴侣；④来自 HIV 高发区；⑤患有多种性传播疾病，尤其有溃疡型病灶；⑥使用过不规范的血液制品；⑦HIV 抗体阳性者所生的子女。

132. 简述出生缺陷概念及原因。

出生缺陷指胚胎或胎儿在发育过程中所发生的结构或功能的代谢异常。其产生原因主要为遗传、环境、食品、药物、病毒感染等。

133. 我国出生缺陷发生的顺序是什么？

我国出生缺陷发生顺序为无脑儿、脑积水、开放性脊柱裂、脑脊膜膨出、腭裂、先天性心脏病、21- 三体综合征、腹裂、脑膨出。

134. 发生产褥感染，感染途径是什么？

外源性感染指外界病原体进入产道所致的感染。主要通过医务人员消毒不严格或被污染衣物、用具、各种手术器械及产妇临产前性生活等途径侵入机体。内源性感染是寄生于正常孕妇生殖道的微生物，多数并不致病。当产妇抵抗力降低和 / 或病原体数量、毒力增加时，寄生于孕妇生殖道的非致病微生物转化为致病微生物而引起产褥感染。

135. 产褥感染的三大症状是什么？

发热、疼痛、异常恶露是产褥感染的三大主要症状。

二、自测题

【选择题】

(一) A1 型题

1. 计算预产期的方法，下列正确的是

A. 末次月经，年加 9，日加 3
B. 末次月经，年加 9，日加 7
C. 末次月经，年加 7，日加 9
D. 末次月经，年减 3 或加 9，日加 7
E. 末次月经，年减 3 或加 9，日加 15

2. 妊娠过程中胚胎和胎儿阶段的划分，下列正确的是

A. 妊娠 6 周内称胚胎；妊娠 8 周后称胎儿
B. 妊娠 6 周内称胚胎；妊娠 10 周后称胎儿
C. 妊娠 8 周内称胚胎；妊娠 10 周后称胎儿
D. 妊娠 10 周内称胚胎；妊娠 12 周后称胎儿
E. 妊娠 10 周内称胚胎；妊娠 11 周后称胎儿

3. 下列哪项不是影响分娩的因素

A. 产力
B. 产道
C. 胎儿
D. 精神心理因素
E. 选择的分娩地点

4. 下列哪项是影响分娩的因素

A. 分娩环境
B. 分娩的物质准备
C. 胎儿体重
D. 孕妇体重
E. 孕妇家庭支持

5. 理想的分娩镇痛原则，下列哪项不正确

A. 副作用小
B. 起效快
C. 同时使用催产素
D. 不影响宫缩
E. 产妇清醒

6. 有关妊娠高血压综合征，下列哪项是高危因素

A. 孕妇年龄≥35 岁
B. 初产妇
C. BMI≥30kg/m^2
D. 妊娠间隔≥8 年以上
E. 孕早期收缩压≥130mmHg 或舒张压≥90mmHg

7. 出现下列哪项可以诊断重度子痫前期

A. 收缩压≥160mmHg
B. 舒张压≥90mmHg
C. 尿蛋白≥3.0g/24h
D. 随机尿蛋白(+)
E. 血小板正常

8. 发生子痫时下列哪项是典型的症状

A. 面部皮肤发绀
B. 浅昏迷
C. 全身肌肉僵硬
D. 全身高张阵挛惊厥
E. 持续 5min 左右

9. 妊娠高血压的常规检查不包括

A. 血、尿常规检查
B. 肝、肾功能检查
C. 胎心监护
D. 心电图
E. 磁共振

10. **对患妊娠高血压综合征孕妇，无并发脏器功能损伤，进行降压治疗时的目标血压是**
A. 收缩压应控制在 110~130mmHg，舒张压应控制在 60~90mmHg
B. 收缩压应控制在 120~130mmHg，舒张压应控制在 80~90mmHg
C. 收缩压应控制在 120~140mmHg，舒张压应控制在 80~90mmHg
D. 收缩压应控制在 130~140mmHg，舒张压应控制在 80~105mmHg
E. 收缩压应控制在 130~155mmHg，舒张压应控制在 80~105mmHg

11. **对患妊娠高血压综合征孕妇，并发脏器功能损伤，进行降压治疗时的目标血压是**
A. 收缩压应控制在 130~150mmHg，舒张压应控制在 80~105mmHg
B. 收缩压应控制在 130~135mmHg，舒张压应控制在 80~105mmHg
C. 收缩压应控制在 130~139mmHg，舒张压应控制在 80~89mmHg
D. 收缩压应控制在 130~140mmHg，舒张压应控制在 80~89mmHg
E. 收缩压应控制在 130~139mmHg，舒张压应控制在 80~90mmHg

12. **空腹血糖值达到下列哪项标准，可以诊断糖尿病合并妊娠**
A. ≥5.6mmol/L　B. ≥6.0mmol/L　C. ≥6.5mmol/L
D. ≥7.0mmol/L　E. ≥7.6mmol/L

13. **下列哪项是发生巨大胎儿的高危因素**
A. 胎盘功能正常　B. 羊水过多　C. 妊娠合并糖尿病
D. 妊娠高血压综合征　E. 妊娠合并甲状腺疾病

14. **下列哪项是前置胎盘的高危因素**
A. 多次流产和刮宫　B. 孕妇肥胖　C. 羊水过多
D. 羊水过少　E. 巨大儿

15. **下列哪项<u>不是</u>前置胎盘出血的特点**
A. 无诱因　B. 无痛性　C. 反复出血
D. 发生在妊娠晚期　E. 有强烈的腹痛

16. **发生前置胎盘出血时，符合腹部检查特征的是**
A. 子宫硬　B. 有压痛
C. 子宫大小与妊娠周数相符　D. 胎位多正常
E. 胎先露正常入盆

17. **前置胎盘对母婴的影响<u>不包括</u>**
A. 产时、产后出血　B. 出血比较容易控制　C. 胎盘植入
D. 产褥感染　E. 围产儿预后不良

18. **下列哪项是前置胎盘对围产儿的影响**
A. 胎儿生长发育受限　B. 易发生巨大儿　C. 易发生低出生体重儿
D. 一般无需提前终止妊娠　E. 早产率增加

19. **下列哪项<u>不是</u>前置胎盘的处理原则**
A. 抑制宫缩　B. 及时止血　C. 预防感染　D. 绝对卧床　E. 纠正贫血

20. **前置胎盘剖宫产的指征包括**
A. 完全性前置胎盘　B. 阴道少量出血　C. 胎位正常
D. 先露入盆　E. 妊娠达 32 周

21. **下列哪种前置胎盘适合阴道分娩**

A. 完全性前置胎盘　B. 部分性前置胎盘　C. 边缘性前置胎盘

D. 植入性胎盘　E. 凶险性前置胎盘

22. **关于前置胎盘的预防措施，下列哪项描述不确切**

A. 采取有效的避孕措施　B. 减少子宫内膜损伤　C. 减少子宫内膜炎

D. 避免多次刮宫　E. 加强营养

23. **胎盘早剥的典型症状包括**

A. 突发持续性腹痛　B. 腹部无压痛　C. 无阴道流血

D. 多发生在妊娠早期　E. 无诱因

24. **胎盘早剥的治疗原则不包括**

A. 早识别　B. 早处理　C. 纠正休克

D. 36 周后剖宫产　E. 终止妊娠

25. **下列哪项不是胎盘早剥的并发症**

A. 胎死宫内　B. 弥散性血管内凝血　C. 产后出血

D. 急性心衰　E. 羊水栓塞

26. **下列哪项不是预防胎膜早破的措施**

A. 治疗下生殖道感染　B. 妊娠后期减少活动，卧床休息

C. 孕期做好个人卫生　D. 注意营养均衡

E. 治疗宫颈内口松弛

27. **B 型超声检查，羊水最大暗区垂直深度（AFV）是多少可以诊断羊水过多**

A. ≥2cm　B. ≥4cm　C. ≥6cm　D. ≥8cm　E. ≥10cm

28. **行 B 型超声检查，有关羊水最大暗区垂直深度，下列哪项数值可以诊断重度羊水过多**

A. >9cm　B. >11cm　C. >13cm　D. >15cm　E. >17cm

29. **有关羊水指数，下列哪项数值可以诊断羊水过多**

A. ≥8cm　B. ≥10cm　C. ≥15cm　D. ≥20cm　E. ≥25cm

30. **行 B 型超声检查，有关羊水最大暗区垂直深度，下列哪项数值可以诊断羊水过少**

A. ≤1cm　B. ≤1.5cm　C. ≤2cm　D. ≤2.5cm　E. ≤5cm

31. **有关羊水指数，下列哪项数值可以诊断羊水过少**

A. ≤1cm　B. ≤2cm　C. ≤3cm　D. ≤4cm　E. ≤5cm

32. **正常脐带长度为**

A. 30~50cm　B. 40~70cm　C. 50~90cm　D. 30~100cm　E. 50~100cm

33. **正常脐带血管的数量是**

A. 一条脐动脉，一条脐静脉　B. 一条脐动脉，二条脐静脉

C. 二条脐动脉，一条脐静脉　D. 二条脐动脉，二条脐静脉

E. 三条均为脐静脉

34. **首次产前检查的建议在什么时间**

A. 6 周　B. 6~8 周　C. 6~10 周　D. 6~12 周　E. $6\sim13^{+6}$ 周

35. **有关产前检查项目的适宜孕周，下列哪项描述正确**

A. 6 周 ~12^{+6} 周首次产检　B. 12 周 ~19^{+6} 周羊膜腔穿刺

C. 20 周 ~24^{+6} 周胎儿系统 B 型超声筛查
D. 22 周 ~27^{+6} 周宫颈评分
E. 23 周 ~34^{+6} 周评估分娩方式

36. 有关推测预产期，下列哪项描述不正确

A. 按末次月经第 1d 算起，月份减 3 或加 9，日数加 7
B. 根据早孕反应出现的时间
C. 子宫底高度
D. B 型超声检查的胎囊大小
E. 颈后透明带数值

37. 四步触诊的最后一步检查内容是

A. 估计胎儿大小
B. 胎儿大小与孕周是否相符
C. 确定胎产式
D. 核对胎先露部的诊断是否正确及是否入盆
E. 胎先露是否入盆

38. 胎先露为枕先露时，在腹部的什么位置听诊胎心较清楚

A. 在肚脐左（右）上方
B. 在肚脐左（右）下方
C. 靠近脐部下方
D. 在肚脐周围
E. 在下腹部靠近耻骨联合处

39. 有关骨盆径线，哪个是各骨盆平面最小的径线

A. 对角径
B. 出口前后径
C. 坐骨结节间径
D. 坐骨棘间径
E. 真结合径

40. 下列有关产力的描述不正确的是

A. 子宫收缩力是临产后的主要产力
B. 腹压也是第二产程胎儿娩出的辅助力量
C. 肛提肌收缩力是协助胎儿内旋转的力量
D. 肛提肌收缩力是协助胎儿娩出的力量
E. 肛提肌收缩力是协助胎儿仰伸的力量

41. 下列有关产力的描述不正确的是

A. 子宫收缩力
B. 腹壁肌收缩力
C. 膈肌收缩力
D. 盆底肌收缩力
E. 肛提肌收缩力

42. 下列有关影响分娩因素的描述不正确的是

A. 产力情况
B. 产道情况
C. 产妇营养情况
D. 胎儿情况
E. 产妇精神心理

43. 下列有关正常子宫收缩的描述正确的是

A. 具有间歇性
B. 先兆临产时宫缩规律
C. 宫底和宫颈的收缩具有对称性
D. 子宫下段收缩力较强
E. 宫颈可以收缩

44. 下列有关胎头径线的描述不正确的是

A. 双顶径
B. 头径
C. 枕额径
D. 枕下前囟径
E. 枕颏径

45. 胎盘剥离征象不包括下列哪项

A. 宫体变硬呈球形宫底升高
B. 宫底升高脐下一指

C. 阴道口外露部分自行延长

D. 阴道少量流血

E. 在耻骨联合上方轻压，外露的脐带不回缩

46. 有关协助胎盘娩出，下列描述正确的是

A. 按揉子宫，帮助胎盘剥离

B. 下压宫底，帮助胎盘剥离

C. 牵拉脐带，帮助胎盘剥离

D. 出现胎盘剥离征象，及时娩出胎盘

E. 牵拉脐带，按压宫底相配合

47. 产后出血的高危因素包括

A. 高龄产妇

B. 产妇肥胖

C. 多胎妊娠

D. 初产妇

E. 总产程 10 个小时

48. 有关分娩机制，下列描述的顺序哪个是正确的

A. 下降、衔接、俯屈、内旋转、仰伸、复位及外旋转、胎肩及胎儿娩出

B. 衔接、下降、内旋转、俯屈、仰伸、复位及外旋转、胎肩及胎儿娩出

C. 衔接、下降、俯屈、内旋转、仰伸、复位及外旋转、胎肩及胎儿娩出

D. 衔接、下降、俯屈、内旋转、复位及外旋转、仰伸、胎肩及胎儿娩出

E. 衔接、下降、俯屈、仰伸内旋转、复位及外旋转、胎肩及胎儿娩出

49. 臀先露的先露指示点，下列哪项是正确的

A. 膝关节

B. 足

C. 臀

D. 骶骨

E. 尾骨

50. 下列估测产后出血量的方法<u>不可靠</u>的是

A. 称重法

B. 面积法

C. 容积法

D. 目测法

E. 休克指数法

51. 当失血量达全身血容量的 10%~30% 时，休克指数是

A. 0.5

B. 0.5~1.0

C. 1.0

D. 1.5~2.0

E. 2.0~2.5

52. 休克指数为 1 时，患者处于什么状态

A. 正常

B. 轻度休克

C. 中度休克

D. 重度休克

E. 昏迷

53. 下列哪项描述<u>不是</u>羊水栓塞引起的病理生理变化

A. 肺动脉高压

B. 过敏性休克

C. 急性心力衰竭

D. 弥散性血管内凝血

E. 急性肾衰竭

54. 有关子宫复旧，下列描述正确的是

A. 胎盘娩出后，子宫底在脐上一指

B. 胎盘娩出后，子宫底与脐平

C. 胎盘娩出后，子宫底在脐下一指水平

D. 胎盘娩出后，子宫底在脐下二指水平

E. 胎盘娩出后，子宫底在脐下三指水平

55. 下列属于产褥期正常现象的是

A. 子宫有压痛

B. 恶露有臭味

C. 产后 2 周仍是血性恶露

D. 产后 1 周内大量出汗

E. 产后 1 周后仍有宫缩痛

（二）A2 型题

1. 孕妇主诉阴道有大量液体流出，护士立刻让孕妇平卧，听胎心，胎心率 80 次 /min，持续不缓解，孕妇最有可能发生了什么情况

A. 胎盘早剥

B. 胎盘前置

C. 脐带绕颈

D. 脐带脱垂

E. 脐带断裂

2. 孕妇夜间来急诊就诊，主诉宫缩已经持续3d，医生为孕妇做了阴道检查，宫口未开、宫颈未消，给予镇静药让产妇休息，4h后宫缩消失，可以判断孕妇是

A. 先兆临产　B. 已临产　C. 进入产程
D. 假临产　E. 产妇主诉不真实

3. 孕妇主诉宫缩规律5h，来急诊就诊，医生为孕妇做了阴道检查，宫口已开大6cm，此时孕妇已经进入产程的哪个阶段

A. 潜伏期　B. 活跃期　C. 减速期　D. 加速期　E. 停滞期

4. 某孕妇已经临产，在产程的活跃期，宫口开大8cm，胎儿枕骨位于骨盆的右前方，这时胎儿的枕位应该是

A. 右枕前　B. 左枕前　C. 正枕前　D. 右枕后　E. 左枕后

5. 孕妇主诉到商场购物，手提重物，回家途中手提物品多次撞击腹部，但当时没有不适感觉，回家1h后，感觉腹部逐渐疼痛并加重，阴道有少量流血。目前孕38周，孕妇可能出现了什么情况

A. 先兆临产　B. 临产　C. 胎盘前置　D. 胎盘早剥　E. 边缘胎盘

6. 产妇分娩时因胎儿宫内窘迫，行紧急产钳助产分娩，分娩第3d突然高热、寒战，检查产妇乳房不涨，宫底高度与脐平，按压宫底有压痛，此时按压宫底阴道出血约200ml，产妇最有可能发生了

A. 产妇"下奶"　B. 产妇中暑　C. 产褥感染　D. 产妇盆腔炎　E. 产妇恶露异常

7. 胎儿臀位，体重预估3 000g，产妇已经临产，愿意采取阴道分娩的方式，目前已经进入产程8h。医生为产妇做阴道检查，确定先露是臀部，骶骨位于骨盆的左前方，此时臀位的分类是

A. 单臀先露　B. 足先露　C. 完全臀先露
D. 不完全臀先露　E. 膝先露

8. 孕妇妊娠32周，护士教给孕妇计数胎动方法，孕妇自己在家按照要求数胎动，2h为4次胎动，又计数2h，仍是4次胎动，这时提示

A. 胎动计数正常　B. 胎动计数偏多　C. 不能说明胎儿宫内情况
D. 胎儿宫内情况正常　E. 胎儿可能宫内缺氧

9. 产妇临产10h，阴道检查胎儿枕先露，宫口开大8cm，胎头下降程度在棘下2cm。骨盆底面观大囟门在7点，小囟门在1点。胎儿枕位是

A. 胎儿左枕前　B. 胎儿枕横　C. 胎儿右枕前
D. 胎儿左枕后　E. 胎儿枕右后

10. 孕妇妊娠32周，有先天性心脏病，近几日散步后感觉心悸，轻度气短，立刻回家卧床休息，休息后症状缓解，按照孕妇情况其心功能分级为

A. 正常　B. Ⅰ级　C. Ⅱ级　D. Ⅲ级　E. Ⅳ级

（三）A3/A4型题

（1~3题共用题干）

孕妇妊娠39周，外出散步的时候感觉阴道有液体流出，之后出现有规律的腹部阵痛，4h后来医院急诊就诊。

1. 急诊分诊护士首先应明确的是

A. 胎膜早破　B. 急腹症　C. 假临产　D. 临产　E. 消化道疾病

2. 急诊护士对孕妇最恰当的处理是

A. 让孕妇坐下　B. 让孕妇保持她喜欢的体位

C. 让孕妇躺下　　D. 让孕妇活动，加快产程进展
E. 给产妇先测生命体征

3. 急诊医生为产妇做阴道检查，看到孕妇阴道有液体流出，这时应该做的是
A. 测量体温　　B. 听诊胎心音　　C. 测量血压
D. 问孕妇是否有不适主诉　　E. 给孕妇做会阴冲洗

（4~6 题共用题干）

孕妇为经产妇，孕 40 周。主诉傍晚开始腹痛，已经 2h 了，3 年前阴道分娩一女婴，3 500g，分娩顺利。来医院急诊就诊，目前感觉来宫缩时有大便感，自己述说感觉会阴部湿了，不知道是否破水了。

4. 接诊护士首先应判断孕妇最可能是
A. 消化道感染　　B. 先兆临产　　C. 即将分娩　　D. 急产　　E. 临产

5. 急诊护士首先应该做的是
A. 测量血压　　B. 阴道检查了解宫口开大情况
C. 抽血做血常规检查　　D. 嘱产妇留尿做尿常规检查
E. 给孕妇做会阴冲洗

6. 急诊护士同时还应做好的准备是
A. 测量生命体征　　B. 做会阴擦洗
C. 取阴道拭子检查是否破水　　D. 做好术前准备
E. 做好接产准备

（7~9 题共用题干）

产妇自然分娩后 3h，在母婴同室病房休养，主诉阴道出血多，出血已经浸透整个会阴垫，请同室产妇帮助呼叫医护人员查看。

7. 责任护士来到产妇床旁，首先应该做的是
A. 询问产妇为什么呼叫　　B. 测量生命体征　　C. 按摩子宫，观察宫缩情况
D. 给产妇更换会阴垫　　E. 呼叫医生处理

8. 产妇出血多，责任护士在医生到来之前应该做的是
A. 继续观察　　B. 联系产妇家属　　C. 更换会阴垫
D. 开放静脉通路　　E. 做剖腹探查术的术前准备

9. 应准备的药物是
A. 升压药　　B. 镇痛药　　C. 缩宫素　　D. 抗生素　　E. 维生素

（四）B 型题

（1~2 题共用备选答案）
A. 胎膜早破　　B. 胎盘早剥　　C. 边缘性前置胎盘
D. 妊娠期糖尿病　　E. 妊娠高血压综合征

1. 需要立即进行术前准备的是

2. 需要硫酸镁治疗的是

（3~4 题共用备选答案）
A. 胎心率 90 次 /min　　B. 胎心率 110 次 /min　　C. 胎心率 130 次 /min
D. 胎心率 150 次 /min　　E. 胎心率 170 次 /min

3. 胎心率过缓是

4. 胎心率过快是

【填空题】

1. 孕周从末次月经第（　　）d 开始计算，妊娠全过程约为（　　）d，即（　　）周。

2. 胎儿脐带中有（　　）条脐动脉，（　　）条脐静脉。

3. 妊娠晚期，胎儿肺参与羊水的生成，每日（　　）ml 液体，从肺泡分泌至羊膜腔。

4. 子宫在孕期的变化是：至妊娠足月时子宫容量约（　　）ml。

5. 妊娠期孕妇血容量于妊娠 6~8 周开始增加，至妊娠（　　）达高峰，增加（　　），平均约增加（　　）ml，维持此水平直至分娩，其中血浆平均增加（　　）ml，红细胞平均增加 450ml，血浆量的增加（　　）血细胞的增加，出现生理性血液稀释。

6. 妊娠早期（　　）是确定宫内妊娠的金指标。

7. 正常的胎姿势为胎头（　　），颏部（　　），脊柱略前弯，四肢屈曲交叉于胸腹前，其体积及体表面积均明显缩小，整个胎体成为头端小，臀端大的椭圆形。

8. 胎儿为纵产式时，胎先露有（　　）先露、（　　）先露，横产式时胎先露为（　　）先露。

9. 异位妊娠依受精卵在子宫体腔以外种植部位不同而分为（　　）妊娠、（　　）妊娠、（　　）妊娠、（　　）妊娠、（　　）妊娠。

10. 早产按照原因可分为 3 类：（　　）早产、（　　）早产、（　　）早产。

11. 镁离子中毒时停用硫酸镁并使用 10% 葡萄糖酸钙（　　）静脉缓慢推注（　　）min。

12. 糖尿病对胎儿的影响，可发生（　　）、（　　）、（　　）、（　　）、（　　）、（　　）。对新生儿的影响：新生儿可发生（　　）和（　　）。

13. OGTT 的方法：检查前（　　）d 晚餐后禁食至少（　　）h 至次日晨，OGTT 试验前连续（　　）d 正常体力活动、（　　）饮食，即每日进食碳水化合物不少于（　　）g，检查期间静坐、禁烟。检查时，（　　）min 内口服（　　）葡萄糖的液体（　　）ml，分别抽取（　　）、服糖后（　　）、（　　）的静脉血，测定血浆葡萄糖水平。

14. 分娩机制包括（　　）、（　　）、（　　）、（　　）、（　　）、复位及外旋转、胎肩及胎儿娩出。

15. 临产开始的标志为规律且（　　）的子宫收缩，同时伴随着进行性（　　）、（　　）和（　　）。

16. 总产程分为三个产程，第一产程又称为（　　）、第二产程又称为（　　）、第三产程又称为（　　）。

17. 产力包括（　　）收缩力、（　　）收缩力、（　　）收缩力。

18. 正常子宫收缩的特点：具有（　　）、（　　）、（　　）、（　　）。

19. 产道包括（　　）和（　　）。

20. 女性骨盆分为下列三个平面：（　　）平面、（　　）平面、（　　）平面。

21. 骨盆轴上段走向是（　　）、中段（　　）、下段（　　）。

22. 软产道由（　　）、（　　）、（　　）及（　　）软组织构成的弯曲通道。

23. 胎头径线主要包括（　　）、（　　）、（　　）、（　　）。

24. 胎儿为纵产式时，胎先露为（　　）先露和（　　）先露。

25. 妊娠早期孕妇出现尿频原因是（　　），妊娠晚期尿频原因是（　　）。

26. 妊娠期妇女体重的增加主要是（　　）、（　　）、增加的（　　）、（　　），以及母体脂肪和蛋白的贮藏。

27. 胎心音正常时为（　　）次 /min。

28. 通常妊娠（　　）周左右，孕妇可感觉到胎动。

29. 宫外孕的典型临床症状为（　　）、（　　）、（　　）。

30. 通过计数胎动来了解胎儿在宫内的情况，如果胎动明显减少，提示（　　）。

31. 妊娠期高血压是妊娠期首次出现收缩压≥（　　）mmHg 和 / 或舒张压≥（　　）mmHg，于产后 12 周内恢复正常，尿蛋白（-），产后方可诊断。

32. 轻度子痫前期是妊娠（　　）周后出现的收缩压≥（　　）mmHg 和 / 或舒张压≥（　　）mmHg，伴尿蛋白（　　），或随机尿蛋白（+）。

33. 重度子痫前期（　　）和（　　）持续升高，发生母体脏器功能不全或胎儿并发症。

34. 子痫前期治疗目的是（　　）、（　　）、确保母婴安全。

35. 子痫前期的治疗原则是（　　）、（　　）、（　　），有指征地（　　）、（　　），密切监测母胎情况，适时终止妊娠。

36. 子痫前期病情复杂，变化快，医护人员应经常询问患者有无（　　）、（　　）、（　　）、（　　）等自觉症状。

37. 子痫前期降压治疗的目的是（　　）、（　　）、（　　）等严重母胎并发症。

38. 子痫前期降压过程中力求下降平稳，不可波动太大。为保证子宫胎盘血流灌注，血压不可低于（　　）mmHg。

39. 硫酸镁是子痫治疗的一线药物，也是重度子痫前期（　　）的关键用药。

40. 妊娠期糖尿病主要的诊断方法是（　　）。

41. 妊娠期糖尿病的处理原则是（　　）、（　　）。

42. 妊娠合并糖尿病有两种情况，一种是（　　），另一种为妊娠前糖代谢正常，妊娠期才出现的糖尿病，称为（　　）。

43. 妊娠心脏病患者选择阴道分娩的条件为（　　）、（　　）、（　　）、（　　）者。

44. 母婴传播是乙型病毒性肝炎的重要传播途径，新生儿注射（　　）和（　　）是有效的阻断方法。

45. 妊娠期贫血是孕妇外周血红蛋白（　　）及血细胞比容（　　）。其中血红蛋白（　　）为重度贫血。

46. 妊娠期生理性贫血的原因是由于妊娠期血容量增加，且（　　）增加多于（　　）增加，血液呈稀释状态。妊娠期（　　）性贫血最常见。

47. 孕产妇缺铁性贫血的治疗原则是（　　）和（　　）。

48. 孕妇感染性传播疾病后，绝大部分病原体可通过（　　）、（　　）、（　　）或（　　）感染胚胎、胎儿或新生儿，导致（　　）、（　　）、（　　）、（　　）（　　）等，严重危害母婴健康。

49. 孕妇感染 HIV 可通过（　　）传染给胎儿，或分娩时（　　）感染，出生后可经（　　）感染新生儿。

50. 感染 HIV 高危人群包括（　　）、（　　）、有多个性伴侣、来自 HIV 高发区、患有多种性传播疾病、（　　）、（　　）。

51. 胎儿先天畸形发生原因主要包括（　　）、（　　）、（　　）、（　　）、（　　）等。

52. 我国出生缺陷发生顺序为（　　）、脑积水、（　　）、脑脊膜膨出、（　　）、（　　）、（　　）、腹裂、脑膨出。

53. 急性胎儿窘迫主要发生在分娩期，多因（ ）、（ ）、（ ）、（ ）及休克等引起。

54. 多胎妊娠易引起（ ）、（ ）、（ ）、（ ）及早产、产后出血、胎儿发育异常等并发症。

55. 胎盘早剥的典型症状为妊娠中期（ ），伴或不伴有（ ），严重时出现休克、（ ）。

56. 胎盘早剥的治疗原则为（ ）、（ ），及时（ ）及（ ）。

57. 胎盘早剥的主要病理改变是（ ）并形成（ ），使胎盘从附着处分离。

58. 胎盘早剥按照病理分为两种类型：（ ）、（ ）。

59. 根据胎盘早剥严重程度，将胎盘早剥分为（ ）。

60. 胎盘剥离Ⅰ度时，以（ ）为主，多见于分娩期，胎盘剥离面积（ ），常（ ）腹痛或腹痛（ ），贫血体征（ ）。

61. 胎盘剥离Ⅱ度时，为胎盘剥离面积（ ）左右，常有突然发生的（ ）腹痛、腰酸或腰背痛，疼痛程度与胎盘后积血多少成（ ）。

62. 胎盘剥离Ⅲ度时，为胎盘剥离面积超过胎盘面积（ ），临床表现比Ⅱ度加重。腹部检查可见子宫（ ），宫缩间歇时（ ），胎位（ ），胎心（ ）。

63. 胎盘早剥的并发症包括（ ）、（ ）、（ ）、（ ）、（ ）。

64. 胎膜早破的主要症状为（ ）。

65. 胎膜早破的处理根据（ ）及（ ）、有无感染征象等决定期待治疗或终止妊娠。

66. 导致胎膜早破常见因素包括（ ）、（ ）、（ ）、（ ）、（ ）等。

67. 羊水过多时，有时会采取放羊水技术来治疗羊水过多，放羊水的速度不宜（ ），每小时约（ ）ml，一次放羊水量不超过（ ）ml，并严格无菌操作，避免感染。

68. 羊水过少时行B型超声检查，妊娠晚期羊水最大暗区垂直深度（ ）为羊水过少，（ ）为严重羊水过少。羊水指数（ ）诊断羊水过少。

69. 脐带脱垂的病因包括（ ）、（ ）、（ ）、（ ）、脐带附着异常及低置胎盘。

70. 脐带帆状附着，是指脐带附着于（ ），脐带血管通过（ ）间进入胎盘者。

71. 胎头颅骨由两块（ ）、两块（ ）、两块（ ）、一块（ ）组成。

72. Apgar评分内容包括（ ）、（ ）、（ ）、（ ）、（ ）。

73. 产道包括（ ）和（ ）。

74. 会阴切开的指征包括（ ）、（ ）、（ ）或母婴有病理情况急需（ ）者。

75. 会阴切开术包括（ ）和（ ）。

76. 临床上子宫收缩异常分为（ ）、（ ）。

77. 因胎盘因素导致的产后出血原因为（ ）、（ ）、（ ）。

78. 子宫破裂发生的病因包括（ ）、（ ）、（ ）、（ ）等。

79. 从胎盘娩出至产妇全身各器官除乳腺外恢复至正常未孕状态所需的一段时期，称为产褥期，通常为（ ）周。

80. 子宫复旧主要表现为（ ）肌纤维缩复、（ ）再生、子宫血管变化及（ ）子宫颈复原等。

81. 正常恶露根据颜色、内容物及时间不同分为（ ）、（ ）、（ ）。

82. 产褥感染的三大主要症状为（ ）、（ ）、（ ）。

【名词解释】

1. 受精　2. 妊娠　3. 早孕反应　4. 胚胎
5. 胎儿　6. 胎儿附属物　7. 胎姿势　8. 胎产式
9. 胎先露　10. 胎方位　11. 胎心监护—无应激实验(NST)
12. 胎心监护—缩宫素激惹实验(OCT)　13. 流产　14. 先兆流产
15. 难免流产　16. 不全流产　17. 完全流产　18. 稽留流产
19. 复发性流产　20. 异位妊娠　21. 早产　22. 过期妊娠
23. 先兆临产　24. 分娩　25. 分娩机制　26. 骨盆轴
27. 产力　28. 总产程　29. 第一产程　30. 第二产程
31. 第三产程　32. 巨大儿　33. 肩难产　34. 脐带过长
35. 脐带过短　36. 多胎妊娠　37. 双卵双胎　38. 单卵双胎
39. 产褥期　40. 子宫复旧　41. 妊娠高血压综合征　42. 妊娠期糖尿病
43. 子痫　44. 妊娠剧吐　45. HELLP 综合征　46. 胎盘早剥
47. 前置胎盘　48. 凶险性前置胎盘　49. 死胎　50. 死产
51. 胎膜早破　52. 羊水过多　53. 羊水过少　54. 脐带先露
55. 脐带脱垂　56. 胎儿窘迫　57. 产后出血　58. 子宫破裂
59. 羊水栓塞　60. 完全性子宫破裂　61. 产褥感染　62. 晚期产后出血
63. 产褥期抑郁症

【案例分析题】

孕妇，妊娠 33 周。有高血压疾病史，一直在医院规律产检。今日感觉头痛，怀疑自己血压升高了，来产科门诊就诊。护士为其测量了血压，血压为 150/100mmHg，医生给开了医嘱：尿常规和尿蛋白测定检查。检查结果报告：尿蛋白(+)、尿蛋白 0.5g/24h。医生开医嘱孕妇住院治疗。

请问：

1. 该孕妇的诊断是什么？

2. 妊娠期患高血压的高危因素是什么？

3. 责任护士指导孕妇使用硫酸镁解痉时的注意事项有哪些？

参考答案

【选择题】

(一) A1 型题

1. D　2. E　3. E　4. C　5. C　6. B　7. A　8. D　9. E　10. E
11. C　12. D　13. C　14. A　15. E　16. C　17. B　18. E　19. D　20. A
21. C　22. E　23. A　24. D　25. D　26. B　27. D　28. D　29. E　30. C
31. E　32. D　33. C　34. E　35. C　36. E　37. D　38. B　39. C　40. B
41. D　42. C　43. A　44. B　45. B　46. D　47. C　48. C　49. D　50. D
51. C　52. B　53. C　54. C　55. D

(二) A2 型题

1. D　2. D　3. B　4. A　5. D　6. C　7. A　8. E　9. A　10. C

(三) A3/A4 型题

1. A　2. C　3. B　4. C　5. B　6. E　7. C　8. D　9. C

(四) B 型题

1. B　2. E　3. A　4. E

【填空题】

1. 1、280、40
2. 2、1
3. 350
4. 5 000
5. 32~34 周、40%~45%、1 450、1 000、多于
6. 超声检查
7. 俯屈、贴近胸壁
8. 头、臀、肩
9. 输卵管、卵巢、腹腔、阔韧带、宫颈
10. 胎膜完整、未足月胎膜早破、治疗性
11. 10ml、5~10
12. 巨大胎儿、胎儿生长受限、流产和早产、胎儿窘迫、胎死宫内、胎儿畸形、呼吸窘迫综合征、低血糖
13. 1、8、3、正常、150、5、75g、300、服糖前、1h、2h
14. 衔接、下降、俯屈、内旋转、仰伸
15. 逐渐增强、宫颈管消失、宫口扩张、胎先露部下降
16. 宫颈扩张期、胎儿娩出期、胎盘娩出期
17. 子宫、腹壁肌及膈肌、肛提肌
18. 节律性、对称性、极性、缩复作用
19. 软产道、骨产道
20. 骨盆入口、中骨盆、骨盆出口
21. 向下向后、向下、向下向前
22. 子宫下段、宫颈、阴道、骨盆底
23. 双顶径、枕额径、枕下前囟径、枕颏径
24. 头、臀
25. 增大子宫压迫膀胱、胎头入盆后压迫膀胱
26. 子宫及内容物、乳房、血容量、组织间液
27. 110~160
28. 20
29. 停经、腹痛、阴道流血
30. 胎儿宫内缺氧
31. 140、90

32. 20、140、90、≥0.3g/24h

33. 血压、尿蛋白

34. 控制病情、延长孕周

35. 降压、镇静、解痉、降压、利尿

36. 头痛、眼花、胸闷、上腹部疼痛

37. 预防子痫、心脑血管意外、胎盘早剥

38. 130/80

39. 预防子痫发作

40. 75g 葡萄糖耐量试验

41. 积极控制孕妇血糖、预防母婴合并症的发生

42. 孕前糖尿病的基础上合并妊娠、妊娠期糖尿病

43. 心脏病妊娠风险低且心功能Ⅰ级、胎儿不大、胎位正常、宫颈条件良好

44. 乙型肝炎高效价免疫球蛋白、接种乙型肝炎疫苗

45. <110g/L、<0.33、40~69g/L

46. 血浆、红细胞、缺铁

47. 补充铁剂、去除导致缺铁性贫血的原因

48. 胎盘、产道、产后哺乳、密切接触、流产、早产、胎儿生长受限、死胎、出生缺陷

49. 胎盘、经软产道、母乳喂养

50. 静脉毒瘾者、性伴侣已证实感染 HIV、使用过不规范的血液制品、HIV 抗体阳性者所生的子女

51. 遗传、环境、食品、药物、病毒感染

52. 无脑儿、开放性脊柱裂、腭裂、先天性心脏病、21- 三体综合征

53. 脐带异常、胎盘早剥、宫缩过强、产程延长

54. 妊娠高血压综合征、妊娠期肝内胆汁淤积症、贫血、胎膜早破

55. 腹痛、阴道流血、弥散性血管内凝血

56. 早期识别、积极处理休克、终止妊娠、防治并发症

57. 底蜕膜出血、血肿

58. 显性剥离、隐性剥离

59. 三度

60. 外出血、小、无、轻微、不明显

61. 1/3、持续性、正比

62. 1/2、硬如板状、不能松弛、触诊不清、异常或消失

63. 胎儿宫内死亡、弥散性血管内凝血、失血性休克、急性肾衰竭、羊水栓塞

64. 孕妇突感较多液体从阴道流出，且腹压增加时流液量增多

65. 孕周、母胎状况

66. 生殖道感染、羊膜腔压力升高、胎膜受力不均、创伤、营养因素

67. 过快、500、1 500

68. ≤2cm、≤1cm、≤5cm

69. 胎头未衔接、胎位异常、胎儿过小或羊水过多、脐带过长

70. 胎膜上、羊膜与绒毛膜

71. 顶骨、额骨、颞骨、枕骨

72. 心率、呼吸、肌张力、喉反射、皮肤颜色

73. 软产道、骨产道

74. 会阴过紧、胎儿过大、估计分娩时会阴撕裂难以避免、结束分娩

75. 会阴后 - 侧切开术、会阴正中切开术

76. 子宫收缩乏力、子宫收缩过强

77. 胎盘滞留、胎盘植入、胎盘部分残留

78. 瘢痕子宫、先露部下降受阻、子宫收缩药物使用不当、产科手术损伤

79. 6

80. 子宫体、子宫内膜、子宫颈

81. 血性恶露、浆液性恶露、白色恶露

82. 发热、疼痛、异常恶露

【名词解释】

1. **受精**：获能的精子与次级卵母细胞相遇于输卵管，结合形成受精卵的过程。

2. **妊娠**：是胚胎和胎儿在母体内发育成长的过程。

3. **早孕反应**：妇女在停经 6 周左右出现畏寒、头晕、流涎、乏力、嗜睡、缺乏食欲、喜食酸物、厌恶油腻、恶心、晨起呕吐等症状，称为早孕反应。

4. **胚胎**：妊娠 10 周（受精后 8 周）内的人胚称为胚胎。

5. **胎儿**：自妊娠 11 周（受精第 9 周）起称为胎儿。

6. **胎儿附属物**：包括胎盘、胎膜、脐带和羊水，它们对维持胎儿宫内生长起重要作用。

7. **胎姿势**：胎儿在子宫内的姿势称为胎姿势。

8. **胎产式**：胎体纵轴与母体纵轴的关系称为胎产式。

9. **胎先露**：最先进入骨盆入口的胎儿部分称为胎先露。

10. **胎方位**：胎儿先露部的指示点与母体骨盆的关系称为胎方位。

11. **胎心监护—无应激实验（NST）**：指在无宫缩、无外界负荷刺激下，对胎儿进行胎心率、宫缩图的观察和记录，以了解胎儿储备能力。

12. **胎心监护—缩宫素激惹实验（OCT）**：又称为宫缩应激试验，其原理是诱发宫缩，并用胎儿监护仪记录胎心率变化，了解胎盘在宫缩时一过性缺氧的负荷变化，测定胎儿储备能力。

13. **流产**：妊娠不足 28 周，胎儿体重不足 1 000g 而终止者，称为流产。发生在 12 周前者，称为早期流产，发生在 12 周或之后的称为晚期流产。

14. **先兆流产**：指妊娠 28 周前先出现少量阴道流血，常为暗红色或血性白带，无妊娠物排出，随后出现阵发性下腹痛或腰背痛。

15. **难免流产**：指流产不可避免。在先兆流产的基础上，阴道流血量增多，阵发性下腹痛加剧或出现阴道流液。

16. **不全流产**：难免流产继续发展，部分妊娠物排出宫腔，还有部分残留于宫腔内或嵌顿于宫颈口处，或胎儿排出后胎盘滞留宫腔或嵌顿于宫颈口，影响子宫收缩，导致出血，甚至休克。

17. **完全流产**：指妊娠物已全部排出，阴道流血逐渐停止，腹痛逐渐消失，妇科检查宫颈口已关闭，子宫接近正常大小。

18. **稽留流产**：又称为过期流产。指胚胎或胎儿已经死亡滞留宫腔内未能及时自然排出者。

19. **复发性流产**：指与同一性伴侣连续发生 3 次及 3 次以上的自然流产。

20. **异位妊娠**：受精卵在子宫体腔以外着床称为异位妊娠（又称为宫外孕）。

21. **早产**：指妊娠满 28 周但不足 37 周分娩者，称为早产。

22. **过期妊娠**：平时月经周期规律，妊娠达到或超过 42 周（≥294 日）尚未分娩者，称为过期妊娠。

23. **先兆临产**：分娩发动前出现预示不久将临产的症状，如不规律宫缩，胎儿下降感以及阴道少量淡血性分泌物，称为先兆临产。

24. **分娩**：妊娠满 28 周（196 日）及以上，胎儿及其附属物自临产开始到全部由母体娩出的全过程，称为分娩。

25. **分娩机制**：指胎儿先露部在通过产道时，为适应随骨盆各平面的不同形态，被动进行的一系列适应性转动，以其最小径线通过产道的全过程。

26. **骨盆轴**：连接骨盆各假想平面中点的曲线。

27. **产力**：将胎儿及其附属物从子宫腔内逼出的力量称为产力。

28. **总产程**：指分娩全过程，指从开始出现规律宫缩直到胎儿胎盘娩出的全过程。

29. **第一产程**：又称为宫颈扩张期。指规律宫缩开始直至宫颈口完全扩张即开全（10cm）为止。

30. **第二产程**：又称为胎儿娩出期。从宫口开全到胎儿娩出的全过程。

31. **第三产程**：又称为胎盘娩出期。从胎儿娩出到胎盘胎膜娩出，即胎盘剥离和娩出的全过程。

32. **巨大儿**：指任何孕周胎儿体重达到或超过 4 000g

33. **肩难产**：胎头娩出后，胎儿前肩被嵌顿在耻骨联合上方，用常规助产方法不能娩出胎儿双肩，称为肩难产。

34. **脐带过长**：脐带长度超过 100cm。

35. **脐带过短**：脐带长度短于 30cm。

36. **多胎妊娠**：一次妊娠宫腔内同时有两个或两个以上胎儿时称为多胎妊娠。

37. **双卵双胎**：是两个卵子分别受精形成的双胎妊娠。

38. **单卵双胎**：由一个受精卵分裂形成的双胎妊娠，称为单卵双胎。

39. **产褥期**：从胎盘娩出至产妇全身各器官除乳腺外恢复至正常未孕状态所需的一段时期，称为产褥期，通常为 6 周。

40. **子宫复旧**：在胎盘娩出后子宫逐渐恢复至未孕状态的全过程，称为子宫复旧。

41. **妊娠高血压综合征**：是妊娠与血压升高并存的一组疾病，包括妊娠期高血压、子痫前期、子痫，以及慢性高血压病并发子痫前期和妊娠合并慢性高血压。

42. **妊娠期糖尿病**：妊娠期糖尿病有两种情况，一种为孕前糖尿病的基础上合并妊娠，称为糖尿病合并妊娠；另一种为妊娠前糖代谢正常，妊娠期才出现的糖尿病，成为妊娠期糖尿病。

43. **子痫**：在子痫前期的基础上发生不能用其他原因解释的抽搐。

44. **妊娠剧吐**：孕妇在妊娠早期出现严重持续的恶心、呕吐，并引起脱水或酮症酸中毒，需要住院治疗者，称为妊娠剧吐。

45. **HELLP 综合征**：以溶血、肝酶升高及血小板减少为特点，是子痫前期的严重并发症常危及母婴生命。

46. **胎盘早剥**：妊娠 20 周后，正常位置的胎盘在胎儿娩出前，部分或全部从子宫壁剥离，称为胎盘早剥。

47. 前置胎盘：正常妊娠时胎盘附着于子宫体部的前壁或后壁或者侧壁，妊娠 28 周后，若胎盘附着于子宫下段、下缘达到或覆盖宫颈内口，位置低于胎先露部，称为前置胎盘。

48. 凶险性前置胎盘：既往有剖宫产史或子宫肌瘤剔除术史，此次妊娠为前置胎盘，胎盘附着于原手术瘢痕部位者，发生胎盘植入的风险增加。

49. 死胎：妊娠 20 周以后胎儿在子宫内死亡称为死胎。

50. 死产：胎儿在分娩过程中死亡，称为死产。

51. 胎膜早破：临产前发生胎膜自然破裂称为胎膜早破。

52. 羊水过多：妊娠期间羊水量超过 2 000ml，称为羊水过多。

53. 羊水过少：妊娠晚期羊水量少于 300ml，称为羊水过少。

54. 脐带先露：胎膜未破时脐带位于胎先露前方或一侧，称为脐带先露或隐性脐带脱垂。

55. 脐带脱垂：胎膜破裂时脐带脱出于子宫颈口外，降至阴道内甚至露于外阴部，称为脐带脱垂。

56. 胎儿窘迫：指胎儿在子宫内因急性或慢性缺氧危及其健康和生命的综合症状。

57. 产后出血：指胎儿娩出后 24h 内阴道分娩者出血量≥500ml，剖宫产者≥1 000ml，是分娩期的严重并发症，是我国孕产妇死亡的首要因素。

58. 子宫破裂：指在妊娠晚期或分娩期子宫体或子宫下段发生破裂，是直接危及产妇及胎儿生命的严重并发症。

59. 羊水栓塞：指由于羊水突然进入母体血液循环，引起肺动脉高压、低氧血症、循环衰竭、弥散性血管内凝血，以及多器官功能衰竭等一系列病理生理变化的过程。

60. 完全性子宫破裂：子宫肌壁全层破裂，宫腔与腹腔相通，称为完全性子宫破裂。

61. 产褥感染：指分娩及产褥期生殖道受病原体侵袭，引起局部或全身感染。

62. 晚期产后出血：分娩 24h 后，在产褥期内发生的子宫大量出血，统称为晚期产后出血。

63. 产褥期抑郁症：指产妇在产褥期精神障碍的一种最常见的类型，主要表现为产褥期持续和严重的情绪低落以及一系列症候，如动力减低、失眠、悲观等，甚至影响对新生儿的照料能力。

【案例分析题】

1. 该孕妇的诊断是什么？

妊娠高血压综合征—子痫前期。

2. 妊娠期患高血压的高危因素是什么？

孕妇年龄≥40 岁；有子痫前期病史；抗磷脂抗体阳性；高血压；慢性肾小球肾炎；首次怀孕；妊娠间隔≥10 年以及孕早期收缩压≥130mmHg 或舒张压≥80mmHg 等。

3. 责任护士指导孕妇使用硫酸镁解痉时的注意事项有哪些？

硫酸镁是子痫前期预防子痫发作的药物。硫酸镁的治疗剂量与中毒剂量接近，因此要预防硫酸镁的中毒。在静脉给药时，告知患者不要随意调节输液滴速；卧位输液时，如改变体位应注意滴速是否有改变。

（姜　梅）

第十章 儿科护理学

第一节 儿科

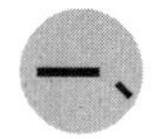

一、基本理论与知识要点

1. 根据解剖及生理特点，儿童生长发育共分为几期？

从受精卵到生长发育停止，可分为胎儿期、新生儿期、婴儿期、幼儿期、学龄前期、学龄期及青春期七个时期。

（1）胎儿期：自受精卵形成，至胎儿娩出前这一时期，约 40 周。

（2）新生儿期：自胎儿娩出脐带结扎开始，至生后 28d 内。

（3）婴儿期：出生至 1 周岁。

（4）幼儿期：满 1 周岁至 3 周岁。

（5）学龄前期：3 周岁至 6~7 岁入小学前。

（6）学龄期：自入小学始（6~7 岁）至青春期前（12 岁左右），相当于小学学习阶段。

（7）青春期：是儿童到成人的过渡期，女童从 11~12 岁开始至 17~18 岁，男童从 13~14 岁开始至 18~20 岁。

2. 儿童生长发育的特点及其规律有哪些？

儿童的生长发育是一个动态的过程，整个发育过程有自身的规律和特点。

（1）生长发育具有连续性和阶段性：生长发育是一个连续的过程，不同年龄段有不同生长速度。婴儿期和青春期是生长的高峰，整个生长曲线呈波浪式。

（2）各器官系统发育不平衡：神经系统发育较早，生殖系统发育较晚。淋巴系统出生后生长迅速，青春期达高峰，以后逐渐下降。呼吸、循环、消化、泌尿系统和肌肉的发育与体格生长平行。

（3）生长发育存在个体差异：生长发育虽有一定规律，但在一定范围内受遗传、环境因素的影响。

（4）生长发育的基本规律：一般遵循由上到下、由近及远、由粗到细、由低级到高级、由简单到复杂的规律发展。

3. 儿童体格发育常用的测量指标有哪些？

（1）体重：反映儿童生长与近期营养状况的常用指标。记录以千克（kg）为单位，保留小数点后两位。

估算体重的计算公式：

3~12 个月：体重（kg）=[年龄（月）+9]/2

1~6 岁：体重（kg）= 年龄（岁）× 2+8

7~12 岁：体重（kg）=[年龄（岁）× 7−5]/2

（2）身长（高）：是反映儿童远期营养状况和骨骼发育的重要指标。记录以厘米（cm）为单位，保留小数点后一位。3 岁以下采用卧式测量，称为身长，3 岁以上采用立式测量，称为身高。

2~12 岁身长（身高）的推算公式：身长（身高）= 年龄（岁）× 7+75（cm）。

（3）头围：反映儿童脑和颅骨的发育程度。记录以厘米（cm）为单位。

出生时平均为 34cm，1 岁时平均 46cm，2 岁时平均 48cm，5 岁时平均 50cm，15 岁时接近成人平均 54~58cm。

（4）胸围：反映儿童胸廓、胸背部肌肉、皮下脂肪及肺的发育程度。记录以厘米（cm）为单位。出生时胸围比头围小 1~2cm，1 岁时胸围 = 头围，1 岁以后胸围逐渐大于头围。

（5）上臂围：反映儿童上臂肌肉、骨骼、皮下脂肪和皮肤的发育情况。记录以厘米（cm）为单位。上臂围用来评估 5 岁以下儿童的营养状况：大于 13.5cm 为营养良好，12.5~13.5cm 为营养中等，小于 12.5cm 为营养不良。

4. 牙齿发育的一般规律有哪些？

（1）乳牙萌出时间 4~10 个月，13 月龄未萌出为萌牙延迟。

（2）乳牙 2~2 岁半左右出齐，最晚不超过 3 岁。

（3）牙齿的数量：乳牙 20 颗，恒牙 28~32 颗。

（4）6 岁左右开始替换乳牙，出第一颗恒牙。

（5）6~12 岁恒牙按乳牙长出的先后替换同位乳牙。

（6）12 岁左右出现第二恒磨牙，18 岁以后出现第三恒磨牙（智齿，但也有人终身不出此牙）。

（7）恒牙一般于 20~30 岁出齐。

5. 儿童神经心理发育包括哪几大方面？

（1）神经系统的发育：包括脑发育、神经反射和神经纤维髓鞘化。

（2）运动的发育：包括粗大运动发育和精细运动发育。

（3）语言的发育：包括语言的理解与表达。

（4）认知的发展：包括感知觉、注意、记忆、思维和想象的发展。

（5）个人与社会性的发展：包括情绪、情感、意志的形成、性格、气质、兴趣及社会交往能力等方面。

6. 儿童热量消耗包括哪几方面？

（1）基础代谢消耗。

（2）生长发育消耗。

（3）活动消耗。

（4）食物生成的热效应消耗。

（5）排泄物中能量消耗。

7. 儿童营养素都包括哪些？

（1）宏量营养素：包括蛋白质、脂类和碳水化合物。

（2）微量营养素：包括维生素和矿物质。

（3）其他膳食成分：包括膳食纤维和水。

8. 辅食添加的目的及其原则有哪些？

辅食添加的目的：

（1）补充母乳的营养不足，特别是维生素 B_1、维生素 C 和铁的不足。

（2）添加营养素以满足生长发育的需要。

（3）为断乳做准备。使婴儿饮食顺利从流质—半流质—半固体—固体食物，逐渐过渡到成人饮食。

（4）促进口腔运动和语言发展。

辅食添加的原则：

（1）从稀到稠、从细到粗、从少到多、少盐、少糖、少油。

（2）从一种到多种。婴儿熟悉一种新食物后，仍要坚持一段时间再添加另一种食物。

（3）在身体健康状态下添加。

9. 免疫方式及常用制剂类型有哪些？

（1）主动免疫制剂：具有抗原性，接种后刺激机体产生特异性的自动免疫力，包括灭活疫苗、减毒活疫苗、类毒素、亚单位疫苗、基因工程疫苗、多肽疫苗、DNA 疫苗等。

（2）被动免疫制剂：具有抗体属性，接种后刺激机体产生被动免疫力，包括免疫血清、丙种球蛋白、特异性免疫球蛋白等。

10. 常见的免疫接种反应有哪些？如何处理？

（1）一般反应：又分为局部反应和全身反应。局部反应表现为接种 24h 左右，局部发生红、肿、热、痛的现象，根据局部红肿面积大小判定反应的强弱；全身反应主要表现为发热、头痛、呕吐、腹痛、腹泻等症状。一般反应比较轻微、短暂，无需处理，可以对症治疗。

（2）异常反应：主要表现为晕厥和过敏性休克。

1）晕厥的处理：立即平卧，密切观察脉搏、呼吸和血压，可以服用温开水或糖水，一般可在短时期内恢复。

2）过敏性休克的处理：立即采用相关药物进行急救，如皮下注射 1∶10 000 的肾上腺素等。

11. 不同年龄段儿童心率、血压的特点是什么？

由于儿童新陈代谢旺盛和交感神经兴奋性较高，故心率较快。随着年龄增长心率逐渐减慢。一般体温每升高 1℃，心率增加 10~15 次 /min。若脉搏显著增快，并且在睡眠时也不减慢，应怀疑有器质性心脏病存在。

2 岁以后收缩压可按公式计算，收缩压（mmHg）= 年龄 ×2+80mmHg，舒张压为收缩压的 2/3。不同年龄正常儿童的心率、血压参考数值见表 1-10-1。

表 1-10-1 不同年龄正常儿童的心率、血压参考数值

年龄	心率 /（次·min^{-1}）	收缩压 /mmHg	舒张压 /mmHg
新生儿	120~140	60~70	40 左右
<1 岁	110~130	70~80	50 左右
2~3 岁	100~120	80~90	50 左右
4~7 岁	80~100	85~95	50~60
8~14 岁	80~100	90~130	60~90

12. 根据左右心腔或大血管间有无直接分流，先天性心脏病可分为几类？分别是什么？

（1）左向右分流型（潜伏青紫型）：在左右心之间或主动脉与肺动脉之间有异常通路，正常情况下，由于体循环压力高于肺循环，所以血流从左向右分流而不出现青紫。当屏气、剧烈哭闹或任何病理情况致肺动脉和右心室压力升高并超过左心压力时，则可使氧含量低的血液自

右向左分流而出现暂时性青紫，故此型又称为潜伏青紫型。常见的有室间隔缺损、房间隔缺损和动脉导管未闭。

(2) 右向左分流型(青紫型):为先天性心脏病中最严重的一组，由于畸形的存在，致右心压力升高并超过左心而血液从右向左分流；或大动脉起源异常时，导致大量回心静脉血进入体循环，引起全身持续性青紫。常见的有法洛四联症和大动脉错位等。

(3) 无分流型(无青紫型):在心脏左、右两侧或动、静脉之间没有异常分流或交通存在，故无青紫现象，只在发生心衰时才发生青紫，如主动脉缩窄和肺动脉狭窄等。

13. 法洛四联症的病理生理特点是什么?

法洛四联症由四种畸形组成:

(1) 肺动脉狭窄:以漏斗部狭窄多见。

(2) 室间隔缺损。

(3) 主动脉骑跨:主动脉骑跨于室间隔之上。

(4) 右心室肥大:为肺动脉狭窄后右心室负荷增加的结果。

患儿症状主要取决于肺动脉狭窄的程度和室间隔缺损的大小。

14. 法洛四联症临床表现是什么?

(1) 青紫:青紫常于唇、球结膜、口腔黏膜、耳垂、指(趾)等毛细血管丰富的部位明显。由于血氧含量下降致患儿活动耐力差，稍一活动，如吃奶、哭闹、走动等，即出现呼吸急促和青紫加重。

(2) 缺氧发作:2 岁以下患儿多有缺氧发作，常在晨起吃奶时或大便、哭闹后出现阵发性呼吸困难、烦躁、青紫加重，严重者可引起突然晕厥、抽搐或脑血管意外。每次发作可持续数分钟至数小时，常能自行缓解。年长儿常诉头晕、头痛。

(3) 蹲踞:是法洛四联症患儿活动后常见的症状。蹲踞时下肢屈曲受压，体循环阻力增加，使右向左分流减少，可使肺血流量增加，同时下肢屈曲，使静脉回心血量减少，减轻了右心室负荷，使右向左分流减少，从而缺氧症状暂时得以缓解。

(4) 杵状指(趾):由于患儿长期缺氧，致使指(趾)端毛细血管扩张增生，局部软组织和骨组织也增生肥大，随后指(趾)末端膨大如鼓槌状。

15. 儿童缺氧发作的临床治疗要点是什么?

(1) 轻者置患儿于膝胸位即可缓解。

(2) 及时吸氧并保持患儿安静。

(3) 皮下注射吗啡 0.1~0.2mg/kg，可抑制呼吸中枢和缓解呼吸急促。

(4) 静脉应用碳酸氢钠，纠正代谢性酸中毒。

(5) 重者可静脉缓慢注射 β 受体拮抗药，如普萘洛尔(心得安)，以减慢心率，缓解发作。口服普萘洛尔可预防缺氧再次发作。

16. 儿童病毒性心肌炎是如何分期的?

(1) 急性期:新发病，症状及检查阳性发现明显且多变，一般病程在半年以内。

(2) 迁延期:临床症状反复出现，客观检查指标迁延不愈，病程多在半年至 1 年。

(3) 慢性期:进行性心脏增大，反复心力衰竭或心律失常，病情时轻时重，病程在 1 年以上。

17. 儿童病毒性心肌炎的护理要点是什么?

(1) 卧床休息:急性期卧床休息，至体温稳定后 3~4 周，基本恢复正常时逐渐增加活动量。恢复期继续限制活动量，一般总休息时间不少于 6 个月。重症患儿心脏扩大者、有心力衰竭者，应延长卧床时间，待心衰控制、心脏情况好转后再逐渐开始活动。

（2）严密观察病情，及时发现和处理并发症。

（3）健康教育：介绍本病的治疗过程和预后，减少患儿和家长的焦虑、恐惧心理。强调休息对心肌恢复的重要性，并告知预防呼吸道感染和消化道感染的常识，疾病流行期间尽量避免去公共场所。嘱患儿出院后按时服药与定期复查。

18. 试述小儿呼吸系统的解剖生理特点。

呼吸系统以环状软骨下缘为界，分为上、下呼吸道。上呼吸道包括鼻、鼻旁窦、咽、咽管、会厌、喉；下呼吸道包括气管、支气管、毛细支气管、呼吸性细支气管至肺泡。

（1）上呼吸道

1）鼻和鼻旁窦：婴幼儿鼻腔短小、无鼻毛、后鼻道狭窄、黏膜柔嫩、血管丰富。鼻旁窦口相对较大，鼻旁窦黏膜与鼻腔黏膜相连。

2）鼻泪管和咽鼓管：婴幼儿鼻泪管较短，开口于眼内眦部，瓣膜发育不全。咽鼓管较宽、直、短，呈水平位。

3）咽部：咽部狭窄而垂直。

4）喉：喉部呈漏斗形，喉腔较窄，软骨柔软，声门裂相对狭窄，淋巴血管丰富，轻微炎症即可引起声音嘶哑和吸气性呼吸困难。

（2）下呼吸道

1）气管和支气管：管腔相对狭窄；软骨柔软，缺乏弹力组织，支撑作用薄弱；黏膜柔嫩，血管丰富，黏液腺分泌不足，气道较干燥，纤毛运动差，清除能力弱。右支气管粗短且走向垂直，异物易进入右侧支气管，引起肺不张或肺气肿。

2）肺：出生时肺泡较少，整个肺脏含血多而含气少，随年龄增长，肺泡数量逐渐增加，而肺泡体积也会增大。感染时易引起间质性炎症、肺不张及肺水肿。

3）胸廓和纵隔：呈桶状，肋骨呈水平位，膈肌位置较高；胸腔容积小而肺相对较大，呼吸肌发育差；小儿纵隔体积相对较大，周围组织松软、富有弹性。

19. 儿童毛细支气管炎的临床表现有何特点？

（1）轻症：初始症状可表现为流涕、咳嗽等上呼吸道感染表现；2~3d 后出现持续干咳和发作性呼气性呼吸困难、喘憋，咳嗽与喘憋同时发生；体温一般不超过 38.5℃，症状在 5~7d 消失。

（2）重症：呼吸困难发展较快，表现为呼吸浅快，常伴有呼气性喘鸣，明显鼻翼扇动及三凹征，脉快而细；重症患儿有明显梗阻性肺气肿，伴有二氧化碳潴留，出现呼吸性酸中毒，动脉血氧分压降低。肺部听诊可闻及广泛喘鸣音，重症呼吸音明显减低或完全消失。

（3）并发症：呼吸衰竭、脑水肿、心力衰竭，甚至出现呼吸暂停、窒息而导致死亡。

20. 小儿支原体肺炎的护理措施是什么？

（1）卧床休息，保持室内安静、温度适中、通风良好。

（2）注意均衡饮食，多食富含维生素、易消化的食物。

（3）观察痰液的性质及量，痰液黏稠不易排出时可遵医嘱雾化吸入稀释痰液，并配合拍背治疗。

（4）根据患儿呼吸困难、发绀程度或血气分析结果，选择合适的给氧方式。

（5）保持充足睡眠，适当增加体育锻炼，增加体质，提高免疫力。

（6）遵医嘱应用大环内酯类抗菌药物，用药过程中观察药物疗效及不良反应。若出现恶心、呕吐等胃肠道反应，应及时通知医生。

21. 小儿重症肺炎的临床特点是什么？

WHO 制订了适用于发展中国家的重症肺炎诊断标准：呼吸增快，并出现胸壁吸气性凹陷或肺部闻及喘鸣，应考虑为重症肺炎。重症肺炎可伴有多系统功能受损症状，如呕吐、腹泻、腹痛、腹胀等消化道症状；脉搏加速、心音低钝、肝脏迅速增大、水肿、尿少等循环系统症状；惊厥、嗜睡、昏迷等神经系统症状。有些患儿可出现水电解质紊乱和酸碱平衡失调，如低钠血症、酸中毒等。少数患儿还可并发弥散性血管内凝血、胃肠出血、噬血细胞综合征等，甚至发展成呼吸衰竭而危及生命。

22. 试述小儿喉炎的临床表现和护理措施。

喉炎为喉部黏膜的弥漫性炎症，多继发于上呼吸道感染，可有不同程度的发热，夜间突发声音嘶哑，犬吠样咳嗽和吸气性喉鸣伴呼吸困难等表现。小儿喉炎护理措施主要包含以下几点：

（1）病情观察：评估声音嘶哑情况，注意有无吸气性呼吸困难、三凹征等表现，监测生命体征，体温高热者及时降温，呼吸困难者给予氧气吸入。同时，备好气管切开抢救包，做好抢救准备。

（2）急性感染期：卧床休息，避免哭闹或剧烈活动，以减少体力消耗，减轻呼吸困难。

（3）恢复期：加强身体锻炼，增强体质；流感期间减少外出，预防感染。

（4）用药护理：遵医嘱尽早使用足量抗生素控制感染，使用肾上腺皮质激素抗炎及抑制变态反应。当患儿烦躁不安时，应遵医嘱使用镇静药。氯丙嗪及吗啡具有抑制呼吸作用，应慎用。

（5）饮食护理：宜进食清淡易消化流质、半流质饮食或软食，避免进食过热、过冷、粗硬或辛辣刺激食物。多饮水，保持口腔清洁。

23. 儿童营养不良如何分类？

通常根据体格测量指标如年龄别体重、年龄别身高和身高别体重对儿童营养不良进行判断，多采用中位数、百分位数法。中位数百分比 = 实际值 / 中位数值 ×100%。儿童营养不良分类情况见表 1-10-2。

表 1-10-2　儿童营养不良分类情况

分级	年龄别体重	年龄别身高	身高别体重
正常	90%~110%	>95%	>90%
轻度营养不良	75%~89%	90%~94%	80%~90%
中度营养不良	60%~74%	85%~89%	70%~79%
重度营养不良	<60%	<85%	<70%

24. 试述儿童腹泻的分类。

（1）按照病因可分为感染性和非感染性，感染性包括霍乱、痢疾及其他感染性腹泻；非感染性包括食饵性（饮食性）腹泻、症状性腹泻、过敏性腹泻以及其他腹泻。

（2）按照病程可分为急性腹泻（病程在 2 周以内的腹泻），迁延性腹泻（病程在 2 周 ~2 个月的腹泻），慢性腹泻（病程超过 2 个月的腹泻）。

（3）按照病情严重程度可分为轻型腹泻、中型腹泻、重型腹泻。

25. 婴幼儿腹泻的护理要点有哪些?

(1) 一般护理:观察并记录每日大便的性状及量,必要时留取标本送检,观察生命体征的变化及有无脱水征,观察体重的变化,观察有无水、电解质、酸碱平衡失调的症状。

(2) 饮食护理:腹泻患儿存在消化功能紊乱,应根据病情合理安排饮食,达到减轻胃肠道负担,恢复消化功能目的。母乳喂养者应继续母乳喂养,人工喂养患儿应调整饮食;双糖酶缺乏者,不宜用蔗糖,可选用免乳糖配方奶粉。年长患儿腹泻次数减少后,给予流质或半流质饮食如粥、面条,少量多餐,随着病情稳定和好转,逐步过渡到正常饮食。

(3) 对症护理

1) 低钾血症:观察患儿的精神意识情况,观察心电图有无 ST 段压低、T 波平坦或者倒置等低钾血症的表现,观察出入量的情况。补钾时遵循不宜过多、不宜过快、不宜过浓、不宜过早的补钾原则。补钾药物口服时,要在餐后服用,避免对胃黏膜的刺激。

2) 肛周皮肤:选用柔软布类尿布,勤更换,每次便后用温水清洗臀部并拭干,局部皮肤发红可涂护臀霜。

(4) 用药护理

1) 微生物制剂:服用时与抗生素至少间隔 2h,用 40℃以下的温水服用并与热饮食间隔 30min,不能与奶或食物同服。

2) 静脉补液:根据患儿脱水程度、性质和其他具体情况决定补液的成分、容量和输注时间。建立静脉通路(必要时使用中心静脉通路),保证液体按计划输入,特别是重度脱水者,必须尽快补充血容量。按照先盐后糖、先浓后淡、先快后慢、见尿补钾原则。

26. 急性坏死性小肠炎的临床表现是什么?

以腹痛、腹胀、腹泻以及血便为主要表现。多数患儿的腹痛为突然发作,呈持续性或阵发性加剧,多在脐周,约 80% 的患儿出现腹泻、便血,通常腹泻先于便血,血便有特殊腥臭味,大多数患儿病后有发热。

27. 急性坏死性小肠炎的护理要点是什么?

(1) 一般护理:观察、记录大便的次数、性质、颜色及量,及时留取标本送检。每次便后用温水洗净并涂护臀膏等。

(2) 饮食护理:立即禁食,一般 7~14d,至腹胀消失、大便隐血转阴、临床症状好转后试行喂食。先从流食开始,由少量稀释奶逐渐过渡到正常饮食。

(3) 症状护理

1) 腹胀、腹痛:腹胀明显者立即行胃肠减压并做好护理,观察腹胀消退情况及引流物的颜色、性质、量,做好口腔护理。当发现有肠梗阻、肠穿孔、肠出血等,要立即通知医生。

2) 呕吐:给予患儿右侧卧位或将头偏向一侧,及时清除呕吐物,保持床单位清洁,记录呕吐物的颜色、性质、量。

3) 发热:监测体温,体温过高者给予相应的降温措施。

(4) 用药护理:禁食期间由静脉补充营养液,建立良好的静脉通路,合理安排药物速度,以保证液体、营养的需要,维持水电解质平衡。

28. 简述儿童不同程度脱水的临床表现?

儿童不同程度脱水的临床表现,见表 1-10-3。

表 1-10-3　儿童不同程度脱水的临床表现

项目	轻度	中度	重度
失水占体重百分比	3%~5%	5%~10%	>10%
累积损失量	30~50ml/kg	50~100ml/kg	100~120ml/kg
精神状态	稍差、略烦躁	烦躁或萎靡	昏睡甚至昏迷
皮肤弹性	稍差	差	极差
口腔黏膜	稍干燥	干燥	极干燥
眼窝及前囟	稍凹陷	明显凹陷	深凹陷，眼睑不能闭合
眼泪	有	少	无
尿量	稍减少	明显减少	极少或无尿
酸中毒及休克征	无	不明显	明显

29. 如何为腹泻患儿服用口服补液盐？

（1）口服补液盐（ORS 液）：适用于腹泻时预防脱水和纠正轻、中度脱水，口服液量：轻度脱水 50~80ml/kg，中度脱水 80~100ml/kg，少量多次服用，于 8~12h 内补足累积损失量。

（2）ORS Ⅲ的配制方法：将 1 袋 ORS Ⅲ溶解于 250ml 温开水中。

30. 小儿急性肠套叠的典型症状是什么？

（1）腹痛：突然发作的阵发性哭闹、屈腿、面色苍白、拒食，持续数分钟后患儿转为安静或入睡，约数十分钟后再发作，如此反复。

（2）血便：为重要症状，8~12h 后即排出红色果酱样便，或作肛门指检时发现血便。

（3）腹部肿物：多数病例在右上腹触及腊肠样肿块。

31. 小儿急性肠套叠 B 超检查有何特点？

（1）肠套叠 B 超横断面呈“同心圆”或“靶环”影像。

（2）肠套叠 B 超纵断面呈“套筒”影像。

32. 简述小儿阑尾炎的病理分型？

（1）单纯性：多见于年长儿阑尾炎早期，病变主要在黏膜层。

（2）化脓性：儿童期发病率最高，严重者可穿孔。

（3）坏疽性：多见于学龄儿童，病变主要为阑尾系膜血管栓塞和阑尾壁全层坏死。

33. 试述婴幼儿期阑尾炎的临床表现。

（1）腹痛：婴幼儿的腹痛以“颠簸痛”为特征，即在轻拍或颠簸时疼痛更加明显。

（2）胃肠道症状：恶心、呕吐、腹泻等胃肠道症状显著，且出现较早，甚至可发生于腹痛之前，是最初的症状。

34. 儿童重症肌无力的分型、临床特点是什么？

临床特点：症状活动后加重，休息后减轻；早晨较轻，下午或晚上加重，即“晨轻暮重”现象。根据临床特征分为三型：

（1）临床最常见的是少年型重症肌无力。

1）眼肌型：最常见，患儿仅表现眼球外肌受累症状，单侧或双侧上睑下垂，可伴眼球活动障碍，引起复视、斜视。

2）全身型：躯干及四肢受累，有呼吸肌麻痹。肌无力症状突然加重，出现呼吸肌、吞咽肌进行性无力或麻痹而危及生命者，称为重症肌无力危象。

3）脑干型：有明显吞咽、言语障碍，伴眼球外肌受累，无躯干及肢体受累。

（2）新生儿暂时性重症肌无力：患重症肌无力母亲所生新生儿约 1/7 患本病。

（3）先天性重症肌无力：母亲未患重症肌无力，血中无 AChR-Ab，常有阳性家族史。

35. 儿童注意缺陷多动症的临床表现有哪些？

（1）注意力短暂：听不进课，易受周边环境影响，对事对物关注喜好多变。

（2）行动过度：上课坐不住，小动作繁多。

（3）情绪起伏大：莫名其妙发脾气，摔东西、大吵大闹，冲动、任性，做事没有耐心。

（4）学习困难：智力是正常的，由于注意涣散，学习缺乏耐性等，学习方面存在困难。

36. 儿童注意缺陷多动症的治疗与护理要点有哪些？

（1）药物治疗：定时定量服药，是控制多动症基本保障，中枢神经兴奋剂哌甲酯为常用药品。

（2）行为训练：对于患儿合适的举动，应当给予鼓励和嘉奖；对于患儿错误的举动，采取忽略或给予一定的惩罚。

（3）心理治疗：以鼓励教育为主，通过游戏拉近与患儿的关系，切忌用粗暴方法，同时要做好家长的宣教工作。

（4）饮食治疗：多食用锌、铁含量丰富的食物，减少食用含铅、铝的食物，禁食含水杨酸类的食物（番茄、苹果、橘子等），保证患儿休息，避免过度劳累。

37. 婴儿痉挛症的临床表现是什么？

婴儿痉挛症又称为 West 综合征，起病高峰年龄为 4~6 个月，90% 以上有智力运动发育迟滞或倒退。

（1）屈肌型痉挛：最常见，表现为患儿突然点头，上肢内收呈抱球动作，然后外展前伸。

（2）伸肌型痉挛：少见，表现为头后仰，两臂伸直，伸膝等动作。

（3）混合型：较常见，患儿有些成串痉挛为屈肌型，另一些则为伸肌型痉挛。婴儿痉挛症成串发作或单下发作，每次痉挛持续的时间为 1~2s，每串发作少则 3~5 次，多时可达上百次。

38. 婴儿痉挛症的护理要点有哪些？

（1）用药护理：按时服药不自行加减药量，注意观察药物的不良反应。使用中心静脉导管静脉滴注促皮质激素，应严密观察血压及心率。

（2）发作处理：记录发作次数、形式、持续时间等，发作不能缓解时遵医嘱用药。

（3）合理饮食、休息，避免引起癫痫的诱发因素。

39. 儿童癫痫发作应急处理措施有哪些？

（1）立即使患儿平卧，口腔有分泌物时，使其侧身或头偏向一侧，必要时吸痰，保持呼吸道通畅。

（2）患儿牙关紧闭时，不可强行撬开，口周发绀给予吸氧。

（3）观察患儿生命体征变化，记录发作时间、形式、持续时间。如发作不能自行缓解，遵医嘱给予镇静药物。

40. 脑积水的临床表现及处理措施有哪些？

临床表现：

（1）头颅增大。

（2）颅内压升高。

（3）头皮静脉扩张。

（4）叩诊“破壶音”。

（5）双眼“落日现象”：上凝视麻痹，眼球不能上视。

处理措施：手术治疗为脑积水主要的治疗方式。早期或较轻者可使用利尿药、腰椎穿刺放液等增加机体水分排出以降低颅内压。

41. 儿童脑性瘫痪的临床表现是什么？

（1）运动发育落后，主动运动减少。

（2）肌张力异常。

（3）姿势异常。

（4）反射异常。

（5）伴随症状：癫痫、语言障碍、视觉损害、学习障碍、自闭症等。

42. 试述儿童少尿的定义。

24h 尿量学龄儿童（>6 岁）<400ml，学龄前儿童（3~6 岁）<300ml，婴幼儿（<3 岁）<200ml 为少尿。

43. 儿童急性肾小球肾炎的严重并发症如何护理？

（1）急性循环充血：严密观察患儿有无气急、胸闷、咳嗽、呼吸困难等左心衰竭症状，将患儿置于半坐卧位、吸氧、遵医嘱纠正钠、水潴留，必要时可行肾脏替代治疗。

（2）高血压脑病：若血压突然升高，超过 140/90mmHg（18.7/12.0kPa），伴剧烈头痛、呕吐、眼花、惊厥或昏迷等，提示高血压脑病，遵医嘱快速给予镇静、利尿、降压等处理。

（3）急性肾衰竭：严密监测尿液的性质及量，准确记录 24h 出入量，当出现少尿或无尿、血尿素氮、血肌酐增高、电解质紊乱时，遵医嘱给予相应治疗，必要时行肾脏替代治疗。

44. 儿童肾病综合征的护理要点是什么？

（1）休息与活动：高度水肿、严重高血压、并发感染者，需绝对卧床休息，病情缓解后逐渐增加活动量，3~6 个月后可逐渐增加学习时间，酌情上学，但需要避免疲劳，控制运动量。

（2）饮食护理：给予低盐、优质蛋白、富含钙和维生素 D 的饮食。水肿严重、少尿、高血压者给予无盐饮食，适当限制液体入量。在应用肾上腺皮质激素过程中，患儿食欲大增，需适当限制热量摄入。

（3）体液过多的护理：评估并记录皮肤水肿的部位、程度、性质、持续时间；严重水肿伴高血压时限制水、钠的摄入，监测并记录体重、腹围的变化，准确记录 24h 出入量。遵医嘱使用利尿药，注意监测尿量及电解质，保持水电解质平衡。保持皮肤清洁，及时修剪指甲，避免抓伤皮肤。选用宽松、舒适的棉质衣服，翻身时避免拖、拉、拽等，必要时使用气垫床，预防压力性损伤。

（4）药物护理：用药期间注意观察药物疗效和不良反应，应用大量激素可出现库欣综合征、高血压、消化道溃疡、骨质疏松等，应及时观察血象及胃肠道副作用。

（5）心理护理：指导家长多给患儿心理支持，使其保持良好情绪，在恢复期可进行适度娱乐活动和学习，以增强患儿信心，积极配合治疗。

45. 儿童尿道下裂的三个典型特点是什么？

（1）异位尿道口：尿道口位于从正常尿道口接近端至会阴部尿道的任何部位。

（2）阴茎下弯：阴茎向腹侧弯曲，多是轻度阴茎下弯。

（3）包皮异常分布：阴茎头腹侧包皮因未能在中线融合，故呈 V 形缺如。

46. 根据尿道口位置儿童尿道下裂可分为哪几型？

（1）1 型：阴茎头型，尿道开口于冠状沟的腹侧，阴茎头向腹侧弯曲，腹侧无包皮。

（2）2 型：阴茎型，最常见，尿道开口于冠状沟至阴茎根部之间，阴茎不同程度向腹侧弯曲。

（3）3 型：阴茎阴囊型，尿道开口于阴茎阴囊交界处，阴茎严重下弯，不能直立排尿。

（4）4 型：阴囊型，尿道开口于阴囊部，常伴有睾丸发育不良和下降不全。

（5）5 型：会阴型，尿道开口于会阴部，外生殖器酷似女性，称为假两性畸形。

47. 先天性肾积水的临床表现有哪些？

（1）肿块：当大量排尿后肿块缩小甚至消失，为重要诊断依据。

（2）腰腹部间歇性疼痛。

（3）血尿。

（4）尿路感染。

（5）高血压。

（6）肾破裂。

（7）尿毒症。

48. 简述隐睾的治疗原则。

（1）等待疗法：正常情况下，婴儿出生时睾丸已下降至阴囊，但也有一部分婴儿，由于胚胎发育延迟的缘故，睾丸下降时间可以推迟到出生后 3 个月 ~1 年。

（2）激素治疗：HCG（绒毛膜促性腺激素）疗法。

（3）手术治疗

1）睾丸下降固定术：2 岁手术治疗为佳。

2）睾丸移植：自体睾丸移植。

3）睾丸切除术：睾丸明显发育不良、萎缩变小或质地变软等丧失功能时，应予以切除。

49. 儿童 1 型糖尿病临床表现是什么？

典型的 1 型糖尿病症状：多尿、多饮、多食和体重减轻，称为“三多一少”。由于胰岛素绝对缺乏导致患者摄食后合成代谢障碍、血糖升高，高血糖超过肾小管回收的肾糖阈值（9.4~10mmol/L）时引起渗透性利尿，排泄大量含葡萄糖的尿液，导致能量丢失和脱水，因而出现多饮和多食；由于胰岛素不足引起的代谢紊乱，最终失代偿，而发生消瘦。

50. 儿童糖尿病综合治疗的“五驾马车”是什么？

儿童糖尿病综合治疗包括胰岛素、饮食、运动、监测、教育五驾马车。主要的目的为降低血糖、消除症状，预防并延缓急、慢性并发症的发生，提高生活质量，使糖尿病患儿能像正常儿童一样生活、健康成长。

51. 儿童急性低血糖有哪些表现？

儿童急性低血糖表现，常随血糖的急剧下降而出现，由于交感神经兴奋释放肾上腺素过多，引起的症状包括神经紧张、烦躁不安、易受刺激；面色苍白、心慌、手足颤抖及饥饿感；多汗、软弱无力伴恶心、呕吐、腹痛等胃肠道功能紊乱等表现。严重者可突发惊厥和昏迷。

52. 婴幼儿持续性高胰岛素血症性低血糖症如何护理？

（1）喂养：加强喂养，增加喂奶频率，注意奶后护理，避免呕吐物误吸。

（2）病情观察：密切观察精神反应、吃奶情况、肢体反应等。一旦发现异常，及时测血糖并处理。

出现呕吐者采取侧卧、头偏向一侧，防止误吸。

（3）纠正低血糖：血糖 <2.2mmo/L 的患儿无论有无低血糖症状均予以静脉补充葡萄糖。有低血糖症状的患儿静脉输注 10% 葡萄糖，剂量为 200mg/kg，输注速度为 1ml/min，血糖正常后以 6~8mg/（kg·min）速度维持血糖稳定。出现持续性低血糖时，使用 15%~20% 葡萄糖以 8~15mg/（kg·min）速度输注，同时给予氢化可的松治疗。

（4）血糖监测：低血糖发作时每小时测量 1 次血糖，血糖上升后改为每 2~3h 测量 1 次。持续性低血糖患儿需频繁监测血糖，可使用动态血糖监测系统，实现 24h 全程监控血糖变化。

（5）特殊用药护理：用药期间应加强药物疗效及不良反应观察，应教会家长皮下注射技术，包括药物抽取、部位轮换等相关知识。

（6）心理护理：告知家长低血糖的发生原因、治疗及预后等，缓解家长的紧张情绪。

53. 儿童糖尿病酮症酸中毒的临床表现有哪些？

患儿常出现口渴、多尿，伴恶心、呕吐，有时以腹痛为突出症状，严重者精神状态发生改变，出现烦躁、嗜睡、不同程度的意识障碍甚至昏迷。患儿常呈现慢而深的呼吸模式，呼出的气体有酮味（烂苹果味）。常伴有中、重度脱水，表现为口唇干裂、皮肤干燥、短期内体重下降，严重时血压下降。

54. 儿童糖尿病酮症酸中毒的护理措施有哪些？

（1）急救护理：迅速建立静脉通路，遵医嘱给予生理盐水扩容纠正脱水，含钾液、小剂量胰岛素缓慢静脉输注，纠正酸中毒、电解质、糖和脂肪代谢紊乱，必要时遵医嘱给予低流量吸氧。

（2）密切监测病情变化：观察患儿意识状态；观察微循环状态，如手足温度、脉搏强弱等；观察皮肤弹性变化，观察有无眼眶凹陷等脱水表现，判断脱水、酸中毒有无改善。准确及时留取血、尿标本，复查尿糖、尿酮、血生化及血气分析等，动态掌握病情变化。

（3）血糖监测：每小时监测血糖，待病情控制后改为 7 次 /d；监测时应注意部位的轮换，避免靠近指甲，以免增加感染的危险。

（4）饮食护理：酮症酸中毒昏迷的患儿应给予禁食，待酸中毒纠正、清醒后给予糖尿病饮食。纠正酮症酸中毒期间，根据患儿的血糖，遵医嘱进食，给予相应的胰岛素治疗方案。

（5）基础护理：加强患儿基础护理，保持患儿床单位整洁。

（6）心理护理：多鼓励患儿，增强患儿治疗的勇气，提高患儿对治疗的配合度和依从性；定期对患儿及其家长进行心理疏导，聆听患儿家长的倾诉，并表示支持和理解，向患儿及家长介绍治疗成功的案例，树立其信心。

55. 家族性身材矮小诊断标准是什么？

家族性身材矮小（family short stature，FSS），亦称遗传性身矮（genetic short stature，GSS ）是指身材矮小、生长速率正常，有矮身材家族史的儿童。患儿自出生起至成人期最终身高始终处在矮小状态，身高增长速率正常，其生长曲线与正常儿童平行，但在自身生长曲线的百分位上。面容无特殊，体态大多匀称，年龄与骨龄一致。青春期发育按正常年龄出现，家族成员中有身材低于第 3 百分位者。近年来，有报告 FSS 患儿有管状骨的改变，包括第 5 掌骨缩短，第 5 指（趾）骨缩短，手臂、肢体有不成比例短小。

56. 维生素 D 缺乏性佝偻病临床特点是什么？

（1）初期（早期）：多见于婴儿（特别是 6 个月以内）。可有多汗、枕秃、易激惹、夜惊等非特异性神经精神症状。此期常无骨骼病变。

（2）激期（活动期）：常见于 3 个月 ~2 岁的婴幼儿，此期主要为骨骼改变和运动功能发育迟缓。

1）骨骼体征：<6 个月婴儿，可见颅骨软化体征（乒乓感）；>6 个月婴儿，可见方颅、手（足）镯、肋串珠、肋软骨沟、鸡胸、O 形腿、X 形腿等体征。

2）运动功能发育迟缓：韧带松弛，肌肉软弱无力，可出现坐、立、走等运动发育落后，腹部膨隆如"蛙腹"。

3）神经、精神发育迟缓：重症患儿出现表情淡漠，语言发育落后，免疫力低下，易合并感染及贫血。

4）血钙正常或降低，血磷明显下降，碱性磷酸酶升高。血 25-(OH)D、1,25-$(OH)_2D$ 显著降低。骨 X 线片长骨干骺端增宽，临时钙化带消失，呈毛刷状或杯口状，骨骺软骨盘加宽 >2mm。

（3）恢复期：早期或活动期患儿经日光照射或治疗后症状消失，体征逐渐减轻或消失。血钙、血磷、碱性磷酸酶、25-(OH)D、1,25-$(OH)_2D$ 逐渐恢复正常。骨 X 线片长骨干骺端临时钙化带重现、增宽、密度增加，骨骺软骨盘 <2mm。

（4）后遗症期：多见于 3 岁以后的儿童，因婴幼儿期严重佝偻病，可遗留不同程度的骨骼畸形。一般无临床症状，血生化检查正常。

57. 维生素 D 缺乏性手足搐搦症临床特点有哪些？

（1）惊厥：一般为无热惊厥，突然发作，表现为四肢抽动，两眼上翻，面肌痉挛，意识暂时丧失，大小便失禁等。发作停止后多入睡，醒后活泼如常。每日发作次数不等，每次持续数秒至数分或更长。轻者仅有惊跳或短暂的眼球上窜，而意识清楚。注意新生儿可只有屏气，面肌抽动或双眼凝视等。

（2）手足痉挛：表现为双手腕屈曲，手指伸直，拇指内收贴近掌心；足踝关节伸直，足趾强直下曲，发作时意识清楚。

（3）喉痉挛：声门及喉部肌肉突发痉挛引起吸气性呼吸困难和喉鸣，严重者可发生窒息死亡。6 个月内的小儿可表现为无热阵发性青紫，应高度警惕。

（4）其他症状：常有睡眠不安、易惊哭、出汗等神经兴奋现象。

58. 维生素 D 缺乏性手足搐搦症的处理措施有哪些？

（1）预防窒息：惊厥发作时患儿平卧，解开衣领。惊厥停止后侧卧，清除气道分泌物及呕吐物。喉痉挛发作时将患儿舌体拉出口外。备好气管插管、吸引器及氧气等。观察呼吸状况、惊厥发作类型及持续时间等。

（2）预防受伤：惊厥发作时就地抢救，不可移动患儿、强按及约束患儿肢体。移开周围可能伤害患儿的物品。勿将物品塞入患儿口中，或强力撬开紧闭的牙关。注意观察惊厥、手足搐搦、喉痉挛等发作的时间、症状及体征等。

（3）用药护理：遵医嘱给予镇静、止痉剂，地西泮缓慢静脉推注，以免抑制呼吸引起呼吸骤停。使用钙剂时静脉滴注或缓慢静脉注射（10min 以上），以防血钙骤升发生心搏骤停，注意监测患儿心率。

59. 儿童单纯性肥胖的诊断标准是什么？

儿童单纯性肥胖是由于长期能量摄入超过人体的消耗，使体内脂肪过度聚积、体重超过参考范围的一种营养障碍性疾病。

（1）肥胖的诊断主要是根据体内脂肪含量多少，超过 15% 即为肥胖。

（2）BMI 判断：BMI 的计算公式是 BMI= 体重（kg）/ 身高（m）^{2}，可以反映儿童的体脂含量，用于儿童肥胖的判断，将 85 百分位（+1SD）和 95 百分位（+2SD）分别定义为超重和肥胖的界值点，但需要注意这一界值点会因种族、性别、年龄的不同而存在差异。

60. 性早熟的定义是什么?

性早熟(precocious puberty)是指女孩8岁以前,男孩9岁以前出现第二性征发育。性早熟可分为中枢性性早熟和外周性性早熟,中枢性性早熟又分为特发性性早熟和继发性性早熟。促性腺激素释放激素(GnRH)刺激试验可以用于鉴别中枢性性早熟和外周性性早熟。

61. 幼年特发性关节炎分型有哪些?

(1)幼年特发性关节炎(juvenile idiopathic arthritis,JIA)是儿童时期常见的结缔组织病,以慢性关节炎为其主要特征,并伴有全身多系统受累。临床中将16岁以前起病,持续6周或6周以上的单关节炎或多关节炎,并排除其他已知原因定义为幼年特发性关节炎。

(2)临床分型:全身型JIA、少关节型JIA、多关节型JIA(RF阴性)、多关节型JIA(RF阳性)、银屑病关节炎、与附着点炎症相关的关节炎、未分化关节炎。

62. 川崎病的典型临床表现有哪些?

(1)持续性发热:高热(体温39℃以上)为最初表现,热程在5d以上,一般为1~2周,退热剂短暂降温,使用抗生素无效。

(2)皮疹:发热数日后躯干部出现大小不一的斑丘疹,形态无特殊,面部四肢亦有,不痒,无疱疹或结痂。

(3)皮肤黏膜表现:双侧眼结膜充血,球结膜尤为明显;唇面红肿、干燥和皲裂,甚至有出血;舌常呈杨梅舌,口腔黏膜充血但无溃疡;手足呈硬性水肿,掌趾面红肿胀痛,起病10d左右出现指趾端膜样脱皮,肛周皮肤发红,脱皮。

(4)颈部淋巴结非化脓性肿大:一侧或双侧,常于数日后消退。

(5)其他:病后1~6周可出现心肌炎、心包炎和心内膜炎等;冠状动脉瘤常在疾病的第2~4周发生,心肌梗死和冠状动脉瘤破裂可导致心源性休克甚至猝死。

63. 川崎病患儿急性期的治疗要点是什么?

(1)丙种球蛋白:近年研究已证实早期静脉输入丙种球蛋白,加口服阿司匹林治疗,可降低川崎病冠状动脉瘤的发生率,必须强调在发病后10d之内用药。

(2)阿司匹林:早期口服阿司匹林可控制急性炎症过程,减轻冠状动脉病变。

(3)皮质激素:肾上腺皮质激素有较强的抗炎作用,但皮质激素易致血栓形成,并妨碍冠状动脉病变修复,促进动脉瘤形成,故应联合应用泼尼松和阿司匹林治疗。

64. 如何指导川崎病患儿服用阿司匹林?

阿司匹林为该病的特效药,服用时间较长,一般为3~4周,最长的可达2~3个月。因此,必须依照医嘱定量、准时服用,并特别注意观察患儿的药物反应,密切观察患儿有无皮肤出血、恶心、呕吐等症状。

65. 化脓性脑膜炎的护理要点有哪些?

(1)密切监测患儿体温变化,体温 <38.5℃时给予物理降温;体温≥38.5℃时遵医嘱给予退热药口服,半小时后复测体温,给予多饮水。

(2)给予婴儿高蛋白、高热量奶制品;幼儿进食高蛋白、富含维生素的清淡、易消化流质或半流质饮食;频繁呕吐不能进食者,应给予静脉营养;昏迷患儿,给予肠外营养支持;注意维持水电解质平衡,观察有无脱水表现,每周测量体重,了解患儿营养状况。

(3)若出现高热惊厥,发作时将患儿头偏一侧,防止窒息发生,予镇静药后注意观察患儿神志、呼吸变化，以免呼吸抑制。患儿抽搐时，必要时予保护性约束，拉好床栏，避免坠床。

（4）对家长进行健康教育，告知家长本病的病因、治疗目的、用药等注意事项，减轻家长焦虑情绪，鼓励患儿及家长增加战胜疾病的信心。

（5）用药护理：注意观察药物常见不良反应。

66. 儿童原发性肺结核的临床特点是什么？

（1）机体对结核菌高度敏感性：当结核菌进入儿童机体内多在肺部形成原发病灶，为特异性结核病变。常伴疱疹性结膜、角膜炎、结节性红斑等过敏性表现，结核菌素多呈强阳性。

（2）淋巴系统广泛受累：全身淋巴结肿大，以颈部淋巴结与纵隔淋巴结肿大最常见，是原发结核的显著特点。

（3）早期血行播散：原发感染在机体未产生特异性免疫力之前，原发病灶与淋巴结内的结核菌均可经淋巴及血液播散形成早期菌血症。若大量结核菌进入血液或结核菌致病力很强，婴幼儿易发生血行播散型肺结核及结核性脑膜炎。

原发性肺结核临床表现轻者可全无症状，稍重者以结核中毒症状为主，可表现为不规则低热、食欲缺乏、消瘦、盗汗、疲乏，多见于年长儿童，起病缓慢。重者可急性发病，多见于婴幼儿。

67. 儿童结核性脑膜炎如何分期？

（1）前驱期（早期）：1~2 周。临床表现主要是结核中毒症状，可有发热、食欲缺乏、睡眠不安、烦躁或精神呆滞，年长儿可诉头痛，一般多轻微。

（2）脑膜刺激期（中期）：1~2 周。头痛持续并加重，伴呕吐，多为喷射性呕吐，知觉过敏、易激惹，烦躁或嗜睡交替出现，可有惊厥发作，发作后意识尚清。可出现脑神经麻痹、脑积水和颅内压升高的症状及体征。

（3）昏迷期（晚期）：1~3 周。以上症状逐渐加重，神志由意识朦胧、半昏迷而进入昏迷，阵挛性或强直性痉挛发作频繁，脑积水及颅内压升高症状更加明显，可呈角弓反张，去脑或去皮质强直，因伴呼吸和心血管运动中枢麻痹死亡，往往出现便秘及舟状腹。

68. 儿童结核性脑膜炎的护理措施是什么？

（1）一般护理

1）环境：安静，通风，避免一切不良刺激以免诱发抽搐，做好消毒隔离，预防交叉感染。

2）体位：颅内高压患儿给予头抬高位，头部抬高 15°~30°，降低颅内压；昏迷患儿平卧位，头偏向一侧，避免误吸；每 1~2h 翻身 1 次，拍背排痰，预防坠积性肺炎及压力性损伤；肢体摆放于功能位，给予四肢肌肉、关节按摩、被动运动，防止肌肉萎缩及关节挛缩。

3）饮食：能自主进食的患儿，给予高蛋白、高热量、高维生素、清淡易消化、多纤维素饮食，少量多餐；昏迷患儿给予鼻饲或静脉营养。

4）眼睑不能闭合患儿，可用凡士林油纱覆盖眼部，避免角膜干燥。

5）保持口腔清洁，每日口腔护理 2 次。

（2）管路护理：记录管路名称、部位、留置时间等；脑室引流患儿观察引流液颜色、引流量；管路固定妥善，避免打折或脱出。

（3）颅内高压护理：观察病情进展，及时发现颅内高压表现，告知医生，遵医嘱积极处理。

（4）用药护理：协助或督促患儿按时服用抗结核药物，同时注意观察药物副作用，定期监测肝功能、肾功能。

（5）心理护理：向家长讲解规范抗结核治疗的重要性以及中断治疗的危险性，并及时疏导不良情绪。

69. 儿童漏斗胸的临床体征有哪些？

（1）程度轻者多表现为前胸下陷。

（2）程度加重会呈现两肩前倾、后背弓状、前胸下陷和腹部膨隆，低位肋骨边缘突起和呼吸动力学异常，深吸气时胸骨反常凹陷的体征。

（3）多数胸廓畸形的患儿养成一种特殊的“胸廓姿势”，主要特征是斜耸肩和脊柱过度弯曲。

70. 简述儿童食管裂孔疝的临床分型及治疗原则。

临床分型：

（1）滑动型食管裂孔疝。

（2）食管旁疝。

（3）混合型疝。

治疗原则：

（1）保守治疗：将患儿置于 60°~90°半坐卧位；给予少量多次稠厚食物；适当使用 H_2 受体拮抗药或质子泵抑制剂。疗程通常为 3 个月。

（2）手术治疗：多数食管裂孔疝可经腹手术，游离食管下端，修补膈肌裂孔，同时行胃底折叠。

71. 儿童先天性肌性斜颈手术治疗后如何进行康复训练？

固定好患儿肩背部，将患儿的头颈从患侧牵拉至健侧，直到健侧耳郭触及健侧肩部，然后将患儿下颌由健侧转向患侧，尽量对准患侧肩部，可同时进行肿块按摩。每次重复进行 15 遍，每天进行 4~6 次。

72. 简述发育性髋关节发育不良自出生后至 6 个月的临床特点？

（1）患侧大腿、小腿与健侧不对称，患侧臀部宽，皮纹升高或较健侧多，腹股沟皱纹不对称，患侧短或消失。

（2）患肢短缩，呈轻度外旋位，股动脉搏动明显减弱。

（3）Ortolani 征、Barlow 征、Galeazzi 征或 Allis 征。

1）Ortolani 征：主要适用于新生儿及 6 个月内的婴儿。仰卧，屈髋屈膝 90°，检查者握力向下使髋关节内收时可致脱位，外展髋关节时可使其复位，为阳性。正常新生儿外展外旋髋关节可使大腿外侧贴到床面，若在髋关节出现弹响后才贴到床面者即为阳性。弹响是股骨头滑过盂唇复位到髋臼所致，是诊断发育性髋关节脱位的可靠体征。本征以检查患髋是否容易复位为目的。

2）Barlow 征：多适用于新生儿检查。屈髋 90°，屈膝使足跟触及臀部，检查者一手握住足踝与股骨大、小粗隆，另一手固定盆骨，将髋关节从中立位逐渐内收轻轻用力向下或拇指在小粗隆部加压，可使股骨头向后脱出。然后外展牵拉髋关节可使之复位，即为阳性，说明髋关节不稳。

3）Galeazzi 征或 Allis 征：适用于单侧脱位的患儿。仰卧位，双侧髋关节屈曲并拢，双足跟平置于台面上，患侧膝平面低于健侧为阳性。

73. 唇裂的分度及临床表现有哪些？

唇裂通常分为隐性唇裂、单侧唇裂和双侧唇裂。

（1）单侧唇裂分度

1）Ⅰ度唇裂：唇红缘及上唇的下 2/3 裂开。

2）Ⅱ度唇裂：上唇全部裂开，但鼻底未完全裂开，可伴有牙槽嵴裂。

3）Ⅲ度唇裂：上唇全部裂开，鼻底完全裂开，可伴有牙槽嵴裂。

（2）双侧唇裂：按单侧唇裂分类的方法对两侧分别进行分类，如双侧Ⅲ度唇裂、双侧Ⅱ度唇裂，混合唇裂左侧Ⅲ度、右侧Ⅱ度等。

（3）隐性唇裂：唇红缘及上唇的下2/3裂开，致患侧出现浅沟状凹陷及唇峰分离等畸形。

74. 简述唇裂术后患儿的饮食护理。

责任护士指导患儿父母改变喂养方式，停止使用普通奶瓶和吸吮母乳（因患儿术后短期内需要减少唇部运动，频繁吸吮易引起口腔内产生负压而导致伤口裂开），改用唇腭裂专用的奶瓶喂养，以便术后患儿适应这种进食方式。

75. 喉软化症的临床表现有哪些？

喉软化症是最常见的喉先天畸形，也是婴幼儿喉喘鸣的最常见原因，男女发病率为2∶1，出生后几天到几周后发病，最常见在出生后2周发病。出生6个月时症状最为严重，之后稳定并逐渐缓解，18~24月龄时症状消失。喉喘鸣在哭闹、进食及仰卧位时加重。中到重度患儿可伴有喂食困难、胃食管反流、生长停滞、发绀、间歇性完全阻塞或心力衰竭，极重度者可窒息死亡。

（1）症状：表现为间断性、低音调、吸气性喉喘鸣，用力吸气时喘鸣声加重。继发于声门上杓状会厌襞周围组织的震动。

（2）体征：临床检查可见典型的三凹征，可闻及吸气期喉喘鸣。双肺呼吸音清晰。对可疑病例，使用电子喉气管内镜有助于确诊，清醒状态软质喉内镜检查可见典型的病理表现。

76. "腺样体"面容是什么？

患儿因长期鼻塞和张口呼吸可出现典型的"腺样体面容"，上颌骨变长、硬腭高拱、上切牙突出、牙列不齐导致咬合不良、下颌下垂、唇厚、上唇上翘、下唇悬挂，精神萎靡、面部表情愚钝。

77. 麻疹的临床分期及出疹顺序？

（1）临床分期：典型的麻疹分四期，即潜伏期、前驱期、出疹期、恢复期。

（2）出疹顺序：皮疹自耳后、发际及颈部开始，自上而下遍及面部，躯干和四肢。

78. 麻疹的传播途径、并发症及护理要点？

（1）传染期：出疹前的1~2d至出疹后5d，有并发肺炎则延至出疹后10d。

（2）传播途径：麻疹病毒通过感染者的呼吸道飞沫传播。与患者密切接触或直接接触患者的鼻咽分泌物也可被感染。

（3）并发症：麻疹的常见并发症有中耳炎、腹泻、麻疹喉炎。严重并发症：肺炎、心肌炎、麻疹脑炎。远期并发症：亚急性硬化性全脑炎，罕见但致命。

（4）护理要点

1）维持正常体温：高热时的处理方法和注意事项：高热时，尽量少用或不用"退热药"，可用温水湿敷头部或擦拭腋窝及腹股沟，使体温降至38.5℃，预防高热惊厥，体温降太低时可致循环不良麻疹隐退，病情加重。避免常规使用抗生素预防感染。

2）保持皮肤黏膜的完整性：保持皮肤清洁和床单位的干燥清洁，勤剪指甲，防止抓伤皮肤导致感染。及时评估透疹情况，保持口腔、眼、耳、鼻的清洁，加强口腔护理，鼓励多饮水。

3）保证营养的供应：给予清淡易消化的流食、半流食，少量多餐。恢复期给予高蛋白、高维生素饮食，无需忌口。

4）严密观察病情：尽早发现并发症，及时通知医生做相应处理。

79. 水痘的临床表现及皮疹特点是什么?

(1) 定义:水痘是由水痘-带状疱疹病毒引起的一种传染性极强的出疹性疾病。其临床特点为皮肤黏膜分批出现和同时存在的斑疹、丘疹、疱疹和结痂等各类皮疹,全身症状轻微。

(2) 临床分期:分为潜伏期和发病期。

1) 潜伏期:平均为2周左右。

2) 发病期:一般1~2周,为水痘传染期。儿童多直接进入出疹阶段。典型病例,特别是年龄较大的儿童有前驱期,持续24~48h,表现为发热、不适、食欲缺乏、头痛等,此期之后即出现皮疹。

(3) 出疹顺序:首发于头、面和躯干,继而扩展到四肢,末端稀少,呈向心性分布。皮疹陆续分批出现,伴明显痒感,在疾病高峰期可见到斑疹、丘疹、疱疹和结痂同时存在。

80. 水痘的传播途径、并发症及护理要点有哪些?

(1) 传染期:从出疹前1~2d至病损结痂为止,均具有很强的传染性。

(2) 传播途径:可以通过飞沫传播,也可以通过患者的疱液或者被疱液污染过的物体传播,传播性强。

(3) 并发症:最常见的是皮肤继发感染,甚至由此导致败血症等;水痘肺炎主要见于免疫缺陷儿和新生儿;神经系统并发症可见水痘后脑炎、面神经瘫痪、Reye综合征;少数病例可发生心肌炎、肝炎。

(4) 护理要点

1) 生活护理:室内应经常通风,保持空气新鲜,温、湿度适宜。衣被整洁,不宜过厚,避免潮湿。

2) 皮肤护理:衣被穿盖合适,保持皮肤清洁干燥,勤换内衣,以免增加痒感;剪短指甲,小婴儿可戴连指手套,防止挠抓皮疹,以免继发感染和遗留瘢痕。瘙痒明显者可局部应用炉甘石洗剂或5%碳酸氢钠溶液;如疱疹破溃,有继发感染者,局部用抗生素软膏或遵医嘱口服抗生素控制感染。

3) 发热护理:保持口腔清洁,多饮温开水,补充足够的水分;嘱患儿多休息,发热期卧床休息至退热、症状减轻;高热者可适当降温,忌用阿司匹林,防止可能发生的Reye综合征。

4) 饮食护理:给予清淡、富含营养、易消化的流质或半流质食物,适当补充维生素,忌食腥、辛辣刺激性食物。口腔疱疹常影响进食,应给予补液。

81. 简述百日咳的临床表现及分期。

(1) 定义:为百日咳鲍特杆菌引起的急性呼吸道传染病。

(2) 临床表现:临床特征为阵发性痉挛性咳嗽伴有深长的"鸡鸣"样吸气性吼声。

(3) 分期:前驱期、痉咳期、恢复期。

82. 简述百日咳的传播途径,并发症及护理要点。

(1) 传染期:从潜伏期末1~2d,至发病后6周内都有传染性,以病初1~3周为最强。

(2) 传播途径:咳嗽时病原菌随飞沫传播。

(3) 并发症:包括呼吸暂停、肺炎、气压性损伤(如结膜下出血、脐疝、气胸)、因剧烈咳嗽喂养困难导致的营养不良。大约<2%的患儿出现惊厥、因缺氧造成脑病和死亡。肺炎是最常见的并发症,也是百日咳患者死亡常见原因。

(4) 护理要点:①痰稠、痉咳频繁者遵医嘱予雾化吸入,每日3~4次。②保持口腔清洁。③痉咳时,护士可用手掌由下而上、由外向内轻叩背部,协助分泌物排出。④遵医嘱早期给予抗生素、止咳祛痰剂。痉咳严重者给予激素治疗。⑤保持室内安静、空气新鲜、温度适当。避免诱发患儿痉咳的因素。进食营养丰富、易于消化的食物。婴儿痉咳时应专人看护。

83. 什么是小儿生理性贫血?

由于胎儿期处于相对缺氧状态,机体红细胞生成素合成增加,使红细胞和血红蛋白量较高,出生时红细胞数为(5.0~7.0)× 10^{12}/L,血红蛋白量为150~220g/L。出生后随着自主呼吸的建立,血氧含量增加,导致红细胞生成素合成减少,骨髓造血功能暂时性降低,网织红细胞减少;胎儿红细胞较大,寿命较短而致破坏较多(生理性溶血);生长发育迅速,循环血量迅速增加等因素使红细胞数和血红蛋白含量逐渐下降,至出生后2~3个月时红细胞降至3.0 × 10^{12}/L左右,血红蛋白降至100g/L左右,出现轻度贫血(早产儿于生后3~7周可降至70~90g/L),称为"生理性贫血"。"生理性贫血"除少数早产儿外一般无临床症状,其经过呈自限性。

84. 什么是髓外造血?

在正常情况下,骨髓外造血极少见。当婴幼儿遇到各种严重感染、溶血、贫血、骨髓受异常细胞侵犯,骨髓纤维化等情况时,因骨髓造血储备力小,其肝、脾和淋巴结可以随时适应需要,恢复到胎儿时期的造血状态。此时肝、脾和淋巴结肿大,周围血象出现有核红细胞和幼稚中性粒细胞。当病因除去后,又可恢复正常的骨髓造血。这是小儿造血器官的一种特殊反应,称"髓外造血"。

85. 小儿贫血的诊断指标是什么?

贫血是指外周血中单位容积内的红细胞数(RBC)或血红蛋白(Hb)低于正常。由于小儿的红细胞、血红蛋白及血细胞比容随年龄不同而有所差异,因此诊断小儿贫血时要参照年龄。

(1) WHO建议:血红蛋白(Hb)的低限值在6~59个月者为110g/L,血细胞比容(HCT)为0.33;5~11岁Hb为115g/L,HCT为0.34;12~14岁Hb为120g/L,HCT为0.36;海拔每升高1 000m,血红蛋白上升4%,低于此值为贫血。6个月以内的婴儿由于生理性贫血等因素,尚无统一标准。

(2) 我国小儿血液会议(1989年)建议:血红蛋白在新生儿期 <145g/L,1~4个月时 <90g/L,4~6个月时 <100g/L为贫血。

86. 儿童缺铁性贫血的主要原因有哪些?

(1) 先天储铁不足。

(2) 铁摄入量不足。

(3) 生长发育因素。

(4) 铁的吸收障碍。

(5) 铁的丢失过多。

87. 缺铁性贫血儿童应用铁剂的护理要点有哪些?

(1) 口服铁剂:为预防口服铁剂引起的胃肠道反应,应从小剂量开始,在两餐之间服用,也有利于铁的吸收;维生素C、稀盐酸、氨基酸、果糖可促进铁的吸收;茶、牛奶、蛋类、麦麸、植物纤维和抗酸药物等可影响铁的吸收,不应和铁剂同服;液体铁剂可使牙齿染黑,可采用吸管或滴管服用,服药后漱口。应告知家长及年长儿服用铁剂后,大便变黑呈柏油样,停药后可恢复,消除其紧张心理。

(2) 注射铁剂:应深部肌内注射,每次更换部位减少局部刺激,注射后密切观察患儿生命体征,观察有无荨麻疹、发热、头痛、关节痛、过敏性休克等药物不良反应的发生。

(3) 疗程与观察疗效:指导家长在服用铁剂后定期复查,监测血常规及网织红细胞。服药疗程要到血红蛋白恢复正常水平后2个月左右再停药，以补足铁的贮存量。一般服用铁剂后12~24h临床症状好转。36~48h开始出现红系增生现象。2~3d后网织红细胞开始升高，5~7d达到高峰，然后逐渐下降，2~3周后降至正常。应用铁剂1~2周后血红蛋白开始上升，一般3~4周后达正常。如果如服药3~4周仍无效，应及时查找原因。

88. 儿童急性特发性血小板减少性紫癜的临床表现有哪些?

急性特发性血小板减少性紫癜(ITP)患儿发病前1~3周常有急性病毒感染史，如上呼吸道感染、流行性腮腺炎、水痘、风疹、麻疹、传染性单核细胞增多症等，偶见于免疫接种后。可见于任何年龄阶段小儿，以1~5岁多见。大多数患儿发疹前无任何症状，部分可有发热。以自发性皮肤和黏膜出血为突出表现，多为针尖大小的皮内或皮下出血点，或为瘀斑和紫癜，少见皮下血肿。分布不均匀，通常以四肢为多，在易于碰撞的部位更多见。常伴有鼻出血或齿龈出血，胃肠道大出血少见，偶见肉眼血尿。青春期女性患者可有月经过多，少数患者可有结膜下和视网膜出血，颅内出血少见。

89. 儿童白血病分型及临床表现有哪些?

(1) 白血病的分类和分型是指导临床选用治疗方案和提示预后的基础。根据细胞的来源分为淋巴细胞白血病(占75%左右)和非淋巴细胞白血病(占25%左右)两大类。在分型方面，目前采用MICM即形态学(morphology)、免疫学(immunology)、细胞遗传学(cytogenetics)和分子学(molecular)分型。各型急性白血病的临床表现基本相同。

(2) 主要临床表现：发热、贫血、出血、白血病细胞浸润引起的肝、脾、淋巴结肿大和骨、关节疼痛等。大多数患儿起病较急，少数缓慢。早期症状有面色苍白、精神不振、乏力、食欲低下、鼻出血和/或齿龈出血等症状；少数患儿以发热和类似风湿热的骨关节痛为首发症状。

90. 免疫性血小板减少症患儿出血的预防与护理措施有哪些?

(1) 皮肤出血：密切观察皮肤出血点(瘀点、瘀斑)的变化，保持出血部位的清洁；剪短患儿指甲，避免搔抓皮肤；护理时动作应轻柔，必须进行的有创治疗应延长压迫时间，确实止血。

(2) 鼻出血：指导患儿不挖鼻孔，避免外伤，湿润鼻黏膜；少量鼻出血给予压迫止血。按压方法为让患儿取坐位并低头，上身稍向前倾斜，用拇指和示指紧紧地压住患儿两侧鼻翼，压向鼻中隔部，暂时让患儿用嘴呼吸，同时在患儿前额部敷以冷毛巾；大量鼻出血在按压止血的同时请五官科专科医生实施处理，注意观察患儿的生命体征变化及止血效果。

(3) 口腔出血：指导患儿用软毛牙刷刷牙，禁用牙签剔牙，婴幼儿用软布或指套牙刷清洁口腔；齿龈及舌体出现血疱时，小血疱一般无需处理，大血疱可用无菌空针抽吸积血后，局部以纱布卷加压至出血停止；口腔黏膜出血可用方纱或明胶海绵局部压迫止血。给予高蛋白、高维生素、易消化、质软、少渣食物，禁食坚硬、带骨多刺的食物，避免损伤消化道黏膜。

(4) 消化道出血：呕血时使患儿头偏向一侧，防止呕吐物呛入气管引起窒息或吸入性肺炎。严密观察并记录患儿呕血、便血量、次数、颜色、性状以及腹胀、恶心、腹痛等伴随症状。注意观察患儿生命体征、尿量、皮肤色泽及肢端温度变化，尽早发现失血性休克的早期征象。呕吐后及时擦净血迹并漱口，清理污物，保持床单位整洁。消化道出血量小，无严重呕吐者可给予冷流质饮食，出血量大者禁食。

(5) 颅内出血：避免患儿情绪过度激动、哭闹、用力咳嗽等；保持大便通畅，防止用力大便时腹压升高而诱发颅内出血。严密观察患儿有无颅内压升高的征象，如烦躁、嗜睡、头痛、呕吐、惊厥、昏迷等，一旦出现颅内压升高征象时，及时采用降颅内压的措施，惊厥者使用镇静药并防止舌咬伤、坠床等意外伤害，昏迷患儿保持呼吸道通畅，给予氧气吸入。

91. 儿童血友病关节出血的护理重点有哪些？

（1）注意观察、记录患儿出血部位的肿胀程度（测量并与健侧比较，用笔标出测量点以便再次测量时测同一点）、肢体的活动度、出血部位皮肤的颜色、温度。

（2）采用“RICE 法”进行护理

1）“R”为休息：根据出血的程度，患肢休息 12~24h 或更长，可用夹板制动或使用辅助器如拐杖、轮椅。

2）“I”为冰敷：冰敷时间一般 10~15min，每 2~4h 1 次。“I”同时也代表固定：可采用石膏托或夹板来固定出血的关节以保持其制动，固定时间一般为 2~3d，固定关节不可过紧，固定后要注意观察远端肢体血运情况，防止肢体肿胀、发暗及肢端发凉。

3）“C”为加压：在受伤部位用弹性绷带十字形（或 8 字形）包扎压迫，以帮助收缩血管和减缓出血，包扎后注意观察远端手指、脚趾有无发冷、发麻或肤色改变，如果出现上述症状应立即松开绷带，重新包扎。

4）“E”为抬高：用枕头、靠垫将受伤的肢体垫高于心脏的位置，有助于降低血管内压力、减缓出血。

92. 过敏性紫癜患儿的饮食护理要点有哪些？

急性期应以清淡饮食为主，禁食干硬、辛辣刺激食物，避免动物蛋白的摄入。患儿有呕吐、腹痛、便血等消化系统症状时应立即告知医生，根据病情需要采用流食，必要时禁食水给予肠外营养治疗，详细记录 24h 出入液量。病情稳定后根据饮食添加原则及顺序调整饮食，食用易消化、温软的食物，少量多餐，避免饥饿性腹痛。在调整饮食过程中密切观察患儿的病情，注意是否出现大量新紫癜、腹痛、呕吐、便血等症状。

护士要告知患儿及家长饮食管理的重要性，患儿出院后应遵循“一免二少三逐渐”的原则，即避免进食动物蛋白，酌情少量添加辅食，从单一品种食物开始逐渐添加，添加顺序为蔬菜→水果→猪肉→鸡蛋→牛奶→牛肉→羊肉(病情稳定 6 个月后）→海鲜。适当控制患儿的饮食量，不宜过饱，少量多餐。

93. 婴儿和儿童判断大动脉搏动位置是哪里？

（1）为婴儿检查脉搏时，触摸肱动脉或股动脉搏动。

（2）为儿童检查脉搏时，触摸颈动脉或股动脉搏动。

94. 婴儿和儿童心肺复苏按压深度是多少？

（1）婴儿按压深度应至少为婴儿胸部前后径的三分之一（约 4cm）。

（2）儿童按压深度应至少为胸部前后径的三分之一（约 5cm）。

95. 婴儿和儿童按压通气比是多少？

（1）婴儿和儿童单人施救时按压 - 通气比例为 30∶2。

（2）婴儿和儿童双人施救时使用的按压 - 通气比例为 15∶2。

96. 感染性休克患儿临床表现是什么？

感染性休克患儿除原发病的临床表现和感染引起的中毒症状外，主要表现为组织灌注不良所致的休克征象。

（1）精神意识改变：患儿早期多神志清楚，但表情淡漠，反应迟钝，有时兴奋多语，烦躁不安。晚期出现意识朦胧、嗜睡、昏迷、谵妄和惊厥。

（2）心率加快，脉搏减弱：此改变多出现在血压变化之前，若患儿循环灌注差而无心动过速，是更为严重的征兆。

（3）皮肤循环不良：早期休克患儿皮肤苍白发花，出冷汗，肢端凉，唇及指（趾）轻度发绀。晚期患儿皮肤黏膜苍白、四肢厥冷、发绀明显，有大理石样花纹，皮肤毛细血管再充盈时间延长。

（4）尿量减少或无尿。

（5）呼吸频率和节律改变：早期患儿出现呼吸深而快。重症休克伴发脑水肿，可出现呼吸节律及幅度改变，如呼吸深浅、快慢不一，双叹气、抽泣样呼吸等。

（6）血压改变：早期血压可正常，但脉压减小。如血压下降或测不出提示休克失代偿。

（7）肛指温差加大：出现四肢凉而中心温度升高，肛指温差加大。若肛指温差大于6℃，多提示休克严重。

97. 感染性休克患儿早期诊断特点是什么？

感染性休克的早期诊断比较困难，婴儿休克的早期症状包括反应差、嗜睡、进食差、皮肤颜色改变、体温不稳定、呼吸暂停、毛细血管再充盈时间延长。儿童感染性休克的诊断主要依赖临床症状和体征，神志、尿量及周围循环灌注改变出现最早。意识改变及酸中毒高度提示休克的存在。

98. 小儿心力衰竭的诊断标准是什么？

具备以下4项考虑心力衰竭：

（1）呼吸急促：婴儿呼吸>60次/min，幼儿>50次/min，儿童>40次/min。

（2）心动过速：婴儿心率>180次/min，幼儿>160次/min，儿童>120次/min。

（3）心脏扩大：体检、X线或超声心动图证实。

（4）其他：烦躁、哺喂困难、体重增加、尿少、水肿、多汗、发绀、呛咳、阵发性呼吸困难（2项以上）。

具备以上4项加以下1项或以上2项加以下2项，可确诊心力衰竭：

（1）肝大：婴幼儿在肋下≥3cm，儿童>1cm；进行性肝脏增大或伴触痛。

（2）肺水肿。

（3）奔马律。

99. 婴儿心功能是如何分级的？

（1）0级：无心衰症状。

（2）Ⅰ级：轻度心衰。指征为每次哺乳量<105ml或哺乳时间≤20min，呼吸困难，心率<160次/min，可有奔马律，肝脏肋下<2cm。

（3）Ⅱ级：中度心衰。指征为每次哺乳量<90ml或哺乳时间20~40min，呼吸50~60次/min，呼吸形式异常，心率160~170次/min，有奔马律，肝脏肋下2~3cm。

（4）Ⅲ级：重度心衰。指征为每次哺乳量<75ml或哺乳时间>40min，呼吸<60次/min，呼吸形式异常，心率>170次/min，有奔马律，肝脏肋下>3cm，并有末梢灌注不良。

100. 小儿呼吸衰竭常见的病因有哪些？

（1）呼吸道梗阻：上呼吸道梗阻在婴幼儿多见，常见原因有急性咽喉部及会厌炎症、各种先天异常（喉软骨软化、喉蹼）、气管异物等。下呼吸道梗阻包括哮喘、毛细支气管炎等。

（2）肺实质疾病：包括各种肺部感染、间质性肺疾患，气胸、膈疝、肺纤维化、支气管肺发育不良等合并感染。

（3）呼吸泵异常：包括从呼吸中枢、脊髓到呼吸肌和胸廓各部位的病变。

101. 小儿呼吸衰竭氧疗原则是什么?

根据患儿状态及缺氧程度可选用鼻导管、面罩及头罩。①鼻导管给氧:氧流量儿童 1~2L/min,婴幼儿 0.5~1L/min,新生儿 0.3~0.5L/min,吸入氧浓度为 30%~40%。②面罩给氧:氧流量儿童 3~5L/min,婴幼儿 2~4L/min,新生儿 1~2L/min,吸入氧浓度为 40%~60%。③头罩给氧:氧浓度根据需要调节,通常氧流量每分钟 3~6L/min,吸入氧浓度为 40%~50%。在实施氧疗时应严格掌握吸入氧浓度,以能维持血氧分压在 60~80mmHg 的最低吸入氧浓度为宜,以防氧中毒发生,对早产儿更应注意,容易发生视网膜病变导致失明及支气管肺发育不良。

102. 小儿颅内压升高的常见原因有哪些?

(1)急性感染

1)颅内感染:各种病原引起的脑炎、脑膜炎、脑膜脑炎、脑脓肿等,是引起小儿脑水肿最常见的原因。

2)颅外感染:中毒性痢疾、重症肺炎、败血症、急性重型肝炎等。

(2)脑缺氧:严重缺氧数小时,即可发生脑水肿。颅脑损伤、心搏骤停、窒息、休克、心力衰竭、呼吸衰竭、肺性脑病、癫痫持续状态、严重贫血、溺水均可引起脑缺氧。

(3)颅内出血:颅内血管畸形或动脉瘤破裂,蛛网膜下腔出血、婴儿维生素 K 缺乏症、血友病、血小板减少性紫癜均可致颅内出血,偶见颅内血管炎引起的血管破裂出血。

(4)中毒:一氧化碳或氰化物中毒,铅或其他金属,食物,农药等中毒。

(5)水电解质平衡紊乱:急性低钠血症、水中毒、各种原因所致酸中毒等。

(6)颅内占位性病变:迅速发展的脑肿瘤及较大的颅内血肿、颅内寄生虫病等。

(7)各种原因引起的脑积水。

103. 小儿高热惊厥的常见诱因及护理要点有哪些?

诱因:常见于呼吸道和肠道感染,部分患儿有家族史。

护理要点:

(1)一般治疗:保持气道通畅,适宜体位。监测体温、呼吸、心率、血压、氧饱和度。

(2)镇静止惊:地西泮每次 0.1~0.3mg/kg,缓慢静脉注射,最大剂量每次 10mg;苯巴比妥钠每次 10mg/kg,静脉注射。

(3)退热:积极退热处理,包括药物(对乙酰氨基酚、布洛芬等)和物理降温(温水或 35% 酒精擦浴)。

(4)脑水肿反复惊厥患儿常并发脑水肿,除退高热、镇静外,给予吸氧,20% 甘露醇每次 0.5g/kg,静脉注射。

(5)既往有高热惊厥史患儿给予及时退热处理、药物预防抽搐。对非典型高热惊厥、有癫痫倾向者,无论平时是否发热,持续规律口服苯巴比妥,每天 3~5mg/kg。

104. 幼儿急疹的临床表现及皮疹特点是什么?

(1)定义:幼儿急疹又名幼儿玫瑰疹,是人类疱疹病毒 6、7 型(HHV-6/7)感染导致的婴幼儿期急性发热发疹性疾病。

(2)发病特点:潜伏期:1~2 周,患病前期会出现高热,少数会伴随恶心、呕吐、咳嗽、巩膜炎以及口周肿胀等病症,偶见高热惊厥,发热 3~5d 后,患儿的体温会趋于正常。

(3)皮疹特点:退热后出皮疹,皮疹为红色斑丘疹,直径为 2~3mm,周围有浅色红晕,压之褪色;皮疹多呈分散性,也可融合一处,开始出现于颈部和躯干,很快波及全身,腰部及臀部最多,面部及肘、膝以下极少，皮疹一般持续 1~3d。

（4）预后：通常不需要特殊处理皮疹即可自行消退，不留色斑，无脱屑。

105. 幼儿急疹的传播途径及护理要点有哪些？

传播途径：主要通过呼吸道飞沫传播，多因与无症状的病毒携带者接触传染。

护理要点：

（1）居家休息，至皮疹消退，体温正常。保持室内空气新鲜，温度与湿度适宜，衣被清洁、干燥、合适。保持口腔清洁，每天用生理盐水漱口。勤换内衣，保持皮肤清洁、干燥，剪短指甲，避免患儿抓伤皮肤引起继发感染。

（2）体温高时可遵医嘱给予物理（温水擦浴）或药物降温，温水浴后及时擦干身体，避免受凉。

（3）清淡、易消化、营养丰富的流质、半流质饮食，少量多餐。如牛奶、蛋羹、稀粥等，鼓励多饮水，以利于排毒、退热。

（4）做好隔离措施，避免将幼儿带到人多的地方，特别是流行病高发的季节。加强体育锻炼，以增加患儿的抵抗力。

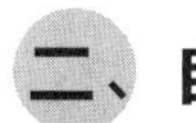

二、自测题

【选择题】

（一）A1 型题

1. 儿童营养需求与成人最主要的不同之处是

A. 基础代谢所需的营养素和能量　B. 生长发育所需的营养素和能量
C. 活动所需的营养素和能量　D. 食物生成的热效应所需能量
E. 排泄物中能量损失

2. 法洛四联症患者发绀的程度主要取决于

A. 肺动脉狭窄的程度　B. 室间隔缺损的大小　C. 室间隔缺损的部位
D. 主动脉骑跨的程度　E. 右心室肥大的程度

3. 引起病毒性心肌炎最常见的病毒是

A. 柯萨奇 A 病毒　B. 柯萨奇 B 病毒　C. 副流感病毒
D. 流感病毒　E. 埃可病毒

4. 小儿急性肠套叠的典型症状是

A. 腹痛、腹泻、血便　B. 腹痛，腹部肿物、血便　C. 腹痛、呕吐、血便
D. 腹胀、腹痛、腹部肿物　E. 血便、呕吐、腹胀

5. 重度营养不良患儿身高别体重百分比是

A. <60%　B. <85%　C. 70%~79%　D. <70%　E. 60%~70%

6. 儿童重症肌无力最常见的分型

A. 眼肌型　B. 全身型　C. 脑干型　D. 新生儿型　E. 先天型

7. 婴儿痉挛发作最常见的是

A. 混合型痉挛　B. 屈肌型痉挛　C. 伸肌型痉挛　D. 成串型痉挛　E. 以上都不是

8. 6个月以下发育性髋脱位患儿首选治疗方法是

A. 牵引复位　　B. Pevlik 吊带　　C. 手术治疗
D. 手法复位　　E. 牵引治疗

9. 儿童正常颅内压值为

A. 50~100mmH_2O　　B. 50~120mmH_2O　　C. 50~200mmH_2O
D. 70~150mmH_2O　　E. 70~200mmH_2O

10. 上呼吸道及下呼吸道的分界点为

A. 鼻　　B. 咽鼓管　　C. 会厌
D. 环状软骨下缘　　E. 环状软骨上缘

11. 用于判断儿童肥胖的指标是

A. 基础代谢率　　B. 身高　　C. BMI　　D. 血压　　E. 血糖

12. 维生素 D 缺乏性手足搐搦症典型的临床表现是

A. 烦躁不安　　B. 无热惊厥　　C. 发热惊厥
D. 面神经征阳性　　E. 腓反射阳性

13. 小儿急性颅内压升高的表现是

A. 婴儿早晨头痛加重　　B. 晨起头痛减轻　　C. 喷射性呕吐
D. 瞳孔缩小　　E. 血压下降

14. 婴儿双人复苏时胸外按压手法是

A. 双指按压法　　B. 双手环抱按压法　　C. 单掌按压法
D. 双掌按压法　　E. 单指按压法

15. 对婴儿进行双人心肺复苏时，按压 - 通气比是

A. 3∶1　　B. 5∶1　　C. 15∶1　　D. 15∶2　　E. 30∶2

16. 属于早期休克症状的是

A. 嗜睡　　B. 大理石样花纹　　C. 呼吸快慢不一
D. 脉压增大　　E. 烦躁不安

17. 下列哪项对麻疹的早期诊断最有价值

A. 发热　　B. 呼吸道卡他症状　　C. 呕吐与腹泻
D. 口腔黏膜斑（科氏斑）　　E. 眼结膜炎

18. 水痘的出疹顺序一般是

A. 躯干→头部→面部→四肢　　B. 躯干→四肢→面部→头部
C. 耳后→躯干→四肢→手掌足底　　D. 头部→耳后→躯干→四肢
E. 头部→面部→躯干→四肢

19. 百日咳的传播途径为

A. 消化道传播　　B. 接触传播　　C. 飞沫传播
D. 血液传播　　E. 直接蔓延

20. 幼儿急疹哪一年龄层的儿童发病率最高

A. 0~6个月　　B. 6~18个月　　C. 1~2岁　　D. 2~3岁　　E. 3~5岁

21. 典型高热惊厥患儿惊厥持续时间是

A. 1~10min　　B. 10~15min　　C. 15min 左右　　D. >15min　　E. 30min 左右

22. 小儿生理性贫血常发生在

A. 出生后 2~3d　　B. 出生后 4~5d　　C. 出生后 2~3 个月
D. 出生后 4~5 个月　　E. 出生后 2~3 岁

23. 缺铁性贫血患儿宜在两餐之间口服铁剂的原因是

A. 预防铁剂过敏　　B. 提升铁剂的补充效果
C. 减少铁剂对胃肠道的刺激　　D. 有利于铁剂的吸收
E. 有助于缓解便秘

24. 急性淋巴细胞白血病最主要的临床表现为

A. 黄疸、贫血、出血、白血病细胞浸润　　B. 发热、梗阻、出血、白血病细胞浸润
C. 黄疸、贫血、梗阻、白血病细胞浸润　　D. 发热、贫血、出血、白血病细胞浸润
E. 发热、贫血、出血、梗阻

25. 过敏性紫癜患儿出现消化道症状的护理措施正确的是

A. 一旦出现消化道症状立即禁食水
B. 长期给予流食
C. 给予流食期间不限量以保证机体所需热量
D. 病情稳定后方可调整饮食
E. 病情稳定后可恢复正常进食

26. 急性坏死性小肠炎患儿腹痛的特点是

A. 腹痛多集中在下腹部　　B. 表现为突然发作，呈持续性或阵发性加剧
C. 腹痛多伴有腹胀、便血　　D. 腹痛与腹泻多同时发生
E. 患儿腹痛表现不突出

（二）A2 型题

1. 男孩，5 岁。自幼唇、指趾甲床青紫，乏力，活动后气促，体格发育落后，胸骨左缘第 2、3 肋间可闻及 Ⅲ 级收缩期杂音，经超声心动图证实为先天性心脏病，法洛四联症。此患儿突然发生晕厥、抽搐，最可能并发了

A. 支气管肺炎　　B. 充血性心力衰竭　　C. 低钙惊厥
D. 肺动脉梗阻　　E. 癫痫

2. 男，2 岁。生后 4 个月出现发绀，哭吵严重时有抽搐史。查体：发育差，发绀明显，心前区可闻及 Ⅲ 级左右收缩期的喷射音，胸片示：肺血少。右心室增大，心腰凹陷，呈靴形心。此患儿的诊断应是

A. 法洛四联症　　B. 动脉导管未闭　　C. 肺动脉狭窄
D. 室间隔缺损　　E. 房间隔缺损

3. 男，5 岁。自出生即出现发绀表现，随年龄增长发绀逐渐加重，患儿发育差，杵状指，喜蹲踞。收入院后患儿突然出现缺氧发作症状，遵医嘱给予普萘洛尔，使用此药物的目的是

A. 解除右心室流出道痉挛　　B. 镇静　　C. 纠正酸中毒
D. 强心　　E. 利尿

4. 患儿，11 个月。腹泻、发热 1 个多月，体温 37.7℃，精神弱，皮肤干燥，血钾 3.0mmol/L，为患儿静脉补钾时，须遵循的原则是

A. 过多补钾，快速纠正低钾　　B. 不宜过早，见尿补钾

C. 补钾浓度不超过 3%　　D. 快速静脉补钾

E. 静脉推注补钾

5. 患儿 4 岁。以“发热抽搐”入院，突然出现抽搐发作，表现为双眼上翻、吐沫、四肢僵直抖动，持续 5min 不缓解，此时应采取的措施是

A. 立即吸痰　　B. 静脉推注地西泮　　C. 给予安抚

D. 给予保护性约束　　E. 立即给予吸氧

6. 男，2 岁。阵发性哭闹 1d，伴有呕吐 2 次，大便呈果酱样色。体格检查：右上腹可扪及一个腊肠样包块，有压痛。该患儿最可能的诊断为

A. 肠蛔虫病　　B. 小肠扭转　　C. 肠套叠　　D. 肠道畸形　　E. 胃肠炎

7. 男，3 岁。头向左侧偏斜，下颏转向右侧，颈部活动明显受限，超声检查左侧胸锁乳突肌中下段有一处边界清晰的异常回声。该患儿最可能的诊断为

A. 颈椎畸形　　B. 颈部感染　　C. 颈椎椎体破坏

D. 左侧畸形斜颈　　E. 颈椎外伤半脱位

8. 女，2 岁。运动系统发育落后，自主运动不协调，下肢肌张力稍高，抱起时双腿交叉剪刀样。该患儿最有可能的诊断是

A. 癫痫小发作　　B. 癫痫局限性发作　　C. 脑性瘫痪

D. 癫痫大发作　　E. 注意力缺陷多动症

9. 女，6 个月。呼气性呼吸困难伴喘憋 7d，三凹征明显，有明显梗阻性肺气肿，伴有二氧化碳潴留，提示患儿存在

A. 呼吸性酸中毒　　B. 呼吸性碱中毒　　C. 代谢性酸中毒

D. 代谢性碱中毒　　E. 失代偿性代谢性酸中毒

10. 男，13 岁。自诉喜吃甜食和高脂肪食物，诊断为中度肥胖，下列选项正确的是

A. 体重超同性别、同身高人群 10%~19%

B. 体重超同性别、同身高人群 20%~29%

C. 体重超同性别、同身高人群 30%~49%

D. 体重超同性别、同身高人群 50%~69%

E. 体重超同性别、同身高人群 70% 以上

11. 男，15 岁。诊断为急性肾小球肾炎，适宜的饮食为

A. 低蛋白、低盐饮食　　B. 低蛋白、低脂肪饮食　　C. 低蛋白、低胆固醇饮食

D. 高蛋白、低盐饮食　　E. 高蛋白、低脂肪饮食

12. 男，8 个月。诊断为急性呼吸衰竭，心电监护下心率为 50 次 /min，查体患儿四肢皮肤发花，此时应做的是

A. 继续观察　　B. 胸外按压　　C. 人工呼吸　　D. 除颤　　E. 气管插管

13. 女，1 岁。因腹泻 3d 入院。体温 39℃，嗜睡，皮肤呈大理石样花纹，血压为 60/30mmHg，分诊护士应首先判断该患儿最可能为

A. 高热惊厥　　B. 腹膜炎　　C. 感染性休克

D. 中枢神经系统疾病　　E. 皮疹

14. 男，2 岁。麻疹恢复期，体温突然再次升高，出现嗜睡、惊厥等症状，该患儿可能并发了

A. 肺炎　　B. 喉炎　　C. 脑炎　　D. 心肌炎　　E. 支气管炎

15. 女，3 个月。半个月前开始出现无诱因的发热及鼻塞症状，5d 前开始出现咳嗽。百日咳患儿咳嗽时的临床特征为

A. 刺激性干咳

B. 单声咳嗽

C. 犬吠样咳嗽

D. 阵发性痉挛性咳嗽伴深长的“鸡鸣”样吸气性吼声

E. 叹息样咳嗽

16. 免疫性血小板减少症患儿发生少量鼻出血时护理措施正确的是

A. 立即让患儿平卧

B. 抬高患儿头部

C. 不可冷敷头部

D. 用拇指和示指按压鼻翼两侧

E. 单手按压出血鼻孔处

（三）A3/A4 型题

（1~2 题共用题干）

女，7 岁。在外就餐后出现发热、腹泻伴便血 1d，体温 38℃，脉搏 120 次 /min，呼吸 30 次 /min，四肢稍凉，腹痛，有里急后重感，白细胞计数 1.4×10^9/L，C 反应蛋白：79mg/L。

1. 该患儿发生腹泻的原因是

A. 全身性疾病

B. 食物过敏

C. 病毒感染

D. 细菌感染

E. 药物副作用引起的腹泻

2. 针对患儿高热、四肢厥冷，应立即给予的护理措施是

A. 立即予以药物降温

B. 立即开放静脉通路

C. 立即抽血化验

D. 指导患儿正确留取标本

E. 立即保暖

（3~4 题共用题干）

男，1 岁。发热、腹泻 3d，患儿精神弱，乏力，皮肤干燥，哭之泪少，肢端稍凉，6h 未排尿。

3. 针对患儿的表现判断其脱水程度是

A. 轻度　B. 重度　C. 中度　D. 极重度　E. 正常

4. 关于口服 ORS 液，正确的是

A. ORS 液适用于重度腹泻

B. 按照 50~80ml/kg 进行口服

C. 将 1 袋 ORS Ⅲ溶解于 500ml 温开水中

D. 溶解好的 ORS 液于 1h 内服完

E. ORS 液少量多次服用，于 8~12h 内补足累积损失量

（5~6 题共用题干）

男，3 岁。因“眼睑下垂，声音嘶哑、肢体无力 2d”就诊，入院查：患儿烦躁，四肢肌力 2 级，遵医嘱予心电监护，监测心率为 160 次 /min，呼吸 35 次 /min、血氧饱和度 86%。

5. 患儿最可能的疾病是

A. 神经系统疾病怀疑重症肌无力

B. 呼吸系统疾病肺炎

C. 免疫系统疾病

D. 外伤可能有骨折

E. 耳鼻喉疾病

6. 患儿出现心率、呼吸增快，血氧下降最可能的原因

A. 肺炎　B. 心电监护故障　C. 重症肌无力危象
D. 哭闹影响呼吸　E. 急性呼吸窘迫综合征

（7~9 题共用题干）

女，8 岁。诊断癫痫 3 年，服用抗癫痫药控制发作，今晨患儿出现反复抽搐发作，表现为双眼左斜、流涎、口周发青，持续 2~3min 缓解，由急救车送入院。

7. 护士最恰当的处理是

A. 优先普通外科急诊　B. 优先神经内科急诊　C. 急诊按序就诊
D. 回家继续观察　E. 进一步询问病史

8. 判断患儿意识情况应观察的项目是

A. 心率　B. 呼吸　C. 血氧　D. 瞳孔　E. 血压

9. 治疗该患儿首选的药物是

A. 苯巴比妥　B. 地西泮　C. 水合氯醛　D. 咪达唑仑　E. 劳拉西泮

（10~12 题共用题干）

男，10 个月。足月产，体重 6.5kg，呼吸道感染，喂养困难 6 个月就诊。患儿呕吐与进食无明显关联，呼吸道感染平均 1~2 个月 1 次。胸部 X 线片发现纵隔后方含气阴影。

10. 根据患儿目前病史可能的诊断是

A. 胸骨后疝　B. 食管裂孔疝　C. 膈疝
D. 肺炎　E. 食管炎

11. 作为责任护士，目前最适合患儿的饮食护理为

A. 禁食水　B. 肠外营养　C. 鼻饲流食
D. 少量稠厚食物　E. 正常饮食

12. 患儿频繁的呼吸道感染最可能的原因是

A. 患儿肺部血管先天发育异常　B. 患儿年龄低，抵抗力低下
C. 长期胃食管反流造成误吸　D. 患儿支气管先天发育异常
E. 家长日常照顾不当

（13~15 题共用题干）

女，4 个月。以“咳嗽 4d，喘息 2d”收入院，患儿于入院前 4d 出现无明显诱因的阵发性咳嗽及喘息，无明显咳痰。查血常规：快速 C 反应蛋白 <8mg/L。胸片示右下肺内带可见斑片状阴影，门诊给予红霉素抗感染治疗，症状未见好转。

13. 护士应首先判断该患儿为

A. 毛细支气管炎　B. 肺栓塞　C. 支气管扩张
D. 肺气肿　E. 支原体肺炎

14. 引起小儿病毒性肺炎最常见的病原为

A. 腺病毒　B. 呼吸道合胞病毒　C. 流感病毒
D. 副流感病毒　E. 巨细胞病毒

15. 此疾病的好发年龄是

A. 2 岁以内　B. 3~6 岁　C. 7~12 岁
D. 学龄儿童　E. 学龄前儿童

（16~18 题共用题干）

女，2 岁。发热，干咳 10d，体温 38.2℃，双眼疱疹性结膜炎，颈部可扪及成串肿大淋巴结，右肺呼吸音稍低，少许干啰音，结核菌素试验硬结直径 18mm。

16. 该患儿可能的诊断为

A. 急性支气管炎　　B. 急性支气管肺炎　　C. 眼结膜炎

D. 原发性肺结核　　E. 右侧胸膜炎

17. 该患儿所患疾病特征，下列正确的是

A. X 线呈哑铃状双极阴影

B. 好发部位多见于肺尖

C. 是临床上最常见的活动性肺结核

D. X 线锁骨下可见边缘模糊的云絮状阴影

E. 多为继发性的

18. 该患儿所患疾病，最常见的疾病转归是

A. 痊愈和钙化　　B. 全身粟粒性结核　　C. 扩散为肺外结核

D. 干酪性肺炎　　E. 转为继发性肺结核

（19~21 题共用题干）

男，8 个月。低热 15d，消瘦，近 3d 呕吐频繁，抽搐 10 余次。体检：嗜睡、颈项强直、凯尔尼格征、布鲁津斯基征及巴宾斯基征阳性。其母患有活动性肺结核。

19. 该患儿可能的诊断是

A. 化脓性脑膜炎　　B. 病毒性脑膜炎　　C. 中毒性脑膜炎

D. 结核性脑膜炎　　E. 脑脓肿

20. 该患儿确诊最可靠的依据是

A. 有开放性结核接触史　　B. 结核菌素试验强阳性　　C. 有结核中毒症状

D. 未接种卡介苗　　E. 脑脊液中找到结核杆菌

21. 为患儿输注 20% 甘露醇时，应注意

A. 选择细直静脉穿刺　　B. 甘露醇结晶可正常使用

C. 控制输液速度，输入时间大于 1h　　D. 无需观察尿量

E. 一旦发生渗液，立即使用 50% 硫酸镁局部湿敷

（22~24 题共用题干）

女，14 岁。确诊 1 型糖尿病 3 年余，家长自诉患儿中断胰岛素治疗 3d，今晨血糖高至测不出，急来医院就诊，查尿常规：尿糖（+++）、尿酮体（++++），血气 pH 7.2。

22. 该患儿最可能的诊断是

A. 甲亢危象　　B. 肾上腺危象　　C. 糖尿病酮症酸中毒

D. 肾小管酸中毒　　E. 应激性感染

23. 该患儿首选治疗是

A. 静脉滴注生理盐水 + 小剂量胰岛素　　B. 静脉滴注高渗盐水 + 小剂量胰岛素

C. 静脉滴注低渗盐水 + 小剂量胰岛素　　D. 静脉滴注生理盐水 + 大剂量胰岛素

E. 静脉滴注碳酸氢钠 + 大剂量胰岛素

24. **治疗本疾病的目的<u>不包括</u>**

A. 迅速纠正水和电解质的紊乱　B. 纠正糖和脂肪代谢的紊乱

C. 逆转酮血症和酮中毒　D. 去除诱因

E. 尽早用碱性液纠正酸中毒

（四）B 型题

（1~2 题共用备选答案）

A. 肠道感染性腹泻　B. 全身性腹泻　C. 药物性腹泻

D. 肠道非感染性腹泻　E. 渗透性腹泻

1. **小儿轮状病毒性腹泻属于**
2. **小儿牛奶蛋白过敏症引起的腹泻属于**

（3~4 题共用备选答案 ）

A. 癫痫持续状态　B. 婴儿痉挛　C. 热性惊厥

D. 抽动症　E. 多动症

3. **需要立即给予静脉推注地西泮的是**
4. **可以应用促皮质激素治疗的是**

（5~6 题共用备选答案 ）

A. 体重　B. 身高　C. 头围　D. 腰围　E. 腹围

5. **衡量儿童远期营养状况的重要指标是**
6. **儿童体格发育不常用的测量指标是**

（7~8 题共用备选答案）

A. 端坐位　B. 60° ~90°半坐卧位　C. 头低足高位

D. 左侧卧位　E. 膝胸卧位

7. **患儿支气管哮喘发作时，最适宜的体位**
8. **食管裂孔疝患儿保守治疗时，最适宜的体位**

（9~11 题共用备选答案）

A. 3∶1　B. 5∶1　C. 15∶1　D. 15∶2　E. 30∶2

9. **新生儿心肺复苏时，按压 - 通气比是**
10. **儿童单人心肺复苏时，按压 - 通气比是**
11. **儿童双人心肺复苏时，按压 - 通气比是**

（12~15 题共用备选答案）

A. 先天储铁不足　B. 铁摄入量不足　C. 生长发育因素

D. 铁的吸收障碍　E. 铁的丢失过多

12. **梅克尔憩室患儿出现贫血的原因是**
13. **慢性腹泻患儿出现贫血的原因是**
14. **早产儿易发生贫血的原因是**
15. **婴儿在 6 个月以内时会出现红细胞和血红蛋白量下降从而出现贫血，主要原因是**

【填空题】

1. **儿童的各器官系统发育不平衡，其中（　　）发育最早，（　　）发育最晚。**

2. 癫痫持续状态要观察生命体征变化，记录发作（　　）、（　　）、（　　）。

3. 维生素 D 缺乏性佝偻病的临床分期包括（　　）、（　　）、（　　）和（　　）。

4. 怀疑患儿有颈部损伤时，开放气道的手法是（　　）。

5. 抢救心搏骤停患儿，首选的药物是（　　）。

6. 幼儿急疹又名幼儿玫瑰疹，多见于（　　）个月婴幼儿，四季均可发病，多见于（　　）季节。

7. 小儿结核可简要分为三大类型：①（　　）又称为儿童型肺结核；②血行播散型肺结核；③（　　）又称为成人型肺结核。

8. 惊厥为全身大发作，伴（　　）和（　　），持续数秒至数分钟，可自行停止，发作后神志短时间内转至正常。

9. 贫血是指外周血中单位容积内的（　　）或（　　）低于正常。

10. 过敏性紫癜患儿急性期应避免（　　）的摄入。

【名词解释】

1. 癫痫持续状态　2. 重症肌无力危象　3. 杵状指　4. 差异性发绀
5. 蛙状腹　6. 重症肺炎　7. 儿童少尿　8. 生理性贫血

【案例分析题】

案例一：男，2 岁。以"间断腹泻 6 个月"入院，体格检查：体温 37.7℃，脉搏 142 次 /min，呼吸 30 次 /min，血压 65/38mmHg，患儿排稀水样大便，每天 5~8 次，偶带血丝和黏液，每次吃奶后腹胀，排便后稍有好转，患儿身长 85cm，体重 7.2kg，患儿精神弱，皮肤干燥，皮肤弹性极差，哭之无泪，便隐血（++）。

请问：

1. 此患儿营养不良及脱水程度分别属于哪种？
2. 该患儿护理中要注意哪些？
3. 该患儿静脉补液时要遵循的原则是什么？

案例二：男，4 岁 6 个月。生后 2 个月起出现青紫，而后青紫逐渐加重，于活动或哭闹后加剧，会走路后喜欢蹲踞，行走 20~30m 即有气促，无咯血。患儿入院 3d 前流鼻涕，低热，入院当天出现呼吸困难，伴青紫加重，并且出现晕厥、抽搐。体格检查：体温 37.8℃，脉搏 140 次 /min，呼吸 38 次 /min，血压 87/50mmHg，血氧饱和度 45%，慢性病面容，体重、身高比同龄儿童发育差，口唇及指甲、足趾、球结膜发绀，杵状指。心前区隆起，心尖区及剑突下抬举样搏动明显，心界不大，听诊胸骨左缘 2、3 肋间闻及 Ⅲ 级喷射性全收缩期杂音，肺动脉瓣区第二音增强。

辅助检查：白细胞计数 15×10^9/L，中性粒细胞占 75%，淋巴细胞占 25%，红细胞计数 5.64×10^{12}/L，血红蛋白 166g/L，血小板 170×10^9/L；心电图结果提示右心室增大；X 线显示心脏呈靴形改变。超声心动图：主动脉增宽，骑跨于室间隔上（60%），右心室流出道狭窄，右心室肥大。遵医嘱吸氧并给予静脉推注吗啡镇静，碳酸氢钠纠正酸中毒，静脉输注心得安。患儿入院第 4d，在体外循环下行法洛四联症根治术，术后患儿发绀症状消失，于入院后第 10d 康复出院。

请问：

1. 该患儿诊断为法洛四联症的依据是什么？
2. 该患儿入院前出现呼吸困难、烦躁和青紫加重，并且出现晕厥和抽搐。该患儿发生了什么？

如何处理？

3. 根据血常规的结果，患儿易合并何种并发症？

4. 该患儿行走一段时间后喜欢蹲踞的原因是什么？

5. 患儿存在哪些护理问题？

6. 护理此患儿时应该注意什么？

案例三：男，3 岁。3d 前无明显诱因出现体温升高、心悸，伴咽痛、鼻塞、咳痰。辅助检查：白细胞 $12.2 \times 10^9/L$，中性粒细胞占 65.5%，淋巴细胞占 24.2%。诊断为上呼吸道感染。1d 前患儿出现寒战、大汗、面色苍白、心悸、胸痛，无恶心、呕吐。心肌酶测定：血清肌酸激酶及同工酶、心肌肌钙蛋白 T 升高；心电图示心动过速、室性期前收缩、多导联 T 波低平。

请问：

1. 该患儿可能的诊断是什么？

2. 如何指导患儿的休息？

3. 患儿的预后如何？

参考答案

【选择题】

（一）A1 型题

1. B　2. A　3. B　4. B　5. D　6. A　7. B　8. B　9. A　10. D
11. C　12. B　13. C　14. B　15. D　16. E　17. D　18. E　19. C　20. B
21. A　22. C　23. C　24. D　25. D　26. B

（二）A2 型题

1. D　2. A　3. A　4. B　5. B　6. C　7. D　8. C　9. A　10. C
11. A　12. B　13. C　14. C　15. D　16. D

（三）A3/A4 型题

1. D　2. B　3. C　4. E　5. A　6. C　7. B　8. D　9. B　10. B
11. D　12. C　13. A　14. B　15. A　16. D　17. A　18. A　19. D　20. E
21. E　22. C　23. A　24. E

（四）B 型题

1. A　2. D　3. A　4. B　5. B　6. D　7. A　8. B　9. A　10. E
11. D　12. E　13. D　14. A　15. C

【填空题】

1. 神经系统、生殖系统
2. 时间、形式、持续时间
3. 初期、激期、恢复期、后遗症期
4. 推举下颌法
5. 盐酸肾上腺素
6. 6~18、春秋

7. 原发性肺结核、继发性肺结核

8. 意识丧失、面色发绀

9. 红细胞数、血红蛋白

10. 动物蛋白

【名词解释】

1. **癫痫持续状态**：癫痫一次发作持续 30min 以上，癫痫发作的间隙意识未完全恢复又频繁再发，或发作持续 30min 以上不能自行停止。

2. **重症肌无力危象**：肌无力症状突然加重，出现呼吸肌、吞咽肌进行性无力或麻痹，而危及生命者。

3. **杵状指**：由于患儿长期缺氧，致使指（趾）端毛细血管扩张增生，局部软组织和骨组织也增生肥大，随后指（趾）末端膨大如鼓槌状。

4. **差异性发绀**：动脉导管未闭患儿，如肺循环持续高压则由功能性转变为器质性肺动脉高压。当肺动脉压力超过主动脉时，可产生右向左分流，患儿呈现下半身青紫，左上肢轻度青紫，右上肢正常，称为差异性发绀。

5. **蛙状腹**：腹腔内有大量积液时，平卧位腹壁松弛，液体下沉于腹腔两侧，腹部似蛙腹状。

6. **重症肺炎**：WHO 制订了适用于发展中国家的重症肺炎诊断标准：呼吸增快，并出现胸壁吸气性凹陷或肺部闻及喘鸣，应考虑为重症肺炎。

7. **儿童少尿**：24h 尿量学龄儿童（>6 岁）<400ml，学龄前儿童（3~6 岁）<300ml，婴幼儿（<3 岁）<200ml 为少尿。

8. **生理性贫血**：出生后红细胞生成素合成减少，骨髓造血功能暂时性降低，网织细胞减少，红细胞破坏较多；生长发育迅速，循环血量迅速增加等因素使红细胞数和血红蛋白含量逐渐下降，称为"生理性贫血"。

【案例分析题】

案例一：

1. 此患儿营养不良及脱水程度分别属于哪种？

男，2 岁。身长 85cm，体重 7.2kg，查身高体重曲线图表：第 50th 的标准身高 87cm，体重为 12.5kg，计算中位数百分比：年龄别体重 57.6%，判断其为重度营养不良；根据患儿精神弱，皮肤干燥，皮肤弹性极差，哭之无泪的表现判断其为重度脱水。

2. 该患儿护理中要注意哪些？

（1）一般护理：观察并记录每日大便的性状及量，必要时留取标本送检，严密监测患儿生命体征，观察其体重及脱水情况，有无水、电解质、酸碱平衡失调的症状。

（2）饮食护理：遵医嘱给予患儿禁食水，观察大便情况，症状好转后试行喂食或管饲。先由少量稀释奶开始，根据患儿耐受情况逐渐增加喂养量及浓度，奶制品多选择能直接吸收的氨基酸配方奶。

（3）对症护理

1）腹胀：腹胀明显时立即行胃肠减压并做好护理，观察腹胀消退情况及引流物的颜色、性质、量，做好口腔护理。当发现有肠梗阻、肠穿孔、肠出血等，要立即通知医生。

2）肛周皮肤：选用柔软布类尿布，勤更换，每次便后用温水清洗臀部并拭干，局部皮肤发红可涂护臀霜防止红臀。

3）发热：监测体温，体温过高者给予相应的降温措施。

（4）用药护理

1）微生物制剂：服用时与抗生素至少间隔 2h，用 40℃以下的温水服用并与热饮食间隔 30min，不能与奶或食物同服。

2）静脉补液：禁食期间由静脉补充营养液，建立静脉通路。必要时使用中心静脉，合理安排药物速度，根据患儿脱水程度尽快补充血容量，维持水电解质平衡。

3. 该患儿静脉补液时要遵循的原则是什么？

应遵循先盐后糖、先浓后淡、先快后慢、见尿补钾原则，根据脱水程度的轻重确定补液总量，根据脱水性质、有无酸中毒及低血钾确定补液种类。补钾时遵照不宜过多、不宜过快、不宜过浓、不宜过早的补钾原则，严禁直接静脉推注。

案例二：

1. 该患儿诊断为法洛四联症的依据是什么？

患儿生后出现青紫，且青紫随着年龄逐渐加重，哭闹后明显，活动后有蹲踞表现，查体发现生长发育落后，有杵状指。心脏彩色超声显示主动脉骑跨、室间隔缺损、右心室流出道狭窄、右心室肥大，提示患儿可能为法洛四联症。

2. 该患儿入院前出现呼吸困难、烦躁和青紫加重，并且出现晕厥和抽搐。该患儿发生了什么？如何处理？

患儿可能出现了缺氧发作的情况。轻者置患儿于膝胸位即可缓解，重者及时吸氧并保持患儿安静；皮下注射吗啡每次 0.1~0.2mg/kg，可抑制呼吸中枢和消除呼吸急促；静脉应用碳酸氢钠，纠正代谢性酸中毒；重者可静脉缓慢注射 β 受体拮抗药普萘洛尔减慢心率，缓解发作。

3. 根据血常规的结果，患儿易合并何种并发症？

由于患儿长期缺氧、红细胞增加，血液黏稠度高，血流变慢引起脑血栓，若为细菌性血栓，则易形成脑脓肿。

4. 该患儿行走一段时间后喜欢蹲踞的原因是什么？

蹲踞时下肢屈曲受压，体循环阻力增加，使右向左分流减少，可使肺血流量增加，同时下肢屈曲，使静脉回心血量减少，减轻了右心室负荷，使右向左分流减少，从而缺氧症状暂时得以缓解。

5. 患儿存在哪些护理问题？

（1）活动无耐力：与体循环血容量减少或血氧饱和度下降有关。

（2）营养失调：低于机体需要量　与喂养困难及体循环血容量减少、组织缺氧有关。

（3）生长发育迟缓　与体循环血容量减少或血氧下降影响生长发育有关。

（4）有感染的危险　与肺血增多及心内缺损易致心内膜损伤有关。

（5）潜在并发症：心力衰竭、感染性心内膜炎、脑血栓。

（6）焦虑　与疾病的威胁和对手术担忧有关。

6. 护理此患儿时应该注意什么？

患儿手术前要注意避免过度刺激患儿，预防缺氧发作；适当多饮水，减轻血液黏稠度，预防发生脑脓肿。

案例三：

1. 该患儿可能的诊断是什么？

患儿可能出现了病毒性心肌炎的表现。

2. 如何指导患儿的休息?

病毒性心肌炎患儿要适当休息,减轻心脏负担:急性期卧床休息,至体温稳定后 3~4 周,基本恢复正常后逐渐增加活动量。恢复期继续限制活动量,一般总休息时间不少于 6 个月。重症患儿心脏扩大者、有心力衰竭者,应延长卧床时间,待心衰控制、心脏情况好转后再逐渐开始活动。

3. 患儿的预后如何?

患儿新发病,症状及检查阳性发现明显且多变,一般病程在半年以内;若进入迁延期,仅表现为心电图或超声心动图改变,客观检查指标迁延不愈,病程多在数年。

(张琳琪)

第二节　新生儿科

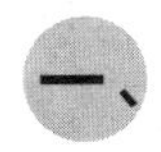

一、基础理论与知识要点

1. 试述新生儿的分类标准。

(1)根据胎龄划分

1)足月儿:胎龄≥37 周且 <42 周(259~293d)的新生儿。

2)早产儿:胎龄 <37 周(<259d)的新生儿。

3)过期产儿:胎龄≥42 周(≥294d)的新生儿。

(2)根据出生体重划分

1)正常出生体重儿:出生体重在 2 500~4 000g 的新生儿。

2)低出生体重儿:出生体重 <2 500g 的新生儿。

3)极低出生体重儿:出生体重在 1 000~1 500g 的新生儿。

4)超低出生体重儿:出生体重不足 1 000g 的新生儿。

5)巨大儿:出生体重超过 4 000g 的新生儿。

(3)根据出生体重与胎龄关系划分

1)小于胎龄儿:出生体重小于同胎龄儿标准平均体重的第 10 个百分位数者。

2)适于胎龄儿:出生体重在同胎龄儿平均体重的第 10~90 个百分位之间者。

3)大于胎龄儿:出生体重在同胎龄儿平均体重第 90 个百分位以上者。

4)足月小样儿:胎龄足月但出生体重小于 2 500g 者称“足月小样儿”,最常见于小于胎龄儿。

2. 如何评定一个正常足月新生儿?

(1)足月分娩(胎龄≥37 周且 <42 周),体重为 2 500~4 000g,身长大于 47cm,无任何疾病。

(2)哭声有力,皮肤红润,胎毛少,乳晕清楚,可触及乳房结节,耳郭软骨发育良好,指(趾)甲达到或超过指(趾)端,男婴睾丸已降到阴囊,女婴大阴唇完全覆盖小阴唇,四肢呈屈曲位,肌肉有一定张力,足底纹理遍布且较深。

(3)呼吸、心跳及体温平稳,哭声有力。

3. 试述早产儿的外貌特点。

（1）出生体重大多小于 2 500g，身长小于 47cm。

（2）哭声弱，皮肤红嫩，胎毛多，乳晕不清，未触及乳房结节，耳壳及颈肌软，指（趾）甲未达到指（趾）端，男婴睾丸未降到阴囊，女婴大阴唇未完全覆盖小阴唇，四肢肌张力低，足底光滑无足纹或足纹少，原始反射减弱或未引出。

4. 何谓“新生儿呼吸暂停”？

新生儿呼吸暂停：是指呼吸停止时间达到 15~20s，或虽呼吸停止时间 <15s，但伴有心率减慢（<100 次 /min）、皮肤发绀及肌张力减低。

5. 何谓“适中温度”？

适中温度：又称为中性温度，指能保持正常体温及皮肤温度的最适宜环境温度，在此温度下机体耗氧量最低，代谢率最低，蒸发散热最少。

6. 正常足月新生儿存在哪些原始神经反射？

正常足月新生儿的原始神经反射见表 1-10-4。

表 1-10-4 正常足月新生儿的原始神经反射

反射种类	反射表现	反射存在时间
觅食反射	将手放于婴儿一侧面颊轻轻刺激时，婴儿会将头转向刺激一侧，是最重要的神经反射	3~4 个月
吸吮反射	将奶嘴放于婴儿口中时，婴儿会有强烈吸吮的反应。该反射在无刺激时也可存在，如婴儿睡眠时	4 个月后逐渐消失
握持反射	刺激婴儿手掌或足底趾部时，婴儿会出现握拳和脚趾屈曲的动作	3 个月消失
拥抱反射	将婴儿放于一平整的床面上，突然发生振动或平衡上的改变，婴儿四肢会出现前伸、外展、手指伸展的动作，呈“拥抱”状，常伴有哭泣	3 个月开始出现，3 个月内出现最明显，4~5 个月逐渐消失
交叉伸腿反射	扶持婴儿，使其站立，足底接触操作床面，婴儿两腿会交替向前伸展和屈曲，似迈步样	3~4 个月

7. 试述新生儿常见的几种特殊生理状态。

（1）生理性体重下降：是指新生儿出生几天内，因较多水分丢失及胎粪排出，易引起体重下降，但下降程度一般不超过 10%，并在生后 10d 左右恢复到出生时体重。

（2）生理性黄疸：详见问题 10。

（3）乳腺肿大：新生儿出生后因母体激素仍存留在新生儿体内，导致生后第 3~5d 均可出现乳腺肿大现象，一般生后 2~3 周内消退。

（4）“马牙”和“螳螂嘴”：新生儿上腭中线和齿龈切缘上的上皮细胞或黏液腺分泌物堆积，常在此处形成黄白色米粒大小的小颗粒，俗称“马牙”，一般生后数周至数月消退。新生儿口腔内两侧颊部均有较厚脂肪垫隆起，俗称“螳螂嘴”。

（5）假月经：部分女婴因妊娠后期母亲雌激素进入胎儿体内，生后突然中断，在生后 5~7d 阴道内出现血性分泌物，类似月经，可持续 1 周，称假月经。

（6）粟粒疹：新生儿皮脂腺功能未完全发育成熟，于生后 3 周内，可在鼻、面部出现白色或黑色、突出皮肤表面的细小皮疹，称粟粒疹，一般自行消退。

8. 试述新生儿 Apgar 评分。

新生儿 Apgar 评分见表 1-10-5。

表 1-10-5 新生儿 Apgar 评分

体征	0	1	2
心率	无	小于 100 次 /min	大于 100 次 /min
呼吸	无	慢、不规则	规则、啼哭
肌张力	瘫软	四肢略屈曲	活动活跃
对刺激反应	无	皱眉	哭声响亮、喷嚏
皮肤颜色	青紫或苍白	躯干红润、四肢青紫	全身红润

9. 试述新生儿颅内出血的常见症状及其护理。

（1）常见症状

1）意识改变：激惹、过度兴奋或表情淡漠、嗜睡、昏迷等。

2）眼部症状：斜视、凝视、眼震颤、眼球上转困难等。

3）颅内压升高的表现：脑性尖叫、惊厥、前囟隆起等。

4）呼吸改变：出现呼吸增快、减慢、暂停等。

5）肌张力：早期肌张力增加，之后减低。

6）瞳孔：不对称，对光反射差。

7）其他：黄疸、贫血。

（2）护理措施

1）病情观察：观察患儿生命体征、意识、精神状况、瞳孔、各种反射、前囟张力、肌张力和喂奶中的反应，及时记录阳性体征并告知医生，积极处理或配合抢救。

2）保持患儿呼吸道通畅，及时清除呼吸道分泌物，避免颈部过屈或过伸影响正常气道通气；合理给氧，维持患儿血氧饱和度在 85%~95%，需要机械通气的患儿，做好管道维护及护理。

3）保持患儿绝对安静，各种护理、治疗操作集中进行，尽可能减少患儿头部搬动及防止噪声对患儿的刺激，患儿烦躁、激惹时应遵医嘱正确使用镇静药物并密切观察患儿呼吸及意识变化。

4）维持患儿体温稳定：体温过高应遵医嘱予以物理或药物降温，体温过低应采取合理的保暖措施。如患儿出现体温不升或高热，提示患儿病情危重，及时告知医生，配合抢救。

5）健康教育：住院期间，告知患儿家长疾病相关知识及预后情况，给予安慰，如患儿出现脑损伤表现，应尽早指导家长早期功能训练及智力开发，坚持随访及长期康复治疗。

10. 如何鉴别新生儿生理性黄疸和病理性黄疸？

新生儿生理性黄疸和病理性黄疸的鉴别要点见表 1-10-6。

表 1-10-6　新生儿生理性黄疸和病理性黄疸的鉴别要点

生理性黄疸	病理性黄疸
1. 足月儿生后 2~3d 出现、4~5d 达高峰，早产儿多于出生后 3~5d 出现，5~7d 达高峰； 2. 足月儿 2 周内消退、早产儿可延长到 3~4 周； 3. 血清胆红素足月儿 <211μmol/L，早产儿小于 256μmol/L；日上升率小于 85μmol/L；每小时上升率小于 0.85μmol/L； 4. 一般情况好，生理性黄疸始终是个排除性诊断	1. 黄疸出现时间早，生后 24h 内出现； 2. 黄疸程度重，实验室检查血清胆红素 205.2~256.5μmol/L；每日上升大于 85μmol/L；每小时上升大于 0.85μmol/L； 3. 黄疸持续时间长，足月儿大于 2 周、早产儿大于 4 周； 4. 黄疸退而复现； 5. 血清结合胆红素大于 34μmol/L

11. 试述新生儿溶血病的原因。

（1）母子血型不合：ABO 血型不合，多见于母为 O 型，子为 A 型或 B 型，极少数为 Rh 血型不合。

（2）红细胞酶缺乏如红细胞磷酸己糖旁路中酶缺乏，当受到氧化剂损害时，可发生严重溶血。

（3）红细胞膜的缺陷：遗传性球形红细胞增多症时，红细胞膜面积减少，膜对钠离子渗透性增高，红细胞内因钠和水过多可致破裂。

（4）自身免疫性溶血：可原发或继发于某些疾病或由药物引起。

（5）血红蛋白异常：珠蛋白生成障碍性贫血。

12. 试述新生儿胆红素脑病的典型临床表现。

新生儿胆红素脑病的分期及临床表现见表 1-10-7。

表 1-10-7　新生儿胆红素脑病的分期及临床表现

分期	表现	持续时间
警告期	反应低下、肌张力低下、吸吮力弱	0.5~1.5d
痉挛期	肌张力增加、发热、抽搐、呼吸不规则	0.5~1.5d
恢复期	肌张力恢复、体温正常、抽搐减少	2 周
后遗症期	听力下降、眼球运动障碍、手足徐动、牙釉质发育不良、智力落后	终生

13. 试述新生儿败血症的临床表现及护理措施。

（1）临床表现：按照症状出现时间分为早发型（出生 7d 内）和迟发型（出生 7d 后）。早期表现为精神不佳、吃奶差、哭声弱、发热或体温不升、体重不增等，逐渐发展为精神萎靡、嗜睡、不吃、不哭、不动、黄疸不退、呼吸窘迫或呼吸暂停。少数严重者很快发生肝脾大、出血倾向、感染性休克、中毒性肠麻痹、循环呼吸衰竭。常并发肺炎、脑膜炎、新生儿坏死性小肠结肠炎、关节炎等感染。

（2）护理措施：①患儿体温异常时，应及时记录患儿体温变化情况，并告知医生，采取有效的保暖或物理降温方法，一般不采用药物降温。②采取早期、足疗程、联合、静脉给药，注意药物的毒副作用。③及时处理局部感染灶，防止感染蔓延。④根据患儿病情，合理喂养，不能经口喂养时可采用静脉营养，以保证营养供给。⑤密切观察患儿病情变化，出现面色青灰、脑性尖叫、前囟饱满等症状时提示可能发生脑膜炎；出现意识淡漠、皮肤花纹、脉搏细弱、少尿、毛细血管充盈时间延长、血压下降等症状时提示发生感染性休克，应及时通知医生，做好抢救准备。

14. 新生儿正常血糖的范围是多少?

新生儿正常血糖范围:2.2~7.0mmol/L。

15. 试述新生儿长期给氧的注意事项。

(1) 掌握适应证:氧疗法应该用于有缺氧、发绀、窒息、惊厥等症状的患儿。

(2) 密切观察病情变化:吸氧过程中一旦呼吸困难好转和青紫减轻,就应调低氧流量和氧浓度。尽可能采取间歇给氧方式,防止持续长期吸入高浓度氧引起氧中毒。

(3) 用鼻导管给氧时,氧流量 1~2L/min,氧浓度 25%~30%。头罩给氧时,氧流量 5L/min。注意保持呼吸道和氧导管通畅。

(4) 及时测定血气指标,使用最低浓度给氧,维持氧分压在 6.7~10.6kPa。

16. 试述母乳喂养的优点。

(1) 营养丰富,营养成分比例适宜,易于消 化吸收。

(2) 含钙、磷比例适当(2∶1),易于吸收。

(3) 人乳中乳糖以乙型乳糖为主,有利于乳酸杆菌生长,从而抑制致病性大肠埃希氏菌繁殖,含有分泌型 IgA,可结合肠道内病原菌和过敏原,阻止其进入肠黏膜,有抗感染和防过敏作用。母乳中含有少量 IgG、IgM、补体、T 淋巴细胞、B 淋巴细胞、巨噬细胞,有助于婴儿抗感染和免疫。

(4) 缓冲力小,对胃酸的中和作用弱,有利于消化。

(5) 母乳随婴儿对乳汁的需要量而增加,母乳温度适宜,无污染,便于及时哺喂。

(6) 母亲哺喂自己的婴儿,可增进母子感情,随时观察婴儿身心变化,以便及时给予护理。

(7) 产后早期哺乳,可刺激子宫收缩,减少出血。

17. 试述新生儿疼痛的表现及非药物性干预措施(表 1-10-8)。

表 1-10-8　新生儿疼痛的表现

生理反应	增加	心率、血压、颅内压 / 脑血流量、呼吸频率、平均气道压力、肌张力、二氧化碳分压、肺动脉压力、耗氧量
	降低	呼吸的深度(变得表浅)、氧分压
	其他	脸色苍白或脸红、出汗、瞳孔扩大
行为反应	听觉	持续性大声尖叫、啼哭、轻声呻吟
	面部表情	皱眉、鼻唇沟加深、下颌抽动、挤眼、鼻翼扇动、舌头卷曲、面部抽动
	身体运动	四肢过度屈伸,手指张开、肢体快速回抽
	肌张力	肌张力过高,僵硬,拳头紧握 肌张力过低
	状态	觉醒睡眠周期扰乱、嗜睡或烦躁、喂养困难、难以安抚
激素水平变化	增加	血浆肾素活性、儿茶酚胺水平、皮质醇水平、蛋白质代谢水平、糖原及生长激素释放、血清中糖、乳酸盐、酮类水平
	降低	胰岛素分泌、催乳素

非药物性干预措施：是在给新生儿进行疼痛性操作时采用的安慰方法，包括给新生儿口服蔗糖液或葡萄糖、非营养性吸吮、保持新生儿屈曲体位、襁褓包裹、新生儿抚触、袋鼠式护理、音乐疗法、减少声音和光线刺激等。

二、自测题

【选择题】

（一）A1 型题

1. 低出生体重儿是指

A. 出生体重不足 2 500g　B. 出生体重不足 2 000g　C. 出生体重不足 1 500g
D. 出生体重不足 1 250g　E. 出生体重不足 1 000g

2. 以下不符合正常足月新生儿特点的是

A. 女婴大阴唇遮蔽小阴唇　B. 乳晕清楚，底足有较深的足纹
C. 皮肤红润，胎毛少　D. 原始反射存在
E. 未扪及乳房结节

3. 正常足月儿出生时已具有的原始神经反射不包括

A. 觅食反射　B. 吸吮反射　C. 握持反射　D. 对光反射　E. 交叉伸腿反射

4. 不属于新生儿特殊生理状态的是

A. 乳腺肿大　B. 马牙和螳螂嘴　C. 假月经
D. 粟粒疹　E. 生理性贫血

5. 新生儿生理性体重下降一般不会超过出生体重

A. 5%　B. 10%　C. 15%　D. 20%　E. 25%

6. 新生儿轻度窒息时，Apgar 评分为

A. 10 分　B. 7~9 分　C. 4~7 分　D. 2~4 分　E. 0~2 分

7. 新生儿窒息复苏时，胸外按压的深度为

A. 胸廓前后径的 1/2　B. 胸廓前后径的 1/2~2/3　C. 胸廓前后径的 1/3
D. 胸廓前后径的 2/3　E. 胸廓前后径的 3/4

8. 新生儿窒息复苏时胸外按压频率为

A. 60 次 /min　B. 80 次 /min　C. 90 次 /min　D. 120 次 /min　E. 150 次 /min

9. 新生儿病理性黄疸的病因不包括

A. 病毒感染　B. 新生儿脱水热
C. 母婴 ABO 血型不合　D. 胆道闭锁
E. 红细胞 6- 磷酸葡萄糖脱氢酶缺陷

10. 使用光照疗法降低新生儿胆红素，错误的是

A. 维持体温在 36.5~37.2℃　B. 双面光优于单面光
C. 禁忌在皮肤上涂粉剂和油类　D. 暴露除眼睛外的所有身体部位
E. 保持灯管及反射板的清洁

11. ABO 血型不符引起新生儿溶血症，常见于哪种血型

A. 母 A 型、子 O 型　B. 母 A 型、子 B 型　C. 母 B 型、子 O 型
D. 母 B 型、子 A 型　E. 母 O 型、子 A 型

12. 以下**不**属于胆红素脑病病典型临床表现分期的是

A. 潜伏期　B. 警告期　C. 痉挛期　D. 恢复期　E. 后遗症期

13. 以下对颅内出血的描述，**错误**的是

A. 由产伤和缺氧引起
B. 产伤性颅内出血主要见于足月儿
C. 小脑出血，足月儿多见
D. 脑室周围、脑室内出血，早产儿多见
E. 硬脑膜下出血多为产伤引起

14. 下列关于早发型新生儿败血症的描述，正确的是

A. 3~5d 内发生　B. 3~5d 后发生　C. 6d 内发生
D. 7d 内发生　E. 7d 后发生

15. 新生儿正常血糖范围是

A. 2.0~7.0mmol/L　B. 2.2~7.0mmol/L　C. 2.2~7.2mmol/L
D. 3.0~7.2mmol/L　E. 3.0~7.0mmol/L

16. 以下**不属于**母乳喂养优点的是

A. 增强婴儿抗病能力，促进免疫系统的发育
B. 降低婴儿感染风险
C. 增进母婴感情
D. 促进产妇产后身体恢复
E. 增加婴儿过敏性疾病发生风险

17. 新生儿出生时存在，以后逐渐消失的神经反射是

A. 角膜反射　B. 拥抱反射　C. 结膜反射　D. 瞳孔反射　E. 平衡反射

18. 缓解新生儿轻度疼痛的措施**不包括**

A. 非营养性吸吮　B. 口服蔗糖液或葡萄糖　C. 新生儿抚触
D. 保持新生儿屈曲体位　E. 及时使用镇痛药

（二）A2 型题

1. 新生儿 ABO 溶血症可发生于第一胎，是因自然界中广泛存在 A、B 血型物质，O 型血妇女常在孕前已接触过 A、B 血型物质的抗原物质刺激，使其血清中产生了相应的抗 A、抗 B 的

A. IgA　B. IgG　C. IgM　D. IgE　E. IgD

2. 男婴，足月剖宫产，生后 1min 检查，全身青紫，心率 60 次 /min，弹足底有皱眉，四肢略屈曲，呼吸慢、不规则，其 Apgar 评分为

A. 0 分　B. 3 分　C. 4 分　D. 7 分　E. 9 分

3. 女婴，7d。晨起发现鼻尖、面颊处有细小、白色的皮疹，以下处理妥当的是

A. 用手挤压　B. 局部涂抹药物　C. 挑除皮疹
D. 肥皂水清洗　E. 无需处理，继续观察

4. 男婴，足月顺产，生后 3d。出生体重 3 200g，血清总胆红素 147mg/L。首选的治疗方法是

A. 光照疗法　B. 口服苯巴比妥　C. 换血
D. 白蛋白输注　E. 输血浆

5. 男婴，足月顺产，母乳喂养，生后 10d 仍皮肤、巩膜黄染，精神状态好，吃奶好，血清胆红素 120mg/L，应首先选择何种处理措施

A. 光照疗法
B. 换血疗法
C. 输血浆
D. 口服苯巴比妥
E. 暂停止母乳喂养，24~72h 后复查血清胆红素

6. 男婴，11d，诊断为新生儿败血症，体温为 37.9℃，应采取的积极措施为

A. 给退热药 B. 酒精擦浴 C. 冷盐水灌肠 D. 加被发汗 E. 温水擦浴

7. 新生儿出生后有窒息，经抢救 2~4min 后呼吸恢复，生后 5h 出现烦躁、尖叫、囟门饱满、拥抱反射消失，最可能的诊断是

A. 新生儿败血症
B. 新生儿脑膜炎
C. 新生儿颅内出血
D. 新生儿低血钙
E. 新生儿低血糖

8. 早产女婴，生后 5d。胎龄 33^{+3} 周，出生体重 1 920g，应为其设置暖箱温度为

A. 35℃ B. 34℃ C. 33℃ D. 32℃ E. 30℃

9. 女婴，胎龄 39^{+5} 周。足月顺产，出生体重 4 000g，母亲有妊娠期糖尿病，生后应警惕

A. 新生儿低血钙
B. 新生儿低血糖
C. 新生儿颅内出血
D. 新生儿溶血病
E. 新生儿缺氧缺血性脑病

（三）A3/A4 型题

（1~3 题共用题干）

女，体重 1 500g。皮肤红嫩，胎毛较多，耳郭软，乳晕不清，足底纹少。因生后 1h “呼吸急促、口吐白色泡沫”入院，查体：体温 36.8℃，心率 145 次 /min，呼吸 70 次 /min。

1. 由患儿外貌特征可推断其为

A. 足月儿
B. 早产儿
C. 低出生体重儿
D. 极低出生体重儿
E. 超低出生体重儿

2. 目前患儿最重要的护理措施是

A. 补充营养物质
B. 维持体温恒定
C. 建立通气，维持有效呼吸
D. 保持皮肤清洁干净
E. 遵医嘱使用药物

3. 医生开医嘱静脉推注维生素 K_1，主要目的是

A. 预防出血症
B. 补充维生素
C. 补充营养
D. 补充能量
E. 阻碍凝血酶原合成

（4~6 题共用题干）

女婴，胎龄 39^{+5} 周。足月剖宫产，母亲妊娠期糖尿病，出生体重 4 500g。生后出现哭声异常，肌张力高伴抽搐。

4. 最可能的诊断是

A. 新生儿缺氧缺血性脑病
B. 新生儿低血糖脑损害
C. 新生儿颅内出血
D. 代谢性脑病
E. 低钙血症

5. 目前首要的检查是

A. 头颅磁共振
B. 测血糖
C. 头颅 CT
D. 血尿代谢筛查
E. 血钙

6. 该患儿在输入葡萄糖过程中，不恰当的护理措施为

A. 密切观察患儿输液部位
B. 给予高糖饮食
C. 监测血糖变化
D. 防止外伤
E. 注意保暖

（7~8 题共用题干）

足月新生儿，男，生后第 3d 发现皮肤、巩膜黄染，精神尚佳、吃奶可，大便颜色呈黄色糊状，查血常规结果正常，血清胆红素为 193mmol/L，母亲血型为 AB 型。

7. 此时，该男婴最可能是

A. 溶血性黄疸　　B. 肝细胞性黄疸　　C. 阻塞性黄疸
D. 生理性黄疸　　E. 母乳性黄疸

8. 此时的最佳处理措施是

A. 给予光照疗法　　B. 给予换血疗法　　C. 输入白蛋白
D. 立刻行基因检查　　E. 观察黄疸变化情况

（9~12 题共用题干）

足月男婴，日龄 3d。出生体重 3 600g，因“发现皮肤、巩膜黄染 1d”入院，查体：体温 37.8℃，心率 163 次 /min，呼吸 58 次 /min，反应差，皮肤重度黄染，角弓反张，血清胆红素 427mmol/L。

9. 对该患儿的初步诊断最可能为

A. 新生儿溶血病　　B. 新生儿高胆红素血症　　C. 新生儿胆红素脑病
D. 新生儿感染性疾病　　E. G-6-PD 酶缺乏

10. 应立即采取的处理措施是

A. 光照疗法　　B. 换血疗法　　C. 输入白蛋白　　D. 输血浆　　E. 碱化血液

11. 不属于该患儿目前重点观察的是

A. 肌张力　　B. 瞳孔　　C. 生命体征
D. 意识　　E. 皮肤、巩膜黄染程度

12. 患儿继续行光照治疗，不属于其副作用的是

A. 嗜睡、烦躁　　B. 高热、皮疹　　C. 呕吐、腹泻
D. 青铜症、溶血　　E. 听力下降、手足徐动

（13~15 题共用题干）

女婴，胎龄 38^{+3} 周，体重 3 000g。因母亲妊娠合并高血压，胎膜早破剖宫产娩出，羊水清，生后无自主呼吸及哭声，肌张力低。

13. 对患儿进行初步复苏时，正确的是

A. 保暖，摆正体位，清理气道（必要时），擦干和刺激
B. 擦干和刺激，保暖，摆正体位，清理气道（必要时）
C. 保暖，擦干和刺激，摆正体位，清理气道（必要时）
D. 擦干和刺激，摆正体位，清理气道（必要时），保暖
E. 摆正体位，清理气道（必要时），擦干和刺激，保暖

14. [假设信息] 若经初步复苏后仍无呼吸，心率为 80 次 /min，此时应

A. 持续刺激至患儿有呼吸，心率 >100 次 /min　　B. 给予正压通气
C. 气管插管并经气管内吸引　　D. 胸外按压
E. 经静脉给予肾上腺素

15. [假设信息] 经有效面罩正压通气 30s 后，心率 53 次 /min，氧饱和度为 60%，此时应

A. 继续面罩正压通气　　B. 面罩正压通气下胸外按压

C. 气管插管下行胸外按压　　D. 注意保持呼吸道和氧导管通畅
E. 氧浓度调至 100%

(16~18 题共用题干)

足月女婴，臀位产，生后 24h 突发惊厥，烦躁不安。体查：体温 37℃，前囟饱满，肌张力高，四肢抽搐，双眼凝视，心率 142 次 /min，肺部体征(-)，血常规正常。

16. 该患儿可能发生

A. 新生儿手足抽搐症　B. 新生儿低血糖　C. 新生儿颅内出血
D. 新生儿败血症　E. 新生儿破伤风

17. 引起该患儿发病最可能的原因是

A. 维生素 D 缺乏　B. 寒冷损伤　C. 产伤
D. 凝血因子不足　E. 感染

18. 下列护理措施不合适的是

A. 绝对静卧，抬高头部　B. 减少刺激，集中进行护理操作　C. 维持体温恒定
D. 每小时更换体位 1 次　E. 密切观察患儿病情

(19~21 题共用题干)

足月男婴，3d。因"哭闹原因"来院就诊。查体：体温 37.4℃，心率 138 次 /min，呼吸 44 次 /min，反应好，吃奶好，腹软，肠鸣音正常，脐周发红，脐窝见脓性分泌物伴臭味，四肢肌张力正常，原始反射存在。入院诊断：新生儿脐炎。

19. 引起该疾病的最常见细菌是

A. 大肠埃希氏菌　B. 铜绿假单胞菌　C. 金黄色葡萄球菌
D. 溶血性链球菌　E. 白念珠菌

20. 对患儿的治疗要点，正确的是

A. 局部使用 75% 酒精清洗消毒　B. 静脉使用抗生素
C. 10% 硝酸银溶液局部涂抹　D. 处理局部化脓灶
E. 局部使用 0.5% 安尔碘清洗消毒

21. 对该患儿的护理措施，错误的是

A. 保持脐部清洁干燥　B. 避免大小便污染脐部
C. 脐部护理时，严格执行无菌操作　D. 由脐带根部由外向内彻底清洁消毒
E. 密切观察脐部及其全身症状

(22~24 题共用题干)

足月新生儿，4d。脐周脓肿，近 1d 来拒乳，反应差，体温 39.5℃，血常规结果：白细胞计数 20×10^9/L，中性粒细胞占 75%，淋巴细胞占 25%。

22. 患儿最可能的诊断是

A. 新生儿溶血病　B. 新生儿破伤风　C. 新生儿低血糖
D. 新生儿败血症　E. 新生儿硬肿症

23. 不属于该疾病早期临床表现的是

A. 体温异常　B. 吃奶差、哭声弱　C. 精神不佳　D. 肝大、脾大　E. 体重不增

24. 对该患儿的治疗措施，错误的是

A. 早期、足量、足疗程使用抗生素　B. 尽可能单一抗生素用药

C. 按药敏试验结果用药　　D. 及时处理局部病灶
E. 对症治疗

(四) B 型题

(1~3 题共用备选答案)

A. 早产儿　　B. 正常足月儿　　C. 足月小于胎龄儿
D. 过期产儿　　E. 巨大儿

1. 新生儿胎龄 271d，出生体重 2 350g，身长 47.5cm，头围 33cm，胸围 31.5cm，属于
2. 新生儿胎龄 295d，出生体重 2 750g，身长 50cm，头围 34cm，胸围 32cm，属于
3. 新生儿胎龄 248d，出生体重 2 400g，身长 46.5cm，头围 32cm，胸围 31cm，属于

(4~6 题共用备选答案)

A. 生理性体重下降　　B. 乳腺肿大　　C. 马牙
D. 假月经　　E. 粟粒疹

4. 足月女婴，生后 6d，阴道见少量血性分泌物，最可能的诊断是
5. 足月女婴，生后 10d，今晨家属发现其腭中线、齿龈切缘上有散在黄白色小斑点，最可能是
6. 足月女婴，生后 4d，出生体重 3.4kg，今晨家属测体重为 3.28kg，生后一直母乳喂养，婴儿反应好，吃奶好，大小便正常，最可能是

(7~9 题共用备选答案)

A. 生理性黄疸　　B. 母乳性黄疸　　C. 新生儿溶血病
D. 新生儿败血症　　E. 新生儿颅内出血

7. 足月女婴，生后 11d。生后一直行纯母乳喂养，3d 前家属发现婴儿皮肤巩膜稍黄，停母乳喂养后好转，最可能是
8. 足月男婴，生后 2d。因皮肤、巩膜黄染入院，血清胆红素 304μmol/L，母亲血型为 0 型，婴儿为 A 型，最可能为
9. 女，生后 7d。因精神欠佳，拒奶，发热入院，体温 39.5℃，脐部及周围明显红肿发硬并伴有脓性分泌物，味臭，最可能发生了

(10~12 题共用备选答案)

A. 头颅 CT　　B. 血培养　　C. 脑脊液检查
D. 血常规　　E. 肝功能

10. 当怀疑新生儿发生颅内出血时，应做的检查是
11. 当怀疑发生新生儿败血症合并化脓性脑膜炎时，应做的检查是
12. 为确定新生儿高胆红素血症脑病的具体治疗措施，应做的检查是

【填空题】

1. 新生儿是指（　　）至（　　）的小儿。

2. 脐部有肉芽组织时，可使用（　　）涂擦脐部，如肉芽肿较大，可用（　　）或（　　）。

3. 生理性黄疸，足月儿一般生后（　　）d 出现，（　　）d 消退；早产儿一般生后（　　）d 出现，（　　）d 消退。

4. 新生儿颅内出血的症状与（　　）和（　　）有关。

【名词解释】

1. 高危儿
2. 呼吸暂停
3. 适中温度
4. 新生儿溶血病
5. 新生儿 Apgar 评分

【案例分析题】

男，12d。因拒奶、少尿、体温不升 10h 急诊入院。体格检查：重病容，面色苍白，前囟平，颈软，心音低钝，双肺未闻及啰音，腹胀，肝右肋下 3.5cm，脐脓肿。实验室检查：白细胞计数 16.0×10^9/L。

请问：

1. 最可能的诊断是什么？
2. 主要护理措施有哪些？

参考答案

【选择题】

（一）A1 型题

1. A　2. E　3. D　4. E　5. B　6. C　7. C　8. D　9. B　10. D
11. E　12. A　13. C　14. D　15. B　16. E　17. B　18. E

（二）A2 型题

1. B　2. C　3. E　4. A　5. E　6. E　7. C　8. B　9. B

（三）A3/A4 型题

1. B　2. C　3. A　4. B　5. B　6. B　7. D　8. E　9. C　10. B
11. B　12. E　13. A　14. B　15. C　16. C　17. C　18. D　19. C　20. D
21. D　22. D　23. D　24. B

（四）B 型题

1. C　2. D　3. A　4. D　5. C　6. A　7. B　8. C　9. D　10. A
11. C　12. E

【填空题】

1. 从脐带结扎、生后满 28d
2. 10% 硝酸银溶液、激光、手术切除
3. 2~3、5~7、3~5、7~9
4. 出血量、出血部位

【名词解释】

1. **高危儿**：指已发生或有可能发生危重情况而需要密切观察的新生儿。

2. **呼吸暂停**：呼吸停止时间达到 15~20s，或虽然不到 15s，但伴有心率减慢（小于 100 次 /min）并出现皮肤发绀及四肢肌张力的下降称呼吸暂停。

3. **适中温度**：指能维持正常体温及皮肤温度的最适宜的环境温度，在此温度下身体耗氧量最少，蒸发散热量最少，新陈代谢最低。

4. **新生儿溶血病**：是指母婴血型不合，母血中血型抗体通过胎盘进入胎儿循环，发生同种免疫

反应导致胎儿、新生儿红细胞破坏而引起的溶血。

5. **新生儿 Apgar 评分**：Apgar 评分法以新生儿出生后 1min 内的心率、呼吸、肌张力、对刺激的反应及皮肤颜色 5 项体征为依据，每项 0~2 分，满分为 10 分。

【案例分析题】

1. **最可能的诊断是什么？**

新生儿败血症。

2. **主要护理措施有哪些？**

（1）及时记录患儿体温变化情况，并告知医生，采取有效的保暖措施，防止烫伤。

（2）采取早期、足疗程、联合、静脉给药，注意药物的毒副作用及输液部位情况。

（3）及时处理局部感染灶，防止感染进一步蔓延。

（4）根据患儿病情，进行合理喂养，不能经口喂养时可采用静脉营养，以保证营养供给。

（5）密切观察患儿病情变化，准确记录患儿 24h 出入量情况，配合医生做好抢救准备。

（江智霞）

第十一章　中医护理学

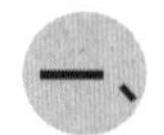

一、基本理论与知识要点

1. 中医护理学理论体系的基本特点有哪些?

整体观念、恒动观念、辨证施护、防护结合。

2. 什么叫辨证施护?

辨证施护是在整体观念指导下,将望、闻、问、切四诊所收集的病情资料,进行分析、综合,辨清疾病的病因、病位、病性和邪正关系,概括、判断为某种性质的证,从而制订相应的护理计划与护理措施。辨证是施护的前提和依据,施护是辨证的目的,是护理患者的方法和手段。

3. 辨证施护的原则有哪些?

辨证施护的原则包括护病求本、调整阴阳、扶正祛邪、标本缓急、同病异护、异病同护及因时、因地、因人制宜。

4. 阴阳的概念?阴阳学说的基本内容包括哪些?事物现象的阴阳属性?

阴阳是对自然界相互关联的某些事物或现象对立双方属性的抽象概况。阴阳学说的基本内容主要有阴阳对立制约、阴阳互根互用、阴阳消长平衡、阴阳相互转化。事物与现象的阴阳属性的归类见表 1-11-1。

表 1-11-1　事物与现象的阴阳属性的归类

属性	空间	时间	季节	温度	湿度	重量	亮度	运动状态
阳	天、上、外、南	昼	春、夏	温、热	干燥	轻	明亮	动、升、兴奋、亢进
阴	地、下、内、北	夜	秋、冬	凉、寒	湿润	重	晦暗	静、降、抑制、衰退

5. 五行的基本概念?

"五"是指木、火、土、金、水五种构成世界的基本物质;"行"是指这五种物质的运动变化。

6. 五行的归类推演?

自然界和社会中的各种事物和现象都可根据五行特性来进行的归类,由此而构成五行系统(表 1-11-2)。

表 1-11-2　五行归类表

自然界							五行	人体						
五音	五味	五色	五化	五气	五方	五季		五脏	五腑	五官	五体	五志	五声	五液
角	酸	青	生	风	东	春	木	肝	胆	目	筋	怒	呼	泪
徵	苦	赤	长	暑	南	夏	火	心	小肠	舌	脉	喜	笑	汗
宫	甘	黄	化	湿	中	长夏	土	脾	胃	口	肉	思	歌	涎
商	辛	白	收	燥	西	秋	金	肺	大肠	鼻	皮	悲	哭	涕
羽	咸	黑	藏	寒	北	冬	水	肾	膀胱	耳	骨	恐	呻	唾

7. 请试着阐述五行的生克乘侮关系

（1）五行相生：是指五行之间存在有序的依次资生、促进和助长的关系，相生的次序是木生火、火生土、土生金、金生水、水生木。

（2）五行相克：是指五行之间存着有序的克制和制约的关系，相克的次序是木克土、土克水、水克火、火克金、金克木。

（3）五行相乘：是指按相克次序的过度克制，即木乘土、土乘水、水乘火、火乘金、金乘木。相乘是病理现象。

（4）五行相侮：是指与相克次序相反的反克，即反侮，相侮的次序与相克次序相反，即木侮金、金侮火、火侮水、水侮土、土侮木。

（5）五行制化：五行之间既有资助、促进，又存在制约、拮抗的对立统一的关系，从而维持事物间协调平衡的正常状态。

（6）五行母子相及：母子之间互相连累，母病及子，子病及母，母子中任何一行异常，会影响到相应子母一行异常。

8. 五脏及其共同的生理特点是什么？

五脏即心、肝、脾、肺、肾。其共同的生理特点是化生和贮藏精气，藏而不泄。

9. 六腑及其共同的生理特点是什么？

六腑即胆、胃、小肠、大肠、膀胱、三焦。六腑多为管腔性器官，传化物而不藏，故实而不能满。其共同的生理特点是受盛和传化水谷，泄而不藏，实而不满。

10. 简述奇恒之腑及其生理功能。

奇恒之腑包括脑、髓、骨、脉、胆、女子胞。奇恒之腑形态似六腑，功能似五脏，具有贮藏精气的作用，因其似脏非脏，似腑非腑，故被称为奇恒之腑。

11. 简述五脏的生理功能及其与体、窍、志、液的关系。

（1）心主血脉，主神志。心在体合脉，其华在面，开窍于舌，在志为喜，在液为汗。心与小肠相表里。

（2）肺主气、司呼吸，主宣发、肃降，宣散卫气，通调水道，朝百脉，主治节。肺在体合皮，其华在毛，开窍于鼻，在志为悲（忧），在液为涕。肺与大肠相表里。

（3）脾主运化，主升，主统血。脾在体合肌肉，主四肢，开窍于口，其华在唇，在志为思，在液为涎。脾与胃相表里。

（4）肝主疏泄，主藏血。肝在体合筋，其华在爪，开窍于目，在志为怒，在液为泪。肝与胆相表里。

（5）肾主藏精，主水，主纳气。肾在体为骨生髓，其华在发，开窍于耳和二阴，在志为恐，在液为唾。肾与膀胱相表里。

12. 为什么说脾为后天之本？

脾主运化，饮食入胃，脾先助胃肠将食物消化分解成精微和糟粕两个部分，再助胃肠道吸收水谷精微，最后将水谷精微传输到全身，以濡养脏腑组织器官。由于水谷精微是人出生后气血生成的主要物质基础，故称脾为“后天之本”。

13. 六腑的主要生理功能是什么？

（1）胆的主要生理功能是贮存和排泄胆汁，主决断。

（2）胃的主要生理功能有主受纳、腐熟水谷，主降浊；被称为“仓廪之官”

（3）小肠的主要生理功能有受盛化物，主泌别清浊；被称为“受盛之官”。

（4）大肠的主要生理功能是主传导，燥化糟粕。

(5) 膀胱的主要生理功能是贮尿和排尿;被称为“州都之官”。

(6) 三焦的主要生理功能是通行元气,运行水液。

14. 试述脏与腑之间的关系。

由于脏为阴,腑为阳,脏为里,腑为表,通过经络的相互络属,脏腑之间形成了阴阳表里的密切联系,分别为心与小肠相表里、肺与大肠相表里、脾与胃相表里、肝与胆相表里、肾与膀胱相表里。

15. 何为精、气、血、津液?

(1) 精有广义与狭义之分。狭义之“精”指生殖之精,广义之“精”泛指一切精微物质,包括气、血、津液和从食物中摄取的营养物质,故称作“精气”。

(2) 气:是不断运动着的具有很强活力的精微物质,是构成和维持人体生命活动的最基本物质,包括元气、宗气、营气、卫气。

(3) 血:是运行脉内而循环流注全身的、富有营养和滋润作用的红色液体物质。

(4) 津液:是人体一切正常水液的总称,津清稀,流动性大,主要分布于体表肌肤、肌肉、孔窍、血脉等部位,并渗入血脉,其滋润作用明显;液稠厚,流动性小,主要灌注于骨节、脏、腑、脑、髓等组织器官,其濡养作用显著。

16. 简述气的生理功能。

(1) 推动作用。

(2) 温煦作用。

(3) 防御作用。

(4) 固摄作用。

(5) 气化作用。

(6) 营养作用。

17. 试述气与血之间的关系。

气与血同源与水谷精微,气属阳,血属阴,在生理功能上存在相互依存、相互制约、相互为用的密切关系。

(1) 气为血之帅:气能生血、气能行血、气能摄血。

(2) 血为气之母:血能载气、血能生气。

18. 常见病因、病机有哪些?

(1) 病因

1) 外感病因:六淫、疠气。

2) 内伤病因:七情内伤、饮食失宜、劳逸过度。

3) 病理产物病因:痰饮、瘀血。

4) 其他病因:外伤、寄生虫、药邪、医过、先天因素。

(2) 病机:①邪正盛衰;②阴阳失调;③精、气、血、津液的失常;④内生五邪。

19. 何为六气?何为六淫?

六气即自然界中正常情况下风、寒、暑、湿、燥、火六种气候。正常的六气不会致病,当四季气候变化发生异常,六气发生太过或不及,或非其时而有其气,或气候变化过于急骤,加上人体正气不足,抵抗力下降时,六气才能成为致病因素,伤及人体而发生疾病,在这种情况下,反常的六气称为六淫。

20. 六淫致病的共同特点是什么?

(1) 外感性:多从肌表、口鼻而入,故称外感六淫。

（2）季节性：六淫致病有明显的季节性，如春季多风病，夏季多暑病，长夏多湿病，秋季多燥病，冬季多寒病。

（3）区域性：六淫致病常与居住和工作环境相关，如西北高原多寒病、燥病，东南沿海多热病、湿病。

（4）相兼性：六淫致病既可单独侵袭人体，也可两种以上邪气相兼同时侵犯人体而致病。

（5）转化性：六淫邪气，在发病过程中可以相互影响，而且在一定条件下可以相互转化。

21. 简述风邪的性质及致病特点。

（1）风为阳邪，其性开泄，易袭阳位，表现为汗出、恶风。

（2）风性善行而数变，发病迅速，变化快，病位游走不定。

（3）风性主动。

（4）风为百病之长。

22. 简述寒邪的性质及致病特点。

（1）寒为阴邪，易伤阳气，表现为形寒肢冷、恶寒、呕吐、腹泻等。

（2）寒性凝滞，“凝滞”即凝结、阻滞不通之意。表现疼痛

（3）寒性收引，“收引”即收缩牵引之意。表现无汗。

23. 简述暑邪的性质及致病特点。

（1）暑为阳邪，其性炎热。夏季暑邪犯人迅速出现壮热、面赤、目红、心烦、脉洪等。

（2）暑性升散，耗气伤津。出现大汗、少尿、气短、乏力，严重者可致气随津脱而突然昏倒、不省人事等气津两伤或气脱等症状。

（3）暑多夹湿。出现发热、烦渴、四肢困倦、胸闷、呕吐、大便溏泄等湿阻症状。

24. 简述湿邪的性质及致病特点。

（1）湿性重浊。

（2）湿为阴邪，易阻遏气机，损伤阳气。

（3）湿性黏滞：“黏”即黏腻，“滞”即停滞。

（4）湿性趋下，易袭阴位。

25. 简述燥邪的性质及致病特点。

（1）燥性干涩，易伤津液。

（2）燥易伤肺，肺为娇脏，喜润而恶燥，与鼻相通。

26. 简述火邪的性质及致病特点。

（1）火为阳邪，其性上炎。

（2）火易扰心神

（3）火易伤津耗气。

（4）火易生风动血。

（5）火易生疮、痈、疔、疖。

27. 何为疫疠邪气？其致病特点是什么？

疫是指互相染疫、传染之意；疠是指自然界的一种毒疠之气，疫疠邪气是一类具有强烈传染性的外感性致病邪气。

其致病特点如下：

（1）发病急骤、来势凶猛、病情危笃，甚则朝发夕死或夕发朝死。

（2）传染性强，易于流行。

（3）一气一病，症状相似。

28. 何为七情内伤？其致病特点？

七情是指喜、怒、忧、思、悲、恐、惊七种情志变化。七情是人体对客观事物的不同反映，在正常情况下一般不会致病，只有突然、强烈或长期持久的不良情志刺激，超过了人体所能调节的范围，使人体气机紊乱，脏腑阴阳气血失调，才会导致疾病的发生。

七情内伤的致病特点：

（1）直接伤及内脏。

（2）影响脏腑气机：使相关脏腑气机升降失调，怒则气上，喜则气缓，悲则气消，恐则气下，惊则气乱，思则气结。

（3）情志波动可影响病情：使病情加重或迅速恶化。

29. 什么是情志护理？包括哪些方法？

情志护理是指以中医学理论为指导，以良好的护患关系为桥梁，应用科学的护理方法，改善和消除患者的不良情绪状态，从而达到预防和治疗疾病的一种方法。常用的方法包括说理开导、顺情从欲、移情解惑、发泄解郁、以情胜情、暗示法和药食法。

30. 何为中医四诊？

中医四诊是指望、闻、问、切四种诊察和收集病情资料的基本方法。

31. 望诊的基本内容？

望诊的基本内容包括全身望诊（望神、色、形、态）、局部望诊（望头面、五官、颈项、躯体、皮肤、毛发、四肢、二阴）、望排泄物（痰、涎、涕、唾、呕吐物、大便及小便等）、望小儿指纹、望舌（望舌体、舌质、舌苔）。

32. 何谓五色主病，各主何证？

根据患者面部五色的变化，以诊察疾病的方法，称为五色主病，见表 1-11-3。

表 1-11-3　五色主证表

五色	主证	五色	主证
青色	主寒证、痛证、血瘀、惊风	白色	主虚证、寒证、失血证
赤色	主热证	黑色	主肾虚证、水饮证、淤血证
黄色	主湿证、虚证、黄疸		

33. 正常舌象是怎么样的？

正常舌象为“淡红舌，薄白苔”，即舌体柔软、胖瘦适中，活动自如，舌质颜色淡红、润泽，舌苔均匀、薄白而干湿适中。

34. 舌与脏腑经络有何联系？

舌面的不同区域与不同脏腑间有特殊的联系，可以从舌面特定区域推测相应脏腑的病变，为确定脏腑病变提供依据。舌面分属脏腑关系：舌尖属心肺，舌中属脾胃，舌边属肝胆，舌根属肾。

35. 何为闻诊？

闻诊是通过听声音和嗅气味来诊断疾病的方法：听声音（声音、语言、呼吸、咳嗽、呕吐、呃逆、太息等各种声响），嗅气味（口气、汗气、痰涕气味、二便气味、经带气味、病室气味）。

36. 中医问诊的内容包括哪些？

中医问诊的内容：一般情况、主诉、现病史、既往史、个人生活史、家族史等，其中尤其应注重围绕主诉询问现病史。一般认为"十问歌"是比较全面而重点突出的问诊方法，即"一问寒热二问汗，三问头身四问便，五问饮食六胸腹，七聋八渴俱当辨，九问旧病十问因，再兼服药参机变，妇女尤必问经期，迟速闭崩皆可见，再添片语告儿科，天花麻疹全占验"。

37. 试述问寒热的临床意义，问寒热有何要点？常见寒热类型有哪些？

问寒热的临床意义：寒与热是疾病常见症状之一，是辨别病邪性质和机体阴阳盛衰的重要依据。

问寒热的要点：

（1）问寒热的有无。

（2）问寒热的关系：寒热单见，或寒热并见，或寒热往来。

（3）问寒热的轻重。

（4）问寒热的时间：发作时间、持续时间、寒热的先后顺序。

（5）问寒热的兼证。

寒热常见类型：

（1）恶寒发热：疾病初期，恶寒与发热同时并见，多为外感表证；恶寒重、发热轻为风寒表证；发热重、恶寒轻为风热表证。

（2）但寒不热：只觉怕冷，而不发热，多为里寒证。新病恶寒，为里实寒证；久病畏寒，为里虚寒证。

（3）但热不寒：只发热而不恶寒，多为里热证，或反恶热，多属阳盛阴虚的里热证。壮热：身发高热，持续不退（体温在 39℃以上），属里实热证。潮热：定时发热或定时热甚，如潮汐之有定时，属阳明腑实证、湿温病和阴虚证。微热：轻度发热，热势较低，多为 37~38℃，多见于阴虚或气虚发热，常见于内伤杂病和温热病后期。

（4）寒热往来：恶寒与发热交替发作，为半表半里证的特征，可见于少阳证和疟疾。

38. 何为自汗？

日间出汗，活动后更甚，兼见畏寒、神疲、乏力等症，多为气虚、阳虚证。

39. 何为盗汗？

睡时汗出，醒后即止，多属阴虚。

40. 何为战汗？

恶寒战栗之后，然后出汗，为正邪相争剧烈之时，是疾病发展的转折点。

41. 何为切诊以及脉诊的方法？

切诊是医者对患者体表进行触、摸、按、压，从而获得辨证资料的一种诊察方法。切诊包括脉诊和按诊，以脉诊为主。

脉诊常用"寸口诊法"，寸口脉分为寸、关、尺三部，通常以腕后高骨处（桡骨茎突）为标记，其内侧为关，关前（腕侧）为寸，关后（肘侧）为尺。患者将前臂平伸，掌心向上，腕下垫脉枕。医者以中指定关位，示指切寸位，环指切尺位，三指呈弓形，指头平齐，以指腹切按脉体，布指疏密，应根据患者手臂长短而调整。

42. 左右手寸关尺各候什么部位？

左手寸候心、关候肝胆、尺候肾；右手寸候肺、关候脾胃、尺候命门。

43. 何为“浮取”“中取”“沉取”？

浮取：轻轻按在皮肤上；中取：用不轻不重指力按至肌肉；沉取：用重指力按至筋骨间。

44. 何为“三部九候”？

寸、关、尺三部，每部都有浮、中、沉三候，称“三部九候”。

45. 中医的辨证方法有哪些？

主要有八纲辨证、脏腑辨证、气血津液辨证、卫气营血辨证、三焦辨证、六经辨证、经络辨证和病因辨证等。

46. 何为八纲辨证？

八纲即阴、阳、表、里、寒、热、虚、实。运用八纲对四诊所收集的资料进行综合分析，从而初步获得关于病变的部位、性质以及邪正盛衰等方面的情况，称为八纲辨证。

47. 表证、里证的鉴别要点有哪些？

表证、里证的鉴别要点见表 1-11-4。

表 1-11-4　表证、里证的鉴别要点

辨证	病因	起病	病程	病位	病情	证候特点
表证	外感六淫邪气	急	短	浅，在肌肤	轻	发热、恶寒、苔薄、脉浮；兼见头身痛、鼻塞流涕、咳嗽咽痛
里证	脏腑功能失调，表邪不解，内传入里，外邪直中	缓	长	深，在脏腑	重	临床表现复杂多样，以脏腑证候为主，一般很难用几个症状全面描述，无新起的恶寒发热，苔不薄、脉不浮

48. 寒证、热证鉴别要点有哪些？

寒证、热证鉴别要点见表 1-11-5。

表 1-11-5　寒证、热证鉴别要点

证候	面色	手足	寒热	口渴	大便	小便	舌象	脉象
寒证	苍白	厥冷	喜热恶寒	口淡不渴，或热饮不多	稀溏	清长	舌淡苔白而润	沉迟
热证	红赤	烦热	恶热喜冷	口渴喜冷饮	燥结	短赤	舌红苔黄而干	细速

49. 何为虚证？何为实证？虚证和实证的鉴别要点有哪些？

虚证是指人体阴阳、气血、津液、精髓等正气亏虚，而邪气不著，表现为不足、松弛、衰退特征的各种证候。实证是指人体感受外邪，或疾病过程中阴阳气血失调，体内病理产物蓄积，以邪气盛、正气不虚为基本病理，表现为有余、亢盛、停聚特征的各种证候。虚证实证的鉴别要点，见表 1-11-6。

表 1-11-6　虚证和实证的鉴别要点

辨证	病程	体质	面色	形态	疼痛	大便	小便	舌象	脉象
虚证	久病	虚弱	苍白，萎黄	精神萎靡，身倦乏力，气弱懒言	隐痛喜按	稀溏或滑泄	清长或失禁	舌淡胖嫩，少苔	细弱
实证	新病	壮实	红	精神烦躁，声高气粗	疼痛拒按	干结不利，里急厚重	小便短赤，淋沥涩痛	舌质苍老，苔厚腻	实而有力

50. 何谓亡阴证？其病因如何？

（1）亡阴证：是疾病发展过程中，机体阴液衰竭而出现的一种危重证候。

（2）病因：①高热、大汗、大吐大泻、大出血等致阴液迅速丧失；②阴亏日久，渐至枯竭；③阳虚日久，反致阴液耗竭。

51. 何谓亡阳证？其病因如何？

（1）亡阳证：是疾病发展过程中，机体阳气暴脱所表现的一种危重证候。

（2）病因：①邪气极盛，暴伤阳气；②阳虚日久，渐至亡脱；③亡阴导致亡阳。

52. 何为脏腑辨证？

是在认识脏腑生理功能和病理变化的基础上，通过四诊收集病情资料，对疾病证候进行归纳，借以推究病机，判断病变的部位、性质、邪正盛衰情况的一种辨证方法，是临床各科的诊断基础，也是辨证体系中的重要组成部分。

53. 什么叫经络？其生理作用是什么？

经络是指经脉和络脉的总称，是人体运行气血、联络脏腑、沟通内外、贯穿上下的通路。经络具有联络脏腑，沟通表里，运行气血，濡养周身，抵御外邪，保卫机体的作用。

54. 何谓十二经脉？

十二经脉即手三阴经（手太阴肺经、手厥阴心包经、手少阴心经）、手三阳经（手阳明大肠经、手少阳三焦经、手太阳小肠经）、足三阳经（足阳明胃经、足少阳胆经、足太阳膀胱经）、足三阴经（足太阴脾经、足厥阴肝经、足少阴肾经）的总称，它们是经络系统的主体，所以又称为十二“正经”。

55. 简述十二经脉的循行走向与交接规律。

（1）十二经脉的循行走向总的规律：手三阴经从胸走手，手三阳经从手走头，足三阳经从头走足，足三阴经从足走腹胸。

（2）十二经脉循行交接规律：①相表里的阴经与阳经在手足末端交接。如手太阴肺经与手阳明大肠经交接于示指端。②同名的阳经与阳经在头面部交接。如手阳明大肠经与足阳明胃经相接于鼻旁。③相互衔接的阴经与阴经在胸腹部交接。如足太阴脾经与手少阴心经交接于心中。

56. 何谓腧穴？

腧穴是脏腑经络之气血输注于人体表面的特殊部位。腧穴通过经络，内连脏腑，外连肌肉、皮肤。脏腑的病变可通过经络反映到体表的腧穴上；也可通过对体表腧穴的刺激，调节人体的脏腑、经络、气血，从而达到防病治病的目的。

57. 腧穴的定位方法有哪些？

（1）体表解剖标志定位法：是根据人体表面的自然解剖标志来取穴的方法。

（2）骨度折量定位法：是指以体表骨节为主要标志来测量周身各部的长度、大小，并依其尺寸按比例折算作为定穴标准的取穴方法。

（3）指寸定位法：是指以被取穴者本人手指所规定的分寸以量取腧穴的方法，包括中指同身寸、拇指同身寸、横指同身寸。

58. 试述合谷穴、三阴交、足三里的定位、主治功效。

（1）合谷位于手背，手背一、二掌骨之间，约平第二掌骨中点处。主治功效：头痛、目痛、齿痛、咽喉肿痛、耳聋、牙关紧闭、热病、无汗、腹痛、便秘等。

（2）三阴交位于小腿内侧，内踝尖上 3 寸，胫骨内侧缘后际。主治功效：月经不调、崩漏、闭经、不孕、遗精、阳痿、小便不利、腹胀、便秘、眩晕、失眠等。

（3）足三里位于小腿外侧，犊鼻下3寸，犊鼻与解溪连线上。主治功效：胃痛、消化不良、腹胀腹痛、便秘、咳喘、心悸、气短、头晕、失眠、膝痛、下肢痿痹等。

59. 中医的防治原则是什么？

防治原则：未病先防、既病防变、治病求本、扶正祛邪、调整阴阳与气血、三因制宜等。

60. 中药的性能泛指什么？

中药的性能是指中药作用的性质、作用和特征，又称药性，主要包括四气五味、升降浮沉、归经及毒性等内容。

61. 试述中药的四气、五味。

（1）四气：是指药物的寒、热、温、凉四种药性，又称四性；反映药物在影响人体阴阳盛衰，寒热变化方面的作用倾向，是说明药物作用性质的重要概念之一。中药四气中，温热与寒凉属于两类不同的性质，温热属于阳，寒凉属于阴，故四性从本质而言，实际上是寒热二性。

（2）五味：是指药物具有酸、苦、甘、辛、咸五种味道。

1）酸：有收敛、固涩等作用。

2）苦：有泻火燥湿、通泄、下降等作用。

3）甘：有滋补、和中或缓急的作用。

4）辛：有发散、行气等作用。

5）咸：有软坚、散结等作用。

62. 中药方剂由哪几部分组成？

方剂的组成不是简单地堆砌药物，应符合严密的组方基本结构，即“君、臣、佐、使”的组方原则，方剂一般由君药、臣药、佐药、使药四个部分组成。

63. 试述中药“七情”配伍关系。

药物配合应用，相互之间必然产生一定的作用，将各种药物的配伍关系归纳为“七情”。

（1）“单行”：指单味药来治疗疾病。

（2）“相须”指两种功效类似的药物配合应用，可以增强原有药物的功效。

（3）“相使”指以一种药物为主，另一种药物为辅，两药合用，辅药可以提高主药的功效。

（4）“相畏”指一种药物的毒副作用能被另一种药物所减轻或消除。

（5）“相杀”指一种药物能够消除另一种药物的毒副作用。

（6）“相恶”指两种药物合用，一种药物能破坏另一种药物的功效。

（7）“相反”两种药物同用能产生或增强毒性反应或副作用。

64. 中药的服药原则是什么？

（1）服药时间：一般而言，病在胸膈以上宜饭后服，病在胸膈以下宜饭前服；驱虫药、攻下药、峻下逐水药宜清晨空腹服用。润肠通便药宜空腹或半空腹服用。消导药、对胃有刺激的药宜饭后服用。滋补药、健胃药、制酸药宜饭前服用。安神药宜睡前服用。平喘药、截疟药应在发作前2h服用。口含药应不拘时间多次频服。止泻药应及时给予、按时再服、泻止停药。涩精止遗药应早、晚各服1次。调经药要根据证候，于经前和经期服用不同药物。

（2）服药方法：一般丸、片、滴丸等可用白开水送服，呕吐患者在服用前可先服少量姜汁，防止呕吐。作用峻烈或有毒性的药物，宜先服少量，逐渐增加，有效则止，慎勿过量。

（3）服药温度：一般汤剂宜温服，但解表药宜偏热服。寒证用热药宜热服；辛温热证用寒药宜冷服。

（4）服药剂量：汤剂一般每日 1 剂，分 2~3 次服。急性病可不拘时间，慢性病应定时服。呕吐患者宜小量频服；发汗、泻下、催吐服药应中病即止。

65. 简述清热类药物的服法和护理原则。

（1）清热类药物需凉服，宜饭后频服。

（2）护理原则：清热类药物性寒，易伤阳气，应密切观察病情变化，中病即止，平素阳虚者应禁用；清热药物多苦寒，易伤脾胃，脾胃宿疾及虚弱者慎用；服药期间宜服食清凉食品，忌辛辣油腻；孕妇禁用或慎用。

66. 简述补益类药物的服法和护理原则。

（1）补益类药物宜温服，应在饭前空腹服用，以利于药物吸收。

（2）护理原则：补益类药物易使胃气壅滞，应同时配用消导药，脾胃虚弱者慎用。外感期间不宜使用补益类药物；补益类药物需长期服用方能见效，应鼓励患者坚持服药，服药期间忌食油腻、辛辣、生冷及不易消化的药物。

67. 服用中药饮食宜忌什么？

（1）一般忌食：服药期间，忌食生冷、黏腻、肉、酒、酪、腥臭等不易消化及有特殊刺激性的食物。

（2）特殊忌口：某些药物有特殊忌口，如人参忌萝卜、茶叶，土茯苓忌茶，半夏忌羊肉、羊血、饴糖，厚朴忌豆类，牡丹皮忌蒜。

68. 中医治病八法有哪些？

（1）汗法：又称为解表法，是运用发汗解表的方药，以开泄腠理，调和营卫，逐邪外出，解除表证的一种治疗方法。

（2）吐法：又称为催吐法，是利用药物涌吐的性能，引导病邪或有毒物质从口中吐出的一种治疗方法。

（3）下法：又称为泻下法，是运用具有泻下作用的药物通泻大便，攻逐体内实热结滞和积水，以解除实热蕴结的一种治疗方法。

（4）和法：又称为和解法，是用和解或疏泄的方药，来达到祛除病邪，调整机体，扶助正气的一种治疗方法。

（5）温法：又称为祛寒法，是运用温热的方药来祛除寒邪和补益阳气的一种治疗方法。

（6）清法：又称为清热法，是运用性质寒凉的方药，通过泻火、解毒、凉血等作用，以清除热邪的一种治疗方法。

（7）补法：又称为补益法，是运用具有补养作用的方药，以益气强筋、补精益血，消除虚弱证候的一种治疗方法。

（8）消法：又称为消导法或消散法，是运用消食导滞、行气、化痰、利水等方药，使积滞的实邪逐步消导或消散的一种治疗方法。

69. 汗法的护理措施有哪些？

（1）居室安静，空气新鲜、避免对流风，根据证候调节室内温度和湿度。

（2）服药时宜热服，服药后，卧床加盖衣被休息，并饮热饮或热稀粥以助药力发汗；风热者温服，驱邪外出。

（3）发汗应以遍身微汗为宜，即汗出邪去为度。如汗出不彻，则病邪不解；汗出太过，则耗气伤津，甚至阳随汗泄而呈亡阳之变。

(4) 发汗要因时、因人、因地而宜。暑天炎热，发汗宜轻；冬令严寒，发汗宜重；体虚者，发汗宜缓；体实者，发汗宜峻。

(5) 汗出后及时擦拭后更衣，避免汗出受风着凉。

(6) 服用解表发汗药时，应禁用或慎用解热镇痛的西药，如复方阿司匹林等，以防汗出过多而伤阴。如果患者出现大汗不止，易致伤阴耗阳，应及时报告医生采取相应措施。

(7) 饮食宜清、淡、素、半流质，忌酸性、生冷、肥甘厚味。

(8) 采用选穴刮痧或遵医嘱选穴针刺方法，疏风、祛寒、散热以解表。

70. 温法的护理措施有哪些？

(1) 防寒保暖：室温宜稍高，阳光充足，四肢特别是手足部注意保暖，可艾灸手足穴位，如足三里、三阴交、血海、阳陵泉、涌泉等，以温经通络祛寒。

(2) 饮食宜热食热饮，忌寒凉之品。

(3) 腹部冷痛，可隔姜灸神阙、气海、关元、(背部) 肾俞穴，也可用五籽散炒热盐包热熨或热敷腹部。

(4) 中药宜文火慢煎，空腹热服。

(5) 指导患者做自我保健：两掌心搓热做腹部、四肢自我按摩，鼓励患者多做户外运动，多晒太阳，做一些舒缓的保健操，如八段锦和太极拳。

71. 起居护理要注意哪几方面？

(1) 起居有常：顺应四时，平衡阴阳，睡眠充足，适当锻炼，慎避外邪，形神共养。

(2) 劳逸适度：避免久视、久立、久行、神劳，避免久卧、久坐。

(3) 环境适宜：居室安排恰当、通风整洁、温湿适宜、光线适度

72. 简述饮食护理的基本原则。

(1) 饮食有节，适时定量。

(2) 合理膳食，不可偏嗜。

(3) 重视脾胃，注意卫生。

(4) 辨证施食，相因相宜。

73. 病情观察的方法及内容有哪些？

(1) 病情观察的方法：①运用四诊方法观察病情，望、闻、问、切是中医收集病情资料的基本方法；②运用辨证方法分析病情。

(2) 病情观察的内容：①一般状况；②主要症状与体征；③舌象；④脉象；⑤各种排泄物；⑥药物效果与反应；⑦情志变化。

74. 何为病后调护？

病后调护指大病初愈，虽症状好转，病趋痊愈，但真元大虚，气血未复，精神倦怠，余邪未清，脏腑功能尚未完全恢复者的调养和护理。若调护不当，病邪在体内复燃，脏腑功能出现失常，则疾病复发，包括防止因风邪复病、因食复病、因劳复病、因情复病。

75. 什么叫体质？常见体质有哪几类？

(1) 体质是由先天遗传和后天获得所形成的，人类个体在形态结构和功能活动方面所固有的、相对稳定的特性，与性格具有相关性，是人体因为脏腑、经络、气血、阴阳等的盛衰偏颇而形成的素质特征。

(2) 体质九分法将体质分为平和质、气虚质、阳虚质、阴虚质、痰湿质、湿热质、血瘀质、气郁质和

特禀质。

76. 如何辨别风寒、风热感冒?

(1) 风寒感冒为恶寒重,发热轻,无汗,头痛,咽痒不肿或淡红微痛,苔白,脉浮紧,多见于一般体质或阳虚体质,冬季为多。

(2) 风热感冒为发热重,恶寒轻,咽痛,苔白少津或薄黄,脉浮数,多见于一般体质或阴虚或阳盛之体,春季易发。

77. 风热犯肺咳嗽的常见症状? 如何指导饮食调护?

(1) 风热犯肺咳嗽常见气粗,咳嗽频剧,咳痰不爽,鼻流黄涕,舌苔薄黄,脉浮数,常伴有头痛身热、恶寒症状。

(2) 饮食宜清淡可口,多食梨、枇杷、萝卜等;可以食枇杷叶粥(鲜枇杷叶 15g,梗米适量,煮粥服食);或用川贝母 10g,梨 1 个,煮水顿服。咯黄痰者可进食鱼腥草猪肺汤;口干欲饮者可服淡盐水、冬瓜汤、芦根水等。忌食辛辣、香燥、肥腻等食物。

78. 简述哮证的用药护理。

出现哮证发作先兆时,可选择气雾剂立即给药,制止发作。根据患者不同证型,寒哮、肺虚、脾虚、肾虚患者汤药宜温服,热哮患者汤药宜凉服。发作有规律者,可在发作前 1~2h 服药,有利于控制病情。服用含麻黄的汤药以后,注意观察心率、血压的变化及汗出情况。行敷贴疗法时注意观察局部皮肤有无红肿痒痛等反应。

79. 如何运用中医护理特色疗法缓解患者心悸症状?

(1) 推拿疗法:按揉双侧内关、神门穴 5min,按巨阙、风府穴 1min。再用拇指推法从胸部正中线沿肋间隙分别向两侧分推,至腋中线为止,约 3min。

(2) 刮痧疗法:在需刮痧部位涂抹适量刮痧油,先刮颈后高骨大椎穴,然后刮背部,再刮拭腹部正中线,最后刮拭双侧上臂,出痧为度。

(3) 火罐疗法:取心俞、厥阴俞、脾俞、肾俞、肺俞等穴拔罐,使患者取坐位或仰卧位,用闪火法吸住火罐,留罐 10~15min,以皮肤红晕为度,也可使用走罐法,上下推移,每天 3 次,可有宁心定悸的功效。

(4) 导引术:可指导患者每天傍晚练习导引术,如八段锦、太极拳等,可调节周身气血,减轻症状,但需持之以恒。

(5) 艾灸:运用艾灸心俞、内关等穴,温和灸,每天 1 次,每次 20min。

80. 试论述寒邪客胃的疼痛性质,如何进行饮食调护?

寒邪客胃的疼痛性质是胃痛暴作,恶寒喜暖,得温痛减,遇寒加重。饮食宜进温热食物,以软、烂、熟、清淡及少量多餐为原则,可适当用姜葱、芥末、大蒜、胡椒、韭菜等作为调料,轻症者可服用生姜粥、生姜红糖水、红枣粥、炒小米粥(炒小米熬粥,加红糖食用),也可以遵医嘱使用姜枣饮(生姜 3 片、法夏 6g、红枣 2 枚,煎水代茶以温胃散寒,调理脾胃。忌生冷瓜果、凉拌菜等。

81. 脾胃虚寒型胃痛的特点是什么? 怎样缓解此型胃痛?

脾胃虚寒型胃痛隐隐,喜温喜按,空腹痛甚,得食则减。可用以下几种方法缓解胃痛症状:

(1) 中药热熨:痛时可用连须葱头 30g、生姜 15g,共捣烂炒热布包,热敷胃部;或吴茱萸 30g,加粗盐炒后热敷胃腹部。

(2) 穴位贴敷:可用吴茱萸 10g、白芥子 20g,将药共研细末,每次取药末 3g,用醋调成糊状,敷贴足三里、中脘、天枢等穴位;大蒜朱砂饼贴敷,用大蒜 20g、朱砂 0.3g,上药捣烂压成饼状,贴于神阙、中脘等穴位。

（3）穴位按摩：可按压手三里、内关、合谷、中脘等穴位，每次 10min，每天 2 次。

（4）隔姜灸：生姜切成 0.3cm × 2cm × 3cm 大小的薄片，用针戳几个洞，将艾绒捏成底部直径为 2cm，高为 2.5cm 的锥形艾炷，隔姜灸脾俞、胃俞、中脘、足三里，灸 4~6 壮，待患者感到灼热时取掉，另换艾炷再灸，以患者局部皮肤潮红为度。每天治疗 1 次，10d 为 1 个疗程。

82. 不寐证适宜哪些中医特色护理疗法？

（1）耳穴埋豆：夜卧不安者取皮质下、神门、心、脾、交感进行耳穴埋豆，肝火扰心证加肝、枕；心胆气虚证加肾、胆。

（2）按摩经络腧穴：心脾两虚者，按揉头面部和背部的经络，取印堂、神庭、太阳、睛明、攒竹、百会、心俞、脾俞、神门；肝火扰心者，取风池、肩井、肝俞、胆俞、太冲等穴按揉；阴虚火旺者，取心俞、肾俞、命门、神门、劳宫、涌泉、神门等穴按揉。

（3）睡前用温水泡脚 30min 后，交替按摩涌泉穴。

83. 便秘者适宜哪些中医特色护理疗法？

（1）穴位按摩：实秘者按揉或推按天枢、中脘、足三里、大肠俞、支沟、曲池；虚秘者轻揉中脘、足三里、脾俞、胃俞、大肠俞后，横擦肾俞、命门和八髎穴，以透热为度。

（2）耳穴埋豆：选穴大肠、直肠、交感、皮质下、肺、肾、脾、三焦。

（3）神阙贴敷：热秘者可用大黄、芒硝、枳实、厚朴研成细末后，用香油调制外敷于神阙穴；冷秘者可用葱白、生姜、食盐制圆药饼敷于神阙穴。

（4）热熨法：阳虚秘者可用肉苁蓉或吴茱萸炒热后于腹部进行热熨，以温补肾阳。

84. 痔可采用哪些中医外治法？

（1）内痔

1）熏洗法：适用于各期内痔及内痔脱出时。将药物加水煮沸，先熏后洗或湿敷患处。具有活血止痛、收敛消肿等作用，常用五倍子汤、苦参汤等。

2）敷药法：适用于各期内痔及手术后换药，将药膏或药散敷于患处，具有消肿止痛、收敛止血、生肌收口等作用。常用药物有黄连膏、消痔散、桃花散、生肌玉红膏等。

3）塞药法：适用于各期内痔，将药物制成栓剂，塞入肛内，具有消肿、止痛、止血的作用，如化痔栓。

（2）外痔

1）熏洗法：可用五倍子汤、苦参汤煎水先熏后洗或湿热敷于患处，以便预防感染。

2）敷药法：外痔肿痛时，用黄连膏外涂。

85. 何为“得气”？

得气又称针感，是指针刺入腧穴后，针刺部位产生的酸、麻、胀、重等经气感应，而术者亦会感到针下有沉紧感。

86. 何为晕针？晕针的预防及处理措施有哪些？

针刺过程中，患者出现头晕目眩、恶心欲呕、汗出肢冷、面色苍白、胸闷心慌甚至晕厥，称为晕针，应立即停止针刺，报告医生，将针全部起出，嘱患者平卧，注意保暖。轻者给予热水饮之、静卧片刻即可恢复，重者可点刺或指压水沟、合谷、足三里等穴。出现晕厥现象时，应采取相应的急救措施处理。预防：对初诊、精神过度紧张及体弱者，应先做好解释，消除对针刺的顾虑，选择舒适卧位，手法宜轻。随时注意患者的神色，以便早期发现晕针的先兆。

87. **艾灸的注意事项是什么?**

(1) 施灸顺序:宜先上后下,先灸头顶、胸背,后灸腹部、四肢。

(2) 施灸过程中,随时询问患者有无灼痛感,调整距离,防止烫伤,及时弹去艾灰,如局部皮肤产生烧灼、热烫的感觉,应立即停止治疗。

(3) 施灸后皮肤出现微红灼热,属于正常现象。如局部出现小水疱,无需处理,可自行吸收。如水疱较大,消毒局部皮肤后,用无菌注射器吸出液体,覆盖消毒敷料,保持干燥,防止感染。常规可用紫草油、万花油、烫伤膏涂抹烫伤处。

二、自测题

【选择题】

(一) A1 型题

1. **中医护理学的基本观点不包括**

A. 整体观念　B. 辨证施护　C. 辨病施护　D. 防护结合　E. 恒动观念

2. **“重阴必阳,重阳必阴”是指阴阳的哪一关系**

A. 阴阳对立制约　B. 阴阳互根互用　C. 阴阳消长平衡

D. 阴阳相互转化　E. 以上都是

3. **五行的生克关系中,错误的是**

A. 木克土　B. 金生火　C. 水克火　D. 水生木　E. 金克木

4. **按五行配属关系,属于水的是**

A. 肺　B. 脾　C. 肾　D. 心　E. 肝

5. **根据五行的相克规律,肾之“所不胜”是**

A. 心　B. 肺　C. 脾　D. 肝　E. 膀胱

6. **以下哪一项不属于六淫致病的共同特点**

A. 途径多为内伤

B. 多与季节气候相关

C. 西北高原多寒病、燥病,东南沿海多热病、湿病

D. 既可单独侵袭人体,还可两种以上邪气相兼同时侵犯人体

E. 在一定的条件下相互转化

7. **中医五脏是指**

A. 心、肝、胃、肺、肾　B. 心、胆、脾、肺、肾　C. 心、肝、脾、肺、肾

D. 心包、肝、脾、肺、肾　E. 心、肝、脑、肺、肾

8. **先天之本是哪一脏腑**

A. 肾　B. 肺　C. 脾　D. 心　E. 肝

9. **以下哪一脏腑与恐的情志有密切关系**

A. 肾　B. 肝　C. 心　D. 肺　E. 脾

10. **被称为“后天之本”的是**

A. 心　　B. 脾　　C. 肝　　D. 肾　　E. 肺

11. **六腑生理功能的特点是**

A. 藏精气而不泻，满而不能实　　B. 藏精气而不泻，实而不能满
C. 传化物而不藏，实而不能满　　D. 传化物而不藏，满而不能实
E. 虚实交替，泻而不藏

12. **老年男性，反复全身多发骨关节疼痛，毛发稀疏，夜尿频多，主要考虑哪一脏腑病变**

A. 心　　B. 肺　　C. 脾　　D. 肝　　E. 肾

13. **患者失眠多年，主要辨证为哪一脏腑病变**

A. 肝　　B. 肺　　C. 脾　　D. 肾　　E. 心

14. **心在液为**

A. 汗　　B. 泪　　C. 涕　　D. 唾　　E. 涎

15. **除哪项外，均为中医的病机**

A. 邪正盛衰　　B. 阴阳失调　　C. 气血津液失常
D. 饮食不洁　　E. 内生五邪

16. **下列不属于致病因素的是**

A. 六淫　　B. 七情　　C. 饮食、劳逸　　D. 痰饮　　E. 阴阳失衡

17. **湿邪的特点不包括**

A. 易伤阳气　　B. 湿性黏滞　　C. 侵犯人体上部
D. 湿性重浊　　E. 湿为阴邪

18. **六淫中，具有善行数变的邪气是**

A. 寒　　B. 火　　C. 风　　D. 暑　　E. 湿

19. **其性升散，多伤津耗气的病邪为**

A. 湿邪　　B. 燥邪　　C. 火邪　　D. 风邪　　E. 暑邪

20. **七情中不包括**

A. 恐　　B. 怒　　C. 思　　D. 喜　　E. 哀

21. **七情内伤会影响人体的脏腑功能，下面哪项是错误的**

A. 惊则气乱　　B. 怒则气下　　C. 思则气结　　D. 喜则气缓　　E. 悲则气消

22. **治疗急性大出血的患者，中医临床上经常会用独参汤（人参）治疗，主要体现了**

A. 气能行血　　B. 气能生血　　C. 气能摄血　　D. 气能载血　　E. 气能藏血

23. **以下哪项是辨证的基础**

A. 八纲辨证　　B. 脏腑辨证　　C. 气血津液辨证
D. 卫气营血辨证　　E. 三焦辨证

24. **辨证施护的原则指的是**

A. 护病求本　　B. 扶正祛邪　　C. 三因制宜
D. 调整阴阳　　E. 以上都是

25. **下列除何项外，均属于因人制宜**

A. 因性格不同而用药　　B. 因年龄不同而用药　　C. 因性别不同而用药
D. 因体质不同而用药　　E. 因生活习惯不同而用药

26. 表证与里证的鉴别要点是

A. 是否外邪侵袭　B. 是否恶寒发热　C. 是否咳嗽气喘
D. 是否身体疼痛　E. 是否活动受限

27. 饮食护理的基本原则不包括

A. 饮食有节，适时定量　B. 合理膳食，不可偏食　C. 重视营养，注意卫生
D. 辨证施食，相因相宜　E. 因人因地，灵活选食

28. 中药的四气是指

A. 温热寒凉　B. 升降出入　C. 上下内外　D. 酸苦甘甜　E. 酸甜苦辣

29. 以下哪一项不属于中药的性能

A. 四气　B. 五味　C. 升降浮沉　D. 归经　E. 配伍

30. 攻下、峻下逐水药宜

A. 餐前服　B. 餐后服　C. 睡前服　D. 清晨空腹服　E. 早、晚服

31. 望诊中，望舌质不包括

A. 舌色　B. 舌神　C. 舌形
D. 舌态　E. 舌苔

32. 正常脉象，一息至

A. 四或五　B. 三或四　C. 二或三　D. 五或六　E. 六或七

33. 在问诊过程中，若患者为女性，应当问

A. 经、带、胎、产　B. 经、带、胎、性格　C. 身高、经、带、产
D. 年龄、带、胎、产　E. 经、带、产、房事

34. 患者咳嗽痰黄稠，口干咽痛，微恶风寒，舌尖红苔薄黄，脉浮数，应诊为

A. 痰湿阻肺　B. 燥邪伤肺　C. 风热犯肺　D. 热邪壅肺　E. 风寒犯肺

35. 患者因生气后，觉胸胁痞满，恶心呕吐，嗳气不舒，其证属于

A. 肝脾不和　B. 肝气犯胃　C. 肝气郁结　D. 胃气不降　E. 肝胆湿热

36. 足三阴经的走向是

A. 从手至头　B. 从胸至手　C. 从头至足　D. 从足至胸腹　E. 从头至手

37. 足太阳膀胱经与足少阴肾经的交接部位是

A. 头面部　B. 足趾端　C. 胸中　D. 手指端　E. 面部

38. 以脐为标志，脐中即为神阙穴，属于

A. 活动标志定位法　B. 固定标志定位法　C. 简便定位法
D. 骨度同身寸定位法　E. 指寸定位法

39. 位于小腿内侧，内踝尖上 3 寸，胫骨内侧缘后际的是

A. 合谷　B. 曲池　C. 三阴交　D. 百会　E. 印堂

40. 定位在手背第一、二掌骨之间，约平第二掌骨中点处的是

A. 足三里　B. 合谷　C. 曲池　D. 百会　E. 印堂

41. 灸法主要应用于

A. 瘀证　B. 实证　C. 热证　D. 痛证　E. 虚证、寒证

42. 以下哪一项不属于足三里穴的主治疾病

A. 胃痛　B. 高热　C. 消化不良　D. 腹胀腹痛　E. 泄泻

43. **晕针的处理不包括**

A. 拔针　B. 让患者平卧，保暖　C. 掐人中
D. 灸百会、关元、气海　E. 减轻手法

44. **拔罐治疗时，一般留置**

A. 5~10min　B. 10~15min　C. 10~20min　D. 15~20min　E. 20~30min

（二）A2 型题

男，30 岁。昨天晚上因受凉，今晨表现怕冷，发热，无汗，头痛，肢节疼痛，鼻流清涕，咽痒，咳嗽，痰稀色白，舌苔白而润，脉浮紧。辨证为风寒感冒。下述护理措施错误的是

A. 服药后加被覆盖，以利于汗出解表
B. 服药后汗不出，可饮热粥或汤以助发汗
C. 汗出不畅者，可加刺大椎、曲池以透邪发汗
D. 汗出热退，有汗者可用冷毛巾擦拭
E. 注意防寒保暖，避免直接吹风受凉

（三）A3/A4 题型

（1~3 题共用题干）

女，44 岁。畏寒喜暖，口淡不渴，面色苍白，肢冷蜷卧，小便清长，大便稀溏，舌淡苔白而润滑，脉迟。

1. **在八纲辨证中，应属于**

A. 热证　B. 阳证　C. 表证　D. 寒证　E. 实证

2. **应使用哪种护治方法**

A. 汗法　B. 和法　C. 温法　D. 补法　E. 消法

3. **下列护理措施哪项不正确**

A. 防寒保暖　B. 中药宜睡前服用　C. 进食温补类食物
D. 忌食寒凉之物　E. 隔姜灸

（4~6 题共用题干）

男，8 岁。4d 前因吃较多月饼后，食欲渐退，于今早呕吐 1 次，现发热，纳呆，欲呕，大便干，每天 1 次。

4. **依据上述症状，判断患儿最可能为**

A. 外感风寒　B. 食积郁热　C. 脾胃虚弱　D. 积痰　E. 心火上亢

5. **中药用药宜用**

A. 温法　B. 补法　C. 和法　D. 消法　E. 清法

6. **服药时应注意**

A. 饭前服　B. 饭后服　C. 长期服
D. 和收敛药同服　E. 睡前服

（7~9 题共用题干）

女，46 岁。反复喉中哮鸣 30 年，加重 1 周。患者 16 岁时因食海鲜突发呼吸困难，喉中哮鸣有声，不能平卧，经治疗缓解。后常因饮食不当或受凉而发作，不能自行缓解。1 周前因受凉后而复发，现症见：呼吸困难，喉中有哮鸣声，呼吸急促，胸闷，时有咳嗽咽痒，痰稀薄色白，咯吐不利，神疲乏力，面色晦暗，口渴喜热饮，头痛，舌淡红苔白稍腻，脉滑。支气管激发试验阳性。

7. **患者的中医诊断是**

A. 咳嗽（风寒袭肺证） B. 哮证（寒哮证） C. 喘证（痰热壅肺证）
D. 胸痹（心肾阳虚证） E. 水肿（脾肾阳虚证）

8. **护治原则为**

A. 祛风散寒，化痰止咳 B. 温肺散寒，化痰平喘 C. 清热化痰，止咳平喘
D. 补益心肾，活血化瘀 E. 补脾益肾，利水消肿

9. **中药敷贴，可选用**

A. 脾俞、胃俞、阴陵泉 B. 肝俞、膈俞、太冲 C. 肺俞、定喘、丰隆
D. 心俞、少泽、前谷 E. 足三里、委中、胃俞

（10~13 题共用题干）

女，35 岁。已婚，已育。近一年白带量多，色黄质稠。腰腹疼痛左侧为甚。月经期延后，且量少夹紫色血块，面容憔悴，体倦乏力。经妇科检查，宫颈中度糜烂。B 超检查发现盆腔左侧液暗区，大小为 3cm × 4cm。医嘱予以中药灌肠。

10. **中药灌肠的适应证是**

A. 月经不调 B. 急性盆腔炎 C. 慢性盆腔炎 D. 阴道炎 E. 尿路感染

11. **中药灌肠时合适的卧位是**

A. 截石位 B. 左侧卧位 C. 右侧卧位 D. 膝胸位 E. 无特殊要求

12. **中药灌肠最严重的不良反应是**

A. 发热 B. 腹痛 C. 腹泻
D. 肠道黏膜损伤 E. 药物过敏

13. **若患者在灌肠过程中突然出现剧烈腹痛面色苍白，出冷汗，护士首先要做的是**

A. 嘱患者深呼吸 B. 给予患者镇痛药 C. 给予患者抗过敏药
D. 立即停止灌肠 E. 减慢药液注入速度

（14~17 题共用题干）

男，67 岁。5 年前因劳累后出现心前区闷痛，每于劳累或情绪激动时症状加重，口服硝酸甘油片可以缓解。现症见：偶有胸闷、胸痛，劳累后加重，气短，乏力，腰膝酸软无力，手足心热，盗汗大便干结。舌质暗红，有瘀斑，苔薄白，脉弦细沉取无力。

14. **该患者的证型是**

A. 肝郁气滞 B. 心脾两虚 C. 脾肾阳虚 D. 肾阴虚 E. 肾阳虚

15. **护治原则是**

A. 疏肝理气，活血化瘀 B. 健脾养心，补益气血 C. 补脾益肾，行气活血
D. 滋阴益肾，活血化瘀 E. 温补肾阳，活血化瘀

16. **中药敷贴可选用**

A. 肝俞、太冲、血海 B. 脾俞、心俞、合谷 C. 脾俞、肾俞、关元
D. 肾俞、心俞、膈俞 E. 肾俞、关元、气海

17. **若患者平素时常头晕目眩，血压偏高，可敷贴的腧穴有**

A. 少商、太白 B. 神门、大陵 C. 内关、阴陵泉 D. 三阴交、绝骨 E. 关元、委中

（18~20 题共用题干）

女，28 岁。干咳，有时痰中带血，胸痛，下午发热，咽痛，舌红苔黄少，脉细速。经诊断为肺结核。

辨证为肺阴虚肺痨。

18. 该患者病房安排最佳的是

A. 病室温度偏高　　B. 病室湿度低

C. 居室安静，空气流通，定期消毒　　D. 光线强，密闭空间，防止传染

E. 潮湿阴冷

19. 该患者活动安排最佳的是

A. 正常活动　　B. 多休息，辅助适当轻度活动

C. 静卧休息，可在床上活动　　D. 绝对卧床休息

E. 加强运动锻炼

20. 该患者饮食护理最佳的是

A. 辛辣油腻食物　　B. 营养丰富补气血之品　　C. 生冷肥甘之品

D. 黏滞厚味之品　　E. 营养丰富滋阴之品

（四）B 型题

（1~3 题共用备选答案）

A. 寒证　　B. 虚证　　C. 热证　　D. 实证　　E. 表证

1. 望色中面部呈现青色的主病是

2. 患者发热喜凉，口渴喜冷饮，面红目赤，烦躁不宁，大便秘结，舌红苔黄而干，脉数，是八纲辨证中哪一疾病性质的表现

3. 因痰火、瘀血、虫积、食积、水湿等阻滞所引起的证候是

（4~7 题共用备选答案）

A. 饭前服　　B. 清晨服　　C. 饭后服　　D. 睡前服　　E. 不拘时频服

4. 清暑解热药的服用时间是

5. 消导药的服用时间是

6. 催吐药的服用时间是

7. 泻下药的服用时间是

（8~10 题共用备选答案）

A. 汗法　　B. 温法　　C. 清法　　D. 吐法　　E. 补法

8. 由温、热、火邪所致的里热证最适合用

9. 腠理闭塞，营卫不通而寒热无汗的病证最适合用

10. 宿食壅阻胃脘的患者最适合用

（11~13 题共用备选答案）

A. 和法　　B. 温法　　C. 清法　　D. 吐法　　E. 下法

11. 脏腑经络因寒邪为病之证最适合用

12. 肝脾不和，肝胃不和等病邪在半表半里之证最适合用

13. 邪在肠胃所致的大便不通或热结旁流最适合用

（14~16 题共用备选答案）

A. 20~30℃　　B. 38~40℃　　C. 39~41℃　　D. 50~60℃　　E. 80~90℃

14. 中药湿敷法的药液温度为

15. 中药灌肠法的药液温度为

16. 中药热熨法袋内温度为

(17~18 题共用备选答案)

A. 肝阳头痛　　B. 肾虚头痛　　C. 气血亏虚头痛

D. 痰浊头痛　　E. 瘀血头痛

17. 患者头痛头晕，遇劳则甚，神疲乏力，心悸怔忡，面色白，舌淡，脉沉细无力，其证属

18. 患者头痛而眩，心烦易怒，夜不能寐，面红目赤，口苦，苔薄黄，脉弦有力，其证属

(19~20 题共用备选答案)

A. 温补类食物　　B. 清热类食物　　C. 辛散类食物

D. 平补类食物　　E. 行气类食物

19. 用于实热病证的饮食调护应选用上述哪类食物

20. 用于各种疾病恢复期的饮食调护应选用上述哪类食物

【填空题】

1. 肺的生理功能是(　　)、司呼吸；主(　　)；主通调水道；朝百脉，主治节。

2. 经络的生理功能是(　　)，沟通表里；(　　)，濡养周身；抗御外邪，保卫机体。

3. 六腑是指胆、胃、小肠、大肠、膀胱、(　　)。

4. 情志护理的方法包括(　　)、顺情从欲、移情解惑、发泄解郁、(　　)、(　　)及药食法。

5. 中药五味是指药物具有酸、(　　)、(　　)、(　　)、咸五种滋味。

6. 肝在体(　　)，其华在(　　)，开窍于目，在志为(　　)，在液为(　　)。

7. 脏腑之间的关系：心与(　　)相表里、肺与(　　)相表里、脾与胃相表里、肝与胆相表里、肾与(　　)相表里。

8. 胃的主要生理功能有主(　　)、(　　)，主降浊；被称为"仓廪之官"。

9. 气为血之帅：气能(　　)、气能(　　)、气能(　　)。

10. 舌面分属脏腑关系：舌尖属(　　)，舌中属脾(　　)，舌边属(　　)，舌根属肾。

【名词解释】

1. 辨证施护　　2. 相生　　3. 经络　　4. 七情内伤

5. 腧穴　　6. 汗法　　7. 体质　　8. 阴阳

9. 奇恒之腑　　10. 得气

【案例分析题】

案例一：男，32 岁。近来工作劳累，昨日出现发热，体温为 38.8℃，微恶风，汗出不畅，头痛，面赤目胀，咽喉肿痛，鼻塞，涕黄，口干欲饮，舌红苔薄黄，脉浮数。

请问：

1. 本病例的中医诊断是什么？

2. 对患者的护治法则和护理措施有哪些？

案例二：女，52 岁，清洁工。反复肩颈酸痛 3 年，1 周前提重物后疼痛加剧，右上肢上举受限，舌淡红，苔薄白，脉弦滑；在针灸治疗时出现面色苍白，冒冷汗。

请问：

1. 患者发生了什么情况？

2. 护士该采取什么护理措施？

案例三：男，54岁。眩晕耳鸣1周余，伴头胀痛，急躁易怒，少寐多梦，遇劳累或恼怒时，则头晕头痛加剧，舌质红，苔黄，脉弦。

请问：

1. 中医诊断及护治原则是什么？

2. 该患者的护理措施有哪些？

参考答案

【选择题】

（一）A1型题

1. C	2. D	3. B	4. C	5. C	6. A	7. C	8. A	9. A	10. B
11. C	12. E	13. E	14. A	15. D	16. E	17. C	18. C	19. E	20. E
21. B	22. C	23. B	24. E	25. A	26. B	27. C	28. A	29. E	30. D
31. E	32. A	33. A	34. C	35. B	36. D	37. B	38. B	39. C	40. B
41. E	42. B	43. E	44. B						

（二）A2型题

D

（三）A3/A4型题

1. D	2. C	3. B	4. B	5. D	6. B	7. B	8. B	9. C	10. C
11. B	12. D	13. D	14. D	15. D	16. D	17. D	18. C	19. B	20. E

（四）B型题

1. A	2. C	3. D	4. E	5. C	6. B	7. D	8. C	9. A	10. D
11. B	12. A	13. E	14. B	15. C	16. D	17. C	18. A	19. B	20. D

【填空题】

1. 肺主气、宣发肃降
2. 联络脏腑、运行气血
3. 三焦
4. 说理开导、以情胜情、暗示法
5. 苦、甘、辛
6. 合筋、爪、怒、泪
7. 小肠、大肠、膀胱
8. 受纳、腐熟水谷
9. 生血、行血、摄血
10. 心肺、胃、肝胆

【名词解释】

1. **辨证施护**：在中医基本理论的指导下，将四诊所收集的病情资料通过分析、综合而辨清疾病的原因、性质、部位和邪正之间的关系，从而概括判断为某种性质的证；施护是根据辨证的结果，确定相应的护理方法和原则。

2. **相生**：是指某一行事物对另一行事物具有资生、促进和助长作用。其次序是木生火、火生土、土生金、金生水、水生木。

3. **经络**：是经脉和络脉的总称，是人体运行气血、联系脏腑、沟通内外、贯穿上下的通络。

4. **七情内伤**：是指喜、怒、忧、思、悲、恐、惊七种情志变化引起脏腑气机紊乱导致疾病的发生。

5. **腧穴**：是脏腑经络之气血输注于人体表面的特殊部位。

6. **汗法**：又称为解表法，是运用发汗解表的方药，以开泄腠理，调和营卫，逐邪外出，解除表证的一种治疗方法。

7. **体质**：是由先天遗传和后天获得所形成的，人类个体在形态结构和功能活动方面所固有的、相对稳定的特性，与心理性格具有相关性，是人体因脏腑、经络、气血、阴阳等的盛衰偏颇而形成的素质特征。

8. **阴阳**：是对自然界相互关联的某些事物或现象对立双方属性的抽象概括。

9. **奇恒之腑**：包括脑、髓、骨、脉、胆、女子胞。

10. **得气**：又称为针感，是指针刺入腧穴后，针刺部位产生的酸、麻、胀、重等经气感应，而术者亦会感到针下有沉紧感。

【案例分析题】

案例一：

1. 本病例的中医诊断是什么？

本病例的中医诊断：感冒。

2. 对患者的护治法则和护理措施有哪些？

护治法则：辛凉解表。

护理措施：

（1）病情观察：密切观察患者症状、体温、舌象、汗出及有无变生他症的情况。高热时每 4h 测量体温 1 次，若高热不退，应注意神志、皮肤等全身状况，必要时遵医嘱给予退热药。注意观察服用解表药后的反应。

（2）起居护理：保持病室清洁、舒适、安静。避免直接吹风。体温高时适宜卧床休息，减少外出。

（3）饮食护理：饮食宜清淡、富含营养，忌辛辣、油腻之品，多补充水分。

（4）情志护理：指导患者了解疾病的发生、发展过程，积极配合治疗，保持情志舒畅，乐观开朗，以利于增强正气，祛邪外达。

（5）用药护理：解表药多为辛散轻扬之品，故汤药宜武火快煎，不宜久煎，以防有效成分散失。汤药宜温服，服药后忌食酸辣、生冷之品，以免收涩，影响发散效果，中病即止，不可过汗，以防伤阴。

（6）适宜技术：高热时可以在十宣放血以退热，鼻塞流涕时可针刺或按摩迎香、列缺、外关等穴。

案例二：

1. 患者发生了什么情况？

患者晕针。

2. 护士该采取什么护理措施？

（1）立即停止针刺，将已刺之针迅速取出；让患者平卧，头部放低，松开衣带。

（2）注意保暖，给予温开水或糖水饮之，轻者静卧片刻，即可恢复。

（3）未能缓解者，用指掐或针刺急救穴，如人中、内关、足三里、涌泉等，也可灸百会、气海、关元、神厥等；晕针缓解后，仍需适当休息。

（4）必要时急救：必要时可配用现代急救措施。

案例三：

1. 中医诊断及护治原则是什么？

诊断：眩晕，肝阳上亢。

治疗原则：平肝潜阳，滋养肝肾。

2. 该患者的护理措施有哪些？

（1）严密观察病情变化，多巡视，定时测量血压。如发现肢麻，持物不稳，口眼歪斜，语言不利等脑卒中先兆时，应立即让其卧床休息，报告医生进行处理。

（2）加强情志护理，要耐心劝慰患者，勿急躁，心情舒畅，使肝气条达。

（3）病室凉爽通风，空气新鲜，保证充足的休息，避免烦劳太过。

（4）饮食宜清淡，多食新鲜蔬菜水果，食物以平肝息风，滋阴潜阳为主，食疗方可用鲜芹菜汁，海带决明子煎剂等。忌食肥甘厚味及动风之品，戒烟酒及辛辣助火刺激食物。

（5）针刺风池，太冲，合谷，三阴交，肝俞，肾俞等穴。

（许璧瑜）

第十二章　精神科护理学

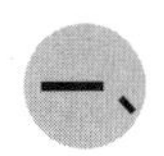

一、基本理论与知识要点

1. 感知觉障碍包括哪几类？

感知觉障碍包括感觉障碍、知觉障碍。感知综合障碍包括事物变形症、空间知觉障碍、时间知觉障碍、非真实感。感觉障碍包括感觉减退、感觉过敏、内感性不适。知觉障碍包括错觉、幻觉。

2. 思维障碍分为哪几类？

思维障碍分为三个方面：思维联想障碍（思维过程的障碍，主要表现为联想速度和联想途径的变化）、思维逻辑障碍（概念的运用、判断、推理的逻辑紊乱）和思维内容障碍（思维表达的内容明显违反客观事实）。

（1）联想障碍

1）联想速度和量的异常：思维奔逸、思维迟缓、思维贫乏。

2）联想连贯性异常：思维松弛、思维破裂、思维不连贯。

3）联想过程异常：病理性赘述、思维中断。

4）联想形式障碍：持续语言、重复语言、刻板语言、模仿语言。

5）思维自主性异常：思维被强加、思维云集、强迫观念。

（2）思维逻辑障碍：病理性象征性思维、语词新作、逻辑倒错、矛盾观念。

（3）思维内容障碍：关系妄想、被害妄想、影响妄想、被洞悉感、释义妄想、夸大妄想、罪恶妄想、嫉妒妄想。

3. 精神科的基础护理内容有哪些？

精神科的基础护理工作是一项繁重而细致的工作，主要包括患者的安全护理、日常生活护理、饮食护理、睡眠护理、药物依从性护理。

（1）安全护理：掌握病情及风险，有针对性防范；与患者建立信赖关系，及时发现危险征兆；严格执行护理常规与工作制度；加强巡查严防意外；加强安全管理；强化安全常识教育；做好隔离保护；保证病房设施安全，定期检查。

（2）日常生活护理：口腔和皮肤护理；排泄护理；衣着卫生及日常仪态护理。

（3）饮食护理：就餐前做好环境、食物、餐具和个人卫生的准备；就餐时合理安排就餐秩序，重点照顾老年人、拒食、抢食、吞咽困难患者，必要时专人照顾，观察患者进食情况，关心提醒患者细嚼慢咽，防吞食异物、暴饮暴食，以免发生噎食。

（4）睡眠护理：创造良好的睡眠环境；安排合理的作息制度；帮助患者养成有利于睡眠的习惯；加强巡视严防意外；对于未入眠患者，了解失眠的原因，进行针对性的处理。

（5）药物依从性护理：多数精神病患者拒绝服药，在住院期间因为要服从管理而常表现为藏药，所有患者服药时，护士都要送药到口，服药到胃，并根据不同情况，引导患者服药，有藏药倾向的患者服药后检查指缝、口腔，严密观察，防止吐药。

4. 精神科患者病情观察的内容有哪些？

（1）一般观察：全身有无外伤，个人卫生情况、生活自理程度、与患者接触的态度、睡眠、进食、排泄等情况。

（2）精神症状及应对方式：患者有无自知力；有无意识障碍；有无幻觉、妄想、病态行为等精神症状；情感稳定性和协调性如何；有无意志活动及动作行为障碍，以及患者对自身精神症状的应对方式。

（3）风险：有无自杀、自伤、冲动伤人、毁物及出走、跌倒坠床等风险。

（4）躯体情况：一般健康状况，生命体征，有无各系统的疾病及并发症。

（5）治疗的不良反应和其他：患者对治疗的态度，治疗效果及药物不良反应，如有无恶心、口干、便秘、视物模糊、皮疹、锥体外系症状、心血管系统不良反应，血象有无异常改变，有无过敏和其他不适感。

（6）心理需求：患者目前的心理状况和心理需求；目前急需解决的问题以及心理护理的效果评价。

（7）社会功能：患者学习、工作、人际交往能力，以及生活自理能力等。

5. 精神科患者开放式管理的目的及适应类型？

（1）目的：开放式管理是为了锻炼和培养稳定期患者的社会适应能力，满足患者的心理需求，调动患者的积极性和主动性，提高患者生活的自信心，帮助患者逐步达到生活自理，适应正常社会环境，早日回归社会。

（2）适应类型：开放式管理主要适用于一些神经症，病情稳定、康复期、待出院及安心住院、配合治疗并自觉遵守各项纪律的患者。

6. 精神科病房安全护理的主要内容是什么？

（1）患者的安全管理：①严格执行交接班制度，认真清点人数，对有自杀、自伤、逃跑倾向及危重患者应重点交接；②患者出入病区时，要有护士陪护，并清点人数，防止患者将危险物品带入病房；③加强巡回病房，观察患者情绪及病情变化，动态做好患者的风险评估。

（2）病房设备的安全管理：病区内各种设备，如电器设备、消火栓、门窗、玻璃、锁和床等物品应定期检查，有损坏及时修理，保证安全。

（3）危险物品的安全管理：①患者入院应严格检查是否随身携带危险物品和药品，每日安全检查；②病区内的危险物品如钥匙、剪刀、消毒剂、注射器、体温计、约束带等应有固定数目，放置在固定的地点，严格管理，班班交接；③病区内的易燃、易爆、易碎物品，如氧气筒、氧气袋、吸痰器和急救设备等放在固定地点，指定专人管理，定期检查，保证完备适用；④病区内药柜随时加锁，内服药和外用药分开放置，并贴有不同标签，有专人保管。治疗操作后查清用物，不得将医疗器械等危险物品遗留在病室内。

（4）安全知识的宣教：重视对患者和家属有关安全常识的宣传和教育。

（5）护士安全的管理：护士严格执行各项规章制度和护理常规，做好安全防护措施。对有攻击或严重自杀倾向患者应掌握接触技巧和防范技巧。

7. 暴力行为发生时的护理措施有哪些？

（1）暴力发生时进行实时风险评估。

（2）缓和激化，控制局面：评估环境，寻求帮助，用真诚的态度倾听，转移被攻击对象，疏散其他围观人员离开现场；用平静、平和的声音和语气与患者交流，缓解患者激动不安的状态。

(3) 巧夺危险物品，解除武装：劝说患者放下危险物品，弹性处理问题，尽量答应患者提出的合理要求，帮助其减轻愤怒情绪；如果语言制止无效，乘其不备快速夺下危险物品。

(4) 心理疏导：护士通过表达对患者的关心，缓解其紧张心理，取得信任。对有诱发事件引起的暴力行为，应及时处理诱发事件，适当答应患者的要求，争取让患者自行停止暴力行为。

(5) 适当运用保护性约束：其他措施不能控制患者的攻击行为时，可考虑隔离与约束措施，但必须在有医嘱的情况下使用。

8. 暴力行为发生的征兆评估内容有哪些?

力行为发生的先兆评估内容见表 1-12-1。

表 1-12-1　暴力行为发生的先兆评估内容

项目	具体表现
轻微警号	面红、手臂弯曲、牙关紧咬、身体进入紧张状态、神情非常警惕
强烈警号	面色通红、音调变高，语速加快，说话模式改变、打断对话、指指点点、握紧双拳。身体动作增加或前倾，或侵入个人空间、呼吸加快、过度目光注视，虎视眈眈，以脚踢地或踢墙、不寻常的行为，如把手中的笔折断
危险警号	以上行为持续升级、大声喊叫、语无伦次、侧身站立，进入攻击状态，如手提起、肩紧缩、头前倾、寻找攻击目标

9. 服毒的紧急处理措施有哪些?

(1) 评估患者的生命体征、意识、瞳孔、肤色、分泌物及呕吐物等，初步判断所服毒物的性质、种类、数量及服用时间。

(2) 对意识清楚的患者，应先通过刺激咽喉部促使其呕吐，然后洗胃。

(3) 根据所服毒物选择洗胃液，对服用抗精神病药和镇静安眠药物者，可首选 1∶15 000 高锰酸钾溶液，对毒物性质不明者，首选温水或生理盐水洗胃。必要时遵医嘱行导泻、血液透析等治疗。

(4) 严密观察病情变化。

(5) 综合治疗，对症处理，预防可能出现的并发症。

10. 如何预防精神科患者出走?

(1) 增进沟通：护理人员以耐心、热情、接纳的态度，与患者建立良好的护患关系，运用心理护理的技巧，加强与患者的交流，密切观察患者病情变化，了解患者的内心想法和心理需求，并满足患者的合理需求。

(2) 做好风险标识：住院患者戴腕带，评估患者的出走风险，明确防范标志和重点监护的患者。

(3) 加强安全管理：对病室及活动室损坏的门窗应及时维修，严格保管各类危险品，经常检查患者身边有无危险品；工作人员应每班清点人数，患者外出活动时应有专人陪护，探视时做好家属的安全宣教；出走风险高的患者，活动范围应在工作人员的视线范围内，做好交接班。

(4) 丰富住院生活：经常开展室内的文娱活动，使其安心住院，同时促进其精神活动及社会功能的恢复。

(5) 争取社会支持：加强与患者家属或单位联系，鼓励他们来医院探视患者，减少患者被遗弃感和社会隔离感。

（6）加强监护：对于精神发育迟滞、痴呆者以及处于谵妄状态的患者，应加强监护，以防止出现意外出走。

（7）积极治疗原发病，保证治疗的有效执行，防止意外出走。

11. 噎食的预防措施有哪些？

（1）观察患者病情及抗精神病药物的副作用，如锥体外系反应，对有锥体外系反应的患者，遵医嘱给予拮抗药物。

（2）对暴饮暴食和抢食患者专人护理，单独进食，控制进食速度。

（3）集体用餐，开饭时医护人员严密观察进食情况，防止噎食发生，力争做到早发现、早抢救。

（4）预防再次发生噎食窒息，可遵医嘱减少精神药物的剂量和调换药。

12. 噎食发生后的处理措施有哪些？

（1）就地抢救，分秒必争、立即清理口咽部食物、畅通呼吸道，通知医生。如果患者牙关紧闭，用开口器等撬开患者口腔取食物。

（2）如果清除口咽部食物后患者仍无缓解，应立即采取"海姆立克急救技术"，将患者拦腰抱住，使其头朝下并拍背，或将患者腹部俯于凳子上，让其上半身悬空，猛压其腹部迫使膈肌上移，压迫肺部，使肺内气体外冲，将气管内的食物排出。如重复5~6次无效，协助医生行环甲膜穿刺术（立即用一粗针头在环状软骨上沿正中部位插入气管）或行气管切开术进行吸引，暂时恢复通气。

（3）经上述处理后，呼吸困难可暂时缓解，如果食物仍滞留在气管内，可请五官科医生会诊，决定用气管镜、气管插管或气管切开取出食物。

（4）如心搏骤停，立即进行胸外心脏按压，在心肺复苏的同时，应尽早进行脑复苏。

（5）如自主呼吸恢复，应持续吸氧，专人监护。

（6）取出食物后应防止吸入性肺炎的发生。

13. 精神药物的分类有哪些？

精神药物是主要作用于中枢神经系统，影响精神活动的药物，临床上根据其目的分为五类：①抗精神病药物；②抗抑郁药物；③心境稳定剂；④抗焦虑药物；⑤认知改善药。

14. 锥体外系反应有哪些表现？

（1）急性肌张力障碍：出现最早，呈现不自主的、奇特的表现，包括眼上翻、斜颈、颈后倾、面部怪相和扭曲、吐舌、张口困难、角弓反张和脊柱侧凸等。

（2）静坐不能：主要表现为无法控制的激越不安、不能静坐、反复走动或原地踏步。

（3）类帕金森综合征：最常见，主要表现为静止性震颤、肌张力增加、运动不能、自主神经功能紊乱。

（4）迟发性运动障碍：以不自主的、有节律的刻板式运动为特征，主要表现为吸吮、舔舌、鼓腮、躯干或四肢舞蹈或指划样动作等。

15. 试述常用抗精神病药物的分类、不良反应及剂量范围。

根据抗精神病药物作用于神经递质受体种类的不同，可以分为典型抗精神病药（阻断中枢多巴胺 D_2 受体）和非典型抗精神病药（除阻断中枢多巴胺 D_2 受体外，还作用于5-羟色胺、肾上腺素、胆碱、组胺等受体，发挥作用）。常用抗精神病药物的分类、不良反应及剂量范围见表1-12-2。

表 1-12-2 常用抗精神病药物的分类、不良反应及剂量范围

分类	中文药名	英文药名	镇静	直立性低血压	抗胆碱能作用	锥体外系反应	成人治疗剂量
典型抗精神病药	氯丙嗪	Chlorpromazine	+++	+++	+++	+	300~600mg/d
	氟哌啶醇	Haloperidol	0	+	0	+++	5~20mg/d
	奋乃静	Perphenazine	+	++	++	++	16~64mg/d
	舒必利	Sulpiride	+	+	+	+	600~1 200mg/d
非典型抗精神病药	氯氮平	Clozapine	+++	+++	+++	0	150~600mg/d
	利培酮	Resperidone	+	++	+	+	2~8mg/d
	奥氮平	Olanzapine	++	+	++	+	10~20mg/d
	喹硫平	Quetiapine	++	++	+	++	300~750mg/d
	齐拉西酮	Ziprasidone	+	+	+	+	80~160mg/d
	阿立哌唑	Aripiprazole	+	+	+	+	10~30mg/d

注：0= 可忽略或不存在；+= 罕见；++= 较常见；+++= 常见。

16. 简述锂盐治疗的应用原则。

小剂量开始，逐渐增加剂量，饭后口服。由于锂盐中毒剂量与治疗剂量十分接近，故在使用中要密切监测药物的副作用，有条件的可监测血锂浓度，以调整药量。急性期治疗的最佳血锂浓度为 0.6~1.2mmol/L，维持治疗的血清锂浓度为 0.4~0.8mmol/L，当血清锂浓度超过 1.4mmol/L 时，容易出现锂盐中毒。

17. 锂盐治疗的不良反应有哪些？

（1）早期不良反应表现：疲乏、无力、嗜睡、手指震颤、厌食、反复出现呕吐和腹泻、多尿、口干。

（2）后期不良反应表现：持续多尿、烦渴、体重增加、甲状腺肿大、黏液性水肿、手指震颤。手指粗大震颤提示血锂浓度接近中毒。

（3）锂盐中毒先兆：频繁恶心、呕吐、腹泻、粗大震颤、抽动、呆滞、困倦、眩晕、构音不清、意识障碍等。

（4）中毒症状：包括共济失调、肢体运动协调障碍、肌肉抽动、语言不清和意识模糊，重者昏迷、死亡。

18. 何谓谵妄？

谵妄的定义为“以注意力（指向、集中、维持以及注意的转移）障碍和意识障碍（对环境定性能力的减弱）为特征，在短时间内产生并在 1d 内症状呈现波动变化的一组综合征，通常伴随着其他认知损伤，如记忆障碍、定向力障碍或言语紊乱、视觉空间、知觉感知障碍以及睡眠觉醒周期的改变等”。

19. 阿尔茨海默病的临床表现有哪些？

（1）认知症状

1）记忆障碍：早期表现为近记忆受损，之后则出现远近记忆的全面受损。

2）智能障碍：表现为理解、计算、分析、判断、综合等能力的受损，早期可出现计算力下降。

3）言语障碍：表现为刻板言语、找词困难、用词不当、命名失能。

4）视空间和定向障碍：表现为在熟悉的环境中迷失方向，找不到厕所，走错卧室，不知何年何月，不能精确临摹简单立体图。

（2）精神行为症状

1）妄想：常见的有被害妄想、被窃妄想、嫉妒妄想。

2）幻觉：幻听最常见，其次为幻视。

3）焦虑、恐惧和抑郁。

4）人格改变：表现为懒散、退缩、自我中心、敏感多疑、言语粗俗、行为不顾社会规范，有时甚至不知羞耻，本能意向亢进等。

（3）行为症状：刻板动作、漫游行为、攻击行为。

20. 何谓精神分裂症？

精神分裂症是一种常见的、病因未明确的重性精神病。多起病于青壮年，以精神活动与环境的不协调，自身感知、思维、情感和行为等多方面障碍为主要特征，一般无意识障碍和智能缺损，病程多迁延。

21. 精神分裂症临床常见的类型及其特点？

精神分裂症临床常见的类型及其特点见表 1-12-3。

表 1-12-3　精神分裂症临床常见的类型及其特点

分型	频度	发病年龄	发病急缓	特征症状	具体表现
偏执型	最常见	青壮年、中年或更晚年龄	发病较为缓慢	以妄想为主，伴有幻觉以幻听多见	早期表现敏感多疑，逐步发展成妄想观念，妄想内容以关系妄想，被害妄想最多见，其次是自罪妄想、影响、夸大、钟情和嫉妒妄想等。幻觉以言语性幻听多见，内容多对自己不利
青春型	较多见	好发于青春期或成年早期	急性或亚急性起病	以思维、情感、行为障碍或紊乱为主	言语增多，内容荒诞离奇，想入非非，思维凌乱，甚至破裂；情感喜怒无常，变化莫测；表情做作，行为幼稚、愚蠢、奇特，常有兴奋冲动。幻觉生动，常凌乱不固定
单纯型	较少见	好发于青少年	起病隐匿，病程缓慢	以思维贫乏、情感淡漠或意志减退为主	日益加重的孤僻、被动、活动减少、生活懒散；情感逐渐淡漠，对生活学习的兴趣越来越低，对亲友表现冷漠；行为退缩，日益脱离现实生活
紧张型	较少见	好发于青年或中年	起病急，病情进展快	以精神运动障碍为突出表现	主要为紧张性兴奋和紧张性木僵，二者交替出现，或单独发生，临床上以紧张性木僵为多，常有自发性缓解
未分化型	较多见				符合精神分裂症诊断标准，但不符合上述任何一种亚型的标准，或为混合形式

22. 何谓心境障碍？

心境障碍是以显著而持久的心境或情感改变为主要特征的一组疾病。临床上主要表现为情感高涨或低落，伴有相应的认知和行为改变，可有精神病性症状。临床表现主要分为双相障碍和单相躁狂或抑郁。

23. 躁狂发作的典型特征是什么?

典型的躁狂发作主要表现为“情感高涨”“思维奔逸”和“活动增多”三高症状。主要表现为患者自我感觉良好,兴高采烈,思维内容丰富,联想速度加快,易激惹,激越,重症者可发生意识障碍,严重者可出现与心境协调或不协调的妄想、幻觉等精神症状。

24. 抑郁发作的典型症状是什么?

抑郁发作的临床表现可分为核心症状、心理症状群与躯体症状群三部分。

(1)核心症状:包括“心境或情绪低落”“兴趣缺乏”和“乐趣丧失”等三低症状,现认为是重度抑郁发作的典型症状,部分抑郁发作患者并不具备。

(2)心理症状群:包括“思维迟缓”“认知功能损害”“负性认知模式”“自罪自责”“自杀观念和行为”“精神运动性迟滞或激越”“焦虑”“精神病性症状”“自知力缺乏”。

(3)躯体症状群:包括“睡眠障碍”“与自主神经功能紊乱相关的症状”“性功能减退”“精力下降”“进食障碍”等。

25. 广泛性焦虑症的表现有哪些?

(1)精神方面:过分担心而引起的焦虑体验,是广泛性焦虑的核心症状,患者不能明确意识到他担心的对象或内容,而只是一种提心吊胆、惶恐不安的强烈的内心体验。

(2)躯体方面:运动性不安,肌肉紧张,自主神经功能紊乱等。

(3)警觉性增高:表现为外界过于敏感、注意力难以集中、易受干扰、难以入眠、睡眠中易于惊醒、情绪激惹、易出现惊跳反应。

(4)其他症状:广泛性焦虑患者常合并疲劳、抑郁、强迫、恐惧、惊恐发作及人格解体等症状。

26. 躁狂发作的护理措施有哪些?

(1)为患者提供安全的环境是首要的护理措施:及时了解掌握患者发生暴力行为的原因,设法消除或减少引发暴力行为的因素,有效地防范暴力性事件的发生。

(2)满足患者的基本生理需求:提供营养丰富、易消化的食物及充足的饮水;为患者提供安静的睡眠环境,使患者得到适当的休息。

(3)引导患者朝建设性方向消耗过剩的精力是护理人员很重要的工作。

(4)减少外界刺激,鼓励患者参加限制少、容易完成、患者喜欢并可以自控的活动。

(5)保证药物治疗的顺利实施,观察药物作用及副作用。

(6)加强巡回,严密观察病情。

27. 抑郁发作的护理措施有哪些?

(1)做好躯体症状的护理,维持正常的生理活动。加强饮食调理,保证营养供给;改善患者的睡眠状况;协助做好日常生活护理;协助做好排泄护理工作。

(2)加强安全护理,防范意外事件的发生。及时辨认出抑郁症患者自杀意图的强度和可能性,有效地防止意外事件的发生;妥善安置患者,做好危险物品的管理。

(3)加强心理疏导,进行有效的治疗性沟通,鼓励患者抒发内心体验,协助患者建立新的认知模式和应对技巧。

(4)保证药物治疗的顺利实施,观察药物作用及副作用。

28. 何谓创伤后应激障碍(PTSD)?

创伤后应激障碍(PTSD)又称为延迟性心因性反应,是指突发性、威胁性或灾难性生活事件导致个体延迟出现和长期持续存在的精神障碍。其临床表现以再度体验创伤为特征，并伴有情绪的易激惹和回避行为。

二、自测题

【选择题】

（一）A1 型题

1. 不伤害原则对精神科护理人员的要求是

A. 不滥用护理措施　B. 重视患者及监护人的意愿　C. 注重护理结果评估
D. 合理分配医疗资源　E. 提供适度的护理服务

2. 最常见的睡眠障碍类型为

A. 失眠症　B. 嗜睡症　C. 睡行症
D. 睡眠节律障碍　E. 觉醒节律障碍

3. 谵妄是一组表现为急性广泛性的认知障碍，尤其以下面哪项为主要特征，疾病发展迅速，因此又称为急性脑综合征

A. 记忆损害　B. 注意缺陷　C. 错觉或幻觉
D. 情感障碍　E. 意识障碍

4. 儿童孤独症又称自闭症，其核心症状为

A. 社会交往障碍　B. 交流障碍
C. 兴趣局限及动作行为异常　D. 认知障碍
E. 智力低下

5. 精神科护士在书写护理记录时应遵循的原则错误的是

A. 记录及时、准确
B. 尽可能不记录患者原话，应将患者的语言提炼后总结记录
C. 可根据患者的病情决定书写的时间和频率
D. 注意时效，不可拖延或提前记录
E. 禁止涂改，书写错误按统一的规定修改并签名

6. 神经症患者最常见的主诉是

A. 易惊醒　B. 早醒　C. 入睡困难　D. 头晕　E. 焦虑

7. 分离转换障碍与神经系统疾病的感觉障碍的区别在于前者

A. 起病急　B. 感觉障碍较轻　C. 症状持续时间较短
D. 感觉变化与气候相关　E. 感觉障碍与神经分布不相符

8. 阿尔茨海默病患者的遗忘常常为

A. 顺行性遗忘　B. 逆行性遗忘　C. 进行性遗忘　D. 心因性遗忘　E. 遗忘综合征

9. 关于戒断症状，下列描述正确的是

A. 一次性摄入大量精神活性物质后产生的症状
B. 阶段症状的强烈程度取决于阿片类物质的使用时间、使用途径，与阿片类物质的剂量无关

C. 使用阿片类物质过程中引起的损害
D. 对精神活性物质产生依赖之后，停用该药时产生的症状
E. 由于依赖，可能出现食欲增加、体重增加、性欲增强等症状

10. 以下为非典型的抗精神病药物的是

A. 奋乃静　B. 氯丙嗪　C. 氟哌啶醇　D. 奥氮平　E. 舒必利

11. 精神分裂症的核心症状是

A. 情感障碍　B. 行为凌乱　C. 意志减退　D. 思维障碍　E. 孤僻、独处

12. 以下不是电抽搐治疗的适应证的是

A. 重度抑郁发作患者　B. 躁狂发作，冲动伤人者
C. 药物治疗难以控制的精神科患者　D. 精神药物治疗无效者
E. 严重脑占位性病变者

（二）A2 型题

1. 患者，王某，有明显的幻觉和妄想症，被迫住院，不能适应住院的环境，思念亲朋好友，患者最有可能出现

A. 自杀　B. 出走　C. 暴力行为　D. 噎食　E. 吞食异物

2. 男，56 岁。既往体健。一天在家里突然觉得心慌、胸闷、头晕、乏力、大汗，自觉马上就会死过去，感到极为恐惧，此后多次发作，但心电图等多项检查未发现躯体功能异常，该患者最有可能的诊断为

A. 强迫症　B. 分离转换障碍　C. 惊恐障碍
D. 疾病恐惧症　E. 眩晕症

3. 医生问一位癫痫患者："你最近感觉怎么样？"患者回答："我觉得问题很严重，严重，严重……"该症状为

A. 重复言语　B. 刻板言语　C. 模仿言语　D. 持续言语　E. 言语新作

4. 护士在护理一名被害妄想的患者，该患者认为护士给自己的饭菜有毒，此时护士的正确做法是

A. 强行灌食
B. 把患者约束起来，让其同意进食
C. 避免冲突，等待患者饥饿再进食
D. 带去餐厅与其他病友共同进餐
E. 把患者带到单间，让患者独立进食，不影响其他患者

5. 曲某，早餐时看到妻子拿着一粒鸡蛋不小心滚到地上，认为是妻子暗示他要滚蛋，请问该精神症状为

A. 病理性象征性思维　B. 关系妄想　C. 被害妄想
D. 错觉　E. 幻觉

6. 患者，李某，由于躁狂症住院治疗，以下关于躁狂症治疗描述不正确的是

A. 碳酸锂的治疗与中毒剂量很接近
B. 碳酸锂对预防躁狂或抑郁症复发有效
C. 躁狂症属于心境障碍，所以心理治疗是最重要的治疗方法
D. 对急性兴奋躁动的躁狂患者可用电抽搐治疗
E. 丙戊酸钠对控制躁狂发作疗效较好

7. 某抑郁症患者常常对护士表达“我太失败了”“我什么事情都做不好”等低自尊和无价值感的语言，患者如是表达时护士最恰当的反应是

A. 告诉患者生活中比他(她)差的人比比皆是

B. 向患者保证你理解患者的感受，情况会越来越好

C. 告诉患者事实并非如此，每个人都有各自的生活目标

D. 发现并提醒患者最近展示出来的优点或成功之处

E. 陪伴患者，鼓励患者发泄负性情绪

(三) A3/A4 型题

(1~4 题共用题干)

女，18 岁。肥胖，平日少言寡语，不爱活动，先后前往精神科和咨询心理咨询师，诊断为抑郁症并接受治疗，近 3 个月因情绪波动而暴饮暴食，甚至还会抢夺家人的食物，每次食用的量为常人的 4~5 倍，暴食后出现心理内疚，3d 前服用安眠药物 30 片，被家人发现后送至医院抢救。

1. 请问以下哪些不是抑郁症患者的核心症状

A. 心境或情绪低落　B. 兴趣减少　C. 兴趣缺乏

D. 乐趣丧失　E. 思维奔逸

2. 治疗这类抑郁症患者时遵循的原则中错误的是

A. 应根据患者的年龄、病情等进行个体化治疗

B. 尽量联合使用 2 种以上抗抑郁药，足量、足疗程治疗

C. 开始时间越早效果越显著

D. 可尽量采用躯体治疗与心理治疗相结合的方法

E. 婚姻和家庭治疗也能起到一定的疗效

3. 经抢救后，患者苏醒，在护理该患者的过程中首要注意的问题是

A. 无法与人沟通　B. 自伤、自杀　C. 症状波动、昼轻夜重

D. 疼痛　E. 活动减少容易导致感染

4. 如果患者再次出现暴饮暴食，护士的做法错误的是

A. 单独进食　B. 护士陪同进食　C. 集体进食

D. 适当限制入量　E. 限制进食的速度和量

(5~6 题共用题干)

男，19 岁。未婚，高中毕业。因发作性恐惧入院，患者 1 年前曾经突然发生不明原因的恐惧害怕，心慌，心率 110 次 /min，持续数十分钟后才消失，后又发作 10 余次，主动要求医生让其安静，单独一人，结果整个过程未发作，入院治疗一段时间后好转出院，半年追踪观察又发作了 7~8 次，每次都有惊恐感觉，濒死感，发作时出现不可控制的恐惧感，心有余悸，意识始终清醒，高度警觉，不发作时经常担心自己会发病，由于症状影响学习，因此成绩一般。请问：

5. 患者可能的疾病诊断为

A. 惊恐发作　B. 恶性综合征　C. 精神分裂症　D. 抽搐发作　E. 躁狂症

6. 以下哪些护理措施是错误的

A. 给予安静舒适的环境，减少外界刺激

B. 倾听患者诉说，直截了当地告诉患者其不适来自于患者的焦虑情绪，没有必要作检查

C. 不与患者辩论也不轻易迁就患者

D. 症状发作时应陪伴在患者身边以稳定患者情绪，防止患者出现不良事件

E. 给患者相应的药物治疗，让患者明白药物的作用及相关不良反应

（7~9 题共用题干）

男，18 岁。在校和同学关系紧张，冲突不断，后来发展到经常对着黑板说脏话，有时伴随有躁狂发作、抽搐反应和睡眠障碍。父母带他去医院检查，诊断为躁狂症，在医院住院治疗期间，医生给予碳酸锂药物治疗加电疗，小明认为父母带自己去医院是想谋害自己，对父母怨恨，躁狂发作时，有时候会动手打父母。事后对自己的过激行为自责。请问：

7. 躁狂症发作时使用碳酸锂治疗，在治疗过程中血锂浓度超过多少容易中毒

A. 0.8mmol/L　B. 1.0mmol/L　C. 1.2mmol/L　D. 1.4mmol/L　E. 1.6mmol/L

8. 碳酸锂中毒症状的描述，错误的是

A. 严重时可使用血液透析　B. 可用生理盐水进行置换　C. 中毒不引起昏迷

D. 可能出现共济失调　E. 肌肉抽动

9. 躁狂症的睡眠障碍为

A. 早醒　B. 失眠　C. 入睡困难　D. 睡眠需要减少　E. 嗜睡

（四）B 型题

（1~5 题共用备选答案）

A. 思维迟缓　B. 思维贫乏　C. 思维松弛　D. 思维奔逸　E. 象征性思维

1. 女，30 岁。医生与其交流时表现为沉默寡言，内容空洞、单调，常以“不知道”做答，自觉脑子空洞洞的，没有什么可说的，您认为患者的症状是

2. 男，35 岁。门诊就诊时发现患者语速慢，语量少，语音低沉，反应不灵敏，医生让其写“我的名字叫许某”时，患者许久也不能写出来，并且一直苦恼：“我脑子不灵了”，您认为患者的症状是

3. 男，45 岁。当医生问“你们工厂几点上班时”，曹某答：“我每天七点起床，洗脸，漱口，到厂对面的锅炉房打水，那里的开水很热，锅炉房有值班的老头，六十多岁了，他有一个孩子，大概是七八岁的样子，孩子的妈妈常来，提着一个篮子，里头放着吃的东西……”您认为患者的症状是

4. 问患者几岁，患者回答：“二十二，二月二，龙抬头，头发梳千下，下笔如有神，神龟虽寿，我今天过生日，我是大寿星。”您认为患者的症状是

5. 患者经常双臂舞动，有时将左腿放在右腿上，有时以右腿放在左腿上，有时双手捧着肚子或抱着头，患者对此行为不予解答。病情好转后回忆左臂代表全心全意为人民服务，右臂代表发挥人民的积极性，双臂摆动代表发挥大家的积极性全心全意为人民服务。您认为患者的症状是

【填空题】

1. 根据自杀发生情况，一般将自杀分为自杀意念、（　　）、自杀死亡。

2. 依赖是一组由反复使用精神活性物质引起的（　　）、（　　）、（　　）。

3. 精神分裂症的护理中，（　　）是最重要的。

4. 治疗躁狂发作的首选药物是锂盐，（　　）可作为其治疗无效或不能耐受时的备选用药。

5. （　　）是指对自身的健康状况或身体的某些功能过分关注，甚至怀疑患有某种躯体疾病或精神疾病。

【名词解释】

1. 木僵　　2. 戒断症状　　3. 广泛性焦虑症
4. 孤独症谱系障碍　　5. 分离障碍

【案例分析】

女，17 岁，上高中二年级。个性孤僻，与同学关系不和谐，这影响到她的睡眠和食欲，表现为焦虑不安，无法正常上学，觉得同学总是用异样和不怀好意的眼光看着她，还听到有人在背后议论她，说她“不要脸”“穿裙子就是想勾引男人”。后来不敢穿裙子了，可还是听到有人议论她，背后骂她“作！”“一看就不是好东西”等。看到同学的一举一动，都认为与她有关，是故意做给她看的。家长与老师沟通，发现班上没有同学在背后骂她，纯属患者多疑。后来发展到患者在家都能听到班上同学在背后议论她，家长遂将患者送去精神病院门诊就诊，门诊咨询过程中患者否认自己有病。

请问：

1. 请指出该患者的主要精神症状是什么？

2. 该患者的医疗诊断是什么？

3. 针对该患者的护理措施有哪些？

参考答案

【选择题】

（一）A1 型题

1. A　2. A　3. E　4. A　5. C　6. C　7. E　8. C　9. D　10. D
11. D　12. E

（二）A2 型题

1. B　2. C　3. A　4. D　5. A　6. C　7. D

（三）A3/A4 型题

1. E　2. B　3. B　4. C　5. A　6. B　7. D　8. C　9. D

（四）B 型题

1. B　2. A　3. C　4. D　5. E

【填空题】

1. 自杀未遂
2. 认知、行为、生理症状群
3. 安全护理
4. 抗癫痫药
5. 躯体形式障碍

【名词解释】

1. 木僵：是指在意识清晰时出现的精神运动性抑郁综合征，表现为患者的动作、行为、活动完全抑制和减少。轻者表现为少语、少动、表情呆滞，无人时能自主进食，可自行大小便，称为亚木僵状态。严重时表现为不语、不动、不饮、不食，肌张力增加，面部表情固定，对刺激缺乏反应，经常保持一种姿势，甚至大小便潴留。但患者一般无意识障碍，各种反射存在。

2. **戒断症状**：指停止使用药物或减少使用剂量或使用拮抗药占据受体后出现的特殊的生理心理症状群。

3. **广泛性焦虑症**：又称为慢性焦虑症，可见于任何年龄段，以经常或持久的，无明显对象的烦恼、过分担心和紧张不安为特征。

4. **孤独症谱系障碍**：在以往的诊断和分类系统中被称为广泛性发育障碍，该病起病于婴幼儿期，主要表现为不同程度的社会交往障碍、语言发育障碍、兴趣狭窄和行为方式刻板三组症状。

5. **分离障碍**：是一类复杂的心理 - 生理紊乱过程，患者非自主地、间断地丧失部分或全部心理 - 生理功能的整合能力，在感知觉、记忆、情感、行为、自我（身份）意识及环境意识等方面的失整合。

【案例分析题】

1. 请指出该患者的主要精神症状是什么？

有关系妄想、评论性幻听、无自知力。

2. 该患者的医疗诊断是什么？

精神分裂症。

3. 针对该患者的护理措施有哪些？

该患者的护理措施：①躯体方面：纠正营养失调，改善睡眠，观察患者药物副作用。②心理功能方面：患者有关系妄想，予以耐心护理，说服劝解，保证进食，注意安全，对于情感淡漠的护理，利用语言以及非语言的方式表达对患者的关心，鼓励其表达内心的感受，改善情感衰退。③社会功能方面：强调日常生活能力训练、社会交往能力训练、学习能力训练。④安全护理。

（许壁瑜）

第十三章　皮肤科护理学

第一节　红斑鳞屑性皮肤病

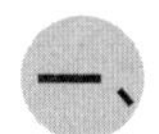

一、基本理论与知识要点

1. 什么银屑病？

银屑病俗称“牛皮癣”，是一种常见的慢性炎症性皮肤病，基本损害为具有特征性银白色成层鳞屑的丘疹或红色斑丘疹，病程漫长，易复发。

2. 银屑病的常见诱因有哪些？

银屑病的病因及发病机制尚不完全清楚，主要与遗传因素、免疫因素、感染因素、内分泌因素、精神紧张、药物、饮酒、吸烟等生活习惯有关。

3. 银屑病的临床分型有哪些？

根据银屑病的临床特征分为寻常型、关节型、脓疱型、红皮病型。

4. 寻常型银屑病的典型症状有哪些？

（1）蜡滴现象：银屑病角化不全的角质层中由空隙进入空气，由于反光作用鳞屑呈银白色。刮除成层鳞屑，犹如轻刮蜡滴。

（2）薄膜现象：刮去鳞屑可见淡红色发光半透明膜。

（3）点状出血：刮去薄膜可见小出血点，呈露珠状（Auspiz 征）。

5. 银屑病的治疗原则是什么？

由于本病尚无特效疗法，适当的对症治疗可以控制症状，不能防止复发。各种疗法都有一定的副作用，银屑病的治疗原则：

（1）外用药物治疗。

（2）系统药物治疗。

（3）物理治疗。

（4）中医治疗。

6. 银屑病常见外用药物包括哪些？

（1）润肤剂：凡士林、甘油、矿物油、尿囊素、维生素 E 等。

（2）角质促成剂：煤焦油、松馏油、黑豆馏油等。

（3）角质松解剂：硫黄、水杨酸等。

（4）糖皮质激素：地塞米松、丙酸氯倍他索、卤米松等。

（5）维 A 酸类：他扎罗汀、阿达帕林等。

（6）维生素 D_3 衍生物：卡泊三醇、他卡西醇等。

（7）钙调磷酸酶抑制剂：他克莫司、吡美莫司等。

7. 系统治疗银屑病药物包括哪些？

免疫抑制剂、系统用维A酸类药物、生物制剂、抗生素、免疫调节剂。

8. 银屑病患者的用药护理主要有哪些？

（1）免疫制剂：甲氨蝶呤（MTX）长期用药可引起肝脏广泛性纤维化和肝硬化，故在应用时需每周查血常规1次，每2~4周查肝功能1次。每天口服叶酸5mg，可减少MTX引起的恶心反应。环孢素A最严重的副作用是高血压和肾毒性，治疗前和治疗期间要监测血压和肾功能。

（2）维A酸类：维A酸类药主要副作用为致畸胎，育龄妇女停药后2年之内应采取避孕措施。服药期间可出现唇、眼、鼻黏膜干燥，皮肤弥漫性脱屑及毛发脱落。长期服用时可出现血脂升高、肝脏损害等，停药后可恢复。

（3）糖皮质激素：足量用药，病情稳定后逐渐减量至停用，减量宜缓，以免反跳。

（4）生物制剂：依那西普、注射用英夫利昔单抗等可诱发感染、过敏反应、淋巴瘤等，因此在使用前应全面评估身体基本情况，如有无结核，心力衰竭、肿瘤等。

9. 银屑病患者光化学疗法的不良反应有哪些？

（1）皮肤干燥、脱屑、瘙痒。

（2）红斑、灼伤、水疱、水肿。

（3）皮损加重或疗效不佳。

（4）皮肤光老化，长期光疗可能增加皮肤癌、白内障等风险。

10. 药浴的种类、注意事项是什么？

药浴的种类及功效见表1-13-1。

表1-13-1　药浴的种类及功效

药液种类	药浴功效
1∶8 000高锰酸钾溶液	杀菌、除臭作用
500g玉米淀粉	镇静、止痒作用
中药药浴	止痒、舒缓的作用

注意事项：水温控制在36~38℃，时间为15~20min。严格消毒浴盆，预防交叉感染。女性月经期、年老体弱、有严重心脑血管疾病患者禁止药浴。药浴时多巡视，若有不适应及时停止药浴。

11. 银屑病的健康宣教有哪些？

（1）按时复诊，坚持用药，不可擅自增减药量或停药，以免发生病情反弹，造成严重后果。避免化学性物质和药物的刺激，定期复查血常规、肝肾功等。

（2）养成良好的生活习惯：日常保持居住室内通风、干燥。戒烟忌酒。做好心理调节，尽量减少紧张、焦虑等心理状态。保证充足的睡眠，避免过度劳累。

（3）避免感染：积极预防和治疗感冒，避免去人多的地方，必要时戴口罩。如果出现感冒症状应及时治疗，以免出现咽炎、气管炎、扁桃体炎等上呼吸道感染，导致银屑病症状复发或加重。

（4）饮食营养：宜清淡饮食，不可暴饮暴食，保证充足营养，特别是蛋白质的摄入。禁烟酒，避免进食刺激性食物，如浓茶、咖啡等。保证充足的维生素，多食新鲜蔬菜水果。

（5）皮肤护理：穿着宽松、舒适且保暖棉质的衣裤，不宜用毛及化纤等制品。剪短指甲，避免搔抓，瘙痒严重时遵医嘱使用止痒药。避免过度沐浴，沐浴后可以涂抹油性较高的护肤霜，以缓解皮肤干燥的现象。

二、自测题

【选择题】

（一）A1 型题

1. 目前认为银屑病是一种

A. 细菌感染性皮肤病　B. 病毒感染性皮肤病
C. 内分泌失调引起的皮肤病　D. 病因不明，无特效药物治疗的皮肤病
E. 病因不明，有各种中西药可以根治的皮肤病

2. 银屑病的病因有

A. 遗传　B. 免疫　C. 内分泌　D. 感染　E. 以上均是

3. 可加重银屑病的因素有

A. 外伤　B. 应激事件　C. 感染　D. 精神紧张　E. 以上均是

4. 最常见的银屑病类型为

A. 脓疱型　B. 红皮病型　C. 寻常型　D. 关节型　E. 泛发型

5. 银屑病患者表皮更替时间为

A. 3~4d　B. 8~12d　C. 14~18d　D. 14~28d　E. 28~30d

6. 维 A 酸类药物主要副作用为

A. 过敏　B. 肾毒性　C. 致畸胎　D. 恶心　E. 高血压

7. 寻常型银屑病根据病情发展可分为

A. 进行期、静止期、复发期　B. 静止期、进行期、稳定期
C. 进行期、静止期、稳定期　D. 进行期、静止期、退行期
E. 静止期、进行期、复发期

8. 银屑病患者进行黑光治疗，需提前口服甲氧沙林的时间是

A. 15min　B. 30min　C. 1h　D. 1.5h　E. 2h

9. 银屑病转为泛发性脓疱病的最常见诱因是

A. 继发细菌感染　B. 继发真菌感染　C. 外用抗生素
D. 内服抗组胺药物　E. 应用糖皮质激素治疗，骤然停药

10. 银屑病的发病特点，不正确的是

A. 男性多于女性　B. 我国北方发病率多于南方　C. 欧美发病率高于我国
D. 具有传染性　E. 四肢伸侧较为常见

11. 与关节型银屑病相关的 HLA 抗原是

A. HLA-CW6　B. HLA-CW16　C. HLA-B13　D. HLA-B17　E. HLA-B27

12. PUVA 治疗银屑病的副作用有

A. 恶心、红斑　B. 皮肤衰老　C. 皮肤癌的发生　D. 诱发白内障　E. 以上均是

13. **刮除银屑病斑块表面鳞屑，可见一层淡红发亮的半透明膜，这是发生在表皮的**

A. 基底层　B. 棘细胞层　C. 颗粒层　D. 透明层　E. 角质层

14. **银屑病甲的改变为**

A. 反甲　B. 不规则甲板凹陷　C. 甲嵴肉样改变

D. 黑甲　E. 脆甲

15. **银屑病患者进行药浴时，水温宜控制在**

A. 30~32℃　B. 32~34℃　C. 34~36℃　D. 36~38℃　E. 38~40℃

16. **有关寻常型银屑病的病理改变，不正确的是**

A. 角化不全　B. 角化过度　C. 角化不良

D. Munro 微脓肿　E. 棘层增厚

17. **浸浴疗法应避免空腹或饱餐后即刻浸浴，宜在什么时间进行**

A. 餐前 1h　B. 餐前 2h　C. 餐后 30min　D. 餐后 1h　E. 餐后 2h

18. **能达到止痒、镇静作用的浸浴疗法是**

A. 土豆淀粉　B. 玉米淀粉　C. 红薯淀粉　D. 花椒水　E. 高锰酸钾

19. **为防止药液中蛋白质结构遭到破坏，注射用重组人Ⅱ型肿瘤坏死因子受体抗体融合蛋白在配制过程中应**

A. 水平振荡　B. 垂直振荡　C. 边溶解边振荡

D. 禁止振荡　E. 使用溶药器振荡

20. **注射用重组人Ⅱ型肿瘤坏死因子受体抗体融合蛋白临床应用中正确的是**

A. 可选择上臂外侧、大腿前侧或腹部作为注射部位

B. 可选择臀部外上三分之一作为注射部位

C. 未开封的药物应放置在 −20℃避光保存

D. 药液选用生理盐水配制，配制好后应尽快使用

E. 药液溶解过程中应振荡摇晃药瓶，使药液充分溶解

21. **发生同形反应最常见的疾病是**

A. 天疱疮　B. 类天疱疮　C. 银屑病　D. 蕈样肉芽肿　E. 扁平苔藓

22. **以下哪项不是糖皮质激素的副作用**

A. 钠、水潴留　B. 血糖升高　C. 电解质紊乱　D. 肝功能损伤　E. 骨质疏松

23. **静脉滴注甲氨蝶呤临床中用于治疗关节型银屑病患者，每次滴注时间不宜超过**

A. 4h　B. 5h　C. 6h　D. 7h　E. 8h

24. **禁用或慎用糖皮质激素治疗的疾病是**

A. 荨麻疹　B. Sweet 综合征

C. 嗜酸性粒细胞增多性皮病　D. 寻常型银屑病

E. 天疱疮

25. **长期大剂量应用糖皮质激素治疗的患者，为预防电解质紊乱及钠、水潴留，下列措施不正确的是**

A. 记录 24h 出入量，保持出入平衡

B. 水肿严重时给予呋塞米口服，以缓解钠、水潴留症状

C. 每周抽血复查电解质，尤其是血钾、血钠水平

D. 监测体重的变化

E. 遵医嘱给予患者低钠饮食

26. 银屑病患者外用润肤剂<u>不包括</u>

A. 凡士林　B. 甘油　C. 矿物油　D. 煤焦油　E. 维生素 E 乳

27. 银屑病患者痂皮较厚，为软化痂皮达到更好的用药效果，需外用软化剂并局部封包，封包时间为

A. 1h　B. 2h　C. 4h　D. 5h　E. 6h

28. 阿维 A 胶囊属于第二代维 A 酸类药物，不良反应包括

A. 口、鼻、眼黏膜干燥　B. 甲脱落、毛发脱落

C. 转氨酶升高、甘油三酯及胆固醇升高　D. 致畸

E. 以上都是

（二）A2 型题

1. 男，36 岁。上呼吸道感染伴发热 1 周后，躯干四肢出现散在的红色斑丘疹，表面覆盖银白色鳞屑，轻轻刮去鳞屑可见半透明薄膜。此患者最可能的诊断为

A. 脂溢性皮炎　B. 玫瑰糠疹　C. 寻常型银屑病

D. 白色糠疹　E. 湿疹

2. 男，25 岁。躯干、四肢伸侧散在红色斑丘疹，上覆白色鳞屑，刮去鳞屑，基底潮红，见少许出血点。诊断考虑：寻常型银屑病。关于此病治疗的注意事项，<u>不正确</u>的是

A. 避免诱发因素

B. 追求彻底治愈，可全身使用糖皮质激素

C. 对于进行期皮损，禁用刺激性强的药物

D. 局限性皮损，以局部外用药为主

E. 不能擅自减药或停药

（三）A3/A4 型题

（1~3 题共用题干）

男，46 岁。躯干及四肢伸侧分布大小不一界限清楚的红色斑块，表面覆有多层鳞屑。头部皮损表面有较厚鳞屑，头发成束。手足甲呈点状凹陷，甲床增厚。临床诊断：银屑病。

1. 根据此患者的临床表现，该病分型属于

A. 寻常型　B. 脓疱型　C. 关节型　D. 红皮病型　E. 大疱型

2. 针对该患者病情，下列哪种药物为禁用药物

A. 维 A 酸制剂　B. 维生素 D_3 衍生物　C. 角质促成剂

D. 糖皮质激素　E. 外用润肤剂

3. 下列哪项因素与该病发病无关

A. 遗传　B. 外伤　C. 高血压　D. 精神紧张　E. 免疫因素

（4~5 题共用题干）

女，55 岁。因全身红斑、鳞屑 30 年，复发加重 2 个月，门诊以“寻常型银屑病”为诊断收入院。

4. 为缓解患者瘙痒症状，遵医嘱予淀粉浴治疗，隔日一次，浸浴疗法的注意事项<u>不包括</u>

A. 水温控制在 38~41℃，治疗时间为 15~20min

B. 女性经期、体弱及有严重心血管疾患患者，不宜药浴

C. 药浴治疗应在餐后 1h 进行

D. 严格消毒浴盆，防止交叉感染

E. 药浴过程中，如感不适应立即停止

5. 阿维 A 胶囊的最佳服药时间是

A. 餐前半小时　B. 餐中　C. 餐后半小时

D. 餐后 1h　E. 餐后 2h

（四）B 型题

（1~2 题共用备选答案）

A. 50g　B. 100g　C. 200g　D. 低钙血症　E. 高血钙

1. 寻常型银屑病，医嘱给予卡泊三醇软膏外用，此药膏每周用量不能超过

2. 如超量使用卡泊三醇软膏，会出现

（3~4 题共用备选答案）

A. 过敏　B. 肾毒性　C. 致畸胎　D. 恶心　E. 血压

3. 维 A 酸类药物主要副作用为

4. 环孢素 A 药物每日需监测

（5~6 题共用备选答案）

A. 红薯淀粉　B. 玉米淀粉　C. 花椒水

D. 36~38℃温水　E. 1∶8 000 高锰酸钾溶液

5. 具有杀菌、除臭作用的浸浴疗法是

6. 具有镇静、止痒作用的浸浴疗法是

【填空题】

1. 根据银屑病的临床特征，银屑病可分为（　　）、（　　）、（　　）和（　　）四种类型。

2. 寻常型银屑病的典型症状包括（　　）、（　　）和（　　）。

3. 环孢素最严重的副作用是（　　）和（　　）。

4. 脓疱型银屑病临床上一般分为（　　）和（　　）两型。

5. 高锰酸钾溶液药浴，配制的浓度为（　　），具有（　　）、（　　）的作用。

【名词解释】

1. 银屑病　2. 蜡滴现象　3. 薄膜现象　4. 点状出血

【案例分析题】

女，25 岁。全身红斑、脱屑、潮红 1 个月，发热，双下肢水肿伴行走困难两周。入院时测体温 38.5℃，脉搏 92 次 /min，呼吸 20 次 /min，血压 120/75mmHg。化验结果：WBC 12.32 × 10^9/L，RBC 3.21 × 10^{12}/L，Hb 9.0g/L，ALT 18U/L，白蛋白 29g/L。查体：全身皮肤呈弥漫性潮红，表面覆有大量鳞屑，反复脱落，双下肢凹性水肿。诊断：红皮病型银屑病。医嘱：口服阿维 A、解热镇痛药，外用白凡士林、夫西地酸乳膏等。

请问：

1. 患者现在的主要护理问题有哪些？

2. 针对这些护理问题有哪些护理措施？

3. 为了防止阿维A的副作用，观察要点有哪些？

参考答案

【选择题】

（一）A1型题

1. D　2. E　3. E　4. C　5. A　6. C　7. D　8. E　9. E　10. D
11. E　12. E　13. B　14. B　15. D　16. C　17. D　18. B　19. D　20. A
21. C　22. D　23. C　24. D　25. B　26. D　27. B　28. E

（二）A2型题

1. C　2. B

（三）A3/A4型题

1. A　2. D　3. C　4. A　5. B

（四）B型题

1. B　2. E　3. C　4. E　5. E　6. B

【填空题】

1. 寻常型、脓疱型、关节病型、红皮病型
2. 蜡滴现象、薄膜现象、点状出血
3. 高血压、肾毒性
4. 泛发性、局限性
5. 1∶8 000、杀菌、除臭

【名词解释】

1. **银屑病**：银屑病俗称"牛皮癣"，是一种常见的慢性炎症性皮肤病，基本损害为具有特征性银白色成层鳞屑的丘疹或红色斑丘疹。

2. **蜡滴现象**：银屑病角化不全的角质层中由空隙进入空气，由于反光作用鳞屑呈银白色。刮除成层鳞屑，犹如轻刮蜡滴。

3. **薄膜现象**：刮去鳞屑可见淡红色发光半透明膜。

4. **点状出血**：刮去薄膜可见小出血点，呈露珠状。

【案例分析题】

1. 患者现在的主要护理问题有哪些？

体温高、感染、营养低于机体需要量、皮肤完整性受损。

2. 针对这些护理问题有哪些护理措施？

（1）体温监测：密切观察患者体温变化，遵医嘱给予降温措施，禁用酒精擦浴，以免刺激皮肤。

（2）房间每日通风、消毒两次。

（3）饮食护理：由于患者大量皮屑脱落，造成蛋白流失，引起双下肢水肿。给予患者高蛋白、高热量、高维生素易消化的食物，多食牛奶、鸡蛋清及新鲜蔬菜水果等。

（4）皮肤护理：保持皮肤清洁，注意保暖。定期更换被服，污染时随时更换。内衣宽松舒适，最

好选择棉制品，以免刺激皮肤。经常修剪指甲，避免抓伤皮肤，引起感染。

3. 为了防止阿维A的副作用，观察要点有哪些？

（1）观察是否出现口干、口角炎、眼干、脱发、甲碎裂、皮肤脱屑加重情况。

（2）监测血液学指标，了解患者肝酶、血脂情况。

（3）告知患者用药期间避免怀孕，在医生指导下受孕。

（4）了解患者是否出现头痛、抑郁、疲乏、肌无力等症状。

第二节　变态反应性皮肤病

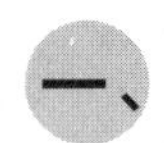

一、基本理论与知识要点

1. 简述接触性皮炎的概念。

接触性皮炎是皮肤或黏膜单次或多次接触外源性物质后，在接触部位甚至以外的部位发生的炎症反应。

2. 接触性皮炎的皮损特点有哪些？

（1）表现为红斑、肿胀、丘疹、水疱甚至大疱。

（2）皮炎的部位及范围与接触物接触部位一致，境界非常鲜明，若接触物为气体、粉尘，则皮炎呈弥漫性而无一定的鲜明界限，但多在身体暴露部位。

3. 接触性皮炎的临床表现有哪些？

在接触部位发生皮肤、黏膜的急性或慢性炎症反应，程度与致敏物的性质、浓度、接触时间长短以及个体差异有关。可表现为红斑、丘疹或丘疱疹，自觉瘙痒，严重时红肿明显，并出现水疱和大疱，破溃后呈糜烂面，偶可发生组织坏死或伴有全身症状。

4. 如何减轻患者瘙痒症状？

（1）保持适宜的温度和湿度环境：室温维持在20~22℃、湿度保持在40%~60%。夏季开空调的时间不宜过长。

（2）洗澡不宜过勤，秋冬季一般每周2次为宜。洗浴后涂抹护肤乳液或护肤油。

（3）局部瘙痒剧烈、皮肤温度高，可使用冷湿敷。这不仅能降低局部皮肤温度，还可起到镇静的功效。

（4）转移患者的注意力，如提供有兴趣的书报，听音乐或看电视，或者与亲友聊天等。

（5）如患者感觉瘙痒难忍，应避免搔抓，可用手掌按压、拍打、或按摩。

（6）患者自觉夜间瘙痒甚于白天，止痒药物可于睡前1h服用，睡前避免看刺激情绪的电视、书籍等。

（7）避免接触易致敏的物质。若有必要，可为患者使用脱敏胶布。

（8）保持良好的情绪，突然的情绪变化可致瘙痒加重。

5. 接触性皮炎如何预防和治疗？

（1）预防：尽量避免接触已知的过敏原，不宜接触高浓度的药品或化学物质，慎用易致敏的外用药。

（2）治疗

1）外用疗法：根据皮损炎症情况，选择适当的剂型和药物。

2）内用药：以止痒、脱敏为主。内服抗组胺药、维生素C，对重症泛发的患者可短期应用糖皮质激素口服或静脉注射，有并发感染者加用抗生素类药物。

3）中药疗法：本病在急性皮炎期，系湿热挟毒之症，应予清热、利湿、解毒，若久而不消，皮损呈慢性干燥者，则治以清热祛风、养阴润燥（表1-13-2）。

表1-13-2　皮损与剂型

皮损情况	选择剂型
轻度红肿、丘疹水疱，无渗出	炉甘石洗剂、糖皮质激素霜剂
急性皮炎有渗出	3%硼酸溶液、1：5 000~1：10 000高锰酸钾溶液冷湿敷
亚急性或慢性皮炎	他克莫司软膏或吡美莫司霜

6. 湿敷的注意事项有哪些？

（1）创面湿敷为无菌操作，如创面分泌物较多，应先进行清洁再湿敷。

（2）纱布与创面应紧密贴合，保持湿润。

（3）每次湿敷的面积不应超过全身体表面积的1/3，以免药液大量吸收引起不良反应。

（4）湿敷时应注意保暖，必要时可将药液稍加温后再进行湿敷。

（5）头皮湿敷时，应将头发分开或剪短，用6~8层浸透药液的纱布嵌入湿敷。

（6）面部湿敷时，应将纱布剪成面具样，露出口、鼻、眼，两耳塞好干棉球，以防药液流入耳道。

（7）应保持床单位清洁，必要时可放置橡皮单和治疗巾。

7. 什么是湿疹？

湿疹是由多种内外因素引起的一种具有明显渗出倾向的皮肤炎症反应，皮疹多样性，慢性期则局限而有浸润和肥厚，瘙痒剧烈，易复发。

8. 湿疹的病因有哪些？

本病的发病与各种内、外部因素共同作用引起的迟发型超敏反应有关。

（1）外部因素：生活环境、气候条件均可影响湿疹的发生。外界刺激如日光、紫外线、寒冷、炎热、干燥、多汗、搔抓、摩擦以及各种动物皮毛、植物、化学物质等。

（2）内在因素：慢性消化系统疾病、胃肠道功能性障碍、精神紧张、过度疲劳、情绪变化、感染病灶、内分泌失调均可诱发和加重病情。

9. 湿疹的分型及临床表现是什么？

湿疹的分型及临床表现见表1-13-3。

表1-13-3　湿疹的分型及临床表现

分型	表现
急性湿疹	密集的粟粒大小丘疹、丘疱疹或小水疱，基底潮红，表面糜烂，瘙痒剧烈，常出现糜烂和渗出
亚急性湿疹	红肿、渗出减轻，糜烂面结痂、脱屑，瘙痒剧烈
慢性湿疹	皮肤浸润性暗红斑上有丘疹、抓痕及鳞屑，局部皮肤肥厚，表面粗糙，可出现苔藓样变、色素沉着及色素减退

10. 湿疹临床特点是什么?

(1) 皮疹多形性:红斑、丘疹、丘疱疹,中心部密集,逐渐向周围散开,一般境界不清。

(2) 渗出倾向明显,有时呈不同程度浸润。慢性湿疹可有苔藓样变。

(3) 瘙痒明显。

(4) 反复发作。

11. 湿疹的预防原则是什么?

(1) 尽量查找病因,了解患者的工作环境、生活及饮食习惯等,对全身状况进行检查,明确有无慢性病灶及系统疾病,发现可能的致病因素。

(2) 避免外界的物理、化学刺激,避免摄入易致敏的食物。

12. 湿疹的治疗方法有哪些?

(1) 内用疗法:选用抗组胺类药物,必要时可配合使用镇静药。有继发感染者加用抗生素。一般不宜使用糖皮质激素。

(2) 外用疗法:根据皮损情况选用适当剂型和药物。急性期无渗液或渗液不多者可用油剂,渗出多者用溶液湿敷,渗出减少后用糖皮质激素霜剂;亚急性期用糖皮质激素乳剂、糊剂,必要时加用抗生素;慢性期可用软膏、硬膏、涂膜剂。

13. 为湿疹患者健康指导内容有哪些?

(1) 避免接触可疑致敏物质。

(2) 加强锻炼,增强机体抵抗力,保持良好心情,戒烟戒酒,生活规律,养成良好的生活习惯。

(3) 注意皮肤卫生,勤修剪指甲,防止瘙痒时抓伤皮肤致继发感染。

(4) 保持被褥清洁,应着宽松衣服,且内衣应全棉,避免过度保暖。

(5) 保持皮肤清洁,温水洗浴,避免过度洗烫,减少清洁品、化妆品等对皮肤的刺激。洗澡不宜太勤,洗澡后应涂润肤油,使皮肤处于良好状态,以抵御疾病侵袭。

14. 什么是特应性皮炎?

特应性皮炎,是一种与家族遗传背景相关的慢性复发性、瘙痒性、炎症性皮肤病。

15. 特应性皮炎的特点是什么?

(1) 有容易罹患哮喘、过敏性鼻炎、湿疹的家族性倾向。

(2) 对异种蛋白过敏。

(3) 血清中 IgE 高。

(4) 血液嗜酸性粒细胞增多。

16. 特应性皮炎的病因是什么?

(1) 遗传易感性。

(2) 食物。

(3) 外界环境中的变应原。

(4) 自身抗原。

(5) 感染。

(6) 皮肤屏障功能障碍。

17. 特应性皮炎的临床表现有哪些?

特应性皮炎的临床表现见表 1-13-4。

表 1-13-4　特应性皮炎的临床表现

阶段	年龄	表现
婴儿期	1 个月 ~2 周岁	渗出型（肥胖）：两颊红斑、丘疹、水疱、渗液 干燥型（瘦弱）：面部、躯干四肢干燥无明显渗出，表面鳞屑
儿童期	3~10 岁	湿疹型：肘窝、腘窝和消退伸侧针尖大小丘疹、丘疱疹、小水疱
青年期及成人期	12~23 岁	痒疹型：全身散发痒性丘疹，干燥，表面粗糙 局限性干燥损害，皮肤浸润增厚而苔藓样变

18. 特应性皮炎需要与哪些病相鉴别？

特应性皮炎需要与湿疹、慢性单纯性苔藓、婴儿脂溢性皮炎相鉴别。

（1）湿疹：常无遗传过敏家族史，无一定好发部位。

（2）慢性单纯性苔藓：皮损为苔藓样变和多角形扁平丘疹，无遗传过敏家族史，无特殊的皮损发生和发展规律，无皮肤点刺实验和血清的异常。

（3）婴儿脂溢性皮炎：无遗传过敏家族史，常发生于婴儿的头皮、耳后、眉间和鼻唇沟处，以灰黄色或棕黄色油腻鳞屑为特征性皮损。

19. 对特应性皮炎患者的健康教育内容有哪些？

（1）穿宽松、纯棉质地的衣服，洗澡后要使用润肤剂，洗澡水温度适宜，避免使用碱性过强的肥皂。

（2）选择成分简单的润肤产品，减低对皮肤的刺激。

（3）尽量少去植物园、建材市场等易引起过敏的场所。

（4）必要时检测过敏原，如为宠物皮毛过敏，则应避免饲养宠物。

（5）饮食宜清淡，忌食辛辣食物。

20. 什么是荨麻疹？

俗称“风疹块”，是由于皮肤、黏膜小血管扩张及渗透性增加而出现的一种局限性水肿反应，通常在 2~24h 内消退，易反复发作。

21. 荨麻疹的病因有哪些？

荨麻疹病因复杂，约 3/4 的患者不能找到确切原因，尤其是慢性荨麻疹患者。

（1）食物及食物添加剂。

（2）吸入物。

（3）感染：细菌、病毒、寄生虫。

（4）药物。

（5）昆虫叮咬。

（6）物理因素。

（7）精神因素。

（8）内科疾病。

（9）遗传因素。

（10）内分泌改变。

22. 荨麻疹的类型有哪些？

（1）急性荨麻疹。

（2）慢性荨麻疹。
（3）特殊类型荨麻疹：皮肤划痕症、寒冷性荨麻疹、胆碱能性荨麻疹、压力性荨麻疹、日光性荨麻疹。

23. 荨麻疹的临床表现是什么？

（1）急性荨麻疹：①突然发病，自觉皮肤瘙痒，很快瘙痒部位出现大小不等、形态不一、鲜红色或苍白色风团。散在分布，亦可融合成片，风团可局限也可泛发全身，数分钟或数小时后消退，不留痕迹；但新风团又陆续出现，此起彼落。②消化道受累可出现恶心、呕吐、腹痛、腹泻。③喉头及支气管受累可发生喉头水肿，出现呼吸困难甚至窒息。④多在1周到1个月内痊愈。
（2）慢性荨麻疹：①皮损反复发作超过6周以上称为慢性荨麻疹；②全身症状一般较轻，风团时多时少，反复发生，常达数月、数年之久；③部分患者发作有一定规律性，如晨起或临睡前发作或加重，有的则无一定规律。

24. 什么是皮肤划痕症？

皮肤划痕症，又称为人工荨麻疹，搔抓或钝器划过皮肤后，沿划痕处出现暂时性红色条索隆起，不久后可自行消退，皮肤划痕症可以持续数周、数月至数年，平均持续2~3年可以自愈。病毒感染、抗生素治疗或情绪变化可加重病情，大多病因不明。

25. 荨麻疹治疗原则是什么？

去除病因，抗过敏和对症治疗。
（1）抗组胺药。
（2）糖皮质激素。
（3）生物制剂。
（4）局部对症治疗。

26. 荨麻疹患者瘙痒的护理要点是什么？

保持室内温度与湿度适宜。洗澡不宜过勤，沐浴后涂抹润肤乳液或者润肤油。瘙痒严重可行冷湿敷，降低皮肤温度减轻瘙痒。切勿搔抓，可用手掌按压、轻拍或者局部按摩。保持良好的情绪，避免突然情绪变化加重瘙痒。

27. 荨麻疹病情严重，伴有休克、喉头水肿及呼吸困难者，应如何进行抢救？

（1）0.1%肾上腺素0.5~1ml皮下注射或肌内注射，亦可加入50%葡萄糖溶液40ml内静脉注射，以减轻呼吸道黏膜水肿及平滑肌痉挛，亦可升高血压。
（2）地塞米松5~10mg肌内注射或静脉注射，然后可将氢化可的松200~400mg加入5%~10%葡萄糖溶液500~1 000ml内静脉滴注。
（3）上述处理后收缩压仍低于80mmHg时，可给升压药。
（4）给予吸氧，支气管痉挛严重时可静脉注射0.25g氨茶碱，喉头水肿呼吸受阻时可进行气管切开。
（5）心跳呼吸骤停时，应进行心肺复苏术。

28. 荨麻疹患者的健康指导有哪些要点？

（1）嘱患者忌食辛辣、刺激性食物，如辣椒、葱、姜、蒜及鱼、虾、蟹、海鲜等，不可暴饮暴食，要多吃清淡、富有营养、易消化的食物，多食蔬菜水果。忌烟酒。
（2）保持良好的心情，生活起居有规律，保持大便通畅。
（3）勿用热水及肥皂水烫洗皮肤。修剪指甲，避免搔抓，内衣宜选宽松柔软棉质品，勿穿化纤紧身内衣，以免刺激皮肤，加重瘙痒。

（4）尽可能地找出发病诱因并去除，如禁用或禁食某些对机体过敏的药物或食物，避免接触致敏物品。

（5）出院后遵医嘱正确用药，发现皮疹加重时应及时就医。

29. 什么是药疹？

药疹是药物通过注射、内服、吸入等途径进入人体后引起的皮肤、黏膜或其他附属器的药物异常反应。

30. 引起药疹的药物种类有哪些？

（1）解热镇痛药：吡唑酮类和水杨酸盐制剂。

（2）磺胺类：其中以长效磺胺多见。

（3）安眠镇静药：其中以巴比妥类多见。

（4）抗生素类：青霉素及头孢菌素类。

（5）抗毒素及血清制品：破伤风抗毒素及狂犬病疫苗。

（6）中药。

31. 药疹有哪些临床表现？

药疹的临床表现见表 1-13-5。

表 1-13-5　药疹的临床表现

药疹类型	临床表现
麻疹型或猩红热型药疹	皮疹为粟粒至绿豆大小不等的淡红色或鲜红色斑疹或斑丘疹，密集对称分布，皮损可互相融合成片或弥漫性分布
发疹型	弥漫性鲜红色斑或伴米粒大至豆大红色丘疹，密集对称分布
荨麻疹型	风团性皮疹，自觉瘙痒、刺痛、触痛
固定型药疹	局限性圆形或椭圆形水肿性红斑，鲜红色或紫红色，重者可有水疱
剥脱性皮炎或红皮病型	全身皮肤鲜红肿胀，伴以渗液、结痂，鳞屑剥脱，黏膜充血、水肿、糜烂等
多形红斑型药疹	水肿性红斑或丘疹，中央有水疱，边缘带紫色，对称发生。伴有发热、关节痛、腹痛等。严重者侵入眼、口、外阴黏膜，发生水疱、糜烂

32. 重症药疹包括哪些？

重症多形红斑型药疹、大疱性表皮松解型药疹、剥脱性皮炎型药疹。

33. 药物激发试验适用于什么样的患者？

适用于轻型药疹而又必须用该药治疗疾病的患者，不能用于速发型药疹和重症药疹患者。

34. 药疹的预防要点是什么？

（1）仔细询问药物过敏史，避免使用已知过敏的药物。

（2）合理用药，采取安全给药途径，对过敏体质者尽量选用致敏性较低的药物。

（3）了解药疹的早期表现，用药后出现皮疹、瘙痒等，应立即停药，及时就诊。

35. 药疹的治疗原则有哪些？

（1）一般治疗：立即停用一切致敏和可疑致敏药物。多饮水，加速致敏药物的排泄。

（2）全身治疗：早期使用糖皮质激素，及时控制病情，降低病死率，减少并发症。重症药疹患者加强支持疗法，及时纠正水电解质紊乱，注意热量和蛋白质的摄入，必要时输入新鲜血液、血浆或白蛋白。尽量减少用药的种类，避免加重过敏反应。注意保护肝功能、肾功能，注意大剂量激素引起的不良反应。

（3）局部治疗：保护受损皮肤，促进创面愈合，预防继发感染。

36. 药疹的护理要点有哪些？

（1）轻症药疹

1）饮食护理：鼓励患者多饮水，多食蔬菜、水果等富含纤维素食品，保持大小便通畅，加速药物的排泄。

2）用药护理：常规使用抗过敏药物及外用药物后，皮损可迅速好转；若无好转，密切观察，遵医嘱采取有效治疗措施，防止病情继续发展。

（2）重症药疹

1）生活护理：重症药疹患者病情危重，多采用暴露疗法，隔离治疗。病室应每日清洁消毒，注意保暖保湿，经常通风换气，保持空气新鲜；及时更换污染的床单位，保持床面舒适、干燥、整洁；定时变换体位，防止压力性损伤。

2）饮食与营养护理：指导患者合理饮食，加强营养和水分的补充。鼓励多饮水，给予清淡的高热量、高蛋白质、高维生素饮食；口腔黏膜糜烂者，可进流质或半流质饮食，不能进食者需鼻饲；必要时实施静脉营养，给予新鲜的血液或血浆。

3）局部护理：大面积皮损，渗液明显时，分批湿敷，保护创面，减少体液丢失；防治继发感染；脱屑增多时，及时清除脱屑，外涂保护性药膏。

4）动态观察病情变化：严密观察病情，注意血压、脉搏、呼吸、神志等变化。患者出现面色苍白、四肢厥冷、脉搏细弱、呼吸浅快、血压下降、烦躁不安等休克征象，及时与医生联系，进行抗休克治疗；加强保肝护肾，并纠正水电解质紊乱；注意激素的用量及可能出现的不良反应。

5）眼、口腔、呼吸道黏膜护理：眼结膜糜烂者，遵医嘱定时用生理盐水冲洗，白天点眼药水，夜间涂眼药膏，控制感染，防止结膜粘连。口腔黏膜糜烂者，保持口腔清洁，漱口水加强含漱，以减轻疼痛，防止细菌和真菌感染。保持呼吸道通畅，鼓励患者咳嗽咳痰，必要时叩背排痰。

37. 药疹患者的健康指导要点是什么？

（1）告知患者常见致敏药物，避免用药不当和再次发病。

（2）教育患者不可滥用药物，必要时向医务人员咨询。

（3）多饮水，注意高蛋白、高热量、高维生素饮食，保持大小便通畅。

（4）保持皮肤清洁，避免热水、肥皂刺激。

（5）适当休息，加速机体康复。

二、自测题

【选择题】

（一）A1 型题

1. 下列药物不属于第一代抗组胺药的是

A. 赛庚啶　　B. 西替利嗪　　C. 苯海拉明
D. 马来酸氯苯那敏　　E. 异丙嗪

2. 炉甘石洗剂**不能**用于哪一类皮损

A. 红斑　B. 丘疹　C. 潮红　D. 糜烂　E. 结痂

3. 冷湿敷的面积**不能**超过患者体表总面积的

A. 1/2　B. 1/3　C. 1/4　D. 1/5　E. 1/6

4. 急性皮炎（红肿、渗液）应选用哪种外用药剂型

A. 清洁剂　B. 保护剂　C. 收敛剂　D. 溶液湿敷　E. 角质剥脱剂

5. 接触性皮炎的初次反应阶段约为

A. 1d　B. 2d　C. 3d　D. 4d　E. 5d

6. 接触性皮炎属于哪一型变态反应

A. I　B. II　C. III　D. IV　E. V

7. 诊断超敏反应性接触性皮炎最可靠的方法是

A. 斑贴试验　B. 血清 IgE 测定　C. 血清 IgG 测定

D. 血清免疫复合物测定　E. 间接免疫荧光

8. 接触性皮炎与急性湿疹最重要鉴别要点是

A. 皮疹是否境界清楚　B. 斑贴试验是否阳性　C. 皮疹是否单一形态

D. 皮疹是否瘙痒　E. 去除病因后皮疹是否消退

9. 下列对接触性皮炎的描述，正确的是

A. 接触性致敏的接触物多数本身具有刺激性　B. 常对称分布

C. 病程一般 3~4 周　D. 皮疹多为泛发性

E. 有一定形态，境界清楚

10. 接触性皮炎患者的治疗中，下列选项**不正确**的是

A. 除去有关接触致敏物，并避免再接触

B. 急性期伴大量渗液时可选用 3% 硼酸溶液做冷湿敷

C. 有细菌感染可应用抗生素

D. 除了口服抗组胺药物外，可合并应用 10% 葡萄糖酸钙静脉推注

E. 配合抗真菌药物应用

11. 下列选项中，**不属于**原发性刺激性接触性皮炎的特点是

A. 任何人接触后均可发病　B. 无一定潜伏期　C. 皮损限于接触部位

D. 境界不清楚　E. 停止接触，皮损可消退

12. 对接触性皮炎的治疗，下列说法**错误**的是

A. 急性期红肿明显者可外用炉甘石洗剂

B. 渗出多时，用 3% 硼酸溶液湿敷

C. 亚急性期少量渗出时用糖皮质激素霜剂

D. 有感染时加用抗生素

E. 慢性期选用具有抗感染作用的软膏

13. 下列**不属于**接触性皮炎的是

A. 化妆品皮炎　B. 尿布皮炎　C. 特应性皮炎　D. 漆皮炎　E. 苯酚皮炎

14. 引起接触性皮炎常见的原发性刺激物**不包括**

A. 硫酸　B. 甲醛　C. 氢氧化钠　D. 水杨酸　E. 硝酸

15. **引起接触性皮炎常见的致敏物是**

A. 硝酸　B. 氨　C. 醋酸　D. 对苯二胺　E. 煤焦油

16. **关于接触性皮炎致敏反应的特点，不正确的是**

A. 为典型的Ⅳ型变态反应　B. 有一定潜伏期　C. 皮损广泛对称
D. 易反复发作　E. 皮肤斑贴试验阴性

17. **诊断接触性皮炎最简单可靠的方法是**

A. Nikolsky 征　B. 玻片压诊　C. 斑贴试验
D. 皮肤划痕试验　E. 皮损内注射

18. **下列不属于糖皮质激素外用剂型的是**

A. 卤米松　B. 卡泊三醇　C. 曲安奈德　D. 莫米松　E. 倍他米松

19. **3% 硼酸溶液用于局部湿敷的作用是**

A. 消炎　B. 收敛、消肿　C. 软化结痂
D. 促进伤口愈合　E. 保护作用

20. **冷湿敷时注意避开患者的**

A. 颈部　B. 口鼻　C. 阴囊　D. 腹部　E. 头部

21. **抗组胺药物的作用机制是**

A. 与组胺产生化学对抗　B. 减少组胺释放　C. 破坏组胺
D. 与组胺争夺受体　E. 参与代谢

22. **急性湿疹与接触性皮炎相比较，前者的皮疹特点为**

A. 皮损较单一，境界清楚　B. 多形性，境界不清　C. 皮损暗红，浸润肥厚
D. 皮损苔藓化　E. 划痕试验阳性

23. **冷湿敷适用于下列哪种情况**

A. 慢性皮炎时　B. 急性湿疹伴大量渗出时　C. 红斑丘疹时
D. 无皮疹仅瘙痒时　E. 脓疱疮

24. **有关湿疹的描述，正确的是**

A. 好发于颈、骶尾处　B. 易查出病因
C. 慢性湿疹与急性及亚急性湿疹无关　D. 急性期皮损呈多形性，易有渗出液
E. 手部湿疹常单侧起病

25. **湿疹的病因不包括**

A. 外伤　B. 慢性感染病灶　C. 月经紊乱
D. 精神紧张　E. 遗传因素

26. **对湿疹外用药物治疗的描述，错误的是**

A. 急性期无渗出可用氧化锌油　B. 渗出多者可用硼酸溶液湿敷
C. 亚急性期可选用糖皮质激素乳膏　D. 控制继发感染可加以抗生素软膏
E. 慢性局限性皮损禁用糖皮质激素局部封闭

27. **引起湿疹诱发或加重的外部因素不包括**

A. 食物　B. 吸入物　C. 生活环境　D. 化妆品　E. 外伤

28. **下列关于手部湿疹的描述，正确的是**

A. 单侧发病　B. 发病率高　C. 易急性起病　D. 病因常明确　E. 与情绪无关

29. **有关急性湿疹的特点，不正确的是**

A. 病因复杂，不易查清　B. 可发生于任何部位

C. 皮损形态多形性，对称，无大疱及坏死　D. 瘙痒剧烈

E. 斑贴试验常阳性

30. **湿疹的内用药物治疗一般不选用**

A. 抗组胺药　B. 镇静药　C. 糖皮质激素　D. 钙剂　E. 维生素 C

31. **慢性湿疹可选用的药物是**

A. 炉甘石洗剂　B. 硼酸溶液　C. 糠酸莫米松软膏

D. 氧化锌油　E. 新霉素软膏

32. **下列有关湿疹的治疗叙述错误的是**

A. 内服药的目的主要是抗炎止痒

B. 合并感染者，可加用抗生素

C. 慢性湿疹迁延不愈者，可口服糖皮质激素

D. 根据皮疹形态特点，选用适当的剂型和药物

E. 只有青年人才发病

33. **能达到止痒、镇静作用的浸浴疗法是**

A. 土豆淀粉　B. 玉米淀粉　C. 红薯淀粉　D. 花椒水　E. 高锰酸钾

34. **关于皮肤的保护，下列错误的是**

A. 保护皮肤清洁，加强润肤

B. 不共用衣被和其他生活用品

C. 勤洗澡，皮肤干燥瘙痒时用热水、肥皂水烫洗

D. 不滥用外用药物和化妆品

E. 避免日晒

35. **皮肤病中最常见的症状是**

A. 瘙痒　B. 疼痛　C. 灼烧感　D. 麻木　E. 畏寒

36. **下列与特应性皮炎的发病机制无关的是**

A. 遗传学说　B. 内分泌学说　C. 免疫学说　D. 环境因素　E. 精神因素

37. **特应性皮炎的临床表现不包括**

A. 婴儿期　B. 儿童期　C. 青少年期　D. 成人期　E. 老年期

38. **对特应性皮炎的治疗，不正确的是**

A. 尽量避免可能加重病情的环境因素　B. 保持皮肤清洁，勤洗澡

C. 外用保湿剂　D. 选择适当的外用药物

E. 一般不提倡抗生素预防感染

39. **青年成人期特应性皮炎的特点不包括**

A. 可以从儿童期发展而来　B. 也可直接发生　C. 好发于四肢伸侧、躯干

D. 常为局限性苔藓样变　E. 瘙痒剧烈

40. **对特应性皮炎的描述，不正确的是**

A. 婴儿期和儿童期皮损多见于面部、肘窝和腘窝等处

B. 青年成人期皮损常表现为肢体屈侧的苔藓样变

C. 患者本人及家属中有遗传过敏史
D. 外周血嗜酸性粒细胞减低
E. 血清 IgE 升高

41. 血清 IgE 明显升高见于
A. 淤积性皮炎　B. 汗疱疹　C. 特应性皮炎　D. 钱币状湿疹　E. 接触性皮炎

42. 常伴有哮喘、过敏性鼻炎的疾病是
A. 汗疱疹　B. 特应性皮炎　C. 感染性湿疹样皮炎
D. 接触性皮炎　E. 药物性皮炎

43. 引起荨麻疹最主要的原因是
A. 变态反应　B. 情绪紧张　C. 昆虫叮咬　D. 日光照射　E. 机械性刺激

44. 下列不属于荨麻疹发病因素的是
A. 药物和食物　B. 肠道寄生虫　C. 维生素和矿物质缺乏
D. 寒冷　E. 动物皮毛

45. 可以表现为血管性水肿的是
A. 荨麻疹　B. 药疹　C. 湿疹　D. 特应性皮炎　E. 银屑病

46. 关于荨麻疹的描述，不正确的是
A. 一般突然发病，先有瘙痒，随即皮肤出现大小不等的风团，伴剧痒、烧灼或刺痛感
B. 如发生在胃肠道黏膜，可有腹痛、腹泻
C. 如发生在喉头黏膜，可见呼吸困难，甚至窒息
D. 一般都发展为慢性
E. 可导致心跳呼吸骤停

47. 关于荨麻疹，下列描述不正确的是
A. 可由于人体对某种物质过敏引起　B. 本病的病因复杂，大多病因不明
C. 是一种十分常见的皮肤病　D. 有明显的季节性
E. 任何年龄都可发病

48. 荨麻疹一般没有的症状是
A. 剧烈瘙痒　B. 畏寒、发热　C. 恶心、呕吐　D. 腹痛、腹泻　E. 橘皮样外观

49. 下列对荨麻疹无明显预防作用的是
A. 忌食辛辣、鱼腥发物　B. 尽可能地找出病因并消除之
C. 注意补充维生素和矿物质　D. 积极防治肠道寄生虫病
E. 避免精神高度紧张

50. 下列不用于治疗荨麻疹的药物是
A. 氨苯那敏片　B. 硝酸咪康唑乳膏　C. 达克罗宁软膏
D. 氢化可的松软膏　E. 维生素 C

51. 下列哪项不是治疗荨麻疹的内服药
A. 盐酸异丙嗪　B. 马来酸氯苯那敏　C. 盐酸苯海拉明
D. 对乙酰氨基酚　E. 多塞平

52. 下列叙述不正确的是
A. 盐酸异丙嗪又称为氯苯那敏　B. 马来酸氯苯那敏又称为氯苯那敏

C. 盐酸苯海拉明又称为苯那君
D. 赛庚啶又称为二苯环庚啶
E. 盐酸异丙嗪又称为异丙嗪

53. 下列没有明显嗜睡副作用的药物是

A. 盐酸异丙嗪 B. 氯苯那敏 C. 盐酸苯海拉明
D. 赛庚啶 E. 依巴斯汀

54. 属于Ⅱ型超敏反应的荨麻疹多见于

A. 血清病 B. 荨麻疹性血管炎 C. 药物性荨麻疹
D. 食物性荨麻疹 E. 输血性荨麻疹

55. 属于Ⅲ型超敏反应性疾病的是

A. 血清过敏性休克 B. 接触性皮炎 C. 类风湿关节炎
D. 新生儿溶血症 E. 急性荨麻疹

56. 急性荨麻疹的典型皮损为

A. 丘疱疹 B. 风团 C. 结节 D. 水疱 E. 斑疹

57. 慢性荨麻疹反复发作病程超过

A. 1 周 B. 2 周 C. 4 周 D. 6 周 E. 8 周

58. 下列不是治疗荨麻疹常用的药物是

A. 抗组胺药 B. 抗感染药 C. 糖皮质激素
D. 外用止痒剂 E. 免疫抑制剂

59. 慢性荨麻疹常选用的药物是

A. 抗组胺药 B. 免疫抑制剂 C. 肾上腺素
D. 激素 E. 外用止痒药

60. 荨麻疹发病的主要因素是

A. 超敏反应 B. 病原体感染 C. 自身免疫反应
D. 慢反应物质 E. 应激反应

61. 治疗急性荨麻疹最常选用的药物是

A. H_1 受体拮抗药 B. 免疫抑制剂 C. 肾上腺素
D. 激素 E. H_2 受体拮抗药

62. 荨麻疹喉头水肿呼吸受阻时，应进行

A. 抗组胺药
B. 肾上腺素肌内注射
C. 气管切开
D. 大量糖皮质激素静脉滴注
E. 异丙嗪肌内注射

63. 下列属于非免疫性荨麻疹的是

A. 蛋白胨性荨麻疹 B. 皮肤划痕症 C. 输血引起的荨麻疹
D. 药物引起的荨麻疹 E. 血清病型荨麻疹

64. 慢性荨麻疹不宜使用的药物是

A. 抗组胺药 B. 糖皮质激素 C. 维生素 C D. 胎盘组织液 E. 生物制剂

65. 由药物引起的非治疗性反应，统称为

A. 药物反应或不良反应 B. 药疹 C. 药物不耐受
D. 药物副作用 E. 过敏反应

66. **药疹亦称为**

A. 药物性皮炎　B. 药物反应或不良反应　C. 药物不耐受
D. 药物副作用　E. 过敏反应

67. **下列药物中不易引起药疹的是**

A. 氨苄西林　B. 复方磺胺甲噁唑　C. 别嘌醇
D. 卡马西平　E. 酮替芬

68. **下列药物过敏反应的临床表现中，不属于Ⅰ型变态反应的是**

A. 荨麻疹　B. 血管性水肿　C. 过敏性休克
D. 哮喘　E. 血管炎

69. **下列药物过敏反应的临床表现中，不属于Ⅲ型变态反应的是**

A. 血管炎　B. 血清病　C. 血清病样综合征
D. 迟发性荨麻疹　E. 血管性水肿

70. **下列药物过敏反应的临床表现中，不属于Ⅳ型变态反应的是**

A. 湿疹型药疹　B. 麻疹型药疹　C. 剥脱性皮炎
D. 接触性皮炎　E. 荨麻疹

71. **下列说法中，不是超敏反应性药疹特点的是**

A. 参与药物代谢的酶缺乏或抑制
B. 病情轻重与药物的药理及毒理作用、剂量无相关性
C. 发病有一定的潜伏期
D. 存在交叉过敏及多价过敏现象
E. 有一定自限性，抗组胺药和糖皮质激素治疗常有效

72. **下列有关药疹的说法，错误的是**

A. 曾对某药物过敏的患者，以后再用同一药物可能不会发生过敏反应
B. 病情轻重与药物剂量无相关性
C. 静脉注射比口服更易引起药疹
D. 对青霉素类过敏的患者应慎用阿莫西林
E. 治疗药疹应尽量减少用药种类

73. **下列有关固定型药疹的说法中，错误的是**

A. 常由解热镇痛类、磺胺类或巴比妥类等药物引起
B. 好发于口唇、口周、龟头等皮肤黏膜交界处
C. 典型皮损为圆形或椭圆形、水肿性暗紫红色斑疹，直径 1~4cm，常为 1 个，境界清楚，绕以红晕
D. 停药 1 周左右，红斑可消退并遗留灰黑色色素沉着斑
E. 如再次用药，常在身体别的部位出现类似皮损

74. **下列药物中，引起固定型药疹的可能性最低的是**

A. 解热镇痛药　B. 磺胺类　C. 巴比妥类　D. 四环素类　E. 大环内酯类

75. **下列药物中，引起荨麻疹型或猩红热型药疹的可能性最低的是**

A. 半合成青霉素　B. 磺胺类　C. 解热镇痛类
D. 巴比妥类　E. 血清制剂

76. 长期应用碘剂、避孕药等有可能引起

A. 固定型药疹　　B. 荨麻疹型药疹　　C. 湿疹型药疹
D. 痤疮型药疹　　E. 紫癜型药疹

77. 下列有关药物激发试验检测致敏药物的说法，错误的是

A. 可在药疹消退一段时间后进行
B. 内服试验剂量一般为治疗量的 1/8~1/4 或更小量
C. 可用于口服药物所致的较轻型药疹，同时疾病本身又要求必须使用该药物治疗时（如抗结核药、抗癫痫药）
D. 可用于速发型超敏反应性药疹
E. 禁止应用于重症药疹患者

78. 药物过敏反应的影响因素中，对其临床表现影响最小的是

A. 用药疗程　　B. 用药频率　　C. 药物性质　　D. 遗传　　E. 给药方式

79. 典型皮损为圆形或类圆形水肿型暗紫红色斑疹，好发于皮肤 - 黏膜交界处的药疹多数是

A. 固定型药疹　　B. 荨麻疹型药疹　　C. 麻疹型药疹
D. 猩红热型药疹　　E. 紫癜型药疹

80. 典型皮损为全身出现大小不等的松弛性水疱或大疱，尼科利斯基征阳性的药疹是

A. 剥脱性皮炎型药疹　　B. 大疱性表皮松解型药疹　　C. 猩红热型药疹
D. 多形红斑型药疹　　E. 紫癜型药疹

（二）A2 型题

1. 女，60 岁。3d 前染发后头面部肿胀、渗出、痒，查体：头皮、发际线弥漫丘疹、丘疱疹、渗出、结痂，双眼睑肿胀。最可靠的诊断是

A. 急性湿疹　　B. 接触性皮炎　　C. 丹毒　　D. 特应性皮炎　　E. 带状疱疹

2. 男，65 岁。双膝红肿，瘙痒。近 1 周来因膝盖疼痛使用伤湿止痛膏药。查体：双眼睑暗红斑、丘疱疹、肿胀，皮疹境界清楚。最可能的诊断是

A. 皮肌炎　　B. 丹毒　　C. 接触性皮炎　　D. 湿疹　　E. 单纯疱疹

3. 男，20 岁。双足水疱，痒，半年。查体：双足底密集小水疱、脱屑、结痂，趾甲未受累，真菌检查阴性，最有效的治疗药物是

A. 糠酸莫米松软膏　　B. 炉甘石洗剂　　C. 咪康唑软膏
D. 莫匹罗星软膏　　E. 氧化锌油

4. 男，30 岁。反复周身皮疹，痒，自幼时即有，时轻时重，伴有过敏性鼻炎病史。查体：周身皮肤干燥，双肘窝及腘窝暗红斑片，苔藓样变，诊断为特应性皮炎，下列用药不合理的是

A. 红斑瘙痒处外用糖皮质激素药膏　　B. 每日使用润肤剂
C. 每天使用高锰酸钾溶液泡浴清洁皮肤　　D. 使用玉米淀粉泡浴止痒
E. 口服抗组胺药止痒

5. 女，6 岁。反复四肢皮疹，自幼时即存在，时轻时重。查体：周身皮肤干燥，双肘窝及腘窝暗红斑片，苔藓样变，目前不适宜的治疗措施是

A. 适当减少洗澡的次数　　B. 减少皂类的使用
C. 尽早应用糖皮质激素霜剂　　D. 加强外用保湿剂
E. 避免搔抓

6. **女婴，3个月。头面部红斑、丘疹、水疱、结痂，瘙痒剧烈，自出生时即有，时轻时重。目前不适宜的治疗措施是**
   A. 保持皮肤清洁，勤洗澡　B. 外用保湿剂　C. 母乳喂养
   D. 外用糖皮质激素　E. 植物油软化结痂
7. **男，46岁。因双眼睑下垂及四肢无力入院。入院诊断：重症肌无力。行血浆置换治疗。在血浆置换过程中，患者出现面部瘙痒、潮红，胸部及四肢出现少量荨麻疹。查体：体温37.6℃，血压115/65mmHg。该患者出现的反应可能为**
   A. 非溶血性发热性输血反应　B. 细菌污染反应　C. 过敏反应
   D. 溶血性输血反应　E. 循环超负荷
8. **男，20岁。因咽痛肌内注射青霉素1支，约10min后自觉胸闷、气短、头晕、心悸、手足发麻，全身布满红色风团，伴痒，然后面色苍白，四肢厥冷，脉搏细弱，血压下降。考虑诊断为**
   A. 败血症　B. 过敏性休克　C. 荨麻疹　D. 冠心病　E. 血管性水肿
9. **男，35岁。服用阿司匹林后反复于龟头处出现一个类圆形、水肿性暗紫红色斑，直径1cm，境界清楚，绕以红晕，自觉轻度瘙痒。最可能的诊断是**
   A. 固定型药疹　B. 荨麻疹型药疹　C. 麻疹型药疹
   D. 猩红热型药疹　E. 紫癜型药疹
10. **女，21岁。口服阿莫西林7d后出现全身密集分布的针头至米粒大小的红色斑疹、斑丘疹，以躯干为多，伴轻度发热、全身不适，瘙痒明显。最可能的诊断是**
    A. 接触性皮炎　B. 荨麻疹　C. 药疹　D. 猩红热　E. 过敏性紫癜

（三）A3/A4型题

（1~3题共用题干）

女，60岁。头面部红斑、肿胀、水疱、渗出，持续3d，逐渐加重。患者发病前1d染发，既往磺胺过敏，糖尿病10年。查体：头皮内弥漫丘疱疹、小水疱，渗出，结痂，颜面肿胀。

1. **对该患者最可靠的检查方法是**
   A. 血常规　B. 头部CT　C. 斑贴试验　D. 点刺试验　E. 空腹血糖
2. **目前最可能的诊断是**
   A. 急性湿疹　B. 接触性皮炎　C. 丹毒　D. 特应性皮炎　E. 带状疱疹
3. **该患者的治疗可选用**
   A. 剪除头发　B. 口服抗组胺药物　C. 口服糖皮质激素
   D. 硼酸溶液湿敷　E. 以上都是

（4~6题共用题干）

男，25岁。近2年以来，反复腹部皮疹，痒剧烈，夏季加重，秋冬季可自行缓解。查体：腰腹部以脐周为中心出现片状红斑、小丘疹、小水疱、色素沉着、苔藓样变和结痂。

4. **下列对该患者最重要的是**
   A. 斑贴试验　B. 真菌镜检　C. 组织病理检查
   D. 既往药物过敏史　E. 既往接触过敏史
5. **最可能的诊断是**
   A. 慢性单纯性苔藓　B. 慢性接触性皮炎　C. 特应性皮炎
   D. 色素性扁平苔藓　E. 瘙痒症

6. **关于治疗，不正确的是**

A. 寻找病因，脱离接触物　B. 内服抗组胺药物　C. 外用氧化锌油
D. 外用糖皮质激素　E. 外用抗生素

（7~11 题共用题干）

女，55 岁。右胸背部皮疹伴痒痛 4d。患者 1 周前劳累后，右肩背部疼痛，口服布洛芬，外贴伤湿止痛膏，疼痛无缓解，累及右侧胸部，且贴药处瘙痒，揭除后发现皮疹，来诊。既往患冠心病、胆囊炎。否认药物过敏史。查体：右侧肩胛下手掌大的红斑，境界清楚，周边小丘疹，中央可见小水疱，巩膜无黄染。

7. **该患者目前需要进一步进行的检查是**

A. 心电图　B. 腹部超声　C. 生化肝功能
D. 心肌酶谱　E. 以上都是

8. **如果化验检查未见异常，则目前最可能的诊断是**

A. 冠心病　B. 不稳定型心绞痛　C. 药疹
D. 接触性皮炎　E. 胆囊炎

9. **治疗中需要注意的是**

A. 避免口服镇痛药　B. 避免劳累，卧床休息　C. 避免外贴膏药
D. 口服消炎利胆片　E. 口服硝酸异山梨酯

10. **治疗过程中，患者红斑皮损中央出现小水疱，且右乳房下皮肤也发生小丘疱疹、水疱，疼痛，瘙痒。此时最可能合并的诊断是**

A. 自身敏感性皮炎　B. 药疹　C. 感染性湿疹样皮炎
D. 带状疱疹　E. 接触性皮炎

11. **继发带状疱疹时需要的处置是**

A. 停用之前的药物，避免可疑致敏物　B. 加强抗生素治疗
C. 加强抗病毒治疗　D. 加强抗组胺治疗
E. 糖皮质激素治疗

（12~14 题共用题干）

女，60 岁。反复双手小水疱、脱屑、皲裂、痒 2 年，逐渐加重。足癣病史 2 年。查体：双手掌密集小水疱，右手掌有糜烂渗出，左手掌有皲裂，诊断为手部湿疹、足癣。

12. **下列处理措施不合适的有**

A. 莫匹罗星软膏外用糜烂处　B. 3% 硼酸溶液湿敷渗出处
C. 手部外用特比萘芬软膏　D. 手部外用糠酸莫米松乳膏
E. 手部涂抹保湿剂

13. **足部处理不恰当的是**

A. 足部渗出时用高锰酸钾溶液浸泡双足　B. 足部外用糠酸莫米松乳膏
C. 莫匹罗星软膏外用糜烂处　D. 足部外用特比萘芬软膏
E. 足部增厚处涂保湿剂

14. **目前不适宜的治疗是**

A. 避免不良刺激　B. 注意清洁，勤洗手　C. 口服抗组胺药
D. 外用糖皮质激素乳膏　E. 外用尿素软膏

(15~19 题共用题干)

男，25 岁。反复周身皮疹，痒，数年。既往否认过敏性疾病史。查体：周身皮肤干燥，四肢屈侧可见暗红斑片、苔藓样变、色素沉着，伴抓痕及血痂。

15. 如果其母亲患有过敏性哮喘病史，则该患者最可能的化验检查结果是

A. 外周血白细胞总数升高　B. 外周血嗜酸性粒细胞增多　C. 皮损真菌阳性

D. 血清 IgA 水平升高　E. 转氨酶升高

16. 此时最可能的诊断是

A. 慢性湿疹　B. 自身敏感性皮炎　C. 特应性皮炎

D. 瘙痒症　E. 慢性单纯性苔藓

17. 如果该患者无家族史，则其最可能的诊断是

A. 慢性湿疹　B. 自身敏感性皮炎　C. 特应性皮炎

D. 瘙痒症　E. 慢性单纯性苔藓

18. 该患者目前不适宜的治疗是

A. 避免搔抓及刺激食物　B. 外用保湿剂　C. 首选糖皮质激素

D. 外用钙调磷酸钠抑制剂　E. 不宜抗生素预防感染

19. 近 2 周来，患者因情绪紧张，皮疹瘙痒剧烈，新发小丘疹、水疱，宜首选的控制症状的措施是

A. 口服抗组胺药物缓解瘙痒　B. 抗生素预防感染　C. 外用糖皮质激素

D. 外用钙调磷酸酶抑制剂　E. 避免刺激

(20~22 题共用题干)

男，48 岁。10min 前热水浴后躯干、四肢出现直径为 2~4mm 的圆形丘疹型风团，自行外用药治疗，未见好转，皮疹扩大，伴有瘙痒、烧灼。查体：体温 36.9℃，躯干、四肢弥漫红肿风团，皮温高，血常规白细胞 12.5×10^9/L，尿液化验结果正常。

20. 诊断考虑为

A. 丘疹性荨麻疹　B. 荨麻疹性血管炎　C. 接触性皮炎

D. 胆碱能性荨麻疹　E. 皮肤划痕症

21. 此疾病多发生在

A. 运动、受热、情绪紧张或进食热饮后　B. 使用药物后

C. 进餐后　D. 进食高蛋白食物后

E. 晨起

22. 荨麻疹病情严重伴有休克时，给予 0.1% 肾上腺素的剂量是

A. 0.1~0.2ml　B. 0.3~0.5ml　C. 0.5~1.0ml　D. 1.0~2.0ml　E. 2.0~3.0ml

(23~26 题共用题干)

男，27 岁。患者 1d 前因头痛自服镇痛片一粒，约 2h 后自觉嘴唇发麻，龟头冠状沟处刺痒感，随后上述部位出现红肿。据患者叙述，患者既往服用镇痛片有过类似情况发生。

23. 该患者最可能的诊断考虑

A. 药疹　B. 接触性皮炎　C. 梅毒

D. 包皮龟头炎　E. 生殖器疱疹

24. 关于该病，下列说法正确的是

A. 表现为边界清楚的红斑　B. 是特定药物引起的药疹

C. 经常发作可使皮疹数量增加 D. 停用药物可痊愈

E. 可有水疱发生

25. 关于该病，下列叙述正确的是

A. 皮疹与药理作用无关，与用药剂量有关

B. 大剂量应用时患者才能发病

C. 发病与药理作用无关，与用药剂量无一定相关性

D. 与用药时间有关

E. 与用药季节有关

26. 该患者治疗首先应该

A. 足量应用抗生素预防感染 B. 早期足量系统应用糖皮质激素

C. 停用可疑致敏物质 D. 用抗组胺药物

E. 局部对症治疗

（四）B 型题

（1~2 题共用备选答案）

A. 有一定潜伏期，任何人均可发病 B. 初次接触不发病，但易反复发作

C. 无一定潜伏期，任何人接触均发病 D. 皮疹境界清楚，对称分布

E. 无一定潜伏期，斑贴试验阳性

1. 刺激性接触性皮炎的特点是

2. 变应性接触性皮炎的特点是

（3~5 题共用备选答案）

A. 硼酸溶液冷湿敷 B. 糖皮质激素软膏 C. 抗生素软膏

D. 氧化锌油 E. 樟脑酊

3. 急性接触性皮炎适宜使用

4. 亚急性接触性皮炎适宜使用

5. 慢性接触性皮炎适宜使用

（6~8 题共用备选答案）

A. 炉甘石洗剂 B. 硼酸溶液 C. 糖皮质激素霜

D. 糖皮质激素局部封闭 E. 抗生素软膏

6. 急性湿疹红肿明显可选用

7. 急性湿疹渗出较多可使用

8. 慢性顽固性湿疹的可使用

（9~10 题共用备选答案）

A. 红斑、小水疱、丘疱疹、渗出、结痂

B. 红斑、水疱、大疱、坏死、结痂

C. 米粒大灰褐色丘疹、浸润肥厚、色素沉着

D. 丘疹、抓痕、局部皮肤肥厚、苔藓样变

E. 小水疱、无红晕、领圈状脱屑、境界清楚

9. 急性湿疹的特点是

10. 慢性湿疹的特点是

(11~13 题共用备选答案)

A. 血清 IgA 水平升高　B. 血清 IgE 水平升高　C. 斑贴试验阳性

D. 真菌镜检阳性　E. 细菌培养阳性

11. 接触性皮炎可能出现的结果是

12. 特应性皮炎可能出现的结果是

13. 感染性湿疹样皮疹可能出现的结果是

(14~16 题共用备选答案)

A. 皮疹分布以四肢为主　B. 皮疹分布以双下肢为主

C. 皮疹分布以躯干、四肢屈侧为主　D. 皮疹分布以掌跖、指(趾)屈侧为主

E. 皮疹分布以肘膝关节伸侧、骶尾处为主

14. 特应性皮炎

15. 淤积性皮炎

16. 汗疱疹

(17~21 题共用备选答案)

A. 人工荨麻疹　B. 寒冷性荨麻疹　C. 胆碱能性荨麻疹

D. 日光性荨麻疹　E. 压迫性荨麻疹

17. 以小冰块置患者前臂屈侧作激发试验阳性可诊断为

18. 皮肤划痕症阳性可诊断为

19. 运动、受热、情绪紧张或进食热饮后发生可诊断为

20. 于暴露日光部位的皮肤发生皮疹可诊断为

21. 皮疹常见于行走后的足底部和臀部受压迫的部位可诊断为

(22~24 题共用备选答案)

A. 普鲁卡因　B. 噻嗪类利尿药　C. 苯唑西林

D. 异丙嗪　E. 新霉素

22. 易与对氨基水杨酸发生交叉过敏的是

23. 易与头孢菌素发生交叉过敏的是

24. 易与链霉素发生交叉过敏的是

(25~27 题共用备选答案)

A. 4~20d　B. 7~9d　C. 数分钟 ~24h　D. 3~5d　E. 2~6 周

25. 药疹患者初次用药一般需多长时间才出现临床表现

26. 已致敏者若再次用药,多长时间内会出现药疹

27. 药物超敏反应综合征常在用药后多长时间发生

【填空题】

1. 接触性皮炎的发生原因,可分为(　　)和(　　)两种。

2. 能引起接触性皮炎的物质很多,主要分为(　　)、(　　)和(　　)三种。

3. 接触性皮炎由于接触物的(　　)、(　　)、(　　)及个体的反应性不同,发生的皮炎形态、范围及严重程度也不相同。

4. 根据病程和临床特点,可将湿疹分为(　　)、(　　)和(　　)。

5. 湿疹为(　　)型变态反应。

6. 湿疹的发病原因很复杂,由(　　)因素和(　　)因素相互作用。

7. 急性湿疹可发生于体表(　　)部位,多(　　)分布。

8. 特应性皮炎发病原因复杂,主要包括(　　)、(　　)、外界环境中的过敏原、自身抗原、(　　)、皮肤屏障功能障碍。

9. 干性皮肤是特应性皮炎的主要症候,其原因是皮肤透皮水分丢失(　　)和水保留(　　)

10 特应性皮炎在不同年龄阶段,具有不同的特点,通常分为三个阶段:(　　)、(　　)和青年期及成人期。

11. 荨麻疹的特殊类型可有(　　)、(　　)、(　　)、(　　)荨麻疹和(　　)荨麻疹。

12. 荨麻疹多由于(　　)、(　　)小血管反应性扩张及渗透性增加而产生的水肿反应。

13. 慢性荨麻疹是指皮损反复发作超过(　　)周以上者。

14. 荨麻疹的发病机制可分为(　　)和(　　)。

15. 皮肤划痕症自愈时间约为(　　)年,压力性荨麻疹消退时间约为(　　)h。

16. 从药疹的发病机制方面来说,多数药疹属于(　　)反应。

17. 多形红斑型药疹多由(　　)、(　　)、(　　)等引起。

18. 重症药疹包括(　　)、(　　)、(　　)。

19. 诊断接触性皮炎最简单的方法是(　　)。

【名词解释】

1. 接触性皮炎
2. 湿疹
3. 药物超敏综合征
4. 交叉过敏
5. 自身敏感性湿疹
6. 指尖单位
7. 特应性皮炎
8. 瘙痒
9. 荨麻疹
10. 血管性水肿
11. 皮肤划痕症
12. 皮肤划痕试验
13. 药疹

【案例分析题】

案例一:男,25岁。反复周身皮疹、痒10余年,否认既往过敏性疾病,其母亲患有过敏性哮喘病史。目前患者周身皮肤干燥,四肢屈侧可见暗红色斑片,苔藓样变,色素沉着,伴抓痕和血痂。诊断为特应性皮炎。医嘱:口服西替利嗪片、赛庚啶片,外用吡美莫司乳膏、保湿剂,玉米淀粉泡浴后温盐水纱布+糠酸莫米松乳膏+保湿剂湿包裹全身皮肤。

请问:

1. 该患者的用药护理措施有哪些?
2. 护士该如何为患者做健康宣教?

案例二:女,50岁。3个月前不明原因,躯干突然出现散在红色风团伴剧烈瘙痒,夜间明显,晨起或上午可逐渐自行消退,主诉胸闷。当时诊断为急性荨麻疹,给予口服抗组胺药、泼尼松,病情反复发作。

请问:

1. 该患者现在的诊断是什么?
2. 荨麻疹发作时观察要点有哪些?

3. 慢性顽固的荨麻疹给予生物制剂治疗，有哪些注意事项？

案例三：男，63岁。全身反复起皮疹伴剧烈瘙痒5年，表现为双小腿伸侧出现多数小片红斑及米粒大小的丘疹、丘疱疹和水疱，伴明显瘙痒，夜间加重，搔抓后部分皮疹出现糜烂、渗液。患者自行使用醋酸氟轻松乳膏外涂，皮疹有所好转，但易反复。实验室检查：嗜酸性粒细胞绝对值为 $1.5 \times 10^9/L$。诊断为慢性湿疹。医嘱：口服依巴斯汀、酮替芬、雷公藤；红斑瘙痒处外用卤米松软膏，渗出处3%硼酸溶液冷湿敷，糜烂处外用多黏菌素B软膏。

请问：

1. 该患者的用药护理措施有哪些？

2. 慢性湿疹患者的皮肤护理要点是什么？

3. 该患者目前的健康宣教要点是什么？

案例四：女，30岁。全身泛发皮疹伴发热6d。患者6d前因咳嗽、流涕，自服阿莫西林、“泰诺”、板蓝根冲剂等药物。6d前出现皮疹，渐泛发全身，伴发热、食欲缺乏，大小便正常。既往有头孢类药物过敏史。查体：全身泛发红斑，部分呈靶形损害，对称分布，以四肢伸侧为主，口腔黏膜糜烂。诊断为药疹。医嘱：静脉输注琥珀酸钠甲泼尼龙、葡萄糖注射液、维生素C注射液、氯化钾注射液、葡萄糖酸钙注射液等，外用炉甘石洗剂、复方硼砂溶液，2%碳酸氢钠溶液漱口。

请问：

1. 最有可能导致此患者过敏的药物是什么？为什么？

2. 处理原则是什么？

3. 主要护理措施有哪些？

4. 患者发热，可否服用解热镇痛药？

参考答案

【选择题】

（一）A1型题

1. B	2. D	3. B	4. D	5. D	6. D	7. A	8. B	9. E	10. E
11. D	12. C	13. C	14. B	15. D	16. E	17. C	18. B	19. B	20. D
21. D	22. B	23. B	24. D	25. A	26. E	27. E	28. B	29. E	30. C
31. C	32. E	33. B	34. C	35. A	36. B	37. E	38. B	39. C	40. D
41. C	42. B	43. A	44. C	45. A	46. D	47. D	48. B	49. C	50. B
51. D	52. A	53. D	54. E	55. C	56. B	57. D	58. B	59. A	60. A
61. A	62. C	63. B	64. B	65. A	66. A	67. E	68. E	69. E	70. E
71. A	72. C	73. E	74. E	75. E	76. D	77. D	78. A	79. A	80. B

（二）A2型题

1. B	2. C	3. A	4. C	5. C	6. A	7. C	8. B	9. A	10. C

（三）A3/A4型题

1. C	2. B	3. E	4. E	5. B	6. E	7. E	8. D	9. C	10. D
11. C	12. C	13. B	14. B	15. B	16. C	17. A	18. C	19. C	20. D

21. A　22. C　23. A　24. B　25. C　26. C

（四）B 型题

1. C　2. B　3. A　4. D　5. B　6. A　7. B　8. D　9. A　10. D

11. C　12. B　13. E　14. C　15. B　16. D　17. B　18. A　19. C　20. D

21. E　22. A　23. C　24. E　25. A　26. C　27. E

【填空题】

1. 原发性刺激物、接触性致敏物
2. 动物性、植物性、化学性
3. 性质、浓度、接触方式
4. 急性湿疹、亚急性湿疹、慢性湿疹
5. Ⅳ
6. 内在、外在
7. 任何、对称
8. 遗传、食物、感染
9. 增加、降低
10. 婴儿期、儿童期
11. 皮肤划痕症、寒冷性、胆碱能性、日光性、压力性
12. 皮肤、黏膜
13. 6
14. 变态反应、非变态反应
15. 2~3、8~72
16. 超敏
17. 磺胺类、解热镇痛类、巴比妥类
18. 重症多形红斑型药疹、大疱性表皮松解型药疹、剥脱性皮炎型药疹
19. 斑贴试验

【名词解释】

1. **接触性皮炎**：是皮肤或黏膜单次或多次接触外源性物质后，在接触部位甚至以外的部位发生的炎症性反应。

2. **湿疹**：是由多种内外因素引起的一种具有明显渗出倾向的皮肤炎症反应，皮疹多样性，慢性期则局限而有浸润和肥厚，瘙痒剧烈，易复发。

3. **药物超敏综合征**：是药物引起的特异性反应，特点是发热、皮疹和内脏器官损害。

4. **交叉过敏**：指机体被某种药物致敏后，可能同时对与该种药物化学结构相似或存在共同化学基团的药物产生过敏。

5. **自身敏感性湿疹**：是由于患者对自身内部或皮肤组织所产生的某些物质过敏而引起。

6. **指尖单位**：直径 5mm 软管，挤出成人示指指腹从指尖至第一指关节横缝处的药量，为一个指尖单位药量。

7. **特应性皮炎**：是一种与家族遗传背景相关的慢性复发性、瘙痒性、炎症性皮肤病。

8. **瘙痒**：是皮肤或黏膜的一种引起搔抓欲望的不愉快的感觉。

9. **荨麻疹**：是一种由于皮肤黏膜小血管扩张及渗透性增加，所引起的局限性一过性水肿风团

的变态反应性皮肤病。

10. 血管性水肿：又称为巨大荨麻疹，是一种发生于皮下疏松组织或黏膜的局限性水肿，可分为获得性和遗传性两类。

11. 皮肤划痕症：又称人工性荨麻疹，是皮肤血管的过敏反应。用手搔抓或用钝器划过皮肤后，沿划痕发生条索状隆起，伴瘙痒，不久即消失。

12. 皮肤划痕试验：当钝器以适当压力划过皮肤，可出现以下三联反应：①划后 3~15s，在划过处出现红色线条；②15~45s 后，在红色线条两侧出现红晕；③划后 1~3min，在划后处出现隆起、苍白色风团状线条。此三联反应称为皮肤划痕试验。

13. 药疹：亦称药物性皮炎，是药物通过注射、内服、吸入等途径进入人体后引起的皮肤、黏膜或其他附属器的药物异常反应。

【案例分析题】

案例一：

1. 该患者的用药护理措施有哪些？

(1) 抗组胺药赛庚啶有明显的嗜睡副作用，适合睡前口服，服药后患者不能驾车。

(2) 玉米淀粉泡浴后不能冲洗，可采用温盐水纱布 + 糠酸莫米松乳膏 + 保湿剂湿包裹全身皮肤时注意给患者充分保温，调高室温，防止着凉感冒。

2. 护士该如何为患者做健康宣教？

(1) 穿宽松、纯棉质地的衣服，洗澡后使用润肤剂，洗澡水不要过热，不要用过强的碱性肥皂。

(2) 选择简单的润肤产品润肤，减低皮肤的敏感性，减轻皮肤瘙痒，减低复发概率。

(3) 尽量少去植物园、建材市场等易引起过敏的场所。

(4) 如过敏原检测宠物的皮毛阳性，避免饲养宠物。

(5) 饮食清淡，忌食辛辣食物，以免刺激病情加重。

案例二：

1. 该患者现在的诊断是什么？

慢性荨麻疹。

2. 荨麻疹发作时观察要点有哪些？

观察患者是否有腹痛、腹泻、心慌胸闷、呼吸困难，遵医嘱对症处理，必要时做好抢救准备。

3. 慢性顽固的荨麻疹给予生物制剂治疗，有哪些注意事项？

(1) 观察有无过敏反应。

(2) 定期复查肝功能、肾功能。

(3) 避免感冒。

案例三：

1. 该患者的用药护理措施有哪些？

(1) 抗组胺药酮替芬有明显的嗜睡副作用，适合睡前口服。

(2) 雷公藤易发生肝损伤及白细胞降低的副作用，需要定期复查血常规、肝功能、肾功能。

(3) 3% 硼酸溶液冷湿敷的面积不能超过体表面积 1/3，腹部、颈后、前胸不能冷湿敷。

2. 慢性湿疹患者的皮肤护理要点是什么？

(1) 瘙痒皮肤禁忌搔抓，瘙痒难忍可用手掌按压、拍打或按摩，防止继发感染；瘙痒明显时，遵医嘱给予止痒或镇静药物，夜间瘙痒明显，可在睡前服药；病室环境整洁、安静，缓解患者焦躁情绪；可通过听音乐、读书、聊天、户外活动转移患者注意力，缓解瘙痒症状。

(2) 渗出皮损冷湿敷，冷湿敷的面积不要超过体表面积的 1/3，颈后、腹部、前胸部位禁忌冷湿敷。

(3) 遵医嘱外涂药剂，指导患者合理、及时用药，观察皮损的变化，及时告知医生。

3. 该患者目前的健康宣教要点是什么？

(1) 急性期不要洗澡，恢复后减少洗澡次数，每次洗澡后及时涂护肤剂。

(2) 饮食应清淡，多吃新鲜蔬菜和水果，避免接触辛辣食物以及易引起湿疹的致敏原，如鱼、虾等；戒烟酒；戒浓茶、咖啡。

(3) 酮替芬的嗜睡副作用明显，宜睡前服用。

案例四：

1. 最有可能导致此患者过敏的药物是什么？为什么？

最有可能的过敏药物是阿莫西林，因为患者有头孢类药物过敏史。

2. 处理原则是什么？

停止服用致敏药物，控制感染。

3. 主要护理措施有哪些？

建立静脉通路，保持输液通畅；根据医嘱外涂药剂，保护皮肤、黏膜的完整性，防止继发感染；观察皮损变化，及时告知医生；做好相关疾病知识的宣教，缓解患者焦虑情绪。

4. 患者发热，可否服用解热镇痛药？

不能服用解热镇痛药。因为患者现在处于高敏状态，解热镇痛药有可能加重过敏症状。

第三节　浅部真菌病感染性皮肤病

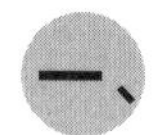

一、基本理论与知识要点

1. 什么是浅部真菌病？

浅部真菌病也统称为皮肤癣菌病，简称癣。主要指皮肤癣菌，包括毛癣菌属、孢子菌属和表皮癣菌属，侵犯人或动物的皮肤、毛发及甲板所致的一组皮肤病。

2. 浅部真菌最适宜的生长温度是多少？

浅部真菌最适宜的生长温度是 22~28℃。

3. 什么是皮肤癣菌？

寄生在皮肤角蛋白组织的致病真菌统称为皮肤癣菌，根据该菌侵犯组织不同和培养特点差异划分为毛癣菌属、孢子菌属、表皮癣菌属。

4. 皮肤癣菌感染，根据其侵犯部位临床可分为哪几种？

皮肤癣菌感染，根据其侵犯部位临床可分为头癣、体癣、股癣、手足癣、甲癣。

5. 头癣的病因是什么？

头癣是指累及头发和头皮的皮肤癣菌感染，是一种常见的慢性传染病，头癣传染性强，主要通过与癣病患者或患畜、无症状带菌者直接接触而感染，也可通过共用污染的剪发工具、帽子及枕巾等物品间接传染。

6. 试述头癣的临床类型及其特点。

头癣多累及儿童，成人少见，根据致病菌及其临床表现的不同，头癣可分为黄癣、白癣、黑点癣以及脓癣4种类型。黄癣目前临床上较少见，但随着家庭饲养宠物的增多，白癣、脓癣发病率显著增加。

（1）黄癣：典型皮损为黄豆大小淡黄色痂皮，周边翘起，中央紧附着头皮，形如碟状，除去痂皮其下为潮红糜烂面，可融合成大片；病发干燥无光泽，变脆易折断，毛囊破坏，形成永久性脱发和遗留萎缩性瘢痕。

（2）白癣：皮损为圆形或椭圆形灰白色鳞屑斑；病发于高出头皮2~4mm处折断。残根部包绕灰白色套状鳞屑；不破坏毛囊，故不形成永久性脱发和瘢痕；一般无炎症反应，至青春期可自愈。

（3）黑点癣：皮损为鳞屑性灰白色斑；病发刚出头皮即折断，毛囊口处断发呈黑点状；属于发内性感染，愈后留有局灶性脱发和点状瘢痕。

（4）脓癣：是亲动物性皮肤癣菌引发的头皮强烈感染性变态反应。皮损为隆起的炎性肿块，质地软，表面有蜂窝状排脓小孔，可挤出脓液，破坏毛囊，愈后常引起永久性脱发和瘢痕。

7. 头癣的辅助检查有哪些？

（1）真菌镜检：取病发、痂皮、鳞屑做真菌直接镜检，可看到孢子和菌丝，鉴定菌种时需要做真菌培养。

（2）滤过紫外线灯（Wood灯）检查：黄癣病发呈暗绿色荧光；白癣病发呈微亮绿色荧光；黑点癣病发无荧光；脓癣可有亮绿色荧光或无荧光。

8. 头癣患者的治疗原则是什么？

（1）对患者应做到早发现、早治疗，同时做好消毒隔离工作；对患癣家畜和宠物，应予以相应的治疗和处理；对托儿所、学校、理发店等应加强卫生宣教和管理。

（2）应采取综合治疗方案，服药、擦药、洗头、剪发和消毒五条措施联合治疗。

9. 头癣患者的护理措施有哪些？

（1）隔离：本病应采用接触传染的隔离与预防，对患者接触过的物品，如帽子、枕巾、剪发工具要消毒处理，病发应焚毁。

（2）防止头皮破损：观察菌痂的大小、形态、分布，菌痂表面的渗出物、痂皮、鳞屑等菌痂消长情况；保持局部头皮清洁、干燥，嘱患者切勿抓破头皮，以免引起继发感染；痒感明显者可适量使用苯海拉明、氯雷他定等抗组胺药物。

（3）保持头皮清洁：患者须每日或隔日洗头1次，这样不但能清除头皮污物和陈旧药物，还能清除病菌。每次擦药前清洁患处，清除皮损上的渗出物、痂皮、鳞屑等，一般可用植物油或液状石蜡外涂，厚痂可外涂凡士林软膏并包扎，痂皮浸泡后再用镊子或棉签轻轻除去，避免出血。

（4）保持物品清洁、卫生：擦药期间要经常剪发、洗头，患者用过的枕巾、枕套、梳子等生活用品及剪发工具须分别煮沸消毒15min，剪下的病发和脱落的鳞屑、痂须用纸包好焚烧。家庭护理时，应将患者的衣服、帽子、枕头、被单、毛巾、手帕、梳子等日常生活用具进行煮沸消毒。

10. 简述体癣和股癣的概念。

体癣是指发生于除头皮、毛发、掌跖和甲以外其他部位的皮肤癣菌感染。股癣是指腹股沟、会阴、肛周和臀部的皮肤癣菌感染，属于发生在特殊部位的体癣。

11. 简述体癣和股癣的发病特点。

本病夏秋季节多发，肥胖、多汗、糖尿病、慢性消耗性疾病以及长期使用糖皮质激素或免疫抑制剂者是易感人群。

12. 体癣、股癣的辅助检查有哪些？

在皮疹活动性边缘刮取鳞屑直接镜检，可找到菌丝或孢子，必要时可多点取样。

13. 体癣、股癣的治疗原则是什么？

本病以外用抗真菌药治疗为主，皮损泛发或外用药疗效不理想时应考虑系统药物治疗。

14. 体癣、股癣的护理措施是什么？

（1）隔离与消毒：患者行床边隔离，脱屑、敷料等应焚烧。患者内衣、被褥、毛巾应勤更换，煮沸消毒或暴晒。

（2）皮肤护理：局部皮肤保持清洁、干燥、通气，勿搔抓皮损。外涂药物要从皮损外周向中心螺旋涂擦。

（3）感染护理：医护人员操作前后应洗手，换药时注意无菌技术，保持皮肤清洁干燥，避免损伤，切勿搔抓。

（4）饮食护理：患者进食清淡、营养丰富的食物，提高免疫力。

（5）用药护理：遵医嘱内服、外用药物，促进皮损恢复，口服抗真菌类药物应定期复查肝、肾功能。

（6）心理护理：向患者介绍疾病的有关内容，让患者了解病情，了解治疗方案，减少思想顾虑。耐心倾听患者的感受，鼓励患者说出焦虑恐惧的原因并针对性疏导，增加患者战胜疾病的信心，指导家庭成员共同努力缓解患者的焦虑情绪。

15. 体癣、股癣的预防要点有哪些？

（1）体癣的预防：①养成良好的卫生习惯，保持皮肤清洁干燥，勤换衣，勤洗澡，不穿紧身衣裤；②体癣是传染性疾病，因此应避免与癣菌患者直接接触；③不用酒店等公共场所提供的公用拖鞋、浴巾，尽可能使用一次性拖鞋、毛巾等生活洁具，酒店等公共服务场所提供的被褥应做到一人一套，用后消毒；④有条件的家庭，应尽可能提倡卫生洁具、所用的被褥单独使用，一人一套，如果家庭成员中有人已经患病，更应重视尽早隔离，避免家庭成员之中相互传染；⑤无法分开的公共设施，如浴盆等，应注意使用前后的消毒工作；⑥已患各种真菌类疾病的患者应及时治疗；⑦避免与患癣病的动物接触，特别是猫、犬、兔等。

（2）股癣的预防：①洁身自好，不与他人发生不正当性关系，不使用他人内衣、内裤及洗浴用品；②经常换洗内裤，并保持外阴部清洁，经常洗晒衣物被褥；③减少出汗，促进股根部蒸发作用，尽量保持干燥，穿宽松、棉质贴身衣裤；④如患有灰指甲、手癣，应积极治疗，以防经手传染致阴股部。

16. 什么是手足癣？

手癣又称为掌风，为发生在手掌、手指外光滑皮肤的浅部真菌感染，多继发于足癣。拇指往往是最先发病的部位，春夏加重，秋冬明显缓解。

足癣是致病真菌感染足部所引起的最常见的浅部真菌病，本病主要病原菌是红色毛癣菌、絮状表皮癣菌、石膏样毛癣菌和玫瑰色毛癣菌。本病较顽固，病程较长。

17. 手足癣的分型及临床表现是什么？

手癣和足癣夏秋季发病率高，足癣多累及双侧，而手癣常见于单侧。根据临床特点差异，将手足癣分为三种类型：水疱鳞屑型、角化过度型、浸渍糜烂型。

18. 手足癣的辅助检查有什么？

真菌镜检或真菌培养。

19. 手足癣的治疗原则是什么？

本病以外用药物治疗为主，疗程一般需要 1~2 个月；角化过度型手足癣或外用药疗效不理想者，可考虑系统药物治疗。

20. 手足癣的护理措施有哪些？

（1）隔离：本病应采用接触传染的隔离与预防。

（2）病情观察：观察手足癣对皮肤损坏的程度，观察水疱大小、形状、分布、消长情况，观察浸渍糜烂情况，观察是否继发感染，有无全身浅表淋巴结肿大。

（3）保持手足清洁：每次擦药前清洁患处，手足癣往往易致继发感染，也易自行传染而致皮疹范围扩大，合理使用外治癣药膏、癣药水，而不宜强行挤压、挑破水疱。当手足癣刺痒严重时，不要抓挠，防止继发感染，可以按揉止痒，遵医嘱按时用药。

（4）用药护理：涂抹药膏后，晚上可穿上干净袜子，避免污染被褥。外用药期间若出现红斑、水疱及瘙痒，常为接触过敏反应，应立即停药进行抗过敏处理。口服抗真菌药物时，应注意监测肝、肾功能。

（5）日常用品处理：患者污染的物品应进行煮沸消毒。家庭护理时，应将患者的衣服、帽子、枕头、被单、毛巾、手帕、袜子等生活用具进行定期煮沸消毒。

21. 甲真菌病的临床类型有哪些？

甲真菌病的临床类型有白色浅表型、远端侧位甲下型、近端甲下型、全甲毁损型。

22. 甲真菌病与甲癣的区别有哪些？

（1）甲真菌病是由各种真菌引起的甲板或甲下组织感染，甲真菌病主要由皮肤癣菌、酵母菌和真菌性感染引起。

（2）甲癣特指由皮肤癣菌感染所致的甲病，同一病甲偶可感染两种或两种以上的致病真菌。

23. 甲癣有哪些护理要点？

（1）由于甲板较厚，药物不易渗透，局部用药前须尽量刮出病甲变脆部分。

（2）溶甲法要注意保护甲周皮肤。

（3）局部治疗效果欠佳，病情顽固或病甲数目过多则应考虑同时口服抗真菌药物治疗。

（4）对于甲母质受累的甲癣患者联合治疗可以明显提高治愈率，降低不良反应发生的风险。

（5）远端受损甲板 <50% 可给予局部治疗。

24. 体癣、股癣、手足癣根据病情及皮损表现差异在治疗上应注意哪些？

（1）病损部位表现为鳞屑角化型时，药物剂型应选择软膏或霜剂。

（2）并发感染时应先控制感染。

（3）病损部位肿胀渗出明显时，可选 3% 硼酸湿敷，待消肿及渗出减少后再选择有效治疗癣的外用药。

（4）面部及股内侧皮肤较薄的皮损部位禁用高浓度角质剥脱剂。

二、自测题

【选择题】

（一）A1 型题

1. 浅部真菌最适宜的生长温度是

A. 18~22℃　B. 22~28℃　C. 30~32℃　D. 32~35℃　E. 32~37℃

2. 不能侵害指甲的皮肤癣菌是

A. 红色毛癣菌　B. 白念珠菌　C. 孢子菌属　D. 絮状表皮癣菌　E. 须癣毛癣菌

3. 下面关于皮肤癣菌描述错误的是

A. 孢子菌属常侵犯皮肤和甲

B. 表皮癣菌属仅絮状表皮癣菌一种可致人类致病

C. 毛癣菌属常侵犯皮肤、毛发和甲

D. 皮肤癣菌按其侵犯部位差别临床可分为头癣、体癣、股癣、手足癣和甲癣

E. 皮肤癣菌根据其侵犯组织和培养特点差异可分为毛癣菌属、孢子菌属和表皮癣菌属

4. 下列不属于抗真菌的药物是

A. 伊曲康唑　B. 两性霉素 B　C. 克林霉素　D. 酮康唑　E. 特比萘芬

5. 下列关于甲癣治疗描述错误的是

A. 由于甲板较厚药物不易渗透，故局部用药前须尽量刮出病甲变脆部分

B. 溶甲法必须要注意保护甲周皮肤

C. 局部治疗效果欠佳，病情顽固或病甲数目过多则应考虑同时口服抗真菌药物治疗

D. 对于甲母质受累的甲癣患者联合治疗可以明显提高治愈率，降低不良反应发生的风险

E. 远端受损甲板 <70% 应予局部治疗

6. 体癣、股癣、手足癣根据病情及皮损表现差异在治疗上应注意的是

A. 病损部位表现为鳞屑角化型时，药物剂型应选择软膏或霜剂

B. 并发感染时应先控制感染

C. 病损部位肿胀渗出明显时，可选 3% 硼酸湿敷，待消肿及渗出减少后再选择有效治疗癣的外用药

D. 面部及股内侧皮肤较薄的皮损部位禁用高浓度角质剥脱剂

E. 以上均是

7. 由真菌感染引起的皮肤病有

A. 甲癣、花斑癣、银屑病　B. 体癣、股癣、手足癣　C. 带状疱疹

D. 传染性软疣　E. 疥疮

8. 下面关于手足癣描述正确的是

A. 是最常见的浅部真菌病，常表现为夏季重、冬季轻

B. 手足易出汗是诱发手足癣的原因之一

C. 注意个人卫生，避免使用公用拖鞋、脚盆及毛巾，勤换鞋袜，保持手足的清洁干燥

D. 坚持用药至局部不再脱皮为止

E. 以上都是

9. 最常见的浅部真菌病是

A. 头癣　B. 股癣　C. 花斑癣　D. 手足癣　E. 体癣

10. 头癣中一般不会形成瘢痕的有

A. 黄癣　B. 黑点癣　C. 白癣　D. 脓癣　E. 银屑病

11. 头癣中真菌在发内生长的有

A. 黄癣、黑点癣　B. 黄癣、脓癣　C. 白癣、脓癣

D. 黄癣、白癣　E. 脓癣、黑点癣

12. 下列关于手足癣的治疗，不正确的是

A. 继发感染时，应先控制感染

B. 使用外用药物效果不好时，可口服抗真菌药物

C. 水疱型可外用咪康唑

D. 浸润糜烂型可外用 10% 水杨酸软膏

E. 角化过度型可使用复方苯甲酸软膏

13. 头癣的治疗包括

A. 综合治疗　B. 剪发　C. 外用抗真菌药物

D. 口服灰黄霉素　E. 以上都是

14. 以下哪种皮肤病是由马拉色菌引起的

A. 花斑癣　B. 体癣　C. 甲癣　D. 头癣　E. 股癣

15. 下面关于浅部真菌皮肤病治疗描述不正确的是

A. 只要剂型选择无误，则不主张频繁更换外用药

B. 治疗甲癣在局部用药前应尽量去除甲板，然后再外涂抗真菌药物

C. 癣菌病继发细菌感染时应先控制真菌感染，再控制细菌感染

D. 指导患者保持良好的卫生习惯，勤换洗衣物，修剪指甲，避免搔抓，保持皮肤完整性

E. 多与患者沟通，指导患者正确认识疾病，积极配合治疗

16. 关于股癣的治疗，下列哪项不正确

A. 以外用抗真菌药物为主

B. 皮损广泛者可考虑同时内用药物治疗

C. 有手足癣者应同时治疗

D. 皮损消退后应继续用药 1~2 周

E. 患者有严重瘙痒时，可使用含酒精浓度较高的制剂进行止痒

17. 浅部真菌病发生的部位不包括

A. 表皮　B. 真皮　C. 指甲

D. 毛发　E. 以上都不对

18. 以下不属于头癣的是

A. 白癣、黄癣、黑点癣　B. 白癣、红癣、黄癣　C. 白癣、黄癣、脓癣

D. 黄癣、脓癣、黑点癣　E. 白癣、脓癣、黑点癣

19. 黄癣由哪种致病真菌感染的

A. 小孢子菌属　B. 许兰毛癣菌　C. 紫色毛癣菌

D. 红色毛癣菌　E. 絮状表皮癣菌

20. **下列哪个部位不能用糊剂治疗**

A. 头皮 B. 褶皱处 C. 面部 D. 四肢 E. 躯干

21. **黄癣的特征性损害除了典型的黄癣痂外，还可见**

A. 断发 B. 萎缩性瘢痕 C. 灰白色鳞屑斑
D. 毛囊性丘疹 E. 多形红斑

22. **快速鉴别头癣类型的方法是**

A. 皮肤镜 B. 皮肤活检 C. 皮肤 B 超 D. 伍德氏灯 E. 培养

23. **股癣发生的部位不包括**

A. 大腿 B. 肛周 C. 会阴 D. 臀部 E. 腹股沟

24. **下列不属于真菌性皮肤病的是**

A. 头癣 B. 手足癣 C. 股癣 D. 银屑病 E. 体癣

25. **皮肤浅部真菌病主要侵犯**

A. 皮脂腺 B. 汗腺 C. 表皮角质层 D. 真皮 E. 基底层细胞

26. **以下脓癣的治疗措施中，错误的是**

A. 急性期短期使用小剂量糖皮质激素 B. 脓肿形成后及时切开排脓
C. 口服抗真菌药物 D. 外用抗真菌制剂
E. 每天剪发 1 次

27. **引起手癣最主要的真菌菌种是**

A. 石膏样毛癣菌 B. 红色毛癣菌 C. 紫色毛癣菌
D. 絮状表皮癣菌 E. 马拉色菌

28. **以下不属于浸渍糜烂型足癣的表现是**

A. 瘙痒 B. 糜烂 C. 糠秕状鳞屑
D. 易继发细菌感染 E. 好发于趾(指)缝

29. **浸渍糜烂型足癣合并细菌感染时，治疗首先应**

A. 外用克霉唑霜 B. 先治疗细菌感染 C. 口服抗真菌药物
D. 外用复方雷索辛 E. 外用抗真菌软膏

30. **某种真菌引起的甲感染属于甲真菌病而不属于甲癣，这种真菌是**

A. 小孢子菌 B. 毛发癣菌 C. 表皮癣菌 D. 白念珠菌 E. 红色毛癣菌

31. **真菌的分类和鉴定主要依据为**

A. 营养 B. 生化特点 C. 致病特点 D. 外观 E. 镜检

(二) A2 型题

1. **男，26 岁。自述近 1 个月双侧腹股沟红疹伴严重瘙痒，自涂卤米松软膏未见缓解，查体可见局部片状红斑，表面有少数丘疹，边缘隆起，根据患者临床表现考虑为**

A. 湿疹 B. 神经性皮炎 C. 疥疮 D. 股癣 E. 单纯疱疹

2. **女，30 岁。自述近半个月双手及双脚瘙痒明显，指(趾)缝处有片状水疱，疱壁较厚，疱液清亮，水疱干燥吸收后出现脱屑，自涂皮炎平不能缓解，考虑该患者为**

A. 湿疹 B. 手足癣 C. 传染性软疣 D. 脓疱病 E. 汗疱疹

3. **男，12 岁。头痒伴大面积头屑 1 个多月，自用抗真菌药膏每天 2 次，效果不明显，该患者在治疗护理上不正确的是**

A. 建议患者将头发剪短，治疗期间每日温水洗头，每周剪发 1 次，直至治愈为止

B. 患者的毛巾、枕巾、帽子，梳子等日用品须单独使用并每日进行消毒

C. 口服抗真菌药物如灰黄霉素，同时配合抗真菌洗发液每周 2 次

D. 如患者合并细菌感染，应先控制真菌感染，再控制细菌感染

E. 口服灰黄霉素应注意观察药物不良反应

4. 女，26 岁。因“股内侧红斑瘙痒 10d”就诊，最初为右侧，之后发展至双侧，外用“复方醋酸地塞米松乳膏”瘙痒症状可减轻，用药 3d 后皮疹面积增大，查体可见股内侧对称分布的弧形鳞屑性红斑，边界清，边缘有环状分布的小水疱。本病的诊断最便捷有效的检查是

A. 皮肤活检　B. 真菌培养　C. 真菌镜检　D. 细菌涂片　E. 斑贴试验

5. 男，40 岁。主因“龟头皮疹伴瘙痒 10 余天”，否认不洁性生活史。查体可见龟头及包皮内板散在红斑及小丘疹，有少量白色乳酪状分泌物，对诊断最有帮助的检查是

A. 血清学检查　B. 皮肤组织病理检查　C. 分泌物滴虫检查

D. 分泌物镜检和培养　E. 分泌物细菌培养

6. 男，34 岁。发现指甲变黄，甲床出现白斑，凹凸不平，手脚轻度脱屑 10d，首先应做的检查是

A. 血常规　B. 组织病理　C. 真菌镜检和培养

D. 抗酸染色　E. 免疫组化

7. 男，55 岁。双手掌皮疹数年伴瘙痒，夏季加重，冬季减轻，查体可见双手掌角化性鳞屑性红斑伴轻度皲裂，为明确诊断，首先应采取的实验室检查是

A. 过敏原检测　B. 斑贴实验　C. 细菌培养　D. 真菌镜检　E. 皮肤病理检查

（三）A3/A4 型题

（1~3 题共用题干）

8 岁，男孩。近日头皮发现一个杏核大小的肿块，突出皮肤表面，边界清楚，质地较软，表面有较多蜂窝状排脓孔，发根松，头发易拔除，耳后、颈部淋巴结肿大。

1. 诊断应考虑为

A. 瘢痕性脱发　B. 斑秃　C. 穿通性毛囊炎

D. 脓癣　E. 穿凿性毛囊炎

2. 脓癣的综合治疗方法<u>不包括</u>

A. 剪发　B. 洗发　C. 切开

D. 口服抗真菌药　E. 消毒

3. 如果诊断为头癣，口服药首选

A. 灰黄霉素　B. 制霉菌素　C. 克林霉素　D. 克霉唑　E. 酮康唑

（四）B 型题

（1~2 题共用备选答案）

A. 毛癣菌属　B. 表皮癣菌属　C. 许兰毛癣菌

D. 絮状表皮癣菌　E. 小孢子癣菌属

1. 不能侵害指甲的是

2. 不能侵害毛发的是

（3~4 题共用备选答案）

A. 克霉唑　B. 灰黄霉素　C. 克林霉素　D. 萘替芬　E. 制霉菌素

3. 属于咪唑类的抗真菌药物是

4. 既可以口服又可以外用的抗真菌药物是

（5~6 题共用备选答案）

A. 灰黄霉素　B. 制霉菌素　C. 伊曲康唑　D. 特比萘酚　E. 氟康唑

5. 属于三唑类抗真菌的药物是

6. 治疗头癣的首选药物是

（7~8 题共用备选答案）

A. 花斑癣　B. 黑点癣　C. 股癣　D. 黄癣　E. 脓癣

7. 4 岁儿童。头皮出现直径 1cm 大小的肿块，边界清楚，表面有较多蜂窝状排脓孔，发根松，头发易拔除，应考虑为

8. 头皮出现小片状鳞屑斑，毛发细小易折断，应考虑

（9~10 题共用备选答案）

A. 深部真菌　B. 浅部真菌　C. 霉菌　D. 着色芽生菌　E. 炭疽杆菌

9. 在我国，引起 90% 以上皮肤真菌病的是

10. 侵犯皮肤、指甲和毛发的是

【填空题】

1. 皮肤癣菌感染，根据其侵犯部位临床可分为（　　）、（　　）、（　　）、（　　）、（　　）。
2. 毛癣菌属主要侵犯的部位包括（　　）、（　　）、（　　）。
3. 皮肤癣菌根据其侵犯组织不同和培养特点差异划分为（　　）、（　　）、（　　）。
4. 孢子丝菌病治疗首选（　　）。
5. 头癣根据致病菌和临床表现的不同可分为（　　）、（　　）、（　　）和（　　）。
6. 手足癣根据其临床表现可分为（　　）、（　　）和（　　）。
7. 浅部真菌最适宜的生长温度是（　　）。
8. 头癣中一般不会形成瘢痕的是（　　）。
9. 头癣中真菌在发内生长的有（　　）和（　　）。
10. 孢子菌属主要侵犯的部位有（　　）、（　　）。
11. 表皮癣菌属主要侵犯的部位包括（　　）、（　　）。
12. 黄癣的致病菌是（　　）。
13. 引起黑点癣的病原微生物是（　　）。
14. 头癣患者治疗应采取（　　）、（　　）、（　　）、（　　）、（　　）五项综合措施。
15. 甲癣的临床分型包括（　　）、（　　）、（　　）和（　　）。

【名词解释】

1. 浅部真菌病　2. 皮肤癣菌　3. 甲真菌病

【案例分析题】

男，6 岁。近 1 个月头顶部出现杏核大小淡黄色痂皮，周边翘起，中央紧附着头皮，形如碟状，除去痂皮其下为潮红糜烂面，可融合成大片；病损处头发干燥无光泽，变脆易折断，诊断为头癣。

请问：

1. 对诊断有帮助的辅助检查是什么？

2. 该患儿的护理要点有哪些？

参考答案

【选择题】

（一）A1 型题

1. B 2. C 3. A 4. C 5. E 6. E 7. B 8. E 9. D 10. C
11. A 12. D 13. E 14. A 15. C 16. E 17. B 18. B 19. B 20. A
21. B 22. D 23. A 24. D 25. D 26. B 27. B 28. C 29. B 30. D
31. D

（二）A2 型题

1. D 2. B 3. D 4. C 5. D 6. C 7. D

（三）A3/A4 型题

1. D 2. C 3. A

（四）B 型题

1. E 2. B 3. A 4. D 5. C 6. A 7. E 8. B 9. B 10. B

【填空题】

1. 头癣、体癣、股癣、手足癣、甲癣
2. 皮肤、毛发、甲
3. 毛癣菌属、孢子菌属、表皮癣菌属
4. 碘化钾
5. 白癣、黄癣、黑点癣、脓癣
6. 水疱鳞屑型、角化过度型、浸渍糜烂型
7. 22~28℃
8. 白癣
9. 黄癣、黑点癣
10. 皮肤、毛发
11. 皮肤、甲
12. 许兰毛癣菌
13. 紫色毛癣菌
14. 服药、擦药、洗头、剪发、消毒
15. 白色浅表型、远端侧位甲下型、近端甲下型、全甲毁损型

【名词解释】

1. 浅部真菌病：浅部真菌病也统称为皮肤癣菌病，简称癣。主要指皮肤癣菌，包括毛癣菌属，孢子菌属和表皮癣菌属侵犯人或动物的皮肤、毛发及甲板所致的一组皮肤病。

2. 皮肤癣菌：寄生在皮肤角蛋白组织的致病真菌统称为皮肤癣菌，根据该菌侵犯组织不同和

培养特点差异可分为毛癣菌属，孢子菌属，表皮癣菌属。

3. **甲真菌病**：由各种真菌引起的甲板或甲板下组织的感染统称为甲真菌病（甲癣）。

【案例分析题】

1. 对诊断有帮助的辅助检查是什么？

真菌镜检和滤过紫外线灯（Wood 灯）检查。

2. 该患儿的护理要点有哪些？

（1）隔离：本病应采用接触传染的隔离与预防，对患者接触过的物品，如帽子、枕巾、剪发工具要消毒处理，病发应焚毁。

（2）防止头皮破损：观察菌痂的大小、形态、分布，菌痂表面的渗出物、痂皮、鳞屑等菌痂消长情况；保持局部头皮清洁、干燥，嘱患者切勿抓破头皮，以免引起继发感染；痒感明显者可适量使用苯海拉明、氯雷他定等抗组胺药物。

（3）保持头皮清洁：患者须每日或隔日洗头 1 次，这样不但能清除头皮污物和陈旧药物，还能清除病菌。每次擦药前清洁患处，清除皮损上的渗出物、痂皮、鳞屑等，一般可用植物油或液状石蜡外涂，厚痂可外涂凡士林软膏并包扎，痂皮浸泡后再用镊子或棉签轻轻除去，避免出血。

（4）保持使用物品清洁、卫生：擦药期间要经常剪发、洗头，注意对患者用过的枕巾、枕套、梳子等生活用品及剪发工具分别进行煮沸消毒 15min，对剪下的病发和脱落的鳞屑、痂等须用纸包好焚烧。家庭护理时，应将患者的衣服、帽子、枕头、被单、毛巾、手帕、梳子等日常生活用具进行煮沸消毒。

第四节　自身免疫性皮肤病

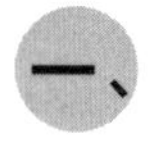

一、基本理论与知识要点

1. 红斑狼疮特异性皮肤损害分为哪三种？

（1）急性皮肤型红斑狼疮。

（2）亚急性皮肤型红斑狼疮。

（3）慢性皮肤型红斑狼疮。

2. 三种红斑狼疮特异性皮肤损害的典型临床特点分别是什么？

（1）急性皮肤型红斑狼疮：蝶形红斑、大疱性皮疹。

（2）亚急性皮肤型红斑狼疮：丘疹鳞屑型皮疹、环形红斑。

（3）慢性皮肤型红斑狼疮：盘状红斑、狼疮性脂膜炎、肿胀性红斑、冻疮样红斑、疣状皮损。

3. 什么是雷诺现象？

雷诺现象是指在寒冷刺激、情绪应激等诱因下，由血管神经功能紊乱引起的细小动脉痉挛性疾病，通常影响血管末梢部位。红斑狼疮中的雷诺现象是一种血管痉挛过程，其特征是手指以及足趾（偶尔也有耳部、鼻）皮肤先变白、后变紫最后转红的顺序性颜色变化，并伴有疼痛，分别对应血管病变的缺血期、淤血期及恢复期。

4. 皮肌炎的皮肤和肌肉临床表现主要有哪些?

(1) 皮肤表现:特有的皮肤表现是 Gottron 疹或 Gottron 征。面部以上眼睑为中心特殊的水肿性紫红色斑(向阳性皮疹)和甲周毛细血管扩张也具有诊断意义;"技工手"样变;非典型皮疹有一过性红斑、多形红斑、荨麻疹、结节性红斑、光感性皮炎、血管炎引起的皮肤溃疡等,30% 的患者有雷诺现象。

(2) 肌肉表现:对称性近端肌无力是皮肌炎的主要临床表现。肌无力、肿胀、罹患肌肉自觉痛和压痛。以肩胛带、骨盆带肌受累最常见,其次为颈肌和咽喉肌,呼吸肌受累少见,眼轮匝肌和面肌受累罕见。表现为抬头抬臂困难、上下台阶困难、吞咽困难、声音嘶哑、吞咽呛咳、胃酸反流、胸闷、呼吸困难等。

5. 长期使用糖皮质激素的常见副作用有哪些?

长期使用糖皮质激素可引起感染、消化性溃疡、骨质疏松、股骨头坏死、青光眼、高血压、高血脂、高血糖、低血钾、医源性肾上腺皮质功能不全等副作用。

6. 瘙痒的护理要点有哪些?

瘙痒通常是患者最主要的自觉症状。评估患者瘙痒的部位、程度及持续时间,嘱患者感到瘙痒时可通过看书、看报、聊天等方法转移注意力;使用放松疗法,如指导患者平卧于床上,闭目,从头至脚逐渐缓慢放松身体;瘙痒剧烈时切勿用手或其他工具暴力搔抓皮损,可用手掌轻按、拍打局部皮肤;瘙痒难忍时遵医嘱外用止痒药膏,口服抗组胺药物缓解痒感;每日通过观察皮损的变化(如抓痕、红斑等)评价瘙痒改善的程度。

7. 我国传统上将天疱疮分为哪四型?

寻常型、增殖型、落叶型和红斑型。

8. 天疱疮患者的皮损主要好发于什么部位?

(1) 寻常型天疱疮:约占所有天疱疮的 70%,为天疱疮中较重的一型。皮损可发生于全身任何部位,但头面、颈、胸背、腋下及腹股沟等处较多见。

(2) 增殖型天疱疮:皮损好生于头面、腋下、胸背等皮脂溢出部位。

(3) 落叶型天疱疮:皮损好发于头面、躯干,多数病例最后泛发全身。

(4) 红斑型天疱疮:皮损好发于头面、胸背、腋窝、腹股沟等处。

9. 天疱疮患者的饮食护理要点有哪些?

饮食上要以高热量、高蛋白、高维生素、低盐、低糖、易消化的流食、半流食为主,少量多餐,以补充营养,促进皮损愈合,根据病情好转情况逐渐改为普通饮食。在急性期时可遵医嘱给予肠内肠外营养,以维持机体的营养需要和水电解质平衡,增强机体抵抗力,促进康复。

10. 皮肤损害中,水疱的护理要点有哪些?

注意保持疱壁的完整性,切忌撕扯疱皮。每日仔细观察有无新发水疱,记录水疱的数量、水疱是否破损及有无感染。直径 >1cm 的水疱予无菌注射器抽吸,记录疱液的颜色、性状、量。

11. 疱病患者黏膜损害的护理要点有哪些?

(1) 眼结膜红肿、充血伴分泌物,给予生理盐水冲洗后抗生素滴眼液 4 次 /d 滴眼,睡前红霉素眼药膏涂眼。

(2) 口腔黏膜出现水疱伴糜烂,注意口腔清洁卫生,给予制霉菌素溶液、2.5% 碳酸氢钠溶液含漱 4 次 /d。

(3) 外阴红斑、黏膜糜烂伴渗出,注意保持外阴清洁干燥,使用生理盐水清创或 1∶8 000 高锰酸钾溶液冷湿敷，烤灯局部照射。

12. 硬皮病患者的硬化皮损护理要点有哪些？

由于患者局部皮肤硬化、变薄，护理操作时禁止拖、拉、推等动作。每日观察患者皮肤弹性的变化。皮肤硬化，失去弹性，应在患处涂油预防干裂。告知患者日常生活中宜穿棉质、柔软、保暖性强的宽松衣物。手足用棉手套、厚棉袜保护，以防受寒冷刺激而加重雷诺现象。洗澡水温要适宜，温度过低易引起血管痉挛，加重关节僵硬；温度过高则造成组织充血水肿加重，影响血液循环。遵医嘱长期规律用药，以改善、控制皮肤硬化的症状。

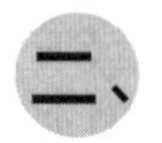

二、自测题

【选择题】

（一）A1 型题

1. 下列不属于糖皮质激素口服剂型的药物是

A. 卤米松　B. 泼尼松　C. 阿赛松　D. 美卓乐　E. 地塞米松

2. 黄水疮是下列哪种疾病的别称

A. 脓疱疮　B. 天疱疮　C. 类天疱疮
D. 疱疹样脓疱病　E. 脓疱型银屑病

3. 下列免疫抑制剂的副作用中描述正确的是

A. 吗替麦考酚酯的副作用包括致癌、胃肠道反应、感染概率增加
B. 环磷酰胺最危险的副作用是全血细胞减少，最常见的副作用是胃肠道反应
C. 雷公藤的副作用包括肾毒性、致癌、高血压
D. 甲氨蝶呤最常见的副作用是出血性膀胱炎
E. 环孢素 A 的主要不良反应包括肾功能不全、震颤、多毛症、低血压

4. 口服环孢素 A 的天疱疮患者，在用药期间重点观察要点是

A. 呼吸　B. 血糖　C. 体重　D. 心率　E. 血压

5. 血浆置换在临床中用于重症天疱疮、中毒性表皮坏死松解症等疾病的治疗，其常见的急性并发症不包括

A. 过敏反应　B. 凝血　C. 低血压　D. 低血钙　E. 呼吸困难

6. 下列预防皮肤病患者肺部感染的护理措施中，错误的是

A. 限制人员探视，尤其是可疑呼吸道感染的家属
B. 每日定时通风，紫外线空气消毒
C. 使用大剂量激素和免疫抑制剂的患者需安置于单间病房
D. 必要时实行保护性隔离
E. 嘱患者卧床休息，避免到人员密集的场所

7. 长期大剂量应用糖皮质激素治疗的患者，为预防电解质紊乱、钠、水潴留，下列措施中不正确的是

A. 记录 24h 出入量，保持出入平衡

B. 水肿严重时给予呋塞米口服，以缓解钠、水潴留症状
C. 每周抽血复查电解质，尤其是血钾、血钠水平
D. 监测体重的变化
E. 必要时给予钾、钠、钙等电解质的补充

8. 静脉用人血丙种免疫球蛋白在临床中用于治疗重症天疱疮患者，下列描述中错误的是
A. 输液前后均需要使用 0.9% 生理盐水冲管
B. 控制输液滴速在 60 滴 /min 以下
C. 未开封的药物常温保存，开封后的药物 4℃冰箱保存 24h
D. 输液过程中严密观察患者有无输液反应、过敏反应的发生
E. 可使用输血器输注

9. 下列疾病中，存在棘层松解现象的是
A. 寻常型天疱疮　B. 大疱性类天疱疮　C. 接触性皮炎
D. 多形红斑　E. 脓疱型银屑病

10. 关于皮肤的保护措施，下列选项中不正确的是
A. 保护皮肤清洁，加强润肤
B. 不共用衣被和其他生活用品
C. 勤洗澡，皮肤干燥瘙痒时用热水、肥皂烫洗
D. 不滥用外用药和化妆品
E. 紫外线强烈时不需要防晒

11. 糖尿病患者应慎用的药物是
A. 糖皮质激素　B. 免疫抑制剂　C. 抗生素　D. 抗组胺药　E. 降压药

12. 有水疱、糜烂、渗出的皮损，适宜的外用药物剂型为
A. 溶液　B. 糊剂　C. 乳剂　D. 洗剂　E. 膏剂

13. 下列哪种疾病易合并肿瘤
A. 盘状红斑狼疮　B. 系统性红斑狼疮　C. 皮肌炎
D. 硬皮病　E. 寻常型银屑病

14. 皮肌炎皮损的主要特征是
A. 紫癜性红斑　B. 面部蝶形红斑
C. 眼周面部实质性水肿性红斑　D. 虹膜状红斑
E. 冻疮样红斑

15. 尼科利斯基征阳性，说明
A. 棘层松解　B. 颗粒层分离　C. 角化过度
D. 角化不全　E. 颗粒层增厚

16. 抽吸疱液的目的中，不包括
A. 减压　B. 止痛　C. 减少感染机会
D. 观察疱液情况　E. 记录疱液的性状、颜色、量

17. 以下皮肤病治疗时，不需要应用糖皮质激素的疾病是
A. 丹毒　B. 寻常型天疱疮　C. 系统性红斑狼疮
D. 皮肌炎　E. 类天疱疮

18. **系统性红斑狼疮、皮肌炎、全身性硬皮病患者都可出现**

A. 斑贴试验阳性　B. 雷诺现象　C. 同形反应
D. 划痕试验阳性　E. 尼科利斯基征阳性

19. **目前治疗系统性红斑狼疮的首选药物是**

A. 糖皮质激素　B. 抗生素　C. 环磷酰胺
D. 非甾体抗炎药　E. 免疫抑制剂

20. **Gottron 征见于**

A. 红斑狼疮　B. 皮肌炎　C. 硬皮病
D. 类风湿关节炎　E. 天疱疮

21. **尼科利斯基征阳性见于**

A. 天疱疮　B. 类天疱疮　C. 疱疹样皮炎　D. 湿疹　E. 硬皮病

22. **下面哪一类疾病需要行免疫病理检查**

A. 感染性皮肤病　B. 病毒性皮肤病　C. 大疱性皮肤病
D. 过敏性皮肤病　E. 真菌性皮肤病

23. **诊断系统性红斑狼疮必须要做的免疫方面的化验是**

A. T 细胞亚群测定　B. 免疫病理　C. 抗核抗体谱
D. 血清免疫球蛋白　E. 免疫组化

24. **以下哪项不是糖皮质激素的副作用**

A. 钠、水潴留　B. 血糖升高　C. 电解质紊乱　D. 肝功能损伤　E. 骨质疏松

25. **系统性红斑狼疮的特异性抗体是**

A. 抗着丝点抗体　B. SM 抗体　C. Scl-70 抗体
D. 抗 Jo-1 抗体　E. 双链 DNA 抗体

26. **红斑狼疮常发生于**

A. 青年男性　B. 中青年女性　C. 老年男性　D. 老年女性　E. 中年男性

27. **寻常型天疱疮的水疱特点不包括**

A. 疱壁薄　B. 张力大　C. 容易破裂
D. 尼科利斯基征阳性　E. 浆液性

28. **大疱性类天疱疮的水疱特点不包括**

A. 疱壁厚　B. 松弛性大疱　C. 尼科利斯基征阴性
D. 不易破裂　E. 浆液或血性

（二）A2 型题

1. **男，37 岁。因口腔溃烂 4 个月、全身皮肤水疱半个月就诊。门诊诊断为“寻常型天疱疮”。临床中针对天疱疮的治疗首选**

A. 糖皮质激素　B. 免疫抑制剂　C. 抗生素　D. 抗组胺药　E. 环磷酰胺

2. **男，48 岁。躯干四肢散在红斑、水疱伴破溃，诊断为大疱性类天疱疮。入院后遵医嘱予药浴治疗。关于药浴的注意事项不正确的是**

A. 严重心血管疾病的患者不宜药浴　B. 药浴宜在餐后 1h 左右进行
C. 药浴后立即用清水冲洗　D. 药浴治疗时间为 15~20min
E. 药浴过程中关注患者安全，预防跌倒

（三）A3/A4 型题

（1~3 题共用题干）

男，59 岁。因头皮红斑、水疱 4 个月，泛发全身 1 个多月，门诊诊断为“寻常型天疱疮”收入院。

1. 下列有关抽吸疱液的描述错误的是

A. 抽吸疱液可减少感染机会

B. 抽吸疱液时要垂直进针，便于疱液的自然引流

C. 抽吸疱液时进针部位应在疱壁边缘

D. 抽吸疱液过程中注意保持疱壁的完整性

E. 抽吸疱液后及时记录疱液的颜色、性状、量

2. 应用环磷酰胺治疗后，为预防出血性膀胱炎的副作用，下列措施不正确的是

A. 定期复查尿常规，若尿中出现红细胞，应立即停药

B. 静脉用药 24h 内保证摄入液量大于 3 000ml

C. 口服用药最好晚上服药，以防止其代谢产物在膀胱内滞留

D. 保证用药后 24h 尿量大于 2 000ml

E. 可用生理盐水进行预防性膀胱冲洗

3. 患者在局部麻醉下行右颈内静脉穿刺术，术后予血浆置换疗法 2 次 / 周，下列护理措施错误的是

A. 插管前了解患者的白细胞计数、血小板计数、出凝血时间及心肺功能情况

B. 插管后严密观察穿刺点局部情况，每日消毒穿刺处

C. 颈内静脉插管使用过程中尽量避免经插管处采血、输血及输注药物

D. 血浆置换后注意观察患者生命体征的变化，防止低血压及凝血等并发症的发生

E. 若洗澡、洗头时不慎将无菌敷料打湿，应立即更换，以防感染

（4~7 题共用题干）

女，50 岁。双眼睑紫红色水肿斑 2 个多月，四肢肌肉无力 2 个月，近 1 个月伴有咳嗽。

4. 根据此患者的临床表现，最有可能的诊断是

A. 系统性硬皮病　B. 皮肌炎　C. 重症肌无力

D. 类风湿关节炎　E. 系统性红斑狼疮

5. 本病的特征性皮损是

A. 面部蝶形红斑　B. 双上眼睑紫红斑　C. 双手背虹膜状红斑

D. 面部环状红斑　E. 全身散在水肿性红斑

6. 下列哪项不是本病的治疗用药

A. 甲基泼尼松龙　B. 甲氨蝶呤　C. 羟氯喹

D. 阿维 A　E. 硫唑嘌呤

7. 如患者病情加重，出现咀嚼及吞咽困难、说话含水音，护士应给予患者的饮食指导中不正确的是

A. 轻度吞咽困难时可进食糊状食物

B. 伴有进食呛咳时鼓励患者少量多次进食半流质食物

C. 重度吞咽困难时可予鼻饲饮食

D. 进餐时嘱患者取坐位或半坐位，慢吞细嚼，避免因呛咳引起窒息

E. 仔细观察患者吞咽效果，若出现频繁饮水呛咳时，应立即停止进食

（四）B 型题

（1~2 题共用备选答案）

A. 老年人 B. 婴幼儿 C. 青年男性 D. 青年女性 E. 青春期儿童

1. 系统性红斑狼疮好发于

2. 大疱性类天疱疮好发于

（3~4 题共用备选答案）

A. 抗核抗体阳性 B. 肌酸磷酸激酶升高 C. 白细胞升高
D. C 反应蛋白升高 E. 血小板降低

3. 系统性红斑狼疮活动期会出现

4. 皮肌炎的典型实验室检查表现是

（5~6 题共用备选答案）

A. 寻常型天疱疮 B. 红斑型天疱疮 C. 增殖型天疱疮
D. 落叶型天疱疮 E. 混合型天疱疮

5. 发生皮损前先有口腔黏膜的水疱或糜烂的是

6. 发病年龄最年轻的是

（7~8 题共用备选答案）

A. 面部、特别是眼睑部紫红斑 B. 双颊、鼻梁处蝶形红斑
C. 水肿性发硬斑块 D. 胸背部环状水疱
E. 全身大面积白色鳞屑

7. 符合系统性红斑狼疮临床表现的是

8. 符合皮肌炎临床表现的是

【填空题】

1. 天疱疮分为（ ）、（ ）、（ ）和（ ）四型。

2. 抽吸疱液的进针角度为（ ），自（ ）而（ ），有利于疱液引流。

3. 观察疱液的情况，如果疱液是红色的则提示创面（ ），如果疱液是黄色的则提示创面有（ ），如果疱液量很大且下肢水肿，则提示患者出现了（ ）。

【名词解释】

1. 雷诺现象 **2. Gottron 征** **3. 寻常型天疱疮**
4. 大疱性类天疱疮 **5. 系统性红斑狼疮**

【案例分析题】

女，56 岁。因颜面部红斑、四肢肌肉无力 1 年，加重伴吞咽困难 1 个月，以“皮肌炎”为诊断经门诊收入院。体格检查：颜面部、颈部密集片状紫红斑，双手背关节处及甲周可见紫红色斑片。全身肌肉轻压痛，四肢肌肉酸痛。双上肢肌力 4- 级，双下肢肌力 4 级。辅助检查：ESR 53mm/h，抗核抗体阳性 1∶1 280。肌酶谱示 CK 2 425U/L，LD 1 097U/L。肌电图示肌源性改变。

请问：

1. 患者的皮损护理要点有哪些？

2. 该患者主诉咀嚼及吞咽困难、说话含水音，给予患者饮食指导包括什么？

3. 责任护士对患者进行出院指导时，要点有哪些？

参考答案

【选择题】

（一）A1 型题

1. A　2. A　3. A　4. E　5. B　6. E　7. B　8. C　9. A　10. C
11. A　12. A　13. C　14. C　15. A　16. B　17. A　18. B　19. A　20. B
21. A　22. C　23. C　24. D　25. B　26. B　27. B　28. B

（二）A2 型题

1. A　2. C

（三）A3/A4 型题

1. B　2. C　3. D　4. B　5. B　6. D　7. B

（四）B 型题

1. D　2. A　3. A　4. B　5. A　6. B　7. B　8. A

【填空题】

1. 寻常型、增殖型、红斑型、落叶型
2. 平行于皮肤表面、下、上
3. 比较深、感染、低蛋白血症

【名词解释】

1. 雷诺现象：指在寒冷刺激、情绪激动等刺激下，引起的肢端小动脉痉挛，表现为阵发性四肢肢端对称性间歇发白、发绀和潮红。

2. Gottron 征：是皮肌炎的特征性皮损之一，表现为掌指关节和近指关节处皮肤红紫色斑丘疹。

3. 寻常型天疱疮：是一类严重的、慢性黏膜 - 皮肤自身免疫性大疱性疾病，口腔是其较早出现病损的部位。

4. 大疱性类天疱疮：又称为老年天疱疮，为一种好发于老年人的慢性泛发性自身免疫性表皮下大疱病。

5. 系统性红斑狼疮：是一种典型的系统自身免疫病，临床特点为累及多系统、多脏器，血清中可检测到多种自身抗体。

【案例分析题】

1. 患者的皮损护理要点有哪些？

（1）避免使用碱性肥皂及化妆品。
（2）保持皮肤清洁、干燥，避免搔抓。
（3）避免日光照射。
（4）遵医嘱使用外用药膏缓解皮肤瘙痒。

2. 该患者主诉咀嚼及吞咽困难、说话含水音，给予患者饮食指导包括什么？

（1）轻度吞咽困难时可进食糊状食物。

（2）伴有进食呛咳时立即停止进食。

（3）重度吞咽困难时可予鼻饲饮食。

（4）进餐时嘱患者取坐位或半坐位，慢吞细嚼，避免因呛咳引起窒息，进餐后避免立即卧位。

3. 责任护士对患者进行出院指导时，要点有哪些？

（1）定期门诊随诊，复查肌酶谱、血常规、肝肾功。

（2）遵医嘱规律服药，尤其是激素及免疫抑制剂，不可随意停药或减药。

（3）避免一切不良刺激，预防感冒。

（4）适量运动，避免劳累。

（5）合理膳食，选择易消化的软食，少食干硬油炸食品。

（6）保持皮肤清洁、干燥，避免搔抓，注意保暖，避免日晒。

第五节　病毒感染性皮肤病

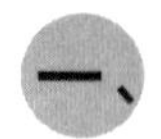

一、基本理论与知识要点

1. 单纯疱疹的病因是什么？

单纯疱疹由疱疹病毒中的单纯疱疹病毒（HSV）感染所引起的。

2. 单纯疱疹的临床症状特点？

单纯疱疹的临床症状特点是皮肤黏膜出现灼热、疼痛，群集性水疱，随后形成溃疡。

3. 单纯疱疹病毒不同分型所引起的感染部位有哪些？

Ⅰ型主要引起生殖器以外的皮肤黏膜和器官感染；Ⅱ型主要引起生殖器部位的皮肤黏膜及新生儿感染。

4. 单纯疱疹的日常生活护理有哪些？

（1）可以在皮损上进行湿敷，缓解红肿，促进愈合。外涂抗病毒软膏。如果皮损继发感染可以外涂抗生素软膏。

（2）唇部疱疹结痂后过于干燥者，可以使用润唇膏。

5. 单纯疱疹的治疗原则有哪些？

（1）局部治疗：以抗病毒及防止感染为主，可外用5%阿昔洛韦霜、喷昔洛韦乳膏、3%酞丁胺霜、2%甲紫液或抗生素软膏。禁止外用糖皮质激素。

（2）全身治疗：病情严重者可口服抗病毒药物如阿昔洛韦、万乃洛韦、泛昔洛韦等。禁用糖皮质激素。

6. 单纯疱疹的健康指导内容有哪些？

（1）发病期间应勤洗手，出现水疱时病毒最容易传播，水疱渗出液应尽量避免与儿童和他人皮肤直接接触。

（2）口唇感染者在未痊愈期间应避免与人接吻。

7. 什么是带状疱疹？

带状疱疹由疱疹病毒中的水痘-带状疱疹病毒感染引起，该病毒具有亲神经特性，初次感染后可长期潜伏于脊髓神经后根神经节内，当宿主免疫功能减退时，病毒活跃而引起发病。

8. 什么是带状疱疹后遗神经痛？

皮损消退后（通常4周后）神经痛持续存在者，称带状疱疹后遗神经痛。

9. 带状疱疹神经痛的特点是什么？

多发生在夜间，疼痛的发作时间一般持续在数分钟之内，发生突然、程度剧烈。

10. 带状疱疹神经痛患者疼痛发作如何处理？

（1）在患者疼痛发作时及时来到患者身边，了解病情，与患者沟通，安抚患者，给予鼓励。

（2）在患者睡前遵医嘱给予患者口服镇痛药，促进睡眠，缓解紧张。

（3）可遵医嘱进行物理治疗，如局部冰敷或氦氖激光照射、频谱电疗等。

11. 带状疱疹患者皮损处理方法？

（1）保持创面的清洁，根据皮肤损害的处理原则处理皮损，当水疱的疱壁陈旧、增厚时，可将疱壁清除掉，每日用无菌生理盐水清创。遵医嘱行氦氖激光照射治疗。

（2）根据皮损不同形态选择相应的外用药，如炉甘石洗剂、硼酸溶液、抗生素药膏、抗病毒药膏。

（3）如果皮损累及眼部，应严密观察眼部病情的变化；避免用手揉眼及不洁物接触双眼；遵医嘱定时给予抗病毒眼药水滴眼；重症患者用无菌纱布覆盖患眼，避免强光刺激。

12. 简述带状疱疹的用药护理。

（1）遵医嘱用药，不能擅自增、减、改、停药。

（2）首选抗病毒药物治疗。阿昔洛韦可引起肾损害，应用时应避免静脉滴注剂量过大，速度过快，浓度过高，监测尿常规和肾功能变化。用药期间应摄入充足的水，防止药物沉积于肾小管内，引起肾损害。

（3）观察强效镇痛药的副作用，患者出现依赖、谵妄等精神症状时要及时告知医生。

13. 简述带状疱疹的健康指导。

（1）发病期间应勤洗手。

（2）出现水疱时病毒最容易传播，避免疱液直接接触他人。

（3）避免接触从未感染过水痘，也未曾接种过水痘疫苗的孕妇、早产儿或免疫力低下的人群。

（4）尽量避免搔抓，穿着清洁柔软的棉质衣物，减少摩擦，防止皮损处继发感染，勤换衣物。

（5）饮食清淡，避免进食辛辣刺激性食物。

（6）情绪乐观，按时遵医嘱用药。

（7）建立良好的生活习惯，适量运动，避免过劳。

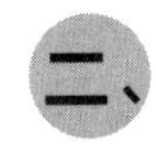

二、自测题

【选择题】

（一）A1 型题

1. 醋酸白试验是检测哪种病原体

A. 梅毒螺旋体　　B. 人乳头状瘤病毒　　C. 衣原体

D. 真菌　　E. 细菌

2. 由病毒感染引起的皮肤病**不包括**

A. 带状疱疹　B. 水痘　C. 梅毒　D. 传染性软疣　E. 单纯疱疹

3. **下列由病毒感染引起的皮肤病是**

A. 湿疹　B. 水痘　C. 风疹　D. 扁平疣　E. 花斑癣

4. **下列由人乳头状瘤病毒感染引起的疾病是**

A. 生殖器疱疹　B. 带状疱疹　C. 尖锐湿疣　D. 单纯疱疹　E. 毛囊炎

5. **干扰素可用于治疗**

A. 尖锐湿疣　B. 湿疹　C. 瘙痒症　D. 天疱疮　E. 脓疱疮

6. **单纯疱疹病毒的宿主是**

A. 猴　B. 人　C. 猫　D. 老鼠狗　E. 猪

7. **下列关于单纯疱疹描述正确的是**

A. 患者不出现临床症状

B. 一般不会复发

C. 发病没有自限性

D. 临床表现以条带状红斑基础上出现簇集性水疱为特征

E. 感染局部疼痛明显

8. **单纯疱疹的传播途径不包括**

A. 呼吸道　B. 消化道

C. 皮肤黏膜的破损面侵入　D. 性接触

E. 接吻等直接接触

9. **对于引起带状疱疹的病原体描述，下列错误的是**

A. 由水痘 - 带状疱疹病毒引起　B. 唯一宿主是人

C. 抵抗力弱，干燥的痂内很快失活　D. 易潜伏于脊髓后神经节内

E. 也可潜伏于脑神经运动神经节内

10. **带状疱疹的病原体是**

A. 单纯疱疹病毒　B. 水痘 - 带状疱疹病毒　C. 人乳头状瘤病毒

D. 巨细胞病毒　E. 传染性软疣病毒

11. **不是带状疱疹的典型表现是**

A. 患处疼痛　B. 好发于末梢神经

C. 皮损不超过身体中线　D. 皮损沿神经节支配区分布

E. 带状分布的水疱

12. **后遗神经痛是指带状疱疹神经痛持续超过**

A. 3 个月　B. 6 个月　C. 4 个月　D. 6 周　E. 1 个月

13. **带状疱疹最易累及的神经支配区域是**

A. 颈神经　B. 三叉神经　C. 肋间神经　D. 坐骨神经　E. 骶尾神经

14. **关于带状疱疹描述不正确的是**

A. 儿童易患

B. 发疹前可有发热、乏力等全身症状

C. 患处皮肤疼痛

D. 皮疹表现为红斑基础上簇集性水疱，呈条带状分布，不超过身体中线

E. 老年患者疼痛剧烈

（二）A2 型题

男，36 岁。近半年来因工作而焦虑，3d 前左颈部出现红斑。米粒大小水疱，烧灼样疼痛。应给予的治疗药物是

A. 阿昔洛韦　　B. 氯雷他定　　C. 糖皮质激素

D. 阿莫西林　　E. 外用糖皮质激素

（三）A3/A4 型题

（1~2 题共用题干）

男，65 岁。左额部、眼睑疼 7d，2d 前左额部、上睑出现红斑、水疱。

1. 该病的发病原因是感染了

A. 水痘 - 带状疱疹病毒　　B. 金黄色葡萄球菌　　C. 人乳头状瘤病毒

D. 真菌　　E. 单纯疱疹病毒

2. 该病的入侵途径是

A. 呼吸道　　B. 消化道　　C. 皮肤破损处　　D. 昆虫叮咬　　E. 血液传播

（3~8 题共用题干）

女，25 岁。右嘴角灼痛不适 4d，外用红霉素软膏未见缓解，2d 前出现红斑，其上有簇集分布的小水疱。

3. 完善病史，对诊断最有价值的是

A. 既往有类似病史　　B. 血常规白细胞总数升高　　C. 伴瘙痒

D. 自觉灼痛　　E. 出现血疱

4. 感染的病原体为

A. 单纯疱疹病毒　　B. 水疱 - 带状疱疹病毒　　C. 人乳头状瘤病毒

D. 巨细胞病毒　　E. 柯萨奇病毒

5. 该病的好发部位

A. 足趾　　B. 躯干　　C. 四肢

D. 皮肤黏膜交界处　　E. 面颈

6. 可能的感染途径<u>不包括</u>

A. 呼吸道　　B. 消化道　　C. 口腔黏膜　　D. 鼻黏膜　　E. 皮肤破溃处

7. 可使用的外用药物<u>不包括</u>

A. 阿昔洛韦软膏　　B. 甲紫溶液　　C. 复方氟米松软膏

D. 樟脑炉甘石洗剂　　E. 新霉素溶液

8. 病愈后可获得的免疫力可持续

A. 5 年　　B. 10 年　　C. 15 年　　D. 20 年　　E. 无持久免疫力

（四）B 型题

（1~5 题共用备选答案）

A. HPV　　B. 柯萨奇病毒　　C. HSV　　D. MCV　　E. HIV

1. 寻常疣感染的病毒是

2. 扁平疣感染的病毒是

3. 手足口病感染的病毒是
4. 单纯疱疹感染色病毒是
5. 传染性软疣感染的病毒是

（6~10 题共用备选答案）

A. 外涂喷昔洛韦软膏　B. 挤出内容物　C. 光化学疗法
D. 激光疗法　E. 对症支持治疗

6. 水痘的治疗方法是
7. 口唇单纯疱疹的治疗方法是
8. 带状疱疹的治疗方法是
9. 传染性软疣的治疗方法是
10. 手足口病的治疗方法是

（11~15 题共用备选答案）

A. 单纯疱疹　B. 带状疱疹　C. 疣　D. 传染性软疣　E. 手足口病

11. 男，75 岁。因感冒后左前额左眼周出现群集水疱伴疼痛 5d，最有可能的诊断为
12. 应避免搔抓，防止扩散，幼儿园或集体生活注意消毒公共衣服和浴巾的疾病是
13. 应注意隔离，防止本病在幼儿园内传播的疾病是
14. 主要采用外用药物治疗和物理治疗的疾病是
15. 治疗原则为缩短病程、防止继发细菌感染和全身播散、减少复发和传播机会的疾病是

（16~20 题共用备选答案）

A. 主要通过呼吸道直接传播　B. 主要通过粪 - 口途径传播
C. 主要通过直接接触传播　D. 主要通过血行传播
E. 主要通过性接触传播

16. 单纯疱疹的传播途径
17. 尖锐湿疣的传播途径
18. 手足口病的传播途径
19. 传染性软疣的传播途径
20. 水痘的传播途径

（21~24 题共用备选答案）

A. 局部治疗为主　B. 首选核苷类抗病毒药
C. 首选干扰素　D. 首选激素
E. 有自愈倾向，无需治疗

21. 带状疱疹的治疗
22. 跖疣的治疗
23. 新生儿单纯疱疹的治疗
24. 尖锐湿疣的治疗

（25~29 题共用备选答案）

A. 水痘　B. 单纯疱疹　C. 带状疱疹
D. 手足口病　E. 传染性软疣

25. 红斑基础上出现簇集性水疱，沿神经走向呈带状分布的疾病是

26. 分批出现的小水疱，周围绕以红晕，呈向心性分布的疾病是
27. 半球形丘疹，表面光亮，中央有脐凹，散在分布的疾病是
28. 小水疱周围绕以红晕，主要分布于手、足、口部位的疾病是
29. 红斑基础上的群集小水疱，好发生于皮肤、黏膜交界处的疾病是

【填空题】

1. 带状疱疹患者神经痛可持续超过（　　）周，称为带状疱疹后遗神经痛。
2. 带状疱疹的治疗原则是（　　）、（　　）、（　　）、（　　）。
3. 带状疱疹的好发部位依次是（　　）、（　　）、（　　）、（　　）支配区域。
4. 带状疱疹是由（　　）病毒感染所引起的。
5. （　　）是单纯疱疹病毒的唯一宿主。
6. 单纯疱疹由（　　）病毒感染引起。

【名词解释】

1. 带状疱疹后遗神经痛　　2. 播散性带状疱疹　　3. Ramsay-Hunt 综合征

【案例分析题】

男，62 岁。3d 前右股部出现皮疹表现为红斑基础上簇集性水疱，呈条带状分布，不超过身体中线来诊。主诉疼痛明显，诊断为带状疱疹。医嘱：口服伐昔洛韦片、曲马多，皮损处外用喷昔洛韦乳膏。

请问：

1. 患者皮损应该如何处理？
2. 患者目前为急性发作期，应注意哪些问题？
3. 患者出现明显疼痛，护士应如何处理？
4. 患者的用药护理要点有哪些？

参考答案

【选择题】

（一）A1 型题

1. B　2. C　3. B　4. C　5. A　6. B　7. E　8. B　9. E　10. B
11. B　12. E　13. C　14. A

（二）A2 型题

A

（三）A3/A4 型题

1. A　2. A　3. A　4. A　5. D　6. B　7. C　8. E

（四）B 型题

1. A　2. A　3. B　4. C　5. D　6. A　7. A　8. A　9. D　10. E

11. B　12. D　13. E　14. C　15. A　16. A　17. E　18. B　19. C　20. A
21. B　22. A　23. E　24. A　25. C　26. A　27. E　28. D　29. B

【填空题】

1. 4

2. 抗病毒、止痛、消炎、防止并发症

3. 肋间神经、颈神经、三叉神经、腰骶神经

4. 水痘—带状疱疹

5. 人

6. 单纯疱疹

【名词解释】

1. **带状疱疹后遗神经痛**：带状疱疹患者皮损消退后（通常 4 周后）神经痛持续存在者，称带状疱疹后遗神经痛。

2. **播散性带状疱疹**：指在受累的皮节外出现 20 个以上的皮损，主要见于机体抵抗力严重低下的患者。

3. **Ramsay-Hunt 综合征**：又称为膝状神经节炎。膝状神经节受累的同时又侵犯面神经的运动和感觉神经纤维时，可出现一侧耳部剧痛，耳部疱疹，同侧周围面瘫，可伴有听力和平衡障碍。

【案例分析题】

1. 患者皮损应该如何处理？

保持创面清洁，根据皮肤损害的处理原则处理皮损，当水疱的疱壁陈旧、增厚时，可将疱壁清除掉，每日用无菌生理盐水清创。遵医嘱正确使用抗病毒药膏。

2. 患者目前为急性发作期，应注意哪些问题？

（1）应勤洗手。

（2）出现水疱时病毒最容易传播，避免疱液直接接触他人。

（3）避免接触从未感染过水痘，也未曾接种过水痘疫苗的孕妇、早产儿或免疫力低下的人群。

3. 患者出现明显疼痛，护士应如何处理？

（1）主动关心患者，了解病情，安抚情绪。

（2）遵医嘱给予患者口服镇痛药，缓解紧张情绪。

（3）遵医嘱行物理治疗，如局部冰敷或氦氖激光照射、频谱电疗等。

4. 患者的用药护理要点有哪些？

（1）遵医嘱用药，不能擅自增、减、改、停药。

（2）伐昔洛韦片有肾毒性，嘱患者每日摄入水量 2 000ml 以上，防止药物沉积于肾小管内，引起肾损害。

（3）服用曲马多时，注意观察可能出现的头晕、恶心、疲劳、嗜睡、低血压和排尿困难等症状，连续使用会出现依赖性，如果患者出现过敏症状或者坐立难安、谵妄等要及时告知医生。

第六节　性传播疾病

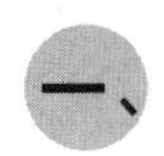

一、基本理论与知识要点

1. 梅毒的病因是什么?

梅毒由苍白密螺旋体引起。

2. 简述梅毒的传播途径。

梅毒主要通过性接触传染、血液和母婴途径传播。

3. 简述梅毒的临床分期。

梅毒临床分为三期:①一期梅毒,常在感染 2~4 周后出现症状,主要表现为外生殖器部位无痛性溃疡、局部淋巴结肿大,溃疡经过一段时间可自然消失;②二期梅毒:由一期发展而来,大部分患者可以出现皮疹,累及骨骼、内脏、心血管等器官;③三期梅毒:破坏性大,几乎可侵犯全身各器官。部分患者感染梅毒后可以不出现临床症状,称为隐性梅毒。

4. 梅毒的辅助检查有哪些?

(1) 梅毒螺旋体检查:暗视野显微镜检查,免疫荧光染色,活体组织检查梅毒螺旋体。

(2) 梅毒血清试验:非梅毒螺旋体抗原血清试验、梅毒螺旋体抗原血清试验。

(3) 基因诊断技术:检测梅毒螺旋体。

5. 梅毒的治疗原则是什么?

梅毒的治疗原则是必须明确诊断,早期、足量、规律治疗。

(1) 梅毒患者的性伴侣必须同时接受诊治。

(2) 治疗梅毒后严格定期追踪观察。

(3) 早期梅毒:要求杀灭体内梅毒螺旋体,消除传染性,预防梅毒复发和发生晚期梅毒,力争血清转阴。

(4) 晚期梅毒:要求损害消失,功能恢复,防止发生心血管及神经梅毒,若有心血管神经梅毒,应会同有关科室慎重治疗梅毒,不要求血清转阴。

(5) 潜伏梅毒:治疗目的是防止晚期并发症的发生和发展,不要求短期内转阴。

6. 对梅毒患者的健康指导内容有哪些?

(1) 早期梅毒可以治愈,治疗越早,效果越好。

(2) 保持心情舒畅,积极配合医生治疗;按照医生要求定期到医院复查:一般第 1 年每 3 个月复查 1 次,以后每半年复查 1 次。

(3) 如果有发热,体能消耗较大,注意休息,调节饮食,补充消耗的能量。

(4) 治疗期间,性伴侣也需要进行检查,必要时接受治疗。

(5) 一期和二期梅毒患者都有较强的传染性,治疗期间避免性生活。如果发生性接触必须使用安全套。

(6) 家庭中做好必要的隔离,防止传染他人。不共用牙刷、剃须刀、内裤,浴巾单独清洗消毒,不与他人同盆洗浴。

(7) 患病期间不宜怀孕,如果发现怀孕尽早到正规医院咨询、诊治。

（8）梅毒患者治疗后，如果发生不安全的性行为还会再次感染梅毒和其他性病。

7. 怎样预防梅毒？

保持单一性伴侣，避免不安全性行为，正确使用高质量的安全套。提倡婚前、产前检查梅毒，发现感染及早治疗。

8. 什么是尖锐湿疣？

尖锐湿疣是由于人乳头状瘤病毒（HPV）感染所致的以肛门和生殖器部位增生性损害为主要表现的性传播疾病。多发生于18~50岁的中青年人。大约经过半个月至8个月，平均为3个月的潜伏期后发病。此病较为常见，主要通过性接触传播。

9. 尖锐湿疣的临床表现有哪些？

（1）染病初期为细小淡红色丘疹，以后逐渐增大增多，单个或群集分布，湿润柔软，表面凹凸不平，呈乳头样、鸡冠状或菜花样突起。红色或污灰色。根部常有蒂，且易发生糜烂、渗液，触之易出血。

（2）皮损裂缝间常有脓性分泌物淤积，致有恶臭，且可因搔抓而引起继发感染。本病常无自觉症状，部分患者可出现异物感、痛、痒感或性交痛。直肠内尖锐湿疣可发生疼痛、便血、里急后重感。

（3）HPV病毒感染后在临床上肉眼不能辨认，但以醋酸白试验（用5%醋酸溶液涂抹或湿敷后发现局部发白）、组织病理或核酸检测技术能够发现HPV感染的证据。

10. 简述尖锐湿疣的传播途径。

直接性接触传染、间接接触传染、母婴传染、伤口传染。

11. 尖锐湿疣的治疗原则是什么？

尖锐湿疣的治疗原则是去除疣体，尽可能地消除疣体周围的亚临床感染以减少或预防复发。

12. 尖锐湿疣治疗期间如何护理？

（1）治疗前应清洁患处，并更换内裤。

（2）治疗后当日应多饮水，多排尿。治疗后1~2d内创面周围的皮肤有轻微潮红，水肿是正常现象，一般不需要处理，特殊情况应及时请医护人员检查治疗，切不可自行处理。

（3）治疗期间禁止性生活，特别是创面没有完全愈合前应严禁性生活。

（4）治疗后避免不洁性行为。由于尖锐湿疣病毒潜伏期较长，复发率较高，一定要遵守医嘱并定期复查，以防再次感染及复发。

13. 简述尖锐湿疣的健康指导内容。

（1）调整心态，保持乐观开朗的心态，积极配合医生开展治疗。

（2）保持治疗部位的清洁和干燥。衣裤不宜过紧，宽松的衣裤可以减少对创面的摩擦，有利于创面愈合。

（3）适当补充蛋白质、维生素，增强机体抵抗力。戒烟、戒酒，注意休息。

（4）女性患者不必要冲洗阴道，保护阴道的自净功能。内裤单独清洗后用消毒剂消毒或太阳暴晒。

（5）避免不安全的性行为，避免疾病的传播。

14. 什么是淋病？

淋病是指由淋病奈瑟菌（简称淋球菌）引起的，主要表现为泌尿生殖系统化脓性感染的性传播疾病。淋病奈瑟菌的原发性感染部位主要为男性尿道或女性宫颈管内膜。

15. 淋病的流行病学是什么?

人体是淋病奈瑟菌的唯一天然宿主,通过性接触传染;接触患者使用过的未经消毒的含淋病患者分泌物的衣服、被褥、便盆也可传染;新生儿经过患淋病母亲的产道时可被传染。所有人都易感,疾病治愈后仍可以再次感染。

16. 淋病的治疗原则是什么?

(1)早期诊断、早期治疗。

(2)及时、足量、规则治疗。

(3)不同病情采用不同的治疗方案。

(4)性伴侣应同时治疗。

(5)若同时伴有沙眼衣原体感染者,应加服抗衣原体药物。

17. 淋病患者的护理措施有哪些?

(1)保持良好的情绪,补充营养,适当锻炼。

(2)遵医嘱治疗,不可自行停药或增减药物。

(3)定期复查。

(4)配偶或性伴也需要到医院检查,必要时及时治疗。

18. 对淋病患者的健康指导内容有哪些?

(1)注意个人卫生:保持会阴部四周清洁,要经常洗澡。患者的衣服、内裤、被单等用品也要经常单独换洗,并且进行杀菌消毒或经常放在阳光下暴晒。

(2)患者在治疗的过程中,严禁性生活,以免加剧病情,传播疾病。

(3)应避免劳累、熬夜,保证充足的睡眠。

(4)多喝水,多排尿,起到对尿道冲洗、清洁的作用,促进体内毒素的排泄,避免病菌堆积造成病情加重。

(5)饮食应清淡,避免辛辣、刺激性食物。

(6)平时注意安全性行为:使用安全套。若自己或性伴侣出现了可能由感染引起的生殖器发痒、异常分泌物或其他症状,避免性交。

(7)怀孕前进行检查,避免传染给胎儿。

19. 非淋病奈瑟菌性尿道炎(宫颈炎)的病因是什么?

非淋病奈瑟菌性尿道炎(宫颈炎)40%~50% 由沙眼衣原体引起,20%~30% 由解脲支原体引起,10%~20% 可由阴道毛滴虫、白念珠菌、单纯疱疹病毒等微生物感染引起。

20. 非淋病奈瑟菌性尿道炎(宫颈炎)的护理要点是什么?

(1)一般护理:避免刺激性食物,如饮酒、浓茶、浓咖啡等;鼓励患者多饮水。急性期患者宜卧床休息;患者应专用浴盆、浴巾,内裤要经常煮沸消毒。

(2)用药护理:遵医嘱合理用药,致敏性药物用前须做皮试。患者治疗期间,配偶或性伴侣同时接受诊治。向患者讲解药物的用法、用量以及不能随意停药或盲目用药的重要性。

(3)局部护理:保持局部清洁,指导患者每日用 1∶8 000 高锰酸钾溶液清洗外生殖器,女性用 2% 硼酸溶液冲洗阴道。新生儿衣原体眼结膜炎患者,除全身使用抗菌药物外,眼部用生理盐水冲洗,涂红霉素眼药膏。

21. 生殖器疱疹的病因是什么?

由单纯疱疹病毒(HSV)感染引起,该病毒为 DNA 病毒,又可分为 HSV-Ⅰ 和 HSV-Ⅱ 两个血清型,

90% 生殖器疱疹由 HSV-Ⅱ引起，10% 由 HSV-Ⅰ引起。

二、自测题

【选择题】

(一) A1 型题

1. 下列哪项是二期梅毒的典型临床表现

A. 玫瑰疹　B. 硬下疳　C. 树胶样肿　D. 疼痛明显　E. 软下疳

2. 引起非淋病奈瑟菌性尿道炎的最常见病原菌是

A. 病毒　B. 细菌　C. 沙眼衣原体　D. 真菌　E. 支原体

3. 下列关于三期梅毒的临床特点错误的为

A. 可侵犯心血管系统

B. 侵犯中枢神经系统可引起脊髓痨

C. 皮肤损害较少，分布对称

D. 可发生树胶样肿，累及鼻骨者可形成鞍鼻

E. 可侵犯骨骼

4. 下列关于淋病的描述错误的是

A. 淋病是一种性传播疾病

B. 淋病奈瑟菌为革兰氏阳性双球菌

C. 淋病奈瑟菌性子宫内膜炎向上发展可致输卵管炎、盆腔脓肿及腹膜炎等症状

D. 由于淋病患者淋菌产生大量的耐青霉素酶，现在治疗一般不首选青霉素

E. 淋病奈瑟菌经血液传播可导致播散性淋病奈瑟菌感染

5. 胎传梅毒典型特点是

A. 尿道口脓性分泌物　B. 瘙痒剧烈　C. 白头粉刺

D. 半月形门齿　E. 限局型的水肿型红斑，有疼痛、发热

6. 梅毒是由什么感染引起的

A. 病毒　B. 沙眼衣原体　C. 苍白螺旋体　D. 支原体　E. 真菌

7. 有关先天性梅毒的特点，错误的是

A. 患早期梅毒的孕妇传染胎儿的可能性大

B. 梅毒性鼻炎主要见于晚期先天性梅毒

C. 先天性梅毒不发生硬下疳

D. 晚期先天性梅毒的眼梅毒约有 90% 为间质性角膜炎

E. 神经性耳聋多发生于学龄期患儿

8. 下列有关淋病的治疗方法，错误的是

A. 头孢曲松钠对淋病奈瑟菌性咽炎疗效较好

B. 妊娠期梅毒用喹诺酮类和四环素类药物

C. 新生儿淋病奈瑟菌性眼炎的治疗中单剂头孢曲松钠的剂量不能超过 125mg

D. 淋病奈瑟菌性脑膜炎的疗程应满 2 周，心内膜炎的疗程应满 4 周

E. 治疗淋病奈瑟菌性盆腔炎时，除应用头孢曲松钠外，还应同时口服甲硝唑或多西环素

9. 有关淋病奈瑟菌的叙述，错误的是

A. 奈瑟淋病奈瑟菌是一种革兰氏阴性双球菌

B. 人是淋病奈瑟菌的唯一自然宿主

C. 淋病奈瑟菌主要寄居于黏膜表面的柱状上皮细胞内

D. 淋病奈瑟菌不耐热，干燥环境存活 1~2h

E. 淋病奈瑟菌适宜的生长温度是 32~36℃

10. 有关尖锐湿疣的实验检查，错误的是

A. 醋酸白试验

B. 组织病理

C. 核酸检测

D. 用 5% 醋酸溶液涂抹或湿敷局部

E. 用直接涂片、细菌培养确诊

11. 关于生殖器疱疹的叙述，错误的是

A. 复发性生殖器疱疹最常见

B. 1 年复发 6 次者为频繁复发

C. 复发性生殖器疱疹常在原发性生殖器疱疹皮损消退后 1~4 个月以内病情复发

D. 潜伏的 HSV-Ⅱ 较 HSV-Ⅰ 更易被激发致病

E. 一般 50% 的 HSV-Ⅰ 和 70% 的 HSV-Ⅱ 感染在临床上无症状

12. 下列关于先天性梅毒的描述，错误的是

A. 经母体胎传

B. 大多在妊娠 4 个月后传给胎儿

C. 先天性梅毒没有硬下疳表现

D. 先天性梅毒也可经父亲传染

E. 先天性梅毒儿生后即进入二期梅毒感染阶段

13. 一期梅毒的主要表现为

A. 玫瑰疹

B. 硬下疳

C. 扁平湿疣

D. 神经梅毒

E. 疼痛感

14. 下列早期胎传梅毒的描述，正确的是

A. 胎传梅毒因系血行传染，故不发生硬下疳

B. 心血管系统受侵犯者多

C. 感官系统如眼、耳、鼻发病者少

D. 影响营养发育者少

E. 骨骼方面的营养障碍较少

15. 梅毒的治疗首选

A. 青霉素　B. 四环素　C. 红霉素　D. 头孢曲松　E. 多西环素

16. 青霉素皮试的描述中，错误是

A. 为了提高青霉素皮试的准确率，可以同时进行生理盐水皮试对照

B. 生理盐水皮试对照最好选择同一侧上臂，皮试时避开皮疹部位

C. 青霉素皮试前询问过敏史，如果以前青霉素皮试阴性，此次可以不用皮试

D. 青霉素皮试等待 20min 后双人核对皮试结果

E. 青霉素皮试的皮丘增大，周围出现红斑、伪足，患者主诉无不适，其结果为阳性

17. **关于非淋病奈瑟菌性尿道炎正确的是**

A. 40%~50% 由沙眼衣原体 D-K 血清型引起

B. 尿道分泌物涂片革兰氏染色可见多形白细胞中由有 G^- 球菌

C. 尿道分泌物涂片 100 倍油镜下每视野多形核白细胞数不超过 4 个

D. 性接触不是主要传播途径

E. 潜伏期为 1 个月

18. **作定量试验，用于观察梅毒的疗效，复发及再感染的血清试验是**

A. 梅毒螺旋体血细胞凝集试验　　B. 快速血浆反应素试验

C. HIV 抗体检测　　D. 抗梅毒螺旋体抗体检测

E. RIT

19. **治疗梅毒时为避免发生吉海反应应加用**

A. 盐酸西替利嗪　　B. 西咪替丁　　C. 维生素 B_6

D. 泼尼松　　E. 维生素 C

20. **梅毒患者治疗后随访连续观察的时间是**

A. 半年　　B. 1 年　　C. 3 年　　D. 5 年　　E. 6 年

21. **淋病的病原体是**

A. 淋病奈瑟菌　　B. 溶血性链球菌　　C. 葡萄球菌

D. 衣原体　　E. 支原体

22. **生殖器疱疹主要病因是什么**

A. HSV-Ⅰ型　　B. HSV-Ⅱ型　　C. 人乳头状瘤病毒

D. HIV　　E. 杜克勒嗜血杆菌

23. **硬下疳见于下列哪种疾病**

A. 淋病　　B. 梅毒　　C. 尖锐湿疣　　D. 带状疱疹　　E. 生殖器疱疹

24. **哪项不是梅毒对孕妇的危害**

A. 妊娠率明显降低　　B. 影响和破坏健康　　C. 骨质高钙

D. 失血与贫血　　E. 感染胎儿

25. **早期胎传梅毒最常见的症状是**

A. 皮肤斑疹　　B. 黏膜糜烂　　C. 全身淋巴结肿大

D. 骨骼损害　　E. 神经病变

26. **晚期胎传梅毒骨关节病变症状是**

A. 胎传梅毒假瘫　　B. 近关节结节　　C. 骨质脱钙

D. 半月形门齿　　E. 骨树胶肿

27. **晚期胎传梅毒眼病变主要为**

A. 间质性角膜炎或称实质性角膜炎　　B. 虹膜炎

C. 虹膜睫状体炎　　D. 脉络膜炎

E. 视网膜炎

28. **早期潜伏梅毒的潜伏时间为**

A. 3 个月至 1 年　　B. 2 个月至 1、2 年　　C. 5 个月至 2 年

D. 4 个月至 1、2 年　　E. 3 个月至 2 年

29. 二期梅毒一般发生在感染后

A. 6~8 周　B. 7~10 周　C. 8~12 周　D. 9~12 周　E. 10~12 周

30. 硬下疳为哪期梅毒的典型损害

A. 一期梅毒　B. 二期梅毒　C. 早期潜伏梅毒　D. 晚期梅毒　E. 早期胎传梅毒

31. 晚期梅毒皮肤病变典型损害是

A. 结节性梅毒疹　B. 皮肤树胶肿　C. 近关节结节　D. 萎缩性瘢痕　E. 脓疱疹

32. 扁平湿疣是哪期梅毒的皮肤病变

A. 一期梅毒　B. 二期梅毒　C. 晚期梅毒　D. 早期潜伏梅毒　E. 早期胎传梅毒

33. 早期梅毒感染事件为

A. 感染后 2 年内发生者　B. 感染后 2 年以上者　C. 感染后 1 年内发生者　D. 感染后半年内发生者　E. 感染后 3 年以上者

34. 晚期梅毒感染事件为

A. 感染后 2 年内发生者　B. 感染后 2 年以上者　C. 感染后 1 年内发生者　D. 感染后半年内发生者　E. 感染后 3 年以上发生者

35. 早期胎传梅毒几岁内发生

A. 1 岁　B. 2 岁　C. 3 岁　D. 4 岁　E. 5 岁

36. 胎传梅毒多发生于妊娠几个月以后

A. 1 个月　B. 2 个月　C. 3 个月　D. 4 个月　E. 5 个月

（二）A2 型题

1. 男，19 岁。双手掌红斑。实验室检查：RPR（快速血浆反应素试验）为 1∶32，TPHA（梅毒螺旋体血细胞凝集试验）为阳性。诊断为二期梅毒，以前从未治疗。医嘱：长效青霉素 24 万 U 肌内注射，每周 1 次，注射 3 周。青霉素注射时的注意事项，错误的是

A. 认真核对皮试结果，阴性才可注射

B. 注射前除了执行“三查七对”，并核查患者的皮试结果

C. 长效青霉素要充分溶解后方可注射，由于溶剂浓稠，容易堵塞针头，配药时使用 18G 针头，注射前再换回 21G 针头，须快速排气，快速注射

D. 为了减少药物的局部刺激，注射长效青霉素时两侧臀部分别注射 1 支并观察 20~30min

E. 患者出现发热、咽痛（流感样症状）、皮损加重，是青霉素过敏反应

2. 男，28 岁。冠状沟糜烂性红斑 10d，不痛，微痒，右侧腹股沟淋巴结肿大，最有可能的诊断是

A. 一期梅毒硬下疳　B. 丹毒　C. 体癣　D. 扁平苔藓　E. 接触性皮炎

3. 男，26 岁。患者主诉尿道口流脓、尿痛、尿急，1 周前有不洁性接触史，最可能的诊断是

A. 急性肾盂肾炎　B. 梅毒　C. 生殖器疱疹　D. 淋病　E. 艾滋病

（三）A3/A4 型题

（1~3 题共用题干）

男，42 岁。发现掌跖皮损 2 周，咽痛、低热 1 个月，皮疹不痛不痒，当地医院按湿疹治疗，外用皮质类固醇激素软膏效果不佳。

1. 为了确诊，你认为应该做哪些检查

A. 快速血浆反应素试验　　B. 梅毒螺旋体血细胞凝集试验
C. 抗梅毒螺旋体抗体检测　　D. HIV
E. 以上都是

2. 目前最可能的诊断是

A. 丹毒　　B. 接触性皮炎　　C. 特应性皮炎
D. 掌跖性脓疱病　　E. 二期梅毒

3. 该患者的治疗可选用

A. 青霉素　　B. 链霉素　　C. 四环素　　D. 红霉素　　E. 丁胺卡那霉素

（4~6 题共用题干）

男，32 岁，已婚。轻度尿道烧灼感，轻度红肿伴尿道分泌物 2d。体检：尿道口轻度红肿，有浆液性分泌物。患者有不洁性生活史，2 周前因尿急、尿频、尿痛、尿道脓性分泌物来诊，分泌物镜检淋菌阴性。

4. 目前最可能的诊断是

A. 淋病　　B. 非淋病奈瑟菌性尿道炎　　C. 梅毒
D. 白念珠菌性包皮龟头炎　　E. 尖锐湿疣

5. 主要病原体是

A. 衣原体　　B. 螺旋体　　C. 真菌
D. 人乳头状瘤病毒　　E. 链球菌

6. 该患者的治疗用药是

A. 多西环素　　B. 阿奇霉素　　C. 红霉素　　D. 米诺环素　　E. 以上都是

（7~9 题共用题干）

男，27 岁。尿痛排尿困难，龟头红肿流脓 4d，7d 前有不洁性交接触史。查体：包皮龟头红肿，尿道口肿胀外翻，有大量黄色脓液自尿道口溢出。

7. 确诊的首选检查是

A. 分泌物涂片镜检　　B. 尿常规　　C. 血常规
D. 二杯尿试验　　E. 暗视野显微镜检查

8. 最有可能的诊断是

A. 梅毒　　B. 尖锐湿疣　　C. 非淋病奈瑟菌性尿道炎
D. 淋病　　E. 急性尿道炎

9. 该患者首选药物是

A. 青霉素　　B. 四环素　　C. 头孢曲松　　D. 红霉素　　E. 利福布汀

（四）B 型题

（1~2 题共用备选答案）

A. 尿道口脓性分泌物

B. 瘙痒剧烈

C. 白头粉刺

D. 局限型的水肿型红斑，有瘙痒、发热

E. 半月形门齿

1. 胎传梅毒的典型特征是

2. 淋病的典型特点是

(3~4 题共用备选答案)

A. 链球菌　　B. 螺旋体　　C. 衣原体

D. 真菌　　E. 人乳头状瘤病毒

3. 梅毒的病原体是

4. 非淋病奈瑟菌性尿道炎的病原体是

(5~7 题共用备选答案)

A. 利福布汀　　B. 头孢曲松　　C. 红霉素　　D. 四环素　　E. 苄星青霉素

5. 哪种药最不可能用于梅毒的治疗

6. 治疗淋病奈瑟菌性尿道炎，首选肌内注射的药物是

7. 非淋病奈瑟菌性尿道炎的患者，治疗选择的药物是

(8~10 题共用备选答案)

A. 可发生树胶样肿，累及鼻骨者可形成鞍鼻　　B. 硬下疳

C. 扁平湿疣　　D. 盘状红斑狼疮

E. 松弛性大疱

8. 一期梅毒主要表现为

9. 二期梅毒主要表现为

10. 三期梅毒主要表现为

【填空题】

1. 梅毒根据传播途径的不同可分为（　　）、（　　）、（　　）；根据病程不同又可分为（　　）及（　　）。

2.（　　）类药物是治疗梅毒的首选药物。

3. 尖锐湿疣是（　　）病毒感染所致的皮肤黏膜良性赘生物。

4. 生殖器疱疹是由（　　）病毒感染泌尿生殖器及肛周皮肤黏膜而引起的一种慢性、复发性、难治愈的疾病。

5. 梅毒的病原体是（　　）。

6. 治疗淋病的首选药物是（　　）。

7. 生殖器疱疹的病原体主要是（　　）。

【名词解释】

1. 吉海反应　　2. 硬下疳　　3. 梅毒

4. 淋病　　5. 非淋病奈瑟菌性尿道炎　　6. 软下疳

7. 尖锐湿疣　　8. 生殖器疱疹

【病例分析题】

女，30 岁。全身起红疹伴轻度瘙痒 10d。曾用抗组胺药治疗无效。既往体健。皮肤专科检查：躯干四肢多发红色丘疹，表面无鳞屑，掌跖部有类似皮疹。肛周皮肤见数颗红褐色丘疹及扁平斑块样皮损，直径为 0.5~1.0cm，表面湿润。诊断为二期梅毒。医嘱：长效青霉素肌内注射。

请问：

1. 青霉素注射时的注意事项有哪些？

2. 对该患者的健康宣教内容有哪些？

参考答案

【选择题】

（一）A1 型题

1. A　2. C　3. C　4. B　5. D　6. C　7. B　8. B　9. E　10. E
11. A　12. D　13. B　14. A　15. A　16. C　17. A　18. B　19. D　20. C
21. A　22. B　23. B　24. C　25. D　26. D　27. A　28. B　29. D　30. A
31. B　32. B　33. A　34. B　35. B　36. D

（二）A2 型题

1. E　2. A　3. D

（三）A3/A4 型题

1. E　2. E　3. C　4. B　5. A　6. E　7. A　8. D　9. C

（四）B 型题

1. E　2. A　3. B　4. C　5. A　6. B　7. C　8. B　9. C　10. A

【填空题】

1. 性接触传播、血液传播、母婴传播、早期梅毒、晚期梅毒
2. 青霉素
3. 人乳头状瘤（HPV）
4. 单纯疱疹
5. 螺旋体
6. 头孢曲松
7. 单纯疱疹病毒 II 型

【名词解释】

1. 吉海反应：此现象常在治疗梅毒患者过程中出现。于首次用药后数小时至 24 时（通常 3~12h）出现流感样症状，体温升高（38~40℃），全身不适。梅毒性损害可暂时加重，内脏及中枢神经系统梅毒症状显著恶化。为了预防发生此反应，青霉素可以由小剂量开始逐渐增加到正常量，也可以在治疗前给予泼尼松。

2. 硬下疳：又称为梅毒初疮，由梅毒螺旋体在侵入部位引起的无痛性炎症反应，为一期梅毒的典型损害。

3. **梅毒**：是由苍白螺旋体引起的生殖器、所致淋巴结及全身病变的性传播疾病，为我国“传染病防治法”规定的乙类传染病之一。

4. **淋病**：由淋病奈瑟菌感染引起的，常见泌尿生殖系统的化脓性感染，也可导致盆腔脏器及远隔部位的感染。

5. **非淋病奈瑟菌性尿道炎**：是指由淋病奈瑟菌以外的病原体引起的尿道炎，宫颈炎及其并发症，故实为泌尿生殖系统的炎症。

6. **软下疳**：是由 Ducrey 嗜血杆菌引起的一种性传播疾病，属于经典性病之一。主要在外生殖器部位发生局限性坏死性溃疡，疼痛明显，伴急性化脓性腹股沟淋巴结炎。

7. **尖锐湿疣**：又称为生殖器疣或性病疣，系人乳头病毒引起的一种发生于肛门生殖器部位的疣状赘生物，为常见性传播疾病之一。

8. **生殖器疱疹**：又称为阴部疱疹，系单纯疱疹病毒引起的发生于泌尿生殖器部位的一种性传播疾病。

【案例分析题】

1. 青霉素注射时的注意事项有哪些？

（1）认真核对皮试结果，阴性方可注射。

（2）注射前做好“三查七对”。

（3）长效青霉素要充分溶解后方可注射，由于溶剂浓稠，容易堵塞针头，配药时使用 18# 针头，注射前再换回 21# 针头，需快速排气快速注射。

（4）为了减少药物的局部刺激，注射长效青霉素时两侧臀部分别注射一支，注射后观察 20~30min。

（5）第一次使用青霉素，部分患者可能出现发热、咽痛（流感样症状）、皮损加重的吉海反应。

2. 对该患者的健康宣教内容有哪些？

（1）早期梅毒可以治愈，治疗越早，效果越好。

（2）保持心情舒畅，积极配合医生治疗；按照医生要求定期到医院复查：一般第 1 年每 3 个月复查 1 次，以后每半年复查 1 次。

（3）如果有发热，体能消耗较大，注意休息，调节饮食，补充消耗的能量。

（4）治疗期间，性伴侣也需要进行检查，必要时接受治疗。

（5）一期和二期梅毒患者都有较强的传染性，治疗期间避免性生活。如果发生性接触必须使用安全套。

（6）家庭中做好必要的隔离，防止传染他人。不共用牙刷、剃须刀、内裤，浴巾单独清洗消毒，不与他人同盆洗浴。

（7）患病期间不宜怀孕，如果发现怀孕尽早到正规医院咨询、诊治。

（8）梅毒患者治疗后，如果发生不安全的性行为还会再次感染梅毒和其他性病。

（余梦清）

第十四章 眼耳鼻咽喉口腔科护理学

第一节 眼科

一、基本理论与知识要点

1. 试述眼球壁由外向内分为哪几层，每一层又是由哪几部分构成的。

眼球壁可分为三层，外层为纤维膜，由角膜和巩膜组成；中层为葡萄膜，又称为血管膜或色素膜，由虹膜、睫状体和脉络膜构成；内层为视网膜。

2. 眼球内容物包括哪些？眼的屈光间质是由哪几部分组成的？

眼球内容物包括房水、晶状体和玻璃体，均为无血管和神经的透明体。角膜、房水、晶状体和玻璃体一起称为眼的屈光间质，共同构成眼的屈光系统。

3. 简述房水的功能。

房水具有营养角膜、晶状体、玻璃体和维持正常眼压的功能。

4. 为什么维生素 A 缺乏时会导致夜盲？

视网膜神经感觉层主要由三级神经元构成，光感受器是第一级神经元，分视锥细胞和视杆细胞两种。视锥细胞主要分布在黄斑区，感强光（明视觉）和色觉，视杆细胞分布在黄斑以外的视网膜周边部，感弱光（暗视觉）和无色视觉。维生素 A 参与视杆细胞内视紫红质的合成和再生，当维生素 A 缺乏时，视杆细胞内视紫红质合成减少，暗适应时间延长，缺乏严重时将引起夜盲。

5. 结膜充血和睫状充血在充血原因、血管的来源及充血部位和表现上有哪些不同？

结膜充血与睫状充血的不同点见表 1-14-1。

表 1-14-1　结膜充血与睫状充血的不同点

项目	结膜充血	睫状充血
血管来源	结膜后动脉	睫状前动脉
位置	浅	深
充血部位	靠近穹窿部充血显著	靠近角膜缘充血显著
颜色	鲜红色	紫红色
形态	血管呈网状、树枝状	血管呈放射状或轮廓不清
移动性	推动球结膜时，血管随之移动	血管不移动
充血原因	结膜疾病	角膜炎、虹膜睫状体炎及青光眼

6. 结膜炎的患者是否可以戴眼罩，为什么？

结膜炎患者禁忌戴眼罩和包扎患眼。因包扎或遮盖患眼，使分泌物排出不畅，不利于结膜囊清洁，又会使结膜囊温度升高，有利于细菌生长繁殖，加剧炎症。

7. 我国沙眼是如何分期的？每一期的特点是什么？

我国于 1979 年制订了适合我国国情的沙眼分期方法。

（1）Ⅰ期（进行活动期）：上睑有活动性病变，即结膜乳头与滤泡并存，上穹窿结膜血管模糊不清，有角膜血管翳。

（2）Ⅱ期（退行期）：除少许活动期病变外，有瘢痕形成。

（3）Ⅲ期（完全瘢痕期）：活动性病变完全消失，代之以瘢痕，此期无传染性。

8. 角膜炎患者如何预防角膜穿孔？

（1）滴眼药时动作要轻柔，勿压迫眼球。

（2）多食易消化食物，保持大便通畅，避免便秘引起的腹压增加。

（3）嘱患者勿用手擦、揉眼球；勿用力咳嗽及打喷嚏。

（4）球结膜下注射时，避免在同一部位反复注射，尽量避开溃疡面。

（5）深部角膜溃疡，后弹力层膨出者，可加压包扎，配合局部及全身应用降眼压药物。

（6）遵医嘱使用散瞳药，防止虹膜后粘连而导致眼压升高。

（7）可用眼罩保护患眼，避免外物撞击。

9. 皮质性白内障根据病程可分为哪几期？手术宜选择在哪个期？

皮质性白内障根据病程可分为初发期、膨胀期（又称为未成熟期）、成熟期和过熟期；手术时机可以结合患者病情与症状以及主观提高视力的意愿和需求来确定。

10. 人工晶状体的优点有哪些？

（1）物像放大作用小，可用于单眼无晶体眼。

（2）术后迅速恢复视力，可建立双眼单视及立体视觉。

（3）周边视野正常，无环形暗区。

（4）不需要戴入、摘出等操作。

（5）儿童外伤性白内障可预防弱视。

11. 何为眼压？正常眼压值是多少？

眼压是眼球内容物作用于眼球内壁的压力。正常眼压值是 11~21mmHg。正常人双眼眼压差不应 >5mmHg，24h 眼压波动范围不应 >8mmHg。

12. 哪些因素可以诱发急性闭角型青光眼的发作？

情绪激动、暗室停留时间过长、长时间阅读或近距离用眼、过度疲劳和疼痛、局部或全身应用抗胆碱类药物，均可使瞳孔散大，增加瞳孔阻滞，同时周边虹膜松弛，导致狭窄的房角关闭，从而诱发急性闭角型青光眼的发作。

13. 试述急性闭角型青光眼急性发作期的症状和体征。

（1）症状：剧烈头痛、眼痛、畏光、流泪、虹视、雾视、视力急剧下降，还可伴有恶心、呕吐等全身症状。

（2）体征：睫状充血或混合充血、角膜水肿、眼压升高，多在 50mmHg 以上，可超过 80mmHg。前房变浅、瞳孔散大，对光反射消失。

14. 治疗原发性闭角型青光眼的药物有哪些？副作用有哪些？如何预防或处理？

（1）缩瞳药：1%~4% 毛果芸香碱滴眼液。副作用是可引起眉弓疼痛，视物发暗，近视加深等。若使用高浓度制剂频繁滴眼，还可能出现胃肠道反应、头痛、出汗等全身中毒症状。每次点药后应压迫泪囊区数分钟，出现上述症状应及时停药。

（2）β 肾上腺素受体拮抗药：对心脏房室传导阻滞、窦性心动过缓和支气管哮喘者禁用。用药后要注意观察心率变化。

（3）碳酸酐酶抑制药：部分患者服用后出现口周及手脚麻木，停药后即可消失。长期服用可引起尿路结石、肾绞痛、血尿及小便困难等副作用。若发生上述症状，应嘱患者停药，并多次少量饮水。

（4）高渗剂：对年老体弱或有心血管疾病者，应注意呼吸及脉搏变化。药物作用使颅内压降低，部分患者出现头痛、恶心等症状，用药后宜平卧休息。甘油参与体内糖代谢，糖尿病患者慎用。

15. 试述原发性开角型青光眼的眼底表现。

（1）视神经盘凹陷进行性扩大和加深。

（2）视神经盘上下方局限性盘沿变窄，C/D 值增大，形成切迹。

C/D 值即杯盘比，即视神经盘凹陷与视神经盘直径的比值。正常人 C/D 值多在 0.3 以下，双侧对称。若 C/D 值 >0.6 或两眼 C/D 差值 >0.2，多视为异常，应做进一步检查。

（3）双眼视神经盘凹陷不对称，C/D 差值 >0.2。

（4）视神经盘上或其周围浅表线状出血。

（5）视网膜神经纤维层缺损。

16. 为虹膜睫状体炎患者散瞳时的注意事项有哪些？

（1）如需注射散瞳合剂，应选用 1ml 的注射器。

（2）注射散瞳合剂时要选择注射到瞳孔未散开部位的结膜下，并告诉患者如果出现明显的心悸、面红、口干等症状是药物的反应，休息片刻即可缓解。若出现口干欲饮水，继而心悸、面色潮红、头晕、烦躁不安、胡言乱语等症状要立即停药，及时通知医生，嘱患者卧床，多饮水，保温，可静脉滴注葡萄糖。

（3）滴散瞳药后，要按压内眦部 5min，减少阿托品经鼻腔黏膜吸收引起的全身反应。

（4）中老年人、前房浅的患者要注意避免散瞳后房角堵塞，引起青光眼发作。若必须使用应密切观察眼压情况，必要时行激光周边虹膜切除术。小儿要用低浓度散瞳药。

（5）应用散瞳药后 20min 要观察瞳孔有无散大。

17. 急性虹膜睫状体炎发作时的体征有哪些？

（1）睫状充血或混合充血。

（2）角膜后沉着物：炎症时破坏血 - 房水屏障，房水中进入大量炎症细胞和纤维素，沉积于角膜后面。

（3）房水混浊：在裂隙灯下可见前房内光束增强，呈灰白色半透明带，称 Tyndall 现象。

（4）虹膜改变：虹膜充血、水肿，纹理不清，可有虹膜粘连、虹膜膨隆等。

（5）瞳孔改变：瞳孔缩小变形，对光反射迟钝，散瞳后可出现多种形状的瞳孔外观。

（6）晶状体改变：晶状体前表面可遗留下环形色素。

（7）玻璃体改变：玻璃体前部可见少量尘埃状及絮状混浊。

18. 眼化学伤的紧急处理原则是什么？

争分夺秒，就地取材，彻底冲洗是眼化学伤的急救原则。眼化学伤发生后，立即就地取水，现场急救，用大量清水反复冲洗眼部 30min 以上。送到医院后，继续用生理盐水冲洗眼部，特别是穹窿部与睑板下沟处，也可根据致伤物性质用中和冲洗液冲洗，酸性化学伤用 3% 碳酸氢钠溶液，碱性化学伤用 3% 硼酸溶液冲洗。

19. 视网膜母细胞瘤临床上分为哪几期？白瞳症一般出现在哪一期？

视网膜母细胞瘤临床上通常分为四期，眼内期、青光眼期、眼外期和转移期。白瞳症一般出现在眼内期。

20. 试述近视眼的治疗方法有哪些。

近视的治疗方法包括戴框架眼镜、角膜接触镜、药物治疗及屈光手术等。

（1）框架眼镜：是矫正真性近视最常用的方法，镜片为凹透镜，使用安全、简便且经济，矫正近视的度数原则上以矫正视力达到 1.0 的最低度数为准。

（2）角膜接触镜：分为软镜和硬镜，适用于严重屈光参差无法耐受普通框架眼镜患者，而且无棱镜效应，视野较大，特别适合于高度近视及不适合戴框架眼镜的特殊职业者。

（3）药物治疗：对于假性近视只需使用睫状肌麻痹药松弛调节即可达到矫治目的，常用睫状肌麻痹药有 0.01% 阿托品滴眼液。

（4）屈光手术：包括角膜屈光手术、晶状体屈光手术和巩膜屈光手术三种，准分子激光原位角膜磨镶术是目前角膜屈光手术的主流术式。

21. 孔源性视网膜脱离患者的临床表现有哪些？

（1）初发时有“飞蚊症”、眼前闪光感和眼前黑影飘动。变性的玻璃体和视网膜形成粘连，当眼球运动时，玻璃体震荡激惹视网膜，患者有眼前闪光感。

（2）视力减退：如果黄斑区受到影响则有中央视力明显减退。

（3）患病时间长的患者多有眼压偏低。

（4）眼底改变：散瞳检查眼底可见视网膜脱离区裂孔，脱离的视网膜呈灰白色隆起。

22. 简述视网膜脱离的治疗原则。

（1）孔源性视网膜脱离的治疗原则为封闭裂孔，缓解或消除玻璃体牵拉。一经确定孔源性视网膜脱离应尽早手术。

（2）牵拉性视网膜脱离累及黄斑要做玻璃体手术治疗。

（3）渗出性视网膜脱离须针对原发疾病进行治疗，大多不需要手术治疗。

23. 糖尿病视网膜病变患者有哪些临床表现？

（1）症状：多数患者有糖尿病多饮、多尿、多食和体重下降等全身症状。眼部症状主要表现为不同程度的视力障碍。

（2）体征：眼底检查可见视网膜微动脉瘤、视网膜出血、渗出、视网膜内微血管异常、视网膜静脉串珠样改变、新生血管、视网膜前增殖膜形成和牵拉性视网膜脱离等。

24. 远视力检查时的注意事项有哪些？

（1）视力表应有充足的光线照明，使用灯箱视力表时，视力表白底的亮度应达 80~320cd/m^2。

（2）被检者眼应与 1.0 视标在同一高度。

（3）戴镜者应先测裸眼视力，然后再测戴镜视力，记录矫正眼镜度数。

（4）检查视力时应使用遮眼器，用后应消毒。遮挡眼睛时避免压迫眼球，防止被检眼斜看、眯眼或偷看。

25. 发生近视的原因有哪些？

（1）遗传因素：一般认为病理性近视为常染色体隐性遗传，单纯性近视为多因子遗传。

（2）环境因素

1）形觉剥夺：在照明不足，字迹模糊不清时，外界物体在视网膜上的成像不清，容易造成近视。

2）离焦点：当外界物体成像于黄斑之后，容易促使眼轴变长，导致近视，如验光配镜过矫。

3）空间限制：长时间的近距离阅读、工作易导致近视。

4）其他：调节功能紊乱和衰退也可导致近视。

二、自测题

【选择题】

（一）A1 型题

1. 临床上内眼手术切口的标志部位是

A. 角膜　B. 角巩膜缘　C. 球结膜　D. 睑结膜　E. 巩膜

2. 受滑车神经支配的眼球外肌是

A. 上直肌　B. 下直肌　C. 内直肌　D. 外直肌　E. 上斜肌

3. 房水是由下列哪个结构分泌的

A. 虹膜　B. 睫状体　C. 泪腺　D. 结膜　E. 脉络膜

4. 维生素 A 缺乏可导致

A. 近视　B. 远视　C. 弱视　D. 老视　E. 夜盲

5. 两眼球突出度差值超过多少为异常

A. 1mm　B. 2mm　C. 3mm　D. 4mm　E. 5mm

6. 损伤后以结缔组织代替的角膜组织为

A. 上皮细胞层　B. 前弹力层　C. 基质层　D. 后弹力层　E. 内皮细胞层

7. 角膜代谢所需的氧主要来源于

A. 角膜缘血管网　B. 房水　C. 泪液

D. 虹膜血管　E. 空气

8. 距视力表 2.5m 处看清最大视标，该眼视力为

A. 0.02　B. 0.04　C. 0.05　D. 0.06　E. 0.1

9. 自然光线下瞳孔的直径大小为

A. 1.5~3mm　B. 2.5~4mm　C. 3~4mm　D. 1.5~2.5mm　E. 2.5~3mm

10. 泪道冲洗时，如进针阻力大，冲洗液体从原泪点或上泪点溢出，提示

A. 泪总管阻塞　B. 鼻泪管阻塞　C. 慢性泪囊炎　D. 鼻泪管狭窄　E. 急性泪囊炎

11. 泪囊鼻腔吻合术后，为了利于伤口积血的引出，常给予

A. 侧卧位　B. 平卧位　C. 患侧卧位　D. 健侧卧位　E. 半坐卧位

12. 临床上有网状瘢痕及角膜血管翳的疾病是

A. 角膜炎　B. 沙眼　C. 翼状胬肉

D. 睑板腺囊肿　E. 淋病奈瑟菌性结膜炎

13. **年龄相关性白内障的临床表现是**

A. 屈光改变　B. 眼前固定黑影　C. 无痛性视力下降
D. 视物变形　E. 视野缺损

14. **正视眼摘除晶状体后，眼的屈光状态是**

A. 正视　B. 轻度近视　C. 高度近视　D. 轻度远视　E. 高度远视

15. **下列能减少房水分泌的药物是**

A. 散瞳药　B. 缩瞳药　C. 碳酸酐酶抑制药
D. 高渗剂　E. 镇静药

16. **开角型青光眼诊断和病情评估的重要指标是**

A. 眼压升高　B. 瞳孔缩小　C. 视野缺损　D. 前房变浅　E. 视力下降

17. **C/D 为视神经盘凹陷与视神经盘直径的比值，正常人 C/D 多在**

A. 0.2 以下　B. 0.3 以下　C. 0.4 以下　D. 0.5 以下　E. 0.6 以下

18. **急性虹膜睫状体炎最主要的治疗措施是**

A. 散瞳　B. 免疫治疗　C. 皮质类固醇　D. 抗生素　E. 非甾体抗炎药

19. **视网膜脱离手术关键在于**

A. 封闭视网膜裂孔　B. 放出视网膜下积液　C. 巩膜缩短
D. 硅胶外加压　E. 环扎

20. **糖尿病视网膜病变早期眼底的特征性改变是**

A. 硬性渗出　B. 微血管瘤　C. 新生血管
D. 玻璃体出血　E. 牵引性视网膜脱离

21. **近视与眼球的何种状态有关**

A. 眼球轴过长　B. 眼球轴过短　C. 眼球突出　D. 眼球凹陷　E. 眼球萎缩

22. **远视眼用下列哪种镜来矫正**

A. 凹透镜　B. 凸透镜　C. 凹柱镜　D. 凸柱镜　E. 三棱镜

23. **屈光参差指双眼度数相差超过**

A. 2.00D　B. 2.50D　C. 3.00D　D. 4.00D　E. 5.00D

24. **治疗弱视最主要、最有效的方法是**

A. 遮盖疗法　B. 压抑疗法　C. 后像疗法　D. 视刺激疗法　E. 红色滤光片疗法

25. **眼部氨水烧伤时，冲洗患眼最好用**

A. 3% 硼酸溶液　B. 0.3% 碳酸氢钠溶液　C. 生理盐水
D. 0.37% 依地酸钠　E. 3% 冰醋酸

26. **酸碱烧伤急救处理首先应**

A. 送医院等待医务人员处理　B. 就地取水彻底冲洗眼部
C. 全身应用抗生素控制感染　D. 滴抗生素眼药水
E. 应用胶原酶抑制剂

27. **视网膜动脉主干阻塞的临床表现正确的是**

A. 视力渐进性、无痛性丧失　B. 患眼瞳孔直接对光反射存在
C. 患眼间接对光反射消失　D. 眼底检查视网膜呈红色
E. 黄斑区可透见“樱桃红”

28. 以下不属于泪器结构的是

A. 泪点　B. 泪小管　C. 泪囊　D. 鼻泪管　E. 泪阜

29. 中心视野的范围为距注视点

A. 10°以内　B. 15°以内　C. 20°以内　D. 25°以内　E. 30°以内

（二）A2 型题

1. 女，68 岁。近 5 年右眼视力逐渐下降，现视物不清，加重 1 个月。检查可见，左眼视力 0.3，右眼视力指数 /20cm；左眼晶状体中度混浊，右眼晶状体完全混浊。该患者最有可能的诊断是

A. 角膜炎　B. 青光眼　C. 白内障　D. 老花眼　E. 黄斑变性

2. 女，62 岁。在家属陪同下来眼科急诊就诊。患者表情痛苦，自诉右眼胀痛、视物模糊，伴头痛、恶心、呕吐。检查可见，左眼视力 0.8，右眼视力 0.1；测眼压右眼 58mmHg，左眼 16mmHg。该患目前最主要的治疗措施是

A. 消炎治疗　B. 降眼压　C. 手术治疗　D. 散瞳治疗　E. 观察

3. 男，27 岁。患者既往有 700 度近视。自诉 2d 前出现右眼前面有黑影遮挡，伴视力下降，有闪光感。检查可见，右眼视网膜下方有一个裂孔，完善检查准备手术，术前应给予的卧位是

A. 平卧位　B. 半坐卧位　C. 俯卧位　D. 侧卧位　E. 头低位

（三）A3/A4 型题

（1~3 题共用题干）

男，20 岁。昨日曾去游泳。今晨起床后发现双眼红，分泌物多，伴眼部灼热感。

1. 该患者最可能的诊断为

A. 急性闭角型青光眼　B. 急性虹膜睫状体炎　C. 急性角膜炎
D. 急性结膜炎　E. 视网膜脱离

2. 治疗上应

A. 降眼压　B. 散瞳
C. 局部点抗生素眼药水　D. 缩瞳
E. 手术

3. 护理上注意不应

A. 勤点眼药水　B. 双眼戴眼罩
C. 每接触一位这样的患者都应洗手　D. 单独使用毛巾、手帕、脸盆
E. 睡前涂抗生素眼药膏

（四）B 型题

（1~3 题共用备选答案）

A. 上皮细胞层　B. 前弹力层　C. 基质层　D. 后弹力层　E. 内皮细胞层

1. 损伤后快速修复且不留瘢痕的角膜层是

2. 具有角膜 - 房水屏障功能的角膜层是

3. 损伤后不能再生，形成瘢痕的角膜层是

（4~5 题共用备选答案）

A. 角膜薄翳　B. 角膜斑翳　C. 角膜白斑　D. 角膜穿孔　E. 角膜葡萄肿

4. 角膜炎愈合期，混浊较厚略呈白色，但仍可透见虹膜者，称为

5. 角膜炎愈合期，角膜瘢痕组织中嵌有虹膜组织时，提示有过

【填空题】

1. 眼为视觉器官，包括（　　）、（　　）和（　　）三部分。
2. 眼球由（　　）和（　　）组成。
3. 正常成年人眼球的前后径平均为（　　）。
4. 视网膜后极部的黄斑区中央有一个小凹，称为（　　），是视网膜上视觉最敏锐的部位。
5. 眼球外肌中的上斜肌由（　　）支配。
6. 年龄相关性白内障患者的视力下降呈（　　）性和（　　）性。
7. 青光眼的治疗原则是（　　）瞳；虹膜睫状体炎的治疗原则是（　　）瞳。
8. 近视眼选择（　　）镜矫正；远视眼选择（　　）镜来矫正。老视眼应戴（　　）镜来矫正。
9. 在婴幼儿期，由于角膜混浊、先天性或外伤性白内障，上睑下垂或遮盖一眼过久，限制了充分的视觉感知输入，视功能发育受到障碍而发生的弱视称为（　　）性弱视。
10. 临床上测定斜视角最简单常用的方法是（　　）。
11. 老视的原因：由于年龄增长，（　　）弹性下降，引起眼的调节功能逐渐减弱。
12. 屈光不正包括（　　）、（　　）和（　　）。
13. 发生交感性眼炎时，伤眼称为（　　）眼，另一眼称为（　　）眼。
14. 临床上，部分患者的眼压已超过统计学上限，长期随访并不出现视神经损害和视野缺损，称为（　　）。
15. 矫正近视的度数原则上以矫正视力达到 1.0 的（　　）度数为准。

【名词解释】

1. 瞳孔直接对光反射
2. 瞳孔间接对光反射
3. 近反射
4. 睑内翻
5. 倒睫
6. 白内障
7. 青光眼
8. 视网膜脱离
9. 弱视
10. 交感性眼炎
11. Tyndall 现象
12. 暗适应

【案例分析题】

女，67 岁。教师，退休在家。有高血压病史。3 年来双眼视力逐渐下降，近 3 个月右眼视力明显下降已看不见手指。非常担心，由女儿陪同来院就诊。查体：右眼视力光感（+），左眼视力 0.1，眼压 Tn，晶状体混浊，以年龄相关性白内障为诊断收入院，准备手术。

请问：

1. 该患者术前需做哪些常规检查？
2. 采取哪种手术方式最好，为什么？
3. 请为该患者制订手术后的护理计划。

参考答案

【选择题】

(一)A1 型题

1. B　2. E　3. B　4. E　5. B　6. C　7. A　8. C　9. B　10. A
11. E　12. B　13. C　14. E　15. C　16. C　17. B　18. A　19. A　20. B
21. A　22. B　23. B　24. A　25. A　26. B　27. E　28. E　29. E

(二)A2 型题

1. C　2. B　3. B

(三)A3/A4 型题

1. D　2. C　3. B

(四)B 型题

1. A　2. E　3. C　4. B　5. D

【填空题】

1. 眼球、视路、眼附属器
2. 眼球壁、眼球内容物
3. 24mm
4. 黄斑中心凹
5. 滑车神经
6. 渐进性、无痛
7. 缩、散
8. 凹透、凸透、凸透
9. 形觉剥夺
10. 角膜映光法
11. 晶状体
12. 近视、远视、散光
13. 诱发、交感
14. 高眼压症
15. 最低

【名词解释】

1. **瞳孔直接对光反射**:指在暗室内用手电筒照射受检眼,其瞳孔迅速缩小的反应。
2. **瞳孔间接对光反射**:指在暗室内用手电筒照射一眼,另一眼瞳孔迅速缩小的反应。
3. **近反射**:当眼注视近处目标时,瞳孔缩小、双眼内聚,同时伴有调节,称为近反射。
4. **睑内翻**:是指睑缘向眼球方向内卷,部分或全部睫毛倒向眼球的一种眼睑位置异常。
5. **倒睫**:是睑缘位置正常,睫毛倒向眼球,刺激角膜和球结膜而引起一系列角膜、结膜继发改变的睫毛位置异常。
6. **白内障**:指晶状体混浊,即晶状体透明度降低或颜色改变所导致的光学质量下降的退行性变。
7. **青光眼**:是一组以眼压异常升高,视功能减退和眼组织的损害,引起视神经凹陷性萎缩、视野缺损为特征的眼病。

8. **视网膜脱离**：是指视网膜的神经上皮层和色素上皮层之间的脱离。

9. **弱视**：指眼本身无器质性改变，矫正视力在 0.8 或以下者。

10. **交感性眼炎**：是一眼受穿通伤后炎症反应持续不退，经一段潜伏期后另一眼也出现葡萄膜炎，使眼球遭到严重破坏。

11. **Tyndall 现象**：由于血 - 房水屏障功能破坏，蛋白、炎症细胞进入房水，在裂隙灯下前房内光束增强，呈现灰白色半透明带，称为 Tyndall 现象。为虹膜睫状体炎症活动期的体征。

12. **暗适应**：当人从明处突然进入暗处时，起初一无所见，随后渐能看清暗处的物体，眼的这种对光敏感度逐渐增加，对暗处发生适应的过程称为暗适应。

【案例分析题】

1. 该患者术前需做哪些常规检查？

（1）全身检查：①血压；②血糖（控制在 150mmol/L 以下）；③心电图、胸部 X 线、肝功能等检查排除严重的心、肺和肝脏疾病；④血尿常规和凝血功能检查。

（2）眼部检查

1）视功能检查：视力、光定位。

2）裂隙灯检查：检查角膜，除外虹膜炎等前节炎症。

3）散瞳后裂隙灯检查：晶状体混浊及眼底情况。

4）眼压。

5）IOL-master 及角膜地形图测量眼轴长度及角膜曲率，依据以上参数计算手术中所需植入的人工晶状体屈光度。

2. 采取哪种手术方式最好，为什么？

白内障超声乳化吸出联合人工晶状体植入术。手术切口小，感染机会少，术后视力恢复快。

3. 请为该患者制订手术后的护理计划。

（1）饮食：给予易消化的软食，保持大便通畅。

（2）用药：①术后第 1d 开始使用抗生素及激素类滴眼液交替点眼，每日各 4~6 次，抗生素滴眼液 1 周停用，激素类滴眼液逐渐减量且用药时间约 1 个月，视眼内炎症反应情况适当延长或缩短用药时间；②术后 1 周后使用非甾体抗炎药，根据患者病情，一般应用 4~6 周；③术后常规使用散瞳药，每日早晚各 1 次，一般应用 4 周；④根据患者眼部条件，决定是否给予人工泪液。

（3）观察局部：术后早期注意有无眼内感染，人工晶状体位置是否正常，是否有其他不适症状。

（4）防止外伤：术后 1 个月内，避免眼部外伤。

（5）生活护理和心理护理：评估患者术后的自理程度和心理状况，给予相应护理。

（6）出院指导：若无异常第 2d 可出院，出院后 1 周应复查 1 次，以后 1 个月、3 个月、6 个月各复查 1 次，若有异常随时来诊。术后 2 周内洗头、洗脸时注意不要将水溅入眼内。

（王爱平）

第二节 耳鼻咽喉科

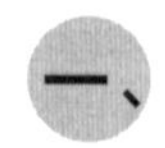

一、基本理论与知识要点

1. 贝尔麻痹(贝尔面瘫)的临床表现有哪些?

(1)患者患侧额纹消失,不能皱眉或抬眉。

(2)睑裂变大、眼睑闭合不全、结膜外露,易发生结膜炎;用力闭眼时眼球不由自主地向外上方转动。

(3)患侧口角下垂并向健侧歪斜,鼻唇沟变浅或消失,口唇闭合不紧,有饮水漏水、鼓腮漏气、流涎、不能吹气等功能障碍。

2. 何为韦氏误听?

耳硬化时,患者感觉在嘈杂环境中的听辨能力较安静环境下好,此现象称为韦氏误听(Willis paracusia)。

3. 试述慢性化脓性中耳炎的分型及临床表现。

根据临床表现将本病分为三型,即单纯型、骨疡型和胆脂瘤型,骨疡型和胆脂瘤型可合并存在。

(1)单纯型:最常见,病变主要局限于中耳鼓室黏膜,一般无肉芽形成。表现为间歇性耳流脓,量多少不等。脓液呈黏液性或黏脓性,一般不臭,鼓膜多呈中央性穿孔。听力减退一般为轻度传导性耳聋。

(2)骨疡型:病变超出黏膜组织,多有不同程度的听小骨坏死,伴鼓窦或鼓室区域骨质破坏。鼓室内有肉芽形成。表现为持续性耳流脓,脓液黏稠,常有臭味,鼓膜呈边缘性穿孔。患者多有较重的传导性耳聋。此型中耳炎可发生各种并发症。

(3)胆脂瘤型:表现为耳长期流脓,量多少不等,有恶臭。鼓膜松弛部穿孔或紧张部后上方有边缘性穿孔。听力检查有不同程度的传导性耳聋,病变波及耳蜗,可引起混合性耳聋或感音神经性耳聋。胆脂瘤非真性肿瘤,对骨质有一定破坏,炎症可由骨质破坏处向周围扩散,导致一系列颅内、外并发症。

4. 慢性化脓性中耳炎常见的颅内外并发症有哪些?

(1)颅内并发症:包括化脓性脑膜炎、脑脓肿、乙状窦血栓性静脉炎等,患者可出现头痛、发热、表情淡漠、颅内压升高等表现。

(2)颅外并发症:包括耳后骨膜下脓肿、迷路炎、周围性面瘫等。

5. 慢性单纯性鼻炎和慢性肥厚性鼻炎鉴别要点有哪些?

慢性单纯性鼻炎和慢性肥厚性鼻炎鉴别要点见表1-14-2。

表1-14-2 慢性单纯性鼻炎和慢性肥厚性鼻炎鉴别要点

症状/体征/治疗	慢性单纯性鼻炎	慢性肥厚性鼻炎
鼻塞	间歇性、交替性	单侧或双侧持续性
鼻涕	略多,黏液性	不多,黏液性或黏脓性,不易擤出

续表

症状 / 体征 / 治疗	慢性单纯性鼻炎	慢性肥厚性鼻炎
嗅觉	减退不明显	可有
闭塞性鼻音	无	有
头痛、头昏	可有	常有
咽干、咽痛	可有	常有
耳鸣、耳闭塞感	无	可有
对麻黄碱反应	明显的收缩反应	无
下鼻甲触诊	柔软、有弹性	硬实、无弹性
治疗	非手术治疗	手术治疗

6. 各种急性鼻窦炎头痛和局部疼痛的特点有哪些？

(1) 急性上颌窦炎：眶上额部痛，伴有同侧颌面部痛或上颌磨牙痛。晨起轻，午后重。

(2) 急性筛窦炎：一般头痛较轻，常局限于内眦或鼻根部，也可放射至头顶部。前组筛窦炎有时与急性额窦炎头痛特点相似，后组筛窦炎则与急性蝶窦炎相似。

(3) 急性额窦炎：前额部周期性疼痛。晨起即感头痛，逐渐加重，至午后开始减轻至消失，次日又重复发作。

(4) 急性蝶窦炎：颅底或眼球深处钝痛，可放射至头顶和耳后，亦可引起枕部痛。晨起轻，午后重。

7. 简述各类型鼻骨骨折的治疗要点。

(1) 闭合性鼻骨骨折：无错位性骨折无需复位。错位性骨折可在鼻腔表面麻醉行鼻内或鼻外法复位。

(2) 开放性鼻骨骨折：应争取一期完成清创缝合与鼻骨骨折的复位。鼻中隔出现偏曲、脱位等情况时，应做开放复位。

(3) 鼻骨粉碎性骨折：应根据具体情况做缝合固定、鼻腔填塞等。

(4) 鼻额筛眶复合体骨折：多合并严重的颅脑损伤，以开放复位为宜。

8. 简述扁桃体周脓肿的治疗要点。

(1) 脓肿形成前，按急性扁桃体炎处理，给予足量抗生素及适量的糖皮质激素控制炎症。

(2) 脓肿形成后，穿刺抽脓：1%~2% 丁卡因表面麻醉后，用 16~28 号粗针头于脓肿最隆起处刺入，进入脓腔，即可抽出脓液。应注意进针方位及深度，以免刺伤咽旁隙大血管。

(3) 脓肿形成后，切开排脓：对前上型者，可在穿刺获脓处，或选择最隆起和最软化处切开；也可按常规定位从腭垂根部画一条假想水平线，从腭舌弓游离缘下端（与舌根交界处）画一条假想垂直线，两条线的交点稍外即为切口处。切开黏膜及浅层组织后，可用长弯钳插入切口，进入脓腔，充分排脓。对后上型者，则在腭咽弓处切开排脓。次日复查，必要时可再次撑开排脓。

9. 气管切开后患者再次发生呼吸困难的可能原因有哪些？如何处理？

气管切开后患者再次发生呼吸困难，应考虑如下三种原因：

(1) 套管内套管阻塞：迅速拔出套管内套管，呼吸即可改善，说明内套管阻塞，清洁消毒后再放入。

(2) 套管外管或下呼吸道阻塞：拔出内套管后呼吸仍无改善，滴入湿化液，并进行深部吸痰后，呼吸困难即可缓解。

（3）套管脱出：脱管的原因多见于套管缚带太松，或为活结易解开；套管太短或颈部粗肿；气管切口过低；皮下气肿及剧烈咳嗽、挣扎等。如脱管，应立刻通知医生并协助重新插入。

10. 简述喉阻塞引起呼吸困难的分度及处理要点。

（1）Ⅰ度：安静时无呼吸困难、吸气性喉喘鸣及胸廓软组织凹陷。活动或哭闹时有轻度吸气性呼吸困难、稍有吸气性喉喘鸣及胸廓周围软组织凹陷。

（2）Ⅱ度：安静时有轻度吸气性呼吸困难、吸气期性喉喘鸣和吸气性胸廓周围软组织凹陷，活动时加重，但不影响睡眠和进食，无烦躁不安等缺氧症状。脉搏尚正常。

Ⅰ度和Ⅱ度呼吸困难的治疗要点是明确病因，积极针对病因治疗，严密观察呼吸，必要时备好床旁气管切开包。

（3）Ⅲ度：安静时有明显的吸气性呼吸困难，喉喘鸣声较响，吸气性胸廓周围软组织凹陷显著，并出现缺氧症状，如烦躁不安，不易入睡，不愿进食，脉搏加快等。若由炎症引起，喉阻塞时间较短，可先行药物治疗，密切观察呼吸，做好气管切开准备。其他情况应尽早选择气管切开。

（4）Ⅳ度：呼吸极度困难。患者坐卧不安，手足乱动，出冷汗，面色苍白或发绀，定向力丧失，心律不齐，脉搏细速，大小便失禁。若不及时抢救，可窒息死亡。要争分夺秒，立即行气管切开术。

11. 简述吸气性呼吸困难引起“四凹征”的原因，常见于哪些疾病。

因患者吸气费力，吸气时间延长，吸气时空气不易进入肺内，此时胸腔内负压增加，出现胸骨上窝、锁骨上窝、剑突下以及肋间隙软组织凹陷，临床上称为“四凹征”。常见于喉部及气管发生阻塞性病变者，如先天性喉畸形、喉部炎症、喉水肿、喉肿瘤等。

12. 简述食管异物的潜在并发症有哪些。

（1）食管穿孔或损伤性食管炎。

（2）颈部皮下气肿或纵隔气肿。

（3）食管周围炎及颈间隙感染或纵隔炎。

（4）大血管破溃。

（5）气管食管瘘。

（6）食管瘢痕性狭窄。

（7）窒息。

（8）严重饥饿、脱水及电解质紊乱。

二、自测题

【选择题】

（一）A1 型题

1. 用 1% 麻黄碱液滴鼻的主要目的是

A. 收缩血管，减轻炎症反应
B. 收缩血管，降低其通透性
C. 松弛平滑肌，减轻鼻肺反射
D. 收缩鼻黏膜，抑制腺体分泌
E. 收缩鼻黏膜，改善鼻通气和鼻旁窦引流

2. **上颌窦穿刺冲洗的穿刺部位是**

A. 靠近鼻底前部

B. 上鼻道，上鼻甲附着处距中鼻甲前端 1~1.5cm

C. 中鼻道，中鼻甲附着处距中鼻甲前端 1~1.5cm

D. 下鼻道，下鼻甲附着处距下鼻甲前端 1~1.5cm

E. 靠近鼻底中部

3. **急性化脓性中耳炎的临床特点叙述错误的是**

A. 多见于儿童

B. 全身症状可有畏寒、发热，小儿常伴呕吐、腹泻

C. 鼓膜一般不穿孔

D. 耳痛剧烈，持续时间长

E. 鼓膜穿孔后耳痛减轻

4. **鼻咽纤维血管瘤术前营养失调的主要原因是**

A. 知识缺乏

B. 焦虑

C. 鼻腔反复慢性出血致贫血

D. 食欲下降

E. 后鼻孔堵塞

5. **已证实与鼻咽癌有关的病毒是**

A. 单纯疱疹病毒

B. 柯萨奇病毒

C. 巨细胞病毒

D. EB 病毒

E. 鼻病毒

6. **关于急性咽炎临床表现，下列错误的是**

A. 咽后壁淋巴滤泡增生、表面可见片状白色假膜

B. 口咽部黏膜呈急性弥漫性充血、肿胀

C. 腭垂和软腭水肿

D. 下颌角淋巴结肿大、压痛

E. 吞咽疼痛

7. **急性扁桃体炎最常见的并发症是**

A. 咽旁脓肿

B. 咽后脓肿

C. 舌根脓肿

D. 扁桃体周围脓肿

E. 冠周脓肿

8. **诊断慢性扁桃体炎的主要依据是**

A. 咽部疼痛

B. 扁桃体肿大程度

C. 扁桃体表面有脓

D. 颌下淋巴结肿大

E. 反复急性发病史

9. **呼吸暂停低通气指数是指**

A. 每分钟呼吸暂停的平均次数

B. 每 7h 夜间睡眠期间呼吸暂停的平均次数

C. 每小时睡眠中呼吸暂停和低通气的平均次数

D. 每次呼吸暂停持续时间

E. 呼吸暂停的平均时间

10. **阻塞性睡眠呼吸暂停低通气综合征（OSAHS）是指在 7h 的睡眠中，呼吸暂停在**

A. 10 次以上　B. 20 次以上　C. 30 次以上　D. 40 次以上　E. 50 次以上

11. **急性会厌炎最常见的原因是**

A. 变态反应

B. 异物创伤

C. 扁桃体炎继发感染

D. 吸入有害气体

E. 感染

12. **急性会厌炎最严重的后果是**

A. 窒息　B. 声嘶　C. 咳嗽　D. 发热　E. 喉头水肿

13. **小儿急性喉炎的特点是**

A. 累及声门下区黏膜　B. 发病率比成人低　C. 易发生呼吸困难
D. 犬吠样咳嗽　E. 以上都是

14. **外耳道及鼓膜徒手检查时，成人将耳郭向什么方向轻轻牵拉，使外耳道变直**

A. 后、上、外方向　B. 后、下、外方向　C. 前、上、外方向
D. 前、下、外方向　E. 视患者外耳道解剖而定

15. **黏液性或脓性耳漏多见于**

A. 鼓膜穿孔　B. 分泌性中耳炎　C. 化脓性中耳炎
D. 脑脊液耳漏　E. 外耳道感染

16. **耳聋的定义，正确的是**

A. 无法与他人交流　B. 双耳均听不见任何声音
C. 不同程度的听力下降　D. 戴助听器也无法提高听力
E. 耳内结构发生病变引起的听力下降

17. **下列哪种情况禁忌外耳道冲洗**

A. 鼓膜穿孔　B. 耳道狭窄　C. 外耳道异物　D. 外耳道炎　E. 耵聍栓塞

18. **怀疑脑脊液鼻漏可采取何种措施来确定**

A. 病史　B. 有无手术史
C. 测定其葡萄糖含量及蛋白定量　D. 患者主诉
E. 有无急性鼻炎

19. **声带小结和声带息肉最主要的临床表现为**

A. 喉痛　B. 声音嘶哑　C. 痰中带血　D. 吞咽疼痛　E. 咳嗽

20. **正确的擤鼻方法为**

A. 双侧鼻孔一起擤　B. 双侧鼻孔轻轻擤　C. 单侧鼻孔用力擤
D. 单侧鼻孔轻轻擤　E. 以上都不对

21. **新生儿听力筛选的首选方法是**

A. 音叉试验　B. 纯音听力计　C. 声导抗　D. 脑干电位　E. 耳声发射

22. **中耳功能正常的鼓室导抗图为**

A. A 型曲线图　B. B 型曲线图　C. C 型曲线图　D. D 型曲线图　E. A1 型曲线图

23. **感音神经性耳聋纯音听力曲线的特点是**

A. 气导下降明显低于骨导　B. 骨导下降明显低于气导　C. 气骨导曲线均相应下降
D. 气导低频区下降明显　E. 气导和骨导高频区上升明显

24. **间接喉镜发现患者双侧声带前中 1/3 交界处有对称性结节状隆起，患者可能的诊断是**

A. 声带小结　B. 声带息肉　C. 声门癌　D. 喉癌　E. 喉头水肿

25. **关于喉乳头状瘤的叙述，错误的是**

A. 喉乳头状瘤是喉部最常见良性肿瘤　B. 喉乳头状瘤与 HPV 感染有关
C. 治疗以放疗为主　D. 儿童患者易复发
E. 可出现声音嘶哑

26. **关于气管切开后的护理患者，错误的是**

A. 4~6h 清洗 1 次气管内套管　B. 根据患者情况湿化吸痰

C. 气管套管系带应尽量系紧，防止脱出　　D. 室内保持适当温度与湿度
E. 气管筒内芯放在随手可得处

27. 气管切开患者准备拔管前，须堵管后无呼吸困难至少
A. 4~8h　B. 12~24h　C. 24~48h　D. 48~72h　E. 72~96h

28. 食管异物最常见于
A. 食管入口处　B. 环咽肌下方　C. 食管第二狭窄处
D. 食管膈裂孔处　E. 贲门处

29. 患者误吞鱼骨半日，经检查确认异物存留在食管上段，此时应如何处理
A. 含饮食醋　B. 饭团或韭菜强行咽下　C. 食管镜下取出异物
D. 阿托品解痉　E. 暂时观察

30. 软化外耳道耵聍最常用
A. 3%~5% 碳酸氢钠溶液　B. 70% 酒精　C. 抗生素滴耳液
D. 生理盐水　E. 热毛巾湿敷

31. 外耳道进入活动性昆虫，最佳取出方法是
A. 用异物钩勾出　B. 全身麻醉下取出
C. 用油类或酒精滴入耳道数分钟后取出　D. 用镊子钳出
E. 待其自行爬出

32. 下列哪种疾病主要引起传导性耳聋
A. 耳硬化　B. 梅尼埃病　C. 突发性耳聋
D. 自身免疫性聋　E. 药物性耳聋

33. 听神经瘤的早期症状不包括
A. 眩晕　B. 耳鸣　C. 感音神经性耳聋
D. 面部感觉麻木　E. 步态不稳

34. 耳硬化症导致听力下降的原因是
A. 镫骨固定　B. 锤骨固定　C. 砧骨固定　D. 蜗窗受损　E. 乳突受损

35. 听神经瘤的主要症状为
A. 持续性眩晕、耳鸣及进行性听力下降
B. 变换头位时，发生明显的眩晕和眼震，无耳鸣和听力下降
C. 发作性眩晕，伴恶心、呕吐、耳鸣及听力下降
D. 听力突然下降，伴耳鸣和短暂的眩晕
E. 剧烈眩晕和自发性眼震，伴恶心、呕吐，听力尚可

36. 关于鼓膜穿刺术的叙述，正确的是
A. 适用于分泌性中耳炎，鼓室内有积液　B. 针头与鼓膜成 30° 角
C. 穿刺点位于前上象限与前下象限交界处　D. 用 7 号穿刺针
E. 如果抽液不畅，可以四周更换角度

37. 下列关于鼓膜外伤的处理不妥的是
A. 穿孔愈合前禁止游泳　B. 无感染征象不必全身应用抗生素
C. 勿用力擤鼻并预防感冒　D. 用抗生素滴耳剂滴耳，预防中耳感染
E. 保持外耳道清洁干燥至穿孔愈合

38. **耳郭再造二期手术的间隔时间一般建议为**

A. 3个月　B. 6个月　C. 9个月　D. 12个月　E. 24个月

39. **下列关于贝尔麻痹的健康指导正确的是**

A. 外出不可戴墨镜　B. 勤用冷水洗脸

C. 不可行面肌按摩　D. 尽量选择固体、易咀嚼食物

E. 以上均错误

40. **下列关于中耳癌叙述错误的是**

A. 大部分患者既往有慢性化脓性中耳炎病史，且病程在10年以上

B. 常见症状为外耳道自发性出血或血性分泌物

C. 早期无明显疼痛，晚期表现为刺痛或跳痛，并向耳后及咽部放射

D. 听力障碍多为感音神经性耳聋，肿瘤侵犯面神经时可出现同侧周围性面瘫

E. 晚期中耳癌侵犯至颞颌关节可造成张口困难

（二）A2型题

1. **男，30岁。白天工作常伴头痛、头昏、咽干、咽痛，有间歇性或交替性鼻塞，应考虑的疾病是**

A. 慢性单纯性鼻炎　B. 慢性肥厚性鼻炎　C. 变应性鼻炎

D. 萎缩性鼻炎　E. 急性鼻炎

2. **女，26岁。左鼻胀痛3d。检查：左鼻前庭处有丘状隆起，周围红肿，顶端可见一黄白色脓点，诊断为鼻疖。以下护理措施错误的是**

A. 疖肿未成熟时，禁止切开引流，可做物理治疗　B. 疖肿成熟时切开，切忌挤压

C. 早期即正规应用抗生素　D. 注意加强全身支持治疗

E. 脓肿成熟时切开，并适当挤压以利于引流

3. **男，20岁。右侧鼻塞3个月，渐加重，伴有右鼻出血，反复发作。近1个月来自觉右耳有闷胀感，听力有所下降。查体：右鼻腔后端有圆形、光滑、红色新生物，表面有血痂，清理血痂时，见肿物易出血。鼻部CT：右侧鼻咽部肿物突入鼻腔，右侧上颌窦、筛窦炎。患者反复出血，担心病情严重。患者最可能的诊断是**

A. 鼻咽癌　B. 嗅母细胞瘤　C. 鼻咽纤维血管瘤

D. 上颌窦癌　E. 鼻腔恶性黑色素瘤

4. **女，21岁。排球比赛时与队员发生碰撞，诉鼻梁疼痛来院就诊，检查鼻腔发现鼻中隔有一个小血肿，正确处理方法是**

A. 不必穿刺抽出积血，自行吸收即可　B. 穿刺抽出积血，局部压迫即可

C. 全身麻醉下血肿取出术　D. 抗炎治疗

E. 使用鼻喷剂治疗

5. **男，28岁。确诊为喉阻塞，发现还存在急性会厌炎、Ⅱ度喉阻塞。全身状况良好，此时的治疗原则为**

A. 立即气管切开

B. 立即行环甲膜穿刺

C. 观察呼吸，吸氧

D. 使用足量抗生素和糖皮质激素，严密观察呼吸

E. 立即气管插管

6. 男，50 岁。因发现右耳血性分泌物半个月，且耳部明显跳痛来院就诊。既往患有右耳慢性化脓性中耳炎病史 12 年。右外耳道可见肉芽状新生物。该患者可能的诊断是

A. 分泌性中耳炎　　B. 化脓性中耳炎　　C. 外耳道异物

D. 外耳道癌　　E. 中耳癌

（三）A3/A4 型题

（1~3 题共用题干）

男，12 岁。主诉：咽痛伴发热、食欲下降 2d。患者于 2 年前受凉后出现咽痛、咽异物感，无咳嗽，2 年来病情反复发作，每年在 5 次以上，有时伴发热，予抗炎治疗后症状好转，但不能根除。体温为 38.5℃。患者双侧扁桃体肿大超过中线，呈慢性充血，隐窝口见黄白色点状豆渣样渗出物，双下颌淋巴结肿大，白细胞计数 12×10^9/L、中性粒细胞占 78%。

1. 该患者最可能的诊断是

A. 慢性扁桃体炎　　B. 慢性扁桃体炎急性发作　　C. 扁桃体周围脓肿

D. 急性咽炎　　E. 慢性咽炎

2. 该患者扁桃体肿大属于

A. 一度　　B. 二度　　C. 三度　　D. 四度　　E. 五度

3. 如果该患者行扁桃体切除，术后可能出现下列哪些并发症

A. 窒息　　B. 出血　　C. 感染

D. 急性肾小球肾炎　　E. 以上都可能

（4~6 题共用题干）

男，48 岁。手捂双鼻在家人搀扶下到急诊科就诊，神情紧张，面色苍白，鼻腔有鲜红色血液流出，口中吐出血性分泌物，自述双侧鼻腔反复出血 10 余小时，出血量约 500ml。询问病史有高血压病史，1 年前鼻腔出血 1 次，按压鼻腔后止血。查体：脉搏 108 次 /min，血压 89/57mmHg。

4. 该患者鼻出血最可能发生的部位在

A. 中鼻道后端　　B. 鼻腔后段的鼻 - 鼻咽静脉丛或鼻中隔后部的动脉

C. 上鼻道后端　　D. 下鼻道前端

E. 中鼻道前

5. 首先应做的是

A. 迅速判断患者的一般情况和出血程度，观察有无休克征象

B. 详细询问病史

C. 仔细检查鼻腔

D. 鼻腔填塞纱条

E. 输血

6. 患者出血稳定后，最有效的止血措施是

A. 指压止血法　　B. 烧灼法　　C. 填塞法

D. 鼻内镜下止血法　　E. 血管结扎法

（7~8 题共用题干）

女，32 岁。在家人陪同下到专科诊断室就诊，精神状态较差，活动迟缓，自述右鼻腔流清水样分泌物，低头位或下蹲时加重，平卧时鼻咽部分泌物增加，伴阵发性头晕及头痛。鼻腔分泌物生化检查结果示葡萄糖含量 4.0mmol/L。

7. 该患者最可能的诊断是

A. 变应性鼻炎　B. 脑脊液鼻漏　C. 鼻腔恶性肿瘤

D. 鼻咽纤维血管瘤　E. 急性鼻窦炎

8. 针对该患者的护理措施有

A. 取头高卧位，避免用力咳嗽和擤鼻　B. 限制饮水量和食盐摄入量

C. 正确使用抗生素和降颅内压药物　D. 观察有无颅内压升高的表现

E. 以上均正确

（9~11 题共用题干）

女，50 岁。3 年前无明显诱因出现右耳耳鸣伴有听力下降，近来感觉听力障碍逐渐加重，伴有眩晕及步态不稳，遂到耳科就诊。查体发现患者右侧面部麻木，脑干听觉诱发电位有 V 波延迟，镫骨肌声反射衰减阳性，前庭功能检查出现自发性眼震，头 MRI 检查提示右侧脑桥小脑三角占位，拟收入院手术治疗。

9. 该患者最可能的诊断是

A. 脑膜瘤　B. 面神经瘤　C. 听神经瘤　D. 梅尼埃病　E. 耳石症

10. 确诊最有价值的辅助检查是

A. 听力检查　B. 声导抗检查　C. 前庭功能检查　D. 影像学检查　E. 三叉神经试验

11. 患者手术后，突然出现神志淡漠，呼吸不规则，一侧肢体运动障碍，双侧瞳孔不等大，可能出现的情况是

A. 颅内出血　B. 颅内感染　C. 脑水肿　D. 视神经损伤　E. 缺血性脑卒中

（12~15 题共用题干）

患儿，3 岁。由于进食过程中哭闹，误将食物吸入气道，随即出现剧烈呛咳，短暂憋气和面色青紫，后稍缓解，但仍有憋气表现。家属将患儿送至医院就诊，胸部听诊可闻及右侧肺呼吸音降低，胸部 X 线片显示右侧支气管内低密度影，医生诊断为支气管异物。

12. 初步诊断依据是

A. 支气管肺炎　B. X 线拍片检查　C. 异物吸入史

D. 肺气肿　E. 肺不张

13. 病史不明确时，诊断气管、支气管异物最可靠的方法是

A. 胸部正、侧位片　B. 呼吸困难　C. 咳嗽、发热

D. 胸部听诊　E. 支气管镜检查

14. 该患儿手术前首优的护理诊断为

A. 恐惧　B. 知识缺乏

C. 有窒息的危险　D. 潜在并发症：肺炎、心力衰竭

E. 急性感染

15. 取出异物最合适的方法是

A. 经支气管镜取出　B. 经纤维支气管镜取出　C. 经直接喉镜取出

D. 经气管切开取出　E. 开胸取异物

（四）B 型题

（1~2 题共用备选答案）

A. 便于观察出血量　B. 防止血液进入胃内，刺激胃黏膜造成恶心、呕吐

C. 以上两者都对　　　　　D. 防止感染

E. 防止声音嘶哑

1. 鼻部手术后嘱患者一定要将后鼻孔流出的血液吐出是因为

2. 咽部手术患者清醒前采用侧俯卧位的目的是

（3~5 题共用备选答案）

A. 指导患者勿挖鼻、拔鼻毛。日常生活有规律，忌辛辣刺激性食物。若有糖尿病等全身性疾病应积极治疗

B. 术后注意保护鼻部勿受外力碰撞，以防出血或影响手术效果

C. 抽出鼻腔填塞物后，2h 内宜卧床休息，嘱患者仍需要注意饮食、休息，不宜过度活动，以防再次出血

D. 指导患者正确滴鼻、鼻腔冲洗、体位引流及正确的擤鼻方法

E. 指导患者正确滴鼻、擤鼻，遵医嘱合理选择、使用滴鼻剂，防止药物性鼻炎

3. 鼻中隔偏曲患者的健康指导应包括

4. 慢性鼻炎患者的健康指导应包括

5. 鼻窦炎患者的健康指导应包括

（6~8 题共用备选答案）

A. 防止感冒，防止术耳进水，以免引起中耳感染

B. 单纯型、骨疡型和胆脂瘤型

C. 有无面瘫、眩晕、恶心、呕吐、剧烈头痛及平衡障碍等情况

D. 早期、足量使用有效抗生素。抗生素需使用 10d 左右，或流脓停止后继续用药 1 周

E. 耳痛、听力减退，可有畏寒、发热、纳差等

6. 分泌性中耳炎鼓膜置管术后应注意

7. 急性化脓性中耳炎全身治疗应注意

8. 慢性化脓性中耳炎术后应注意观察

【填空题】

1. 根据病变部位耳聋分为（　　）、（　　）及（　　）三种类型。

2. 根据周围环境有无相应声源耳鸣可分为（　　）和（　　）。

3. 分泌性中耳炎是以（　　）及（　　）为主要特征的中耳非化脓性炎性疾病。

4. 小耳畸形是耳郭形态、体积及位置均有不同程度的畸形，按畸形程度可分为（　　）级，耳郭再造采用两期法，Ⅰ期为耳郭支架植入手术，Ⅱ期为（　　）手术。

5. 变应性鼻炎又称为（　　），是发生在鼻黏膜的超敏反应性疾病，属于 IgE 介导的（　　）型变态反应，以鼻痒、阵发性喷嚏、大量（　　）鼻涕和鼻塞为主要症状。

6. 鼻咽癌的早期鼻部症状可出现（　　）或（　　），（　　）转移较常见。

7. 鼻咽癌大多属于低分化鳞癌，（　　）是确诊鼻咽癌的依据，首选治疗方法为（　　）。

8. 扁桃体术后并发症主要有（　　）和（　　）。

9. 喉癌根据其发生部位大致可分为（　　）、（　　）、（　　）和（　　）。

10. 喉切除患者术后发音功能康复的方法包括（　　）、（　　）和（　　）。

【名词解释】

1. 眩晕
2. 梅尼埃病
3. 脑脊液鼻漏
4. 慢性扁桃体炎
5. 慢性阻塞性睡眠呼吸暂停低通气综合征
6. 纵隔摆动现象

【案例分析题】

男，61岁，农民，小学文化，已婚，育有一子一女，妻儿均体健。有吸烟史30年，每天2包，饮酒史10年，每天饮白酒150g。平日体健，性格开朗，半年前出现声音嘶哑，未予以重视，近1个月声音嘶哑加重，伴吞咽梗阻感，到当地医院就诊，经检查诊断为喉癌，须行全喉切除术。术后1d，患者气管内有大量血液咳出及口中有血液吐出，负压引流放出120ml血性液体，并伴有头痛、面色苍白、心率加快等症状。

请问：

1. 该患者有哪些导致喉癌的危险因素？

2. 针对该患者的处置措施有哪些？

3. 如何为该患者做出院指导？

参考答案

【选择题】

（一）A1型题

1. E　2. D　3. C　4. C　5. D　6. A　7. D　8. E　9. C　10. C
11. E　12. A　13. E　14. A　15. C　16. C　17. A　18. C　19. B　20. D
21. E　22. A　23. C　24. A　25. C　26. C　27. C　28. A　29. C　30. A
31. C　32. A　33. D　34. A　35. A　36. A　37. D　38. B　39. D　40. D

（二）A2型题

1. A　2. E　3. C　4. B　5. D　6. E

（三）A3/A4型题

1. B　2. C　3. E　4. B　5. A　6. D　7. B　8. E　9. C　10. D
11. A　12. C　13. A　14. C　15. A

（四）B型题

1. C　2. C　3. B　4. E　5. D　6. A　7. D　8. C

【填空题】

1. 感音神经性耳聋、传导性耳聋、混合型耳聋
2. 主观性耳鸣、客观性耳鸣
3. 传导性耳聋、鼓室积液
4. 三、立耳
5. 过敏性鼻炎、Ⅰ、水样

6. 回缩涕中带血、擤鼻涕中带血、颈淋巴结

7. 鼻咽部活检、放射治疗

8. 出血、感染

9. 声门癌、声门上癌、声门下癌、跨声门癌

10. 食管音、电子喉、气管食管发音假体

【名词解释】

1. 眩晕：有别于头昏与晕厥，是机体对空间定位障碍而产生的一种自体或外物运动性或位置性错觉，大多由外周前庭病变引起，表现为睁眼时周围物体旋转，闭眼时自身旋转，多伴有恶心、呕吐、出冷汗等自主神经功能紊乱现象。

2. 梅尼埃病：是一种以膜迷路积水为主要病理改变，以反复发作性眩晕、波动性耳聋和耳鸣为典型临床特征的内耳疾病。

3. 脑脊液鼻漏：为脑脊液经颅前窝底、颅中窝底或其他部位的先天性或外伤性骨质缺损，破裂处或变薄处流入鼻腔或鼻窦，再经前鼻孔或鼻咽部流出。可发生于外伤早期或伤后，常可继发感染引起严重颅内感染。

4. 慢性扁桃体炎：是扁桃体的持续性感染性炎症，多由急性扁桃体炎反复发作或因腭扁桃体隐窝引流不畅，隐窝内细菌、病毒滋生感染而演变为慢性炎症，是临床上的常见疾病之一，多发生于大龄儿童及青年。

5. 阻塞性睡眠呼吸暂停低通气综合征：是指睡眠时上气道塌陷阻塞引起的呼吸暂停和低通气，伴有打鼾、睡眠结构紊乱，频繁发生血氧饱和度下降、白天嗜睡注意力不集中等病症，并可导致高血压、冠状动脉粥样硬化性心脏病、糖尿病等多器官系统损害症状。

6. 纵隔摆动现象：见于支气管异物患者，由于单侧支气管出现异物阻塞，吸气和呼气时两侧胸腔压力不平衡而致纵隔随呼气、吸气向内侧摆动。

【案例分析题】

1. 该患者有哪些导致喉癌的危险因素？

长期吸烟和饮酒。

2. 针对该患者的处置措施有哪些？

（1）立即监测生命体征，特别是血压的变化，严防低血容量性休克的出现。

（2）立即通知医生，建立静脉通路。

（3）保持呼吸道通畅，及时吸出口腔及气道内的分泌物，并观察其色、质、量。

（4）及时放出负压球内的引流液，保持负压的有效性，评估出血量。

（5）密切观察病情，配合医生抢救。

（6）遵医嘱使用止血药物，并注意用药后的效果。

（7）做好手术止血的术前准备。

（8）做好心理护理，交接班并记录。

3. 如何为该患者做出院指导？

（1）教会患者清洗、消毒和更换全喉套管的方法。外出或沐浴时保护造瘘口，外出时可用有系带的清洁纱布垫系在颈部，遮住气管造口入口，防止异物吸入。盆浴时水不可超过气管套管，淋浴时注意勿使水流入气管套管。

（2）教会患者清洁、消毒造瘘口，每日观察造瘘口是否有痰液或痰痂附着，可用湿润棉签清洁，

必要时用酒精棉球消毒造瘘口周围皮肤。视情况向气道内滴入湿化液，以稀释痰液，防止痰液干燥结痂；多饮水；室内干燥时可行空气加湿。不到人群密集处，防止上呼吸道感染。

（3）学会自我检查颈部淋巴结。

（4）向患者提供有关发音康复训练的建议。

（席淑新）

第三节　口腔科

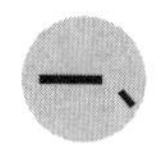

一、基本理论与知识要点

1. 简述牙齿萌出的规律。

（1）在一定时间内，按照一定顺序，左右成对萌出。

（2）一般情况下，下颌牙的萌出略早于上颌同名牙。

（3）女性同名牙的萌出略早于男性。

（4）营养状态，全身健康水平影响牙萌出。

2. 急性牙髓炎疼痛的特点是什么？

（1）自发性阵发性疼痛。

（2）夜间痛。

（3）温度刺激疼痛加剧。

（4）疼痛不能自行定位。

3. 简述牙周系统治疗的总体目标。

（1）消除炎症及其所导致的不适、出血、疼痛等症状，使牙周破坏停止，并促使组织修复再生。

（2）恢复牙周组织的形态，有利于自我清洁和健康维护。

（3）恢复牙周组织的功能。

（4）维持疗效，防止复发。

4. 简述龋病三级预防的内容。

（1）一级预防：开展口腔健康教育，促进口腔健康。提高自我口腔保健意识，定期检查。合理使用预防措施，如氟化物防龋、窝沟封闭防龋等。

（2）二级预防：早期诊断和早期充填，包括定期口腔检查、X 线辅助检查、对早期龋的及时干预治疗。

（3）三级预防：①防止龋病并发症的蔓延；②对龋病引起的牙髓炎、根尖周炎进行恰当治疗，防止炎症继续发展，对不能保留的牙应及时拔除；③恢复功能：对牙体组织缺损和牙齿缺失及时修复，恢复口腔正常功能，保持身体健康。

5. 简述四手操作中器械传递的注意事项。

（1）器械的传递和交换发生在传递区，即时钟 4~7 点，位置不可过高，避开面部，尽可能靠近患者的口腔部位。

(2) 护士熟悉诊疗过程，以能够预先准备好下一步需要使用的器械。

(3) 护士使用左手传递器械、材料，同时右手吸唾，准备下一步用的器械。

(4) 传递器械时护士握持非工作端，并施加一定的力传递，使医生能方便、稳固地抓握手柄部。

(5) 传递器械时要将器械的工作端朝向操作牙面或牙弓传递。

6. 简述拔牙术后的健康指导要点。

(1) 咬紧无菌棉卷 30~40min。有出血倾向的患者，应观察 30min 以上无出血后方可离院。

(2) 拔牙后 2h 后可进食温软食物，避免患侧咀嚼。

(3) 拔牙后 24h 内不刷牙、不漱口。次日可刷牙，但勿伤及创口。

(4) 勿用舌舔创口，勿反复吸吮，防止出血。拔牙术后 1~2d 内唾液中混有淡红色血水属于正常现象。

(5) 拔牙术后若有明显出血、疼痛、肿胀、开口困难等症状，应及时复诊。

(6) 术后 1~2d 内避免剧烈运动。

(7) 若有缝合创口，术后 5~7d 拆线；如需修复，嘱患者拔牙后 2~3 个月进行修复。

7. 简述机械清洗保养牙科手机的流程。

(1) 保留车针，踩脚闸，使用牙科综合治疗台水气系统冲洗内部水路、气路 30s。

(2) 将牙科手机从快接口或连线上卸下，取下车针。

(3) 用软毛刷子在流动水下刷洗或用抹布直接去除牙科手机表面污染物。

(4) 将牙科手机连接相匹配的注油适配器或接头后插入全自动注油养护机内，选择正确的程序进行清洗和注油。

8. 种植义齿的局部禁忌证有哪些？

(1) 重度骨缺损且患者拒绝各种扩增骨量的手术。

(2) 咬合关系不良或颌间关系不良者，应建议患者先行正颌或正畸治疗后，再行种植修复。

(3) 颌骨病理性改变：缺牙区域颌骨内的囊肿、异物、感染性病灶，如邻牙根尖病变、根尖囊肿等，都不宜在治疗之前行种植手术。

(4) 病理性黏膜病变：种植区域内的黏膜白斑、红斑、扁平苔藓均应先治疗后方可行种植修复。

(5) 头颈部放疗后应慎重检查判断后，再行种植手术。

(6) 干燥综合征患者病变未得到良好控制的情况不宜种植修复。

(7) 尚未控制的牙周病或口腔卫生极差者，必须经过牙周系统治疗，控制牙周病后，方能考虑行种植修复。

9. 患者口腔门诊就诊过程中，发生误吞的应急处理措施有哪些？

一旦发生误吞，医务人员应在椅旁安抚患者，同时根据异物形状、性质及患者临床表现，采取相应的现场急救措施。

(1) 症状较轻时，应鼓励患者咳嗽将异物咳出，并迅速联系拍 X 线片确定异物位置或转院治疗。

(2) 咽部异物未咳出时，协助医生用间接或直接喉镜及异物钳将其取出，在夹取时注意固定患者头部。

(3) 异物已进入食管，协助医生用食管镜将其取出。在取出时应注意防止异物滑脱及损伤食管壁。

(4) 若异物已进入胃肠道，嘱患者进食纤维素丰富的食物，促进肠蠕动，将大便排泄在指定容器中，查找异物。

（5）禁服泻药，防止因肠道剧烈蠕动发生并发症，异物刺破胃肠道出现穿孔应立即实施外科手术。

10. 口腔门诊就诊过程中，患者发生误吸的应急处理措施有哪些？

（1）一旦发生器械脱落，医务人员应沉着、冷静，守护在患者椅旁，安抚患者。询问患者是否有梗塞感，患者可以肢体动作示意，避免张口回答。

（2）根据异物的形状、大小、性质及患者临床表现，采取相应的现场急救措施。症状较轻时，应鼓励患者咳嗽将异物咳出。切不可用手指抠挖或采用吞咽食物等方法。同时迅速联系拍 X 线片确定异物位置或转院治疗。

（3）采用海姆立克急救法，冲击患者腹部及膈肌下软组织，产生向上的压力，压迫两肺下部，驱使肺部残留气体形成一股冲击气流直入气管，将气管及咽喉部异物排出。

（4）可根据异物大小及落入位置分别协助医生用喉镜、支气管镜、纤维支气管镜或电子支气管镜等设备取出异物。

（5）若患者出现呼吸困难，应立刻协助医生给予环甲膜穿刺或气管切开术，防止发生窒息。若出现心跳呼吸骤停，立即行心肺复苏。

11. 简述游离组织瓣修复术后，护士应观察皮瓣及移植物的哪些方面？

皮瓣的温度、颜色、组织肿胀情况、毛细血管充盈反应，关注针刺出血试验和超声多普勒血流测定结果。

12. 如何观察皮瓣的温度、颜色及皮纹情况？

（1）皮瓣温度：皮瓣的皮肤温度应稍低于邻近组织皮温，一般为 33~35℃，温度相差 0.5~2℃。若皮瓣皮温比正常邻近组织皮温低 2℃以上，提示可能发生血液循环障碍；若皮瓣皮温升高超过正常范围，且局部有刺痛或疼痛持续加重，则提示有感染可能。

（2）皮瓣颜色：皮瓣颜色是判断血运是否正常的重要指标。正常情况下皮瓣颜色粉红，与供区皮肤颜色一致，若出现皮瓣颜色变淡、苍白，则可能是动脉痉挛或栓塞；若出现散在瘀点，逐渐扩大，至整个皮瓣色泽暗红、紫黑，则可能为静脉栓塞。动静脉同时栓塞则先表现为皮瓣灰暗、无光泽，黑白相间，逐渐呈洋红色，最后呈紫黑色。

（3）皮纹：观察皮纹的情况以了解移植皮瓣的肿胀情况。正常情况下，移植皮瓣表面应有正常的皮纹皱褶，皮瓣柔软或稍有水肿，3~4d 后吻合静脉逐渐畅通，肿胀程度即可改善。如皮瓣塌陷，皮纹增多，多提示动脉供血不足；如皮纹变浅或消失，皮瓣肿胀、质硬，张力增大或皮瓣伤口缝线处渗血，多提示静脉回流受阻；动静脉同时栓塞时，肿胀程度多不发生变化。

13. 如何观察皮瓣的毛细血管反应及血供情况？

（1）毛细血管充盈试验：在皮瓣血管危象发生早期或程度较轻时，可表现为轻度的充血或淤血现象，用棉签轻压，皮瓣皮肤变白后移去棉签，皮肤颜色即转为粉红色，这段时间为毛细血管充盈时间，正常为 1~2s。如果毛细血管充盈缓慢或消失，则可能有动脉供血不足。毛细血管充盈试验应与其他指标综合分析考虑。

（2）针刺出血试验：对颜色发生改变的皮瓣，无法马上判断是否有血管危象时，可协助医生采用针刺皮瓣方法判断移植皮瓣血供情况：皮瓣表面皮肤消毒后，用 7 号针头刺入皮瓣深度约 0.5cm，针头拔出后如见鲜红色血液渗出，提示动脉血供正常；若反复针刺后不见血液渗出，说明可能存在动脉危象；如血液暗红，出血较快则提示有静脉栓塞的可能。

（3）超声多普勒血流测定：部分修复重建术后，没有可供观察的皮岛或皮瓣，可在血管蒂标记处用多普勒血流仪探查血供情况。正常动脉血流可表现为枪击音，静脉血流表现为吹风样音。

14. 简述口腔颌面部间隙感染的典型临床表现。

（1）炎症区域出现红、肿、热、痛，病变与正常组织间无明显分界线。

（2）炎症区可出现功能障碍、引流区淋巴结肿痛等。

（3）若形成脓肿，可扪及波动感，局部皮肤有凹陷性水肿。

15. 简述单侧唇裂的临床分类。

单侧唇裂（左侧或右侧）分为Ⅰ度唇裂、Ⅱ度唇裂、Ⅲ度唇裂。

（1）Ⅰ度唇裂：唇红缘及上唇下1/2裂开。

（2）Ⅱ度唇裂：上唇全部裂开，鼻底未完全裂开。

（3）Ⅲ度唇裂：上唇全部裂开，牙槽突裂开。

16. 下颌骨骨折的临床表现有哪些？

（1）骨折段移位：由于附着在骨折块上的咀嚼肌牵引力方向不同，常使骨折块发生移位。

（2）咬合关系紊乱：是颌骨骨折最常见的体征。

（3）骨折段异常活动度。

（4）下唇麻木：伴有下牙槽神经损伤时可出现下唇麻木。

（5）张口受限：由于疼痛和升颌肌群痉挛，多数患者会出现张口受限症状，正常生理张口度范围为37~45mm，小于37mm即为张口受限。

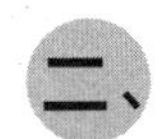

二、自测题

【选择题】

（一）A1型题

1. 下列中最坚硬的组织是

A. 牙质　B. 牙釉质　C. 牙周膜　D. 牙骨质　E. 牙髓

2. $\underline{6|}$ 所指的牙位是

A. 左上第一恒磨牙　B. 左下第一恒磨牙　C. 右上第一乳磨牙　D. 右上第一恒前磨牙　E. 右上第一恒磨牙

3. 下列<u>不是</u>乳牙牙髓腔特点的是

A. 髓腔大　B. 髓角高　C. 根管细　D. 根尖孔大　E. 髓壁薄

4. 口内最先萌出、不替换任何乳牙的恒牙是

A. 中切牙　B. 侧切牙　C. 尖牙　D. 第一前磨牙　E. 第一磨牙

5. 龋损发生在后牙邻面所备成的窝洞为

A. Ⅰ类洞　B. Ⅱ类洞　C. Ⅲ类洞　D. Ⅳ类洞　E. Ⅴ类洞

6. 口腔视诊时应首先检查的部位是

A. 面部　B. 全口牙齿　C. 口腔黏膜　D. 舌苔　E. 主诉部位

7. 患者完成治疗后，空踩冲洗水路系统的时间是

A. 3s B. 5s C. 10s D. 30s E. 60s

8. 急性根尖周炎最有效的应急处理方法是

A. 消炎止痛 B. 开髓并穿通根尖孔引流 C. 调殆
D. 急性期拔牙 E. 局部冲洗

9. 最**不适用**于细窄根管冲洗的液体是

A. 生理盐水 B. 2% 氯胺 T 钠 C. 3% 过氧化氢
D. EDTA 溶液 E. 0.2% 氯己定

10. 判断牙髓活力最可靠的检查方法是

A. 热诊法 B. 冷诊法 C. 牙髓活力电测法
D. 实验性备洞法 E. 叩诊法

11. 急性牙髓炎和龈乳头炎的鉴别诊断要点是有无

A. 自发性疼痛 B. 夜间痛
C. 温度刺激 D. 患处邻牙间食物嵌塞，牙龈乳头水肿、充血
E. 叩痛

12. 下列属于中度危险的口腔诊疗器械是

A. 拔牙钳 B. 牙周洁治器 C. 超声工作尖
D. 口镜 E. 玻璃离子水门汀调拌刀

13. 血管瘤的好发部位是

A. 手指 B. 上胸部 C. 头颈部 D. 肢体近端 E. 下肢

14. 牙髓对温度的耐受域为

A. 0~50℃ B. 10~60℃ C. 20~60℃ D. 20~70℃ E. 30~80℃

15. 临床上诊断和治疗颌骨疾病的参考依据是

A. 牙列和咬合关系的变化 B. 颌骨发育的情况 C. 损失发生的情况
D. 咀嚼障碍的情况 E. 牙齿的发育情况

16. 上颌骨分为四面一腔，即前、后、上、内四面以及

A. 鼻腔 B. 上颌窦腔 C. 颊间隙腔 D. 颞间隙腔 E. 翼间隙腔

17. 人体最大的一对涎腺是

A. 下颌下腺 B. 舌下腺 C. 涎腺 D. 唇腺 E. 腮腺

18. 下列间隙感染最易导致呼吸困难的是

A. 眶下间隙感染 B. 口底蜂窝织炎 C. 下颌下间隙感染
D. 翼颌感染 E. 颊间隙感染

19. 口腔恶性肿瘤在全身恶性肿瘤中大约占

A. 2% 以下 B. 5%~10% C. 10%~20% D. 20%~30% E. 30% 以上

20. 以下**不是**中龋的临床特征的是

A. 龋蚀进展到牙本质 B. 有龋洞形成 C. 有刺激痛
D. 有自发痛 E. 对冷刺激敏感

21. 急性牙髓炎最有效的止痛方法是

A. 局部放置丁香油或樟脑酚棉球 B. 口服镇痛药

C. 开髓解压　　D. 活髓切断术

E. 盖髓术

22. 目前公认最有效的控制自我菌斑的方法是

A. 氯己定溶液含漱　　B. 定期洁治　　C. 机械清除菌斑

D. 口服广谱抗生素　　E. 改善食物嵌塞

23. 目前腭裂整复术的最佳年龄为

A. 1~3 个月　　B. 3~6 个月　　C. 6 个月　　D. 6~12 个月　　E. 8~12 个月

24. 颜面部软组织出血时，若采用压迫止血，应压迫的动脉是

A. 上下唇动脉　　B. 面动脉　　C. 颌内动脉　　D. 舌动脉　　E. 耳后动脉

（二）A2 型题

1. 男，30 岁。从 20 岁开始有夜磨牙的习惯。近日左下侧后牙出现进食冷热食物时有酸痛感，停止进食后症状缓解。这种症状考虑牙齿磨耗比较严重，暴露了

A. 牙釉质　　B. 牙质　　C. 牙骨质　　D. 牙髓　　E. 牙周膜

2. 男，35 岁。3 周前因根尖炎继发口腔颌面部的炎症，虽进行抗炎治疗，但因工作繁忙，未能按时服药，炎症未缓解。近日出现头痛、恶心、体温升高的症状。医生初步判断是脑膜炎，做出此判断是因为

A. 全身性感染引发颅内感染

B. 口腔颌面部与咽喉部毗邻，当发生炎症时，容易波及咽喉部，继而波及颅脑

C. 口腔颌面部与颅脑毗邻，当发生炎症时，容易波及颅内

D. 患者工作压力大，过度劳累

E. 患者未按照医嘱按时服用抗生素

3. 男，50 岁。在阻滞麻醉下拔除上中切牙，进行腭侧注射时的标志是

A. 腭大孔　　B. 切牙孔　　C. 切牙乳突　　D. 眶下孔　　E. 上颌孔

4. 男，65 岁。3 年前左下后牙缺失两颗，一直未修复，3 年来牙床逐渐变平，变低。这种表现是因为

A. 牙齿脱落后，牙龈逐渐萎缩　　B. 牙齿脱落后，牙槽骨逐渐萎缩

C. 牙齿脱落后，牙槽窝逐渐萎缩　　D. 牙齿脱落后，牙槽嵴逐渐萎缩

E. 牙齿脱落后，牙骨质逐渐萎缩

（三）A3/A4 型题

（1~2 题共用题干）

男，16 岁。因咬合关系不正常到医院就诊，检查发现患者深覆骀深覆盖，面下 1/3 短，下前牙咬在上前牙腭侧龈组织上。

1. 判断患者深覆盖的标准是上颌牙盖过下颌牙的水平距离超过

A. 2mm　　B. 3mm　　C. 4mm　　D. 5mm　　E. 6mm

2. 判断患者深覆骀的标准是上颌牙盖过下颌牙唇（颊）面的垂直距离大于

A. 1/5　　B. 1/4　　C. 1/3　　D. 1/2　　E. 2/3

（3~4 题共用题干）

男，20 岁。因外伤来院。1h 前不慎摔倒，面部可见 2cm 伤口，深度达皮下组织，面部出血量大。

3. 面部出血量大是因为

A. 颌面部血管丰富　　B. 颌面部有大动脉经过

C. 面部有涎腺及其导管分布　　D. 伤口过深过大
E. 颌面部有大静脉经过

4. 为患者尽快止血的措施是

A. 填塞止血　　B. 压迫动脉的远心端　　C. 压迫动脉的近心端
D. 加压包扎　　E. 缝合止血

(5~8 题共用题干)

女,45 岁。体检中发现右下后牙表面有龋洞,主诉早期无其他不适症状。近期间断出现冷热刺激痛。检查可探及龋洞,诊断为中龋。

5. 患者早期发生龋洞时没有不适感是因为病变只波及

A. 牙釉质　　B. 牙本质　　C. 牙骨质　　D. 牙髓　　E. 牙周膜

6. 近期出现间断冷热刺激痛是因为龋损波及

A. 牙釉质　　B. 牙本质　　C. 牙骨质　　D. 牙髓　　E. 牙周膜

7. 炎症继续蔓延会通过根尖孔造成

A. 根尖周炎　　B. 牙槽骨周围炎　　C. 间隙感染　　D. 牙龈炎　　E. 牙周炎

8. [假设信息]如果不尽快控制炎症的发展,病变会波及

A. 牙釉质　　B. 牙本质　　C. 牙骨质　　D. 牙髓　　E. 牙周膜

(四) B 型题

(1~2 题共用备选答案)

A. 牙槽骨吸收　　B. 牙槽骨无吸收　　C. 牙内吸收

1. 牙周炎 X 线显示为

2. 牙龈炎 X 线显示为

(3~4 题共用备选答案)

A. 时钟 7~12 点　　B. 时钟 8~12 点　　C. 时钟 3~6 点
D. 时钟 2~4 点　　E. 时钟 4~7 点

3. 四手操作时医生的工作区位于

4. 四手操作时护士的工作区位于

【填空题】

1. 以牙松动幅度记录:Ⅰ度松动:松动幅度不超过 1mm;Ⅱ度松动:(　　);Ⅲ度松动:(　　)。

2. 轻度张口受限,上、下切牙切缘间距可置入 2 横指,约(　　)cm。

3. 牙髓病的治疗要点包括止痛、(　　)、保留患牙。

4. 根据拔牙后种植体植入时机的选择,临床上通常将种植方式分为即刻种植、(　　)、延迟种植或常规种植。

5. 用于牙体缺损修复治疗的修复体有(　　)、全冠、桩冠。

6. 牙发育异常包括结构异常、(　　)、数目异常、(　　)四类。

7. 临床上常用的器械交换法有平行器械交换法、(　　)。

8. 厌氧菌引起的感染脓腔应用 3% 过氧化氢或(　　)反复冲洗以控制厌氧菌生长。

【名词解释】

1. 张口受限　2. 龋病　3. 牙周炎　4. 四手操作技术
5. 唇腭裂序列治疗　6. 牙列缺损　7. 冠周炎

【案例分析题】

案例一：某患者右下颌第三磨牙近中阻生，冠周炎反复肿痛，1 周前出现右面部肿胀，范围达颞区咬肌区，颊部及颌下区，伴严重张口受限。

请问：

1. 该患者可能的诊断是什么？

2. 该疾病的处理原则是什么？

3. 该疾病的护理要点有哪些？

案例二：女，36 岁。主诉：右上后牙自发性疼痛 1d。现病史：右上后牙 1d 前出现自发性阵发性剧痛，向右耳颞部放射，夜间疼痛明显。检查：17 深龋洞，探痛（+），冷测（++），疼痛持续约 1min，并可向耳颞部放射，叩痛（-），余牙无异常。

请问：

1. 患者的诊断是什么？

2. 对该患者应采取的治疗方法是什么？

3. 治疗后应该对患者进行哪些健康指导？

参考答案

【选择题】

（一）A1 型题

1. B　2. E　3. C　4. E　5. B　6. E　7. D　8. B　9. C　10. D
11. B　12. D　13. C　14. B　15. A　16. B　17. E　18. B　19. B　20. D
21. C　22. C　23. E　24. B

（二）A2 型题

1. B　2. C　3. C　4. B

（三）A3/A4 型题

1. B　2. C　3. A　4. C　5. A　6. B　7. A　8. D

（四）B 型题

1. A　2. B　3. A　4. D

【填空题】

1. 松动幅度为 1~2mm、松动幅度大于 2mm
2. 2~3
3. 保存具有正常生理功能的牙髓
4. 早期种植或延期即刻种植

5. 嵌体

6. 形态异常、萌出异常

7. 双手器械交换法

8. 1∶5 000 高锰酸钾溶液

【名词解释】

1. **张口受限**:正常生理张口度范围为 37~45mm,小于 37mm 即为张口受限。

2. **龋病**:是在以细菌为主的多种因素影响下,牙体硬组织发生慢性进行性破坏的一种疾病。

3. **牙周炎**:牙龈、牙周膜、牙槽骨和牙骨质这 4 种牙周支持组织的炎症性、破坏性疾病。

4. **四手操作技术**:是在口腔诊疗过程中,医护采取舒适的坐位,患者采取放松的仰卧位。医护双手同时为患者进行操作,护士平稳而迅速地传递诊疗器械及材料,从而提高工作效率和质量的操作技术。

5. **唇腭裂序列治疗**:指唇腭裂的治疗由多学科专家共同组成专门的序列治疗组,在适当的年龄,按照约定的程序对患者进行系统治疗的过程。

6. **牙列缺损**:指在上下颌牙列内的不同部位有不同数目的牙齿缺失,牙列内同时有不同数目的天然牙存在。

7. **冠周炎**:又称为智齿冠周炎,是指智齿(第三磨牙)萌出不全或阻生时,牙冠周围软组织发生的炎症。

【案例分析题】

案例一:

1. 该患者可能的诊断是什么?

右下颌智齿冠周炎伴发多间隙感染。

2. 该疾病的处理原则是什么?

(1)全身有效、足量抗生素治疗。

(2)全身支持疗法。

(3)局部穿刺,若有脓肿可行切开引流。

(4)感染控制后拔除阻生智齿。

3. 该疾病的护理要点有哪些?

(1)耐心向患者解释病情及治疗计划,减轻患者紧张情绪,消除顾虑。

(2)提供安静舒适的环境,减少不良刺激,让患者充分休息。

(3)观察生命体征的变化,严密观察局部及全身症状。脓肿形成者,应协助医生切开引流。若肿胀严重引起呼吸困难时行气管切开术。

(4)遵医嘱给予镇痛药、镇静药,应用抗生素治疗原发病灶。对于病情严重者给予全身支持疗法,输血输液,维持电解质平衡。

(5)给予营养丰富易消化的流质饮食,张口受限者采取吸管进食。

(6)保持口腔清洁,病情严重者,嘱其用温盐水或漱口液漱口,重者进行口腔护理或用 3% 过氧化氢溶液清洗。

(7)感染控制后,嘱患者及时处理病灶牙,对不能保留的患牙尽早拔除。

案例二:

1. 患者的诊断是什么?

根据自发性疼痛、阵发性剧痛、向右耳颞部放射、夜间疼痛明显的特征诊断为急性牙髓炎。

2. 对该患者应采取的治疗方法是什么？

急性牙髓炎是不可复性牙髓炎，治疗方法为保存牙体治疗。

3. 治疗后应该对患者进行哪些健康指导？

（1）向患者说明开髓封药后可能出现不同程度的疼痛缓解情况，如没有肿痛，轻度不适在治疗2~3d消失，属于正常反应。出现肿胀疼痛应及时就诊。

（2）尽量避免患侧咀嚼，避免进食过冷过热的刺激性食物，禁止抽烟，注意口腔卫生。

（3）按时复诊。

（李秀娥）

第十五章　康复护理学

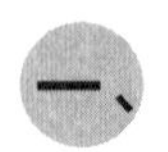

一、基本理论与知识要点

1. 简述康复护理的概念。

康复护理（rehabilitation nursing，RN）是护理学和康复医学结合所产生的一门专科护理技术。在康复计划的实施过程中，由护士配合康复医生或治疗师等康复专业人员，对康复对象进行基础护理和实施各种康复护理专门技术，以预防继发性残疾，减轻残疾的影响，达到最大限度功能改善和重返社会的目的。

2. 简述康复护理的对象。

康复护理的对象包括病伤残者、老年人群和亚健康人群。“病”是指各种先天性和后天性疾病的患者；“伤”是指各类战争伤、工伤以及其他各类突发事件引起的伤；“残”是指各类先天和后天因素导致的残疾者。

3. 康复护理的原则有哪些？

（1）预防继发性功能障碍：是康复护理的首要原则，并应贯穿于康复护理的始终。

（2）掌握自我护理的方法：是康复护理的核心要素，传统的“替代”护理要转变为“主动”护理，体现康复护理特色。

（3）重视心理支持：是康复护理发挥作用的保障。只有经常鼓励病伤残者，使他们正确面对各种功能障碍，积极参与康复治疗才能确保治疗效果。

（4）提倡团队合作：是康复护理正常运作的必要环节。医、护、治疗师等治疗团队之间的相互协调和合作是康复治疗的可靠保障。

4. 社区康复护理工作内容有哪些？

（1）预防残疾的发生。

（2）进行社区残疾者的普查。

（3）康复训练。

（4）教育康复。

（5）职业康复。

（6）社会康复。

（7）独立生活技能。

5. 简述目前临床应用最广泛的 Barthle 指数（BI）评定量表评定内容评分？

Barthle 指数（BI）评定量表见表 1-15-1。

表 1-15-1　Barthle 指数（BI）评定量表

项目	完全独立	需部分帮助	需极大帮助	完全依赖
进食	10分	5分	0分	—
洗澡	5分	0分	—	—
修饰	5分	0分	—	—
穿衣	10分	5分	0分	—
控制大便	10分	5分	0分	—
控制小便	10分	5分	0分	—
如厕	10分	5分	0分	—
床椅转移	15分	10分	5分	0分
平地行走	15分	10分	5分	0分
上下楼梯	10分	5分	0分	—

6. 常用的康复治疗方法有哪些？

（1）物理治疗（PT）：通过主动和被动的方式，利用个体自身的肌肉收缩和关节活动，并借助于各种物理因子（如电、光、声等）来治疗疾病，恢复与重建功能的治疗方法。

（2）作业治疗（OT）：通过针对性的作业活动治疗躯体和精神疾患，改善个体功能，使患者的功能在日常生活的各个方面均能达到最佳水平。

（3）言语治疗：通过各种训练，使患者可以借助于口语、书面语言、手势语来传达个人的思想、感情、意见，实现个体之间最大能力交流的治疗。

（4）心理辅导与治疗：由专业人员运用心理治疗的理论和技术，帮助患者消除或缓解心理问题，促进其人格向健康、协调方向发展。

（5）中国传统治疗：包括针灸、中药、中医手法及传统的保健方法。

（6）康复护理：伴随康复医学发展的康复专科护理技术。

（7）其他：如文体治疗、康复工程、社会服务。

7. 作业治疗的目的是什么？

（1）维持现有功能，最大限度发挥残存的功能。

（2）提高日常生活活动的自理能力。

（3）为患者设计及制作与日常生活活动相关的各种辅助用具。

（4）提供患者职业前技能训练。

（5）强化患者的自信心，辅助心理治疗。

8. 运动治疗的作用是什么？

（1）改善运动组织（肌肉、骨骼、关节、韧带等）的血液循环及代谢能力。

（2）增加关节活动范围、放松肌肉、纠正躯体畸形、止痛。

（3）增强肌力、耐力、心肺功能及机体的平衡协调能力。

（4）提高神经 - 肌肉运动控制能力。

9. 常用的物理因子治疗有哪些?

(1)电疗法:直流电疗、低频电疗、中频电疗、高频电疗。

(2)光疗法:红外线疗法、蓝紫光疗法、紫外线疗法、激光疗法。

(3)超声波疗法、磁疗法、水疗法、冷疗法、压力疗法、石蜡疗法、体外冲击波疗法、经颅磁刺激技术。

10. 抗痉挛体位定义是什么?

抗痉挛体位(又称为良肢位)是早期抗痉挛的重要措施之一,是为了预防或减轻痉挛和畸形的出现,根据患者疾病特点设计的一种治疗性体位,以预防并发症及继发性损害的发生。

11. 吞咽障碍的概念及临床表现、并发症是什么?

(1)吞咽障碍是指由于下颌、双唇、舌、软腭、咽喉、食管括约肌或食管的结构和/或功能受损,不能安全有效地把食物正常送到胃内的一个过程。

(2)吞咽障碍的临床表现:流涎、食物从口角漏出、咀嚼不能、张口困难、吞咽延迟、咳嗽、声音嘶哑、食物反流、食物滞留在口腔和咽部、误吸及喉结构上抬幅度不足。

(3)吞咽障碍并发症:体重减轻、反复肺部感染(误吸性肺炎或反流性肺炎)、营养不良。

12. 试述什么是改良洼田饮水试验?

让患者分别试饮 1ml、3ml、5ml 水,如无问题,再让患者像平常一样喝下 30ml 水,然后观察和记录饮水时间、有无呛咳、饮水状况等。饮水状况观察包括啜饮、含饮、水从嘴角流出、呛咳、饮后声音改变及颈部听诊等。

13. 常用康复护理技术有哪些?

包括体位摆放、体位转移、呼吸训练与排痰、吞咽障碍护理技术、神经源性膀胱护理技术、神经源性肠道护理技术、日常生活活动能力训练技术、心理康复护理技术、康复护理环境管理。

14. 脊髓损伤的主要功能障碍有哪些?

(1)运动障碍:表现为肌力、肌张力、反射的改变。

(2)感觉障碍:主要表现为脊髓损伤平面以下感觉(痛觉、温觉、触压觉及本体觉)的减退、消失或感觉异常。

(3)括约肌功能障碍:主要表现为膀胱括约肌和肛门括约肌功能障碍,表现为尿潴留、尿失禁和排便障碍。

(4)自主神经功能障碍:主要表现为排汗功能和血管运动功能障碍。

(5)颈段损伤:四肢瘫;胸、腰段脊髓损伤造成截瘫。

(6)日常生活活动能力障碍:严重影响生活质量。

15. 脊髓损伤常见的并发症有哪些?

肺部感染、尿路感染、关节挛缩、异位骨化、直立性低血压、便秘、皮肤压力性损伤、深静脉血栓和截瘫。

16. 康复护理评定内容有哪些?

(1)运动功能评定:肌力评定、肌张力评定、关节活动度评定、平衡与协调能力评定、步态分析。

(2)心肺功能评定:心肺运动试验(cardiopulmonary exercise test,CPET)、有氧运动能力测定、心电运动试验、六分钟步行试验(6MWT)、主观劳累程度评分、肌力和肌耐力、柔韧性评估等。

(3)认知功能评定:感知功能评定、认知功能评定、残疾的评定。

(4)语言功能评定:语言障碍类型、失语检查。

（5）神经肌肉电诊断：肌电图、神经传导速度测定、诱发电位检查。

17. 临床常用神经源性膀胱功能训练技术有哪些？

（1）排尿习惯训练：根据患者排尿规律安排如厕时间的方法。

（2）诱导排尿训练：含利用条件反射诱导排尿和开塞露塞肛诱导排尿。

（3）排尿意识训练（意念排尿）：适用于留置导尿管的患者。

（4）反射性排尿训练：适用于逼尿肌与括约肌功能协调的脊髓损伤患者。

（5）盆底肌训练：适用于盆底肌尚有收缩功能的尿失禁患者。

（6）延时排尿：适用于因膀胱逼尿肌过度活跃而产生尿急症状和反射性尿失禁的患者。

18. 颅脑损伤患者康复护理的目标是什么？

颅脑损伤患者应遵循全面康复的原则，即从急诊到入院、从康复中心到社区及家庭进行全面系统的康复评定、制订个体化的康复方案、进行全面的康复训练和指导，使患者和家属积极参与，达到最大化的康复以减少并发症、减轻残疾，回归家庭及社会的目的。

（1）短期目标：最大限度提高患者的觉醒能力，防止各种并发症。

（2）长期目标：最大限度地促进患者功能的恢复，提高生活质量，使患者最大限度地回归社会。

19. 简述腰椎间盘突出症缓解期患者的康复护理。

（1）减轻腰部负荷：避免过度劳累，尽量不要弯腰提重物，如捡拾地上的物品宜双腿下蹲，腰部挺直，动作要缓。

（2）加强腰背肌功能锻炼

训练方式：①五点支撑法；②三点支撑法；③飞燕式。腰背肌功能锻炼贵在持之以恒。

（3）建立良好的生活方式：生活要有规律，多卧床休息，注意保暖，保持心情愉快。

（4）饮食指导：禁烟酒，忌食肥甘厚味、苦寒生冷食品；多食滋补肝肾的食物如动物肝肾、羊肉、大枣。

（5）指导患者树立战胜疾病的信心：腰椎间盘突出症病程长，恢复慢，患者应保持愉快的心情，用积极乐观的人生态度对待疾病。

20. 简述颈椎病的定义及临床分型。

（1）定义：是由于颈椎间盘退行性变及其继发病理改变累及周围组织结构（神经根、脊髓、椎动脉、交感神经等），出现一系列功能障碍的临床综合征。

（2）临床分型：通常分为以下四型：神经根型、脊髓型、椎动脉型、交感型。如果同时具有两种或以上类型表现者，称为混合型颈椎病。

21. 颈椎病的康复护理指导内容有哪些？

（1）纠正不良姿势：纠正工作和生活中的不良姿势，防止慢性损伤。

（2）加强体育锻炼：进行增强颈部肌力和增强体质的锻炼。

（3）防止外伤：避免各种生活意外及运动损伤（乘车不打瞌睡，劳动和走路时防止挫伤）。

（4）避免诱发因素：强迫体位、过度疲劳、落枕、受凉和其他疾病（咽喉部炎症、高血压、内分泌紊乱）均可诱发颈椎损伤。

（5）饮食搭配合理：颈椎病常由椎体增生、骨质疏松等引起，因此应给予高蛋白及丰富维生素的饮食摄入。

22. 脊柱、四肢骨折术后功能锻炼的意义是什么？

（1）促进消肿，防止关节粘连和僵硬。

（2）促进骨折愈合，使骨折部位更为稳定。

（3）促进血液循环，预防血栓形成。

（4）减少并发症。

23. 简述心脏康复训练的原则。

（1）个体化原则：应根据年龄、性别、心脏损害的部位和程度、相应的临床表现、危险因素的情况、目前的心脏功能容量、过去康复训练的种类和程度、生活习惯和爱好及其心理状态及需求等，因人而异地制订康复方案。

（2）循序渐进原则：从低水平的运动训练开始，逐渐增加运动量。

（3）持之以恒原则：训练效应的产生是量变到质变的过程，训练效果的维持同样需要长期的锻炼。

（4）兴趣性原则：兴趣可以提高患者参与并坚持康复治疗的主动性和顺应性。

（5）全面性原则：将人作为整体全面看待。

24. 什么是主动循环呼吸技术？

主动循环呼吸技术（active cycle of breathing techniques，ACBT）是一种主动的呼吸道管理技术，由呼吸控制、胸廓扩张运动和用力呼气技术三个反复循环构成，具有可变性。

（1）呼吸控制：患者取舒适坐位，胸部和肩部放松，一手放置胸骨柄限制胸部运动，另一手置于上腹部，吸气腹部鼓起；缓慢呼气，呼出所有气体。

（2）胸廓扩张运动：患者将一只手放于胸部，深吸气，在吸气末屏气 3s，然后缓慢呼气。

（3）用力呼气技术：患者做 1~2 次呵气动作开放声门，然后由中等肺活量持续呵气至低肺活量，正常吸气，屏气 1~3s，随后胸腔和腹肌收缩，同时打开声门和嘴，用力、快速将气体呼出。

25. 心理康复护理目标是什么？

（1）提高患者的适应能力。

（2）建立和谐的医患关系、护患关系和患者之间的关系。

（3）减轻或消除患者的不良情绪反应，如紧张、焦虑、悲观、抑郁，调动其主观能动性，树立战胜疾病的信心。

（4）满足患者的合理需要。

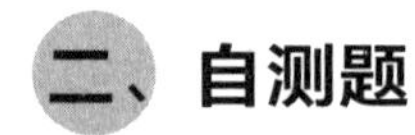

二、自测题

【选择题】

（一）A1 型题

1. 关于康复护理的特点错误的是

A. 强调自我护理　B. 强调功能训练　C. 强调替代护理　D. 强调心理护理　E. 强调帮助发挥患者潜在功能

2. 社区康复护士的角色为

A. 照料者　B. 指导者　C. 咨询者　D. 管理者　E. 以上均是

3. **脑卒中患者穿脱衣服训练护理要点中正确的是**

A. 帮助患者选择松紧、厚薄适宜，偏大的衣物
B. 穿衣服时先穿健侧后穿患侧
C. 脱衣服时先脱健侧后脱患侧
D. 建议患者首选套衫衣服
E. 以上均不正确

4. **脑性瘫痪患儿的主要功能障碍表现为**

A. 运动、姿势障碍
B. 感、知觉障碍
C. 智力、情绪障碍
D. 语言、听力障碍
E. 视、听觉障碍

5. **神经源性膀胱的康复护理措施不包括**

A. 留置导尿 B. 间歇导尿 C. 延时排尿 D. 听流水声 E. 限制饮水

6. **脑卒中患者的典型痉挛模式是**

A. 上肢屈曲，下肢屈曲
B. 上肢屈曲，下肢伸直
C. 上肢伸直，下肢伸直
D. 上肢伸直，下肢屈曲
E. 以上都不是

7. **以下哪项不是前交叉韧带损伤的临床表现**

A. 疼痛
B. 膝关节活动受限
C. 肿胀
D. 膝关节畸形
E. 膝关节不稳定

8. **成人膀胱压力测定在多少以下是安全范围**

A. 30cmH_2O B. 40cmH_2O C. 45cmH_2O D. 50cmH_2O E. 55cmH_2O

9. **以下属于有氧耐力训练的是**

A. 弹力带操 B. 散步、慢跑 C. 举重 D. 器械运动 E. 瑜伽

10. **脊髓损伤可造成损伤水平以下**

A. 感觉障碍
B. 运动障碍
C. 括约肌功能障碍
D. 自主神经功能障碍
E. 以上都是

11. **符合平衡训练基本原则的是**

A. 由难到易
B. 由最不稳定体位到最稳定体位
C. 从静态平衡到动态平衡
D. 逐步扩大支撑面
E. 由睁眼到闭眼

12. **根据修订 Ashworth 痉挛评定量表，正常的肌张力为**

A. 0 级 B. Ⅰ级 C. Ⅱ级 D. Ⅲ级 E. Ⅳ级

13. **下列哪项是吞咽障碍的间接训练方法**

A. 口唇闭合训练
B. 咳嗽训练
C. 咽部冷刺激
D. 屏气 - 发声训练
E. 以上都是

14. **以下属于呼吸康复的是**

A. 运动训练
B. 心理教育
C. 消除肺炎诱因
D. 呼吸肌训练
E. 以上都是

15. **以下哪项不是有氧训练的作用**

A. 提高机体心肺功能
B. 调节代谢
C. 改善机体氧化代谢能力
D. 提高机体氧化代谢能力
E. 增加运动耐力

16. **清除一侧梨状窝残留的进食代偿姿势是**

A. 低头吞咽 B. 仰头吞咽 C. 点头吞咽 D. 交互吞咽 E. 转头吞咽

17. 择期 PCI 患者康复教育开始的时间是

A. 术前　B. 术后　C. 术后第 1d　D. 出院前　E. 出院后

18. 一位指鼻试验阳性的患者在进行康复治疗时，应首选

A. 步态训练　B. 肌力训练　C. 耐力训练
D. 平衡、协调训练　E. 无需训练

19. 骨折固定第一阶段期的康复护理，正确的是

A. 固定处做被动训练　B. 固定处做动力性收缩
C. 固定处远端、近端关节行主动或被动训练　D. 未复位肢体不需要活动
E. 固定关节不需要主动活动

20. 胸科手术后需指导患者进行呼吸功能训练的主要原因是

A. 手术时胸壁结构破坏　B. 因疼痛导致患者呼吸肌乏力
C. 降低残气量　D. 麻醉镇痛药导致气道分泌物增多，可致肺不张
E. 纠正低氧血症

（二）A2 型题

1. 男，60 岁。脑卒中经过一段时间的康复治疗，大小便能自我控制，自己可以完成日常的进食、洗澡、修饰、穿衣；上厕所、转移、上下楼梯、步行需部分帮助，请问这位患者的 Barthel 指数评分是

A. 70 分　B. 75 分　C. 80 分　D. 85 分　E. 95 分

2. 一名老年吞咽障碍患者，进食呛咳，护士在指导患者摄食训练时，方法错误的是

A. 卧床期间即可在水平位或侧卧位下进食　B. 可让患者做空吞咽动作
C. 用棉签蘸不同味道液体刺激舌头味觉　D. 给予患者冰刺激
E. 屏气－发声运动训练

3. 一名 17 岁高中生，打篮球后摔伤，造成胫骨骨折。护士在指导患者进行骨折早期的康复护理措施正确的是

A. 固定部位可进行等长收缩训练　B. 非固定部位无需行康复训练
C. 由于石膏固定无法进行康复训练　D. 固定部位可早期行抗阻肌力训练
E. 患肢严格制动

4. 男，48 岁。脑外伤后 1 个月。患者不能辨别颜色、方向、时间和地点。目前患者最需要的康复治疗是

A. 物理治疗　B. 作业治疗　C. 言语治疗　D. 心理治疗　E. 康复工程

5. 女，70 岁。诊断冠心病，生命体征平稳，无胸闷发作，建议选择什么运动

A. 游泳　B. 踏车　C. 太极拳　D. 健身操　E. 以上都正确

6. 护士指导一名患腰椎间盘突出的患者进行康复，错误的是

A. 长期制动　B. 超短波疗法　C. 腰椎牵引　D. 关节松动术　E. 肌力训练

7. 一诊断为神经源性膀胱患者，护士在护理的过程中，应做好患者的膀胱管理，以下原则正确的是

A. 为降低尿道损伤的风险，一定要减少导尿次数，尽可能留置导尿管
B. 增加膀胱顺应性，恢复膀胱正常容量，恢复高压储尿功能
C. 减少尿失禁
D. 恢复排尿能力
E. 出现尿路感染时，加强膀胱冲洗

8. **护士在查房时发现一位下肢截肢患者体位摆放不正确，下肢截肢患者体位摆放正确的是**

A. 仰卧位残肢下垫枕　B. 将残肢搁置在拐杖上　C. 侧卧位时患肢在上方
D. 仰卧位残肢保持外展　E. 经常练习膝关节屈曲活动

（三）A3/A4 型题

（1~3 题共用题干）

患者，男性。因车祸导致双下肢骨折，卧床休养 3 个月后，家属陪同返院进行康复治疗。

1. **在进行康复治疗前，护士需评估患者**

A. 患肢血液循环　B. 患肢肌张力水平　C. 骨折部位
D. 疼痛程度　E. 以上均是

2. **经评估，患者左下肢能抬离床面并部分抗阻力伸直膝关节，其左下肢肌力为**

A. 2 级　B. 3 级　C. 4 级　D. 5 级　E. 无法判断

3. **关于骨折患者的康复护理原则，以下正确的是**

A. 肢体固定要比锻炼先行　B. 肢体锻炼与固定要同步进行
C. 骨折早期，只能做肢体固定　D. 骨折恢复早期，只能做复位及固定
E. 以上均不正确

（4~7 题共用题干）

男，63 岁。于 1 年前无明显诱因出现右侧肢体无力，继而出现行走不能，言语不清，家人急送至医院。诊断为出血性脑梗死，住院予以脱水、降颅内压等对症治疗后病情好转入住康复科治疗，患者右侧肢体活动不利，言语不能。

4. **偏瘫患者首选体位**

A. 患侧卧位　B. 健侧卧位　C. 仰卧位　D. 床上坐位　E. 俯卧位

5. **脑卒中患者常见的异常步态是**

A. 跨阈步态　B. 醉汉步态　C. 剪刀样步态
D. 划圈步态　E. 蹒跚步态

6. **患者目前需进行言语康复治疗，关于言语康复治疗原则，下列错误的是**

A. 早期开始，只要患者神志转清，即应开始集中进行言语矫治
B. 早期评估，调整治疗方案
C. 循序渐进
D. 及时反馈
E. 激发患者主动参与

7. **关于脑卒中患者肩痛的预防及护理措施正确的是**

A. 运动训练为主　B. 仰卧位时需在患侧肩胛下垫一软枕
C. 加强关节被动活动　D. 出现疼痛时可继续训练，以免关节僵硬
E. 以上均不对

（8~10 题共用题干）

男，50 岁。因“咳嗽、咳痰及气促 4 年，加重 2d”入院，查体：桶状胸，呼吸音粗，右肺有痰鸣音。辅助检查：胸部 X 线示右肺中叶片状阴影，慢性支气管炎伴感染。现患者仍有咳嗽无力，痰液黏稠，心电图检查无异常，考虑诊断慢性阻塞性肺疾病急性加重。

8. 患者胸部X线显示痰液潴留的部位在右肺中叶，体位引流应采取

A. 左侧45°头高足低位　B. 右侧45°头高足低位　C. 左侧45°头低足高位
D. 右侧45°头低足高位　E. 俯卧位，头低足高位

9. 引流后协助患者促进排痰方法不适合的是

A. 手法叩击　B. 手法震颤　C. 机械辅助排痰
D. 缩唇呼吸　E. 扩胸运动

10. 下列康复护理措施正确的是

A. 指导患者采取半坐卧位或坐位，有利于肺复张
B. 指导患者进行持续性反射性咳嗽，有利于痰液的咳出
C. 避免阵发性咳嗽，连续咳嗽3声后应深呼吸几次
D. 指导患者尽量采用胸式缩唇呼吸，有利于二氧化碳排出
E. 指导患者大量进食高营养食物，不用控制营养，保证体能的消耗供给

（四）B型题

（1~2题共用备选答案）

A. 能独立完成日常活动　B. 能独立完成部分日常活动，需要部分帮助
C. 需要极大帮助才能完成活动　D. 大部分日常活动不能完成或需要他人帮助
E. 不能日常生活活动

1. 某患者Barthel指数评分为65分，其日常生活活动能力为

2. 某患者Barthel指数评分为30分，其日常生活活动能力为

（3~4题共用备选答案）

A. 运动觉　B. 位置觉　C. 定位觉　D. 震动觉　E. 触压觉

3. 让患者闭目，检查者将其肢体置于一定位置，由患者用另一侧肢体模仿，是检查患者

4. 将振动的音叉放置于被检查者内踝处是检查下肢

（5~6题共用备选答案）

A. 每日导尿6次　B. 每日导尿4次　C. 每日导尿2~3次
D. 每日导尿1次　E. 停止间歇导尿

5. 某间歇导尿患者残余尿为150ml，其导尿的频次为

6. 某间歇导尿患者每次残余尿为50~80ml，其导尿的频次为

（7~8题共用备选答案）

A. 腹部重锤负荷法　B. 双手分置胸腹法　C. 缩唇呼吸
D. 吹气法　E. 放松训练法

7. 属于暗示呼吸法的是

8. 属于强化呼吸肌训练法的是

【填空题】

1. 残疾可分为（　　）、（　　）和（　　）三个水平。

2. 康复工程中常用的器械有（　　）、（　　）、假肢和轮椅。

3. 脑卒中患者上下楼梯训练原则是上楼时（　　）先上，下楼时（　　）先下。

4. 偏瘫患者首选的抗痉挛体位是（　　）。

5. 常见的言语障碍包括（　　）、构音障碍、言语失用症。

6. 腹部按摩排便训练时，从（　　）开始，依结肠蠕动方向，经升结肠、横结肠、降结肠、乙状结肠做环形按摩。

7. 膀胱训练期饮水量宜限制在（　　），特殊患者遵照医嘱。

8.（　　）和（　　）是恶性肿瘤患者最常见的心理精神症状，二者可同时出现。

9. 肩关节周围炎的临床表现以（　　）与（　　）为主要特征。

10. 心脏康复五大处方是（　　）、（　　）、（　　）、（　　）、（　　）。

【名词解释】

1. 康复　　2. 日常生活活动能力　　3. 良姿位

4. 作业治疗　　5. 呼吸功能训练　　6. 神经源性膀胱

【案例分析题】

男，39岁，农民，已婚。因"高处坠落致双下肢乏力2h"入院。患者2h前从1.5m高处坠落致双下肢无力而入住骨科，入院诊断为L_1椎体爆裂性骨折。骨科行"腰椎骨折切开减压内固定术"，手术顺利，术后予脱水、营养神经等治疗后病情稳定，术后第3d转入康复科。查体：体温36.8℃，脉搏108次/min，呼吸20次/min，血压120/80mmHg。患者神清，痛苦面容，不愿与人交流。双上肢肌力、肌张力、感觉、反射正常；双下肢肌力2级，肌张力低，腱反射消失，双下肢痛触觉减退，肛周针刺觉减退，球海绵体反射存在。Barthel指数20分，VAS评分6分，入院后未排大便，转科前拔除导尿管未能自排小便。腰椎平片示：L_1椎体内固定术后改变。

初步诊断：L_1椎体爆裂性骨折、截瘫，不排除神经源性膀胱、神经源性直肠。

请问：

1. 患者目前主要的功能障碍有哪些？

2. 如果您是责任护士，应如何对患者进行康复护理？

参考答案

【选择题】

（一）A1型题

1. C　2. E　3. C　4. A　5. E　6. B　7. D　8. B　9. B　10. E
11. C　12. A　13. E　14. E　15. E　16. E　17. A　18. D　19. C　20. D

（二）A2型题

1. C　2. A　3. A　4. B　5. E　6. A　7. C　8. C

（三）A3/A4型题

1. E　2. C　3. B　4. A　5. D　6. A　7. B　8. C　9. D　10. A

（四）B型题

1. B　2. D　3. B　4. D　5. C　6. E　7. B　8. A

【填空题】

1. 残损、残疾、残障
2. 矫形器、助行器
3. 健腿、患腿
4. 患侧卧位
5. 失语症
6. 盲肠
7. 1 500~2 000ml
8. 焦虑、抑郁
9. 疼痛、功能障碍
10. 心理处方、运动处方、营养处方、戒烟处方、药物处方

【名词解释】

1. **康复**:是指综合应用各种措施,消除或减轻病、伤、残对个体身、心、社会功能的影响,使个体在生理、心理和社会功能方面达到或保持最佳状态,从而改变病、伤、残者的生活,增强其自理能力,使其重返社会,提高生存质量。

2. **日常生活活动能力**:是指人们为了维持生存及适应生存环境而每天必须反复进行的,最基本的、最具有共性的活动。

3. **良姿位**:指躯体、四肢的良好体位,具有防畸形,减轻症状,使躯干和肢体保持在功能状态的作用。

4. **作业治疗**:简称 OT,是应用有目的的、经过选择的作业活动,对因身体上、精神上、发育上有功能障碍或残疾,导致不同程度地丧失生活自理能力和劳动能力的患者,进行评价、治疗和训练的过程,是一种康复治疗方法。

5. **呼吸功能训练**:是指保证呼吸道通畅、提高呼吸肌功能、促进排痰和痰液引流、改善肺和支气管组织血液代谢、加强气体交换效率的训练方法。

6. **神经源性膀胱**:是指由神经系统损伤或疾病导致神经功能异常后,引起膀胱储存和排空尿液的功能障碍。

【案例分析题】

1. 患者目前主要的功能障碍有哪些?

(1)运动功能障碍。

(2)感觉功能障碍。

(3)膀胱和直肠功能障碍。

(4)日常生活活动能力及生活质量下降。

(5)心理障碍。

2. 如果您是责任护士,应如何对患者进行康复护理?

针对患者目前存在的问题,主要护理措施如下:

(1)一般治疗和护理:保证患者营养的摄入,按时给药,做好手术伤口的护理。

(2)做好神经源性膀胱管理:完善相关检查后,给予患者行间歇导尿,配合合理的饮水计划,加强膀胱功能训练。

(3)做好神经源性直肠管理:可采用神经源性直肠按摩手法、物理因子治疗、饮食及药物综合

管理促进直肠功能的恢复。

(4) 协助患者下肢主被动活动、神经肌肉电刺激等，促进神经肌肉的功能恢复，预防关节挛缩及肌肉萎缩。

(5) 加强日常生活活动能力的训练。

(6) 预防并发症的发生：患者长期卧床，要做好各种风险的评估及预防措施，如预防下肢深静脉血栓的形成，烫伤及皮肤压力性损伤等。

(7) 做好健康指导：①功能锻炼指导向患者讲解锻炼的目的，使其自觉地配合。上肢可进行扩胸运动、握拳运动等主动活动。②饮食指导：指导患者进食营养丰富易消化食物，按饮水计划进水，保证各项康复计划的顺利进行。

(8) 心理护理：患者正值壮年，是家里的重要劳动力，经济压力及其他因素均易导致患者心理问题，要及时给予疏导。

(杨　丽)

第十六章　放射治疗护理学

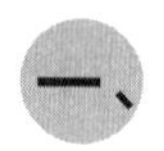

一、基本理论与知识要点

1. 什么是放射治疗？

放射治疗（radiation therapy）简称放疗，是利用放射线治疗肿瘤的一种方法。其目的是最大限度地将放射剂量集中到病变区（靶区）内，杀灭肿瘤细胞，而周围正常组织或器官少受或免受不必要的照射，一些重要器官如脑干、脊髓、肾、性腺等，则需要特别保护。

2. 简述放射治疗的分类。

按照治疗的目的分为根治性放疗、辅助性放疗和姑息性放疗；按照照射距离的不同分为远距离放疗和近距离放疗；按照射线种类分为光子线放疗、电子线放疗和重粒子放疗；按照剂量分割方式分为常规分割放疗、大分割放疗、超分割放疗以及加速超分割放疗；按照治疗精度分为常规放疗和精准放疗。

3. 简述影响放射治疗疗效的因素。

放射治疗的疗效取决于放射敏感性，不同组织器官以及各种肿瘤组织在受到照射后出现变化的反应程度各不相同。放射敏感性与肿瘤细胞的增殖周期和病理分级有关。处于“分裂期”的细胞对放射线最敏感，而处于“静止期”的细胞则对放射线不敏感。肿瘤细胞的分化程度越高放射敏感性越低，反之越高。此外，细胞的含氧量直接影响放射敏感性，例如早期肿瘤体积小，血运好，细胞含氧量高，则放射敏感性高；相反，晚期肿瘤体积大，瘤内血运差，甚至中心坏死，则放射敏感性低。

4. 放射治疗的适应证有哪些？

（1）头颈部肿瘤：鼻咽癌、早期声带癌首选放疗。

（2）胸部肿瘤：中晚期食管癌、肺癌采用单纯放疗或配合手术治疗；肺小细胞未分化癌采用化疗、放疗联合治疗。

（3）淋巴系统肿瘤：霍奇金淋巴瘤Ⅰ、Ⅱ、ⅢA 期以放疗为主，ⅢB 期、Ⅳ期以化疗为主，可配合局部放疗；非霍奇金淋巴瘤Ⅰ、Ⅱ期以放疗为主，Ⅲ、Ⅳ期以化疗为主，可配合局部放疗。

（4）泌尿生殖系统肿瘤：多数以手术治疗为主，或术后辅以放疗。睾丸精原细胞瘤以放疗为主。

（5）妇科肿瘤：宫颈癌以放疗为主，宫体癌、卵巢癌以手术治疗为主，可配合放疗。

（6）消化系统肿瘤：胰腺癌、胆道癌可放疗，直肠癌配合手术或姑息放疗。

（7）骨肿瘤：骨肉瘤以手术治疗为主，加放、化疗可提高疗效；骨网织细胞肉瘤、尤因肉瘤以放疗为主，可配合化疗；骨转移瘤可进行放疗。

（8）神经系统肿瘤：多数颅内原发性肿瘤需行术后放疗；但髓母细胞瘤、室管膜母细胞瘤及生殖细胞瘤尚需行全中枢神经系统照射；颅内转移瘤首选姑息放疗。

（9）皮肤软组织肿瘤：皮肤早期癌放疗与手术疗效相同，晚期癌采用放疗或配合手术治疗；黑色素瘤、软组织肉瘤以手术治疗为主，术后用放、化疗可提高疗效。

（10）乳腺癌：早期癌采用手术联合根治性放疗，疗效同根治术，但保留了乳腺外观和功能；中期癌可术后放、化疗，提高局部控制；晚期癌可用术前放疗或放、化疗。

（11）某些良性疾病：表皮血管瘤、经久不愈的湿疹、皮肤瘢痕疙瘩、神经性皮炎等，也可采用放疗。

5. 放射治疗的禁忌证有哪些？

（1）晚期肿瘤，伴严重贫血、恶病质者。

（2）外周血白细胞计数低于 $3.0 \times 10^9/L$，血小板计数低于 $50 \times 10^9/L$，血红蛋白低于 80g/L 者。

（3）合并各种传染病，如活动性肝炎、活动性肺结核者。

（4）有心、肺、肾、肝等功能严重不全者。

（5）接受放射治疗的组织器官已有放射性损伤者。

（6）对放射线中度敏感的肿瘤已有广泛远处转移或经足量放射治疗后近期内复发者。

6. 放射治疗使用的放射源有哪些？

放射治疗使用的放射源现共有三类：放射性核素发出的α、β、γ射线；X 线治疗机产生不同能量的 X 线；各种加速器产生的电子束、质子束、中子束、负 π 介子束和其他重粒子束等。

7. 放射治疗的照射方式有哪些？

（1）内照射：内照射治疗又称为近距离治疗，将放射源直接放入肿瘤内部（粒子植入），或者放入肿瘤邻近管腔（气管、食管、阴道）进行治疗的一种方式。内照射所用放射源的射线射程短、穿透力低，优点是肿瘤可以得到较高的剂量，远处正常组织受照剂量低而得到保护；缺点是剂量分布不均匀，容易造成热点（过高剂量区）和冷点（过低剂量区），增加肿瘤的残留和复发的危险。所以除宫颈癌外，目前内照射只作为外照射的补充剂量应用，不宜单独应用。

（2）外照射：外照射治疗又称远距离治疗，指电离辐射源位于机体之外，由其所发出的射线从机体外部对机体进行照射的一种方式。这种射线能量高，穿透力强，肿瘤能得到相对均匀的放疗剂量。外照射所产生的影响与人体受到的吸收剂量、照射范围、受照射组织及辐射的种类和能量等因素有关。

（3）混合照射：若兼有内照射和外照射，则称为混合照射。

8. 放射治疗的常用方案是什么？

放射治疗的常用方案是常规分割放射治疗方案，即每周 5d，每天 1 次，休息 2d，每次剂量 1.8~2.0Gy，一般需 28~30 次。其原理在于 5d 放射，2d 休息，每周共 5 次是较为合适的治疗。这种分割方式既可以使肿瘤接受到较高强度的放射剂量，达到杀灭肿瘤细胞的作用，又能保证使靶区内的正常组织细胞得到一定的修复。

9. 放射治疗的基本步骤包括哪些？

整个放射治疗过程可划分为临床检查及诊断、确定治疗方案、模拟定位、计划设计、治疗验证、计划执行（即治疗）和随访 7 个阶段。任何患者的放疗都需要依次经历这 7 个阶段。在放疗过程的 7 个阶段中，重要且能反映放疗特点的 4 个阶段是模拟定位、计划设计、治疗验证、计划执行。

整个治疗过程，由放疗医生、物理治疗师、技师和护士共同完成。放疗医生是团队的领导者，负责确定治疗方案、批准治疗计划等；物理治疗师是治疗计划的设计者；技师是治疗计划的执行者；护士则在患者的健康教育及随访方面，发挥着重要作用。

10. 什么是放射治疗的职业危害？

放射治疗的职业危害是指放射损伤，即一定量的电离辐射作用于人体后，所引起的人体病理反应。

11. 外照射的职业防护要点有哪些？

（1）时间防护：在工作场所剂量率不变的情况下，受照剂量与受照时间成正比。因此，减少工作时间是减少受照剂量的有效方法。对工作人员个人而言，应提高技巧、熟练操作，缩短工作时间。做好准备工作，进入工作场所能够立即开展工作，减少不必要的滞留和等待时间。必要时，对于受照剂量较高的操作，可以采用多人轮换的方式，减少每个工作人员的接触时间。

（2）距离防护：剂量率与距离的平方成反比。因此，要尽量减少工作人员与辐射源之间的距离，进行远距离操作，常采用长柄工具、机械手或远距离控制装置进行操作；操作时选择合适的工作位置，尽量远离“热点”，以减少受照剂量。

（3）屏蔽防护：当时间、距离防护不能使受照剂量降低到剂量限值的要求时，必须在人体与放射源之间设置屏蔽物。根据辐射源的类型、射线能量等特点选择合适的屏蔽材料和厚度。

12. 内照射的职业防护要点有哪些？

（1）工作人员防护：工作人员需近距离治疗、护理时，需使用铅制防护围裙与屏障，在保证质量的前提下，尽可能集中完成护理工作，减少与放射线接触的时间。不要在工作区域饮水和进食。

（2）患者家属防护：限制、记录探视者的探视时间，探视时间不超过 30min。不提倡孕妇及 18 岁以下人员探视。最好避免与患者频繁接触，至少与患者保持约 1m 距离。

（3）环境管理：为患者提供单间，床前悬挂放射性警示标志，缩小活动范围，要求患者不去其他病房，以保护其他患者。保持病室空气清新，室温保持在 22~25℃，尽量减少热气与散在射线结合而污染环境。患者如厕时应使用滤网过率大小便与痰液，谨防粒子浮出，污染环境。当发现有粒子浮出后，应立即穿戴屏障防护铅服，使用长柄镊子（严禁用手操作）放入铅罐内，并记录发现粒子和放入容器的时间，立即报告医生，并将铅罐送核医学科妥善处理。

13. 什么是放射治疗急性期毒副反应？

放射治疗急性毒副反应又称早期放射性反应，是指从第 1d 治疗开始到第 90d 内出现的放射治疗反应，多发生在皮肤、口腔黏膜、消化道黏膜组织和造血系统等更新快的组织，因此照射后损伤会很快表现出来。急性反应一般是可逆的，在停止放疗后短期内可康复。

14. 急性放射性损伤涉及的组织器官有哪些？

急性放射性损伤涉及的组织和器官：皮肤、黏膜、眼、耳、涎腺、咽和食管、上消化道、下消化道（包括盆腔）、肺、生殖泌尿道、心脏、中枢神经系统、血液系统（包括白细胞、血小板、中性粒细胞、血红蛋白）等。

15. 什么是放射性脑损伤？

放射性脑损伤又称为放射性脑病，是鼻咽癌、脑瘤等头颈部肿瘤患者在放疗后所致的常见且最严重的并发症，其临床表现为头痛、神经功能障碍、延髓麻痹症状及相关神经体征的持续恶化等，一旦发生，可呈进展性加重。

16. 放射治疗所致骨髓抑制有哪些特点？

各种放射线对骨髓的抑制多见于肿瘤放射治疗中及放射治疗后。放疗所致的骨髓抑制远较化疗为轻，由于白细胞和血小板的寿命很短，因此外周血中计数很快下降，而红细胞的生产时间很长，贫血出现较晚。一般在放疗 2~3 周，外周血常规会有不同程度的下降，以中性粒细胞最为明显。

17. 放射治疗所致骨髓抑制如何分级？

RTOG/EORTC（European Organization for Research and Treatment of Cancer-Radiation Therapy Oncology Group）评分标准是 Herrmann 等于 1987 年首次提出的，至今仍是临床症状评估方面公认的放射反应评分标准。该标准将放疗后可能出现的临床症状按其严重程度进行分级，评价临床病变程度。

根据放射性反应评分标准，骨髓抑制可分为 5 级（表 1-16-1）。

表 1-16-1　骨髓抑制分级

分级	白细胞 / $\times 10^9$/L	中性粒细胞 / $\times 10^9$/L	血红蛋白 /($g \cdot L^{-1}$)	血小板 / $\times 10^9$/L
0 级	≥4.0	≥1.9	≥110	≥100
1 级	3.0~<4.0	1.5~<1.9	110~<95	75~<100
2 级	2.0~<3.0	1.0~<1.5	95~<75	50~<75
3 级	1.0~<2.0	0.5~<1.0	75~<50	25~<50
4 级	<1.0	<0.5 或败血症	—	<25 或自发性出血

18. 什么是放射治疗远期毒副反应？

放射治疗远期毒副反应又称晚期放射性反应，是指实质细胞耗竭后无力再生而最终导致的纤维化。远期放射反应与损伤主要发生在更新慢的组织，如肺、肾脏、心脏和中枢神经系统，潜伏期较长，一般在放疗后 3~6 个月内甚至数年以后出现，一旦出现，可造成永久性损伤。

19. 远期放射性损伤涉及的组织器官有哪些？

远期放射性损伤涉及的组织器官：皮肤、皮下组织、黏膜、眼、喉、涎腺、脊髓、脑、食管、肺、小肠 / 大肠、肝、肾、膀胱、骨、心脏、关节等。

20. 放射性皮肤损伤的特点？

(1) 放射性皮肤损伤有一个潜伏期，与一般的烧伤不同。当局部皮肤接受一定辐射剂量后，不会立即出现临床症状，潜伏期的长短主要取决于局部皮肤接受的辐射的种类和剂量。辐射剂量越大，潜伏期越短。皮肤及其附属器都是放射敏感组织，其中最敏感的是皮脂腺，以下依次是毛囊 > 表皮 > 汗腺。不同照射剂量的射线作用于皮肤后，也可发生程度不同的皮肤放射损伤。

(2) 急性放射性皮炎 RTOG 分级标准

1) 0 级：无变化。

2) 1 级：滤泡样暗红色斑 / 脱发 / 干性脱皮 / 出汗减少。

3) 2 级：触痛性或鲜色红斑，片状湿性脱皮 / 中度水肿。

4) 3 级：皮肤皱褶以外部位的融合的湿性脱皮，凹陷性水肿。

5) 4 级：溃疡、出血、坏死。

21. 放射性皮炎的影响因素有哪些？

放射性皮炎的影响因素：放射性皮炎的发生与患者的年龄、种族、吸烟史、皮肤特点、营养状况等一般情况，以及肿瘤分期、同期化疗、照射部位、照射剂量、分割方法、总剂量、射线种类、射线能量、受照射体积、照射技术、剂量分布等多种因素有关。

22. 急性放射性皮炎的防治方法有哪些？

预防急性放射性皮炎需保持皮肤干燥和清洁、避免摩擦、避免使用肥皂等清洁剂、避免使用含金属基质的油膏、避免阳光照射。Ⅱ度以上急性放射性皮炎可使用芦荟霜、放射皮肤保护剂等外用药，Ⅲ度以上急性放射性皮炎可联合使用表皮生长因子、维生素 B_{12} 喷剂等药物治疗。

23. 放射治疗前护理要点有哪些？

(1) 注意纠正患者的一般状态，如营养状态，以保证患者可以顺利完成放射治疗。

(2) 特殊类型肿瘤的放疗前注意事项：①在放疗前需要告知头颈部肿瘤患者进行口腔检查，包括洁齿、拔出残根、修补坏齿，以保证放疗后不因处理牙齿问题导致下颌骨损伤；②应告知口咽、下咽癌、食管癌患者放疗期间可能出现的黏膜反应，并提前行鼻饲管置入或胃造瘘以保证不影响进食；③应告知乳腺癌患者在伤口愈合良好且上肢外展功能恢复后再开始放疗；④应告知前列腺癌患者在术后放疗时须在泌尿系反应（如尿失禁）改善后开始放疗。

24. CT 模拟定位时的护理要点有哪些？

（1）向患者做好解释工作，消除患者紧张情绪，协助技师摆放患者舒适、正确的体位；需保证制模体位、扫描体位与治疗体位的一致。

（2）患者体表“标志线”需严格执行技师描画，切勿自行擦洗。家属每日用油性记号笔描画，不能描偏、描粗，保持描画标志线清晰。患者洗澡前先描画一下，洗澡时不要搓洗标志线，并在洗澡后再次检查。遇标志线不清晰时，应及时告知技师，必要时需重新行 CT 定位。

（3）腹部、盆腔肿瘤的患者 CT 定位前需要肠道排便排气及充盈膀胱（憋尿），以防止放疗时对膀胱、直肠造成损伤，保持治疗效果。

（4）需要进行增强 CT 扫描的患者，扫描前，护士应询问患者的过敏史（尤其是否对碘对比剂、海鲜等过敏）及肾功能，护士选择合适血管、型号适宜的留置针开放患者静脉通路。正确连接高压注射泵，再次确认静脉通路通畅。扫描时，护士密切监测患者留置针周围皮肤，确保留置针通畅、对比剂无外渗，出现对比剂外渗应及时处理。告知患者若出现不适症状，应及时告知医护人员。扫描后，保留留置针 20~30min，患者无不良反应，方可拔除留置针离开。同时嘱患者当日多饮水，可达 1 500~2 000ml，以促进碘对比剂经尿液排出，减少对肾功能的损伤。

（5）保证患者放疗过程中体位固定。器官运动、呼吸运动以及患者不自主运动都可能导致放射治疗的偏差。可用体位固定装置限制患者身体移动，使治疗过程中患者的器官运动及体位改变达到最低。常用的体位固定装置有热塑膜，放疗定位膜厚为 2~3mm，X 射线通透性好。放入约 70℃热水中即可完全透明软化，可随意适当拉伸、塑形。

25. 放射治疗期间患者饮食指导的要点有哪些？

（1）放疗患者的能量摄入目标根据肿瘤负荷、应激状态和急性放射损伤个体化给予并进行动态调整。建议每天给予 25~30kcal/kg 的量，再根据实际需求进行调整。

（2）蛋白质的需要量取决于代谢应激和蛋白质消耗程度。推荐肿瘤放疗患者提高蛋白摄入量，目标需要量为 1.2~2.0g/（kg·d）。

（3）若不存在胰岛素抵抗，脂肪供能应占全日摄入能量的 20%~35%。

（4）均衡摄入各类必需微量营养素，无必要时不盲目使用营养补充剂。定期监测患者体重和营养以确定能量摄入情况。

（5）避免进食辛辣、生冷、刺激性食物，胸部肿瘤的患者应进食软食。

26. 放射治疗期间皮肤及口腔护理要点有哪些？

（1）局部皮肤要保持清洁，要控制和避免炎症，若有感染，应抗炎治疗后再行放疗，要避免物理或化学性刺激，可涂抹放射治疗皮肤保护剂。

（2）对于头颈部肿瘤患者，应保持口腔清洁，每天饮水量应至少 3 000ml。CT 扫描时，有活动义齿的请提前摘掉，否则影响 CT 扫描质量；气管插管的患者，CT 扫描时，打开管塞，请勿封闭气管插管，保持气管通畅，防止憋气。

27. 放射治疗中的注意事项有哪些？

（1）患者需要穿着宽松、棉质、吸水性好的衣物。

（2）患者治疗期间应每日测量体重，保持 CT 定位时的体重稳定，体重增加或减少过多，会影响治疗，需要重新定位。

（3）患者应主动向医护人员汇报是否出现急性放射性反应。每周进行1次血常规检查、每2周进行1次血生化检查。

（4）腹部、盆腔肿瘤的患者，每次放疗前严格憋尿、排空直肠，避免肠道胀气。以减轻放疗期间的尿道和直肠反应。早晚温开水坐浴（水温37~40℃，每次2min），减轻肛门不适症状。

（5）放疗期间机体耗能增加，患者多出现疲乏症状，应注意休息，保持充足的睡眠，以利于症状的恢复。

（6）患者应按预约时间到医院来放疗，若遇特殊情况，治疗时间须提前与技师沟通。

28. 放射治疗后的注意事项是什么？

（1）放射治疗后的随访：患者需定期随访，时间为放疗结束1个月后，其后每3个月复查1次，2年后每半年复查1次，5年后每年复查1次。

（2）头颈部肿瘤患者在放疗期间及放疗后，护士应在放疗即日起教会患者进行张口运动。即做最大限度的张口锻炼，口腔迅速张开，然后闭合，幅度以可以耐受为限，2~3min/次，200次/d；根据开口情况选择不同大小的圆锥形软木塞或木质开口器（直径2.5~4.5cm），置于上、下门齿之间或双侧磨牙区交替支撑锻炼，强度以能耐受为度，保持或恢复理想开口度（>3cm），10~20min/次，2~3次/d；每日数次练习鼓腮、咀嚼、叩齿。

（3）乳腺癌根治术后肌肉缺失造成功能下降，护士应教会患者做以下动作：①外展（屈肘、用健侧手帮助患侧外展，到90°时停留片刻）；②爬墙（患者面墙而立，在健侧手的帮助下患侧手示指和中指交替向上爬，达到患肢所能达到的位置，以伤口不疼为度，停留约30s后复原，患肢重新往上爬）；③抬举（手放于头顶，手掌向下，停留片刻，可逐渐摸向对侧耳朵）等活动，以促进肢体血液及淋巴回流，早日恢复功能。

（4）妇科肿瘤的患者，应进行盆底肌功能锻炼。护士应教会患者大腿及腹部肌肉放松，收缩盆底肌（肛提肌），每次收缩不少于3s后放松，然后进行3~4次快速收缩后放松，5~10min/次，3~4次/d。

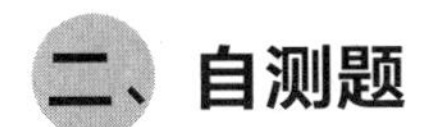

二、自测题

【选择题】

（一）A1型题

1. 以放射治疗为首选治疗方式的肿瘤为

A. 骨肉瘤　　B. 黑色素瘤　　C. 胃癌　　D. 鼻咽癌　　E. 肺癌

2. 下列关于放疗禁忌证的描述，错误的是

A. 接受放射治疗的组织器官未有放射性损伤者

B. 晚期肿瘤，伴严重贫血、恶病质者

C. 外周血白细胞计数低于 3.0×10^9/L，血小板计数低于 50×10^9/L，血红蛋白低于80g/L者

D. 有心、肺、肾、肝等功能严重不全者

E. 对放射线中度敏感的肿瘤已有广泛远处转移或经足量放射治疗后近期内复发者

3. **下列有关肿瘤细胞放射敏感性的说法，错误的是**

A. 就肿瘤细胞而言，若它对放射线越敏感，则放疗的疗效越好

B. 处于“细胞分裂期”的细胞对放射线最敏感

C. 处于“静止期”的细胞对放射线很敏感

D. 含氧量越高对放射线越敏感

E. 含氧量越低对放射线越不敏感

4. **放射治疗常规分割的分次剂量一般是**

A. 3.5~4.0Gy　B. 2.8~3.0Gy　C. 1.8~2.0Gy　D. 1.5~1.8Gy　E. 1.0~1.2Gy

5. **在放疗过程的七个阶段中，重要且能反映放疗特点的四个阶段，不包括**

A. 模拟定位　B. 计划设计　C. 治疗验证　D. 计划执行　E. 随访

6. **下列关于内照射注意事项的描述中，错误的是**

A. 在护理内照射患者时，护士需使用铅制防护围裙与屏障，在保证质量的前提下，尽可能集中完成护理工作，减少与放射线接触的时间

B. 不允许孕妇及18岁以下人员探视内照射治疗的患者

C. 为内照射患者提供单间，床前悬挂放射性警示标志，缩小活动范围

D. 内照射患者如厕时应使用滤网过率大小便与痰液，谨防粒子浮出，污染环境

E. 当内照射患者发现有离子浮出后，应立即用无菌治疗巾裹起后扔入锐器盒中，避免污染环境

7. **下列关于放疗所致骨髓抑制说法错误的是**

A. 根据RTOG（放射治疗协作组）/EORTC（欧洲癌症研究与治疗组织）急性放射性反应评价标准，骨髓抑制可分为3级

B. 各种放射线对骨髓的抑制多见于肿瘤放射治疗中及放射治疗后

C. 放疗所致的骨髓抑制远较化疗为轻

D. 骨髓抑制一般发生在放疗的2~3周

E. 在放疗所致骨髓抑制中，以中性粒细胞下降最为明显

8. **放疗开始前做定位及每次放疗前，同时需要进行肠道排便排气及充盈膀胱（憋尿）准备的癌症是**

A. 肺癌　B. 食管癌　C. 鼻咽癌

D. 前列腺癌　E. 淋巴瘤

9. **下列关于放疗期间饮食及营养的注意事项中，正确的是**

A. 放疗患者可以多吃辣椒以促进食欲　B. 放疗患者可以多吃生冷食物以缓解便秘

C. 放疗患者应增加体重以减轻放射损伤　D. 放疗患者蛋白需要量为1.2~2.0g/(kg·d)

E. 放疗患者目标能量推荐为25~30kcal/(kg·d)

10. **下列关于放疗常见不良反应中，说法错误的是**

A. 早期放射性反应又称为急性放射性反应，是指从第1d治疗开始到第90d内出现的放射治疗反应

B. 急性反应一般是可逆的，在停止放疗后短期内可康复

C. 早期反应多发生在肺、肾脏、心脏和中枢神经系统

D. 晚期反应一般在放疗后3~6个月内甚至数年以后出现

E. 晚期反应一旦出现，可造成永久性损伤

（二）A2 型题

1. 女，68 岁。主因"确诊食管癌 1 个多月"入院。现阶段正在进行放射治疗，下列哪项是不易出现的并发症

A. 放射性食管炎　B. 放射性肺炎　C. 肝损伤

D. 心脏损伤　E. 放射性脊髓炎

2. 女，65 岁。诊断为膀胱癌，现阶段正在进行放射治疗。不属于膀胱癌放疗后并发症的是

A. 血尿　B. 阴道出血　C. 腹泻　D. 恶心、呕吐　E. 口干

3. 男，75 岁。诊断为前列腺癌，现阶段正在进行放射治疗。不属于前列腺癌放疗后并发症的是

A. 直肠出血　B. 肛门狭窄　C. 膀胱炎　D. 放射性肾炎　E. 尿道狭窄

4. 男，51 岁。诊断为鼻咽癌，现阶段正在进行根治性放射治疗。下列不属于根治性放射治疗的是

A. 治疗后渴望获得长期生存　B. 给予根治剂量的照射　C. 照射范围较大

D. 照射剂量高　E. 照射剂量低

5. 男，68 岁。诊断为肺癌，需要进行增强 CT 扫描，下列说法错误的是

A. 护士应询问患者的过敏史及肾功能

B. 护士选择合适血管、型号适宜的留置针开放患者静脉通路

C. 增强 CT 扫描时，护士应密切监测患者留置针周围皮肤，确保留置针通畅、对比剂无外渗

D. 增强 CT 扫描后，护士应该立即为患者拔除留置针，减轻患者痛苦

E. 嘱患者当日多饮水，以促进碘对比剂经尿液排出，减少对肾的损伤

6. 男，44 岁。诊断为骨肉瘤，需要进行放射治疗。患者向护士询问，具体为其进行放疗的是哪一类型的医务人员

A. 放疗医生　B. 放疗物理师　C. 放疗剂量师　D. 放疗技师　E. 护士

7. 女，72 岁。诊断为宫颈癌，拟行放射治疗，现需要使用体膜作为体位固定装置，热塑膜应放在多少摄氏度的热水中可完全透明软化

A. 40℃　B. 50℃　C. 70℃　D. 90℃　E. 100℃

8. 男，56 岁。正在接受头颈部放射治疗，现右耳后出现触痛性或鲜色红斑，片状湿性脱皮 / 中度水肿，该症状属于急性放射性皮炎 RTOG 分级标准中的哪一级

A. 0 级　B. 1 级　C. 2 级　D. 3 级　E. 4 级

（三）A3/A4 型题

（1~3 题共用题干）

女，62 岁。诊断为宫颈癌，现阶段正在进行同步化疗和放射治疗。此时向护士主诉"乏力、腹泻伴便血 3h"，并且告诉护士今日她不想进行放射治疗了，只想让护士为她输入化疗药物。

1. 下列护士的护理措施中，错误的是

A. 护士应该尊重患者的意愿，为患者输注化疗药物　B. 评估患者的生命体征

C. 为患者进行心理护理，消除患者的紧张情绪　D. 为患者进行放疗方面的健康教育

E. 通知患者的主管医生，协助主管医生进行下一步治疗

2. 患者血常规结果回报，WBC 4.1 × 10^9/L，Hb 99g/L，PLT 120 × 10^9/L。提示患者存在哪一级骨髓抑制

A. 0 级　B. 1 级　C. 2 级　D. 3 级　E. 4 级

3. 该患者需要定期复查的肿瘤标志物是

A. CEA　B. CA125　C. AFP　D. HPV　E. PSA

（4~6 题共用题干）

男，65 岁。诊断为鼻咽癌，现阶段正在进行放射治疗。

4. 鼻咽癌首选的治疗方式为

A. 化学治疗　B. 放射治疗　C. 手术治疗　D. 免疫治疗　E. 靶向治疗

5. 患者最有可能出现下列哪种并发症

A. 血尿　B. 排尿困难　C. 便秘　D. 腹泻　E. 口干

6. 下列关于预防患者急性放射性皮炎的描述中，错误的是

A. 应保持皮肤干燥和清洁、避免摩擦

B. 避免使用肥皂等清洁剂、避免使用含金属基质的油膏

C. 避免阳光照射

D. Ⅰ度以上急性放射性皮炎可使用芦荟霜、放射皮肤保护剂等外用药

E. Ⅲ度以上急性放射性皮炎可联合使用表皮生长因子、维生素 B_{12} 喷剂等药物

（7~8 题共用题干）

女，33 岁。诊断为右乳腺癌术后，现阶段正在进行放射治疗。

7. 下列哪项是患者不易出现的并发症

A. 放射性食管炎　B. 放射性膀胱炎　C. 放射性皮炎

D. 放射性脊髓炎　E. 骨髓抑制

8. 下列关于对患者的健康教育，错误的是

A. 患者需要穿宽松、棉质、吸水性好的衣物

B. 患者需保持皮肤干燥和清洁、避免摩擦、避免使用肥皂等清洁剂

C. 患者不需要进行功能锻炼

D. 患者放疗期间，应每周复查血常规

E. 患者复查的时间为放疗结束 1 个月后，其后每 3 个月复查，2 年后每半年复查，5 年后每年复查

（9~10 题共用题干）

女，31 岁。诊断为宫颈癌，拟行放射治疗。

9. 患者向护士询问放疗的过程。放疗过程不包括下列哪项

A. 临床检查及诊断　B. 心理治疗　C. 模拟定位

D. 确定治疗方案　E. 随访

10. 不属于宫颈癌放疗后并发症的是

A. 放射性口腔炎　B. 血尿　C. 阴道出血

D. 腹泻　E. 恶心、呕吐

（四）B 型题

（1~2 题共用备选答案）

A. 放疗医生　B. 放疗技师　C. 放疗物理师　D. 检验师　E. 护士

1. 使用放疗设备，为患者进行具体操作的是

2. 在放疗患者的健康教育及随访中，起着重要作用的是

（3~4 题共用备选答案）

A. 未放疗时　B. 放疗开始后 60d　C. 放疗开始后 90d 内

D. 放疗结束后 60d 内　E. 放疗结束后 3~6 个月内甚至数年后

3. 放射相关的早期不良反应发生在

4. 放射相关的晚期不良反应发生在

【填空题】

1. 放射治疗的目的是最大限度地将放射剂量集中到(　　)内,杀灭肿瘤细胞,而周围正常组织或器官少受或免受不必要的照射,一些重要器官如脑干、脊髓、肾、性腺等,则需要特别(　　)。

2. 肿瘤细胞的放射敏感性与肿瘤细胞的(　　)、(　　)和肿瘤细胞的(　　)有关。

3. 放疗可分为根治性放疗、辅助性放疗和(　　)。

4. 临床放疗中有三种基本的照射方式,即(　　)、内照射和混合照射。

5. 皮肤及其附属器都是放射敏感组织,其中最敏感的是(　　)。

6. 口腔、(　　)疼痛是鼻咽癌患者放疗时最常见的不良反应,常在放疗 2 周左右开始。

7. (　　)是鼻咽癌、脑瘤等头颈部肿瘤在行放疗后所致的常见且最严重的并发症,其临床表现为头痛、神经功能障碍、延髓麻痹症状及相关神经体征的持续恶化等,一旦发生,可呈进展性加重。

【名词解释】

1. 内照射治疗
2. 外照射治疗
3. 放射治疗的职业危害
4. 放射治疗急性放射性反应
5. 放射治疗远期放射性反应

【案例分析题】

男,80 岁。主因"确诊前列腺癌 4 个月"入院。现阶段正在进行放射治疗。放疗 14d 后,患者查血常规示:WBC 1.9×10^9/L,Hb 111g/L,PLT 120×10^9/L。

请问:

1. 患者在放疗期间,有哪些注意事项?
2. 患者的血常规提示患者存在哪一级骨髓抑制?相应的护理措施有哪些?
3. 经过治疗,患者顺利完成放疗,需多长时间进行复查?

参考答案

【选择题】

(一) A1 型题

1. D　2. A　3. C　4. C　5. E　6. E　7. A　8. D　9. E　10. C

(二) A2 型题

1. C　2. E　3. D　4. E　5. D　6. D　7. C　8. C

(三) A3/A4 型题

1. A　2. B　3. D　4. B　5. E　6. D　7. B　8. C　9. B　10. A

(四) B 型题

1. B　2. E　3. C　4. E

【填空题】

1. 病变区、保护
2. 增殖周期、病理分级、含氧量
3. 姑息性放疗
4. 外照射
5. 皮脂腺
6. 咽喉
7. 放射性脑损伤

【名词解释】

1. **内照射治疗**：又称近距离治疗，将放射源直接放入肿瘤内部（粒子植入），或者放入肿瘤邻近管腔（气管、食管、阴道）进行治疗的一种方式。

2. **外照射治疗**：又称远距离治疗，指电离辐射源位于机体之外，由其所发出的射线从机体外部对机体进行照射的一种方式。

3. **放射治疗的职业危害**：是指放射损伤，即一定量的电离辐射作用于人体后，所引起的人体病理反应。

4. **放射治疗急性放射性反应**：又称早期放射性反应，是指从第 1d 治疗开始到第 90d 内出现的放射治疗反应，多发生在皮肤、口腔黏膜、消化道黏膜组织和造血系统等更新快的组织，因此照射后损伤会很快表现出来。急性反应一般是可逆的，在停止放疗后短期内可康复。

5. **放射治疗远期放射性反应**：又称晚期放射性反应，是指实质细胞耗竭后无力再生而最终导致的纤维化。远期放射反应与损伤主要发生在更新慢的组织，如肺、肾脏、心脏和中枢神经系统，潜伏期较长，一般在放疗后 3~6 个月内甚至数年以后出现，一旦出现，可造成永久性损伤。

【案例分析题】

1. 患者在放疗期间，有哪些注意事项？

患者在放疗期间注意事项：前列腺癌患者，禁止进食胀气食物。每次放疗前严格憋尿、排空直肠（不要每天使用开塞露），以减轻放疗期间的尿道和直肠反应。早晚温开水坐浴（水温 37~40℃，每次 2min）减轻肛门不适症状。

2. 患者的血常规提示患者存在哪一级骨髓抑制？相应的护理措施有哪些？

患者的血常规提示患者存在 3 级骨髓抑制。放疗期间，患者应做到：①每周监测血常规，出现头晕、乏力、食欲缺乏时应注意白细胞计数、血小板计数是否正常。指导患者多卧床休息，活动时动作要缓慢，避免突然改变体位，预防跌倒。护士应落实防跌倒、防坠床的具体护理措施，保证患者安全。②预防感染：保持病室清洁，定时开窗通风和空气消毒，限制探视，注意保暖，预防感冒，防止交叉感染，注意保持肛周、外阴部的清洁。③预防出血：护士应评估患者口腔、肛周、会阴、放射野等处皮肤黏膜情况和有无出血倾向，避免抠鼻、擤鼻涕、剔牙、用力咳嗽等，预防便秘。有创操作后延长穿刺点压迫时间，预防出血。

3. 经过治疗，患者顺利完成放疗，需多长时间进行复查？

患者复查的时间为放疗结束 1 个月后，其后每 3 个月复查 1 次，2 年后每半年复查 1 次，5 年后每年复查 1 次。

（丁炎明）

第十七章 营养学

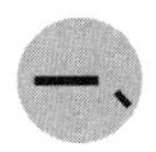

一、基本理论与知识要点

1. 简述营养素的种类及对机体的作用。

食物中含有的能量被人体消化吸收并且具有一定生理功能的成分称为营养素，其按照结构和功能可分为六大类：蛋白质、脂类、碳水化合物、维生素、矿物质和水。营养素具有促进生长发育，参与机体组织、器官的构成，提供能量，调节机体生理功能等作用。

2. 简述营养状况的评价指标。

（1）人体测量指标：体重、体重指数、三头肌皮褶厚度、上臂肌围、电生理阻抗。

（2）实验室指标：肌酐、血浆蛋白、氮平衡及整体蛋白更新率、免疫指标、血脂、维生素及钙、铁、锌等指标。

（3）临床检查：通过病史采集及体格检查，主要从头发、面色、眼、唇、舌、齿、龈、面、皮肤、指甲、心血管系统、消化系统和神经系统 13 个方面来评估患者是否存在营养不良的表现。

3. 简述医院基本饮食的种类及适用范围。

（1）普通饮食：适用于绝大多数消化功能正常、对膳食无特殊要求、体温正常、病情较轻或恢复期的患者。

（2）软食：适用于咀嚼困难、消化功能减退、低热以及老年、幼儿患者。

（3）半流质饮食：适用于中等发热、口腔或消化道疾病、胃肠消化功能减退、咀嚼困难、外科术后的患者。

（4）流质饮食：适用于口腔疾患、各种大手术后、急性消化道疾病、高热、急性重症、病情危重、全身衰竭等患者。

4. 列表说明医院治疗饮食的种类、适用范围、原则及用法。

医院治疗饮食的种类、适用范围、原则及用法见表 1-17-1。

表 1-17-1 医院治疗饮食的种类、适用范围、原则及用法

饮食种类	适用范围	原则及用法
高热量饮食	甲状腺功能亢进、结核、大面积烧伤、肝炎、胆道疾患、体重不足及产妇等	基本饮食基础上加餐 2 次，总热量约为 3 000kcal/d
高蛋白饮食	烧伤、结核、恶性肿瘤、贫血、甲状腺功能亢进、大手术后、低蛋白血症等；孕妇、哺乳期产妇等	供给量为 1.5~2.0g/(kg·d)，总量不超过 120g/d，总热量为 2 500~3 000kcal/d
低蛋白饮食	急性肾小球肾炎、尿毒症、肝性脑病等患者	成人饮食蛋白质≤40g/d，视病情可减至 20~30g/d

续表

饮食种类	适用范围	原则及用法
低脂肪饮食	肝胆胰疾患、高脂血症、动脉硬化、冠心病、肥胖症、腹泻	高脂血症及动脉硬化患者不应限制植物油，脂肪含量少于 50g/d，肝胆胰疾病患者少于 40g/d
低胆固醇饮食	高胆固醇血症、高脂血症、动脉硬化、高血压、冠心病	胆固醇摄入量 <300mg/d
低盐饮食	心脏病、急、慢性肾小球肾炎、肝硬化腹水、重度高血压但水肿较轻患者	每日食盐量 <2g，不包括食物内自然存在的氯化钠。禁用腌制食品
无盐低钠饮食	同低盐饮食，但一般用于水肿较重患者	无盐饮食除无盐外，含钠量 <0.7g/d；低钠饮食含钠量应 <0.5g/d。禁食腌制食品、含钠食物和药物
高纤维素饮食	便秘、肥胖症、高脂血症、糖尿病	饮食中应多含食物纤维，如韭菜、芹菜、卷心菜、粗粮、豆类、竹笋
少渣饮食	伤寒、痢疾、腹泻、食管 - 胃底静脉曲张、咽喉部及消化道手术	饮食中少含食物纤维，不用强刺激调味品及坚硬、带碎骨的食物，肠道疾病患者少摄入油脂

5. 试述医院试验饮食的适用范围及膳食要点。

(1) 肌酐试验饮食：协助检查肾小球的滤过功能。试验期为 3d，同时禁食肉类、禽类、鱼类，忌饮茶和咖啡，全日主食在 300g 以内，限制蛋白质摄入量（<40g/d）。

(2) 尿浓缩功能试验饮食（干饮食）：用于检查肾小管的浓缩功能。试验期 1d，控制全天饮食中的水分，总量在 500~600ml。

(3) 甲状腺 ^{131}I 试验饮食：用于协助测定甲状腺功能。试验期为 2 周，同时禁用含碘食物，如海带、紫菜；禁用碘做局部消毒，2 周后作 ^{131}I 功能测定。

(4) 胆囊 B 超检查饮食：用于需行 B 超检查有无胆囊、胆管、肝胆管等疾病。检查前 3d 宜禁食发酵产气食物，如牛奶、豆制品等；检查前一晚应进食无脂肪、低蛋白、高碳水化合物的清淡饮食；检查当日早晨禁食。若胆囊显影良好，还需要了解胆囊收缩功能，在第一次 B 超检查后进食高脂肪餐；30~45min 后行第二次 B 超检查观察，若效果不明显，可等待 30~45min 后再次检查。

(5) 葡萄糖耐量试验饮食：用于糖尿病的诊断。试验前食用碳水化合物量≥300g 的饮食共 3d，停用一切能升降血糖的药物。试验前一日晚餐后禁食（禁食 10~12h）直至次日晨，试验日晨采血后将葡萄糖 75g 溶于 300ml 水中 5min 内喝尽，服后 0.5h、1h、2h 和 3h 分别采血测定血糖。

6. 简述肠内营养的适应证。

(1) 进食量不足：①经口进食困难或无法正常进食；②经口进食量不能满足营养需要，如大面积烧伤、脓毒血症等。

(2) 消化吸收障碍：即使消化道存在结构或功能上的病变，如炎症性肠病、短肠综合征、肠瘘等，也可以通过选择合理的途径来给部分有功能的肠道提供营养支持。肠内营养也适用于结直肠手术的术前肠道准备和术后营养支持。

（3）其他：可能引起营养不良的病症，如肿瘤放疗、肿瘤化疗、慢性肾衰竭、心功能衰竭。肠内营养还可作为肠外营养的补充或向正常饮食的过渡。

7. 简述肠内营养的供给途径及方式。

（1）按供给途径分类

1）口服营养。

2）管饲营养。对于上消化道通过障碍者，可经鼻 - 胃、鼻 - 十二指肠、鼻 - 空肠置管，或经皮颈部咽造口术、胃、空肠造瘘置管输注肠内营养制剂。

（2）按供给方式分类

1）间歇性推注：将配制的肠内营养液置于注射器（≥50ml）中，缓慢注入鼻饲管（推注速度宜≤30ml/min），每次 250~400ml，每日 4~6 次。

2）间歇性重力滴注：将肠内营养液置于塑料袋或其他容器中，营养液在重力作用下经鼻饲管缓慢注入胃内，每次 250~400ml，每日 4~6 次，滴速为 30ml/min。

3）连续性泵注：将肠内营养液置于密封袋或瓶中，经硅胶管嵌入输注泵内，在泵的动力作用下连续输入，一般每天可持续输注 16~24h，适用于危重患者及十二指肠或空肠近端喂养者。

8. 肠内营养的并发症有哪些？如何处理？

（1）胃肠道并发症：最常见，主要表现为腹胀、腹泻、恶心、呕吐、反流等，系由输入营养液的温度、速度、浓度以及由此引起渗透压的不适宜；营养液污染引起肠道感染；药物引起腹痛和腹泻等。预防及处理方法：①根据疾病选择合适的制剂，输注的量、速度、浓度循序渐进增加；②输注营养液时将床头抬高至 30°~45°，营养液温度保证在室温或体温；③胃排空延迟者可使用促进胃动力药物；便秘患者宜选用含纤维素制剂并保证足够水分摄入，必要时可用缓泻剂或灌肠；腹泻患者宜选用低脂制剂。

（2）代谢并发症：最常见的症状是脱水和高血糖。预防及治疗代谢并发症的关键：①肠内营养液中提供充足的矿物质、维生素；②严密监测出入液量、离子、血糖、血脂、肝功能等指标，并及时纠正异常指标。

（3）感染并发症：常见原因有肠道菌群易位、吸入性肺炎。配制中应注意无菌操作、定期更换输注器具。配制后的营养液应放入 4℃冰箱中保存，并在 24h 内使用完毕。

（4）置管并发症：经鼻置管长期放置后可引起鼻翼部糜烂、咽喉部溃疡、声音嘶哑、鼻窦炎等并发症，需加强鼻部的护理。对长期置管者，须定期更换（硅胶胃管至少每 3 周更换 1 次，聚氨酯胃管每月更换 1 次）并换对侧鼻孔或按照产品说明书更换；必要时行胃或空肠造口。

9. 简述肠外营养的适应证。

估计 1 周以上无法经肠道满足 60% 目标需要量者，都是肠外营养治疗的指征。

（1）消化系统疾病：凡是胃肠需要充分休息或存在严重消化吸收障碍时，需肠外营养支持。如肠梗阻等梗阻类病症、高位小肠瘘、炎症性肠病急性发作期、短肠综合征术后早期、放射性肠炎等。

（2）消化系统以外的疾病：大面积烧伤、严重复合伤、严重感染与败血症等患者，处于强烈的应激状态，同时消化功能受到抑制，不能经胃肠道补充足够营养；严重肝、肾衰竭者常因水肿、营养不良等无法经肠道摄取充足的营养，需要联合肠外营养；妊娠剧吐、神经性厌食也是肠外营养的适应证。

10. 肠外营养的并发症有哪些？如何处理？

（1）置管并发症：气胸、血管损伤、胸导管损伤、空气栓塞、导管移位或错位、静脉炎等。一旦发生，立即处理。①视气胸的严重程度予以观察、胸腔抽气减压或胸腔闭式引流；②穿刺部位出血或血肿形成，应立即退针、局部压迫；③若损伤胸导管，立即退针或拔除导管，多数可自愈；④一旦怀疑有空气栓塞，立即置患者于左侧卧位；⑤若发现导管移位致液体渗漏，应予停止输液、拔管和局部处理；⑥外周浅静脉炎可局部湿热敷、更换输液部位。

（2）感染并发症：主要是导管性和肠源性感染。若疑有中心静脉导管性感染或脓毒血症，需按无菌操作要求拔管，剪下导管尖端，并采集周围血，分别做细菌培养、抗生素敏感性试验及真菌培养。若因长期完全胃肠外营养导致肠道内细菌易位和内毒素吸收，并发全身性感染，应在控制感染的基础上，尽可能应用肠内营养或在肠外营养时增加肠道滋养的机会，保护肠黏膜的屏障功能。

（3）代谢并发症：包括液体量超负荷、糖代谢紊乱、肝脏损害、酸碱平衡失调、电解质紊乱、代谢性骨病等。在积极处理原发病的基础上，加强监测，选择合适的治疗方案。

（4）肠道并发症：主要是肠道黏膜萎缩。在病情允许的情况下，开始肠道滋养型喂养，预防肠黏膜萎缩，尽早恢复肠内营养；必要时可应用谷氨酰胺改善肠黏膜屏障功能。

11. 如何对围手术期患者进行营养干预？

（1）术前

1）术前有营养不良或存在营养风险的患者，应接受营养治疗；中、重度的营养不良患者，病情允许时至少给予7~10d的术前营养支持。

2）制订营养支持计划时，首先考虑饮食干预，通过指导进食、优化食物选择等手段增加能量和蛋白质的摄入；单纯饮食干预无法改善营养状况时，需要根据患者的胃肠功能，优先选择肠内营养，包括经口营养补充和管饲肠内营养。

3）预计围手术期不能正常进食超过5d，或口服进食少于推荐能量和蛋白质目标需要量的60%时，术前应积极给予经口营养补充。管饲时首先考虑经鼻胃管或鼻空肠管喂养，若预计喂养时间超过4周时，可考虑经皮内镜下胃穿刺置管术；肠内途径无法满足能量需求时（<60%目标需要量），应联合应用肠外营养；在患者存在营养支持指征、但肠内营养无法实施时，应尽快给予肠外营养。

4）能量目标量设定：能量目标需要量为25~30kcal/（d·kg），围手术期蛋白质目标需要量为1.5~2.0g/（d·kg）。

（2）术后

1）推荐术后24~48h，患者内稳态平稳后，即根据其胃肠道功能和耐受能力决定术后早期进食或肠内营养的开始时间和剂量。

2）术后早期进食内容，建议启动时以清流质饮食为主，根据患者耐受程度逐渐加量并过渡。

3）对于术后早期恢复经口进食不能满足机体营养需求患者，推荐实施经口营养补充支持，以增加能量及蛋白质的摄入量。当患者发生术后并发症，胃肠道功能损害，7d内不能接受肠内营养或肠内营养不能达到能量目标需要量时，应启动补充性肠外营养，保证能量和蛋白质的供给。

4）重视出院后饮食指导和长期家庭营养支持。

二、自测题

【选择题】

（一）A1 型题

1. 下列属于宏量营养素的是

A. 脂肪、蛋白质、碳水化合物　　B. 矿物质、蛋白质、碳水化合物
C. 维生素、脂肪、碳水化合物　　D. 矿物质、维生素、脂肪
E. 维生素、蛋白质、脂肪

2. 属于半流质的食物是

A. 牛奶　　B. 米汤　　C. 肉汁　　D. 面条　　E. 豆浆

3. 骨质疏松症患者应多食的食物是

A. 坚果　　B. 奶及奶制品　　C. 牛肉　　D. 红薯　　E. 花生酱

4. 消化性溃疡同时伴有少量非活动性出血患者的饮食应采用

A. 低蛋白饮食　　B. 暂禁食　　C. 温凉流质饮食
D. 禁蛋白饮食　　E. 半流质饮食

5. 下列哪类患者应使用胃肠外营养

A. 严重水电解质紊乱　　B. 凝血功能障碍　　C. 严重呼吸 / 循环功能衰竭
D. 短肠综合征　　E. 不可逆性昏迷

6. 下列有关饮食的说法正确的是

A. 肾功能不全者应多摄入植物性蛋白　　B. 肝性脑病者应多摄入动物性蛋白
C. 便秘者应多摄入富含纤维素的食物　　D. 肝硬化腹水者应多摄入腌制咸菜
E. 大面积烧伤者应限制蛋白的摄入

7. 下列对鼻饲患者的护理正确的是

A. 每次鼻饲前检查管道位置是否正确
B. 鼻饲液温度应保持在 42~44℃左右
C. 每次鼻饲间隔时间不少于 4h
D. 每日更换胃管，应在晚上拔出，次日晨再由另一鼻孔插入
E. 若有呛咳、呼吸困难，应嘱其张口深呼吸

8. 长期卧床的恶性肿瘤患者，热量给予一般为

A. 15~20kcal/(kg·d)　　B. 20~25kcal/(kg·d)　　C. 25~30kcal/(kg·d)
D. 35~40kcal/(kg·d)　　E. 40~45kcal/(kg·d)

9. 评价营养不良最早的敏感指标是

A. 白蛋白　　B. 球蛋白　　C. 总蛋白　　D. 转铁蛋白　　E. 视黄醇结合蛋白

10. 行中心静脉营养的患者出现发热，疑似导管相关血流感染，首先应

A. 检查穿刺处有无红肿　　B. 取导管内液体作细菌培养　　C. 拔除导管作细菌培养
D. 检查室温是否过高　　E. 应用大剂量抗生素

11. 最适合糖尿病患者的菜单组合是

A. 可乐鸡翅、拔丝白薯、醋溜土豆丝　　B. 糖醋里脊、糖醋排骨、东坡肉

C. 红烧牛肉、白萝卜清蒸鲫鱼、梅菜扣肉　D. 西湖醋鱼、玉米烙、香菇炒青菜
E. 香菇木耳焖豆腐、海米冬瓜、苦瓜炒肉丝

12. 重症烧伤患者早期营养支持宜选择

A. 口服营养摄取为主　B. 静脉高营养
C. 口服营养摄取为主，静脉营养为辅　D. 静脉营养摄取为主，口服营养为辅
E. 禁食，给予静脉高营养

13. 孕妇叶酸摄入量不足与新生儿何种病症有关

A. 低出生体重　B. 神经管缺陷　C. 软骨病　D. 手足抽搐　E. 低钙血症

14. 与高血压密切相关的营养因素是

A. 钾摄入过多　B. 碘摄入过多　C. 钠摄入过多
D. 蛋白摄入过多　E. 维生素摄入过多

15. 肾小球肾炎患者宜采用的饮食为

A. 高蛋白饮食　B. 高脂肪饮食　C. 高碳水化合物饮食
D. 高胆固醇饮食　E. 低蛋白低盐饮食

16. 关于要素饮食的叙述正确的是

A. 含有人体必需的易于消化吸收的营养成分　B. 适用于胃肠消化功能与吸收功能正常者
C. 属于有渣饮食　D. 配制后常温下保存
E. 配制后 48h 内用完

17. 关于营养支持的叙述正确的是

A. 尽量应用肠外营养　B. 白蛋白为 40g/L 时提示营养不良
C. 长期全胃肠外营养可引起肠黏膜萎缩　D. 液化饮食是人工配制的营养成分
E. 要素饮食是含大量膳食纤维的饮食

18. 关于应激状态下机体蛋白质及氨基酸的代谢，下列说法正确的是

A. 创伤后机体蛋白质代谢改变主要是循环中糖皮质激素、胰高血糖素、儿茶酚胺增加和胰岛素作用提高所致
B. 蛋白质及氨基酸的代谢改变与年龄无关
C. 蛋白质及氨基酸的代谢改变与术前营养状态无关
D. 蛋白质内脏转运多发生在骨骼肌
E. 最明显的代谢改变是蛋白质分解增加、负氮平衡

19. 我国营养学会建议乳母每日膳食能量摄入量在非孕妇女基础上增加

A. 100kcal　B. 300kcal　C. 400kcal　D. 500kcal　E. 600kcal

20. 正常成年人脂肪提供热量占每日摄入总热量的百分比是

A. 10%~15%　B. 15%~20%　C. 20%~30%　D. 30%~35%　E. 35%~40%

（二）A2 型题

1. 女，49 岁。诊断为痛风，食用下列哪种食物对其血尿酸水平没有影响

A. 动物肝脏　B. 海鲜　C. 酒类　D. 鸡蛋　E. 香菇

2. 女，22 岁。诊断为急性肾小球肾炎，需行内生肌酐清除率测定。该患者在为期 3d 的实验期间，每日蛋白质供给量应少于

A. 20g　B. 40g　C. 60g　D. 80g　E. 100g

3. 女，46岁。在全身麻醉下行乳腺癌根治术，麻醉清醒后患者应进食

A. 普通饮食　B. 软质饮食　C. 半流质饮食　D. 不限制饮食　E. 禁食

4. 男，38岁。诊断为慢性胆囊炎，需行胆囊B超检查，在向护士复述该检查前饮食方法中应予以纠正的是

A. 检查前三日禁食易发酵产气的食物　B. 检查前一日晚餐应高脂肪、高蛋白

C. 检查前一日晚餐后进食对比剂，禁食　D. 检查日早晨禁食

E. 首次摄片胆囊显影可进高脂肪餐

5. 男，68岁。诊断鼻咽癌，行放射治疗期间对该患者行营养治疗的原则正确的是

A. 有营养风险的放疗患者可常规给予肠外营养治疗

B. 放疗前进行营养支持对患者营养状况维持无帮助

C. 肠内补充 ω-3 多不饱和脂肪酸制剂可减少患者炎症反应

D. 放疗患者可多吃热性食物

E. 一般放疗患者不需要口服补充营养制剂

6. 女，59岁。因胃窦溃疡恶变行全胃肠切除术，术后早期管饲营养饮食治疗优选的治疗饮食配方为

A. 流质饮食　B. 要素饮食　C. 混合奶　D. 半流质饮食　E. 低蛋白匀浆饮食

（三）A3/A4 型题

（1~3 题共用题干）

男，65岁，身高170cm，体重80kg。高血压病史11年，时有头晕、头痛等不适，一直长期口服降压药，化验室提示血清胆固醇7.2mmol/L。

1. 可以判断他的营养状况属于

A. 重度消瘦　B. 轻度消瘦　C. 消瘦　D. 正常　E. 超重

2. 该患者的营养治疗原则是

A. 低盐、低蛋白，控制体重　B. 低脂、低盐，控制体重　C. 低脂、限糖类，减轻体重

D. 低盐、低胆固醇，控制体重　E. 低脂、适量糖类，减轻体重

3. 能选用以下哪组食物

A. 榨菜、胡萝卜、鱼子　B. 藕粉、芹菜、黑木耳　C. 青菜、玉米、蟹黄

D. 燕麦、咸蛋、莴笋　E. 菱白、动物脑、核桃仁

（4~6 题共用题干）

患儿，5岁。易烦躁，易感染。血液检查可见血清铁和铁蛋白下降，铁结合力上升，游离原卟啉浓度上升，血红蛋白为120g/L。

4. 此患儿可能处于

A. 铁储存减少期　B. 缺铁性贫血期　C. 红细胞生成缺铁期

D. 血红蛋白形成期　E. 铁增多期

5. 该患儿宜进食

A. 高蛋白饮食　B. 低蛋白饮食　C. 高纤维素饮食

D. 低纤维素饮食　E. 低脂肪饮食

6. 为改善患儿贫血症状，最佳的食物是

A. 海带、紫菜　B. 白菜、西红柿　C. 鱼、罐头、水果

D. 果汁、米粉　E. 动物肝脏、乳制品

（7~9 题共用题干）

男，48 岁。因“腹胀，进食后明显，伴腹围增大、纳差、乏力 2 个多月”入院。诊断：乙肝、肝硬化腹水。查体：身高 165cm，体重 53kg，贫血貌，腹部叩诊移动性浊音（+）。实验室检查：血红蛋白 93.0g/L，谷丙转氨酶 76U/L。

7. 下列对该患者蛋白质补充合理的是

A. 0.8~1.0g/(kg·d)　B. 1.0~1.2g/(kg·d)　C. 1.2~1.5g/(kg·d)
D. 1.5~1.8g/(kg·d)　E. 1.8~2.0g/(kg·d)

8. 食盐和液体摄入量最佳的是

A. <2g、<500ml　B. <2g、<1 000ml　C. <2g、<1 500ml
D. <5g、<500ml　E. <5g、<1 000ml

9. [假设信息]若患者存在食管 - 胃底静脉曲张，以下饮食合理的是

A. 坚果　B. 韭菜炒鸡蛋　C. 炸鸡　D. 竹笋烧肉　E. 山药南瓜粥

（10~11 题共用题干）

女，48 岁。因车祸外伤急诊入院，入院时神志不清，处于休克状态，急诊 CT 检查提示脾破裂、脑挫裂伤，急诊行脾切除术，术中探查发现胰腺挫裂伤，术后转 ICU。

10. 入 ICU 经输血、抗休克治疗后患者生命体征平稳，对该患者行肠内营养支持的时机为

A. 创伤后 2~4h 内　B. 创伤后 6~8h 内　C. 创伤后 12~14h 内
D. 创伤后 14~16h 内　E. 创伤后 24~48h 内

11. [假设信息]若患者 1 周后出现消化道活动性出血和感染性休克，给予大剂量血管活性药物维持血压，该患者采用何种营养支持途径

A. 经口　B. 鼻胃管　C. 鼻空肠管　D. 经空肠造口　E. 完全胃肠外营养

（四）B 型题

（1~5 题共用备选答案）

A. 低脂、低胆固醇、适量糖类膳食　B. 低脂、低胆固醇、限水
C. 低热量、低脂、低胆固醇　D. 低脂、低盐、优质蛋白膳食
E. 低盐、低脂、高膳食纤维膳食

1. 冠心病患者应给予

2. 高血压病患者应给予

3. 高甘油三酯血症患者应给予

4. 冠心病心绞痛患者应给予

5. 肾病综合征患者应给予

（6~10 题共用备选答案）

A. 隐血试验饮食　B. 胆囊造影饮食　C. 肌酐试验饮食
D. 甲状腺 ^{131}I 试验饮食　E. 尿浓缩功能试验饮食

6. 禁食肉及鱼类、咖啡、茶

7. 检查前 1d 中午须进食高脂饮食

8. 需控制全天饮水量的是

9. 试验期间忌食动物血、含铁丰富的食物和药物

10. 试验期禁食海制品

（11~12 题共用备选答案）

A. 每日食盐量 <2g　　B. 每日食盐量 <5g　　C. 每日食盐量 <6g
D. 饮食中含钠量 <0.7g/d　　E. 饮食中含钠量 <0.5g/d

11. 糖尿病患者

12. 高血压但水肿较轻的患者

（13~16 题共用备选答案）

A. 脂肪　　B. 蛋白质　　C. 维生素　　D. 无机盐　　E. 碳水化合物

13. 人体唯一的氮来源是

14. 既不提供热能也不构成机体组织，但人体必不可缺的是

15. 每克产热量最高的是

16. 我国居民膳食中主要热能来源是

【填空题】

1. 应用 B 超检查胆囊收缩功能，若第一次 B 超胆囊显影良好，则进食（　　）；尿浓缩功能试验又称为（　　），用于检查（　　）。

2. 肾功能不全者应摄入（　　）；肾功能严重衰竭需摄入（　　）；肝性脑病者应以（　　）为主；肾病综合征应选用（　　）饮食。

3. 痛风急性发作期患者，全天食物嘌呤摄入量应限制在（　　）。

4. 危重症患者在血流动力学、呼吸功能等生命体征稳定的情况下，首选（　　）营养。

5. 蛋白质 - 营养不良根据临床表现分为（　　）、（　　）、（　　）。

【名词解释】

1. 合理营养　　2. 营养评价　　3. 基础代谢
4. 蛋白质的互补作用　　5. 要素饮食

【案例分析题】

女，72 岁。因“左侧肢体无力伴言语不清 4h”入院治疗，经头颅 CT 检查后诊断为脑梗死。体格检查：体温 36.8℃，脉搏 82 次 /min，呼吸 19 次 /min，血压 164/93mmHg，身高 165cm，体重 55kg，神志清楚，左侧肢体肌力 3 级，存在吞咽障碍，洼田饮水试验 3 级。既往有高血压病史，长期口服降压药，近半年内饮食规律，无明显体重波动。

请问：

1. 该患者目前的营养风险筛查（NRS2002）评分为多少？首选哪种营养支持方式？

2. 若患者在进行肠内营养过程中发生腹泻，该如何处理？

3. 经积极治疗后患者洼田饮水试验 1 级，护士如何对该患者进行饮食指导？

参考答案

【选择题】

（一）A1 型题

1. A　2. D　3. B　4. C　5. D　6. C　7. A　8. B　9. E　10. C

11. E　12. D　13. B　14. C　15. E　16. A　17. C　18. E　19. D　20. C

（二）A2 型题

1. D　2. B　3. C　4. B　5. C　6. B

（三）A3/A4 型题

1. E　2. D　3. B　4. C　5. A　6. E　7. C　8. B　9. E　10. E

11. E

（四）B 型题

1. A　2. E　3. C　4. B　5. D　6. C　7. B　8. E　9. A　10. D

11. C　12. A　13. B　14. C　15. A　16. E

【填空题】

1. 高脂肪餐、干饮食、肾小管的浓缩功能
2. 优质动物性蛋白、无蛋白饮食、植物性蛋白、正常量优质蛋白
3. <150mg
4. 肠内
5. 干瘦型、水肿型、混合型

【名词解释】

1. **合理营养**：是指每天从食物中摄入的能量和各种营养素的量及其相互间的比例都能满足人体在不同的生理阶段、不同的劳动环境及不同劳动强度下的需要，并能使机体处于良好的健康状态。

2. **营养评价**：是通过膳食调查、人体测量、临床检查、实验室检查及多项综合营养评价方法等手段，判定人体营养状况，确定营养不良的类型及程度，估计营养不良后果的危险性，并监测营养治疗的疗效。

3. **基础代谢**：指人体维持基本的生命活动所需要的能量。即机体经过空腹 10~12h 和良好的睡眠、清醒静卧、恒温条件下（一般 22~26℃），无任何身体活动和紧张的思维活动，全身肌肉放松时，用以维持呼吸循环、体温和细胞功能所需要的最基本的能量。

4. **蛋白质的互补作用**：几种蛋白质生物效价较低的食物按一定比例混合后，由于蛋白质中的必需氨基酸相互取长补短，使食物蛋白质的利用率明显高于混合前的任何单一食物的蛋白质，这种由于多种食物混合使蛋白质质量改善的作用称为蛋白质的互补作用。

5. **要素饮食**：是一种化学精制食物，含有全部人体所需的易于消化吸收的营养成分，如游离氨基酸、单糖、主要脂肪酸、维生素、无机盐类和微量元素，与水混合后可以形成溶液或较为稳定的悬浮液。它的主要特点是无需经过消化过程即可直接被肠道吸收和利用，为人体提供热能及营养。

【案例分析题】

1. 该患者目前的营养风险筛查（NRS2002）评分为多少？首选哪种营养支持方式？

营养风险筛查（NRS2002）评分为 3 分，存在营养风险，首选肠内营养支持。

2. 若患者在行肠内营养过程中发生腹泻，该如何处理？

（1）进行肠内营养时，遵循浓度由低到高、容量由少到多、速度由慢到快的原则。

（2）在配制、使用肠内营养液时，注意无菌操作，现用现配。

（3）乳糖不耐受患者，给予无乳糖配方。

（4）推荐使用含益生菌、膳食纤维的肠内营养制剂，以降低腹泻发生率。

（5）采用营养泵持续泵入方式，输注过程中使用持续加温器，保证营养液的温度。

（6）避免使用引起腹泻的药物。

（7）发生腹泻时，尽早查找原因，尽早治疗，加强皮肤护理。

3. 经积极治疗后患者洼田饮水试验 1 级，护士如何对该患者进行饮食指导？

（1）控制食量，一日三餐均微饱即可，切勿暴饮暴食，避免辛辣刺激食物，总体原则为高热量、高蛋白、低脂、低盐、高维生素饮食。

（2）补充蛋白质，以优质蛋白质为主（>50%），如鱼类、家禽、瘦肉。

（3）碳水化合物以谷类为主，多选用双糖类、含膳食纤维高的食品，如糙米、标准粉、玉米、小麦，应粗细搭配，品种多样化。

（4）减少脂肪摄入，限制胆固醇的量，少吃含饱和脂肪酸高的肥肉、动物油脂及动物内脏等。

（5）钠盐限制在每天 5g 以下。

（6）多进食富含钾、钙、维生素 C、维生素 B_6、维生素 B_{12} 的蔬菜和水果，如莴笋、芹菜、橘子、牛奶、豆制品等。

（7）摄入足够的水分，每日饮水量≥2 000ml。

（胡少华）

第十八章　急救护理学

第一节　心搏骤停

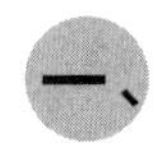

一、基本理论与知识要点

1. 心搏骤停的临床表现有哪些?

心搏骤停的典型三联征:突发意识丧失、呼吸停止和大动脉搏动消失。临床上表现为:

(1)突然面色死灰、意识丧失。

(2)大动脉搏动消失。

(3)呼吸停止。

(4)皮肤苍白或发绀。

(5)瞳孔散大。

(6)心尖搏动停止及心音消失。

(7)伤口不出血。

2. 判断心肺复苏有效的指征有哪些?

(1)能扪及大动脉搏动,收缩压维持在60mmHg以上。

(2)自主呼吸逐渐恢复。

(3)散大的瞳孔缩小,有时可有对光反射。

(4)面色、口唇、甲床等颜色由发绀转为红润。

(5)意识状态好转,出现反射或挣扎。

(6)室颤波由细小变为粗大,甚至恢复窦性心律。

3. 根据《2020年AHA心肺复苏及心血管急救指南更新》,院内和院外成人生存链的内容是什么?

院内成人生存链内容:

(1)监测和预防。

(2)识别和启动应急反应系统。

(3)即时高质量心肺复苏。

(4)快速除颤。

(5)高级生命维持和骤停后护理。

(6)康复。

院外成人生存链内容:

(1)识别和启动应急反应系统。

(2)即时高质量心肺复苏。

(3)快速除颤。

（4）基础及高级急救医疗服务。
（5）高级生命维持和骤停后护理。
（6）康复。

4. 心肺脑复苏时，防治脑缺氧和脑水肿的主要措施有哪些？

（1）脱水：应用渗透性利尿药脱水，配合目标温度管理以减轻脑组织水肿和降低颅内压，促进大脑功能恢复。应注意防止过度脱水，以免造成血容量不足，难以维持血压稳定。
（2）促进早期脑血流灌注。
（3）高压氧治疗：通过增加血氧含量及其弥散功能，提高脑组织氧分压，改善脑缺氧，降低颅内压。有条件者可早期应用。

5. 引起心搏骤停的“5H”和“5T”是什么？

（1）5H 为低氧血症、低血容量、氢离子（酸中毒）、低钾血症或高钾血症、低体温。
（2）5T 为张力性气胸、心脏压塞、毒素、肺栓塞、冠状动脉血栓形成。

6. 基础生命支持的基本步骤是什么？

（1）在安全情况下，快速识别和判断心搏骤停。
（2）启动急救反应系统。
（3）胸外心脏按压。
（4）开放气道。
（5）人工通气。
（6）早期除颤。

7. 创伤致心搏骤停的主要原因是什么？

（1）气道阻塞、严重开放性气胸和支气管损伤或胸腹联合伤等导致缺氧。
（2）心脏、主动脉或肺动脉等重要脏器损伤。
（3）严重头部创伤影响生命中枢。
（4）张力性气胸或心脏压塞导致心排血量急剧下降。
（5）大量血液丢失导致低血容量和氧输送障碍。

8. 基础生命支持中成人高质量心肺复苏的要点是什么？

（1）按压频率为 100~120 次 /min。
（2）按压深度至少为 5cm，但不超过 6cm。
（3）按压期间保证胸廓完全回弹。
（4）尽量减少胸外按压中断（中断时间控制在 10s 以内）。
（5）按压与通气之比为 30∶2。

9. 儿童高质量心肺复苏的注意事项有哪些？

（1）1 名施救者：按压通气比为 30∶2，2 名以上施救者为 15∶2。
（2）按压频率为 100~120 次 /min。
（3）按压深度至少为胸部前后径的 1/3，约 5cm。
（4）按压部位：将双手或一只手（对于很小的儿童）放在胸骨的下半部。
（5）每次按压后让胸部完全回弹。
（6）尽可能减少按压中的停顿（中断时间限制在 10s 以内）。

10. **请简述心肺复苏团队成员的角色及职责？**

（1）组长：①指导病情评估和抢救措施；②根据成员的能力，合理安排角色；③加强成员间的沟通；④满足其他成员的需求；⑤保持成员的积极性。

（2）气道管理者：①保持气道通畅；②使用面罩和高级气道提供足够的通气，并持续监测患者呼吸及呼吸机工作状态；③需要时检查动脉血气结果；④监测胸外心脏按压的效果，及时提醒更换按压者。

（3）胸外心脏按压者：①实施高质量、不间断的胸外心脏按压；②若感觉疲劳，及时与其他成员更换角色。

（4）输液（治疗）护士：①建立和维护静脉通路，遵医嘱用药，密切观察患者生命体征；②准确、及时实施除颤；③胸外心脏按压的同时，监测颈动脉搏动情况。

（5）记录者：①准确记录抢救过程；②及时与团队成员反馈，明确所用药物及采取的抢救措施；③协助观察按压者是否疲劳，并及时找人替换；④向团队成员详细告知患者的病史；⑤与未直接参与抢救的其他成员交流抢救信息。

（6）协调（调度）者：保证患者隐私，减少噪声和其他干扰因素，做好家属的沟通、解释工作。

二、自测题

【选择题】

（一）A1 型题

1. 心跳呼吸停止后，最容易受缺氧损害的器官是

A. 肾脏　B. 大脑　C. 心脏　D. 胃肠道　E. 肺脏

2. 心搏骤停时最常见的心律失常是

A. 无脉性电活动　B. 心室停搏　C. 心房扑动　D. 心房颤动　E. 心室颤动

3. 正常体温情况下，心搏骤停后脑细胞开始发生不可逆缺血损害的时间是

A. 3min　B. 4min　C. 7min　D. 8min　E. 10min

4. 心肺复苏时，判断呼吸及颈动脉搏动的时间不得超过

A. 4s　B. 6s　C. 8s　D. 10s　E. 15s

5. 判断心搏骤停的最重要指标是

A. 意识丧失、双侧瞳孔散大

B. 意识丧失、牙关紧闭、面色苍白

C. 意识丧失、没有呼吸或仅是喘息、大动脉搏动消失

D. 意识淡漠、全身湿冷、触摸不到桡动脉搏动

E. 意识丧失、大小便失禁

6.《2020 年 AHA 心肺复苏及心血管急救指南更新》继续强调高质量心肺复苏，下面描述错误的是

A. 按压频率 100~120 次 /min　B. 确保按压后胸廓完全回弹

C. 按压深度 5~6cm　D. 尽量减少胸外按压中断次数

E. 每次通气量约为 800ml

7. 成人胸外心脏按压的正确位置是

A. 胸骨中线中下 1/3 交界处　　B. 剑突下

C. 心前区　　D. 心尖部

E. 胸骨左缘

8. 有关心肺复苏中胸外心脏按压操作者的姿势，叙述<u>不正确</u>的是

A. 施救者位于患者一侧

B. 两手掌根重叠，双手手指交叉扣紧进行按压

C. 上半身前倾，肩、肘、腕于同一轴线与患者身体平面垂直

D. 按压与放松的时间比为 1∶1

E. 放松时手掌应离开胸壁

9. 非颈椎损伤成人心肺复苏时，打开气道最常用的手法为

A. 托颈压额法　B. 仰头抬颏法　C. 托颌法　D. 抬颈法　E. 压额法

10. 心肺复苏时静脉给药首选

A. 硫酸阿托品　B. 盐酸胺碘酮　C. 盐酸肾上腺素

D. 盐酸利多卡因　E. 5% 碳酸氢钠

11. 关于口对口人工通气的描述，<u>错误</u>是

A. 首先必须保证气道完全开放　　B. 通气时不要按压胸廓

C. 通气时捏紧患者鼻翼　　D. 每次通气时间应持续 1s

E. 成人通气频率为 8~10 次 /min

12. 关于心肺复苏操作过程<u>错误</u>的是

A. 人工通气时，适当增大潮气量更有利于复苏

B. 心肺复苏过程中，应每 2min 重新检查 1 次脉搏

C. 心肺复苏最初阶段的胸外心脏按压比人工通气相对更重要

D. 人工气道建立前，人工通气频率为 10~12 次 /min

E. 建立人工气道后，通气频率为 8~10 次 /min

13. 患者发生室颤时，最有效的措施是

A. 立即胸外心脏按压　　B. 立即给予电除颤

C. 尽快进行人工通气　　D. 立即给予盐酸利多卡因 100mg 静脉注射

E. 立即给予盐酸肾上腺素 1mg 静脉注射

14. 成人发生室颤时，双相波除颤电击能量应为

A. 200J　B. 220J　C. 240J　D. 360J　E. 380J

15. 电除颤时，电极板正确的放置位置是

A. 胸骨左缘第 3 肋间及心尖区　　B. 胸骨左缘第 4 肋间及心底区

C. 胸骨右缘第 2 肋间及心底区　　D. 胸骨右缘第 2 肋间及心尖区

E. 胸骨左缘第 2 肋间及心尖区

16. 小儿心肺复苏时，按压深度至少达到胸廓前后径的

A. 1/2　B. 1/3　C. 1/4　D. 1/5　E. 1/6

17. 小儿心肺复苏时，按压与通气比为

A. 单人心肺复苏时为 15∶2　　B. 单人心肺复苏时为 2∶30

C. 双人心肺复苏时为 15∶2
D. 双人心肺复苏时为 2∶15
E. 单人、双人时都是 30∶2

18. 对婴儿和新生儿进行双人心肺复苏时，胸外心脏按压最常用的手法是

A. 双掌按压法
B. 单掌按压法
C. 平卧位双指按压法
D. 单掌环抱按压法
E. 双手环抱按压法

19. 关于脑复苏低温疗法的描述，错误是

A. 尽早采取降温措施
B. 头部降温是重点
C. 目标温度应低于 32℃
D. 降温前先使用苯二氮䓬类药物，以避免全身降温引起的寒战
E. 目标温度至少维持 24h

20. 有效的胸外心脏按压产生的收缩期动脉峰压是

A. 30~40mmHg
B. 40~50mmHg
C. 50~60mmHg
D. 60~80mmHg
E. 80~90mmHg

21. 若患者有植入起搏器，除颤时应注意的是

A. 可在起搏器植入部位除颤，无需避开
B. 避开起搏器植入部位，可前后放置电极板
C. 关闭起搏器后再进行除颤
D. 因有起搏器，无需除颤
E. 电极板分别放置在胸骨右缘第 2 肋间及心尖区

（二）A2 型题

1. 男，35 岁。不慎溺水，被救后心跳呼吸停止。首要的处理措施是

A. 尽快转运至医院
B. 清除口鼻分泌物及异物
C. 胸外心脏按压
D. 人工通气
E. 大声呼救

2. 男，27 岁。在横穿马路时被汽车撞倒，意识昏迷，头部有鲜血。为该患者开放气道时，最合适的手法为

A. 仰头抬颏法
B. 举头抬颈法
C. 双手推举（托）下颌法
D. 头部前屈法
E. 仰头（面）抬颈法

3. 女，45 岁。被雷电击中后跌倒在地不省人事，被发现时患者心跳呼吸停止。医务人员到达现场后首先应该进行的处理是

A. 立即给予 5 个循环 CPR
B. 立即呼救
C. 电除颤 1 次
D. 将患者转移出危险环境
E. 建立静脉通路，抗休克治疗

4. 男，51 岁。以“冠心病、急性心肌梗死”收入院，巡视病房时患者突发意识模糊，大动脉搏动消失，心电监护显示：室性心动过速，心率 200 次 /min，此时应立即

A. 判断意识、呼吸及颈动脉搏动
B. 胸外心脏按压
C. 200J 非同步电除颤 1 次
D. 盐酸肾上腺素 1mg 静脉注射
E. 盐酸胺碘酮 300mg 静脉注射

5. 女，53 岁。突发心跳呼吸骤停，经积极抢救，患者呼吸心跳恢复。关于复苏后患者目标体温管理正确的说法是

A. 目标体温 26~28℃，并至少维持 24h
B. 目标体温 28~32℃，并至少维持 24h

C. 目标体温 28~32℃，并不得超过 24h D. 目标体温 32~36℃，并至少维持 24h
E. 目标体温 32~36℃，并不得超过 24h

（三）A3/A4 型题

（1~4 题共用题干）

男，75 岁。以“冠心病、高血压”收入院。护士在巡视病房时，发现患者意识模糊、心跳呼吸骤停，医护人员立即进行抢救。

1. 复苏药物首选的给药途径是
A. 心内注射 B. 气管内滴注 C. 静脉给药 D. 骨髓腔输液 E. 皮下注射

2. 患者查血气示：pH7.25，PO_2 50mmHg，PCO_2 30mmHg，K^+ 6.5mmol/L，此时应考虑给予的药物是
A. 类固醇 B. 镁剂 C. 5% 碳酸氢钠
D. 盐酸利多卡因 E. 盐酸肾上腺素

3. 心肺复苏时，抗心律失常的首选药物是
A. 硫酸阿托品 B. 盐酸利多卡因 C. 盐酸肾上腺素
D. 盐酸多巴胺 E. 盐酸胺碘酮

4. 患者复苏成功后出现窦性心动过缓，应立即使用
A. 去乙酰毛花苷 B. 硫酸阿托品 C. 盐酸肾上腺素
D. 普萘洛尔 E. 盐酸利多卡因

（5~7 题共用题干）

男，31 岁。在校园操场活动过程中突发意识丧失。

5. 现场共有三人参与抢救，其最优配合是
A. 1 人判断患者是否心搏骤停，第 2 人拨打“120”电话，第 3 人尽快取回自动体外除颤器
B. 1 人拨打“120”电话，第 2 人判断呼吸，第 3 人寻找自动体外除颤器
C. 1 人判断患者意识，第 2 人呼救，第 3 人寻找自动体外除颤器
D. 1 人拨打“120”电话，第 2 人呼救，第 3 人立即进行胸外心脏按压
E. 1 人判断患者意识，第 2 人呼救，第 3 人立即进行胸外心脏按压

6. 患者心跳呼吸骤停，进行胸外心脏按压时，按压深度为
A. 1~3cm B. 3~4cm C. 4~5cm D. 5~6cm E. 6~7cm

7. 进行人工呼吸时，人工通气的频率为
A. 4~6 次 /min B. 8~10 次 /min C. 10~12 次 /min
D. 12~16 次 /min E. 16~18 次 /min

（8~10 题共用题干）

女，58 岁。午睡时被家人发现意识模糊送至急诊科。

8. 来时患者呈昏迷状态，鼾声呼吸。此时护士给予的恰当措施是
A. 仰头抬颏法开放气道 B. 放置口咽通气道 C. 给予气管插管
D. 简易呼吸器辅助通气 E. 置入喉罩

9. 患者呼吸微弱，血氧饱和度进行性下降，给予患者气管插管时，插管深度为
A. 16~18cm B. 18~20cm C. 20~22cm D. 22~24cm E. 24~26cm

10. 患者气管插管后，确认气管插管是否成功的最优选方法是
A. 听诊双肺呼吸音清晰对称 B. 患者胸廓有起伏

C. 气管导管壁有雾气　　　　D. 出现正常 $P_{ET}CO_2$ 波形

E. 血氧饱和度上升

(11~13 题共用题干)

患儿,6 岁。因车祸外伤 1h 入院,来院时呈昏迷状态,立即连接心电监护,给予吸氧治疗,建立静脉通路,随后患儿发生心搏骤停,护士立即给予胸外心脏按压。

11. 按压深度大约为

A. 2cm　　B. 3cm　　C. 4cm　　D. 5cm　　E. 6cm

12. 心肺复苏过程中患儿发生室颤,立即给予电除颤。首次除颤能量为

A. 2J/kg　　B. 3J/kg　　C. 4J/kg　　D. 5J/kg　　E. 6J/kg

13. 建立人工气道时,气管插管深度为

A. 12cm　　B. 13cm　　C. 14cm　　D. 15cm　　E. 16cm

(四) B 型题

(1~3 题共用备选答案)

A. 盐酸纳洛酮　　B. 盐酸胺碘酮　　C. 镁剂　　D. 硫酸阿托品　　E. 类固醇

1. 应用阿片类药物出现相关危及生命的紧急情况时应给予

2. 能有效终止尖端扭转型室性心动过速的是

3. 副交感神经拮抗药,可促进心房和房室结的传导,加快心率的是

(4~5 题共用备选答案)

A. 意识丧失　　B. 呼吸停止　　C. 瞳孔散大　　D. 大小便失禁

4. 心搏骤停 20~30s 内,出现的病理生理改变是

5. 心脏停搏 60s 左右,出现的病理生理改变是

【填空题】

1. 心搏骤停时的常见心律失常为(　　)或无脉性室性心动过速,其次为心跳停止和(　　)。

2. 心搏骤停时的给药途径:(　　)、(　　)、(　　)。

3. 高级心血管生命支持中 A、B、C、D 的含义分别是(　　)、氧疗和人工通气、(　　)、寻找心搏骤停的原因。

4. 心搏骤停的典型三联征包括(　　)、(　　)和(　　)。

5. 婴儿和儿童合理的除颤能量是(　　),首次剂量优先考虑(　　),后续电击能量为 4J/kg 或更多级别能量,但不能超过 10J/kg。

6. 心搏骤停患者的抢救中,应避免收缩压低于(　　)和 / 或平均动脉压低于(　　)。如果发生低血压,应立即纠正,以保证良好的脑灌注。

7. 心脏停搏(　　)左右可出现瞳孔散大,停搏(　　),脑组织即发生不可逆的损害。

8. 对于尚未建立高级气道的成人心搏骤停患者,实施心肺复苏的目标应该是尽量提高胸部按压在整个心肺复苏中的比例,目标比例至少为(　　)。

9. 所有成年心搏骤停患者恢复自主循环后若呈昏迷状态,应采用目标温度管理,目标温度选定在(　　)℃之间,并至少维持(　　)h。

10. 心肺复苏时,施救者胸部按压的深度:婴儿为(　　)cm,儿童为(　　)cm,青少年按压深度至少为(　　)cm,但不超过(　　)cm。

11. 成人心肺复苏时，人工通气频率为每分钟（　　）次，儿童为每分钟（　　）次。

【名词解释】

1. 心搏骤停　　2. 心肺复苏　　3. 基础生命支持
4. 高级心血管生命支持　　5. 脑复苏

【案例分析题】

男，40岁。从事计算机编程工作，长期处于紧张、繁忙工作状态。周日加班后回家途中突感心前区疼痛，自行开车到某医院急诊科就诊。护士在为其做心电图过程中，患者突然意识丧失、呼之不应。心电图见图1-18-1。

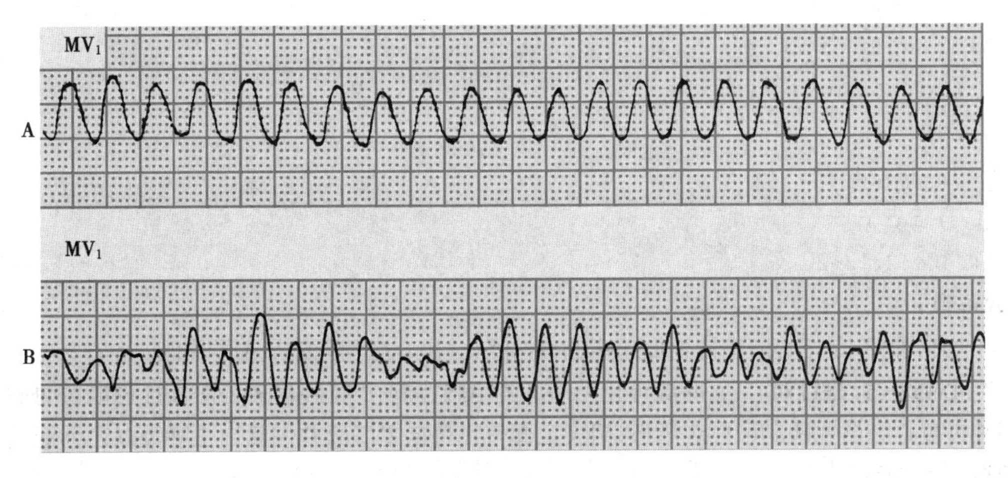

图1-18-1　患者心电图波形

请问：

1. 该患者心电图表现为什么？
2. 现场医护人员立即采取哪些抢救措施？
3. 患者恢复窦性心律后，护士应配合采取哪些急救措施？
4. 患者经及时抢救恢复意识、生命体征平稳后，患者最有可能接受哪种检查及治疗措施？

参考答案

【选择题】

（一）A1型题

1. B　2. E　3. B　4. D　5. C　6. E　7. A　8. E　9. B　10. C
11. E　12. A　13. B　14. A　15. D　16. B　17. C　18. E　19. C　20. D
21. B

（二）A2型题

1. B　2. C　3. D　4. C　5. D

（三）A3/A4 型题

1. C　2. C　3. E　4. B　5. A　6. D　7. C　8. B　9. C　10. D
11. D　12. A　13. D

（四）B 型题

1. A　2. C　3. D　4. B　5. C

【填空题】

1. 室颤、无脉性电活动
2. 静脉通路、骨髓通路、气管内给药
3. 开放气道、循环支持
4. 突发意识丧失、呼吸停止、大动脉搏动消失
5. 2~4J/kg、2J/kg
6. 90mmHg、65mmHg
7. 60s、4~6min
8. 60%
9. 32~36、24
10. 4、5、5、6
11. 10~12、12~20

【名词解释】

1. 心搏骤停：是指心脏有效射血功能的突然终止，是心脏猝死的最主要原因。

2. 心肺复苏：是针对心跳、呼吸停止所采取的抢救措施，即应用胸外心脏按压形成暂时的人工循环并恢复心脏自主搏动和血液循环，用人工通气代替自主呼吸并恢复自主呼吸以达到促进苏醒和挽救生命的目的。

3. 基础生命支持：是指采用徒手和 / 或辅助设备来维持心搏骤停患者的循环和呼吸的最基本抢救方法。

4. 高级心血管生命支持：是在基础生命支持的基础上，通过应用辅助设备、特殊技术和药物等所提供的更有效的呼吸、循环支持，以恢复自主循环或维持循环和呼吸功能的进一步支持治疗。

5. 脑复苏：是心肺功能恢复后，主要针对保护和恢复中枢神经系统功能的治疗，其目的是在心肺复苏的基础上，加强对脑细胞损伤的防治和促进脑功能的恢复。

【案例分析题】

1. 该患者心电图表现为什么？

室颤。

2. 现场医护人员立即采取哪些抢救措施？

（1）尽快实施电除颤，除颤后立即给予 5 个循环的高质量胸外心脏按压。

1）保证按压频率和按压深度：按压的频率为 100~120 次 /min，按压深度至少为 5cm，但不超过 6cm。

2）按压期间保证胸廓充分回弹：按压放松时，手掌根部既不能离开胸壁，也不要在患者胸壁上施加任何压力。

3）尽量减少胸外心脏按压中断的次数及缩短每次中断的时间：尽量将中断控制在 10s 以内。

4）不要过度通气：按压与通气比为 30∶2。

（2）2min 之后约 5 个循环，再检查脉搏和心率，必要时再进行电除颤。

3. 患者恢复窦性心律后，护士应配合采取哪些急救措施？

（1）改善通气，给予吸氧：促进自主呼吸，及时监测动脉血气分析结果和呼气末二氧化碳波形图，维持 SaO_2 在 94% 或以上。

（2）维持有效的循环功能：①建立或维持静脉通路；②心电血压监测：注意监测脉搏、心率和心律，及时识别心律失常；③有创血流动力学监测：血流动力学不稳定时，需监测有创血流动力学情况，以评估全身循环血容量状况和心室功能。

（3）脑复苏：①维持血压，保证良好的脑灌注；②目标温度管理：所有在心搏骤停后恢复自主循环的昏迷（即对语言指令缺乏有意义的反应）的成年患者都应采用目标体温管理，目标体温定为 32~36℃，并至少维持 24h；③防治脑缺氧和脑水肿；④早期高压氧治疗。

4. 患者经及时抢救意识恢复、生命体征平稳后，患者最有可能接受哪种检查及治疗措施？

冠状动脉造影；经皮冠状动脉介入治疗（PCI）。

第二节　急性中毒

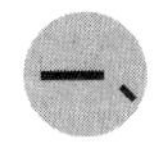

一、基本理论与知识要点

1. 急性中毒的机制是什么？

（1）局部腐蚀刺激。

（2）缺氧。

（3）麻醉作用。

（4）抑制酶的活力。

（5）干扰细胞膜或细胞器的生理功能。

（6）竞争受体。

2. 洗胃的适应证和禁忌证有哪些？

（1）适应证：一般在服毒后 6h 内洗胃效果最好。但当服毒量大、所服毒物吸收后可经胃排出、服用吸收缓慢的毒物、胃蠕动功能减弱或消失时，由于部分毒物仍残留于胃内，即使超过 6h，多数情况下仍需洗胃。对昏迷、惊厥患者洗胃时应注意保持呼吸道通畅，避免发生误吸。

（2）禁忌证：①吞服强腐蚀性毒物者；②正在抽搐、大量呕血者；③食管 - 胃底静脉曲张或上消化道大出血病史者。

3. 洗胃液应如何选择？

可根据毒物的种类不同，选用适当的洗胃液。

（1）胃黏膜保护剂：对吞服腐蚀性毒物的患者，可用牛奶、蛋清、米汤、植物油等保护胃肠黏膜。

（2）溶剂：脂溶性毒物（汽油、煤油等）中毒时，可先口服或胃管内注入液体石蜡，然后进行洗胃。

（3）吸附剂：可吸附毒物以减少毒物吸收，其主要作用为氧化、中和或沉淀毒物，可选择药用炭。

（4）解毒剂：可通过与体内残留的毒物发生中和、氧化、沉淀等化学反应，改变毒物的理化性质，使毒物失去毒性，如有机磷农药中毒用阿托品或氯解磷定。

（5）中和剂：对吞服强腐蚀性毒物的患者，洗胃可引起消化道穿孔，一般不宜采用，但可服用中和剂中和，如吞服强酸可以用弱碱（如镁乳、氢氧化铝凝胶等）中和，强碱可用弱酸类物质（如食醋、果汁等）中和。

（6）沉淀剂：有些化合物可与毒物作用生成溶解度低、毒性小的物质，如乳酸钙或葡萄糖酸钙与氟化物或草酸盐作用，可生成氟化钙或草酸钙沉淀。

4. “阿托品化”的表现有哪些？

（1）意识障碍较之前减轻。

（2）瞳孔较之前扩大，不再缩小。

（3）腺体分泌减少：颜面潮红、皮肤干燥、无汗、口干。

（4）心率较之前增快。

（5）肺部湿啰音消失。

5. 如何区分“阿托品化”与“阿托品中毒”？

阿托品化与阿托品中毒的鉴别见表 1-18-1。

表 1-18-1　阿托品化与阿托品中毒的鉴别

项目	阿托品化	阿托品中毒
神经系统	意识清楚或模糊	谵妄、躁动、幻觉、双手抓空、抽搐、昏迷
皮肤	颜面潮红、干燥	紫红、干燥
瞳孔	由小扩大后不再缩小	极度散大
体温	正常或轻度升高	高热，大于 40℃
心率	≤120 次 /min，脉搏快而有力	心动过速甚至有室颤发生

6. 急性一氧化碳中毒迟发脑病的临床表现有哪些？

（1）精神异常或意识障碍：呈痴呆、谵妄、木僵或去大脑皮质状态。

（2）锥体外系神经障碍：出现帕金森病综合征，表现为表情淡漠、四肢肌张力增加、静止性震颤、前冲步态等。

（3）锥体系神经损害：偏瘫、病理征阳性或大小便失禁等。

（4）大脑皮质局灶性功能障碍：表现为失明、失语、不能站立或继发性癫痫。

（5）脑神经及周围神经损害：视神经萎缩、听神经损害及周围神经病变等。

7. 急性酒精中毒的临床表现有哪些？

急性酒精中毒临床表现与饮酒量及个人耐受性有关，分为三期：

（1）兴奋期：血中酒精浓度 >500mg/L，有欣快感、兴奋、多语、情绪不稳、喜怒无常，可有粗鲁行为或攻击行为，也可沉默、孤僻，颜面潮红或苍白，呼出气带酒味。

（2）共济失调期：血中酒精浓度 >1 500mg/L，表现为肌肉运动不协调，行动笨拙、步态不稳，言语含混不清、眼球震颤、视物模糊、复视、恶心、呕吐、嗜睡等。

（3）昏迷期：血中酒精浓度 >2 500mg/L，患者进入昏迷期，表现为昏睡、瞳孔散大、心率快、体温降低、血压下降、口唇发绀，呼吸慢而且有鼾声，严重者可发生呼吸、循环衰竭而危及生命。

8. **有机磷中毒的临床表现有哪些?**

(1) 毒蕈碱样症状:又称为 M 样症状,出现最早,主要是副交感神经末梢兴奋所致,表现为平滑肌痉挛和腺体分泌增加。临床表现有恶心、呕吐、腹痛、腹泻、多汗、全身湿冷、流泪、流涎、流涕、尿频、大小便失禁、心跳减慢、瞳孔缩小(严重时呈针尖样缩小)、支气管痉挛和分泌物增加、咳嗽、气促等,严重患者可出现肺水肿。此类症状可用阿托品对抗。

(2) 烟碱样症状:又称为 N 样症状,是由于乙酰胆碱在横纹肌神经肌肉接头处过度蓄积,持续刺激突触后膜上烟碱受体所致。临床表现为颜面、眼睑、舌、四肢和全身横纹肌发生肌纤维颤动,甚至强直性痉挛。患者常有肌束颤动、牙关紧闭、抽搐、全身紧束压迫感,后期可出现肌力减退和瘫痪,甚至呼吸肌麻痹,引起周围性呼吸衰竭。乙酰胆碱还可刺激交感神经节,促使节后神经纤维末梢释放儿茶酚胺,引起血压升高、心跳加快和心律失常。此类症状不能用阿托品对抗。

(3) 中枢神经系统症状:中枢神经系统受乙酰胆碱刺激后可有头痛、头晕、疲乏、共济失调、烦躁不安、谵妄、抽搐和昏迷等表现,部分发生呼吸、循环衰竭而死亡。

9. **急性中毒患者的病情观察要点有哪些?**

(1) 密切观察患者意识、瞳孔、体温、脉搏、呼吸、血压、心率、血氧饱和度等生命体征的变化,及时发现呼吸频率、节律、幅度变化,及时发现并处理各种心律失常。

(2) 及时发现患者是否出现烦躁、惊厥、昏迷等意识改变以及昏迷程度是否发生变化;及时发现瞳孔大小及对光反射的变化,早期需要甄别脑水肿、酸碱平衡失调。

(3) 密切观察皮肤色泽、完整性、湿润度、弹性的变化,有皮肤溃疡、破损时应及时处理,防止感染。

(4) 密切观察患者的尿量、尿液的性状、每日进食进水量、口渴情况,准确记录出入量。

(5) 严重呕吐、腹泻者应详细记录呕吐物及排泄物的颜色和量,必要时留标本送检。

(6) 注意监测血电解质、血糖、肝功能、肾功能、血气分析等结果,以便发现异常及时处理。

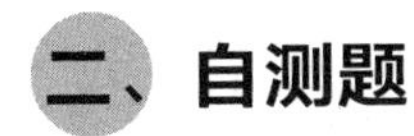

二、自测题

【选择题】

(一) A1 型题

1. **一氧化碳中毒、氰化物中毒后,皮肤黏膜颜色为**

A. 樱桃红色　B. 黄色　C. 苍白色　D. 黑色　E. 棕色

2. **可与乙酰胆碱争夺胆碱能受体,阻断乙酰胆碱的作用,能有效解除或减轻毒蕈碱样症状和中枢神经系统症状,改善呼吸中枢抑制的药物是**

A. 盐酸纳洛酮　B. 盐酸阿托品　C. 盐酸肾上腺素

D. 氟马西尼　E. 亚硝酸盐

3. **用于治疗亚硝酸盐、苯胺、硝基苯等中毒引起的高铁血红蛋白血症的解毒药为**

A. 盐酸纳洛酮　B. 硫酸阿托品　C. 盐酸肾上腺素

D. 氟马西尼　E. 亚甲蓝

4. 苯二氮䓬类药物中毒的拮抗药为

A. 盐酸纳洛酮　　B. 硫酸阿托品　　C. 盐酸肾上腺素
D. 氟马西尼　　E. 亚甲蓝

5. 百草枯中毒后，最严重和最突出的病变为

A. 脑损伤　　B. 肺损伤　　C. 肾损伤　　D. 肝损伤　　E. 心脏损伤

6. 百草枯中毒后，提示预后不良的血清百草枯浓度为

A. ≥20mg/L　　B. ≥30mg/L　　C. ≥40mg/L　　D. ≥50mg/L　　E. ≥60mg/L

7. 一氧化碳中毒患者，提示病情危重的表现不包括

A. 持续抽搐，昏迷达 8h 以上　　B. $PaO_2<36mmHg$，$PaCO_2>50mmHg$
C. 昏迷伴严重的心律失常或心力衰竭　　D. 并发肺水肿
E. 口唇黏膜樱桃红色

8. 当血中酒精浓度 >500mg/L，伴有酸中毒或同时服用其他可疑药物者，应尽早行

A. 催吐　　B. 洗胃　　C. 高压氧
D. 应用盐酸纳洛酮　　E. 血液透析

9. 急性镇静催眠药中毒病情危重指标不包括

A. 昏迷　　B. 气道阻塞、呼吸衰竭　　C. 休克、急性肾衰竭
D. 肠蠕动减慢　　E. 合并感染

10. 抗凝血杀鼠剂的特效解毒剂是

A. 硫酸阿托品　　B. 维生素 K_1　　C. 巴曲亭
D. 维生素 B_{12}　　E. 盐酸纳洛酮

11. 可导致瞳孔缩小的药物不包括

A. 有机磷杀虫药　　B. 毒扁豆碱　　C. 毒蕈
D. 硫酸阿托品　　E. 吗啡

12. 下列不属于金属中毒解毒药的是

A. 依地酸钙钠　　B. 二巯基丙醇　　C. 二巯丙磺钠　　D. 亚硝酸盐　　E. 二巯丁二钠

13. 下列不属于有机磷杀虫药中毒解毒药的是

A. 硫酸阿托品　　B. 碘解磷定　　C. 盐酸纳洛酮　　D. 氯解磷定　　E. 双复磷

14. 下列不属于高压氧治疗适应证的是

A. 急性一氧化碳中毒　　B. 急性硫化氢、氰化物中毒
C. 急性中毒性脑病　　D. 百草枯中毒
E. 急性刺激性气体中毒所致肺水肿

15. 有机磷杀虫药中毒时，活性被抑制的酶是

A. 胆碱酯酶　　B. 乳酸脱氢酶　　C. 肌酸激酶　　D. 谷丙转氨酶　　E. 过氧化氢酶

16. 临床确诊百草枯中毒的依据及判断预后的指标是

A. 血尿百草枯定性、定量检测　　B. 血生化检测
C. 血常规　　D. 血气分析
E. 血液毒物检测

17. 中间综合征一般发在有机磷中毒后

A. 10min　　B. 2~6h　　C. 1~4d　　D. 5~7d　　E. 2~4 周

18. **有机磷中毒后迟发性多发神经功能损害多发生在急性症状消失后**

A. 10min　B. 2~6h　C. 1~4d　D. 5~7d　E. 2~4 周

19. **有机磷农药中毒实验室诊断依据是**

A. 毒物接触史
B. 全血及血浆胆碱酯酶活力的降低
C. 血尿定性定量检测
D. 血气分析
E. 典型胆碱能兴奋

20. **洗胃溶液的温度为**

A. 20~22℃　B. 22~25℃　C. 25~38℃　D. 38~42℃　E. 42~45℃

（二）A2 型题

1. **女，71 岁。因“口服氨酚羟考酮片后乏力 3d，意识模糊 2h”来急诊科，医生考虑“阿片类物质中毒”。其临床表现中的三联征为**

A. 低血压、呼吸抑制、循环衰竭
B. 昏迷、惊厥发作、心律失常
C. 呼吸抑制、心律失常、循环衰竭
D. 意识障碍、呼吸抑制、瞳孔缩小
E. 癫痫发作、循环衰竭、多器官衰竭

2. **男，10 岁。因“蛇咬伤右手后肿痛流血半小时”就诊，目前首要的急救措施为**

A. 尽早足量使用抗蛇毒血清
B. 尽早清创排毒
C. 外敷中成药
D. 应用糖皮质激素
E. 补液、利尿

3. **女，40 岁。7h 前食用蘑菇后出现意识模糊、抽搐、阵发性腹痛，临床诊断为毒蕈中毒，根据临床表现和作用机制可分为四种类型，下列<u>不属于</u>毒蕈中毒类型的是**

A. 胃肠炎型　B. 神经精神型　C. 溶血型
D. 中毒性肝炎型　E. 肾毒型

4. **女，18 岁。因“自服百草枯 50ml”来诊，目前急性百草枯中毒救治的原则是**

A. 排出毒物、血液净化、应用免疫抑制剂
B. 排出毒物、防治肺损伤、应用免疫抑制剂
C. 血液净化、特效解毒药治疗、防治多脏器功能衰竭
D. 终止接触毒物、尽早排出毒物、特效解毒药治疗
E. 终止接触毒物、血液净化、防治肺损伤

5. **女，58 岁。“自服敌敌畏 100ml”来医院就诊，在急性中毒症状消失 4d 后，患者突然出现呼吸困难、眼睑下垂、肌力减退，此时患者出现的是**

A. 中毒后“反跳”　B. 迟发性多发性神经病　C. 中间综合征
D. 脑血管疾病　E. 中毒后遗症

（三）A3/A4 型题

（1~3 题共用题干）

男，45 岁。误服百草枯 20ml 就诊，来时意识清楚，既往体健。生命体征：体温 36℃，脉搏 100 次 /min，呼吸 15 次 /min，血压 110/78mmHg，血氧饱和度 96%。

1. **目前患者需紧急采取的措施是**

A. 立即彻底洗胃与导泻　B. 血液净化　C. 补液利尿
D. 抗氧化剂及中药　E. 对症支持治疗

2. 百草枯进入人体后迅速分布到全身各器官，百草枯浓度最高的是

A. 皮肤和肾脏　B. 肝脏和肾脏　C. 肺和骨骼　D. 肺和脑　E. 肝脏和脾脏

3. 患者需要吸氧的情况是

A. 肺部 CT 显示间质性改变

B. 氧分压 <80mmHg

C. 血氧饱和度 <95%

D. 氧分压 <40mmHg，或出现急性呼吸窘迫综合征

E. 患者诉呼吸困难

（4~7 题共用题干）

男，70 岁。家中烧煤炭取暖，清晨家属发现患者意识模糊，立即拨打急救电话。

4. 医护人员到达现场后，立即给予患者采取的急救措施是

A. 给予氧气吸入　B. 迅速脱离现场　C. 保持呼吸道通畅

D. 建立静脉通路　E. 应用呼吸兴奋剂

5. 对一氧化碳中毒有确诊价值的是

A. 血氧饱和度下降　B. 皮肤黏膜樱桃红色

C. 呼吸困难　D. 血碳氧血红蛋白浓度升高

E. 血氧合血红蛋白浓度降低

6. 治疗重度一氧化碳首选的氧疗是

A. 呼吸新鲜空气　B. 鼻导管吸氧　C. 面罩吸氧

D. 人工呼吸　E. 高压氧

7. 关于重度一氧化碳中毒的护理措施错误是

A. 保持呼吸道通畅，给予吸氧　B. 昏迷并高热和抽搐患者，降温和解除痉挛

C. 开放静脉通路，给予输液和药物治疗　D. 高压氧治疗

E. 防治肺损伤和肺纤维化

（8~10 题共用题干）

女，39 岁。因“误服洁厕灵 100ml，头晕 1h”来诊。来时意识清楚。生命体征：体温 36.4℃，脉搏 90 次 /min，呼吸 18 次 /min，血压 120/78mmHg，血氧饱和度 98%，查体：颈软、胸腹无阳性体征，头颅 CT 无异常。

8. 洗胃最有效的时间是服药后

A. 6h 以内　B. 8h 以内　C. 10h 以内　D. 12h 以内　E. 24h 以内

9. 洗胃过程中若患者有血性液体流出，应采取的护理措施是

A. 立即停止洗胃，通知医生　B. 更换洗胃液，重新洗胃

C. 灌入牛奶，保护胃黏膜　D. 应用止血药，继续洗胃

E. 减少每次灌洗量 200~300ml

10. 洗胃前应排除禁忌证，洗胃禁忌证不包括

A. 胃癌、食管阻塞、胃底食管静脉曲张　B. 消化性溃疡

C. 强酸、强碱及腐蚀性药物　D. 胃炎

E. 严重心力衰竭、心律失常

（11~12 题共用题干）

女，42 岁。40min 前服用“敌百虫 400ml”来诊。

11. 敌百虫属于

A. 剧毒类　B. 高毒类　C. 中度毒类　D. 低毒类　E. 轻度毒类

12. 该患者送入观察室后，1 周内需要密切观察病情变化，不包括

A. 生命体征　B. 意识状态及瞳孔的变化　C. 中毒后“反跳”

D. 迟发性多发性神经病　E. 中间综合征

（四）B 型题

（1~2 题共用备选答案）

A. 阿片类物质中毒　B. 有机磷农药中毒　C. 百草枯中毒

D. 一氧化碳中毒　E. 解热镇痛药中毒

1. 重度中毒时伴有昏迷、针尖样瞳孔和呼吸抑制三联征的是

2. 中毒后，经急救临床症状好转，但在数日至 1 周后病情突然急剧恶化，再次出现急性中毒症状甚至发生昏迷或死亡的是

（3~4 题共用备选答案）

A. 清水　B. 1∶5 000 高锰酸钾　C. 0.9% 氯化钠溶液

D. 温开水　E. 2% 碳酸氢钠溶液

3. 乐果中毒，禁忌使用的洗胃液是

4. 敌百虫中毒，禁忌使用的洗胃液是

【填空题】

1. 毒物吸收后主要在（　　）通过氧化、还原、水解、结合等作用进行代谢。

2. 急性中毒后，用于清除血液中分子量较小、水溶性强、蛋白结合率低的毒物的首选血液净化方法为（　　）。

3. 有机磷杀虫药主要经（　　）、（　　）、（　　）吸收。

4.（　　）是阿片受体拮抗药，对麻醉镇痛药引起的呼吸抑制有特异性拮抗作用；对急性酒精中毒、镇静催眠药中毒引起的意识障碍亦有较好的疗效。

5. 阿片类物质中毒临床表现中，三联征包括（　　）、（　　）、（　　）。

6. 促进已吸收毒物的排出方法包括（　　）、（　　）、（　　）。

7.（　　）是诊断有机磷杀虫药中毒的特异性实验指标，对判断中毒程度、疗效和预后均极为重要。

8. 有机磷杀虫药中毒分为三度：（　　）中毒、（　　）中毒、（　　）中毒。

9. 有机磷农药中毒，解毒剂的应用原则（　　）、（　　）、（　　）、（　　）用药。

10. 洗胃并发症有（　　）、（　　）、（　　）、（　　）、（　　）、急性胰腺炎、急性胃扩张、咽喉食管黏膜损伤及水肿、低钾血症、急性水中毒、胃肠道感染、虚脱及寒冷反应、中毒加剧等。

【名词解释】

1. 急性中毒　**2. 职业性中毒**　**3. 中间型综合征**

4. 迟发性多发性神经病　**5. 中毒后“反跳”**

【案例分析题】

女，48岁。既往有抑郁病史3年余，夜间长期服用地西泮辅助睡眠；有糖尿病病史4年，患者2h前因与家人发生口角离家出走，被同村村民发现时已意识模糊，可闻到患者有大蒜气味，身旁有1个药瓶，药瓶无包装，立即送往医院。急诊入院后大小便失禁，出汗多。

查体：体温36.5℃，脉搏60次/min，呼吸30次/min，血压110/80mmHg，SpO_2 97%，意识模糊，呼之不应，压眶反射阳性，皮肤湿冷，肌肉颤动，巩膜不黄，瞳孔针尖样，对光反射弱，口腔流涎，两肺较多哮鸣音和散在湿啰音，心界不大，心率60次/min，律齐，无杂音，腹平软，肝脾未触及，下肢不肿。

请问：

1. 该患者的初步诊断及诊断依据是什么？

2. 分诊护士应与何种疾病进行鉴别诊断？

3. 患者需要立即洗胃，洗胃的注意事项有哪些？

4. 护士对该疾病的病情观察要点有哪些？

5. 应用特效解毒药物期间的注意事项有哪些？

参考答案

【选择题】

（一）A1型题

1. A　2. B　3. E　4. D　5. B　6. B　7. E　8. E　9. D　10. B

11. D　12. D　13. C　14. D　15. A　16. A　17. C　18. E　19. B　20. C

（二）A2型题

1. D　2. A　3. E　4. A　5. C

（三）A3/A4型题

1. A　2. C　3. D　4. B　5. D　6. E　7. E　8. A　9. A　10. D

11. C　12. D

（四）B型题

1. A　2. B　3. B　4. E

【填空题】

1. 肝脏
2. 血液透析
3. 胃肠道、呼吸道、皮肤和黏膜
4. 纳洛酮
5. 意识障碍、呼吸抑制、瞳孔缩小
6. 利尿、供氧、血液净化
7. 全血胆碱酯酶活力
8. 轻度、中度、重度

9. 早期、足量、联合、重复

10. 心搏骤停、窒息、胃穿孔、上消化道出血、吸入性肺炎

【名词解释】

1. **急性中毒**:是指有毒的化学物质短时间内或一次超量进入人体而造成组织、器官器质性或功能性损害。

2. **职业性中毒**:是在工作过程中,由于不注意劳动保护或违反安全防护制度,密切接触有毒原料、中间产物或成品而发生的中毒。

3. **中间型综合征**:是指急性重度有机磷杀虫药(如甲胺磷、敌敌畏、乐果、久效磷等)中毒所引起的一组以肌无力为突出表现的综合征。

4. **迟发性多发性神经病**:少数有机磷农药中毒患者(如甲胺磷、敌敌畏、乐果、敌百虫中毒)在急性中度或重度中毒症状消失后2~3周,可出现感觉型和运动型多发性神经病变,主要表现为肢体末端烧灼、疼痛、麻木以及下肢无力瘫痪、四肢肌肉萎缩等,称为迟发性多发性神经病。

5. **中毒后"反跳"**:某些有机磷杀虫药如乐果和马拉硫磷口服中毒,经急救临床症状好转后,可在数日至1周后病情突然急剧恶化,再次出现急性中毒症状,甚至发生昏迷、肺水肿或突然死亡,此为中毒后"反跳"现象。

【案例分析题】

1. 该患者的初步诊断及诊断依据是什么?

(1)初步判断为急性有机磷农药中毒。

(2)诊断依据:①意识模糊;②呕吐物有大蒜味;③瞳孔呈针尖样大小;④流涎、两肺较多哮鸣音和散在湿啰音;⑤心率慢等毒蕈碱样表现;⑥肌肉颤动烟碱样表现。

2. 分诊护士应与何种疾病进行鉴别诊断?

(1)糖尿病酮症酸中毒昏迷。

(2)安眠药中毒。

(3)急性脑血管病。

3. 患者需要立即洗胃,洗胃的注意事项有哪些?

(1)严格掌握洗胃的适应证、禁忌证。

(2)根据有机磷农药的种类选择适当的洗胃液。

(3)洗胃前做好各项准备工作,严格规范操作。

(4)插管动作要轻柔、快捷,插管深度要适宜。

(5)吸出胃内容物后,应先留取标本做毒物鉴定。

(6)洗胃过程中,密切观察病情,随时注意洗出液的性质、颜色、气味、量及患者面色、脉搏、血压、呼吸和氧合的变化。

(7)如患者有腹痛、休克、洗出液呈血性,应立即停止洗胃,采取相应的急救措施。

(8)洗胃后及时记录灌洗液名称、量,洗出液的颜色、气味、性质、量、患者的全身反应。

4. 护士对该疾病的病情观察要点有哪些?

(1)严密观察意识、瞳孔变化。

(2)监测生命体征:体温、脉搏、呼吸、血压及氧合。

(3)观察皮肤的干燥程度、颜色。

(4)观察有无发生中毒后"反跳"、迟发性多发性神经病、中间型综合征。

5. 应用特效解毒药物期间的注意事项有哪些？

（1）应用阿托品时，应注意：①使用过程中应严密观察病情变化，区别"阿托品化"与阿托品中毒；②阿托品中毒时可导致室颤，应予以预防，给予吸氧，使血氧饱和度保持在正常水平；③及时纠正酸中毒，因胆碱酯酶在酸性环境中作用减弱；④大量使用低浓度阿托品输液时，可发生血液低渗，致红细胞破坏，发生溶血性黄疸。

（2）应用胆碱酯酶复能剂时，应注意：①早期遵医嘱给药，一边洗胃一边应用特效解毒剂，首次应足量给药。②复能剂若应用过量、注射过快或未经稀释，可发生中毒，抑制胆碱酯酶，发生呼吸抑制。用药时应稀释后缓慢静脉推注或静脉滴注为宜。③复能剂在碱性溶液中不稳定，易水解成有剧毒的氰化物，所以禁止与碱性药物配伍使用。④碘解磷定药液刺激性强，渗漏于皮下可引起剧痛和麻木感，应确定针头在血管内方可注射给药，不宜肌内注射。

（栾晓嵘）

第三节　多发创伤

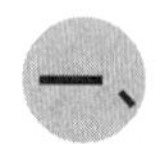

一、基本理论与知识要点

1. 多发创伤和复合伤有什么区别？

（1）多发创伤：简称多发伤，指同一致伤因素作用下，人体同时或相继出现两个以上解剖部位的损伤，其中至少一处损伤危及生命。根据我国首届全国多发伤学术会议建议，多发伤是指单一因素造成两个或两个以上解剖位置的损伤，其严重程度由创伤严重程度评分（ISS）判定，凡 ISS>16 分者定为严重多发伤。

（2）复合伤：是指两种以上的致伤因素同时或相继作用于人体所造成的损伤。可发生于战时或平时，如原子弹爆炸产生物理、化学、高温、放射等因子所引起的创伤。

2. 为什么多发创伤的病死率较其他创伤病死率高？

（1）伤情复杂，生理紊乱严重：多发创伤常伴有严重生理紊乱和病理变化，如需优先处理的创伤没有获得优先处理，将有可能造成病情加重甚至死亡。

（2）休克发生率高：多发创伤损伤范围广，失血量大，休克发生率高且出现早，通常多发伤休克发生率不低于 50%，且多为中、重度休克。

（3）易发生漏诊和误诊：多数情况下多发创伤是闭合伤与开放伤同时存在，易使一些经验不足的救护人员将注意力集中在开放性外伤或易于察觉的伤情上，而忽视了隐蔽的甚至更严重的创伤。

（4）多器官功能障碍发生率高：多发创伤可造成机体严重而持续的炎症反应，极易引起急性肾衰竭、急性呼吸窘迫综合征、心力衰竭甚至是多器官功能障碍综合征（multiple organ dysfunction syndrome，MODS）。严重创伤可直接导致或继发急性肺损伤，低氧血症可加重组织器官损伤和多系统器官功能障碍。

（5）感染及并发症发生率高：开放性损伤、消化道破裂或呼吸道等闭合性损伤一般都伴随污染，若处理不及时或不当，很容易发生局部感染及肺部感染，重者迅速扩散为脓毒血症。

3. 多发创伤的临床评估分为几个阶段？

（1）初级评估：包括 ABCDE，即气道及颈椎保护（airway with simultaneous cervical spine protection，A）、呼吸（breathing，B）、循环（circulation，C）、神经系统功能（disability，D）及暴露与环境控制（exposure and environment controls，E）。

（2）进一步评估：在了解损伤机制并完成初级评估及其维持生命的干预措施后，可进行进一步评估，即从头到脚评估（head-to-toe assessment），评估过程中始终保持颈椎固定。

（3）重点评估：明确潜在的损伤，判定处理患者的优先次序。在初级评估及进一步评估中，重点需要关注是否存在危及生命的情况：①严重颅脑损伤；②张力性气胸与大量血胸；③连枷胸与反常呼吸；④外伤性主动脉破裂；⑤腹部内脏器官破裂出血；⑥血流动力学不稳定性骨盆骨折及股骨骨折。

4. 多发创伤进一步评估有哪些？评估过程中重点关注什么？

进一步评估是从头到脚的评估，主要是对患者既往病史进行回顾及发现全身各个主要系统的尚未被发现的损伤。

（1）详细的病史：可以按照 AMPLE 顺序采集，即过敏史（Allergies）；当前所服用的药物（Medications currently used）；过去疾病史 / 妊娠史（Past illness/Pregnancy）；最后进食时间（Last meal）；与受伤有关的事件 / 环境（Events/Environment related to the injury）。

（2）从头到脚的评估

1）头面部评估：观察及触摸头面部、触诊鼻中隔位置，观察瞳孔大小。

2）颈部评估：观察及触诊颈部，查看气管是否居中，颈部是否有钝性或穿透性损伤、肿胀、皮下气肿、压痛及出血。

3）胸部评估：观察胸廓呼吸运动是否对称，胸部挤压实验是否阳性，同时听诊两侧呼吸音是否对称存在、消失、降低或异常。

4）腹部评估：观察腹部整体形状、轮廓，叩诊是否存在移动性浊音，听诊肠鸣音。

5）骨盆及外生殖器评估。

6）四肢肌肉骨骼肌评估。

7）检查后背部。

5. 多发创伤救治基本程序是什么？

多发创伤患者救治可以按 VIPCO 程序进行抢救：

（1）V（ventilation）：保持呼吸道通畅、通气和充分给氧。

（2）I（infusion）：迅速建立静脉通路，保证输液、输血，扩充血容量及细胞外液等抗休克治疗。对已有休克症状患者迅速建立多个静脉通道，开始液体复苏。

（3）P（pulsation）：监测心泵功能，监测心电和血压等。发现心搏呼吸骤停时，应立即心肺复苏。多发创伤患者除低血容量性休克外，亦要考虑到心源性休克，特别是伴有胸部外伤的多发创伤，可因气胸、心肌挫伤、心脏压塞、心肌梗死或冠状动脉气栓而导致心力衰竭。有些患者低血容量性休克和心源性休克可同时存在。

（4）C（control bleeding）：控制出血。

（5）O（operation）：急诊手术治疗。

6. **什么是限制性液体复苏？**

限制性液体复苏亦称低血压性液体复苏或延迟液体复苏，是指机体处于有活动性出血的失血性休克时，通过限制液体输注速度和输液量，使血压维持在相对较低的水平（即允许性低血压），直至彻底止血。

7. **多发创伤患者静脉通路应如何选择？早期液体复苏原则是什么？**

（1）循环通路选择：首选外周大静脉，原则上留置在近心、粗直的静脉上，且以大口径静脉置管优先，尤其对于血流动力学不稳定性骨盆骨折、高处坠落、机器牵拉绞伤等容易引起大出血的情况，若建立外周静脉不成功，则应尽早建立骨髓腔内输液通路。在保证有通畅通路的同时，应尽早建立中心静脉通路。

（2）早期液体复苏：等渗晶体液（如乳酸林格液体与生理盐水）可以作为早期复苏的液体。在院内对活动性出血的患者原则上不建议大量使用晶体液补液。欧洲指南推荐对于穿透伤患者出现血流动力学不稳定时，使用高渗盐水复苏。在严重创伤出血成年患者，预计需要启动大剂量输血协议（预计入院 24h 内需要输注 >10 个单位的红细胞），建议将血浆与血小板和红细胞的比例设定为高比例，为 1∶1∶1 的血浆、红细胞和血小板，1∶1 的血浆 / 红细胞（以上 1∶1∶1 不能实现时）。儿童患者，血浆与红细胞的比例仍建议为 1∶1。

8. **多发创伤患者如何预防创伤自发性低体温？**

创伤可使正常的体温调节功能发生改变，严重创伤患者会同时合并失血性休克，机体产热减少，导致低体温。创伤患者体温低于 36℃即可定义为低体温。烧伤患者低于 37℃就应该引起高度重视。创伤性休克患者低体温发生率为 10%~65%，低体温被认为是严重创伤患者预后不良的独立危险因素。创伤患者的复温可以分为被动复温和主动复温，包括充气加温、电热毯、液体复温、呼吸道复温、体外循环加热及综合性复温（图 1-18-2）。

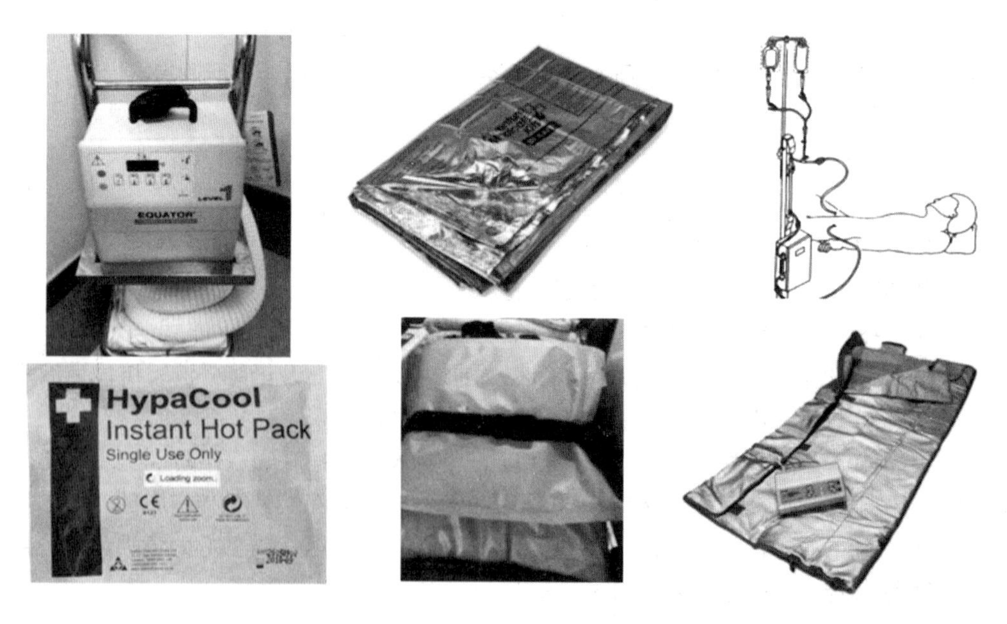

图 1-18-2　不同类型复温材料与仪器

9. **简述张力性气胸的临床表现及救护措施。**

（1）临床表现：张力性气胸可以部分或全部出现以下症状和体征：

1）胸痛。

2）缺氧。

3）呼吸窘迫。

4）心动过速。

5）低血压。

6）患侧呼吸音消失。

7）气管向健侧偏移。

8）胸廓饱满、无呼吸运动。

9）颈静脉怒张。

10）发绀（后期表现）。

因为症状类似，张力性气胸易与心脏压塞相混淆，应注意鉴别。

（2）救护措施：吸氧，立即紧急减压，协助医生快速在锁骨中线第2肋间插入针头或置管排气减压，缓解患者呼吸窘迫的症状。如果成功，可转变为单纯气胸，但穿刺过程仍然需要进行反复评估。

10. **简述严重颅脑损伤的临床表现及救护措施。**

（1）临床表现：常伴有颅内出血、血肿形成、脑组织水肿等，容易出现颅内压升高表现以及昏迷、瞳孔散大和生命体征急剧变化，最终因呼吸衰竭导致呼吸停止、血压下降、心脏停搏。

（2）救护措施：应严密观察患者意识改变，生命体征变化，保持呼吸道通畅，吸氧或气管插管辅助呼吸，防止误吸；若患者发生脑疝，遵医嘱快速静脉滴注高渗降颅内压药物，根据病情迅速完成开颅术前准备。

11. **简述血流动力学不稳定性骨盆骨折的临床表现和救护措施。**

（1）血流动力学不稳定性骨盆骨折是各种高能量损伤导致死亡的主要原因之一，由钝性外力导致，合并有低血压（收缩压≤90mmHg），需要大量输血（伤后6h内需输注4~6单位或以上的浓缩红细胞）。可表现为下腹肿胀、骨盆不对称、下肢不等长、对线不良。

（2）即刻救护措施：开放2路以上18G静脉通路，早期损伤控制，骨盆带固定，止血、止痛、备血，启动限制性液体复苏和大剂量输血协议，一旦明确胸腔、腹腔内存在活动性出血，应创造条件尽快行手术探查止血。对于低体温应积极复温。密切观察下肢皮温和动脉搏动，若怀疑动脉性出血，应早期进行动脉结扎、血管造影或栓塞治疗。

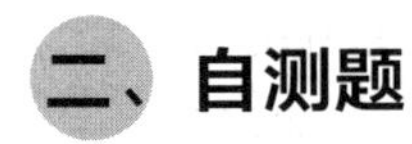

二、自测题

【选择题】

（一）A1 型题

1. **下列关于多发创伤患者初级评估内容正确的是**

A. 气道、呼吸、循环、过敏史、脉搏

B. 气道、呼吸、循环、体温、过敏史

C. 循环、气道、有无陪同人员、血氧饱和度、全身检查

D. 气道、呼吸、循环、神志状况、暴露患者

E. 气道、呼吸、循环、神志状况、暴露患者、有无家属陪同

2. 下列关于多发创伤患者进一步评估的陈述，正确的是

A. 初级评估后，无论患者有无生命危险，都应进行进一步评估

B. 进一步评估的目的是快速识别有生命危险需要立即抢救的患者

C. 评估内容包括既往史、全身从头到脚重点评估

D. 从头到脚评估过程中患者病情变化，应继续完成进一步评估内容

E. 既往史问诊时应采取封闭性问题，以节省问诊时间

3. 多发创伤失血性休克患者到达急诊科后，应首先给予的处理措施是

A. 立即行 X 线、B 超检查，明确伤情

B. 建立静脉通路，补足血容量

C. 剖腹探查，了解有无腹腔脏器损伤

D. 应用血管活性药物，维持血压

E. 使用抗生素，防止感染

4. 张力性气胸的紧急处理措施是

A. 剖胸探查修补损伤

B. 胸腔闭式引流

C. 吸氧

D. 建立高级气道

E. 尽快于伤侧锁骨中线第 2 肋间插入带有活瓣的穿刺针排气减压

5. 多发创伤患者出现下列情况时，应首先抢救

A. 开放性气胸

B. 休克

C. 四肢开放骨折

D. 大出血的颌面部严重创伤

E. 昏迷

6. 休克指数 >1~2 时，血容量丧失为

A. 10%~20%　B. 20%~30%　C. 30%~40%　D. 40%~50%　E. 50%~60%

7. 多发创伤的临床特点是

A. 创伤后全身炎症反应较轻，病死率低

B. 发生休克少

C. 低氧血症发生率高

D. 多发创伤等同于多处伤

E. 不易发生误诊和漏诊

8. 电击伤对人体的致命作用是导致

A. 急性肺水肿

B. 急性心肌缺血

C. 心室血流减慢

D. 心室颤动

E. 急性肾衰竭

9. 大量血胸患者行胸腔闭式引流后，当引流量达到多少时提示有手术指征

A. 一次性引流血性液体超过 1 000ml

B. 一次性引流血性液体超过 1 500ml

C. 一次性引流血性液体超过 800ml

D. 每小时引流血性液体超过 100ml

E. 每小时引流血性液体超过 150ml

10. 对多发创伤患者进行初级评估的首要目的是

A. 明确诊断

B. 判断处理伤员的优先次序

C. 确认是否需要手术

D. 明确收治的科室

E. 决定后续的治疗方案及优先次序

11. 多发创伤的现场急救，下列描述正确的是

A. 对于创伤低血容量性休克患者首要措施是立即送往医院抢救

B. 对于现场发现有心搏骤停的患者应首先将其移出现场，然后进行心肺复苏

C. 对于高处坠落的多发创伤患者，要做详细的全身检查

D. 尽快解除各种呼吸道阻塞，维持呼吸道通畅

E. 发现有活动性出血的伤口应现场进行清创

12. 对于有明显大出血的多发创伤患者，应建议在多少时间内使用止血药

A. 30min　B. 1h　C. 2h　D. 3h　E. 6h

13. 以下可能发生反常呼吸运动的是

A. 胸腹联合穿透伤　B. 双侧 6~12 肋肋骨骨折　C. 张力性气胸

D. 急性血胸　E. 闭合性气胸

14. 因胸部重物挤压伤导致大量血胸患者的护理措施中，描述正确的是

A. 建立 2 路 18G 静脉通路，给予静脉液体复苏

B. 立即床边开胸手术

C. 立即予 2 单位 O 型 Rh 阳性红细胞输注

D. 胸腔闭式引流后，若引流量达到 100ml/h，须立即准备手术

E. 给氧、气管插管、呼吸机辅助通气

15. 多发创伤患者体温低于多少属于低体温

A. 35.0℃　B. 35.5℃　C. 36.0℃　D. 36.5℃　E. 37.0℃

16. 重度低温甚至体温不升的严重创伤患者首选复温措施是

A. 中心静脉导管复温　B. 输血　C. 不复温，亚低温治疗

D. 热空气毯　E. 调节室温至 37℃

17. 因火焰大面积烧伤 2h 送至急诊患者，目前体温 36.2℃，以下措施正确的是

A. 密切监测体温，使其维持在 36℃以上　B. 加盖温毯，输注温液

C. 报告医生给予持续观察　D. 减少盖被，增加空气流通

E. 先处理烧伤创面，再复测体温

18. VIPCO 程序里的 C 是指

A. 气道呼吸支持　B. 手术　C. 控制出血

D. 循环　E. 静脉通路

（二）A2 型题

1. 男，52 岁。因车祸致胸腹联合伤，左侧多发肋骨骨折（5~12 肋）伴大量血气胸；脾破裂伴腹腔内出血。神志清，血压 75/46mmHg，呼吸 38 次 /min，心率 126 次 /min，律齐，医护人员到达现场后首先要对患者进行哪一项伤情评估

A. 意识状态　B. 气道和呼吸　C. 循环功能

D. 进行化验检查　E. 仔细的胸部检查

2. 男，22 岁。右胸刺伤 2h，创口与胸腔相通，患者极度呼吸困难，首要的急救措施是

A. 迅速封闭胸壁伤口　B. 立即手术　C. 输血、输液

D. 胸腔闭式引流　E. 给氧、气管插管

3. **男，13 岁。20h 前煤气泄漏爆炸致全身多处烧伤，疼痛明显，无昏迷，伤后未用凉水冲洗，立即至创伤中心就诊，诊断“烧伤 69% 二度至三度”。神志清。面部、躯干及四肢多处烧伤。四肢敷料包扎伴大量渗出。面部、颈后及躯干部创面暴露。表皮褐色。基底红至红白相间。相继出现呼吸窘迫、低氧血症、少尿。考虑患者出现了**

   A. 多器官功能衰竭　　B. 低血容量性休克　　C. 系统性炎症反应综合征
   D. 创面继发感染致脓毒血症　　E. 严重感染致感染性休克

4. **男，33 岁。胸部挤压伤致右侧 5~8 肋肋骨骨折，呼吸困难，口唇发绀，血氧饱和度低。血压 80/56mmHg，呼吸 30 次 /min，气管左侧移位，右侧胸廓饱满，叩诊呈鼓音，颈、胸广泛皮下气肿，听诊右侧呼吸音消失。医生予以胸腔闭式引流后患者病情好转。造成患者呼吸困难的主要原因是**

   A. 左侧肺受到压迫　　B. 右侧胸膜腔压力不断升高　　C. 纵隔向健侧移位
   D. 广泛皮下气肿　　E. 上腔静脉回流受阻

5. **男，43 岁。因斗殴受伤而送入院，患者皮肤湿冷多汗，脉搏细速，一把刀刺入患者腹壁，深度不详，外露约 6cm，哪种处理方法在当前最为恰当**

   A. 将刀留在原处且小心保护，到手术台上后再进行处理
   B. 应及时拔出刀
   C. 如果看起来嵌入腹部不深或似乎很浅表，应将刀拔出
   D. 轻轻地试着将刀从腹部创口拔动，若嵌入不牢固应将刀拔出
   E. 看穿刺口是否有血液流出，若无血迹则缓慢拔出后清洁布类覆盖包扎

6. **女，21 岁。10 楼阳台跌落 30min 入院，昏迷，面色苍白，“熊猫眼”征阳性，双耳道出血，血压测不出，呼吸浅慢，心跳微弱。诊断为重型颅脑损伤、肋骨骨折、腹腔内出血、骨盆骨折、阴道内出血、脾破裂、左侧股骨骨折、左侧胫腓骨骨折。判断她属于**

   A. 多处伤　　B. 联合伤　　C. 多发伤　　D. 复合伤　　E. 单发伤

7. **女，23 岁。因车祸 1h 入院。血压 100/60mmHg，脉搏 95 次 /min。休克指数为**

   A. 0.63　　B. 0.95　　C. 1.05　　D. 1.58　　E. 2.38

（三）A3/A4 型题

（1~3 题共用题干）

女，65 岁。因车祸致胸腹部剧烈疼痛 2h 入院，查体：血压 80/48mmHg，脉搏 120 次 /min，脉搏细速，呼吸 34 次 /min，血氧饱和度 87%。神志清，左侧呼吸音消失。全腹腹肌紧张，压痛、反跳痛明显，移动性浊音（+），骨盆分离征（+）。

1. **针对该患者，需要进行重点评估的内容是**

   A. 胸部外伤、腹部外伤、骨盆骨折　　B. 胸部外伤、骨盆骨折
   C. 腹部外伤、后腹膜血肿　　D. 骨盆骨折
   E. 后腹膜血肿

2. **针对该患者，首要实施下列哪一项护理措施**

   A. 尽快建立 2 条静脉输液通路
   B. 首先进行创伤严重程度评分，以便判断伤情严重程度，有利于抢救
   C. 保持呼吸道通畅
   D. 给氧
   E. 介入治疗后腹膜血肿

3. **患者突然发生意识丧失，心率 150 次 /min，血压 66/45mmHg，应立即**

A. 加快输液　B. 输血，准备手术　C. 立即转送急诊监护室

D. 床边手术　E. 留置导尿管，记录出入量

（4~7 题共用题干）

女，55 岁。1h 前骑电动车与货车相撞，当时车速较快，患者被甩出 6m 远。伤后当时浅昏迷，格拉斯哥昏迷量表评分 5 分，呼吸 38 次 /min，口唇严重发绀，颌面部严重畸形，脉搏细速，手足发冷，院前 120 途中面罩吸氧，途中血压 75/37mmHg，脉搏 143 次 /min，呼吸 38 次 /min，血氧饱和度 95%，入抢救室时口腔可见呕吐物。

4. **针对该患者，首先实施的抢救措施是**

A. 立即进行创伤严重度评分　B. 立即开通静脉通路　C. 立即颈托固定

D. 立即清除气道内分泌物　E. 立即给予吸氧

5. **过床过程中，患者突然鼻腔口腔溢出大量血性物，血氧饱和度 87%，护士应该立即**

A. 备血，急诊手术　B. 加快输液速度　C. 气管插管

D. 心肺复苏　E. 甘露醇静脉滴注

6. **插管过程中测量血压 50/30mmHg，心率 144 次 /min，呼吸机辅助通气下血氧饱和度 97%，双肺呼吸音尚对称，体温 39.2℃，下一步应该**

A. 开通静脉通路，抗休克治疗　B. 立即备血，必要时输血

C. 进一步评估　D. 做 CT 检查，明确诊断

E. 准备手术

7. **测患者血压 88/52mmHg，进一步评估时，发现患者双侧瞳孔不等大且固定，该患者发生了什么，应立即**

A. 降颅内压，准备手术　B. 做 CT 检查，明确诊断，准备手术

C. 请眼科会诊　D. 做 CT 检查，多科会诊

E. 甘露醇静脉滴注，观察瞳孔是否缩小

（8~11 题共用题干）

女，78 岁。30min 前骑电动车与泥沙车相撞后卷入车轮下，右前臂及双下肢毁损，骨盆处可见车轮痕迹。患者到达急诊室时头部有纱布覆盖，可见大量渗血，颌面部畸形，神志浅昏迷，格拉斯哥昏迷量表评分 5 分，呼吸浅慢，心率 46 次 /min，四肢湿冷，血压测不出。

8. **假如你是护士，首先应该实施的抢救措施是**

A. 保护颈椎、协助医生气管插管　B. 开通 2 路静脉通路，限制性液体复苏

C. 右上肢加压止血　D. 骨盆带固定

E. 心肺复苏

9. **在进行上述救护措施的同时还应该**

A. 评估神经系统　B. 开通 2 路静脉通路，限制性液体复苏

C. 做床边 B 超，明确诊断　D. 立即备血，做好术前准备

E. 进行创伤严重度评分

10. **患者血压 50/33mmHg，心率 132 次 /min，静脉置管困难，此时应该**

A. 让高年资护士尝试进行颈外静脉穿刺置管

B. 医生予深静脉置管

C. 肱骨 IO 置管

D. 股骨 IO 置管

E. 胫骨 IO 置管

11. **患者 FAST B 超示脾脏破裂，血压 85/53mmHg，心率 133 次 /min，呼吸机辅助通气情况下血氧饱和度 95%，应首先进行哪项处理**

A. 做腹部增强 CT 检查，明确诊断

B. 多科会诊，决定手术优先次序

C. 与家属谈话，告知患者危重程度

D. 由于患者血流动力学不稳定，请专家会诊决定下一步处理方案

E. 立即备血，必要时输血

（四）B 型题

（1~5 题共用备选答案）

A. 气道、呼吸评估　　B. 颈椎保护　　C. 循环评估、控制出血

D. 神经系统评估　　E. 暴露并保温

1. **对于所有锁骨以上有损伤的患者在没有明确影像学检查前都应**
2. **所有创伤患者首先应该评估并确保安全的是**
3. **在雨天、冬季特殊环境，所有创伤患者尤其需要注意**
4. **下肢毁损伤伴大量活动性出血的患者首先应该评估的是**
5. **多发创伤伴右下肢开放性损伤的患者在进行加压止血时出现短暂癫痫发作，此时应评估**

【填空题】

1. 评估处理多发创伤患者时应确保气道、呼吸和循环的安全，一旦有问题应立即处理，整个过程可按 VIPCO 程序进行抢救：①V（ventilation）:（　　）；②I（infusion）:（　　）；③P（pulsation）:（　　）；④C（control bleeding）:（　　）；⑤O（operation）:（　　）。

2. 创伤死亡三联征分别为（　　）、（　　）、（　　）。

3. 初级评估：包括 A（　　）、B（　　）、C（　　）、D（　　）及暴露与环境控制。

【名词解释】

1. **多发创伤**
2. **限制性液体复苏**
3. **血流动力学不稳定性骨盆骨折**
4. **复合伤**
5. **张力性气胸**

【案例分析题】

女，34 岁。因“高处坠落 3h”入院，3h 前失足从 5 层高楼房窗户跌落，臀部、左侧肢体着地，左侧胸部、腹部、左下肢疼痛。查体：体温 35.2℃，血压 78/43mmHg，心率 134 次 /min，呼吸 32 次 /min，神志淡漠，结膜苍白，双肺呼吸音清而对称。双侧胸部对称，左侧胸部压痛，腹部膨隆，全腹肌紧张，压痛明显，会阴部、左侧髋部青紫肿胀明显，左下肢畸形肿胀，骨盆分离征（+），肛门指检（+），

留置导尿可见血尿。初步诊断：多发伤、失血性休克、肋骨骨折待查、腹部闭合伤、骨盆骨折、直肠破裂、尿道断裂待查。

请问：

1. 患者现在需要处理的最紧急的问题是什么？责任护士应该采取哪些急救措施？

2. 创伤团队启动运行后，已建立高级气道，开放液体复苏通路，床边 DR 机摄 X 线片示：左侧耻骨上、下支骨折，右侧耻骨下支骨折，左髋部骨折；左侧股骨干骨折。患者为镇静镇痛状态，体温 35℃，血压 90/56mmHg，心率 121 次 /min，呼吸 15 次 /min，左侧瞳孔直径 4mm，右侧瞳孔直径 3mm，对光反射均迟钝。此时责任护士的关注重点和措施是什么？

参考答案

【选择题】

（一）A1 型题

1. D　2. C　3. B　4. E　5. D　6. E　7. C　8. D　9. B　10. B
11. D　12. D　13. B　14. A　15. C　16. A　17. B　18. C

（二）A2 型题

1. B　2. A　3. A　4. B　5. A　6. C　7. B

（三）A3/A4 型题

1. A　2. C　3. B　4. C　5. C　6. A　7. A　8. A　9. B　10. C
11. A

（四）B 型题

1. B　2. A　3. E　4. C　5. A

【填空题】

1. 保持呼吸道通畅、通气和充分给氧；迅速建立静脉通路，保证输液、输血，扩充血容量及细胞外液等抗休克治疗；监测心泵功能，监测心电和血压等；控制出血；急诊手术治疗

2. 低体温、酸中毒、弥散性血管内凝血

3. 气道及颈椎保护、呼吸、循环、神经系统

【名词解释】

1. 多发创伤：简称多发伤，指同一致伤因素作用下，人体同时或相继有两个以上的解剖部位的损伤，其中至少一处损伤危及生命。

2. 限制性液体复苏：亦称低血压性液体复苏或延迟液体复苏，是指机体处于有活动性出血的创伤失血性休克时，通过限制液体输注速度和输液量，使血压维持在相对较低的水平（即允许性低血压），直至彻底止血。

3. 血流动力学不稳定性骨盆骨折：是各种高能量损伤导致死亡的主要原因之一，由钝性外力导致，合并有低血压（收缩压≤90mmHg），需要大量输血（伤后 6h 内需输注 4~6 单位或以上的浓缩红细胞）或明显碱缺失（ ≤6mmol/L）。

4. 复合伤：是指两种以上的致伤因素同时或相继作用于人体所造成的损伤。可发生于战时或平时，如原子弹爆炸产生物理、化学、高温、放射等因子所引起的创伤。

5. **张力性气胸**：开放的裂口与胸膜腔相通，并形成单向活瓣，吸气时活瓣开放，空气进入胸膜腔，呼气时活瓣关闭，气体不能排出，胸膜腔内气体不断增加，压力逐渐增高，形成张力性气胸。

【案例分析题】

1. 患者现在需要处理的最紧急问题是什么？责任护士应该采取哪些急救措施？

患者存在低血容量性休克 / 创伤性休克。需立即建立 2 路大口径（推荐 18G 及以上）静脉通路补液扩容，并立即备血、输血；颈托固定、骨盆带固定、协助医生止血填塞。

2. 责任护士关注重点及措施是什么？

（1）责任护士还应关注患者体温、血压、瞳孔、尿量的变化、出入量、大剂量输液的情况，必要时遵医嘱及时输血。

（2）患者体温过低，应运用复温措施，如复温毯等协助患者复温并动态监测体温变化。

（3）评估患者休克程度，指导液体复苏。

（4）评估患者腹部情况，是否膨隆、腹胀有无进展变化。

（5）骨盆骨折及右下肢骨折，观察评估双足背动脉搏动情况，评估是否存在动脉损伤。

（金静芬）

第十九章　灾害护理学

第一节　地震救护

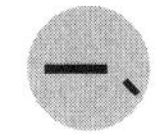

一、基本理论与知识要点

1. 地震灾害的现场急救原则有哪些?

（1）抢救顺序：救命为主，先救命后治伤，先抢救危重后治轻伤，先救活人后处置遗体。

（2）对症处理：应用现场急救五大技术（通气、止血、包扎、固定和搬运）和其他急救技术处理伤员，保持伤员生命体征平稳。

（3）处置迅速及时：力争早抢救，快转移，迅速脱离危险场所。

（4）救护过程环环紧扣：确保现场急救措施紧密衔接、完善，防止前后重复、遗漏或出现差错，规范填写统一格式的简要医疗文书，保障后续抢救的连续性和准确性。

（5）转运与现场医疗急救相结合：在伤员转送途中要有专业医务人员随同，及时进行急救处置。

2. 地震灾害现场如何用简单的方法判断骨折?

（1）用手指轻按受伤处，有疼痛加剧或可摸到骨折断端。

（2）受伤部位或伤肢变形，伤肢比健肢缩短或明显弯曲，并有功能异常。

（3）受伤部位肿胀明显，肢体活动受限或活动时疼痛加剧。

（4）移动肢体时肿胀部位有骨擦音。

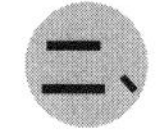

二、自测题

【选择题】

（一）A1 型题

1. 野外避震的正确方法是

A. 躲在山脚下　B. 躲在陡崖边　C. 蹲在开阔的区域

D. 蹲在桥梁下　E. 抱住电线杆

2. 发生地震时，自救方式错误的是

A. 坚定生存信念　B. 寻找食物和水　C. 大声哭喊呼救

D. 设法包扎伤口，等待救援　E. 尽量避开不结实的悬挂物

3. 以下不属于创伤后应激障碍主要症候群的是

A. 反复体验创伤性经历　B. 警觉性增高

C. 持续回避创伤有关情景　D. 木僵状态
E. 情感麻木

4. 地震创伤后，全身反应不包括

A. 体温反应　B. 神经内分泌系统的变化　C. 代谢变化
D. 免疫功能变化　E. 创伤部位炎症

5. 地震现场有下列伤员，应先抢救的是

A. 脑挫伤　B. 张力性气胸　C. 小腿挫裂伤　D. 肠穿孔　E. 上肢开放性骨折

6. 地震导致喉部以下有阻塞，可出现的异常呼吸类型是

A. 叹息式呼吸　B. 鼾音呼吸　C. 点头式呼吸　D. 哮喘式呼吸　E. 潮式呼吸

7. 关于担架转送伤病员的护理措施，正确的是

A. 一般采用侧卧位　B. 呼吸困难者可取侧卧位
C. 每4h为伤病员翻身　D. 伤病员头部在前、足部在后
E. 上下坡时保持担架水平状态

8. 地震时高楼坠物至头顶，导致头颈部外伤，换药后宜用哪种包扎方法

A. 四头带　B. 丁字带　C. 腹带　D. 胸带　E. 回反形绷带

9. 地震导致骨折，现场急救措施错误的是

A. 重点检查有无内脏损伤　B. 开放性骨折应现场复位　C. 取清洁布类包扎伤口
D. 就地取材，固定伤肢　E. 平托法搬移脊柱骨折患者

10. 属于软组织闭合性损伤的是

A. 刺伤　B. 擦伤　C. 切割伤　D. 爆震伤　E. 撕脱伤

11. 下列哪项不是影响伤口痊愈的因素

A. 患者年龄　B. 患者性别　C. 有无贫血
D. 伤口有无感染　E. 是否有糖尿病

12. 地震现场复合性创伤患者出现下列情况时应首先紧急处理的是

A. 疼痛　B. 休克　C. 伤口出血　D. 骨折　E. 窒息

13. 空腔脏器破裂主要临床表现是

A. 创伤性休克　B. 急性腹膜炎　C. 急性肠梗阻　D. 急性内出血　E. 膈下游离气体

14. 诊断腹腔内实质性脏器损伤的主要依据是

A. 腹肌紧张　B. 膈下游离气体　C. 板状腹
D. 腹腔穿刺抽出混浊液体　E. 腹腔穿刺抽出不凝血

15. 严重腹部损伤患者的首要急救措施是

A. 禁食，输液　B. 吸氧　C. 预防休克　D. 使用镇痛药　E. 物理降温

16. 肝、脾破裂首选的辅助检查措施是

A. B超检查　B. CT检查　C. 淀粉酶测定
D. 立位X线检查　E. MRI检查

17. 最严重的肋骨骨折是

A. 单肋骨折　B. 多肋骨折　C. 相邻多根多处肋骨骨折
D. 不相邻的单肋骨折　E. 单肋多处骨折

18. **对地震灾难后伤病员的急性期心理评估的注意事项，不包括**

A. 尊重幸存者的意愿　B. 注意提问语气和方式　C. 详细了解灾难过程和细节
D. 不要做病理性归因　E. 对评估内容记录和存档

19. **地震导致肢体断离，断肢保存的适宜温度为**

A. -8℃　B. -4℃　C. 0℃　D. 4℃　E. 8℃

20. **地震时重物压迫头部，导致颅前窝骨折和眶周、球结膜下瘀斑，其典型体征是**

A. 颅内压升高“三主征”　B. “熊猫眼”征　C. 三凹征
D. Murphy 征　E. 五联征

（二）A2 型题

1. **女，42 岁。在地震中造成颅脑损伤，出现小脑幕切迹疝的瞳孔表现是**

A. 伤后立即出现一侧瞳孔散大　B. 伤侧瞳孔缩小
C. 一侧瞳孔先缩小然后进行性散大　D. 双侧瞳孔散大
E. 双侧瞳孔时大时小，变化不定

2. **男，35 岁。因地震致头部外伤，考虑为“脑挫裂伤”。发现其意识模糊，口鼻腔出血且分泌物多，口唇发绀，呼吸困难，该患者目前最确切的首要护理诊断是**

A. 有窒息的危险　B. 气体交换受损　C. 有受伤的危险
D. 有感染的危险　E. 有脑疝的危险

3. **男，45 岁。地震致右上腹部砸伤，表现有腹腔内出血，伴明显的腹膜刺激征，应首先考虑的是**

A. 肝脾破裂　B. 胆囊破裂　C. 胃破裂　D. 肾穿孔　E. 膀胱破裂

4. **男，38 岁。因地震导致颅底骨折，脑脊液从耳、鼻外漏，下列处理哪项是错误的**

A. 应用抗生素　B. 禁忌腰椎穿刺　C. 用棉球堵塞　D. 禁擤鼻涕　E. 抬高床头

5. **男，20 岁。因地震塌方被石板压迫 4h，伤肢严重缺血性坏死。该损伤属于**

A. 扭伤　B. 挤压伤　C. 挫伤　D. 冲击伤　E. 撕裂伤

6. **男，22 岁。地震致多发伤，抢救时首先应处理**

A. 开放性骨折　B. 肠管脱出　C. 外伤性大出血　D. 颅脑外伤　E. 膀胱破裂

7. **女，28 岁。地震致骨盆骨折合并腹膜后出血。静脉通路宜建立在**

A. 上肢或下肢　B. 下肢或颈部　C. 上肢或颈部　D. 左下肢　E. 右下肢

（三）A3/A4 型题

（1~3 题共用题干）

女，55 岁。因地震发生外伤造成左侧胸部 4~7 肋骨多处骨折。

1. **手法检查肋骨骨折的可靠表现是**

A. 局部肿胀　B. 直接和间接压痛　C. 局部痛觉过敏
D. 局部皮下气肿　E. 局部瘀斑或皮下出血

2. **呼吸时患处可能出现**

A. 呼气时外凸，吸气时正常　B. 吸气和呼气时均外凸　C. 吸气时外凸，呼气时内陷
D. 吸气和呼气时均内陷　E. 吸气时内陷，呼气时外凸

3. **急救措施是**

A. 胸壁加压包扎　B. 胸膜腔穿刺排气减压　C. 补液
D. 开胸探查　E. 封闭胸壁伤口

（4~6 题共用题干）

男，34 岁。因左侧胸部被刀刺伤后出现胸痛、呼吸急促、口唇发绀。脉搏 122 次 /min，血压 74/40mmHg，左侧胸部听诊呼吸音消失、叩诊呈鼓音，气管向右侧胸部移位。

4. 应首先考虑此患者为

A. 闭合性气胸　B. 开放性气胸　C. 张力性气胸　D. 损伤性血胸　E. 胸壁软组织刺伤

5. 首要的处理措施是

A. 给氧　B. 输液　C. 端坐位
D. 给予升压药物　E. 严密封闭开放伤口

6. 最主要病理生理变化

A. 反常呼吸运动　B. 纵隔摆动　C. 进行性伤侧肺压缩
D. 伤侧听诊呼吸音消失　E. 血氧分压下降

（7~8 题共用题干）

男，56 岁。在地震后方医院，突发心跳呼吸骤停。

7. 两人协同进行心肺复苏，人工呼吸和心脏按压比例是

A. 1∶5　B. 1∶30　C. 2∶5　D. 2∶15　E. 2∶30

8. ［假设信息］紧急行气管插管，呼吸机辅助呼吸，10min 后呼吸机显示低压报警，报警原因不包括

A. 气管导管气囊漏气、压力不足
B. 呼吸机管道破裂、接头连接不紧、湿化灌和密闭式吸痰管未完全密封
C. 呼吸管路断开
D. 呼吸管路打折、受压、积水
E. 气管导管脱出

（四）B 型题

（1~4 题共用备选答案）

A. 绿色　B. 黄色　C. 红色　D. 黑色　E. 紫色

以下是来自地震灾后现场的受害者，请利用 START 预检分诊法，标记这些患者所属的分类色：

1. 女，17 岁。大腿上有大的流血伤口。呼吸 20 次 /min，脉搏 65 次 /min，精神状态：尖叫。所属分类标识是

2. 男，51 岁。带有明显的头部损伤并有脑实质突出。呼吸无，脉搏无，精神状态无反应。所属分类标识是

3. 男，3 岁。无明显损伤。呼吸 35 次 /min，脉搏 110 次 /min，精神状态：哭叫。所属分类标识是

4. 男，60 岁。诉说胸部疼痛。呼吸 40 次 /min，脉搏 110 次 /min，精神状态：未受损。所属分类标识是

【填空题】

格拉斯哥昏迷量表是对（　　）反应、（　　）反应、（　　）反应进行的评分。

【名词解释】

1. 挤压综合征　2. 创伤性休克　3. 复合伤
4. 创伤后应激障碍　5. 灾害护理

【案例分析题】

男,45 岁。地震后被埋在废墟下 3d,救出后,双下肢严重肿胀,皮肤出现点状出血、红斑和大水疱,伴有感觉、运动障碍和远端动脉搏动减弱,尿中出现蛋白质、红细胞、白细胞及管型,尿色为红棕色。

请问:

1. 该患者可能出现了哪种病症?

2. 应如何进行现场处理?

参考答案

【选择题】

(一) A1 型题

1. C　2. C　3. D　4. E　5. B　6. D　7. E　8. E　9. B　10. D
11. B　12. E　13. B　14. E　15. C　16. A　17. C　18. C　19. D　20. B

(二) A2 型题

1. C　2. A　3. A　4. C　5. B　6. C　7. C

(三) A3/A4 型题

1. B　2. E　3. A　4. B　5. E　6. C　7. E　8. D

(四) B 型题

1. B　2. D　3. A　4. C

【填空题】

睁眼、语言、运动

【名词解释】

1. **挤压综合征**:指四肢或躯干肌肉丰富部位较长时间受重物挤压,或者由于身体被动体位的自压或止血带使用时间过长,造成肌肉组织缺血性坏死,临床上以受压肢体肿胀和一过性肌红蛋白尿为特点。当肢体受到严重挤压时,造成大范围横纹肌溶解,出现肌红蛋白尿、代谢性酸中毒、高钾血症和氮质血症等急性肾衰竭为特点的临床症候群,称为挤压综合征。

2. **创伤性休克**:在剧烈的暴力打击下,重要脏器损伤、大出血、大量体液渗出、毒素分解吸收的基础上附加疼痛、精神刺激等因素造成的休克。

3. **复合伤**:人员同时或相继遭受两种以上(含两种)不同性质致伤因素作用而引起的多发损伤。

4. **创伤后应激障碍**:是指在遭受强烈的或者灾难性精神创伤事件之后,数月至半年内出现的精神障碍。

5. **灾害护理**:指系统、灵活地应用护理学独特的知识和技能,同时与其他专业领域合作,为减轻灾害对人类的生命或健康所构成的危害而开展的活动。

【案例分析题】

1. 该患者可能出现了哪种病症?

挤压综合征。

2. 应如何进行现场处理？

现场及时正确地救治，尽快转运至有条件的医院进一步诊治。

（1）救护人员应迅速进入现场，积极抢救伤员，尽早解除重物压力，最大限度避免发生挤压综合征。

（2）伤肢予以制动，以减少组织分解产生的毒素被吸收，减轻疼痛，尤其对尚能行动的伤员要说明活动的危险性。

（3）伤肢用凉水降温或暴露在凉爽的空气中。禁止热敷与按摩，以免加重组织缺氧。

（4）伤肢不宜抬高，以免减少局部血流，影响伤肢的血液循环。

（5）伤肢有开放性伤口和活动性出血者应止血，但禁止使用绷带加压包扎和止血带止血。

（6）凡受压患者一律饮用碱性饮料，以便利尿和碱化尿液，避免肌红蛋白在肾小管中沉积。不能进食者，给予 5% 碳酸氢钠溶液 150ml 静脉滴注。

第二节　水灾、火灾救护

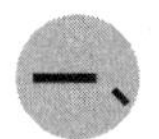

一、基本理论与知识要点

1. 对淹溺者现场救护要点有哪些？

（1）迅速使淹弱者出水，以改善淹弱者的呼吸功能及尽量减少缺氧时间。

（2）保持呼吸道通畅。

（3）倒水处理。

（4）心跳呼吸骤停者立即行心肺复苏。

2. 重度烧伤者液体复苏有效指标有哪些？

（1）尿量：要求成人每小时尿量为 30~50ml，小儿每小时不低于 1ml/kg。

（2）精神状态：患者安静，无烦躁不安，无明显口渴。

（3）心率、血压：成人心率应保持 <120 次 /min，收缩压 >90mmHg，脉压 >20mmHg；小儿心率 < 140 次 /min。

（4）末梢循环恢复。

（5）中心静脉压：应维持在 5~10cmH_2O。

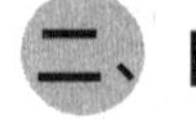

二、自测题

【选择题】

（一）A1 型题

1. 下列哪项不是海水淹溺的病理改变

A. 血容量减少　　B. 血液浓缩　　C. 血液稀释

D. 高血钠、高血钙、高血镁　　E. 红细胞损害很少

2. **下列哪项不是淹溺的救治原则**

A. 将患者救离出水　　B. 恢复有效通气

C. 心肺复苏　　D. 对症处理

E. 建立静脉通路输液

3. **海水淹溺者出现血液浓缩症状时，切忌输入**

A. 5% 葡萄糖　　B. 10% 葡萄糖　　C. 生理盐水　　D. 右旋糖酐　　E. 冷冻血浆

4. **淡水淹溺者，血液检查中可能升高的指标是**

A. 磷　　B. 钾　　C. 钙　　D. 血红蛋白　　E. 钠

5. **海水淹溺者应给予浓度多少的酒精湿化后吸氧**

A. 10%~20%　　B. 20%~30%　　C. 30%~40%　　D. 40%~50%　　E. 50%~60%

6. **溺水急救首先应**

A. 保持呼吸道通畅　　B. 倒水处理　　C. 人工呼吸

D. 胸外心脏按压　　E. 给予强心药

7. **水灾发生后，必须加强灾区卫生防疫工作，以下不正确的是**

A. 选择水源，饮水消毒

B. 搞好饮食卫生，防止食物中毒和肠道传染病流行

C. 大力消灭蚊蝇

D. 停止流行性乙型脑炎疫苗预防接种

E. 做好尸体打捞、搬运和掩埋中的卫生防护

8. **水灾后防止疾病流行的控制措施不包括**

A. 开展卫生防疫和卫生监督监测工作　　B. 全面进行饮水消毒

C. 采取统一灭鼠措施　　D. 加强食品管理，注意个人卫生

E. 游泳注意戴泳帽和眼镜

9. **关于成年人烧伤面积的描述，错误的是**

A. 发、面、颈部各为 3%　　B. 双上臂为 7%　　C. 躯干、会阴为 27%

D. 双臂为 6%　　E. 双前臂为 6%

10. **烧伤患者宜采用的饮食是**

A. 低蛋白高维生素饮食　　B. 高热量低脂饮食　　C. 高热量高蛋白饮食

D. 高热量高脂饮食　　E. 高维生素高脂饮食

11. **浅Ⅱ度烧伤局部损伤的深度达**

A. 表皮层，生发层健在　　B. 表皮层甚至真皮乳头层

C. 真皮深层，有皮肤附件残留　　D. 脂肪层

E. 脂肪下层

12. **吸入性烧伤最危险的并发症是**

A. 发绀　　B. 窒息　　C. 心衰　　D. 败血症　　E. 肺炎

13. **烧伤后引起休克的最主要原因是**

A. 创面剧烈疼痛　　B. 精神刺激

C. 大量水分蒸发　　D. 大量血浆自创面外渗和渗向组织间隙

E. 大量组织坏死分解产物吸收

14. **大面积烧伤后48h内，威胁患者生命的病理变化是**

A. 急性体液渗出　B. 疼痛　C. 应激性溃疡　D. 脓毒症　E. 败血症

15. **下列哪项<u>不属于</u>热烧伤**

A. 热水烫伤　B. 蒸汽烫伤　C. 火焰烧伤　D. 电烧伤　E. 沸油烧伤

16. **吸入性损伤常与哪个部位的烧伤同时发生**

A. 头面部　B. 上肢　C. 下肢　D. 胸腹部　E. 背部

17. **烧伤创面最适宜包扎疗法的部位是**

A. 头颈　B. 腋窝　C. 躯体　D. 四肢　E. 会阴

18. **严重烧伤患者营养支持的目的<u>不包括</u>**

A. 补充营养代谢的产物　B. 维持细胞代谢　C. 改善免疫功能　D. 增加脂肪合成　E. 预防感染

19. **深Ⅱ度烧伤通常愈合时间为**

A. 2~3d　B. 1周　C. 2周　D. 3~4周　E. 5周以上

20. **严重烧伤患者营养评价<u>不包括</u>**

A. 计算氮平衡　B. 测量上臂周径　C. 免疫球蛋白测定　D. 尿甲基组氨酸测定　E. 基础代谢率

（二）A2型题

1. **女，25岁。被浓硫酸烧伤，首选的急救措施是**

A. 涂抹消毒液　B. 及时清创　C. 冰敷伤处　D. 大量清水冲洗　E. 使用中和剂

2. **男，13岁。游泳时不幸发生淹溺，救起后，急救人员应给予该患儿的首要救治措施是**

A. 给予强心药　B. 建立静脉通道　C. 口对口人工呼吸　D. 胸外心脏按压　E. 保持呼吸道通畅

3. **男，36岁。躯干烧伤，采用暴露疗法时可选用的保护具是**

A. 床栏　B. 宽绷带　C. 支被架　D. 肩部约束带　E. 膝部约束带

4. **男，20岁。头面部及右上肢烧伤，局部大水疱，疱壁薄，剧痛，其烧伤面积和深度为**

A. 9%，浅Ⅱ度　B. 10%，深Ⅱ度　C. 12%，Ⅲ度　D. 15%，浅Ⅱ度　E. 20%，深Ⅱ度

5. **患儿，7岁。双下肢烫伤，护士估计其烫伤面积为**

A. 20%　B. 36%　C. 41%　D. 46%　E. 50%

6. **女，26岁。烧伤后4周，判断其此时的烧伤临床分期是**

A. 急性体液渗出期　B. 休克期　C. 感染期　D. 修复期　E. 肉芽增生期

（三）A3/A4型题

（1~4题共用题干）

男，25岁，体重60kg。不慎被开水烫伤，自觉剧痛，头面部、颈部及双上肢均有水疱。

1. **此患者的烧伤面积为**

A. 30%　B. 20%　C. 27%　D. 32%　E. 35%

2. **此患者的烧伤程度为**

A. 轻度烧伤　　B. 中度烧伤　　C. 重度烧伤　　D. 特重度烧伤　　E. 轻、中度烧伤

3. **[假设信息]伤后3h，患者诉口渴。查体：脉搏100次/min，血压80/60mmHg，尿量15ml/h。患者血容量减少的原因中，以下错误的是**

A. 血浆自创面渗出　　B. 血浆渗出到组织间隙　　C. 心排血量减少

D. 末梢血管扩张　　E. 输液量不足

4. **若对该患者实施补液治疗，伤后第一个8h应输入的电解质溶液量为**

A. 810ml　　B. 910ml　　C. 1 620ml　　D. 1 215ml　　E. 8 100ml

（5~6题共用题干）

男，30岁。双下肢及胸腹部烧伤6h，血压70/50mmHg，中心静脉压3cmH_2O，尿量15ml/h。

5. **目前该患者存在**

A. 血容量严重不足　　B. 心功能不全　　C. 血容量过多

D. 毛细血管过度收缩　　E. 肾功能不全

6. **判断该患者补液是否足够的简便且可靠的指标是**

A. 意识　　B. 尿量　　C. 血压　　D. 心率　　E. 脉压

（7~8题共用题干）

男，17岁。学习游泳不慎误入深水池溺水，经抢救出水发现呼吸心跳已停止。

7. **现场首先处理的是**

A. 送往医院　　B. 拨打急救电话　　C. 清理呼吸道

D. 口对口人工呼吸　　E. 心脏按压

8. **下一步的处理是**

A. 送往医院　　B. 拨打急救电话　　C. 立即心肺复苏

D. 寻找患者家人　　E. 观察病情

（四）B型题

（1~2题共用备选答案）

A. 失血性休克　　B. 低容量性休克　　C. 感染性休克

D. 神经源性休克　　E. 心源性休克

1. **烧伤早期多为**
2. **烧伤并发感染时可发生**

（3~4题共用备选答案）

A. 神经源性肺水肿　　B. 严重心律失常　　C. 低钾血症

D. 短暂性血液浓缩　　E. 溶血、高钾血症

3. **淹溺伴严重脑缺氧时可发生**
4. **大多数淹溺猝死的原因为**

【填空题】

1. **计算烧伤体表面积的常用方法是（　　）和（　　），临床上常将两种方法配合应用。**
2. **按致伤原因的不同，烧伤可分为（　　）、（　　）和（　　）等。**
3. **淹溺的院内治疗包括（　　）、（　　）、（　　）、处理并发症。**

【名词解释】

1. 烧伤　　2. 吸入性损伤　　3. 淹溺
4. 干性淹溺　　5. Ⅲ度烧伤

【案例分析题】

男，26 岁，体重 80kg。因被火焰烧伤 2h 急诊入院。体格检查：脉搏 114 次 /min，血压 106/86mmHg，呼吸 22 次 /min，SpO_2 95%，意识清楚，烦躁不安，痛苦表情。面部、双上臂、前胸、腹部、双小腿布满大小不等的水疱，右股（大腿）有散在大小不等的水疱，范围总共约 3 个手掌面积，局部剧痛，水疱破损处的基底部潮湿均匀发红，水肿明显。颈部轻度红肿，未起水疱，表面干燥。双手及前臂呈焦黄色皮革样，感觉消失，患者目前情绪低落。

请问：

1. 烧伤深度及面积是多少？

2. 休克期第一个 24h 的补液总量，晶体液、胶体液和水分各为多少？液体如何分配？

3. 该患者的主要护理措施有哪些？

参考答案

【选择题】

（一）A1 型题

1. C　2. E　3. C　4. B　5. D　6. A　7. D　8. E　9. D　10. C
11. C　12. B　13. D　14. A　15. D　16. A　17. D　18. D　19. D　20. E

（二）A2 型题

1. D　2. E　3. C　4. D　5. C　6. D

（三）A3/A4 型题

1. C　2. B　3. A　4. A　5. A　6. B　7. C　8. C

（四）B 型题

1. B　2. C　3. A　4. B

【填空题】

1. 新九分法、手掌法
2. 热力烧伤、化学烧伤、电烧伤
3. 供氧、复温、脑复苏

【名词解释】

1. 烧伤：一般指由于热力、电流、化学物质、激光、放射线等造成的组织损伤。主要伤及皮肤，严重者可伤及皮下组织、肌肉、骨骼、关节、神经、血管甚至内脏。

2. 吸入性损伤：指吸入高温或有毒烟雾、化学物质导致对呼吸道产生的损伤，严重者可直接损伤肺实质。其多发生于大面积，尤其是伴有头面部损伤的患者。

3. 淹溺：指人淹没于水或其他液体中，由于液体、污泥、杂草等物堵塞呼吸道及肺泡，反射性引起喉痉挛，导致窒息和缺氧，肺泡失去通气、换气功能，使机体处于危急状态。

4. **干性淹溺**：当人入水后，因受强烈刺激（惊慌、恐惧、骤然寒冷等），反射性引起喉头和支气管痉挛导致窒息，呼吸道和肺泡很少或无水吸入，称为干性淹溺。

5. **Ⅲ度烧伤**：损伤累及皮肤全层及皮下组织、肌肉、骨骼等。局部表现为苍白、焦黄或焦黑色，皮肤失去弹性，创面干燥、无渗液，触觉和痛觉消失。

【案例分析题】

1. 烧伤深度及面积是多少？

Ⅰ度烧伤面积为3%；浅Ⅱ度烧伤面积为39%；Ⅲ度烧伤面积为11%。

2. 休克期第一个24h的补液总量，晶体液、胶体液及水分各为多少，液体如何分配？

补液方案见表1-19-1。

表1-19-1 补液方案

液体	第一个8h	第二个8h	第三个8h
晶体液	1 500ml	750ml	750ml
胶体液	1 500ml	750ml	750ml
5%葡萄糖液	700ml	700ml	600ml

3. 该患者的主要护理措施有哪些？

（1）维持有效循环血容量：迅速建立静脉通路；遵循“先晶后胶，先盐后糖，先快后慢”的输液原则，合理安排输液种类和速度，以尽早恢复有效循环血容量。

（2）维持有效呼吸：保持呼吸道通畅；给氧。

（3）暴露疗法护理。

（4）密切监测生命体征，防治感染，给予营养支持。

（5）心理护理。

（6）健康宣教。

第三节 化学伤救护

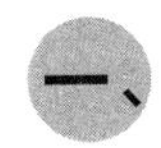

一、基本理论与知识要点

1. 按照毒物性质，可将化学中毒分为哪几类？

（1）刺激性气体中毒。

（2）窒息性气体中毒。

（3）有机溶剂中毒。

（4）高分子化合物中毒。

（5）农药与鼠药中毒。

2. 窒息性气体中毒的现场救治原则是什么?

(1)迅速脱离毒物接触。

(2)依中毒轻重分类,先后送诊。

(3)尽早开始间歇给氧,使用激素和碱性合剂,以减轻炎症和解除平滑肌痉挛。

(4)呼吸停止、心脏停搏时,行心肺复苏术。

(5)有中毒但无症状者应保持安静,给予保暖,减少活动,严密观察 24h。

二、自测题

【选择题】

(一) A1 型题

1. 有机磷农药中毒患者的主要死因是

A. 呼吸衰竭　B. 心力衰竭　C. 肾衰竭　D. 肝衰竭　E. 弥散性血管内凝血

2. 抗氰胶囊预防氰化物中毒的有效预防时间为

A. 1~3h　B. 3~5h　C. 4~6h　D. 10~12h　E. 24h

3. 下列属于神经性毒剂的是

A. 路易氏剂　B. 氯化氰　C. 二噁英　D. 梭曼　E. 氟乙酰胺

4. 化学恐怖袭击事件Ⅰ级预警标示颜色是

A. 黑色　B. 红色　C. 橙色　D. 黄色　E. 蓝色

5. 隔绝式防护服在环境温度为 30℃以上时,允许穿着时间为

A. 5~10min　B. 10~15min　C. 15~20min　D. 20~25min　E. 25~30min

6. 气味像苦杏仁味的化学毒剂是

A. 氢氰酸　B. 沙林　C. 芥子气　D. 光气　E. 梭曼

7. 与对硝基苯甲基吡啶在碱性条件下显蓝色的化学毒剂是

A. 蓖麻毒素　B. 芥子气　C. 有机磷农药　D. 汞　E. 砷

8. 有机磷中毒出现毒蕈碱样症状的主要机制是

A. 腺体分泌亢进、运动神经兴奋　B. 腺体分泌减退、平滑肌痉挛

C. 腺体分泌亢进、平滑肌痉挛　D. 腺体分泌亢进、平滑肌松弛

E. 运动神经兴奋、平滑肌痉挛

9. 可有效消除军服上的蒸气态有机磷毒剂的是

A. 次氯酸盐　B. 氢氧化钠　C. 硅胶吸附剂　D. 活性炭　E. 漂白粉

10. 漂白粉与沙土混匀可供地面洗消使用,其比例为

A. 1∶1　B. 1∶2　C. 2∶3　D. 2∶1　E. 3∶1

11. 可用于伤员和防毒面具洗消的洗消剂是

A. 0.5% 次氯酸盐溶液　B. 5% 次氯酸盐溶液　C. 0.5% 氯铵溶液

D. 25% 氯铵溶液　E. 过氧化氢

12. **洗消区应设立在距离染毒区**

A. 65m 以外的上风向位置　B. 65m 以外的下风向位置　C. 75m 以外的上风向位置
D. 75m 以外的下风向位置　E. 85m 以外的上风向位置

13. **敌百虫急性化学中毒的特异性检查指标是**

A. 血清胆碱酯酶活力　B. 尿三氯乙醇含量　C. 尿对硝基酚含量
D. 尿中硫氰酸盐含量　E. 血中高铁血红蛋白含量

14. **芥子气中毒深Ⅱ度皮肤损伤发生深层水疱，一般在中毒后**

A. 1~2h　B. 3~12h　C. 12~24h　D. 24~36h　E. 36h 以上

15. **发生路易氏剂皮肤染毒时，应立即用**

A. 2% 碳酸氢钠冲洗　B. 0.5% 氯铵溶液冲洗　C. 5% 二巯丙醇软膏涂擦
D. 地塞米松软膏涂擦　E. 33% 氧化镁甘油糊剂涂擦

16. **精神性失能剂毕兹的特效解毒药是**

A. 组氨酸钴　B. 乙酰胆碱酯酶抑制剂　C. 阿托品
D. 可逆性胆碱酯酶抑制剂　E. 高铁血红蛋白形成剂

17. **属于二甲基氨基甲酸酯类的杀虫剂是**

A. 棉果威　B. 灭害威　C. 抗虫威　D. 呋线威　E. 地麦威

18. **敌敌畏中毒的临床特征是**

A. 瞳孔散大　B. 瞳孔正常，心率加快　C. 瞳孔缩小，肺水肿
D. 血压下降　E. 四肢抽搐

19. **从尿中可检测出硝基酚的毒物是**

A. 敌百虫　B. 对硫磷　C. 内服磷　D. 马拉硫磷　E. 甲拌磷

（二）A2 型题

1. **女，24 岁。因误吸神经性毒剂半小时就诊，诊断为急性有机磷中毒。下列哪项属于烟碱样症状**

A. 多汗　B. 肌纤维束颤动　C. 瞳孔缩小　D. 流涎　E. 肺水肿

2. **女，20 岁。诊断为有机磷中毒，阿托品静脉注射后患者最可能出现**

A. 口干　B. 血压下降　C. 心率减慢　D. 出汗增多　E. 呼吸增快

3. **女，22 岁。就诊前 40min 误服对硫磷 100ml，护士为该患者洗胃时不宜选用的溶液是**

A. 清水　B. 1∶5 000 高锰酸钾　C. 温开水
D. 生理盐水　E. 2% 碳酸氢钠

4. **某体温计厂 12 名女工突然出现咳嗽、咳痰、头晕、恶心、发热，部分女工皮肤出现红色斑丘疹，可考虑诊断为**

A. 急性汞中毒　B. 流行性感冒　C. 慢性汞中毒　D. 烟雾热　E. 接触性皮炎

5. **男，25 岁。在进行苯胺合成时发生急性中毒，皮肤、黏膜出现明显发绀，治疗的首选药物是**

A. 青霉胺　B. 亚甲蓝　C. 阿托品
D. 依地酸二钠钙　E. 硫代硫酸钠

6. **男，50 岁。在田间喷洒有机磷农药时，出现多汗和肌肉颤动，诊断为有机磷农药中毒，最主要原因是**

A. 吸入有机磷农药　B. 消化道摄入　C. 皮肤污染
D. 体质虚弱　E. 易感

（三）A3/A4 型题

（1~3 题共用题干）

男，63 岁。确诊为芥子气中毒。皮肤损伤部位中央呈白色，坏死区发凉，周边部位疼痛。眼部异物感明显，畏光，角膜轻度混浊。

1. 该患者皮肤损伤分度为

A. Ⅰ度　B. 浅Ⅱ度　C. 深Ⅱ度　D. Ⅲ度　E. Ⅳ度

2. 该患者皮肤损伤持续时间为

A. 1~4d　B. 5~10d　C. 3~4 周　D. 6~8 周　E. 8 周以上

3. 该患者眼损伤的潜伏期是

A. <3h　B. 3~6h　C. 6~8h　D. 8~12h　E. 12~24h

（4~5 题共用题干）

男，54 岁。误服有毒物质后，全身频繁抽搐，小便失禁，癫痫样大发作，严重时可出现弓角反张。

4. 患者可能的诊断为

A. 有机磷中毒　B. 苯中毒　C. 毒鼠强中毒　D. 砷中毒　E. 汞中毒

5. 该患者在癫痫大发作时的首选药物是

A. 苯巴比妥　B. 维库溴铵　C. 硫喷妥钠　D. 地西泮　E. 咪达唑仑

（6~8 题共用题干）

男，46 岁。因昏迷、尿失禁半小时被送入医院。血压 150/90mmHg，多汗，流涎，双瞳孔缩小，直径 1mm，全身肌肉颤动，双肺可闻及湿啰音，心率 78 次 /min，律齐，无杂音。

6. 患者最可能的诊断是

A. 有机磷农药中毒　B. 一氧化碳中毒　C. 安眠药中毒
D. 蛛网膜下腔出血　E. 癫痫持续状态

7. 最重要的实验室检查是

A. 血液胆碱酯酶活力　B. 血电解质　C. 尿中磷分解产物检测
D. 肝、肾功能检查　E. 血气分析

8. [假设信息]今晨突发呼吸困难加重，口唇发绀，咳粉红色泡沫痰，诊断为并发急性肺水肿。针对有机磷中毒引起的急性肺水肿，抢救首选

A. 速尿　B. 毛花苷 C　C. 阿托品　D. 解磷定　E. 吗啡

（四）B 型题

（1~2 题共用备选答案）

A. 塔崩　B. 芥子气　C. 光气　D. 氢氰酸　E. 苯氯乙酮

1. 属于全身性毒剂的是

2. 属于神经性毒剂的是

（3~4 题共用备选答案）

A. 沙林　B. 亚当氏气　C. 芥子气　D. 双光气　E. 毕兹

3. 中毒症状为瞳孔散大、思维混乱的毒剂是

4. 中毒症状为皮肤起疱、糜烂的毒剂是

【填空题】

1. 在化学突发事件发生后，针对毒物作用特点实施有效防护，(　　)是应急救援的关键环节。

2. 化学突发事件的基本特点是危害严重程度与化学品毒性成正相关、(　　)、(　　)、(　　)、(　　)、(　　)。

3. 神经性毒剂的中毒途径有(　　)、(　　)、(　　)、(　　)。

【名词解释】

1. 化学突发事件
2. 洗消
3. 化学恐怖剂
4. 刺激性毒剂
5. 有毒工业物质

【案例分析题】

男，38 岁。乘坐地铁时被投掷不明气体包，出现腹痛、恶心、呕吐，呕吐物有大蒜味，被送往急诊，诊断为可疑化学毒剂中毒。查体：体温 36.5℃，心率 58 次 /min，呼吸 30 次 /min，血压 110/80mmHg，意识模糊，呼之不应，有压眶反应，皮肤湿冷，汗多，肌肉颤动，瞳孔针尖样，对光反射弱，口腔流涎，两肺较多哮鸣音和散在湿啰音，大小便失禁。

请问：

1. 患者可能是什么类型毒剂中毒？主要的诊断依据是什么？

2. 主要治疗原则有哪些？

参考答案

【选择题】

(一) A1 型题

1. A　2. C　3. D　4. B　5. C　6. A　7. B　8. C　9. C　10. C
11. A　12. C　13. B　14. B　15. C　16. D　17. E　18. C　19. B

(二) A2 型题

1. B　2. A　3. B　4. A　5. B　6. C

(三) A3/A4 型题

1. D　2. E　3. B　4. C　5. D　6. A　7. A　8. C

(四) B 型题

1. D　2. A　3. E　4. C

【填空题】

1. 隔断染毒途径
2. 中毒途径多、危害迅速、作用时间长、毒害范围广、救治及防护难度大
3. 呼吸道中毒、眼中毒、皮肤中毒、消化道中毒

【名词解释】

1. **化学突发事件**：指突然发生的有毒有害化学品泄漏、燃烧或爆炸，造成或可能造成群体人员

急性中毒，引起较大社会危害，需要组织社会性救援的紧急事件。通常分为人为因素导致的化学恐怖袭击事件和非人为主观因素引发的化学意外事故事件。

2. **洗消**：指在人员染毒后，为防止和减轻人员中毒，采用化学、物理、机械或生物方法破坏或除去沾染毒剂的措施。

3. **化学恐怖剂**：指具有典型特征，被极端组织和个人用于危害环境和人群健康，引发人员伤亡及社会恐慌的化学毒物。

4. **刺激性毒剂**：又称为控暴剂，是刺激眼睛和上呼吸道，引起流泪，喷嚏等强烈不适症状或受累器官的疼痛，导致中毒人员暂时性失能，从而达到骚扰对方和影响对方各种战术行动的一类毒剂。

5. **有毒工业物质**：在化学工业中使用或生产的可能对人体健康造成危害的原料、成品或半成品、废弃物以及其夹杂物等各种有毒化学物质。

【案例分析题】

1. 患者可能是什么类型毒剂中毒？主要的诊断依据是什么？

有机磷类神经毒剂中毒。诊断依据：

（1）呕吐物有大蒜味是有机磷毒剂中毒的特点，临床表现为腹痛、恶心、呕吐、大汗，并迅速出现意识模糊。

（2）查体发现肌纤维颤动、瞳孔缩小呈针尖样、流涎、两肺哮鸣音和湿啰音、心率慢等毒蕈碱样表现和烟碱样表现。

2. 主要治疗原则有哪些？

治疗原则：

（1）迅速清除体内毒物：洗胃、导泻。

（2）使用特效解毒剂：①胆碱酯酶复活剂，如解磷定；②抗胆碱药，如阿托品。

（3）对症治疗：包括维持正常心肺功能、保持呼吸道通畅、氧疗，必要时给予人工呼吸。

（李亚敏）

第二十章　重症护理学

第一节　休克

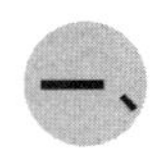

一、基本理论与知识要点

1. 简述休克患者内脏器官继发性损害特点。

(1) 肺：是休克引起多器官功能障碍综合征（multiple organ dysfunction syndrome，MODS）时最常累及的器官。

(2) 肾：是休克时易受损害的重要器官。

(3) 心脏：除心源性休克外其他类型休克早期一般无心功能异常。

(4) 脑：休克早期由于血液重新分布和脑循环自身调节，脑血供基本能够保障。随着休克发展，动脉血压持续下降，造成脑灌注压下降和血流量减少，导致脑缺氧。

(5) 肝：休克时肝血流量减少，肝细胞因缺血缺氧明显受损。

(6) 胃肠道：休克时机体因代偿而进行血液重新分布，使胃肠道最早发生缺血和酸中毒。

2. 简述感染性休克类型及其病理生理特点。

(1) 低动力型休克：又称为低排高阻型休克、冷休克。病理生理特点为外周血管收缩，阻力升高，微循环淤血，毛细血管通透性增高，渗出增加，造成血容量和心排血量减少。

(2) 高动力型休克：又称为高排低阻型休克、暖休克。病理生理特点为外周血管扩张，阻力降低，心排血量正常或增高，血流分布异常，动 - 静脉短路开放增多，存在细胞代谢障碍及能量合成不足。

3. 如何为感染性休克患者正确采集标本？

应在使用抗生素前进行标本采集，已知局部感染病灶者可采集局部分泌物或穿刺抽取脓液进行培养，脓毒症患者在寒战、高热发作时采集血标本。

4. 简述心源性休克特点。

心脏排血功能障碍，不能维持其最低限度的心排血量，导致血压下降，重要脏器和组织供血严重不足，全身性微循环功能障碍，以缺血、缺氧、代谢障碍及重要脏器损害为特征。

5. 休克常用血流动力学监测指标有哪些？

(1) 中心静脉压（CVP）代表右心房或者胸段腔静脉内压力，可反映全身血容量和右心功能。正常值 5~12cmH_2O。

(2) 肺毛细血管楔压（pulmonary capillary wedge pressure，PCWP）反映肺静脉、左心房和左心室压力。正常值为 6~15mmHg。

(3) 心排血量（cardiac output，CO）和心脏指数（cardiac index，CI），正常成人 CO 值为 4~6L/min，CI 为 2.5~3.5L/（min·m^2）。

6. 何为休克指数?

休克指数是用来评估休克严重程度的指标,常用脉率/收缩压(mmHg)计算,≥1.0 提示休克,>2.0 提示严重休克。

7. 低血容量性休克体液丢失主要通过哪些途径?

(1)严重创伤、骨折、挤压伤等内出血。

(2)妇产科出血。

(3)胸腔或腹腔积血。

(4)胃液或肠液从胃肠道丢失,如大量呕吐。

(5)体液从皮肤丢失,如烧伤、大量出汗、渗出性病变。

(6)体液从肾脏丢失,如糖尿病、尿崩症。

(7)渗出液或漏出液大量积聚在腹腔(腹膜炎、胰腺炎)。

8. 休克患者病情观察要点有哪些?

(1)观察患者意识和精神状态:休克早期患者呈兴奋状态或烦躁不安,休克加重时表情淡漠、意识模糊、反应迟钝甚至昏迷。

(2)定时监测患者脉搏、呼吸、血压及中心静脉压变化:休克早期血压变化不大,休克晚期呈进行性下降。

(3)观察患者外周循环状况:多数休克患者表现为皮肤和口唇黏膜苍白、发绀或呈花斑状,四肢湿冷。补充血容量后四肢转暖,皮肤温暖干燥红润,说明休克好转。

(4)监测患者尿量:休克时尿量减少,若 <25ml/h、尿比重增高,提示肾血管收缩或血容量不足;若血压正常,而尿少、比重低,提示急性肾衰竭。

9. 简述休克患者的补液原则及监护要点。

补液原则为及时、快速、足量、先晶后胶。在连续监测血压、尿量、中心静脉压的基础上结合患者神志、皮肤温度、末梢循环、脉率及毛细血管充盈时间等估算补液量,判断补液效果。若中心静脉压或肺毛细血管楔压低于正常,说明补液不足;反之,若超过正常,则说明补液过多,应当立即停止补液。

10. 休克患者改善组织灌注护理措施有哪些?

(1)取休克体位:头和躯干抬高 20°~30°、下肢抬高 15°~20°,使膈肌下移,有利于呼吸;同时增加肢体回心血量,改善重要脏器血液供应。

(2)迅速补充血容量:迅速建立 2 条以上静脉输液通道,大量快速补液(除心源性休克外),先快速输入晶体溶液,首选平衡盐溶液;后输入胶体溶液,如低分子右旋糖酐、血浆等。

(3)用药护理:联合使用血管扩张药和收缩剂,从低浓度、慢速度开始,依据血压及时调整。

11. 在抗休克过程中应用血管扩张药前须注意什么?

血管扩张药必须在充分补足血容量的基础上才能使用,否则可使血压急剧下降。

12. 何种征象提示休克好转?

若患者从烦躁转为平静、淡漠迟钝转为对答如流、口唇红润、肢体温暖、血压升高、脉压变大、中心静脉压正常、尿量 >30ml/h,提示血容量已基本补足,休克好转。

二、自测题

【选择题】

(一) A1 型题

1. 治疗和抢救休克的关键环节是

A. 应用纠酸药物　B. 应用皮质激素　C. 应用血管活性药物
D. 防治弥散性血管内凝血　E. 消除病因，补充血容量

2. 关于休克患者的护理，以下不正确的是

A. 常规给氧　B. 建立通畅的静脉通道　C. 观察生命体征
D. 记录出入量　E. 常规给予血管收缩剂

3. 休克患者在补充足够液体后，血压偏低，中心静脉压正常，应给予

A. 血管扩张药　B. 利尿药　C. 血管收缩剂　D. 强心剂　E. 大量皮质激素

4. 休克早期的临床表现的描述，错误的是

A. 烦躁不安　B. 脉搏细速　C. 血压明显下降
D. 面色苍白，出冷汗　E. 少尿

5. 休克患者应采取的体位是

A. 头高足低位　B. 侧卧位　C. 半坐卧位
D. 头低足高位　E. 上肢抬高 20°~30°，下肢抬高 15°~20°

6. 休克治疗时应遵循的补液原则是

A. 失多少，补多少　B. 需多少，补多少　C. 宁多勿少
D. 宁少勿多　E. 血压变化不明显时可不必补液

7. 下列哪项不是休克的常见护理问题

A. 体液不足　B. 组织灌注量改变　C. 气体交换受损
D. 体温失调　E. 窒息

8. 下列关于心源性休克护理措施，错误的是

A. 迅速建立中心静脉通路　B. 大量快速补液　C. 输液首选平衡盐溶液
D. 准确记录出入量　E. 观察休克好转指征

9. 下列哪项不是感染性休克的特点

A. 主要致病菌为革兰氏阴性菌　B. 内毒素是导致休克的主要原因
C. 可引起全身炎症反应　D. 分为冷休克和暖休克
E. 大部分病例属于高动力型休克

10. 大量使用升压药治疗休克可导致休克加重的原因是

A. 机体对升压药物耐受性增强　B. 血管平滑肌对升压药物失去反应
C. 机体交感神经系统已处于衰竭　D. 升压药使微循环障碍加重
E. 机体丧失对应激反应的能力

11. 快速失血量一般超过机体总血量的多少即可引起失血性休克

A. 10%　B. 20%　C. 25%　D. 30%　E. 40%

12. **休克患者血容量基本补足后，尿量仍少于 25ml/h，应该考虑**

A. 心功能不全　B. 肾功能不全　C. 肺功能不全
D. 血容量不足　E. 抗利尿激素分泌过多

13. **休克最主要特征是**

A. 心输出量降低　B. 动脉血压降低　C. 组织灌注不足
D. 外周阻力升高　E. 外周阻力降低

14. **休克代偿期的表现是**

A. 血压升高，脉搏、脉压正常　B. 血压降低，脉搏、脉压正常
C. 血压降低，脉搏快，脉压缩小　D. 血压升高，脉搏快，脉压缩小
E. 血压变化不大，脉搏快，脉压缩小

15. **休克早期发生少尿是由于**

A. 器质性肾衰竭　B. 肾前性肾衰竭　C. 肾性肾衰竭
D. 肾后性肾衰竭　E. 功能障碍与肾小管坏死并存的急性肾衰竭

16. **反映休克患者组织灌注最简单而有效的指标是**

A. 血压　B. 脉搏　C. 尿量　D. 神志　E. 肢端温度

17. **脓毒症患者易引起的休克是**

A. 失血性休克　B. 过敏性休克　C. 感染性休克　D. 神经性休克　E. 心源性休克

18. **下列哪项<u>不易</u>引起低血容量性休克**

A. 烧伤　B. 创伤　C. 呕吐　D. 腹泻　E. 心律失常

19. **中心静脉压 >20cmH_2O 提示**

A. 心功能不全　B. 循环血容量不足　C. 肺水肿
D. 肺静脉栓塞　E. 充血性心力衰竭

20. **下列关于休克患者预防急性肾衰竭措施中<u>不正确</u>的是**

A. 对有溶血倾向的患者应保持肾小管通畅，碱化尿液，避免肾小管损害
B. 及时纠正低血容量性休克，避免肾缺血
C. 休克合并弥散性血管内凝血时，要及时应用抗凝药
D. 纠正休克时不宜使用易引起肾血管收缩的药物
E. 患者只要出现尿量减少时，要及时使用利尿药

21. **休克时常规实验室检查，以下哪项<u>不是</u>必需的**

A. 血红蛋白与红细胞计数　B. 脑电图
C. 动脉血乳酸值　D. 弥散性血管内凝血指标检测
E. 动脉血气分析

（二）A2 型题

1. **男性，中心静脉压为 10cmH_2O，血压为 80/60mmHg，快速滴注 250ml 生理盐水后，中心静脉压为 15cmH_2O，血压仍为 80/60mmHg。提示患者**

A. 血容量严重不足　B. 血容量轻度不足　C. 心功能不全
D. 容量血管过度收缩　E. 血容量过多

2. **女，46 岁。严重创伤后血压 72/41mmHg、脉搏 142 次 /min、面色苍白，诊断为休克。治疗时应首选**

A. 血管收缩剂　B. 血管扩张药　C. 静脉补液　D. 利尿药　E. 强心药

3. 休克患者，血压回升到130/80mmHg，中心静脉压10cmH_2O，尿量为15ml/h，为增加尿量应该

A. 输血　B. 使用升压药继续提高血压　C. 增加输液量

D. 使用血管扩张药和利尿药　E. 使用强心剂

4. 男，36岁。左侧胸部受挤压，左侧第8、9、10肋骨骨折，脾破裂。面色苍白、四肢湿冷，脉搏122次/min，血压70/50mmHg，正确的处理原则是

A. 大量快速输液待血压正常后手术　B. 一旦确诊立即手术

C. 积极抗休克，如病情无好转再手术　D. 积极抗休克同时迅速手术

E. 快速大量输血，待病情稳定后手术

5. 女，85岁。因大量呕血、黑便急诊就诊。既往有冠心病、肾动脉硬化病史。立即给予输血、补液及相应的止血措施。对此患者指导补液量及速度最有意义的指标是

A. 肘静脉压　B. 中心静脉压　C. 尿量　D. 心率　E. 血压

（三）A3/A4型题

（1~4题共用题干）

男，40岁。因车祸发生脾破裂，就诊时血压60/30mmHg，脉率120次/min，患者烦躁不安，皮肤苍白，四肢湿冷。

1. 在等待配血期间，静脉输液宜首选

A. 生理盐水　B. 5%葡萄糖　C. 平衡盐溶液　D. 5%碳酸氢钠　E. 低分子右旋糖酐

2. 以下护理措施不正确的是

A. 休克体位　B. 定时测血压　C. 使用热水袋保温

D. 测每小时尿量　E. 保持室温18~20℃

3. 提示患者进入微循环衰竭期的表现是

A. 表情淡漠　B. 皮肤苍白　C. 尿量减少　D. 血压下降　E. 全身广泛出血

4. 此患者的休克指数为

A. 0.5　B. 1.0　C. 1.5　D. 2.0　E. 2.5

（5~6题共用题干）

男，23岁。双下肢挤压伤，神志尚清楚，表情淡漠，口渴，面色苍白，皮肤湿冷，脉搏112次/min，血压90/70mmHg。毛细管充盈迟缓。血pH为7.32。

5. 该患者情况是

A. 未发生休克　B. 中度休克　C. 休克代偿期　D. 重度休克　E. 虚脱

6. 给予大量补液后，以下哪种情况提示血容量充足

A. 尿量25ml/h　B. CVP 5cmH_2O

C. 脉压为10mmHg　D. 应用血管活性药后血压116/72mmHg

E. 患者口唇红润、肢体温暖

（7~8题共用题干）

男，30岁。酒后驾车发生车祸，右上腹受伤，神志清楚，上腹部明显压痛，面色苍白，四肢湿冷，脉搏130次/min。血压80/60mmHg，尿少，口渴，过度换气。诊断为失血性休克。

7. 该患者首要护理措施是

A. 补充血容量　B. 应用血管扩张药　C. 给予半坐卧位

D. 给予机械通气　E. 给予镇痛药

8. **下列监测措施中，不必要的是**

A. 肢体温度、皮色　　B. 头部 CT 检查　　C. 毛细血管充盈时间

D. 精神状态　　E. 血压、脉搏、尿量

(四) B 型题

(1~3 题共用备选答案)

A. 血压　　B. 意识　　C. 皮肤色泽、温度

D. 尿量　　E. 出血

1. **评估脑灌注敏感的指标是**
2. **评估肾灌注的指标是**
3. **评估体表灌注的指标是**

(4~6 题共用备选答案)

A. 高动力型休克　　B. 低血容量性休克　　C. 心源性休克

D. 过敏性休克　　E. 神经源性休克

4. **心输出量下降，中心静脉压升高，外周阻力增加，可见于**
5. **心输出量升高，中心静脉压升高，外周阻力降低，可见于**
6. **心输出量下降，中心静脉压降低，外周阻力增加，可见于**

【填空题】

1. **当创伤造成(　　)或因剧烈呕吐、腹泻引起(　　)时，易导致(　　)性休克的发生。**
2. **休克早期，动脉血压变化不明显是因为机体通过代偿反应使(　　)增多，(　　)增加和(　　)升高所致。**
3. **失血性休克的发生取决于血容量丢失的(　　)和(　　)。**
4. **(　　)主要反映全身血量和右心功能，(　　)主要反映左心房和左心室压力。**
5. **休克患者微循环变化分为三期，即(　　)、(　　)、(　　)。**

【名词解释】

1. **休克**　2. **休克指数**　3. **中心静脉压(CVP)**　4. **低血容量性休克**　5. **心源性休克**

【案例分析题】

男，43 岁，司机。以“车祸伤 12h”急诊入院。

体格检查：体温 38.5℃，脉搏 136 次 /min，呼吸 31 次 /min，血压 77/53mmHg，中心静脉压 4cmH_2O，尿量 7ml/h。患者极度烦躁、面色苍白、肢体冰冷。自诉全腹剧烈疼痛。查体全腹明显压痛、反跳痛、肌紧张，以左上腹为甚。患者表情极度痛苦，情绪紧张。

辅助检查：白细胞计数 25×10^9/L。腹腔穿刺抽出食物残渣和气体，腹部 X 线示膈下游离气体。初步诊断为胃穿孔、急性腹膜炎、感染性休克。

请问：

1. **该患者评估要点是什么？**
2. **护士应采取哪些急救护理措施？**
3. **针对该患者，控制感染的措施有哪些？**

参考答案

【选择题】

（一）A1 型题

1. E 2. E 3. D 4. C 5. E 6. B 7. E 8. B 9. E 10. D
11. B 12. B 13. C 14. E 15. B 16. C 17. C 18. E 19. E 20. E
21. B

（二）A2 型题

1. C 2. C 3. D 4. D 5. B

（三）A3/A4 型题

1. C 2. C 3. E 4. D 5. C 6. E 7. A 8. B

（四）B 型题

1. B 2. D 3. C 4. C 5. A 6. B

【填空题】

1. 失血、失液、低血容量
2. 回心血、心输出量、外周阻力
3. 量、速度
4. 中心静脉压、肺动脉楔压
5. 微循环收缩期、微循环扩张期、微循环衰竭期

【名词解释】

1. **休克**：是机体由各种严重致病因素（如大出血、创伤、烧伤、感染、过敏、心功能衰竭等）侵袭后，因有效循环血容量骤减、组织灌注不足引起的以微循环障碍、细胞代谢紊乱和功能受损为特征的综合征。

2. **休克指数**：用来评估休克严重程度的指标，常用脉率 / 收缩压（mmHg）计算。

3. **中心静脉压（CVP）**：代表右心房或者胸段腔静脉内的压力，可反映全身血容量和右心功能。正常值 5~12cmH_2O。

4. **低血容量性休克**：大量出血造成体液丢失，或液体积存于第三间隙，导致有效循环量降低引起休克。

5. **心源性休克**：指由于急性心泵功能衰竭或严重心律不齐而导致的休克。

【案例分析题】

1. 该患者评估要点是什么？

评估患者的神志、精神状态变化，评估患者的生命体征、尿量、微循环情况和其他脏器功能，发生异常及时通知医生。该患者心率 136 次 /min，血压 77/53mmHg，提示血容量不足；面色苍白、肢体冰冷表明微循环灌注不足；尿量为 7ml/h，表示肾脏血液灌注不足。评估患者腹部体征，查体全腹明显压痛、反跳痛、肌紧张，提示腹腔感染发生。

2. 护士应采取哪些急救护理措施？

（1）立即建立 2 条以上静脉或中心静脉通路，快速补充血容量，先输晶体溶液，后输胶体溶液。

（2）保持患者于休克体位，保持呼吸道通畅，早期给予氧疗。

（3）正确采集血标本，密切观察病情变化，包括意识、生命体征、腹部症状及体征、尿量、皮肤黏膜及末梢循环、血细胞分析、血气分析及血电解质、血培养等变化。

（4）禁食、胃肠减压，保持管路通畅，观察并记录引流液颜色、性质和量。

（5）做好手术准备。

3. 针对该患者控制感染措施有哪些？

及时手术，尽早处理原发病灶。遵医嘱早期、足量、联合应用有效抗生素进行治疗，依据药敏试验结果进行调整。严格遵循无菌技术原则，执行手卫生。

第二节　多器官功能障碍综合征

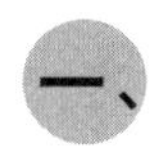

一、基本理论与知识要点

1. 什么是多器官功能障碍综合征？

多器官功能障碍综合征（multiple organ dysfunction syndrome，MODS）是指机体在严重创伤、休克、感染等急性损伤因素打击下，同时或序贯出现 2 个或 2 个以上与原发病损有或无直接关系的系统或器官的可逆性功能障碍。

2. 简述全身炎症反应综合征与 MODS 之间的关系。

全身炎症反应综合征（systematic inflammatory response syndrome，SIRS）是指任何致病因素作用于机体所引起的全身性炎症反应，是多器官功能障碍综合征发生的基础，器官灌注不足、再灌注损伤、细胞代谢障碍和肠道细菌移位等因素最终导致多器官功能障碍综合征。

3. MODS 患者救治原则是什么？

（1）控制原发病。

（2）加强器官功能支持和保护。合理进行氧疗，必要时行机械通气支持；尽早进行液体复苏，为改善微循环组织灌注，必要时使用血管活性药物；改善肾脏灌注，利尿，必要时行肾脏替代治疗；预防应激性溃疡发生，病情允许时应尽早给予胃肠内营养支持。

（3）合理使用抗生素：在初始行经验性治疗时，尽快明确病原菌，尽早转为目标治疗，并注意防止菌群失调和真菌感染。

4. MODS 护理措施包括哪些？

（1）急救护理措施：配合医生进行抢救，保持患者呼吸道通畅，必要时协助行气管插管。急性左心衰竭患者立即采取半坐卧位，吸氧，遵医嘱给予强心、利尿等治疗。

（2）病情观察与生命体征监测：做好生命体征及实验室检查结果监测，积极协助医生早期发现病情变化，预防器官衰竭的发生。

（3）器官功能监测：严密监测患者呼吸功能、循环功能、中枢神经系统功能、肾功能、肝功能、胃肠功能和凝血系统功能等。

（4）感染预防与护理：加强口腔护理、气道护理、尿路护理、静脉导管护理和皮肤护理等措施预防感染。

5. 如何根据氧合指数判断急性呼吸窘迫综合征严重程度?

(1)轻度:200mmHg<PaO_2/FiO_2≤300mmHg。

(2)中度:100mmHg<PaO_2/FiO_2≤200mmHg。

(3)重度:PaO_2/FiO_2≤100mmHg。

6. 急性呼吸窘迫综合征患者护理评估要点有哪些?

(1)评估呼吸状况、缺氧及 CO_2 潴留情况:呼吸频率、节律和深度,呼吸困难的程度。观察有无发绀、球结膜水肿、肺部有无异常呼吸音及啰音。

(2)评估循环状况:心率、心律及血压,必要时进行血流动力学监测。

(3)评估意识、神经精神症状:观察有无肺性脑病的表现,若有异常应及时通知医生。昏迷者应评估瞳孔、肌张力、腱反射及病理反射。

(4)评估液体平衡状态:记录每小时尿量和液体出入量,有肺水肿的患者适当保持液体负平衡。

7. 脓毒症患者实施液体复苏治疗的目标是什么?

脓毒症一旦确诊,应立即开始液体复苏治疗,目标是在最初 6h 内达到:①CVP 达到 8~12mmHg;②平均动脉压≥65mmHg;③尿量≥0.5ml/(kg·h);④中心静脉血氧饱和度($ScvO_2$)或混合静脉血氧饱和度(SvO_2)≥70%。

8. 脓毒症患者护理要点有哪些?

(1)护士应尽快建立至少两条静脉通路,开始液体复苏治疗,有条件者最好建立中心静脉通路和有创动脉测压通路,以密切监测中心静脉压(CVP)、动脉血压等。

(2)液体复苏过程中严密观察患者尿量、心率、血压、CVP 等指标,及时评估器官灌注改善情况,同时预防肺水肿的发生。

(3)为预防呼吸衰竭,必须保持呼吸道通畅,合理氧疗,必要时建立人工气道进行机械通气支持。

(4)遵医嘱留置导尿,监测每小时尿量。对高热患者进行物理降温,对体温不升者应加强保暖。

9. 简述 MODS 时凝血功能衰竭的表现。

MODS 时常可激活凝血系统,消耗大量凝血因子和血小板,使循环内广泛形成微血栓,导致弥散性血管内凝血,表现为各器官和皮肤、黏膜的广泛出血。

10. 常见血液净化技术分类有哪些?

(1)连续性肾脏替代治疗。

(2)血浆置换。

(3)血浆灌流和血液灌流。

(4)血液透析。

(5)腹膜透析。

(6)血液滤过。

11. 出血是连续性肾脏滤过替代治疗过程中常见并发症,护理要点有哪些?

(1)严格遵医嘱及时调整抗凝药的用量。

(2)应用抗凝药治疗时可采用前稀释法。

(3)观察静脉穿刺处有无渗血,皮肤黏膜及创面渗血和渗液有无增加,观察引流液的量和颜色、大小便颜色等。

(4)注意血压及神志变化,注意颅内出血危险。

12. 血液灌流适应证有哪些？

急性药物或毒物中毒、尿毒症、肝衰竭、严重感染（脓毒症或 SIRS）等。

二、自测题

【选择题】

（一）A1 型题

1. MODS 是指急性疾病过程中同时或序贯发生

A. 1 个以上的系统或器官功能障碍　　B. 2 个以上的系统或器官功能障碍

C. 3 个以上的系统或器官功能障碍　　D. 4 个以上的系统或器官功能障碍

E. 许多个系统或器官功能障碍

2. 对急性呼吸窘迫综合征的治疗和护理中，下列说法不正确的是

A. 使用肾上腺皮质激素　　B. 对重症患者用 PEEP　　C. 坚持长时间吸入纯氧

D. 抗生素控制感染　　E. 及时使用人工呼吸机

3. MODS 时评估患者肾功能的指标不包括

A. 尿量　　B. 尿比重　　C. 渗透溶质清除率

D. 尿液分析　　E. 尿色

4. MODS 最常见的病因是

A. 营养不良　　B. 严重创伤和感染　　C. 输液过多

D. 免疫力低下　　E. 吸氧浓度过高

5. MODS 肝功能障碍护理要点不正确的是

A. 限制蛋白摄入量　　B. 注意观察患者意识改变　　C. 避免肝损害药物

D. 定期监测血氨变化　　E. 肥皂水灌肠

6. MODS 中各脏器功能障碍发生率最高的脏器为

A. 心脏　　B. 肺　　C. 肝　　D. 肾　　E. 脑

7. 下列哪项是 MODS 脑功能障碍的护理要点

A. 观察患者意识及瞳孔变化　　B. 静脉输入甘露醇 250ml，2h 内输毕

C. 活动义齿不必取出　　D. 观察瞳孔直径 4.5mm 属于正常范围

E. 昏迷患者给予约束

8. 救治急性呼吸窘迫综合征患者最重要的措施是

A. 氧疗　　B. 补充血容量　　C. 使用糖皮质激素

D. 脱水治疗　　E. 营养支持

9. 下列哪一项不是急性肾衰竭少尿期的临床表现

A. 少尿或无尿　　B. 氮质血症　　C. 蛋白尿

D. 高钾血症　　E. 代谢性酸中毒

10. 急性肾衰竭多尿期持续时间为

A. 5~7d　　B. 10~14d　　C. 1~3 周　　D. 1 个月　　E. 3 个月

11. **急性肝衰竭临床表现不包括**

A. 黄疸　B. 血清白蛋白降低　C. ALT、AST 和 LDH 降低
D. 血糖升高　E. 凝血酶原减少

12. **下列哪项不是脑功能障碍的临床表现**

A. 反复惊厥或出现昏迷
B. 瞳孔异常变化
C. 格拉斯哥昏迷量表评分 >10 分（不用镇静药）
D. 呼吸节律异常
E. 颅内压升高

13. **预防 MODS 患者发生医院内感染最有效措施是**

A. 使用一次性医疗用品　B. 医护人员按要求洗手　C. 使用有效抗生素
D. 缩短气管插管时间　E. 病房定时开窗通风

14. **下列哪项是常见的 MODS 始发器官**

A. 大脑　B. 心脏　C. 肾脏　D. 胃肠道　E. 肺

15. **MODS 胃肠道病变的临床表现不包括**

A. 肠蠕动减弱　B. 胃肠麻痹　C. 恶心、呕吐　D. 出血和坏死　E. 胃肠黏膜溃疡

16. **呼吸衰竭患者痰液黏稠不易咳出时，下列措施错误的是**

A. 翻身、叩背　B. 雾化吸入　C. 应用呼吸兴奋药
D. 吸痰　E. 鼓励饮水

17. **MODS 患者抗生素的使用原则最关键的是**

A. 根据医生经验用药　B. 多种抗生素联合使用
C. 根据病原学检查结果使用　D. 使用抗生素剂量要大
E. 单一抗生素使用

18. **以下哪项不是连续性肾脏替代治疗压力监测指标**

A. 静脉压　B. 动脉血压　C. 跨膜压　D. 废液压　E. 尿量

19. **以下哪项为血液灌流原理**

A. 吸附　B. 对流　C. 弥散　D. 超滤　E. 压力差

20. **弥散性血管内凝血最常见临床表现是**

A. 低血压和休克　B. 出血　C. 微血管栓塞
D. 呼吸循环衰竭　E. 血红蛋白尿

（二）A2 型题

1. **女，70 岁。因急腹症入院，急救过程中先后出现少尿、肺水肿、呼吸困难、嗜睡、意识障碍，消化道出血等症状，考虑为**

A. 弥散性血管内凝血　B. 急性肾衰竭　C. MODS
D. 急性呼吸窘迫综合征　E. 应激性溃疡

2. **男，40 岁。因氧合下降行机械通气治疗，气管插管过深可引起**

A. 肺部感染　B. 肺部损伤　C. 单侧肺不张
D. 肺气肿　E. 下颌关节脱落

3. 女，45岁。因交通事故致双股骨干粉碎性骨折第2d，其24h尿量200ml，以下不符合急性肾衰竭的是

A. 血钾6.2mmol/L　　B. 尿素氮14.2mmol/L

C. 血镁1.4mmol/L　　D. 血磷1.89mmol/L，血钙0.96mmol/L

E. 血浆肌酐66mmol/L

4. 男，48岁。重症肺炎，给予气管插管呼吸机辅助通气，现需要吸痰，下列操作错误的是

A. 吸痰管直径不超过气管导管内径的1/2　　B. 吸痰前后给纯氧

C. 应尽量鼓励患者咳痰　　D. 吸痰负压不超过500mmHg

E. 吸痰时间不超过15s

5. 患者在血液透析治疗过程中，突然出现面色苍白，大汗淋漓。最有可能是

A. 出血　　B. 低血压　　C. 溶血　　D. 致热原反应　　E. 失衡综合征

6. 女，20岁。挤压伤后导致肾衰竭，某日出现心率减慢，血钾6.8mmol/L，以下措施不正确的是

A. 适时进行透析疗法　　B. 静脉输注25%葡萄糖溶液和胰岛素

C. 静脉输注5%碳酸氢钠溶液　　D. 静脉注射10%葡萄糖酸钙溶液

E. 大量静脉输注5%的葡萄糖溶液

7. 女，32岁。因车祸撞伤左上腹，出现腹痛、面色苍白、出冷汗、脉细速和血压下降。最可能损伤的脏器是

A. 胃　　B. 肺　　C. 脾　　D. 大肠　　E. 小肠

8. 女，54岁。创伤性休克后护士抽血时不易抽出，血液易凝固，全身皮肤有出血点和发绀，伤口及注射部位出血，考虑为弥散性血管内凝血，以下护理措施不正确的是

A. 观察出血范围及严重程度　　B. 遵医嘱给予抗凝或凝血药物

C. 监测凝血功能　　D. 抗凝与补充凝血因子不宜同时进行

E. 严密观察脑栓塞、肺栓塞等并发症的出现

（三）A3/A4型题

（1~4题共用题干）

男，45岁。从8m高处跌下，致右股骨干骨折、脾破裂合并失血性休克，在治疗过程中出现轻度呼吸困难，口唇发绀，$PaO_2 < 60$mmHg，胸部X线见网状阴影。

1. 根据病情该患者并发了

A. 急性肾衰竭　　B. 心功能衰竭　　C. 急性呼吸窘迫综合征

D. 感染性休克　　E. 弥散性血管内凝血

2. 该疾病最典型的临床表现为

A. 呼吸窘迫感　　B. 动脉血氧分压下降　　C. 进行性呼吸窘迫

D. 胸片示网状阴影　　E. 严重的酸中毒

3. 改善患者缺氧的最佳措施是

A. 鼻导管低流量吸氧　　B. 快速输液　　C. 人工呼吸

D. 使用激素治疗　　E. 有创机械通气

4. 机械通气治疗中，呼吸机报警显示气道压力45cmH$_2$O，潮气量50~150ml，患者氧饱和度急剧降低。以下最可能原因为

A. 导管脱出　　B. 气道内痰过多导致堵塞

C. 高压报警设置不当 D. 呼吸管路积水过多

E. 呼吸回路漏气

（5~7 题共用题干）

男，50 岁。车祸致双下肢广泛软组织挫伤。入院查体：心率 106 次 /min。血压 105/75mmHg，急行手术清创。

5. 术中的最佳输液原则是

A. 匀速补液 B. 扩容，碱化尿液 C. 输血

D. 输血浆代用品 E. 输葡萄糖

6. 术后第 2d 患者尿量减少至 25ml/h 以下，经补液后不见好转，为进一步明确诊断，下列最有价值的检查为

A. X 线 B. 血尿素氮、肌酐检查 C. 血细胞分析

D. 动脉血气分析 E. 尿常规及细菌培养

7. 此时最先需要采取的措施是

A. 吗啡镇痛 B. 扩容补碱 C. 使用利尿药

D. 严格控制补液量 E. 抗生素控制感染

（8~9 题共用题干）

女，45 岁。因严重感染发生急性肾衰竭，经过抢救患者尿量为 5 000ml/d，诊断为急性肾衰竭多尿期。

8. 治疗过程中<u>不正确</u>的是

A. 输液量应该出多少补多少 B. 补钾离子

C. 补钠离子 D. 继续应用抗生素

E. 监测尿量

9. 护理过程中<u>不正确</u>的是

A. 准确记录出入量 B. 加强营养

C. 给予含钾饮食 D. 血尿素氮下降时，增加蛋白质丰富的饮食

E. 解除隔离

（四）B 型题

（1~3 题共用备选答案）

A. 意识状态 B. 尿量及尿比重

C. 痰培养及血培养 D. 血小板计数及凝血时间监测

E. 血压及毛细血管充盈时间

1. MODS 脑功能障碍评估指标为

2. MODS 组织灌注评估指标为

3. MODS 凝血功能评估指标为

（4~6 题共用备选答案）

A. 呼吸衰竭 B. 肝衰竭 C. 肾衰竭

D. 胃肠衰竭 E. 免疫防御系统功能衰竭

4. MODS 中发生率最高的是

5. MODS 患者出现胃肠黏膜糜烂和浅表溃疡，表明已发生

6. MODS 患者发生菌血症和败血症，表明有

【填空题】

1. (　　)、(　　)、(　　)、急性脑功能障碍是 MODS 主要病因。
2. 急性肾衰竭少尿是指成人每 24h 尿量(　　)，每 24h 尿量(　　)为无尿。
3. 血钾超过(　　)时应进行透析疗法。
4. 治疗急性呼吸衰竭的基础措施是(　　)。
5. 器官功能障碍的发生呈序贯性，最先受累的器官常见于(　　)和(　　)。
6. 机械通气患者气囊压力维持在(　　)cmH_2O。
7. 肺保护性通气策略中吸气平台压低于(　　)cmH_2O。

【名词解释】

1. MODS
2. 急性呼吸窘迫综合征
3. 急性肾衰竭
4. 严重脓毒症
5. 连续性肾脏替代治疗

【案例分析题】

女，58 岁。因升结肠穿孔、弥漫性腹膜炎行升结肠穿孔修补术，患者术后 5d 出现呼吸困难，转入 ICU 行气管插管接呼吸机辅助呼吸，无尿 10h，行连续性肾脏替代治疗。

体格检查：体温 38.6℃，脉搏 132 次 /min，呼吸 22 次 /min，血压 88/60mmHg，SpO_2 85%。神志清楚，腹部膨隆，未见肠型及蠕动波，右侧腹腔引出淡黄色脓性引流液，肝脾未触及，全腹压痛、反跳痛明显，右下腹部尤重，移动性浊音阳性，肠鸣音减弱，双下肢轻度水肿。

辅助检查：腹部 B 超示腹腔大量积液。实验室检查示 WBC 33.1×10^9/L，中性粒细胞占比为 69.53%；血尿素氮 27mmol/L，肌酐 653mmol/L。血气分析示 PaO_2 60mmHg，$PaCO_2$ 35mmHg，PaO_2/FiO_2 246mmHg；胸部 X 线见高密度阴影。

目前主要治疗措施：机械通气、持续床旁血滤治疗、颈内静脉补液及 CVP 监测，给予抗感染、升压、纠正酸中毒维持水电解质酸碱平衡等药物治疗，营养支持等。

请问：

1. 患者初步诊断是什么？有何依据？
2. 目前该患者观察要点包括哪些？
3. 患者行机械通气时如何做好气囊护理？
4. 连续性肾脏替代治疗运行期间护士应关注哪些要点？

参考答案

【选择题】

(一) A1 型题

1. B　2. C　3. E　4. B　5. E　6. B　7. A　8. A　9. C　10. C

11. C　12. C　13. B　14. D　15. C　16. C　17. C　18. E　19. A　20. B

（二）A2 型题

1. C　2. C　3. E　4. D　5. B　6. E　7. C　8. D

（三）A3/A4 型题

1. C　2. C　3. E　4. B　5. B　6. B　7. D　8. A　9. E

（四）B 型题

1. A　2. E　3. D　4. A　5. D　6. E

【填空题】

1. 感染、创伤、休克
2. <400ml、<100ml
3. 6.5mmol/L
4. 保持呼吸道通畅
5. 胃肠道、肺
6. 25~30
7. 30~35

【名词解释】

1. MODS：是指机体在严重创伤、休克、感染等急性损伤因素打击下，同时或序贯出现 2 个或 2 个以上与原发病损有或无直接关系的系统或器官的可逆性功能障碍。

2. 急性呼吸窘迫综合征：是由心源性以外的各种肺内、肺外致病因素导致的急性、进行性呼吸衰竭。临床上以呼吸窘迫和顽固性低氧血症为特征，肺部影像学表现为非均一性渗出性病变。

3. 急性肾衰竭：多种原因引起的短时间内（数小时至数周）肾功能急剧下降而出现的临床综合征，主要表现为含氮代谢废物蓄积，水、电解质和酸碱平衡失调及全身各系统并发症。

4. 严重脓毒症：指脓毒症引起组织低灌注或器官功能障碍，如低血压、乳酸性酸中毒、少尿或急性意识障碍等。

5. 连续性肾脏替代治疗：是一种每天连续 24h 或接近 24h 进行溶质、水分缓慢、连续清除的治疗方法，以替代受损的肾脏功能。

【案例分析题】

1. 患者初步诊断是什么？有何依据？

多器官功能障碍综合征。

依据：原发病为升结肠穿孔修补术，出现脓毒症及明显的呼吸功能衰竭及肾衰竭。

2. 目前该患者观察要点包括哪些？

（1）在复苏过程中严密观察患者尿量、心率、血压等指标，及时评估器官灌注改善情况。

（2）各器官功能监测：严密监测意识和瞳孔变化，及时发现脑功能障碍；观察患者呼吸频率、节律、有无呼吸困难等；监测 PaO_2、$PaCO_2$ 和血氧饱和度，及时发现缺氧和二氧化碳潴留；监测患者心电图、血压、中心静脉压，及时发现心律失常与血压异常；观察每小时尿量或 24h 尿量及尿液的颜色与性状，每日进行导尿管护理和会阴护理，预防导尿管相关尿路感染发生。

（3）严密监测机械通气、连续性肾脏替代治疗过程中各参数变化，发现异常及时处理。

（4）并发症观察和护理：及时发现器官功能障碍的表现，如脑功能障碍、凝血系统功能障碍等，并及时处理，防止疾病恶化。

3. 患者行机械通气时如何做好气囊护理？

维持高容低压套囊压力在 25~30cmH_2O，既可有效封闭气道，又不高于气管黏膜毛细血管灌注压，可预防气道黏膜缺血性损伤及气管食管瘘，拔管后气管狭窄等并发症。定时检查气囊压力，及时调整。

4. 连续性肾脏替代治疗运行期间护士应关注哪些要点？

（1）观察患者意识、血压等变化。

（2）关注血电解质及肝、肾功能及动脉血气等变化。

（3）关注凝血功能、观察有无凝血及出血征象，遵医嘱调整抗凝药的用量。

（4）妥善固定动静脉管路，监测并记录各项治疗参数，如动静脉压力及跨膜压的变化。

（5）正确记录出入液量，维持水电解质平衡。

（田　丽）

第二十一章　医学影像学

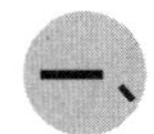

一、基本理论与知识要点

1. 什么是X线成像？

X线成像，是应用电磁电离辐射束穿透骨与人体各类组织，基于组织结构密度和厚度差异成像的检查方法。

2. X线的基本特性是什么？

X线的基本特性，即穿透性、可吸收性、荧光效应和感光效应。

3. X线成像的原理是什么？

X线能够使人体组织结构成像，一是基于X线的基本特性；二是基于人体组织结构固有的密度和厚度差异。X线成像时，低密度组织如脂肪和肺对X线吸收少、透过的X线多，在X线片显影呈黑色。高密度组织如骨骼，透过的X线少，呈现白色。当组织结构发生病理改变时，其固有密度和厚度也随之改变，达到一定程度即可使X线影像上的黑白灰度对比发生变化。

4. X线检查适用于哪些病变？

（1）具有良好自然密度器官和部位所发生的病变，例如胸部、骨关节和乳腺疾病。

（2）能够与周围结构产生明显密度对比的病变，如泌尿系统阳性结石、游离气腹和肠梗阻等。

5. 什么是X线检查自然对比？

X线检查时，基于人体组织结构固有的密度和厚度差异所形成的灰度对比，称为自然对比。

6. 什么是X线检查的人工对比？

对于缺乏自然对比的组织或器官，可以人为引入密度高于或低于该组织或器官的物质，使之产生灰度对比，称为人工对比。

7. 什么是PACS系统？

PACS（picture archiving and communication system）即影像归档和通信系统，是一种科技含量高、实践性强的复杂系统，将数字化成像设备、高速计算机网络、海量存储设备和具备后处理功能的影像诊断工作站结合起来，完成对医学影像信息的采集、传输、存储、后处理及显示等功能，使得图像资料得以有效管理和充分利用。

8. PACS系统的基本结构是什么？

PACS的基本结构主要包括数字图像获取子系统（数字化成像设备、图像获取接口）、PACS控制器和图像显示子系统。

9. 什么是传统X线设备？

传统X线设备以胶片作为载体，对透过人体的X线信息进行采集、显示和存储。

10. 什么是数字化X线成像？

数字化X线成像依据技术原理不同，分为计算机X线成像（CR）和数字X线成像（DR）设备。其中，CR设备可与传统X线设备进行组合；而DR设备则不能与原有X线设备兼容。数字化影像可以让医生快速看到影像。

11. 数字化 X 线成像的优点是什么？

（1）摄片条件的宽容度大，可最大限度降低 X 线辐射剂量。

（2）提高了图像质量，可使不同密度的组织结构同时达到清晰显示的效果。

（3）具有测量、边修锐化、减影等多种图像处理功能。

（4）图像的数字化信息既可经转换打印成照片或在监视屏上视读，也可存储在光盘、硬盘中，还可通过 PACS 进行传输。

12. X 线对比剂的种类和应用？

（1）医用硫酸钡，仅用于食管和胃肠道造影检查。

（2）水溶性有机碘对比剂，主要用于血管造影、血管内介入治疗、尿道造影、子宫输卵管造影、窦道和瘘管及 T 管造影等。

13. 什么是软 X 线摄片？

软 X 线摄影专门用于乳腺 X 线检查。

14. 什么是 X 线减影技术？

X 线减影技术是应用 CR 或 DR 的减影功能获取单纯软组织或骨组织图像，可提高对疾病的诊断能力。

15. X 线检查的禁忌证是什么？

（1）当患者处于生育期时，需要保护好生殖器官。生殖器官暴露于辐射下可能会发生生殖细胞突变。

（2）怀孕：怀孕是 X 线检查的禁忌证。在孕期前 3 个月，有致畸的危险，因此，在此期间，只有紧急的情况才能摄片。并用铅围裙保护腹部和骨盆区域等敏感部位和器官。远离胎儿的部位，比如胸部、头颅和手，在防护下进行摄片是安全的。

16. X 线检查的优势有哪些？

（1）诊断学检查速度快。

（2）能够发现或筛查大部分解剖区域，有助于决定后续的检查安排。

（3）X 线检查相对便宜。

（4）能提供高空间分辨力图像。

17. X 线检查的不足之处有哪些？

（1）摄片条件要求严格。

（2）图像的密度分辨力较低，密度差别小的两种组织对比度差。

（3）组织结构影像相互重叠，对病变显示有一定影响。

（4）图像灰度无法调节。

（5）X 线胶片的利用和管理也有诸多不便。

18. 影像诊断的基本原则包括哪些内容？

（1）熟悉正常影像表现。

（2）辨认异常影像表现。

（3）异常影像表现分析和归纳。

（4）结合临床资料进行综合诊断。

19. 影像检查方法选择的总体原则是什么？

在保证检查安全性的前提下，优先选择诊断价值高、尽可能无创或微创、易行和费用低的成像技术和检查方法。

20. X 线摄片中，对患者的体位和活动有什么要求？

（1）在进行 X 线摄片时，患者的体位决定于拍摄的 X 线角度，可能站着、坐着、平躺或者侧卧。

（2）检查中，可能需要变换体位或摆放肢体位置，以获得精确的影像。

（3）在摄片中，患者应避免过度活动。X 线拍摄持续的时间取决于拍摄的角度；常规需要 5~10min。老年患者、创伤患者、存在畸形患者或虚弱的患者在检查期间可能无法配合摆放需要的体位，可在申请中提前告知放射技师。

（4）如果患者有石膏、支具，需要告诉放射技师在摄片期间需不需要或能不能取下。

21. 接触放射影像检查的员工应怎样防护？

（1）放射暴露的积聚是累积的，因此在放射实验室的工作人员，包括医生都要穿铅围裙、手套和护目镜。过量或重复暴露于放射环境，会导致机体组织发生改变。

（2）需要知道患者的疾病史，来决定放射检查的剂量和频率。肢体摄片暴露少，因此发生过度暴露的风险小，但如果是胸部区域（腰椎和骨盆），需要额外的暴露，增加超额暴露的概率。

22. X 线检查的患者教育内容包括哪些？

（1）X 线检查一般不需要特殊准备，可以在申请的当天完成。

（2）向患者解释目的、过程和患者需要配合的事项，并确认患者理解。可能需要禁食禁饮。

（3）患者可能需要脱去衣服或更换病号服，以避免金属人工制品影响到摄片或干扰到影像的观察；建议患者不要戴珠宝首饰。

（4）检查前、中、后，患者可以提问，表达害怕或焦虑。解释可能需要拍片数张（一般至少 2 张），检查后患者需要等待一会儿，确保影像可读并获得正确的摄片角度。

（5）有些检查需要摄片时，患者吸气 / 呼气，放射技师会指导患者如何呼吸。可以使用镇痛药、抗焦虑药物保持患者舒适。因检查导致肢体长时间摆放于引起疼痛的位置时，镇痛药、局部冷热敷是必要的。

23. X 线检查可能的干扰因素有哪些？

肥胖和腹水会干扰影像。不正确的位置可能需要患者接受重复检查，增加不适与过度暴露。检查时过度活动会妨碍摄片，需要提醒患者检查时限制活动。

24. 应用 X 线钡剂造影检查需要注意什么？

当使用口服钡剂或钡剂灌肠 X 线检查时，要求患者口服对比剂或肠道灌入对比剂。在检查结束后，建议患者服用充足的水，尽快排出对比剂。

25. X 线检查辐射防护的基本原则是什么？

（1）屏蔽防护，用高密度物质，如含铅的防护服、眼罩、脖套和三角裤等，作为屏蔽物，遮挡敏感部位和器官。

（2）距离防护，利用 X 线量与距离成反比的原理，适当扩大检查室的空间，减少散射线的辐射。

（3）时间防护，每次检查的照射次数不宜过多，并尽量避免重复检查。

26. 计算机体层成像（computed tomography，CT）的定义是什么？

计算机体层成像（CT）是应用 X 线束连续分层扫描局部解剖部位，身体组织会不同程度的吸收射线。由探测器接收透过该层面上各个不同方向的人体组织的 X 线，经模 / 数转换输入计算机，通过计算机处理后得到扫描断层的组织衰减系数的数字矩阵，再将矩阵内的数值通过数 / 模转换，用黑白不同的灰度等级在荧光屏上显示出来，即构成 CT 图像。在进行 CT 检查时，X 射线束是水平发射的。数据显示在屏幕上，形成影像，储存在硬盘中。整个检查过程需要 45~90min。新的光束技术显著的减少了扫描时间。如果需要进行对比检查，需要提前 2min，静脉注入对比剂。

27. 计算机体层成像（CT）的优点有哪些？

（1）与平片相比，CT 图像是真正的断层图像，显示人体某个断层的组织密度分布，图像清晰、密度分辨力高。

（2）当解剖部位因为结构重叠，用传统的摄片难以看清时，CT 诊断检查是极为有用的。CT 拥有多层扫描设备，因此能够提供高分辨率、多平面（轴向、冠状面、矢状面）的图片。基于这些图片，使用计算机数字重建可以得到 3D 影像，可以提供卓越的影像。

（3）在介入性手术中，可以应用 CT 引导，以帮助解决在普通透视下，相对困难的骨与软组织穿刺活检、骨样骨瘤和其他肿瘤的射频消融、脊柱穿刺等，确保针的位置准确。

28. CT 检查的适用范围有哪些？

CT 检查的密度分辨力高，易于发现病变，临床上应用广泛，适用范围几乎涵盖了人体各个系统和解剖部位，包括中枢神经系统、头颈部、胸部、心血管系统、腹盆部以及骨骼肌肉系统等。应用范围：①治疗前分期；②监测治疗效果；③治疗后随访；④诊断与评估并发症，如肠梗阻和穿孔、肺栓塞、脑卒中和脑出血等。

29. CT 造影检查的方法和适用范围有哪些？

通常情况下，CT 检查是非侵袭性的；但可以在 CT 检查中，应用对比剂，增加诊断的准确性。此种类型的 CT 扫描可以通过发现小病变、明确大病变的边缘，发现某些病变的特征性影像表现。将水溶性有机碘对比剂注入静脉，或者经口或经胃肠管给予钡剂。

30. CT 检查的禁忌证是什么？

（1）怀孕时禁忌做 CT 检查，除非检测的临床意义大于暴露于辐射的风险。

（2）近期做过 CT 检查的患者，除非临床紧急需要检查。

（3）无法平卧的患者。

31. CT 检查，护理评估和工作要点有哪些？

（1）应用钡剂造影的检查应该排在 CT 扫描后，因为残留的钡剂会使影像模糊。

（2）需要在检查前评估肾功能，检查是否使用二甲双胍和碘剂，因为乳酸性酸中毒时，服用二甲双胍同时使用碘对比剂会引起肾衰竭。

（3）为患者和家属提供情感支持。把检查设备的照片给患者看，有助于缓和存在幽闭恐惧体验的患者情绪，尤其是患者的身体处于机器旋转的扫描器中。

（4）在 CT 室必须备好急救药物和设备，以应对严重的过敏反应。观察患者有无恶心 / 呕吐和其他过敏反应也很重要，需要给予患者安慰。

（5）有些 CT 检查，如肺血管造影需要快速注入对比剂，因此需要大规格的静脉导管（20G）。还可使用 CT 兼容的静脉输液港（port）和中心静脉导管（PICC）。

32. CT 检查患者教育包括哪些内容？

（1）CT 诊断性扫描的辐射暴露要高于其他检查。

（2）护士在检查前会向患者解释目的、步骤和需要如何配合。探明是否处于怀孕状态（孕妇禁做 CT 检查）。

（3）除去珠宝和金属物品。

（4）告知患者在检查过程中需要保持静止不动，可能持续 20~90min。

（5）告知患者检查是无创的（除非使用对比剂）。CT 是无痛检查，但不能排除检查过程中疾病、存在的创伤和静卧导致的痛苦。对儿童或不合作的患者可用镇静药甚至麻醉药物。

（6）胸、腹部 CT 检查扫描前应训练患者练习屏气，避免因呼吸运动产生伪影。

（7）将既往检查的资料：包括病历、CT 或 MRI 检查结果、病理诊断等带至检查室。

33. CT 造查检查前，如何保障安全应用对比剂？

为避免应用对比剂引起的并发症，需要在检查前、检查中、检查后，进行充分的评估和思考。检查前应知晓患者是否对碘剂、海鲜和其他对比剂过敏。如果存在过敏史，可在检查前 3d 遵医嘱用类固醇或用抗组胺药物。检查前，患者需要遵医嘱禁食 3~12h。

34. CT 造影检查中，注入对比剂后患者会有哪些不良感受？

检查中，静脉注射对比剂后，患者可能会感觉面色潮红和发热，可能会出现味觉异常和恶心或呕吐（但很少见）。

35. CT 造影检查后，护理评估和患者教育内容有哪些？

检查后，评估有无迟发性过敏反应，包括荨麻疹、皮肤皮疹、恶心、呕吐、头痛和腮腺肿大。如果症状持续存在，遵医嘱给予口服抗组胺药物。鼓励多饮水，以尽快排出对比剂。

36. 磁共振成像（magnetic resonance imaging，MRI）的定义是什么？

MRI 是利用强外磁场内人体中的氢原子核即氢质子（^{1}H），在特定射频（radio frequency，RF）脉冲作用下产生磁共振现象，即依赖于原子的磁性特质，依托强大的磁场和无线电频率，基于人体组织的含水量 / 含氢量产生影像。可以用于区分正常或疾病 / 损伤组织。图像的产生依赖于细胞密度的刺激，磁场受脂肪、肌肉、骨骼和血液的影响。MRI 可以在横截面、矢状、冠状和横切面上提供多平面图像，而无需使用电离辐射，不受骨骼和周围组织的干扰，对于软组织的显影，MRI 优于 CT 检测。MRI 也越来越多地作为放射诊断和治疗工具，用于引导介入治疗，如乳腺穿刺。

37. 磁共振显像的特点是什么？

磁共振检查对软组织分辨率高，易于发现病变并显示特征。对软组织结构，如脑、脊髓、骨骼肌肉系统、肝脏和骨盆结构显像较好。①进行脑部扫描，评估脑卒中、肿瘤和脑膜疾病；②检查脊髓病变，包括椎间盘病变、肿瘤、脊柱发育不良、感染和退行性疾病；③可用于肝脏良恶性肿瘤的鉴别与描述；④乳腺疾病敏感度高；⑤是盆腔恶性肿瘤和解剖评估的金标准；⑥对 X 线、CT 和超声检查未能诊断的病变，例如乳腺肿块、肝脏肿块和肾上腺病变，进行诊断与鉴别诊断；检出 X 线、CT 和超声检查难以或不能发现的病变，例如脑内微小转移瘤、骨挫伤、关节软骨退变和韧带损伤。

38. 磁共振显像的原理是什么？

当磁力应用时，细胞核在磁力作用下发生共鸣。当磁力作用停止时，原子重新排布，细胞核释放的能量以无线电波的形式被磁共振成像装置中的天线接收。计算机将信号放大，处理这些无线电波，产生高分辨率的影像。可以在磁共振成像使用非电离静脉对比剂获得更佳的效果。

39. 磁共振检查的禁忌证有哪些？

（1）患者有 MRI 检查不兼容的植入物，如心脏起搏器、耳蜗植入物等不能扫描的设备。其他植入物，比如冠状动脉支架，在检查前必须确认 MRI 扫描是否安全。

（2）MRI 检查一般不用于急性创伤，急性创伤检查一般首选 CT。

40. 磁共振检查前准备包括哪些步骤？

在进行检查前，需要了解患者的详细疾病史，体内是否存在金属异物。所有外戴的金属物品、有磁条的卡片都不能带入。

41. 磁共振检查中，患者采取何种体位？

磁共振检查中，患者平卧于检查床，检查床会移向磁性扫描管道中。

42. 磁共振检查最常用的对比剂是什么？

磁共振检查最常用的对比剂是二乙烯三胺五乙酸钆（Gd-DPTA）、钆锰和铁，相比含碘对比剂毒性低、副作用小。

43. MRI 检查，护理评估和工作要点有哪些？

（1）检查前，需要知情同意。

（2）金属设备不能放在检查区域。

（3）知晓患者的详细疾病史，包括是否有肾脏病史，因为慢性肾衰竭患者应用钆对比剂进行 MRI 检查会引起肾源性系统性纤维化，是绝对禁忌证；

（4）知晓患者的手术史，体内有金属植入物的患者，如起搏器、假体和某些金属支架，禁忌做 MRI 检查。

（5）MRI 的扫描器是狭窄的管道，所以需要知道患者的体重和腹围。过于肥胖的患者也无法进行 MRI 检查。

（6）如果患者存在幽闭恐惧症或躁动，可以使用镇静药物。

（7）如果使用钆剂或其他对比剂，需要观察有无过敏反应。

（8）准备好急救设备。

（9）妊娠前 3 个月不宜行磁共振检查。

44. MRI 检查，患者教育内容有哪些？

（1）MRI 检查前，一般无需特殊准备，某些特殊部位检查需要患者提前禁食；嘱患者检查前避免喝含咖啡因的饮料，避免膀胱过快充盈。

（2）需要向患者做好解释工作，包括检查目的、过程和患者需要配合的要点。

（3）为了减少患者的焦虑，向患者解释 MRI 检查是无创和无痛的。

（4）需要告诉患者在检查时，为了获得多层影像，扫描器会移动并发出较吵的声响。耳塞是帮助患者缓解焦虑的方法之一。

（5）给患者看 MRI 机器的图片，告诉患者 MRI 扫描机中对讲机的位置。

（6）告诉患者在检查时必须配合的事项，包括整个检查过程需要平卧。

（7）整个检查持续 30~90min。检查结束后，患者能够立刻恢复正常活动和饮食。

45. 什么是超声？

超声（ultrasound）是指物体（声源）震动频率在 20 000Hz 以上，所产生的超过人耳听觉范围的声波。

46. 超声成像的原理是什么？

超声成像是利用超声波的物理特性和人体组织对入射超声波所产生的多种物理现象有关的成像技术，并以此进行疾病诊断。所用声源振动频率一般为 1~10MHz，常用 2.5~5.0MHz。当入射超声波在人体组织中传播，经过不同器官、不同组织，包括正常与病变组织的多层界面时，每一界面由于两侧介质的声阻抗不同而发生不同程度的反射和 / 或散射。这些反射或散射形成的回声，以及超声在传播中经过不同组织的衰减信息，经接收、放大和信息处理在荧屏上以图像或波形显示，形成声像图（ultrasonogramor echogram），此即超声成像的基本原理。

47. 超声成像的优势有哪些？

（1）超声波属于机械波，无放射性损伤，检查的安全性高。

（2）超声检查能够实时动态显示器官运动功能和血流动力学状况及其异常改变，且可实时进行身体各部位任意方向的断面成像，因而能够同时获取功能和形态学方面的信息，有利于病变的检出和诊断。

（3）超声检查便捷，易于操作，且可及时获取检查结果。

（4）检查费用相对低廉，可在短期内对病变进行反复多次检查。

（5）超声设备较为轻便，不但能对危急症患者进行床边检查，且可用于术中检查。

48. 超声波常用的临床应用有哪些？

超声检查易行、无辐射且为实时动态成像，适用范围广，主要用于：

（1）眼眶、颈部、乳腺、腹盆部和肌肉软组织检查。

（2）心脏和四肢血管疾病检查，是主要的影像检查技术。

（3）病变穿刺活检、抽吸、引流等，是主要的定位方法。

（4）术中寻找小病灶和明确毗邻关系。

49. 超声检查的局限性有哪些？

（1）超声检查时，由于骨骼、肺和胃肠道内气体对入射超声波的全反射，而影响了成像效果，这些部位不宜采用超声检查。

（2）超声检查显示的是局部断面图像，一幅声像图上难以显示较大脏器和病变的整体空间位置和构型。

（3）超声检查结果的准确性除了与设备性能有关外，在很大程度上依赖于操作医生的技术水平和经验。

50. 超声检查中使用耦合剂的作用是什么？

耦合剂是一种水溶性高分子胶体，用来排出探头和被测物体之间的空气，使超声波能有效地穿入被测部位，达到有效检测的目的。超声检查时，需要将足够的耦合剂涂抹在检查部位皮肤表层，治疗探头完全接触皮肤，保证超声波的正常传导。涂抹耦合剂时会略有凉感，检查完成后直接擦干净即可。

51. 超声检查前的准备工作有哪些？

（1）腹部检查：包括胆囊、胰腺及胃肠检查。要求前一日晚餐进清淡饮食，晚餐后禁食。次日晨排便后进行检查。对便秘或肠胀气者，可前一日晚服缓泻剂，次日排便后进行检查。

（2）盆腔检查：包括子宫、附件、膀胱、前列腺等检查。检查前需要多饮水，保持膀胱充盈，便于显示盆腔内结构。

52. 什么是核医学？

核医学（nuclear medicine）是研究核技术在医学中的应用及其理论的学科，应用放射性核素或核射线诊断、治疗疾病和进行医学研究。核医学可分为两类：临床核医学和基础核医学。

53. 核医学成像的基本原理是什么？

核医学成像基本原理是放射性粒子在穿透一定厚度的吸收物质时，可与吸收物质发生相互作用，包括光电效应、康普顿散射和电子对效应，成像设备对相互作用后产生的电子对和荧光等信号进行探测和计数，并重建形成图像。

54. 什么是临床核医学？

临床核医学是利用开放型放射性核素诊断和治疗疾病的临床医学学科，由诊断和治疗两部分组成。诊断核医学包括以脏器组织显像和脏器功能测定为主要内容的体内诊断法和以体外放射分析为主要内容的体外诊断法；治疗核医学是利用放射性核素发射的核射线对病变进行高度集中照射治疗。

55. 什么是体外诊断法？

体外诊断即放射免疫分析技术，生病时体内的一些微量成分会发生变化，我们利用这种技术就可以测得这些微小的变化，协助临床医生诊断和治疗疾病，使用这种技术时放射性核素是不进入患者体内的。

56. 什么是体内诊断法？

体内诊断即放射性核素造影或核医学影像检查，是利用放射性核素标记的对比剂在正常与异常生理情况下，在人体内的分布不同来作出诊断的，做这种检查时患者要注射对比剂到体内，再用专门的仪器来采集放射性核素发射出的射线，进行摄片并作出诊断。

57. 什么是核医学治疗？

利用放射性核素来治疗疾病的原理与显像相似，即利用浓聚在病变部位的放射性药物所发射出的射线来消灭病变的细胞，从而达到治疗疾病的目的。如甲状腺功能亢进症的治疗、分化型甲状腺癌残留与转移灶的治疗等。此外，钴治疗机、电子感应加速器、直线加速器等外照射治疗已成为治疗恶性肿瘤的重要手段。

58. 核素治疗与常规化学药物治疗或放疗的区别有哪些？

（1）核素治疗是利用核射线治疗疾病。

（2）核素治疗药物对病变组织具有选择性或靶向性，对正常组织损伤小。

（3）核素治疗作用持久。

（4）方法安全、简便。

59. 核医学显像仪的发展历程？

核医学显像仪器经历了从扫描机到 γ 照相机、单光子发射计算机体层显像仪（single photon emission computed tomography，SPECT）、正电子发射计算机体层显像仪（positron emission computed tomography，PET）、PET/CT、SPECT/CT 及 PET/MR 的发展历程。

60. 放射性药物的主要特点有哪些？

放射性药物的主要特点包括放射性、不恒定性、辐射自分解和引入量很少。

61. 辐射防护的目的是什么？

（1）防止发生确定性效应。

（2）限制随机性效应的发生率，使之达到可以接受的水平。

62. PET 检查的步骤包括什么？

（1）PET 检查前，将正电子核素标记的药物注入静脉。

（2）患者平卧于检查台上。

（3）需要 30~45min，可以发现需要关注的解剖区域，伽马相机拍摄后影像呈现于计算机。

63. PET 检查的护理要点是什么？

（1）检查前：怀孕是检查的绝对禁忌证，因为患者需要接触电离辐射。

（2）在检查前数小时，患者应避免高糖饮食，因高糖饮食会影响图像的结果，造成葡萄糖或血清胰岛素水平升高。

（3）在静脉注射药物前后，等待检查期间，安抚好患者的焦虑情绪。

（4）检查时：密切关注患者有无对氟代脱氧葡萄糖（fluorodeoxyglucose，FDG）的过敏反应。同时关注患者的血压和血糖，尽可能将其维持在正常范围。

（5）检查后：患者必须理解及时复查的重要性。根据检查结果及时采取适当治疗。

64. 核医学工作场所的防护要求有哪些？

（1）医用核素室的建筑大体分为清洁区（办公室、会议室）、工作区（测量室、扫描室、示踪室等）和活性区(注射室、储源室、分装室、洗涤室、病室等)。工作区与活性区应根据放射性强度不同，进一步区分为高、中、低活性区。清洁区与活性区、工作区之间应有卫生通过间及清洁、洗消设施；清洁区与活性区应各有独立通道与外界相通，有各自的卫生间分别供工作人员与患者出入及使用。

（2）病房配备专用便器，排泄物经过相应处理达到国际要求后方可排入下水系统。

（3）工作人员进入活性区应穿戴防护用品，离开高活性操作区前应通过卫生通过间进行清洁处理。

（4）装备、清洁工具均须按区固定使用，不得混淆；核医学科内各项清洁方法一律采用湿洁法，以防尘土飞扬。

（5）核医学工作室必须配备放射性固、液、气体放射性废物处理和/或存放设施；患者所用物品应固定使用，排泄物和接触到排泄物的敷料、棉花、纸张，应按国家有关规定进行处理。

（6）进行放射性核素（放射药物）操作，包括制备、分装、应用、存储，应在专门的操作间实施；其中开放式高活性操作（发生器淋洗、标记、分装）应在专用通风橱内进行；高活性操作间应有必要的洗消、通风等防护装备。

（7）非活性区内不得进行放射性核素操作，不得携带有放射性的物质、器具，已使用过放射性药物的患者亦不得进入，以防止放射性污染。

（8）接受 ^{131}I 治疗的患者，应在其体内的放射性活度至少低于 400MBq（平均给药活度）后方可出院，以控制患者家庭与公众可能接受到的照射。

（9）所有工作人员应定期进行职业体检，建立健康档案；必须自觉遵守有关防护规定与操作规则，并有义务主动参与放射性工作场所的管理、监督，及在有特殊情况时及时向上级及有关部门报告。

65. 什么是肺灌注显像？

将略大于肺毛细血管直径的放射性微粒注入静脉，微粒经过右心到达肺动脉，随机灌注到肺毛细血管床而栓塞在该处，局部栓塞的量与该处灌注血量成正比。由于栓塞的毛细血管仅占肺毛细血管总量的几十万分之一，并且所用对比剂能在肺内很快降解为更小的分子，故该方法安全。适用于急性肺动脉栓塞的诊断、病情观察及溶栓治疗的监测、慢性阻塞性肺疾病与肺血管高压的诊断和肺癌的辅助诊断。

66. 什么是甲状腺摄 ^{131}I 试验？

碘是甲状腺合成甲状腺激素的重要原料之一，甲状腺具有选择性摄取和浓聚碘的功能。其摄取和释放碘的速度和数量与甲状腺功能状态相关。^{131}I 与稳定性碘具有相同的生化性质和生物学特性，口服 ^{131}I 后可被甲状腺摄取、浓聚和释放。在体外，利用甲状腺功能仪探测甲状腺 ^{131}I 发射的 γ 射线，获得不同时间甲状腺部位的放射性计数率，根据甲状腺摄取 ^{131}I 的数量和速度、释放的速率来判定甲状腺功能状态。目前主要用于指导甲亢患者 ^{131}I 治疗前用药剂量的计算。

67. 什么是骨扫描检查？

骨扫描是放射性核素影像技术，通过静脉输入亲骨性放射性核素。^{99m}Tc 标记磷酸盐是最常用的放射性核素，会聚集在骨形成、骨代谢异常、钙沉积和高血流部位。骨扫描可以检测到伴随着新骨形成的成骨活动，从某种程度上，反映局部的血流增加。

68. 骨扫描技术的步骤包括什么？

（1）先将放射性物质注入静脉。然后等待 2~4h，此期间无需限制活动，指导患者饮 1L 水。

（2）在扫描前，先排空膀胱，因充盈的膀胱会遮挡骨盆区域。

（3）患者取平卧位于 X 线摄片台，通过伽马照相机获得高清晰度的影像。在摄片过程中，患者需要静卧 30~60min。

（4）若有必要，可以应用镇静药。

69. 骨扫描的护理要点包括哪些内容？

（1）检查前，需要签署知情同意书。向患者解释目的，操作过程和患者配合要点。

（2）了解患者的健康史，包括放射性核素暴露史、过敏史、是否怀孕、是否处于哺乳期。

（3）去除珠宝和金属物品。

（4）如果存在过度焦虑，应鼓励患者放松，及时告诉医生。

（5）告诉患者，整个检查不会有疼痛，可能历时 30~60min。解释放射性物质的剂量低于胸部 X 线摄片，放射性核素（对患者和接触患者的人员无害）在 6~12h 内会排出体外。

（6）在检查期间，应监测血流量和血池扫描，静态摄片应该在注射放射性核素后 2~4h 进行。

（7）检查之后，无需限制活动，鼓励多饮水，观察是否存在放射性核素过敏反应，建议患者在 24~48h 内不要再安排其他放射性核素检查。

（8）骨扫描可能的并发症是放射性核素过敏。

70. 可能影响骨扫描结果的因素有哪些？

（1）服用了高血压药物。

（2）一天内进行 2 个不同的放射性核素检查。

（3）扫描中没有保持静止不动。

（4）充盈的膀胱。

71. 影响骨扫描检查结果准确性的因素有哪些？

骨关节炎、骨折、扫描部位范围和脂肪组织的分布会影响结果的准确性。

72. 什么是双能 X 射线吸收法？

双能 X 线吸收法（dual energy X-ray absorptiometry，DEXA）是测量骨密度的方法，是以两种不同能量的 X 线源代替放射性核素源。扫描时间缩短，辐射剂量小，空间分辨力高，图像清晰，精确度和敏感性均高。可以测量腰椎、股骨近端、髋骨等处的骨密度等。双能 X 线吸收法是诊断骨质疏松的金标准。

73. 世界卫生组织骨质疏松诊断标准是什么？

世界卫生组织（WHO）的诊断标准，以 T 值作为诊断标准。T 值含义，测得骨密度（bone mineral density，BMD）与同性别健康年轻人均值比较的差别以 T 值表示，单位为标准差（SD）。计算公式如下：

$$T(SD)=\frac{\text{被测者 BMD}-\text{正常对照 BMD}}{\text{正常对照 BMD}}$$

诊断标准见表 1-21-1。

表 1-21-1 骨矿量诊断标准

诊断	T 值
正常	+1~-1SD
骨质减少	-1~-2.5SD 峰值骨量
骨质疏松	低于 -2.5SD
严重骨质疏松	低于 -2.5SD，并伴有脆性骨折

74. 采用双能 X 线吸收法检查时的注意事项有哪些？

（1）先根据身体检测部位，协助患者取正确体位。

（2）检测脊柱时，在膝关节下方放海绵块。

（3）检测股骨或手臂时，需要用支具固定制动。

（4）整个扫描时间为 20~55min，在此期间患者需要绝对静卧。

75. 采用双能 X 线吸收法检查时，护士需要关注的问题有哪些？

（1）解释目的、过程和患者需要配合的内容。

（2）检查需要在其他核素检查结束 72h 后进行，或者钡剂检查结束 7~10d 后进行，以免干扰检测。

（3）检测开始前，护士需要获得完整的病史，包括生育史（孕期禁忌）和手术史（金属植入物）。

（4）建议患者检测当天不要服用钙补充剂。

（5）所有金属物品（珠宝、支架或假体）必须从检测部位去除。

（6）双能 X 线吸收法的本质上是安全、无痛、无创和低放射剂量的检查。

76. 多模式成像技术及其对分子影像学发展的意义有哪些？

多模式成像是利用两种或两种以上成像方法对同一物体成像，获得融合信息。目前还没有一个单模式成像技术是完美的，如 PET 和 SPECT 成像虽然敏感性高，但空间分辨力差；MR 成像空间分辨力高，检测深度不受限制，但成像敏感性较差；光学成像敏感性较高，但最大的限制在于组织穿透力弱等。为弥补单一成像方式的不足，将多种成像技术相互融合已成为分子影像学成像发展的重要趋势，如 PET/CT 和 PET/MR 等多模式成像技术，可以同时提供快捷、高分辨的解剖和功能或分子信息。目前 PET/CT 已广泛应用于临床，而 PET/MR 已经开始投入临床使用。多种成像手段的融合是分子成像发展的趋势，利用不同成像模式的优势互补，将极大地推进分子影像学研究从基础向临床的转化。

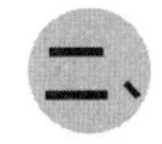

二、自测题

【选择题】

（一）A1 型题

1. 与 X 线成像基本性质，下列正确的是

A. X 线的穿透性、可吸收性、荧光效应和生物效应

B. X 线的穿透性、可吸收性、荧光效应和感光效应

C. X 线的穿透性、可吸收性、感光效应和生物效应

D. X 线的可吸收性、荧光效应、感光效应和折射效应

E. X 线的可吸收性、荧光效应、感光效应和生物效应

2. 与 X 线成像有关的人体组织结构存在固有的差异，下列正确的是

A. 密度和含水量差异　B. 厚度和含水量差异　C. 密度和厚度差异

D. 含水量和含气量差异　E. 厚度和含气量差异

3. 关于 X 线片上组织结构密度与影像表现的关系，下列错误的是

A. 高密度组织结构在 X 线片上呈白影　B. 中等密度组织结构在 X 线片上呈灰影

C. 低密度组织结构在 X 线片上呈黑影　D. 组织结构的厚度越大，X 线片上的影像越黑

E. 组织结构的厚度越小，X 线片上的影像越黑

4. 关于识别 X 线图像的要点，下列错误的是

A. X 线图像上，骨皮质呈高密度白影　B. X 线图像上，脂肪组织为高密度白影

C. X 线图像上，气体呈极低密度黑影　D. X 线图像上，肌肉呈中等密度灰影

E. X 线图像上，组织结构影像相互重叠

5. 关于 X 线成像的优点，下列错误的是

A. 图像的密度分辨力高　B. 图像的空间分辨力高

C. 能够整体显示大范围的组织结构　D. 检查的射线辐射量相对较低

E. 检查费用较低廉

6. 关于 X 线成像，下列哪项不是其局限性

A. 摄片条件要求严格　B. 图像的空间分辨力低

C. 组织结构影像相互重叠　D. 图像的密度分辨力较低

E. 患者会受到一定的辐射

7. 关于 X 线对比剂，以下说法错误的是

A. X 线检查常用对比剂为医用硫酸钡和水溶性有机碘对比剂

B. 口服钡剂或钡剂灌肠 X 线检查后，无需多饮水，可等待对比剂自然排出

C. 水溶性有机碘对比剂常用于血管造影、血管内介入治疗和尿道造影

D. 医用硫酸钡仅用于食管和胃肠道造影检查

E. 肾功能严重受损、甲状腺功能亢进、过敏性体质者，应禁用或慎用水溶性有机碘对比剂

8. 有关 X 线防护的问题，以下哪项说法是错误的

A. X 线具有穿透性，故可导致放射性损伤

B. 早孕属于 X 线检查禁忌证

C. X 线辐射防护的三项基本原则为屏蔽防护、距离防护和时间防护

D. 含铅防护服属于屏蔽防护

E. 短期内应尽量减少 X 线检查的照射次数

9. 有关 X 线图像特点，下列哪项说法是不正确的

A. X 线图像上的黑白灰反映的是组织结构的密度

B. 影像密度与组织结构固有密度属于不同的概念

C. 影像密度不能反映组织结构的固有密度

D. X 线图像是组织结构影像的叠加图像

E. X 线图像上的影像叠加可使一些病变影像显示不清

10. 在 PACS 基本结构中，以下哪项不属于其中的一部分

A. 数字化成像设备　B. 图像获取接口　C. PACS 控制器
D. 图像显示子系统　E. 放射信息系统（RIS）

11. 关于 X 线检查的应用部位，以下错误的是

A. 胸部疾病　B. 骨关节疾病　C. 乳腺疾病　D. 肝脏疾病　E. 肠梗阻

12. 关于数字化 X 线成像，以下错误的是

A. 数字化 X 线成像依据技术原理不同，分为计算机 X 线成像（CR）和数字 X 线成像（DR）设备
B. CR 可以与传统 X 线设备进行组合；DR 则不能与原有 X 线设备兼容
C. CR 和 DR 都可以与原有 X 线设备兼容
D. 可以通过 PACS 传输
E. 医生通过数字化影像可以快速地看到影像

13. 数字化 X 线成像的优点，不包括

A. 可最大限度降低 X 线辐射剂量
B. 可使不同密度的组织结构同时达到清晰显示的效果
C. 具有测量、边修锐化、减影等多种图像处理功能
D. 图像的数字化信息既可经转换打印成照片或在监视屏上视读，也可存储在光盘、硬盘中，还可通过 PACS 进行传输
E. 以胶片作为载体

14. 影像诊断的基本原则，以下错误的是

A. 熟悉正常影像表现
B. 辨认异常影像表现
C. 异常影像表现分析和归纳
D. 当影像资料与临床资料诊断不匹配时，以影像资料诊断为准
E. 结合临床资料进行综合诊断

15. X 线摄片过程中，对患者的体位要求，下列正确的是

A. 进行 X 线摄片时，患者的体位决定于拍摄设备的形状
B. 进行 X 线摄片中，可能需要变换体位或摆放肢体位置，以获得精确的影像
C. 进行 X 线摄片时，患者可以随意活动
D. 进行 X 线摄片时，拍摄的时间取决于拍摄的设备
E. 进行 X 线摄片时，若有石膏和支具，必须取下后再摄片

16. 接触放射影像检查员工的防护知识，下列正确的是

A. 放射暴露的积聚不会累积
B. 放射暴露的积聚是累积的
C. 仅工作区域的工作人员需要穿铅围裙等
D. 不同患者、同样部位放射检查，放射剂量相同
E. 摄片时肢体区域暴露的概率大于胸骨区域

17. X 线摄片的患者教育内容，下列哪项是正确的

A. X 线摄片无需特殊准备，患者需去除珠宝等首饰
B. X 线辐射剂量小，孕期可以反复接受 X 线摄片

C. 目前可以使用CT、MRI等检查替代X线摄片检查

D. X线摄片中，可能需要变换体位，以获得精确的影像

E. 口服钡剂或钡剂灌肠X线检查后，无需多饮水，等待对比剂自然排出

18. 依据X线检查辐射防护的基本原则，下列哪项是正确的

A. 屏蔽防护，可以使用低、中密度物质作为屏蔽物

B. 使用含铅的防护服防护，属于保护防护

C. 距离防护是指受检者与设备保持一定的距离

D. 距离防护是利用X线量与距离成反比的原理

E. 时间防护指每次检查只能进行一次照射

19. 对于CT成像主要优势的认识，以下说法错误的是

A. CT成像的密度分辨力高，因而密度差别小的组织结构或病灶，也能清楚显示

B. CT成像的空间分辨力高，要显著高于常规X线成像

C. 能够应用量化指标即CT值，对组织结构和病变进行密度定量分析

D. CT图像上，组织结构的影像无重叠，因而明显提高了病变的检出率

E. 可行多种图像后处理，拓展了CT的应用领域

20. CT增强检查有不同的方法，各有其临床应用范围，以下哪项说法是错误的

A. 所有平扫检查发现的病变，均应行多期增强检查

B. 普通增强检查常用于颅脑疾病的诊断

C. 多期增强检查主要用于腹、盆疾病的诊断

D. CT血管造影用于血管疾病的诊断，如冠状动脉狭窄

E. CT灌注成像能够反映毛细血管水平的血流灌注情况，属于功能成像，可用于脑梗死诊断

21. 关于CT检查辐射剂量的认识，以下正确的是

A. CT检查不具有辐射　　B. CT检查辐射剂量低于传统X线检查

C. CT检查辐射剂量类似传统X线检查　　D. CT检查辐射剂量略高于传统X线检查

E. CT检查辐射剂量显著高于传统X线检查

22. 关于CT检查的临床应用，以下错误的是

A. 中枢神经系统疾病　　B. 胸部疾病　　C. 关节软骨病变

D. 腹盆部疾病　　E. 骨骼肌肉疾病

23. 与X线片相比，下列哪一项不是CT的优势

A. 密度分辨力高　　B. 空间分辨力高

C. 解剖分辨率高　　D. 增强扫描有利于病变定性

E. 多方位重建

24. 有关螺旋CT的检查优势，以下错误的是

A. 缩短扫描时间　　B. 明显提高空间分辨力　　C. 减少患者受辐射剂量

D. 容积扫描　　E. 减少图像的运动伪影

25. CT增强检查常用对比剂为

A. 钆喷酸葡胺　　B. 超顺磁性氧化铁　　C. 水溶性有机碘对比剂

D. 硫酸钡　　E. 钆塞酸二钠

26. **下列哪项不是计算机体层成像（CT）的优点**

A. CT 图像是真正的断层图像

B. CT 检查不受检查部位解剖结构重叠的影响

C. CT 检查适用于所有系统和解剖部位，没有应用禁忌证

D. CT 可以提供轴向、冠状面和矢状面的图片

E. 在介入性手术中，可以用 CT 引导，精准定位

27. **关于 CT 造影检查，下列哪项不正确**

A. CT 造影检查，可以增加诊断的准确性

B. CT 造影检查可以发现小病变

C. CT 造影检查可以明确大病变边缘

D. CT 造影检查可以发现某些病变的特征性影像表现

E. CT 造影检查中，对比剂仅可通过静脉注入

28. **CT 检查的注意要点，下列哪项是错误的**

A. CT 室必须备好急救药物和设备

B. 应用钡剂造影的检查应该排在 CT 扫描后，因为残留的钡剂会使影像模糊

C. 需要在检查前评估肾功能，检查是否使用二甲双胍和碘剂，因为乳酸性酸中毒时，服用二甲双胍同时使用碘对比剂会引起肾衰竭

D. 无论何种 CT 造影检查，静脉导管用 22G 即可

E. CT 兼容的静脉输液港（port）和中心静脉导管（PICC）可以应用

29. **CT 造影检查时，关于对比剂的安全使用，下列陈述错误的是**

A. 为避免应用对比剂引起的并发症，需要在检查前、检查中、检查后，进行充分评估

B. CT 室必须备好急救药物和设备

C. 如果患者对碘剂、海鲜或其他对比剂过敏，绝对不能行 CT 造影检查

D. CT 造影检查中，注入对比剂后患者出现面色潮红和发热属于正常现象

E. 检查前，须遵医嘱禁食 3~12h

30. **MRI 增强检查时，最常应用的对比剂是**

A. 钆塞酸二钠

B. 医用硫酸钡

C. 二乙烯三胺五乙酸钆

D. 水溶性有机碘对比剂

E. 超顺磁性氧化铁

31. **关于 MRI 检查的安全性，下列哪项不属于 MRI 检查的禁忌证**

A. 体内置有心脏起搏器

B. 体内有铁磁性手术夹、支架和假体

C. 早孕妇女

D. 年老体弱者

E. 幽闭恐惧症者

32. **以下哪项不是磁共振检查的特点与作用**

A. MRI 无需使用电离辐射，不受骨骼与周围组织的干扰，对于软组织的显影，MRI 要优于 CT 检测

B. 可对 X 线、CT 和超声检查发现而未能诊断的病变，例如乳腺肿块、肝脏肿块和肾上腺病变等，进行诊断与鉴别诊断

C. 检出 X 线、CT 和超声检查难以或不能发现的病变，例如脑内微小转移瘤、骨挫伤、关节软骨退变和韧带损伤等

D. 只能用于特定身体部位的检查

E. MRI 也越来越作为放射诊断和治疗计划的工具，用于引导介入治疗，如乳腺穿刺

33. MRI 的患者教育内容，以下哪项不正确

A. MRI 检查前，一般无需特殊准备，所有检查均无需禁食

B. MRI 检查前，嘱患者检查前避免喝含咖啡因的饮料，避免膀胱过快充盈

C. 告知患者不能携带任何金属物品（包括带磁条的卡片）进入操作间

D. 告知患者在检查时，扫描器会移动并发出噪声，可以应用耳塞缓解

E. 告知患者检查结束后，能够立刻恢复正常活动和饮食

34. 超声波的声源震动频率大于

A. 2 000Hz　B. 5 000Hz　C. 10 000Hz　D. 20 000Hz　E. 25 000Hz

35. 关于超声成像基本原理的认识，下列错误的是

A. 超声波具有指向性

B. 超声波遇到两种声阻抗不同组织界面时，发生反射、折射与散射

C. 超声波具有热效应

D. 超声波在介质中传播时发生衰减与吸收

E. 超声波具有多普勒效应

36. 关于超声成像检查的优势，认识不正确的是

A. 超声检查无任何损伤

B. 超声检查可实时动态显示器官运动功能和血流动力学状态

C. 超声检查可同时获取功能和形态学信息

D. 超声检查便捷、易行

E. 超声检查能迅速获得结果

37. 关于超声检查的临床应用，以下错误的是

A. 中枢神经系统疾病　B. 乳腺疾病　C. 腹盆部疾病

D. 心脏和四肢血管疾病　E. 眶内疾病

38. 下列哪项不是超声检查的局限性

A. 由于骨骼、肺和胃肠道内气体对入射超声波的全反射，限制了这些部位超声检查的应用范围

B. 超声检查显示的是局部断面图像，一幅声像图上难以显示较大脏器和病变的整体的空间位置和构型

C. 超声检查能够同时获取功能和形态学方面的信息

D. 超声检查结果的准确性与设备性能有关

E. 超声检查结果的准确性很大程度上依赖于操作医生的技术水平和经验

39. 以下哪项不是放射性核素的临床应用

A. 测定甲状腺摄碘离子的数量和速度，以检查甲状腺功能状态

B. 在注射（^{131}I）- 邻碘马尿酸后，用探测仪器同时记录两侧肾区放射性起落变化曲线，以检查两侧肾脏血流情况、肾小管分泌功能和输尿管通畅程度

C. 在注 Cr 标记的红细胞后，测定血中放射性消失的速度，以查出红细胞寿命等

D. 外用放射性碘治疗甲状腺功能亢进

E. 直线加速器等外照射治疗恶性肿瘤

40. PET 检查的注意事项，以下不正确的是

A. 怀孕是 PET 检查的绝对禁忌证

B. PET 检查前数小时，嘱患者高糖饮食，提高检查效果

C. 静脉注射药物后，需要等待一段时间进行检查

D. 检查时，密切观察患者有无过敏反应

E. 检查时，需要关注患者的血压和血糖

41. 骨扫描检查的步骤，下列哪项不正确

A. 静脉注入放射性物质，等待 2~4h，在此期间多饮水

B. 扫描前，排空膀胱

C. 扫描前，勿排尿，保持膀胱充盈

D. 摄片过程需要持续 30~60min

E. 若有必要，可以应用镇静药

42. 下列哪项不是可能影响骨扫描结果的因素

A. 服用高血压药物

B. 一天中进行 2 个不同的放射性核素检查

C. 扫描中没有保持静止不动

D. 充盈的膀胱

E. 性别

43. 关于核医学工作人员的防护要求，下列正确的是

A. 工作人员进入活性区如果不接触患者，可以不穿戴防护用品

B. 医用核医学的工作区包括测量室、扫描室、示踪室和洗涤室

C. 核医学科内各项清洁方法一律采用湿洁法，以防尘土飞扬

D. 已使用过放射性药物的患者可以进入工作区，但不能进入清洁区

E. 采用同一种核医学治疗方式的患者可以公用医用物品

44. 采用双能 X 线吸收法检查时，护士关注的问题，下列不正确的是

A. 检查需要在其他核素检查结束 72h 后进行，或者钡剂检查结束 7~10d 后进行

B. 检测开始前，护士需要获得完整的病史，包括生育史（孕期禁忌）和手术史（金属植入物）

C. 建议患者检测当天不要服用任何药物

D. 所有金属物品（珠宝，支架或假体）必须从检测部位去除

E. 整个扫描期间，患者需要绝对静卧

45. 接受 ^{131}I 治疗的患者，应在其体内的放射性活度至少低于多少 MBq（平均给药活度）后方可出院

A. 200　B. 300　C. 400　D. 500　E. 600

（二）A2 型题

1. 女，75 岁。跌倒后主诉髋关节疼痛，右侧下肢缩短外旋畸形，首选的影像学检查是下列哪项

A. X 线成像　B. MRI　C. CT　D. B 超　E. 骨密度检查

2. 男，65 岁。突发右侧肢体偏瘫 2h，临床怀疑脑梗死，最为敏感的影像学检查为

A. CT 血管造影　B. MRI　C. X 线成像　D. 头颅 CT　E. B 超

（三）B 型题

（1~3 题共用备选答案）

A. 屏蔽防护　B. 距离防护　C. 时间防护

1. 在 X 线摄片检查中，含铅的防护服属于

2. 在医生开具 X 线摄片申请时，发现患者昨日刚进行了其他部位的 X 线检查，取消了申请，属于
3. 在设计和布局 X 线设备时，适当扩大检查室空间，属于

（4~7 题共用备选答案）

A. 双能 X 射线吸收法
B. B 超
C. X 线检查
D. 甲状腺摄 ^{131}I 试验

4. 诊断骨质疏松的金标准是
5. 甲状腺功能检测常采用的监测方法是
6. 外伤致小腿畸形优先采用的检查方法是
7. 四肢血管疾病首选检查方法是

（8~10 题共用备选答案）

A. 钆塞酸二钠
B. 医用硫酸钡
C. 钆喷酸葡胺
D. 水溶性有机碘对比剂
E. 超顺磁性氧化铁

8. MRI 对比增强检查时，最常应用的对比剂是
9. 胃肠造影最常用的对比剂是
10. CT 造影最常用的对比剂是

（11~12 题共用备选答案）

A. T 值：+1~−1SD
B. T 值：−1~−2.5SD 峰值骨量
C. T 值：低于 −2.5SD
D. T 值：低于 −2.5SD，并伴有脆性骨折

11. 正常骨密度的特点是
12. 严重骨质疏松的特点是

（13~15 题共用备选答案）

A. 敏感性高，空间分辨力差
B. 敏感性差，空间分辨力高
C. 敏感性高，组织穿透力弱
D. 敏感度高，空间分辨力高

13. PET 和 SPECT 成像的优势和不足在于
14. MR 成像的优势和不足在于
15. PET/CT 成像的优势在于

（16~20 题共用备选答案）

A. 利用强外磁场内人体中的氢原子核即氢质子（^{1}H），在特定射频（radio frequency，RF）脉冲作用下产生磁共振现象，基于人体组织的含水量 / 含氢量产生影像
B. 应用 X 线束连续分层扫描局部解剖部位，身体组织不同程度的吸收射线。由探测器接收透过该层面上各个不同方向的人体组织的 X 线，经模 / 数转换输入计算机，用黑白不同的灰度等级在荧光屏上显示出来图像
C. 应用电磁电离辐射束穿透骨与人体各类组织，基于组织结构密度和厚度差异成像
D. 放射性粒子在穿透一定厚度的吸收物质时，可与吸收物质发生相互作用，包括光电效应、康普顿散射和电子对效应，成像设备对相互作用后产生的电子对和荧光等信号进行探测和计数，并重建形成图像
E. 利用超声波的物理特性和人体组织对入射超声波所产生的多种物理现象有关的成像技术

16. X 线成像的原理是
17. CT 成像的原理是

18. MRI 成像的原理是

19. 核医学成像的原理是

20. B 超成像的原理是

【填空题】

1. 软 X 线摄影是用钼靶或铑靶 X 线管的摄影技术，专门用于（　　）X 线检查。

2. X 线检查时应遵循辐射防护的三项基本原则，即（　　）（　　）和（　　）。

3. X 线对比剂包括（　　）和（　　）。

4. PACS 系统，即（　　）和（　　）。

5. 影像检查方法选择的总体原则是，在保证检查（　　）的前提下，（　　）选择诊断价值（　　）、尽可能（　　）或微创、（　　）和（　　）的成像技术和检查方法。

6. CT 检查的 X 线辐射剂量（　　）传统 X 线检查。

7. 磁共振成像（　　）是利用强外磁场内人体中的（　　），在特定（　　）作用下产生磁共振现象，即依赖于原子的（　　）特质，依托强大的（　　）和（　　），基于人体组织的（　　）产生影像。

8. 磁共振图像的产生依赖于（　　）的刺激，磁场受（　　）、（　　）、（　　）和（　　）的影响。

9. MRI 检查需要评估患者的详细疾病史，尤其是（　　）病史，因为（　　）患者应用（　　）对比剂进行 MRI 检查会引起（　　），是 MRI 检查的绝对禁忌证。

10. 超声成像是利用（　　）和（　　）进行的成像技术。

11. 临床核医学是利用开放性放射性核素（　　）和（　　）疾病的临床医学学科。

12. 诊断核医学包括以（　　）和（　　）为主要内容的（　　）和（　　）为主要内容的（　　）。

13. 治疗核医学是利用（　　）发射的（　　）对病变进行（　　）照射治疗。

【名词解释】

1. X 线成像
2. X 线检查自然对比
3. X 线检查人工对比
4. 超声
5. 正电子发射体层显像（PET）
6. 骨扫描

参考答案

【选择题】

（一）A1 型题

1. B　2. C　3. D　4. B　5. A　6. B　7. B　8. A　9. C　10. E
11. D　12. C　13. E　14. D　15. B　16. B　17. D　18. D　19. B　20. A
21. E　22. C　23. B　24. B　25. C　26. C　27. E　28. D　29. C　30. C
31. D　32. D　33. A　34. D　35. C　36. A　37. A　38. C　39. D　40. B
41. C　42. E　43. C　44. C　45. C

（二）A2 型题

1. A　2. B

（三）B 型题

1. A　2. C　3. B　4. A　5. D　6. C　7. B　8. C　9. B　10. D
11. A　12. D　13. A　14. B　15. D　16. C　17. B　18. A　19. D　20. E

【填空题】

1. 乳腺
2. 屏蔽防护、距离防护、时间防护
3. 医用硫酸钡、水溶性有机碘
4. 影像归档、通信系统
5. 安全性、优先、高、无创、易行、费用低
6. 显著高于
7. MRI、氢原子核、射频脉冲、磁性、磁场、无线电频率、含水量 / 含氢量
8. 细胞密度、脂肪、肌肉、骨骼、血液
9. 肾脏、慢性肾衰竭、钆、肾源性系统性纤维化
10. 超声波的物理特性、人体组织对入射超声波所产生的多种物理现象
11. 诊断、治疗
12. 脏器组织显像、脏器功能测定、体内诊断法、体外放射分析、体外诊断法
13. 放射性核素、核射线、高度集中

【名词解释】

1. X 线成像：是应用电磁电离辐射束穿透骨与人体各种组织，基于组织结构密度和厚度差异成像的检查方法。

2. X 线检查自然对比：X 线检查时，基于人体组织结构固有的密度和厚度差异所形成的灰度对比，称为自然对比。

3. X 线检查人工对比：对于缺乏自然对比的组织或器官，可以人为引入密度高于或低于该组织或器官的物质，使之产生灰度对比，称为人工对比。

4. 超声：是指物体（声源）震动频率在 20 000Hz 以上，所产生的超过人耳听觉范围的声波。

5. 正电子发射体层显像（PET）：PET 是核医学诊断性检查，是从静脉注入混合的正电子发射同位素，应用发射计算机断层扫描，使生理组织功能可视化。图像包括组织代谢、组织灌注和神经元活动。正常结果显示正常的组织灌注和充分的血流。

6. 骨扫描：是放射性核素影像技术，通过静脉输入亲骨性放射性核素。聚集在骨形成、骨代谢异常、钙沉积和高血流等。骨扫描可以检测到伴随着新骨形成的成骨活动，从某种程度上，反映局部的血流增加。

（朱唯一）

第二篇
技能篇

第一章　基础护理技术

第一节　铺床法

铺床法是指铺设和更换床单位的方法，以保持床单位整洁、舒适、平整、安全、实用。根据其目的和用途不同分为备用床、暂空床和麻醉床。随着社会进步，目前各大医院都使用床罩替代了大单，大大简化了铺床法，传统的备用床和暂空床铺床法已较少应用于临床，本节主要讲解麻醉床铺床法。

【操作目的】

1. 便于接收和护理麻醉手术后的患者。
2. 避免床上用物被污染，便于更换。
3. 使患者安全、舒适，预防并发症。

【操作前准备】

1. 评估　患者的诊断、病情、手术和麻醉方式、术后需要的抢救或治疗物品等。
2. 护士准备　衣帽整洁，修剪指甲，洗手，戴口罩。
3. 用物准备　床垫、床褥、棉胎或毛毯、枕芯、床罩、2 条中单、2 条橡胶单、被套、枕套、麻醉护理盘、输液架，必要时备负压吸引装置和吸氧装置等。
4. 环境准备　病室内无患者进行治疗或进餐，清洁、通风。

【操作过程】

1. 放置用物。
2. 移开床旁桌、床旁椅，检查床垫。
3. 铺床垫及床罩。
4. 铺橡胶单和中单。

（1）于床中部或床尾部铺一橡胶单和中单，余下部分塞于床垫下。

（2）于床头铺另一个橡胶单，将中单铺在橡胶单上，余下部分塞于床垫下。

5. 转至对侧，铺好大单、橡胶单和中单。
6. 套被套。
7. 将背门一侧盖被内折，将近门一侧盖被边缘向上反折。
8. 将盖被三折叠于背门一侧。
9. 套枕套，横立于床头。
10. 移回床旁桌、床旁椅。
11. 将麻醉护理盘放于床旁桌上，其他物品按需放置。
12. 推治疗车离开病室。
13. 洗手。

【注意事项】

1. 床铺符合实用、耐用、舒适、安全的原则。

2. 术后患者的护理用物齐全，患者能及时得到抢救和护理。

第二节　患者清洁

患者清洁的目的是能促进患者生理和心理健康。临床常用的患者清洁措施包括口腔护理、会阴护理等。

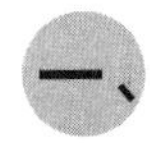

一、口腔护理

口腔护理是保持口腔清洁舒适，预防口腔感染，防止口腔黏膜干裂的护理方法。

【操作目的】

1. 保持口腔清洁、湿润，预防口腔感染等并发症。
2. 预防或减轻口腔异味，清除牙垢，确保舒适。
3. 评估口腔情况，提供病情变化的信息。

【适应证】

高热、昏迷、危重、禁食、鼻饲、口腔疾患、术后、生活不能自理的患者。

【禁忌证】

无。

【操作前护理】

1. 护士准备　衣帽整洁，修剪指甲，洗手，戴口罩。
2. 评估　评估患者病情及口腔卫生状况。
3. 解释　向患者和/或家属解释口腔护理的目的、方法、注意事项及配合要点。
4. 用物准备

（1）治疗盘内：治疗碗2个、镊子、弯止血钳、弯盘、压舌板、纱布、吸管、棉签、液体石蜡或润唇膏、手电筒、治疗巾，必要时备开口器。

（2）其他物品：漱口液，遵医嘱备口腔外用药。

5. 环境准备　宽敞、光线充足。

【操作过程】

1. 核对　备齐用物，核对患者床号、姓名、腕带。
2. 体位　协助患者取侧卧或仰卧位，头偏向一侧，面向护士。
3. 铺治疗巾　铺治疗巾于患者颈下，置弯盘于患者口角旁。
4. 湿润并清点棉球　倒漱口液，湿润并清点棉球数量。
5. 湿润口唇。
6. 漱口　如患者能配合，协助患者用吸管漱口。
7. 评估　嘱患者张口，护士一手持手电筒，另一手持压舌板评估口腔。昏迷患者或牙关紧闭者可用开口器协助张口。

8. 按顺序擦拭口腔　用弯止血钳夹取含有口腔护理液的棉球，拧干。

（1）嘱患者咬合上下牙齿，用压舌板撑开左侧颊部，纵向擦洗牙齿的外侧面，由臼齿洗向门齿。同法擦洗牙齿右侧面。

（2）嘱患者张口，擦洗牙齿左上内侧面、左上咬合面、左下内侧面、左下咬合面，弧形擦洗左侧颊部。同法擦洗右侧牙齿。

（3）擦洗舌面、舌下及硬腭部。

（4）擦洗完毕，再次清点棉球数量。

9. 漱口　协助患者再次漱口，用纱布擦净口唇。

10. 再次评估口腔。

11. 润唇　口唇涂抹液体石蜡或润唇膏。

【操作后护理】

1. 整理用物及床单位，协助患者取舒适卧位。
2. 洗手、记录。

【注意事项】

1. 昏迷患者禁止漱口，以免引起误吸。
2. 长期使用抗生素的患者，应注意观察其口腔内有无真菌感染。
3. 使用的棉球不可过湿，防止因水分过多造成误吸。
4. 传染病患者的用物须按消毒隔离原则进行处理。

二、会阴护理

【操作目的】

1. 去除异味，增进舒适。
2. 保持有伤口的会阴部清洁，预防和减少感染，促进伤口愈合。
3. 为导尿术、留取中段尿标本和会阴部手术做准备。

【适应证】

泌尿生殖系统感染、大小便失禁、留置导尿、产后、会阴部手术后、会阴部分泌物过多及会阴部浸渍性皮炎。

【禁忌证】

无。

【操作前准备】

1. 护士准备　衣帽整洁，修剪指甲，洗手，戴口罩。
2. 评估　评估患者的年龄、病情、意识、心理状态、配合程度、自理能力及会阴部卫生状况。
3. 解释　向患者解释会阴护理的目的、方法、注意事项及配合要点。
4. 用物准备

（1）治疗盘内：毛巾、浴巾、清洁棉球、无菌溶液、纱布、大量杯、镊子、橡胶单、中单、一次性手套、浴毯、卫生纸。

（2）其他物品：水壶（内盛温水）、便器。

5. 环境准备　温度适宜，保护患者隐私。

【操作过程】

1. 核对用物，核对患者床号、姓名、腕带。

2. 将橡胶单和中单垫于患者臀下，协助患者脱对侧裤腿盖于近侧腿上，对侧腿用被遮盖。

3. 协助患者取屈膝仰卧位，两腿外展。

4. 备水或清洁液。将温水或清洁液倒入容器内，将其放在床旁桌上。

5. 戴一次性手套。

6. 擦洗会阴部

（1）男性患者

1）擦洗大腿内侧 1/3：先对侧后近侧、由外向内擦洗至阴囊边缘。

2）擦洗阴茎头部：轻轻提起阴茎，手持纱布将包皮后推暴露出冠状沟，由尿道口向外环形擦洗阴茎头部，直至擦净。

3）擦洗阴茎体部：沿阴茎体由上向下擦洗，应特别注意阴茎下面的皮肤。

4）擦洗阴囊部：按照从对侧到上方，到近侧再到下方的顺序擦洗阴囊及阴囊下皮肤皱褶处。

（2）女性患者

1）擦洗大腿内侧：由外向内擦洗至大阴唇边缘。

2）擦洗阴阜。

3）由上到下、由对侧到近侧擦洗阴唇部位。

4）擦洗尿道口和阴道口：左手分开阴唇，暴露尿道口和阴道口。由上到下从会阴部向肛门方向轻轻擦洗各个部位，彻底擦净阴唇、阴蒂和阴道口周围的部分。

5）置便盆于患者臀下。

6）冲洗：护士一手持装有温水的大量杯，另一手持夹有棉球的大镊子，边冲水边擦洗会阴部，从会阴部冲洗至肛门部，冲洗后，将会阴部彻底擦干。

7）撤去便盆。

7. 擦洗肛周及肛门　协助患者取侧卧位，擦洗肛周及肛门。

8. 局部用药　大小便失禁者，可在肛门和会阴部位涂凡士林或氧化锌软膏等。

【操作后护理】

1. 协助患者穿好衣裤，取舒适体位。

2. 整理床单位及用物。

3. 洗手、记录。

【注意事项】

1. 每个棉球只能擦洗一个部位，按照从污染最小部位到污染最大部位的顺序擦洗，避免交叉感染。

2. 如果患者会阴部有伤口，应使用无菌棉球擦洗。

3. 注意观察会阴部皮肤黏膜及伤口情况，若发现异常应及时通知医生处理。

4. 操作中正确运用人体力学原则，注意节力。

5. 注意保护患者隐私和保暖。

6. 擦洗溶液温度适中，减少刺激。

7. 留置导尿者，须做好导尿管的清洁与护理。

8. 女性患者月经期宜采用会阴冲洗法。

（赵庆华）

第三节　生命体征测量

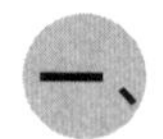一、体温测量

体温是指机体深部的平均温度，体温的相对恒定是机体新陈代谢和生命活动正常进行的必要条件。

【适应证】

1. 判断体温有无异常。
2. 动态监测体温变化，分析热型及伴随症状。
3. 为诊断、治疗、康复和护理提供依据。

【禁忌证】

无。

【操作前护理】

1. 护士准备　衣帽整洁，修剪指甲，洗手，戴口罩。
2. 环境准备　室温适宜、光线充足、环境安静。
3. 评估　评估患者的年龄、病情、意识、治疗情况，心理状态及合作程度。
4. 解释　向患者和家属解释体温测量的目的、方法、注意事项及配合要点。
5. 患者准备

（1）了解体温测量的目的、方法、注意事项及配合要点。

（2）体位舒适，情绪稳定。

（3）测温前 20~30min 若有运动、进食、冷热饮、冷热敷、洗澡、坐浴或灌肠，应休息 30min 后再测量。

6. 用物准备

（1）治疗车上层：容器 2 个、含消毒液纱布、表（有秒针）、记录本、笔、手消毒液。

（2）若测肛温，另备润滑油、棉签、卫生纸。

【操作过程】

1. 核对　携用物至患者床旁，核对患者床号、姓名、腕带。
2. 测量　选择测量体温的方法。

（1）口温

1）部位：口表水银端斜放于舌下热窝。

2）方法：闭口勿咬，用鼻呼吸。

3）时间：3min。

（2）腋温

1）部位：体温计水银端放于腋窝正中。

2）方法：擦干汗液，体温计紧贴皮肤，屈臂过胸，夹紧。

3）时间：10min。

（3）肛温

1）体位：侧卧、俯卧、屈膝仰卧位，暴露测温部位。

2）方法：润滑肛表水银端，插入肛门 3~4cm；婴幼儿可取仰卧位，护士一手握住患儿双踝，提起双腿；另一手将已润滑的肛表插入肛门（婴儿 1.25cm，幼儿 2.5cm）并握住肛表，用手掌根部和手指将双臀轻轻捏拢，固定。

3）时间：3min。

3. 取表　取出体温计，用消毒纱布擦拭。

4. 读数。

5. 整理　协助患者穿衣、裤，取舒适体位。

6. 消毒　体温计消毒备用。

7. 绘制或录入　洗手后绘制体温单或录入到移动护理信息系统的终端设备。

【操作后护理】

1. 向患者和家属解释体温监测的重要性，教会其正确测量体温的方法，以保证测量结果的准确性。

2. 向患者和家属介绍体温的正常值及测量过程中的注意事项。

3. 教会患者和家属对体温进行动态观察，提供体温过高、体温过低的护理指导，增强自我护理能力。

4. 鼓励患者穿着宽松、棉质、柔软衣物，以利于排汗。

5. 嘱患者切忌自行用退热药及抗菌药。

【注意事项】

1. 测量体温前应检查体温计有无破损，定期检查体温计的准确性。

2. 婴幼儿、精神异常、昏迷、口腔疾患、口鼻手术、张口呼吸患者禁忌测量口温。腋下有创伤、手术、炎症，腋下出汗较多者，肩关节受伤或消瘦夹不紧体温计者禁忌测量腋温。直肠或肛门手术、腹泻者禁忌测量肛温；心肌梗死患者不宜测肛温，以免刺激肛门引起迷走神经反射，导致心动过缓。

3. 应设专人守护婴幼儿、危重患者、躁动患者，防止意外。

4. 测口温时，若患者不慎咬破体温计，首先应及时清除玻璃碎屑，以免损伤唇、舌、口腔、食管、胃肠道黏膜，再口服蛋清或牛奶，以延缓汞的吸收。若病情允许，可食用粗纤维食物，加速汞的排出。

5. 避免影响体温测量的各种因素。如运动、进食、冷热饮、冷热敷、洗澡、坐浴和灌肠。

6. 发现体温与病情不符合时，要查找原因，予以复测。

7. 汞泄漏的处理。

（1）暴露人员管理：一旦发生汞泄漏，室内人员应转移到室外，如果有皮肤接触，立即用水清洗。

（2）收集汞滴：穿戴防护用品如戴防护口罩、乳胶手套、防护围裙或防护服、鞋套。用一次性注射器抽吸泄漏的汞滴，也可用纸卷成筒回收汞滴，放入盛有少量水的容器内，密封好并注明“废弃汞"字样，送交医院专职部门处理。

(3) 处理散落的汞滴：对散落在地缝内的汞滴，取适量硫黄粉覆盖，保留 3h，硫和汞能生成不易溶于水的硫化汞。或者用 20% 三氯化铁 5~6g 加水 10ml，使其呈饱和状态，然后用毛笔蘸其溶液在汞残留处涂刷，生成汞和铁的合金，消除汞的危害。

(4) 处理汞污染的房间：关闭门窗，用碘 1g/m³ 加酒精点燃熏蒸或用碘 0.1g/m³ 撒在地面 8~12h，使其挥发的碘与空气中的汞生成不易挥发的碘化汞，可以降低空气中汞蒸气的浓度。结束后开窗通风。

【流程图】

体温测量流程见图 2-1-1。

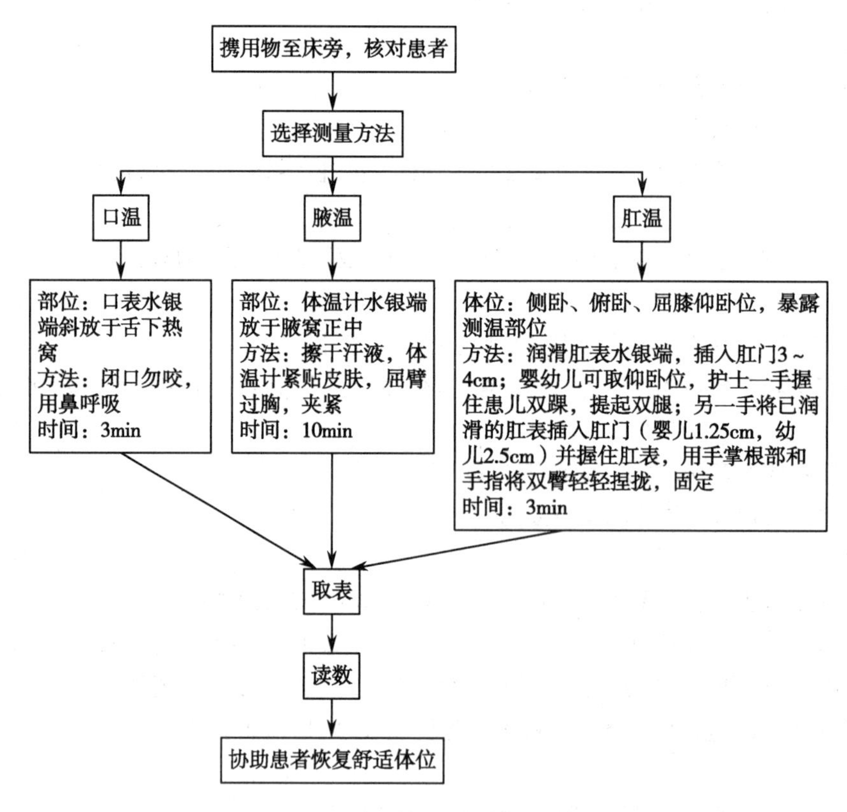

图 2-1-1　体温测量流程图

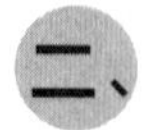二、脉搏测量

在每个心动周期中，由于心脏的收缩和舒张，动脉内的压力和容积也发生周期性的变化，导致动脉管壁产生有节律的搏动，称为动脉脉搏，简称脉搏。

【适应证】

1. 判断脉搏有无异常。
2. 动态监测脉搏变化，间接了解心脏状况。
3. 协助诊断，为诊断、治疗、康复、护理提供依据。

【禁忌证】

无。

【操作前护理】

1. 评估　评估患者的年龄、病情、治疗情况,心理状态及合作程度。

2. 解释　向患者和家属解释脉搏测量的目的、方法、注意事项及配合要点。

3. 患者准备

(1) 了解脉搏测量的目的、方法、注意事项及配合要点。

(2) 体位舒适,情绪稳定。

(3) 测量前若有剧烈运动、紧张、恐惧、哭闹等,应休息 20~30min 后再测量。

4. 环境准备　室温适宜、光线充足、环境安静。

5. 护士准备　衣帽整洁,修剪指甲,洗手,戴口罩。

6. 用物准备

(1) 治疗车上备:表(有秒针)、记录本、笔、手消毒液。

(2) 必要时备听诊器。

【操作过程】

1. 核对　携用物至患者床旁,核对患者床号、姓名、腕带。

2. 体位　卧位或坐位,手腕伸展,手臂放舒适位置。

3. 测量　护士以示指、中指、环指的指端按压在桡动脉处,按压力量适中,以能清楚测得脉搏搏动为宜。

4. 计数　正常脉搏测 30s,乘以 2。若发现患者脉搏短绌,应由 2 名护士同时测量,一人听心率,另一人测脉率,由听心率者发出“起”或“停”口令,计时 1min。

5. 记录。

6. 绘制或录入　洗手后绘制体温单或输入到移动护理信息系统的终端设备。

【操作后护理】

1. 向患者和家属解释脉搏监测的重要性及正确的测量方法,并指导其对脉搏进行动态观察。

2. 教会患者自我护理的技巧,提高患者对异常脉搏的判断能力。

【注意事项】

1. 勿用拇指诊脉,因拇指小动脉的搏动较强,易与患者的脉搏相混淆。

2. 异常脉搏应测量 1min;脉搏细弱难以触诊应测心尖搏动 1min。

【流程图】

脉搏测量流程见图 2-1-2。

三、血压测量

血压测量分为直接测量和间接测量。

1. 直接测量法又称为有创动脉血压监测,是指将动脉导管置入动脉内,直接测量动脉内血压的方法,可连续监测动脉血压的动态变化。

2. 间接测量法是应用血压计间接测量血压,它是根据血液通过狭窄的血管形成涡流时发出响

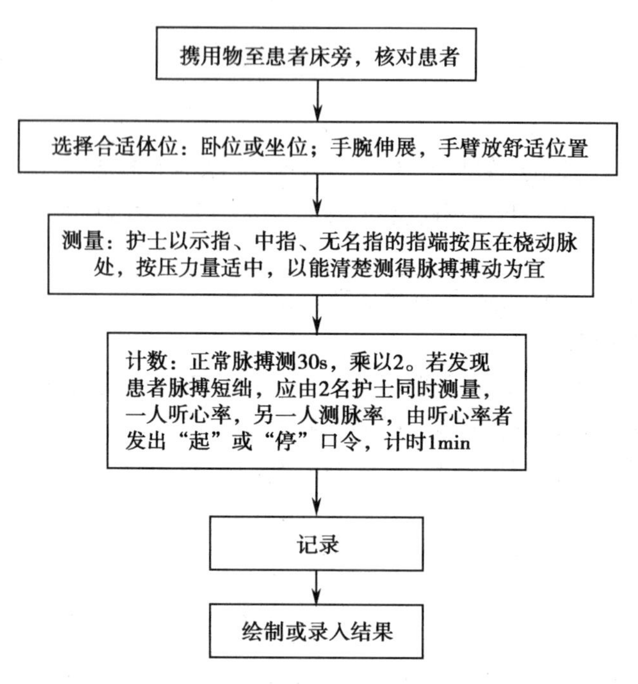

图 2-1-2　脉搏测量流程图

声而设计的，是目前临床上广泛应用的方法。

3. 直接测量法适用于休克、重症患者或进行大手术患者术中和术后的监测。

【适应证】

1. 判断血压有无异常。
2. 动态监测血压变化，间接了解循环系统的功能状况。
3. 协助诊断，为预防、治疗、康复、护理提供依据。

【禁忌证】

无。

【操作前护理】

1. 评估　评估患者的年龄、病情、治疗情况、既往血压状况、服药情况、心理状态及合作程度。
2. 解释　向患者和家属解释测量血压的目的、方法、注意事项及配合要点。
3. 患者准备

（1）体位舒适，情绪稳定。

（2）测量前有吸烟、运动、情绪变化等，应休息 15~30min 后再测量。

（3）了解血压测量的目的、方法、注意事项及配合要点。

4. 环境准备　室温适宜，光线充足，环境安静。
5. 护士准备　衣帽整洁，修剪指甲，洗手，戴口罩。
6. 用物准备　治疗盘内备：血压计、听诊器、记录本（体温单）、笔。

【操作过程】

1. 体位　手臂位置（肱动脉）与心脏呈同一水平。坐位：平第 4 肋；仰卧位：平腋中线。
2. 手臂暴露　卷袖，露臂，手掌向上，肘部伸直。
3. 打开血压计　垂直放妥，打开水银槽开关。

4. 缠袖带　驱净袖带内空气，平整置于上臂中部，下缘距肘窝 2~3cm，松紧以能插入一指为宜。

5. 充气　触摸肱动脉搏动，将听诊器胸件置于肱动脉搏动最明显处，一手固定，另一手握加压气球，关气门。充气至肱动脉搏动消失再升高 20~30mmHg。

6. 放气　缓慢放气，速度以水银柱下降 4mmHg/s 为宜，注意水银柱刻度和肱动脉声音的变化。

7. 读数　听诊器出现的第一声搏动音，此时水银柱所指示的刻度，即为收缩压；当搏动音突然变弱或消失，水银柱所指的刻度即为舒张压。

【操作后护理】

1. 向患者和家属解释血压的正常值及测量过程中的注意事项。

2. 教会高血压患者正确使用血压计、正确测量方法和记录方法，以便患者能够自我监测血压的变化。

3. 教会患者正确判断降压效果，及时遵医嘱调整用药。

【注意事项】

1. 定期检测、校对血压计。测量前，检查血压计：玻璃管无裂损，刻度清晰，加压气球和橡胶管无老化，不漏气，袖带宽窄合适，水银充足，无断裂；检查听诊器：橡胶管无老化，衔接紧密，听诊器传导正常。血压计须每半年检测 1 次。

2. 对需持续观察血压者，应做到“四定”，即定时间、定部位、定体位、定血压计。有助于血压测量的准确性和对照的可比性。

3. 发现血压计听不清或异常，应重测。重测时，待水银柱降至“0”点，1~2min 后再测量。必要时，进行双侧对照。

4. 注意测压装置（血压计、听诊器）、测量者、受检者、测量环境等因素引起血压测量的误差，以保证测量血压的准确性。

5. 高血压患者的血压监测：应测量 2 次间隔 1~2min，取两次读数的平均值。如果收缩压或舒张压的 2 次读数相差 5mmHg 以上，应再次测量，取 3 次读数的平均值记录。首诊时要测量两上臂血压，以后测量较高一侧的上臂血压。

【流程图】

血压测量流程见图 2-1-3。

四、呼吸测量

机体在新陈代谢过程中，需要不断地从外界环境中摄取氧气，并把自身产生的二氧化碳排出体外，机体与环境之间所进行的气体交换过程，称为呼吸。

【适应证】

1. 判断呼吸有无异常。

2. 动态监测呼吸变化，了解患者呼吸功能。

3. 协助诊断，为诊断、治疗、康复、护理提供依据。

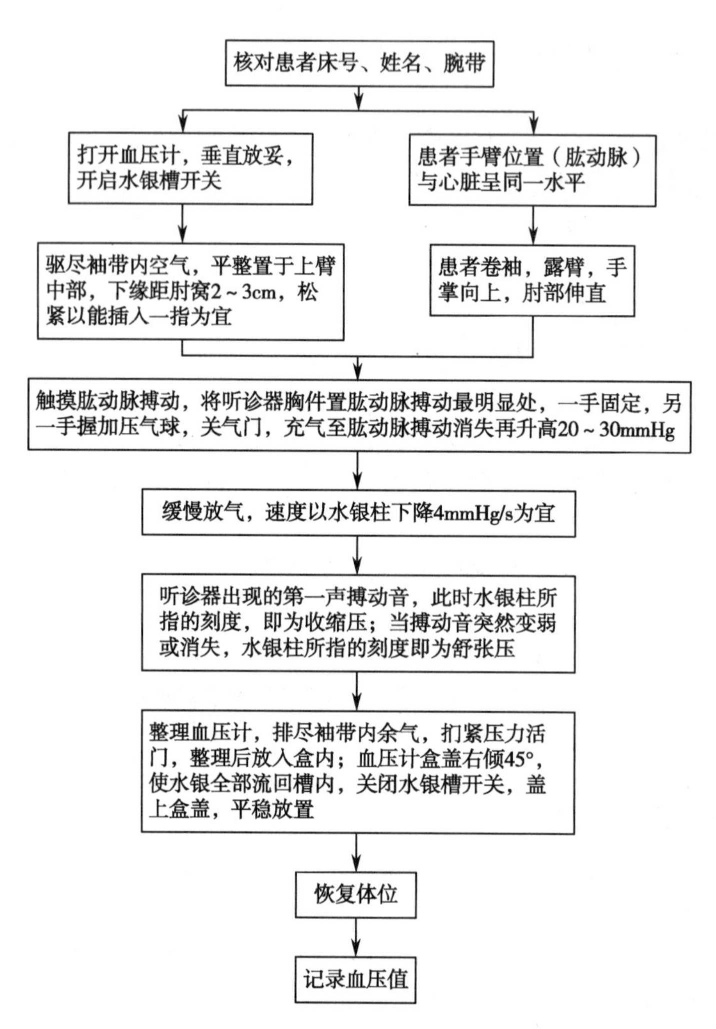

图 2-1-3　血压测量流程图

【禁忌证】

无。

【操作前护理】

1. 评估　评估患者的年龄、病情、治疗情况、心理状态及合作程度。

2. 解释　向患者和家属解释呼吸测量的目的、方法、注意事项。

3. 患者准备

（1）了解呼吸测量的目的、方法、注意事项。

（2）体位舒适、情绪稳定、保持自然呼吸状态。

（3）测量前若患者剧烈运动、情绪激动，应休息 20~30min 后再测量。

4. 环境准备　室温适宜、光线充足、环境安静。

5. 护士准备　衣帽整洁，修剪指甲，洗手，戴口罩。

6. 用物准备　表（有秒针）、记录本、笔。

【操作过程】

1. 核对　携用物至患者床旁，核对患者床号、姓名、腕带。

2. 体位　舒适。

3. 方法　护士将手放在患者的诊脉部位似诊脉状，眼睛观察患者胸部或腹部的起伏。

4. 观察　呼吸频率（一起一伏为 1 次呼吸）、深度、节律、音响、形态及有无呼吸困难。

5. 计数　正常呼吸测 30s，乘以 2，异常呼吸记录 1min。

6. 记录。

【操作后护理】

1. 向患者和家属解释呼吸监测的重要性，学会正确测量呼吸的方法。

2. 指导患者精神放松，并教会患者识别异常呼吸。

3. 教会患者对异常呼吸进行自我护理。

【注意事项】

1. 呼吸受意识控制，因此测量呼吸前不必解释，在测量过程中不使患者察觉，以免紧张，影响测量的准确性。

2. 危重患者呼吸微弱，可用少许棉花置于患者鼻孔前，观察棉花被吹动的次数，计时 1min。

【流程图】

呼吸测量流程见图 2-1-4。

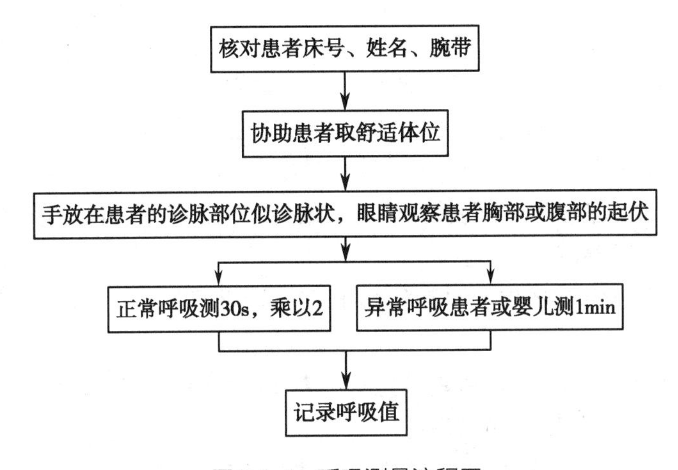

图 2-1-4　呼吸测量流程图

（李虹彦）

第四节　给药

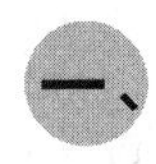

一、口服给药

口服给药法是临床上最常用、方便、经济、安全、适用范围广的给药方法，药物经口服后被胃肠道吸收入血液循环，从而达到局部治疗和全身治疗的目的。

【适应证】

可以经口吞服药片或药液的患者。

【操作前护理】

1. 评估　评估患者意识、合作程度、解释给药要求；了解患者的服药史、过敏史；评估患者口咽部情况。

2. 用物准备　医嘱本、服药本、服药车、温开水或冷开水、手消毒液，必要时准备碾钵。

【操作过程】

1. 核对　核对姓名、床号、药名、剂量、浓度、用法、时间。

2. 体位　患者取坐位或半坐卧位。

3. 操作要点　先为患者准备温开水，协助患者将药服下。鼻饲患者应将药溶解后由胃管注入。

【操作后护理】

1. 观察反应　严密观察患者有无不良反应。

2. 健康指导　告知患者所服的药物及服用方法；告知患者服用特殊药物的注意事项。

【注意事项】

1. 需吞服的药物通常用 40℃左右温开水送下，不要用茶水服药。

2. 对牙齿有腐蚀作用或使牙齿染色的药物，如酸类和铁剂，应用吸管吸入，服药后应漱口。

3. 缓释片、肠溶片、胶囊吞服时不能嚼碎。

4. 舌下含片应放于舌下或两颊黏膜与牙齿之间待其溶化。

5. 健胃药宜在饭前服，助消化药及对胃黏膜有刺激性的药物宜在饭后服；催眠药睡前服，驱虫药宜在空腹或半空腹时服用。

6. 抗生素及磺胺类药物应准时服药，以保证有效的血药浓度，服用磺胺类药物后宜多饮水，以免因尿量不足而致磺胺结晶堵塞肾小管。

7. 服用对呼吸道黏膜起安抚作用的药物（如止咳糖浆）后不宜立即饮水。若同时服用多种药物，应最后服用止咳糖浆。

8. 服用强心苷类药物的患者，服药前应先测心率，脉搏，注意其节律变化，如脉率低于 60 次 / min 或节律不齐时，不可以服用，并报告医生。

9. 有特殊检查或手术需禁食者，暂时不发药，并做好交班。

10. 严格执行“三查七对”制度。

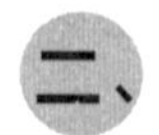

二、舌下用药

舌下用药是指药剂直接通过舌下毛细血管吸收入血，完成吸收过程的一种给药方法。

【适应证】

服用需要快速吸收或避免胃肠刺激、吸收不全或首过消除作用的药物的患者。

【操作前护理】

1. 评估患者意识、合作程度、解释给药要求；了解患者的服药史、过敏史；评估患者口腔情况。

2. 用物准备医嘱本、服药本、服药车、温开水或冷开水、洗手液。

【操作过程】

1. 核对　核对患者的姓名、床号、药物的名称、剂量。

2. 体位　患者取坐位或半坐卧位。

3. 操作要点　下颌抬起，张口用舌尖舔上牙床，将药物置于舌下或两颊黏膜与牙齿之间，然后舌尖放下，舔在下牙尖。

【操作后护理】

1. 观察反应　严密观察患者有无不良反应。

2. 健康指导　告知患者所服的药物及服用方法；告知患者特殊药物服用的注意事项。

【注意事项】

1. 口腔干燥的患者，嘱其少量饮水，有利于药物的溶解吸收。但需要注意，饮水时不可将舌下含服的药咽下。

2. 为加速唾液吸收，避免吞咽，需张口深呼吸，药物自黏膜吸收进入淋巴管，一般经 10~50 次深呼吸，口中药物被含化完毕。

3. 注意让药物自然溶解吸收，不可嚼碎吞下，否则会影响药效。

三、皮下注射

皮下注射是将少量药液注入皮下组织的方法。

【适应证】

1. 需迅速达到药效、不能或不宜经口服给药时采用。如胰岛素口服在胃肠道内易被消化酶破坏，失去作用，而皮下注射可迅速被吸收。

2. 局部麻醉用药或术前给药。

3. 预防接种。

【禁忌证】

1. 对该药物过敏者。

2. 对皮肤有刺激性的药物禁忌皮下注射。

【操作前准备】

1. 核对医嘱

2. 评估　评估患者的意识状态、用药史、过敏史。评估注射部位的皮肤及皮下组织状况。常选择的注射部位包括上臂三角肌下缘、两侧腹壁、后背、大腿前侧、外侧等部位。

3. 解释　向患者和家属解释皮下注射的目的、方法、配合要点和药物的作用。

4. 患者准备　取舒适体位，暴露注射部位。

5. 用物准备　盛无菌持物镊的无菌容器、皮肤消毒液(2% 碘酊、75% 酒精或 0.5% 碘伏)、无菌棉签、砂轮、1~2ml 注射器及针头。按医嘱准备消毒药液、注射卡、启瓶器、手消毒液及抢救药品、锐器盒、医用垃圾桶、生活垃圾桶。

【操作过程】

1. 抽吸药液　按医嘱抽吸药液，严格执行查对制度和无菌操作原则。

2. 核对　携用物至患者床旁，核对患者床号、姓名、腕带。

3. 定位、消毒　选择注射部位，常规消毒皮肤，待干。

4. 核对、排气　二次核对，排净空气。

5. 进针推药　一手绷紧局部皮肤，一手持注射器，以示指固定针栓，针头斜面向上，与皮肤成30°~40°，将针梗的1/2~2/3快速刺入皮下。松开绷紧皮肤的手，抽动活塞，若无回血，可缓慢注射药液。

6. 拔针按压　注射毕，用无菌干棉签轻压针刺处，快速拔针后按压至不出血为止。

7. 再次核对。

【操作后护理】

1. 协助患者取舒适体位，清理用物，洗手，记录。

2. 向患者和家属介绍应用药物的注意事项及药物的作用和副作用。

【注意事项】

1. 严格执行查对制度、无菌操作制度及安全给药原则。

2. 选择注射部位时应当避开炎症、破溃或有肿块的部位。

3. 长期皮下注射者，应有计划地轮换注射部位，防止局部产生硬结。

4. 进针不宜过深，以免刺入肌层。

5. 过于消瘦者，可捏起局部组织，适当减小进针角度，进针不宜超过45°。

6. 注射少于1ml的药液，必须用1ml注射器，以保证注入药液剂量准确。

7. 注射中、后观察患者反应，用药效果及不良反应。

四、肌内注射

肌内注射是将一定量药液注入肌肉组织内的方法。

【适应证】

1. 药物不能或不宜口服、皮下注射，须在一定时间内产生药效者。

2. 刺激性较强或药量较大不宜皮下注射的药物，如油剂、混悬液。

3. 要求比皮下注射更迅速产生药效，不宜或不能作静脉注射的药物。

【禁忌证】

1. 注射部位有炎症、瘢痕、硬结或皮肤受损。

2. 有严重出、凝血功能异常的患者。

3. 破伤风发作期、狂犬病痉挛期。

4. 癫痫抽搐、不能合作的患者。

5. 2岁以下的婴幼儿不宜选择臀大肌注射。

【操作前准备】

1. 核对医嘱。

2. 评估　评估患者的意识状态、治疗情况、用药史、过敏史、肢体活动能力及合作程度，注射部位的皮肤及肌肉组织状况。

3. 解释　向患者和家属解释肌内注射的目的、方法、注意事项、配合要点、药物作用。

4. 用物准备　盛无菌持物镊的无菌容器、皮肤消毒液（2%碘酊、75%酒精或0.5%碘伏）、无菌棉签、无菌纱布或棉球、砂轮、弯盘、启瓶器、2~5ml 注射器及针头、药液、医嘱卡、锐器盒、手消毒液、医用垃圾桶、生活垃圾桶。

【操作过程】

1. 抽吸药液　遵医嘱抽吸药液，置于无菌盘内。

2. 床边核对　携用物至患者床旁，核对患者身份(床号、姓名、腕带)。

3. 安置体位　根据病情不同采取侧卧位、俯卧位、仰卧位或坐位。

4. 定位消毒　选择注射部位，常规消毒皮肤，待干。

5. 核对排气　二次核对，排净空气。

6. 进针推药　左手拇、示指绷紧局部皮肤，右手以执笔式持注射器，中指固定针栓，将针梗的 2/3 迅速垂直刺入皮肤，松开绷紧皮肤的手，抽动活塞，如无回血，缓慢注射药液。

7. 拔针按压　注射毕，用无菌干棉签轻压针刺处，快速拔针后按压至不出血为止。

8. 再次核对。

【操作后护理】

1. 协助患者取舒适体位，清理用物，洗手，记录注射时间、药物名称、浓度、剂量和患者的反应。

2. 向患者和家属介绍应用此药物的注意事项及药物的副作用，应达到的治疗效果。

【注意事项】

1. 严格执行查对制度和无菌操作原则。

2. 需要两种药物同时注射时，应注意配伍禁忌。

3. 选择合适的注射部位，避免刺伤神经和血管，确认无回血后方可注射。

4. 对经常注射的患者，应当更换注射部位。

5. 注射时切勿将针梗全部刺入，以防针梗从根部折断。若针头折断，应先稳定患者情绪，并嘱患者保持原位不动，固定局部组织，以防断针移位，同时尽快用无菌血管钳夹住断端取出，若断端全部埋入肌肉，应速请外科医生处理。

6. 操作时做到进针快、推药慢、拔针快。

五、静脉注射

静脉注射是指经静脉注入药物的技术。

【适应证】

需要开放静脉通道输液或进行相关检查的各种情况。

【禁忌证】

穿刺部位有感染为绝对禁忌证，有明显出血倾向者为相对禁忌证。

【操作前准备】

1. 评估　评估患者的年龄、病情、意识状态、心理状态、配合程度、穿刺部位的皮肤、血管状况及肢体活动度。

2. 解释　向患者和家属解释输液的目的、方法、注意事项及配合要点，患者取舒适卧位。

3. 用物准备　注射盘、弯盘、液体及药物(按医嘱准备)、加药用注射器及针头、止血带、胶布(或输液敷贴)、小垫枕、一次性治疗巾、瓶套、砂轮、启瓶器、输液器一套、输液贴、输液卡、输液记录单、手消毒液、锐器收集盒、生活垃圾桶、医用垃圾桶。

【操作过程】

1. 抽取药液 遵医嘱抽吸药液，置于无菌盘内。

2. 床旁核对 携用物至患者床旁，核对患者床号、姓名、腕带。

3. 实施注射

(1) 四肢浅静脉注射

1) 定位消毒：选择合适静脉，在穿刺部位下方放置一次性垫巾，在穿刺部位上方（近心端）约6cm处扎紧止血带，常规消毒皮肤，待干。选择粗直、弹性好、易于固定的静脉，避开关节和静脉瓣。

2) 核对排气：二次核对，排净空气。

3) 进针穿刺：嘱患者轻握拳，以左手拇指绷紧静脉下端皮肤，使其固定。右手持注射器，示指固定针栓（若使用头皮针，手持头皮针小翼），针头斜面向上，与皮肤成15°~30°。自静脉上方或侧方刺入皮下，再沿静脉走向滑行刺入静脉，见回血，可再沿静脉走行进针少许。

4) 固定：松开止血带，嘱患者松拳，固定针头（如为头皮针，用胶布固定）。

5) 推注药液：缓慢推注药液，注药过程中要试抽回血，以检查针头是否仍在静脉内。

6) 拔针按压：注射毕，用无菌干棉签轻压针刺处，快速拔针后按压至不出血为止。

(2) 小儿头皮静脉注射

1) 安置体位：患儿取仰卧或侧卧位。

2) 定位消毒：选择合适头皮静脉，常规消毒皮肤，待干。必要时剃去注射部位毛发。

3) 核对排气：二次核对，排净空气。

4) 穿刺注射：由助手固定患儿头部。术者左手拇、示指固定静脉两端，右手持头皮针小翼，沿静脉向心方向平行刺入，见回血后推药少许。如无异常，用胶布固定针头，缓慢注射药液。

5) 拔针按压：注射毕，用无菌干棉签轻压针刺处，快速拔针后按压至不出血为止。

(3) 股静脉注射

1) 安置体位：协助患者取仰卧位，下肢伸直略外展外旋。

2) 定位消毒：在腹股沟中内1/3交界处，用左手触得股动脉搏动最明显处，股静脉位于股动脉内侧0.5cm处，常规消毒局部皮肤，左手戴无菌手套。

3) 核对排气：二次核对，排净空气。

4) 穿刺注射：左手再次触及股动脉搏动最明显部位并固定。右手持注射器，针头与皮肤成90°或45°，在股动脉内侧0.5cm处刺入，抽动活塞见有暗红色回血，提示针头已进入股静脉，固定针头，注入药液。

5) 拔针按压：注射毕，拔出针头。局部用无菌纱布加压止血3~5min，然用胶布固定。

4. 再次核对。

【操作后护理】

1. 操作后协助患者取舒适体位，清理用物，洗手，记录注射时间、药物名称、浓度、剂量和患者的反应。

2. 向患者和家属介绍应用药物的注意事项及药物的作用及副作用。

【注意事项】

1. 严格执行查对制度和无菌操作原则。

2. 对需要长期静脉给药的患者，应当保护血管，由远心端至近心端选择血管穿刺。

3. 注射过程中随时观察患者的反应。

4. 静脉注射有强烈刺激性的药物时，应先用装有生理盐水的注射器进行穿刺，证实针头在血管内后，再换至有药物的注射器进行推注，防止因药物外渗而发生组织坏死。

5. 根据患者年龄、病情及药物性质，掌握注药速度，并随时听取患者主诉，观察局部情况及病情变化。

六、超声雾化吸入

雾化吸入是应用雾化装置将药液分散成细小的雾滴，经鼻、口或人工气道处吸入呼吸道，达到预防和治疗疾病的目的。常用的雾化吸入法有超声雾化吸入法、氧气雾化吸入法和空气压缩泵雾化吸入法。

【适应证】

1. 稀释痰液，促进痰液排出。
2. 改善支气管痉挛，保持呼吸道通畅。
3. 局部麻醉，降低喉镜、纤维支气管镜检查时产生的气道反应。

【禁忌证】

1. 急性肺水肿。
2. 对吸入药物有过敏的患者。
3. 有鼻咽部疾病或鼻腔欠通畅的患者慎用。
4. 刺激性强的药物不宜用皮下注射。

【操作前护理】

1. 评估　评估患者意识状态、肢体活动能力、合作状态、呼吸道是否通畅；评估患者和家属是否掌握吸入药品的相关知识，向患者和家属说明操作的目的、过程及有关配合注意事项。

2. 用物准备　治疗车上备雾化吸入泵、雾化药物、雾化吸入管路等，根据雾化器的种类和患者的特点选择口含嘴、一次性雾化吸入管路或雾化吸入面罩。

3. 患者准备　使用含有糖皮质激素的药物雾化治疗前，面部避免涂抹油脂类的护肤品，必要时在雾化前清洁面部；检查患者口腔，雾化吸入前清除口腔分泌物和食物残渣。

【操作过程】

1. 核对　核对患者的姓名、药物名称、剂量、用法等。

2. 体位　患者取坐位，如果患者不能坐起，可选择半坐卧位或侧卧位，经气管切开处雾化吸入的患者可取平卧位。

3. 操作要点　洗手，将药物加入吸入装置中，妥善连接雾化吸入管路，打开开关开始雾化吸入，能调节雾量的装置建议雾化量由小到大。

4. 指导患者　指导患者深慢呼吸，每次吸气后屏气 1~2s，再呼气，如此反复。

【操作后护理】

1. 观察反应　观察患者雾化吸入后是否有呼吸困难加重，是否能有效咳痰等，特别是年老、体弱，咳痰困难的患者。

2. 健康指导　指导患者雾化吸入过程中和吸入后有效的咳嗽，促进痰液排出，必要时及时翻身拍背，协助患者排痰，保持呼吸道通畅。

3. 面部护理　吸入糖皮质激素类药物的患者在雾化吸入后及时清洁面部，预防面部痤疮。

4. 口腔清洁　雾化吸入后立即漱口，防止药物在口咽部聚集，预防口腔溃疡。

【注意事项】

1. 勿使用静脉剂型的药物做雾化吸入。

2. 复方异丙托溴铵须单独使用，不能与其他药物混用。

3. 如果患者有 CO_2 潴留，不能用氧气源进行雾化吸入，避免因高浓度的氧气吸入加重 CO_2 潴留。

4. 每次雾化吸入治疗时间为 15~20min。

七、皮肤给药

皮肤给药是将药物直接涂于皮肤，以起到局部治疗的作用。皮肤用药有溶液、油膏、粉剂、糊剂等多种剂型。

【适应证】

皮肤炎症、瘙痒。

【禁忌证】

无绝对禁忌证。

【操作前准备】

1. 核对医嘱。

2. 评估　患者的意识状态、自理能力、局部皮肤状况，向患者和家属解释用药目的和注意事项。

3. 患者准备　用温水与中性肥皂清洁皮肤，若有皮炎仅用清水清洁，用屏风或围帘遮挡患者。

4. 护士准备　衣帽整洁，修剪指甲，洗手，戴口罩。

5. 用物准备　皮肤用药、棉签、弯盘，需要时备清洁皮肤用物。

【操作步骤】

根据药物剂型的不同，采用相应的护理方法。

1. 溶液剂　用塑料布或橡胶单垫于患处下面，用镊子夹持蘸有药液的棉球洗抹患处，至清洁后用棉球擦干。亦可用蘸有药液的纱布敷在患处，主要用于急性皮炎伴有大量渗液或脓液者。

2. 糊剂　常用的有氧化锌糊、甲紫糊，有保护受损皮肤、消炎等作用。用棉签将药糊直接涂于患处，药糊不宜涂得太厚，亦可将糊剂涂在纱布上，然后贴在受损皮肤处，并包扎。适用于亚急性皮炎，有少量渗液或轻度糜烂者。

3. 软膏　用涂药棒或棉签将软膏涂于患处，不必过厚，如为角化过度的皮损，应略加摩擦，除用于溃疡或大片糜烂受损皮肤外，一般不需要包扎。一般用于慢性增厚性皮损。

4. 乳膏剂　药物与乳剂型基质制成的软膏。分霜剂如樟脑霜和脂剂如尿素脂两种，具有止痒、保护、消除轻度炎症的作用。用棉签将乳膏剂涂于患处，禁用于渗出较多的急性皮炎。

5. 酊剂和醑剂　用棉签蘸药涂于患处，注意因药物有刺激性，不宜用于有糜烂面的急性皮炎、黏膜及眼、口的周围。适用于慢性皮炎苔藓样变。

6. 粉剂　将药粉均匀地扑撒在受损皮肤处。注意粉剂多次应用后常有粉块形成，可用生理盐水湿润后除去。适用于急性或亚急性皮炎而无糜烂渗液的受损皮肤。

【操作后护理】

1. 操作后协助患者取舒适体位，清理用物，洗手，记录用药时间、药物名称、剂量和患者的反应。

2. 注意观察用药后局部皮肤反应并了解患者主观感受（如痒感是否减轻或消除），动态地评价用药效果。

3. 向患者和家属介绍应用药物的注意事项及药物的副作用。

【注意事项】

1. 根据病情及皮损情况，遵医嘱合理选用外用药物剂型。
2. 擦药时注意保暖，以防感冒而加重病情。调节室温 28~30℃，湿度为 50%~60%。
3. 擦药的方法有薄涂、涂包、封包。应依据医嘱执行。
4. 用药后观察皮损恢复情况。
5. 指导患者和家属擦药的方法，以便出院后在家中擦药。
6. 每次擦完药，要询问患者药物的储备情况，保证下次擦药时有足够的药物。

第五节　静脉输液

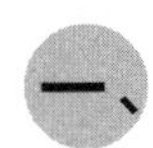

一、密闭式静脉输液技术

静脉输液是利用大气压和液体静压形成的输液系统内压高于人体静脉压的原理将液体输入静脉内。

【适应证】

1. 纠正水电解质失衡，维持酸碱平衡。
2. 补充营养，维持机体需要热量。
3. 输入药物，达到治疗疾病的目的。
4. 增加循环血容量，维持血压，改善微循环。

【禁忌证】

1. 血液透析通路或静脉内瘘的端口处。
2. 穿刺部位皮肤有感染、渗出、瘢痕，或在静脉瓣膜处。

【操作前准备】

1. 核对医嘱。

2. 评估　评估患者的年龄、病情、意识状态及营养状况等；心理状态及配合程度；穿刺部位的皮肤、血管状况及肢体活动度。

3. 解释　向患者和家属解释输液的目的、方法、注意事项及配合要点。

4. 患者准备　排尿或排便，取舒适卧位。

5. 用物准备　注射盘、弯盘、液体及药物（遵医嘱准备）、加药用注射器及针头，止血带，胶布（或输液敷贴）、小垫枕、一次性治疗巾、瓶套、砂轮、开瓶器、输液器一套，输液贴，输液卡，输液记录单，手消毒液，锐器收集盒、生活垃圾桶、医用垃圾桶，输液架，必要时备小夹板、棉垫及绷带、输液泵。

【操作过程】

1. 核对并检查药物　核对药液瓶签（药名、浓度、剂量）及给药时间和给药方法，检查药液的质量。

2. 加药　套上瓶套，常规消毒瓶塞，遵医嘱加入药物，根据病情有计划地安排输液顺序。

3. 填写、粘贴输液贴　根据医嘱（输液卡上的内容）填写输液贴，并将填好的输液贴倒贴于输液瓶上。

4. 插输液器　检查输液器质量，无问题后取出输液器，将输液器的插头插入瓶塞直至插头根部，关闭调节器。

5. 核对患者　携用物至患者床旁，核对患者床号、姓名、腕带。洗手。

6. 排气　将输液瓶挂于输液架上，输液器排好气，置于治疗盘内。1/2~2/3 满时，迅速转正滴管，打开调节器，使液平面缓慢下降，直至排净导管和针头内的空气。

7. 选择穿刺部位　将小垫枕置于穿刺肢体下，铺治疗巾，在穿刺点上方 6~8cm 处扎止血带，选择穿刺血管，松开止血带。

8. 消毒皮肤　按常规消毒穿刺部位的皮肤两次，消毒范围大于 5cm，每次消毒后需待干，备胶布。

9. 二次核对　核对患者床号、姓名、腕带，所用药液的药名、浓度、剂量及给药时间和给药方法。

10. 静脉穿刺　再次扎止血带，嘱患者握拳，再次排气，取下护针帽，按静脉注射法穿刺，见回血后，将针头与皮肤平行再进入少许。

11. 固定　用右手拇指固定好针柄，松开止血带，嘱患者松拳，打开调节器。待液体滴入通畅、患者无不舒适后，用输液敷贴（或胶布）固定针柄，固定针眼部位，最后将针头附近的输液管环绕后固定，必要时用夹板固定关节。

12. 调节滴速　根据患者年龄、病情及药液的性质调节输液滴速，通常情况下，成人 40~60 滴 /min，儿童 20~40 滴 /min。

13. 再次核对　核对患者的床号、姓名、腕带，药物名称、浓度、剂量，给药时间和给药方法。

【操作后护理】

1. 操作后处理　撤去治疗巾，取出止血带和小垫枕，协助患者取舒适卧位，将呼叫器放于患者易取处，整理用物，洗手，记录。

2. 向患者和家属介绍所应用药物的注意事项及药物的作用及副作用，应达到的治疗效果。

3. 更换液体　如果连续输入多瓶液体，则在第一瓶液体输尽前开始准备第二瓶液体。

4. 输液完毕后的处理　关闭输液器，轻揭输液敷贴（或胶布），用无菌干棉签或无菌棉球轻压穿刺点上方，快速拔针，局部按压 1~2min（至无出血为止）。将头皮针头和输液插头剪至锐器收集盒中，协助患者适当活动穿刺肢体，并协助取舒适卧位。

【注意事项】

1. 严格执行无菌操作及查对制度，注意药物的配伍禁忌。

2. 对长期输液患者或输注刺激性强的药物时，要注意保护和合理使用血管，避免静脉炎的发生。

3. 根据患者年龄、病情、药物性质调节滴速。

4. 昏迷、小儿等不合作患者，应选用易固定的静脉，必要时夹板固定肢体。

5. 输液过程中加强巡视，观察有无输液反应，并及时处理；发现输液故障及时排除。

6. 防止空气进入血管，及时更换输液瓶，输液完毕后及时拔针。

7. 需连续输液的患者，应每天更换输液器。

8. 老年、长期卧床、手术患者避免选择下肢浅静脉进行穿刺。

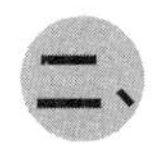

二、静脉留置针技术

静脉留置针又称为套管针，由生物材料合成，柔韧性好，管壁光滑，对血管刺激性小，保留时间长，可用于输液，也可用于静脉采血，能有效减轻患者痛苦，有利于临床治疗和抢救。

【适应证】

1. 需按时静脉注射药物的患者。

2. 输液疗程长且使用无刺激性药物的患者。

3. 儿童患者、老年患者。

【禁忌证】

1. 血液透析通路或静脉内瘘的端口处。

2. 穿刺部位皮肤有感染、渗出、瘢痕，或在静脉瓣膜处。

【操作前准备】

1. 同头皮针静脉输液技术操作前准备 1~4。

2. 另备静脉留置针一套、封管液（无菌生理盐水或稀释肝素溶液）。

【操作过程】

1. 同头皮针静脉输液法 1~5。

2. 连接留置针与输液器　打开静脉留置针及肝素帽或输液接头外包装，手持外包装将肝素帽或输液接头对接在留置针的侧管处，将输液器与肝素帽或输液接头连接。

3. 排气　打开调节器，将套管针内的气体排于弯盘中，关闭调节器，将留置针放回留置针盒内。

4. 选择穿刺部位　将小垫枕置于穿刺肢体下，铺治疗巾，在穿刺点上方 8~10cm 处扎止血带。

5. 消毒皮肤　常规消毒穿刺部位的皮肤，消毒直径大于 5cm，待干，备胶布及透明胶布，并在透明胶布上写上日期和时间。

6. 操作中核对　再次核对患者的床号、姓名、腕带，药物名称、浓度、剂量，给药时间和给药方法。

7. 静脉穿刺　取下针套，旋转松动外套管（转动针芯），右手拇指与示指夹住两翼，再次排气于弯盘中，嘱患者握拳，绷紧皮肤，固定静脉，右手持留置针，在血管的上方，使针头与皮肤成 15°~30° 角进针。见回血后压低角度(放平针翼)，顺静脉走行再继续进针 0.2cm 后送外套管，左手固定两翼，右手迅速将针芯抽出放于锐器收集盒中。

8. 固定　松开止血带，打开调节器，嘱患者松拳，用无菌透明敷贴对留置针管作密闭式固定，用注明置管日期和时间的透明胶布固定三叉接口，再用胶布固定插入肝素帽内的输液器针头及输液管。

9. 调节滴速　根据患者的年龄、病情及药物性质调节滴速。

10. 操作后核对　核对患者的床号、姓名、腕带，药物名称、浓度、剂量，给药时间和给药方法。

【操作后护理】

1. 操作后撤去治疗巾，取出止血带和小垫枕，整理床单位，协助患者取舒适卧位，将呼叫器放于患者易取处，整理用物，洗手，记录。

2. 输液完毕，常规消毒输液接头，用注射器向留置针内注入封管液。

3. 输液完毕后的处理　关闭调节器，揭开胶布及无菌敷贴，用无菌干棉签或无菌棉球轻压穿刺点上方，快速拔出套管针，局部按压至无出血为止，协助患者适当活动穿刺侧肢体，并协助取舒适卧位。

4. 向患者和家属介绍所应用药物的注意事项及药物的作用及副作用，应达到的治疗效果。

【注意事项】

1. 更换透明贴膜后要记录更换日期。

2. 静脉套管针保留时间可参照使用说明。

3. 每次输液前后应当检查患者穿刺部位及静脉走向有无红、肿、热、痛，询问患者有关情况，发现异常时及时拔除导管，给予相应处理。

4. 采取有效封管方法，保持输液通道通畅。

三、输液泵、微量泵注射

（一）输液泵

输液泵/微量泵通常是机械或电子的控制装置，它通过作用于输液导管达到控制输液速度的目的。

【适应证】

常用于需要严格控制输液量和药量的情况，如在应用升压药物、抗心律失常药物、婴幼儿静脉输液或静脉麻醉时使用。

【操作前准备】

1. 核对医嘱。

2. 评估　评估患者的年龄、病情、意识状态、心理状态及配合程度、穿刺部位的皮肤、血管状况、肢体活动度、是否需要排尿或排便。评估输液泵功能状态。

3. 解释　告知患者和家属使用输液泵的目的、方法、注意事项及配合要点。

4. 用物准备　治疗盘、碘伏、75% 酒精、无菌棉签、弯盘、砂轮、处置卡片或医嘱单、输入液体、输注药物、注射器、治疗巾、止血带、胶布、输液签、输液器或专用输液泵管、手消毒液、输液架、输液泵、医用垃圾桶、生活垃圾桶、锐器盒。

【操作步骤】

1. 同头皮针静脉输液法 1~6。

2. 将输液泵固定在输液架上，按通电源，打开电源开关。

3. 打开“泵门”，将输液管呈 S 形放置在输液泵的管道槽中，关闭“泵门”。

4. 设定每毫升滴数以及输液量。

5. 按常规穿刺静脉，妥善固定。

6. 确认输液泵设置无误后，按压"开始 / 停止"键，启动输液。

7. 当输液量达到预先设定的"输液量限制"时，"输液量显示"键闪烁，提示输液结束。

8. 输液结束时，再次按压"开始 / 停止"键，停止输液。

9. 按压"开关"键，关闭输液泵，打开"泵门"，取出输液管。

【操作后护理】

1. 操作后应撤去治疗巾，整理床单位，协助患者取舒适卧位，将呼叫器放于患者易取处，整理用物，洗手，记录。

2. 向患者和家属介绍所应用药物的注意事项及药物的作用及副作用，应达到的治疗效果。

（二）微量泵

【操作前准备】

1. 核对医嘱。

2. 评估　患者的年龄、病情、意识状态及营养状况等；心理状态及配合程度；穿刺部位的皮肤、血管状况及肢体活动度；向患者和家属解释输液的目的、方法、注意事项和配合要点，患者排尿或排便，取舒适卧位。

3. 准备注射药物　核对医嘱，检查静脉注射溶液及药物有无变质、沉淀、过期，以无菌方式抽取注射液或配制药物，粘好输液签后备用（有签字及加药时间），并做好无菌保护。

4. 用物准备　治疗盘、碘伏、75% 酒精、无菌棉签、弯盘、砂轮、处置卡片或医嘱单、输注药物、注射器、压力延长管、治疗巾、止血带、胶布、输液签。必要时备绷带、夹板、棉垫、手消毒液、输液架、注射泵、医用垃圾桶、生活垃圾桶、锐器盒、封管液。

【操作步骤】

1. 携用物推车至患者床旁，核对患者（姓名、床尾卡、腕带）及医嘱（给药时间、药物浓度、剂量、用法）。

2. 将注射泵固定在输液架上。

3. 注射器排气，连接延长管，将注射器安装在微量泵上，延长管另一端保留在包装袋内，打开留置针的小夹子，确认留置针在血管内，消毒输液接头。

4. 遵医嘱调整每小时注射量和其他需要设置的参数。

5. 再次消毒输液接头接口处，取下延长管包装袋和管路旋帽，同时按快速注射键排净空气，连接延长管与输液接头。

6. 操作中查对。

7. 按 START 键，泵入药液，妥善固定。

8. 操作后再次核对患者床号、姓名（查看腕带）、药名、医嘱给药时间、药物浓度、剂量、用法。

【操作后护理】

1. 整理床单位，协助患者取舒适卧位，将呼叫器放于患者易取处，整理用物，洗手，记录注射泵使用的时间、输注药物的名称、剂量、浓度及患者反应。

2. 向患者和家属介绍所应用药物的注意事项及药物的作用及副作用。

3. 出现报警应及时查找原因并处理。

【注意事项】

（一）使用输液泵注意事项

1. 启动输液泵前检查管路安装是否合适、有无扭曲、接口松动及渗漏等情况。

2. 严密观察液体输注情况，防止空气栓塞的发生。

3. 报警原因：管路有气泡或排空、管路阻塞、输液完成、开门报警，电量不足。

4. 严密观察患者穿刺部位皮肤情况，防止发生液体外渗，一旦发生立即处理。

5. 经常巡视，注意输液泵的工作是否正常，及时发现和处理输液泵的故障。

6. 应规范使用输液泵，做好输液泵的保养和维修。

（二）使用微量注射泵注意事项

1. 正确设定注射药物速度和其他必要参数，防止设定错误延误治疗。

2. 护士随时查看微量注射泵的工作情况，及时排除报警故障，防止药物输入失控。

3. 注意观察穿刺部位皮肤情况，防止发生液体外渗，出现外渗及时给予相应处理。

4. 严格无菌操作，注射管路 24h 更换。

5. 注射器上标明患者床号、姓名、药名、浓度、时间、剂量及配制者。

6. 遵医嘱调节注射速度，机器准确度为 ±5%。

7. 加强巡回，做好记录，注意注射管道连接是否紧密。

8. 定期检查及保养，保持设备清洁干燥，防止药物滴入泵内造成机器失灵。可用酒精消毒机壳，消毒后至少等候 30s 后再开机。

第六节　静脉输血

静脉输血是指将血液制品通过静脉输注给患者的一种治疗方法。

【适应证】

1. 溶血性贫血急性发作。

2. 急性大量失血。

3. 伴发症状的各类严重失血和贫血。

【禁忌证】

1. 血液透析通路或静脉内瘘的端口处。

2. 穿刺部位皮肤有感染、渗出、瘢痕。

【操作前准备】

1. 核对医嘱。

2. 评估　评估患者病情、治疗情况，血型、输血史及过敏史、心理状态、对输血相关知识的了解程度、穿刺部位皮肤和血管状况。

3. 解释　向患者和家属解释输血的目的、方法、注意事项及配合要点。

4. 用物准备　同密闭式输液法，将一次性输液器换为一次性输血器(静脉穿刺针头为 9 号针头)。

【操作步骤】

1. 操作中核对　将用物携至患者床旁，与另一位护士一起再次核对患者床号、姓名、性别、年龄、住院号、病室 / 门急诊、血型、血液有效期、配血试验结果以及保存血的外观。

2. 建立静脉通道　按静脉输液法建立静脉通道，输入少量生理盐水。

3. 摇匀血液　将血袋内的血液轻轻摇匀。

4. 连接血袋进行输血　戴手套，打开储血袋封口，常规消毒或用安尔碘消毒开口处塑料管，将输血器针头从生理盐水瓶上拔下，插入输血器的输血接口，缓慢将储血袋倒挂于输液架上。输血袋若为双插头，则用锁扣锁住生理盐水通路（或用止血钳夹住生理盐水通路），打开另一输血通路开始输血。

5. 操作后查对。

6. 控制和调节滴速　开始输入时速度宜慢，观察 15min 左右，无不良反应后再根据病情及年龄调节滴速，开始滴速不要超过 20 滴 /min，成人一般为 40~60 滴 /min，儿童酌减。

【操作后护理】

1. 操作后处理　撤去治疗巾，取出止血带和一次性垫巾，整理床单位，协助患者取舒适卧位，将呼叫器放于患者易取处。

2. 输血完毕后的处理　用上述方法继续滴入生理盐水，直到将输血器内的血液全部输入体内再拔针。用剪刀将输血器针头剪下放入锐器收集盒中，将输血袋送至输血科保留 24h。

【注意事项】

1. 在取血及输血过程中，要严格执行无菌操作及查对制度。在输血时，一定要有两名护士根据需要查对的项目再次进行查对，避免差错事故的发生。

2. 血液取回后勿振荡、加温，避免血液成分破坏引起不良反应。

3. 输入两个以上供血者的血液时，在两份血液之间输入 0.9% 氯化钠溶液，防止发生不良反应。

4. 开始输血时速度宜慢，观察 15min，无不良反应后，将流速调节至要求速度。对年老体弱、严重贫血、心衰患者应谨慎，滴速宜慢。

5. 加强巡视，严密观察，注意有无输血反应并及时处理。

6. 输血袋用后需要低温保存 24h，以备患者在输血后发生输血反应时检查、分析原因。

第七节　皮内注射

皮内注射是将少量药液注射于表皮与真皮之间的方法。

【适应证】

主要用于皮肤过敏试验、预防接种及局部麻醉的前驱步骤。

【禁忌证】

注射时需避开皮损、炎症、硬结、瘢痕、皮肤病处。

【操作前准备】

1. 核对医嘱。

2. 评估患者的意识状态、用药史、过敏史、家族史，注射部位的皮肤。

3. 向患者和家属解释皮下注射的目的、方法、配合要点、药物的作用及副作用。取舒适体位，暴露注射部位。

4. 准备皮肤消毒液(75% 酒精或 0.5% 碘伏)、无菌棉签、砂轮、弯盘、启瓶器、1ml 注射器及针头、无菌盘、0.1% 盐酸肾上腺素、手消毒液、锐器盒、医用垃圾桶、生活垃圾桶。

【操作步骤】

以药物过敏试验为例。

1. 抽吸药液　遵医嘱抽吸药液，置于无菌盘内。

2. 核对　携用物至患者床旁，核对患者床号、姓名、腕带。

3. 消毒　选择注射部位，用75%酒精消毒皮肤，待干。根据皮内注射的目的选择部位：药物过敏试验常选用前臂掌侧下段，因该处皮肤较薄，易于注射，且易辨认局部反应；预防接种常选用上臂三角肌下缘；局部麻醉则选择麻醉处。

4. 操作中核对　二次核对，排净空气。

5. 注射　左手绷紧局部皮肤，右手以平执式持注射器，针头斜面向上，与皮肤成5°进针。待针头斜面完全进入皮内后，放平注射器，左手拇指固定针栓，注入药液0.1ml，使局部隆起形成一半球状皮丘，皮肤变白并显露毛孔。

6. 拔针　注射完毕，迅速拔出针头，勿按压针眼，嘱患者勿按揉注射部位，勿离开病室或注射室，20min后观察局部反应，做出判断。

7. 操作后再次核对。

【操作后护理】

1. 操作后处理　协助患者取舒适卧位，清理用物，洗手。

2. 记录　将过敏试验结果记录在病历上，阳性用红笔标记“+”，阴性用蓝笔或黑笔标记“-”。

【注意事项】

1. 严格执行查对制度和无菌操作原则。

2. 详细询问患者的用药史、过敏史及家族遗传史，若有过敏史，则不可对有过敏的药物进行皮试。

3. 皮试药液要现用现配，剂量要准确，并备肾上腺素等抢救药品及物品。

4. 做药物过敏试验消毒皮肤时忌用碘剂，以免影响对局部反应的观察。

5. 进针角度以针尖斜面能全部进入皮内为宜，角度过大易将药液注入皮下，影响结果。

6. 皮试结果阳性时，应告知医生、患者和家属，并予注明。

7. 告知患者皮试后20min内不要离开病房，不要按揉操作部位。

8. 密切观察病情，及时处理各种过敏反应。

（张玲娟）

第八节　冷、热疗法

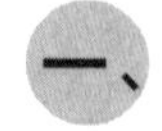

一、冷疗法

冷疗法是利用低于人体温度的物质作用于体表皮肤，通过神经传导引起皮肤和内脏器官血管的收缩和舒张，从而改变机体系统体液和新陈代谢，达到治疗目的的方法，包括冰袋、冰帽、冷湿敷、温水/酒精拭浴等。

【适应证】

1. 减轻局部充血或出血　适用于局部软组织损伤的初期、扁桃体摘除术后、鼻出血等患者。

2. 减轻疼痛　适用于急性损伤初期、牙痛、烫伤等患者。

3. 控制炎症扩散　适用于炎症早期的患者。

4. 降低体温　适用于高热、中暑等患者。

5. 头部降温　预防脑水肿。

【禁忌证】

1. 绝对禁忌证

(1) 有血液循环障碍者。

(2) 慢性炎症或深部化脓病灶。

(3) 组织损伤、破裂或开放性伤口处。

(4) 对冷过敏者。

2. 相对禁忌证

(1) 昏迷患者。

(2) 感觉异常患者。

(3) 年老体弱者。

(4) 婴幼儿。

(5) 关节疼痛者。

(6) 心脏病患者。

(7) 哺乳期产妇胀奶。

(一) 冰袋

【操作前护理】

1. 评估　评估患者的年龄、病情、体温、治疗情况、局部皮肤状况、活动能力、合作程度及心理状态。

2. 解释　向患者或家属解释操作的目的、方法及配合要点。

3. 用物准备　冰袋或冰囊、布套、毛巾、冰块、帆布袋、木槌、脸盆及冷水、勺、手消毒液、生活垃圾桶、医用垃圾桶等。

【操作过程】

1. 核对　核对患者床号、姓名、腕带。

2. 体位　患者取仰卧位或舒适卧位。

3. 操作要点　冰块装入帆布袋，木槌敲碎成小块，放入盆中用冷水冲去棱角，冰块装袋1/3~1/2满，装入布套，使用准备好的冰袋于前额、头顶部和体表大血管流经处（颈部两侧、腋窝、腹股沟等）；扁桃体摘除术后将冰囊置于颈前颌下，使用时间不超过30min。

【操作后护理】

1. 观察反应　观察患者降温效果，30min后复测体温；观察患者皮肤情况，若出现青紫或麻木感应立即停止使用冰袋降温；观察冰袋有无漏水，是否夹紧，冰块融化后立即更换。

2. 健康指导　告知患者或家属使用冰袋的注意事项及应达到的治疗效果。

(二) 冰帽

【操作前护理】

1. 评估　评估患者的年龄、病情、意识、治疗情况、头部状况、合作程度及心理状态。

2. 解释　向患者或家属解释操作的目的、方法及配合要点。

3. 用物准备　冰帽、肛表、海绵、冰块、帆布袋、木槌、盆及冷水、勺、手消毒液、水桶、生活垃圾桶、医用垃圾桶。

【操作过程】

1. 核对　核对患者床号、姓名、腕带。

2. 体位　患者取仰卧位。

3. 操作要点　备冰同冰袋法，准备好冰帽，将头部置于冰帽中，后颈部、双耳郭垫海绵，排水管放水桶内，时间不超过 30min。

【操作后护理】

1. 观察反应　监测肛温，维持在 33℃左右，不可低于 30℃，以防止心室颤动等并发症出现；观察患者后颈部、双耳郭皮肤情况，若出现青紫应立即停止使用冰帽，防止冻伤。

2. 健康指导　向患者和家属介绍使用冰帽的注意事项及应达到的治疗效果。

（三）冷湿敷

【操作前护理】

1. 评估　评估患者的年龄、病情、体温、治疗情况、局部皮肤状况、活动能力、合作程度及心理状态。

2. 解释　向患者或家属解释操作的目的、方法、注意事项及配合要点。

3. 用物准备　敷布 2 块、凡士林、纱布、棉签、一次性治疗巾，手套、换药用物、盛放冰水的容器、手消毒液、生活垃圾桶、医用垃圾桶等。

【操作过程】

1. 核对　核对患者床号、姓名、腕带。

2. 体位　患者取仰卧位或舒适卧位，暴露患处。

3. 操作要点　患者受敷部位下方垫一次性治疗巾，受敷部位涂凡士林，上面盖一层纱布；将敷布浸入冰水后拧至半干，抖开敷布敷于患处；每 3~5min 更换 1 次敷布，持续 15~20min。

【操作后护理】

1. 观察反应　观察冷敷效果，防止产生继发效应；观察局部皮肤情况及患者反应；使用冷湿敷 30min 后复测体温。

2. 健康指导　向患者和家属介绍使用冷湿敷的注意事项及应达到的治疗效果。

（四）温水拭浴 / 酒精拭浴

【操作前护理】

1. 评估　评估患者的年龄、病情、体温、意识、治疗情况、有无酒精过敏史、皮肤状况、活动能力、合作程度及心理状态。

2. 解释　向患者或家属解释温水拭浴或酒精拭浴的目的、方法、注意事项及配合要点。

3. 用物准备　大毛巾、小毛巾、热水袋及套、冰袋及套、脸盆（内盛放 32~34℃温水，2/3 满或盛放 30℃、25%~35% 酒精 200~300ml）、手消毒液、医疗垃圾桶、生活垃圾桶。

【操作过程】

1. 核对　核对患者床号、姓名、腕带。

2. 体位　患者取仰卧位或舒适卧位。

3. 操作要点　患者头部置冰袋，足底置热水袋；脱去衣裤，大毛巾垫于擦拭部位下，小毛巾浸入温水或酒精中，拧至半干，缠于手上成手套状，以离心方向拭浴。顺序：

（1）双上肢：①颈外侧、肩、肩上臂外侧、前臂外侧、手背；②侧胸、腋窝、上臂内侧、前臂内侧、手心。

（2）腰背部：颈下肩部、臀部。

（3）双下肢：

①外侧：髂骨、下肢外侧、足背；②内侧：腹股沟、下肢内侧、内踝；③后侧：臀下、大腿后侧、腘窝、足跟。

【操作后护理】

1. 观察反应　观察患者降温效果，30min 后复测体温；观察患者局部皮肤情况及患者反应。

2. 健康指导　向患者和家属介绍使用温水拭浴或酒精拭浴的注意事项及应达到的治疗效果。

【注意事项】

1. 枕后、耳郭、阴囊处，用冷易引起冻伤。
2. 心前区用冷可导致反射性心率减慢、心房颤动或心室颤动及房室传导阻滞。
3. 腹部用冷易引起腹泻。
4. 足底用冷可导致反射性末梢血管收缩影响散热或引起一过性冠状动脉收缩。

二、热疗法

热疗法是利用高于人体温度的物质作用于体表皮肤，通过神经传导引起皮肤和内脏器官血管的舒张，从而改变机体系统体液和新陈代谢，达到治疗目的的方法，包括热水袋、红外线灯及烤灯、热湿敷、热水坐浴。

【适应证】

1. 促进炎症的消散和局限。
2. 减轻疼痛。
3. 减轻深部组织的充血。
4. 保暖与舒适。

【禁忌证】

1. 未明确诊断的急性腹痛。
2. 面部危险三角区的感染。
3. 各种脏器出血、出血性疾病。
4. 软组织损伤或扭伤的初期（48h 内）。
5. 其他

（1）心、肝、肾功能不全者：大面积热疗使皮肤血管扩张，减少对内脏器官的血液供应，加重病情。

（2）皮肤湿疹：热疗可加重皮肤受损，也可使患者增加痒感而不适。

（3）急性炎症：牙龈炎、中耳炎、结膜炎，热疗可使局部温度升高，有利于细菌繁殖及分泌物增多，加重病情。

（4）孕妇：热疗可影响胎儿的生长。

（5）金属移植物部位、人工关节：金属是热的良好导体，用热易造成烫伤。

（6）恶性病变部位：热疗可使正常与异常细胞加速新陈代谢而加重病情，同时又促进血液循环而使肿瘤扩散、转移。

（7）睾丸：用热会抑制精子发育并破坏精子。

（8）麻痹、感觉异常者、婴幼儿、老年人慎用热疗。

（一）热水袋

【操作前护理】

1. 评估　评估患者的年龄、病情、体温、意识、治疗情况、局部皮肤状况、活动能力、合作程度及心理状态。

2. 解释　向患者或家属解释使用热水袋的目的、方法、注意事项及配合要点。

3. 用物准备　热水袋及套、水温计、毛巾、盛水容器、热水、手消毒液、医用垃圾桶、生活垃圾桶。

【操作过程】

1. 核对　核对患者床号、姓名、腕带。

2. 体位　患者取仰卧位或舒适卧位。

3. 操作要点　放平热水袋、去塞、灌热水至1/3~1/2满，排出袋内空气，拧紧塞子。成人用热水袋的水温为60~70℃，昏迷、老人、婴幼儿、感觉迟钝、循环不良的患者，水温应低于50℃，将热水袋装入布套，放置在所需部位，袋口朝身体外侧，时间不超过30min。

【操作后护理】

1. 观察反应　观察患者反应、热水温度；观察患者局部皮肤情况，如皮肤出现潮红、疼痛应停止使用，并在局部涂凡士林以保护皮肤，防止烫伤；检查热水袋有无破损，热水袋与塞子是否配套，防止漏水。

2. 健康指导　向患者和家属解释使用热水袋的注意事项及应达到的治疗效果。

（二）红外线灯

【操作前护理】

1. 评估　评估患者的年龄、病情、意识、治疗情况、局部皮肤状况、活动能力、合作程度及心理状态。

2. 解释　向患者解释使用烤灯的目的、方法、注意事项及配合要点。

3. 用物准备　手消毒液、红外线灯，必要时备有色眼镜。

【操作过程】

1. 核对　核对患者床号、姓名、腕带。

2. 体位　患者取舒适体位，暴露患处，必要时屏风或床帘遮挡。

3. 操作要点　调节灯距、温度，一般灯距为30~50cm，温热适宜（用手试温），照射时间20~30min，每5min观察治疗效果和反应；前胸、面颈照射时应戴有色眼镜或用纱布遮盖，保护眼睛。

【操作后护理】

1. 观察反应　观察治疗效果和患者反应；若出现过热、心慌、头昏及皮肤有发红、疼痛等，立即停止使用并通知医生；皮肤出现红斑为适宜。

2. 健康指导　向患者和家属解释使用烤灯的注意事项及治疗效果。

（三）热湿敷

【操作前护理】

1. 评估　评估患者的年龄、病情、意识、治疗情况、局部皮肤、伤口状况、活动能力、合作程度及心理状态。

2. 解释　向患者或家属解释热湿敷的目的、方法、注意事项及配合要点。

3. 用物准备　敷布 2 块、凡士林、纱布、棉签、一次性治疗巾、棉垫、水温计、手套、热水瓶、脸盆（内盛放热水）、手消毒液、医用垃圾桶、生活垃圾桶，必要时备大毛巾、热水袋、换药用物。

【操作过程】

1. 核对　核对患者床号、姓名、腕带。

2. 体位　患者取舒适体位或仰卧位，暴露患处，必要时屏风或床帘遮挡。

3. 操作要点　暴露患处，垫一次性治疗巾于受敷部位下，受敷部位涂凡士林，上面盖一层纱布，戴手套将敷布浸入热水中后拧至半干，抖开折叠敷布于患处，上盖棉垫，每 3~5min 更换 1 次敷布，持续 15~20min，水温以 50~60℃为宜。

【操作后护理】

1. 观察反应　观察治疗效果和患者反应，观察皮肤颜色、全身状况，防止烫伤；及时更换盆内热水维持水温。

2. 健康指导　向患者和家属解释热湿敷的注意事项及治疗效果。

（四）温水坐浴

【操作前护理】

1. 评估　评估患者的年龄、病情、意识、治疗情况、局部皮肤、伤口状况、活动能力、合作程度及心理状态。

2. 解释　向患者或家属解释温水坐浴的目的、方法、注意事项及配合要点。

3. 用物准备　水温计、药液（遵医嘱配制）、毛巾、无菌纱布、消毒坐浴盆、热水瓶、手消毒液、医用垃圾桶、生活垃圾桶，必要时备换药用物。

【操作过程】

1. 核对　核对患者床号、姓名、腕带。

2. 暴露患处　屏风或床帘遮挡，暴露患处。

3. 操作要点　遵医嘱配制药液置于浴盆内 1/2 满，置浴盆于坐浴椅上，协助患者将裤子脱至膝部后取坐姿，嘱患者用纱布蘸药液清洗外阴部皮肤，待适应水温后，坐入浴盆中，持续 15~20min，水温 40~45℃。

【操作后护理】

1. 观察反应　观察治疗效果和患者反应，若患者出现面色苍白、脉搏加快、眩晕、软弱无力应立即停止坐浴并通知医生；及时调节水温。

2. 健康指导　向患者和家属解释温水坐浴的注意事项及治疗效果。

【注意事项】

1. 特殊患者（意识模糊、局部感觉障碍、血液循环障碍、瘢痕者、老年、婴幼儿等）使用热疗时，应充分评估并密切观察患者，可降低热疗温度或增加热源与患者之间的距离，防止发生烫伤。

2. 定期检查局部热疗皮肤情况，必要时床边交班。

3. 使用热疗仪器设备时，防止发生火灾。

4. 热疗部位为伤口时，须无菌操作。

5. 女性患者经期、妊娠后期、产后 2 周、阴道出血和盆腔急性炎症不宜坐浴，以免引起感染。

第九节　导尿术

导尿术是指在严格无菌操作下，用导尿管经尿道插入膀胱引流尿液的方法。留置导尿术是指在导尿后，将导尿管保留在膀胱内，引流尿液的方法。

【适应证】

1. 抢救危重、休克患者时正确记录每小时尿量、测量尿比重，以密切观察患者的病情变化。

2. 为盆腔手术患者排空膀胱，避免术中误伤。

3. 某些泌尿系统疾病患者手术后留置导尿管，便于引流和冲洗，并减轻手术切口的张力，促进切口的愈合。

4. 为尿失禁或会阴部有伤口的患者引流尿液，保持会阴部的清洁干燥。

5. 为尿失禁患者行膀胱功能训练。

【禁忌证】

急性尿道炎、急性前列腺炎、急性附睾炎、女性月经期。

【操作前护理】

1. 评估　评估患者的年龄、病情、临床诊断、导尿的目的、意识状态、生命体征、合作程度、心理状况、生活自理能力、膀胱充盈度及会阴部皮肤黏膜情况。

2. 用物准备　治疗巾、一次性导尿包、手消毒液、弯盘、一次性小垫巾或小橡胶单、浴巾。

【操作过程】

1. 核对　核对患者姓名、导尿包消毒日期、导尿管型号。

2. 体位　取仰卧位，两腿屈膝外展，暴露会阴，臀下铺垫巾。

3. 操作要点

（1）洗手。

（2）初步消毒：操作者一手持镊子夹取消毒液棉球初步消毒。男性患者需要消毒阴阜、阴茎、阴囊，另一只戴手套的手取无菌纱布裹住阴茎将包皮后推暴露龟头，自尿道口螺旋消毒尿道口、龟头至冠状沟；女性患者需要消毒阴阜、大阴唇，另一只戴手套的手分开大阴唇，消毒小阴唇和尿道口。

（3）再次洗手。

（4）将导尿包放置在患者两腿之间，戴无菌手套，铺孔巾。

（5）检查导尿管气囊，连接引流袋，润滑导尿管。

（6）再次消毒

1）男性患者：再次消毒尿道口、龟头、冠状沟。

2）女性患者：左手分开且固定小阴唇，消毒尿道口、两侧小阴唇、尿道口。

（7）导尿：嘱患者张口呼吸。

1）男性患者：左手用无菌纱布固定阴茎并提起与腹壁成 60°，右手持镊子夹取导尿管轻轻插入尿道 20~22cm。

2）女性患者：右手持镊子夹取导尿管轻轻插入尿道 4~6cm，见尿液流出后再插入 1cm。

（8）固定：若是留置导尿，见尿液流出再插入 7~10cm，连接集尿袋。根据导尿管上注明的气囊容积向气囊内注入等量的无菌溶液，轻拉导尿管直到有阻力，将导尿管固定在大腿内侧，包皮复位。

（9）固定集尿袋：集尿袋固定于床沿下，开放导尿管。

【操作后护理】

1. 观察　协助患者取舒适卧位，观察尿液的颜色、性质、量。

2. 健康指导　嘱患者保持导尿管通畅，多饮水，预防尿路感染。讲解疾病相关知识及导尿管清洁的方法。

【注意事项】

1. 严格执行查对制度和无菌技术。

2. 操作过程中保护患者隐私，并适当采取保暖措施。

3. 对膀胱高度膨胀且极度虚弱的患者，第 1 次放尿量不能超过 1 000ml。

4. 为女性患者插管时应避免误入阴道，一旦误入，应更换导尿管后重新插入。

5. 插管时动作应轻柔，以免损伤尿道黏膜。

6. 导尿管固定时不可过分牵拉，以免气囊压迫尿道内口。

【流程图】

导尿流程见图 2-1-5。

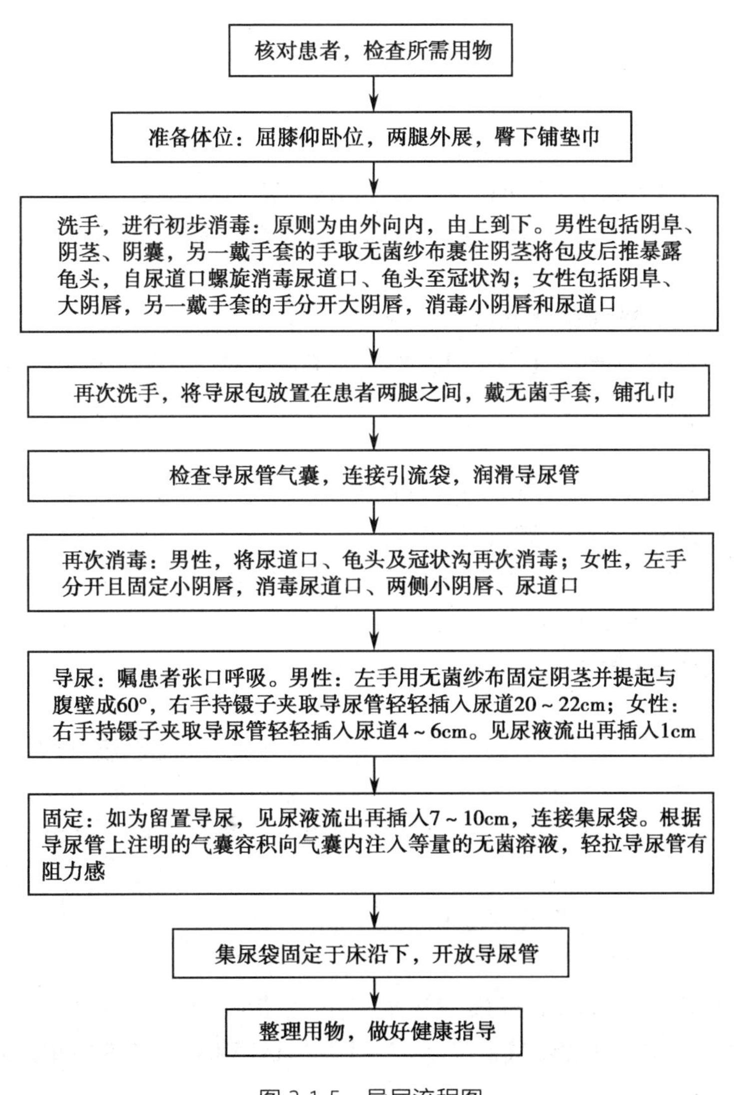

图 2-1-5　导尿流程图

第十节　胃管置入与鼻饲

鼻饲法是将导管经鼻腔插入胃内，从管内灌注流质食物、水分和药物的方法。

肠内营养泵是一种肠内营养输注系统，是通过鼻胃管或鼻肠管连接泵管及其附件，以微电脑精确控制输注的速度、剂量、温度、输注总量的一套完整、封闭、安全、方便的系统。

【适应证】

1. 经胃肠减压管引流出胃肠内容物。

(1) 急性胃扩张。

(2) 上消化道穿孔或胃肠道有梗阻。

(3) 急腹症有明显胀气者或较大的腹部手术前等。

(4) 服毒自杀或误食中毒需洗胃患者。

2. 对下列不能自行经口进食患者以鼻胃管供给食物和药物，以维持患者营养和治疗的需要。

(1) 昏迷患者。

(2) 口腔疾患或口腔手术后患者和上消化道肿瘤引起吞咽困难的患者。

(3) 不能张口的患者，如破伤风患者。

(4) 其他：早产儿、病情危重者、拒绝进食者。

3. 应用于处于昏迷状态或需要准确控制营养输入的管饲饮食患者。

4. 对于重症患者、血糖波动较大的患者、老年卧床患者等特殊人群，推荐使用肠内营养泵。

【禁忌证】

1. 鼻咽部有癌肿或急性炎症的患者。

2. 食管静脉曲张、食管梗阻、上消化道出血、心力衰竭和重度高血压患者。

3. 吞食腐蚀性药物的患者。

【操作前护理】

1. 评估　评估患者的年龄、病情、意识、鼻腔的通畅性、心理状态及合作程度。

2. 解释　向患者和家属解释操作目的、过程及配合方法。

3. 患者准备　了解管饲饮食的目的、操作过程及注意事项。

4. 环境准备　环境清洁，无异味。

5. 护士准备　衣帽整洁，洗手，戴口罩。

6. 用物准备

(1) 治疗车上层：无菌鼻饲包（内备治疗碗、镊子、止血钳、压舌板、纱布、胃管、50ml 注射器、灌食器治疗巾）、液体石蜡、棉签、胶布、别针、夹子或橡皮圈、手电筒、听诊器、弯盘、鼻饲流食（38~40℃）、温开水适量、按需准备漱口或口腔护理用物、手消毒液。需要肠内营养泵入的患者准备肠内营养液一瓶，肠内营养泵及泵管。

(2) 治疗车下层：生活垃圾桶、医用垃圾桶。

【操作过程】

1. 核对　备齐用物携至床旁，核对患者床号、姓名、腕带。

2. 体位　取下义齿，取半坐位或坐位，无法坐起者取右侧卧位，昏迷患者取去枕平卧位，头向后仰。

3. 操作要点

（1）将治疗巾围于患者颌下，弯盘置于便于取用处，用棉签清洁鼻腔，测量胃管插入的长度并标记，用石蜡油润滑胃管前端，一手持纱布托住胃管，一手持镊子夹住胃管前端，沿选定侧鼻孔轻轻插入 10~15cm（咽喉部）时，根据患者具体情况进行插管。①清醒患者：嘱患者做吞咽动作，顺势将胃管向前推进至预定长度。②昏迷患者：左手将患者头托起，使下颌靠近胸骨柄，缓缓插入胃管至预定长度。

（2）确定胃管在胃内后，将胃管用胶布在鼻翼及颊部固定；注入少量温开水。

（3）检查肠内营养液有效期和质量，若使用肠内营养泵泵入，将床头抬高 30°，固定肠内营养泵，将电源与泵连接，打开电源，安置泵管，排净泵管中的空气，根据需要设置流速和流量，按鼻饲泵启动键（RUN）开始鼻饲。如需停止泵入，将泵管与胃管分离，保持胃管清洁。

（4）输注完毕后，再次注入少量温开水，抬高胃管末端，将胃管末端反折，用纱布包好，用橡皮筋扎紧或用夹子夹紧，固定于床单、枕旁或患者衣领处。

【操作后护理】

1. 观察反应　协助患者维持原卧位 20~30min，观察鼻饲后有无不适反应，若有不适，应及时通知医生。

2. 健康教育

（1）讲解留置胃管的知识，减轻患者焦虑。

（2）讲解鼻饲液的温度、时间、量，胃管的冲洗方法、卧位等。

【注意事项】

1. 插管时动作应轻柔，避免损伤食管黏膜，尤其是通过食管 3 个狭窄部位（环状软骨水平处、平气管分叉处、食管通过膈肌处）时。

2. 插入胃管过程中如果患者出现呛咳、呼吸困难、发绀，表明胃管误入气管，应立即拔出胃管。

3. 每次鼻饲前应证实胃管在胃内且通畅，并用少量温水冲管后再进行喂食；鼻饲完毕后再次注入少量温开水，防止鼻饲液凝结。

4. 新鲜果汁与奶液应分别注入，防止产生凝块；药片应溶解后注入。

5. 长期鼻饲者应每天进行 2 次口腔护理，按胃管使用说明书更换胃管。

6. 颅底骨折或颅底手术的患者应避免由鼻腔置入胃管预防颅内感染的发生。

【流程图】

胃管置入与鼻饲流程见图 2-1-6。

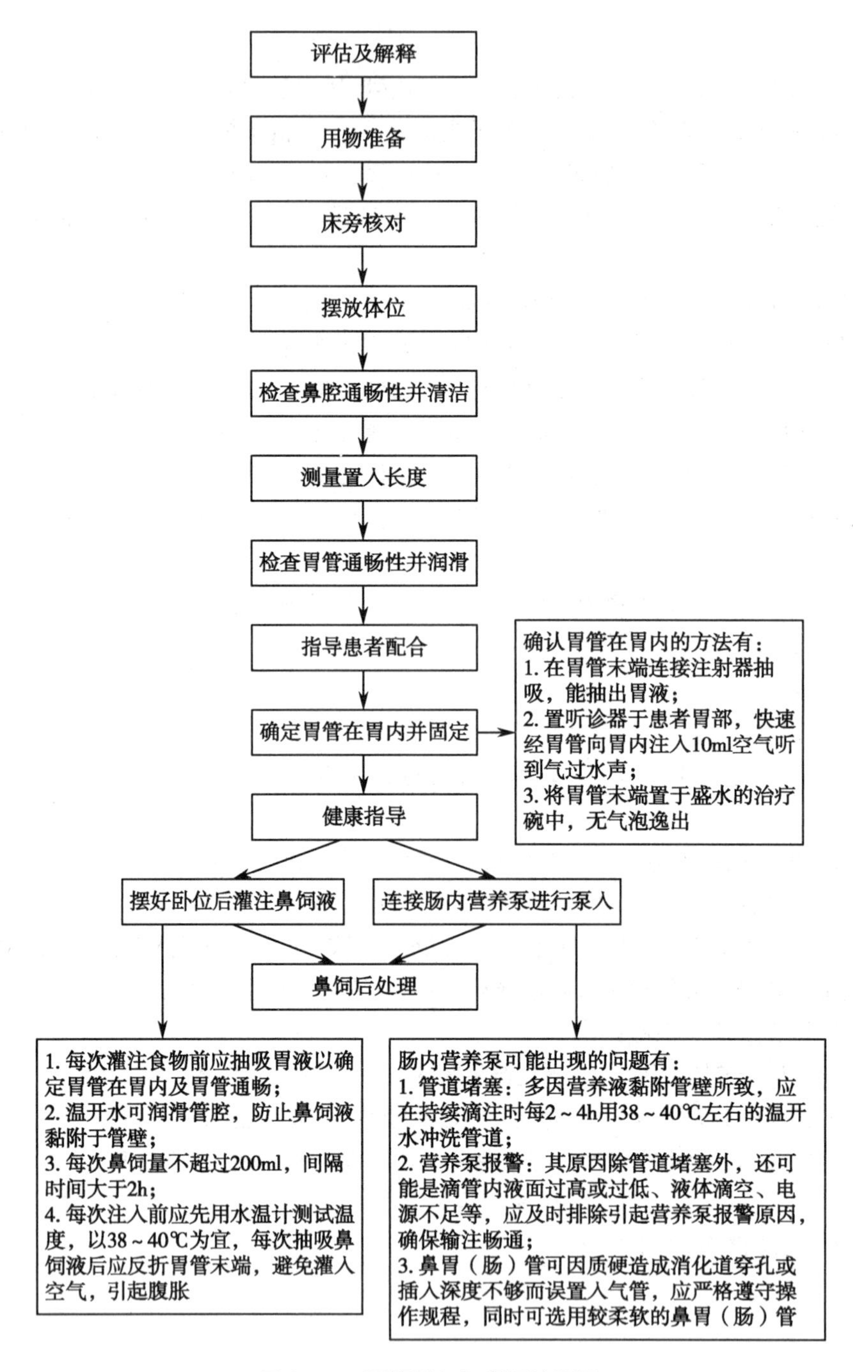

图 2-1-6　胃管置入与鼻饲流程图

第十一节　灌肠

灌肠法是将一定量的液体由肛门经直肠灌入结肠，以帮助患者清洁肠道、排便、排气或由肠道供给药物或营养，达到确定诊断和治疗目的的方法。根据灌肠的目的可分为保留灌肠和不保留灌

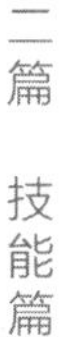

肠。根据灌入的液体量又可将不保留灌肠分为大量不保留灌肠和小量不保留灌肠。如为了达到清洁肠道的目的，而反复使用大量不保留灌肠，则为清洁灌肠。

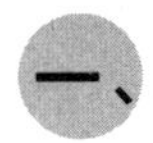一、大量不保留灌肠

【适应证】

1. 用于解除便秘、肠胀气。
2. 清洁肠道，为胃肠道手术、检查或分娩做准备。
3. 稀释并清除肠道内的有害物质，减轻中毒。
4. 灌入低温液体，为高热患者降温。

【禁忌证】

妊娠、急腹症、严重心血管疾病等患者禁忌灌肠。

【操作前护理】

1. 评估

(1) 患者的病情、年龄、临床诊断、既往病史、意识状态等。

(2) 患者心理情况及配合程度。

(3) 排便情况。

(4) 患者是否有造口、肛周皮肤是否有红肿、破溃。

(5) 患者有无肛门、直肠疾患，有无灌肠禁忌证。

2. 解释　向患者和家属解释灌肠目的、操作方法、注意事项和配合要点，灌肠药物的性质。

3. 患者准备　了解灌肠的目的、过程和注意事项，排净大小便，配合操作。

4. 环境准备　酌情关闭门窗，用隔帘遮挡患者，保持合适的室温，光线充足。

5. 用物准备

(1) 治疗车上层：治疗盘、量杯（根据医嘱准备的灌肠液）、一次性灌肠包（内含一次性手套、治疗巾、石蜡油棉球、软皂、灌肠袋）、纸巾、弯盘、水温计、手消毒剂，医嘱执行项目表。

(2) 治疗车下层：便盆、生活垃圾桶、医用垃圾桶。

(3) 其他：输液架。

(4) 灌肠溶液：常用 0.1%~0.2% 的肥皂水或生理盐水。成人每次用量 500~1 000ml，小儿 200~500ml。溶液温度一般为 39~41℃，降温时溶液温度 28~32℃，中暑时溶液温度为 4℃。

【操作过程】

1. 洗手，戴口罩。

2. 核对患者床号、姓名、年龄、腕带、灌肠液的种类、浓度、量、灌肠时间和灌肠方式。

3. 患者取左侧卧位，双膝屈曲，褪裤至膝部暴露臀部，将臀部移至床沿（不能自我控制排便的患者可取仰卧位，臀下垫便盆）。

4. 操作要点

(1) 垫巾：将治疗巾铺于患者臀下，纸巾放于治疗巾上，弯盘置于患者臀部旁边。

(2) 准备灌肠液：准备灌肠袋，关闭灌肠袋引流管上的开关，将灌肠液倒入灌肠袋内，用水温计测量温度，灌肠袋挂于输液架上，袋内液面高于肛门 40~60cm。

（3）排气：戴手套，润滑肛管前端，排净管内气体。

（4）灌肠前核对。

（5）插管：左手垫卫生纸分开臀部，暴露肛门，嘱患者深呼吸放松，右手将肛管轻轻插入直肠 7~10cm（小儿插入深度 4~7cm）。

（6）灌液：固定肛管，打开开关，使液体缓缓流入。

（7）观察：灌液过程中密切观察液面下降速度和患者情况。

（8）拔管：待灌肠液即将流尽时夹管，用卫生纸包裹肛管轻轻拔出，弃于医用垃圾桶内。擦净肛门，脱下手套，洗手。

（9）保留灌肠液：嘱患者尽量保留 5~10min 后再排便。

【操作后护理】

1. 观察反应　协助患者取舒适卧位，严密观察患者灌肠后的反应。
2. 协助排便　协助不能下床的患者使用便盆排便；帮助能下床的患者去厕所排便。
3. 整理用物　整理床单元、清理用物，开窗通风。
4. 采集标本　观察大便性状，必要时留取标本送检。
5. 健康指导　嘱患者保持健康的生活方式、饮食习惯以维持正常排便。
6. 记录　洗手，记录灌肠时间，灌肠液的种类、量及患者反应，在体温单上记录灌肠结果。

【注意事项】

1. 伤寒患者灌肠时灌肠袋内液面不得高于肛门 30cm，液体量不得超过 500ml。
2. 肝性脑病的患者禁用肥皂水灌肠；充血性心力衰竭和钠、水潴留患者禁用生理盐水灌肠。
3. 准确掌握灌肠液的温度、浓度、流速、压力和溶液的量。
4. 降温灌肠时液体要保留 30min，排便后 30min 测量体温并记录。
5. 灌肠过程中要密切观察灌肠袋内液面下降速度和患者反应。

（1）若液面下降过慢或停止，多由于肛管前端孔道被阻塞，可移动肛管或挤捏肛管，使堵塞肛管孔的粪便脱落。

（2）若患者感觉腹胀或有便意，可嘱患者张口深呼吸，放松腹部肌肉，并降低灌肠袋的高度以减慢流速或暂停片刻，以便转移患者的注意力，减轻腹压，同时减少灌入溶液的压力。

（3）当患者精神紧张，导致排便反射控制障碍时，护士应安慰患者，告知放松或暂停灌肠。

（4）灌肠过程中应随时观察患者的病情变化，若出现脉速、面色苍白、出冷汗、剧烈腹痛、心慌气急时，应立即停止灌肠并及时联系医生，采取急救措施。

二、保留灌肠

保留灌肠是指将药液灌入到直肠或结肠内，通过肠黏膜吸收达到治疗疾病的目的。

【适应证】

用于镇静、催眠及治疗肠道感染等。

【禁忌证】

肛门、直肠、结肠手术的患者及大便失禁的患者。

【操作前护理】

1. 评估　评估患者年龄、病情、临床诊断、意识状态、心理状态、排便情况和理解配合能力。

2. 解释　向患者和家属解释保留灌肠的目的、操作程序和配合要点。患者了解保留灌肠的目的、过程和注意事项，排净大小便，配合操作。

3. 用物准备

（1）治疗车上层：治疗盘、注射器、治疗碗（内有灌肠液）、肛管（20号以下）、温开水、润滑剂、手套、弯盘、纸巾、治疗巾、小垫枕、水温计、手消毒液，医嘱执行项目表。

（2）治疗车下层：便盆、生活垃圾桶、医用垃圾桶。

（3）其他：输液架。

（4）灌肠液：遵医嘱准备药物，灌肠溶液量不超过200ml，溶液温度38℃（如镇静、催眠用10%水合氯醛）。

【操作过程】

1. 准备　洗手，戴口罩。

2. 核对　核对患者床号、姓名、年龄、腕带、灌肠液的种类、浓度、量、灌肠时间和灌肠方式。

3. 体位　根据病情选择体位，以提高疗效（慢性细菌性痢疾病变部位在直肠或乙状结肠，取左侧卧位；阿米巴痢疾病变多在回盲部，取右侧卧位）。

4. 操作要点

（1）将小垫枕、治疗巾垫于臀下，使臀部抬高约10cm。

（2）准备灌肠液：遵医嘱准备灌肠药物。

（3）排气：戴手套，润滑肛管前端，排净管内气体。

（4）插管：左手垫卫生纸分开臀部，暴露肛门，嘱患者深呼吸放松，右手将肛管轻轻插入肛门15~20cm。

（5）注液：缓慢注入药液，药液注入完毕再注入温开水5~10ml，抬高肛管尾端，使管内溶液全部注完，注液过程中密切观察患者的反应。

（6）拔管：拔出肛管，擦净肛门，脱手套，洗手。

（7）保留灌肠液：嘱患者尽量保留药液在1h以上。

【操作后护理】

1. 观察反应　协助患者取舒适体位，严密观察患者灌肠后的反应。

2. 整理用物　整理床单元，清理用物，开窗通风。

3. 健康指导　向患者和家属讲解有关疾病的知识和保留灌肠的方法，正确配合治疗。

4. 记录　洗手，记录灌肠时间、灌肠液的种类、量和患者反应。

【注意事项】

1. 保留灌肠前嘱患者排便，肠道排空有利于药液吸收。了解灌肠目的和病变部位，以确定患者的卧位和插入肛管的深度。

2. 保留灌肠时，应选择稍细的肛管并且插入要深，液量不宜过多，压力要低，灌入速度宜慢，以减少刺激，使灌入的药液能保留较长时间，以利于肠黏膜吸收。

（李虹彦）

第十二节　标本采集

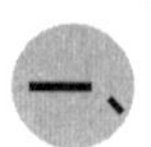静脉血标本采集法

静脉血标本采集法是指自静脉抽取静脉血标本的方法。常用静脉包括贵要静脉、肘正中静脉、头静脉、腕部及手背静脉、大隐静脉、小隐静脉、足背静脉、颈外静脉（婴幼儿多选）和股静脉。

【适应证】

1. 全血标本　测定血沉、血常规及血液中某些物质，如尿酸、尿素氮、肌酸、血氨和血糖。

2. 血浆标本　抗凝血离心后所得上清液为血浆，用于血浆化学成分测定和凝血试验。

3. 血清标本　不加抗凝药的血离心后所得上清液为血清，用于测定血清酶、脂类、电解质和肝功能。

4. 血培养标本　检测血液中的病原体。

【禁忌证】

禁止从血管透析通路或动静脉内瘘的端口处、输血的针头处抽血。

【操作前护理】

1. 评估　评估患者采集部位皮肤及血管情况，如有无水肿、瘢痕、静脉充盈程度、血管壁弹性等。

2. 用物准备　皮肤消毒液、无菌棉签、一次性注射器或一次性采血针、真空采血管或血培养瓶、检验申请单、贴好标签或条形码（注明科别、病室、床号、姓名、住院号、检验目的）、止血带、治疗巾、小垫枕、胶布、采血架、无菌手套。

【操作过程】

1. 核对　携用物至床旁，核对患者，解释采血目的。

2. 选择静脉　协助患者取适当体位，戴手套选择合适静脉，常选肘正中静脉、头静脉或贵要静脉。

3. 消毒皮肤　在穿刺点上方 6~8cm 处扎止血带，常规消毒皮肤。

4. 再次核对　再次核对患者床号、姓名、检验项目和检验容器。

5. 静脉采血（真空采血器采血）

（1）穿刺抽血：按静脉注射法将针头刺入静脉，见回血，将采血针另一端保护套拔掉，刺入真空管。

1）血培养标本：去除瓶盖，常规消毒瓶塞，让血液流入瓶内，轻轻摇匀。

2）全血标本：让血液沿试管壁流入盛有抗凝药的试管内，轻轻摇匀，使血液与抗凝药充分混匀。

3）血清标本：让血液沿着试管壁缓缓注入干燥的试管内。采血至所需量，分离采血针与采血管，松开止血带。避免振荡、摇匀、防止溶血。

（2）拔针按压：将无菌干棉签置于穿刺点处迅速拔出针头，按压 3~5min。

6. 整理记录　协助患者取舒适卧位，整理床单位，再次核对，清理用物，洗手、记录。

【操作后护理】

1. 观察反应　观察患者采集部位有无血肿的发生。

2. 及时送检　将血标本连同化验单及时送检，确保检验的准确性。

【注意事项】

1. 做生化检验，应在清晨空腹时采集血标本，事先告知患者抽血前约 12h 勿进食、饮水，以免影响检验结果。

2. 采集细菌培养标本尽可能在使用抗生素前或伤口局部治疗前、高热寒战期进行，已经使用抗生素或不能停用的药物应予以注明。一般血培养标本取血 5ml，亚急性细菌性心内膜炎患者，采血 10~15ml，以提高培养阳性率。

3. 采集血培养标本时应防止污染，严格执行无菌技术操作；血培养标本应注入无菌容器内，不可混入药物、消毒剂、防腐剂，以免影响检验结果。

4. 肘部采血时，不要拍打患者前臂，止血带结扎时间以不超过 1min 为宜，避免结扎时间过长导致血液成分变化影响检验结果。

5. 严禁在输液或输血的肢体或针头处抽取血标本，应在对侧肢体采集。

6. 凡全血标本或需抗凝血的标本，采血后立即上下颠倒 5~10 次混匀，不可用力振荡。

7. 使用真空管采血时，不可在穿刺前将真空采血管与采血针头相连，以免试管内负压消失而影响采血。

二、动脉血标本采集法

动脉血标本采集法是指自动脉抽取动脉血标本的方法。常用动脉有桡动脉、肱动脉、足背动脉和股动脉。

【适应证】

采集动脉血标本，常用于血气分析。

【禁忌证】

穿刺部位有感染为绝对禁忌证。凝血功能障碍的患者慎用。

【操作前护理】

1. 评估　评估患者的病情、意识状态、肢体活动能力、血管情况、合作程度。

2. 用物准备　皮肤消毒液、无菌棉签、2ml 或 5ml 一次性注射器或动脉血气针、肝素、治疗巾、小垫枕、无菌纱布、无菌软木塞或橡胶塞、小沙袋、检验申请单、贴好标签或条形码（注明科别、病室、床号、姓名、住院号、检验项目等）。

【操作过程】

1. 核对与解释　携用物至床旁，核对患者，解释采血目的。

2. 确定动脉　协助患者采取舒适体位，暴露穿刺部位，常选择桡动脉、肱动脉、足背动脉和股动脉。

3. 铺治疗巾　将治疗巾铺于小垫枕上，置于穿刺部位下。

4. 消毒皮肤　常规消毒皮肤（以动脉搏动最强点为圆心），消毒直径至少 8cm；常规消毒操作者左手示指、中指或戴无菌手套。

5. 再次核对　再次核对患者床号、姓名、检验目的和检验容器。

6. 动脉采血

（1）注射器采血：左手示指、中指将欲穿刺动脉搏动最明显处固定于两指间，右手持抽吸肝素的注射器在两指间垂直或与动脉走向成 45°~90° 角刺入动脉，见鲜红色血液涌入注射器后固定针头的方向及深度，左手抽取血液至所需量。

（2）动脉血气针采血：取出并检查动脉血气针，将血气针活塞拉到所需血量的刻度，穿刺方法同上，见鲜红色回血后，固定血气针，血液会自动流入到采血针内达到预设的采血量。

7. 拔针　采血完毕，迅速拔出针头，按压 5~10min。

8. 隔绝空气　拔出针头后，立即将针尖斜面刺入软木塞或橡胶塞，以隔绝空气，并轻轻搓动注射器使血液与抗凝药混匀。

9. 整理用物　按医疗废物处理条例处置用物，协助患者取舒适卧位，整理床单位，再次核对，洗手，记录。

【操作后护理】

1. 立即送检　将血标本连同化验单及时送检，以免影响检验结果。

2. 评估　评估患者采血部位有无血肿。

【注意事项】

1. 桡动脉穿刺点为前臂掌侧腕关节上 2cm，桡动脉搏动明显处；股动脉穿刺点为腹股沟股动脉搏动明显处。新生儿宜选用桡动脉，不宜选用股动脉穿刺，因股动脉穿刺垂直进针时易伤及髋关节。

2. 拔针后局部用无菌纱布沿穿刺方向加压止血，以免出血或形成血肿。

3. 血气分析标本应与空气隔绝，并立即送检。

4. 凝血功能障碍的患者，拔针后应延长按压时间；有出血倾向者慎用动脉穿刺法采集血标本。

5. 患者饮热水、洗澡、运动后需要休息 30min 后再进采血，避免影响检查结果。

三、尿标本采集法

尿液的组成和性状不仅与泌尿系统疾病直接相关，也受机体各系统功能状态的影响，并反映机体的代谢状况。临床上常采集尿标本用于物理、化学、细菌学等检查，以了解病情、协助诊断、观察疗效。尿标本可分为常规标本、培养标本、12h 尿标本或 24h 尿标本。

【适应证】

1. 常规标本　检查尿液的颜色、透明度、有无细胞及管型，测定尿比重，进行尿蛋白及尿糖定性检测。

2. 培养标本　用于细菌培养或细菌敏感试验，以了解病情，协助疾病的诊断与治疗。

3. 12h 尿标本或 24h 尿标本　用于各种尿生化检查，如钠、钾、氯、17- 羟类固醇、肌酐、肌酸及尿糖定量检查或尿浓缩查结核杆菌。

【禁忌证】

无绝对禁忌证。

【操作前护理】

1. 评估　评估患者的病情、临床诊断、排尿情况、检查目的、意识状态、配合程度等。

2. 用物准备　检验申请单、贴好标签或条形码（注明科别、病室、床号、姓名、住院号、检验项目）、手消毒液。根据不同的检验目的另备：

（1）常规标本：一次性尿常规标本容器。

（2）培养标本：无菌标本试管、无菌手套、无菌棉签、消毒液、无菌注射器、导尿包（必要时）。

（3）12h 尿标本或 24h 尿标本：集尿瓶（容量为 3~5L）、防腐剂。

【操作过程】

1. 核对　携用物至床旁，核对患者，解释标本采集目的，屏风或床帘遮挡。

2. 收集标本

（1）常规标本

1）能够自理的患者：嘱其留取晨起第一次尿于标本容器内，除测定尿比重需留尿 100ml，其余检验留尿 30~50ml。

2）不能自理的患者：应协助患者床上使用便器，并收集尿液于标本容器中；婴儿或尿失禁患者可用尿套或尿袋协助收集。

3）留置导尿的患者：从集尿袋下方引流孔处打开橡胶塞收集尿液。

（2）培养标本

1）导尿术留取法：昏迷或尿潴留的患者，可通过插导尿管的方法将尿液引出，留取中段尿 5~10ml。

2）留置导尿术留取法：留置导尿时，用无菌消毒法消毒导尿管外部及导尿管口，用无菌注射器通过导尿管抽吸尿液送检。长期留置导尿管者，应更换新导尿管后再留尿。

（3）12h 尿标本或 24h 尿标本：让患者将尿液先排在便器或尿壶内，然后再倒入集尿瓶内。集尿瓶应放在阴凉处，根据检验要求加入防腐剂。

3. 容器贴签　在容器外贴上检验单附联，其上注明日期、起止时间。

4. 留取尿液

（1）留取 12h 尿标本：嘱患者于 7pm 排空膀胱后开始留取至次日 7am 留完最后一次尿。

（2）留取 24h 尿标本：嘱患者于 7am 排空膀胱后开始留取至次日 7am 留完最后一次尿。

5. 加防腐剂　患者第一次排尿后即加入防腐剂，使之与尿液混合。

6. 记录总量　留取最后一次尿液后，将 12h 或 24h 尿液全部盛于集尿瓶内，充分混合后，从中取适量尿液（一般为 20~50ml）于清洁干燥有盖容器内，将测得的总尿量记录于检验单上，弃去余尿。

7. 整理记录　协助患者取舒适卧位、洗手、记录，按要求处理用物。

常用防腐剂的作用、用法和适用范围见表 2-1-1。

表 2-1-1　常用防腐剂的作用、用法和适用范围

防腐剂	作用	用法	适用范围
甲醛	防腐、固定尿中有机成分	每 100ml 尿液中加 400mg/L 甲醛 0.5ml	12h 尿细胞计数（艾迪计数）
浓盐酸	防止尿中激素被氧化	24h 尿液中加 10ml/L 浓盐酸	17- 羟类固醇、17- 酮类固醇
甲苯	保持尿液化学成分不变	留取第一次尿液后加入，每 100ml 尿液加甲苯 0.5ml（即甲苯浓度为 5~20ml/L）	尿生化检验，如尿蛋白、尿糖、尿钠、钾、氯、肌酐、肌酸的定量检查

【操作后护理】

将尿标本连同化验单及时送检，确保检验结果的准确性。

【注意事项】

1. 尿液标本须新鲜，常规检查的尿标本，采集后尽快送检，最好不超过 2h。

2. 若会阴部分泌物过多时，应先清洁或冲洗会阴后再收集。

3. 女性患者月经期不宜留取尿标本，以免影响检查结果；孕诊断试验应留取晨尿。

4. 尿液标本应避免混入血、白带、精液和粪便。

四、粪标本采集法

正常粪便由已经消化及未消化的食物残渣、消化道分泌物、大量细菌和水分组成。粪便标本的检验结果有助于评估患者的消化系统功能，协助疾病的诊断与治疗。粪便标本包括常规标本、寄生虫标本、虫卵标本、细菌培养标本、隐血标本。

【适应证】

1. 常规标本　检查粪便的一般性状、颜色、细胞。

2. 培养标本　检查粪便中的致病菌。

3. 寄生虫及虫卵标本　检查粪便中的寄生虫、幼虫和虫卵。

4. 隐血标本　检查粪便中肉眼不能观察到的微量血液。

【禁忌证】

无绝对禁忌证。

【操作前护理】

1. 评估　评估患者的病情、临床诊断、排便情况、检验目的、意识状态、配合程度。

2. 用物准备　检验申请单、贴好标签或条形码（注明科别、病室、床号、姓名、住院号、检验目的）。根据不同的检验目的另备：

（1）常规标本：粪标本检验盒（内附棉签或检便匙）。

（2）寄生虫或虫卵标本：粪标本检验盒（内附棉签或检便匙）、透明胶带及载玻片（查找蛲虫）。

（3）培养标本：无菌培养瓶、无菌长棉签、无菌生理盐水。

（4）隐血标本：粪标本检验盒（内附棉签或检便匙）。

【操作过程】

1. 核对　携用物至床旁，核对患者，解释标本采集目的，屏风或床帘遮挡。

2. 排空膀胱　屏风遮挡，嘱患者排空膀胱，以免排便时混入尿液，影响检验结果。

3. 留取标本

（1）常规标本：嘱患者排便于清洁便盆中；用检便匙取黏液脓血部分或粪便多处取材约 5g 放入标本容器内，对不能自理的患者应协助其排便。

（2）寄生虫及虫卵标本

1）查寄生虫及虫卵：嘱患者排便于便盆中，取不同部位带血液或黏液的部分 5~10g。

2）查蛲虫：嘱患者于睡前或清晨起床前将取标本透明胶带贴于肛门周围处。取下并将已粘贴着蛲虫卵的胶带面粘在载玻片上或将胶带对合，送检验室作显微镜检查。

3）查阿米巴原虫：用热水将便盆加温至接近体温。排便后，将标本连同便盆立即送检。

（3）培养标本

1）能自行排便者：嘱患者排便于消毒便盆内，用无菌棉签取粪便中央部分或带脓血、黏液的粪便 2~5g 放入培养瓶中，盖紧瓶塞，立即送检。

2）不能排便者：若患者无便意，将无菌长棉签用无菌生理盐水浸湿，轻轻插入肛门 4~5cm（幼儿 2~3cm），朝一个方向轻轻旋转退出，将棉签置于无菌培养瓶内，塞紧瓶塞。

（4）隐血标本：按常规标本留取。

4. 记录　协助患者取舒适卧位，洗手，记录粪便的形状、颜色、气味，按常规消毒处理用物。

【操作后护理】

将粪标本连同化验单及时送检，确保检验结果的准确性。

【注意事项】

1. 查阿米巴原虫时，在采集标本前，不可给患者服用钡剂、油质、含金属的泻剂，以免影响阿米巴虫卵或胞囊显露。

2. 采集隐血标本时，在采集标本前 3d 须禁食肉类、动物肝脏、血、含铁丰富的食物和药物以及绿色蔬菜，第 4d 开始采集标本，避免造成假阳性。

3. 粪便标本中不可混入尿液、植物、泥土、污水等异物。

4. 采集培养粪便标本，尽量多处选取标本，以提高检验阳性率。

五、痰标本采集法

痰液为气管、支气管、肺泡的分泌物。正常情况下分泌很少，不引起咳嗽和咳痰；呼吸道黏膜受到刺激，分泌物增多，痰量增多可有痰液咳出。痰液的性质、气味、量对疾病的诊断具有重要意义。痰液标本包括常规痰标本、24h 痰标本、痰培养标本。

【适应证】

1. 常规痰标本　用于检查痰液中的细菌、虫卵、癌细胞等。

2. 24h 痰标本　用于检查 24h 痰量，观察痰液的性状以协助诊断或作浓集结核杆菌检查。

3. 痰培养标本　用于检查痰液中的致病菌，为抗生素的选择提供依据。

【禁忌证】

无绝对禁忌证。

【操作前护理】

1. 评估　评估患者的病情、疾病诊断、检验目的、意识状态、配合程度。

2. 用物准备　检验申请单、贴好标签或条形码（注明科别、病室、床号、姓名、住院号、检验目的）。根据不同的检验目的另备：

（1）常规痰标本：一次性痰杯。

（2）24h 痰标本：备清洁广口容量集痰器。

（3）痰培养标本：一次性无菌痰杯、漱口杯。患者无力咳嗽或不合作时，需要备吸痰用物、集痰器。

【操作过程】

1. 核对　携用物至床旁，核对患者，解释标本采集目的，屏风或床帘遮挡。

2. 收集标本

（1）常规标本

1）能自行留痰者：嘱患者晨起后，漱口。深呼吸数次后用力咳出气管深处的痰液置于痰盒中。

2）无力咳痰或不合作者：协助患者取合适卧位，叩击胸背部，将集痰器分别连接吸引器和吸痰管吸痰，置痰液于集痰器中。

（2）痰培养标本

1）能自行留痰者：晨起后，先用漱口溶液漱口，再用冷开水漱口；深呼吸数次后用力咳出气管深处痰液；将痰液收集于无菌痰盒内，痰量不得少于 1ml。

2）无力咳嗽或不合作者：同常规标本留取，使用无菌集痰器。

（3）24h 痰标本：从晨起漱口后（7am）第一口痰开始留取，至次日晨起漱口后（7am）第一口痰结束，将 24h 的痰液全部收集于集痰器内。

3. 整理及记录　协助患者取舒适卧位，处理用物，洗手，记录。

【操作后护理】

将痰标本连同化验单及时送检，确保检验结果的准确性。

【注意事项】

1. 痰液不易咳出者，可先雾化吸入生理盐水，再咳出痰液。

2. 留取常规痰标本查找癌细胞时应立即送验，也可用 95% 酒精或 10% 甲醛固定后立即送检。

3. 作 24h 痰量和分层检查时，应嘱患者将痰吐在无色的广口瓶内，必要时可加入少许苯酚以防腐。

4. 不可将唾液、漱口水、鼻涕混入痰液内。

5. 收集痰液的时间宜选择在清晨，因此时痰量较多，痰内细菌也较多。

六、鼻咽拭子标本采集法

正常人鼻咽喉部有正常菌群，无致病菌生长。鼻咽部细菌均来自外界，正常情况下不致病，当机体抵抗力下降或其他外部因素作用下出现感染等而导致疾病。鼻咽拭子细菌培养可分离出致病菌，有助于白喉、化脓性扁桃体炎、急性咽喉炎等疾病的诊断。

【适应证】

取鼻部、咽部或扁桃体上分泌物做细菌培养或病毒分离，以协助诊断、治疗。

【禁忌证】

无绝对禁忌证。

【操作前护理】

1. 评估　评估患者的病情、临床诊断、意识状态、配合程度。

2. 用物准备　无菌拭子培养管，鼻拭子标本采集还需要备无菌棉签和生理盐水。

【操作过程】

1. 核对　携用物至床旁，核对患者，解释标本采集目的，用屏风或床帘遮挡。

2. 取舒适体位　协助患者取平卧位或坐位。

3. 采集标本

（1）鼻拭子

1）清洁鼻腔：无菌棉签蘸取生理盐水，清洁双侧鼻腔。

2）测量长度：先用拭子测量鼻孔到耳根的距离，确认拭子插入鼻腔的长度。

3）取分泌物：采样人员一手轻扶被采集人员的头部，一手执拭子贴鼻孔进入，沿下鼻道的底部向后缓缓深入。由于鼻道呈弧形，不可用力过猛，以免发生外伤出血。待拭子顶端到达鼻咽腔后壁时，轻轻旋转 1 周（如遇反射性咳嗽，应停留片刻），使拭子在鼻腔内停留 15~30s，然后缓缓取出拭子，将拭子头浸入含 2~3ml 病毒保存液的管中。

（2）咽拭子

1）暴露咽喉：嘱患者张口发“啊”的音，暴露咽喉部。

2）取分泌物：将拭子越过舌根，在被采集者两侧咽扁桃体稍微用力来回擦拭至少 3 次，然后再在咽后壁上下擦拭至少 3 次，将拭子头浸入含 2~3ml 病毒保存液（也可使用等渗盐溶液、组织培养液或磷酸盐缓冲液）的管中，尾部弃去，旋紧管盖。

4. 整理及记录　协助患者取舒适卧位，洗手，记录，按常规消毒用物。

【操作后护理】

将拭子连同化验单及时送检，确保检验结果的准确性。

【注意事项】

1. 最好在应用抗生素之前采集标本。
2. 做真菌培养时应在口腔溃疡面上采取分泌物。
3. 留取标本时，棉签不可触及其他部位，防止污染标本，影响检验结果。
4. 避免进食后 2h 内留取标本，防止发生呕吐。
5. 为呼吸道传染性疾病患者或疑为呼吸道传染性疾病患者采集鼻咽拭子时，护士按照传染病隔离原则进行防护。

（陈美榕）

第十三节　身体约束

身体约束是指使用相关用具或设备附加在或邻近于患者的身体，限制其身体或身体某部位自由活动和 / 或触及自己身体的某部位。目前推荐最小化约束，是指最小范围或最短时间地限制患者身体或身体某部位的自由活动。约束用具是用于限制患者身体或身体某部位自由活动的工具，如各类型约束带、约束手套、约束衣裤等。

【适应证】

小儿患者、有坠床高危因素的患者、精神病患者、易发生压力性损伤者、皮肤瘙痒者。

【禁忌证】

无。

【操作前护理】

1. 评估

(1)评估患者年龄、病情、意识状态、肢体活动、约束部位皮肤、是否有意外损伤的危险。

(2)患者和家属对应用保护用具的目的、方法和注意事项了解并配合,签署知情同意书。

2. 护士准备　衣帽整洁,修剪指甲,洗手,戴口罩。

3. 用物准备　根据病情需要准备约束用具及棉垫。

【操作过程】

核对患者姓名、床号、腕带,根据患者病情选择适当的约束用具,注意保持肢体及各关节处于功能位。

1. 宽绷带　常用于固定手腕和踝部。

(1)先用棉垫包裹手腕和踝部,再用宽绷带打成双套结,套在棉垫外,稍系紧固定,棉垫松紧以不影响肢体血液循环为宜。

(2)将带子系在床架上。

2. 肩部约束带　常用于固定肩部,限制患者坐起。

(1)患者两肩部套上袖筒,腋窝处垫棉垫,两袖筒上的系带在胸前打结固定。

(2)两宽带系于床头。必要时亦可将枕头横立于床头,将大单斜折成长条,作肩部约束。

3. 膝部约束带　常用于固定膝部,限制患者下肢活动。

(1)棉垫垫于患者两膝之间,约束带横放在两膝上,宽带下的两头带分别固定一侧膝关节。

(2)宽带两端系于床架上,亦可用大单进行膝部固定。

4. 尼龙搭扣约束带　常用于固定手腕、上臂、踝部及膝部。

(1)棉垫垫于需约束的关节处,松紧适宜。

(2)对合约束带上的尼龙搭扣后,将带子系于床缘。

5. 约束手套　用于限制患者手指活动。

(1)准备两条小毛巾,各卷成圆筒后,用胶布固定。

(2)确定患者手清洁干燥后,请患者双手各握一个毛巾卷。

(3)戴上约束手套,将带子固定于手腕处。

【操作后护理】

1. 严密观察　协助患者取舒适体位或被动体位,应动态观察患者约束松紧度、局部皮肤颜色、温度、感觉、局部血运等情况,一旦出现并发症,及时通知医生。

2. 保障患者安全　确保患者能随时与医务人员取得联系,如呼叫器的位置适宜或有人员陪护等。

3. 记录　记录约束的原因、部位、用具、执行时间和实施者。

【注意事项】

1. 严格掌握保护用具的使用方法,遵循最小化约束原则。

2. 应根据具体约束部位选择合适的约束用具和方法,保持肢体及各关节处于功能位,协助患者更换体位,保证患者安全、舒适。

3. 使用时,约束带下须垫衬垫,固定松紧适宜,一般以伸入1~2指为宜,每2h放松约束1次。每15min观察约束部位皮肤末梢循环情况1次,若发现异常及时处理。切勿将约束带系于床栏上,以免患者烦躁时晃动床栏,造成损伤。

第十四节 转运

转运是指患者从原来楼层或科室通过轮椅、平车或车辆等方式转到其他部门或医院的过程。本节主要介绍院内转运常用的轮椅运送法和平车运送法。

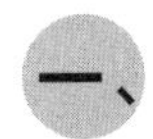

一、轮椅运送法

【适应证】

1. 转运能坐起但不能行走的患者。

2. 协助患者活动，促进其血液循环和体力恢复。

【禁忌证】

因病情无法直立、坐位的患者。

【操作前护理】

1. 评估

（1）评估患者病情、体重、躯体活动能力、病损部位、意识状态、心理反应、理解及合作程度。

（2）检查轮椅性能是否完好，地面是否干燥、平坦，移开障碍物。

2. 用物准备　轮椅、按季节备外衣，按需要备毛毯、别针。

【操作过程】

1. 检查与核对　检查轮椅性能，推至患者床旁。核对患者姓名、床号、腕带，解释目的、方法及配合事项。

2. 放置轮椅　使椅背与床尾平齐，将脚踏板翻起，拉起车闸以固定车轮。

3. 患者上轮椅前的准备

（1）协助患者穿衣、裤、袜子。

（2）嘱患者以手掌撑在床面上，双足垂床缘，维持坐姿。

（3）协助患者穿好鞋子。

（4）需要时将毛毯单层平铺于轮椅上，使毛毯上端高出患者颈部 15cm，询问并观察患者有无不适。

4. 协助患者上轮椅

（1）嘱患者将双手置于护士肩上，护士双手环抱患者腰部，协助患者下床。

（2）协助患者转身，嘱患者用手扶住轮椅把手，坐于轮椅中。

（3）翻下脚踏板，协助患者把脚踏在脚踏板上，将毛毯围于患者颈部，并做成翻领和袖筒，用别针固定，再围好患者的上身、下肢和双脚，避免患者受凉。

（4）整理床单位，铺暂空床。

（5）确定无不适后放松制动闸。

（6）推轮椅时，嘱患者手扶扶手，尽量靠后坐，下坡时要减慢速度并注意观察患者病情，保证患者安全。

5. 协助患者下轮椅

(1) 将轮椅推至床尾;使椅背与床尾平齐,患者面向床头。

(2) 扳制动闸使轮椅止动,翻起脚踏板。

(3) 解除患者身上固定毛毯用别针。

(4) 协助患者站起、转身、坐于床缘。

(5) 协助患者脱去鞋子及保暖外衣,取舒适卧位,盖好盖被。

(6) 整理床单位,观察患者病情。

6. 归还轮椅,必要时做记录。

【操作后护理】

严密观察患者转运之后是否出现不适反应。

【注意事项】

1. 经常检查轮椅,保持良好的性能。

2. 推轮椅速度要慢,保证患者安全、舒适。

3. 根据室外温度适当增加衣服,以免患者受凉。

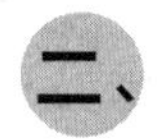

二、平车运送法

【适应证】

运送不能起床的患者入院,做各种特殊检查、治疗、手术或转运。

【禁忌证】

无绝对禁忌证,相对禁忌证为病情危重不能随意搬动的患者。

【操作前护理】

1. 评估

(1) 评估患者病情、体重、躯体活动能力、病损部位、意识状态、心理反应、理解及合作程度。

(2) 向患者、家属解释搬运步骤及配合方法。

(3) 检查平车性能是否完好,地面是否干燥、平坦。

(4) 经筛查认为是疑似或明确诊断的新型冠状病毒肺炎或其他重大呼吸道传染病患者应使用相对独立的转运通道护送。

2. 用物准备　平车,带套毛毯或棉被,遵医嘱准备转运药物、给氧设备和其他转运设备。如为骨折患者,应使用木板垫于平车上,并将骨折部位固定稳妥;如为颈椎、腰椎骨折患者或病情较重的患者,应备有帆布中单或布中单。

【操作过程】

1. 检查平车性能,将平车推至患者床旁,核对患者床号、姓名、腕带。

2. 妥善固定患者身上所有管道。

3. 根据患者病情及体重,确定搬运方法。向患者解释目的,指导患者配合方法,松开盖被,协助患者穿好衣裤。

(1) 挪动法:适用于能配合的患者。①将推车紧靠床边,大轮靠近床头,扳制动闸使平车止动。②将毛毯或盖被平铺于平车上,协助患者将上身、臀部、下肢依次向平车挪动,使患者躺卧舒适,用被盖包裹，露出头部。整理床单，铺好暂空床。③下平车顺序：先挪动下肢、臀部，再挪动上半身。

（2）一人搬运法：适用于体重较轻、上肢活动自如的患者。①将平车推至床旁，大轮端靠近床尾，使平车与床成钝角，扳制动闸使平车止动。②护士一手臂自患者近侧腋下伸至对侧肩部，另一手臂伸到患者臀下。患者双手交叉于护士颈后，护士抱起患者移步转身，将患者轻放于平车上，使患者躺卧舒适，用毛毯包裹患者。

（3）二、三人搬运法：适用于体重较重，不能活动的患者。①同一人搬运①。②站位：搬运者均站在患者同侧床旁，协助患者将上肢交叉于胸前。③二人分工：护士甲一手臂托住患者的头、颈、肩下方，另一手臂托住腰部；护士乙一手伸至患者臀部下方，另一手伸至患者膝部下方，两人同时抬起患者至近侧床缘，再移步至平车，轻放于平车中央，包裹好毛毯。④三人分工：护士甲双手托住患者的头、颈、肩及胸部；护士乙双手托住患者的背、腰、臀部；护士丙托住患者膝部及双足。

（4）四人搬运法：适用于病情危重或颈、腰椎骨折等患者。①同挪动法①。②站位：护士甲、乙分别站于床头和床尾，护士丙、丁分别站于病床和平车的一侧。③在患者腰臀下铺帆布兜或中单，若为骨折患者，平车上应放置木板，固定好骨折部位。④分工：护士甲托住患者的头、颈、肩部；护士乙托住患者的双足；护士丙和护士丁抓住帆布兜或者中单四角，四人合力同时抬起患者放于平车中央，使患者躺卧舒适，盖好盖被。护士甲在搬运过程中应随时观察患者的病情变化。

4. 整理床单位，将床改铺为暂空床。

5. 松动平车制动闸，推患者至目的地。

【操作后护理】

1. 观察病情　严密观察患者的病情变化。

2. 持续治疗　保证患者的持续性治疗不受影响。

3. 终末消毒　传染病患者按消毒隔离要求进行终末消毒。

【注意事项】

1. 搬运时动作要轻稳，确保患者的安全、舒适。

2. 运送过程中，患者的头应卧于大轮一端，可减少颠簸引起的不适；推车时护士应站在患者头侧，以便于观察病情；推患者上下坡时，患者的头应在高处一端，以免引起患者不适。

3. 有静脉输液、引流管患者，需要注意保持输液和引流管道通畅。

4. 颅脑损伤、颌面部外伤以及昏迷患者，应将头偏向一侧。搬运颈椎损伤的患者时，头部应保持中立位。

5. 注意节力　搬运时尽量让患者身体靠近搬运者，缩短重力臂距离达到省力的目的。

（赵庆华）

第十五节　尸体料理

尸体料理是对临终患者实施完整护理的最后步骤，是临终关怀整体护理的重要内容。死亡后的护理是对死者生前护理的延续，不仅是对死者人格的尊重，也是对死者家属心灵的慰藉。

【适应证】

保持尸体整洁、姿势良好，尊重死者，安慰家属，减轻哀痛。

【禁忌证】

无绝对禁忌证。

【操作前护理】

1. 评估　了解患者生前遗愿、民族及宗教信仰；患者的诊断、治疗、抢救过程、死亡原因及时间；尸体清洁程度、有无伤口及引流管；患者家属心理状况、对尸体护理的认知及配合程度。

2. 用物准备　治疗盘内备尸单、衣裤、尸体识别卡 3 张、血管钳、不脱脂棉花、绷带、剪刀、梳子、松节油。治疗盘外备擦洗用物、手消毒液，有伤口者需要备敷料、胶布；若为传染病患者另备隔离衣和手套。

【操作过程】

1. 填卡备物　填写尸体识别卡，洗手，戴口罩。

2. 安慰家属　安慰家属节哀，请其暂时离开病室；携用物至床旁，屏风遮挡。

3. 停止治疗　撤去所有治疗用物，如输液管、氧气管、导尿管、气管套管或插管等。

4. 安置体位　将尸体放平使尸体仰卧，头下放置一个枕头，脱去衣裤，双臂放于身体两侧，用被套遮盖尸体。

5. 处理伤口　有伤口者更换敷料，有引流管应拔出后缝合创口或用蝶形胶布封闭。

6. 整理面部　洗脸，若有义齿代为装上；协助闭上口眼，眼不能闭合者可用毛巾湿敷或于上眼睑下垫少许棉花，使上睑下垂闭合；口不能闭合者，轻揉下颌，或用绷带托住。

7. 填塞孔道　用血管钳将不脱脂棉花塞于口、鼻、耳、肛门、阴道等孔道，棉花不外露。

8. 清洁尸体　擦净全身，依次擦洗上肢、胸、腹、背、臀、下肢，更衣梳发，用松节油擦净胶布痕迹。

9. 包裹尸体　穿上尸体衣裤，用尸单包裹尸体，用绷带在胸部、腰部、踝部固定牢固。用尸单上端遮盖头部。

10. 交接尸体　协助移尸体于停尸箱内，做好与殡仪服务中心或殡仪馆的交接。

【操作后护理】

1. 物品处理　清洁、消毒死者用过的一切物品，非传染病患者按一般出院患者方法处理，传染病患者按传染病患者终末消毒方法处理。

2. 移交遗物　整理患者遗物交给家属，若家属不在，应由两人清点后，贵重物品列清单，交护士长保管。

3. 整理文件　整理病历，在体温单上 40~42℃记录死亡时间，注销各种执行单，完成各项记录；指导家属办理结账手续。

【注意事项】

1. 患者经抢救无效，医生开具死亡证明确定死亡后，方可进行尸体护理。

2. 尸体护理应及时进行，防止僵硬。

3. 做尸体护理时，应以高尚的职业道德和情感，尊重死者及家属，满足家属合理要求。

4. 保护死者隐私及自尊，用屏风遮挡尸体，避免影响其他患者和家属情绪。

5. 传染病患者的尸体，应用 1% 氯胺消毒液擦拭，并用浸湿消毒液的棉球填塞各孔道，将尸体包裹在不透水的袋子中，并在袋外做传染标识。

（陈美榕）

第二章　感染控制技术

第一节　手卫生

手卫生（hand hygiene）是医务人员在从事职业活动过程中的洗手、卫生手消毒和外科手消毒的总称。洗手（hand washing）指医务人员用流动水和洗手液（肥皂）揉搓冲洗双手，去除手部皮肤污垢、碎屑和部分微生物的过程；卫生手消毒（antiseptic hand rubbing）指医务人员用手消毒剂揉搓双手，以减少手部暂驻菌的过程；外科手消毒（surgical hand antisepsis）指外科手术前医护人员用流动水和洗手液揉搓冲洗双手、前臂至上臂下 1/3，再用手消毒剂清除或者杀灭手部、前臂至上臂下 1/3 暂驻菌和减少常驻菌的过程。

【适应证】

（一）手卫生和卫生手消毒

1. 下列情况医务人员应洗手和 / 或使用手消毒剂进行卫生手消毒：①接触患者前；②清洁、无菌操作前，包括进行侵入性操作前；③暴露患者体液风险后，包括接触患者黏膜、破损皮肤或伤口、血液、体液、分泌物、排泄物、伤口敷料后；④接触患者后；⑤接触患者周围环境后，包括接触患者周围的医疗相关器械、用具等物体表面后。

2. 下列情况应洗手：①当手部有血液或其他体液污染时；②可能接触肠道病毒等对速干手消毒剂不敏感的病原微生物时。

3. 手部没有肉眼可见污染时，宜使用手消毒剂进行卫生手消毒。

4. 下列情况时医务人员应先洗手，然后进行卫生手消毒：①接触传染病患者的血液、体液和分泌物以及被传染性病原微生物污染的物品后；②直接为传染病患者进行检查、治疗、护理或处理传染病患者污物后。

（二）外科手消毒

下列情况医务人员应进行外科手消毒：①进行外科手术等侵入性操作前；②手术过程中手套破损或手被污染时。

【禁忌证】

局部皮肤有破损、感染等。

【操作前准备】

1. 着装符合手术室要求，摘除首饰（戒指、手表、手镯、耳环、珠状项链等）。

2. 指甲长度不应超过指尖，不应戴人工指甲或涂指甲油。

3. 检查洗手液、手消毒剂等用物是否齐全并在有效期范围内。

4. 手卫生设备、用物呈备用状态。

【操作过程】

（一）手卫生

1. 在流动水下，淋湿双手。

2. 取适量洗手液(肥皂),均匀涂抹至整个手掌、手背、手指和指缝。

3. 认真揉搓双手不少于15s,注意清洗双手所有皮肤,包括指背、指尖和指缝,具体揉搓步骤:①掌心相对,手指并拢,相互揉搓;②掌心对手背沿指缝相互揉搓,交换进行;③掌心相对,双手交叉指缝相互揉搓;④弯曲手指使关节在另一手掌心旋转揉搓,交换进行;⑤一手握住另一手大拇指旋转揉搓,交换进行;⑥将五个手指尖并拢放在另一手掌心旋转揉搓,交换进行;⑦握住手腕回旋摩擦,交换进行。

4. 在流动水下彻底冲净双手,擦干,取适量护手液护肤。

5. 使用干手物品擦干双手。

(二)卫生手消毒

1. 取适量的手消毒剂于掌心,均匀涂抹双手。

2. 按照医务人员洗手方法中的步骤进行揉搓。

3. 揉搓至手部干燥。

(三)外科手消毒

1. 外科洗手　①取适量的洗手液清洗双手、前臂和上臂下1/3,并认真揉搓3~5min。清洁双手时,可使用清洁指甲用品清洁指甲下的污垢和使用揉搓用品清洁手部皮肤的皱褶处;②流动水冲洗双手、前臂和上臂下1/3;③使用干手用品擦干双手、前臂和上臂下1/3。

2. 外科冲洗手消毒　①取适量手消毒剂涂抹至双手的每个部位、前臂和上臂下1/3,认真揉搓3~5min;②在流动水下从指尖向手肘单一方向冲净双手、前臂和上臂下1/3,用无菌巾彻底擦干;③冲洗水应符合《中华人民共和国生活饮用水卫生标准》的规定,水质达不到要求时,手术人员在戴手套前应用速干手消毒剂消毒双手;④手消毒剂的取液量、揉搓时间及使用方法遵循产品的使用说明。

3. 外科免冲洗手消毒　①取适量的手消毒剂放置在左手掌上;②将右手手指尖浸泡在手消毒剂中,时间≥5s;③将手消毒剂涂抹在右手、前臂直至上臂下1/3,确保通过环形运动环绕前臂至上臂下1/3,将手消毒剂完全覆盖皮肤区域,持续揉搓10~15s,直至消毒剂干燥;④取适量的手消毒剂放置在右手掌上;⑤在左手重复上述步骤;⑥取适量的手消毒剂放置在手掌上;⑦揉搓双手直至手腕,揉搓方法按照医务人员洗手方法中揉搓的步骤进行,揉搓至手部干燥;⑧手消毒剂的取液量、揉搓时间及使用方法遵循产品的使用说明。

4. 外科刷手

(1)取无菌手刷。

(2)取适量外科手消毒液,刷洗双手、前臂、至上臂下1/3,刷时稍用力,时间3min:①先刷甲缘、甲沟、指蹼;②再由拇指桡侧开始,渐次到指背、尺侧、掌侧,依次刷完双手手指;③然后再分段交替刷左右手掌、手背、前臂至肘上。

(3)用流动水自指尖至肘部冲洗。

(4)用无菌巾从手至肘上擦干双手及手臂。

(5)手消毒剂的取液量、揉搓时间及使用方法应遵循产品的使用说明。

【注意事项】

(一)手卫生及卫生手消毒

戴手套不能代替手卫生,摘手套后应进行手卫生。

(二)外科手消毒

1. 应遵循先洗手,后消毒的原则。

2. 不同手术之间或手术过程中手被污染时，应重新进行外科手消毒。

3. 不得戴假指甲、装饰指甲。

4. 手部皮肤应无破损。

5. 注意勿遗漏指间、腕部尺侧和肘窝部。

6. 冲洗双手时避免溅湿衣裤；不可在水中来回移动手臂。

7. 在外科手消毒过程中应保持双手位于胸前并高于肘部，使水由手部流向肘部。

8. 可使用海绵、其他揉搓用品或双手相互揉搓。

9. 无菌巾不可回擦，拿无菌巾的手不要触碰已擦过皮肤的巾面，无菌巾不要擦拭未经消毒的皮肤。

10. 戴无菌手套前，避免污染双手；术后摘除手套后，应用洗手液清洁双手。

11. 用后的清洁指甲用品、揉搓用品如海绵、手刷等，放到指定的容器中；揉搓用品、清洁指甲用品应一人一用一消毒或者一次性使用。

12. 外科手消毒剂开启后应标明日期、时间。易挥发的醇类产品开瓶后的使用期不得超过30d，不易挥发的产品开瓶后使用期不得超过60d。

【流程图】

手卫生流程见图2-2-1。

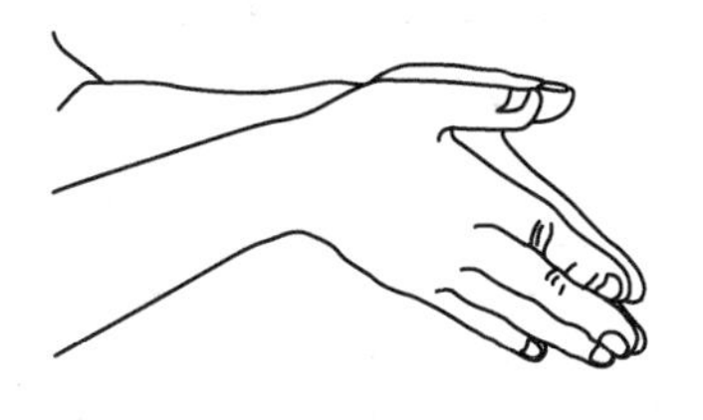

A. 掌心相对，手指并拢相互揉搓

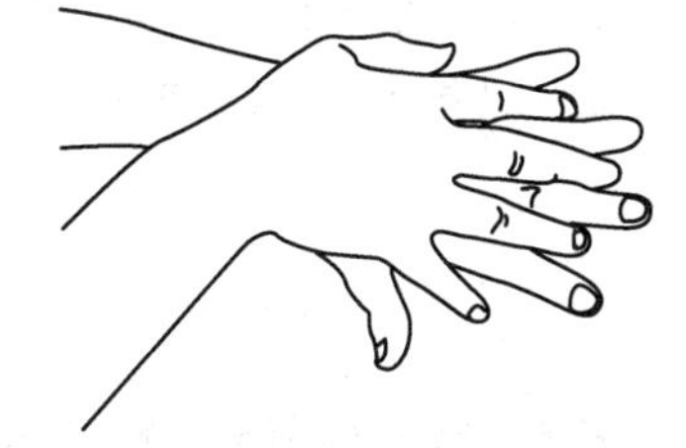

B. 掌心对手背沿指缝相互揉搓，交换进行

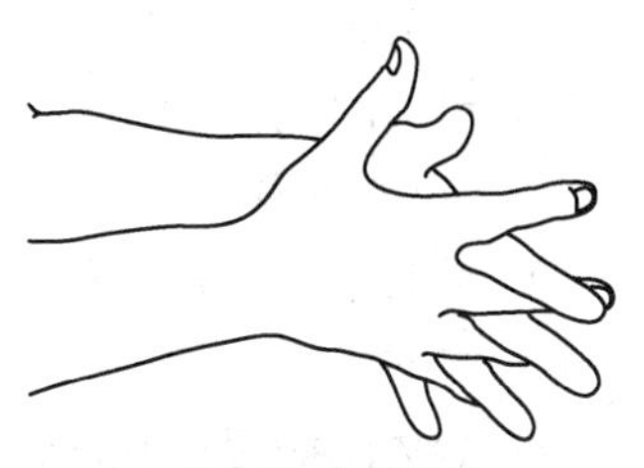

C. 掌心相对，双手交叉指缝相互揉搓

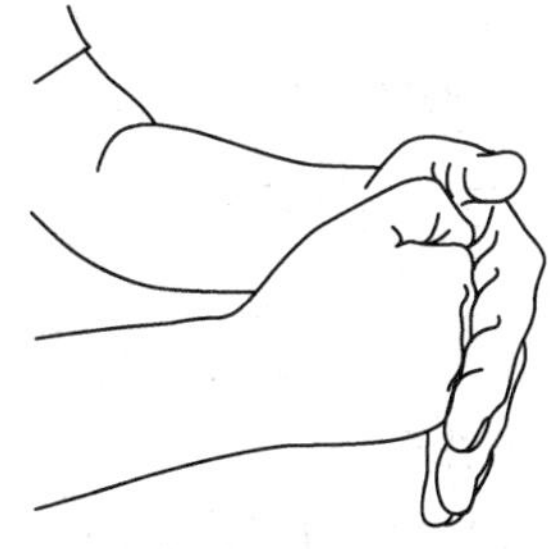

D. 弯曲手指使关节在另一掌心旋转揉搓，交换进行

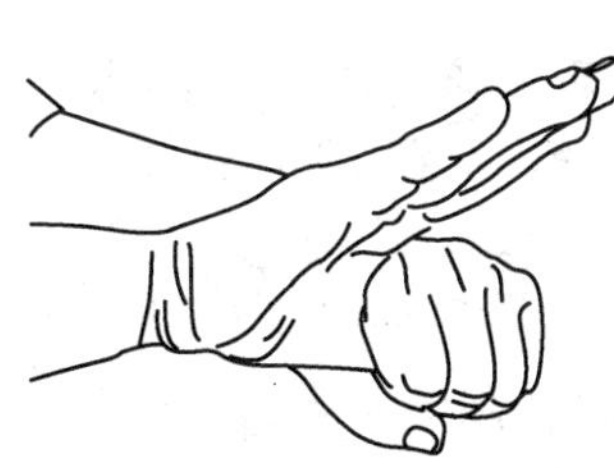

E. 一手握另一手大拇指旋转揉搓，交换进行

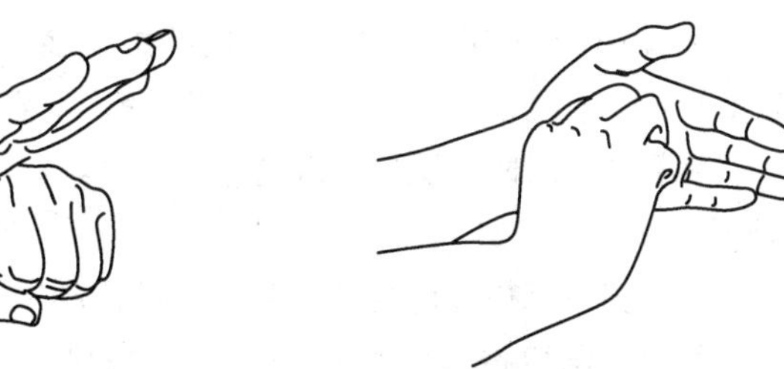

F. 五个手指尖并拢在另一掌心中旋转揉搓，交换进行

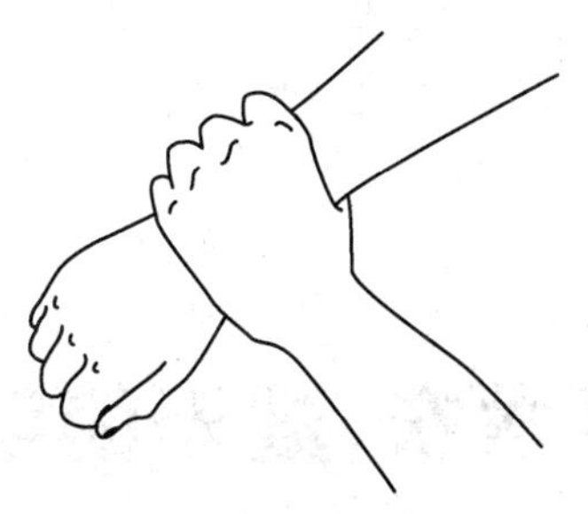

G. 握住手腕回旋摩擦，交换进行

图2-2-1　手卫生流程图

第二节　穿脱防护服

防护服是临床医务人员在接触甲类或按甲类传染病管理的传染病患者时所穿的一次性防护用品。防护服应防水、抗静电，具有良好的过滤效果、无皮肤刺激性，穿脱方便，结合部严密，并且袖口、脚踝口应为弹性收口。

【适应证】

1. 临床医务人员在接触甲类或按甲类传染病管理的传染病患者时。

2. 接触经空气传播或飞沫传播的传染病患者，可能受到患者血液、体液分泌物、排泄物喷溅时。

【操作前准备】

1. 护士准备　衣帽整洁，修剪指甲，取下手表，卷袖过肘，洗手，戴口罩。

2. 环境准备　清洁、宽敞。

3. 用物准备　防护服 1 件、手卫生用物、医用垃圾桶。

【操作步骤】

（一）穿防护服

1. 取防护服　①检查防护服是否干燥、完好无破损、型号是否合适；②确定内面和外面。

2. 穿防护服　无论连体式还是分体式都遵循此顺序：穿下衣→穿上衣→戴帽子→拉拉链。

（二）脱防护服

1. 手卫生　脱防护服前先进行手卫生。

2. 脱防护服

1）分体防护服：①拉开拉链；②脱帽子，上提帽子使帽子脱离头部；③脱上衣，先脱袖子，再脱上衣，将污染面向里放入医疗垃圾袋内；④脱下衣，由上向下边脱边卷，污染面向里，脱下后置于医疗垃圾袋内。

2）连体防护服：①拉开拉链，将拉链拉到底；②脱帽子，上提帽子使帽子脱离头部；③脱衣服，先脱袖子，再由上向下边脱边卷，污染面向里，全部脱下后卷成包裹状，置于医疗垃圾袋内。

3. 手卫生　脱防护服后再次进行手卫生。

【注意事项】

1. 防护服只能在规定区域内穿脱，穿前检查有无潮湿、破损，规格型号是否合适。

2. 医务人员接触多个同类传染病患者时防护服可连续使用；接触疑似患者时，应在接触每位患者之间进行更换。

3. 如防护服有潮湿、渗漏、破损，应立即更换。

4. 防护服被患者血液、体液、污物污染时，应及时更换。

5. 脱防护服时应注意避免污染。

第三节　穿无菌手术衣、戴无菌手套

穿无菌手术衣的目的是避免和预防手术过程中医护人员衣物上的细菌污染手术切口，同时保障手术人员安全预防职业暴露。无菌手术衣（sterile surgical gown）是指定用于手术室规范环境下的无菌服装。无菌手术衣有三对系带：领口一对系带；左叶背部与右叶内侧腋下各一系带组成一对；右叶宽大，能包裹术者背部，其上一系带与腰部前方的腰带组成一对。

无接触式戴无菌手套是指手术人员在穿无菌手术衣时手不露出袖口独自完成或由他人协助完成戴手套的方法。

【适应证】

医务人员进行外科手术前应穿无菌手术衣、戴无菌手套。

【操作步骤】

（一）穿/脱无菌手术衣

1. 穿无菌手术衣　①拿取无菌手术衣，选择较宽敞处站立，面向无菌台，手提衣领，抖开，使无菌手术衣的另一端下垂；②两手提住衣领两角，衣袖向前位将手术衣展开，举至与肩同齐水平，使手术衣的内侧面面对自己，顺势将双手和前臂伸入衣袖内，并向前平行伸展；③巡回护士在穿衣者背后抓住衣领内面，协助将袖口后拉，并系好领口的一对系带及左叶背部与右侧腋下的一对系带；④采用无接触式戴无菌手套；⑤解开腰间活结，将右叶腰带给台上其他手术人员或交由巡回护士用无菌持物钳夹取，旋转后与左手腰带系于胸前，使手术衣右叶遮盖左叶。

2. 脱手术衣　遵循先脱手术衣，再脱手套的原则，确保不污染衣裤。由巡回护士协助解开衣领系带。

（二）戴/脱无菌手套

1. 无接触戴无菌手套　①穿无菌手术衣时双手不露出袖口；②隔衣袖取手套置于同侧的掌侧面，指端朝向前臂，拇指相对，反折边与袖口平齐；③隔衣袖抓住手套边缘并将之翻转包裹手及袖口。

2. 摘除手套　①用戴手套的手抓取另一手的手套外面翻转摘除；②用已摘除手套的手伸入另一手套的内侧面翻转摘除。

【注意事项】

（一）穿无菌手术衣注意事项

1. 穿无菌手术衣必须在相应手术间进行。
2. 无菌手术衣不可触及非无菌区域、若有质疑应立即更换。
3. 有破损的无菌衣或可疑污染时立即更换。
4. 巡回护士向后拉衣领时，不可触及手术衣外面。
5. 穿无菌手术衣人员必须戴好手套，方可解开腰间活结或接取腰带，未戴手套的手不可拉衣袖或触及其他部位。
6. 无菌手术衣的无菌区范围为肩以下、腰以上及两侧腋前线之间。

（二）戴/脱无菌手套注意事项

1. 向近心端拉衣袖时用力不可过猛，袖口拉到拇指关节处即可。
2. 双手始终不能露于衣袖外，所有操作双手均在衣袖内。
3. 戴手套时，将反折边的手套口翻转过来包裹住袖口，不可将腕部裸露。
4. 感染、骨科等手术时手术人员应戴双层手套，有条件的医院，内层应为彩色手套。
5. 脱手套时注意清洁的手不要被手套外侧面所污染。

（高凤莉）

第三章　内科护理技术

第一节　吸氧

吸氧是指通过吸入氧气，提高动脉血氧分压和动脉血氧饱和度，增加动脉血氧含量，是治疗各种原因引起缺氧的基本手段，能促进组织的新陈代谢，维持机体生命活动。供氧装置有氧气筒、管道氧气装置（中心供氧装置）和家庭用制氧机三种类型。常用的吸氧方式有单鼻道吸氧、双鼻道吸氧、普通面罩吸氧、文丘里面罩吸氧等。

【适应证】

1. 呼吸系统疾患，如慢性阻塞性肺疾病、呼吸衰竭。
2. 心脏功能不全，如先天性心脏病、心力衰竭。
3. 中毒，如一氧化碳中毒、氰化物中毒。
4. 大部分外科手术术中、术后的患者。
5. 休克或颅脑疾患患者。
6. 孕妇在分娩过程中或胎心音不良的孕妇。

【禁忌证】

无绝对禁忌证。

【操作前护理】

1. 评估　检查患者鼻腔有无分泌物堵塞或异常。
2. 用物准备　治疗盘内备纱布、弯盘、鼻氧管、棉签；治疗盘外备管道氧气装置或氧气筒及氧气压力表装置、用氧记录单等。

【操作过程】

1. 核对　核对患者腕带、床尾卡与医嘱单上的信息，包括姓名、住院号、吸氧浓度、氧流量、吸氧方式等。
2. 解释　向患者和家属解释吸氧的目的、方法、注意事项和配合要点。
3. 操作要点　检查氧气装置有无漏气，检查吸氧导管是否通畅，打开氧气表，遵医嘱调节流量，将鼻氧管插入鼻腔或将面罩扣在口鼻处，妥善固定好吸氧装置。面罩吸氧时调整好固定带，让面罩紧密贴合面部，避免漏气。停用氧气时，应先取下吸氧装置，再关闭氧气开关。中途改变流量，先分离鼻氧管和湿化瓶连接处，调节好氧流量再接上。

【操作后护理】

1. 观察反应　安置患者采取舒适卧位，观察吸氧效果，以免出现氧疗不良反应。
2. 健康指导　向患者和家属解释氧疗的重要性，指导正确使用氧疗的方法及注意事项，不要自行调节吸氧流量。

【注意事项】

1. 持续鼻导管吸氧者，应及时清除鼻腔分泌物，防止堵塞鼻导管。

2. 遵守操作规范，做好“四防”，即防震、防火、防热、防油。搬运氧气瓶时应避免倾倒和撞击。氧气筒应存放于阴凉处，距明火至少 5m，距暖气至少 1m。

3. 吸氧湿化液用灭菌注射用水，急性肺水肿患者可用 20%~30% 酒精湿化，可以降低肺泡内泡沫的表面张力，使肺泡泡沫破裂，改善肺部气体交换，减轻缺氧症状。

4. 氧气筒内氧气切勿用尽，压力表应至少保留 0.5mPa（$5kg/cm^2$），以免灰尘进入，充气时引起爆炸。

5. 未用完或已用尽的氧气筒，应分别悬挂“满”或“空”的标志，既有利于及时调换，也便于急救时搬运，提高抢救速度。

6. 应根据具体疾病调节适合的氧浓度和氧流量，以免产生不良影响。

第二节　吸痰

吸痰是指经口、鼻腔、人工气道将呼吸道的分泌物吸出，以保持呼吸道通畅，预防吸入性肺炎、肺不张、窒息等并发症的一种方法。

【适应证】

年老体弱、危重、昏迷、麻醉未清醒前等各种原因不能有效咳嗽、排痰者。

【禁忌证】

无绝对禁忌证，但对颅底骨折的患者禁忌经鼻腔吸痰。

【操作前护理】

1. 评估　向患者和家属解释吸痰的目的、方法、注意事项及配合要点。评估患者的年龄、病情、意识、治疗情况，有无将呼吸道分泌物排出的能力，心理状态及合作程度，目前患者的血氧饱和度等。

2. 用物准备　治疗盘内放置 2 只有盖罐（试吸罐和冲洗罐，内盛无菌生理盐水）、一次性无菌吸痰管数根、无菌纱布、无菌血管钳或镊子、无菌手套、弯盘。治疗盘外备电动吸引器或中心吸引器。必要时备压舌板、张口器、舌钳、电插板等。

【操作过程】

1. 核对　携用物至患者床旁，核对患者床号、姓名、腕带。

2. 检查　观察患者口鼻腔状况，若有活动义齿应取下。当口腔吸痰有困难时，可由鼻腔吸引；昏迷患者可用压舌板或张口器帮助张口。

3. 体位　协助患者取半坐卧位或侧卧位，面对操作者，患者平卧位时，可头部转向一侧。

4. 操作要点　连接吸痰管，试吸是否通畅。一手反折吸痰导管末端，另一手用无菌血管钳（镊）或戴无菌手套持吸痰管前端，插入口咽部（10~15cm），放松导管末端，先吸口咽部分泌物，后吸气管内分泌物。插管时不可有负压，以免引起呼吸道黏膜损伤。吸痰时采取左右旋转并向上提管的手法，每次吸痰时间 <15s。

【操作后护理】

1. 观察反应　观察患者呼吸道通畅情况，面色、呼吸、心率、血压等反应，以及吸出痰液的量、色、性状。

2. 安置患者　协助患者擦净面部分泌物，取舒适体位并整理床单位。

3. 健康指导　嘱患者和家属当呼吸道有分泌物时应及时吸出，确保气道通畅，改善呼吸，纠正缺氧。

【注意事项】

1. 严格执行无菌操作，每次吸痰时应使用无菌吸痰管。

2. 每次吸痰时间 <15s，以免造成缺氧。

3. 成人负压调节为 40.0~53.3kPa；儿童负压调节则为 <40.0kPa。

4. 为飞沫传播的传染性疾病患者吸痰时，为避免飞沫喷溅，可采用密闭式吸痰装置。

5. 痰液黏稠时，可配合叩击、雾化吸入，提高吸痰效果。

6. 吸痰动作轻稳，防止损伤呼吸道黏膜。

7. 电动吸引器连续使用时间不宜过久；贮液瓶内液体达 2/3 满时，应及时倾倒，以免液体过多吸入马达内损坏仪器。贮液瓶内应放少量消毒液，使吸出液不致黏附于瓶底，便于清洗消毒。

8. 对吸痰时出现明显的血氧饱和度下降的患者，应在吸痰前 2min 提高氧浓度，呼吸机辅助通气的患者可以提供 100% 的氧气吸入。

9. 成人和儿童使用的吸痰管（直径）应小于他们使用的气管插管直径的 50%，婴儿则要小于 70%。

10. 为肺大疱的患者吸痰时动作轻柔，预防气胸发生。患者有结核、冠状病毒肺炎等传染性的疾病时，操作者需要做好防护。

（张晓春）

第三节　三腔二囊管置入

三腔二囊管置入是治疗门静脉高压所引起的食管、胃底曲张静脉破裂出血的一种压迫止血方法。三腔二囊管由 3 个管腔（分别通向胃腔、食管囊和胃囊）和 2 个气囊（食管囊和胃囊）组成，气囊注气后可直接压迫食管、胃底曲张静脉，通向胃腔的胃管可用以抽吸胃内容物和冲洗胃腔。

【适应证】

1. 门静脉高压引起的食管 - 胃底静脉曲张破裂大出血，经输血、补液、降门脉压等药物治疗仍难以控制的出血。

2. 食管 - 胃底静脉曲张破裂出血反复发生，但又不能立即手术，可用三腔二囊管压迫止血等待手术。

3. 对食管 - 胃底静脉曲张破裂大出血患者无治疗条件的基层医院，可用三腔二囊管压迫止血等待手术。

【禁忌证】

1. 胃肠道穿孔患者。

2. 严重心肺疾病患者。

3. 意识模糊或精神异常不能完全配合置管者。

4. 出血性休克难以控制者。

5. 咽喉食管肿瘤病变或曾经手术者。

【操作前护理】

1. 评估　评估患者的沟通交流能力；评估患者生命体征是否平稳；评估患者鼻腔情况：询问患者有无鼻腔手术史，持手电筒检查鼻腔，观察有无鼻中隔偏曲、黏膜有无破损。

2. 解释　向患者解释三腔二囊管的操作目的、操作过程、可能的风险，告知患者需要配合的事项，签署知情同意书。

3. 用物准备　治疗盘内放置三腔二囊管（F16）、血压计、听诊器、压舌板、50ml 注射器（2 个）、止血钳（3 把）、镊子、治疗碗（2 个）、液体石蜡油、无菌手套（4 双）、纱布、胶布、棉签、弯盘、治疗巾、负压吸引器、0.5kg 生理盐水、牵引绳、牵引架、手消毒液、管道高风险标识、管道防脱落警示牌、医用垃圾桶、生活垃圾桶、锐器盒。

【操作过程】

1. 核对　核对患者姓名、床号、住院号等。

2. 体位　患者取平卧位、头偏向一侧。

3. 操作要点

（1）检查三腔二囊管性能：判断气囊有无损坏、漏气或变形。具体方法：打开三腔二囊管，检查外观是否有破损、气囊胶皮是否老化、导管腔是否通畅。分别向胃囊注气 150~200ml（维持压力 40~50mmHg），向食管囊注气 100~150ml（维持压力 30~40mmHg），检查气囊注气后外观是否匀称，并将其置入存有水的治疗碗中，检查气囊是否漏气，之后将三腔二囊管的胃囊腔和食管囊腔连接到血压计，观察血压计压力。

（2）测量置管长度：操作者持三腔二囊管测量患者前额发际至胸骨剑突的位置，标识置管深度。

（3）润滑鼻腔：铺治疗巾，清洁并润滑鼻腔，协助患者口服液状石蜡油 20~30ml。

（4）润滑三腔二囊管：助手持镊子夹纱布蘸液体石蜡后放于操作者手中，操作者将三腔二囊管的前 60cm（管前段 + 气囊段 + 鼻腔段）充分润滑。

（5）插管：操作者将三腔二囊管经润滑鼻孔插入，进入深度为 10~15cm 时，用压舌板检查口腔，观察三腔二囊管有无反折，至咽喉部时嘱患者做吞咽动作。当插入 65cm 处，助手用 50ml 注射器抽吸胃管，见血性胃内容物时提示管头端已达胃内。助手用另一个 50ml 注射器向胃囊内注入 200~300ml 空气，使胃囊膨胀，压力维持在 40~50mmHg，再用止血钳夹闭胃囊管口，防止气体外漏。操作者将三腔二囊管向外牵引，感到中等阻力时，提示胃囊已压在胃底部。

（6）固定管道：操作者用胶布将三腔二囊管固定于患者的面部，再用牵引绳牵拉 500g 牵引物生理盐水悬挂于床尾的牵引架上。

（7）连接负压吸引器：助手将胃管腔连接负压吸引器，观察出血是否停止，若胃囊压迫不能有效止血，则向食管囊注气。

（8）食管囊注气：助手用 50ml 注射器向食管囊内注入 100~150ml 气体，压力维持在 30~40mmHg，以压迫食管下段静脉，用止血钳夹闭食管囊管口，防止气体外漏。

（9）放气：每隔 12~24h 应放气 15~30min。放气时先放食管囊内气体，并解除牵引重力，再放胃囊内气体。

（10）拔管：出血停止后，放松牵引，放出囊内气体，保留管道继续观察 24h，未再出血可考虑拔管。拔管前口服液状石蜡油 20~30ml，抽净囊内气体，以缓慢、轻巧的动作拔管。

【操作后护理】

1. 护理要点

（1）病情观察：严密观察患者的意识状态和生命体征、胃肠减压液及大便的颜色、性状、量等，以判断有无继续出血，准确记录 24h 出入水量。

（2）口、鼻腔清洁：保持鼻腔黏膜清洁湿润，及时清除分泌物及结痂，用石蜡油滴入插管鼻腔，2~3 次 /d；用石蜡油棉签涂口唇以防干裂，同时做好口腔护理，2 次 /d。

（3）防脱管：密切观察牵引是否有效，三腔二囊管有无脱管，保证位置正确，固定妥当。

（4）预防窒息：胃囊注气量必须足够，以使胃囊充分膨胀，防止在外牵引三腔管时因胃囊体积过小而滑过贲门进入食管，甚至将胃囊阻塞于喉部，引起窒息。

（5）预防误吸：由于气囊填塞，唾液等口腔分泌物不能进入胃内，鼓励患者及时咳出分泌物，无力咳出者应及时吸出口咽部分泌物，以防发生吸入性肺炎。

2. 健康指导

（1）加强心理指导：多巡视、陪伴患者，消除患者紧张、恐惧心理，向患者介绍三腔二囊管的使用方法及注意事项，鼓励患者树立战胜疾病的信心。

（2）加强饮食指导：三腔二囊管置入期间应禁食、禁水；拔管后至少观察 24h，仍无出血迹象，可适当进食。

（3）活动与休息：三腔二囊管压迫止血期间应绝对卧床休息，放气期间也应严格卧床休息，避免早期活动。

【注意事项】

1. 做好置管前患者心理指导，向患者和家属说明置管目的，取得患者和家属的配合，可提高置管成功率。

2. 置管应在患者呕血的间歇进行。

3. 置管前，检查三腔二囊管上各段长度标记是否清晰，三个腔通道的标记是否正确和易于辨认，各管腔是否通畅，气囊是否漏气，气囊膨胀是否均匀。

4. 置管时应将气囊内空气抽净，三腔二囊管应用石蜡油充分润滑。

5. 注气时先向胃囊注气，再向食管囊注气。

6. 定期放气减压，放气时先放食管囊内气体，再放胃囊内气体。

7. 牵引压力不宜过大，不应超过 0.5kg。

8. 三腔二囊管压迫期限一般为 3~4d，如果继续出血，可适当延长压迫时间。

【流程图】

三腔二囊管置管流程见图 2-3-1。

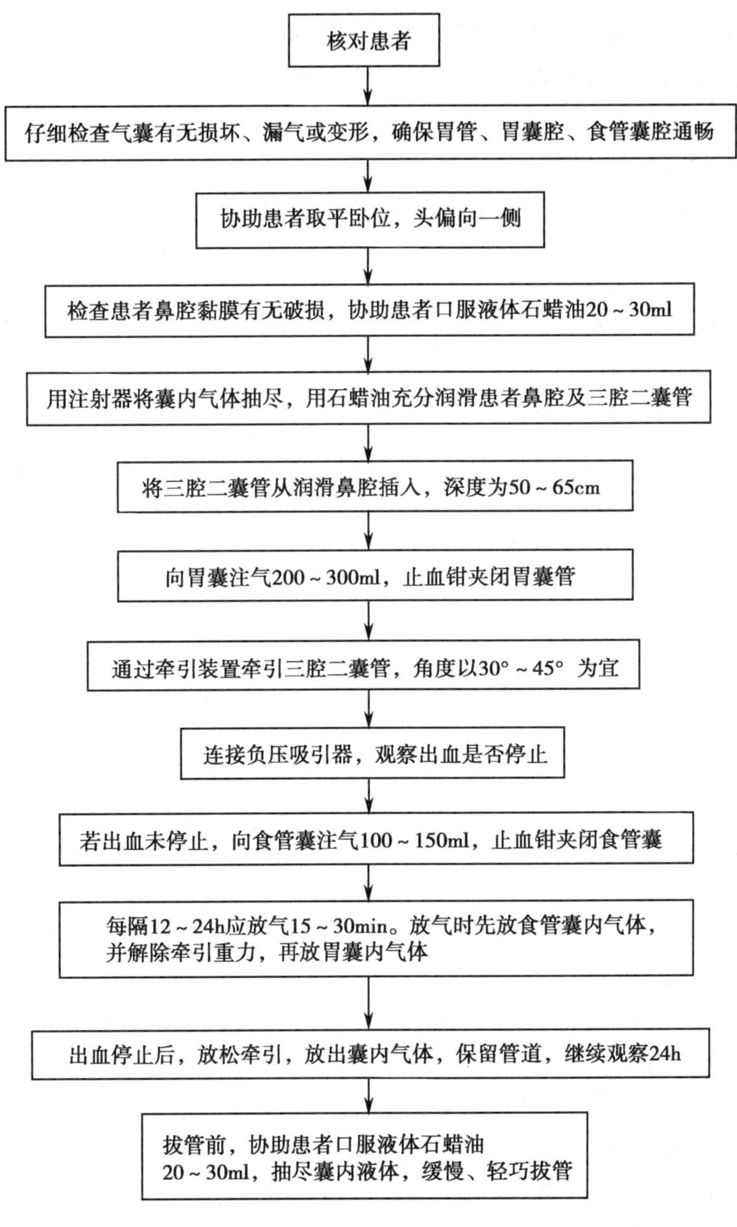

图 2-3-1　三腔二囊管置管流程图

（刘义兰）

第四节　床边快速血糖测定技术

床边快速血糖测定技术是指医疗卫生人员使用血糖仪进行的毛细血管（末梢血）血糖监测。使用一次性采血针行皮肤穿刺法采集末梢血液，使用便携式血糖仪，读取血糖数值。

【适应证】

1. 需要经常进行血糖检测且每次检测用血量较少的患者。

2. 主要适用于糖尿病患者的血糖监测。

【禁忌证】

1. 出现严重脱水或极度水肿等导致外周循环不佳的患者。

2. 末梢血采集部位出现皮肤破损、感染、水肿严重的患者。

【操作前护理】

1. 核对　检查血糖仪和试纸是否符合要求：血糖仪清洁、性能良好，开机屏幕显示正常，电池充足；试纸在有效期内、无潮湿、无弯曲、无污染；血糖仪的代码与试纸代码一致。

2. 评估　评估患者饮食情况及进餐时间，操作者应了解血糖与进餐的关系，需要明确是餐前血糖、餐后血糖还是随机血糖，准确核实血糖测定的时间点。评估患者手指皮肤的情况，应选择温度正常的、皮肤健康的部位穿刺，避开伤口、瘀伤、皮疹、水肿、末梢循环差、烧伤或感染等部位。

3. 告知　告知患者血糖监测的目的、方法及相关注意事项。

4. 用物准备　血糖仪、试纸、末梢采血针、无菌棉签、75% 酒精、医用垃圾桶、手消毒液、手套、医嘱单。

【操作步骤】

1. 核对患者床号、姓名、腕带与医嘱单一致，向患者做好解释工作。

2. 操作者手消毒，戴口罩，戴手套。

3. 采血部位通常选择手指指腹，用 75% 酒精以穿刺点为中心环形消毒，消毒范围为采血部位的整个指腹。

4. 血糖仪插入试纸后自动开机，屏幕显示代码，确认血糖仪的代码与使用的试纸代码一致，屏幕出现滴血提示。

5. 用 75% 酒精以穿刺点为中心第二次环形消毒指腹皮肤，告知患者不可触碰消毒部位。

6. 再次核对医嘱单、床号、姓名、腕带。

7. 酒精充分待干后，用一次性末梢采血针进行皮肤穿刺，指导患者保持手指伸展、稳定，操作者将采血针断面放在选定的采血部位，按击发射键，穿刺处溢出血滴；弃去第一滴血液，将第二滴血液置于试纸上指定区域，等待读取血糖值数据。有研究显示，规范的操作技术，可以使用第一滴末梢血进行床旁快速血糖测定。

8. 无菌棉签按压采血部位，按压时间 1~2min，直至穿刺处不出血为止，将末梢采血针弃于锐器盒，污染的试纸弃于医疗垃圾桶。

9. 脱手套，整理床单位，手卫生。

【操作后护理】

1. 告知患者血糖值，交代注意事项。

2. 记录操作日期、时间、测定结果及操作者（采用智能血糖仪可以自动上传数据，与医院网络系统对接后自动记录保存）。

3. 评估患者血糖是否与病情相符，血糖测定结果有异议时需通知医生，可复测末梢血糖，必要时行静脉生化血糖检测。

4. 向患者讲解血糖监测的意义，必要时教会患者便携式血糖仪的使用方法及注意事项，指导患者出院后如何做好自我血糖监测与管理。

【注意事项】

1. 血糖仪采用的血样大多为末梢血，因此受血细胞比容影响较大，相同血浆葡萄糖水平时，随着血细胞比容的增加，毛细血管血糖检测值会逐渐降低；若贫血严重的患者使用不恰当的血糖仪，测定结果可能假性增高；反之红细胞增多症、脱水或高原地区可能会假性偏低。操作者在操作前应仔细阅读血糖仪说明书，了解机器的相关性能参数，如血糖仪的血细胞比容测试范围等。

2. 末梢血糖测定可能受内源性和外源性药物的干扰，如对乙酰氨基酚、水杨酸、尿酸、胆红素、甘油三酯、氧气、麦芽糖、木糖均为常见的干扰物，当末梢血中存在大量干扰物时，血糖值可能会有一定的偏差。

3. 不建议在输液手臂的同侧进行末梢血糖检测；酒精消毒后手指未干就进行测量，可能使测定结果偏低；注意不要使用含碘的消毒液。

4. 出现血糖异常结果时，建议重复检测 1 次，并通知医生采取不同的干预措施，必要时检测静脉生化血糖；糖尿病患者血糖≤3.9mmol/L 时，须立即通知医生，同时启动低血糖处理应急预案。

5. 注意试纸的有效期，未使用的试纸避免发生污染、弯曲、潮湿。建立血糖仪检测质控体系，包括完善的室内质控和室间质评体系。

6. 遵照仪器制造商提供的说明书要求和操作规程进行检测。

7. 应定期对医疗卫生人员进行培训与考核。

（魏丽丽）

第五节　肾活检穿刺术的护理配合

肾脏穿刺活体组织检查有助于确定肾脏病的病理类型及病变程度，为肾脏病的诊断与治疗提供可靠的依据，从组织学上观察肾脏病的演变，有利于观察疗效及判断预后。

【适应证】

凡有弥漫性肾实质损害，包括原发或继发性的肾小球疾病、小管间质疾病、肾血管性疾病等，其病因、病变程度、治疗和预后等问题尚未解决或不明确者，均为肾活检的适应证。

1. 肾病综合征。

2. 肾炎综合征。

3. 急进性肾炎综合征。

4. 各类持续性无症状尿检查异常（蛋白尿和 / 或镜下血尿）。

5. 非单纯肾后（梗阻）因素导致的急性肾功能减退。

6. 非单纯肾后（梗阻）因素导致的慢性肾功能减退，且肾体积未完全萎缩、正常肾结构未完全消失。

7. 移植肾肾活检：确定排斥还是疾病复发等。

【禁忌证】

1. 明显出血倾向和 / 或凝血功能障碍者。

2. 活动性感染性疾病：急性肾盂肾炎、肾脓肿、肾结核。

3. 孤立肾。

4. 多囊肾。

5. 较大肾脏肿瘤。

6. 肾萎缩的慢性肾功能不全。

7. 大量腹水。

8. 未能控制的高血压或低血压。

9. 未纠正的严重贫血（血红蛋白 <80g/L）。

10. 精神疾病或患者不能配合。

【操作前准备】

1. 物品准备

（1）穿刺针。

（2）超声波探头和穿刺针固定器。

（3）皮肤消毒液，局部麻醉药可选 2% 利多卡因或 1% 普鲁卡因。

（4）无菌治疗巾、无菌手套、一次性注射器。

2. 患者准备

（1）明确肾活检适应证后，向患者解释肾活检的必要性和安全性，简要说明操作过程，消除其顾虑，争取最佳配合。

（2）向患者解释肾活检可能引起的各类并发症，交代相关注意事项。签署知情同意书。

（3）检查前进行 2 次以上血压测定，高血压者积极控制血压；仔细检查全身皮肤黏膜出血倾向和所选择进针部位的局部皮肤。

（4）常规检查项目：检查血小板计数、凝血功能、肝功能、肾功能和血清离子等。凝血功能的检查是术前检查的重点。

（5）检查前已用抗凝血治疗者停用抗凝血药物、抗血小板药物及非甾体抗炎药至少 3d 以上，并复查凝血指标。

（6）检查前进行双肾超声波检查以了解肾脏图像、穿刺部位及进针途径。

（7）检查前无任何原因引起的剧烈性咳嗽、腹痛及腹泻者，应推迟肾活检。

（8）非急诊肾活检的女性患者应尽量避开月经期。

（9）严重肾衰竭者检查前应加强透析（常行连续性血液净化治疗）；并将血压控制在相对正常范围。

（10）焦虑者及不能合作者可酌情应用镇静药。

（11）预计发生出血性并发症可能性较大的患者术前使用维生素 K 及止血药物。

（12）训练屏气及平卧位排尿方法。

（13）检查前嘱患者排空大小便。

【操作过程】

1. 受检患者取俯卧位，腹部肋缘下垫 5~10cm 高的棉枕以减少肾脏移动，双上肢置于两侧，头偏向一侧。嘱患者平静呼吸。特殊情况下可采用侧卧位。

2. 通常采用 1% 聚维酮碘（碘伏）消毒至少 2 遍或以上，消毒范围：上至肩胛下线，下至髂后上棘连线，两侧至腋后线，然后铺巾。

3. 行局部皮肤浸润麻醉后，B 超下将穿刺针垂直 / 斜插刺入，探测肾包膜与皮肤的间距，确定穿刺深度。

4. 当 B 超探在最佳位置时，嘱患者屏气，术者快速将穿刺针垂直 / 斜插刺入，与此同时，助手进行负压抽吸，快速将穿刺针拔出。按压穿刺部位，盖以切口敷料，两人将患者平放在病床上送回病房，测血压。

【操作后护理】

1. 在等待推车将患者送回病房前，用手（或手指）在肾活检进针的体表部位施压。自体肾活检者通常用手掌施压 1~3min，而移植肾活检者术后均应采用手指或鱼际部压迫穿刺点 30min。

2. 将患者送回病房后小心平移至病床上，操作后患者取平卧位，严格腰部制动 4h（四肢缓慢小幅度活动，严禁翻身及扭转腰部）；4~6h 若血压、尿色正常，可协助翻身，以减轻疲劳；高血压、肾功能不全等高危患者术后须卧床 12h，移植肾活检术后也须卧床 12h。

3. 操作后 2h 内每 30min 测血压、心率 1 次，若无异常改为每小时测量 1 次，4h 后停测。

4. 排尿正常者，术后多饮水，一般不少于 1 000ml，防止呕吐。少尿、水肿的患者应限制饮水或适当给予利尿药。

5. 给予易消化食物，防止腹胀或便秘。

6. 观察尿色改变，若有肉眼血尿应及时报告医生，静脉输入止血药。

7. 注意观察有无腹痛、腰痛情况及疼痛的性质、程度和持续时间，有无包块和肌紧张等情况发生。发现异常时及时与医生联系。

8. 穿刺后如发生尿潴留，应行导尿术。

9. 患者若出现咳嗽，应及时给予止咳药，防止诱发出血。

10. 活检术后 1 个月内不做剧烈运动或重体力劳动。

【注意事项】

注意观察有无并发症。

1. 血尿　绝大多数患者术后都有镜下血尿，但肉眼血尿的发生率仅为 2%~7%，多数肉眼血尿发生在术后第 1 次排尿时，3~5 次排尿后尿色逐渐转清，一般不超过 2d。少部分在检查后 3~12d 还会发生肉眼血尿，这类出血可能与患者血栓脱落有关，对于严重肉眼血尿者应采取积极止血措施。若血细胞比容及血红蛋白继续下降，应及时输血，做选择性肾动脉造影介入栓塞术或外科手术以控制活动性大出血。

2. 肾周血肿　肾周血肿在肾活检术后也较常见，多为小血肿。临床上常表现为肾活检术后 3~5d 出现低热、腰痛，可经 B 超检查证实。肾周小血肿卧床休息可自行吸收而无后遗症，较大的血肿可在 3 个月内吸收。严重的大血肿处理类似严重的肉眼血尿患者。

3. 尿潴留　部分患者因为紧张可出现尿潴留，需要协助排尿或导尿。发生明显肉眼血尿，且尿中出现较多血块时，容易导致尿路梗阻，须留置导尿管，给予持续膀胱冲洗，直至肾出血停止。

4. 动静脉瘘　少数患者术后可出现动静脉瘘，多普勒超声波检查或肾动脉造影可确诊，多数患者能在 1~2 年自行缓解，严重者可在选择性肾动脉造影时行栓塞治疗。

5. 疼痛　活检术后可以出现轻微的腹痛或腰痛，多为钝痛。术后疼痛剧烈或持续时间长，同时伴有大量出汗者，可能与血肿扩大和 / 或尿路梗阻有关，应严密观察血压、心率变化并及时测定血细胞比容和血红蛋白浓度。

第六节　腹膜透析

腹膜透析（peritoneal dialysis，PD），简称腹透，是利用人体腹膜作为自然半透膜，输入透析液，使体内潴留的水、电解质与代谢废物或毒物扩散到腹腔，而透析液中的某些物质经毛细血管进入血液循环，以补充体内的需要，如此反复更换腹膜透析液，达到清除体内代谢产物和多余水分的目的。腹膜透析方法有间歇性腹膜透析、持续性非卧床性腹膜透析、持续循环式腹膜透析等。本节主要介绍持续性非卧床性腹膜透析。

【适应证】

1. 慢性肾衰竭。

2. 急性肾衰竭。

3. 急性药物和毒物中毒。

4. 水、电解质失衡。

5. 高尿酸血症。

6. 其他　①充血性心力衰竭；②急性弥漫性腹膜炎；③急性胰腺炎；④肝功能衰竭；⑤冻伤或高热；⑥腹腔局部给药；⑦银屑病（俗称牛皮癣）。可用于治疗高胆红素血症（如完全性阻塞性黄疸患者的术前准备）、防止腹腔粘连、治疗精神分裂症、腹腔营养支持、多发性骨髓瘤、原发性高草酸尿症。

腹膜透析对于上述情况下，同时合并出血倾向，严重心力衰竭，老年人心功能不全等血液透析禁忌者尤为适用。

【禁忌证】

1. 绝对禁忌证

（1）腹膜广泛粘连或纤维化。

（2）腹膜缺陷。

（3）严重慢性阻塞性肺疾病。

2. 相对禁忌证

（1）新近腹部手术者。

（2）有腹部外科引流管。

（3）全身性血管疾病。

（4）不能摄入足量的蛋白质和热量者。

（5）妊娠晚期或腹内巨大肿瘤。

（6）局限性腹膜炎。

（7）重度肥胖。

（8）肠造口术或尿路造口术。

（9）50 岁以上结肠憩室患者。

（10）腹壁疝。

3. 自我透析禁忌证　行动不便、精神病或痴呆、手指残疾以及高龄伴手震颤和视力差者，均不适合自我透析。

【围手术期的护理】

1. 腹膜透析置管术前准备

（1）心理护理：向患者宣教腹膜透析治疗的必要性及置管术的重要性，减少患者手术前的压力，缓解患者的紧张情绪，保持良好的睡眠。

（2）评估患者：包括疾病史、个人卫生、家属支持度、居家环境、工作场所。

（3）术前一日准备：术前 1d 患者应进食易消化食物，保持大便通畅。

（4）术前 1h 准备：患者应排空大小便。

（5）讲解术中的注意事项：①患者术中应遵照手术医生的指示。②患者术中若出现不适，应马上告诉医生，以便及时处理。

2. 腹膜透析置管前护理操作

（1）生命体征监测：术前监测生命体征，尤其是血压变化。

（2）术中用物准备：核对带入手术室的物品。

3. 腹膜透析置管后护理

（1）生命体征监测：手术结束后，监测生命体征，注意血压变化。

（2）伤口观察：观察手术伤口有无渗血、渗液，注意患者的伤口疼痛情况及腹腔不适的情况。

（3）管道观察：注意管道的连接情况，尤其是钛接头与短管的连接，确保连接紧密，并妥善固定短管。

（4）冲洗腹腔：用 1.5% 的腹膜透析液 2L，每次 500ml，即进即出冲洗腹腔，注意进出液体的速度、颜色、量等情况。一般在腹膜透析治疗开始之前，每周 1 次进行管道冲洗和观察。

4. 腹膜透析置管术后教育

（1）饮食：进食易消化食物，保持大便通畅。

（2）心理护理：充分做好腹膜透析后健康指导，缓解患者紧张情绪。

（3）导管出口处的护理：①护理频率视具体情况而定，如在冬天且患者运动较少，可 2~3d 护理一次，如在夏天且患者出汗较多，在淋浴后或运动后都应进行护理，更换敷料，保持伤口干燥、清洁；②使用流动水洗手，操作者应使用抗菌洗手液，换药时严格执行无菌操作，避免牵拉腹膜透析管；③不要使用对皮肤有刺激的药物；④如出口处有痂皮，不可强行除去；不可用手搔抓出口处周围皮肤，以免破溃造成感染。

（4）洗澡：①术后 2 周以内及伤口感染期或延迟愈合期，不应进行盆浴、淋浴；②术后 2 周以上且手术伤口愈合良好时可进行淋浴，不要进行盆浴或游泳；③进行淋浴时，要用人工肛袋保护出口处，以保持出口处干燥，淋浴完毕要对出口处进行护理。淋浴时间不可过久，以防肛袋脱落。

（5）运动：良好的体育锻炼不但能改善患者的营养状况，还能提高患者的生活质量，促进其回归社会。运动需要注意以下问题：①患者在伤口拆线后可适当进行体育锻炼，以不感疲劳为宜；②出院后根据自己的身体状况，逐渐增加运动量，不要从事剧烈的、增加腹压的竞技、搏斗类项目，可进行散步、慢跑、太极拳等活动；③在进行体育锻炼前，要妥善固定好透析管。

【操作过程】

1. 准备

（1）清洁操作台。

（2）准备所需物品：碘伏、蓝夹子、输液架、已预热的透析液。

（3）戴口罩并洗净双手。

（4）检查腹膜透析液的有效期、批号及浓度，观察腹膜透析液是否澄清透明；撕开透析液外袋，检查接口拉环、管路、易折阀门杆和透析液袋是否完好无损，挤压检查透析液袋是否有渗漏。

（5）暴露患者身上的短管并确保短管处于关闭状态。

2. 连接

（1）用一手拇指和示指抓握好短管后将双联系统 Y 形管夹在中指与环指之间，握紧。

（2）另一手拉开接口拉环，注意手不要触碰接口。

（3）取下短管上的碘伏帽弃去，注意手不要碰触短管外口。

（4）迅速将双联系统与短管相连，拧紧。

3. 引流

（1）把腹膜透析液悬挂在输液架上，用蓝夹子夹闭入液管路，将废液袋放在低垂位置。

（2）打开短路开关，将腹腔中的液体引流到废液袋里，注意观察引流液是否混浊。

（3）引流完毕后关闭管路开关，用另一个蓝夹子夹闭出液管路。

4. 冲洗

（1）确定短管开关处于关闭状态。

（2）将透析液袋的易折阀门杆折断。

（3）打开出液管路上的蓝夹子，使得新鲜的透析液流到废液袋里，约 5s 后观察气体排净后用蓝夹子夹闭出液管路。

5. 灌入

（1）打开短路开关开始灌注。

（2）10~15min 灌注结束后关闭短管开关。

（3）用蓝夹子夹闭入液管路。

6. 分离

（1）检查碘伏帽的有效期，撕开碘伏帽的外包装备用。

（2）将短管与双联系统分离。

（3）取出并检查小帽内的海绵是否有碘伏浸润。

（4）将短管口朝下，旋拧碘伏帽盖至完全密合。

（5）称量透析液并记录。将引流出来的透析废液倒入马桶，并丢弃废液袋。

【注意事项】

1. 透析患者要安置在单间，并减少陪护和探视。

2. 室内每日紫外线消毒 2 次，用消毒液擦拭地面。透析操作前 30min 要停止室内清扫，关闭门窗。

3. 操作过程中戴口罩并严格无菌操作。

4. 腹膜透析液加温只能用干热法不能用湿热法，建议使用专用的透析加热盒，也可使用电热毯包裹加温，但禁忌用微波炉加温，也不能用开水加热。

5. 观察透析管的引流情况，准确记录透析液的入量、颜色、性状和腹膜透析出量。

6. 观察腹部切口情况，保持外出口的清洁干燥，做好腹腔管外出口处的护理，定期检查外出口有无红、肿、分泌物。妥善固定导管，避免牵拉导管和在导管周围用剪刀等锐器。

7. 腹膜透析过程中要密切观察病情变化，准确监测、记录患者的生命体征及化验的各项指标。

8. 腹膜透析短管禁止用碘酊和酒精消毒，因为酒精易使腹膜透析管的脆性增加而缩短导管的使用时间。

第七节　血液透析

血液透析（hemodialysis，HD）是血液净化技术的一种，其实质是将患者的血液引流至体外，通过透析处理，排出血液中的毒素及代谢产物，并能同时纠正水、电解质及酸碱平衡失调的过程。短期或急性期血液透析的患者可以留置双腔中心静脉导管，维持性血液透析的患者可使用动-静脉内瘘。本节以动-静脉内瘘为例介绍血液透析操作。

【适应证】

1. 终末期肾病。
2. 急性药物或毒物中毒。
3. 急性肾损伤。
4. 严重的水、电解质及酸碱平衡失调。
5. 严重高热、低体温。

【禁忌证】

1. 严重心脏病变或心律失常不能耐受体外循环。
2. 大手术后3d内，或严重活动性出血。
3. 恶性肿瘤晚期导致肾衰竭。
4. 低血压或休克。
5. 脑血管意外。

【操作前护理】

1. 评估

（1）患者评估：①评估患者的一般情况，测量生命体征、体重，了解病史、病情、有无出血情况，核对治疗处方；②评估患者内瘘有无感染、是否通畅。

（2）设备评估：血液透析机器运行是否正常。

2. 解释　向患者和家属说明操作的目的、过程及有关配合注意事项。

3. 用物准备　血液透析器、血液透析管路、内瘘穿刺针、无菌治疗巾、生理盐水、皮肤消毒剂和棉签等消毒物品、止血带、一次性使用手套、透析液等。

【操作过程】

1. 核对　操作前洗手，戴帽子、口罩，并核对患者的身份和内瘘侧肢体。

2. 体位　患者取卧位，舒适体位。

3. 开机自检

（1）检查透析机电源线连接是否正常。

（2）打开机器电源总开关。

（3）按照机器要求完成全部自检程序，严禁简化或跳过自检步骤。

4. 血液透析器和管路的安装

（1）检查血液透析器和透析管路有无破损，外包装是否完好。

（2）查看有效日期、型号。

（3）按照无菌原则进行操作。

（4）管路安装顺序应按照体外循环的血流方向依次安装。

5. 密闭式预充

（1）启动透析机血泵 80~100ml/min，用生理盐水先排净透析管路和透析器血室（膜内）气体。生理盐水流向为动脉端→透析器→静脉端，不得逆向预充。

（2）连接透析液接头与透析器旁路，透析器倒置，排净透析器透析液室（膜外）气体。将泵速调至 200~300ml/min，时间 10min，超滤 300ml，进行跨膜预充。

（3）生理盐水预充量应严格按照透析器说明书中的要求；若需要进行闭式循环或肝素生理盐水预充，应在生理盐水预充量达到后再进行。

（4）预充生理盐水直接流入废液收集袋中，并且废液收集袋放于机器液体架上，不得低于操作者腰部以下。

（5）预充完毕根据医嘱设置治疗参数。

6. 动静脉内瘘穿刺

（1）检查血管通路：查看穿刺部位是否有红肿、渗血和硬结；穿刺部位清洁度；并摸清血管走向和搏动，听诊瘘体杂音。

（2）选择穿刺点后，选用有效的消毒剂消毒皮肤，按产品使用说明书规范使用。

（3）根据血管的粗细和血流量要求等选择穿刺针。

（4）操作者穿刺前戴护目镜和清洁手套，建议穿防护服。

（5）采用阶梯式、扣眼式等方法，以合适的角度穿刺血管。先穿刺静脉，再穿刺动脉，动脉端穿刺点距动静脉内瘘口大于 3cm 以上、动静脉穿刺点的距离大于 5cm 以上为宜，固定穿刺针。

（6）根据医嘱推注首次剂量抗凝药。

7. 连接

（1）上机前，按照顺序检查管路和治疗参数。

（2）将动脉管路起始端，连接动脉穿刺针，固定动脉管路。

（3）打开血泵，启动血流速 100ml/min。

（4）将静脉管路末端，连接静脉穿刺针建立体外循环，固定静脉管路。

（5）机器提示“准备完毕”，调整血泵速度 200~300ml/min，打开超滤，进入治疗状态。

（6）测量生命体征，自我查对治疗参数，记录。

（7）按血流顺序对每个接头进行查对。

（8）双人查对，与另一名护士同时再次查对上述内容，并在治疗记录单上签字。

8. 密闭式回血下机

（1）调整血液流量至 50~100ml/min。

（2）打开动脉端预充侧管，使用生理盐水将存留在动脉侧管内的血液回输 20~30s。

（3）关闭血泵，靠重力将动脉侧管近心侧的血液回输入患者体内。

（4）夹闭动脉管路夹子和动脉穿刺针处夹子。

（5）打开血泵，用生理盐水全程回血。回血过程中，可使用双手左右转动滤器，但不得用手挤压静脉端管路。当生理盐水回输至静脉壶、安全夹自动关闭后，停止继续回血。回血过程中禁止管路从安全夹中强制取出。

（6）夹闭静脉管路夹子和静脉穿刺针处夹子。

（7）先拔出动脉内瘘穿刺针，再拔出静脉内瘘穿刺针，放入透析专用锐器盒，注意避免针刺伤和血、液体滴洒。压迫穿刺部位 2~3min，用弹力绷带或胶布加压包扎动、静脉穿刺部位。

【操作后护理】

1. 评估患者生命体征是否平稳。

2. 患者起床测体重时，防止跌倒。

3. 评估患者体重是否达到干体重。

4. 检查穿刺部位有无出血、渗血。

【注意事项】

1. 严格无菌操作，遵守操作规程。

2. 核查穿刺针、透析管路、传感器等各个连接处连接紧密，防止空气进入及漏血。

3. 透析过程中密切观察设备运行情况及患者情况并记录，若发现设备报警或患者异常，随时给予相应处理。

第八节 连续性肾脏替代治疗

连续性肾脏替代治疗是每天持续 24h 或接近 24h 进行的一种连续性体外循环净化疗法，它主要利用弥散和/或对流的原理，将患者血液中蓄积的毒素排出体外，并维持水、电解质及酸碱代谢平衡，以达到替换受损肾功能的效果。

【适应证】

1. 肾脏疾病

(1) 重症急性肾损伤：伴血流动力学不稳定和需要持续清除过多水或毒性物质，如急性肾损伤合并严重电解质紊乱、酸碱平衡失调、心力衰竭、肺水肿、脑水肿、急性呼吸窘迫综合征、外科术后、严重感染等。

(2) 慢性肾脏病并发症：合并急性肺水肿、尿毒症脑病、心力衰竭、血流动力学不稳定等。

2. 非肾脏疾病 包括多器官功能障碍综合征、脓毒血症或感染性休克、急性呼吸窘迫综合征、挤压综合征、乳酸酸中毒、重症急性胰腺炎、心肺体外循环手术、慢性心力衰竭、肝性脑病、药物或毒物中毒、严重容量负荷、严重的电解质和酸碱代谢紊乱、肿瘤溶解综合征、热射病。

【禁忌证】

连续性肾脏替代治疗无绝对禁忌证，但存在以下情况时应慎用：

1. 无法建立合适的血管通路。

2. 难以纠正的低血压。

3. 恶病质，如恶性肿瘤伴全身转移。

【操作前护理】

操作规范以连续性静脉-静脉血液透析滤过（CVVHDF）模式，局部用枸橼酸抗凝为例。

1. 评估

(1) 患者评估：①评估患者的一般情况，测量生命体征、体重，了解病史、病情、有无出血情况，核对治疗处方。②评估患者血管通路：中心静脉导管有无感染、是否通畅。

(2) 设备评估：评估连续性肾脏替代治疗机器运行是否正常。

2. 解释 向患者和家属说明操作的目的、过程及有关配合注意事项。

3. 用物准备　血液滤过器、体外循环管路、置换液、生理盐水、透析液、4% 枸橼酸钠溶液、10% 氯化钙或 10% 葡萄糖酸钙溶液，以及穿刺针、注射器、无菌治疗巾、无菌纱布、碘伏和棉签等消毒物品、止血带、无菌手套等。

【操作过程】

1. 核对　操作前洗手，戴帽子、口罩，并核对患者的身份和透析通路。

2. 体位　患者取卧位，舒适体位。

3. 开机自检　检查并连接电源，打开机器电源开关，完成机器开机自检。

4. 血液滤过器和体外循环管路的安装

(1) 检查血液滤过器及体外循环管路外包装是否完好，有无破损；查看有效日期、型号。

(2) 按照机器显示屏提示步骤，逐步安装血液滤过器及体外循环管路，安放置换液袋，连接置换液、生理盐水预充液和废液袋，打开各管路夹。

(3) 机器自检通过，检查显示是否正常后，关闭动脉夹和静脉夹。

(4) 连接抗凝用 4% 枸橼酸钠溶液、10% 氯化钙或 10% 葡萄糖酸钙溶液。

5. 连接体外循环

(1) 按照医嘱设置血流量、置换液流速、透析液流速、超滤液流速，以及 4% 枸橼酸钠溶液、10% 氯化钙或 10% 葡萄糖酸钙溶液输注速度等参数，此时血流量设置在 100ml/min 以下为宜。

(2) 予以中心静脉导管（CVC）导管护理后连接体外循环。

(3) 打开 4% 枸橼酸钠溶液、10% 氯化钙或 10% 葡萄糖酸钙溶液的液体泵开关，以及管路动脉夹及静脉夹，按治疗键。

(4) 逐步调整血流量等参数至目标治疗量，查看机器各监测系统处于监测状态，整理用物。测量生命体征，自我查对治疗参数，记录。

(5) 按血流顺序对每个接头进行查对。

(6) 双人查对：与另一名护士同时再次查对上述内容，并在治疗记录单上签字。

6. 专人床旁监测　观察各项生命体征监测参数、管路凝血情况，及时处理报警、更换置换液、倒空废液袋。

7. 密闭式回血下机

(1) 关闭 4% 枸橼酸钠溶液、10% 氯化钙或 10% 葡萄糖酸钙溶液的液体泵开关。

(2) 按结束治疗键，停血泵，关闭管路及留置导管动脉夹。

(3) 分离管路动脉端与留置导管动脉端。

(4) 将管路动脉端与生理盐水连接，将血流速减至 100ml/min 以下，开启血泵回血。

(5) 回血完毕停止血泵，关闭管路及留置导管静脉夹。

(6) 分离管路静脉端与留置导管静脉端。

(7) 按照无菌操作原则，消毒留置导管管口，生理盐水冲洗留置导管管腔，按照医嘱注入封管液，包扎固定。

(8) 根据机器提示步骤，卸下透析器、管路及各液体袋。关闭电源，擦净机器，推至保管室内待用。

【操作后护理】

1. 评估患者生命体征及神志变化。

2. 观察患者有无出血现象。

3. 准确计算治疗过程中的出入量，并做好床边交班。

【注意事项】

1. 严格无菌操作，遵守操作流程。
2. 检查导管、透析管路、传感器等各个连接处连接紧密，防止空气进入及漏血。
3. 严密监测机器报警情况，及时处理。
4. 透析过程中密切观察患者情况并记录，随时给予相应处理。

（施　雁）

第四章　外科护理技术

第一节　胸腔闭式引流

胸腔闭式引流是胸膜疾病常用的治疗措施，指通过水封瓶虹吸作用，使胸膜腔内气体或液体及时引流排出，避免外界空气和液体进入，从而维持胸膜腔内负压，促使肺膨胀，有利于控制胸膜腔内感染，预防胸膜粘连。

【适应证】

1. 各种类型的气胸，经胸穿抽气肺不能复张者。
2. 血胸（中等量以上）。
3. 脓胸或支气管胸膜瘘。
4. 乳糜胸。
5. 开胸手术后。

【禁忌证】

1. 凝血功能障碍，有出血倾向者。
2. 肝性胸腔积液，持续引流可导致大量蛋白质和电解质丢失。
3. 结核性脓胸。

【操作前护理】

1. 评估　评估患者病情、留置引流管位置、目的和时间；观察引流液的颜色、性状和量；必要时屏风遮挡，保护患者隐私。

2. 解释　向患者和家属说明操作的目的、过程及有关配合注意事项。

3. 用物准备　配有手消毒液、生活垃圾桶、医用垃圾桶的治疗车、0.9% 氯化钠注射液、一次性胸腔引流装置、无菌换药包、无菌治疗巾、无菌纱布、无菌持物钳、碘伏消毒液、一次性使用医用橡胶检查手套、止血钳 2 把、管路标识、治疗盘、治疗碗、剪刀。所有用物均在使用有效期内，包布无破损、潮湿，包装无漏气。

【操作过程】

1. 打开一次性胸腔闭式引流瓶外包装，连接引流瓶、水封瓶。

2. 向水封瓶内注入 0.9% 氯化钠注射液，使水封瓶长管置于液面下 3~4cm 或水封瓶 0cmH_2O 刻度处，用无菌治疗巾覆盖胸腔闭式引流瓶备用，推车携用物至患者床旁。

3. 核对床号、姓名，协助患者取半坐卧位。

4. 将胸腔闭式引流瓶放于地面或挂于床旁挂钩上，保证引流瓶低于胸腔平面 60~100cm。

5. 检查伤口，松开别针，注意保暖，挤压引流管，暴露胸腔引流管接口处，用 2 把止血钳双向夹闭引流管近端。

6. 用碘伏棉球由内向外旋转式消毒引流管口及周围 3 遍，正确连接引流管，松开止血钳。

7. 再次挤压引流管，观察水封瓶水柱波动及气泡逸出情况。

8. 妥善固定，用记号笔在引流管标识上注明更换日期时间和更换者姓名，粘贴于胸腔闭式引流瓶上。

9. 安置患者，整理用物，记录引流液的量、色和性状。

【操作后护理】

1. 观察反应　协助患者取舒适体位，观察患者有无胸闷、憋气等症状。

2. 健康指导　嘱患者不得自行夹闭引流管，防止管路打折、扭曲、受压、脱出；若管路脱出，及时告知医务人员；保持引流管高度低于胸部伤口水平，防止逆行感染。

【注意事项】

1. 严格无菌操作，水封瓶每日更换。

2. 保持引流通畅，避免引流管受压、打折、扭曲等。

3. 保持管道密闭，更换引流瓶或搬动患者时，止血钳双向夹闭，防止空气进入。留置 48~72h 后，若引流瓶无气体逸出且引流液颜色变浅，24h 引流液 <50ml，脓液 <10ml，X 线显示肺复张良好无漏气，患者无呼吸困难或气促，即可考虑拔管。

【流程图】

更换胸腔闭式引流瓶技术流程见图 2-4-1。

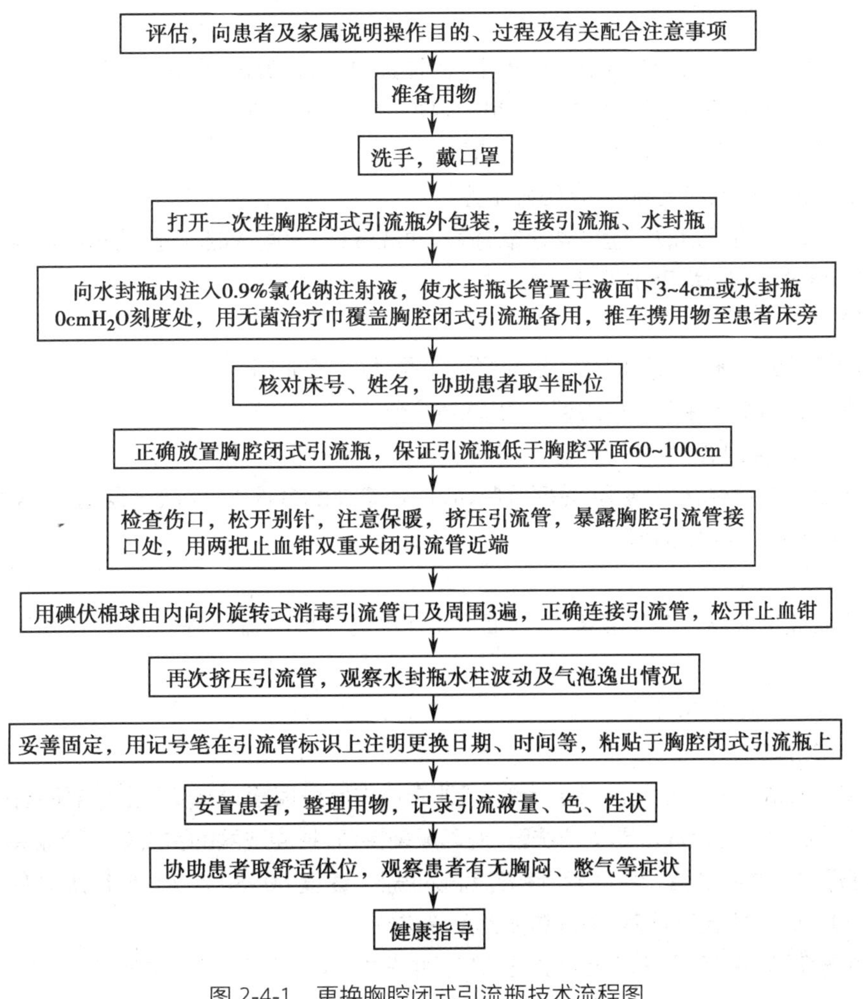

图 2-4-1　更换胸腔闭式引流瓶技术流程图

（王建宁）

第二节　膀胱冲洗

一、膀胱冲洗

膀胱冲洗是利用三腔导尿管，将无菌溶液灌入膀胱内，再利用虹吸原理将灌入的无菌液体和膀胱内的尿液、血凝块、黏液与细菌等一起引出体外的过程。

【适应证】

用于治疗膀胱炎、清除膀胱内的血凝块、黏液、细菌等异物。

【禁忌证】

无绝对禁忌证，膀胱及尿道手术后的患者应在医生指导下完成。

【操作前护理】

1. 患者准备　向患者和家属说明操作的目的、过程及有关配合注意事项，以消除紧张情绪，取得合作。

2. 用物准备　治疗盘、碘伏棉球、处置卡片、膀胱冲洗器、膀胱冲洗液（温度为 38~40℃）、换药碗、手套、胶布、手消毒液、医用垃圾桶、生活垃圾桶、治疗巾 / 尿垫、卵圆钳、便盆。

3. 护士准备　仪表符合要求，洗手，戴口罩。

4. 核对　核对医嘱和处置卡片，贴好瓶签。

5. 其他　以无菌原则取出膀胱冲洗器，插入冲洗液，关闭冲洗器、冲洗管与引流管。插入膀胱冲洗器，关闭调节器，整理用物，洗手、摘口罩。

【操作过程】

1. 携用物至患者床旁，自我介绍，核对患者床号、姓名及腕带。

2. 向患者说明膀胱冲洗的目的和作用，取得合作。

3. 关闭门窗、屏风遮挡。

4. 评估患者生命体征及病情、治疗情况、心理状态及配合程度、膀胱充盈情况、导尿管通畅程度，打开尿袋，将膀胱内尿液排出。

5. 洗手，戴口罩。

6. 将膀胱冲洗液悬挂在输液架上，液面高于床面约 60cm，排气符合要求，排净管内气体后关闭调节器。

7. 铺治疗巾 / 尿垫，戴手套。

8. 操作中查对。

9. 将换药碗放在导尿管与尿袋连接处，将卵圆钳夹闭导尿管，分离导尿管与尿袋接口，用碘伏棉球消毒导尿管接头连接冲洗器的冲洗管，消毒尿袋接口，将冲洗器的引流管连接尿袋。

10. 打开冲洗器冲洗管和导尿管，使溶液滴入膀胱，速度 60~80 滴 /min；待患者有尿意或滴入 200~300ml 后夹闭，排出冲洗液，遵医嘱如此反复进行。

11. 冲洗完毕，夹闭导尿管和冲洗管，取下冲洗器，消毒导尿管远端管口及引流接头，连接尿袋。

12. 清洁会阴部，固定好导尿管及尿袋。

13. 撤去治疗巾和换药碗。

【操作后护理】

1. 整理用物，洗手，记录。

2. 告知患者膀胱冲洗的注意事项以及自行放尿的方法，放置呼叫器于患者可取处，若有不适应及时通知医护人员。

【注意事项】

1. 严格执行无菌操作。

2. 膀胱冲洗器引出液体的量少于灌入液体的量，应考虑是否是导尿管堵塞，应查找原因，可增加冲洗次数，若仍不能解除应及时通知医生，可行高压膀胱冲洗，必要时重新更换导尿管。

3. 冲洗时嘱患者深吸气，尽量放松，以减少不适。若患者出现腹胀、腹痛、膀胱刺激症状应暂停冲洗，通知医生。

4. 冲洗后若导尿管引出血性液体，且量较大，应及时通知医生，必要时改成膀胱持续冲洗。

5. 冲洗后若患者出血较多、血压下降，应及时通知医生给予处理，并做好记录。

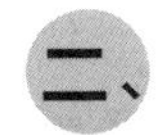

二、膀胱持续冲洗

膀胱持续冲洗是由于患者血尿颜色较重，易形成凝血块堵塞导尿管，将无菌溶液持续灌入膀胱内，将膀胱内的尿液、血凝块等物质一起引出体外，预防血块形成的过程。

【适应证】

泌尿系统出血严重，血尿颜色较重，血块堵塞导尿管的患者。

【禁忌证】

无绝对禁忌证。

【操作前护理】

1. 患者准备　向患者和家属说明操作的目的、过程及有关配合注意事项，以消除紧张情绪，取得合作。

2. 用物准备　治疗盘、碘伏棉球、处置卡片、膀胱冲洗器、膀胱冲洗液 3 000ml（温度为 32~34℃）、换药碗、手套、胶布、尿袋、引流瓶、手消毒液、医用垃圾桶、生活垃圾桶、治疗巾 / 尿垫、卵圆钳、便盆。

【操作过程】

1. 准备步骤同膀胱冲洗。

2. 关闭冲洗器冲洗管与引流管。将膀胱冲洗器连接 3 000ml 冲洗液悬挂在输液架上，液面高于床面约 60cm，排净管内气体后夹闭。将换药碗放在导尿管与尿袋连接处，用卵圆钳夹闭导尿管，分离导尿管与尿袋接口，用碘伏棉球消毒导尿管接头连接冲洗器的冲洗管，消毒尿袋接口。将冲洗器的引流管连接引流瓶，打开冲洗器冲洗管和导尿管，使溶液滴入膀胱，根据引出液体的颜色调整冲洗速度。

3. 当引出液体的颜色为淡黄色，确定没有出血时，可以停止冲洗。

4. 撤去引流瓶，将导尿管连接尿袋，固定尿袋于床边。

【注意事项】

1. 同膀胱冲洗。

2. 冲洗速度需要根据引出液体的颜色进行调整，若引出液体颜色鲜红，应加快冲洗速度；若引出液体颜色逐渐变为淡红色，可减慢冲洗速度。经尿道膀胱肿瘤电切术或经尿道前列腺电切术术后回病房时冲洗速度宜快（一般冲洗速度100~150滴/min），待术后4~6h，患者生命体征平稳，再根据引出液体的颜色调整冲洗速度。

3. 其他泌尿系统手术后若需进行膀胱持续冲洗应在医生指导下调整冲洗速度。指导患者不可自行调节。

4. 膀胱持续冲洗的过程中要随时观察患者的生命体征与引出液体的颜色和性状，若生命体征不稳定，引出液体的颜色鲜红、量较多，应及时通知医生。

5. 准确记录尿量，尿量 = 引出液体量 − 冲入液体量。

（郑　瑾）

第三节　胃肠减压

胃肠减压是指利用负压吸引和虹吸的原理，将胃管自口腔或鼻腔插入，通过胃管将积聚于胃肠道内的气体及液体吸出，以降低胃肠道内的压力，改善肠壁血液循环，有利于炎症的局限，促进伤口愈合和胃肠功能恢复。

【适应证】

1. 治疗作用

（1）单纯性肠梗阻、麻痹性肠梗阻：减轻肠道压力、减少毒素和细菌对肠道的刺激、改善肠道血运。

（2）胃十二指肠穿孔的非手术治疗：防治胃内容物进一步流入腹腔内，促进黏膜愈合。

（3）急性胰腺炎：减少促胰液素分泌，降低胰液外渗。

（4）胃肠道手术：减轻吻合口张力，减少吻合口漏的形成。

（5）急性胃扩张：减轻肠道压力，缓解呕吐和腹胀。

2. 术前准备

（1）预防麻醉后误吸导致吸入性肺炎。

（2）降低胃膨胀，有利于术野显露和手术操作。

（3）减轻胃黏膜水肿，有利于术后恢复。

3. 给药　急腹症的非手术治疗或观察过程中可通过胃肠减压管向胃肠道灌注药物；同时可促进胃肠排空，有利于内服药物的输注和吸收。

【禁忌证】

1. 近期有上消化道出血史。

2. 严重食管静脉曲张。

3. 食管狭窄或阻塞。

4. 严重的心肺功能不全、支气管哮喘。

5. 食管和胃腐蚀性损伤。

【操作前护理】

1. 评估　评估患者病情、意识状态及合作程度、口腔黏膜、鼻腔及周围皮肤情况、腹部体征及胃肠功能恢复情况，了解有无食管静脉曲张、有无活动义齿。

2. 解释　向患者和家属说明操作的目的、过程及有关配合注意事项。

3. 用物准备　治疗盘、治疗碗内盛生理盐水或凉开水、一次性治疗巾、一次性胃管、一次性20ml注射器、纱布、棉签、石蜡油、胶布、压舌板、无菌手套、弯盘、别针、听诊器、手电筒、胃肠减压盒、手消毒液。

【操作过程】

1. 核对　核对医嘱、患者床号、姓名、住院号、腕带。

2. 体位　根据患者自理能力，指导患者配合取坐位或半坐卧位，昏迷患者取去枕平卧位，头向后仰，注意将床高调整至合适高度。

3. 操作要点

（1）洗手，戴口罩。

（2）检查并准备用物，备胶布。将一次性治疗巾围于患者颌下，将弯盘放于合适处，清洁鼻腔，打开无菌盘。打开胃管包装，取出胃管，将胃管放入无菌盘。戴手套，检查胃管是否通畅。

（3）测量胃管插入长度：①前额发际线至剑突的体表距离；②鼻尖 - 耳垂 - 剑突的距离。

（4）再次核对患者身份，用浸有石蜡油的纱布润滑胃管前端，一手持纱布托住胃管，另一手将胃管从选定侧鼻腔轻轻插入至咽喉部10~15cm时，根据患者具体情况进行插管：

1）清醒患者：嘱患者做吞咽动作，顺势将胃管向前推进，直至预定长度。

2）昏迷患者：左手将患者头部托起，使下颌靠近胸骨柄，增大咽部通道的弧度，使管端沿后壁滑行，插入胃管至预定长度。初步固定。

（5）证实胃管在胃内：①在胃管末端连接注射器抽吸，有胃液被抽出；②置听诊器于患者胃部，快速经胃管向胃内注入10ml空气，听到气过水声；③将胃管末端置于盛水的治疗碗内，无气泡逸出。再次妥善固定胃管。

（6）检查胃肠减压盒，排出胃肠减压盒内气体，连接胃管，固定于床边适当处。观察引流管是否通畅及引流液的颜色、性质、量。

（7）协助患者清洁口腔、鼻部及面部，撤去弯盘和治疗巾。再次核对，脱手套，粘贴胃管标识。

（8）整理床单位，将病床高度复位，协助患者取舒适卧位。

【操作后护理】

1. 病情观察　严密观察引流管是否通畅及引流液的颜色、性质、量。观察患者腹部体征和胃肠功能恢复情况。

2. 健康指导

（1）告知患者留置胃肠减压期间禁止饮水和进食，保持口腔清洁。

（2）告知患者和家属防止胃管脱出的措施。

【注意事项】

1. 为昏迷患者插胃管时，去枕，头后仰，当胃管插入15cm时，将患者的头部托起，使下颌靠近胸骨柄以增大咽喉部通道的弧度，便于胃管顺利通过会厌部。

2. 插胃管时患者出现恶心，应休息片刻，嘱患者深呼吸再插入，患者出现呛咳、呼吸困难、发绀等情况，应立即拔管，休息后重新插入。

3. 妥善固定胃肠减压装置，维持有效负压，防止变换体位时加重对咽部的刺激。

4. 观察引流液的颜色、性质、量，并记录24h引流量。

5. 留置胃肠减压期间，应加强患者口腔护理。

6. 胃肠减压期间，注意观察水、电解质变化和胃肠功能恢复情况。

（汪　晖）

第四节　颅内压监测

颅内压监测（intracranial pressure monitoring，ICP）是将微型压力感受器探头安置于颅腔内，另一端与ICP监护仪连接，将ICP压力变化动态转变为电信号，显示于示波屏或数字仪上，并用记录器连续描记压力曲线，是诊断颅内高压最迅速、客观和准确的方法。

【适应证】

1. 中重型颅脑外伤，脑出血患者，格拉斯哥昏迷量表(Glasgow coma scale，GCS)评分8分以下。

2. 头颅CT检查阳性，如脑挫裂伤、颅内出血。

3. 多脏器损伤伴意识障碍。

4. 颅内占位性病灶清除术后。

5. 头颅CT检查阴性，但年龄大于40岁、收缩压<90mmHg、格拉斯哥昏迷量表评分<12分、有去皮质强直或去大脑强直状态4项不利因素的3项者。

【操作前护理】

1. 评估　评估患者意识状态及配合程度，向患者和家属说明操作的目的、过程及有关配合注意事项。

2. 用物准备　颅内压监护仪准备（开机，调节至0点，设ICP报警的上、下限），导线连接正确。

【操作过程】

1. 核对　患者姓名、床号、住院号。

2. 体位　抬高床头15°~30°。

3. 操作要点　洗手，监测ICP数值，排除影响ICP升高的因素，如翻身、叩背、咳嗽、疼痛、吸痰、胸腔内高压、腹内压升高、颈静脉回流障碍等。观察生命体征；保持呼吸通畅，吸氧。

【操作后护理】

1. 安置患者　患者取舒适体位，妥善固定导管与导线，防止管道阻塞、扭曲、打折和传感器脱出。

2. 健康指导　医护人员及患者应避免ICP探头被水或呕吐物浸湿而无法读取数据，建议使用塑料薄膜包裹探头和导线连接口。

【注意事项】

1. 严格执行无菌技术操作，预防感染。

2. 妥善放置监测器，防止脱落、滑出。

3. 密切观察颅内压及生命体征，发现异常及时处理。

4. 患者头部抬高 15°~30°，保持中位，避免前屈、过伸、侧转，以免影响脑部静脉回流。

5. 读取数值时应排除患者翻身、叩背、咳嗽、疼痛、吸痰、胸腔内高压、腹内压升高、颈静脉回流障碍等因素的影响。

【流程图】

颅内压监测流程见图 2-4-2。

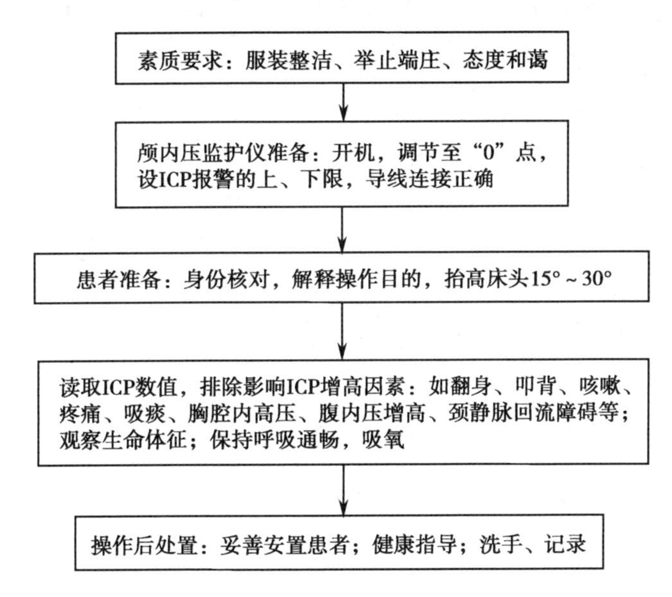

图 2-4-2　颅内压监测流程图

第五节　徒手肌力测定

徒手肌力测定是一种不借助任何器材，仅靠检查者徒手测试受试者四肢肌肉强度及耐力的方法。

【禁忌证】

1. 对骨折错位或未愈合、骨关节不稳定、脱位、关节和周围软组织急性损伤、关节活动极度受限、严重的关节积液和滑膜炎等患者应禁止肌力测定检查。

2. 疼痛剧烈、关节活动受限、严重骨质疏松及有骨化性肌炎者也不适用于肌力测定。

【操作前护理】

评估患者意识状态及配合程度，向患者和家属说明操作的目的、过程及有关配合的注意事项。

【操作过程】

1. 核对　患者姓名、床号、腕带。

2. 体位　取平卧位。

3. 操作要点　被测肢体置于除重状态。先上肢后下肢，逐渐施力于被测肢体末端，指导患者与施力相反方向用力。注意倾听患者有无疼痛等不适主诉。采用牛津肌力分级评分法进行判断（表 2-4-1）。

表 2-4-1　牛津肌力分级评分法

分级	判断
0 级	无动作或肌肉无收缩
1 级	可见 / 明显的肌肉收缩，但没有动作
2 级	消除重力下可活动，即肢体能在床面移动，但不能抬起
3 级	能抵抗重力，即肢体能抬离床面而举起，但不能抵抗外力
4 级	能对抗阻力，但较弱
5 级	正常肌力

【操作后护理】

1. 患者安置舒适体位。
2. 根据疾病和四肢肌力情况，告知患者活动的注意事项。

【注意事项】

1. 测试体位正确。
2. 注意保暖。
3. 遵循无伤害原则，确保患者能承受施加的外力。

【流程图】

徒手肌力测定流程见图 2-4-3。

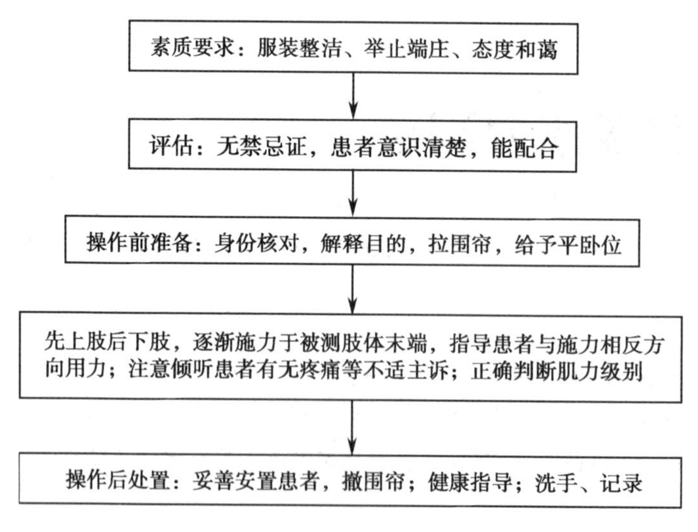

图 2-4-3　徒手肌力测定流程图

第六节　格拉斯哥昏迷量表评估

格拉斯哥昏迷量表评估（Glasgow coma scale assessment，GCS），是一种客观、快速评价患者意识状态的方法。

【适应证】

用于脑卒中患者、颅脑术后以及各种原因导致不同程度的昏迷患者。对昏迷患者可以估计颅脑损伤的程度。

【禁忌证】

1. 癫痫持续状态。
2. 使用镇静药、麻醉药和肌肉松弛药。
3. 药物中毒。
4. 精神疾患。

【操作前护理】

1. 评估　了解患者现病史、有无义眼、偏瘫、失语等，目前用药史。
2. 用物准备　无。

【操作过程】

1. 核对　核对姓名、住院号，评估患者的定向力。
2. 体位　无特殊要求。
3. 操作要点　洗手，依次评估患者的睁眼反应、动作反应及言语反应，计算分值。

【操作后护理】

1. 协助患者取舒适体位。
2. 指导有肢体活动或言语障碍的患者，使用呼叫系统的方法。

【注意事项】

1. 根据格拉斯哥昏迷量表的分值可将脑损伤分为三度：①分值≥13 分为轻度脑损伤；②分值为 9~12 分为中度脑损伤；③分值≤8 分为重度脑损伤。

2. 当运动反应下降 1 分，或者总分下降 2 分都有重要的临床意义，应及时报告医生。

3. 睁眼反应的疼痛刺激点应使用外周疼痛刺激，首选斜方肌；运动反应的疼痛刺激点应采用中心疼痛刺激，首选斜方肌，其次眶上。注意肥胖、体型大者按压斜方肌会比较困难，且 C_5 以上损伤影响评估。青光眼、眼眶或面部受损患者不可按压眶上。

4. 不可采用掐、扭等动作作为疼痛刺激，禁止挤压胸骨。

5. 若患者有牵拉导尿管或氧气管的动作倾向，说明患者有疼痛定位，无需再施加疼痛。

6. 避免语言沟通不良导致的误判，如耳聋、方言和语种不同，可采用书写、手语、翻译、电脑等方法作为沟通桥梁。

7. 气管插管或气管切开的患者，其言语反应项可采用字母替代法，即用“T”（气管切开 Tracheotomy、气管插管 Tracheal intubation 的首字母）代替。此时，仅评价眼动和运动两项，格拉斯哥昏迷量表总分≤6 分为昏迷。

8. 失语患者的言语反应按照患者实际言语能力评分。

【流程图】

格拉斯哥昏迷量表评估流程见图 2-4-4。

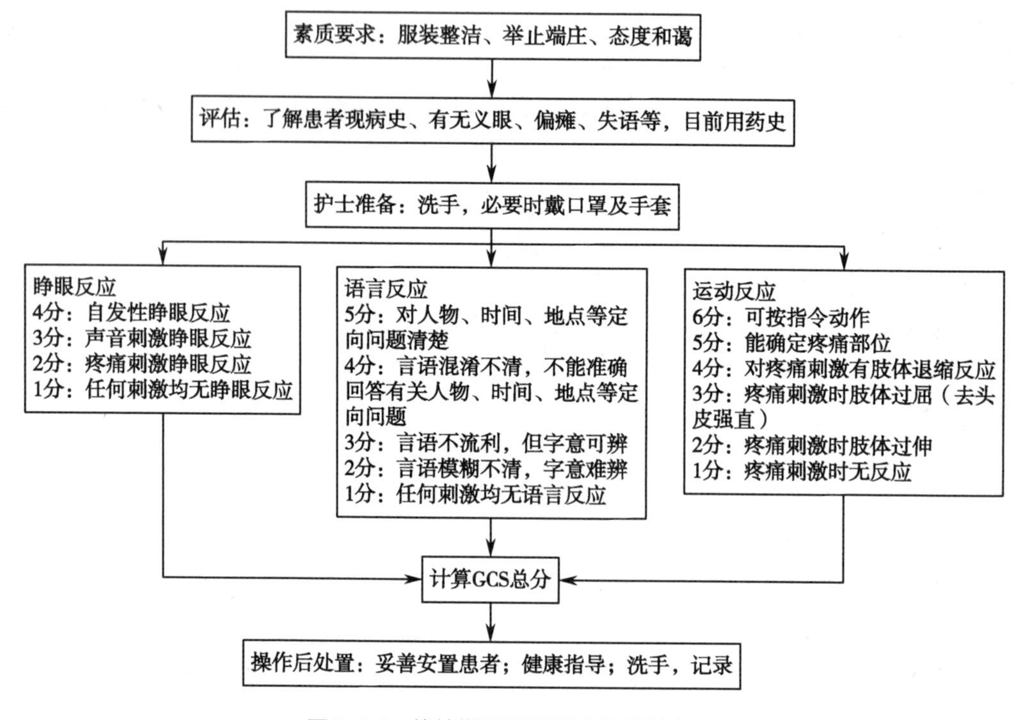

图 2-4-4　格拉斯哥昏迷量表评估流程图

（蒋　红）

第七节　牵引

牵引是利用牵引力与反牵引力的力学原理，采用机械、手法、电动装置等产生的外力，作用于脊柱和四肢骨折或病变部位，通过直接牵引骨骼或间接牵引肌肉，缓解患处肌肉和软组织的紧张、痉挛状态从而减轻疼痛。可有效固定骨折、脱位或矫正畸形，从而达到治疗或辅助治疗的目的，具有复位和维持复位后固定的双重作用。牵引包括皮牵引、骨牵引、兜带悬吊牵引。

【适应证】

（一）皮牵引适应证

1. 小儿和老年骨折患者。
2. 4 岁以下小儿的股骨干骨折。

（二）骨牵引适应证

1. 成人的长管状骨不稳定骨折或骨折脱位。
2. 骨盆骨折伴骶髂关节半脱位。
3. 陈旧性髋关节脱位在手法或手术复位前应用骨牵引松解软组织痉挛。
4. 髋臼中心脱位、错位严重者。
5. 四肢软组织痉挛引起的关节畸形，应用皮牵引不能矫正者。

（三）兜带牵引适应证

临床常用枕颌带牵引和骨盆兜带悬吊牵引。

1. 枕颌带牵引主要用于颈椎退行性疾病的辅助治疗。

2. 枕颌带牵引用于 12 岁以下儿童颈椎骨折或脱位的治疗。

3. 枕颌带牵引用于成人无明显移位的颈椎骨折，在确定治疗（骨牵引、支具、石膏或手术）之前作为临时固定措施。

4. 骨盆兜带悬吊牵引用于骨盆骨折患者。

【禁忌证】

（一）皮牵引禁忌证

牵引肢体严重肿胀、局部皮肤有破损、溃疡。

（二）骨牵引禁忌证

1. 牵引处有炎症或开放创伤污染严重者。

2. 牵引局部骨骼有病变及严重骨质疏松者。

3. 牵引部位需要切开复位者。

（三）兜带悬吊牵引禁忌证

1. 严重心、肺疾病以及全身衰弱的患者。

2. 颈椎严重退行性变、脊髓型颈椎病、严重骨质疏松、椎动脉狭窄患者。

3. 高龄患者、颈椎后纵韧带骨化症等患者选用牵引时应谨慎。

4. 下颌及枕部皮肤有伤口、压力性损伤、感染等患者禁止牵引。

【操作前护理】

（一）皮牵引

1. 操作前向患者和家属解释牵引的意义、目的、步骤及注意事项，取得患者和家属理解和配合。

2. 检查牵引局部皮肤情况，查看有无皮炎、破损、溃疡。

3. 准备牵引用品，包括牵引床、牵引架、滑轮、牵引绳、重锤、皮牵套、合适的衬垫（毛巾、棉垫等）。

（二）骨牵引

1. 操作前向患者和家属解释牵引的意义、目的、步骤和注意事项，取得患者和家属理解和配合。

2. 告知患者和家属牵引期间牵引方向与肢体长轴应成直线，达到有效牵引。

3. 根据病情适当抬高床头或床尾 15~30cm，增加反牵引力。

4. 准备牵引用品，包括牵引床、牵引架、牵引绳、秤砣、牵引术手术包（牵引弓、斯氏针、克氏针）。

（三）兜带悬吊牵引

1. 操作前向患者和家属解释牵引的意义、目的、步骤和注意事项，取得患者和家属的理解和配合。

2. 准备牵引用品，包括牵引床、牵引绳、重锤、枕颌吊带或骨盆兜带、合适的衬垫（毛巾、棉垫）。

【操作过程】

（一）皮牵引

1. 根据骨折部位、肢体长短、粗细选择大小合适的牵引套。

2. 牵引套内加衬垫，松紧以放入两指为宜。

3. 皮牵引的牵引重量不超过 5kg。

（二）骨牵引

1. 保持牵引针固定，防止由于牵引不当造成的松动滑脱。牵引针尾端要有防护装置，防止滑脱。

2. 保持牵引重量在体重的 1/10~1/7。

3. 保持牵引力线与患肢长骨纵轴的方向一致。

（三）兜带悬吊牵引

1. 选择大小、宽度适宜的兜带。

2. 枕颌吊带牵引重量通常为 2~3kg，牵引持续的时间应遵医嘱。

3. 骨盆兜带悬吊牵引重量以臀部抬离床面 2~3cm 为宜。

【操作后护理】

1. 牵引重锤保持悬空，不可随意增减或移去牵引重量，不可随意放松牵引绳。

2. 牵引期间牵引绳上不可放置棉被、衣物，以免影响牵引效果。

3. 观察足背屈、足跖屈和感觉功能，防止压迫腓总神经引起的足下垂。

4. 每日检查牵引绳是否有牵引绳结松动，防止在牵引过程中突然断裂，造成骨折再移位并产生剧烈疼痛。

5. 严密观察患肢末梢的血液循环情况，若局部出现青紫、肿胀、发冷、麻木、疼痛、运动障碍以及脉搏细弱时及时报告医生。

（一）皮牵引

1. 牵引期间加强皮肤观察，若有水疱、皮炎、破溃及时处理。

2. 观察皮牵引套的位置，位置改变时及时调整。

（二）骨牵引

1. 牵引重锤保持悬空，不可随意增减或移去牵引重量，不可随意放松牵引绳。

2. 牵引期间牵引绳上不可放置棉被、衣物，以免影响牵引效果。

3. 观察足背屈、足跖屈和感觉功能，防止压迫腓总神经引起的足下垂。

4. 每日检查牵引绳是否有牵引绳结松动，防止在牵引过程中突然断裂，造成骨折再移位并产生剧烈疼痛。

5. 严密观察患肢末梢的血液循环情况，若局部出现青紫、肿胀、发冷、麻木、疼痛、运动障碍以及脉搏细弱时及时报告医生。

6. 保持牵引针眼干燥、清洁，每日用碘伏棉棒或 75% 酒精消毒两次，预防感染。

7. 定期拍片观察牵引情况，每日测量患肢长度，并与健侧肢体对比，防止过牵，注意保护骨突部位，防止皮肤压力性损伤。

8. 冬季肢体注意保暖，可用棉被覆盖或包裹，防止受凉。

9. 应严格交接班，维持牵引于正常状态。

（三）兜带悬吊牵引

1. 保持兜带平整，在骨隆突处垫衬垫，如下颌、耳部、头皮。

2. 密切观察下颌带是否有移位，若下滑压迫气管会引起呼吸梗阻或压迫颈动脉窦引起反射性心搏骤停。

【注意事项】

1. 经常检查牵引弓的位置，若牵引弓和骨针有变位或松动，应及时通知医生，并配合医生进行处理。

2. 注意牵引绳是否受阻，牵引重量是否合适；牵引绳应与患肢长骨纵轴方向一致。

3. 牵引的重锤应悬空，不可着地或靠于床沿上，滑轮应灵活。

（一）皮牵引

1. 根据骨折部位、肢体长短、粗细选择合适大小的牵引套。

2. 牵引套内加衬垫（毛巾、棉垫），提高舒适度，牵引套松紧以伸入两指为宜。

3. 牵引期间加强皮肤观察，若有水疱、皮炎、破溃及时处理。

4. 观察皮牵引套的位置，位置改变或松动时及时调整。

（二）骨牵引

1. 牵引重量为患者体重的 1/10~1/7，不可随意增减重量，以免影响骨折复位或畸形的矫正。

2. 经常检查牵引弓的位置，若牵引弓和骨针有变位或松动，应及时通知医生，并配合医生进行处理。

3. 注意牵引绳是否受阻，牵引重量是否合适；牵引绳应与患肢长骨纵轴方向一致。

4. 牵引的重锤应悬空，不可着地或靠于床沿上，滑轮应灵活。

（三）兜带悬吊牵引

1. 枕颌带牵引时注意观察患者是否有头晕、恶心、心悸、疼痛加重、肢体麻木等不良反应，尤其是牵引初期。若出现上诉情况，应检查牵引重量、力线、角度、牵引带松紧等，有针对性地解决问题，必要时报告医生，停止牵引。

2. 排便时尽量避免污染骨盆带。

3. 骨盆兜带悬吊牵引的髂骨翼、骶尾部，防止压力性损伤。

（张文光）

第五章　妇产科护理技术

第一节　产科护理技术

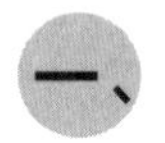

一、测宫高、腹围

【适应证】

1. 通过测量宫高和腹围，确定子宫大小是否与孕周相符。

2. 间接了解胎儿生长发育状况，估计胎儿体重。

3. 有助于动态观察胎儿发育，及时发现胎儿宫内发育迟缓、巨大儿或羊水过多等妊娠异常情况，使其有可能通过及时治疗得到纠正。

【禁忌证】

无。

【操作前准备】

1. 用物准备　检查床、皮尺、手消毒液、屏风或幕帘。

2. 人员准备

（1）孕妇：排空膀胱，取仰卧屈膝位。

（2）操作者：着装规范、洗手，寒冷季节，检查前要将手预热。操作前评估孕妇情况，核实孕周。

【操作过程】

1. 备齐用物到孕妇床边，核对孕妇姓名。

2. 向孕妇解释检查目的与内容，取得配合。注意保护隐私，必要时幕帘或屏风遮挡。

3. 洗手或手消毒，协助孕妇取屈膝仰卧位，头部稍垫高，暴露腹部，双腿略屈曲稍分开，使腹肌放松。

4. 操作者站立于孕妇右侧，首先摸清宫底高度，用皮尺一端放在耻骨联合上缘，拉开皮尺，另一端贴腹壁沿子宫弧度到子宫底最高点，读出厘米数即为所测得的宫高数，以厘米（cm）为单位记录。

5. 测量腹围时，用皮尺以脐水平绕腹部 1 周，读出厘米数为所测得的腹围数，以厘米（cm）为单位记录。

6. 测量完毕扶孕妇坐起，整理好衣服。告知孕妇测量结果。

7. 整理用物。

8. 洗手，记录。

【操作后护理】

1. 告知孕妇下次产前检查时间。

2. 如孕妇有胎盘早剥高危因素，测量宫底高度后，在宫底处画线做好标记。

【注意事项】

1. 孕妇身体暴露时，注意保暖和保护孕妇隐私，做到一室一患，若检查者为男护士，应有女护士陪同。

2. 测量数字要准确。

3. 测量时注意观察孕妇腹部形状和大小。如腹部过大、宫底高度大于应有的妊娠月份，应考虑双胎妊娠、巨大儿、羊水过多的可能；腹部过小，宫底高度过低者，应考虑胎儿宫内发育迟缓或孕周推算错误；腹部两侧向外膨出且宫底位置较低者，子宫横轴直径较纵轴长，多为肩先露（横位）。

4. 正常情况下，宫底高度在孕周满 36 周时最高，至孕足月时略有下降。

5. 预防仰卧位低血压。孕妇较长时间取仰卧位时，由于增大的妊娠子宫压迫下腔静脉，使回心血量及心排血量突然减少，出现低血压。孕妇发生低血压时，应立即指导孕妇左侧卧位，血压即恢复正常。

6. 预防跌倒。应协助孕妇上下检查床，避免因行动不便造成跌倒。如发生跌倒应立即查看孕妇并报告医生，评估孕妇意识、受伤部位与伤情、疼痛主诉、全身状况、胎儿情况等；协助医生完成相关检查，密切观察病情变化，做好记录。

【流程图】

测量宫高、腹围流程见图 2-5-1。

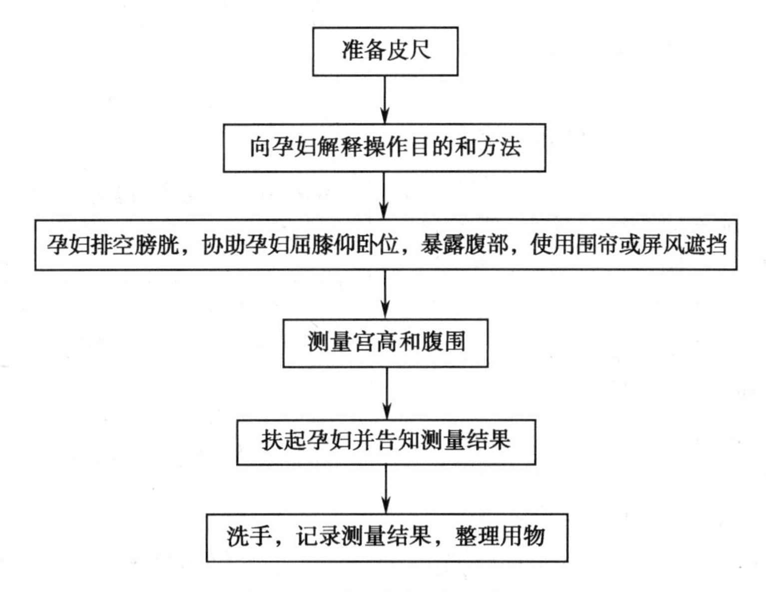

图 2-5-1　测量宫高、腹围流程图

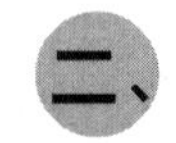

二、听诊胎心音

【适应证】

妊娠 12 周以后，通过听诊胎心音，了解胎心音节律、频率，监测胎儿在子宫内情况。

【禁忌证】

无。

【操作前准备】

1. 用物准备　多普勒胎心听诊仪、耦合剂、秒表、纸巾。

2. 人员准备

（1）孕妇：取仰卧位。

（2）操作者：着装规范，洗手，寒冷季节应将手预热。评估孕妇情况，如孕周、孕期检查资料、产程进展。

【操作过程】

1. 携用物至床旁，核对孕妇腕带信息。

2. 向孕妇解释操作目的，取得配合，必要时拉好幕帘或屏风遮挡，保护隐私。

3. 协助孕妇取仰卧位，头部稍垫高，暴露腹部，双腿放平，腹肌放松。

4. 妊娠晚期用四步触诊法确定胎儿背部位置，在靠近胎儿背部一侧的孕妇腹壁处听诊 1min（正常范围：110~160 次 /min，节律整齐）。

5. 听诊完毕，告知孕妇胎心率是否正常。

6. 用纸巾擦净孕妇腹部耦合剂，协助孕妇整理好衣物，取舒适体位或坐起。

7. 洗手，记录听诊结果。

8. 整理用物。

【操作后护理】

协助孕妇下检查床，防止跌倒。

【注意事项】

1. 保持环境安静，保护孕妇隐私，冬季注意为孕妇保暖。

2. 听诊部位选择：妊娠 28 周前，胎心音听诊部位多在脐下正中或稍偏左、右；妊娠 28 周后，听诊部位：①枕先露听诊部位在脐左（右）下方；②臀先露听诊部位在脐左（右）上方；③肩先露听诊部位在脐周围。

3. 听诊时应注意胎心音的节律及速率，应与子宫杂音、腹主动脉音和脐带杂音相鉴别。

4. 告知孕妇胎心音的正常值范围，测得胎心率 >160 次 /min 或 <110 次 /min，应立即报告医生及时处理。

5. 若有宫缩，应在宫缩间歇时听诊。

【流程图】

听诊胎心音流程见图 2-5-2。

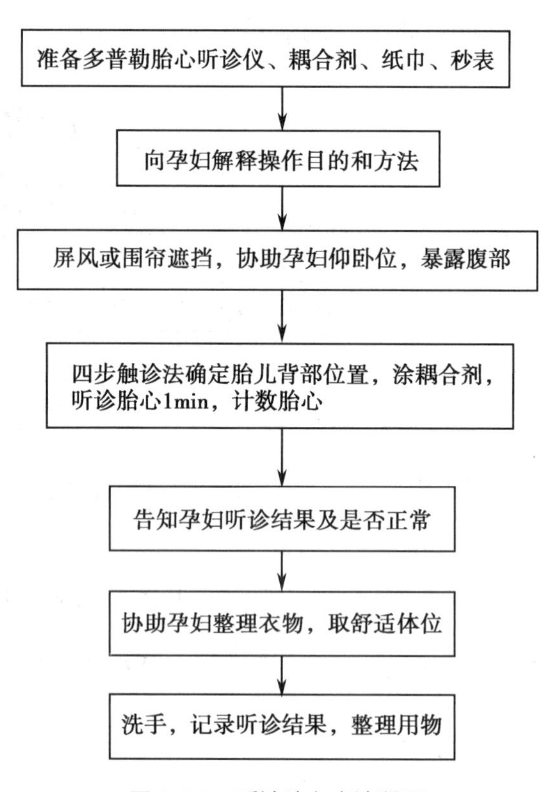

图 2-5-2　听诊胎心音流程图

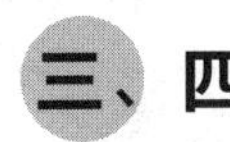

三、四步触诊

【适应证】

在妊娠中晚期，通过腹部四步触诊法，了解子宫大小、胎产式、胎方位、胎先露及胎先露是否与骨盆衔接。

【禁忌证】

产妇发生胎盘早剥、宫缩情况下，不要做四步触诊，避免加重胎盘早剥和产妇不适。

【操作前准备】

1. 用物准备　检查床（病床）、幕帘或屏风。

2. 人员准备

（1）孕妇：排空膀胱，取仰卧屈膝位。

（2）操作者：着装规范，洗手，寒冷季节检查前手预热。操作前评估孕妇情况，核实孕周。

【操作过程】

1. 核对孕妇姓名或腕带上信息（住院患者）。

2. 向孕妇解释操作目的，取得配合。注意保护隐私，必要时幕帘或屏风遮挡。

3. 协助孕妇取仰卧屈膝位，头部稍垫高，暴露腹部，双腿略屈，稍分开，腹肌放松。

4. 四步触诊（前三步检查者面向孕妇头部，第四步面向孕妇足部）

（1）第一步：检查者站在孕妇右侧，两手相对置于宫底部，手摸宫底高度，了解子宫外形，估计胎儿大小与妊娠周数是否相符。然后以两手指腹在宫底部相对交替轻推，判断宫底部的胎儿部分。若为胎头则硬而圆且有浮球感，若为胎臀则软而宽且形态不规则。

（2）第二步：检查者两手分别置于腹部左右两侧，一手固定，另一手轻轻深按检查，两手交替。分辨胎儿背部位置及方向，平坦饱满的部分为胎儿背；可变形的、凹凸不平的部分为胎儿肢体，有时可感到胎儿肢体活动。

（3）第三步：检查者右手拇指与其余 4 指分开，置于耻骨联合上方握住胎先露部，进一步查清是胎头或是胎臀；然后左右推动以确定是否衔接。若先露部仍浮动，表示尚未衔接入盆，若已衔接，胎先露不能被推动。

（4）第四步：两手分别置于胎先露部的两侧，向骨盆入口方向往下深按，进一步确诊胎先露及胎先露入盆程度。

【操作后护理】

1. 协助孕妇起床，整理好衣裤。

2. 告知孕妇检查结果，如胎位、胎先露是否入盆。

3. 洗手，记录。

【注意事项】

1. 触诊前应视诊孕妇的腹形及大小，腹部有无妊娠纹、手术瘢痕和水肿。

2. 触诊过程中，注意腹壁肌紧张度、有无腹直肌分离、羊水量及子宫肌敏感度。

3. 每步手法触诊时间不宜过长，避免刺激宫缩及引起孕妇仰卧位低血压。

4. 动作应轻柔，保护隐私，如检查者为男护士，应有女护士陪同。冬季注意保暖。

【流程图】

四步触诊流程见图 2-5-3。

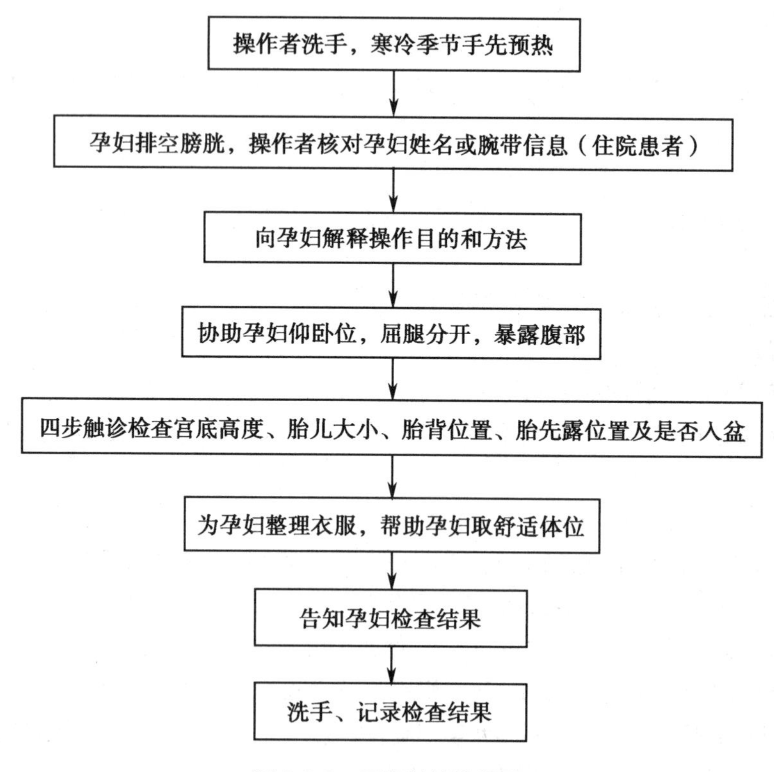

图 2-5-3　四步触诊流程图

四、电子胎心监护

【适应证】

通常妊娠晚期，通过监测胎心基线率水平、胎心基线变异、周期性胎心改变来综合判断胎儿储备能力，评估胎儿宫内安危情况。

【禁忌证】

无。

【操作前准备】

1. 物品准备　胎心监护仪、耦合剂、腹带（探头绑带）、纸巾。

2. 人员准备

（1）孕妇：排空膀胱，取舒适体位。

（2）操作者：着装规范，洗手。操作前评估孕周、宫高、腹围、胎方位、胎动情况、孕妇自理能力、理解情况和合作程度、局部皮肤情况。

【操作过程】

1. 携用物至床旁，核对孕妇姓名或腕带信息（住院患者）。

2. 向孕妇解释操作目的，取得合作。

3. 接通电源，打开监护仪开关，核对时间。

4. 协助孕妇取仰卧位。

5. 适当暴露孕妇腹部，注意保暖和保护孕妇隐私，触诊确定胎背位置。

6. 在孕妇腹部涂耦合剂，用胎心探头找到胎心音最强处，固定。孕妇可以采取半坐卧位、侧卧位或坐位。

7. 如为无应激反应，将胎动计数按钮交予孕妇，嘱其自觉胎动时按动按钮。

8. 如为宫缩应激试验，将宫缩压力探头置于子宫底部，固定。

9. 在无宫缩时将宫缩压力调整到基线起始状态。

10. 打开描记开关，观察胎心显示，以及胎心、宫缩曲线描记情况。

11. 监测 20min，视胎心、胎动及监测情况决定是否延长监测时间。

12. 监测完毕，取下监护探头。用纸巾擦净孕妇腹部的耦合剂，协助孕妇取舒适卧位。

13. 取下监护记录纸，标注孕妇的姓名、床号，关闭监护仪开关，拔去电源，胎心监护仪归位放置。

14. 洗手、分析胎心监护描记图纸，记录。

【操作后护理】

1. 协助产妇整理好衣服，扶产妇起床。

2. 告知孕妇胎心监护结果。

3. 若胎心监护结果异常，给予吸氧并通知医生进行处理。

4. 整理用物。

【注意事项】

1. 进行胎心监测前应检查监护仪运行是否正常，时间是否准确。

2. 操作时注意孕妇保暖和保护隐私。

3. 教会孕妇自觉胎动时手按胎动按钮的方法，告知孕妇及时记录胎动。

4. 监护过程中应关注胎心率的变化，注意仪器走纸是否正常，图纸描记线是否连续。

5. 注意孕妇有无不适主诉、探头是否脱落及腹带松紧度。

【胎儿监护判读】

1. 胎心基线率水平

(1) 正常胎心基线范围：110~160 次 /min。

(2) 胎儿心动过速：胎心基线 >160 次 /min，持续≥10min。

(3) 胎儿心动过缓：胎心基线 <110 次 /min，持续≥10min。

2. 基线变异

(1) 变异消失：指振幅波动完全消失。

(2) 微小变异：指振幅波动≤5 次 /min。

(3) 正常变异：指振幅波动 6~25 次 /min。

(4) 显著变异：指振幅波动 >25 次 /min。

3. 三种基本典型图形

(1) 早期减速：胎心减速几乎与宫缩同时开始，胎心率最低点在宫缩的高峰，下降幅度 <50 次 /min，持续时间短，恢复快。一般发生在第二产程后期，宫缩时胎头受压引起。

(2) 晚期减速：胎心率减速多在宫缩高峰后开始出现，下降缓慢，下降幅度 <50 次 /min，持续时

间长，恢复缓慢。一般认为是胎盘功能不良、胎儿缺氧的表现。

（3）变异减速：胎心率变异形态不规则，减速与宫缩无恒定关系，持续时间长短不一，下降幅度 >70 次 /min，恢复迅速。一般认为是宫缩时脐带受压，兴奋迷走神经所致。

【流程图】

电子胎心音监护流程见图 2-5-4。

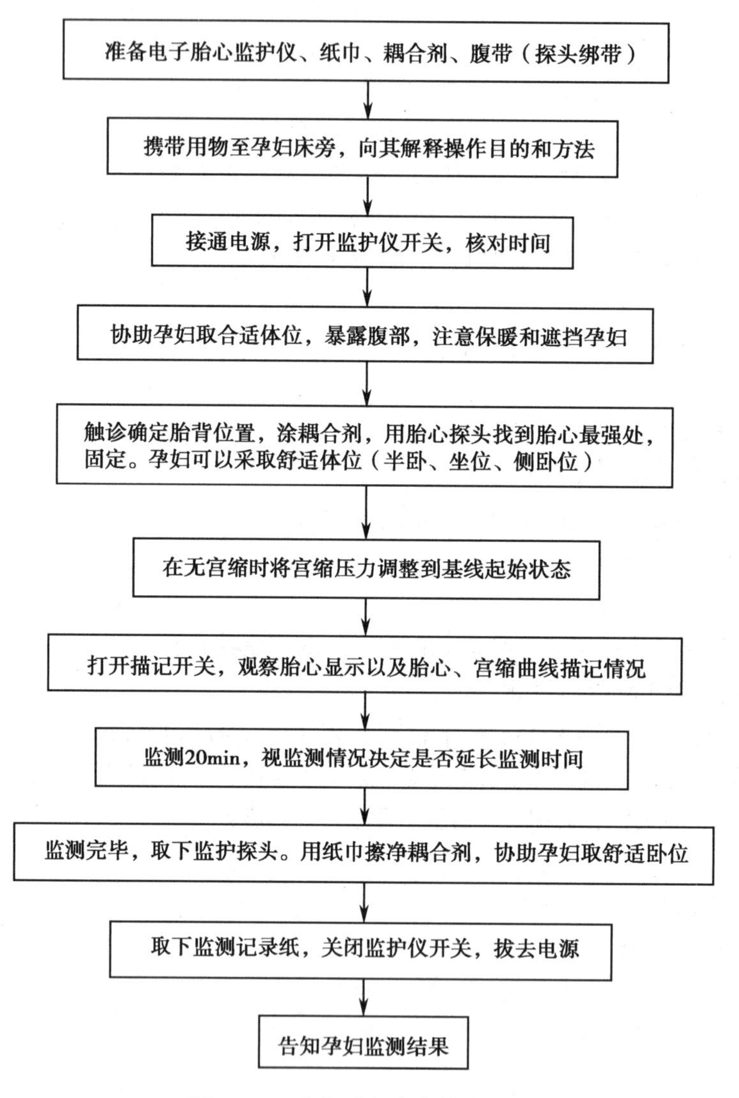

图 2-5-4　电子胎心音监护流程图

五、产前会阴冲洗

【适应证】

保持会阴皮肤清洁，可促进产妇舒适，避免生殖道感染或会阴伤口感染。

【禁忌证】

对碘伏过敏者。

【操作前准备】

1. 环境 整洁、安静、安全、光线充足;室温调节到 26~28℃,准备幕帘或屏风遮挡或单独房间。

2. 体位 协助产妇取屈膝仰卧位,脱下裤子,头部稍垫高,双腿屈曲,稍分开,腹肌放松,注意保护隐私。

3. 物品准备 冲洗车或冲洗盘(冲洗车上或冲洗盘中备有肥皂水纱布、碘伏纱布、无菌镊子罐 1 个、无菌镊子 4 把、水壶 2 把,内各盛 500ml 水,水温 39~41℃)、一次性隔水冲洗垫、无菌治疗巾 1 块、医用垃圾桶、生活垃圾桶。

【操作过程】

1. 备齐用物到产妇床旁,核对医嘱、治疗卡、产妇姓名及腕带上的信息。

2. 向产妇解释会阴冲洗的目的与操作内容,取得配合。

3. 评估产妇全身状况及操作局部情况,协助产妇取仰卧屈膝位,两腿分开,暴露会阴,臀下垫一次性冲洗垫。

4. 操作者站于产妇右侧或床尾部,面向产妇。

5. 清洁会阴

(1)用镊子夹取肥皂水纱布一块,先擦洗阴阜、左右大腿内侧上 1/3,再擦洗会阴体、两侧臀部,擦洗时稍用力,然后弃掉纱布。

(2)再取肥皂水纱布一块,按下列顺序擦洗:阴裂、左右小阴唇、左右大阴唇、会阴体,最后洗擦肛门,弃掉纱布和镊子。

(3)将便盆置于臀下,用温水自上而下缓慢冲净皂迹。

(4)重复(1)~(3),再用肥皂水清洁一遍。

6. 消毒外阴。用无菌镊子夹取碘伏原液纱布一块,按下列顺序消毒外阴:阴阜、阴裂、左右侧小阴唇、左右侧大阴唇、腹股沟、大腿内上 1/3、会阴体、肛门。注意不要超出肥皂擦洗清洁范围,弃掉镊子。

7. 撤下便盆及一次性冲洗垫,垫无菌治疗巾于产妇臀下。

8. 接产或阴道内诊检查。

9. 洗手,记录。

【操作后护理】

1. 冲洗后铺产台。

2. 注意观察产程进展,避免产妇坠落产床。

3. 指导产妇正确屏气用力。

4. 注意为产妇保暖和遮挡。

【注意事项】

1. 按顺序擦拭、冲洗和消毒,力度适宜。

2. 冲洗速度不可过快,缓慢冲净所有皂迹。

3. 保护患者隐私,若检查者为男护士,应有女护士陪同。

4. 动作轻柔,冬季操作注意保暖。

5. 冲洗壶内水温适宜（39~41℃），以产妇感觉舒适为宜，不可过冷或过热，导致产妇不适和烫伤。

【流程图】

产前会阴冲洗流程见图 2-5-5。

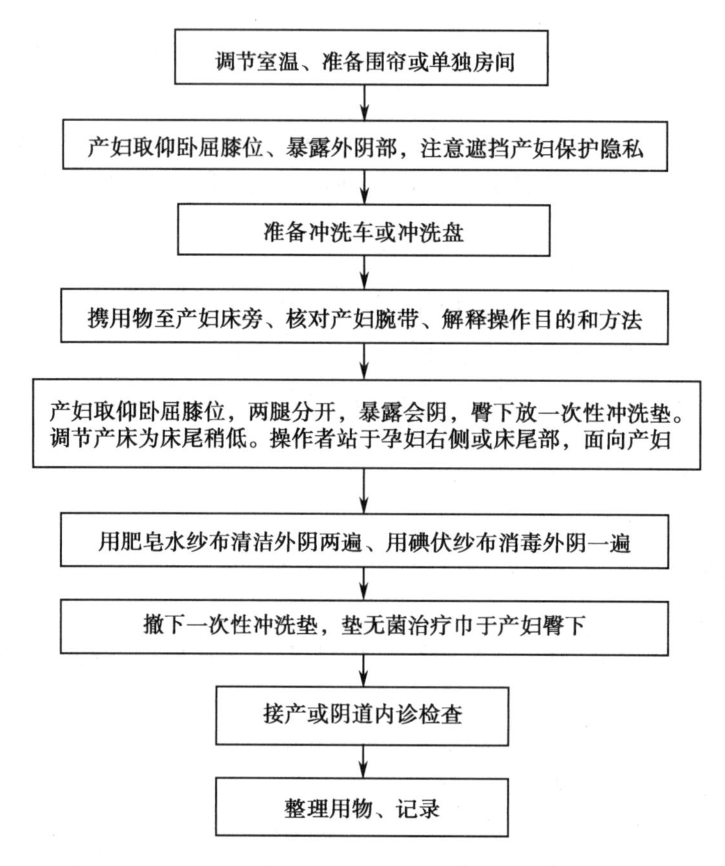

图 2-5-5　产前会阴冲洗流程图

六、会阴部神经阻滞和局部麻醉

阻断会阴部神经冲动的传导，降低该神经支配区域组织牵拉和损伤导致的疼痛。

【适应证】

用于减轻第二产程会阴部疼痛，适用于阴道分娩时会阴切开术、阴道手术助产术、经阴道手转胎头术、软产道裂伤缝合术等。

【禁忌证】

产妇处于第一产程或计划剖宫产的产妇。

【操作前准备】

1. 向产妇解释麻醉的目的、意义及配合方法。
2. 准备实施会阴阻滞麻醉的物品。
3. 协助产妇取屈膝仰卧位。

4. 麻醉前评估产程进展和胎心情况。

5. 进行外阴冲洗消毒。

6. 外科洗手后，穿手术衣，戴无菌手套，铺无菌巾。

7. 进行注射部位皮肤消毒，使用 0.5% 碘伏棉球消毒。以侧切切口为中心，由内向外消毒皮肤，直径 >10cm。

【操作过程】

1. 会阴神经阻滞麻醉　使用注射器抽吸 2% 利多卡因 5ml 加 0.9% 氯化钠溶液 15ml。术者将左手示指、中指伸入阴道内，触及左侧坐骨棘，右手持带有长针头的 20ml 注射器，在左侧坐骨结节及肛门连线中点偏坐骨结节处（图 2-5-6）先注射一个皮丘，然后在阴道内手指指引下将针头刺向坐骨棘内下方阴部神经通过处，当针穿过骶棘韧带时会产生突破感，为穿刺成功标志。回抽无回血后，局部注射利多卡因溶液 5ml，然后边退针边注药 5ml（图 2-5-7）。

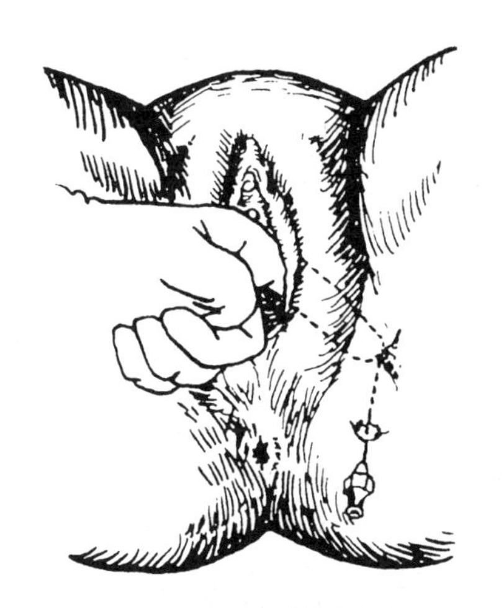

图 2-5-6　麻醉注射点

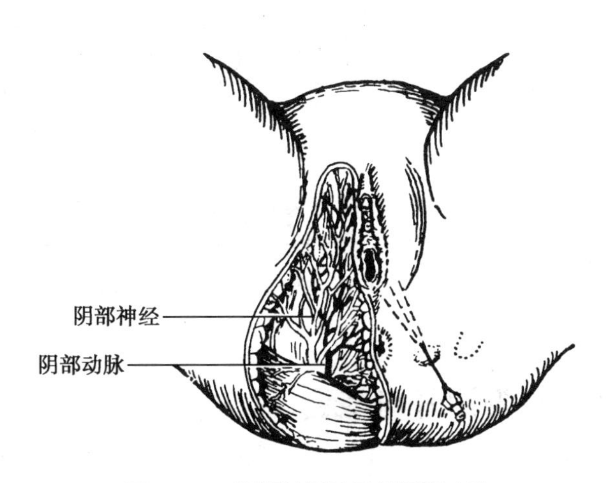

图 2-5-7　阴部神经及局部浸润麻醉

2. 外阴局部浸润麻醉　术者左手示指、中指沿着切口方向放入阴道，置于胎头与阴道壁中间，防止针头穿过阴道壁刺伤胎儿头皮。将针头退至皮下，沿着同侧切口方向先进入 4~5cm。在注射前抽回血，在针头缓慢退出的同时连续注入局部麻醉药 5ml。在同侧侧切方向的大小阴唇、会阴体、皮下做扇形注射 5ml。需要会阴正中切开时，则在会阴体局部进行浸润麻醉。产钳助产需要进行双侧会阴神经阻滞麻醉。

【操作后护理】

操作完毕，等待 2min，待药物起作用后，进行下一步操作。

【注意事项】

1. 操作前应向产妇做好解释以取得配合，详细询问有无麻醉药物过敏史，使用普鲁卡因麻醉时，应先做过敏试验。

2. 阴部神经主要支配阴道、会阴部和外阴，阻滞时的主要解剖标志为坐骨棘和骶棘韧带。

3. 按规定使用局部麻醉药的剂量，选用毒性低的麻醉药。

4. 穿刺时注意针尖不要伤及操作者的手和胎儿，不要损伤周围组织。每次注射药物前先回抽，以防注入血管内。

5. 针头穿刺时应找准穿刺部位，一次成功，避免反复穿刺导致血肿或感染。

6. 注意观察并发症　①发生药物变态反应，按药物过敏处理；②局部麻醉药被直接注入血管内，引起药物中毒，须对症处理；③注意观察局部有无血肿。

【流程图】

会阴部神经阻滞和局部麻醉流程见图 2-5-8。

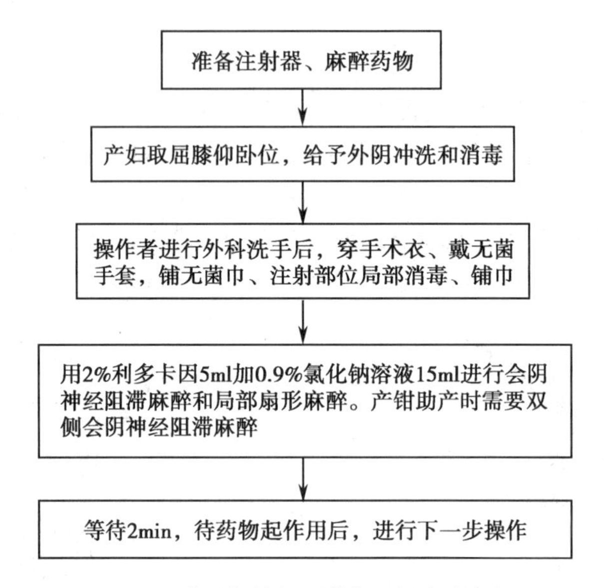

图 2-5-8　会阴部神经阻滞和局部麻醉流程图

七、会阴切开与缝合

【适应证】

会阴切开术是为了避免在分娩的第二产程中发生会阴及盆底组织严重裂伤的手术；也是初产妇臂位助产或施行产钳、胎头吸引术的辅助手术。会阴切开术包括会阴后 - 侧切开术和正中切开术两种。在第二产程根据胎儿情况、产程进展、头盆关系、盆底及会阴条件，在经知情同意后，以下情况，可酌情考虑会阴切开术：

1. 会阴裂伤难免发生者　会阴体过长、过短及伸展不良，如初产妇会阴较紧、会阴坚韧、水肿或瘢痕，遇急产时会阴未能充分扩张，估计胎头娩出时将发生Ⅱ度以上的裂伤者。

2. 阴道手术助产、产钳术、胎头吸引术及足月臀位助产术。

3. 需要缩短第二产程，如继发性宫缩乏力、胎儿过大发生胎儿窘迫、妊娠合并心脏病、妊娠高血压综合征等产妇分娩时，需要行会阴切开术来缩短第二产程。

4. 早产、胎儿宫内发育迟缓，为减轻胎头在盆腔内受压需要尽早娩出者。

【禁忌证】

无阴道分娩条件者和无会阴切开适应证者。

【操作前准备】

1. 评估　根据会阴组织的条件、胎头拨露的大小、产妇心理状态、合作程度，确定会阴切开的方式（侧切或中切）（图 2-5-9、图 2-5-10）。避免发生会阴切开后，不能经阴道分娩，而行剖宫产的情况。

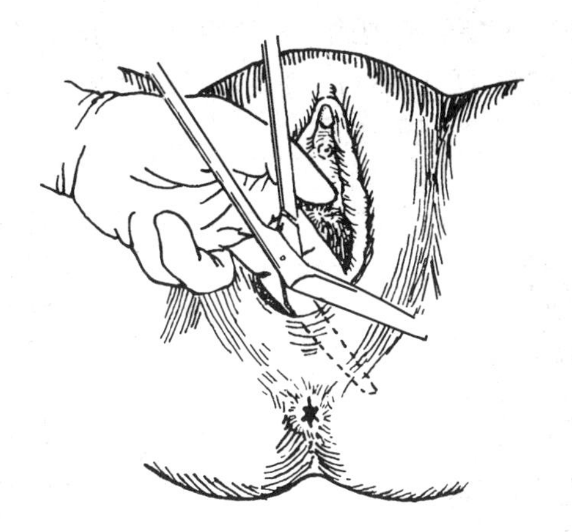

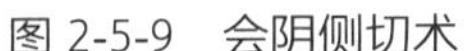

图 2-5-9　会阴侧切术

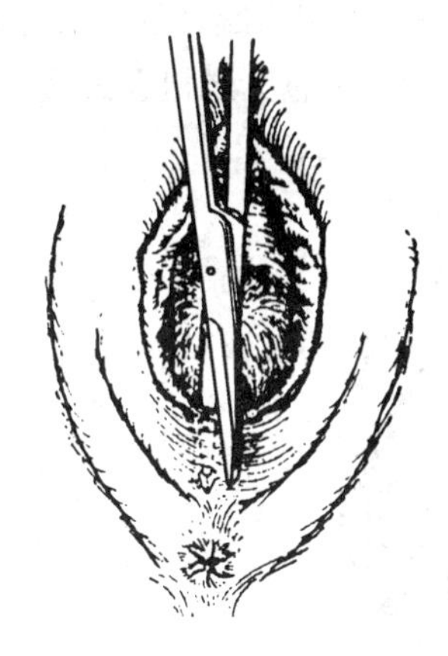

图 2-5-10　会阴正中切开术

2. 操作准备　由医生向产妇解释会阴切开的目的、方法和术后并发症，产妇或家属签署知情同意书；接生者按要求刷手后铺产台、穿无菌隔离衣、戴无菌手套，做好接生准备；将产床床头摇高，产妇为屈膝仰卧位或膀胱截石位，消毒外阴。

3. 物品准备　会阴切开剪 1 把、弯血管钳及直血管钳各 1 把、线剪 1 把、持针器 1 把、尾纱 1 块、纱布 5 块、消毒棉球若干、20ml 注射器及 7 号长针头各 1 个、缝线、2% 利多卡因 10ml。

【操作过程】

1. 会阴切开　向产妇做好会阴切开前的解释工作，进行皮肤消毒（以会阴左侧切开为例）。行阴部神经阻滞及浸润麻醉后，术者左手示指和中指伸入阴道，置于先露部前方，二指稍作分开，撑起左侧阴道壁。右手持侧切剪，张开后一叶置于阴道外，一叶沿左手示指、中指之间置于阴道内。切口起点于会阴后联合“5 点钟”处，切线与垂直线约成 45°，侧切剪刃要与皮肤垂直，等待宫缩会阴膨隆时，一次全层剪开 4~5cm。切开后，用干纱布压迫切口止血。切开处局部发生小血管断裂、有活动性出血者，可钳夹或结扎小动脉。若为会阴正中切开术，术者于宫缩时沿会阴后联合正中垂直剪开 2~3cm。

2. 缝合

（1）胎盘娩出后，检查切口情况，有无深延、上延，阴道壁有无裂伤、血肿，检查后按解剖学位置分层缝合。

（2）术者更换无菌手套，铺无菌巾遮住肛门，将尾纱填入阴道，暴露切口。

（3）术者右手持持针器夹住可吸收缝线的缝针，左手示指和中指伸入阴道协助暴露切口，在切口顶端上方 0.5cm 处开始缝合。可使用连续缝合或间断缝合的方法，缝合阴道黏膜层至处女膜内缘打结，处女膜切缘要对合整齐。缝合不宜过深，防止穿透直肠黏膜（图 2-5-11）。

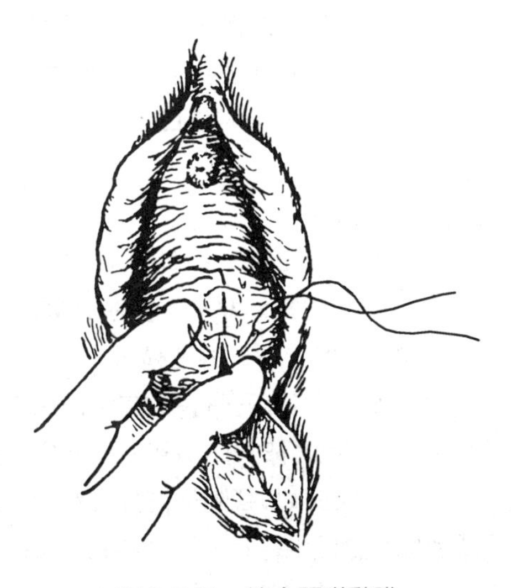

图 2-5-11　缝合阴道黏膜

（4）以同样线连续缝合或间断缝合肌层（图 2-5-12），达到止血和关闭死腔的目的。缝线不宜过密，肌层切口缘应对齐缝合。

（5）缝合皮下脂肪层及皮肤，间断缝合皮下脂肪层

(图 2-5-13),对齐上下切口端,保持切口宽约 1cm,便于皮内缝合。使用可吸收缝合线间断缝合或皮内连续缝合皮肤,注意缝线松紧适度、间距均匀(图 2-5-14)。使用镊子对合表皮,防止表皮边缘内卷,影响愈合。

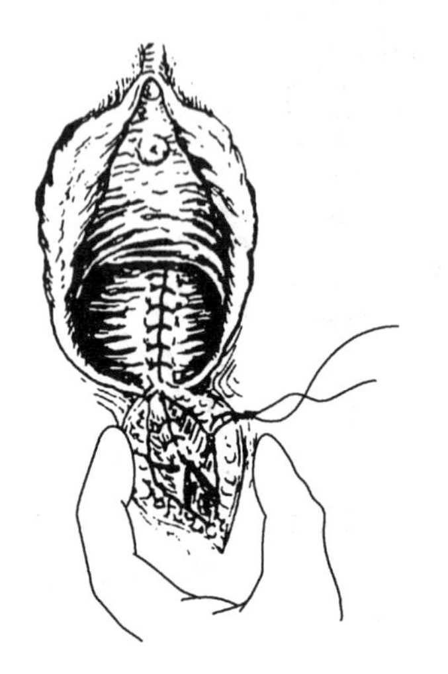

图 2-5-12 缝合肌层

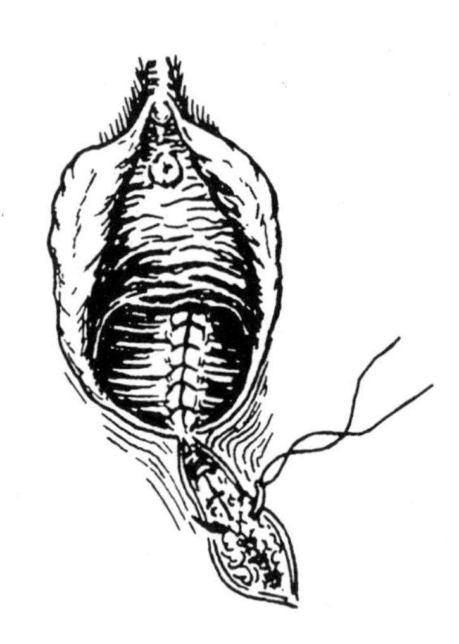

图 2-5-13 缝合皮下脂肪

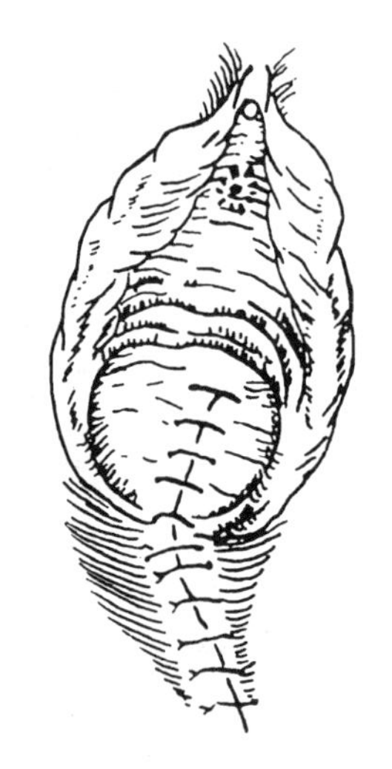

图 2-5-14 缝合皮肤

(6) 缝合术毕,检查阴道内切口缝合有无空隙,取出尾纱,使用消毒棉球清洁切口周围皮肤。

(7) 右手示指进入肛门检查有无缝合线穿透直肠。

(8) 会阴伤口护理健康教育,告知侧切伤口护理知识,保持局部清洁卫生,多取健侧卧位。将产床调节为水平位,协助产妇将双腿放平休息,注意为产妇保暖。

【操作后护理】

1. 缝合完毕,为产妇清洁会阴皮肤,减少伤口感染机会。
2. 告知产妇伤口拆线针数(如需拆线者)。
3. 告知产妇伤口护理注意事项。
4. 帮助产妇摆好舒适体位,休息并注意保暖。
5. 分娩后在产房内观察 2h,要观察伤口有无肿胀、渗血。
6. 询问产妇是否有肛门坠胀感,观察会阴是否出现血肿。
7. 详细记录会阴伤口情况(会阴切开指征、伤口出血、伤口有无延伸、阴道血肿、缝合方式、拆线针数)。

【注意事项】

1. 严格执行无菌操作,防止感染。
2. 会阴切开术并不能预防Ⅲ度以上裂伤,操作前要充分进行切开方式的评估,会阴正中切开会增加Ⅲ度以上裂伤的危险。
3. 掌握会阴切开时机,在切开后 1~2 次宫缩胎儿即可娩出为宜。
4. 会阴切开时,侧切剪刃要与皮肤垂直,避免切开后两侧组织薄厚不等。
5. 如宫缩时,会阴体高度膨隆,侧切切口交角应为 60°~70°,避免因切口角度过小而误伤直肠或造成缝合困难。切开长度根据产妇会阴弹性、胎儿大小、耻骨弓角度的情况调整。
6. 按层次缝合会阴伤口,要注意恢复各层组织的解剖关系。缝合后进行阴道检查并仔细检查缝合部位，阴道入口无狭窄，并确保止血效果。缝合完毕后，应认真清点核对纱布数目，确保阴道内无纱布遗留，注射针头、缝针等放入锐器盒中，整理用物。

7. 在缝合过程中，注意逐层缝合，对合整齐，松紧适宜，不留死腔，止血彻底，不留活结。

8. 常规肛门检查，确认无缝合线穿透直肠，若出现缝合线穿入直肠的情况，必须拆除，重新缝合。

9. 术后注意保持外阴部清洁、干燥，观察伤口有无渗血、红肿、硬结、脓性分泌物，出现异常应及时通知医生处理。

【流程图】

会阴切开与缝合流程见图 2-5-15。

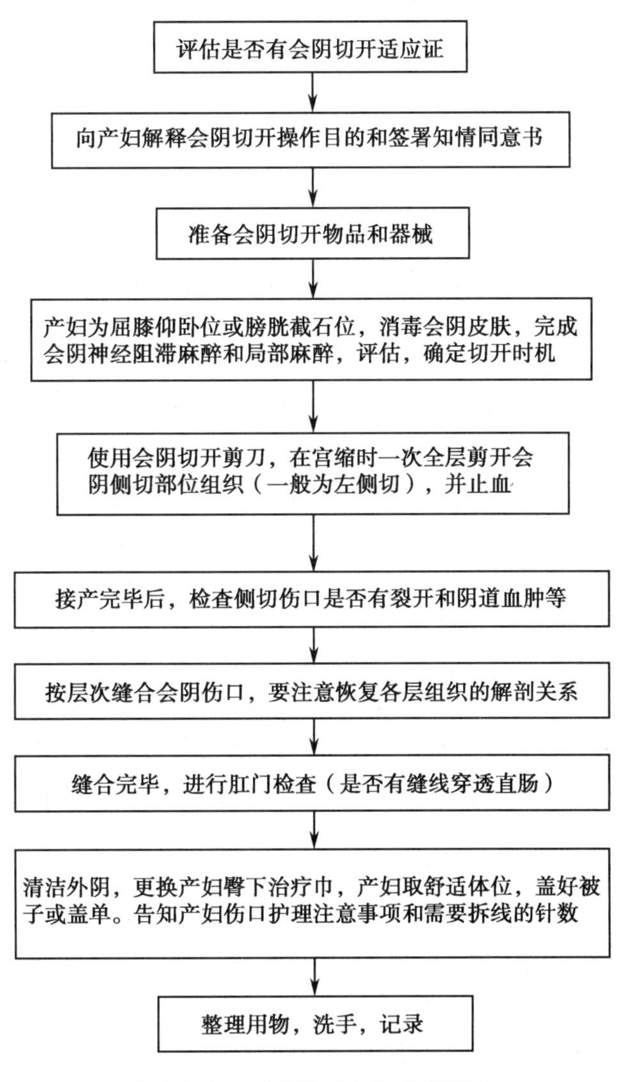

图 2-5-15　会阴切开与缝合流程图

八、接产

【适应证】

1. 绝大多数产妇适用。

2. 阴道助产时，如产钳助产术、胎头吸引术和臀位牵引术。

【禁忌证】

无。

【操作前准备】

1. 关闭门窗，减少人员走动，调节室温至 26~28℃。

2. 当产妇宫口开全时，适时准备接产物品和新生儿复苏物品。

3. 指导产妇正确屏气用力，观察产程进展。

4. 打开新生儿辐射台提前预热。

5. 准备产后注射用宫缩及抗过敏药物。

【操作过程】

1. 向产妇解释接产过程，以取得产妇配合。

2. 协助产妇选择舒适体位（以半坐卧位为例），指导产妇用腹压，配合宫缩按自主意愿屏气用力，及时给予产妇正性回馈以增强产妇信心。

3. 接产准备。当初产妇胎头拨露使会阴后联合紧张时，经产妇宫口开全，按常规进行会阴冲洗、消毒、铺巾，做好接产的准备工作。接产人员按无菌操作常规刷手消毒，助手协助打开产包，接产者铺产台准备接产。

4. 接产者外科手消毒后，穿无菌手术衣，戴无菌手套，摆好用物。

5. 接产和适度保护会阴

（1）接产者左手于胎头拨露 5cm × 4cm，接近胎头着冠，会阴后联合紧张时，以单手或双手均匀控制胎头娩出速度，每次用力时以胎头露出阴道外口直径 <1cm 为宜。控制胎头娩出速度的同时，不要有协助胎头俯屈的动作，不要干预胎头娩出的角度和方向。当胎头双顶径到达阴道外口时，可稍作停留，避免用力，指导产妇张口哈气，让会阴充分扩张。双顶径娩出时不要刻意协助胎头仰伸，否则容易造成小阴唇内侧及前庭裂伤，对于产力好的产妇则在宫缩间歇期用力，让胎头缓慢娩出，清理口腔黏液。

（2）胎头娩出后，不要急于娩出胎肩，等待下一阵宫缩，使胎头顺利完成外旋转、复位，宫缩时接产者右手托住会阴，左手将胎儿向下牵拉胎头，使前肩从耻骨弓顺势娩出，继而托胎颈向上，缓慢娩出后肩。

（3）待双肩娩出后，保护会阴的右手放松，接产者双手协助胎体及下肢相继以侧位娩出，胎儿娩出后，若无窒息，清理呼吸道后，则擦干保暖，放在产妇胸腹部进行皮肤接触。

（4）待脐带血管停止搏动后，在距脐带根部 2cm 处，断脐。

（5）若新生儿发生窒息，按照新生儿复苏流程进行抢救。

6. 将集血器垫于产妇臀下以计算出血量。

7. 助手记录新生儿的出生时间，接产者等待并协助胎盘娩出。

【操作后护理】

1. 巡台助产士给予产妇缩宫素、地塞米松预防产后出血。

2. 记录新生儿的出生时间，并告知产妇。

3. 告知产妇新生儿情况和性别。

4. 处理新生儿后，暴露新生儿会阴部让产妇辨别新生儿性别。打印或书写新生儿腕带，系于新生儿手腕或脚腕处。

5. 使用集血器收集阴道出血，并观察出血量。观察胎盘剥离征象。

【注意事项】

1. 消毒会阴顺序：阴阜→大小阴唇→大腿内侧上 1/3 →会阴→肛周。

2. 戴无菌手套、穿手术衣，严格无菌技术操作。

3. 评估产妇宫缩、胎心、胎头拨露、会阴情况及产妇的配合程度。

4. 告知产妇配合方法和注意事项，指导产妇正确屏气用力方法。

5. 胎头拨露使会阴后联合紧张时，采用适度保护会阴法。

6. 接产中避免过度用力压迫会阴体，也不要人为扩张会阴体，以免造成水肿和产道损伤。

7. 胎头娩出后勿急于娩出胎肩，需常规清理呼吸道。娩肩时注意不要用力下压，以免增加会阴裂伤程度。

【流程图】

接产流程见图 2-5-16。

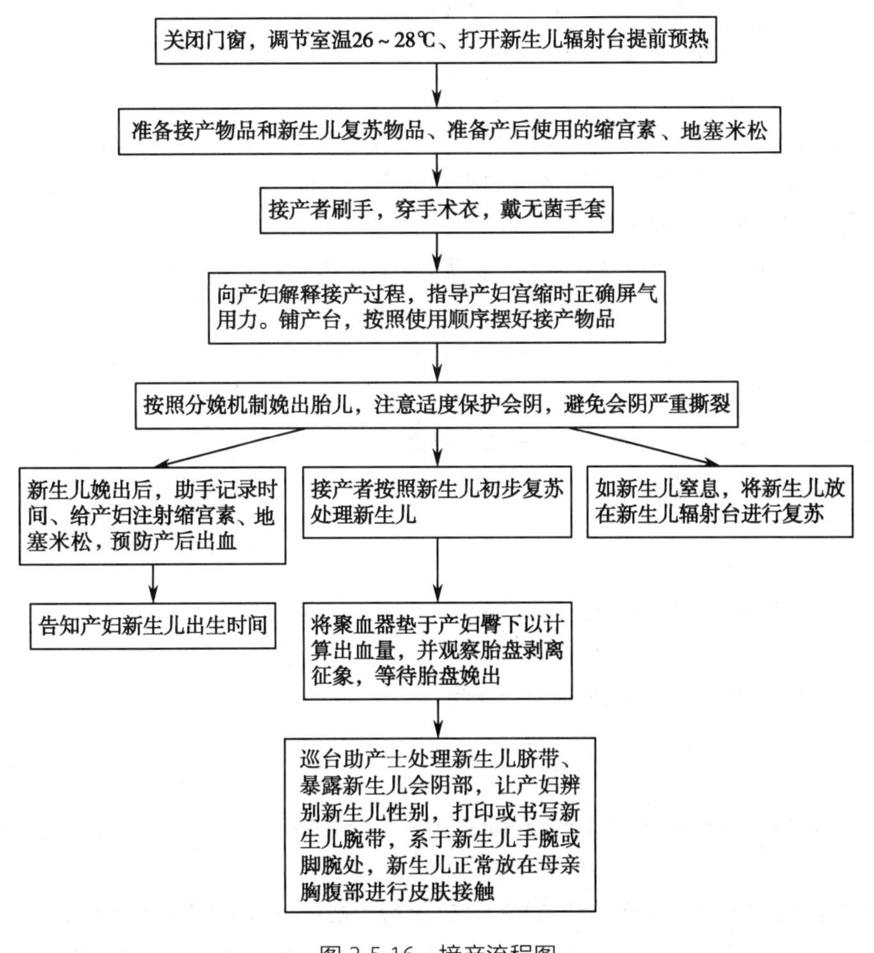

图 2-5-16　接产流程图

九、子宫按摩

【适应证】

分娩后，为产妇按摩子宫，促进子宫收缩，预防产后出血。了解宫底高度。

【禁忌证】

禁止为未分娩的孕妇做子宫按摩。

【操作前准备】

1. 环境　关闭门窗，调节室温至 24~26℃；注意保护隐私，必要时准备幕帘或屏风遮挡。

2. 体位　嘱产妇取仰卧位，双腿屈曲，脱对侧裤腿，注意保暖及隐私保护，臀部垫一次性消毒垫巾或集血器。

【操作过程】

1. 备齐用物到产妇床旁，核对医嘱、治疗卡、产妇姓名及腕带上信息，评估产妇情况，自理能力及合作程度。

2. 向产妇解释操作目的与内容，取得配合。

3. 评估子宫收缩和阴道出血情况。

4. 操作者站于产妇一侧，以单手或双手按摩子宫。

（1）单手按摩：操作者一手置于产妇腹部，拇指在子宫前壁，其余 4 指在子宫后壁，握住子宫底部，均匀而有节奏地按摩子宫，促进子宫收缩。

（2）双手按摩：操作者一手在产妇耻骨联合上缘按压下腹中部，将子宫底向上托起，另一手握住宫体，使其高出盆腔，在子宫底部有节律地按摩子宫。同时，双手配合，间断地用力挤压子宫，使积存在子宫腔内的血块及时排出。

（3）双合按摩：①常规消毒产妇会阴部，铺无菌巾，操作者戴无菌手套。②操作者一手进入产妇阴道，握拳置于阴道前穹窿，顶住子宫前壁，另一手在腹部按压子宫后壁，使宫体前屈，两手相对紧压并均匀有节律地按摩子宫，不仅可刺激子宫收缩，还可以压迫子宫血窦，减少出血。

5. 子宫恢复有效收缩，出血减少时停止按摩。

6. 按摩结束，撤出会阴垫或集血器，评估出血量。

7. 整理用物并分类处置。

8. 洗手、记录。

【操作后护理】

1. 为产妇更换会阴垫，告诉产妇子宫收缩和出血情况是否正常。

2. 协助产妇穿好衣裤，取舒适体位。

3. 整理床单位，为产妇盖好被子或被单保暖。

4. 给予相关预防产后出血的健康指导。

【注意事项】

1. 操作前做好宣教与沟通，解释操作的目的，取得产妇的理解与配合，嘱产妇排空膀胱，必要时行导尿术。

2. 操作中须注意与产妇沟通，指导配合方法，保持放松状态，同时注意保暖和隐私保护。

3. 操作后应告知产妇子宫收缩和产后出血情况，嘱安静休息，避免疲劳，及时排空膀胱，出血多或有不适及时告知医护人员。

4. 按摩子宫手法正确，用力均匀。

5. 按摩子宫时，要关注宫底高度和子宫的硬度，正确评估阴道流血量和性状；同时观察产妇的面色、表情，重视产妇主诉，必要时监测生命体征。

6. 按摩的同时，积极寻找子宫收缩不良及产后出血的原因，必要时请医生及时处理。

7. 行双手按摩子宫操作时，应严格无菌操作。

【流程图】

子宫按摩流程见图 2-5-17。

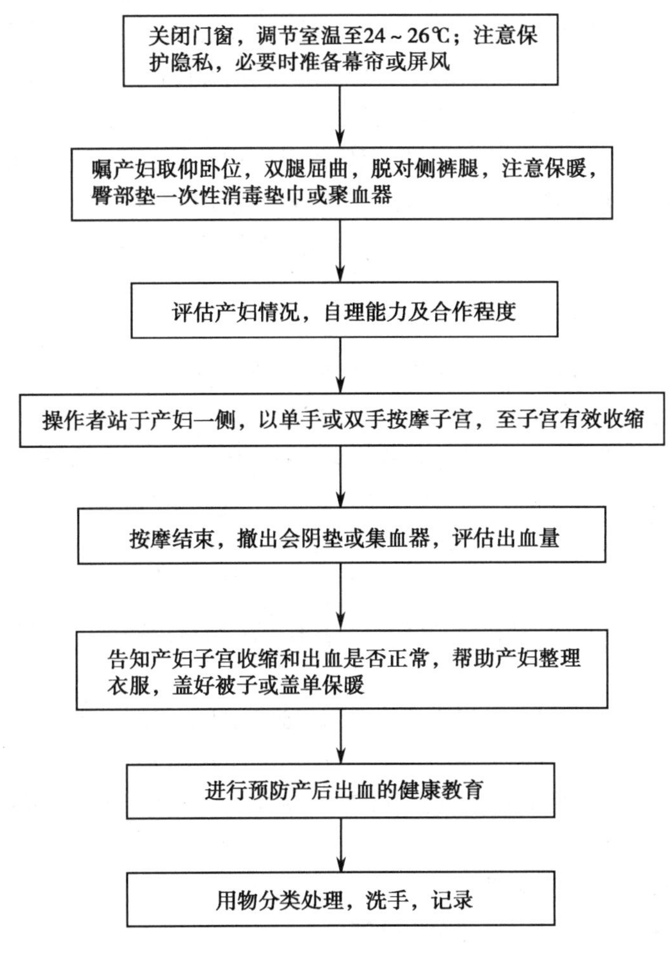

图 2-5-17　子宫按摩流程图

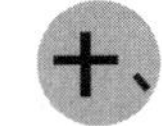

十、娩出及检查胎盘胎膜

【适应证】

第三产程出现剥离征象后，协助胎盘娩出。

【禁忌证】

第三产程胎盘未出现剥离征象时，禁止牵拉脐带强行娩出胎盘或按压宫底。

【操作前准备】

1. 第三产程中，观察胎盘剥离征象。

2. 将集血器放在产妇臀下收集胎盘和阴道出血。

3. 铺好治疗巾，准备胎盘娩出后，检查胎盘、胎膜。

【操作过程】

1. 娩出胎盘　观察胎盘有无剥离征象，避免过度牵拉脐带，如胎盘已剥离，可轻压腹部子宫底处协助胎盘娩出。当胎盘娩出至阴道口时，接产者用双手握住胎盘，向一个方向旋转，缓慢向外牵拉，协助胎膜完整剥离娩出。如在娩出过程中，发现胎膜部分断裂，可用止血钳或卵圆钳将断裂上端的胎膜全部夹住，再继续向原方向旋转，直至胎膜完全排出。胎盘胎膜娩出后，按摩子宫刺激其收缩，减少出血。在按摩子宫的同时注意观察阴道出血量。

2. 检查胎盘、胎膜　将胎盘铺平，注意胎盘母体面有无缺损，并测量缺损面积。母体面检查后将胎盘提起，检查胎膜是否完整，仔细检查胎儿面边缘有无断裂血管，及时发现副胎盘，有副胎盘、部分胎盘或大块胎膜残留时应由产科医生在严格无菌条件下操作，取出残留组织，并在分娩单上详细记录。

【操作后护理】

1. 按照常规每 15min 观察 1 次产妇宫缩、阴道出血等情况。

2. 操作完毕后，为产妇清洁会阴皮肤，垫好集血器收集产后出血。

3. 产妇在产房观察期间，注意给产妇保暖和采取舒适体位。

4. 指导母乳喂养。

5. 告知产后护理知识。

【注意事项】

1. 胎盘未出现剥离征象时，禁止牵拉脐带强行娩出胎盘；禁止强行用力按压宫底，以免造成子宫内翻或外翻。

2. 娩出胎盘时，应将胎盘以子面娩出向一个方向旋转，边旋转边轻轻向外牵拉，慢慢地将胎盘和胎膜全部娩出。

3. 若娩出过程中发现胎膜断裂，应使用钳夹法，夹出断裂胎膜，避免胎膜残留，禁忌用手探入宫腔取胎膜。

4. 操作过程中，注意保持无菌操作。

5. 若有胎盘、胎膜残留应及时通知医生处理。

6. 胎盘娩出后，严密观察子宫收缩情况和阴道出血量。

【流程图】

胎盘娩出流程图 2-5-18。

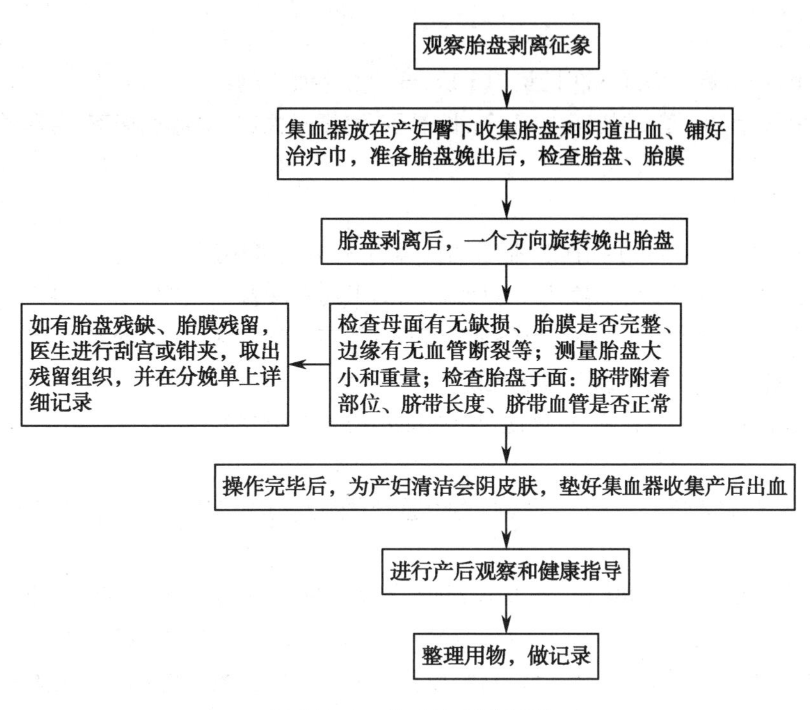

图 2-5-18　胎盘娩出流程图

（姜　梅）

第二节　妇科护理技术

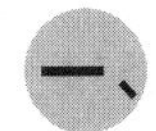一、阴道 / 宫颈上药

阴道 / 宫颈上药是将治疗性药物通过阴道涂抹到阴道壁或宫颈黏膜上，起到局部治疗作用的一项操作。

【适应证】

各种阴道炎、宫颈炎或术后阴道残端炎。

【禁忌证】

经期或子宫出血者不宜阴道给药。

【操作前护理】

1. 评估

（1）评估患者的病情、年龄、治疗方案、有无性生活史。

（2）患者的外阴情况：阴道分泌物的量、性状、气味。

（3）向患者和家属说明操作目的、过程、效果、预后和注意事项；嘱患者排空膀胱。

2. 物品准备

(1) 橡胶单、中单各 1 块或一次性垫巾 1 块，一次性手套 1 副。

(2) 阴道灌洗用物 1 套、阴道窥器 1 个、长镊子、消毒干棉球、消毒长棉签、带尾线的大棉球或纱布若干。

3. 药品

(1) 阴道后穹窿塞药：常用甲硝唑、制霉菌素等药片、丸剂或栓剂。

(2) 局部非腐蚀性药物上药：常用 1% 甲紫、新霉素或氯霉素。

(3) 局部腐蚀性药物上药：常用 20%~50% 硝酸银溶液、20% 或 100% 铬酸溶液。

(4) 宫颈棉球上药：常用止血药或抗生素。

(5) 喷雾器上药：常用土霉素、磺胺嘧啶、呋喃西林或己烯雌酚。

【操作过程】

1. 核对　核对患者床号、姓名，向其说明阴道或宫颈上药的目的、方法、效果及预后，取得患者的理解和配合。

2. 体位　协助患者上妇科检查床，取截石位，臀下垫橡胶单、中单或一次性垫巾。

3. 操作要点　用阴道窥器暴露阴道和宫颈，行阴道灌洗后，用消毒干棉球拭去子宫颈、阴道后穹窿和阴道内的擦洗液、黏液或炎性分泌物，以便药物能直接接触炎性组织而提高疗效。根据病情和药物的不同性状可采用以下方法：

(1) 阴道后穹窿塞药（纳入法）：常用于治疗滴虫性阴道炎、阴道白念珠菌病、萎缩性阴道炎或慢性宫颈炎。护士可将药物用长镊子放至阴道后穹窿处，也可指导患者自行放置。若由患者自行用药，护士应指导患者于临睡前洗净双手或戴指套，用拇指和中指夹持药品并用示指将药片或栓剂沿阴道后壁推进至示指完全伸入为止。为保证药物局部作用的时间，宜睡前用药。

(2) 局部用药（涂擦法）：局部所用药物包括非腐蚀性药物和腐蚀性药物，常用于治疗宫颈炎和阴道炎的患者。

1) 非腐蚀性药物：常用 1% 甲紫治疗阴道白念珠菌病，每天 1 次，7~10d 为一个疗程；常用新霉素、氯霉素治疗急性或亚急性宫颈炎或阴道炎。给予非腐蚀性药物时可用棉球或长棉签蘸药液直接涂擦于阴道壁或子宫颈。

2) 腐蚀性药物：用于治疗宫颈糜烂样改变。用长棉签蘸少许 20% 硝酸银药液或铬酸溶液涂于宫颈的糜烂面，并插入宫颈管内约 0.5cm，稍候用生理盐水棉球擦去表面残余的药液，最后用干棉球吸干。硝酸银溶液每周用药 1 次，2~4 次为一个疗程，或铬酸溶液每 20~30d 上药 1 次，直至糜烂面完全光滑为止。

(3) 宫颈棉球上药：适用于子宫颈亚急性或急性炎症伴有出血者。操作时，用阴道窥器充分暴露子宫颈，用长镊子夹持带有尾线的宫颈棉球浸蘸药液后塞压至子宫颈处，同时将阴道窥器轻轻退出阴道，然后取出镊子，防止退出窥器时将棉球带出或移动位置，将棉球线尾露于阴道口外，并用胶布固定于阴阜侧上方。嘱患者于放药 12~24h 后牵引棉球尾线自行取出。

(4) 喷雾器上药：适用于非特异性阴道炎和萎缩性阴道炎患者。各种阴道用药的粉剂如土霉素、呋喃西林、己烯雌酚等药均可用喷雾器喷射，使药物粉末均匀散布于炎性组织表面上。

【操作后护理】

1. 观察反应　协助患者取舒适卧位，严密观察患者用药后的反应。

2. 健康指导　用药期间禁止性生活。

【注意事项】

1. 上非腐蚀性药物时，应转动阴道窥器，使阴道四壁炎性组织均能涂上药物。

2. 应用腐蚀性药物时，要注意保护好阴道壁及正常的宫颈组织。上药前可将纱布或干棉球衬垫于阴道后壁和阴道后穹窿，以免药液下流灼伤正常组织。药液涂好后用干棉球吸干，立即如数取出所垫纱布或棉球。

3. 棉签上的棉花必须捻紧，涂药时应向同一方向转动，防止棉花落入阴道难以取出。

4. 阴道栓剂最好于晚上或休息时上药，避免起床后脱出，影响治疗效果。

5. 给未婚妇女上药时不用窥器，可用长棉棍涂抹或用手指将药片推入阴道。

【流程图】

阴道 / 宫颈上药流程见图 2-5-19。

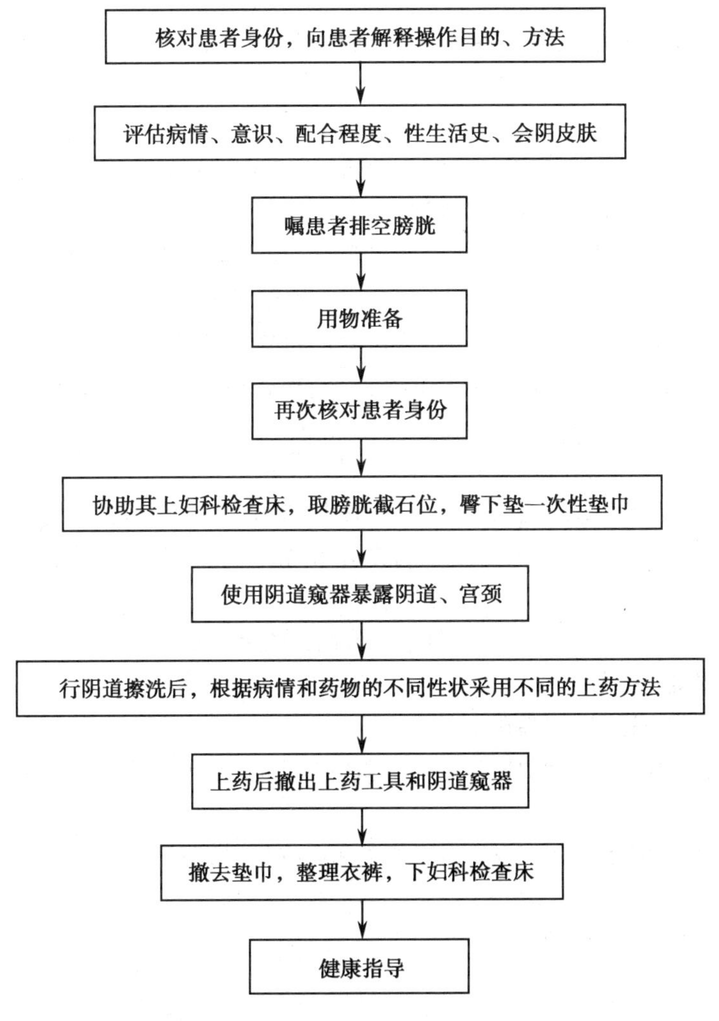

图 2-5-19　阴道 / 宫颈上药流程图

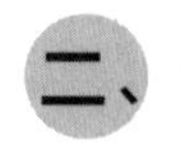

二、会阴湿热敷

会阴湿热敷是应用热原理和药物化学反应直接接触会阴部病变部位，促进血液循环，增强局部白细胞的吞噬作用和组织活力的一种护理技术。

【适应证】

会阴水肿及血肿的吸收期、会阴硬结和早期感染者。

【禁忌证】

血液凝固障碍、软组织损伤初期（48h 内）、皮肤湿疹的患者。

【操作前护理】

1. 评估　评估患者有无禁忌证，向患者和家属说明操作目的、过程和注意事项。

2. 用物准备　橡胶单、中单各 1 块或一次性垫巾 1 块、棉垫 1 块，一次性手套 1 副、会阴擦洗盘 1 个、无菌纱布数块、医用凡士林、棉签若干、热水袋、电热宝、红外线灯、沸水、煮沸的 50% 硫酸镁、95% 酒精。

【操作过程】

1. 核对　核对患者的床号、姓名、部位、热敷溶液的名称、浓度、温度。

2. 体位　平卧位或仰卧位，双腿屈膝略外展。

3. 操作要点　嘱患者排空膀胱，暴露热敷部位，臀下垫橡胶单、中单或一次性垫巾、热敷部位先用棉签涂上一层薄凡士林，再轻轻敷上浸有热敷溶液的温纱布，外面盖上棉垫保温，每 3~5min 更换热敷垫 1 次，热敷时间为 15~30min。可将热源袋放在棉垫外或用红外线灯照射以延长更换热敷垫的时间。热敷完毕，移去热敷垫，撤去橡胶单、中单或一次性垫巾，整理好床单位。

【操作后护理】

1. 观察反应　协助患者取舒适卧位，严密观察热敷部位皮肤和用药后的反应。

2. 健康指导　嘱患者注意皮肤温度，以防烫伤，讲解疾病相关知识，使其积极配合治疗。

【注意事项】

1. 会阴湿热敷应该在擦洗会阴、清洁外阴局部伤口的污垢后进行。

2. 湿热敷的温度一般为 41~48℃。

3. 湿热敷的面积应是病损范围的 2 倍。

4. 定期检查热源袋的完好性，防止烫伤。对休克、虚脱、昏迷和术后感觉不灵敏的患者应尤为注意。

5. 热敷的过程中，护士应随时评价效果，并为患者提供生活护理。

【流程图】

会阴湿热敷流程见图 2-5-20。

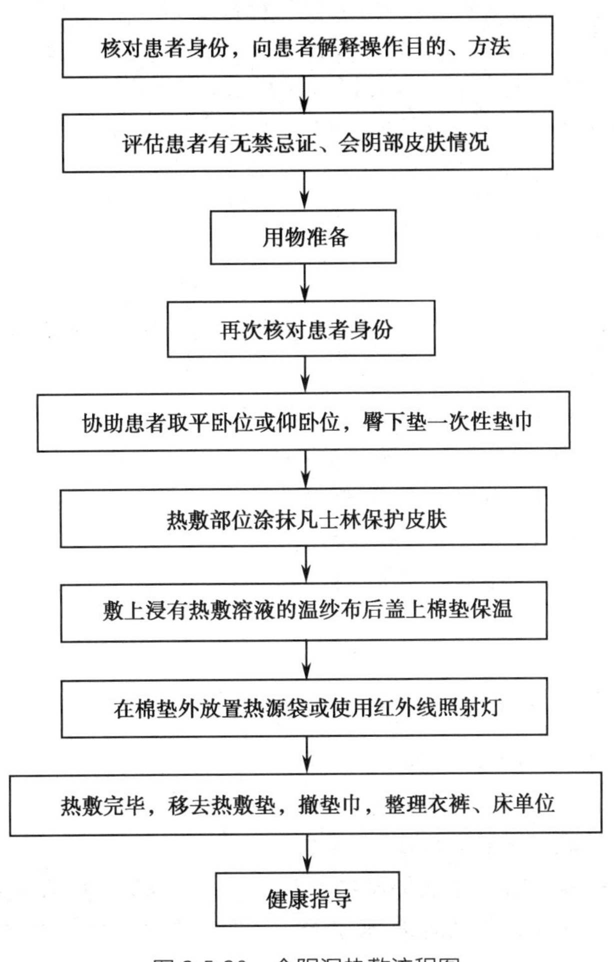

图 2-5-20　会阴湿热敷流程图

三、坐浴

坐浴是指借助水温与药液的作用，让药液充分和局部黏膜接触，促进局部组织的血液循环，增强抵抗力，减轻外阴局部的炎症和疼痛，使创面清洁，有利于组织恢复的方法。根据水温，坐浴分为三种：

1. 热浴　水温为 41~43℃，适用于渗出性病变和急性炎症浸润，可先熏浴后坐浴，持续 20min 左右。

2. 温浴　水温为 35~37℃，适用于慢性盆腔炎、外阴炎和术前准备，持续 20min 左右。

3. 冷浴　水温为 14~15℃，主要是为了刺激肌肉神经，使其张力增加，改善循环，适用于膀胱阴道松弛、功能性无月经者等，持续 2~5min。

【适应证】

1. 外阴手术、阴道手术或经阴道子宫切除术的术前准备。
2. 外阴炎、阴道炎、子宫脱垂者的治疗或辅助治疗。
3. 会阴伤口愈合不良者。

4. 膀胱阴道松弛者。

【禁忌证】

1. 月经期妇女。

2. 阴道流血者。

3. 孕妇。

4. 产后 7d 内的妇女。

【操作前护理】

1. 评估　评估患者会阴有无伤口，外阴有无瘙痒，向患者和家属说明操作目的、方法、效果、操作过程和注意事项，取得患者的理解和配合。

2. 用物准备　消毒小毛巾、坐浴盆、水温计、坐浴溶液。

1）滴虫性阴道炎：常用 0.5% 醋酸溶液、1% 乳酸溶液或 1∶5 000 高锰酸钾溶液。

2）阴道白念珠菌病：常用 2%~4% 碳酸氢钠溶液。

3）萎缩性阴道炎：常用 0.5%~1% 乳酸溶液。

4）外阴炎和其他非特异性阴道炎、外阴阴道术前准备：常用 1∶5 000 高锰酸钾溶液、0.02% 聚维碘酮（碘伏）溶液。

【操作过程】

1. 核对　核对医嘱、治疗单、患者的床号和姓名。

2. 配制溶液　根据病情配制坐浴液。

3. 操作要点　患者排空膀胱，将外阴擦洗干净。测好水温，坐浴盆中倒入配好的坐浴液 1/2~2/3 满，先用小毛巾蘸水接触局部皮肤，再慢慢坐入盆中，将全臀和外阴部浸泡于坐浴液中，一般持续约 20min。此过程中要注意陪护，观察患者反应。坐浴结束后用消毒小毛巾擦干外阴部。

【操作后护理】

1. 观察反应　协助患者取舒适卧位，严密观察患者用药后的反应。

2. 健康指导　嘱患者注意个人卫生。讲解疾病的相关知识，使患者积极配合治疗。

【注意事项】

1. 坐浴溶液应严格按比例配制，浓度过高容易造成黏膜烧伤，浓度太低影响治疗效果。

2. 坐浴盆和治疗用品应一人一用，用后严格消毒。

3. 根据坐浴的种类调节水温。

4. 坐浴前应先将外阴和肛周擦洗干净。

5. 坐浴时需将部分臀部和全部外阴浸入药液中。

6. 注意保暖，防止受凉。

【流程图】

坐浴流程见图 2-5-21。

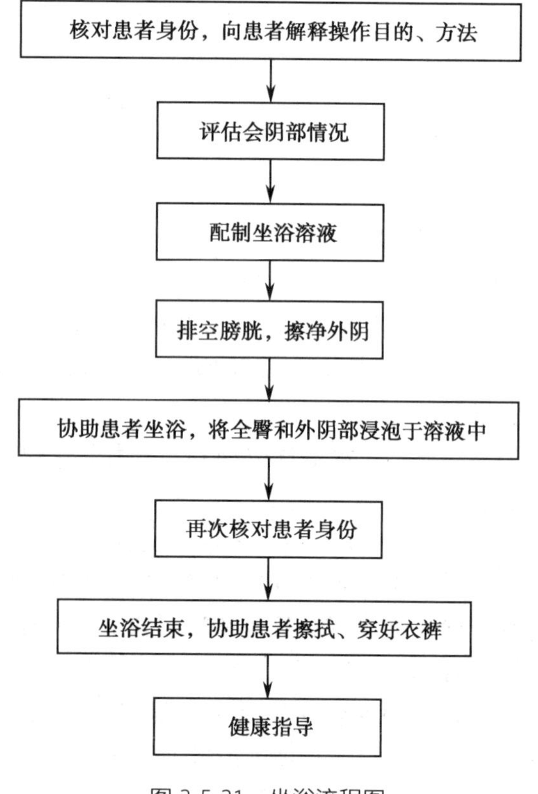

图 2-5-21　坐浴流程图

四、阴道灌洗

阴道灌洗是一种用阴道窥器将药液注入阴道，在清洁阴道的同时，使药液直接作用于阴道，治疗阴道、盆腔疾病或者术前准备的方法。

【适应证】

1. 各种阴道炎、宫颈炎的治疗。
2. 子宫切除术前或阴道手术前的常规准备。
3. 宫腔内放疗前后常规阴道灌洗。

【禁忌证】

1. 月经期、产后或人工流产术后子宫颈口未闭或有阴道出血的患者，不宜行阴道灌洗，以防引起逆行感染。
2. 宫颈癌伴有活动性出血的患者。
3. 无性生活史女性。

【操作前护理】

1. 评估

（1）评估患者病情、意识、配合程度。

（2）了解患者的性生活史、会阴部卫生、阴道流血情况、皮肤情况。

（3）向患者和家属说明操作目的、过程与注意事项；嘱患者排空膀胱。

2. 用物准备

（1）无菌容器、无菌长棉签（10~15 根）、一次性阴道窥器 1 个、一次性垫巾 1 块、一次性手套 1 双。

（2）灌洗溶液：常用 0.02% 聚维酮碘（碘伏）溶液，或根据医嘱选取消毒液。

【操作过程】

1. 核对　核对患者身份和医嘱。
2. 体位　协助患者上妇科检查床，取截石位，臀下垫一次性垫巾。
3. 操作要点

（1）打开无菌容器，倒入消毒液。用长棉签蘸取消毒液先润滑窥阴器，再擦洗外阴部，侧放一次性窥阴器，暴露宫颈口。

（2）消毒顺序：宫颈口→上穹窿→上阴道壁→转正一次性窥阴器→对侧穹窿→对侧阴道壁→近侧穹窿→近侧阴道壁→侧转一次性窥阴器→后穹窿→下阴道壁→干棉签吸干阴道内残留的消毒液→取出窥阴器。

（3）协助患者擦净外阴，撤去一次性垫巾，协助患者整理衣裤，下妇科检查床。

【操作后护理】

1. 观察反应　严密观察患者擦洗后的反应。
2. 健康指导　嘱患者勤换内衣裤，保持会阴部清洁、干燥。阴道灌洗期间严禁性生活。

【注意事项】

1. 擦洗动作缓慢轻柔，充分暴露宫颈，擦洗要彻底。
2. 操作过程中要注意保护患者隐私。
3. 嘱患者保持会阴清洁卫生，预防感染。

4. 一根棉签擦洗一个部位，若分泌物过多可用多根棉签进行擦洗。

【流程图】

阴道擦洗流程见图 2-5-22。

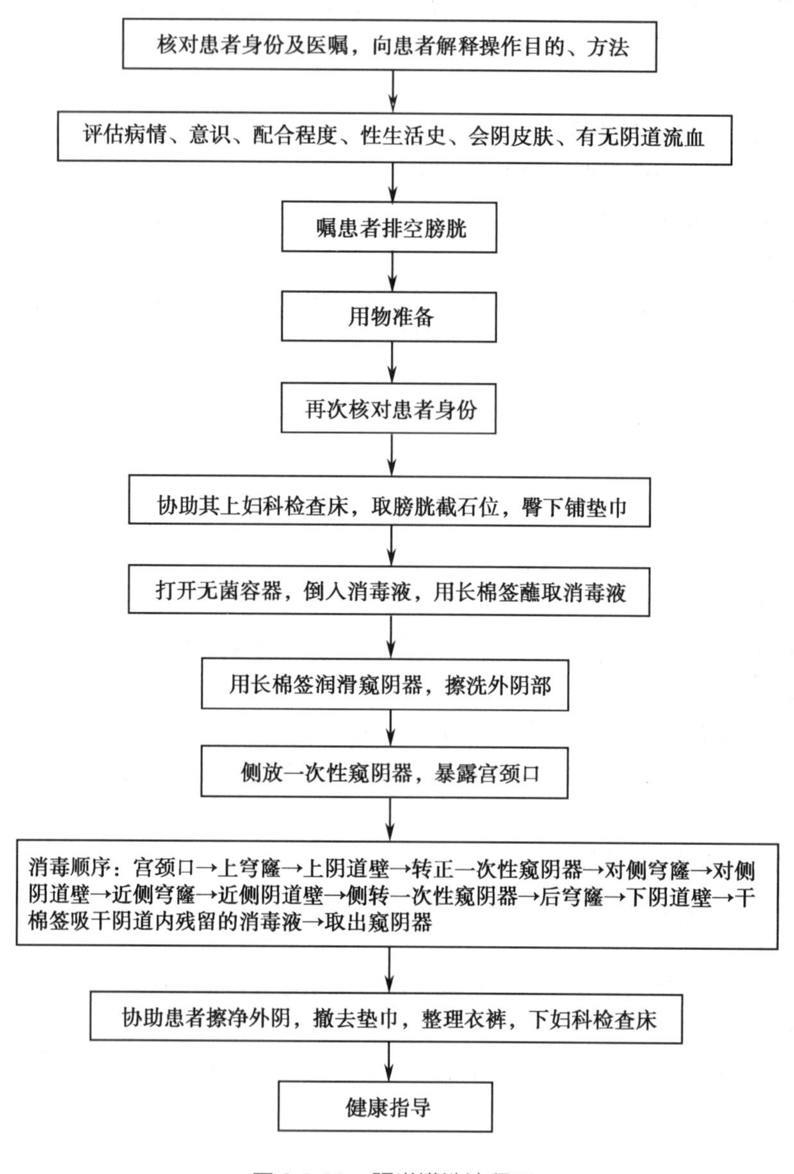

图 2-5-22　阴道灌洗流程图

（蒙莉萍）

第六章　儿科护理技术

第一节　头皮静脉输液

头皮静脉输液是指使用静脉输液针，开放头皮浅静脉，建立有效的血管通路。

【适应证】

1. 适用于手足静脉不清晰的婴幼儿。
2. 输注刺激性小的溶液或药物。

【禁忌证】

1. 穿刺部位皮肤有破损、皮疹、感染、瘢痕、色素沉着。
2. 头皮水肿、血管弯曲、血管已被破坏。
3. 头部有外伤。
4. 腐蚀性药物、肠外营养、pH<5 或 pH>9 的液体或药物，以及渗透压大于 600mOsm/L 的液体，如钙剂、甘露醇、血管活性药等药物禁止经头皮静脉输注。

【操作前护理】

1. 评估　患儿年龄、病情、过敏史、药物性质、静脉治疗方案，详细了解穿刺部位皮肤情况和静脉条件，选择适宜的穿刺部位，评估患儿自理与合作程度。
2. 用物准备　皮肤消毒剂、输液卡、输注药液、胶布、棉签、5ml 注射器、0.9% 氯化钠注射液（10ml/ 支）、一次性静脉输液钢针（5 号半或 6 号）或静脉留置针（24G 或 26G）、剃须刀、治疗巾、治疗盘。
3. 解释说明　向患儿和家长说明操作目的、配合方法，与家长沟通时语言规范，态度和蔼。在穿刺前协助患儿排尿或为患儿更换纸尿裤。
4. 操作环境　清洁，舒适，光线明亮。必要时用屏风遮挡，请无关人员回避。

【操作过程】

1. 核对医嘱。
2. 操作护士洗手，戴口罩，备齐用物，根据患儿年龄选择合适型号的头皮针或留置针。
3. 携用物至床旁，核对患儿信息，确认患儿身份。
4. 将液体挂在输液架上。
5. 为患儿选择舒适的穿刺体位。将治疗巾铺于患儿头下，助手固定患儿肢体和头部，操作者立于患儿头侧。
6. 选择穿刺静脉。宜选择直且易于固定的静脉，2 岁以内小儿首选额静脉，次选颞静脉、耳后静脉、枕静脉。
7. 选好静脉后，剃去穿刺部位头发，擦净备皮区皮肤，以便清晰暴露静脉。
8. 消毒穿刺部位皮肤。消毒范围直径≥5cm。
9. 注射器抽取 0.9% 氯化钠注射液，连接静脉输液钢针或静脉留置针，排净空气。

10. 以左手拇指、示指分别固定静脉两端，右手持针沿静脉向心方向与皮肤成 15°~20° 角刺入皮肤。见回血后缓慢推入少量 0.9% 氯化钠注射液，确定穿刺成功后固定针头。

11. 再次核对患儿与所输液体，连接输液，遵医嘱或根据患儿年龄、病情、输注药物性质等调节滴速。

【操作后护理】

1. 健康指导

（1）指导家长进行正确的搂抱。采用斜卧式搂抱法，即喂奶式。家长将患儿穿刺部位对侧的手臂放在自己的腋下，一只手臂托住患儿的头肩部（即患儿头部侧躺在家长的手臂上），同时固定患儿的另一只手臂；家长的另一只手托住患儿的臀部，使患儿斜卧于家长怀中。

（2）嘱家长固定好患儿，保护穿刺部位，避免针头脱出造成损伤；不要随意调节滴速。

2. 整理患儿床单位，处理用物。

3. 洗手，记录穿刺时间。

4. 观察输液是否通畅，输注部位有无红肿、渗出等表现，有无输液不良反应等情况。

【注意事项】

1. 备皮时动作轻柔，正确使用剃刀，防止割伤皮肤。

2. 正确区分头皮静脉和动脉。

3. 部分患儿在穿刺成功后并无回血，穿刺时若有落空感，可缓慢推入少量 0.9% 氯化钠注射液判断是否穿刺成功。

4. 一旦发生药物渗出，应立即停止输液，给予对症处理。

（张琳琪）

第二节　光照疗法

光照疗法是指通过一定波长的光线照射，使新生儿血液中的脂溶性未结合胆红素转变为水溶性异构体，进而从胆汁和尿液中排出体外，降低血清胆红素浓度。

【适应证】

病理性黄疸的新生儿。

【禁忌证】

体温高于 38℃或低于 35℃，以及皮疹严重期暂不适合进行光照疗法。

【操作前护理】

1. 评估

（1）自我介绍，与家属共同核对患儿信息（床号、姓名、腕带）。

（2）评估患儿诊断、日龄、体重、黄疸的范围和程度、胆红素值、生命体征、精神反应等。

2. 解释　告知家属光照疗法的目的、方法、注意事项和相关安全知识。

3. 准备

（1）护士准备：查对医嘱，洗手，戴口罩。

（2）患儿准备：清洁皮肤，修剪指甲，称体重。

(3) 物品准备：已清洁消毒、性能完好的光疗箱、湿化灭菌注射用水、眼罩、避光纸尿裤、小枕头、体重秤、清洁衣裤。

(4) 环境准备：安静、安全、宽敞，环境温度为 24~26℃、湿度为 55%~65%。

【操作过程】

1. 入光疗箱

(1) 核对：备齐用物至床旁，核对患儿（床号、姓名、腕带）。

(2) 操作要点：预热光疗箱至所需的温、湿度（根据患儿体重及日龄设定），给患儿戴眼罩，穿好纸尿裤，并将其放入光疗箱内，连接好肤温探头并在头颈部垫一小枕。光疗期间每 4h 监测生命体征 1 次或根据病情随时测量，保持患儿体温维持在 36.5~37.2℃，根据体温调节箱温。

2. 出光疗箱

(1) 核对：核对医嘱和患儿信息（床号、姓名、腕带）。

(2) 操作要点：备齐用物至床旁，称体重，穿好衣服，抱出光疗箱，用包被保暖。切断光疗箱电源，终末消毒，干燥备用。

【操作后护理】

1. 再次核对患儿信息，给患儿取舒适体位、观察患儿黄疸消退情况。
2. 整理床单位，清理用物。
3. 洗手，记录。

【注意事项】

1. 患儿进入光疗箱前须进行皮肤清洁，禁忌在皮肤上涂粉剂或油类。
2. 光疗时注意观察患儿眼罩、会阴遮盖物有无脱落、皮肤有无破损。
3. 患儿光疗时较烦躁，易移动体位，应注意观察患儿在光疗箱中的位置，及时纠正不良体位。
4. 患儿光疗时，维持体温在 36.5~37.2℃，若体温 >37.8℃或 <35℃，应暂时停止光疗。
5. 若光疗过程中患儿出现烦躁、嗜睡、皮疹、高热、拒奶、呕吐、腹泻或脱水等症状，应及时告知医生，配合处理。
6. 光疗超过 24h 会造成体内核黄素缺乏，光疗的同时或光疗后应补充核黄素，以防止继发红细胞谷胱甘肽还原酶活性降低出现溶血。
7. 保持光疗箱灯管和反射板清洁，每日擦拭，以免影响光疗效果。
8. 灯管与患儿的距离须遵照设备说明调节，使用时间达到设备规定时间必须更换。
9. 光疗箱报警，应及时查找原因，妥善处理。

第三节 婴儿抚触

婴儿抚触是通过抚触者的双手对婴儿的皮肤进行有次序、有手法技巧的科学抚摸，促进婴儿与父母的情感交流，促进神经系统的发育，提高免疫力，加快食物的消化和吸收，减少婴儿哭闹，增加睡眠。

【适应证】

出生 24h 后的正常婴儿。

【禁忌证】

病情危重、出血性疾病及皮肤性疾病等婴儿不适宜抚触。

【操作前护理】

1. 评估

（1）自我介绍，与家属共同核对婴儿信息（床号、姓名、腕带）。

（2）评估婴儿生命体征、精神状态、反应、全身皮肤及脐部情况等。

2. 解释　告知家属婴儿抚触的目的、方法、注意事项。

3. 准备

（1）护士准备：洗手，戴口罩。

（2）婴儿准备：沐浴或皮肤清洁。

（3）物品准备：干净衣裤、纸尿裤、无刺激的护肤油、湿巾、浴巾、手消毒液。

（4）环境准备：安静、安全、宽敞、光线柔和，环境温度为 26~28℃，播放舒缓的轻音乐。

【操作过程】

1. 核对　核对婴儿信息（床号、姓名、腕带）。

2. 操作要点　抱婴儿于操作台上，按头面部 - 胸部 - 腹部 - 上肢 - 下肢 - 背部的顺序进行抚触。

（1）头面部（舒缓面部紧绷）：双手拇指从前额中心处轻轻往外推压，划出一个微笑状。同样手法从眉头、眼窝、人中、下巴处往外推压。

（2）胸部（促进呼吸循环）：两手分别放于两侧肋缘，交替向上滑向婴儿对侧肩部。

（3）腹部（促进肠胃蠕动）：两手手指指腹按顺时针方向依次从婴儿的右下腹—右上腹—左上腹—左下腹按摩腹部。

（4）上肢（增加灵活反应）：

1）双手交替，从上臂至腕部轻轻地挤捏婴儿手臂。

2）双手夹着手臂，上下轻轻搓滚肌肉群至手腕。

3）从近端至远端抚触手掌，逐指抚触，捏拿婴儿手指。

4）同一方法抚触另一上肢。

（5）下肢（增加运动协调功能）：

1）双手交替握住婴儿一侧下肢，从近端向远端轻轻挤捏。

2）双手夹着下肢，上下轻轻搓滚肌肉群至脚踝。

3）从近端向远端抚触脚掌，逐趾抚触，捏拿婴儿脚趾。

4）同一方法抚触另一侧下肢。

（6）背部（舒缓背部肌肉）：婴儿取俯卧位，头偏向一侧，操作者双手平放于婴儿背部（与脊柱平行），运动方向与脊柱垂直，从背部上端开始移向臀部，再用示指和中指从尾骨部位沿脊柱向上抚触至颈椎部位，双手在两侧臀部做环形抚触。

【操作后护理】

抚触结束，给婴儿穿好衣裤，包裹好，取舒适体位，再次核对婴儿信息。处理用物、洗手、记录。

【注意事项】

1. 抚触在出生 24h 后开始。注意避开囟门、乳头和脐部。

2. 根据婴儿状况决定抚触时间，一般每日 1~2 次，每次 10~15min 为宜。

3. 应选择在两餐之间进行抚触，避免在饥饿或进食后 1h 内进行，最好在婴儿沐浴后抚触。

4. 婴儿抚触时，若出现烦躁哭闹、面色改变应暂停抚触，如持续 1min 以上应停止抚触。

5. 抚触开始轻轻用力，逐渐增加力度，以婴儿舒适为宜，并一边抚触，一边与婴儿进行语言和情感交流，可播放舒缓的轻音乐，使婴儿更好地放松。

6. 抚触时注意维持环境温度在 26~28℃。

第四节　新生儿脐部护理

新生儿脐部护理是指在新生儿脐部未完全愈合前，使用合理的消毒液对脐部进行消毒，保持脐部清洁、干燥的方法。

【适应证】

脐部未完全愈合的新生儿。

【禁忌证】

先天腹壁缺损的新生儿。

【操作前护理】

1. 评估

（1）自我介绍，与家属共同核对新生儿信息（床号、姓名、腕带）。

（2）评估新生儿生命体征、精神状态、反应、全身皮肤及脐部情况等。

2. 解释　告知家属新生儿脐部护理的目的、方法、注意事项。

3. 准备

（1）护士准备：洗手，戴口罩。

（2）新生儿准备：取舒适体位，充分暴露脐部。

（3）物品准备：75% 酒精、0.5% 安尔碘、手消毒液。

（4）环境准备：环境应安静、安全、宽敞、光线柔和，温度维持在 24~26℃。

【操作过程】

1. 核对　核对新生儿信息（床号、姓名、腕带）。

2. 操作要点　充分暴露新生儿脐部，一手示指和拇指撑开新生儿脐周皮肤，另一手用棉签蘸取消毒液，沿脐带根部由内向外环形消毒；另取棉签蘸取消毒液再次消毒，一般消毒 2 次，待脐部完全干燥后，覆盖衣服。

【操作后护理】

再次核对新生儿信息，包裹好取舒适体位。处理用物、洗手、记录。

【注意事项】

1. 注意评估新生儿脐周及脐轮情况　①脐周无红肿、无分泌物时，使用 75% 酒精进行常规消毒；②若脐轮红，予以 0.5% 的碘伏消毒后，再用 75% 酒精溶液脱碘；③若脐窝部有明显脓性分泌物，先用 3% 过氧化氢溶液擦洗，再用 0.5% 碘伏消毒后，用 75% 酒精溶液脱碘，必要时将分泌物送检；④有慢性脐肉芽肿者，可用 10% 硝酸银溶液涂擦，肉芽肿较大者，可进行外科治疗。

2. 操作过程中动作轻柔，注意保暖。

3. 消毒时 1 次用 1 根棉签，避免反复使用。

第五节　新生儿复苏

【复苏原则】

ABCDE 原则——A(airway):清理呼吸道;B(breathing):建立呼吸;C(circulation):维持正常循环;D(drug):药物治疗;E(evaluation):评估。

【适应证】

需要进行复苏的新生儿。

【禁忌证】

无绝对禁忌证。

【操作前准备】

1. 人员准备　高危分娩时需要至少 3 名新生儿科或产科医护人员组成一个复苏团队,其中一名操作者管理呼吸、一名操作者管理循环、一名操作者管理用药。多胎分娩时,根据出生新生儿人数,准备相应的医护人员,进行专人负责。

2. 物品准备　适合型号的新生儿复苏气囊及面罩、辐射台、氧气、新生儿低压吸引器、脉搏血氧饱和度、洗耳球、胎粪吸引管、各种型号的吸痰管、胃管和气管插管、听诊器、温暖的两块毛巾、肩垫、注射器(1ml、2ml、5ml、10ml、50ml)、适合型号的脐静脉包、0.5% 碘伏、消毒棉签、手套、无菌衣、早产儿还需婴儿帽子、聚乙烯塑料袋。

3. 药品准备　肾上腺素 1 支、50ml 的 0.9% 氯化钠注射溶液 2 瓶。

【复苏的基本程序】

复苏的基本程序:评估(呼吸、心率、脉搏血氧饱和度)→决策→措施。

【操作过程】

1. 快速评估

(1)足月吗?

(2)羊水清吗?

(3)有哭声或呼吸吗?

(4)肌张力好吗?

四项评估结果均为“是”时,快速擦干皮肤,母婴皮肤接触,给予常规护理。若其中 1 项评估为“否”时,则需要进入初步复苏阶段。

2. 初步复苏

(1)保暖和维持正常体温。

(2)摆正体位,清理气道(必要时)。

(3)擦干和刺激。

患儿初步复苏后仍处于继发性呼吸暂停,需进入正压通气阶段。

3. 气囊面罩正压通气

(1)指征:①呼吸暂停或喘息样呼吸;②心率 <100 次 /min。如果新生儿有呼吸、心率 >100 次 /min,但呼吸困难或持续发绀,清理气道、脉搏血氧饱和度监测,可常压给氧或持续气道正压通气(CPAP),特别是早产儿。

(2)方法:操作者站于患儿头侧,调整患儿体位(肩下垫 2cm 厚的小枕,患儿颈部微微后仰,使气道充分开放),按照下颌、口、鼻顺序放置面罩,操作者左手示指、拇指呈 C 形按压面罩使其罩住下颌、口、鼻,其余三指呈 E 形托起下颌,右手三指(拇指、示指、中指)握住并下压气囊,按压深度:胸廓前后径的 1/2~2/3;按压频率为 40~60 次 /min。操作时注意观察胸廓起伏情况,如胸廓起伏良好,正压通气 30s 后再评估,如胸口起伏不好则进行矫正通气步骤后,判断胸廓起伏好后,继续正压通气 30s 后再评估。

(3)给氧:开始正压通气时,足月儿可以使用 21% 浓度的氧;早产儿使用 21%~30% 的氧浓度复苏。

4. 胸外按压

(1)指征:有效正压通气 30s 后,心率 <60 次 /min。

(2)要求:应在气管插管下正压通气配合胸外按压。

(3)方法

1)呼吸管理:管理呼吸者在患儿鼻吸气位下,左手持喉镜,将镜片尖端放于患儿会厌软骨谷,采用一提一压手法暴露声门;右手持气管导管,插入气管连接气囊,检查插管位置并调节氧浓度至 100%(早产儿调节氧浓度至 100%),站位为患儿头侧。

2)循环管理:管理循环者,站于患儿一侧,采用拇指法或双指法按压(首选拇指法)患儿两乳头连线中点下方(胸骨 1/3 处),避开剑突,按压深度:胸廓前后径的 1/3,按压和正压通气比例为 3∶1,即 90 次胸外按压和 30 次正压通气。按压 45~60s 再评估。①拇指法:双手拇指弯曲垂直按压患儿两乳头连线中点下方,避开剑突,其余手指环抱患儿两侧胸廓至背部,使其托起。②双指法:右手示指、中指并拢以垂直方向按压患儿胸骨下 1/3(两乳头连线中点下方),避开剑突,左手托着患儿背部。

5. 给药

(1)肾上腺素

1)用药指征:45~60s 的正压通气和胸外按压后,心率 <60 次 /min。

2)剂量:1∶10 000 静脉给药剂量 0.1~0.3ml/kg;气管内用量 0.5~1ml/kg。必要时 3~5min 重复 1 次。

(2)扩容剂

1)用药指征:有低血容量、怀疑失血或休克的新生儿。

2)扩容剂:0.9% 氯化钠注射溶液。

3)方法:首次剂量 10ml/kg,给药时间 5~10min 以上,缓慢经脐静脉或外周静脉推入。

【操作后的处理】

1. 复苏后的监护。

2. 处理用物。

3. 洗手,记录。

【注意事项】

1. 持续气囊正压通气时间较长时可产生胃充气,应留置胃管。

2. 正压通气时早产儿给氧浓度是 21%~30%;胸外按压和正压通气时氧浓度是 100%。

3. 复苏全过程应贯穿保暖,操作过程中动作迅速、轻柔、准确,密切观察新生儿反应;复苏后密切监护。

4. 应在气管插管正压通气下配合胸外按压,以使通气更有效。

5. 胸外心脏按压,压力必须作用在胸骨上,在按压胸骨过程中施压,撤去压力时让胸廓弹回并通气。

6. 选择合适的气管导管型号(表 2-6-1)。

表 2-6-1　气管导管型号

导管内径 /mm	新生儿体重 /g	妊娠周数 / 周
2.5	<1 000	<28
3.0	1 000~2 000	28~34
3.5	2 000~3 000	34~38
3.5~4.0	>3 000	>38

【流程图】

新生儿复苏流程见图 2-6-1。

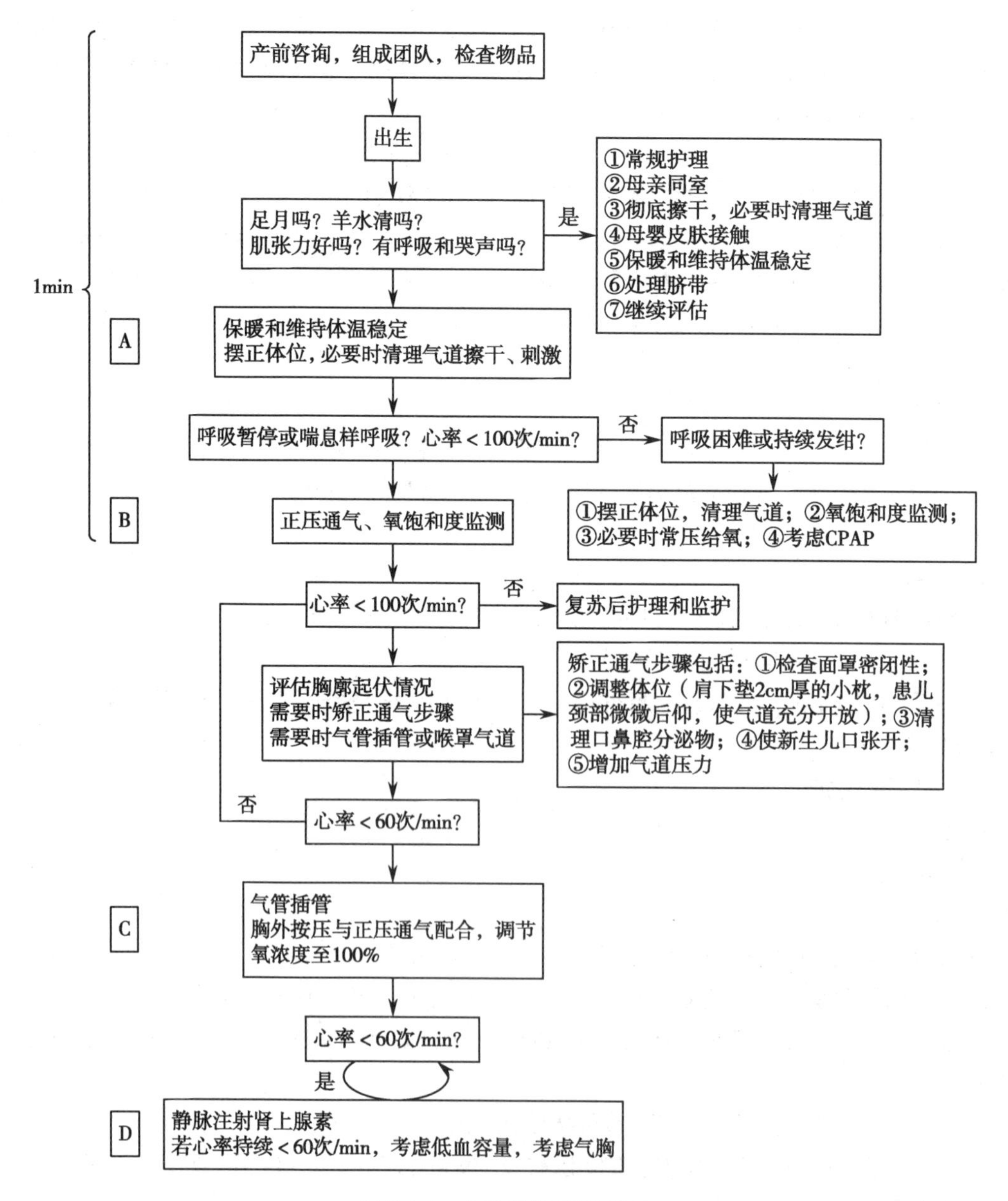

图 2-6-1　新生儿复苏流程图

第六节　温箱使用法

温箱能为婴儿提供一个温度与湿度适宜的环境，能使新生儿维持体温恒定。

【适应证】

出生体重 <2 000g；体温不升或偏低者，如硬肿症等；需要保护性隔离者，如剥脱性皮炎等。

【禁忌证】

无绝对禁忌证。

【操作前准备】

1. 评估

（1）评估婴儿胎龄、出生体重、日龄及病情等基本信息。

（2）测量体温。

2. 解释　告知家属使用温箱的目的、方法、注意事项和相关安全知识。

3. 护士准备　查对医嘱，洗手，戴口罩。

4. 环境准备　维持室内温度 26~28℃，避免噪声。

5. 物品准备　已清洁消毒、性能完好的温箱、床单、小枕、盖被、温箱罩、灭菌注射用水。

【操作过程】

1. 预热温箱

（1）将温箱放置在病房合适位置。

（2）在温箱水槽内加入适量灭菌注射用水。

（3）铺好床单，罩好温箱罩。

（4）接通电源，预热温箱至所需温度与湿度，温度根据婴儿出生体重、日龄及病情设定，湿度一般为 60%~80%。

2. 婴儿入温箱

（1）温箱预热至所需温度与湿度后，再次核对医嘱、婴儿姓名、床号、住院号等信息。

（2）将婴儿平稳抱入温箱，盖好盖被，若使用的温箱是肤温模式调节箱温，则将肤温探头贴于患儿腹部，设置肤温探头在 36~36.5℃。

3. 监测并记录体温和箱温

（1）婴儿入温箱 2h 内，每 30~60min 测量 1 次体温，体温恒定后每 1~4h 测量 1 次。

（2）记录婴儿体温及温箱温度。

4. 婴儿出温箱

（1）核对医嘱、婴儿床号、姓名、住院号等信息。

（2）为婴儿穿好厚薄适宜的衣裤，包好包被，抱出温箱。

（3）出温箱条件：婴儿体重达到 2 000g，在室温下（22~24℃）能维持正常体温，一般情况、吸吮力良好时，可给予出温箱；婴儿体重虽未达到 2 000g，但在温箱中生活 1 个月以上，一般情况良好者，可根据医嘱灵活掌握出箱条件。

【操作后护理】

1. 再次核对婴儿信息。

2. 终末消毒温箱备用。

3. 洗手、记录。

【注意事项】

1. 婴儿体温不升时将箱温设置比患儿体温高 1℃。

2. 维持婴儿体温在 36.5~37.5℃，若使用肤控模式调整箱温，探头脱落易导致箱温调节失控，造成婴儿体温不升的假象，应注意探头是否贴于婴儿皮肤上。

3. 为避免箱内温度受影响，勿将温箱放置于进出风口、阳光直射及取暖设备附近，维持房间温度在 24~26℃，以减少辐射散热。

4. 为避免箱内温度波动，尽量集中进行各项护理和治疗操作，减少开箱门次数和时间。

5. 注意温箱罩不能完全遮盖温箱，预留能观察婴儿的空隙。

6. 严格执行无菌操作，接触婴儿前后做好手卫生，防止发生交叉感染。

7. 注意观察婴儿及温箱情况，温箱报警时及时查找原因、妥善处理；严禁骤然调高温箱温度，以免婴儿体温上升造成不良后果。

8. 保持温箱清洁，每天清洁温箱与更换灭菌注射用水，每周更换 1 次温箱，若不慎污染时立即清洁消毒或更换，定期对温箱进行细菌监测。

（江智霞）

第七章　中医护理技术

第一节　拔罐法

拔罐法是一种以罐为工具，借助热力排出罐内空气，形成负压，使罐吸附在皮肤穴位上，造成局部充血或淤血的现象，以达到防治疾病目的的方法。

【适应证】

适用于风湿痹症、急、慢性疼痛，如肩背痛、腰腿痛；胃痛、消化不良、感冒、咳嗽、眩晕等病症；缓解疮疡症状与毒蛇咬伤的急救排毒。

【禁忌证】

皮肤溃疡、重度水肿、大血管处不宜拔罐；高热抽搐、凝血障碍者和出血性疾病者不宜拔罐；妊娠期妇女的腹部和腰骶部不宜拔罐。

【操作前护理】

1. 评估　评估患者的病情、年龄、意识状态、对疼痛的耐受程度、心理状态；患者对拔火罐的认知程度；患者的体质、发病部位和拔罐局部皮肤情况。告知患者拔罐的目的、过程与配合等注意事项。

2. 用物准备　治疗盘、玻璃罐、竹罐或负压吸引罐、直血管钳、95% 酒精棉球、打火机、小口瓶，必要时备被单、屏风和凡士林。

【操作过程】

1. 核对　核对患者床号、姓名和医嘱。

2. 体位　选择肌肉较丰满的部位，根据所拔部位选择坐位或卧位。

3. 罐具选择　根据部位不同，选择不同材质、大小、数目的罐具，并检查罐口周围是否光滑。

4. 操作要点　一手持火罐，另一手持止血钳夹 95% 酒精棉球点燃，伸入罐内中下端，绕 1~2 圈后迅速抽出，立即将罐口扣在选定的穴位上，将酒精棉球投入小口瓶内灭火，留罐 10~15min 即可起罐。起罐时一手夹持罐体，另一手以拇指或示指按压罐口皮肤，使空气进入罐内，即可顺利起罐。

【操作后护理】

1. 询问患者有无不适，查看局部皮肤情况。

2. 拔罐后注意保暖防风，可饮一杯温水，4~6h 内避免沐浴、游泳。

3. 记录拔罐部位、方法、时间、疗效和患者的反应。

【注意事项】

1. 操作前注意调节室温，拔罐时注意保暖，留罐时盖好衣被。

2. 酒精棉球不可太湿，注意防止烫伤患者和用火安全。

3. 拔罐过程中要随时询问患者的感觉，检查罐口吸附情况，局部皮肤以紫红色为度，患者感觉疼痛、过紧时应及时起罐。

4. 拔罐时，动作要快、稳、准，起罐时勿强拉。起罐后，若局部出现水疱，小水疱无需处理，可自行吸收；若水疱较大，消毒局部皮肤后，用无菌注射器吸出液体，覆盖无菌敷料。

5. 拔火罐法可隔日或每日1次，在上次拔罐出现的淤血现象未消退前，不宜在原处拔罐。

6. 凡使用过的罐，均应消毒处理后备用。

第二节　刮痧法

刮痧法是用边缘钝滑的刮具，蘸以润滑剂，在体表一定的部位或者穴位上的皮肤反复刮动，使局部皮肤出现紫红的痧点、痧痕，使脏腑秽浊之气经腠理通达于外，疏通经络气血，达到防治疾病的一种治疗方法。

【适应证】

适用于内、外、妇、儿各科疾病，应用范围比较广泛。主要病症：高热、中暑、感冒、咳嗽、头痛、失眠、腰腿痛、落枕、颈椎病、月经不调、痛经、乳腺增生、小儿疳积、积滞、牙痛、耳聋、耳鸣。

【禁忌证】

形体过于消瘦者、有出血倾向者、皮肤病变处、孕妇的腹部和腰部均不宜刮痧。

【操作前护理】

1. 评估　评估患者的病情、年龄、意识状态、心理状态。患者的体质、发病部位及刮痧局部皮肤情况，女性患者了解月经情况。患者对刮痧治疗的认知程度。

2. 告知　告知患者刮痧的目的、过程与配合等注意事项。

3. 用物准备　治疗盘、刮具、治疗碗（内盛清水或药液）、纱布，必要时备浴巾、屏风。

【操作过程】

1. 核对　核对患者床号、姓名及医嘱。

2. 体位　常用的体位：胸腹、下肢内侧、前侧部多选用仰卧位或仰靠坐位；头部、颈部、背部、上肢和下肢外侧部多选用俯卧位或伏坐位及坐位。

3. 刮具选择　根据病情选择合适的刮具，并检查刮具边缘光滑无缺损。

4. 操作要点　适当清洁刮治部位，在刮痧部位涂抹刮痧油或清水，操作者手持刮具，使刮痧用具始终保持45°~90°，从上至下，由内向外，单一方向刮拭皮肤，不要来回刮动。操作过程中应保持刮痧板的湿润，刮擦数次后，感觉到刮具涩滞时，须及时蘸湿再刮。一般一个部位刮拭20次左右，直至皮肤出现红色或紫红痧，用力轻重与总刮痧时间以患者能耐受为度。

【操作后护理】

1. 询问患者有无不适，观察局部皮肤情况。

2. 刮痧后指导患者注意防风保暖，可饮一杯温水，禁食生冷、油腻的食物，4~6h内避免沐浴、游泳。

3. 记录刮痧部位、时间、疗效和患者的反应。

【注意事项】

1. 操作前注意调节室温，刮痧时注意不要使患者受冷受风。

2. 刮痧时用力应均匀，力度适中；对不出痧或出痧少的部位不可强求出痧，禁用暴力。

3. 一般先刮颈项部，再刮脊椎两侧，然后再刮胸部和四肢部位。刮背时，应向脊柱两侧，沿肋间隙呈弧线由内向外刮，每次 8~10 条，每条长 6~15cm。

4. 刮痧过程中要随时询问患者的感觉，观察病情和局部皮肤颜色变化，若患者出现面色苍白、出冷汗，应立即停刮，并报告医生，配合处理。

5. 刮痧间隔时间一般为 3~6d，或以痧痕消退为准，3~5 次为一个疗程。

6. 凡使用过的刮具，均应消毒处理后备用。

第三节　毫针刺法

毫针刺法是在中医基本理论指导下，利用金属制成的微细针具，通过一定的手法，刺激人体腧穴，激发经络之气，调整脏腑功能，以调和阴阳，疏通经络，行气活血，扶正祛邪，从而达到防病治病的目的。

【适应证】

毫针刺法的应用范围很广，能治疗内、外、妇、儿、五官等各种病证。尤其是各种痛证，如头痛、胁痛、胃脘痛、腰痛、牙痛、咽喉肿痛，效果迅速而显著。

【禁忌证】

皮肤有感染、溃疡、瘢痕、肿瘤、出血倾向及高度水肿者，局部不宜针刺。

【操作前护理】

1. 评估　评估患者的病情、主要临床表现、是否妊娠、针刺部位皮肤情况、患者对疼痛的耐受程度。

2. 告知　告知患者毫针刺法的目的、过程与配合等注意事项。

3. 用物准备　治疗盘、一次性毫针、皮肤消毒液、棉签、棉球、纱布、镊子、弯盘、毛毯、屏风。

【操作过程】

1. 核对　核对患者床号、姓名和医嘱。

2. 体位　根据针刺部位选择舒适的体位，暴露针刺部位。

3. 操作要点

（1）定位：拇指循经按压腧穴，询问患者感觉，以确定穴位。

（2）消毒：常规消毒局部针刺皮肤，术者消毒手指。

（3）进针：根据针刺部位采用不同的进针手法，如指切进针法、夹持进针法、舒张进针法、提捏进针法。

（4）进针的角度和深度：主要根据穴位的特点、病情需要以及患者的体质等情况而定。角度有直刺、斜刺和平刺三种，深度以既有针感又不伤及重要脏器为原则。

（5）行针与得气：进针后，为了使患者产生针刺的感应，使用提插、捻转、刮针、震颤等手法使患者产生酸、麻、胀、痛感并向远端扩散，称为“得气”。

（6）留针与出针：根据患者的病情和针刺部位调整针刺的深度，得气后留针 20~30min。出针时用左手捏消毒干棉球压住针孔周围皮肤，右手持针轻微捻转，先将针退至皮下，然后迅速将针起出，最后检查针数，防止漏针。

【操作后护理】

1. 询问患者有无不适，观察局部皮肤情况。

2. 嘱患者针刺后勿马上洗澡，以防感染。

3. 记录针刺部位、时间、疗效和患者的反应。

【注意事项】

1. 严格无菌操作，以防感染。

2. 做好针具的检查工作，不能使用弯曲的针和带钩的针，进针、行针的手法不宜过猛、过快，以免弯针、断针。

3. 过饥、过饱、酒醉、大惊、劳累过度、精神紧张时不宜针刺，久病体弱、大出血、大汗者不宜强刺激，并尽可能采取卧位。

4. 患者的胸、背部不宜直刺或深刺，以免损伤心肺。

5. 妇女怀孕 3 个月以内，不宜针刺小腹部的腧穴；若怀孕 3 个月以上，腹部、腰骶部的腧穴及合谷、三阴交、昆仑、至阴等一些通经活血的腧穴均不宜刺针。

6. 小儿囟门未闭合者，头部不宜针刺。

7. 留针时应记录针数，出针时再进行核对，以防遗漏。

8. 观察有无晕针、弯针、折针以及血肿、气胸等意外情况，并及时处理。

第四节　艾条灸

艾条灸是指艾条点燃后在人体表面某穴位或患处熏灸或温熨，利用温热及药物的作用，温经散寒，引导气血，扶阳固脱，从而达到治疗疾病、预防保健的作用。

【适应证】

慢性虚弱性疾病、风寒、湿、邪为患的病症，如腹泻、眩晕、泄泻、风湿疼痛、肢体麻木、腰腿疼等。

【禁忌证】

实证、热证、阴虚发热者、传染病不宜施灸；颜面五官、大血管处、孕妇的腹部和腰骶部不宜施灸。

【操作前护理】

1. 评估　评估患者的病情、年龄、意识状态、心理状态、有无感觉迟钝 / 障碍。患者的体质、对热的敏感程度和耐受程度及艾灸局部皮肤情况。

2. 告知　告知患者艾灸的目的、过程与配合等注意事项。

3. 用物准备　艾条、打火机、治疗盘、弯盘、小口瓶，必要时备被单、屏风。

【操作过程】

1. 核对　核对患者床号、姓名、施灸部位及施灸方法。

2. 体位　根据施灸部位选择舒适的体位，常用坐位、仰卧位和俯卧位。

3. 操作要点　手持艾条，将点燃一端对准施灸穴位，距皮肤 2~3cm 处熏灸，以患者感温热但无灼痛为度，随时弹去艾灰，灸至局部皮肤红晕，每处 10~15min。

【操作后护理】

1. 询问患者有无不适，观察局部皮肤情况。

2. 艾灸后注意防风保暖，可饮温水一杯，禁食生冷、油腻食物。

3. 记录艾灸部位、时间、疗效和患者的反应。

【注意事项】

1. 灸时应防止艾火脱落，防止烧伤皮肤和点燃衣服被褥。

2. 施灸过程中，随时询问患者有无灼痛感，调整距离，防止烫伤。

3. 根据病症选用温和灸、雀啄灸或回旋灸。

4. 施灸顺序，临床上一般先上部，后下部；先腰背部，后胸腹部；先头身，后四肢。

5. 施灸后局部出现微红灼热为正常现象，无需处理。若局部出现水疱，小者可任其自然吸收，大者可用消毒针挑破，覆盖无菌纱布。

第五节　中药湿敷法

中药湿敷法是将中草药汤或取汁后用无菌纱布浸透，敷于局部的一种治疗方法，具有通调腠理、清热解毒、消肿散结、活血止痛的作用。

【适应证】

急、慢性皮肤炎症、乳痈、腰腿痛、关节损伤。

【禁忌证】

药物性皮炎、疮、脓肿迅速扩散者不宜湿敷。

【操作前护理】

1. 评估　评估患者的病情、主要临床表现、药物过敏史、敷药部位的皮肤情况。

2. 告知　告知患者湿敷的目的、过程和配合等有关注意事项。

3. 用物准备　治疗盘、药液、容器、敷布（4~8 层纱布制成）、镊子、弯盘、橡胶单、中单和纱布。

【操作过程】

1. 核对　核对患者床号、姓名及药物、湿敷部位。

2. 体位　根据湿敷部位选择舒适的体位，注意保暖。

3. 操作要点　暴露需要湿敷的部位，下垫橡胶单、中单，将药液倒入容器内，置敷布于药液中浸透，用镊子挤去多余药汁，以不滴淋为度，以 4~8 层敷于患处，保持湿润和温度(以 38~43℃为宜)。每隔 5~10min 用无菌镊子夹纱布浸药后，淋药液于敷布上，保持湿度和温度，每次湿敷 30~60min。

【操作后护理】

1. 询问患者有无不适，观察湿敷皮肤情况。

2. 湿敷后嘱患者注意防风保暖。

3. 记录湿敷部位、时间、疗效和患者的反应。

【注意事项】

1. 冬季注意保暖，防止受凉。

2. 药液温度不宜过热，避免烫伤。

3. 严格无菌操作，避免交叉感染。

4. 湿敷范围应大于患部。

5. 治疗过程中应密切观察局部皮肤反应，出现苍白、红斑、水疱、痒痛或破溃等症状时，应立即停止治疗，并进行相应处理。

第六节　中药熏洗法

中药熏洗法是将药物煎汤煮沸后，利用药液所蒸发的热力和药气熏洗患部，待药液稍温后，再洗涤患部的一种技术，以达到疏通腠理、活血化瘀、清热解毒、消肿止痛、祛风除湿、杀虫止痒等作用。

【适应证】

治体表急性炎症、风湿肿痛等病证，如关节疼痛、肛肠疾患的伤口愈合、湿疹皮炎、皮肤瘙痒、急性女阴溃疡、滴虫性阴道炎、睑腺炎、急性结膜炎。

【禁忌证】

恶性肿瘤、严重心脏病、重度高血压、呼吸困难及有出血倾向的患者禁用熏洗法。孕妇及月经期禁用坐浴。

【操作前护理】

1. 评估　评估患者的病情、年龄、意识状态、药物过敏史及心理状态；患者的体质、发病部位及熏洗局部皮肤、黏膜情况。

2. 告知　告知患者熏洗的目的、过程与配合等注意事项。

3. 用物准备　治疗盘、药液、熏洗盆、水温计、纱布、镊子、弯盘、胶单、浴巾，眼部熏洗时另备治疗碗、有孔巾等。必要时备屏风、熏蒸架或坐浴架等。

【操作过程】

1. 核对　核对患者床号、姓名及药物、熏洗部位。

2. 体位　患者取舒适体位，暴露熏洗部位，注意保暖，用屏风遮挡。

3. 操作要点　根据实际情况可选择熏蒸机或熏洗盆熏洗。①眼部熏洗：将煎好的药液趁热倒入治疗碗，碗口盖上纱布，中间露一个小孔，患眼对准小孔进行熏蒸，待药液温度适宜时，用镊子夹纱布蘸药液洗患眼，稍凉即换，每次 15~30min。②四肢熏洗：将药物趁热倒入盆内，患肢架于盆上，用浴巾或布单围盖患肢及浴盆，使蒸汽熏蒸患部，待温度适宜时，将患肢浸泡于药液中泡洗 20~30min。③坐浴：将药液趁热倒入盆内，上置带孔木盖，协助患者脱去内裤，坐在木盖上熏蒸。待药液温度适宜（38~43℃），移开木盖，坐入盆中泡洗 20~30min。药液偏凉时，应更换药液。

【操作后护理】

1. 询问患者有无不适，观察熏洗皮肤情况。

2. 四肢熏洗后及时擦干皮肤，注意避风，颜面部蒸洗者半小时后方可外出，以防感冒。

3. 记录熏洗部位、药物、时间、疗效和患者的反应。

【注意事项】

1. 熏洗时，冬季注意保暖，夏季宜避风寒。暴露部位尽可能加盖衣物，熏洗后，要立即擦干皮肤。

2. 熏洗过程中，随时观察病情，局部皮肤的颜色、感觉，询问有无不适。

3. 注意药液温度的适宜，避免灼伤或烫伤患者。

4. 包扎部位熏洗时，应揭去敷料后熏洗，完毕后，更换消毒敷料重新包扎。伤口部位进行熏洗，应按无菌技术规范操作。

5. 餐后半小时不宜熏洗。

6. 熏洗过程根据患者耐受程度调节适宜的药液温度，年老、儿童、反应较差者药液温度不宜超过 50℃，防止烫伤。

7. 熏洗体位要稳妥，年老、体弱、儿童要有专人陪护。

8. 合并有传染性疾病的患者，应使用单独浴具，并单独严格消毒。

第七节　敷贴法

敷贴法是指将不同的药物制成一定的剂型，贴敷于某些穴位或特定的部位上，通过药物和穴位作用以治疗疾病的一种外治方法。

【适应证】

贴敷法适用范围相当广泛，包括多种临床急、慢性疾患，还可用于防病保健。

【禁忌证】

皮肤破损或严重水肿、对药物过敏者。

【操作前护理】

1. 评估

（1）患者的病情、主要症状及临床表现、药物过敏史及心理状况。

（2）患者敷药部位的皮肤情况，对敷药法的认识及配合程度。

2. 告知　告知患者局部可能出现丘疹、水疱等，敷油膏类或中草药者局部有污染衣物的可能。

3. 物品准备　治疗盘、膏药或中草药膏。根据需要备添加的药末、纱布、酒精灯、火柴、剪刀、胶布、绷带。必要时准备备皮刀、滑石粉。

【操作过程】

1. 核对　核对患者床号、姓名及药物、贴敷部位。

2. 体位　根据贴敷部位选择舒适的体位，注意保暖。

3. 操作要点　清洁需要贴敷的部位，将调配好的药物或温化的膏药，选择大小合适的棉纸（大于治疗部位），用压舌板将药物均匀地平摊于棉纸上，薄厚均匀（1~2cm）。药物先由护士试温，然后给患者试温，患者感觉温度合适后，将棉纸四周反折后敷于患处，上盖纱布，用胶布或绷带固定。

【操作后护理】

1. 询问患者有无不适，观察局部皮肤情况。

2. 一般敷药 4~6h，敷药过程中有瘙痒、疼痛等不适及时告知医护人员。

3. 记录外敷的部位、时间、疗效和患者的反应。

【注意事项】

1. 凡用溶剂调敷药物时，需现调现用。若用膏药贴敷，应掌握好温度，以免烫伤或贴不住。

2. 患者的眼部、唇部等处慎用。

3. 对胶布过敏者，可改用其他方法固定贴敷药物。

4. 对刺激性强、毒性大的药物，贴敷面积不宜过大，贴敷时间不宜过长，以免发疱过大或发生药物中毒。

5. 对久病、体弱、消瘦以及有严重心脏病、肝脏病等患者，使用药量不宜过大，贴敷时间不宜过久，并在贴敷期间注意观察病情变化和有无不良反应。

6. 对于孕妇、幼儿，应避免贴敷刺激性强、毒性大的药物。

7. 残留在皮肤上的药膏，不可用汽油或肥皂等有刺激性物品擦洗。

第八节　热熨法

热熨法是将药物或其他物品加热后，在患病部位或特定穴位适时来回或回旋运转，借助温热之力，将药性由表达里，通过皮毛腠理，循经运行，内达脏腑，疏通经络，温中散寒，畅通气机，镇痛消肿，调整脏腑阴阳，从而防治疾病的一种方法。临床常用方法有药熨法、盐熨法、坎离砂熨法、葱熨法、大豆熨法及热砖熨法。

【适应证】

热熨法主要适用于由脾胃虚寒引起的胃脘疼痛、腹冷泄泻、呕吐或跌打损伤等引起的局部淤血、肿痛，或者扭伤引起的腰背不适、行动不便，以及风湿痹证引起的关节冷痛、麻木、沉重、酸胀等病证。

【禁忌证】

忌用于热性病、高热、神昏、出血性疾病、皮肤破损处、身体大血管处、局部无知觉处及一切炎症部位、腹部有性质不明包块等。

【操作前护理】

1. 评估

（1）患者主要症状、临床表现、既往史及药物过敏史。

（2）热熨部位局部的皮肤情况。

（3）患者对热的敏感性和耐受程度。

2. 告知　告知患者热熨的目的、过程与配合等注意事项。

3. 用物准备　治疗盘、治疗碗、竹筷、陈醋、双层纱布袋、凡士林、棉签、坎离砂成品（或药物、盐、麸皮、晚蚕砂等）、炒锅、电炉，必要时备大毛巾、屏风。

【操作过程】

1. 核对　核对患者床号姓名及药物、热熨部位。

2. 体位　根据热熨部位选择舒适的体位，注意防风保暖。

3. 操作要点　根据医嘱将药物倒入锅中，用适量白酒或醋搅拌均匀后，用文火炒至 60~70℃，装入布袋备用（使用时 50~60℃）；或将药物（五子散组方：紫苏子 60g、莱菔子 60g、白芥子 60g、吴茱萸 60g、菟丝子 60g）+ 粗盐放入恒温箱中加热，置入热敷袋中备用（使用时 50~60℃）。确定热熨部位，并涂上一层凡士林，将药袋放到热熨部位用力来回往返或旋转移动推熨，力量要均匀，开始时用力要轻，速度可稍快，随着药袋温度的降低，力量可增大，同时速度减慢。药袋温度过低时，及时更换药袋。每次 20~30min，每日 1~2 次。

【操作后护理】

1. 询问患者有无不适，观察局部皮肤情况。

2. 热熨后嘱患者半小时内不外出，注意防风保暖。

3. 记录热熨部位、时间、疗效和患者的反应。

【注意事项】

1. 掌握好热熨温度，一般不超过70℃，老年人和婴幼儿不超过50℃，防止局部烫伤。

2. 力度要轻，移动速度要快，随着温度下降，逐渐加大力度，放慢速度。

3. 随时观察患者情况，皮肤有无潮红、水疱，若有烫伤，应立即停止热熨，局部涂烫伤药物。

4. 热熨后半小时内不得外出，防止着凉。

第九节　穴位注射

穴位注射又称为水针法，是将药物注入穴位以防治疾病的一种疗法。

【适应证】

解除或缓解各种急、慢性疾病的临床症状。如腰腿痛，肩背痛，头痛、口眼㖞斜、胃痛、腹泻、咳嗽、心悸、高血压等。

【禁忌证】

皮肤有破损、感染、肿瘤、出血倾向及高度水肿者，局部不宜注射；大血管处，孕妇的腹部和腰骶部不宜注射。

【操作前护理】

1. 评估　评估患者的病情、年龄、意识状态、心理状态，患者的体质、发病部位、穴位局部皮肤情况及有无药物过敏史，患者对穴位注射的认知。

2. 告知　告知患者穴位注射的目的、过程与配合等注意事项。

3. 用物准备　治疗盘、药物、无菌注射器、穴位专用针头、砂轮、消毒液、棉签、弯盘、治疗巾。

【操作过程】

1. 核对　核对患者床号、姓名、穴位、药物的药名、剂量、浓度及药物质量。

2. 体位　按穴位取合理的体位，便于操作。

3. 操作要点　暴露局部皮肤，确定注射穴位，常规消毒皮肤后，右手持注射器(排出空气)、左手绷紧皮肤，针尖对准穴位迅速刺入皮下，缓慢进针，提插“得气”后回抽无血，将药液注入，药液注完后快速拔针，用无菌棉签轻按针孔片刻，止血。

【操作后护理】

1. 询问患者有无不适，观察局部注射情况，用药后反应。

2. 穴位注射后出现的局部酸胀不适感，一般可在4~8h内自行消失；如局部反应较重或伴有其他症状，及时告知医护人员。

3. 记录穴位注射的药物、部位、时间、疗效和患者的反应。

【注意事项】

1. 严格执行“三查七对”及无菌操作规程，防止感染。

2. 注意药物的性能、药理作用、剂量、有效期、配伍禁忌、副作用和过敏反应。凡能引起过敏反应的药物，必须先做皮试，结果阴性者，方可使用。副作用较严重的药物，不宜采用。

3. 药液不可注入血管内，注射时如回抽有血液，必须避开血管后再注射。患者有触电感时，针体应往外退出少许后再进行药液推注。药液一般不能注入关节腔、脊髓腔。

4. 须注意预防晕针、弯针、折针；操作前应检查注射器有无漏气，针尖是否有钩等情况。

5. 针刺的角度和深度　角度一般有直刺、斜刺、横刺三种。

（1）直刺：针身与皮肤表面成 90°垂直刺入，此法适用于全身大部分腧穴。

（2）斜刺：针身与皮肤表面成 45°倾斜刺入，此法适用于肌肉较浅薄处或内有重要脏器不宜直刺、深刺的腧穴。

（3）横刺：针身与皮肤表面成 15°沿皮刺入，此法适用于皮薄肉少部位的腧穴。

深度是指主要根据施术的部位、病情的需要、患者的体质强弱和形体的胖瘦而定。

（许璧瑜）

第八章　皮肤科护理技术

第一节　外用药给药法

外用药给药法是将外用药剂涂抹在皮损表面，通过皮肤的渗透吸收作用来达到治疗目的的方法。

【适应证】

用于治疗各种皮肤疾病，减轻患者皮肤的斑、瘙痒、疼痛、渗出等症状。

【禁忌证】

本方法无绝对禁忌证，但应用时需根据具体疾病和皮疹表现，选用适当的药物，否则达不到效果或产生其他严重不良反应。

【操作前护理】

1. 评估　评估患者的病情、年龄、意识状态、合作程度，观察涂药部位皮损情况。
2. 解释　向患者和家属说明操作目的、方法、注意事项，指导患者配合。
3. 用物准备　治疗车上放置医嘱单或 PDA、无菌棉签、外用药物、一次性 PE 手套、手消毒液等。

【操作过程】

1. 核对　核对患者的姓名、涂药部位、外用药物的名称、浓度、有效期、性状等。
2. 体位　患者采取舒适体位（站位或坐位），脱去衣服，暴露涂药部位的皮肤。
3. 操作要点　取 PE 手套戴于双手，遵医嘱所示的药物、部位，以螺旋式手法为患者正确涂抹，直至药物吸收。若为小面积皮损或伴破溃、渗出则改用无菌棉签涂抹。

【操作后护理】

1. 观察反应　协助患者穿好衣服，取舒适体位。观察患者用药后的局部皮肤变化及全身反应，有无出现瘙痒、烧灼等不适感；或原有皮损是否加重或减轻等。
2. 健康指导　指导患者学会正确的皮损护理方法，掌握正确的涂药方法。

【注意事项】

1. 为防止交叉感染，两个患者操作之间须洗手、更换手套。
2. 涂药时注意节力，动作准确，随时倾听患者不适主诉，并给予疾病相关知识宣教。
3. 同时涂抹两种以上药物时，先涂水剂再涂膏剂；若两种均为膏剂，则先涂激素类药膏。
4. 不同药物有不同禁忌证及使用方法，使用前需认真了解相关知识。

第二节　外用药封包法

外用药封包法是为增强外用药剂在皮损局部的物理和药物作用，使用塑料薄膜罨包涂药后的皮损部位的方法。

【适应证】

适用于慢性、顽固性、肥厚性皮肤病，如神经性皮炎、慢性湿疹、扁平苔藓、银屑病等；或角质增生性疾病，如胼胝、鸡眼、皲裂等。

【禁忌证】

急性皮炎伴有明显渗出、糜烂；局部皮肤感染的患者不宜使用封包治疗。

【操作前护理】

1. 评估　评估患者的病情、年龄、意识状态、合作程度，观察封包部位皮损情况。

2. 解释　向患者和家属说明操作目的、方法、注意事项，指导患者配合。

3. 用物准备　治疗车上面放置医嘱单、外用药剂、一次性 PE 手套、塑料薄膜、胶布、手消毒液等。

【操作过程】

1. 核对　核对患者的姓名、封包部位、外用药的名称、有效期、性状等。

2. 体位　患者采取舒适体位（站位或坐位），脱去衣服，暴露需封包部位。

3. 操作要点　戴手套，先将外用药物厚涂于患处，再用塑料薄膜紧密覆盖、包裹在药物上，用胶布密封固定。手部皮损涂抹外用药后协助患者戴 PE 手套，足部皮损在涂抹外用药后可外套塑料袋或包裹塑料薄膜。

【操作后护理】

1. 观察反应　严密观察患者用药后的反应，有无出现局部皮损烧灼、瘙痒加剧等不适感。

2. 健康指导　指导患者学会正确的皮损护理方法，封包后软化的痂皮不可用手抠、撕脱，以防痂下出血。

【注意事项】

1. 激素药膏封包的时间一般为 2h 左右，软化痂皮的药膏封包时间可以在 8h 左右，到时间后协助患者取下 PE 手套或塑料薄膜。

2. 封包时局部涂抹的外用药可厚一点、多一点，以达到软化痂皮的最优效果。

3. 观察封包后局部皮损的反应，根据不同情况选择进行清除厚痂或者暴露局部皮损。

第三节　水疱减压法

水疱减压法是用无菌注射器将皮肤表面的水疱或脓疱里的液体抽出的方法，以达到减轻水疱或脓疱的压力、防止患者自行抓破、预防继发感染的目的。

【适应证】

适用于水疱或脓疱直径大于 0.5cm 的皮肤疾病，如天疱疮、大疱性类天疱疮、中毒性表皮坏死松解症、带状疱疹、多形红斑等。

【禁忌证】

直径小于 0.5cm 的水疱或脓疱。

【操作前护理】

1. 评估　评估患者的病情、年龄、意识状态、合作程度，观察局部水疱或脓疱情况。

2. 解释　向患者和家属说明操作目的、方法、注意事项，指导患者配合。

3. 用物准备　治疗车上放置医嘱单、碘伏、无菌注射器、无菌棉棍、无菌纱布、一次性检查手套、手消毒液等。

【操作过程】

1. 核对　核对患者的姓名、局部水疱或脓疱的部位。

2. 体位　患者采取舒适体位(站立或坐位)，脱去衣服，暴露水疱或脓疱部位。

3. 操作要点　戴手套，碘伏消毒水疱及周围皮肤，取一次性无菌注射器从水疱最低点水平进针，刺破疱壁，回抽疱液，将疱液充分吸净后拔出针头，再用无菌棉棍或无菌纱布充分擦干残存于皮肤表面的剩余疱液。

【操作后护理】

1. 观察反应　操作后协助患者穿好衣裤，取舒适体位。记录水疱或脓疱的数量，疱液的颜色、性状及量。

2. 健康指导　指导患者学会正确的皮损护理方法，不能使用牙签、指甲等不洁的尖锐物自行扎破水疱或脓疱。注意保持疱壁的完整，不可撕脱疱皮。

【注意事项】

1. 抽吸疱液过程中注意保持疱壁的完整性，过小的水疱可不予抽吸，待其自行吸收。

2. 进针部位应在疱壁边缘，水平进针；进针方向应从下向上，这样便于疱液的自然引流。

3. 注意观察并记录疱液的颜色、性状。澄清的疱液为体液渗出，大量渗出则可引起低蛋白血症；黄色混浊的疱液提示有继发感染；红色的疱液提示为血性渗出，疱壁下的糜烂面比较深在。

第四节　冷湿敷法

冷湿敷法是用溶液剂与纱布、棉垫等敷料结合，进行冷敷和罨包来加强溶液剂的物理和药物作用，达到软化、清洁、收敛、止痒、抗感染等作用的方法。

【适应证】

适用于伴有糜烂、渗出、肿胀的急性期皮肤疾病。

【禁忌证】

昏迷、严重心脏病、体质虚弱的患者；慢性炎症或深部感染灶；机体禁忌低温的部位，如枕后、耳郭、心前区、腹部等。

【操作前护理】

1. 评估　评估患者的病情、年龄、意识状态、合作程度，观察湿敷部位皮损情况。

2. 解释　向患者和家属说明操作目的、方法、注意事项，指导患者配合。

3. 用物准备　治疗车上放置医嘱单、一次性换药盘、无菌纱布、湿敷药液、一次性 PE 手套、消毒毛巾垫、手消毒液等。

【操作过程】

1. 核对　核对患者的姓名、湿敷部位、外用药液的名称、浓度、有效期、性状等。

2. 体位　患者采取舒适体位，脱去病号服，暴露湿敷部位，下方垫消毒毛巾垫。

3. 操作要点　一次性换药盘内倒入适量湿敷药液，戴手套，取无菌纱布浸于湿敷药液中，稍加拧干至不滴水为宜，紧密敷于患处。每隔 10~15min 将湿敷的纱布浸在湿敷溶液中，拧干后再次紧密敷于患处，重复 2~3 次。1 次冷湿敷治疗总时间为 30~45min。

【操作后护理】

1. 观察反应　湿敷完毕撤去纱布、毛巾垫，协助患者取舒适体位，穿好衣服。严密观察患者用药后的局部皮肤变化及全身反应，有无出现寒冷、瘙痒、烧灼等不适感。

2. 健康指导　指导患者学会正确的皮损护理方法，不可使用纸巾、毛巾等擦拭破溃伤口，防止继发感染。

【注意事项】

1. 冷湿敷的溶液可以是常温或冷藏后的。

2. 冷湿敷时注意将呼叫器置于患者手边。

3. 由于药物易于吸收，一般不宜全身使用；注意冷湿敷面积不能超过患者全身总面积的 1/3。

4. 冷湿敷时注意避开禁忌部位（腹部、心前区、后颈部）；头面部湿敷注意保护患者眼睛。

5. 冷湿敷用的纱布应有 6~8 层。

第五节　局部封闭注射

局部封闭治疗源于局部麻醉，皮肤科的局部封闭注射是将药物注射到局部皮肤组织中，以起到治疗局部皮肤损害的一种治疗方法。常用药物有麻醉药、长效糖皮质激素、干扰素等。

【适应证】

囊肿性痤疮、斑秃、肥厚性瘢痕和 / 或瘢痕疙瘩、黏液水肿性苔藓、神经性皮炎、结节性痒疹、肥厚型扁平苔藓、胫前黏液性水肿、结节病、白癜风、环状肉芽肿、良性淋巴细胞浸润、蕈样肉芽肿。

【禁忌证】

无绝对禁忌证，但应用时需根据具体病症，选用适当药物及剂量注射，否则达不到效果或产生其他严重不良后果；儿童及孕妇药量要酌减或遵医嘱；患者身体状况不支持注射治疗时应延缓用药时间。

【操作前护理】

1. 评估　评估患者皮损，根据使用药物向患者和家属说明操作目的、过程和注意事项。

2. 用物准备　治疗车上放置医嘱单，治疗盘，消毒液，消毒棉签，无菌棉块，手消毒液，一次性检查手套，注射器，胶带。

【操作过程】

1. 核对　核对患者的姓名、性别、年龄、诊断、药物的名称、浓度、剂量、注射方式、药物的有效期及药物有无变色和沉淀。

2. 体位　根据患者的皮损位置、形态及患者的一般情况取坐位或卧位，暴露皮损，注意遮挡和保暖。

3. 操作要点　洗手，根据医嘱按无菌操作配制药物，注射前更换 25G 针头，安抚患者，摆好体位，暴露注射区，局部按无菌原则常规消毒皮肤，用手绷紧患者皮损周围皮肤，沿皮损边缘进针，回抽无回血，缓慢注入药物，不宜注射过深，以局部隆起小丘疹或药液充满隆起皮损为宜。注射后，迅速拔针，用棉块压迫局部止血。

【操作后护理】

1. 观察反应　协助患者整理衣物，严密观察患者用药后的反应，若有不适应立即通知医生。

2. 健康指导　注射后，局部压迫止血，24h 内避免沾水，局部疼痛严重可适当应用镇痛药。注射激素类药物后局部会出现毛囊炎，可使用抗生素软膏治疗，注意保持局部清洁干燥，避免搔抓，防止感染。根据患者疾病讲解相关知识，使其积极配合治疗。注意避免进食辛辣刺激的食物，不要暴饮暴食，戒烟酒，避免熬夜和生活不规律。

【注意事项】

1. 注射时，药液完全溶解后方可抽取，如药物为混悬液，需摇匀后再抽取。

2. 注射头面部时，注意注射深度不能太深。

3. 注射激素类药物时，要注意避免药量过大，或注射部位过深，否则会造成局部皮肤萎缩。注射时间要间隔 4 周以上，连续注射时间不能超过 6 个月。注射干扰素时，尽量沿皮损多方位注射。

4. 注射后如出现伤口或周围红、肿、热、痛，并伴随波动感，须及时就医。

第六节　挤压粟丘疹（疣）法

挤压粟丘疹（疣）法是使用工具将其中的疣体或粟丘疹挤出刮除，去除病灶。

【适应证】

传染性软疣、粟丘疹等。

【禁忌证】

无绝对禁忌证，但应用时需根据具体病症和患者的一般情况安排治疗。

【操作前准备】

1. 评估　评估患者皮损，根据病情向患者和家属说明操作目的、过程和注意事项。

2. 用物准备　治疗车上放置医嘱单，治疗盘，消毒液，消毒棉签，无菌棉块，一次性检查手套，手消毒液，18G 无菌针头，挤压器或镊子。

【操作过程】

1. 核对　核对患者的姓名、性别、年龄、诊断，皮损部位、形态、大小。

2. 体位　根据患者皮损部位选择适当体位，年龄小的患者需由监护人陪同并配合。

3. 操作要点　暴露皮损，充分消毒，使用挤压器挤压疣体（粟丘疹），如疣体（粟丘疹）过厚，可使用 18 号针头刺破疣体（粟丘疹）后，再予刮除。如无挤压器可用镊子夹出疣体（粟丘疹），所有处理过的皮损需再消毒一遍，并用无菌棉块止血。

【操作后护理】

1. 观察反应　观察患者有无心慌、出虚汗、虚脱等症状，一旦出现应协助患者取舒适体位并观察，必要时予以抢救，待一般情况稳定后方可离开。

2. 健康指导

（1）粟丘疹治疗后，伤口 24h 内不能沾水，保持局部干燥，预防感染，若出现红肿可外用消炎药膏。

（2）传染性软疣治疗后，结痂前伤口不能沾水，每日使用 75% 酒精消毒 2~3 次或使用消炎药膏外用 2 次，避免搔抓；所有的贴身衣物、床上用品，毛巾均需消毒暴晒，禁止使用公用脸盆，毛巾，衣物和他人分开洗。避免辛辣刺激饮食，不要吸烟、饮酒。

【注意事项】

1. 面部和会阴部治疗时，应尽量用 18G 针头刺破后再予刮除，可减少患者的疼痛，减少创伤。

2. 年老体弱、未成年人及不能配合治疗者，可分次治疗，保证患者安全。

3. 传染性软疣一般治疗 1 次不能彻底治愈，需要患者发现新发皮疹后及时来院处理。

4. 传染性软疣的儿童患者需要成人监督，避免搔抓创面及疣体，防止传染和继发感染。

5. 刮除过程中密切观察患者情况，如出现疼痛、心慌、出虚汗、虚脱，可暂停治疗，给予舒适体位，待患者好转后方可继续。如患者不能配合治疗，可改约下次再行治疗。

第七节　换药与拆线

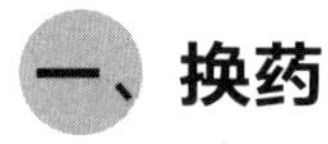

一、换药

换药又称为更换敷料，包括检查伤口、除去脓液和分泌物、清洁伤口及覆盖敷料，是预防和控制创面感染，消除妨碍伤口愈合因素，促进伤口愈合的一项重要外科操作。

【适应证】

各种缝合的清洁伤口；伤口有积血、脓性分泌物、坏死组织、异物等污染或感染伤口；为手术做准备需要换药的伤面如植皮，皮瓣等。

【禁忌证】

各种病情危重，生命体征不平稳的患者，如休克，防止因换药影响患者的抢救或因换药疼痛加重病情变化。

【操作前护理】

1. 评估

（1）患者伤口情况：部位、大小、深度、有无出血、异味、分泌物，确定换药方式及物品。

（2）患者的年龄、一般情况，能否理解并配合换药操作。

2. 解释　讲解换药意义及基本方法，了解患者需求，取得患者配合。

3. 用物准备　治疗车上放置医嘱单，治疗盘，消毒液，消毒棉签，无菌棉块，橡胶手套，手消毒液，换药盘，所需药液（生理盐水、络合碘等）、无菌伤口敷料，绷带，胶布。

【操作过程】

1. 核对　核对患者姓名、性别、年龄、伤口位置、疾病诊断、医嘱用药。

2. 体位　协助患者取舒适卧位或坐位，暴露伤口，注意保暖和遮挡。

3. 操作要点　洗手，戴手套，用手朝伤口方向揭除外层敷料折放于医用垃圾袋内，用镊子轻轻夹取内层敷料，揭除后若有渗血，可取无菌纱球加压止血，检视敷料上的分泌物量、颜色、气味。如敷料与伤口粘连，可使用无菌盐水或络合碘浸湿后使用镊子轻轻揭取，触及伤口的镊子不能再次夹取碗内敷料。清理伤口时，如伤口较干净可直接使用络合碘换药；若有脓性分泌物可使用 0.9% 生理盐水清洗伤口；如伤口较深并伴有腐败，可使用 3% 过氧化氢冲洗伤口并清理腐败组织，清理后再使用 0.9% 的生理盐水将伤口彻底冲洗干净。如需使用药液纱条或凡士林纱条，可先将药条贴合伤口，再以无菌敷料覆盖伤口，必要时可用绷带包扎固定。

【操作后护理】

1. 观察反应　换药过程中密切观察患者一般情况，若有不适可暂停操作，协助患者取舒适位，待患者恢复后再行换药。

2. 健康指导

（1）操作过程中，可通过分散患者注意力来缓解疼痛或不适感。

（2）换药后伤口若出现渗血渗液、剧烈疼痛，应及时就医。切不可自行处理。保持伤口处清洁干燥，如潮湿多汗，须及时换药。

（3）清洁伤口或分泌物不多、肉芽生长较好的伤口可 2~3d 换药 1 次，脓液多的伤口每日换药 1 次或多次，以保持表层敷料干燥，不被分泌物浸透。

（4）营养不良或年老体弱者，应进食高热量、高蛋白、富含维生素的食物。如肉类、蛋类、奶类、新鲜蔬菜水果等。

（5）嘱患者注意保持皮肤及伤口的清洁，防止污染、感染。伤口愈合后方可洗浴，以淋浴为宜。注意休息，保证睡眠，坚持参加适当的体育锻炼。

（6）定期复查，遵医嘱配合治疗。

【注意事项】

1. 严格无菌操作，操作中避免污染。

2. 揭除胶布、内敷料时动作轻柔，以防损伤皮肤黏膜。

3. 缝线反应的处理。缝线未拆除前，针脚处有红肿，一般在术后 2~3d 发生，可使用 75% 酒精湿敷。

4. 针眼处脓肿的处理。针眼周围暗红，肿胀，直径一般不超过 1cm，针眼处可见脓点，可使用无菌针头刺破表皮，以无菌棉球擦拭，再外涂络合碘或 75% 酒精，必要时拆除缝线。

5. 切口感染。局部红肿范围大，有硬结，压痛明显，可用半导体激光照射。如已有脓液，可拆除局部缝线，分开伤口进行引流。

6. 换药顺序。先换清洁伤口，再换污染伤口，最后换感染伤口。

7. 特异性感染伤口，如破伤风、气性坏疽感染伤口，由专人换药，用过的器械单独消毒灭菌，换下的敷料立即焚烧。

8. 过于频繁的换药，会损伤肉芽组织，增加感染的机会。通常肉芽组织生长良好的清洁伤口，每日或隔日换药 1 次；感染重、脓性分泌物多的伤口为保持敷料干燥，可每日换药数次。

9. 对感染的浅表创面可采用干燥法；对感染重、脓性分泌物多、水肿等创面可采用适宜的药液纱条湿敷，脓腔伤口可用纱条引流。

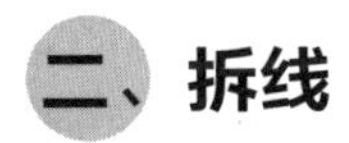

二、拆线

拆线是在伤口愈合良好时去除保持皮肤张力的线结的方法。

【适应证】

无菌手术切口，局部及全身无异常表现，切口愈合良好，已到拆线时间者；术后伤口有红、肿、热、痛等明显感染者需提前拆线。

【禁忌证】

无绝对禁忌，但严重贫血、消瘦，老弱幼儿患者需延迟拆线。

【操作前护理】

1. 评估　患者对拆线的认知水平、年龄、沟通能力、合作程度及心理反应。

2. 用物准备　治疗车上放置医嘱单，治疗盘，消毒液，消毒棉签，无菌棉块，手消毒液，橡胶手套，拆线包，无菌伤口敷料，绷带。

【操作过程】

1. 核对　核对患者姓名、性别、年龄、拆线部位、手术日期。

2. 体位　协助患者取舒适卧位或坐位，暴露伤口，注意保暖和遮挡。

3. 操作要点　用手朝伤口方向揭除外层敷料折放于医用垃圾袋内，用无菌盐水或络合碘由内向外环形消毒伤口周围皮肤 2 次。左手持镊子夹起缝线结轻轻向上提，使埋在皮肤内的缝线露出少许，右手持拆线剪在结下贴近皮肤处剪断缝线，随即向着切口方向抽出缝线。再次用络合碘或 75% 酒精消毒伤口，用无菌敷料覆盖。

【操作后护理】

1. 观察反应　拆线过程中密切观察患者一般情况，若有不适可暂停操作，协助患者取舒适位，待患者恢复后再行拆线。观察伤口有无出血，裂开，若有少量出血可按压止血，如伤口裂开需二期愈合，使用抗生素 + 凡士林油纱填塞伤口，每 3d 换药 1 次。

2. 健康指导　拆线后 72h 内切勿沾水，剧烈运动。避免食用辛辣刺激食物，如出现伤口出血或裂开须及时就医。

【注意事项】

1. 拆线时间　一般根据伤口部位、伤口愈合情况、患者年龄、体质来决定。一般情况下，头面部、会阴部 7d，躯干 10d，四肢 14d。

2. 如果出现伤口化脓或裂开可提前拆线，换药后伤口二期愈合。

3. 腹部或下肢伤口较大较长时，可采用多次拆线的方法，避免伤口受力裂开。

（余梦清）

第九章　眼耳鼻咽喉科护理技术

第一节　滴眼药

滴眼药是指将药液滴入结膜囊内以治疗或预防眼病的方法。

【适应证】

用于预防、治疗眼部疾病及散瞳、缩瞳、表面麻醉、诊断性染色等。

【禁忌证】

本方法无绝对禁忌证，但应用时需根据具体病症，选用适当的药液，否则达不到效果或产生其他严重不良后果。

【操作前护理】

1. 评估　评估患者有无眼部分泌物、有无药物过敏史。

2. 告知　向患者和家属说明操作目的、过程和注意事项；药物的作用及副作用等。

3. 用物准备　治疗盘内放置滴眼液、消毒棉签、手消毒液等。

【操作过程】

1. 核对　核对患者的身份、眼别、药物的名称、浓度，水制剂应观察有无变色和沉淀。

2. 体位　患者取坐位或仰卧位，头稍向后仰并向患侧倾斜。

3. 操作要点　洗手，用棉签擦去患眼分泌物。用左手示指或棉签拉开患者下睑，右手持滴管或眼药水瓶将药液滴入下穹窿的结膜囊内。用手指将上睑轻轻提起，使药液在结膜囊内弥散。用棉签擦去流出的药液，嘱患者闭眼 1~2min。

【操作后护理】

1. 观察反应　协助患者取舒适卧位，严密观察患者用药后的反应。

2. 健康指导　嘱患者勿用手揉患眼，以防感染，并注意用眼卫生。讲解疾病相关知识，使其积极配合治疗。

【注意事项】

1. 滴药时，滴管口或瓶口距离眼部 2cm 左右，勿触及睑缘、睫毛和手指，以免污染。

2. 滴药时勿压迫眼球，尤其是有角膜溃疡和角膜有伤口的患者。

3. 滴入阿托品类药品时，应压迫泪囊部 2~3min，以免鼻腔黏膜吸收引起中毒。

4. 滴入散瞳药与扩瞳剂、腐蚀性药物前，要认真核对，切忌滴错药造成严重后果。

5. 同时滴数种眼药时，先滴刺激性弱的眼药，再滴刺激性强的眼药，一般间隔 5min 以上。

6. 眼药水与眼药膏同时应用时，先滴眼药水后涂眼药膏，每种眼药需间隔至少 5min。

第二节　涂眼药膏

涂眼药膏是指将药膏涂入结膜囊内以治疗或预防眼病的方法。

【适应证】

1. 防治眼部疾病，通常在睡前和手术后使用。

2. 用于眼睑闭合不全、绷带加压包扎前需保护角膜以及需做睑球分离的患者。

【禁忌证】

角膜溃疡穿孔、眼球穿通伤的患者勿涂眼药膏；此外，膏剂易形成油膜，不建议白天使用。

【操作前护理】

1. 评估　评估患者有无眼部分泌物，有无药物过敏史。

2. 告知　向患者和家属说明操作目的、过程和注意事项；药膏的作用和副作用。

3. 用物准备　眼药膏、消毒圆头玻璃棒、消毒棉签、手消毒液。

【操作步骤】

1. 涂眼药膏前洗手，并核对患者的身份、眼别、药物的名称和浓度。

2. 患者取仰卧位或坐位，头稍向后仰。

3. 用左手示指或棉签拉开患者下睑，嘱患者向上方注视，右手将眼药膏前端弃去一小段，将眼药膏挤入下穹窿；或挤眼药膏少许于玻璃棒圆头上，将玻璃棒连同眼药膏平放于下穹窿部。

4. 嘱患者轻轻闭眼，同时转动玻璃棒，从颞侧沿着水平方向旋转抽出玻璃棒。

5. 按摩眼睑使眼药膏均匀分布于结膜囊内，不要将睫毛连同玻璃棒一同卷入结膜囊内。

6. 必要时给患者加戴眼罩。

【操作后护理】

1. 观察反应　协助患者取舒适卧位，严密观察患者用药后的反应。

2. 健康指导　嘱患者勿用手揉患眼，以防感染，并注意用眼卫生。讲解疾病相关知识，使其积极配合治疗。

【注意事项】

1. 涂眼药膏前检查玻璃棒有无破损，若有破损应弃去。

2. 玻璃棒用后及时清洁、消毒以备用。

3. 直接涂眼药膏时，眼药膏瓶口勿触及睫毛及睑缘。

4. 眼药膏比眼药水在结膜囊内停留时间长，作用时间久，可减少用药次数，但眼药膏影响视力，应在睡前或手术后使用。

第三节　结膜下注射

结膜下注射是将抗生素、皮质类固醇、散瞳药等药物注射到结膜下，以提高药物在眼局部的浓度，延长药物的作用时间，同时刺激局部血管扩张，增加渗透性，有利于新陈代谢和炎症吸收。

【适应证】

常用于治疗眼前段疾病。

【禁忌证】

刺激性强并易造成局部坏死的药物禁忌结膜下注射。结膜有明显感染、出血倾向者以及眼球有穿通伤口未缝合者不宜进行结膜下注射。

【操作前护理】

1. 评估　评估有无药物过敏史，评估患者对注射的认知，如为首次注射或注射散瞳合剂最好采用仰卧位；评估患者的结膜情况。

2. 告知　向患者和家属说明操作目的、过程和注意事项；药物的作用及副作用等。

3. 用物准备　注射器、针头、注射的药物、0.5%~1% 丁卡因溶液、消毒棉签、纱布眼垫、胶布、抗生素眼药膏。

【操作步骤】

1. 核对　注射前洗手，并核对患者的身份、眼别、药物的名称及剂量。

2. 体位　患者取坐位或仰卧位。

3. 表面麻醉　患眼用 0.5%~1% 丁卡因溶液表面麻醉 2 次，间隔 3~5min。

4. 操作要点　左手分开眼睑，不合作者可用开睑器开眼睑，右手持注射器，颞下方注射时嘱患者向上方注视，颞上方注射时嘱患者向下方注视，针头与角膜切线方向平行避开血管刺入结膜下，缓慢注入药液。

5. 注射后涂抗生素眼药膏，戴眼罩。

【操作后护理】

如注射散瞳类药物应注意观察患者的全身状况，并在注射后 20min 观察瞳孔是否散大。

【注意事项】

1. 注射时针头勿指向角膜；为角膜溃疡患者注射时勿加压于眼球。

2. 多次注射应更换注射部位，以免形成瘢痕。

第四节　球后注射

球后注射是通过眼睑皮肤或下穹窿，经眼球下方进入眼眶的给药方式。

【适应证】

用于眼底部给药及内眼手术前麻醉。

【禁忌证】

眼前部有化脓性感染的患者禁忌球后注射。

【操作前护理】

1. 评估　评估有无药物过敏史；患者对眼部注射的认知，如为首次注射最好采用仰卧位。

2. 告知　向患者和家属说明操作目的、过程和注意事项；药物的作用及副作用等。

3. 用物准备　注射器、球后针头、注射药物、0.5% 碘伏、消毒棉签、无菌纱布眼垫、胶布和绷带。

【操作步骤】

1. 核对　注射前洗手，并核对患者的身份、眼别、药物的名称及剂量。

2. 体位　患者取坐位或仰卧位，常规消毒眼睑周围皮肤。

3. 操作要点　嘱患者向鼻上方注视，并保持眼球不动。在眶下缘中、外 1/3 交界处将注射器针头垂直刺入皮肤 1~2cm，沿眶壁走行方向，向内上方倾斜 30°针头在外直肌与视神经之间向眶尖方向推进，进针 3~3.5cm，抽吸无回血，缓慢注入药液。

4. 局部压迫拔针后，嘱患者闭眼并用手掌轻压迫眼球 3~5min。

5. 包扎　轻轻按摩眼球，涂抗生素眼药膏，包扎。

【操作后护理】

1. 复视的观察　若出现暂时的复视现象，是药物麻痹眼外肌或运动神经所致，一般 2h 后即可缓解。

2. 出血的观察　注射后如出现眼球突出、运动受限为球后出血，应加压包扎。

【注意事项】

进针时若有阻力或碰及骨壁不可强行进针。

第五节　泪道冲洗

泪道冲洗是判断泪道是否通畅，确定阻塞部位以及清除泪道分泌物、治疗慢性泪囊炎等疾病常用的方法。

【适应证】

1. 用于泪道疾病的诊断、治疗。

2. 内眼手术前准备。

【禁忌证】

眼部急性炎症、泪囊有大量分泌物及眼球穿通伤时不宜进行泪道冲洗。

【操作前护理】

1. 评估　评估患者眼部情况及药物过敏史；评估患者对泪道冲洗的认知，若为首次冲洗，应解释操作目的与配合要点，心理恐惧者可采取仰卧位。

2. 告知　向患者和家属说明操作目的、过程和注意事项。

3. 用物准备　5ml 注射器、无菌纱布、泪道冲洗针头、泪点扩张器、丁卡因滴眼液、消毒棉签和冲洗用液体、受水器、手消毒液，必要时准备泪道探针。

【操作步骤】

1. 核对　操作者应先洗手，核对患者的身份、眼别和冲洗液种类。

2. 体位　患者取坐位或仰卧位。坐位者，嘱患者低头，受水器放于口鼻之间，紧贴皮肤；仰卧位者，嘱患者头偏向患侧，受水器紧贴患眼颞侧皮肤。

3. 表面麻醉　压迫泪囊将其中的分泌物挤出，然后用蘸有 0.5%~1% 丁卡因滴眼液的棉签夹于上下泪点间，闭眼 3min；或用丁卡因溶液表面麻醉 2 次，间隔 3~5min。

4. 扩张泪点　用泪点扩张器扩张下泪点。

5. 进针　左手轻轻牵拉下睑，嘱患者向上方注视，右手持注射器将针头垂直插入泪点 1~1.5mm，再水平方向向鼻侧插入泪囊至骨壁。

6. 操作要点　将针稍向后退，注入药液。通畅者，注入液体自鼻孔流出或患者自诉有水流入口中。若注入液体通而不畅，有液体从鼻腔滴出，提示鼻泪管狭窄。若进针时阻力大，冲洗液体由原泪点或上泪点溢出，说明泪总管阻塞；若针头可触及骨壁，但冲洗液体逆流，鼻腔内无水，提示鼻泪管阻塞；冲洗后，泪点有脓性分泌物溢出，为慢性泪囊炎；冲洗时若发现下睑肿胀，说明出现假道或针头误入皮下，必须停止冲洗。

7. 预防感染　冲洗后滴抗生素眼药水。

8. 记录　记录冲洗情况，包括从何处进针、有无阻力、冲洗液的流通情况及是否有分泌物等。

【操作后护理】

嘱患者勿用手揉患眼，以防感染，并注意用眼卫生。讲解疾病相关知识，使患者积极配合治疗。

【注意事项】

1. 如果进针遇有阻力，不可强行推进。
2. 若下泪点闭锁，可从上泪点冲洗。
3. 勿反复冲洗，避免黏膜损伤或粘连引起泪小管阻塞。

第六节　眼部加压包扎法

眼部的加压包扎可以使包扎敷料固定牢固，起到止血、促进前房形成、预防角膜溃疡穿孔和减轻局部炎症的作用。

【适应证】

1. 眼局部出血。
2. 对于术后浅前房者，局部加压包扎，可促进前房形成。
3. 预防角膜溃疡穿孔。
4. 部分眼部手术后，减少术眼活动，减轻局部炎症。

【禁忌证】

眼部有分泌物时禁忌包扎。

【操作前护理】

1. 评估　评估患者病情、眼部情况、合作程度和有无药物过敏史。
2. 告知　向患者和家属说明操作目的、过程和注意事项。
3. 用物准备　眼垫、眼药膏、无菌棉签、胶布、绷带、单眼加压包扎需要准备 20cm 纱条 1 根。

【操作步骤】

1. 核对　操作前洗手，并核对患者的身份和眼别。
2. 体位　患者取坐位，患眼涂眼药膏，盖眼垫。
3. 操作过程

（1）单眼包扎：在健眼眉中心部置一条长约 20cm 绷带纱条。绷带头端置于健眼，经耳上方由枕骨粗隆下方绕向前额，绕头 2 周后再经患眼由上而下斜向患侧耳下，绕过枕骨至额部。再如上述绕眼数圈，最后将绷带绕头 1~2 周后用胶布固定，结扎眉中心部的绷带纱条。

（2）双眼包扎：绷带按“8”字形包扎双眼。起端如以右侧为起点（左侧也可），耳上部绕 1~2 周后，经前额向下包左眼，由左耳下方向后经枕骨粗隆绕至右耳上方，经前额至左耳上方，向后经枕骨粗隆下方至右耳下方，向上包右眼，成“8”字形。如此连续缠绕数周后再绕头 2 圈，用两根胶布上下平行固定。

【操作后护理】

操作后要检查包扎的松紧度，并询问患者的反应。

【注意事项】

1. 包扎时不可过紧或过松，切勿压迫耳郭和鼻孔。
2. 固定点必须在前额部，避免患者仰卧或侧卧时引起头部不适或摩擦造成绷带松脱。
3. 指导患者保持敷料清洁、干燥，减少头部活动，防止碰撞和跌倒。

第七节　眼底血管造影的护理配合

眼底血管造影是将对比剂从肘静脉注入人体，利用特定滤光片和眼底照相机，拍摄其随血液在眼底血管内流动和灌注的过程。眼底血管造影分为荧光素血管造影及吲哚菁绿血管造影两种。眼底血管造影检查的目的是了解视网膜和脉络膜血管情况，协助眼底疾病的诊断和治疗。

【适应证】

1. 各种眼底血管性病变，如糖尿病视网膜病变、静脉阻塞。
2. 视网膜和脉络膜病变。

【禁忌证】

对于有严重全身疾病者慎行检查。

【操作前护理】

1. 评估　检查前应详细询问全身病史，包括高血压史、心脏病史、过敏史和肝肾疾病史。
2. 告知　造影之前向患者解释检查的基本过程和注意事项，取得理解和配合。
3. 用物准备　0.5% 碘伏、止血带、砂轮、无菌敷布、胶带、无菌棉签、5ml 注射器、静脉留置针、透明敷料、生理盐水、注射用对比剂。

【操作步骤】

1. 核对　操作前洗手，核对患者的身份。
2. 体位　患者取坐位。
3. 操作过程　患者充分散瞳后，将对比剂从肘静脉快速注入，注射后 5~8s 开始拍摄，根据不同疾病，确定拍摄的时间。荧光素血管造影以荧光素钠为对比剂，主要反映视网膜血管的情况；吲哚菁绿血管造影以吲哚菁绿为对比剂，反映脉络膜血管的情况。

【操作后护理】

少数患者注射荧光素后会出现恶心、呕吐、荨麻疹等过敏反应，告诉患者不要紧张，稍作休息，常可恢复。必要时可遵医嘱给予抗过敏药物。

【注意事项】

1. 操作室应备有氧气、抢救车等基本的抢救物品和药品，以备发生严重过敏反应时进行抢救使用。

2. 嘱患者检查后几小时尿液变黄是荧光素钠排出的结果，不必紧张。

（王爱平）

第八节　外耳道冲洗法

外耳道冲洗法是冲出外耳道不易取出的碎软耵聍、已经软化的耵聍栓或某些外耳道异物时常用的耳鼻喉科专科技术。

【适应证】

1. 不易取出的碎软耵聍或软化的耵聍栓。

2. 某些外耳道异物。

【禁忌证】

急、慢性中耳炎、鼓膜穿孔、外耳道流脓、外耳道湿疹和外耳道炎患者；耳外伤尤其怀疑颅底骨折患者；耳部出血原因未明者；耳源性并发症如颅内感染患者等。

【操作前护理】

1. 评估　评估环境是否安静、整洁、舒适、光线适宜；患者的基本情况，如年龄、文化程度、自理能力与合作程度；患者的临床表现；评估外耳及耳道局部状况，如耳道有无耵聍或分泌物、鼓膜有无穿孔、外耳道有无急性炎症及异物等。

2. 用物准备　电子耳镜、治疗巾、弯盘、外耳道冲洗器 / 注射器、温生理盐水 250ml、棉签、纱布、PE 手套等。

【操作过程】

1. 核对及解释　备齐用物，核对患者姓名、耳别，做好沟通解释工作，说明操作目的、方法和注意事项，取得患者配合。

2. 体位　协助患者取坐位（患儿可请家长侧抱于怀中，固定头部），头偏向健侧，颈肩部铺清洁治疗巾；将弯盘紧贴于患者患侧耳垂下方皮肤，以便冲洗时水可流入弯盘。

3. 操作要点　操作者左手向后上（小儿向后下）方轻拉耳郭，使外耳道成一条直线，右手持装满温生理盐水的冲洗器，沿外耳道后上壁方向冲洗，直至将耵聍或异物冲净为止，用干棉签轻轻拭干外耳道，并为患者清洁面部。用电子耳镜检查外耳道冲洗效果，协助患者恢复体位。

【操作后护理】

1. 清理用物　清理用物，洗手，记录。

2. 健康指导　①嘱患者不挖耳，如果耵聍过多，应及时来院清理；②告知患者耳道冲洗后若出现头晕、恶心等不适，应及时通知医护人员；③嘱患者预防感冒，遵医嘱用药和随访。

【注意事项】

1. 冲洗液温度应与正常体温相近，不可过凉或过热，以免刺激内耳引起眩晕，耳鸣等不适。

2. 冲洗时动作要轻柔，切勿将冲洗液直射鼓膜，避免造成外耳道皮肤和鼓膜损伤。

3. 冲洗过程中观察患者有无不良反应，若出现眩晕、恶心、呕吐或突然耳部疼痛，应立即停止冲洗并检查外耳道，必要时请医生共同处理。

4. 坚硬而嵌塞较紧的耵聍，先用 3%~5% 的碳酸氢钠滴耳溶液软化后再冲洗。

第九节　外耳道滴药法

外耳道滴药法是将药液滴入外耳道，进行局部治疗或诊断、检查常用的给药方法。

【适应证】

用于软化耵聍；为取出外耳道异物做准备；治疗外耳和中耳疾病。

【禁忌证】

外伤性鼓膜穿孔；耳外伤患者，尤其怀疑颅底骨折的患者；耳部出血原因未明者，耳源性并发症如颅内感染者。

【操作前护理】

1. 评估　评估环境是否安静、整洁、舒适、光线适宜；患者的基本情况，如年龄、文化程度、自理能力及合作程度；有无药物过敏史；患者的临床表现、外耳及耳道局部状况，如耳道有无耵聍、分泌物。

2. 用物准备　电子耳镜、长棉签、无菌干棉球、滴耳药液、生理盐水。

【操作过程】

1. 核对与解释　核对患者姓名、耳别、药物名称、浓度，药液有无沉淀变质，是否在有效期内等；解释用药目的、操作过程及注意事项，取得患者配合。

2. 体位　协助患者取坐位或侧卧位，头偏向健侧，患耳朝上。

3. 操作要点　用棉签擦净耳道内分泌物，轻轻牵拉耳郭，拉直外耳道，滴入适量药液，轻压耳屏，使药液充分与耳道四壁接触，将干棉球置于外耳道口，以免药液流出。保持原体位 5~10min，避免药液流出，使药物充分吸收。

【操作后护理】

1. 观察反应　观察滴药后患者的情况，若出现耳鸣、听力下降应及时停药，立即汇报医生，根据医嘱做进一步检查。

2. 健康指导　①嘱患者不挖耳，如果耵聍过多，应及时来院清理；②告知患者药物名称、作用及副作用；③告知患者滴药后若出现头痛、头晕等不适，应及时告知医护人员；④嘱患者预防感冒，遵医嘱用药和随访；⑤必要时要教会患者外耳道滴药方法。

【注意事项】

1. 药液温度应与正常体温相近，不可过凉或过热，以免刺激内耳引起眩晕、呕吐、耳鸣等不适。

2. 如滴入药液目的为软化耵聍，滴入药液量要多，维持体位时间要适当延长。

3. 外耳道昆虫类异物，可滴入乙醚、75% 酒精使其麻醉，或滴入植物油，使其窒息，然后冲出或取出。

第十节　滴鼻法

滴鼻法是将药液从前鼻孔滴入鼻腔的一种局部给药方法。

【适应证】

润滑鼻腔；治疗各种鼻部疾病；鼻部专科检查前的鼻腔用药。

【禁忌证】

脑脊液鼻漏；鼻中隔术后早期（3d 内）。萎缩性鼻炎和鼻腔干燥者禁用血管收缩剂；高血压、心脏病、青光眼患者慎用血管收缩剂，以防加重原有病情。

【操作前护理】

1. 评估　评估患者鼻部症状，有无脑脊液鼻漏；患者的年龄、文化水平、自理能力及配合能力；药物过敏史。

2. 用物准备　滴鼻药、清洁棉球或纸巾少许。

【操作过程】

1. 核对与解释　核对患者及药物，解释滴鼻药的目的及注意事项，取得配合。

2. 体位　嘱患者轻轻擤出鼻涕（鼻腔内有填塞物者不用擤鼻），协助患者取仰卧位，肩下垫枕或头悬于床缘，颈伸直，头尽量向后仰，使头部与身体成直角。另一种体位是侧垂头滴药法，即患者头部偏向用药侧，使头低于肩部。

3. 操作要点　每侧鼻腔滴 3~5 滴药液，轻轻按压鼻翼，使药液均匀分布在鼻腔黏膜，用棉签或纸巾擦去外流的药液，保持体位 5min 后坐起。对于鼻侧切开的患者为防止鼻腔或术腔干燥，滴鼻后，嘱患者向患侧卧位，使药液进入鼻腔。

【操作后护理】

1. 整理用物、洗手。

2. 指导患者以下注意事项：剂量及次数需遵医嘱，勿随意用药或停药。

【注意事项】

1. 每次滴混悬药液前，应将药液摇匀。

2. 滴药时，滴管口或瓶口勿触及鼻腔，以免污染药液。

3. 同时滴入几种药物时，应先滴入减轻鼻腔黏膜充血的药物。

4. 体位要正确，滴药时勿吞咽，以免药物进入咽部引起不适。

5. 高血压和老龄患者，取肩下垫枕位。

6. 注意观察滴鼻后的效果和有无不良反应，若有不良反应应及时处置。

第十一节　鼻腔冲洗法

鼻腔冲洗法是通过一定压力的水流清洗鼻腔、鼻旁窦分泌物的一种治疗方法。

【适应证】

鼻窦炎、鼻息肉等单纯鼻内镜手术后；萎缩性鼻炎、干酪样鼻炎、鼻腔真菌感染；鼻和鼻咽肿瘤放疗后；慢性鼻窦炎缓解期；日常鼻腔清洁护理。

【禁忌证】

吞咽功能障碍；鼻中隔术后早期；急性炎症、鼻出血、脑脊液鼻漏。

【操作前护理】

1. 评估　评估患者有无上述禁忌证，患者的配合情况，鼻腔是否有填塞物。

2. 用物准备　温度适宜的生理盐水 1 000ml（或遵医嘱）、灌洗桶 1 个、橡皮管 1 根、橄榄形接头1个（或鼻腔冲洗器）、温度计、量杯、输液架、纱布或纸巾。

【操作过程】

1. 核对与解释　核对患者信息和医嘱，解释操作目的、方法和注意事项，检查患者鼻腔情况，有无异物和填塞物，取得患者配合。

2. 体位　患者一般取坐位，坐于水槽前，头向前倾。

3. 操作要点　将装有温生理盐水的灌洗桶挂在距离患者头部50cm高处，关闭输液夹。将橄榄头与橡皮管连接，嘱患者一手将橄榄头固定于一侧前鼻孔，橄榄头前端背向鼻中隔，张口呼吸，头偏向冲洗一侧。打开输液夹、使生理盐水缓慢从一侧鼻腔，由前鼻孔流至后鼻孔，再经另一侧鼻腔和口腔流出。一侧鼻腔冲洗后，再用同法冲洗对侧鼻腔。冲洗过程中注意观察流出液体的颜色、性质和量。冲洗完毕后用纱布或纸巾擦净脸部。目前还有手动洗鼻器和电动洗鼻器，操作简便，方便患者自行在家清洗鼻腔，可根据说明书操作。

【操作后护理】

1. 整理用物，洗手。

2. 嘱患者不要挖鼻，如果鼻腔痂皮过多，应及时来院行内镜复查；嘱患者预防感冒，遵医嘱用药；必要时要教会患者自行冲洗鼻腔的方法。

【注意事项】

1. 通常情况下，采用0.9%氯化钠溶液冲洗鼻腔或遵医嘱添加药物。

2. 水温与体温相近为宜，不能过冷或过热。

3. 灌洗桶高度适宜，挂在距离患者头部50cm高处。冲洗压力不宜过大，以免引发并发症。

4. 冲洗时嘱患者张口呼吸，勿与其交谈，以免发生呛咳。

5. 冲洗过程中若有鲜血流出，应立即停止冲洗，进行止血处理。

（席淑新）

第十章 口腔科护理技术

第一节 玻璃离子水门汀调拌技术

玻璃离子水门汀调拌技术就是将玻璃离子水门汀材料按照一定的粉液比例，在一定时间内研磨调拌成符合临床需求的一定性状材料的操作。

【适应证】

楔状缺损、邻面龋、根面龋的充填，窝洞垫底和暂封。

【禁忌证】

不适用于不需要充填、垫底或粘接的操作。

【操作前护理】

1. 护士准备 着装整齐，洗手，戴口罩。

2. 患者准备 评估患者的心理状态、合作程度；患牙的情况；向患者解释治疗目的，获得患者知情同意。

3. 物品准备 玻璃离子水门汀粉和液、调拌纸板、塑料调拌刀、酒精棉球（图 2-10-1）。

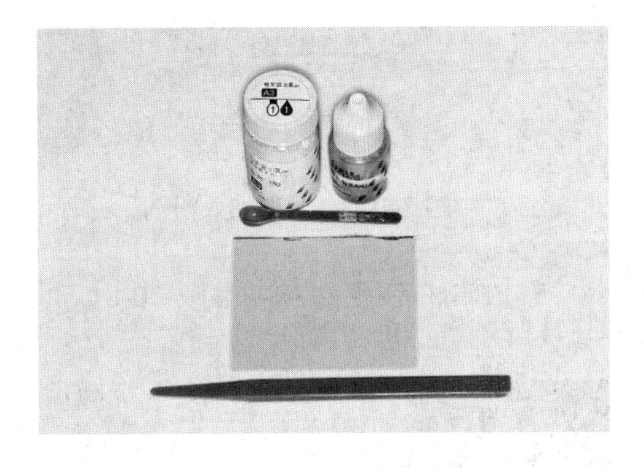

图 2-10-1 用物准备

【操作过程】

1. 核对材料的名称及有效期。

2. 轻拍瓶底，将粉摇松散，使用专用量勺取适量粉剂（以一平勺为一个取量单位）于调拌板上，立刻旋紧瓶盖（图 2-10-2、图 2-10-3）。

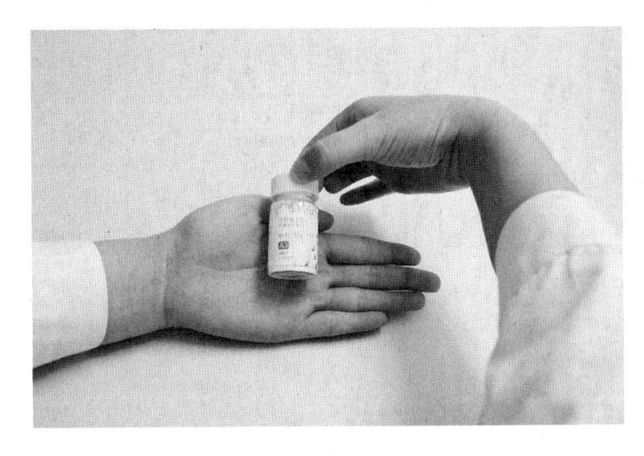

图 2-10-2 摇松粉剂图

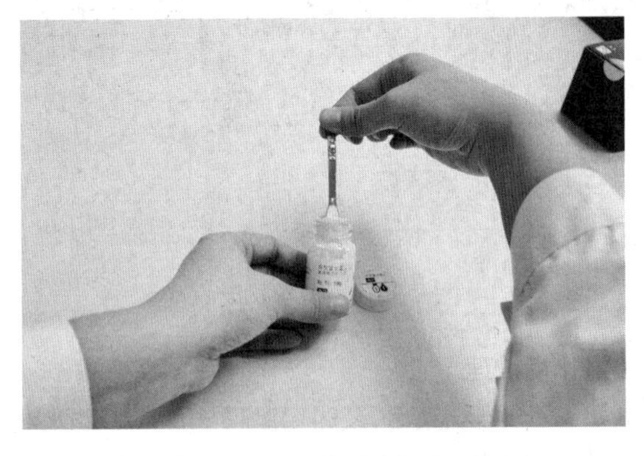

图 2-10-3 专用量勺取粉

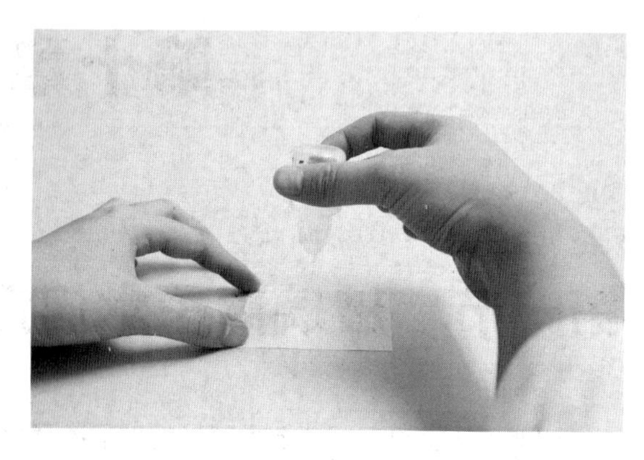

图 2-10-4　垂直取液

3. 取液剂时，先将液剂瓶缓缓倒置，垂直于桌面排出瓶内气体，再轻轻挤出液体。粉液比例参照说明书（图 2-10-4）。

4. 护士左手固定调拌纸板，右手持调拌刀，将粉剂分次加入液剂内，调拌刀前 1/3~1/2 紧贴调拌板，推拉或旋转加压研磨调拌，直至细腻无颗粒，无气泡，表面光滑，呈面团状。调拌好的粘接用玻璃离子水门汀以能拉 2cm 长的丝为宜。调拌时间严格遵照产品说明书（图 2-10-5、图 2-10-6）。

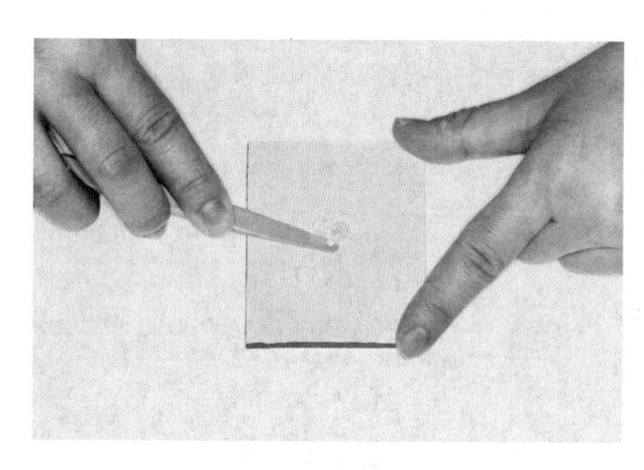

图 2-10-5　分次加入粉剂

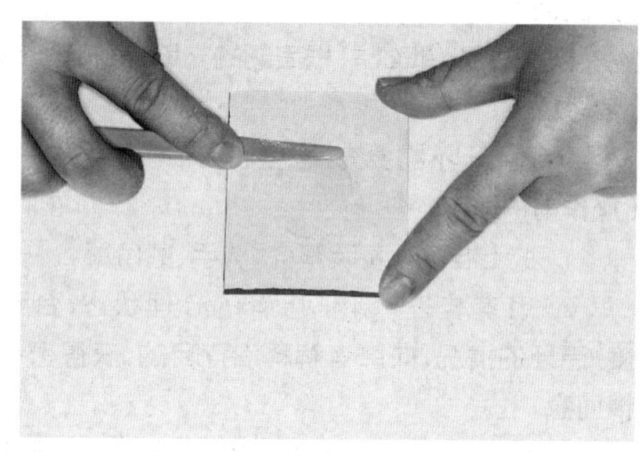

图 2-10-6　研磨调拌

5. 收集成品（图 2-10-7、图 2-10-8）。

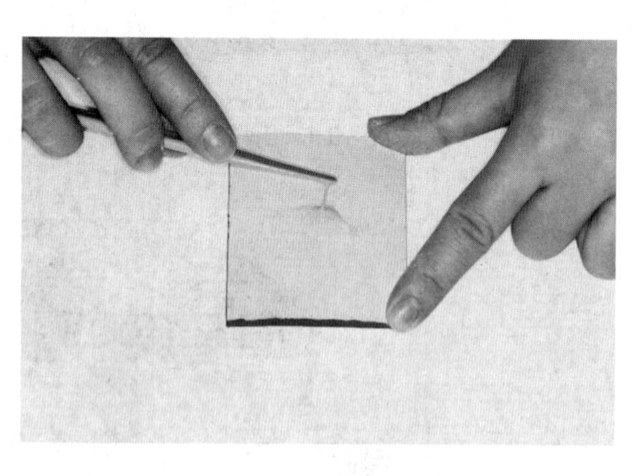

图 2-10-7　拉丝状成品

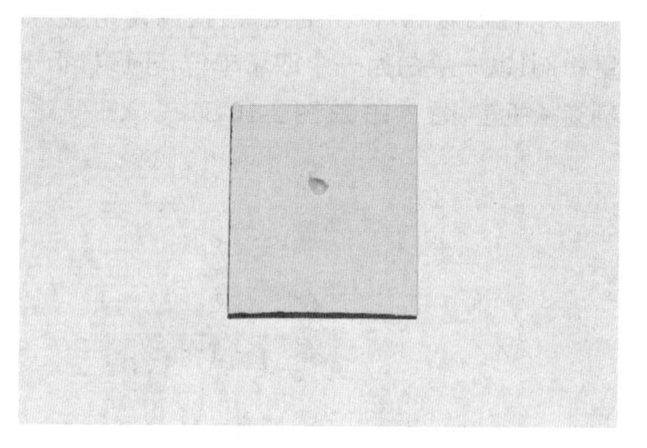

图 2-10-8　面团状成品

【操作后护理】

1. 调拌结束后，及时用酒精棉球或流动水清除调拌刀上残留的材料。

2. 正确处理用物，保持工作台干净、整洁。

【注意事项】

1. 为了保证粉剂颗粒均匀，取量要准确，使用前应先将粉剂瓶放在手上轻轻振荡，不可过度摇动或将瓶倒置。

2. 液剂瓶应垂直挤压，若出现气泡，倒置液剂瓶时轻轻用手敲打，使气泡上升离开瓶口。

3. 严格按照说明书取适量比例的粉剂和液剂。

4. 使用完毕后立刻旋紧瓶盖，防止粉剂受潮和液体挥发。

5. 在规定时间内完成材料调拌，温度过高时材料的操作时间相应变短。

6. 如果材料接触到口腔黏膜、皮肤或眼睛，应立即用水冲洗。

第二节　硅橡胶印模材料调拌技术

硅橡胶印模材料调拌技术是指在一定的时间内，将硅橡胶印模材料的基质和催化剂按照一定比例调拌成初印材料及终印材料的操作技术。

【适应证】

用于对修复体要求高的印模制取，如烤瓷冠桥、精密附着体、可摘局部义齿的整铸支架、种植义齿的整铸支架等。

【禁忌证】

无。

【操作前护理】

1. 护士准备　着装整齐，洗手，戴口罩。

2. 患者准备　评估患者的心理状态、合作程度；患者的牙位、牙弓长宽、形态、高低；向患者解释治疗目的，获得患者知情同意。

3. 物品准备　加成型硅橡胶初印模及终印模材料的基质和催化剂、专用量勺、终印模注射枪、调拌刀、托盘、计时器、修整刀、凡士林（图 2-10-9）。

【操作过程】

1. 核对材料的名称和有效期。

2. 安装一次性混合头于终印模注射枪上，首次使用的终印模须挤出前端少许材料，直至基质与催化剂等量推出（图 2-10-10）。

3. 根据患者牙弓大小准备托盘。

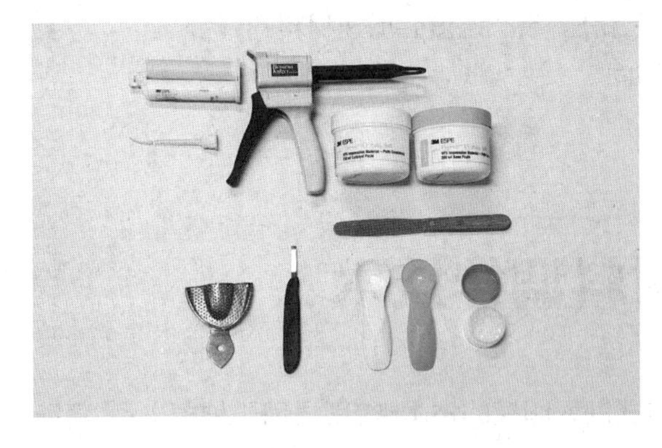

图 2-10-9　物品准备

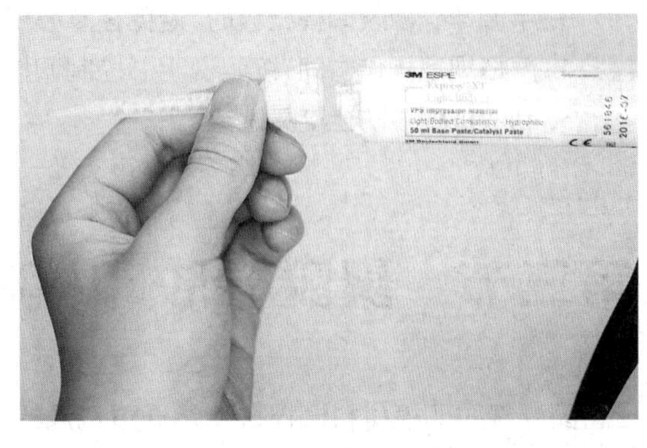

图 2-10-10　安装混合注射头于终印模枪上

4. 使用专用量勺，分别取一平勺初印模基质材料和等量催化剂材料，用调拌刀去除多余材料。

5. 将混合枪递给医生，将终印模材料注射在患牙预备体和周围牙列上。

6. 将 1∶1 的初印模材料的基质与催化剂用指尖反复充分揉捏，至颜色均匀一致。严格按照产品说明书控制混匀时间（图 2-10-11）。

7. 将混匀的硅橡胶初印模材料放入托盘，用手指轻压，使材料表面形成牙槽嵴形态的浅凹，若为工作牙位应适当增量（图 2-10-12）。

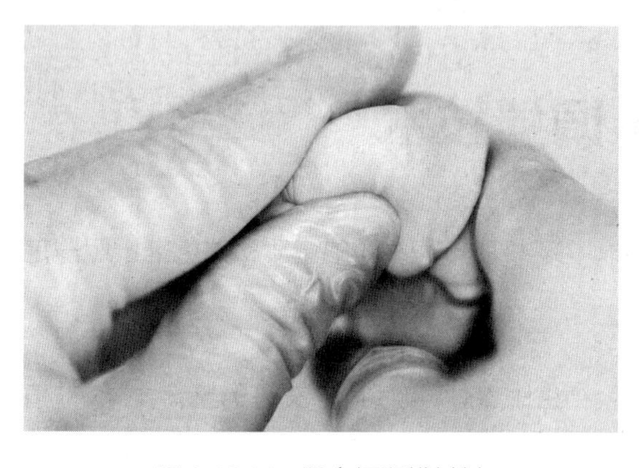

图 2-10-11　混合初印模材料

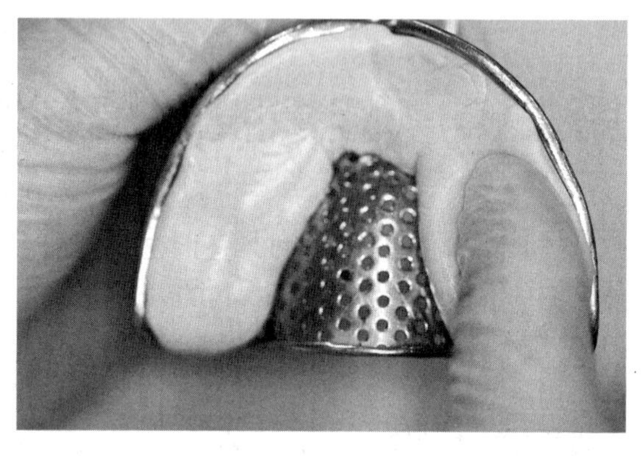

图 2-10-12　放入托盘，按压出牙槽嵴形态的浅凹

8. 接回混合枪，及时去除口内注射头，快速将终印模材料注满初印模的牙列内（图 2-10-13）。

9. 传递托盘给医生制取终印模，开启计时器。

10. 取出印模，消毒印模，按照产品说明书要求，静置 30min 后再灌注石膏模型。

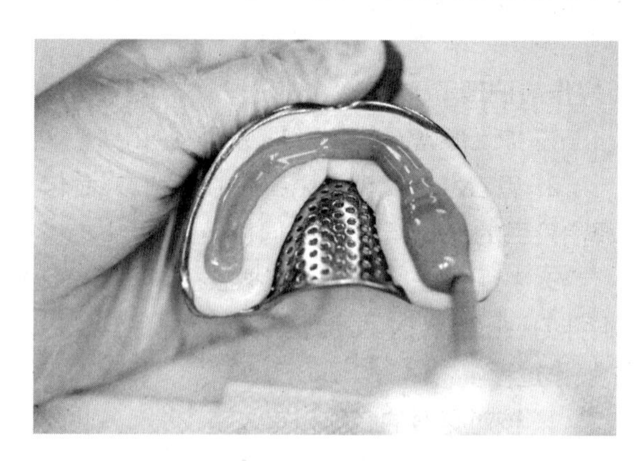

图 2-10-13　注入终印模材料

【操作后护理】

1. 清洁患者口周。

2. 正确处理用物，整理工作台。

【注意事项】

1. 用手调拌加成型硅橡胶印模材料时，操作中不可戴橡胶手套，以免影响材料的聚合。

2. 严格按照说明书的比例和要求调拌。

3. 手调拌硅橡胶印模材料时，避免在掌心揉搓、挤压，掌心温度会加速材料的聚合。

4. 严格规范操作时间，按照说明书控制调拌时间。

5. 制取过程中防止交叉感染。

第三节　聚醚橡胶印模材料调拌技术

聚醚橡胶印模材料调拌技术是通过机混的方式制取印模的技术，特别适用于种植义齿、套筒冠、精密附着体的转移印模制取。

【适应证】

用于嵌体、高嵌体，冠、固定桥等固定修复体、种植义齿、套筒冠、精密附着体的转移印模制取。

【禁忌证】

无。

【操作前护理】

1. 护士准备　着装整齐，洗手，戴口罩。

2. 患者准备　评估患者的心理状态、合作程度；患者的牙位、牙弓长宽、形态、高低；向患者解释治疗目的，获得患者知情同意。

3. 物品准备　聚醚材料 1 套、一次性搅拌头、专用注射枪、托盘、聚醚搅拌机（图 2-10-14、图 2-10-15）。

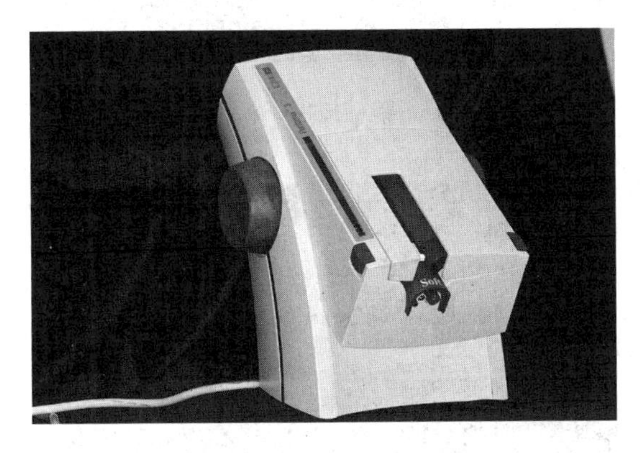

图 2-10-14　聚醚搅拌机

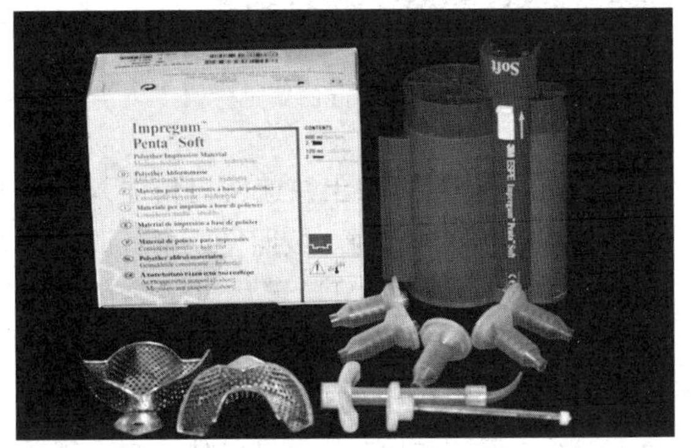

图 2-10-15　用物准备

【操作过程】

1. 核对材料的名称及有效期。

2. 使用前，护士按照顺时针方向旋紧机器侧方的装卸钮，将双筒聚醚材料安装到机器凹槽里（图 2-10-16）。

3. 材料安装到位，随后滑动外侧的制动装置开关，将一次性搅拌头对准材料的流出孔，并确认安装就位（图 2-10-17）。

4. 护士左手按启动开关，右手握住托盘手柄，将其放置于搅拌头下方，托盘底部贴近搅拌头，

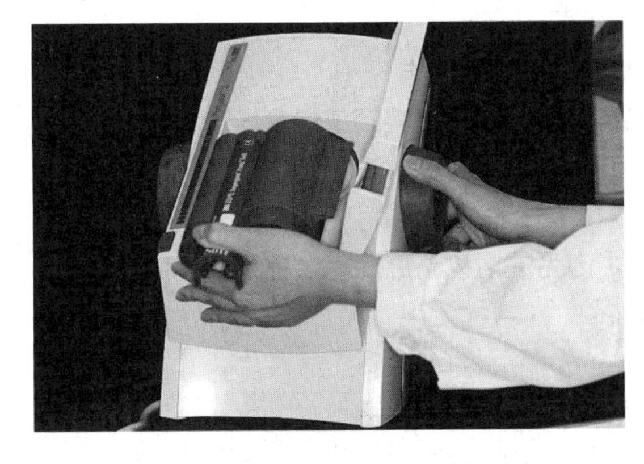

图 2-10-16　安装双筒式聚醚材料

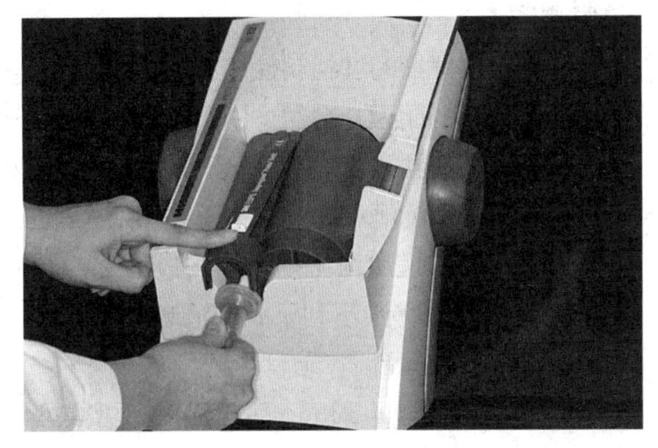

图 2-10-17　安装一次性搅拌头

从托盘的非工作端向工作端缓慢旋转注入材料，材料的量基本与托盘边缘的高度平齐(图 2-10-18、图 2-10-19)。

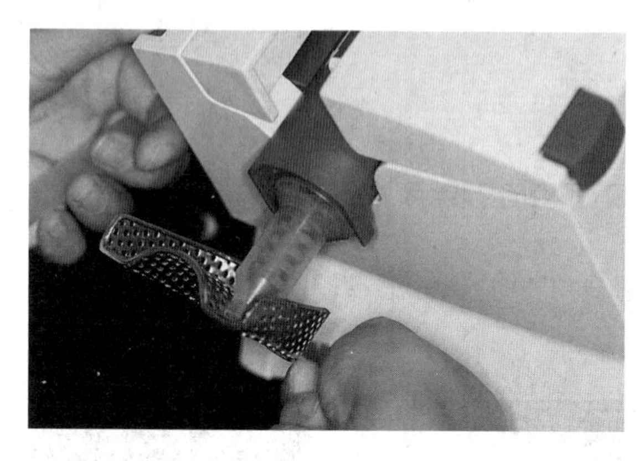

图 2-10-18　混合聚醚材料

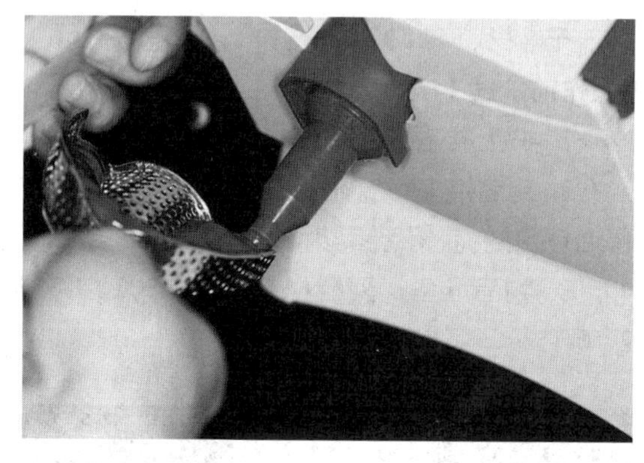

图 2-10-19　材料注入托盘内

5. 注满托盘后，护士快速将材料注入专用注射枪，同时开启计时器，按照说明书计时。注入材料的量以具体的患牙数量为准(图 2-10-20)。

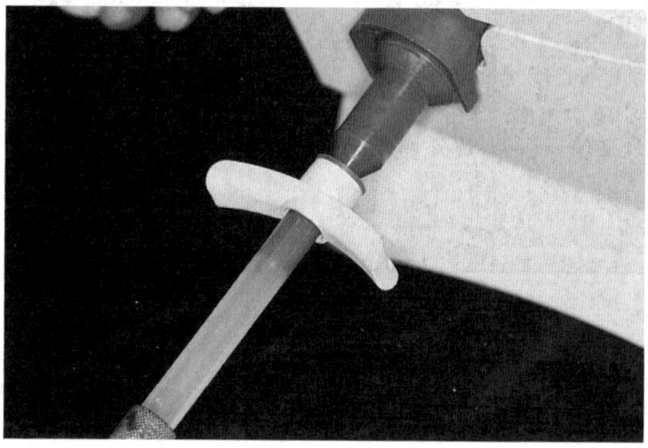

6. 护士握持注射枪的工作端进行传递，手柄朝向医生的手，便于医生直接抓握。

7. 医生用注射枪在患牙预备体边缘及周围组织注满聚醚材料，目的是使患牙周围的印模制取得更为清晰，无气泡。

8. 注射完毕，护士接回注射枪，同时将托盘递给医生。

图 2-10-20　材料注入专用注射枪内

9. 医生将托盘放入患者口内就位，并计时。

10. 取出印模，消毒印模，按照产品说明书要求，静置 30min 后再灌注石膏模型。

【操作后护理】

1. 清洁患者口周。

2. 正确处理用物，整理工作台使之干净、整洁。

【注意事项】

1. 调拌须仔细阅读材料使用说明书，严格按照标准程序进行操作。

2. 新装载的印模材料第一次取模时，须挤出少许弃用，至挤出材料颜色均匀一致。

3. 托盘底部要贴近搅拌头，将搅拌头埋在材料里，避免注入过程中混有气泡。

4. 注入材料的顺序为先注入托盘，后注入注射枪；先注入非工作端再注入工作端。

5. 将注射枪递给医生前，先弃去枪头少量材料。因为注射枪高温消毒过程中，枪头部可能会残留有极少量的水分，不利于制取清晰印模。

6. 材料的取量合适，无浪费。

7. 印模制取消毒 30min 后再灌注石膏模型，以利于材料的弹性回复。

第四节　唇部伤口清洗法

唇部伤口清洗法是保持唇裂及唇畸形患者术后唇部伤口清洁，预防伤口感染的方法。

【适应证】

唇裂及唇畸形的术后患者。

【禁忌证】

无绝对禁忌证。

【操作前护理】

1. 评估

（1）患者年龄、病情、手术方式、唇部伤口清洁度。

（2）患者意识状态、自理能力、对唇部伤口清洗的心理反应、耐受与配合程度。

2. 用物准备　换药盘、0.9% 氯化钠溶液、无菌棉签、无菌棉球、芦荟胶、胶条、无菌手套、手消毒液。

【操作过程】

1. 向患者解释伤口清洗的目的，患者平躺于牙椅，打开治疗灯。
2. 患儿由家属怀抱并固定四肢，护士协助固定其头面部。
3. 用浸湿的无菌棉签（干湿适宜）顺着切口方向擦拭唇部伤口，避免垂直伤口方向擦拭。
4. 伤口血痂较多者可用较湿的生理盐水棉球点状清洗，并用镊子轻轻将痂皮揭除。
5. 用浸湿的无菌棉签清洗伤口周围皮肤。
6. 最后在伤口表面涂抹适量芦荟胶，起到保护伤口创面、消炎、促进伤口愈合、减少瘢痕的作用。

【操作后护理】

1. 协助患者回病房或取舒适卧位。
2. 整理用物，洗手并记录。

【注意事项】

1. 嘱患者保持伤口清洁、干燥，避免伤口污染。
2. 避免患儿剧烈哭闹，以免影响伤口愈合。
3. 防止患儿磕碰、搔抓伤口，必要时约束双上肢肘关节。

第五节　唇腭裂患儿的喂养方法

唇腭裂患儿的喂养方法是保证唇腭裂患儿正常生长发育的喂养方法，包括母乳喂养、奶瓶喂养（普通奶瓶及唇腭裂专用奶瓶）、汤匙喂养和滴管喂养。

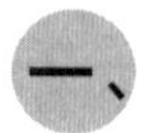

一、母乳喂养

【适应证】

不全唇裂和轻度腭裂的患儿。

【禁忌证】

唇腭裂术后患儿，防止吸吮导致伤口出血、裂开。

【操作前护理】

母亲坐姿舒适正确，以 45°角怀抱患儿，采用面对面方式进行喂养。

【操作过程】

1. 母乳喂养时母亲用手指堵住患儿唇裂部位，帮助唇部闭合以便于吸吮。
2. 喂奶过程中随时观察患儿的吞咽情况。
3. 若有异常立即停止喂养。
4. 喂养至患儿无觅食反射为止。

【操作后护理】

喂奶后及时给患儿拍背使其打嗝排气。

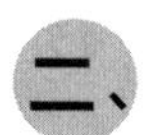

二、奶瓶喂养

1. 普通奶瓶及奶嘴　①奶瓶：宜选用软质、支撑性能好的奶瓶，可通过挤压奶瓶控制奶液的流速；②奶嘴：宜选用质地柔软、优质乳胶奶嘴，开口选 Y 字形或十字形，奶嘴的中部较长易于含纳。

2. 唇腭裂专用奶瓶　奶嘴为勺状并有流量孔，通过挤压奶瓶控制进食速度。

【适应证】

围手术期患儿；唇裂术后用汤匙喂养不适者；唇腭裂专用奶瓶应使用至术后 1 个月。

【禁忌证】

普通奶瓶喂养禁用于唇腭裂术后患儿，防止吸吮导致伤口出血、裂开；唇腭裂专用奶瓶喂养无绝对禁忌证。

【操作前护理】

携用物至床旁，操作者坐位舒适正确，以 45°角怀抱患儿，喂养时患儿颏部贴向胸部，采用面对面方式进行喂养。

【操作过程】

1. 普通奶瓶喂养方法

(1) 喂养前将口水巾垫于患儿颌下。

(2) 将奶嘴沿一侧面颊轻轻放入患儿口中。

(3) 不要把奶嘴放置在裂隙侧。

(4) 喂奶过程中随时观察患儿的吞咽情况。

(5) 若有异常应立即停止喂养。

(6) 喂养至患儿无觅食反射为止。

2. 唇腭裂专用奶瓶喂养方法

(1) 喂养前将口水巾垫于患儿颌下。

(2) 将勺状奶嘴通气孔一侧朝上。

(3) 轻轻放入患儿口中 1/3~1/2 为宜。

(4) 喂奶过程中随时观察患儿的吞咽情况。

(5) 若有异常立即停止喂养。

(6) 喂养至患儿无觅食反射为止。

【操作后护理】

喂奶后及时给患儿拍背使其打嗝排气。

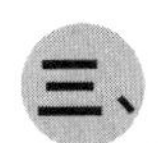

三、汤匙喂养

【适应证】

严重腭裂和唇裂术后患儿;进食辅食和年龄稍大的术后患儿。

【禁忌证】

年龄较小的患儿。

【操作前护理】

携用物至床旁,操作者坐位舒适,以 45°角怀抱患儿,喂养时患儿颏部贴向胸部,采用面对面方式进行喂养。宜选择软质、浅底汤匙。

【操作过程】

1. 喂养前将口水巾垫于患儿颌下。
2. 将汤匙的 1/2 放入患儿口内,禁止全部放入。
3. 喂食过程中随时观察患儿的吞咽情况。
4. 若有异常立即停止喂养。
5. 喂养至患儿无觅食反射为止。

【操作后护理】

喂奶后及时给患儿拍背使其打嗝排气。

四、滴管喂养

【适应证】

Ⅲ度唇裂但吞咽功能较好的新生儿、面裂术后的患儿。

【禁忌证】

无绝对禁忌证,由于滴管进食较慢,不适用于年龄较大的患儿。

【操作前护理】

携用物至床旁,操作者坐位舒适正确,以 45°角怀抱患儿,喂养时患儿颏部贴向胸部,采用面对面方式进行喂养。

【操作过程】

1. 喂养前将口水巾垫于患儿颌下。

2. 先将奶液吸入滴管中。

3. 将滴管沿一侧口角轻轻放入。

4. 缓慢滴入奶液，禁止直接滴向咽喉部。

5. 喂食过程中随时观察患儿的吞咽情况。

6. 若有异常应立即停止喂养。

7. 喂养至患儿无觅食反射为止。

【操作后护理】

喂奶后及时给患儿拍背使其打嗝排气。

【注意事项】

1. 术后严格使用规定的患儿喂养工具。

2. 怀抱位或半坐卧位喂养，避免平卧喂养，1 次喂养时间应控制在 15~20min，以免患儿疲劳。

3. 术后患儿先进食 10~15ml 温凉开水，再进温流食，进食后多喝清水。

4. 术后第一次进食由护士协助完成。

5. 因婴幼儿消化系统未发育成熟，为避免吞入过多的气体，喂奶后要及时给患儿拍背使其打嗝排气。

6. 若患儿发生呛奶，应迅速使患儿俯卧，拍击患儿后背排出奶液。

7. 随着患儿生长发育，需适当添加辅食以保证机体营养需要。

（李秀娥）

第十一章　急救护理技术

第一节　洗胃术

洗胃是将胃管插入患者胃内，反复注入和吸出一定量的溶液，以冲洗并排出胃内容物，减轻或避免胃部吸收毒素的方法。

【适应证】

非腐蚀性毒物中毒，如有机磷、安眠药、重金属类、生物碱和食物中毒。

【禁忌证】

强腐蚀性毒物（如强酸、强碱）中毒、肝硬化伴食管-胃底静脉曲张、胸主动脉瘤、近期内有上消化道出血及胃穿孔史、胃癌患者等。

【操作前护理】

1. 评估　评估患者的服毒史、口鼻腔情况、生命体征。

2. 解释　向患者和家属说明洗胃的目的、过程和注意事项。

3. 用物准备　①治疗盘、洗胃管、纱布、50ml 注射器、治疗巾、标本容器、弯盘、压舌板、手电筒、胶布、水温计、石蜡油、漱口水、棉签、手套、咬口器，必要时备开口器，另备手消毒液、执行单、生活垃圾桶、医用垃圾桶。②洗胃溶液：根据毒物性质准备拮抗药，毒物性质不明时，可备温开水或生理盐水 10 000~20 000ml，温度 25~38℃；待毒物性质明确后，再采用拮抗药洗胃。③电动洗胃机 1~2 台，均处于性能良好状态。

【操作过程】

1. 核对　扫码，核对患者姓名、床号、腕带等信息。

2. 体位　协助患者取左侧卧位，剑突处定位标记。

3. 操作要点

（1）根据医嘱选择洗胃液，连接洗胃机各管路，检测性能，铺治疗巾，准备纱布，将弯盘置于口角旁，备好胶布。

（2）放置咬口器，检查并打开洗胃管，戴手套，测量插管长度，润滑胃管。再次核对患者信息，无误后插入胃管，验证胃管在胃内，毒物送检，连接胃管与洗胃机，开始洗胃。

（3）洗胃过程中密切观察进胃压力、出胃压力、洗胃次数、洗出液的性质、颜色、量。进液量多于出液量时，按液量平衡键，询问患者感受，检查有无腹痛、腹胀。洗胃过程中应密切观察患者的意识、面色、生命体征、瞳孔变化、口、鼻腔黏膜情况和口中气味。

（4）洗胃结束后，分离胃管。协助患者取舒适卧位。

【操作后护理】

1. 整理床单元。

2. 按照消毒隔离制度处置用物。

3. 按照控制院内感染的要求，使用含氯消毒剂对洗胃机进行终末消毒。

4. 洗手，记录。

【注意事项】

1. 了解患者中毒情况，如中毒的时间、途径、毒物种类、性质和量。

2. 急性中毒病例可紧急采用“口服催吐法”，必要时进行洗胃，以减少毒物的吸收。插管时，动作要轻、快，切勿损伤食管黏膜或误入气管。

3. 随时评估患者的心理状态、合作程度。

4. 洗胃后注意观察患者胃内毒物清除状况。

5. 注意观察有无洗胃并发症：急性胃扩张、胃穿孔、水中毒、水及电解质紊乱、酸碱平衡失调、窒息、反射性心搏骤停等。

（栾晓嵘）

第二节 心肺复苏术

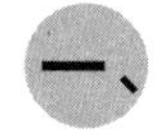

一、双人心肺复苏术

心肺复苏是对呼吸心跳停止的急危重症患者所采取的关键抢救措施，包括采用胸外按压形成暂时的人工循环，同时用人工呼吸代替自主呼吸，快速电除颤转复心室颤动，以及尽早使用血管活性药物来重新恢复自主循环。双人心肺复苏术由两名施救者协作完成，一人完成胸外心脏按压，另一人完成电除颤，使用简易呼吸器辅助呼吸。

【适应证】

因各种原因所造成的呼吸、循环骤停（包括心搏骤停、心室颤动和心搏极弱）。

【禁忌证】

胸壁开放性损伤、多根多处肋骨骨折、胸廓畸形或心脏压塞；凡已明确心、肺、脑等重要器官功能衰竭无法逆转者，可不必进行心肺复苏术，如晚期癌症。

【操作前护理】

1. 评估　评估患者的病情、意识状态、呼吸、脉搏、有无活动性义齿等情况。

2. 患者准备　患者已昏迷无需特殊准备，护士可以调整患者的体位，以便于抢救。

3. 护士准备　态度严肃，衣帽整洁，修剪指甲，洗手，戴口罩。

4. 用物准备　治疗车上放手消毒液、除颤仪、导电糊 1 支或 4~6 层生理盐水纱布、简易呼吸器、吸氧装置 1 套、护理记录单、挂表、纱布、弯盘、电筒、血压计、听诊器、硬板。

5. 环境准备　光线充足，环境安静、安全，患者床单位周围宽敞，必要时用屏风遮挡，避免影响其他患者。

【操作过程】

1. 确认现场安全　确保现场对施救者和患者均是安全的。

2. 识别心搏骤停　护士 A 双手轻拍患者，并在患者耳边大声呼唤，检查患者有无反应；解开患者衣领，暴露胸前区；用右手示指和中指由喉结向内侧（患者右侧）滑移2cm检查颈动脉搏动，同时判断患者呼吸状况；触摸颈动脉搏动一般5~10s。

3. 启动应急反应系统　第一时间启动医院内应急系统，护士A大声呼救，请求帮助，查看抢救时间。护士B推抢救车，备除颤仪、简易呼吸器参与抢救。如果在院外可自取或请他人去取自动体外除颤器（automated external defibrillator，AED）和急救设备、拨打急救电话。

4. 启动复苏　患者没有呼吸，无脉搏，按C-A-B进行心肺复苏。

5. 摆放体位　护士A解开患者上衣和腰带，确认患者仰卧于硬板床，若卧于软床上，应在其肩背下垫硬板。

6. 胸外心脏按压术

（1）护士A站在或跪于患者一侧，检查并除去身上的金属和导电物质，了解患者有无安装心脏起搏器；护士B站在患者另一侧，用纱布擦净胸壁汗液，将患者左臂外展。

（2）按压部位和手法：以患者两乳头中点为按压点；定位手掌根部接触患者胸部皮肤，另一手搭在定位手手背上，双手重叠，十指交叉相扣，定位手的5根手指翘起。

（3）按压方法：双肘关节伸直，依靠操作者体重、肘及臂力，有节律地垂直施加压力；每次按压后迅速放松，放松时手掌根不离开胸壁使胸廓充分回弹。

（4）按压深度：成人按压深度为5~6cm。

（5）按压频率：每分钟100~120次。

7. 除颤　护士B打开除颤仪，选择非同步电除颤模式，选择合适能量，将导电糊涂于电极板上，完成充电，正确放置电极板，再次确认室颤，高喊“大家离开”，同时护士A暂停胸外心脏按压；护士B查看自己与病床周围，确保无任何人员直接或间接与病床或患者接触，双手拇指同时按“放电”按钮完成放电。

8. 护士A继续行胸外心脏按压。

9. 人工呼吸

（1）连接氧源：护士B正确连接简易呼吸器和氧气装置，调节氧流量8~10L/min。

（2）开放气道：护士B清除患者口鼻腔、气道内分泌物或异物，有义齿者取下，妥善保存。

（3）开放气道方法：采用双下颌上提法。护士B立于床头，双肘置于患者头部两侧，双手小指勾住下颌角，左手环指和中指依次放在下颌角后方，呈E形，向上或向后抬起下颌，通畅气道；将面罩罩住患者口鼻，拇指和示指充分张开呈C形，固定面罩，右手持简易呼吸器。

（4）使用简易呼吸器辅助呼吸：护士B使用简易呼吸器辅助呼吸，规律挤捏球体，每次送气400~600ml，挤压时间为1s以上，观察患者胸廓起伏情况，经面罩透明部分观察患者口唇与面色的变化；观察SpO_2和末梢循环情况；观察简易呼吸器透明盖处单向阀是否正常开启。

（5）人工呼吸频率：按压与人工呼吸之比为30∶2。

10. 五个循环结束，护士A进行复苏有效性判断。

（1）能扪及大动脉（股、颈动脉）搏动，收缩压维持在60mmHg以上。

（2）口唇、面色、甲床等颜色由发绀转为红润。

（3）室颤波由细小变为粗大，甚至恢复窦性心律。

（4）瞳孔缩小，有时可有对光反射。

（5）呼吸逐渐恢复。

（6）昏迷变浅，出现反射或挣扎。

11. 护士 A 判断有无并发症，查看抢救结束时间。

【操作后护理】

1. 护士 A 再次呼喊患者姓名，确认患者意识状态。

2. 给予高级生命维持和心搏骤停后护理。

3. 整理床单位。

4. 护士 B 处理用物，洗手，记录。

【注意事项】

1. 为避免心脏按压时呕吐物逆流进入气管，患者头部应适当放低并略偏向一侧。

2. 按压部位要准确，姿势要正确，用力合适。严禁按压胸骨角、剑突下及左右胸部，以防发生胸骨骨折、肋骨骨折、血气胸等并发症。

3. 尽可能减少按压中的停顿，并避免过度通气。

4. 颈部损伤或怀疑颈部损伤的患者，开放气道时应选择双下颌上提法。

5. 电极板放置位置要准确；若患者体内有植入性起搏器，应避开起搏器部位至少 10cm。

6. 导电糊涂抹均匀，两块电极板之间的距离应超过 10cm，不可用耦合剂替代导电糊。

7. 电极板与患者皮肤密切接触，两电极板之间的皮肤应保持干燥，以免灼伤。

8. 放电前一定确保任何人不得接触患者、病床及与患者接触的物品，以免触电。

二、单人心肺复苏术

单人心肺复苏术指由一名施救者单独完成胸外心脏按压和人工呼吸。

【适应证】

因各种原因所造成的呼吸、循环骤停（包括心搏骤停、心室颤动和心搏极弱）。

【禁忌证】

胸壁开放性损伤；多根多处肋骨骨折；胸廓畸形或心脏压塞；凡已明确心、肺、脑等重要器官功能衰竭无法逆转者，可不必进行心肺复苏术，如晚期癌症。

【操作前护理】

1. 评估　评估患者的病情、意识状态、呼吸、脉搏、有无活动性义齿等情况。

2. 患者准备　患者可能已昏迷无需特殊准备，护士可以对患者的体位进行调整，以便于抢救。

3. 护士准备　态度严肃，衣帽整洁，修剪指甲，洗手，戴口罩。

4. 用物准备　治疗车上放手消毒液、护理记录单、挂表、纱布、弯盘、电筒、血压计、听诊器、硬板。

5. 环境准备　光线充足，环境安静、安全，患者床单位周围宽敞，必要时用屏风遮挡，避免影响其他患者。

【操作过程】

1. 确认现场安全　确保现场对施救者和患者均是安全的。

2. 识别心搏骤停　双手轻拍患者，并在患者耳边大声呼唤，检查患者有无反应；解开患者衣领，暴露胸前区；用右手示指、中指由喉结向内侧（患者右侧）滑移 2cm 检查颈动脉搏动，同时判断患者是否有呼吸；触摸颈动脉搏动 5~10s。

3. 启动应急反应系统　若在医院内，应第一时间启动应急系统，大声呼救，请求帮助；如果在医院外，亲眼目睹患者心搏骤停，应立即呼救，如果没有目睹患者何时出现心搏骤停，应立即进行2min 大约 5 个周期的单人心肺复苏，再启动应急反应系统，自取或请他人取自动体外除颤器和急救设备、拨打急救电话；查看抢救开始时间。

4. 启动复苏　患者无呼吸，无脉搏，按 C-A-B 进行心肺复苏。

5. 摆放体位　解开患者上衣和腰带，并确认患者仰卧于硬板床上，若卧于软床上，其肩背下须垫硬板。

6. 胸外心脏按压术

（1）抢救者站在或跪于患者一侧。

（2）按压部位和手法：以两乳头中点为按压点；定位手掌根部接触患者胸部皮肤，另一手搭在定位手手背上，双手重叠，十指交叉相扣，定位手的 5 根手指翘起。儿童采用单手或双手按压胸骨下半部。

（3）按压方法：双肘关节伸直，依靠操作者体重、肘和臂力，有节律地垂直施加压力；每次按压后迅速放松，放松时手掌根不离开胸壁使胸廓充分回弹。

（4）按压深度：成人按压深度为 5~6cm；儿童至少胸部前后径的 1/3，大约 5cm。

（5）按压频率：每分钟 100~120 次。

7. 人工呼吸

（1）开放气道：清除口腔、气道内的分泌物或异物，有义齿者应取下。

（2）开放气道方法

1）仰头抬颏法：抢救者一手的小鱼际置于患者前额，用力向后压使其头后仰，另一手示指、中指置于患者的下颌骨下方，将颏部向前上抬起。注意手指不要压向颏下软组织深处，以免阻塞气道。

2）仰头抬颈法：抢救者一手抬起患者颈部，另一手小鱼际置于患者前额，使其头后仰，颈部上托（注意头颈部损伤患者禁用）。

3）双下颌上提法：抢救者双肘置于患者头部两侧，双手示指、中指和环指放在患者下颌角后方，向上或向后抬起下颌。

（3）口对口人工呼吸法：在患者口鼻盖一层单层纱布 / 隔离膜，抢救者用保持患者头后仰的拇指和示指捏住患者鼻孔，防止吹气时气体从口鼻逸出，双唇包住患者口部不留缝隙，吹气并观察胸廓扩张情况。吹气毕，松开捏鼻孔的手，抢救者头稍抬起，侧转换气，同时耳听、面感气体逸出并观察胸部复原情况。

（4）人工呼吸频率：每 5~6s 呼吸 1 次（每分钟 10~12 次呼吸），按压与人工呼吸之比为 30∶2，每次吹气时间不超过 2s。

8. 五个循环结束，进行复苏有效性判断。

（1）能扪及大动脉（股、颈动脉）搏动，收缩压维持在 60mmHg 以上。

（2）口唇、面色、甲床等颜色由发绀转为红润。

（3）室颤波由细小变为粗大，甚至恢复窦性心律。

（4）瞳孔随之缩小，有时可有对光反射。

（5）呼吸逐渐恢复。

（6）昏迷变浅，出现反射或挣扎。

9. 判断并发症，查看抢救结束时间。

【操作后护理】

1. 再次呼喊患者姓名，确认患者意识状态。

2. 给予高级生命维持和心搏骤停后护理。

3. 整理床单位。

4. 处理用物，洗手，记录。

【注意事项】

1. 为避免心脏按压时呕吐物逆流至气管，患者头部应适当放低并略偏向一侧。

2. 按压部位要准确，姿势要正确，用力合适。严禁按压胸骨角、剑突下和左右胸部，以防发生胸骨骨折、肋骨骨折、血气胸等并发症。

3. 尽可能减少按压中的停顿，并避免过度通气。

4. 颈部损伤或怀疑颈部损伤的患者，开放气道时应选择双下颌上提法。

5. 如果患者没有正常呼吸，但有脉搏，应先给予人工呼吸，每分钟 10~12 次，每 2min 检查 1 次脉搏；如果没有脉搏，应立即开始心肺复苏。

6. 口对鼻人工呼吸时，用仰头抬颏法开放气道，抢救者用举颏的手将患者口唇闭紧，深吸一口气，双唇包住患者鼻部吹气，适用于口腔严重损伤或牙关紧闭患者。口对口鼻人工呼吸法适用于婴幼儿，抢救者双唇包住患者口鼻部吹气。

第三节　除颤

除颤是利用高能量的脉冲电流，在瞬间通过心脏，使全部或大部分心肌细胞在短时间内同时除极，抑制异位兴奋性，使具有最高自律性的窦房结发放冲动，恢复窦性心律。

【适应证】

心室颤动、心室扑动或无脉性室性心动过速者。

【禁忌证】

无绝对禁忌证。

【操作前护理】

物品准备：除颤仪、导电糊 1 支或 4~6 层生理盐水纱布、简易呼吸器、吸氧装置、急救药品。

【操作过程】

1. 评估　监测患者心律，确认患者为可除颤心律；记录抢救开始时间。

2. 患者处置　除颤仪未到位前，应对患者进行高质量心肺复苏，确保患者去枕平卧于坚硬平面上，检查并去除身上的金属和导电物质，松开衣扣，暴露胸部；检查患者有无安装心脏起搏器；如果汗液多，可用纱布擦净胸壁汗液。

3. 开机　除颤仪到位后，连接电源，开机，将旋钮调至“ON”位置，机器设置默认“非同步”状态。

4. 选择能量　根据不同除颤仪选择合适的能量，单相波除颤仪为 360J，双相波除颤仪为 120~200J，或根据厂家推荐；若不清楚厂家推荐，选择可调的最高功率。儿童每千克体重 2J，第二次可增加至每千克体重 4J。

5. 准备电极板　将专用导电糊涂于电极板上，或每个电极板垫以 4~6 层生理盐水湿纱布。

6. 正确放置电极板　①前 - 侧位：A（apex）电极板放在左乳头外下方或左腋前线第 5 肋间（心尖部），S（sternum）电极板放在胸骨右缘锁骨下或 2~3 肋间（心底部）。此法因迅速便利更为常用，适用于紧急情况。②前 - 后位：A 电极板放在左侧心前区标准位置（胸骨左缘第 2~5 肋），S 电极板放在左 / 右背部肩胛下区；此方法适用于电极贴片。

7. 充分接触　两电极板充分接触皮肤并稍加压，压力约 5kg。

8. 再次评估　确认患者是否存在心室颤动、心室扑动或无脉性室性心动过速。

9. 充电　按下“充电”按钮，将除颤仪充电至所选择的能量。

10. 确认安全　高喊“大家离开”，并查看自己与病床周围，确保操作者与周围人无直接或间接与病床或患者接触。

11. 放电　操作者两手拇指同时按压电极板“放电”按钮进行电击。注意电极板不要立即离开胸壁，应稍停留片刻。

12. 立即进行胸外心脏按压　除颤后，大多数患者会出现数秒钟的非灌流心律，须立即给予 5 个循环（大约 2min）的高质量胸外心脏按压，增加组织灌注。

13. 观察除颤效果　再次观察心电示波，了解除颤效果。必要时再次准备除颤。

【操作后护理】

1. 整理床单位擦干患者胸壁的导电糊或生理盐水，整理床单位。

2. 整理仪器关闭开关，断开电源，清洁电极板，除颤仪充电备用。留存并标记除颤时自动描记的心电图纸。

【注意事项】

1. 除颤前要识别心律失常类型，正确选择除颤方式。

2. 电极板放置位置要准确；若带有植入性起搏器，应避开起搏器部位至少 10cm。

3. 导电糊涂抹均匀，两块电极板之间的距离应超过 10cm。不可用耦合剂代替导电糊。

4. 电极板与患者皮肤密切接触，两电极板之间的皮肤应保持干燥，以免灼伤。

5. 放电前一定确保任何人不得接触患者和病床，以免触电。

6. 除颤仪开机时，默认心电示波为 P 导联，操作者可根据实际需要对导联进行调节。

（胡少华）

第四节　气管插管

气管插管是指将特制的气管导管，经口腔或鼻腔通过声门直接插入气道内的技术。

【适应证】

用于全身麻醉手术、急性呼吸道梗阻、咽喉缺乏保护性反射、呼吸衰竭所致的严重低氧血症和高碳酸血症、呼吸心搏骤停行心肺脑复苏者。

【禁忌证】

无绝对禁忌证。但当患者有下列情况时操作应慎重。

1. 喉头水肿或黏膜下血肿、急性喉炎、插管创伤引起的严重出血。

2. 颈椎骨折或脱位。

3. 肿瘤压迫或侵犯气管壁，插管可能导致肿瘤破裂者。

4. 颜面部骨折。

5. 会厌炎。

【操作前护理】

1. 评估　评估患者一般外观和气道困难情况，充分评估插管的难易程度，决定插管的途径和方法。

2. 用物准备　喉镜或可视喉镜、气管导管、导丝、牙垫、医用石蜡油、10ml 注射器、气囊压力表、简易呼吸器、听诊器、呼气末二氧化碳检测仪、氧气源、负压吸引器、一次性无菌吸痰管、外用生理盐水、一次性弯盘、无菌手套、胶布、手消毒液、护理记录单。

3. 患者准备　清除患者口、鼻、咽的分泌物、血液或胃反流物。取下活动性义齿，检查有无牙齿松动并给予适当固定。对清醒患者，应首先向患者解释插管的必要性并取得合作，然后进行咽部局部麻醉以防咽反射亢进，必要时可考虑适当应用镇静药或肌肉松弛药。插管前给予患者纯氧吸入以纠正缺氧状态。

【操作过程】

1. 核对　核对患者的姓名、病案号，操作项目的医嘱。

2. 体位　患者取仰卧位，头后仰，颈部上抬，使口、咽、气管基本重叠于一条轴线。

3. 操作要点

（1）操作前检查气管导管气囊是否漏气，润滑导管前半部分。

（2）操作者站在患者头侧，戴口罩、帽子、手套，必要时戴护面屏或眼罩，左手持喉镜手柄，右手打开患者口腔。

（3）喉镜镜片自口腔右侧向舌根插入，并将舌根推向左侧，若使用直型镜片，应放置在会厌后方，弯型镜片则需插入会厌谷。

（4）镜片放置到位后，操作者向前上 45°方向上提喉镜以暴露声门，避免喉镜片撞击上门齿或松动、残损的牙齿。

（5）操作者右手持气管导管，明视下自右侧口角插入，将导管通过声门送入气管。

（6）气管导管插入的同时，拔除导管芯，将牙垫置于导管边，移除喉镜，通过听诊或呼气末二氧化碳检测仪确认导管已进入气道。

（7）气管导管进入气管内，确认气管导管深度并记录，固定导管和牙垫，用吸痰管吸除呼吸道分泌物，将导管气囊充气，气囊压力维持在 25~30cmH_2O，导管按需与其他设备相连。

【操作后护理】

1. 观察反应　妥善安置患者体位，保持气管导管通畅，定时听诊两肺呼吸音，严密观察患者生命体征变化；观察有无口腔、牙齿损伤；必要时使用约束带，限制患者双手的活动。

2. 健康宣教　向患者和 / 或家属做好解释，讲解气管插管的重要性。当患者有意识障碍时，向家属说明肢体约束的重要性，使其理解，积极配合治疗。

【注意事项】

1. 选择合适型号的气管导管，确保导芯内端短于导管前端开口 1~1.5cm。儿童按标准选择合适型号的气管插管。

2. 选择合适的喉镜叶片，确保喉镜光源明亮，若使用可视喉镜，应确保可视喉镜电源充足，屏幕影像清晰。

3. 操作喉镜时，不要以门齿为支撑点，以防门齿脱落。

4. 插管时，喉头声门应充分暴露，动作轻柔，准确迅速，防止组织损伤。尽量减少患者缺氧时间，以免发生心跳呼吸骤停或迷走神经反射亢进等并发症而产生不良后果。

5. 避免反复插管。

6. 经口气管插管时，成年男性一般选用 7.5~8.5 号的导管，女性一般用 6.5~7.5 号的导管。确定喉镜电源充足、床旁吸引器功能正常、一次性物品在有效期内、简易呼吸器处于备用状态。常用物品应放在气道管理车或气管插管箱内，并由专人定期检查各项物品是否处于备用状态。

7. 一般情况下，男性患者插入深度为距离门齿 22~24cm，女性为 20~22cm。必要时拍摄胸部 X 线片，气管导管远端应在隆突上 3~4cm 的位置，根据情况调整导管深度。

【流程图】

气管插管操作流程见图 2-11-1。

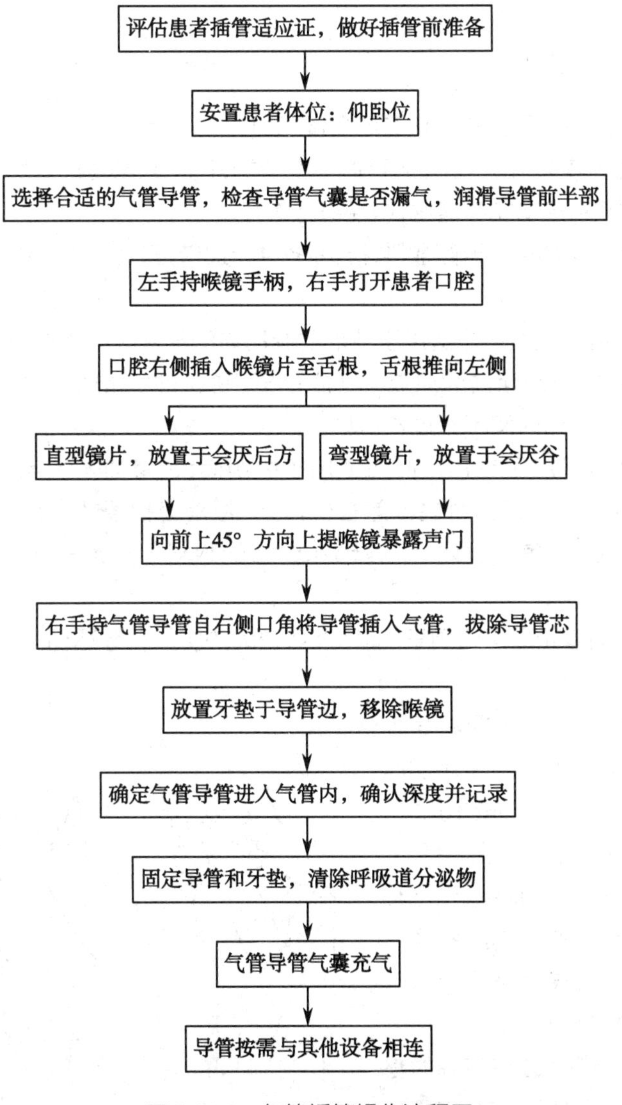

图 2-11-1　气管插管操作流程图

第五节　止血、包扎、固定

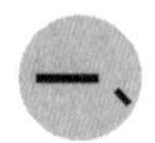

一、止血

止血是急救中非常重要的技术，通过控制出血，可以保持有效的循环血容量，防止发生休克，改善患者预后，挽救患者生命。

【适应证】

有外伤出血的伤口。

【禁忌证】

无特殊禁忌证。

【操作前护理】

1. 评估

（1）评估全身状态：评估患者意识状态与合作能力。

（2）评估创面：充分暴露伤口，必要时可以剪开或撕开衣服，迅速检查伤口大小、部位、出血量、伤口处末梢动脉搏动和神经功能等情况，以便进行治疗。

2. 用物准备　止血材料包括无菌敷料、衬垫、各种止血带、三角巾、绷带等，紧急情况就地取材。

【操作过程】

1. 指压止血法　指压止血法是适用于救治动脉出血的一种临时止血方法。用手指、手掌和拳头压迫伤口近心端动脉，以阻断动脉血流。实施指压止血法时应准确掌握按压部位，按压力度适中，以伤口不出血为宜，压迫时间不宜过长。

2. 加压包扎止血法　加压包扎止血法适用于创伤面大、渗血多的毛细血管出血，也适用于中小静脉出血。可用无菌敷料或衬垫覆盖在伤口上，覆盖面积要超过伤口周边至少 3cm，再用手或其他材料（如绷带、三角巾或网套）在包扎伤口的敷料上施加一定压力，从而达到止血的目的。

3. 填塞止血法　填塞止血法适用于四肢较深、较大的伤口和穿透伤。可用无菌敷料填塞伤口内，再进行加压包扎。

4. 止血带止血法　适用于四肢有较大血管损伤或伤口大、出血量多、采用加压包扎等其他方法仍不能有效止血的伤口。

（1）橡皮止血带：先将衬垫置于恰当部位，展开手掌，放在衬垫上，用拇指、示指和中指持止血带一端，将长的尾端绕肢体一圈后再压住头端绕一圈，最后将尾端从两圈止血带下拉出，系成活结（图 2-11-2）。

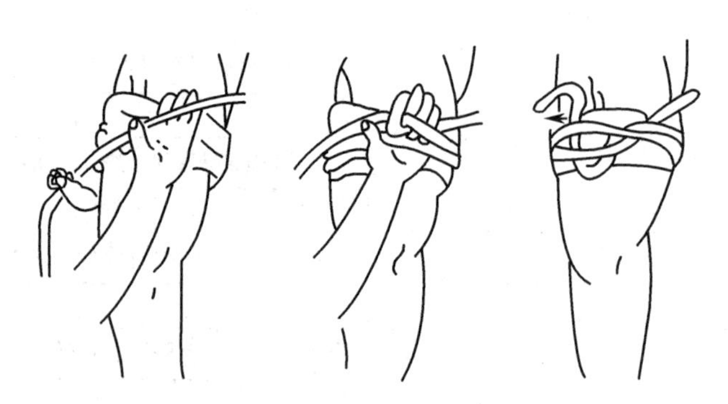

图 2-11-2　橡皮止血带

（2）充气式止血带：将止血带缠在衬垫上，调节止血带压力大小进行止血，有手动充气和电动充气两种。

【操作后护理】

1. 动态评估止血带的止血效果，观察伤口是否继续出血和远端动脉搏动情况。

2. 记录止血带使用时间、部位，以便后续进行观察。

3. 止血带使用时间越短越好，总时间不应超过 5h，每 0.5~1h 放松 1 次，每次放松 2~3min，放松止血带期间需用其他方法临时止血，放松后再在稍高的平面扎止血带。

4. 转运过程中，密切观察伤情和患肢情况，并注意止血带是否滑脱或捆扎过紧。

【注意事项】

1. 为减轻出血，可抬高损伤部位（禁忌抬高时例外）。

2. 伤口有异物时，不宜采用加压包扎止血法。应先保留异物，伤口边缘用敷料将异物固定，然后用绷带、三角巾等对伤口边缘的敷料进行加压包扎。

3. 能显示压力的充气式止血带的止血效果较好，一般止血带的压力标准为上肢 250~300mmHg，下肢 300~500mmHg，禁止使用铁丝、电线等材料加压包扎肢体。

4. 止血带应扎在伤口的近心端，并靠近伤口。

5. 止血带松紧度以出血停止、远端摸不到动脉搏动、止血带最松状态为宜。

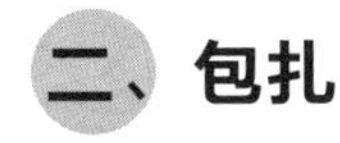

二、包扎

快速有效的包扎能防止伤口进一步污染，压迫伤口止血，减轻疼痛，固定骨折部位，保护血管、神经、内脏、肌腱等重要解剖结构。

【适应证】

所有不需要暴露疗法的体表伤口。

【禁忌证】

需要暴露疗法的体表伤口，如厌氧菌感染、犬咬伤等。

【操作前护理】

1. 评估　包扎前先检查伤口，简单清创消毒后再进行包扎。

2. 用物准备　无菌敷料、尼龙网套、弹力绷带、纱布绷带、三角巾、四头带或多头带、胸带、腹带。紧急情况下可以就地取材。

【操作过程】

1. 尼龙网套包扎法　适用于包扎头部和四肢伤口。先用敷料覆盖伤口并固定，再将尼龙网套套在敷料上，使用过程中应避免尼龙网套移位（图 2-11-3）。

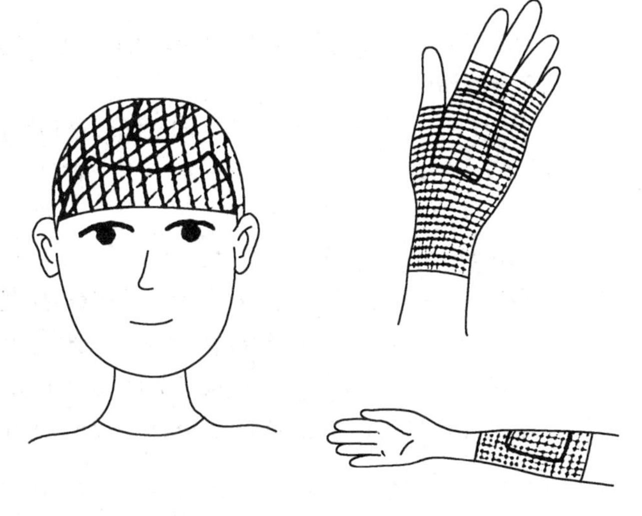

图 2-11-3　尼龙网套包扎法

2. 绷带包扎法　先用无菌敷料覆盖伤口，再使用绷带。使用绷带时，一手拿绷带的头端并将其展平，另一手握住绷带卷，从患者肢体远端向近端包扎，用力均匀。在开始包扎时应先环绕2圈，并将绷带头折回一角在第二圈时将其压住，包扎完毕后应在同一平面环绕2~3周，然后将绷带末端剪成两股打结或用胶布固定（图2-11-4）。

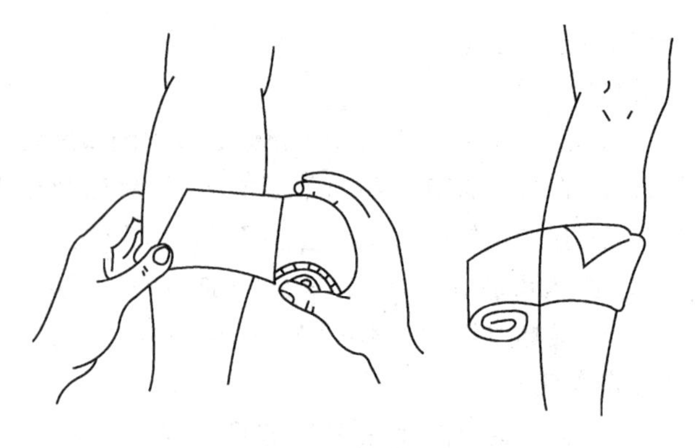

图2-11-4　绷带包扎法

3. 腹带包扎　患者取平卧位，将腹带平放于患者腰背部，展开两侧带脚，从患者腰下递向对侧，再将腹带紧贴腹部，将两侧带脚依次交叉重叠包扎，最后在中腹部打结或以别针固定（图2-11-5）。

4. 胸带包扎　胸带包扎固定时，先将胸带平放在背后，两条竖带从颈旁两侧置于胸前，再交叉包扎横带，压住竖带，固定于胸前（图2-11-6）。

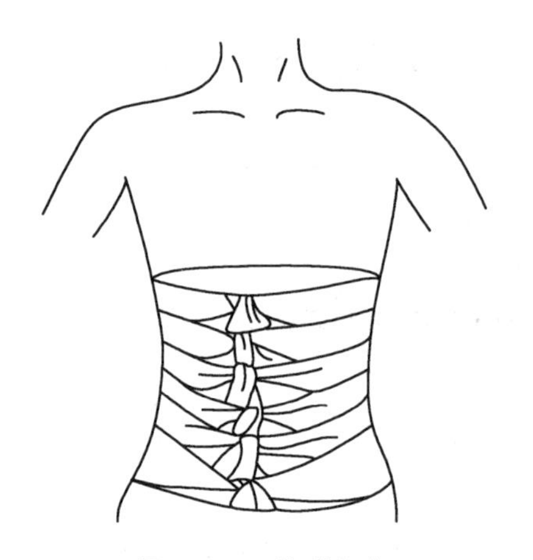

图2-11-5　腹带包扎

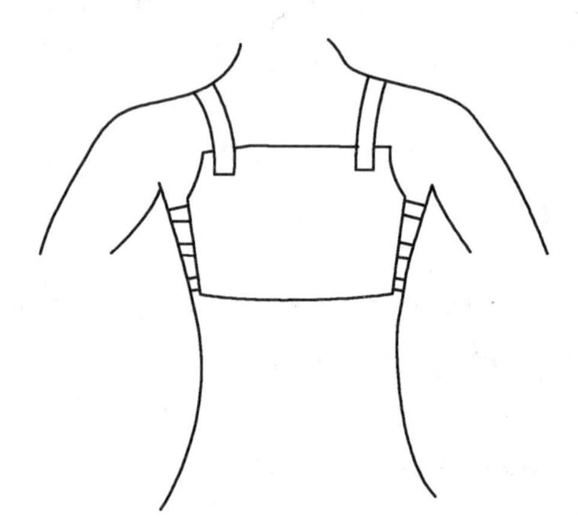

图2-11-6　胸带包扎

【操作后护理】

1. 观察肢体血运　观察伤口包扎处的指(趾)端末梢血液循环，发现指(趾)端苍白、发麻、疼痛、青紫时应重新松开包扎。

2. 伤口包扎松紧适宜、牢固，过紧时应解开重新包扎。

【注意事项】

1. 包扎部位要准确，不遗漏。

2. 包扎时，禁止将外露的内脏回纳。

3. 包扎时，患者伤肢取功能位，骨隆突处和悬空部位应加厚垫保护。

4. 包扎方向应从远心端到近心端，包扎四肢时将指（趾）端外露，以便观察血运情况。

5. 绷带包扎时，严禁在伤口、骨隆突处和易受压部位进行打结。

6. 腹带包扎时，伤口在上腹时应由上向下包扎，创口在下腹时由下向上包扎。

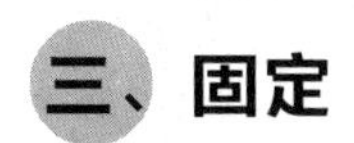

三、固定

固定主要用于骨折的患者，及时、有效的固定能避免神经、血管、骨骼和软组织进一步损伤，减少患肢疼痛，预防休克，为后续治疗提供条件。

【适应证】

所有的四肢骨折均应进行固定，脊柱骨折、骨盆骨折在急救中也需要固定。

【禁忌证】

无。

【操作前护理】

1. 评估　评估患者骨折部位，若存在出血和伤口，应先进行止血和包扎，再行固定术。

2. 用物准备　石膏绷带、夹板、支具具有重量轻、透气性好等优点，目前多用于院内急救，是四肢骨折最理想的固定材料。夹板适用于院前急救，石膏绷带常用于院内治疗，另外，还需要准备纱布、绷带、三角巾。其他部位骨折需要用到锁骨固定带、颈托或脊柱板。

【操作过程】

1. 四肢骨折夹板固定

（1）上臂骨折夹板固定：取两块夹板分别置于上臂的后外侧和前内侧，用两条带子固定骨折的上、下端，使肘关节屈曲 90°，用上悬吊包扎法将上肢悬吊于胸前（图 2-11-7）。

（2）前臂骨折夹板固定：协助患者将伤侧肢体屈曲 90°，拇指向上。取两块夹板置于前臂内、外侧，用三条带子固定骨折的上、下端和手掌部，再用大悬臂带将上肢悬吊于胸前（图 2-11-8）。

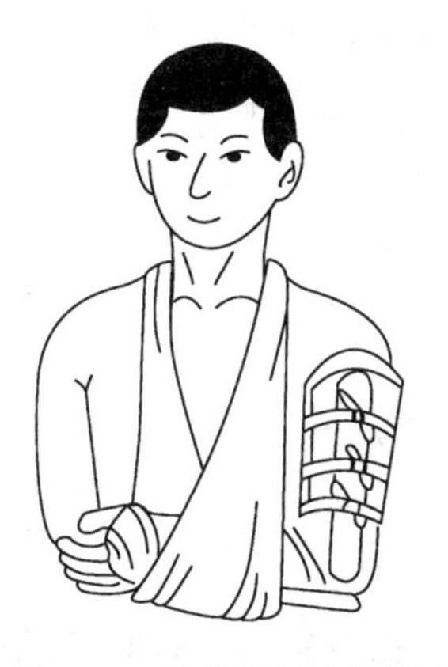

图 2-11-7　上臂骨折夹板固定

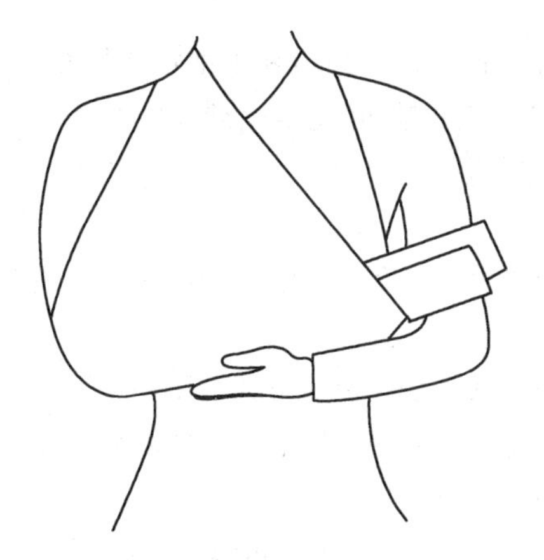

图 2-11-8　前臂骨折夹板固定

（3）小腿骨折夹板固定：取两块夹板分别置于小腿的内外侧，并在骨隆突处、关节处和空隙处加衬垫保护，再用带子分别在骨折上下端、髋部、大腿及踝部固定，足部用绷带“8”字形固定，使脚与小腿呈直角功能位（图 2-11-9）。

（4）大腿骨折夹板固定：取长、短两块夹板分别置于大腿的外侧和内侧，在骨隆突处、关节处和空隙

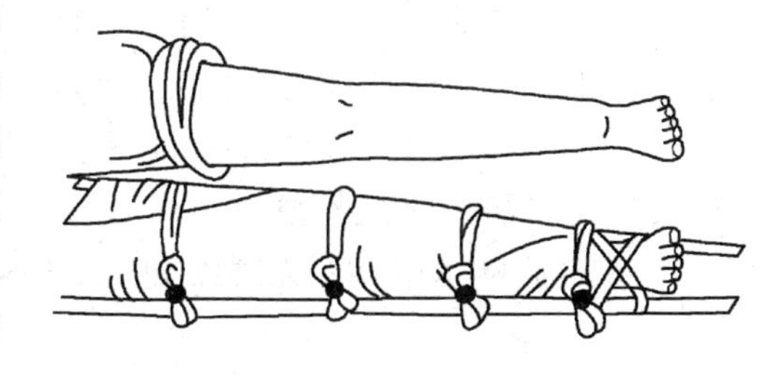

图 2-11-9　小腿骨折夹板固定

处加衬垫，然后用带子分别在骨折上下端、腋下、腰部和关节上下打结固定，足部用"8"字形固定，使脚掌与小腿成直角功能位（图 2-11-10）。

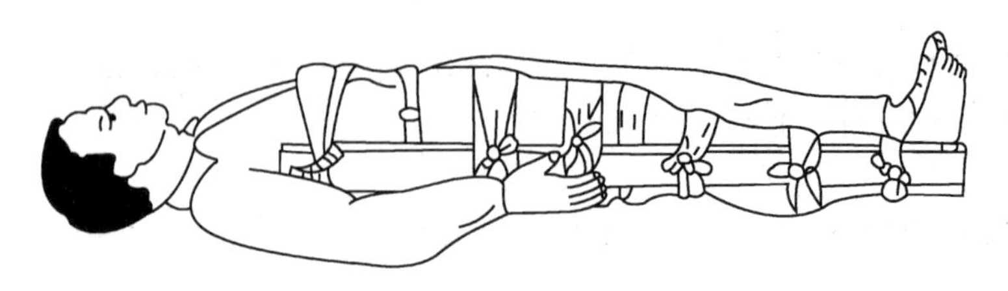

图 2-11-10　大腿骨折夹板固定

2. 支具固定　支具起到预防畸形、制动固定、支撑保护、减轻负重的作用，根据安装部位分为上肢支具、下肢支具和脊柱支具三大类。

（1）上肢支具：选择合适的支具，将患肢放入支具，使患侧上肢处于功能位后调整链条，松紧要适宜，确保支具有效固定，注意观察有无压力性损伤、血管神经损伤等并发症。

（2）下肢支具：小腿支具长度范围为小腿上部至足底，大腿支具长度范围为大腿上段至足底。打开支具内衬，固定骨折的上、下关节后将患肢放入支具，将脚后跟紧贴支具并保持踝关节 90°，最后将患肢从远端到近端依次固定，松紧适宜，以容纳两指为宜。

（3）脊柱支具：①使用颈椎支具时，先根据颈部的高度选择合适的颈托，先将颈托后半部分放入后颈，再将下巴固定在颈托的前半部分的凹处，中间用魔术贴固定，确保中间对齐，前半部分与后半部分重叠，且前半部分在外侧；②使用胸腰椎支具时，选择合适的支具，将支具后片放置患者腰背部后，将支具前片放于患者胸腹部，手持胸腰支具系带两端由后向前固定，确保支具有效固定，松紧适宜。

3. 骨盆损伤固定　当存在不稳定的骨盆损伤时，患者取仰卧位，以大转子为中心，髂窝加棉垫，双膝间放一个衬垫，用骨盆带或其他固定材料从臀后向前绕，并加压包扎，在下腹部打结固定，捆扎双脚，髋内旋。

【操作后护理】

1. 观察末梢血液循环　观察患侧指（趾）端末梢血液循环，指（趾）端苍白、发麻、疼痛、青紫时，应立即松开固定。

2. 监测生命体征　及时发现有无呼吸衰竭、失血性休克等征象。

3. 轴线翻身　避免二次损伤，轴线翻身时向健侧翻身。

【注意事项】

1. 肢体骨折固定时，应松紧适宜，牢固可靠，必须将指（趾）端外露，以便随时观察末梢血液循环情况。

2. 夹板固定时，夹板长度、宽度要和骨折肢体相适应。下肢骨折夹板长度必须超过骨折上下两关节，固定时不但需要固定骨折上下两端，还要固定上下两关节。

3. 夹板不可直接与皮肤接触，中间要加衬垫，尤其在夹板两端、骨隆突处和悬空部位应加厚垫，以防组织损伤或固定不稳。

4. 单纯腰椎、胸椎骨折无需颈托固定，但禁止患者站立、坐起、扭曲脊柱。

第六节　海姆立克法

海姆立克法是一种简便有效的抢救异物窒息的急救方法。通过在膈肌以下部位突然施加向上的压力，驱使肺内残留空气的气流快速进入气管，达到驱出气道内异物的目的。

【适应证】

因异物堵塞呼吸道引起气道梗阻的患者。

【禁忌证】

因气道梗阻失去反应的患者。

【操作前护理】

评估患者是否存在气道梗阻的临床表现，询问患者和家属是否气道被异物堵塞。

【操作过程】

1. 体位　清醒患者取立位或坐位，昏迷患者取平卧位。

2. 操作要点

(1) 海姆立克法：用于抢救神志清醒的成人和 1 岁以上的儿童。施救者站或跪在患者身后，将双臂环绕患者腰部，一手握拳，将握紧的拇指侧紧抵患者腹部，置于脐上和胸骨下的中线上，另一手握住该拳，快速向内、向上方向反复冲击腹部，直到异物从气道内排出（图 2-11-11）。

(2) 胸部冲击法：当患者是妊娠末期或过度肥胖者时，施救者无法用双臂环抱患者腰部，可使用胸部冲击法代替。施救者站在患者身后，双臂从患者腋下将患者胸部环抱，一只手握成拳，拇指侧置于胸骨中线，避开剑突和肋骨下缘，另一只手握住拳头，向后冲击，直至将异物排出。

(3) 婴儿救治法：施救者跪下或坐下，可将婴儿胸部衣服脱去，将婴儿放在膝盖上，使婴儿脸向下，略低于胸部，并让其头部靠于操作者前臂，前臂可靠在自身膝盖或大腿上。施救者一只手托住婴儿头部和下颌，另一手掌根部在婴儿背部两肩之间用力拍 5 次。之后，将拍背的手放在婴儿背部，用手掌托住婴儿枕部。小心地将婴儿翻转过来，使婴儿脸向上，保持头部低于躯干。在胸部中央的胸骨下半部提供 5 次快速向上的胸部快速冲击，以每秒 1 次的频率进行。上述操作重复进行，直至异物排出或婴儿没有反应（图 2-11-12）。

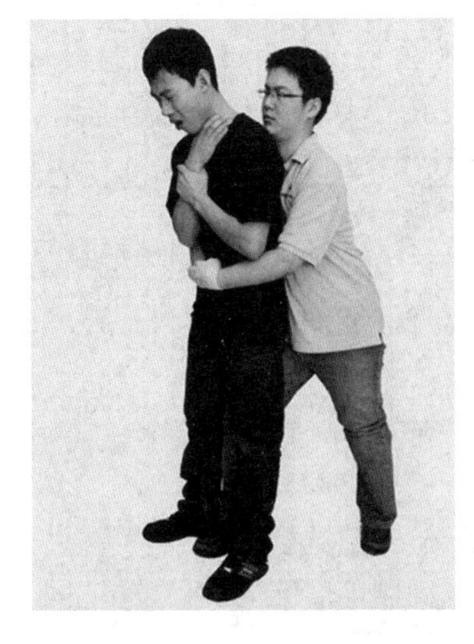

图 2-11-11　海姆立克法

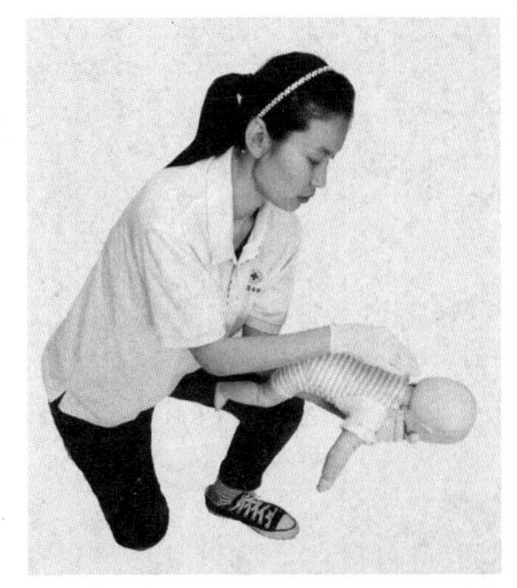

图 2-11-12　婴儿救治法

【操作后护理】

1. 观察反应　观察解除气道梗阻的指征，即患者恢复胸廓起伏，并看到异物从患者咽部移除。

2. 健康指导　当患者的气道梗阻解除后，应指导其立即就医，评估快速冲击法是否引起了腹部外伤等并发症。

【注意事项】

1. 施救者需反复多次快速冲击，直到异物从气道内排出或患者失去反应。

2. 每次快速冲击都须快速、有力，以便解除气道梗阻。

3. 婴儿不可使用腹部冲击法。

4. 在腹部快速冲击过程中，若患者意识丧失，应立即开始心肺复苏，每次开放气道时检查口腔异物是否存在，如果发现异物，应小心移除。

【流程图】

海姆立克法操作流程见图 2-11-13。

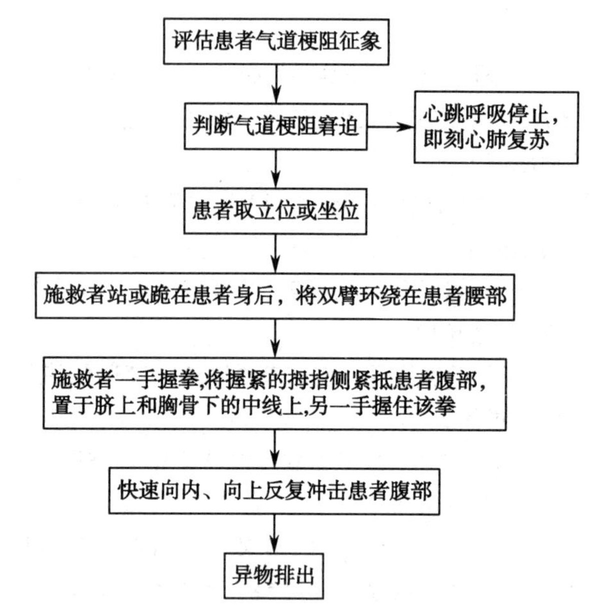

图 2-11-13　海姆立克法操作流程图

（金静芬）

第十二章　重症护理技术

第一节　输液泵

输液泵是通过机械或电子控制装置，准确控制输液滴数或输液流速，保证药物速度均匀、药量准确且安全地进入患者体内的一种仪器。

【适应证】

1. 需要严格控制输液量和输液速度时。
2. 静脉输注全胃肠外营养液。
3. 需要快速、定时输注液体。

【操作前护理】

1. 评估

（1）患者年龄、病情、意识、过敏史、自理能力、合作程度、药物性质，告知患者使用输液泵的目的和注意事项，取得配合。

（2）输液泵功能状态、输液管路通畅程度、静脉穿刺部位有无渗血渗液。

（3）药物的作用、副作用及配伍禁忌。

（4）患者是否需要大小便。

2. 用物准备　治疗盘（常规皮肤消毒用物）、药液、一次性专用冲洗装置、消毒棉片、输液泵、输液器或专用输液泵管。

【操作过程】

1. 核对　核对医嘱、准确执行医嘱，检查药液是否有混浊沉淀、是否在有效期内。
2. 体位　协助患者取舒适体位。
3. 固定　将输液泵固定在输液架上，接通电源。
4. 输液

（1）第一次查对：核对患者姓名、药品名称、剂量、浓度、时间是否准确无误，将液体悬挂在输液架上，初次排气，关闭调节器。

（2）放置输液管：打开输液泵门，将输液泵管或输液器管置于管槽内，按顺序装好，关上泵门，打开调节器。

（3）参数设置：打开输液泵电源开关，设置输液总量和输液速度。

（4）冲管：消毒，用一次性专用冲洗装置脉冲式冲洗留置针，进一步确定导管通畅性。

（5）第二次查对：查对药品与患者相符后，再次排气，连接患者静脉通道，妥善固定后，按启动键。

（6）第三次查对：查对药品名称、剂量是否准确无误。

（7）巡视：输液过程中加强巡视。

5. 停止输液　按停止键，结束输液。
6. 封管　分离输液器与留置针，消毒输液接头，用一次性专用冲洗装置脉冲式冲洗导管。

【操作后护理】

1. 舒适体位　整理床单位、协助患者取舒适体位。

2. 用物处理　用物分类放置，清洁输液泵。

【指导要点】

1. 向患者讲解应用输液泵的目的、方法和注意事项。

2. 指导患者不要随意调节输液泵，输液肢体不要进行剧烈活动。

3. 指导患者若有不适或输液泵报警，应及时通知护士。

【注意事项】

1. 根据药物及病情调节滴速，正确设置输液速度和其他参数，防止设置错误影响治疗。

2. 输液过程中，应加强巡视。

(1) 输入刺激性、腐蚀性药物时，应注意观察回血情况，确保导管在静脉内。

(2) 观察患者有无输液反应，穿刺部位有无红、肿、热、痛、渗出等表现。

(3) 密切观察输液泵工作情况并及时排除故障。

3. 使用中需要调整输液速度时，应先按停止键，重新设置后再按启动键；需要打开输液泵门时，应先夹闭输液泵管。

4. 根据产品说明书使用相应的输液管路，持续使用时，每 24h 更换输液管路。

5. 输液泵应定期维护、保养。输液泵使用流程见图 2-12-1。

【流程图】

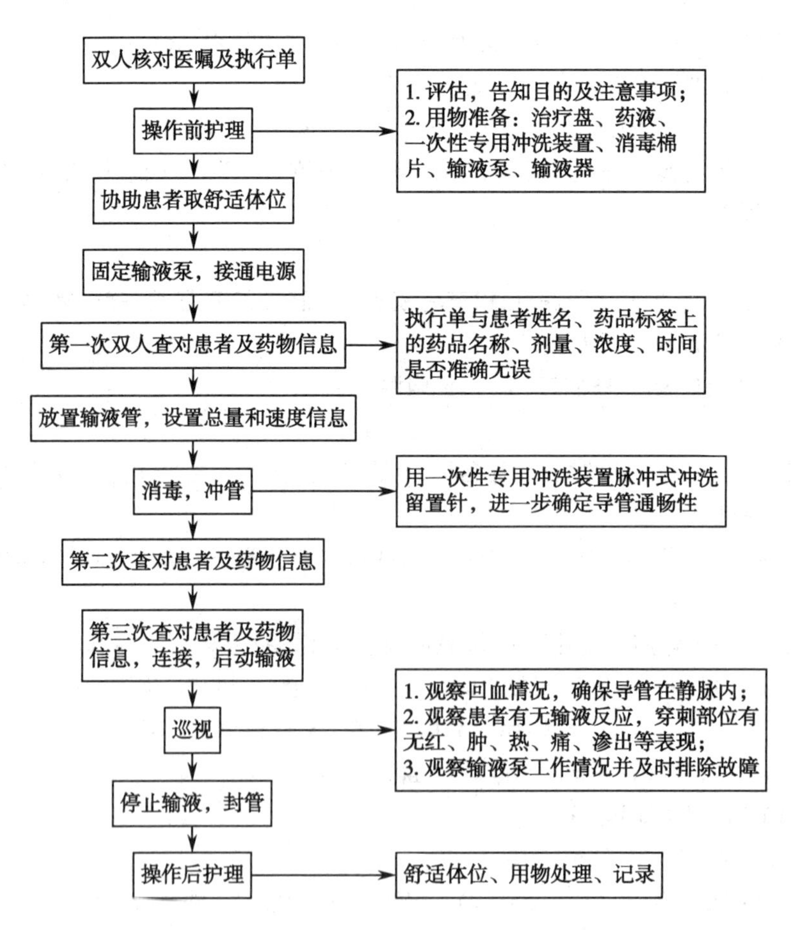

图 2-12-1　输液泵使用流程图

第二节　中心静脉压监测

中心静脉压(central venous pressure，CVP)是指血液流经右心房及上、下腔静脉胸腔段的压力，是判断血管容量状态和心脏(右心)前负荷的常用指标，正常值为 5~12cmH_2O。

【适应证】

严重创伤、各类休克和急性循环功能衰竭等危重患者；各类大手术，尤其是心血管、颅脑和腹部的大手术；需要接受大量、快速输血补液的患者。

【禁忌证】

无。

【操作前护理】

1. 评估

(1) 患者病情、意识状态、合作程度、体位及凝血状况。若患者清醒，应向患者讲解测压中的配合方法与注意事项。

(2) 患者中心静脉是否通畅，穿刺点有无红、肿、热、痛和分泌物。

(3) 监护设备：有无压力模块，导线与模块是否匹配，是否正常显示波形和数值。

(4) 有无影响中心静脉压测量值的干扰因素，如机械通气模式、胸内压改变、长期输液、导管类型。

2. 用物准备　一次性压力传感器套装、压力测量导线、监护仪、压力模块、水平尺、无菌生理盐水、预充式导管冲洗器、一次性无菌治疗巾、纱布、常规消毒用物一套、酒精棉片、输液架、传感器固定架、无菌手套。

【操作过程】

1. 核对　核对患者和医嘱信息，检查液体有无混浊沉淀、一次性压力传感器完整性及有效期、导管置入深度。

2. 连接　应用无菌技术将压力传感器套装连接生理盐水、排气，压力延长管与中心静脉导管连接；安装压力模块、导线并与压力传感器套装相连，将监护仪上压力检测设定为中心静脉压监测模式。

3. 体位　协助患者取平卧位，不能平卧者取头高足低位或侧卧位。

4. 校零

(1) 压力换能器置于右心房水平(平卧位时位于腋中线第 4 肋间，侧卧位时位于胸骨右缘第 4 肋间)，使用水平尺校准换能器位置，保证测压管路通畅无扭曲、打折。

(2) 生理盐水冲洗主腔管路。

(3) 旋转三通，使输注管路与大气相通，按监护仪调零按钮校零。

5. 测压

(1) 旋转三通，开放中心静脉管路输注通路，监护仪自动显示压力波形和数值。

(2) 测压过程中随时观察中心静脉压数值和曲线变化。

(3) 测压结束后，旋转三通关闭测压管路，连接输液通路。

【操作后护理】

1. 适宜体位　整理床单位、协助患者取适宜体位。

2. 记录数据　洗手，在重症记录单上记录监测数值。

【注意事项】

1. 保持测压管道的通畅，避免打折、扭曲。

2. 测量时应注意遵循无菌操作原则，连续测压者，每 24h 更换无菌生理盐水。

3. 压力换能器位置必须平右心房水平，每次测压前均应校零。

4. 注意影响中心静脉压的因素，如患者的体位和机械通气。

5. 观察有无心律失常、出血、气胸、血管损伤等并发症。

【流程图】

中心静脉压监测流程见图 2-12-2。

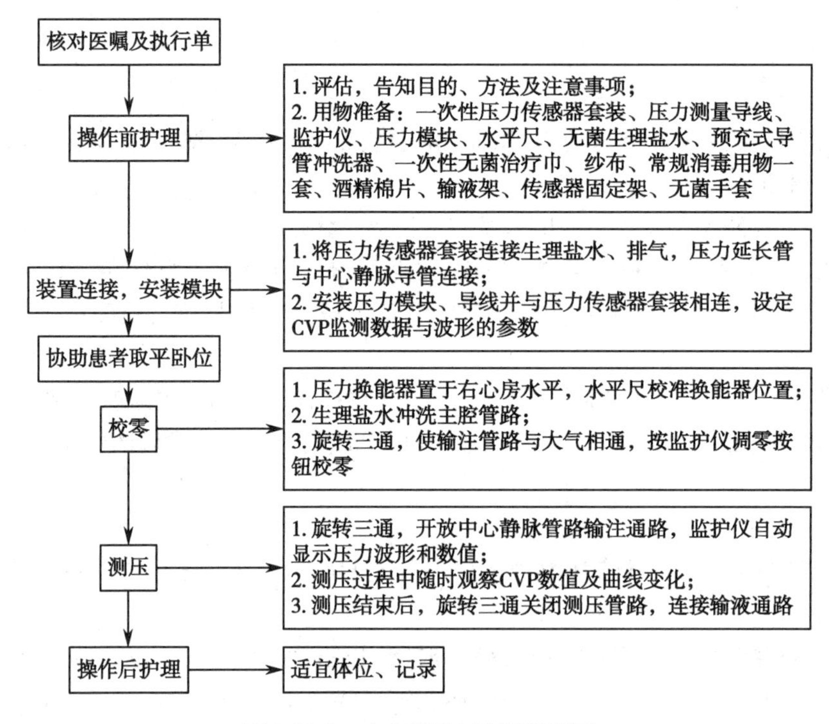

图 2-12-2　中心静脉压监测流程图

第三节　心电与血氧饱和度监护

心电监护是医院使用的精密医学仪器，能同时监护患者的动态心电图、呼吸、体温、血压、脉搏、血氧饱和度等生理参数。

【适应证】

心肺复苏患者、心律失常高危患者、危重症需心电监护患者、需心电监护的某些诊断和治疗性操作。

【操作前护理】

1. 评估

(1) 患者病情、意识状态及合作程度。

（2）患者胸部皮肤、指（趾）端循环情况、皮肤完整性以及肢体活动情况。

2. 用物准备　心电监护仪，电极片 3~5 个。

【操作过程】

1. 核对　核对患者及医嘱信息，协助患者取平卧或半坐卧位，清醒患者告知监测目的和方法，取得合作。

2. 检查　连接电源线及导联线，检查心电监护仪性能，查看各导联线是否完整无破损，打开监护仪开关。

3. 安放电极　暴露胸部皮肤，用酒精棉球清洁患者胸部贴电极处皮肤，心电导线与电极片连接后贴于患者皮肤的相应位置。安放位置：

（1）5 导联

1）右上（RA）——右锁骨中线第 1 肋间。

2）右下（RL）——右锁骨中线肋弓下缘。

3）左上（LA）——左锁骨中线第 1 肋间。

4）左下（LL）——左锁骨中线肋弓下缘。

5）中心（C）——胸骨左缘第 4 肋间。

（2）3 导联

1）右上（RA）——右锁骨中线第 1 肋间。

2）左上（LA）——左锁骨中线第 1 肋间。

3）左下（LL）——剑突下偏右。

4. 监测血压　系好袖带，监测血压，设定测量间隔时间或选择手动方式测压。

5. 监测血氧饱和度　连接血氧探头，使传感器紧贴甲床，夹住手指，监测脉搏血氧饱和度。

6. 报警设置　调整合适的心电监护导联波幅，调整报警界限及报警音量。

7. 数据记录　定时观察并记录所测数值。

8. 停止监护　核对医嘱，向患者解释，取得患者合作。关闭心电监护仪，取下血压袖带及血氧饱和度传感器，除去电极片、擦净胸部皮肤。

【操作后护理】

1. 舒适体位　整理床单位、协助患者取舒适体位。

2. 用物处理　清洁监护仪，分类整理用物。

【指导要点】

1. 指导患者和家属不要自行摘除电极片和导联线。

2. 告知患者避免在监护仪附近使用手机等电子产品，以免干扰监测波形。

3. 告知患者和家属若电极片周围皮肤有瘙痒、疼痛等不适，应及时告知医护人员。

【注意事项】

1. 放置电极片时应避开伤口、瘢痕、中心静脉插管和起搏器。

2. 密切监测患者异常心电波形，若排除各种干扰和电极脱落后心电波形仍异常，须及时通知医生处理；带有起搏器患者要区别正常心率与起搏心率。

3. 定期更换电极片及其粘贴位置、血氧饱和度传感器位置。

4. 测量血压时肢体肱动脉与心脏处于同一水平。

5. 测量血氧饱和度时注意休克、低血压或使用血管收缩药物、偏瘫、同侧手臂测量血压、涂抹指甲油等对监测结果的影响。

6. 心电监护不具有诊断意义，如需更详细了解心电图变化，需要做常规导联心电图。

【流程图】

心电与血氧饱和度监护流程见图 2-12-3。

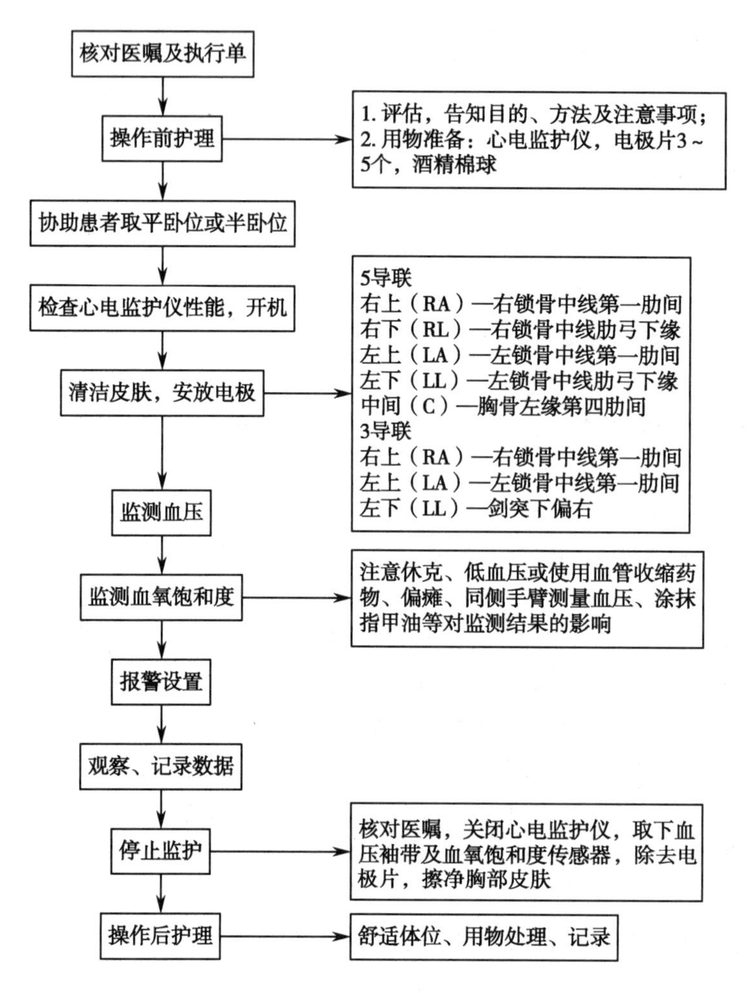

图 2-12-3　心电与血氧饱和度监护流程图

第四节　有创动脉血压监测

有创动脉血压监测是将动脉导管置入周围动脉内直接测量动脉内血压的方法，可以反映动脉血压的动态变化。

【适应证】

血流动力学不稳定或有潜在危险的患者；复杂大手术的术中和术后监护；需要用血管活性药物调控血压的患者；心肺复苏后的患者；需要低温或控制性降压的患者；需要反复取动脉血样的

患者。

【禁忌证】

无绝对禁忌。严重凝血功能障碍和穿刺部位感染、血管病变者为相对禁忌证。

【操作前护理】

1. 评估

(1) 患者病情、意识状态、合作程度、体位及凝血状况。若患者清醒,做好穿刺置管及测量中配合、注意事项的讲解。

(2) 尺动脉侧支循环(Allen 试验):穿刺前先检查尺动脉供血情况,用双手同时按压桡动脉和尺动脉,嘱患者反复用力握拳和张开手指 5~7 次至手掌变白,松开对尺动脉的压迫,继续保持压迫桡动脉,观察手掌颜色变化。若手掌颜色 10s 内迅速变红或恢复正常,表明尺动脉和桡动脉间存在良好的侧支循环,即 Allen 试验阴性,可以行桡动脉置管;相反,若 10s 手掌颜色仍为苍白,为 Allen 试验阳性,表明手掌侧支循环不良,禁止在该侧行桡动脉置管。

(3) 监护设备:有无压力模块,导线与模块是否匹配,是否正常显示波形和数值;压力袋是否充气良好、无漏气,压力最高可达到 300mmHg。

2. 用物准备　常规消毒皮肤用物一套、一次性压力传感器套装、压力测量导线、监护仪、压力模块、水平尺、0.9% 氯化钠 500ml、肝素钠 12 500U、一次性无菌治疗巾、动脉穿刺针、无菌透明敷料、输液架、传感器固定架、加压袋、无菌手套。

【操作过程】

1. 核对　核对患者及医嘱信息,检查液体有无混浊沉淀、一次性压力传感器完整性及有效期、穿刺物品准备情况。

2. 连接　将肝素钠 12 500U 加入生理盐水 500ml 中,应用无菌技术将压力传感器套装连接肝素盐水,安装加压袋,加压至 300mmHg,排气备用;安装压力模块、导线与压力传感器套装相连。

3. 穿刺置管　根据 Allen 试验结果选择适宜的穿刺部位。

(1) 在穿刺肢体下铺一次性无菌治疗巾,以穿刺点为中心常规消毒皮肤 2 遍。

(2) 绷紧动脉下端皮肤,持穿刺针与皮肤成 30°~45° 角进针,见回血后将穿刺针压低 15°,再向前进针约 2mm,送入外套管,拔出内针,见针尾有鲜红色血液搏动,表明穿刺成功。

(3) 压力延长管连接动脉导管。

(4) 以穿刺点为中心无张力放置无菌透明敷料,将管路塑形,用拇指以穿刺点为中心向两侧抚平贴膜,一只手去除离型纸的同时,另一只手拇指沿去除方向抚平贴膜,再次用双手鱼际固定贴膜。

(5) 妥善固定,标记置管日期、置管者。

4. 体位　协助患者取平卧位,充分暴露置管位置。

5. 校零

(1) 压力换能器置于右心房水平,使用水平尺校准压力换能器位置,保证测压管路通畅无扭曲、打折。

(2) 肝素盐水冲洗动脉管路。

(3) 旋转三通,使输注管路与大气相通,按监护仪调零按钮校零。

6. 测压　旋转三通,开放动脉管路,监护仪自动显示压力波形和数值,持续动态监测。

【操作后护理】

1. 适宜体位　整理床单位、协助患者取适宜体位。

2. 记录数据　洗手，动态记录监测数值。

3. 健康指导　指导患者保护动脉穿刺部位，防止导管移动或脱出。

【注意事项】

1. 严格无菌操作，穿刺部位无菌透明贴膜每周更换 1 次，如有渗血或渗液应随时更换，每 24h 更换肝素盐水。

2. 当患者体位改变时应重新调零，对监测数据、波形有异议时随时调零。

3. 保证管路通畅，避免测压管路导管受压或扭曲，加压袋持续加压，压力保持在 300mmHg。

4. 在调零、取血等操作过程中严防气体进入动脉。

5. 密切观察置入导管侧肢体远端皮肤的颜色、温度等血运情况，若有异常应及时拔管。

6. 有创测压较无创测压高 5~20mmHg。

7. 穿刺部位首选桡动脉，其次为股动脉、肱动脉、足背动脉。

【流程图】

有创动脉血压监测流程见图 2-12-4。

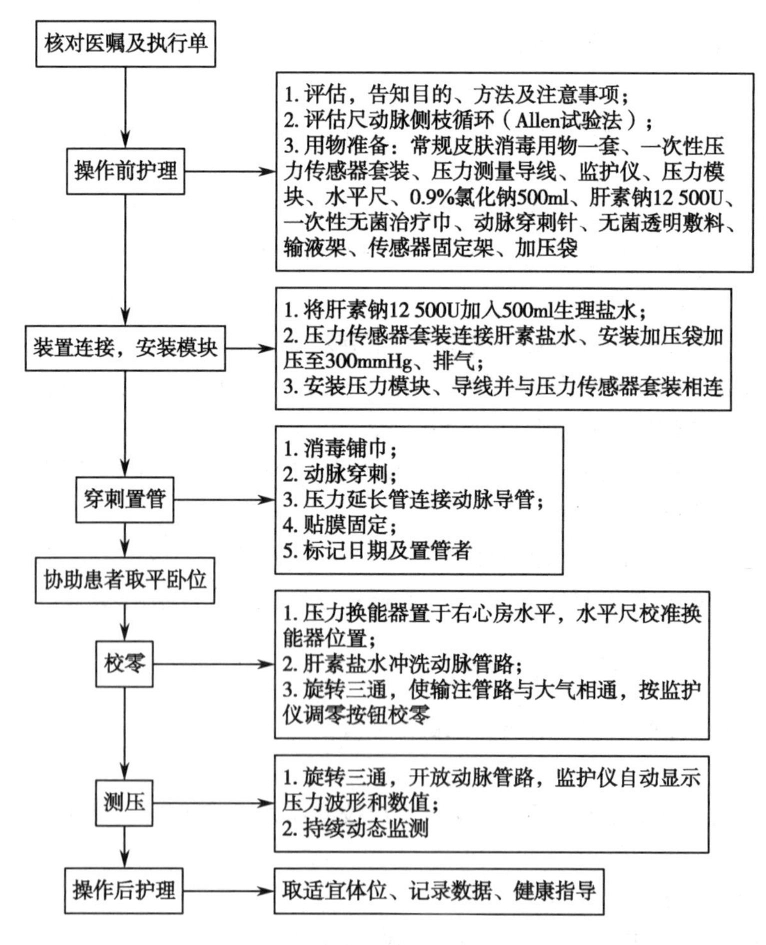

图 2-12-4　有创动脉血压监测流程图

第五节　俯卧位通气

俯卧位通气是利用翻身床、翻身器或人工徒手，使患者在俯卧位状态下进行机械通气，主要用于改善急性呼吸窘迫综合征患者的氧合。

【适应证】

1. 早期急性呼吸窘迫综合征顽固性低氧血症患者。

2. 机械通气患者，在积极肺复张及适当呼气末正压（PEEP）水平的基础上，仍不能将吸氧浓度降至 60% 以下的患者。

3. 气道分泌物多，引流困难的患者。

【禁忌证】

严重的血流动力学不稳定、颅内压升高、急性出血性疾病、颈椎损伤、骨科手术、近期腹部手术、妊娠及不能耐受俯卧位姿势的患者。

【操作前护理】

1. 评估

（1）评估患者性别、年龄、体重、意识状态、人工气道等，清醒患者解释操作的目的和意义并取得配合。

（2）评估所有管路置管深度并妥善固定，防止牵拉脱管；夹闭引流管，防止逆行感染。

（3）评估胃潴留情况，提前暂停胃肠泵入，清理口鼻腔及呼吸道分泌物。

（4）评估全身皮肤，易受压部位皮肤提前用减压敷料保护。

2. 用物准备　凝胶体位垫（3~5 个）、软枕 2 个、减压敷料、眼部保护用品、电极膜、清洁手套、负压吸引装置、急救物品及器材。

【操作过程】

1. 翻转前处置　尽可能将患者身体上的所有管路整理到一侧，防止翻身时管路被压到身体下方，呼吸机放置位置要方便患者实施俯卧位通气。

2. 翻转体位　至少 5 名医护人员相互配合，1 人负责患者头部，保护人工气道并协调其他人的翻转动作；患者两侧各 2 人，先使患者转为侧卧位，再转至俯卧位，使患者胸部、髋部、膝关节落在体位垫上，避免受压，头偏向一侧，预防气管导管受压。

3. 翻转后整理

（1）保持功能位：行俯卧位通气时，将患者双上肢与身体平行或略外展放置，前臂向上放于头侧或向下放于身体两旁。

（2）保持呼吸道通畅，观察患者痰液性质、量及颜色。

（3）严密监测病情变化，妥善固定各条管路，将电极层及导线安置于背部。

4. 恢复仰卧位　翻转方法与俯卧位通气一致。

【操作后护理】

1. 不能耐受俯卧位通气治疗的患者，遵医嘱给予镇静药和镇痛药，必要时使用肌肉松弛药；做好镇静评分。

2. 若出现长时间血流动力学不稳定或心律失常，甚至出现脉搏血氧饱和度（SpO_2）下降不能纠正，应遵医嘱停止俯卧位通气。

3. 每 2h 调整体位，观察受压部位皮肤和血运情况。长期俯卧位通气时，注意观察面部水肿，可将头部垫高，以防止压迫眼部致使眼压过高或出血。

【注意事项】

1. 俯卧位前 1h 应遵医嘱暂停胃肠内营养，监测胃残余量。

2. 俯卧位前应充分吸净气道、口鼻腔内的分泌物。

3. 做好眼部清洁、润滑与保护，可使用眼药膏或凝胶眼贴。

4. 遵医嘱充分镇静，维持患者深镇静状态，必要时给予肌肉松弛药。

【流程图】

俯卧位通气流程见图 2-12-5。

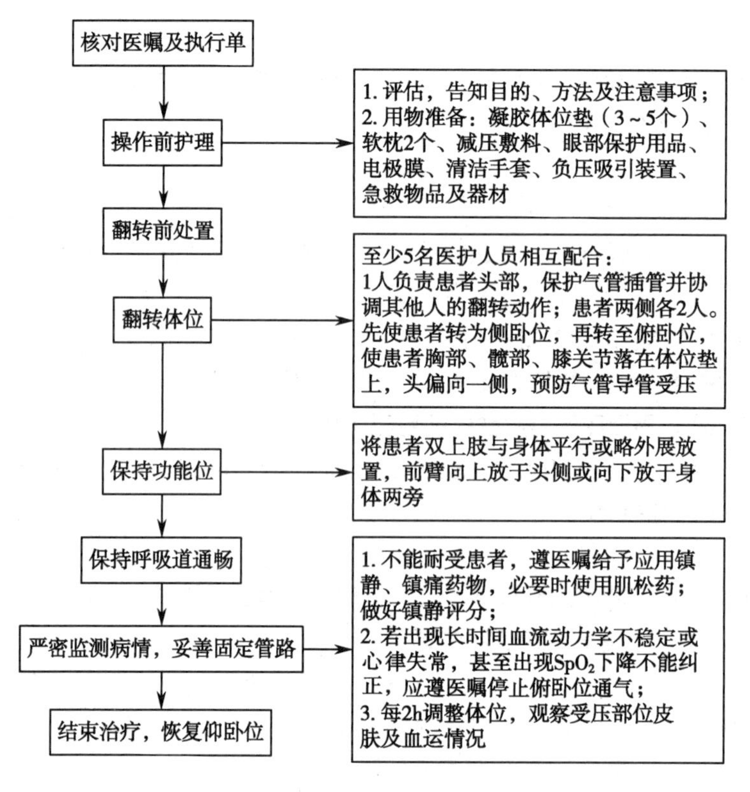

图 2-12-5　俯卧位通气流程图

第六节　体外膜肺氧合

体外膜肺氧合（extracorporeal membrane oxygenation，ECMO）是通过体外循环代替或部分代替心肺功能，挽救生命或为挽救生命赢得宝贵时间的支持治疗手段。ECMO 是将血液从体内引到体外，经膜式氧合器氧合后，再用泵将血液灌入体内，可进行长时间心肺支持。ECMO 治疗期间，心脏和肺得到充分的休息，全身氧供和血流动力学处在相对稳定的状态。

【适应证】

1. 循环支持

(1) 心脏手术后心源性休克。

(2) 心脏移植前的过渡。

(3) 急性重症心肌炎。

(4) 心肌梗死引起心源性休克。

2. 呼吸支持

(1) 重症肺炎。

(2) 急性呼吸窘迫综合征。

(3) 新生儿的呼吸疾病，如新生儿肺动脉高压等。

3. 普通体外循环的替代

(1) 肺移植。

(2) 神经外科手术。

【禁忌证】

相对禁忌证包括：

1. 中枢神经系统疾病、有抗凝禁忌证的患者。

2. 进展性肺间质纤维化。

3. 难以逆转的感染性休克。

4. 严重的中枢神经系统疾病致患者意识障碍无法恢复者。

5. 恶性肿瘤晚期。

【操作前护理】

1. 评估

(1) 患者的治疗目的及有无禁忌证。

(2) 各项化验及检查，了解既往史、现病史和目前状况。

(3) 患者生命体征及凝血情况。

2. 用物准备

(1) ECMO 套包（ECMO 插管或穿刺包）。

(2) ECMO 设备及配件（离心泵、离心泵手动驱动摇把、空氧混合器、水箱、管道包等）。

(3) 其他：激活全血凝固时间（ACT）测定仪、医用胶布、无菌手术衣、无菌手套、消毒物品、医用敷料、预充液和药品。

3. 患者准备

(1) 建立有效静脉通路和有创动脉血压监测。

(2) 协助患者取平卧位，评估置管部位皮肤并备皮。

(3) 置管前应遵医嘱给予镇静药和镇痛药。

(4) 清醒患者应做好健康教育和心理护理，避免术前进食。

(5) 机械通气患者应提前停止胃肠营养，吸净气道和口鼻腔分泌物。

【操作过程】

1. 管路安装和预充　连接并安装体外循环管路，用肝素盐水预充管路，将空氧混合器连接至氧合器，固定各连接处，检查无渗漏，开始自循环。

2. 置管配合　术中紧密配合，密切观察患者术中病情变化，遵医嘱给予相应处理。

3. 管路连接　置管成功后协助医生连接 ECMO 管路。

4. 参数设置　核对各参数是否与医嘱一致。

5. 管路固定　协助妥善固定管路，保持血管通路与身体长轴或血管走向平行。

6. 管路撤离　协助医生拔除 ECMO 置管，应加压止血 1h 以上，密切观察穿刺点出血情况。

【操作后护理】

1. 置管后护理

（1）协助患者取舒适体位，严密观察患者生命体征、意识变化、穿刺伤口有无出血，尽早发现并处理。

（2）观察 ECMO 运行情况，包括泵转速、流量、血温、管路颜色、有无抖动，每班观察并记录氧合器中有无凝血块。

（3）妥善固定管路，严密检查管路各衔接处及侧支，防止漏血或进入空气。

（4）观察置管侧下肢供血情况，尽早发现有无缺血、栓塞。

（5）准确监测凝血指标，并及时告知医生，防止出血或凝血。

（6）监测患者体温并维持在 36~37℃。

（7）给予清醒患者心理护理，取得配合。

2. 撤离后护理

（1）密切监测患者生命体征、呼吸机参数等变化。

（2）将主机、空氧混合阀进行消毒处理，并及时更换变温水箱用水。

【注意事项】

1. ECMO 最常见的并发症是出血，治疗期间密切监测患者凝血功能，有活动出血，维持激活全血凝固时间在 140~160s，活化部分凝血活酶时间（APTT）在 40~50s；无活动出血，维持激活全血凝固时间在 160~180s，APTT 在 40~50s；血小板为 100×10^9/L。

2. 密切监测血红蛋白、胆红素和尿色变化，若出现严重贫血、高胆红素血症和血红蛋白尿，应注意保护肝、肾功能，必要时进行血液净化治疗。

3. 严格无菌操作，积极防治感染。

4. 禁止在体外循环管路输注脂肪乳，以免影响氧合器的氧合效果。

5. ECMO 治疗期间密切关注患者生命体征和血容量状态、积极防治并发症。

【流程图】

ECMO 流程见图 2-12-6。

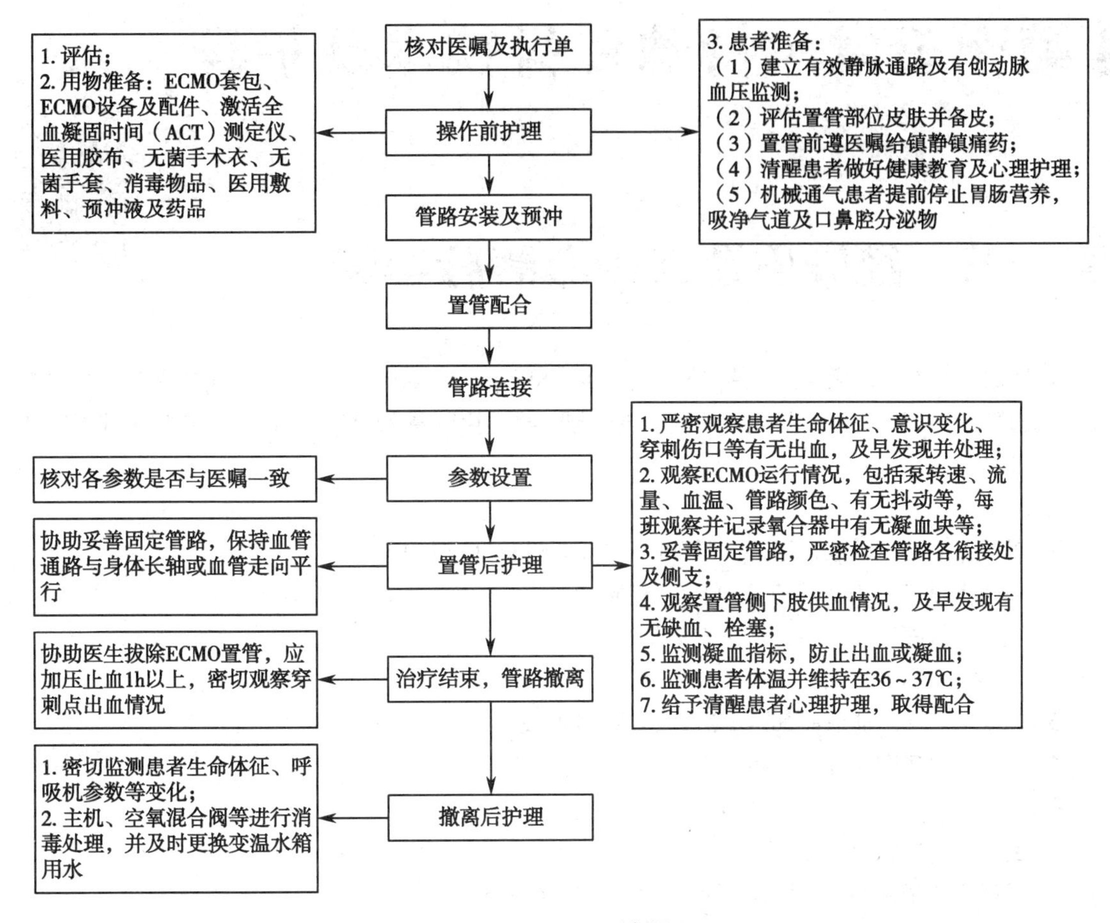

图 2-12-6　ECMO 流程图

（田　丽）

第十三章　特殊专科技术及护理

第一节　经外周置入中心静脉导管

经外周置入中心静脉导管（peripherally inserted central venous catheter，PICC）是指经外周静脉（贵要静脉、肘正中静脉、头静脉、肱静脉或颈外静脉）穿刺置入，其尖端位于上腔静脉或下腔静脉的导管。

【适应证】

1. 需要长期静脉输液，但外周浅静脉条件差，不易穿刺成功者。
2. 需要反复输入刺激性药物，如化疗药物。
3. 长期输入高渗透性或黏稠度较高的药物。
4. 需要使用压力或加压泵快速输液者。
5. 需要反复输入血液制品，如全血、血浆、血小板。
6. 需要每日多次静脉采血者。

【禁忌证】

1. 全身感染如脓毒血症、菌血症。
2. 患者身体条件不能承受插管操作，如凝血机制障碍。
3. 已知或怀疑患者对导管所含成分过敏者。
4. 既往在预定插管部位有放射治疗史、静脉炎、静脉血栓形成史、外伤史及血管外科手术史。
5. 局部组织因素，影响导管稳定性或通畅者。

【操作前准备】

1. 用物准备　便携式心电图监护仪 1 台、心内连接转换器、无菌心电图导联夹 1 个、电极片 3 片、B 型超声断面显像仪 1 台、无菌探头罩、无菌耦合剂和橡皮圈、PICC 套件 1 套、20ml 注射器 2 支、1ml 注射器 1 支、0.9% 生理盐水 100ml、配制的肝素钠生理盐水 100ml、2% 利多卡因 1 支、正压接头 1 个、常规皮肤消毒剂。

2. 患者准备　向患者和家属介绍 PICC 的优点，讲解可能出现的并发症以及术中需要配合的注意事项，签署知情同意书；常规做好术前检查，测量生命体征。

3. 操作者准备　着装整洁，洗手，戴口罩、帽子，穿戴一次性无菌隔离衣、无菌手套。

【操作过程】

以常用的贵要静脉为例。

1. 体位　患者取仰卧位，置管侧上臂外展与躯干成 90° 平放。

2. 选择血管　利用超声显像仪选择预穿刺血管和穿刺点，并做好标记。

3. 测量臂围及置管长度　肘正中上 10cm 绕臂 1 周测量臂围，从穿刺点测量至右胸锁关节反折至第 3、4 肋间再加 2~3cm 为预置导管长度。

4. 心电监护　连接心电监护仪，将 3 个电极片分别贴于患者右侧、左侧锁骨中线平第 1 肋间及左下腹，调至Ⅱ导联，观察 P 波的形态和振幅。

5. 消毒穿刺部位　由内向外，消毒范围以穿刺点为中心直径 20cm。消毒时先用 75% 酒精清洁脱脂 3 遍，再用氯己定消毒液消毒，待干。

6. 建立最大无菌屏障　由助手协助穿一次性无菌手术衣，戴无菌手套，将一块无菌巾垫于置管侧手臂下方，再用无菌巾覆盖患者全身，以建立最大的无菌区域。将一次性手术洞巾覆盖在穿刺侧手臂，暴露穿刺部位。

7. 预充导管及配件　用 0.9% 生理盐水浸润套件，冲洗导管、插管鞘和穿刺针。

8. 修剪导管　根据预置导管长度修剪导管。

9. 局部麻醉　抽取 2% 利多卡因，对预穿刺点及周围组织进行局部麻醉。

10. 穿刺　用 18G 穿刺针从超声显像仪探头侧缘进针，根据血管的深浅选择合适的角度实施穿刺，见回血并确定位于贵要静脉后，移开超声显像仪探头，取下针柄，固定针头。

11. 置入支撑导丝　沿着穿刺针置入支撑导丝 20cm 左右，保证支撑导丝外留一定长度，以免支撑导丝滑入体内。

12. 扩皮　撤出穿刺针后，在穿刺点处切一个 0.3~0.5cm 宽的切口。

13. 置入插管鞘　将插管鞘从切口处置入，扩张穿刺处皮肤及皮下组织。从导丝尾端置入插管鞘，沿着导丝向前推送，当插管鞘全部送入血管后，撤出支撑导丝，并用左手中指和环指按压插管鞘上方的血管，左手拇指堵住插管鞘口以减少出血。

14. 置入导管　从插管鞘入口置入导管，当导管进入锁骨下静脉中段（外留导管长度约 15cm）时，嘱患者将头偏向穿刺侧，下颌贴紧肩头，对于过瘦或意识障碍者，请助手用手掌向穿刺侧锁骨内侧压迫，缩小颈静脉与锁骨下静脉之间的锐角，防止导管上行至颈内静脉。

15. 监测 P 波　导管送至离预测长度 4cm 左右，用无菌导联线将转换器接口与导管导丝尾端连接，转换器一端连接心电监护仪上的 RA 连接线，另一端连接患者身上的 RA 电极片，在心电图监控下一边用 20ml 注射器推注生理盐水，一边缓慢推进导管，观察心电监护仪上 P 波的变化。当导管进入右心房时出现双向 P 波则停止送管，将导管缓慢退出 1~2cm 后 P 波振幅为 QRS 波振幅的 50%~80%，表明导管尖端位于上腔静脉下段接近右心房入口处，处于最佳位置。如果 P 波的增幅无变化，则后撤导管 5~10cm，调整后再次送管，直至出现正向高振幅 P 波。

16. 冲封导管　确定导管尖端位于最佳位置后，撤出导管导丝，用 20ml 注射器抽取生理盐水，连接导管抽吸，确定导管通畅后，以脉冲式手法冲洗导管，安装正压接头，再用肝素钠盐水正压封管。

17. 固定　将体外导管以 S 形或 L 形弯曲，在穿刺点上放置无菌纱布，用透明敷贴固定，并标明置管日期、时间及操作者姓名，嘱咐患者点状按压至少 30min。

18. 确定导管尖端位置　置管术后拍 X 线胸片确定导管尖端的位置。

【操作后护理】

1. 密切观察穿刺点及周围皮肤情况，有无红、肿、热、痛、渗血、渗液及分泌物，外留导管的长度有无变化，发现异常时应及时处理。

2. 更换透明敷贴。常规情况下，置管后第一个 24h 更换透明敷贴，以后每周更换透明敷贴 1 次，敷贴松脱、卷边或存在污渍时需要及时更换。

3. 严禁使用 10ml 以下规格的注射器（预充式导管冲洗器除外）进行封管，否则遇到导管阻塞时易致导管破裂。

4. 尽量避免在置管侧肢体测量血压。

【注意事项】

1. 带管患者可从事一般性的日常工作和家务劳动，但须避免使用置管侧手臂提重物；可以淋浴，应避免盆浴、游泳，告知患者，淋浴前须用保鲜膜在肘弯处缠绕 2~3 圈，上下边缘用胶布贴紧，保证透明敷贴不受潮。

2. 输液治疗间歇期，要保证每隔 5~7d 携带《PICC 维护记录登记表》到当地医院请专业护士对导管维护 1 次，包括检查穿刺侧肢体的皮肤情况、测量臂围、冲洗导管、更换敷贴及输液接头。

3. 对透明敷贴过敏者，可用纱布加网套或弹力绷带缠绕固定，但应缩短更换敷料的时间间隔，一般每 48h 更换 1 次。

4. 出现下述情况时须及时就医：①穿刺点持续渗血，反复按压无效；②穿刺点有渗液、脓性分泌物，局部出现红、肿、热、痛，甚至出现活动障碍，有寒战、发热症状；③冲洗导管时有阻力，输液时伴随上肢疼痛或输液不畅，时断时续；④导管外移、脱出；⑤置管侧上臂围增加 >2cm。

【流程图】

PICC 置管流程见图 2-13-1。

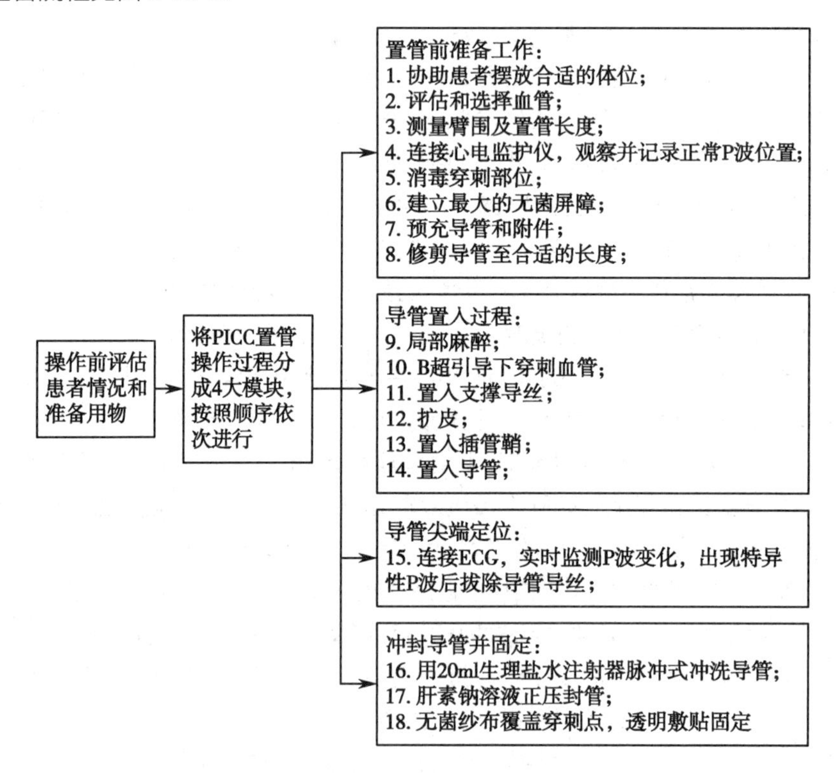

图 2-13-1 PICC 置管流程图

第二节 静脉输液港植入

植入式静脉输液港（implantable venous port access，IVPA）又称为植入式中央静脉导管系统（central venous port access，CVPAS），是一种可植入皮下长期留置在体内的静脉输液装置，主要由供穿刺的注射座和静脉导管系统组成，可用于输注各种药物、补液、营养支持治疗、输血和血样采集。理论上，全身各中心静脉都可以作为入路静脉。目前，临床上常用的输液港有两种类型：一是胸壁输液港，多以颈内静脉或锁骨下静脉作为入路植入导管，注射座完全埋于胸壁皮下；另一种是手臂式输液港，多以贵要静脉、肱静脉、头静脉作为入路植入导管，注射座完全埋于手臂皮下。2016 年美国静脉输液护理学会（Infusion Nurses Society，INS）汇编的《输液治疗实践标准》首次提出手臂输液港可以作为胸壁输液港的替代选择。

植入式输液港的放置和移除被认为是手术程序，主要由外科医生或麻醉医生在手术室或导管室按外科手术要求完成。目前，部分具有血管超声引导下经外周置入中心静脉导管（PICC）资质证书，且经过输液港相关知识培训并考核合格的肿瘤或静脉治疗专科护士参与输液港植入过程，主要负责术前评估、用物准备以及在血管超声引导下将导管送至预期长度，之后再由医生在导管穿刺点远方做一个 3cm 左右与注射座大小适宜的囊袋，以固定植入式静脉输液港（IVAP）的注射座，修剪导管后将注射座与导管连接完好并缝合皮肤。

【适应证】

1. 外周静脉条件差。
2. 需要长期输液和保留静脉通路。
3. 需要输注化疗药物、高渗性药物或黏稠度较高的药物。
4. 需要使用加压泵快速输液。

【禁忌证】

1. 全身感染如脓毒血症、菌血症。
2. 手术部位存在局部感染者。
3. 存在严重的凝血功能障碍。
4. 植入部位有放射治疗史或局部组织结构影响输液港的稳定性。
5. 已知对输液港材料过敏的患者。
6. 拟植入深静脉有静脉炎和静脉血栓形成史。
7. 大量胸腔积液难以平卧、无法耐受手术者。

【操作前准备】

1. 用物准备　输液港导管 1 套、深静脉穿刺包 1 个、无菌手套 2 副、10cm × 12cm 无菌透明敷贴 1 张、肝素帽、输液接头各 1 个、肝素封管液、0.9% 氯化钠 100ml、聚维酮碘溶液、利多卡因（5ml：0.1g）1 支、10ml 注射器 2 个、输液港蝶翼无损伤针 1 个、可吸收缝线 1 包、钝头刀片 1 个、2% 葡萄糖酸氯己定皮肤消毒棉签 6 个、无菌隔离衣 1 件、心电监护仪 1 台、一次性使用电极片 3 个。

2. 患者准备

（1）常规做好术前检查，测量生命体征，备皮。

（2）植入手臂式输液港时，患者需要平卧，将置管侧上肢外展 90°（首选右上肢）。

3. 操作者准备　着装整洁，洗手，戴口罩、帽子，穿戴一次性无菌隔离衣、无菌手套。

【操作过程】

以颈内静脉为例。

1. 患者取仰卧位，肩部垫高，头后仰，颈部充分伸展，面部略转向对侧。若在上臂植入输液港，则置管侧手臂需外展 90°。

2. 常规用超声扫描右侧颈内静脉、动脉（若右侧有肿瘤侵犯、淋巴结转移则选择左侧），了解静脉位置、走行、管腔大小、有无血栓形成并确定好穿刺点。

3. 消毒穿刺部位，常规消毒拟穿刺点、切口及周围皮肤 20cm，铺无菌巾，超声探头套无菌套。

4. 预充导管及附件，用 0.9% 生理盐水浸润套件，冲洗导管、注射座、血管扩张器、插管鞘、穿刺针和蝶翼无损伤针。

5. 抽取 2% 利多卡因 5ml，在超声实时监测下对预穿刺点及周围组织进行局部麻醉，同时对预埋入注射座的局部组织进行扇形麻醉，对皮下隧道进行充分麻醉。

6. 用 18G 穿刺针从超声探头侧缘进针，在超声监测下穿刺颈内静脉，边穿刺边抽回血，见回血并确定位于颈内静脉后，取下针柄，固定针头，同时手指置于针座上，降低空气吸入的风险。

7. 置入导丝。沿着穿刺针置入导丝 10~15cm，在透视下明确导丝位于上腔静脉后，撤出穿刺针。如果置入导丝过程中遇到阻力，需要取出导丝时，必须将穿刺针和导丝一起撤出，以免穿刺针损伤或切割导丝。

8. 扩皮。在静脉穿刺点处做横行切口，约 0.5cm 宽，方便血管扩张器和隧道针通过，并用止血钳扩张穿刺点与皮下隧道。

9. 置入血管扩张器和插管鞘。拧紧插管器上的锁扣，将血管扩张器和插管鞘作为整体沿着外露导丝旋转推进送至上腔静脉内，留下约 1/3 插管鞘暴露在外。

10. 撤出扩张器和导丝，松开锁扣，将血管扩张器和导丝一起撤出，插管鞘留在原位，并用拇指堵住鞘外口，同时嘱患者屏住呼吸，防止空气进入发生栓塞。

11. 置入导管，将导管插入鞘内，送至相应位置，通过透视保证导管尖端位于上腔静脉与右心房交界处，抽取回血确认导管通畅。

12. 撤出插管鞘，确定导管位于最佳位置后，撤出插管鞘。

13. 制作囊袋，在前胸壁预埋入注射座的部位顺着皮纹做一条长 2.5~3cm 横行切口，采用钝性分离凿出一个皮下囊袋，放置注射座，检测囊袋大小适宜后，用无菌纱布填塞皮下囊袋进行止血。

14. 建立隧道，操作者手持隧道针沿穿刺点到皮下囊袋方向推送，打通隧道。

15. 导管末端穿过隧道，输液港导管末端连接到隧道针倒刺上，导管必须完全覆盖隧道针螺纹，之后将导管通过皮下隧道牵拉至囊袋位置。

16. 修剪导管，在透视下调整输液港，使导管尖端位于上腔静脉与右心房连接处，以 90° 角将导管剪至可连接注射座的合适长度，保证患者身体活动时导管仍足够松弛并能连接注射座。

17. 安装导管锁，注意导管锁上的黑色显影环位于注射座远端，将导管腔与注射座上的接口连成一条线，沿注射座柄部推送导管至螺纹中点，然后推送导管锁直至与注射座边缘平齐。

18. 缝合囊袋及穿刺切口。将连接无损伤针的注射器插入注射座抽取回血，确认导管通畅，取出囊袋内纱布，将注射座放置于远离切口处的囊袋内，并确保锁扣连接处的导管未打折。在透视下确认导管及注射座整体放置位置适宜后，缝合囊袋及穿刺点切口。

19. 冲封导管。非主力手拇指、示指及中指固定注射座，主力手持连有肝素帽排净空气的蝶翼针柄，将无损伤针经皮肤垂直刺入注射座，抽取回血确认导管通畅，用 20ml 生理盐水脉冲式冲管，肝素钠盐水正压封管，最后 1ml 边推边夹闭蝶翼针延长管处拇指夹。

20. 用敷料覆盖切口，用透明敷贴固定，在透明胶带上标注植入日期。术后第 2d 更换切口敷料，10d 后切口拆线。

【操作中注意事项】

1. 注射座不可直接置于切口下方，注射座隔膜上方的皮下脂肪厚度以 0.5~2cm 为宜。皮下脂肪过厚会影响注射座的定位以及增加穿刺难度，反之，皮下组织过薄会导致注射座磨损皮下组织。

2. 在修剪导管过程中不可用锐器夹闭或触碰导管，以免导管破损甚至断裂。

3. 如果需要重新安装导管锁，应再次修剪导管，以保证安装牢固。

4. 植入过程中嘱患者放松情绪，尽量避免说话、咳嗽，同时密切观察患者呼吸以及面部表情；询问患者的感觉，了解有无胸闷、疼痛等不适。

【操作后护理】

1. 操作结束后，仔细检查穿刺部位有无肿胀、渗血。

2. 置管术后做 X 线胸片，确定导管尖端位置，导管尖端最佳位置为上腔静脉和右心房交界处。

3. 需要进行输液治疗时，建议采用最小规格的无损伤针连接注射座。

4. 当植入式静脉输液港用于连续输液和间歇输液时，尚没有足够的证据来支持无损伤针更换的最佳时间。目前常规的输液港维护方案：①连续输液期间，每周更换 1 次无损伤针；②输液治疗结束后需要拔出无损伤针；③治疗间歇期，每月对导管进行冲封管维护 1 次。

【注意事项】

1. 上臂式输液港植入后 2~3 周才能进行伤口拆线，拆线前要注意避免伤口部位沾水，避免泡温泉、游泳等活动；洗澡须选择淋浴式，可指导患者在洗澡前用保鲜膜包裹置管部位伤口，再用毛巾包裹后进行淋浴。

2. 保持输液港植入部位皮肤清洁干燥，若发现上肢肿胀、伤口部位红、肿、热、痛等情况，应及时到医院就诊。

3. 避免使用同侧手臂提重物、剧烈活动，不能用同侧手臂做引体向上、托举哑铃、打球等运动；避免重力撞击输液港部位。

4. 做 CT、MRI 造影检查时，严禁使用非耐高压输液港注射高压对比剂，防止导管破裂。

【流程图】

IVPA 植入流程见图 2-13-2。

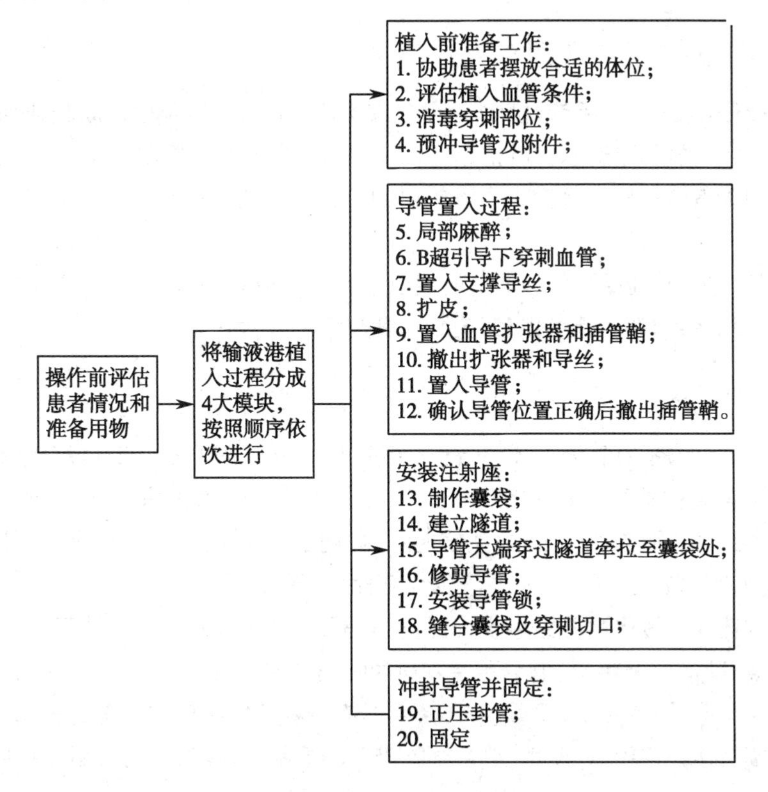

图 2-13-2　IVPA 植入流程图

第三节　中心静脉导管置入

中心静脉导管植入是指经体表穿刺颈内静脉、锁骨下静脉、股静脉，插入各种导管，使导管尖端到达中心静脉（上腔静脉），利用其测定各种生理学参数，同时也为各种治疗提供直接便利通路，是重症病房、大手术和救治危重患者不可缺少的手段。

【适应证】

1. 严重创伤、休克、脱水、大量失血等循环功能衰竭的危重患者，须迅速开通大静脉通道，顺利实施输液、输血等治疗。

2. 各类复杂大手术，预计术中有体液或血液丢失，可能引起血流动力学显著改变的患者。

3. 心肺肾功能不全须严格控制循环容量，进行中心静脉压监测、血流动力学监测的患者。

4. 外周静脉穿刺困难但中短期内需要静脉输液或输入化疗药物、高渗、高刺激性药物，以及行全胃肠外营养治疗的患者。

5. 进行心导管检查、安装心脏起搏器的患者。

6. 需要反复采集血标本或临时性血液透析者。

【禁忌证】

1. 穿刺部位有感染灶未能有效控制者。

2. 穿刺静脉通路不畅或损伤、有血栓形成的患者。

3. 严重凝血功能障碍患者为相对禁忌证。

4. 近期安装过心脏起搏器的患者慎用。

5. 胸部畸形、解剖标志不清或发生明显改变的患者，严重肺气肿或肺尖过高易发生气胸的患者。

【操作前护理】

1. 评估　评估病史、体格检查、实验室检查、影像学检查、穿刺部位皮肤和血管状况。病史方面包括既往有无中心静脉插管史、血栓形成史。询问患者近期有无服用抗血小板、抗凝药物。

2. 解释　向患者或家属解释穿刺置管的目的、方法、相关风险和注意事项，取得配合，签署知情同意书。

3. 用物准备　中心静脉导管穿刺包、肝素生理盐水或肝素封管注射液、无菌生理盐水、2% 利多卡因注射液、无针密闭接头、无菌敷贴、皮肤消毒剂等。

【操作过程】

1. 核对患者。

2. 血管选择　可选颈内静脉、锁骨下静脉、颈外静脉或股静脉，颈内静脉和锁骨下静脉最为常用。临床实践中，需要根据患者病情和操作者的临床经验来选择最适宜的穿刺部位。

3. 体位　协助患者取去枕仰卧位，头偏向对侧，肩下垫一个薄枕，使患者头低肩高，颈部伸展平直，充分暴露穿刺部位。股静脉穿刺时下肢伸直略外展外旋。

4. 穿刺点的选择　颈内静脉穿刺点为颈动脉搏动点外侧 1cm 处；锁骨下静脉穿刺点为锁骨中、外 1/3 交界点，锁骨下 1cm 处；股静脉穿刺点为股动脉内侧 0.5cm 处。

5. 操作要点　洗手，戴帽子、口罩，穿无菌手术衣，戴无菌手套，常规消毒铺巾，将物品摆放合适，用肝素生理盐水预充导管后夹闭，避免气体进入。局部浸润麻醉，定位后进针穿刺，边进针边回抽，见回血后，回抽通畅，从穿刺针腔内置入导丝，导丝置入过程中密切注意心电图变化，避免导丝过深引起心律失常。再固定导丝退出穿刺针，压迫穿刺点，用刀片尖端在穿刺点上方刺破皮肤，顺导丝插入扩张器，扩张皮下后抽出导丝，置入中心静脉导管，成人置管深度为 12~15cm。再次回抽导管回血通畅后，连接无针密闭接头，避免进入空气，肝素生理盐水冲管后夹闭。穿刺处缝合，用无菌贴膜固定。穿刺处按压 15min。

6. 其他　严格执行无菌操作，密切观察患者的意识和生命体征变化。

【操作后护理】

1. 妥善、牢固固定导管，防止导管扭曲、打折、脱出。穿刺点予以无菌纱布加压、无菌贴膜固定。

2. 置入导管后，拍 X 线胸片或荧光透视证实导管尖端的位置。

3. 观察穿刺点出血情况，当穿刺点出血多、出汗造成贴膜松脱、卷曲、污染时应及时更换。

4. 每日检查导管穿刺部位有无感染，当怀疑发生导管相关感染时，须拔除导管。

5. 保证导管通畅，定期消毒穿刺部位皮肤，更换敷料，做好导管维护。

6. 指导患者注意穿刺部位的保护，不要过度牵拉导管，以免脱出。

【注意事项】

1. 严格执行无菌操作与查对制度，预防发生感染和差错事故。

2. 若进针 3cm 仍未见回血，则保持负压将穿刺针缓慢回退至皮下，轻微改变角度重新进针穿刺。避免反复多次穿刺同一部位，必要时可在超声引导下进针。

3. 操作过程中应注意观察是否发生并发症。

（1）误穿动脉：常见于颈动脉及锁骨下动脉，一旦发生应快速识别，立即拔针，穿刺部位局部压迫止血 5~10min，否则可能会引起血肿等严重并发症。若出血引起相应症状继续加重，应积极对症处理。

（2）气胸：气胸是一种严重的并发症，可能危及生命。少量气胸通常无明显临床症状，一般在术中或术后几小时甚至几天后发现，可给予吸氧、临床观察等处理。大量气胸可伴有胸痛、呼吸困难、咳嗽等症状，甚至出现血流动力学不稳定的情况。大量气胸或少量气胸进展时，可进行胸腔穿刺排气引流。

（3）血胸：较少发生。常见原因为误穿胸腔内动脉或静脉撕裂。超声检查可发现 50ml 以上胸腔积液，X 线胸片可发现 300ml 以上胸腔积液。出血量大、活动性出血者，应及时行外科手术或介入治疗。

（4）空气栓塞：罕见。临床症状和进入气体量有关，气体进入量多时可出现血氧饱和度下降、突发呼吸困难、心血管泵循环中断、死亡。气体进入脑内可出现脑栓塞症状。预防措施：穿刺及插管过程中保持密闭性，及时发现和终止空气进入血管。一旦发生，应采取头低足高左侧卧位、高流量吸氧、心肺复苏等对症处理。

（5）心律失常：常因导丝或导管进入心房或心室，刺激心脏内膜引起。多数为良性、短暂性心律失常，及时撤离心脏内导丝或导管，症状即可缓解，也有少数产生严重威胁生命的心律失常。预防措施：术中心电监护，有心律失常者操作过程中应提高警惕，避免导丝和导管置入过深。

【流程图】

中心静脉导管置管操作流程见图 2-13-3。

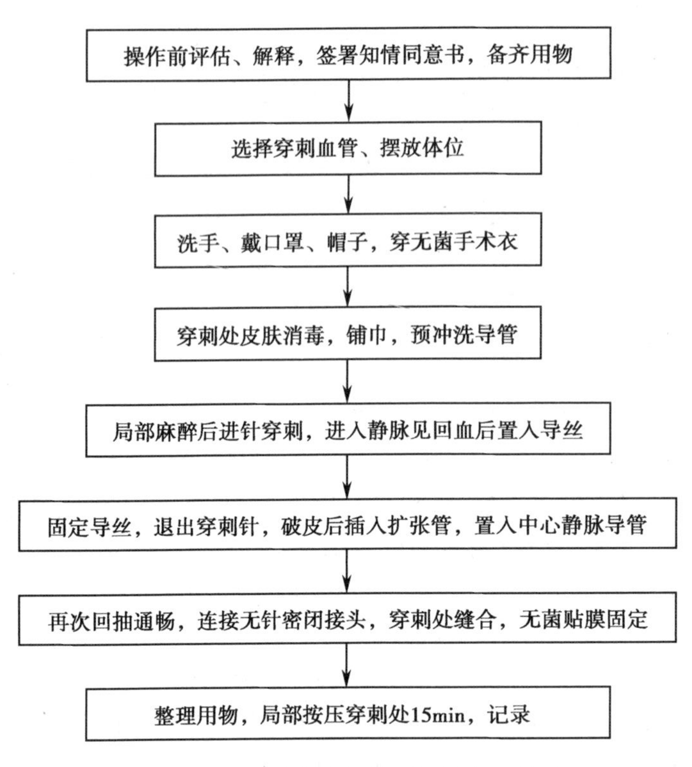

图 2-13-3　中心静脉导管置管操作流程图

第四节　化疗药物配制

化疗药物能抑制恶性肿瘤细胞生长，但在肿瘤细胞和正常细胞之间无选择性，这不仅使化疗患者出现药物毒副作用，也给经常接触化疗药物的操作者带来一定的危害。护理人员在配制化疗药物的过程中，化疗药物可以通过皮肤黏膜、呼吸道、口腔等多种途径进入人体，可能出现致畸、致癌、骨髓抑制和脏器损害的潜在危害。静脉药物配制中心（pharmacy intravenous admixture services，PIVAS）是符合国际标准、依据药物特性设计的特殊环境。静脉药物配制中心在确保药品调配质量、保证用药安全、增强职业防护、优化资源配置、提高工作效率、减少药品及耗材浪费、降低医疗成本等方面存在诸多优势。我国部分地区医疗机构静脉药物配制中心的普及率较低，静脉治疗相关的职业安全防护存在明显不足。因此提高护士配制化疗药物的自我防护意识，制订严格的防护措施和管理制度是非常必要的。

【目的】

规范化疗药物配制流程，降低护理人员在化疗药物配制过程中的接触剂量，保护环境和操作者，在保证化疗药物安全输注的同时达到安全防护的目的。

【物品准备】

1. 无粉乳胶手套及聚氯乙烯手套各 1 副，一次性防护衣 1 件，一次性帽子 1 个、一次性口罩（有条件者备 N95 口罩）1 个、护目镜 1 个。

2. 一次性注射器、一次性治疗巾、有毒性药物标识的防渗漏黄色垃圾袋、小号锐器盒。

3. 治疗盘、常规消毒用物 1 套、无菌纱布。

4. 根据医嘱备化疗药物、液体等。

5. 生物安全柜 1 台。

【操作流程】

1. 查对医嘱及液体　认真阅读药物使用说明书，评估需要配制的药物。评估药物配制环境。

2. 配药前生物安全柜准备　在使用前 30min 打开紫外线灭菌灯进行柜内灭菌消毒；使用前 10min 打开安全柜风机进行自净，10min 后关闭。使用 75% 酒精和无尘抹布擦拭柜内各面，保持洁净的配药环境。

3. 生物安全柜的物品放置　所有物品放在工作台后部靠近内侧边缘的位置，呈横向一字摆开，消毒液、注射器、针头、棉签、无菌纱布等物品排列有序。在中间配制药物的区域先铺上清洁防水胶垫后，再铺一次性无菌治疗巾，形成配药区域。

4. 操作者准备　洗手、戴一次性帽子、一次性 N95 口罩、护目镜，穿长袖工作服和一次性防护衣，戴双层手套（聚氯乙烯手套外加一层无粉乳胶手套）。

5. 配药

（1）将生物安全柜移动门开启保持 20cm 安全水平。取合适的一次性注射器并检查。

（2）再次查对医嘱及液体。

（3）打开药物包装：割锯安瓿前轻弹其颈部，使附着的药粉降至瓶底；纱布包裹掰开安瓿，避免药粉、药液、玻璃碎片四处飞溅，以防划破手套。

（4）溶解药物：消毒溶剂液体袋 / 瓶口，抽取适量溶剂，并将溶剂沿瓶壁缓慢注入药瓶。难溶性药物放入振荡器，振荡 5min。

（5）抽取药物：避免由于针头脱离而造成药液溢出，采用大容量一次性注射器抽取药物，并注意抽取药液以不超过注射器容量的 3/4 为宜；抽取药液时，插入针头后先排出瓶内压力，防止针栓脱出造成污染；抽取药液、瓶内进行排气后再拔针，不可使药液排于空气中；加药时将化疗药物加入瓶装液体后抽净瓶内空气，避免瓶内压力过大导致更换液体时药液外溢。物品放在上风口，在下风口处加药，可将空气中悬浮的药物微粒马上排出，减少黏附瓶周的药物量和对环境的污染，防止药物飞溅到脸部。双手在操作区内传递物品时，禁止手臂在柜内跨越式移动。

（6）再次查对。

（7）集中完成配制后，用密封袋密封配制好的化疗药物。

6. 整理用物　配制结束 30min 待安全柜内的药物气雾全部吸出后，方可清洁安全柜。用 75% 酒精擦拭安全柜内的操作台，将操作中使用的注射器、化疗药物的安瓿、针头放入锐器盒封闭；一次性治疗巾、无粉乳胶手套和防护用具，放入有毒性药物标识的防渗漏黄色垃圾袋，并打结封口，脱去内层手套放于另一层黄色医疗垃圾袋，打结封口。锐器盒外标记“化疗物品”，黄色医疗垃圾袋外标记“细胞毒废弃物”，放到指定地点并通知运送人员及时收取。脱手套并用肥皂和流动水洗手，脱口罩、脱一次性防护衣后再洗手。

【注意事项】

1. 严格培训化疗药物配制人员，了解常用化疗药物的剂量、用药途径、不良反应以及外渗处理措施。

2. 在操作过程中一旦手套破损应立即更换。

3. 配制化疗药物时使用Ⅱ级 A 型生物安全柜，操作台的空气洁净度达到 100 级，保证安全柜中存在一定气压差，促进空气按照预设的方向流动。

4. 生物安全柜尽量放置在远离人员流动的地方，尽量减少其他气流对其干扰。所有物品放置后必须将移窗自由垂落至规定位置，而且开始药液配制操作后，操作区前面的移窗要保持自由垂落状态，只有在放置物品时，才能向上移动；尽量减少物品进出生物安全柜的次数，以保证柜内气流的稳定；所有配药操作必须在离工作台外沿 20cm、内沿 8~10cm，并离台面至少 10~15cm 的区域内进行。

5. 严格无菌操作，护理人员严格执行“三查七对”制度，确保用药无误。

6. 配制药物时，先抽取非整支药物所需药液的量，经双人复核后再抽取整支药物配制。

7. 药物要专人、专区集中时间配制，建议有条件的医院集中配制化疗药物。

8. 在配药过程中防止微粒污染，护士要重视个人卫生与职业防护，依照药物的使用说明书与相关要求进行配制。

9. 化疗药物配制部门备有溢出包，包括无渗透性纤维有袖制服 1 套、鞋套 1 双、无粉乳胶手套和聚乙烯手套各 1 副、护目镜 1 副、面罩 1 个、吸收毛巾 2 块、一次性海绵 2 块、锐器盒 1 个、一次性塑料小笤帚 1 个、垃圾袋 2 个。

10. 备孕期、孕期、哺乳期护理人员配制化疗药物时可能增加生殖毒性风险，建议上述护理人员不参与化疗药物配制。

【化疗药外溢应急预案】

1. 化疗药物外溅后，立即标明污染范围，避免其他人员接触。

2. 护士必须穿专用防护服，戴一次性口罩、帽子、双层手套，做好个人防护后再处理化疗药外渗。

3. 若化疗药物外溢，应使用纱布吸附药液；若为药粉则利用湿纱布轻轻擦抹，以防药物粉尘飞扬，污染空气。并将污染纱布置于黄色垃圾袋中封闭处理。需反复使用的物品用肥皂水 / 清洁剂擦洗污染表面 3 遍，再用 75% 的酒精擦拭。化学药物的溢出量 ≥5ml（或 5mg）时，则被视为大量药物溢出。先用清水洗刷被污染区域，继而用清洁剂清洁污染区，清洗次数为 3 次，最后再用清水冲洗。记录药物名称、溢出量、如何发生溢出、处理的过程及暴露于溢出环境的人员。

4. 若化疗药物溅到衣服或皮肤上，应立即更换工作服，并用大量流动清水或生理盐水冲洗局部皮肤，然后用肥皂清洗被污染处，持续 10~15min。

5. 若化疗药物溅到眼里，应立即用等渗盐水彻底冲洗眼部，至少 10min，并及时咨询眼科医生做进一步处理。

6. 上报相关部门并登记。

【停电应急预案】

停电或设备异常时，及时停止配药，关闭生物安全柜的防护玻璃门，立即通知相关部门。短期内无法恢复供电时，启动紧急供电设备。维修完成后，达标才能继续使用，并且做好检修记录。

【流程图】

化疗药物配制流程见图 2-13-4。

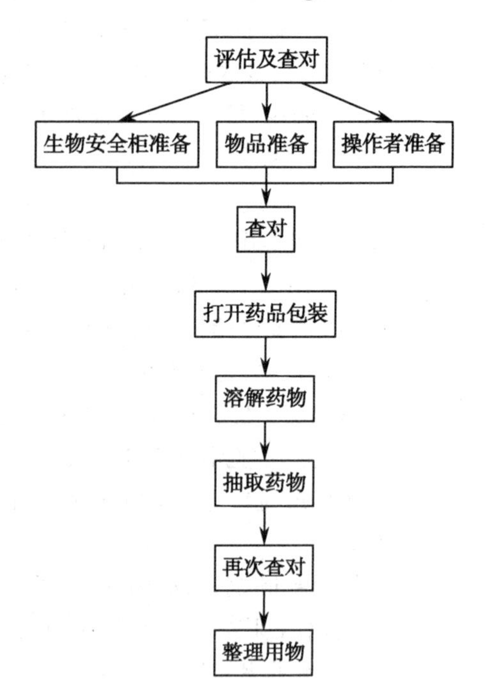

图 2-13-4　化疗药物配制流程图

第五节　全胃肠外营养液配制

全胃肠外营养（total parenteral nutrition，TPN）是指完全通过静脉途径提供患者所需全部营养物质（葡萄糖、脂肪、氨基酸、维生素、电解质及微量元素）的营养支持方法。全胃肠外营养液配制是将机体所需要的营养素按照一定比例和顺序混合在特定输液袋中。这种方法可以保证营养液热氮比例平衡、多种营养素同时进入人体而增加节氮效果，减少代谢性并发症的发生；同时简化输液过程，节省时间。

【适应证】

1. 各种原因导致无法经胃肠道摄入营养的患者。

2. 高分解代谢状态，如严重感染、大面积烧伤、大手术后的患者。

【禁忌证】

休克、重度败血症、重度肝功能衰竭、肾衰竭或伴有严重水电解质紊乱、凝血功能障碍的患者暂缓使用。

【操作前护理】

1. 配制设备及环境要求。配制间应设有温度、湿度、气压等检测设备及通风换气设施，达到局部百级的洁净层流台，保证配制间温度控制在 18~26℃，湿度为 40%~65%，保持空气流通。

2. 配制前 30min 启动洁净台，入室换鞋，更换消毒衣，戴口罩和帽子，洗手，戴手套，严格按无菌操作和配制程序进行。

3. 配制前，备齐所有物品及各种所需营养素，检查营养袋外包装有无破损，检查所有营养液有无变质、混浊，有无絮状物，检查各种药物、用品的有效期，双人核对无误后方可进行配制。

【操作过程】

1. 配制顺序

（1）将电解质、微量元素、水溶性维生素、胰岛素注入葡萄糖溶液或氨基酸溶液中，充分混匀。

（2）磷酸盐注入另一瓶葡萄糖或氨基酸溶液中，充分混匀。

（3）将脂溶性维生素注入到脂肪乳溶液中。

（4）将上述葡萄糖和氨基酸注入一次性静脉营养袋中，充分混匀，并检查有无混浊与杂质。

（5）若混合液清亮无杂质，再将脂肪乳注入营养袋中，充分混匀后再次检查。

2. 排气，关闭输液管夹，挤压一次性静脉营养袋，观察是否有液体渗出。

3. 记录营养液的配制时间，注明患者的科室、姓名、床号、药品名称与剂量，配制与查对人员再次核对签名。

【操作后护理】

1. 全营养混合液应现用现配，若暂时不输注，应保存在 4~10℃冰箱内，存放时间不超过 24h，输注前 0.5~1h 取出，置室温下复温后再输入。

2. 配制后清理物品，用 75% 酒精擦拭洁净台，紫外线照射 30min，保证配制室清洁。

【注意事项】

1. 为保证混合液中物质的稳定性和相容性，严格遵守无菌操作技术，按照混合顺序配制营养液。

2. 抽取各种药物的注射器应分开专用，不得混用，以免药物在注射器内发生化学变化。

3. 注意药物配伍禁忌。钙剂和磷剂混合后形成磷酸钙沉淀，应分别在不同溶液内稀释后方能混合，检查有无沉淀生成；硫酸镁不能与氯化钙配伍；微量元素不能和维生素配伍；电解质、微量元素不应直接加到脂肪乳中。

4. 抗生素、血浆制品、白蛋白不能加入全营养混合液中，应单独输注。

5. 配制过程中若发现混浊、沉淀、结晶、变色等异常现象，应立即停止配制，及时与药师联系，查明原因，必要时重新配制。

【流程图】

全胃肠外营养液配制流程见图 2-13-5。

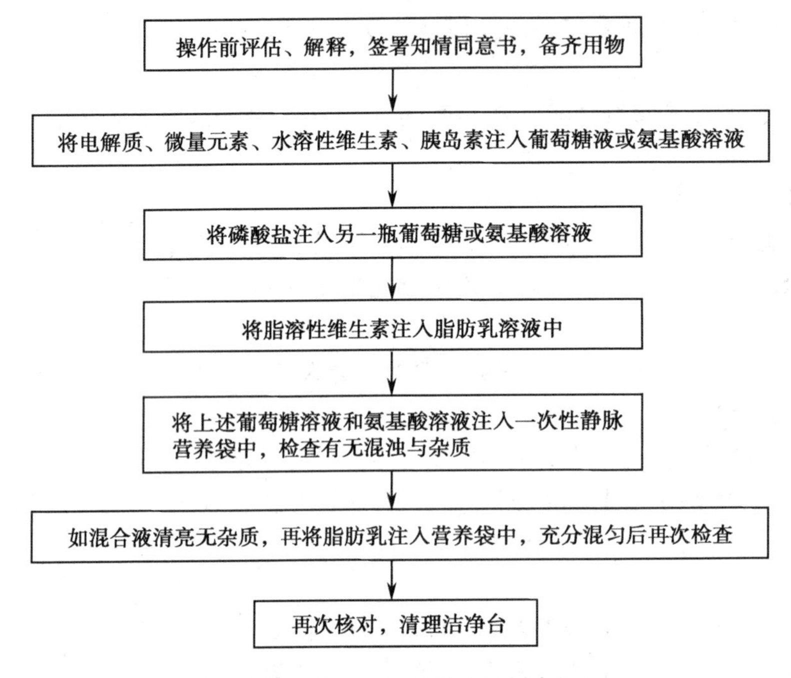

图 2-13-5　全胃肠外营养液配制流程图

（周春兰）

第六节　更换造口袋

更换造口袋是指将患者的旧造口袋连同底盘从造口处揭除，评估造口及其周围皮肤情况，再剪裁新的造口底盘并粘贴的过程。

【适应证】

适用于使用造口袋的造口者。

【操作前护理】

1. 评估　评估患者的病情、合作程度、心理状况、经济状况、造口类型、位置、大小、使用造口袋的类型、造口周围皮肤状况、造口袋内容物的颜色、性状、气味，向患者和家属说明操作的目的、过程及有关配合注意事项。

2. 用物准备　检查手套、造口袋、造口量度尺、造口护理用品（按需）、纱布／柔软的卫生纸、盛有温水的小碗、剪刀、垫巾。

【操作过程】

1. 核对　核对患者姓名，尊重其意愿，可在病房内或卫生间内进行，温度和光线适宜，注意保护患者隐私。

2. 体位　协助患者取舒适体位，充分暴露造口部位，在患者造口侧身下铺垫巾。

3. 操作要点　戴手套，一手轻压皮肤，另一手由上至下慢慢揭除造口底盘。用纱布／柔软的卫生纸蘸温水，清洁造口及周围皮肤，再用干纱布／柔软的卫生纸蘸干。脱手套，观察造口及周围皮肤，测量造口大小，根据测量结果剪裁造口底盘。揭开造口底盘保护纸，将造口底盘由下而上粘贴，夹闭造口袋下方开口。

【操作后护理】

1. 观察　协助患者取舒适体位，观察排泄物排出情况。

2. 健康指导　告知患者常见的造口及周围皮肤并发症有造口狭窄、脱垂、回缩、坏死、水肿、造口旁疝、皮肤黏膜分离等，若出现异常情况，及时报告医生；造口袋内容物有 1/3 满时应及时倾倒。

【注意事项】

1. 清洁造口及周围皮肤时，遵循由外到内、环状清洁的原则；清洁造口黏膜时，动作要轻柔，以防黏膜出血。

2. 测量造口应以根部大小为准，若为圆形或椭圆形造口，用量尺沿身体长轴测量为造口长度，沿与长轴垂直的方向测量为造口宽度；若为不规则形造口，可将透明膜轻轻置于造口上描画根部大小。

3. 裁剪的造口底盘孔径要比造口根部大 1~2mm，剪裁后用手指将底盘孔边缘捋平。

4. 将造口底盘全部粘贴于造口周围皮肤上后，轻压造口底盘内侧周围，再由内向外侧加压，以保证粘贴效果。

5. 为尿路造口患者粘贴造口袋时动作要迅速，换袋过程中若有尿液排出，应及时擦净；也可用棉球／柔软卫生纸卷成烟卷状置于造口上，吸收渗出的尿液。

6. 造口袋的底端开口方向可根据患者的活动情况而定，平卧位时选择横向，半坐卧位时选择斜向，自由活动时选择垂直向下。

【流程图】

更换造口袋操作流程见图 2-13-6。

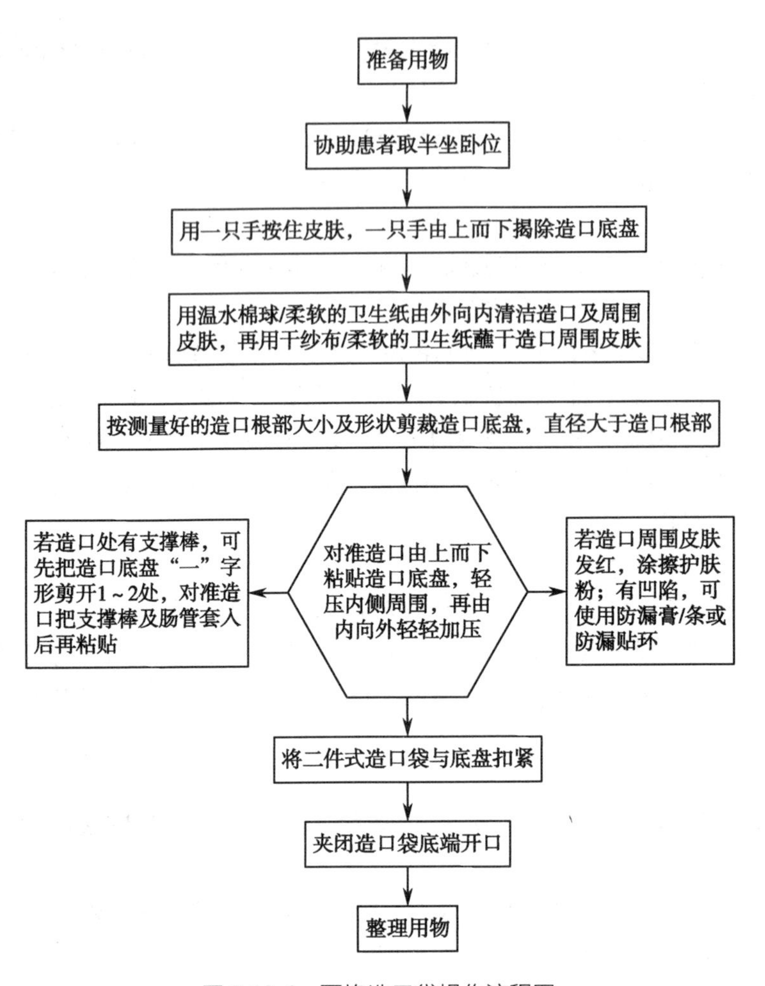

图 2-13-6　更换造口袋操作流程图

（王　泠）

第十四章　常用检查和治疗技术

第一节　胃肠镜检查

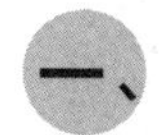

一、胃镜

胃镜检查包括食管、胃、十二指肠的检查，方法是将胃镜插入患者食管、胃、十二指肠内，以协助诊断或治疗。

【适应证】

1. 原因不明的上消化道症状，怀疑累及食管、胃及十二指肠，需要确诊者。
2. 原因不明的上消化道出血。
3. 上消化道钡餐、X 线等检查不能确定病变性质者。
4. 已确诊的上消化道病变如溃疡、慢性胃炎、胃癌前病变，须胃镜随访复查或进行治疗者。
5. 治疗性胃镜：食管、胃内异物取出、息肉切除、电凝止血、胃、食管黏膜剥离术等。
6. 家族史筛查及常规体检。

【禁忌证】

（一）相对禁忌证

1. 心肺功能不全。
2. 血压未平稳的消化道出血患者。
3. 有出血倾向，血红蛋白低于 70g/L 者。
4. 严重脊柱畸形、巨大食管或十二指肠憩室。

（二）绝对禁忌证

1. 严重心肺疾患，如严重心律失常、急性心肌梗死、重度心力衰竭、哮喘发作期、呼吸衰竭不能平卧的患者。
2. 怀疑休克、消化道穿孔等危重患者。
3. 严重精神失常、不合作的精神病患者。
4. 食管、胃急性腐蚀性炎症患者。
5. 明显的主动脉瘤、脑梗死急性期、脑出血患者。
6. 甲类传染病或按照甲类管理的乙类传染病患者。

【操作前护理】

1. 评估　评估患者既往病史、现病史、药物过敏史、抗凝药服药史。向患者和家属讲解检查过程、术中注意事项。
2. 生命体征监测　测量患者体温、血压、心率、呼吸。
3. 核对　核对患者姓名、性别、年龄、检查类型。

4. 口服药物　遵医嘱给予患者口服祛泡剂和局部麻醉药。

【操作过程】

1. 核对　核对患者姓名、性别、年龄、检查类型、检查诊室。

2. 体位　患者取屈膝左侧卧位，头略前倾，下颏内收，并妥善放置口垫、口水袋(弯盘)、防水垫。

3. 操作要点　内镜医生进镜时，护士右手固定口垫，嘱患者做鼻深呼吸，头不动，全身放松。当胃镜插入舌根部至食管入口时，嘱患者做吞咽动作，胃镜可顺利通过咽部；取活检时应稳、准、轻，病灶组织固定于 10% 甲醛（福尔马林）溶液中，核对并及时送检。

【操作后护理】

1. 观察反应　密切观察患者生命体征，观察有无呕血、黑便、腹痛、腹胀等异常。

2. 健康指导　嘱患者 2h 后进水，进温凉流质或半流食饮食，如无特殊，第 2d 恢复正常饮食。麻醉患者按照麻醉术后要求进行健康指导；治疗患者依据治疗项目进行相应的健康指导。

【注意事项】

1. 检查中嘱患者唾液自然外流，护士应及时清除口咽部分泌物，避免引起患者呛咳。

2. 护士在进行取活检和其他治疗操作时，活检钳的操作须在内镜视野下，避免损伤黏膜。

3. 从内镜钳道抽出器械时，须使用纱布，以防止黏液和血液飞溅，器械取出后，妥善放置，避免污染。

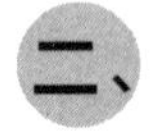

二、结肠镜

结肠镜检查是通过对内镜的操作和肠腔的气体调节，使结肠缩短变直，结肠镜便可顺利通过直肠、乙状结肠、降结肠移行部、脾曲、肝曲送达盲肠及回肠末端，可全面地观察肠壁与皱褶的情况。

【适应证】

1. 有腹泻、腹痛、贫血、腹部包块、低位肠梗阻等症状和体征而原因不明者。

2. 原因不明的下消化道出血。

3. 钡剂灌肠或其他检查不能确定肠道病变性质者。

4. 已确诊的肠道病变如炎症性肠病、结肠息肉、结肠癌术后等须定期随访复查者。

5. 有其他系统疾病或临床其他发现，需要肠镜检查进行辅助诊断者。

6. 治疗性内镜：结肠息肉切除、早期癌内镜黏膜下剥离术、电凝止血。

7. 家族史筛查及常规体检。

【禁忌证】

（一）相对禁忌证

1. 心肺功能不全。

2. 消化道出血而血压未平稳的患者。

3. 有出血倾向，血红蛋白低于 70g/L。

4. 严重脊柱畸形、巨大食管或十二指肠憩室患者。

（二）绝对禁忌证

1. 严重心肺疾患，如严重心律失常、急性心肌梗死、重度心力衰竭、哮喘发作期、呼吸衰竭不能平卧的患者。

2. 怀疑休克、消化道穿孔等危重患者。

3. 严重精神失常不合作的精神病患者。

4. 食管、胃急性腐蚀性炎症患者。

5. 明显的主动脉瘤、脑梗死急性期、脑出血患者。

6. 甲类传染病或按照甲类管理的乙类传染病患者。

【操作前护理】

1. 评估　评估患者既往病史、现病史、药物过敏史、抗凝药服药史；评估患者肠道清洁情况。向患者和家属讲解检查过程、术中注意事项及配合技巧。

2. 生命体征监测　测量患者的体温、血压、心率和呼吸。

3. 核对　核对患者姓名、性别、年龄和检查类型。

4. 更换检查裤　指导患者在更衣室更换结肠镜检查专用检查裤。

【操作过程】

1. 核对　核对患者姓名、性别、年龄、检查类型、检查诊室。

2. 体位　患者常规取左侧卧位，操作过程中根据需要调整体位。

3. 生命体征监测　密切观察患者的生命体征，观察有无面色苍白、出汗、心率加快等症状，避免发生低血糖。

4. 操作要点　进镜时，指导患者深呼吸，以减少腹胀、腹痛、恶心等不适反应；取活检时应稳、准、轻，病灶组织固定于 10% 甲醛（福尔马林）溶液中，核对并及时送检。

【操作后护理】

1. 观察反应　密切观察患者有无血压、心率等重要生命体征的变化，注意观察粪便的颜色、性质和量，若有异常应及时就医。

2. 健康指导　询问患者有无腹胀、腹痛症状。对有轻微腹痛、腹胀的患者，做好解释工作，指导患者多走动，促进排气；腹胀缓解后可进食普食。麻醉患者按照麻醉术后要求进行健康指导；治疗患者依据治疗项目进行相应的健康指导。

【注意事项】

1. 结肠镜检查时，护士应密切观察患者腹壁的紧张度，及时向医生汇报腹壁紧张情况，避免注气过多引起腹痛、腹胀。

2. 护士在进行取活检和其他治疗操作时，活检钳的操作须在内镜视野下，避免损伤黏膜；严重溃疡性结肠炎及克罗恩病等患者由于肠黏膜脆弱，易发生出血及穿孔，应特别注意。

3. 从内镜钳道抽出器械时，须使用纱布，以防止黏液和血液飞溅。器械取出后，妥善放置，避免污染。

第二节　纤维支气管镜检查

纤维支气管镜检查是经口或鼻在患者下呼吸道插入支气管镜，即经过声门进入气管、支气管以及更远端，对气管和支气管的病变进行直接观察，并以此为依据进行相应的检查和治疗。

【适应证】

1. 怀疑气管、支气管、肺脏肿瘤需要病理分型的患者。

2. 肺或支气管感染性疾病(包括免疫抑制患者支气管肺部感染)的病因学诊断。

3. X 线胸片和 / 或 CT 检查提示肺不张、肺部结节或块影、阻塞性肺炎、炎症不吸收、肺部弥漫性病变、肺门和 / 或纵隔淋巴结肿大、气管支气管狭窄以及原因不明的胸腔积液等异常改变者。

4. 胸部外伤;怀疑有气管、支气管裂伤或断裂;肺部手术前检查。

5. 机械通气时的气道管理。

6. 取出气道内异物;清除气道内异常分泌物;镜下压迫止血;球囊扩张;放置支架;良性肿瘤或恶性肿瘤进行激光、冷冻、高频电凝、电切治疗。

【禁忌证】

1. 急性心肌梗死后 4 周内。

2. 活动性大咯血。

3. 血小板计数 $<20\times10^9$/L。

4. 妊娠期间不推荐行支气管镜检查术。

5. 恶性心律失常、不稳定型心绞痛、严重心肺功能不全、高血压危象、严重肺动脉高压、颅内高压、急性脑血管事件、主动脉夹层、主动脉瘤、严重精神疾病以及全身极度衰竭。

【操作前护理】

1. 患者准备

(1) 向患者讲解支气管镜检查的目的、方法、过程、注意事项,让患者有充分的心理准备,消除紧张、焦虑等情绪。

(2) 检查前 6h 开始禁食,2h 开始禁水。

(3) 询问患者的药物过敏史、既往史、是否应用抗凝药物。

(4) 麻醉前应取出活动性义齿。

(5) 哮喘患者在支气管镜检查前应预防性使用支气管扩张剂。

(6) 检查前为患者做好局部麻醉。2% 利多卡因喷雾鼻腔和咽喉部,向咽喉部喷药时,嘱患者张口吸气;向鼻腔喷药时,嘱患者用鼻深吸气。术前每 3~5min 喷药 1 次,共喷 3 次。每次每部位 3~5 喷,剂量 3~5ml。麻醉成功的患者咽喉部有麻木感和异物感,出现吞咽困难,咽部刺激反射减弱或消失。

(7) 建立静脉通路:便于术中应用镇静药,并将静脉通路保留至术后恢复期。

2. 术前检查

(1) 拍摄胸部 CT 或胸部增强 CT 等,便于确定病变部位和病变血运情况。

(2) 手术安全性评估,内容包括血压、血糖、血常规、肝功能、肾功能、心功能、出凝血时间。

3. 物品及药品准备

(1) 物品准备:①仔细检查支气管镜弯曲调节钮是否灵活,管道是否通畅,负压吸引装置工作是否正常,冷光源亮度是否合适,显示器成像是否清晰;②备好吸氧装置、一次性活检钳、一次性细胞刷、无菌纱布、生理盐水、无菌石蜡油、注射器、一次性灌洗瓶及无菌活检包(内含标本无菌容器 4 个、无菌载玻片 4 片、小镊子 1 把、滤纸碎片数片)。

(2) 药品准备:2% 利多卡因 20ml、4℃生理盐水、1% 肾上腺素、凝血酶冻干粉。

【操作过程】

1. 核对　核对患者的姓名、性别、年龄、检查内容。

2. 体位　协助患者平卧于检查床上，头稍后仰，下颌抬高，两手平放于躯干两侧，全身放松，遮盖住患者双眼，以免进出镜子时冷光源刺激眼睛，同时避免操作时液体进入眼内。

3. 操作要点

（1）给予患者心电图、血氧饱和度、血压监测并吸氧。支气管镜前端及患者鼻腔涂抹无菌石蜡油。

（2）如果经口进镜，进镜前要为患者放置牙垫并固定。进镜过程中可抬起患者下颌，以使术者更顺利地进镜到声门。

（3）进镜过程中安慰、鼓励患者，镜子进声门时告诉患者可能的不适，嘱患者行深呼吸和张口平静呼吸，不憋气，手术过程中不要摇头，不要用手抓镜子，不要试图坐起，若有需求可举手示意，正确配合可避免不良反应。

（4）及时喷麻醉药：当支气管镜通过声门前应向两侧的梨状隐窝喷麻醉药。进镜至声门、主气道及左右主支气管时，从镜身活检孔道中分别注入利多卡因 2~3ml。

（5）手术过程中遵医嘱从操作孔道注入少量生理盐水冲洗以保持视野干净，及时吸出口腔分泌物。

（6）术中应密切观察内镜主机显示屏，完全了解术野情况，与术者密切配合，认真听从术者指令，以缩短手术时间。

（7）术中所用药物均须复述一遍药名、剂量、用法，确保正确无误后方可使用。

（8）术中进行灌洗、刷检、活检时必须与术者核对准确无误。

（9）整个手术过程中，密切观察患者病情变化，做好抢救准备。严密观察患者生命体征变化，有无呼吸困难、喉痉挛、发绀，若有异常应立即提醒医生，根据情况及时处理，必要时暂停手术并抢救。

【操作后护理】

1. 观察反应

（1）密切观察患者神志、呼吸、血压、血氧饱和度。

（2）支气管镜检查容易损伤声门，引发喉头水肿，术后观察患者有无声音嘶哑、呼吸困难，必要时给予相应处理。

2. 健康指导

（1）术后 2h 内严禁进食水，以免因咽喉部仍处于麻醉状态而导致误吸。

（2）术中灌洗和刷检的患者，告知患者术后会有短暂的低热现象和轻微的出血，一般会自行缓解；术中活检的患者，术后咳嗽时会有痰中带血的现象，术后咳嗽会出现少量痰中带血，无需特殊处理。如果咯血量较多，应及时通知医生采取相应的措施。

（3）术后告知患者若出现胸闷、气短、胸痛应及时到医院进行胸部影像学检查，以排除气胸的可能。

【注意事项】

1. 应口头或书面建议患者在 24h 内不要驾车、签署法律文件、高空作业或操作机械设备。

2. 检查结束后口头或书面告知患者和家属如何取化验结果与病理结果。

3. 使用镇静药的门诊患者需要有家属陪同回家。

第三节　冠状动脉造影

冠状动脉造影是利用血管造影机，通过心导管经股动脉或其他周围动脉插入，沿降主动脉逆行至升主动脉根部，探寻左或右冠状动脉口，注入对比剂，使冠状动脉显影，以明确冠状动脉的解剖畸形及其阻塞性病变的位置、程度与范围。冠状动脉造影是一种较为安全可靠的有创诊断技术，被认为是诊断冠心病的"金标准"。

【适应证】

1. 冠状动脉 CT 提示多支血管病变、左主干病变药物治疗效果不佳，预计要做血运重建的心绞痛患者。

2. 不稳定型心绞痛，如新发生的心绞痛、梗死后心绞痛或变异型心绞痛。

3. 冠心病的诊断不明确，需要做冠状动脉造影明确诊断，如不典型的胸痛通过无创检查不能明确诊断时。

4. 难以解释的心力衰竭或室性心律失常。

5. 拟进行其他较大手术而怀疑冠心病的患者，包括心电图异常（Q 波、ST-T 改变）、不典型心绞痛和年龄 >65 岁的患者；拟行心脏手术的患者，若年龄 >50 岁应常规行冠状动脉造影检查。

【禁忌证】

以下为相对禁忌证，若因冠状动脉的原因而危及患者生命急需行冠状动脉造影时，则无需考虑禁忌证，但应做好充分的术前准备。

1. 近期有严重出血病史或凝血功能障碍，不能耐受抗血小板和抗凝双重治疗者。

2. 对比剂过敏、严重心肺功能不全不能耐受手术、晚期肿瘤、消耗性恶病质、严重肝肾衰竭者。

【操作前护理】

1. 评估　评估患者病情，核对检查前必要的实验室检查是否完善，如血、尿、便常规、出凝血时间、血电解质、肝功能、肾功能、感染疾病筛查、心电图、X 线胸片、超声心动图等。对于过敏体质的患者，检查前应做对比剂过敏试验。

2. 皮肤准备

（1）评估患者穿刺部位皮肤的完整性，有无结痂、瘢痕、皮疹。

（2）备皮范围：双上肢腕关节上 10cm，脐下到大腿上三分之一，两侧至腋中线，包括会阴部。

3. 开放静脉通路　常规给予患者留置套管针，有肾功能不全者，应遵医嘱进行水化治疗，预防发生对比剂肾病。

4. 健康指导　检查前适当进食营养丰富、易消化的饮食，不宜过饱。评估患者的睡眠情况，保证检查前一晚睡眠充足，必要时遵医嘱给予镇静药物。评估患者心理状态，向患者讲解检查的目的、操作过程、麻醉方式、可能会造成的不适和处理方法，使患者树立信心。经股动脉穿刺者，需要进行卧位排尿训练，防止术后因体位改变而不能自行排尿。

5. 用物准备

（1）药物：利多卡因、肝素、碘对比剂、生理盐水、急救药品。

（2）器械

1）敷料及手术衣。

2）一次性无菌导管耗材：穿刺针、动脉鞘管、造影导丝、造影导管、三通、高压注射系统、压力延长管、三环三联、环柄注射器、桡动脉止血器。

3）其他一次性物品：注射器、输液器、传感器、纱布、无菌手套。

（3）仪器：心电监护仪、除颤仪、主动脉球囊反搏泵、临时起搏器等。

（4）抢救物品：简易呼吸器、吸氧装置、开口器、牙垫、吸痰管、气管插管、负压吸引装置。

【操作过程】

1. 核对　核对患者床号、姓名、病历号、静脉通路、皮肤准备情况。

2. 体位　协助患者平卧，根据检查路径暴露术野。

3. 监测生命体征　连接心电监护，密切监测患者的神志、血压、心率、心律、动脉压力并做好记录。遵医嘱给氧。

4. 操作要点

（1）开放静脉通路，准备碘对比剂。

（2）铺设无菌操作器械台，将操作所需药品（肝素盐水、利多卡因、硝酸甘油、肝素钠）放入相应容器内，将无菌物品及耗材递至操作台上（无菌手套、无菌塑料布、造影配件、造影导管），罩无菌铅屏罩。

（3）协助医生消毒、铺巾、穿手术衣。

（4）协助医生连接碘对比剂、准备测压装置并将压力换能器调零。

（5）遵医嘱将相关手术耗材逐一递上手术台。

（6）了解患者的主诉、皮肤有无过敏反应。

（7）做好检查记录，包括检查开始时间、穿刺部位、生命体征及神志变化、耗材使用、检查结束时间。

【操作后护理】

1. 观察反应　术后注意倾听患者的主诉，观察患者血压、心率及心律、伤口情况、静脉通路、动脉搏动、双侧肢体皮肤温度、颜色及知觉。

2. 健康指导

（1）嘱患者术后少量多次饮水，6~8h 饮水 1 500~2 000ml 左右，以利于碘对比剂的排出。

（2）股动脉穿刺患者卧床期间，肠蠕动减慢，嘱患者禁食易产气的食物（豆浆、牛奶、鸡蛋、碳酸饮料、冷食），桡动脉穿刺患者对饮食无特殊要求。

（3）股动脉穿刺患者，若伤口未缝合，沙袋压迫穿刺伤口 6h，术肢严格制动 12h，12h 后可床上活动，24h 后可下地活动；若伤口已缝合，沙袋压迫并保持术肢制动 6h，6h 后可床上活动，12h 后可下地活动。

（4）股动脉穿刺患者，3d 内减少爬楼、开车、弯腰、深蹲、用力排便等活动；桡动脉穿刺患者，1 周内避免用穿刺肢体提重物。

【注意事项】

1. 术后每 2h 放松止血夹 1 次，若无渗血，6h 后可完全放松。

2. 患者术后首次下床活动，须警惕患者跌倒或坠床。

第四节　体外冲击波碎石

体外冲击波碎石的原理是通过体外冲击波聚焦冲击粉碎体内的结石，使之排出体外。

【适应证】

1. 单纯性肾结石、鹿角形肾结石、多发性肾结石、肾盏结石。

2. 输尿管上段、中段、下段结石。

3. 原发性膀胱结石，直径 <2cm。继发性膀胱结石处理原发疾病后可以进行碎石，并且 1cm 以内的前尿道和后尿道结石也可以行体外冲击波碎石。

【禁忌证】

1. 全身出血性疾病。

2. 新近发生的心、脑血管疾病，如严重的高血压、心力衰竭、脑出血、心律失常及严重肺功能障碍。

3. 传染病的活动期，如活动性肝炎、细菌性痢疾及非典型性肺炎。

4. 未能控制稳定的糖尿病。

5. 输尿管结石附近有动脉瘤者为绝对禁忌证。避免冲击波冲击到动脉瘤造成出血，危及生命造成严重后果。

6. 膀胱肿瘤患者应先治疗肿瘤，治愈后再碎石；膀胱结石 >2cm 或多发膀胱结石者不宜碎石。

7. 患有精神疾病、癫痫和癔症者为相对禁忌证，待病情稳定后再碎石。

8. 体内装有心脏起搏器的患者，冲击波会影响起搏器的频率。

9. 结石以下尿路有器质性梗阻，未解除之前不宜碎石。

10. 尿路急性炎症期间不宜碎石。

11. 无症状的肾脏下盏内和肾盏憩室内结石不宜碎石。

12. 肾盂结石和输尿管结石同时存在，应先处理输尿管结石，待输尿管结石排净，肾积水缓解后再治疗肾盂结石。不能两处结石同时碎石，避免肾脏严重损伤，引起肾破裂。

13. 妇女妊娠期间发生肾结石可留置输尿管支架管，按时定期更换支架管，防止疼痛引起胎儿发生意外，待产后 1 个月再处理。

14. 妇女经期不宜碎石，以免抵抗力降低加重尿路感染。

【操作前护理】

1. 评估

（1）评估患者病情，了解患者结石病史，明确诊断。

（2）查看结石部位，了解有无尿路梗阻，查看血常规、尿常规、血生化、B 超、CT 检查、腹部 X 线片等检查结果。

（3）评估结石的具体位置、大小及伴随症状；了解患者的既往史、药物过敏史；详细向患者和家属说明碎石目的、过程及相关注意事项。

（4）评估碎石部位的皮肤情况。尿道结石患者会阴部备皮。

（5）评估患者肠道准备情况，避免肠管积气，影响术中定位的准确性。

2. 用物准备　医用超声耦合剂、一次性纸巾、手消毒液等。

【操作过程】

1. 核对　核对患者姓名、诊断、结石部位。

2. 体位　治疗体位分为平卧位、俯卧位和骑跨半坐位。

（1）肾结石、输尿管上段结石患者，取平卧位，双手置于身体两侧。

（2）马蹄肾合并结石、移植肾结石、盆腔异位肾结石、输尿管中下段结石、膀胱结石患者，取俯卧位，双手放在头的两侧，头偏向一侧，保持呼吸顺畅。

（3）尿道结石患者，取骑跨半坐位，双腿分开。

3. 操作要点

（1）根据结石部位，均匀涂抹医用超声耦合剂。

（2）嘱患者平稳呼吸，戴铅帽和铅颈套，会阴部覆盖铅围裙，不需要憋气。

（3）在计算机屏幕上找到结石的影像并将其移至“十”字线的中心，X、Y、Z 轴都显示结石影像在“十”字线的中心，开始碎石。

（4）操作过程中工作电压由低电压逐步提高，每轰击 200 次后透视 1 次，查看结石粉碎情况。

（5）对于孤立肾结石，调低工作电压和减少轰击次数，尽量减少对肾脏的损害。

（6）碎石术中，患者主诉恶心、心慌、胸闷等不适反应时，立即暂停碎石，对症处理，若休息 10min 症状仍不缓解，停止碎石。

【操作后护理】

1. 观察反应

（1）观察患者血尿情况：碎石术后患者均会出现不同程度的肉眼血尿，肾结石患者碎石后更为明显，大量饮水后可自行缓解。严重血尿时应及时行 B 超或 CT 检查，以确诊有无肾损伤或肾周血肿。

（2）观察患者有无肾绞痛、皮肤损伤、发热、恶心、呕吐、食欲缺乏等症状，并对症处理。

（3）观察患者有无咯血症状：肾上盏结石患者，由于吸气时肺底部下移，部分冲击波击中肺部可致痰中带血，一般 1~2d 自愈。

（4）膀胱结石碎石后尿频、尿痛、尿急症状明显，嘱患者延长憋尿时间，有利于快速排出碎石屑。

2. 健康指导

（1）肾结石患者碎石术后 3d 内避免重体力劳动，较大肾结石患者，碎石后须平卧 2~3d，避免碎石屑快速堆积成石街。3d 后可正常运动，如散步、跳绳、跑步、打羽毛球等。运动期间若出现血尿症状，应减少活动，多饮水。

（2）为促进碎石排泄，术后可酌情增加活动量，例如跳绳、快跑、长跑、打羽毛球等，输尿管多发结石或结石较大者需要多次碎石。

（3）膀胱结石患者碎石术后需要多进行散步、快走等运动。

（4）指导患者每天饮水 2 500~3 000ml，预防肾绞痛、石街和减轻血尿症状。

（5）碎石后口服抗生素 3d，预防尿路感染。

（6）排出的结石收集后进行结石分析，根据分析结果，结合个人饮食习惯，进行饮食方面的健康指导。

（7）碎石术后 2~3 周进行复查。

【注意事项】

1. 碎石术当日禁食，高血压患者建议少量饮水送服降压药，糖尿病患者停服降糖药，自备糖块。

2. 肾结石患者碎石后血尿比较明显，术前向患者讲解各种症状的处理方法，缓解患者紧张和焦虑情绪。

3. 肾下盏结石患者碎石后注意卧床休息，若血尿加重或腰部剧烈疼痛，应减少活动，大量饮水。

碎石后1周开始体位排石，每天做弯腰动作3~4次，每次5~10min，轻轻叩击腰部，促进碎屑排出。

4. 高龄患者须监测生命体征，术中血压超过180/100mmHg时须停止碎石。

5. 输尿管下段及膀胱结石患者，术前排空膀胱，碎石术中避免患者出现排尿感。

6. 大多数输尿管下段结石及膀胱结石患者术后有排尿不尽感，指导患者憋尿，利用足量尿液将碎石屑冲出。

7. 双侧输尿管结石患者，以症状最后发作的一侧输尿管先行碎石为原则，一侧结石排出后，再行另一侧输尿管碎石。

8. 膀胱结石患者排尿过程中有尿线变细或排尿中断症状时，改变排尿姿势，促进排尿顺畅。

第五节　质子治疗

质子治疗是放射治疗的一种，使用医用加速器产生的高能质子束，以极高的速度射入人体。质子束在进入人体后，大部分能量沉积在射程末端，形成尖锐的剂量峰，称为Bragg峰。通过调整，可以使Bragg峰在特定深度，准确覆盖整个肿瘤靶区，并将全部能量释放到癌变部位，精准杀伤肿瘤而不损伤周边的正常组织，从而达到良好的治疗效果。

【适应证】

适用于未转移的固定部位的实体瘤。

【禁忌证】

1. 病灶与正常组织分界不清晰或病变较为广泛的肿瘤。
2. 肿瘤多发转移及终末期患者。
3. 血液系统肿瘤。
4. 食管癌、胃癌、结直肠癌患者。
5. 同一肿瘤部位已接受过2次及以上放射治疗的患者。
6. 已进行放射性粒子植入治疗的患者。
7. 无法较长时间保持俯卧位或仰卧位的患者。
8. 病理尚未确诊的患者。

【操作前护理】

1. 评估　评估患者的身体、心理状况和营养状况，了解患者的治疗时间和疗程。

2. 健康指导　治疗前向患者和家属讲解有关治疗的知识和注意事项，减轻患者的紧张和焦虑情绪。

3. 术前检查　治疗前遵医嘱行血常规和肝、肾功能等各项常规检查。

4. 肠道准备和膀胱准备　①肠道准备：遵医嘱使用温和的灌肠剂灌肠，确保患者每天至少排便1次。②膀胱准备：为确保每次治疗时膀胱充盈度一致，嘱患者先排空膀胱，在相同的时间饮用等量的水，使膀胱适当充盈达到100ml。

【操作中护理】

1. 核对　核对患者姓名、诊断、治疗部位。

2. 体位　根据治疗部位，协助患者摆放体位，确保每次治疗体位一致。

3. 测量生命体征　治疗开始前测量生命体征，确保患者生命体征平稳。

4. 操作要点

（1）固定治疗体位及 CT 模拟治疗。确定治疗部位和治疗计划后，制作固定体位的工具，对治疗部位进行拍摄、扫描和标记。

（2）制订系统治疗计划和测定放射剂量。依据确定的方案在电脑中确立详细步骤，筛选最优的治疗方案。

（3）确认部位：在治疗实施前对治疗的部位进行精确测定。

（4）质子治疗：严格按照治疗方案实行治疗，单次的治疗时间一般为 20~30min。按照治疗计划质子治疗应持续一段时期。

【操作后护理】

1. 观察反应

（1）全身反应表现为一系列的功能紊乱，如乏力、食欲下降、恶心、呕吐、精神不振等不适，轻者可不做处理，重者应及时治疗。嘱患者注意休息，加强营养支持。

（2）血象异常：治疗期间患者常有白细胞下降和血小板减少，对机体免疫功能会造成一定的影响，注意定期复查血象。

（3）放射性直肠炎：主要表现为腹痛、腹泻、排便次数增多、黏液脓血便甚至血便。需密切观察患者的大便次数、颜色、性质、量，并做好记录。

（4）放射性膀胱炎：密切观察患者小便次数、颜色、量及性状，有无尿频、尿急、尿痛、血尿等症状，并做好记录。

2. 健康指导　指导患者少量多餐，规律饮食，进食高热量、高维生素、高蛋白、低脂肪、易消化的食物。避免进食辛辣刺激、坚硬、易产气的食物。嘱患者细嚼慢咽，嘴巴闭拢咀嚼，避免嚼口香糖，防止吞咽过多空气。治疗期间须戒烟、戒酒。嘱患者在治疗期间适当增加体力活动，保持大便畅通，鼓励患者多饮水，增加尿量。

【注意事项】

治疗期间须保持治疗区域皮肤清洁、干燥，保持画线清晰，禁用肥皂和沐浴露清洁照射区皮肤，禁用碘酒、酒精等刺激性消毒剂；指导患者做好个人卫生，勤剪指甲，以免指甲过长抓伤治疗区域皮肤；患者宜穿宽大柔软的全棉内衣，避免粗糙衣物摩擦治疗区域皮肤。

（陈　梅）

第六节　无抽搐电休克治疗

电休克治疗又称为电抽搐治疗，是以一定量的电流通过大脑，引起意识丧失和痉挛发作，从而达到治疗的目的。目前有条件的医院已推广采用改良电休克治疗，该方法是通电前给予麻醉药和肌肉松弛药，使得通电后不发生抽搐，避免骨折、关节脱位等并发症的发生，更加安全，也易被患者和家属接受。

【适应证】

1. 严重抑郁、有强烈自伤、自杀企图及行为者，或明显自责、自罪者。

2. 极度兴奋躁动、冲动、伤人者。

3. 拒食、违拗和紧张性木僵者。

4. 精神药物治疗无效或对药物治疗不能耐受者。

【禁忌证】

1. 颅内占位性病变、脑血管疾病、中枢神经系统炎症和外伤。

2. 冠心病、心肌梗死、高血压、心律失常、主动脉瘤及心功能不全者。

3. 骨关节疾病，尤其新近发生者。

4. 出血或不稳定的动脉瘤畸形。

5. 有视网膜脱离潜在危险的疾病。

6. 急性感染、发热。

7. 严重的呼吸系统疾病，严重的肝、肾疾病。

8. 利血平治疗者。

9. 改良电休克治疗的禁忌证较传统电抽搐治疗少，老年患者或孕妇也可以应用。

【操作前护理】

1. 应向患者和家属进行必要的解释，解除紧张和恐惧情绪，以取得患者的合作。

2. 签署知情同意书。

3. 治疗前一晚洗头，洗后不能用定型胶。

4. 仔细核对患者的各项辅助检查结果是否符合治疗要求。了解患者的既往史，用药情况及目前躯体疾病状况。术前 8h 是否使用抗癫痫药及抗焦虑药。

5. 每次治疗前应监测患者的体温、脉搏、呼吸和血压，有异常应及时向医生汇报（若体温 >37.5℃，脉搏 >120 次 /min 或 <50 次 /min，血压高于 150/100mmHg 或低于 90/50mmHg，暂停治疗 1 次）。首次治疗前应测量体重。

6. 治疗前 8h 内禁食、禁水，避免在治疗过程中发生呛咳、误吸、窒息等意外；临近治疗前排空大小便，取出活动义齿、眼镜、发夹及各种装饰物品。

7. 治疗前 30min 肌内注射阿托品 0.5~1mg，防止迷走神经过度兴奋，减少分泌物，建立静脉通路。

8. 治疗室内保持安静、宽敞、明亮，室温 18~26℃，避免其他患者和家属进入。

9. 准备好各种必要的急救药物和器械（如气管插管等用物）。

10. 治疗所需物品包括治疗床、无抽搐电休克机、心电监护仪、呼吸机、除颤仪、氧气、吸痰器、牙垫、导电膏、头带、电极片、小枕、治疗巾、约束带、胶布、安尔碘、酒精、棉签、生理盐水、葡萄糖溶液、注射器、丙泊酚注射液、氯化琥珀胆碱注射液、抢救用药等。

11. 打开治疗仪、监护仪，心电图机、除颤仪处于备用状态，打开氧气总开关（治疗开始时再开流量表）。

【操作过程护理】

1. 核对患者信息，给予心理安慰，减轻患者对治疗的恐惧。

2. 协助患者仰卧于治疗床上，四肢保持自然伸直状态，松解患者的领扣和裤带，在两肩胛间相当于胸椎中段处垫一个小枕头，使头后仰。监测心电图、血氧饱和度、脑电图。

3. 协助医生和麻醉师做好诱导麻醉，遵医嘱按顺序给药。

4. 待患者睫毛反射迟钝或消失、呼之不应、全身肌肉完全松弛时面罩持续正压给氧，置入牙垫，以保护牙齿、口唇、舌头。

5. 通电治疗，一般通电 2~3s，观察患者的口角、眼周、手指、足趾是否出现细微的抽动，注意观察患者血氧饱和度变化，使血氧饱和度保持在 95% 以上。

6. 结束后面罩持续正压给氧，直至自主呼吸完全恢复。取出牙垫，将患者转运至恢复室，专人监护。

【操作后护理】

1. 将患者安置于恢复室，去枕平卧位，头偏向一侧，患者尚未清醒或出现躁动时，护士应严密陪护，拉上床栏，防止坠床或撞伤。

2. 监测生命体征。

3. 持续低流量吸氧，观察患者的呼吸、意识情况，直至呼吸平稳，意识完全恢复，一般监护 15~30min。

4. 待患者完全清醒后，护士护送患者回病房。

5. 患者意识完全清醒后 1h 方可少量进食、进水。出现恶心、呕吐时应延缓进食，切忌大量、急切进食，尤其是固体食物。治疗中使用的麻醉药和肌肉松弛药的残余作用易导致噎食等严重意外情况，可先进少量流食，待下顿进餐时再进食普食。

6. 观察患者治疗后的不良反应，有无头痛、呕吐、背部及四肢疼痛、谵妄等，若有不适应立即报告医生处理。

7. 告知患者勿开车或操作有危险的机械，否则可能会由于患者的判断力和反应能力不灵敏而发生危险。

8. 治疗后少数患者可能会出现较长时间意识障碍，治疗全程要有家属或护士陪同并悉心照顾患者，以免出现走失、摔伤、交通事故等意外。

【注意事项】

患者治疗后，密切观察有无以下不良反应：

1. 机械性呼吸道梗阻　①舌后坠：采用压额抬颏法开放气道，保持气道通畅，或置入口咽通气道。②口腔内分泌物及误吸：吸除分泌物，保持患者头偏向一侧；床旁备吸引器和气管切开包，配合医生行气管切开术。

2. 恶心、呕吐　轻者无需特殊处理，严重者密切观察患者有无颅内压升高的体征，是否有脑血管意外迹象。

3. 记忆障碍　主要表现为近期记忆障碍，部分可逆。一般不需要特殊处理，轻者一般在 2 周左右恢复，重者一般在 1 个月左右恢复。

4. 头晕、头痛

（1）可能与患者治疗前紧张，无抽搐电休克治疗使脑内血管收缩，肌肉、神经牵拉、挤压有关。

（2）处理措施：①了解头痛的部位、性质、程度、规律，告知患者可能诱发或加重疼痛的因素，如情绪紧张、经常坐起；②保持环境安静、舒适、光线柔和；③指导患者减轻头痛的方法，如缓慢深呼吸、引导式想象、冷热敷、按摩、指压止痛；④疼痛剧烈的患者遵医嘱给予镇痛药，并观察镇痛药的不良反应和疗效，同时做好心理疏导，鼓励患者树立信心，配合治疗；⑤经休息，停止无抽搐电休克治疗 2~3d 后，头晕、头痛症状可自然好转。

（李　红）

参考文献

[1] 柏树令 . 系统解剖学 .7 版 . 北京:人民卫生出版社,2008.

[2] 彭裕文 . 局部解剖学 .7 版 . 北京:人民卫生出版社,2010.

[3] 刘恒兴 . 全彩人体解剖学图谱 .2 版 . 北京:军事医学科学出版社,2007.

[4] 朱大年 . 生理学 .7 版 . 北京:人民卫生出版社,2008.

[5] 倪语星,尚红 . 临床微生物学检测 .5 版 . 北京:人民卫生出版社,2012.

[6] 李凡,徐志凯 . 医学微生物学 .8 版 . 北京:人民卫生出版社,2013.

[7] 郭晓奎 . 人体微生物组 . 北京:人民卫生出版社,2017.

[8] 曹雪涛 . 医学免疫学 .6 版 . 北京:人民卫生出版社,2013.

[9] 杨光华 . 病理学 .5 版 . 北京:人民卫生出版社,2001.

[10] 于晓松,路孝琴 . 全科医学概论 .5 版 . 北京:人民卫生出版社,2018.

[11] 王佐卿 . 全科医学学习指南 . 北京:北京大学医学出版社,2019.

[12] 王泠,胡爱玲 . 伤口造口失禁专科护理 . 北京:人民卫生出版社,2018.

[13] BARANOSKI S,AYELLO E A. 伤口护理实践原则:第 3 版 . 蒋琪霞,译 . 北京:人民卫生出版社,2017.

[14] 么莉 . 护理敏感质量指标监测基本数据集实施指南 . 北京:人民卫生出版社,2018.

[15]《中国血栓性疾病防治指南》专家委员会 . 中国血栓性疾病防治指南 . 中华医学杂志,2018,98(36):2861-2888.

[16] 刘哲宁,杨芳宇 . 精神科护理学 .4 版 . 北京:人民卫生出版社,2017.

[17] 胡品津,谢灿茂 . 内科疾病鉴别诊断学 .6 版 . 北京:人民卫生出版社,2016.

[18] 关玉霞 . 北京协和医院消化内科护理工作指南 . 北京:人民卫生出版社,2016.

[19] 李小寒,尚少梅 . 基础护理学 .6 版 . 北京:人民卫生出版社,2017.

[20] 孙红 . 北京协和医院重症医学科护理工作指南 . 北京:人民卫生出版社,2016.

[21] 崔焱,仰曙芬 . 儿科护理学 .6 版 . 北京:人民卫生出版社,2017.

[22] 尤黎明,吴瑛 . 内科护理学 .6 版 . 北京:人民卫生出版社,2017.

[23] 步宏 . 病理学与病理生理学 .6 版 . 北京:人民卫生出版社,2017.

[24] 万学红,卢雪峰 . 诊断学 .9 版 . 北京:人民卫生出版社,2018.

[25] 周谊霞 . 疼痛护理学 . 北京:人民卫生出版社,2014.

[26] 罗健,刘义兰 . 消化内科临床护理思维与实践 . 北京:人民卫生出版社,2013.

[27] 皮红英,朱秀勤 . 内科疾病护理指南 . 北京:人民军医出版社,2013.

[28] 唐承薇,张澍田 . 内科学:消化内科分册 . 北京:人民卫生出版社,2015.

[29] 马新娟,夏欣华,董凤齐 . 护理技术标准操作规程及流程 . 北京:人民卫生出版社,2018.

[30] 高小雁 . 骨科用具护理指南 . 北京:人民卫生出版社,2013.

[31] 尤黎明,吴瑛 . 内科护理学实践与学习指导 . 北京:人民卫生出版社,2018.

[32] 贾建平,陈生弟 . 神经病学 .8 版 . 北京:人民卫生出版社,2018.

[33] 中华护理学会静脉输液治疗专业委员会．临床静脉导管维护操作专家共识．中华护理杂志，2019，54(9)：1334-1342.

[34] 中国医师协会神经内科分会癫痫专业委员会．成人全面性惊厥性癫痫持续状态治疗中国专家共识．国际神经病学神经外科学杂志，2018，45(1)：1-4.

[35] 中国微循环学会神经变性病专业委员会，中华医学会神经病学分会神经心理与行为神经病学学组，中华医学会神经病学分会神经康复学组．阿尔茨海默病康复管理中国专家共识(2019)．中华老年医学杂志，2020，39(1)：9-19.

[36] 吴钟琪．医学临床“三基”训练护士分册．4版．长沙：湖南科学技术出版社，2016.

[37] 全国卫生专业技术资格考试用书编写专家委员会．2019全国卫生专业技术资格考试指导：疼痛学．北京：人民卫生出版社，2018.

[38] LEVINE W C. 麻省总医院临床麻醉手册：第8版．王俊科，于布为，黄俊光，译．北京：科学出版社，2012.

[39] 孙增勤．实用麻醉手册．3版．北京：人民军医出版社，2012.

[40] 郭莉，徐梅．手术室专科护理．北京：人民卫生出版社，2019.

[41] 刘保江，晁储璋．麻醉护理学．北京：人民卫生出版社，2013.

[42] 韩杰，席淑新．耳鼻咽喉头颈外科护理与操作指南．北京：人民卫生出版社，2019.

[43] 余佩武，钱锋．机器人胃肠手术学．北京：人民卫生出版社，2017.

[44] 周宁新．机器人微创外科手术探索与实践．北京：人民军医出版社，2010.

[45] 郭莉．手术室护理实践指南：2019年版．北京：人民卫生出版社，2019.

[46] 韩静，李雪云，吕晓凡．机器人辅助全髋关节置换术的护理．中华护理杂志，2019，54(7)：1052-1055.

[47] 李乐之，陆潜．外科护理学．6版．北京：人民卫生出版社，2017.

[48] 陈孝平，汪建平，赵继宗．外科学．9版．北京：人民卫生出版社，2018.

[49] 朱晓东，张宝仁．心脏外科学．北京：人民卫生出版社，2007.

[50] 刘玉树．现代重症监护诊断与治疗．2版．北京：人民卫生出版社，2008.

[51] 郭加强，吴清玉．心脏外科护理学．北京：人民卫生出版社，2003.

[52] 乔贵宾，陈刚．创伤性肋骨骨折的处理：广东胸外科行业共识(2017版)．中国胸心血管外科临床杂志，2018，25(5)：362-367.

[53] 国家卫生健康委员会医政医管局．脑胶质瘤诊疗规范(2018年版)．中华神经外科杂志，2019，35(3)：217-239.

[54] 杨树源，张建宁．神经外科学．2版．北京：人民卫生出版社，2015.

[55] 高小雁．骨科临床护理思维与实践．北京：人民卫生出版社，2012.

[56] 冯福云．器官移植临床与护理．北京：人民卫生出版社，2017.

[57] 郭莉．手术室护理实践指南：2020版．北京：人民卫生出版社，2020.

[58] 石炳毅，林涛，蔡明．中国活体供肾移植临床指南(2016版)．器官移植，2016，7(6)：417-426.

[59] 谢幸，孔北华，段涛．妇产科学．9版．北京：人民卫生出版社，2018.

[60] 姜梅，庞汝彦．助产士规范化培训教材．北京：人民卫生出版社，2017.

[61] 姜梅，卢契．中华护理学会专科护士培训教材——助产士专科培训．北京：人民卫生出

版社，2019.

[62] 叶鸿瑁，虞人杰，朱小瑜. 中国新生儿复苏指南及临床实施教程. 北京：人民卫生出版社，2017.

[63] 高鹏翔. 中医学. 9版. 北京：人民卫生出版社，2018.

[64] 孙秋华. 中医护理学. 4版. 北京：人民卫生出版社，2017.

[65] 席淑新，赵佛容. 眼耳鼻咽喉及口腔科护理学. 4版. 北京：人民卫生出版社，2017.

[66] 陈燕燕，赵佛容. 眼耳鼻咽喉口腔科护理学. 4版. 北京：人民卫生出版社，2019.

[67] 李秀娥，王春丽. 实用口腔护理技术. 北京：人民卫生出版社，2016.

[68] 杨琳，卞薇薇. 皮瓣移植术后血液循环观察的研究进展. 中华护理杂志，2019，54(9)：1329-1333.

[69] 赵佛容，李秀娥，邓立梅. 口腔科护理手册. 2版. 北京：科学出版社，2015.

[70] 黄晓琳，燕铁斌. 康复医学. 6版. 北京：人民卫生出版社，2018.

[71] 郑彩娥，李秀云. 实用康复护理学. 2版. 北京：人民卫生出版社，2018.

[72] 窦祖林. 吞咽障碍评估与治疗. 2版. 北京：人民卫生出版社，2017.

[73] 赵路，黄静，李春燕. 静脉治疗专业化发展的研究进展. 中华护理杂志，2018，53(S1)：5-9.

[74] 王绿化，朱广迎. 肿瘤放射治疗学. 北京：人民卫生出版社，2016.

[75] 黄叶飞，杨克虎，陈澍洪，等. 高尿酸血症/痛风患者实践指南. 中华内科杂志，2020，59(7)：519-527.

[76] 周芸. 临床营养学. 4版. 北京：人民卫生出版社，2017.

[77] 袁静. 血液净化护理培训教程. 杭州：浙江大学出版社，2019.

[78] 赵堪兴，杨培增. 眼科学. 8版. 北京：人民卫生出版社，2017.

[79] 李兰娟，任红. 传染病学. 8版. 北京：人民卫生出版社，2013.

[80] 沈洪，刘中民. 急诊与灾难医学. 3版. 北京：人民卫生出版社，2018.

[81] 张学军，涂平. 皮肤性病学. 北京：人民卫生出版社，2015.

[82] 金静芬，刘颖青. 急诊专科护理. 北京：人民卫生出版社，2018.

[83] 向晶，马志芳. 血液透析专科护理操作指南. 北京：人民卫生出版社，2014.

[84] 葛均波，徐永健，王辰. 内科学. 9版. 北京：人民卫生出版社，2018.

[85] 安锐，黄钢. 核医学. 3版. 北京：人民卫生出版社，2016.

[86] 徐克，龚启勇，韩萍. 医学影像学. 8版. 北京：人民卫生出版社，2018.